Lüders: Lehrbuch für Kinderkrankenschwestern

Band II:
Das kranke Kind und seine Behandlung

Lüders: Lehrbuch für Kinderkrankenschwestern

Herausgegeben von

Erich Gladtke · Dieter Lüders · Jürgen Schaub

Band II:
Das kranke Kind und seine Behandlung

11., völlig neu bearbeitete Auflage

327 teils farbige Einzelabbildungen, 53 Tabellen

Ferdinand Enke Verlag Stuttgart 1990

Prof. Dr. med. DIETER LÜDERS
Ärztlicher Direktor des Kinderkrankenhauses „Park Schönfeld"
Frankfurter Straße 167
D-3500 Kassel

Prof. Dr. med. ERICH GLADTKE
Geschäftsführender Direktor der Universitäts-Kinderklinik Köln
Josef-Stelzmann-Straße 9
D-5000 Köln 41

Prof. Dr. med. JÜRGEN SCHAUB
Direktor der Abteilung Allgemeine Pädiatrie
Klinikum der Christian-Albrechts-Universität Kiel
Schwanenweg 20
D-2300 Kiel

1. Auflage „Lehrbuch für Säuglings- und Kinderkrankenschwestern"	1942
2. Auflage „Lehrbuch für Säuglings- und Kinderkrankenschwestern"	1944
3. Auflage „Kinderpflegelehrbuch für Säuglings- und Kinderschwestern"	1951
4. Auflage „Kinderpflegelehrbuch für Säuglings- und Kinderschwestern"	1955
5. Auflage „Lehrbuch für Kinderkrankenschwestern"	1958
6. Auflage „Lehrbuch für Kinderkrankenschwestern"	1963
7. Auflage „Lehrbuch für Kinderkrankenschwestern"	1969
8. Auflage „Lehrbuch für Kinderkrankenschwestern"	1972
9. Auflage „Lehrbuch für Kinderkrankenschwestern"	1977
10. Auflage „Lehrbuch für Kinderkrankenschwestern"	1983

CIP-Titelaufnahme der Deutschen Bibliothek

Lehrbuch für Kinderkrankenschwestern
hrsg. von Erich Gladtke ... – Stuttgart : Enke
   Bis 11. Aufl. hrsg. von Dieter Lüders
NE: Lüders, Dieter [Hrsg.]; Gladtke, Erich [Hrsg.]

Bd. 2: Das kranke Kind und seine Behandlung –
   11., völlig neu bearb. Aufl. – 1990
   ISBN 3-432-83731-3

Wichtiger Hinweis:

Wie jede Wissenschaft ist die Medizin ständigen Entwicklungen unterworfen. Forschung und klinische Erfahrung erweitern unsere Erkenntnisse, insbesondere was Behandlung und medikamentöse Therapie anbelangt. Soweit in diesem Werk eine Dosierung oder eine Applikation erwähnt wird, darf der Leser zwar darauf vertrauen, daß Autoren, Herausgeber und Verlag große Sorgfalt darauf verwandt haben, daß diese Angabe dem **Wissensstand bei Fertigstellung des Werkes** entspricht.

Für Angaben über Dosierungsanweisungen und Applikationsformen kann vom Verlag jedoch keine Gewähr übernommen werden. **Jeder Benutzer ist angehalten,** durch sorgfältige Prüfung der Beipackzettel der verwendeten Präparate und gegebenenfalls nach Konsultation eines Spezialisten festzustellen, ob die dort gegebene Empfehlung für Dosierungen oder die Beachtung von Kontraindikationen gegenüber der Angabe in diesem Buch abweicht. Eine solche Prüfung ist besonders wichtig bei selten verwendeten Präparaten oder solchen, die neu auf den Markt gebracht worden sind. **Jede Dosierung oder Applikation erfolgt auf eigene Gefahr des Benutzers.** Autoren und Verlag appellieren an jeden Benutzer, ihm etwa auffallende Ungenauigkeiten dem Verlag mitzuteilen.

Geschützte Warennamen (Warenzeichen®) werden *nicht* immer besonders kenntlich gemacht. Aus dem Fehlen eines solchen Hinweises kann also nicht geschlossen werden, daß es sich um einen freien Warennamen handele.

Das Werk, einschließlich aller seiner Teile, ist urheberrechtlich geschützt. Jede Verwertung außerhalb der engen Grenzen des Urheberrechtsgesetzes ist ohne Zustimmung des Verlages unzulässig und strafbar. Das gilt insbesondere für Vervielfältigungen, Übersetzungen, Mikroverfilmungen und die Einspeicherung und Verarbeitung in elektronischen Systemen.

© 1955, 1990 Ferdinand Enke Verlag, P.O.Box 101254, D-7000 Stuttgart 10 – Printed in Germany
Satz und Druck: Druckhaus Götz KG, D-7140 Ludwigsburg
Schrift 9/10 Punkt Times, Linotype System 5/202   9 8 7 6 5 4 3 2 1 0

Vorwort zur 11. Auflage

Seit rund 50 Jahren gibt es in Deutschland 2 ausführliche Lehrbücher für Kinderkrankenschwestern. Es erschien sinnvoll, in Zukunft nur noch ein solches Lehrbuch zu veröffentlichen. Weitergeführt wird das im Enke Verlag erscheinende Lehrbuch für Kinderkrankenschwestern, zuletzt redigiert von D. LÜDERS, während das von W. CATEL begründete Lehrbuch des Thieme Verlags nicht mehr aufgelegt wird. Die Herausgeber dieses erfolgreichen Buches, E. GLADTKE und J. SCHAUB, stehen jetzt zusammen mit D. LÜDERS für das neue Lehrbuch für Kinderkrankenschwestern* als Herausgeber zur Verfügung.

Im Rahmen der völligen Neubearbeitung wurde eine weitere grundlegende Änderung vorgenommen: Seit Erscheinen der letzten Auflage sind in der Medizin zahlreiche neue Erkenntnisse gewonnen worden, so daß sich der Wissensstoff, den eine Kinderkrankenschwester beherrschen sollte, und damit auch der Umfang des Buches erheblich vergrößert haben. Die Pflegekapitel mußten deshalb entfallen. Es wird statt dessen auf das Pflegelehrbuch des Thieme Verlags (Kinderkrankenpflege, herausgegeben von V. WICHMANN) verwiesen. Die Herausnahme der Darstellung der Pflege mag bedauert werden, im Zuge der Entwicklung ist sie aber nicht aufzuhalten, wie das analoge Vorgehen in der allgemeinen Krankenpflege zeigt.

Eine große Zahl von Mitarbeitern des Kinderkrankenschwestern-Lehrbuches aus dem Enke wie aus dem Thieme Verlag haben wieder wichtige Einzelkapitel übernommen, eine Reihe neuer Mitarbeiter ergänzt das Team. Herr Professor OEHME steht als Mitherausgeber nicht mehr zur Verfügung, wohl aber dankenswerterweise als Autor des Teils „Geschichtlicher Rückblick". Die Abschnitte „Physik ‚am Krankenbett'" sowie „Chemie als Hilfe der Medizin" sollen nicht Schulbücher imitieren, sondern der in der Ausbildungs- und Prüfungsverordnung geforderten Darstellung der „fachbezogenen Physik und Chemie" entsprechen. Bei der Erörterung der bildgebenden Verfahren war neben der schon in der letzten Auflage beschriebenen Computertomographie jetzt auch u. a. die Besprechung der Kernspintomographie nötig. Neu aufgenommen wurde ein Kapitel über ethische Probleme in der Kinderheilkunde, und neu verfaßt wurden u. a. die Kapitel über Pädagogik sowie Soziologie, die den Beruf der Kinderkrankenschwester bzw. die Belange der Kinderheilkunde beleuchten. Ausführlicher als bisher wurde die Sozialpädiatrie abgehandelt. Hier wurde der Zielsetzung des Krankenpflegegesetzes von 1985 Rechnung getragen, wonach die Ausbildung auf die verantwortliche Mitwirkung nicht nur bei der Heilung, sondern auch bei der Früherkennung und Verhütung von Krankheiten ausgerichtet sein soll. Ebenso müssen nach der Forderung der WHO (Weltgesundheitsorganisation) in den Ausbildungsprogrammen für die Pflege die Gesundheitserziehung und Gesundheitsvorsorge ihrer Bedeutung entsprechend berücksichtigt werden. Auf das schon in früheren Auflagen bewährte Kapitel über Krankenhausbetriebslehre wird besonders hingewiesen, da es zu kostenbewußtem Denken anregen soll. Der Abschnitt, der sich mit der Gesetzes-, Staatsbürger- und Berufskunde auseinandersetzt, wurde neu verfaßt und trägt mit Recht den Zusatz „Einführung". Ausführlichere Darstellungen werden in der „Weiterführenden Literatur" genannt, die auch sonst am Ende eines Kapitels steht. Die AIDS-Problematik verlangte eine ausführliche Erörterung, und deshalb war es nur folgerichtig, zum besseren Verständnis auch kompliziertere immunologische Phänomene zu erklären.

Es werden heutzutage von der Kinderkrankenschwester mehr theoretische Kenntnisse verlangt als früher; so hat sie neben ihren Aufgaben am Krankenbett mehr und mehr ihren Platz an der Seite des

---

* Dieses Buch ist natürlich auch für Kinderkrankenpfleger bestimmt, worauf jedoch der Einfachheit halber im Buchtitel nicht hingewiesen wird.

Arztes. Auf Grund ihrer hervorragenden Ausbildung übt die Kinderkrankenschwester einen medizinischen Assistenzberuf mit hoher Qualifikation aus und ist u. a. ein wichtiges Glied in dem therapeutischen Team von Mitarbeitern, die für die Betreuung der kranken Kinder zuständig sind. Der weitgehend wissenschaftsorientierte Unterricht und die zunehmende Technisierung im Berufsalltag mit ständig komplizierter werdenden diagnostischen und therapeutischen Maßnahmen (Apparatemedizin) dürfen nicht zu einer Vernachlässigung der pflegerischen Tätigkeiten und der psychischen Belange des kranken Kindes führen, im Gegenteil, die umfassende sach- und fachkundige Schulung kann und muß sich auch auf die praktische Arbeit am Krankenbett günstig auswirken, zumal wir es mit gut beobachtenden und dem Kind zugewandten Schwestern und Pflegern zu tun haben, die gelernt haben, den ganzen Menschen zu sehen.

Gerade weil in diesem Lehrbuch aus organisatorischen Gründen die Pflege weitgehend ausgeklammert werden mußte, kann die überragende Bedeutung der Kinderkrankenpflege gar nicht genug betont werden. Wir Ärzte sehen deshalb mit großer Sorge, wie infolge des Personalmangels die Schwestern immer weniger Zeit für die persönliche Zuwendung zum kranken Kind finden und viele Pflegemaßnahmen unter Zeitdruck erfolgen. Änderungen sind zum Wohle des Kindes wie zum Abbau der übermäßigen beruflichen Belastung der Schwestern und Pfleger vonnöten.

Die Aufgabe des Schwesternunterrichts ist es aufzuzeigen, welche Teile des Buches nur dem besseren Gesamtverständnis dienen und was als Prüfungswissen gelernt werden muß. Das Lehrbuch enthält nämlich nicht nur Examenswissen, ist also nicht nur zur Ausbildung der Kinderkrankenpflegeschülerinnen und -schüler bestimmt, sondern soll auch den bereits im Beruf stehenden Kinderkrankenschwestern und Kinderkrankenpflegern zur Fortbildung dienen und darüber hinaus besonders interessante Zusammenhänge im biologischen Geschehen genauer aufzeigen. Insofern eignet sich das Buch zum Lernen, zum Nachschlagen und auch als Lektüre.

Die Hervorhebung wesentlicher Tatbestände erfolgt durch einen Raster im Schriftbild. Die in Kleindruck gesetzten Abschnitte des Teils „Anatomie und Physiologie" verweisen vorwiegend auf pathologische Besonderheiten und sollen zunächst beim Studium unberücksichtigt bleiben. Erst wenn ein Überblick über das gesamte Gebiet erarbeitet worden ist, sind die in Kleindruck stehenden Hinweise von Nutzen. Sonst ist überall dort Kleindruck verwendet worden, wo es sich nicht um die Vermittlung von *Examenswissen* handelt, ja das Dargelegte nicht einmal zum eigentlichen *Unterrichtsstoff* gehört. Diese nur zur *Information* oder zum *Nachschlagen* dienenden Absätze sind ausnahmsweise dann nicht klein gedruckt, wenn in ihnen komplizierte Zusammenhänge erörtert und dem Verständnis näher gebracht werden sollen; hervorgehoben sind diese „nur für Fortgeschrittene" gedachten Erläuterungen durch je ein Dreieck am Anfang und am Ende des betreffenden Absatzes (▶◀).

Den Mitarbeitern des Enke Verlags, an der Spitze und im besonderen Frau Dr. M. KUHLMANN, gilt unser Dank für die geleistete Arbeit und das stets gezeigte Entgegenkommen.

Köln/Kassel/Kiel, im Frühjahr 1990

ERICH GLADTKE
DIETER LÜDERS
JÜRGEN SCHAUB

Vorwort zur 7. Auflage

Das vorliegende Lehrbuch für Kinderkrankenschwestern soll die Tradition des bisher von Professor JOPPICH herausgegebenen bewährten Lehrbuchs mit dem gleichen Titel fortsetzen, allerdings mußte der Inhalt des Buches erheblich erweitert werden. Es wurde der umfangreiche Stoff auf zwei Bände verteilt, der 1. Band trägt den Untertitel „Das gesunde Kind und theoretischer Teil", der 2. Band befaßt sich mit dem „Kranken Kind, seiner Pflege und Behandlung". Diese Änderung war notwendig, weil mit dem Fortschritt der Medizin die Anforderungen an die Kinderkrankenschwester stetig gewachsen sind. Aus dem gleichen Grunde wurde mit Einführung des neuen Krankenpflegegesetzes die Stundenzahl des theoretischen Unterrichts in den Kinderkrankenpflegeschulen von „mindestens 400" auf „mindestens 1200" erhöht*.

Einzelne wichtige Abschnitte wurden im 1. Band besonders ausführlich dargestellt, u. a. die Lehre von den Funktionen des menschlichen Körpers, die Kinderpsychologie und die Pädagogik. Neu aufgenommen in das Buch wurden einführende Kapitel über Physik und Chemie, die dazu dienen sollen, die diagnostischen und therapeutischen Maßnahmen dem Verständnis näherzubringen. Wegen der immer mehr zunehmenden Spezialisierung innerhalb der Kinderheilkunde mußte eine Reihe neuer diagnostischer Untersuchungen besprochen werden, so z. B. auf dem Gebiet der Kardiologie und der Neurologie. Ferner erschienen erstmals in dem Buch die Kapitel „Das Berufsbild der Kinderkrankenschwester" und „Vorbeugende Maßnahmen" sowie Normalwerttabellen.

Für die Kinderkrankenschwester ist das theoretische Wissen zwar sehr wichtig, von noch größerer Bedeutung aber ist für sie die praktische Tätigkeit am Krankenbett. Das vorliegende Lehrbuch soll mit dazu beitragen, der Kinderkrankenschwester die für die praktische Ausübung ihres schönen Berufes notwendigen theoretischen Kenntnisse zu vermitteln. Wegen ihrer großen Bedeutung mußten auch die die Pflege betreffenden Kapitel umfassender gestaltet werden. So war es unvermeidlich, das Lehrbuch für Kinderkrankenschwestern in zwei Bänden herauszugeben.

Ebenso wichtig wie Wissen und Erfahrung sind Hingabe und Freude, dem kranken Menschen zu helfen, sowie das Einfühlungsvermögen in die Seele des Kindes. Die Kinderkrankenschwester muß gerade dem kleinen Kind, das in der Klinik von seinen Eltern getrennt ist, das Gefühl der Geborgenheit geben. Der gute Kontakt zwischen der Schwester und ihrem Pflegekind macht es ihr möglich, Besonderheiten aufzudecken, die sonst unerkannt blieben. Während des Fütterns oder beim Spiel hat die Schwester Gelegenheit, die Patienten über längere Zeit zu beobachten. Dabei können sich wichtige Hinweise für die Diagnose ergeben. Nicht nur bei der Betreuung des Kindes, sondern auch bei der Erkennung von Krankheiten ist die Schwester Helferin und Mitarbeiterin des Arztes. Das Wissen um die normale Entwicklung des Kindes erleichtert das Erkennen pathologischer Zustände. Deshalb wird nicht nur von Krankheiten die Rede sein, sondern auch das Verhalten des gesunden Kindes ist ausführlich besprochen worden.

Mein besonderer Dank gilt Herrn Professor JOPPICH für seine große Hilfe und seine Ratschläge bei der Erstellung dieses Buches. Ebenso danke ich Fräulein Münstermann für die Anfertigung der hinzugekommenen Zeichnungen und dem Verlag für sein verständnisvolles Eingehen auf die zahlreichen Wünsche.

Göttingen, Frühjahr 1968   DIETER LÜDERS

---

* Das Krankenpflegegesetz von 1985 schreibt eine Stundenzahl des theoretischen und praktischen Unterrichts von mindestens 1600 Stunden vor und für die Ausbildung in der Praxis von mindestens 3000 Stunden.

Mitarbeiter des Bandes II

BRANDIS, MATTHIAS, Professor Dr. med., Ärztlicher Direktor der Abteilung Allgemeine Kinderheilkunde mit Poliklinik, Universitätskinderklinik, Mathildenstraße 1, D-7800 Freiburg

CALIEBE, WOLFGANG, Dr. med., Akademischer Direktor, Institut für Medizinische Statistik und Dokumentation, Klinikum der Universität Kiel, Brunswiker Straße 10, D-2300 Kiel

DIETERICH, EKKEHART, Priv.-Doz. Dr. med., Kreiskrankenhaus Heide, Kinderklinik, Esmarchstraße 50, D-2240 Heide

DOMINICK, HEIN CHRISTOPH, Professor Dr. med., Kinderklinik St. Anna-Stift, Karolina-Burger-Straße 51, D-6700 Ludwigshafen

EGGERS, CHRISTIAN, Professor Dr. med., Kinder- und Jugendpsychiatrie der Rheinischen Landes- und Hochschulklinik Essen, Hufelandstraße 55, D-4300 Essen 1

FUCHS, GÜNTER, Professor Dr. med., Chefarzt der Chirurgischen Abteilung, Kreiskrankenhaus Ammerland, D-2910 Westerstede

GLADTKE, ERICH, Professor Dr. med., Geschäftsführender Direktor der Universitäts-Kinderklinik Köln, Joseph-Stelzmann-Straße 9, D-5000 Köln 41

GUTJAHR, PETER, Professor Dr. med., Universitäts-Kinderklinik Mainz, Langenbeckstraße 1, D-6500 Mainz

VON DER HARDT, HORST, Professor Dr. med., Direktor der Abteilung Kinderheilkunde I des Zentrums Kinderheilkunde und Humangenetik, Karl-Wiechert-Allee 9, D-3000 Hannover 61

LENTSCH, PETER, Dr. med., Frauenklinik I im Klinikum der Stadt Nürnberg, Flurstraße 7/9, D-8500 Nürnberg 91

LESKE, HELFRIED, Dr. med., Chefarzt der Anästhesie- und Intensivabteilung, DRK-Kinderklinik, Wellersbergstraße 60, D-5500 Siegen 1

LÜDERS, DIETER, Professor Dr. med., Ärztlicher Direktor des Kinderkrankenhauses Park Schönfeld, Frankfurter Straße 167, D-3500 Kassel

MAU, GÜNTER, Professor Dr. med., Chefarzt der Kinderklinik Braunschweig, Holwedestraße 16, D-3300 Braunschweig

MILDENBERGER, HERMANN, Professor Dr. med., Abteilung Kinderchirurgie, Medizinische Hochschule Hannover, Konstanty-Gutschow-Straße 8, D-3000 Hannover 61

MÖLLERING, MARGARETE, Dr. med., Kinder- und Jugendpsychiatrie der Rheinischen Landes- und Hochschulklinik Essen, Hufelandstraße 55, D-4300 Essen 1

PARSCH, KLAUS-DIETER, Professor Dr. med., Ärztlicher Direktor der Orthopädischen Klinik des Olgahospitals, Bismarckstraße 8, D-7000 Stuttgart 1

RAUTENBURG, HANS-WERNER, Professor Dr. med., Leiter der Abteilung Kinderkardiologie, Justus-Liebig-Universitätsklinikum, Feulgenstraße 12, D-6300 Gießen

RÜSSMANN, WALTER, Professor Dr. med., Abteilung für Schielbehandlung und Neuroophthalmologie, Universitäts-Augenklinik Köln, Joseph-Stelzmann-Straße 9, D-5000 Köln 41

SCHAUB, JÜRGEN, Professor Dr. med., Direktor der Abteilung Allgemeine Pädiatrie Universitätskinderklinik, Schwanenweg 20, D-2300 Kiel 1

SIPPELL, WOLFGANG G., Professor Dr. med., Universitäts-Kinderklinik Kiel, Schwanenweg 20, D-2300 Kiel 1

STOPFKUCHEN, HERWIG, Professor Dr. med., Universitäts-Kinderklinik Mainz, Langenbeckstraße 1, D-6500 Mainz

TERRUHN, VOLKER, Professor Dr. med., Leitender Arzt der Frauenklinik I im Klinikum der Stadt Nürnberg, Flurstraße 7/9, D-8500 Nürnberg 91

Inhalt

1. Teil: **Krankheitslehre** (DIETER LÜDERS)

1	**Einleitung**	1
2	**Gesundheit und Krankheit**	1
3	**Diagnose und Therapie**	2
4	**Verlauf und Prognose**	4
5	**Entzündungen und Geschwülste**	5
6	**Altersbedingte Besonderheiten**	5

2. Teil: **Medikamentenlehre** (ERICH GLADTKE)

1	**Definitionen**	7
2	**Allgemeine Medikamentenlehre**	8
2.1	Arzneiform	9
2.2	Aufbewahrung und Verfallsdatum	10
2.3	Mengenbegriff	10
2.4	Namen der Arzneimittel	10
2.5	Zulassung von Arzneimitteln	11
2.6	Prüfung von Arzneimitteln	11
2.7	Arzneimittelabhängigkeit	12
2.8	Compliance	12
2.9	Wechselwirkung (Interaktion)	12
2.10	Nebenwirkungen	12
2.11	Dosierung bei Kindern	12
2.12	Das Rezept	13
3	**Spezielle Medikamentenlehre**	13
3.1	Vorbemerkung	13
3.2	Herz- und Gefäßmittel	13
3.3	Blutdrucksenkende Mittel	14
3.4	Chemotherapeutika	14
3.5	Analgetika und Antipyretika	15
3.6	Morphin	15
3.7	Sedativa, Hypnotika, Tranquilizer, Neuroleptika, Psychopharmaka	16
3.8	Antiepileptika (Antikonvulsiva)	16
3.9	Diuretika	16
3.10	Hustenmittel	16
3.11	Abführmittel (Laxantien)	16
3.12	Hormonpräparate	16
3.13	Vitaminpräparate	17
3.14	Spurenelemente	17
3.15	Homöopathische Mittel	17

3. Teil: Das Neugeborene und das Frühgeborene
(Dieter Lüders, Günter Mau)

1	**Einleitung**	18
2	**Gefährdung durch prä- und perinatal wirkende Belastungsfaktoren**	21
2.1	Medikamente und Genußmittel	21
2.1.1	Medikamente in der Frühschwangerschaft	21
2.1.2	Medikamente in der Spätschwangerschaft	22
2.1.3	Alkohol	22
2.1.4	Zigaretten	22
2.1.5	Drogen	22
2.2	Strahlen	23
2.3	Schwangerschaftsspezifische Erkrankungen	23
2.3.1	Gestose	23
2.3.2	Störungen bei Fruchtwassermangel	23
2.4	Gefahren durch die Geburt	23
2.4.1	Geburtsgeschwulst bzw. Kopfgeschwulst (Caput succedaneum)	24
2.4.2	Kopfblutgeschwulst (Kephalhämatom) und Kopfschwartenhämatom	24
2.4.3	Schiefhals	24
2.4.4	Geburtslähmungen	24
2.4.5	Traumatische Hirnblutungen	25
2.4.6	Verletzungen von Bauchorganen	26
2.5	Prä- und perinatale Infektionen	26
2.5.1	Pränatale Infektionen	26
2.5.2	Perinatale Infektionen	28
2.5.3	Postnatale Infektionen	30
3	**Hautkrankheiten des Neugeborenen**	31
3.1	Bakterielle Hautkrankheiten	30
3.1.1	Impetigo bullosa (Schälblasenausschlag)	30
3.1.2	Rittersche Krankheit (Rittershain-Erkrankung, Dermatitis exfoliativa neonatorum Ritter von Rittershain)	32
3.1.3	Mastitis (Brustdrüsenentzündung)	32
3.1.4	Periporitis	32
3.1.5	Acne neonatorum	32
3.2	Nichtentzündliche und nichterbliche Hautkrankheiten	32
3.2.1	Milien	32
3.2.2	Miliaria	34
3.2.3	Toxisches Neugeborenenerythem	34
3.3	Angeborene Hautkrankheiten	34
3.3.1	Blutschwamm (Hämangiom)	34
3.3.2	Feuermal (Naevus flammeus)	35
3.3.3	Pigmentstörungen	35
3.3.4	Ektodermale Dysplasie	37
3.3.5	Angeborene Hautaplasie (Aplasia cutis congenita)	37
3.3.6	Ichthyosis („Fischschuppenkrankheit")	37
3.3.7	Epidermolysis bullosa	37
4	**Postpartale Anpassungsstörungen**	38
4.1	Allgemeines	38
4.2	Haut	38
4.3	Haare	39
4.4	Nabelwunde	39
4.5	Hautnabel	39

4.6	Nabelgranulom	39
4.7	Stoffwechsel	39
4.7.1	Hormone	39
4.7.2	Hypoglykämie	40
4.7.3	Hypocalcämie	40
4.8	Anpassungsstörungen des Magen-Darm-Kanals	40
4.8.1	Nahrungsaufbau	40
4.8.2	Erbrechen	41
4.8.3	Trinkschwäche	41
4.9	Niere	41
4.10	Abwehrsystem	41
4.11	Wärmeregulation	42
4.12	Atmung/Kreislauf	42
4.12.1	Atemnotsyndrom	43
4.12.2	Schäden durch Sauerstoffgabe	43
4.12.3	Atemstörungen bei reifen Neugeborenen	44
4.12.4	Kreislauf	44
4.12.5	Zentrale Atemstörungen	44
4.13	Zentrales Nervensystem (ZNS)	44
4.13.1	Hirnblutung	45
4.13.2	Neugeborenenkrämpfe	45
4.14	Blut	45
4.15	Gelbsucht (Hyperbilirubinämie)	45
4.16	Weitere Gelbsuchtsformen des Neugeborenen	46
4.16.1	Erhöhung des indirekten Serum-Bilirubins	46
4.16.2	Erhöhung des direkten Serum-Bilirubins	52
5	**Anämien des Neugeborenen**	54
5.1	Blutungen	54
5.1.1	Hämorrhagische Erkrankung der Neugeborenen	54
5.1.2	Spätmanifestation von Vitamin-K-Mangelblutungen	55
5.2	Hämolyse	55
5.3	Gestörte Blutbildung	55
6	**Neugeborene diabetischer Mütter**	55
7	**Schilddrüsenerkrankungen**	57
8	**Besondere Problematik des Frühgeborenen**	58

4. Teil: Spezielle Erkrankungen des Säuglings (ERICH GLADTKE)

1	**Vorbemerkung**	60
2	**Durchfall (Dyspepsie, Enteritis, Diarrhoe)**	60
3	**Gedeihstörungen, Dystrophie, Atrophie, Dekompensation**	62
4	**Erbrechen**	63
5	**Infekt beim Säugling**	65
6	**Krampfleiden beim Säugling**	66
7	**Plötzlicher Kindstod (Mors subitus)**	67
8	**Pertussis (Keuchhusten) beim Säugling**	67
9	**Affektwegbleiben**	67

10	**Rachitis**	67
11	**Weitere Mangelkrankheiten in der zivilisierten Welt**	69
12	**Hypervitaminosen**	69
13	**Besondere Hautkrankheiten des Säuglings**	69

5. Teil: Stoffwechselkrankheiten (Jürgen Schaub)

1	**Grundlagen**	71
2	**Screening angeborener Stoffwechselkrankheiten**	72
3	**Störungen im Stoffwechsel der Aminosäuren**	73
3.1	Phenylketonurie	73
3.2	Weitere Störungen des Aminosäurestoffwechsels	76
4	**Störungen im Stoffwechsel der Kohlenhydrate**	76
4.1	Galaktosämie	76
4.2	Hereditäre Fruktoseintoleranz	76
4.3	Glykogenspeicherkrankheiten	77
5	**Lysosomale Speicherkrankheiten**	78
5.1	Sphingolipidosen	78
5.1.1	Tay-Sachssche Krankheit	78
5.1.2	Gauchersche Krankheit	78
5.2	Mukopolysaccharidosen	79
5.2.1	Pfaundler-Hurlersche Krankheit	79
6	**Juveniler Diabetes mellitus**	79

6. Teil: Krankheiten der Atmungsorgane (Horst von der Hardt)

1	**Einleitung**	83
2	**Untersuchungsmethoden**	83
3	**Fehlbildungen**	85
3.1	Fehlbildungen der Trachea, der Bronchien und des Lungenparenchyms	85
3.2	Trichterbrust	87
4	**Epiglottitis**	87
5	**Krupp-Syndrom (sog. Pseudokrupp)**	88
6	**Akute Bronchitis**	89
7	**Chronische Bronchitis, Bronchiektasen**	90
8	**Asthmasyndrom**	92
8.1	Schwerer Asthmaanfall	95
8.2	Bronchiolitis	96
9	**Fremdkörperaspiration**	96
10	**Pneumonien**	98
10.1	Besondere Verlaufsformen	99
10.1.1	Staphylokokkenpneumonie	99

10.1.2	Pneumokokkenpneumonie	100
10.1.3	Pneumonie durch Haemophilus influenzae	100
10.1.4	Streptokokkenpneumonie	100
10.1.5	Mykoplasmapneumonie	100
10.1.6	Pneumonien bei besonderen Infektionskrankheiten	101
10.1.7	Interstitielle plasmazelluläre Pneumonie	101
10.1.8	Eosinophiles Lungeninfiltrat (Löffler-Syndrom)	101
11	**Emphysem und Atelektase**	101
12	**Interstitielle Lungenerkrankungen – Lungenfibrose**	102
13	**Mukoviszidose (zystische Fibrose)**	103
14	**Tumoren**	104
15	**Pleuraerkrankungen**	104
15.1	Pleuritis	104
15.2	Pneumothorax	104
16	**Mediastinalerkrankungen**	105

7. Teil: Krankheiten des Herzens und der Gefäße
(Hans-Werner Rautenburg)

1	**Einleitung**	106
2	**Begriffserklärungen**	106
3	**Untersuchungsmethoden**	107
3.1	Kardiologische Vorfelddiagnostik	107
3.1.1	Anamnese – Patientenbeobachtung	107
3.1.2	Pulskurvenregistrierung – Blutdruckmessung	107
3.1.3	Elektrokardiographie (EKG)	108
3.1.4	Auskultation und Phonokardiographie (PKG)	108
3.1.5	Röntgenuntersuchung des Herzens	109
3.1.6	Ultraschallkardiographie (Echokardiographie)	110
3.1.7	Ergometrie und Spiroergometrie	110
3.2	Spezielle Herzdiagnostik	110
3.2.1	Herzkatheterisierung	110
3.2.2	Angiokardiographie	113
3.2.3	Weitere Untersuchungsmethoden in Verbindung mit der Herzkatheterisierung	113
4	**Angeborene Herz- und Gefäßerkrankungen (Angiokardiopathien)**	114
4.1	Entstehung und Häufigkeit von angeborenen Herzfehlern	114
4.2	Einteilung der wichtigsten angeborenen Herz- und Gefäßfehler	114
4.3	Systematik der angeborenen Herz- und Gefäßerkrankungen	115
4.3.1	Azyanotische angeborene Herzfehler ohne Shunt	115
4.3.2	Azyanotische angeborene Herzfehler mit Links-Rechts-Shunt	117
4.3.3	Angeborene Herzfehler mit Zyanose (Rechts-Links-Shunt)	120
4.4	Zur Frage von Herzoperationen	122
4.5	Endokarditisprophylaxe	122
5	**Entzündliche Herzerkrankungen**	123
5.1	Karditis	123
5.1.1	Rheumatische Karditis	123
5.1.2	Nichtrheumatische Karditis	123

5.1.3	Symptome und Befunde bei Karditis	123
5.1.4	Behandlung	123
6	**Erworbene Herzklappenfehler**	124
7	**Herzinsuffizienz**	124
8	**Entzündliche Gefäßerkrankungen**	125
9	**Nichtentzündliche Herzerkrankungen**	125
9.1	Idiopathische (primäre) Kardiomyopathien	125
9.2	Endokardfibroelastose	126
9.3	Seltene nichtentzündliche Herzerkrankungen	126
10	**Herzrhythmusstörungen**	127
10.1	Tachykardie	127
10.2	Bradykardie	127
10.3	Arrhythmien	129
11	**Erkrankungen des peripheren Kreislaufs**	129

8. Teil: Erkrankungen des Blutes (DIETER LÜDERS)

1	**Untersuchungsmethoden**	131
1.1	Die roten Blutkörperchen	131
1.2	Die weißen Blutkörperchen	133
1.3	Die Blutplättchen	133
1.4	Knochenmark	133
1.5	Gerinnungsfaktoren	134
1.6	Weitere bei Blutungskrankheiten wichtige Tests	134
2	**Erkrankungen der roten Blutkörperchen**	135
2.1	Anämien	135
2.1.1	Blutungsanämien	135
2.1.2	Anämien durch gestörte Blutbildung	136
2.1.3	Hämolytische Anämien	137
2.2	Methämoglobinämie	142
2.3	Polyzythämie (Polyglobulie)	142
3	**Erkrankungen der weißen Blutkörperchen**	143
3.1	Leukopenie und Leukozytose	143
3.2	Agranulozytose	143
3.3	Progressive, septische Granulomatose	143
4	**Blutungskrankheiten (hämorrhagische Diathesen)**	144
4.1	Erkrankungen der Thrombozyten	144
4.1.1	Funktionelle Thrombozytopathien	144
4.1.2	Thrombozytopenien	144
4.1.3	Thrombozytosen und Thrombozythämien	147
4.2	Gerinnungsstörungen (Koagulopathien)	147
4.2.1	Hämophilie (Bluterkrankheit)	147
4.2.2	Verbrauchskoagulopathie	148
4.3	Gefäßbedingte Blutungsübel (Vasopathien)	149
4.3.1	Möller-Barlowsche Krankheit	149
4.3.2	Purpura Schönlein-Henoch (anaphylaktoide Purpura)	149
5	**Erkrankungen des Knochenmarks**	149
5.1	Panmyelopathie (Panmyelophthise)	149

9. Teil: **Leukämien und bösartige Tumoren** (Peter Gutjahr)

1	Einführung	151
2	Leukämien	153
3	Lymphknotenkrebs (maligne Non-Hodgkin-Lymphome und Morbus Hodgkin)	155
4	Tumoren des Zentralnervensystems	156
5	**Bauchtumoren**	158
5.1	Wilms-Tumoren	158
5.2	Neuroblastom	158
5.3	Lebertumoren	159
6	**Bösartige Weichteiltumoren**	159
6.1	Rhabdomyosarkome	159
7	**Bösartige Knochentumoren**	160
8	**Keimzelltumoren**	161
9	**Sonstige Malignome**	162
10	**Langzeitbetreuung und Nachsorge**	162

10. Teil: **Krankheiten der Verdauungsorgane** (Hein Christoph Dominick)

1	**Symptomatik und Diagnostik**	165
2	**Stuhluntersuchung**	165
3	**Resorptionsteste**	166
4	**Dünndarmsaugbiopsie**	166
5	**Röntgendiagnostik und Sonographie**	166
6	**Bauchschmerzen**	166
6.1	Organische Ursachen von Bauchschmerzen	166
6.2	Nabelkoliken	167
6.3	Azetonämisches (ketonämisches) Erbrechen	167
7	**Erkrankungen der Mundhöhle**	168
7.1	Lippen	168
7.2	Zunge	168
7.3	Munschleimhaut	168
7.4	Zähne	169
7.5	Speicheldrüsen	169
8	**Erkrankungen der Speiseröhre**	169
9	**Erkrankungen des Magens**	170
9.1	Hiatushernie	170
9.2	Gastritis	170
9.3	Hypertrophische Pylorusstenose	171
9.4	Magen- und Zwölffingerdarmgeschwüre	171

10	**Erkrankungen des Dünn- und Dickdarmes**	172
10.1	Zöliakie	172
10.2	Chronisch-entzündliche Darmerkrankungen: Colitis ulcerosa, Morbus Crohn	175
10.2.1	Colitis ulcerosa	175
10.2.2	Morbus Crohn	175
10.3	Megakolon	176
10.3.1	Psychogene Ursachen	176
10.3.2	Organische Ursachen	176
10.4	Colon irritabile	177
10.5	Analfissuren, Darmpolypen	177
10.6	Rektumprolaps	178
11	**Erkrankungen des Bauchfells**	178
11.1	Bauchfellentzündung (Peritonitis)	178
11.2	Bauchwassersucht (Aszites)	178
12	**Erkrankungen des Pankreas**	178
12.1	Pankreatitis	178
12.2	Zystische Fibrose (Mukoviszidose)	179
13	**Erkrankungen der Leber und des Gallengangsystems**	181
13.1	Erkrankungen der Leber	181
13.1.1	Alpha$_1$-Antitrypsinmangel	181
13.1.2	Morbus Wilson	182
13.1.3	Leberzirrhose	182
13.2	Erkrankungen des Gallengangsystems	183
13.2.1	Cholangitis, Cholelithiasis	183

11. Teil: Krankheiten der Drüsen mit innerer Sekretion
(WOLFGANG G. SIPPELL)

1	**Hormone und ihre Regulation**	184
2	**Zwischenhirn (Hypothalamus) und Hirnanhangsdrüse (Hypophyse)**	185
2.1	Hypophysenvorderlappen (HVL)	185
2.2	Erkrankungen des Hypophysenvorderlappens	186
2.2.1	Hypophysärer Minderwuchs	186
2.2.2	Kraniopharyngeom	187
2.3	Hypophysenhinterlappen (HHL)	187
2.4	Erkrankungen des Hypophysenhinterlappens	188
2.4.1	Diabetes insipidus neurohormonalis (Wasserharnruhr)	188
2.4.2	Diabetes insipidus renalis	188
2.4.3	Syndrom der inadäquaten ADH-Sekretion (SIADH)	188
3	**Schilddrüse (Thyreoidea)**	189
3.1	Bedeutung der Schilddrüse	189
3.2	Untersuchung der Schilddrüse	189
3.3	Erkrankungen der Schilddrüse	189
3.3.1	Schilddrüsenunterfunktion	189
3.3.2	Schilddrüsenüberfunktion	191
3.3.3	Schilddrüsenvergrößerung (Kropf, Struma)	192
3.3.4	Schilddrüsenentzündung (Thyreoiditis)	193
3.3.5	Schilddrüsenkarzinome	193
4	**Nebenschilddrüsen (Epithelkörperchen, Parathyreoideae)**	194
4.1	Bedeutung der Epithelkörperchen	194

4.2	Überfunktion der Epithelkörperchen (Hyperparathyreoidismus)	194
4.3	Unterfunktion der Epithelkörperchen (Hypoparathyreoidismus)	194
5	**Nebennieren**	195
5.1	Bedeutung der Nebennieren	195
5.2	Untersuchung der Nebennieren	195
5.2.1	Nebennierenmark	195
5.2.2	Nebennierenrinde	195
5.3	Erkrankungen der Nebennieren	196
5.3.1	Nebennierenmark	196
5.3.2	Nebennierenrindenunterfunktion	196
5.3.3	Nebennierenrindenüberfunktion	197
5.3.4	Adrenogenitales Syndrom AGS)	197
6	**Keimdrüsen (Gonaden)**	200
6.1	Bedeutung der Keimdrüsen	200
6.2	Pubertät	201
6.3	Untersuchungsmethoden	201
6.4	Störungen der Pubertät	201
6.4.1	Vorzeitige Pubertät	201
6.4.2	Verzögerte Pubertät	202
6.4.3	Störungen der weiblichenKeimdrüsen (Ovarien)	202
6.4.4	Störungen der männlichen Keimdrüsen (Hoden, Testes)	203

12. Teil: **Hochwuchs, Minderwuchs** (Wolfgang G. Sippell)

1	**Hochwuchs**	205
1.1	Konstitutioneller Hochwuchs	205
1.2	Krankhafte Hochwuchsformen	205
2	**Minderwuchs**	206
2.1	Konstitutioneller Minderwuchs	206
2.2	Dysproportionierter Minderwuchs	206
2.3	Proportionierter Minderwuchs	206

13. Teil: **Fettsucht und Magersucht** (Dieter Lüders)

1	**Fettsucht (Adipositas)**	208
1.1	Ursachen der Fettsucht	208
1.1.1	Hormonstörungen	208
1.1.2	Genetische Syndrome	208
1.1.3	Alimentäre Fettsucht	208
1.2	Definitionen der Fettsucht	209
1.2.1	Perzentile	209
1.2.2	Broca-Index	209
1.2.3	Quételet-Index	209
1.2.4	Taillen-Hüft-Quotient	210
1.2.5	Messung der Hautfaltendicke	211
1.3	Entstehung der Fettsucht	211
1.3.1	Überernährung und Bewegungsarmut	211
1.3.2	Speicherung	212
1.3.3	Wärmebildung (Thermogenese)	212
1.3.4	Zahl und Größe der Fettzellen	213
1.4	Risiken der Fettsucht	213

1.5	Prophylaxe und Behandlung der Fettsucht	213
1.5.1	Ernährung	214
1.5.2	Körperliche Aktivitäten	215
1.5.3	Psychische Führung	215
1.5.4	Weitere therapeutische Maßnahmen	215
2	**Magerkeit und Magersucht**	216
3	**Bulimie**	216

14. Teil: Erkrankungen der Niere und der ableitenden Harnwege (Matthias Brandis)

1	**Einleitung**	217
2	**Nierenfunktion**	217
3	**Nierenfunktionsuntersuchungen**	218
4	**Erkrankungen des Nierenparenchyms**	219
4.1	Nephrotisches Syndrom	219
4.2	Proteinurie	221
4.3	Glomerulonephritis	221
4.3.1	Akute (Poststreptokokken-)Nephritis	222
4.3.2	Chronische Verlaufsformen der Glomerulonephritis	222
4.3.3	Glomerulonephritis bei Systemerkrankungen	222
5	**Hämolytisch-urämisches Syndrom (HUS)**	223
6	**Hämaturie**	223
7	**Hereditäre Formen der Glomerulopathie**	224
8	**Harnwegsinfektionen**	224
9	**Neurogene Blasenentleerungsstörung**	225
10	**Enuresis und Harninkontinenz**	226
11	**Nierenversagen (Urämie)**	226
11.1	Akutes Nierenversagen	226
11.2	Chronisches Nierenversagen	226
11.3	Dialyse	227
11.3.1	Peritonealdialyse	227
11.3.2	Hämodialyse	227
11.4	Nierentransplantation	228
12	**Hypertonie (Arterielle Hypertension)**	228
13	**Nierensteine**	229
14	**Renal-tubuläre Erkrankungen**	229
14.1	Fanconi-Syndrom	229
14.2	Diabetes insipidus renalis	229

15. Teil: Krankheiten des rheumatischen Formenkreises (Kollagenosen) (DIETER LÜDERS)

1	Rheumatisches Fieber	230
2	Juvenile chronische Arthritis (Juvenile chronische Polyarthritis, juvenile rheumatoide Arthritis)	233
3	Arthritis bei entzündlichen Darmerkrankungen	235
4	Reaktive Arthritis (postinfektiöse Arthritis)	235
5	Purpura Schönlein-Henoch	236
6	Periarteriitis nodosa	236
7	Kawasaki-Syndrom (mukokutanes Lymphknotensyndrom)	236
8	Lupus erythematodes	237
9	Dermatomyositis	238
10	Sklerodermie	238
11	Sklerem und Sklerödem	239
12	Subkutane Fettnekrose	239

16. Teil: Krankheiten der Haut (DIETER LÜDERS)

1	Effloreszenzenlehre	240
2	Bakterielle Hautkrankheiten	241
2.1	Impetigo contagiosa	241
2.2	Acne vulgaris	241
2.3	Entzündungen des Haartalgdrüsenapparates	242
2.4	Entzündungen der Schweißdrüsen	242
2.5	Faulecken (Perlèche)	242
2.6	Erysipel	242
3	Virale Hautkrankheiten	242
3.1	Warzen (Verrucae)	242
3.2	Spitze Kondylome (Condylomata acuminata)	243
3.3	Mollusken (Mollusca contagiosa)	243
3.4	Herpes-simplex-Virus-Infektion	243
4	Pilzkrankheiten der Haut (Dermatomykosen)	243
5	Hautkrankheiten durch Parasiten	243
5.1	Krätze (Skabies)	243
5.2	Verlausung (Pedikulose)	244
5.3	Insektenstiche	244
6	Allergische und toxische Hautkrankheiten	244
6.1	Endogenes Ekzem, Neurodermitis, atopische Dermatitis	245
6.2	Allergisches Kontaktekzem	245
6.3	Arzneimittelexanthem	245
6.4	Urtikaria (Nesselsucht)	248
6.5	Strophulus (Papulöse Urtikaria, Prurigo)	248

6.6	Erythema nodosum	249
6.7	Erythema exsudativum multiforme	249
6.8	Lyell-Syndrom (toxische epidermale Nekrolyse)	249
7	**Erbliche Hautkrankheiten**	250
7.1	Psoriasis vulgaris (Schuppenflechte)	250
7.2	Xeroderma pigmentosum	250
8	**Erkrankungen der Hautanhangsorgane**	250
8.1	Hirsutismus und Hypertrichose	250
8.2	Alopezie (Haarausfall)	250
8.3	Erkrankungen der Nägel	251

17. Teil: Infektionskrankheiten (Dieter Lüders)

1	**Allgemeines zur Epidemiologie**	252
2	**Allgemeines über Infektionserreger**	253
2.1	Viren	253
2.2	Bakterien	255
2.3	Pilze	256
2.4	Protozoen	256
3	**Resistenz und Immunität**	257
3.1	Vom Makroorganismus aufgebaute Barrieren	257
3.2	Kolonisation und Invasion	257
3.3	Endotoxine und Ektotoxine der Bakterien	258
3.4	Immunreaktionen	258
3.5	Unspezifische humorale Abwehr	260
3.6	Unspezifische zelluläre Abwehr	261
3.7	Spezifische humorale Abwehr	262
3.8	Spezifische zelluläre Abwehr	262
3.9	Das immunologische Gedächtnis	264
3.10	Immunglobuline	264
4	**Angeborene Immundefektkrankheiten**	268
4.1	Humoraler Immundefekt (Antikörpermangelsyndrom)	269
4.2	Zelluläre Immundefekte	269
4.3	Kombinierte Immundefekte	269
4.4	Phagozytosedefekte	269
4.5	Komplementdefekte	269
5	**Autoimmunkrankheiten (Autoaggressionskrankheiten)**	270
6	**Allergie**	271
7	**Passive Immunisierungen und Schutzimpfungen**	273
7.1	Einleitung	273
7.2	Passive Immunisierung	274
7.2.1	Standard-Immunglobuline	274
7.2.2	Hyperimmunglobuline	274
7.2.3	Herstellung der Immunglobulinpräparate	275
7.3	Schutzimpfungen	275
7.3.1	BCG-Impfung	278
7.3.2	Diphtherieimpfung	278
7.3.3	Tetanusimpfung	279
7.3.4	Keuchhustenimpfung	279

7.3.5	Polioimpfung	279
7.3.6	Masernimpfung	280
7.3.7	Mumpsimpfung	281
7.3.8	Rötelnimpfung	281
7.3.9	Haemophilus-influenzae-Typ-b-Impfung	282
7.3.10	Hepatitis-B-Impfung	282
7.3.11	Tollwutimpfung	282
7.3.12	Grippeimpfung	282
7.3.13	FSME-Impfung (Frühsommermeningoenzephalitis-Impfung)	283
7.3.14	Weitere Impfungen	283
7.4	Simultanimmunisierung (Simultanimpfung)	283
8	**Allgemeines zu den Infektionskrankheiten**	**284**
8.1	Übertragungsarten	284
8.1.1	Kontaktinfektion	284
8.1.2	Schmierinfektion	284
8.1.3	Übertragung durch Nahrungsmittel	284
8.1.4	Fliegende Infektion	284
8.1.5	Tröpfcheninfektion	284
8.1.6	Staubinfektion	284
8.1.7	Inokulation	285
8.1.8	Vertikale Übertragung	285
8.1.9	Keimträger und Dauerausscheider	285
8.1.10	Übertragung durch Tiere	285
8.2	Eintrittspforte	285
8.3	Inkubationszeiten	285
8.4	Lokalinfektionen und Allgemeininfektionen	286
9	**Die wichtigsten Infektionskrankheiten**	**288**
9.1	Krankenhausinfektionen (nosokomiale Infektionen, infektiöser Hospitalismus)	288
9.2	Erkrankungen durch Bakterien	289
9.2.1	Streptokokkenerkrankungen	289
9.2.2	Staphylokokkenerkrankungen	293
9.2.3	Sepsis (Blutvergiftung)	294
9.2.4	Hirnhautentzündung (Meningitis)	294
9.2.5	Meningokokkenerkrankungen	297
9.2.6	Bakterielle Darminfektionen	297
9.2.7	Diphtherie	301
9.2.8	Keuchhusten (Pertussis)	303
9.2.9	Wundstarrkrampf (Tetanus)	305
9.2.10	Milzbrand	306
9.2.11	Katzenkratzkrankheit	306
9.2.12	Tuberkulose	306
9.2.13	Lepra (Aussatz)	314
9.2.14	Tripper (Gonorrhoe)	314
9.2.15	Syphilis (Lues)	314
9.2.16	Lyme-Borreliose (Erythema-migrans-Borreliose)	318
9.3	Erkrankungen durch Viren	319
9.3.1	Frühsommermeningoenzephalitis (FSME)	319
9.3.2	Masern	319
9.3.3	Röteln	321
9.3.4	Ringelröteln (Erythema infectiosum)	321
9.3.5	Windpocken (Varizellen)	322
9.3.6	Gürtelrose (Zoster, Herpes zoster)	323
9.3.7	Pocken (echte Blattern, Variola vera)	325
9.3.8	Mumps (Ziegenpeter, Parotitis epidemica)	325

9.3.9	Akute infektiöse Lymphozytose	326
9.3.10	Pfeiffersches Drüsenfieber (infektiöse Mononukleose, Monozytenangina)	327
9.3.11	Virushepatitis	327
9.3.12	Epidemische Grippe (Influenza)	330
9.3.13	Grippaler Infekt	331
9.3.14	Tollwut (Rabies, Lyssa)	332
9.3.15	Übertragbare Kinderlähmung (Poliomyelitis acuta anterior, Heine-Medinsche Krankheit)	332
9.3.16	Coxsackie-Virus- und ECHO-Virusinfektionen	334
9.3.17	Herpes-simplex-Virusinfektionen	334
9.3.18	Kritisches Dreitagefieber (Exanthema subitum, Roseola infantum)	335
9.3.19	Gelbfieber	335
9.3.20	AIDS	335
9.4	Erkrankungen durch Pilze	346
9.5	Erkrankungen durch Protozoen	346
9.5.1	Toxoplasmose	346
9.5.2	Malaria	347
9.5.3	Leishmaniasen	347
9.5.4	Schlafkrankheit	348
9.5.5	Amöbenruhr (Amöben-Dysenterie)	348
9.5.6	Lambliasis	348
9.6	Erkrankungen durch Würmer	348
9.6.1	Erkrankungen durch Eingeweidewürmer	348
9.6.2	Erkrankungen durch Blutparasiten	350

18. Teil: Krankheiten des Nervensystems und der Muskulatur

(EKKEHART DIETERICH)

1	**Begriffsbestimmung und diagnostische Möglichkeiten**	352
1.1	Allgemeine Übersicht	352
1.2	Anamnese	352
1.3	Neuropädiatrische Untersuchung	353
1.3.1	Hirnnervenfunktion	353
1.3.2	Sensomotorik	356
1.3.3	Vegetative Störungen	360
1.3.4	Bewußtseinsstörungen	360
1.4	Apparative diagnostische Möglichkeiten	362
1.4.1	Röntgenaufnahme des Schädels in 2 Ebenen	362
1.4.2	Elektromyographie (EMG)	362
1.4.3	Nervenleitgeschwindigkeit (NLG)	362
1.4.4	Elektroenzephalographie (EEG)	362
1.4.5	Hirnszintigraphie	363
1.4.6	Computertomographie	363
1.4.7	Kernspintomographie	364
1.4.8	Evozierte Potentiale	364
1.4.9	Myelographie	364
1.4.10	Biopsien	364
2	**Krankheitsbilder und Krankheitseinheiten**	364
2.1	Fehlbildungen	364
2.1.1	Anenzephalie	365
2.1.2	Dandy-Walker-Syndrom	365

2.1.3	Spina bifida	365
2.2	Perinatale und postnatale Schäden des Nervensystems	366
2.2.1	Perinatale Enzephalopathien	366
2.2.2	Perinatale Myelopathien	367
2.2.3	Perinatale Verletzungen der peripheren Nerven	367
2.2.4	Kernikterus	367
2.2.5	Subdurales Hämatom	367
2.3	Aktiver Hydrozephalus	368
2.4	Infantile Zerebralparese	369
2.5	Neurokutane Dysplasien	371
2.5.1	Tuberöse Hirnsklerose	371
2.5.2	Sturge-Weber-Krankheit	372
2.5.3	Recklinghausen-Krankheit (Neurofibromatose)	372
2.6	Heredodegenerative Systemerkrankung	372
2.6.1	Infantile spinale Muskelatrophie (Werdnig-Hoffmann)	372
2.6.2	Friedreichsche Ataxie	373
2.7	Neurometabolische Krankheiten	373
2.8	Entzündliche Gehirnerkrankungen	373
2.8.1	Enzephalitis und Enzephalomyelitis	373
2.8.2	Subakute sklerosierende Panenzephalitis (SSPE)	374
2.8.3	Hirnabszeß	374
2.9	Zerebrovaskuläre Erkrankungen	374
2.9.1	Intrakranielle Blutungen	374
2.9.2	Zirkulationsstörungen des Gehirns	375
2.10	Erkrankungen des Rückenmarks	375
2.10.1	Komplette Querschnittlähmung	375
2.10.2	Inkomplette Querschnittlähmung	375
2.10.3	Halbseitensyndrom	375
2.10.4	Extramedulläres Kompressionssyndrom	376
2.10.5	Spinales Sperrliquorsyndrom	376
2.11	Erkrankungen des peripheren Nervensystems	376
2.11.1	Polyneuritiden	376
2.11.2	Mononeuropathien	376
2.12	Muskelerkrankungen	376
2.12.1	Progressive Muskeldystrophie (Morbus Erb)	376
2.12.2	Akute Polymyositis	377
2.13	Schädel-Hirn-Trauma	378
2.13.1	Akutes Schädel-Hirn-Trauma	378
2.13.2	Spätfolgen eines Schädel-Hirn-Traumas	379

19. Teil: Anfallsleiden (EKKEHART DIETERICH)

1	**Ursache von Krampfanfällen**	380
1.1	Gelegenheitskrämpfe	380
1.1.1	Neugeborenenkrämpfe	380
1.1.2	Fieberkrämpfe (Infektkrämpfe)	381
1.1.3	Posttraumatische Krämpfe	381
1.2	Epilepsie	382
1.2.1	Einteilung epileptischer Anfälle	382
1.2.2	Epilepsie mit generalisierten Anfällen	382
1.2.3	Epilepsien mit fokalen Anfällen	383
2	**Diagnose von Krampfanfällen**	385
3	**Behandlung von Krampfanfällen**	385

20. Teil: Kinder- und Jugendpsychiatrie
(CHRISTIAN EGGERS, MARGARETE MÖLLERING)

1	**Psychische Entwicklung des Kindes**	387
1.1	Beziehungen zwischen Entwicklung und psychischer Störung im Kindesalter	387
1.2	Kind-Umwelt-Interaktion im Neugeborenen- und frühen Säuglingsalter	387
1.3	Trennung und Individuation	388
1.3.1	Erste Subphase = „Brutphase"	389
1.3.2	Zweite Subphase = „Übungsphase"	389
1.3.3	Dritte Subphase = „Wiederannäherungsphase"	390
1.3.4	Vierte Subphase = „Konsolidierungsphase"	391
1.4	Triade	392
2	**Psychische Entwicklung des Jugendlichen**	393
2.1	Latenzphase	395
2.2	Präadoleszenz	395
2.3	Frühadoleszenz	396
2.4	Adoleszenz	397
2.5	Spätadoleszenz	398
2.6	Postadoleszenz	399
3	**Psychische Störungen mit vorwiegend psychischer Symptomatik**	399
3.1	Depression	399
3.2	Zwangsneurose	400
3.3	Hysterie	401
4	**Psychische Störungen mit vorwiegend körperlicher Symptomatik**	402
4.1	Definition und Entstehungsmodelle	402
4.2	Psychosomatosen im engeren Sinne	403
4.2.1	Asthma bronchiale	403
4.2.2	Colitis ulcerosa	404
4.2.3	Ulcus pepticum	405
4.2.4	Arterielle Hypertension	406
4.3	Psychosomatische Störungen im weiteren Sinne	407
4.3.1	Anorexia nervosa	407
4.3.2	Bulimie	409
4.3.3	Adipositas	410
4.3.4	Enuresis	411
4.3.5	Enkopresis	414
4.3.6	Sprachstörungen	414
4.3.7	Tickerkrankungen	416
4.3.8	Schlafstörungen	417
5	**Leichte frühkindliche Hirnschädigung**	418
5.1	Teilleistungsstörungen	419
5.1.1	Visuelle Erfassungsstörung	419
5.1.2	Auditive Erfassungsstörung	420
5.1.3	Kinästhetisch-taktile Erfassungsstörung	420
5.1.4	Programmsteuerungsschwäche	421
5.1.5	Legasthenie	421
5.2	Hyperkinetisches Syndrom	422
5.3	Minimale Zerebralparese	423
6	**Geistige Behinderung**	424
7	**Psychosen des Kindes- und Jugendalters**	425

8	**Autismus**	428
8.1	Frühkindlicher Autismus (Kanner)	428
8.2	Autismus vom Typ Asperger	429

21. Teil: Schwangerschaft und Geburtshilfe, Gynäkologie, Gynäkologie des Jugendalters

(Peter Lentsch, Volker Terruhn)

A: Schwangerschaft und Geburtshilfe (Peter Lentsch)

1	**Die Schwangerschaft**	430
1.1	Befruchtung und frühe Entwicklung	430
1.2	Entwicklung von Embryo und Fetus	431
1.3	Regelrechte Schwangerschaft	432
1.3.1	Diagnose der Schwangerschaft	432
1.3.2	Untersuchungen in der Schwangerschaft	433
1.3.3	Physiologische Veränderungen des mütterlichen Organismus in der Schwangerschaft	434
1.3.4	Schwangerschaftsvorsorge	436
1.3.5	Pränatale Diagnostik	437
1.4	Regelwidrige Schwangerschaft	437
1.4.1	Abnorme Schwangerschaftsdauer	437
1.4.2	Erkrankungen in der Schwangerschaft	440
1.4.3	Rhesus- und Blutgruppen-Unverträglichkeit (Inkompatibilität)	441
1.4.4	Blutungen in der Schwangerschaft und unter der Geburt	442
1.4.5	Intrauterine Mangelentwicklung (SGA) und Makrosomie (LGA)	443
1.4.6	Plazenta-Insuffizienz	444
1.4.7	Risikoschwangerschaften	444
2	**Die Geburt**	444
2.1	Regelrechte Geburt	444
2.1.1	Eröffnungsperiode	444
2.1.2	Austreibungsperiode	445
2.1.3	Nachgeburtsperiode	445
2.1.4	Versorgung des Neugeborenen	445
2.1.5	Phasen der Geburt (Geburtsmechanik)	445
2.1.6	Methoden der Geburtserleichterung	447
2.2	Regelwidrige Geburt	448
2.2.1	Ursachen der regelwidrigen Geburt	448
2.2.2	Therapie der regelwidrigen Geburt	448
3	**Das Wochenbett**	449
3.1	Abheilung der Geburtsfolgen	449
3.2	Die Rückbildung der extragenitalen Schwangerschaftsveränderungen	450
3.3	Stillen	450
3.3.1	Stilltechnik	450
3.3.2	Stillhindernisse	450
3.4	Pflege der Wöchnerin	451
3.5	Erkrankungen im Wochenbett	451
3.5.1	Rückbildungsstörungen	451
3.5.2	Kindbett- oder Wochenbettfieber (Puerperal-Fieber)	451
3.5.3	Brustdrüsenentzündung (Mastitis puerperalis)	451

B: Gynäkologie (VOLKER TERRUHN)

1 Menstruationszyklus und Störungen der Menstruation 453
1.1 Zyklus der gesunden Frau 453
1.2 Störung der Menstruation 454
1.2.1 Anomalien des Blutungsrhythmus 454
1.2.2 Anomalien der Blutungsstärke 457
1.2.3 Periodenunabhängige uterine Blutungen (Metrorrhagien) 457
1.2.4 Juvenile und klimakterische Blutungen 457
1.2.5 Dysmenorrhoe 458

2 Sterilität und Infertilität 458
2.1 Wertstellung des Zyklus 458
2.1.1 Zervixindex und Spermieninteraktionen 458
2.1.2 Sonographie 458
2.1.3 Hormonanalytik 459
2.1.4 Endometriumbiopsie 459
2.2 Abklärung der Tubenfunktion 459
2.2.1 Pertubation 459
2.2.2 Hysterosalpingographie 459
2.2.3 Chromolaparoskopie 459

3 Kontrazeption 460
3.1 Bewertung der Nebenwirkungen hormonaler Kontrazeptiva 461
3.2 Kontrazeption durch Intrauterinpessare 462
3.3 Kondom 462

4 Lageveränderung der Genitalorgane 462

5 Genitale Fehlbildungen 463
5.1 Gynatresien 463
5.1.1 Verschluß des Jungfernhäutchens (Hymen) – Atresia hymenalis mit Hämatokolpos .. 463
5.1.2 Quersepten der Scheide 464
5.1.3 Längssepten der Scheide 464
5.2 Weitere Fehlbildungen des Uterus und der Vagina 464
5.2.1 Hemihämatokolpos oder Hämatokolpos unilateralis 464
5.2.2 Fehlbildung ohne Abflußbehinderung: Mayer-Rokitansky-Küster-Hauser-Syndrom .. 465
5.3 Adrenogenitales Syndrom (AGS) 465

6 Infektionen der Genitalorgane 465
6.1 Entzündungen der Vulva: Vulvitis 466
6.1.1 Bartholinitis 466
6.2 Entzündungen der Vagina: Kolpitis (Vaginitis) 466
6.3 Entzündungen des Uterus: Zervizitis – Endometritis 466
6.3.1 Zervizitis 466
6.3.2 Endometritis 466
6.4 Entzündungen der Adnexe: Adnexitis 467
6.5 Entzündungen der Brustdrüse: Mastitis 467

7 Neubildungen des Genitales und der Brust 467
7.1 Gutartige Tumoren 467
7.1.1 Myome 467
7.1.2 Ovarialtumoren 468
7.2 Bösartige Tumoren 469
7.2.1 Karzinom des Gebärmutterhalses: Zervixkarzinom 469
7.2.2 Karzinom des Gebärmutterkörpers: Endometriumkarzinom 469
7.2.3 Karzinom des Ovariums 470
7.2.4 Karzinom der Vulva 470

7.2.5	Karzinom der Vagina	470
7.2.6	Karzinom der Mamma	470

C: Gynäkologie des Kindes- und Jugendalters (VOLKER TERRUHN)

1	**Bedeutung der Kindergynäkologie**	472
2	**Entwicklungsperioden**	472
2.1	Neugeborenenzeit	473
2.2	Ruhezeit	474
2.3	Reifezeit	474
3	**Untersuchung**	474
3.1	Psychologisches Vorgehen	474
3.2	Instrumentarium	475
4	**Erkrankungen**	476
4.1	Vulvovaginitis	476
4.1.1	Exogene Ursachen der Vulvovaginitis	476
4.1.2	Endogene Ursachen der Vulvovaginitis	477
4.2	Genitale Blutungen	478
4.3	Fehlbildungen	478
4.4	Verletzungen	479
4.5	Tumoren	479

22. Teil: Grundzüge der Anästhesie (HELFRIED LESKE)

1	**Bedeutung der Anästhesie**	480
2	**Anästhesie-Vorbereitung und Prämedikation**	480
2.1	Prämedikation	481
3	**Anästhesie-Durchführung**	482
3.1	Lokalanästhesie	482
3.1.1	Oberflächenanästhesie	482
3.1.2	Infiltrationsanästhesie	482
3.1.3	Leitungsanästhesie	482
3.1.4	Kälteanästhesie	483
3.1.5	Wirkungsverlängerung der Lokalanästhetika	483
3.2	Allgemeinanästhesie	483
3.2.1	Narkosestadien	484
3.2.2	Maskennarkose	484
3.2.3	Intubation	485
3.2.4	Narkosegerät und Beatmungssysteme	486
3.2.5	Injektionsnarkotika	487
3.2.6	Inhalationsnarkotika	488
3.2.7	Muskelrelaxantien	489
3.2.8	Maligne Hyperthermie	490
4	**Anästhesie-Nachsorge**	490

23. Teil: Erste Hilfe (GÜNTER FUCHS)

1	**Knochenbrüche (Frakturen)**	492
1.1	Begriffsbestimmung, Arten und Zeichen der Knochenbrüche	492
1.2	Erste Hilfe bei Knochenbrüchen	493

1.3	Spezielle Fraktur-Schienung	494
2	**Verrenkungen (Luxationen)**	495
3	**Prellungen (Kontusionen) und Verstauchungen (Distorsionen)**	496
4	**Wundversorgung**	496
4.1	Blutstillung	496
4.2	Verhütung der Infektion	498
5	**Elektrischer Unfall, Blitzschlag**	499
6	**Erfrierungen**	500
7	**Verätzungen**	500
8	**Bißwunden**	501
8.1	Tollwut (Rabies, Lyssa)	501
8.2	Schlangenbiß	502
9	**Insektenstiche**	502
10	**Leichengift**	503
11	**Stumpfe und offene Bauchverletzungen**	503
11.1	Bauchtrauma	503
11.2	Verletzungen innerer Organe	504
12	**Brustkorbverletzungen**	505

24. Teil: Intensivmedizin (HERWIG STOPFKUCHEN)

1	**Einführung in die Thematik**	507
1.1	Bedeutung der Intensivbehandlung	507
1.2	Indikationen	507
1.3	Arbeitsbereiche	508
1.3.1	Pflege	508
1.3.2	Überwachung	508
1.3.3	Therapie	509
1.4	Hygiene	509
2	**Spezielle Krankheitsbilder**	509
2.1	Herz-Atem-Stillstand	509
2.1.1	Einteilung	509
2.1.2	Behandlung	510
2.2	Atemstörungen beim Neugeborenen	512
2.2.1	Asphyxie	512
2.2.2	Vorübergehende Atemstörungen	513
2.2.3	Idiopathisches Atemnotsyndrom (hyaline Membranenkrankheeit)	513
2.2.4	Mekoniumaspiration	514
2.2.5	Pneumothorax	514
2.2.6	Apnoe	514
2.3	Schock	515
2.3.1	Einteilung	515
2.3.2	Pathophysiologie	515
2.3.3	Schockformen	517
2.4	Veränderungen der Bewußtseinslage	518
2.4.1	Einleitung	518
2.4.2	Ursache	519

2.4.3	Diagnose	519
2.4.4	Überwachung	520
2.4.5	Behandlung	520
2.5	Erhöhter intrakranieller Druck	520
2.5.1	Einleitung	520
2.5.2	Ursache	521
2.5.3	Krankheitsbild	521
2.5.4	Diagnose	521
2.5.5	Behandlung	521
2.6	Verbrennung/-verbrühung	522
2.6.1	Einleitung	522
2.6.2	Krankheitsbild	522
2.6.3	Behandlung	523
2.7	Ertrinkungsunfall	524
2.7.1	Einleitung	524
2.7.2	Krankheitsbild	524
2.7.3	Behandlung	524
2.8	Vergiftungen	525
2.8.1	Einleitung	525
2.8.2	Ursache	525
2.8.3	Behandlung	525
2.8.4	Spezielle Vergiftungen	526
3	**Spezielle therapeutische Maßnahmen**	526
3.1	Künstliche Beatmung	526
3.1.1	Einleitung	526
3.1.2	Indikation	527
3.1.3	Durchführung	527
3.2	Totale parenterale Ernährung	529
3.2.1	Einleitung	529
3.2.2	Zusammensetzung der totalenparenteralen Ernährung	529
3.2.3	Infusionstechnik	531
3.2.4	Überwachung	531

25. Teil: Kinderchirurgie und Kinderurologie
(HERMANN MILDENBERGER)

1	**Allgemeine Chirurgie**	533
1.1	Wundlehre	533
1.1.1	Wundformen	533
1.1.2	Wundheilung	533
1.1.3	Wundifektion	534
1.1.4	Wundbehandlung	534
1.1.5	Tetanusprophylaxe	534
1.2	Chirurgische Infektionen	534
1.2.1	Allgemeines	534
1.2.2	Gasbrand	535
1.2.3	Wundstarrkrampf	535
1.3	Plastische Chirurgie	535
1.4	Transplantationschirurgie	536
1.5	Parenterale Ernährung	537
1.6	Implantierbare Kathetersysteme	538
2	**Spezielle Kinderchirurgie**	539
2.1	Neurochirurgische Erkrankungen bei Kindern	539

2.1.1	Hydrozephalus	539
2.1.2	Schädelverletzungen und intrakranielle Blutungen	540
2.1.3	Spina bifida	541
2.2	Chirurgische Erkrankungen des Neugeborenen	542
2.2.1	Angeborene Zwerchfellhernie	542
2.2.2	Angeborener Speiseröhrenverschluß	543
2.2.3	Omphalozele und Gastroschisis	544
2.2.4	Rektoanale Mißbildungen	546
2.2.5	Duodenalstenose und Duodenalatresie	546
2.2.6	Ileus beim Neugeborenen	546
2.3	Baucherkrankungen im Säuglings- und Kindesalter	547
2.3.1	Reflux in die Speiseröhre und Hiatushernie	547
2.3.2	Hypertrophische Pylorusstenose	548
2.3.3	Invagination	548
2.3.4	Akute Appendizitis	548
2.3.5	Meckelsches Divertikel	549
2.3.6	Ileus im Kindesalter	549
2.4	Erkrankungen der Leber, der Gallenwege und des Pfortadersystems bei Kindern	550
2.4.1	Gallengangsatresie	550
2.4.2	Choledochuszyste	551
2.4.3	Pfortaderhochdruck	551
2.5	Nabelbruck, Leistenbruch und Hydrozele	551
2.5.1	Nabelbruch	551
2.5.2	Leistenbruch	552
2.5.3	Wasserbruch (Hydrozele)	552
3	**Kinderurologie**	552
3.1	Mißbildungen der Nieren	552
3.2	Erkrankungen der Harnwege	553
3.2.1	Hydronephrose	553
3.2.2	Megaureter	554
3.2.3	Doppelbildung des Harnleiters	554
3.2.4	Urethralklappen	555
3.2.5	Blasenekstrophie und Epispadie	555
3.3	Die Refluxkrankheit	555
3.4	Erkrankungen des äußeren männlichen Genitales	557
3.4.1	Phimose	557
3.4.2	Balanitis	557
3.4.3	Paraphimose	557
3.4.4	Hypospadie	557
3.4.5	Hodenhochstand	557
3.4.6	Hodentorsion	557

26. Teil: **Kinderorthopädie** (KLAUS-DIETER PARSCH)

1	**Angeborene Systemerkrankungen**	559
1.1	Chondrodystrophie/Achondroplasie	559
1.2	Osteogenesis imperfecta (Glasknochenkrankheit)	559
1.3	Marmorknochenkrankheit	559
1.4	Pfaundler-Hurler-Erkrankung (Mukopolysaccharidose I)	559
1.5	Morquio-Brailsford-Erkrankung (Mukopolysaccharidose IV)	560
2	**Dysmelien**	560
2.1	Minusvarianten	560
2.2	Plusvarianten	560

3	**Knochentumoren**	561
3.1	Gutartige Knochentumoren	561
3.1.1	Nicht-ossifizierendes Fibrom (fibröser Kortikalisdefekt)	561
3.1.2	Juvenile Knochenzyste	561
3.1.3	Die aneurysmatische Knochenzyste	561
3.1.4	Die solitäre kartilaginäre Exostose	561
3.1.5	Multiple kartilaginäre Exostosenerkrankung	561
3.1.6	Osteoidosteom	561
3.1.7	Das eosinophile Granulom	562
3.2	Bösartige Knochentumoren	562
3.2.1	Das Osteosarkom	562
3.2.2	Das Ewing-Sarkom	562
4	**Knochen- und Gelenkentzündungen**	563
4.1	Hämatogene Osteomyelitis	563
4.2	Der Knochenabszeß	564
4.3	Septische Arthritis	564
4.4	Posttraumatische bzw. postoperative Osteitis	564
5	**Aseptische Knochennekrosen**	565
5.1	Morbus Perthes	565
5.2	Epiphyseolysis capitis femoris	566
5.3	Osteochondrosis dissecans des Femur und des Talus	567
5.4	Morbus Schlatter	567
5.5	Morbus Köhler	568
5.6	Morbus Scheuermann (Adoleszentenkyphose)	568
6	**Neuromuskuläre Erkrankungen**	568
6.1	Poliomyelitis anterior (Kinderlähmung)	568
6.2	Myelomeningozele	569
6.3	Arthrogryposis multiplex congenita	569
6.4	Infantile Zerebralparese (Morbus Little, spastische Lähmung)	570
6.5	Muskeldystrophien	570
6.6	Plexuslähmung	571
7	**Erkrankungen des Rumpfes und der Wirbelsäule**	571
7.1	Klippel-Feil-Syndrom	571
7.2	Muskulärer Schiefhals	571
7.3	Reflektorischer Schiefhals	571
7.4	Skoliose	571
7.4.1	Säuglingsskoliose	572
7.4.2	Infantile Skoliose	572
7.4.3	Idiopathische Skoliose	572
7.4.4	Lähmungsskoliose	572
7.5	Spondylolisthesis (Wirbelgleiten)	572
7.6	Bandscheibenvorfall (teenage disc syndrome)	573
7.7	Trichterbrust	573
8	**Erkrankungen der oberen Gliedmaßen**	573
8.1	Sprengelsche Deformität	573
8.2	Konstitutionelle Schultersubluxation	573
8.3	Radio-ulnare Synostose	574
8.4	Klumphand	574
8.5	Hexadaktylie	574
8.6	Syndaktylie	574
8.7	Volkmannsche Kontraktur	574
8.8	Pollex flexus	575

9	**Erkrankungen der unteren Gliedmaßen**	575
9.1	Hüftgelenkdysplasie und Hüftgelenkluxation	575
9.2	Coxa valga	576
9.3	Coxa vara	576
9.4	X-Bein und O-Bein	577
9.5	Klumpfuß	577
9.6	Sichelfuß	578
9.7	Hackenfuß	578
9.8	Schaukelfuß (Vertikaler Talus)	578
9.9	Knick-Senkfuß	578
9.10	Spreizfuß	579
10	**Frakturen**	579
10.1	Unterschiede zum Erwachsenen	579
10.2	Remodellierung	579
10.3	Grünholzbruch	579
10.4	Übergangsbrüche	579
10.5	Verletzungen der Wachstumsfuge	580
10.6	Konservativ – Operativ	580
10.7	Behandlung gängiger Frakturen beim Kind	580

27. Teil: **Hals-Nasen-Ohrenheilkunde** (Wolfgang Caliebe)

1	**Ohr**	582
1.1	Untersuchungsmethoden	582
1.1.1	Hörprüfung	582
1.1.2	Gleichgewichtsuntersuchungen	584
1.1.3	Röntgenaufnahmen	584
1.2	Erkrankungen des äußeren Ohres	585
1.2.1	Abstehende Ohrmuschel	585
1.2.2	Mikrotie, Anotie, Gehörgangsstenose, Gehörgangsatresie	585
1.2.3	Ohrmuschel-, Gehörgangsekzem, Otitis externa	585
1.2.4	Gehörgangsfurunkel	585
1.2.5	Othämatom	585
1.2.6	Zerumen	586
1.2.7	Fremdkörper	586
1.3	Erkrankungen des Mittelohres	586
1.3.1	Tubenverschluß, Tubenkatarrh	586
1.3.2	Akute Otitis media	587
1.3.3	Chronische Schleimhauteiterung	587
1.3.4	Chronische Knocheneiterung, Cholesteatom	588
1.3.5	Tympanoplastik	589
1.3.6	Trommelfellverletzungen	589
1.3.7	Felsenbeinfraktur, laterobasale Schädelbasisfraktur	589
1.3.8	Otosklerose	589
1.4	Erkrankungen des Innenohres	590
1.4.1	Erbliche Schwerhörigkeit	590
1.4.2	Angeborene Schwerhörigkeit	590
1.4.3	Erworbene Schwerhörigkeit	590
1.4.4	Behandlung der Innenohrschwerhörigkeit	590
1.4.5	Hörsturz, akute Ertaubung	591
1.4.6	Lärmtrauma	591
1.4.7	Menière-Erkrankung	592

2	**Nasen- und Nasennebenhöhlen**	592
2.1	Formfehler der Nase	592
2.2	Choanalatresie	592
2.3	Septumdeviation	593
2.4	Nasen-, Oberlippenfurunkel	593
2.5	Akute Rhinitis	593
2.6	Pollinosis, allergische Rhinitis	594
2.7	Epistaxis	594
2.8	Nasenfremdkörper	595
2.9	Sinusitis	595
2.10	Nasenpolypen, Kieferhöhlenzyste, Choanalpolyp	596
2.11	Mukozele, Pyozele	597
2.12	Verletzungen der Nase und der Nasennebenhöhlen	597
3	**Pharynx und Mundhöhle**	598
3.1	Rachenmandel-, Gaumenmandelhyperplasie	598
3.2	Akute Tonsillitis, Angina	599
3.3	Monozytenangina (infektiöse Mononukleose, Pfeiffersches Drüsenfieber)	599
3.4	Chronische Tonsillitis	599
3.5	Peritonsillitis, Peritonsillarabszeß	599
3.6	Adenotomie (AT), Tonsillektomie (TE)	600
3.7	Akute Pharyngitis	601
3.8	Verletzungen in Mundhöhle und Rachen	601
3.9	Nasenrachenfibrom	601
3.10	Rachenmalignome	601
3.11	Verkürztes Zungenbändchen (Frenulum)	601
3.12	Speicheldrüsen	601
3.13	Ranula	601
4	**Hals**	602
4.1	Halsfistel, Halszyste	602
4.2	Zystisches Lymphangiom (zystisches Hygrom)	602
4.3	Lymphadenitis des Halses, Halslymphknotenschwellungen	602
5	**Larynx**	602
5.1	Laryngomalazie, Stridor congenitus	603
5.2	Laryngitis, Tracheitis	603
5.3	Epiglottitis, Glottisödem	604
5.4	Schreiknötchen, Stimmbandpolypen	604
5.5	Kehlkopfpapillomatose	604
5.6	Kehlkopftrauma, Tracheaverletzung	604
5.7	Tracheotomie	605
6	**Trachea, Bronchien**	606
6.1	Tracheal-, Bronchialfremdkörper	606
7	**Hypopharynx, Ösophagus**	608
7.1	Hypopharynx- und Ösophagusfremdkörper	608
7.2	Verätzung, Verbrühung des Ösophagus	609
8	**Logopädie**	610
8.1	Stimmbildung	610
8.2	Stimmstörungen	610
8.2.1	Mutationsstörungen	610
8.2.2	Dysphonie	610
8.3	Sprachentwicklung	611
8.4	Sprachstörungen	612
8.4.1	Stammeln (Dyslalie)	612

8.4.2	Rhinolalie, Näseln	612
8.4.3	Poltern	613
8.4.4	Stottern	613

28. Teil: **Augenkrankheiten** (Walter Rüssmann)

1	**Einleitung**	614
2	**Vorbemerkung**	614
3	**Erkrankungen der Augen und ihrer Hilfsorgane**	617
3.1	Augenhöhle (Orbita)	617
3.1.1	Exophthalmus (Protrusio bulbi)	617
3.1.2	Enophthalmus	618
3.2	Lider	618
3.2.1	Spaltbildung der Lider (Lidkolobome)	618
3.2.2	Oberlidsenkung (Ptosis)	618
3.2.3	Auswärtswendung des Lides (Ektropium)	620
3.2.4	Einwärtswendung des Lides (Entropium), Wimpernreiben (Trichiasis)	620
3.2.5	Gerstenkorn (Hordeolum)	620
3.2.6	Hagelkorn (Chalazion)	621
3.2.7	Lidrandentzündung (Blepharitis)	621
3.2.8	Entzündliche Lidschwellung (Lidödem)	621
3.3	Tränenorgane	621
3.3.1	Tränenträufeln (Epiphora)	621
3.3.2	Tränensackentzündung (Dakryozystitis)	621
3.3.3	Tränendrüsenentzündung (Dakryoadenitis)	622
3.4	Bindehaut (Conjunctiva)	622
3.4.1	Bindehautentzündung bei Neugeborenen (Blenorrhoe)	622
3.4.2	Bindehautentzündung (Konjunktivitis)	623
3.4.3	Bindehautunterblutung (Hyposphagma)	623
3.5	Hornhaut (Cornea)	624
3.5.1	Hornhautentzündung (Keratitis)	624
3.5.2	Hornhautgeschwür (Ulcus corneae)	624
3.6	Lederhaut (Sklera)	625
3.6.1	Lederhautentzündung (Skleritis)	625
3.7	Linse (Lens cristallina)	625
3.7.1	Linsentrübung (grauer Star, Katarakt)	625
3.7.2	Linsenverlagerung (Linsenektopie)	626
3.8	Regenbogenhaut (Iris), Aderhaut (Chorioidea)	626
3.8.1	Mißbildungen (Iris-, Aderhautkolobom, Aniridie)	626
3.8.2	Pigmentmangel (Albinismus)	627
3.8.3	Regenbogenhaut-, Ziliarkörperentzündung (Iritis, Iridozyklitis)	627
3.8.4	Aderhautentzündung (Chorioiditis)	627
3.8.5	Aderhaut- und Netzhautleukose	628
3.9	Glaskörper (Corpus vitreum)	628
3.9.1	Mißbildungen (Arteria hyaloidea persistens)	628
3.9.2	Glaskörperabszeß (Endophthalmitis, Panophthalmie)	628
3.10	Netzhaut (Retina)	628
3.10.1	Netzhautabhebung (Ablatio retinae, Amotio retinae)	628
3.10.2	Retinoblastom	629
3.10.3	Frühgeborenenretinopathie (Retinopathia praematurorum)	629
3.10.4	Nachtblindheit (Retinitis pigmentosa, Retinopathia pigmentosa)	630
3.11	Sehnerv (Nervus opticus), Sehnervenpapille, Sehbahn	630
3.11.1	Mißbildungen (Sehnervenkolobom, Mikropapille)	630

3.11.2	Stauungspapille (Papillenödem)	631
3.11.3	Sehnervenentzündung (Neuritis, Papillitis)	631
3.11.4	Sehnervenschwund (Sehnervenatrophie, Optikusatrophie)	632
3.11.5	Psychogene Sehstörung (hysterische Amblyopie)	632
3.12	Glaukom (grüner Star, intraokulare Drucksteigerung)	632
4	**Verletzungen der Augen und ihrer Hilfsorgane**	**633**
4.1	Orbitafraktur, Orbitahämatom, Lidverletzungen	633
4.2	Verätzungen	633
4.3	Hornhaut- und Bindehautfremdkörper, Hornhautepitheldefekt (Hornhauterosion, Erosio corneae)	633
4.4	Durchbohrende Augenverletzungen (Perforationen)	634
5	**Funktionsstörungen der Augen**	**634**
5.1	Schwachsichtigkeit, Visusminderung	634
5.2	Gesichtsfeldausfälle (Skotome, Hemianopien)	635
5.3	Farbsinnstörungen	635
6	**Fehlsichtigkeit (Brechungsfehler, Ametropie)**	**635**
6.1	Kurzsichtigkeit (Myopie)	635
6.2	Über-, Weitsichtigkeit (Hyperopie, Hypermetropie)	637
6.3	Stabsichtigkeit (Astigmatismus)	637
6.4	Seitenungleiche Fehlsichtigkeit (Anisometropie)	637
7	**Stellungsfehler, Bewegungsstörungen**	**638**
7.1	Latentes Schielen (Heterophorie)	638
7.2	Begleitschielen (Strabismus concomitans)	638
7.3	Lähmungsschielen (Strabismus paralyticus, Augenmuskelparesen)	639
7.4	Augenzittern (Nystagmus)	640
Sachverzeichnis		**641**

1. Teil: Allgemeine Krankheitslehre

Dieter Lüders

1 Einleitung

Während ein großer Teil des 1. Bandes vom gesunden Kind handelt, wird jetzt vom kranken Kind die Rede sein. Im Unterschied zur *Kinderpflegerin,* die sich nur dem *gesunden Kinde* widmet, müssen die *Kinderkrankenschwester* und der *Kinderkrankenpfleger* auch kranke Kinder betreuen. Von ihnen werden deshalb umfassendere Kenntnisse verlangt. Sie müssen auch über die *Krankheiten des Kindes* Bescheid wissen. Dies ist um so wichtiger, als sie noch mehr als in der Krankenpflege Erwachsener Helfer und Mitarbeiter des Arztes sind. Die Kinderkrankenschwestern/Kinderkrankenpfleger pflegen nicht nur die Kranken, sondern sie müssen sie auch sehr genau beobachten. Dadurch, daß sie mit dem Kind den ganzen Tag zusammen sind, während der Arzt das Kind nur für kurze Zeit sieht, können sie dem Arzt wertvolle Informationen geben, die für das weitere Schicksal des Kranken von großer Bedeutung sein können. Diese schöne Aufgabe ist aber auch mit einer noch weiterreichenden Verantwortung verbunden als in der sog. großen Krankenpflege.

Die Notwendigkeit für eine gute Zusammenarbeit zwischen Kinderkrankenschwester/Kinderkrankenpfleger und Arzt ergibt sich u. a. aus der Tatsache, daß Säuglinge und viele kleine Kinder nicht angeben können, „wo es ihnen weh tut", und wir deshalb im wesentlichen auf Beobachtungen von seiten der Kinderkrankenschwestern/Kinderkrankenpfleger und des Arztes sowie auf Untersuchungsergebnisse angewiesen sind. Die von den Eltern mitgeteilten Beobachtungen und die Aussagen größerer Kinder sind mitunter nicht verwertbar und müssen kritisch betrachtet werden.

In der Erwachsenenmedizin bestehen diese Probleme in weit geringerem Maße. Der Kinderarzt sieht sich dagegen ähnlichen Schwierigkeiten gegenüber wie der Tierarzt. Sie sind nur zu meistern durch Einfühlungsvermögen und Hingabe zum kranken Kind, wobei eine gute Beobachtungsgabe nicht fehlen darf. Diese Eigenschaften werden vom Kinderarzt und von den Kinderkrankenschwestern/Kinderkrankenpflegern erwartet.

2 Gesundheit und Krankheit

Bevor wir uns der eigentlichen Krankheitslehre zuwenden, sei die Gesundheit definiert. Die WHO (World Health Organization, Weltgesundheitsorganisation) versteht unter

> **Gesundheit** den Zustand völligen körperlichen, geistigen, seelischen und sozialen Wohlbefindens und nicht einfach das Freisein von Krankheit und Gebrechen.

Es ist zu bedenken, daß dieser Zustand nur dadurch aufrecht erhalten werden kann, daß der Organismus die Fähigkeit hat, sich der belebten und unbelebten Umwelt in seelischer und körperlicher Hinsicht ständig anzupassen. Versagt diese Anpassung, so kommt es zur Krankheit. Die der Krankheit vorausgehenden Belastungen – einerseits durch die das normale Maß übersteigenden äußeren und inneren Reize, andererseits durch die auf die Weise ausgelösten Anpassungs- und Schutzmechanismen – werden als **Streß** *(Stress)* bezeichnet, ein von Selye in die Krankheitslehre eingebrachter Begriff. Entsprechende äußere Reize sind z. B. Lärm und Bewegungseinschränkung. Eine größere Rolle spielen in diesem Zusammenhang innere Reize, vor allem im sozialen Bereich, wie Verantwortung, Angst vor Prüfungen, Angst zu versagen, Verlust eines nahen

Verwandten, Trennungen, Ungewißheit über die Zukunft. Alle diese Streß-auslösenden Reize *(Stressoren)* führen zu ganz bestimmten Reaktionen, die eigentlich der Anpassung und dem Schutz des Organismus dienen sollen. Es handelt sich um ein Wechselspiel zwischen nervösen (höhere Zentren, Zwischenhirn, vegetatives Nervensystem) und humoralen Faktoren (Hypophysenhormone, Adrenalin, Kortisol). Es kommt zum Blutdruckanstieg, Blutzucker wird bereitgestellt usw.: Der Mensch „steht in den Startlöchern". Die psychischen Reaktionen dieses Alarmstadiums sind Schreck, Angst oder Panik. Bei längerem Bestehenbleiben des Stresses stellen sich Gereiztheit, Kontaktverlust und Schlaflosigkeit ein. Oft wird zum Konsum von Nikotin, Alkohol und Medikamenten gegriffen – eine ungeeignete Selbsttherapie. Auf längere Sicht können psychosomatische Krankheiten (sog. Psychosomatosen, s. S. 402) entstehen, also psychisch ausgelöste körperliche Erkrankungen, wie z. B. das Magengeschwür. Es kommt zwar vor, daß unter bestimmten Bedingungen eine leichte Überforderung eine kreative Wirkung auslöst und leistungsfördernd wirkt – wir sprechen dann von *Eustreß* – meist aber wird der Streß unlustbetont empfunden. Im Einzelfall gelingt die Streßbewältigung, die individuelle Belastbarkeitsgrenze wird nicht überschritten. Versagt die emotionale Verarbeitung, so tritt an die Stelle der Anpassungsreaktion eine Fehlanpassungsreaktion: Der Organismus gerät in Bedrängnis, sein inneres Gleichgewicht ist gestört. Man könnte hier von *Disstreß (Distress[1])* sprechen.

Krankheit ist also das Gegenteil von Gesundheit und stellt eine Störung des Gleichgewichts zwischen Organismus und Umwelt dar, wobei die Fähigkeit zur Anpassung vermindert ist. Unter **Konstitution** verstehen wir die Körperverfassung eines Menschen. Wir können die Konstitution vor allem an der Fähigkeit des Organismus erkennen, auf Störungen und Reize der Umwelt entsprechend zu reagieren, d. h. Widerstandskraft und Belastbarkeit zu zeigen. Es ist bekannt, daß diese Reaktionsweise bei den einzelnen Menschen recht unterschiedlich sein kann. Bei Störungen besteht eine Anfälligkeit des Menschen einer Krankheit gegenüber, d. h. eine Krankheitsbereitschaft; sie wird **Disposition** *(Konstitutionsfehler)* genannt. Die Disposition ist erblich und von Umweltbedingungen abhängig.

So sind bestimmte äußere Faktoren die Voraussetzung für den Ausbruch der Krankheit, d. h. erst nach dem Hinzukommen dieser äußeren Einwirkungen wird die Krankheitsbereitschaft zur Krankheit *(Manifestation):* Für die Manifestation der Allergie ist bei Menschen, die die allergische Reaktionsbereitschaft geerbt haben, die Zufuhr von Allergenen notwendig; bei Neigung zu vermehrtem Fettansatz führt die Zufuhr entsprechender Kalorienmengen zur Fettsucht; selbst der jugendliche Diabetes mellitus ist multifaktoriell, die genetische Komponente – sie ist verantwortlich für das Auftreten von Autoantikörpern gegen die insulinproduzierenden Zellen der Bauchspeicheldrüse – genügt allein nicht, erst das Hinzutreten weiterer Faktoren (z. B. Mumps) setzt den Prozeß der Zellzerstörung in Gang; über die Manifestation der Epilepsie s. S. 382. Früher wurde die unterschiedliche Reaktionsbereitschaft auf bestimmte äußere Einflüsse als *Diathese* bezeichnet. Dieser Begriff ist entbehrlich, seitdem die Ursachen der individuellen Unterschiede bekannt sind (die hämorrhagische Diathese, also die Blutungsneigung ist genau erforscht, ebenso die allergische Diathese, ferner das Antikörpermangelsyndrom als Ursache einer bestimmten Form von Infektanfälligkeit usw.).

3 Diagnose und Therapie

Voraussetzung für die richtige Wahl der therapeutischen, pflegerischen und prophylaktischen Maßnahmen ist die Erkennung der Krankheit, die **Diagnose,** die mitunter auf Anhieb gestellt werden kann (sog. *Anhiebsdiagnose*), häufiger aber ist zunächst nur eine *Verdachtsdiagnose* möglich („vorläufige Diagnose"), und es sind genauere Nachforschungen erforderlich, bevor die Art der Erkrankung feststeht und damit die Diagnose gesichert ist. Eine Reihe von Möglichkeiten steht uns hier zur Verfügung. Sehr aufschlußreich kann die **Vorgeschichte des Patienten** in bezug auf die betreffende Krankheit sein, die sog. **Eigenanamnese.** Ältere Kinder können über die Entwicklung ihrer Beschwerden selbst berichten, in jedem Falle hören wir uns an, was Mutter oder Vater oder beide über die Erkrankung des Kin-

---

[1] Der Ausdruck Distress wird besonders in der Neonatologie verwendet: Respiratory-Distress-Syndrom = Atemnotsyndrom.

des zu sagen haben. Wertvoll ist außerdem die **Familienvorgeschichte (Familienanamnese),** weil aus diesen Informationen wichtige Rückschlüsse gezogen werden können. Das trifft nicht nur für erbliche Erkrankungen zu, sondern auch für solche Erkrankungen, für die eine familiäre Anfälligkeit besteht. Eigen- und Familienanamnese werden vom Arzt erhoben und in die Krankengeschichte eingetragen.

Durch die Anamnese erfahren wir Näheres über die *Klagen des Patienten,* also darüber, was ihn bedrückt, wo er Schmerzen hat usw. Es handelt sich hier um subjektive (d. h. vom Patienten empfundene) Krankheitszeichen, um **subjektive Symptome.** Eine Krankheit äußert sich aber außerdem durch **objektive Symptome,** d. h. durch Krankheitszeichen, die *wir* – der Arzt, die Schwester, der Pfleger – bei dem Patienten feststellen. Nicht alle objektiven Symptome sind genau zu definieren oder sogar meßbar. So gehört z. B. auch die Beobachtung hierher, daß der Patient einen kranken Eindruck macht: auf Grund von Veränderungen der Hautfarbe, der Haltung, des Ausdrucks der Augen sieht man es dem Kinde an, daß es krank ist. Solche mehr gefühlsmäßigen Wahrnehmungen können von großem Wert sein (z. B. beim Verdacht auf eine Allgemeininfektion des Neugeborenen oder für die Früherkennung eines Rückfalls) und sollen dem Arzt unverzüglich gemeldet werden. Die Kinderkrankenschwestern/-pfleger sollen stets mit wachen Sinnen am Krankenbett arbeiten. Auge, Ohr, Hand, ja selbst der Geruchsinn sind für die Krankheitserkennung von Bedeutung. Über so wichtige Dinge wie die Art der Nahrungsaufnahme wird der Arzt durch die Schwester oder den Pfleger informiert (z. B. über Appetitlosigkeit seit Einnahme eines bestimmten Medikamentes oder über die wiedererwachende Eßlust, die ähnlich wie ein erstes Lächeln nach schwerer Krankheit eine beginnende Genesung andeutet). Weitere objektive Krankheitszeichen (pathologische Herzgeräusche, Vergrößerung der Leber usw.) können durch die genaue *Untersuchung des Patienten* festgestellt werden. Diese der Diagnostik dienenden Maßnahmen sind Angelegenheit des Arztes. Die Aufgabe der Schwestern oder der Pfleger in der Kinderpraxis, der Poliklinik oder der Klinik ist es, bei der Untersuchung zur Seite zu stehen: sie kleiden die Patienten aus und an, versuchen ihnen beim Auskleiden die Scheu zu nehmen, helfen sie zu beruhigen und abzulenken und halten sie für die betreffenden Untersuchungen. Ergänzt wird die Untersuchung durch *weitere diagnostische Maßnahmen,* wie Röntgen-,

EKG- und Laboruntersuchungen (Blutbild, Urinuntersuchung, Stuhlkultur usw.).

Subjektive und objektive Krankheitszeichen (die **Symptomatik**) machen das *klinische Krankheitsbild* aus (beim Vorhandensein eines ganzen *Komplexes zusammengehöriger Symptome* wird nicht von „Krankheit", sondern von **„Syndrom"** gesprochen). Das *pathologisch-anatomische Bild* (der Befund des Pathologen) ist für das Verständnis der Krankheit und für die Feststellung der Ursache wichtig, wird uns jedoch in den folgenden Kapiteln nur am Rande interessieren.

Unter Berücksichtigung der Anamnese und der Untersuchungsergebnisse (körperliche Untersuchung, Laborwerte usw.) – teils auch erst nach Kenntnis des pathologisch-anatomischen Befundes (z. B. histologische Untersuchung nach Probeexzision aus einer Geschwulst) – kommen wir zur exakten Diagnose. Sie wird *vom Arzt* gestellt, die Schwester kann zur schnellen Diagnosefindung durch Weiterleitung der von ihr beobachteten Symptome beitragen. Ist die Diagnose bekannt, so kennen wir meist auch die **Ursache (Ätiologie)** dieser Erkrankung (z. B. Insulinmangel als Ursache der Zuckerkrankheit, Pneumokokken als Ursache bestimmter Lungenentzündungen, Toxoplasmen als Ursache einiger Fälle von Hydrozephalus). Von der Krankheitsursache ist die **Krankheitsentstehung** zu unterscheiden **(Pathogenese).** In dem zuletzt genannten Beispiel sind die Toxoplasmen (S. 28) *Ursache* des Wasserkopfs, *pathogenetisch* handelt es sich um eine (durch Toxoplasmen bedingte) entzündliche Wucherung im Bereich des Aquädukts, was zu einer Verlegung des Liquorabflusses und damit zum Hydrozephalus führt.

Dieser *bei der Geburt vorhandene,* durch Toxoplasmen bedingte Hydrozephalus wird **„konnatal"** genannt (*angeboren, und zwar durch äußere Faktoren* während der Schwangerschaft verursacht). Ist aber der Aquädukt auf Grund einer *genetisch bedingten* (erblichen, hereditären) Störung zu eng angelegt, so hat das Kind ebenfalls *bei der Geburt* einen Hydrozephalus, nur nennen wir diese *angeborene* Mißbildung **„kongenital"** (bei der Zeugung vorhanden), weil ihr eine kranke Erbanlage (Veränderungen an den „Genen") zugrunde liegt. Mit anderen Worten, nicht alle bei der Geburt vorhandenen, d. h. angeborenen Störungen sind erblich (kongenital, hereditär), manche sind erst im Laufe der Schwangerschaft (teils sogar erst unter der Geburt) entstanden (konnatal) – die angeborene Lues ist also eine konnatale (und nicht eine kongenitale) Erkrankung. Andererseits müssen nicht alle Erbkrankheiten (hereditäre Leiden) schon bei der Geburt erkennbar sein; einige von ihnen treten erst nach mehr oder weniger langer Zeit, teils sogar erst in hohem Alter in Erscheinung.

Die Kenntnis von Krankheitsursache und -entstehung ist für das *therapeutische Vorgehen* und damit für das Schicksal des Patienten entscheidend (Insulingabe bei Zuckerkrankheit, antibiotische Behandlung der Infektionskrankheiten, Shuntoperationen beim Wasserkopf usw.).

Das Ziel unserer Bemühungen ist die Beseitigung der Krankheit, d. h. die *Heilung* des Patienten oder – wo dies nicht möglich ist – doch zumindest die *Besserung* seines Zustandes (*„kurative" Medizin*). Dies erreichen wir durch die **Behandlung (Therapie)** und **Pflege** des Kranken, was entweder *stationär* oder – wenn irgend möglich – *ambulant* erfolgt. Die ambulante Betreuung ist dort, wo sie angezeigt ist, nicht nur kostengünstiger, sondern kommt auch den Kindern entgegen. Der *infektiöse Hospitalismus* (*nosokomiale Infektionen*, S. 288) und der *psychische Hospitalismus* (*Deprivationssyndrom*) sind nicht zu vernachlässigen. Andererseits wäre es sehr verhängnisvoll, wenn aus Angst vor Schäden, die sich zum Glück in Grenzen halten, eine notwendige Krankenhausaufnahme unterbliebe. Teils handelt es sich bei der Therapie um die Wiedereingliederung des Patienten nach mehr oder weniger weitgehender Wiederherstellung des Gesundheitszustandes (*„rehabilitative" Medizin*). Evtl. ergeben sich auch Wege der **Vorbeugung (Prophylaxe)**, z. B. bei Personen, die mit Infektionskrankheiten Kontakt hatten (Kontaktpersonen). Wir sprechen hier von *Präventivmedizin*.

Neben der *Schulmedizin (Allopathie[2])* gibt es eine von HAHNEMANN um 1800 aufgestellte völlig andere Heilmethode, die er *Homöopathie[3]* nannte (S. 17). Sie darf nicht mit der *Naturheilkunde* verwechselt werden, die von dem Grundsatz ausgeht, daß die der Gesunderhaltung dienenden Reize (Licht, Wasser, vernünftige Ernährungsweise usw.) bei Krankheiten Heilung bringen. Luftbäder, Schwitzpackungen, Umstellungen der Ernährung, seelische Führung u. a. stehen auf dem Therapieplan. Arzneimittel werden zwar ebensowenig abgelehnt wie eine notwendige Operation, doch werden sie recht sparsam verwendet. Gegen die Naturheilkunde ist nichts einzuwenden, doch ist jede Einseitigkeit von Übel (problematisch ist natürlich auch das andere Extrem, nämlich die schier unübersehbare Fülle der auf dem Markt angebotenen Medikamente). Was sich als richtig erwiesen und bewährt hat, wird von der Schulmedizin übernommen, auch wenn es ursprünglich von Außenseitern propagiert worden ist.

Ob behandelt werden muß, und wenn ja, wie massiv diese Behandlung sein darf bzw. soll, ist für jeden einzelnen Patienten genau zu prüfen. Es gilt Nutzen und Schaden einer solchen Therapie (aber auch des Nichtbehandelns) abzuwägen. Ist eine bestimmte Behandlungsart (z. B. eine Operation) oder auch eine diagnostische bzw. präventive Maßnahme (z. B. eine Impfung) geboten, d. h. indiziert, so muß sie durchgeführt werden (in bestimmten Fällen ist eine Einverständniserklärung der Eltern bzw. der Erziehungsberechtigten notwendig). Neben dieser **Indikation** gibt es auch eine **Kontraindikation:** das Medikament hat zu große Nebenwirkungen, der Eingriff ist zu gefährlich usw. Derartige Bedenken spielen in lebensbedrohlichen Situationen kaum eine Rolle. Wir sprechen hier von *vitaler (lebensnotwendiger) Indikation*.

4 Verlauf und Prognose

Auf Grund unserer Erfahrung wissen wir, wie wirkungsvoll die Behandlung dieser oder jener Krankheit sein wird, und welchen *Verlauf* sie zu nehmen pflegt. Wir können etwas darüber aussagen, ob neben der *Hauptkrankheit* mit *Komplikationen* zu rechnen ist und wie der Ausgang der Krankheit sein wird. Das Urteil über den Ausgang eines Leidens nennen wir *Voraussage* oder *Prognose*.

Der Beschreibung von Krankheitsentstehung, Verlauf, Abweichungen vom üblichen Krankheitsgeschehen dient die **Epidemiologie**. Sie untersucht auch die psychologischen und soziologischen Hintergründe der Krankheitsentstehung, die sozialen Auswirkungen bzw. generell die Folgen für die Bevölkerung. Statistische Erhebungen dienen der Frage der Verteilung und Ausbreitung bestimmter Erkrankungen. Es werden hier übrigens nicht nur übertragbare Erkrankungen erfaßt (*Seuchenkunde* im ursprünglichen Sinne des Wortes, vgl. *Epidemie*, S. 252), sondern auch nichtübertragbare.

Im folgenden soll noch auf einige spezielle Krankheitsbilder eingegangen werden.

---

[2] eine von HAHNEMANN eingeführte Bezeichnung für die herkömmliche, von der Homöopathie abweichende Heilkunde;
allos (griech.): anderer;
pathos (griech.): Leiden.

[3] (h)omoios (griech.): gleich, ähnlich;
pathos (griech.): Leiden.

5 Entzündungen und Geschwülste

Unter einer Entzündung verstehen wir die Reaktion der Gefäße und des Bindegewebes auf äußere Schädlichkeiten. Meistens wird die Entzündung durch Bakterien (z. B. Staphylokokken und Streptokokken) oder andere Krankheitserreger ausgelöst. Gewebsschädigungen sind aber auch durch Kälte (Erfrierung), Hitze (Verbrennung, Verbrühung), Röntgen- und radioaktive Strahlen sowie Chemikalien (z. B. Ölpneumonie) möglich.

> Die typischen **Zeichen der Entzündung** sind *Rötung, Hitze, Schwellung, Schmerz* und *Funktionsbeeinträchtigung.*

Die sichtbare Rötung und die mit dem aufgelegten Handrücken gut zu fühlende Hitze sind durch die vermehrte Durchblutung des entzündeten Gewebes erklärt. Im weiteren Verlauf tritt eine Schädigung der Gefäßwände durch den Entzündungsreiz auf. Die Folge ist ein Auswandern von weißen Blutkörperchen, ferner ein Austritt von Ödemflüssigkeit und Eiweiß ins entzündete Gewebe; diese **Exsudation** bewirkt die Schwellung. Je nach Art des Exsudats unterscheiden wir eine *seröse* (wasser- und eiweißreiche), *serös-eitrige* oder *eitrige* (reich an weißen Blutkörperchen, enthält fast immer auch Mikroorganismen – der *Eiter* oder *Pus* besteht also aus Leukozyten und fast immer auch Bakterien), *fibrinöse* (das Eiweiß ist geronnen) oder *hämorrhagische* (blutige) *Entzündung* (das Exsudat ist eiweißreicher als das nichtentzündliche **Transsudat**, das sich bei Stauungen in Körperhöhlen, z. B. in der Pleurahöhle, ansammelt). Da die Entzündung mit einer Säuerung des Gewebes einhergeht, was zu einer Reizung der Nervenendigungen führt, ist das Auftreten von Schmerzen verständlich. Die Zellschädigung und schmerzhafte Schwellung des betreffenden Körperabschnitts sind die Ursachen für die Funktionsbeeinträchtigung.

Eine Entzündung kann nur dort Schmerzen verursachen, wo sensible Nerven vorhanden sind. So können bei einer Lungenentzündung große Teile dieses Organs befallen sein, ohne daß Schmerzen auftreten – sensible Nervenendigungen fehlen in der Lunge wie in vielen anderen Organen. Ein Übergreifen der Entzündung auf das nervenreiche Brustfell (Brustfellentzündung) ist dagegen schmerzhaft. Das Gehirn und der Knochen sind ebenfalls unempfindlich, nicht aber z. B. die Knochenhaut.

Bei chronischen Entzündungen treten die oben genannten Symptome oft weniger deutlich in Erscheinung, und es kann außerdem zu Gewebswucherungen kommen. Hier bestehen Ähnlichkeiten mit **Geschwülsten** *(Tumoren)*, die Gewebsneubildungen darstellen. Nur von wenigen *bösartigen Tumoren* und *Leukämien* ist bekannt, daß sie – ähnlich wie manche Entzündungen – durch Viren hervorgerufen werden. Ionisierende Strahlen (Röntgenstrahlen, Radioaktivität), bestimmte Substanzen (Gifte, Medikamente), Immundefekte und Erbfaktoren erhöhen das Risiko einer bösartigen Erkrankung. Meist ist die Ursache unbekannt (über Geschwülste und Leukämie s. S. 151).

6 Altersbedingte Besonderheiten

In den einzelnen Altersgruppen finden wir teilweise ganz charakteristische Erkrankungen. So zeigt die Neugeburtsperiode Krankheitsbilder, von denen eine große Zahl später nicht mehr beobachtet wird (z. B. das Nabelgranulom oder schwere, bald zum Tode führende Mißbildungen). Selbst die gleiche Krankheitsursache, z. B. ein bestimmtes Bakterium, kann je nach Alter des Kindes durchaus unterschiedliche Erkrankungen hervorrufen. Als Beispiel sei die Lungenentzündung genannt, die bei Säuglingen und jungen Kleinkindern in Form der Bronchopneumonie, bei älteren Kindern bevorzugt als kruppöse Pneumonie verläuft. Anatomische Unterschiede, Faktoren der Infektabwehr und vieles andere können als Grund für diese vom Alter des Patienten abhängigen Besonderheiten des Krankheitsbildes angeführt werden.

Auch die verschiedenen Formen der *Epilepsie* zeigen eine Altersabhängigkeit. Zu den Krämpfen sei noch folgendes vermerkt. Wenn die Eltern von **Krämpfen** sprechen, so meinen sie damit nicht immer ein zerebrales Anfallsleiden, sondern evtl. Bauchkoliken. Vom Laien werden „Bauchkrämpfe" und „Gehirnkrämpfe" unterschieden. Auch von „Zahnkrämpfen", von denen wir wissen, daß sie gar nicht existieren, ist teils die Rede (es kommt beim Zahnen allenfalls zu einer vermehrten Unruhe und Trinkunlust; auch das *Zahnfieber* hat andere Ursachen, z. B. eine Bronchitis – „das Kind zahnt über die Brust"). Wir können uns also nicht mit diesen Schlagwörtern begnügen, sondern müssen uns von den Eltern genau beschreiben lassen, was ihnen bei ihrem Kind aufgefallen ist. Liegt tatsächlich ein

Krampfleiden vor, so haben wir es oft mit einer ernsten Erkrankung zu tun.

Manche Krankheiten sind beim Erwachsenen besonders häufig, werden gelegentlich aber auch im Kindesalter gesehen, so z. B. **Krampfadern** *(Varizen)*, also erweiterte, gestaute, geschlängelte Venen. Erweiterte Speiseröhrenvenen *(Ösophagus-Varizen)* kommen durchaus schon im Kindesalter vor und zwar infolge Pfortaderhochdrucks (meist auf dem Boden einer Leberzirrhose, s. S. 182, 551). Auch *Hämorrhoiden*, d. h. krampfaderartige Erweiterungen am After, werden bei Erwachsenen und Kindern beobachtet. Aus all diesen Krampfadern kann es bluten. Innerhalb der Krampfadern können sich, wie generell in Venen – seltener in Arterien –, infolge der Strömungsverlangsamung Blutpfröpfe bilden **(Thrombose)**. Auch Gefäßwandschäden prädisponieren zur Thrombose, ebenso Zustände, bei denen eine erhöhte Neigung zur Blutgerinnung besteht (Erhöhung der Viskosität des Blutes, Thrombozytenerhöhung usw.). Teils kommen mehrere Faktoren zusammen (Frauen in höherem Lebensalter, die Ovulationshemmer einnehmen und rauchen haben ein erhöhtes Risiko, eine Thrombose zu bekommen). Gefürchtet ist auch die Thrombose der Hirnblutleiter *(Sinusthrombose,* s. S. 375). Gefährlich sind entzündliche Veränderungen der Venenwand *(Phlebitis* und *Thrombophlebitis).* Ein Thrombus kann sich losreißen, d. h. es besteht die Gefahr der **Embolie** (z. B. *Lungenembolie,* s. S. 125). Nicht immer wird bei der Embolie das Gefäß durch einen Thrombus verstopft *(Thromboembolie),* auch *Fettembolien, Luftembolien* u. a. kommen vor.

Bei der *koronaren Herzkrankheit* finden sich neben den Thromben in den Herzkranzarterien Wandveränderungen (sklerotische Umwandlungen), auch Koronargefäßspasmen können auftreten. Es kommt zum Bild der *Angina pectoris* oder sogar zum **Herzinfarkt (Myokardinfarkt),** also zum Untergang von Herzmuskelgewebe (Nekrose, Narbe). Die Sterblichkeit ist hoch, Risikofaktoren sind Hypercholesterinämie, Zigarettenrauchen und Bluthochdruck. Neben diesen typischen Ursachen für Herzinfarkte im Erwachsenenalter gibt es Erkrankungen, die beim Kind einen Herzinfarkt hervorrufen können, nämlich der *Fehlabgang einer Herzkranzarterie* (eine Mißbildung), das *Kawasaki-Syndrom* und die *Periarteriitis nodosa.* Auch bei *erblicher Hypercholesterinämie* leiden bereits Kinder an koronarer Herzkrankheit, und es kann schon in jungen Jahren zum Herzinfarkt kommen. Die eingangs erwähnte *Sklerose* bedeutet Verhärtung (z. B. Koronarsklerose, Arteriosklerose). Unter *Nekrose* verstehen wir einen örtlich umschriebenen Gewebstod, wobei die Nachbarbezirke weiterleben.

Auch in anderen Körperbereichen kann es infolge Minderdurchblutung bei einengender Arteriosklerose zum Schwund *(Atrophie)* von Gewebsteilen kommen. Eine Atrophie sehen wir ferner physiologischerweise und als Alterungsprozeß, z. B. Rückbildung des Thymus, was schon im späteren Kindesalter beginnt: Altersatrophie – *Hypotrophie* bedeutet Unterernährung, Unterentwicklung. (Das Gegenteil, die *Hypertrophie,* kommt entweder als krankhafte *Vergrößerung* der Einzelzellen vor – z. B. Herzhypertrophie – oder physiologischerweise z. B. als trainingsbedingte Aktivitätshypertrophie eines Muskels; dagegen ist eine *Hyperplasie* eine Zell*vermehrung* als Ursache der Organvergrößerung, wie z. B. bei der Struma.) Im Zusammenhang mit der Altersatrophie ist auch die im Alter beobachtete Abnahme der Knochenmasse – besonders der Knochenspongiosa – zu nennen *(Osteopenie).* Davon abzugrenzen ist die *Osteoporose,* bei der bei erhaltener Knochenstruktur ebenfalls das Knochengewebe vermindert ist. Ursachen sind Inaktivität (z. B. bei Lähmungen, Ruhigstellung), Mangelernährung, Östrogenmangel, langdauernde Kortisongabe, CUSHING-Syndrom u. a.

Ein weitergehender Begriff ist der der *Degeneration (Entartung),* d. h. im Falle einer Schädigung wird das Gewebe durch minderwertige Substanz ersetzt (z. B. Entartung einer Nervenfaser nach Verletzung). Umgekehrt ist der Organismus aber auch oft nach Schädigungen zur *Regeneration* fähig *(Wiederherstellung),* teils nach Einbau von Narbengewebe (s. S. 241).

Im Vorhergehenden wurden Erkrankungen erwähnt, die teilweise nur im Erwachsenenalter beobachtet werden, andere Krankheiten wiederum treten nur beim Kind auf, so ist der Ausspruch berechtigt:

„Das Kind ist nicht ein kleiner Erwachsener."

Diese Erkenntnis hat schließlich dazu geführt, die Kinderheilkunde als besonderes Fach der Medizin anzuerkennen. Es ist deshalb nur konsequent, wenn auch für die Krankenschwester und den Krankenpfleger des Kindes eine spezielle Ausbildung vorgeschrieben ist.

Weiterführende Literatur

PSCHYREMBEL, W. (Hrsg.): Klinisches Wörterbuch. 256. Auflage, de Gruyter, Berlin, New York 1990

2. Teil: **Medikamentenlehre**

ERICH GLADTKE

1 Definitionen

Mit Medikamenten oder Arzneimitteln befaßt sich eine ganze Reihe von Wissensgebieten, deren Bereiche sich allerdings zum Teil überschneiden.

Die **Pharmakologie** (Wissenschaft vom Arzneimittel) im engeren Sinne untersucht und beschreibt Arzneimittel vor allem in bezug auf ihre Wirkung am biologischen Organismus, d. h. sowohl am Tier als auch am Menschen.

Die **klinische Pharmakologie** widmet sich dem Studium der Anwendung von Arzneimitteln beim kranken Menschen, wobei Wirkung, Nebenwirkungen, Wirkdauer, Dosierung u. a. m. Gegenstand dieser Disziplin sind. Die für die amtliche Zulassung gesetzlich vorgeschriebene Prüfung eines neuen Arzneimittels am Menschen ist schließlich eine der Aufgaben dieses Gebietes. Andere Aufgaben sind Kontrolle der Dosierung, Untersuchung gegenseitiger Beeinflussung verschiedener Medikamente, Veränderungen der Wirkung, der Wirkdauer und weiterer Parameter bei Krankheit und in verschiedenen Lebensaltern, besonders beim Neugeborenen und jungen Säugling.

Unter **Pharmakodynamik** wird die Wirkung des Arzneimittels am Wirkort verstanden, wobei es sich um biochemische, physiologische und rein pharmakologische Vorgänge handeln kann. Funktionen oder Leistungen des Organismus können verstärkt, abgeschwächt oder aufgehoben werden. Im allgemeinen hängt die Stärke der Wirkung von der Konzentration am Wirkort und damit also von der Dosierung des Arzneimittels ab. Ein Medikament kann gleiche, aber auch verschiedene Wirkungen an verschiedenen Wirkorten haben, sowohl erwünschte Wirkungen als auch unerwünschte Nebenwirkungen. Tabelle 2.1 bringt einige Beispiele.

Die **Pharmakokinetik** beschreibt die Effekte des Organismus auf das Pharmakon. Es handelt sich hierbei im wesentlichen um drei Vorgänge:

- die Geschwindigkeit und Vollständigkeit der Aufnahme (der Resorption), die wesentlich dafür ist, ob überhaupt eine Wirkung eintreten wird;
- die Verteilung, die gleichmäßig in Kompartimenten (Räumen) wie Kreislaufvolumen, extrazellulärem Wasser, Ganzkörperwasser erfolgen kann oder aber bestimmte Strukturen (z. B. Fett) bevorzugen kann;
- die Ausscheidung (Elimination), die unverändert oder nach chemischen Veränderungen der Substanz durch die Niere mit dem Harn, durch die Galle in den Darm, mit der Atemluft, mit dem Schweiß erfolgen kann, die aber auch in einem vollständigen Abbau zu körpereigenen Bausteinen bestehen kann.

Tabelle 2.1 Wirkungsbeispiele.

Substanz	Wirkung (Pharmakodynamik)	Nebenwirkung
Primidon	hemmt die Krampfbereitschaft bei Epilepsie	wirkt zentral dämpfend
Herzglykoside (Digitalis)	stärkt die Leistung des Herzmuskels	stärkt auch (gering) die Leistung der Skelettmuskulatur
Azetyl-Salizylsäure	schmerzstillend fiebersenkend	hemmt die Blutplättchenfunktion und damit die Gerinnung
Aminoglykosid	antibakteriell	Hörstörung

Die Geschwindigkeit der Resorption und die Geschwindigkeit der Ausscheidung werden genauso wie die Größe des Verteilungsraumes die Konzentration am Wirkort wesentlich beeinflussen. Bei Langzeittherapie wird man bei rascher Ausscheidung öfter, bei langsamer Ausscheidung nicht so oft eine neue Medikamentengabe vornehmen müssen. Das heißt, einige Medikamente werden drei-, vier- oder sechsmal am Tag verabreicht werden müssen, andere jeden Tag oder jeden zweiten Tag nur einmal. Ein Maß der Ausscheidungsgeschwindigkeit ist die sog. Eliminations-Halbwertzeit, jene Zeit, innerhalb der eine Konzentration jeweils um die Hälfte sinkt. Beispiele: Penicillin ½ Stunde, Cephalosporin 1 Stunde, Sulfonamide 4–24 Stunden, Herzglykoside (Digitalis) 30 Stunden.

Die **Pharmazie** beschäftigt sich mit der Beschaffenheit der Arzneimittel von der Herstellung bis zur Anwendung. Dieses Gebiet umfaßt also den Werdegang eines Arzneimittels von der Synthese (pharmazeutische Chemie) oder Isolierung aus Naturstoffen bis zur Galenik, also bis zur Herstellung anwendbarer Arzneimittel in Tabletten-, Dragée-, Saft-, Tropfen-, Zäpfchen-, Ampullen- usw. Form. Wirkstoffgehalt der Zubereitung, Haltbarkeit, Löslichkeit, Verträglichkeit mit Nahrungsmitteln, anderen Arzneimitteln und Körpersäften sind ebenso Aufgabe der Pharmazie wie geeignete Verpackung (z. B. licht- und feuchtigkeitsgeschützt, kindersicher usw.).

Eine besonders wichtige Aufgabe der Pharmazie oder Pharmazeutik ist die Herstellung kindergerechter Arzneimittel. Da vor allem kleinere Kinder kaum Kapseln schlucken oder Tabletten einnehmen werden, müssen die Arzneimittel in Saft- oder Tropfen-Form möglichst geschmacksneutral oder gar wohlschmeckend hergestellt werden. Säfte und Tropfen sind bei weitem nicht so haltbar wie zum Beispiel Tabletten, sie werden nicht in so großer Menge benötigt wie Zubereitungen für Erwachsene. Entwicklung und Herstellung sind oft sehr aufwendig. Deshalb sind Medikamente für Kinder trotz geringerer Wirkstoffmenge pro Dosis meist teurer als Mittel für Erwachsene, oft sind sie sogar für den Hersteller nicht oder nur gering gewinnbringend, sozusagen eine Serviceleistung.

Die **Toxikologie** ist eigentlich die Wissenschaft von den Giften. Da Arzneimittel besonders bei Überdosierung, aber auch bei Langzeitgabe zu Vergiftungen führen können, berühren sich hier die Toxikologie und Pharmakologie.

Vergiftungen durch Arzneimittel können akzidentell (Unfälle, Verwechslungen, Kinder „naschen" Großmutters bunte Dragees), iatrogen (ärztlich bzw. in der Klinik durch falsche Dosierung oder Gabe eines falschen Arzneimittels) und suizidal (in selbstmörderischer Absicht) geschehen. Wirkungsvolle Gegenmaßnahmen müssen so früh wie möglich eingeleitet werden: Giftentfernung, Stabilisierung der lebenswichtigen Funktionen des Organismus, evtl. Gegengifte (Antidots).

Im übrigen gilt auch hier der alte Satz, daß die Dosis es macht, ob ein Stoff ein Gift sei. Man kann mit Kochsalz, Zucker oder Wasser genauso eine tödliche Wirkung erzielen wie mit Zyankali oder ähnlichen stark giftigen Substanzen. Sind es hier mg-Mengen, die tödlich wirken, so sind es dort g- oder 100-g- oder Liter-Mengen.

2 Allgemeine Medikamentenlehre

Arzneimittel (Medikamente, Pharmaka [Einzahl: Pharmakon]), werden zu medizinischen Zwecken entsprechend dem Stand der Wissenschaft bei Mensch und Tier angewendet, um

- Krankheiten oder Beschwerden zu verhüten, zu lindern oder zu beseitigen oder auch
- um operative Eingriffe zu ermöglichen (Narkose),
- um vom menschlichen Organismus erzeugte Wirkstoffe (Insulin) oder Körperflüssigkeiten (Kreislaufflüssigkeit) zu ersetzen und
- um Krankheitserreger, Parasiten oder körperfremde Stoffe zu beseitigen oder unschädlich zu machen.

Arzneimittel stammen

- aus der Chemie: synthetisch oder halbsynthetisch gewonnene Substanzen,
- aus Pflanzen: Pflanzeninhaltsstoffe wie Alkaloide, Glykoside, etherische Öle,
- von Tieren: vor allem Hormone und Enzympräparate,
- von Mikroorganismen: Viren oder Teile von ihnen als Impfstoffe, Stoffwechselprodukte von Bakterien (Antibiotika),
- oder sind gentechnische Produkte wie Insulin, Wachstumshormon, Interferone und andere, die bereits weltweit eingesetzt werden. Zahlreiche weitere Arzneimittel und auch Test-

substanzen sind im Entwicklungs- und Erprobungsstadium. Bakterien oder tierische Zellen produzieren nach einem gentechnischen bzw. genchirurgischen Eingriff die Substanzen, von denen vor allem zunächst jene interessant sind, die früher nur beschränkt aus tierischem Material (Insulin) oder gar aus menschlichen Leichen (Wachstumshormon aus Hypophysen) gewonnen werden konnten. Sie sind jetzt reiner, haben kein Infektionsrisiko und sind praktisch unbeschränkt verfügbar.

Drogen sind Stoffe pflanzlicher oder tierischer Herkunft, die als Arzneimittel Verwendung finden können. Der Begriff Droge ist in keiner Weise identisch mit Arzneimittel oder auch mit dem englischen Wort *drug,* das seinerseits in der Bedeutung unserem Arzneimittel entspricht.

Arzneispezialitäten oder Arzneifertigwaren sind Arzneimittel, die vorwiegend industriell in gleichbleibender Zusammensetzung und Verpackung meistens unter einer besonderen Bezeichnung (geschützter Handelsname) in den Handel gebracht werden.

Unter **Rezeptur** ist ein Arzneimittel zu verstehen, das in der Apotheke frisch zubereitet wird, entweder nach überlieferten oder standardisierten Vorschriften (Rezepturen) oder meist nach Vorschrift des Arztes. Heutzutage handelt es sich hierbei überwiegend um Salben, Tropfen, auch Säfte, während der Arzt früher auch gern Pulver, Zäpfchen und Pillen individuell herstellen ließ. Die im Volksmund im allgemeinen „Pille" genannte antikonzeptionelle Spezialität ist zumeist in Dragée- oder Tablettenform im Handel, sie ist im Sinne des Wortes also keine Pille.

2.1 Arzneiform

Arzneispezialitäten werden in verschiedenen Formen in den Handel gebracht, die eine vernünftige Dosierung und angenehme Einnahme oder Gabe (Applikation) gewährleisten sollen.

Tabletten werden aus Trockensubstanz durch Pressen hergestellt. Da die Wirkstoffmenge meist sehr klein ist (wenige Milligramm sind mit bloßem Auge kaum zu sehen), finden Füllstoffe (Stärke, Mannit, Kaolin) Verwendung. Damit Tabletten im feuchten Darmmilieu zerfallen, werden sog. Sprengstoffe (eigentlich Quellmittel wie Pektin, Agar oder Methylzellulose) zugefügt. Es werden auch Lutschtabletten mit Mund- und Rachendesinfizienzien, ferner sog. Sublingualtabletten mit Wirkstoffen, die von der Mundschleimhaut (unter der Zunge = sublingual) aufgenommen werden, und Vaginaltabletten hergestellt.

Bei **Dragées** handelt es sich im Prinzip um mit einem Überzug versehene Tabletten. Der Überzug kann aus Zucker, einem Gelatinefilm (dünndarmlöslich) oder ähnlichem bestehen, kann buntgefärbt sein und kann durch seine glatte Oberfläche das Schlucken erleichtern. Dragées sind schlechter aufzuteilen als Tabletten, die häufig mit einer Querrille oder einer Kreuzrille zur besseren Unterteilung versehen sind.

Kapseln bestehen aus Gelatine, Stärke oder ähnlichem Material und sind mit Pulver gefüllt. Gelatinekapseln eignen sich auch zur Aufnahme flüssiger Arzneizubereitungen. Sie werden sowohl zur oralen Aufnahme als auch als Rektalkapseln und als Vaginalkapseln hergestellt und haben den Vorteil, bei Wärme nicht wie Zäpfchen zu schmelzen.

Pulver können einzeln abgepackt oder in Dosen oder Schachteln (zur Einnahme von einer Messerspitze, einem Teelöffel, einem Meßlöffel o. ä.) abgegeben werden. Pulverförmigte Präparate zur lokalen äußerlichen Behandlung sind Puder.

Zäpfchen (Suppositorien) enthalten die Wirksubstanz in einer bei Körpertemperatur schmelzenden Masse (früher Kakaobutter, heute fettchemische Produkte). Nach Einführen in den Mastdarm wird das Arzneimittel durch Schmelzen der Zäpfchenmasse zur Resorption freigegeben. Rektiolen, Mikroklysmen und ähnliches sind kleine Plastikbehälter mit einem Ansatzstutzen, der in den After eingeführt wird. Durch Auspressen des Plastikbehälters gelangt das Arzneimittel in den Mastdarm.

Bei **Suspensionen** handelt es sich um eine Aufschwemmung von festen Teilchen in einer Flüssigkeit, sie müssen vor jedem Gebrauch unter allen Umständen kräftig geschüttelt werden. Sie werden zur innerlichen Anwendung hergestellt. Suspensionen zum äußerlichen Gebrauch sind Schüttelmixtur, Lotio, Trockenpinselung.

Bei **Lösungen** sind feste Stoffe in einem Lösungsmittel gelöst, je nach Konzentration erfolgt die Abmessung in Tropfenzahl, Milliliter, Meßlöffel oder ähnlich.

Gleiches gilt für die Dosierung von Mixturen, Arzneizubereitungen aus zwei oder mehreren miteinander mischbaren Flüssigkeiten, und für Zubereitungen in hochkonzentrierten Zuckerlösungen, dem sog. Sirup.

Es wären noch zahlreiche weitere Einzelheiten über verschiedene Zubereitungen zu erwähnen, die jedoch von geringerem Interesse sind. Erwähnung finden müssen jedoch Medikamente in Ampullenform und in Infusionsflaschen, die zur parenteralen, also intravenösen, intramuskulären, subkutanen oder intrakutanen Anwendung vorgesehen sind.

Zum Teil enthalten die Ampullen fertig injizierbare Lösungen, zum Teil muß durch Zugabe eines Lösungsmittels zur Trockensubstanz die fertige Lösung hergestellt werden. Bei der Hantierung mit Ampulleninhalt, bei der Zubereitung und Verabfolgung parenteral zu applizierender Medikamente ist unbedingt auf Keimfreiheit zu achten.

2.2 Aufbewahrung und Verfallsdatum

Die Arzneimittelpackungen enthalten Hinweise zur Aufbewahrung (4–12 °C, Zimmertemperatur, nicht über 25 °C, vor Licht zu schützen usw.) und ein Verfallsdatum. Möglichst sollte das Originalbehältnis zur Aufbewahrung verwendet werden, ansonsten ist genaueste Beschriftung mit Inhalt, Gehalt der einzelnen Zubereitung, Aufbewahrungsart und Verfallsdatum erforderlich. Wenig bekannt ist, daß einige Lösungen durch Verdunsten des Lösungsmittels an Konzentration und damit an wirksamer Stärke pro Tropfen, ml oder Meßlöffel zunehmen können (Codein- und Atropintropfen, Argentum nitricum zur Credé-Augenprophylaxe Neugeborener).

2.3 Mengenbegriff

Bei rein darstellbaren Stoffen erfolgt die Inhaltsangabe zumeist in Gewichtseinheiten: Gramm (g) oder Milligramm (mg) pro Tablette, Dragée oder Milliliter (ml) Injektionsflüssigkeit, z. T. auch in mg oder g/dl (100 ml) (z. B. 5 %ige Glukoselösung = 5 g Glukose in 100 ml Lösung; Lösungsmittel ist Wasser). Bei Elektrolytlösungen (Kochsalz = NaCl, Kalium, Magnesium usw.) wird die Angabe in mmol/l bevorzugt.

Wirkstoffe, die aus Naturprodukten isoliert, aber noch nicht chemisch rein erhalten werden können, muß man auf andere Weise bemessen. Man kann sich nicht auf eine Gewichtsangabe beziehen, da der Anteil an unwirksamen Begleitstoffen schwankt, der Anteil an Wirksubstanz pro Gewichtseinheit also unterschiedlich ist. Der Gehalt an wirksamer Substanz wird in internationalen Einheiten (I.E.) angegeben. Die Austestung erfolgt im allgemeinen biologisch, z. B. am Tier im Vergleich mit einem internationalen Standardpräparat. Das betrifft vor allem Serumpräparate und Hormone, wie z. B. Antitoxine (Tetanus und Diphtherie) oder Insulin. Penicillin wird meist noch in internationalen Einheiten dosiert, obwohl man es heute kristallin herstellen kann und damit auch wiegen und nach mg dosieren könnte.

Zur Orientierung:

Tee- oder Kaffeelöffel	=	5 ml,
Kinderlöffel	=	10 ml,
Eßlöffel	=	15 ml,
Tasse	=	150 ml,
1 ml Wasser	=	20 Tropfen,
1 ml alkoholischer Lösung	=	40 Tropfen.

Diese Angaben können allerdings nur pauschal gelten. Wenn man z. B. Teelöffel verschiedener Herkunft vergleicht, wird man leicht feststellen, daß der Inhalt zwischen 3 und 6 ml schwankt, das gleiche gilt für die anderen Angaben. Ein Teil der Arzneimittel enthält Tropfpipetten, deren Öffnung so hergestellt ist, daß ein Tropfen stets den gleichen auf der Flasche angegebenen Inhalt hat, so daß die Dosierung einigermaßen exakt vorgenommen werden kann.

Leider wird bei Krankenblattaufzeichnungen häufig ml gleich Milliliter und ML gleich Meßlöffel nebeneinander verwendet. Es sollte immer die Darreichungsform (z. B. 20 Tropfen, 3 ml, 1 Meßlöffel oder ähnliches) und die Wirkstoffmenge (1 mg, 50 mg oder ähnliches) nebeneinander vermerkt werden.

2.4 Namen der Arzneimittel

Verwirrung kann zunächst die Bezeichnung eines Arzneimittels stiften, auch wenn es sich um eine chemisch reine definierte Substanz handelt.

Mit der chemischen Nomenklatur wird sozusagen die Formel beschrieben. Eine chemische Kurzform wird international als Abkürzung verwendet, es ist dies der sog. Generic name (internationaler Freiname). Als drittes kommt dann der Handelsname oder gar bei verschiedenen Herstellern des gleichen Präparates eine Reihe von Handelsnamen hinzu. Als Beispiele seien genannt:

5-Phenyl-5-Ethyl-Barbitursäure = Phenobarbital, als Handelsnamen Luminal®, Phenaemal®
oder 5,5-Diphenylhydantoin = Phenytoin, als Handelsnamen Epanutin®, Phenhydan® und Zentropil®.

Kaum noch verwendet wird der sog. offizinelle Name, also die apothekengeläufige Bezeichnung. Der Handelsname ist geschützt. Herstellungspatente geben dagegen dem Präparat nur einen Schutz von 12 Jahren.

2.5 Zulassung von Arzneimitteln

Das Gesetz zur Neuregelung des Arzneimittelrechts (Arzneimittelgesetz, 2. Fassung von 1976, Glütigkeit ab 1978) regelt den Umgang mit Arzneimitteln: Rezeptpflicht, Apothekenpflicht, freiverkäuflich, Packungsgröße, Packungsbeilage, der sog. Waschzettel mit Informationen für den Verbraucher, die Unterlagen, die zur Beantragung der Zulassung eines Arzneimittels beim Bundesgesundheitsamt vorzulegen sind (Unterlagen über den Wirkstoff und seine Herstellung, über Füllstoffe, über Untersuchungen zur Wirksamkeit, Giftigkeit, Dosierung, Nebenwirkungen, Haltbarkeit usw. an mehreren Tierarten, am gesunden und am kranken Menschen).

Nach ausgiebiger Prüfung eines neuen Arzneimittels an mindestens zwei Tierarten erfolgt in der sog. Phase I der erste Einsatz an gesunden Menschen, an freiwilligen Versuchspersonen, die ärztlich sehr genau überwacht werden, die genauestens über das Vorhaben aufgeklärt werden und ihr schriftliches Einverständnis zur Teilnahme an der Prüfung geben müssen. In der Phase II erfolgt dann der erste Einsatz an kranken Menschen. Auch hier sind schriftliches Einverständnis des Patienten bzw. des Sorgeberechtigten und eine sehr genaue Dokumentation erforderlich.

Wenn sich Wirksamkeit und Unbedenklichkeit in dieser Phase erwiesen haben, kann zur Phase III übergegangen werden: Prüfung des Arzneimittels an einer größeren Zahl von Kranken. Wenn die Erfahrungen gut sind, kann die Zulassung beim Bundesgesundheitsamt beantragt werden. Beim Zulassungsverfahren werden alle Unterlagen geprüft, eventuelle Auflagen für weitere Untersuchungen vorgeschrieben und dergleichen mehr. Der Hersteller muß die Teilnehmer an den Prüfungen, die Probanden und Patienten, hoch versichern, muß dafür Sorge tragen, daß der prüfende Arzt bestimmte Qualifikationen erfüllt und ist dem Amt gegenüber zur Offenlegung seiner Unterlagen verpflichtet.

Es handelt sich bei dem Verfahren der Zulassung von Arzneimitteln dadurch um ein recht kostspieliges und aufwendiges Vorgehen, mit dem man hofft, Arzneimittelkatastrophen weitgehend einschränken zu können. Verhindern lassen wird sich derartiges allerdings nicht, wenn man daran denkt, daß man heute erst auf Nebenwirkungen von Arzneimitteln gestoßen ist, die bereits 80 oder 100 Jahre weltweit in Gebrauch sind. Deshalb ist es unerläßlich, jede Nebenwirkung, die bei einem Arzneimittel auftritt, den zuständigen Behörden zu melden, damit diese dem Verdacht nachgehen und einen Anhalt über die Häufigkeit von Nebenwirkungen erhalten können. Fairerweise wird man auch dem Hersteller Mitteilung von dieser Meldung machen.

Zur Zeit haben offenbar die Vereinigten Staaten von Nordamerika und die Bundesrepublik die strengsten Zulassungsbestimmungen, die Bestimmungen einiger westeuropäischer Länder ähneln diesen Verordnungen aber sehr.

Die Angleichung der Bestimmungen der Länder der EG ist zur Zeit in abschließender Beratung, so daß in Bälde die Zulassung in einem der Mitgliedstaaten EG-weit Geltung haben wird.

2.6 Prüfung von Arzneimitteln

Es ist nicht immer einfach, objektiv die Wirkung eines Medikamentes am Patienten sicher festzustellen. Man führt deshalb gelegentlich Arzneimittelprüfungen im sog. Blindversuch durch: der Patient erfährt nicht, ob er ein wirksames Präparat oder ein Scheinpräparat (Plazebo) erhält. Man hat festgestellt, daß bis zu zwei Drittel aller Menschen z. B. bei Schmerzen oder leichten Beschwerden auch auf ein Plazebo gut reagieren, daß also ein Teil unserer Beschwerden durchaus psychisch beeinflußbar ist. Um die psychische Beeinflussung durch den arzneimittelgebenden Arzt oder die Schwester auszuschließen, wird gelegentlich ein sog. Doppelblindversuch durchgeführt: Arzt, Schwester und Patient erfahren nicht, ob es sich um ein Plazebo oder um ein wirksames Präparat handelt. Alle Daten sind zu notieren. Die Arzneimittel werden unter einer verschlüsselten Nummer verabfolgt. Die rechtliche und ethische Situation bei der Prüfung von Arzneimitteln in dieser Art wird von einigen Autoren als fraglich hingestellt.

2.7 Arzneimittelabhängigkeit

Arzneimittel und sog. Genußmittel oder Genußgifte mit erregender oder belebender Wirkung auf das Zentralnervensystem vermögen das Bedürfnis nach fortdauernder Zufuhr zu erwecken. Wird diesem Bedürfnis nachgegeben, dann können sich Krankheitsbilder entwickeln, die unter dem Begriff der Arzneimittelabhängigkeit zusammengefaßt werden können. Zwischen der Entstehung einer Gewohnheit und einer Sucht kann damit nicht immer eindeutig entschieden werden. Deshalb sollen beide Begriffe als Arzneimittelabhängigkeit zusammengefaßt werden. Immerhin muß erwähnt werden, daß bei einer entstandenen Sucht das Absetzen des Pharmakons oder des Genußgiftes schwere Entziehungserscheinungen (Entzugserscheinungen) zur Folge hat und daß die Neigung besteht, die Dosis des Pharmakons ständig zu erhöhen, um in den Zustand des gesteigerten Wohlbefindens zu kommen. Der Verkehr mit suchterzeugenden Arzneimitteln unterliegt besonders strengen Bestimmungen, der Arzt hat bei der Verordnung größte Sorgfalt walten zu lassen. Die Aufbewahrung auf der Station der Klinik und in der Apotheke unterliegt ebenfalls sehr strengen Verordnungen auch in Hinsicht auf Registrierung (sog. Giftbuch).

2.8 Compliance

Das englische Wort *Compliance* ist eigentlich mit Einwilligung oder Willfährigkeit zu übersetzen (bedeutet aber auch Dehnbarkeit von Brustkorb und Lunge). Der Arzt versteht hier darunter die Mitarbeit des Patienten; es geht darum, ob er die Verordnungen des Arztes befolgt, die verschriebenen Medikamente einnimmt, z. B. Genußgiftgebrauch (Tabak, Alkohol) einschränkt usw. Medikamentennachweis im Harn oder Serum klären so manches Mal auf, warum eine Therapie unwirksam geblieben ist, wenn das Medikament nicht nachgewiesen werden kann.

2.9 Wechselwirkung (Interaktion)

Zahlreiche Arzneimittel beeinflussen sich gegenseitig, so daß entweder die Wirkung eines oder beider verabreichten Medikamente abgeschwächt, verstärkt oder verändert wird, daß die Wirkdauer verkürzt oder verlängert wird oder daß zusätzlich weitere Nebenwirkungen auftreten können.

2.10 Nebenwirkungen

Es gibt kaum wirksame Arzneimittel ohne Nebenwirkungen. Entscheidend ist zunächst die Frage, ob man eine bekannte Nebenwirkung in Kauf nehmen möchte oder in Kauf nehmen kann. Ein trockener Mund wird bei wirksamer Behandlung einer Nierenkolik sicher bedenkenlos zu tolerieren sein, bei der Behandlung von leichten Kopfschmerzen fällt die gleiche Nebenwirkung schon stärker ins Gewicht. Bei der Krebsbehandlung werden Haarausfall und schwere Beeinträchtigungen des Wohlbefindens ertragen werden müssen, bei gutartigen und relativ harmloseren Erkrankungen dürfen derartige aggressive Mittel nicht eingesetzt werden. Einige Nebenwirkungen betreffen nur das Kind im Mutterleib, man darf die betreffenden Medikamente Schwangeren nicht verordnen. Auf medikamentös bedingte Embryopathien (Embryo ist die Leibesfrucht im Uterus während der Organbildung = Organogenese, also etwa in den ersten 3 Schwangerschaftsmonaten, danach spricht man vom Feten oder Fetus) ist man durch die Thalidomid-(Contergan-)Katastrophe aufmerksam geworden. Eine einzelne Tablette konnte eine Mißbildung bewirken. Andere Medikamente schädigen das Kind in späteren Monaten, führen also zu Fetopathien (z. B. einige Antiepileptika). Der Arzt muß sich laufend über Nebenwirkungen orientieren, die Schwester macht häufig die erste Beobachtung über eine Nebenwirkung und hat dies dem Arzt zu melden. Es wird nicht oft genug darauf hingewiesen, daß auch Alkohol und Nikotin das Kind im Mutterleib erheblich schädigen können.

2.11 Dosierung bei Kindern

Das Kind ist kein verkleinerter Erwachsener. Diese Feststellung trifft ganz besonders auch für die Dosierung von Arzneimitteln zu. Wir wissen, daß eine bestimmte Konzentration eines Arzneimittels am Wirkort erforderlich ist, um eine Wirkung zu erzielen, und daß diese Konzentration meist über eine gewisse Zeit aufrechterhalten werden muß. Die im Serum meßbare Konzentration ist im allgemeinen der am Wirkort vorhandenen Konzentration korreliert, sie kann also zur Kontrolle dienen.

Der relative Wassergehalt (Wasser pro kg Körpergewicht) nimmt z. B. von rund 75% beim Neugeborenen bis auf 60% beim Erwachsenen ab, pro kg Körpergewicht benötigt das Neugeborene deshalb bei den meisten Arzneimitteln eine höhere Dosis. Die Ausscheidung (Elimination) der meisten Arzneimittel erfolgt beim jungen Säugling langsamer als beim größeren Kind oder beim Erwachsenen, also kann der Abstand zwischen den einzelnen Gaben bei Langzeittherapie verlängert werden, oder aber die Folgedosen müssen geringer sein. Die Dosierung kann bei Kindern gewichtsbezogen (z. B. mg/kg Körpergewicht) oder auf die Oberfläche bezogen erfolgen. Die Körperoberfläche wird aus Tabellen oder Nomogrammen bei Kenntnis von Körpergewicht und Körperlänge entnommen.

2.12 Das Rezept

Im allgemeinen werden Arzneimittel per Rezept verordnet. Das Rezept ist an eine Form gebunden: Es muß enthalten den Namen des Patienten, die Unterschrift des Arztes, die Bezeichnung des Arzneimittels, die Form des Arzneimittels (Tabletten, Saft usw.), die Menge von den abzugebenden Arzneimitteln (OP = Originalpackung oder Tabl. Nr. XXX = 30 Tabletten; die Bezeichnung I, II oder III auf dem Rezept – z. B. Tabletten Aspirin N I – bedeutet kleine, mittlere und große Packung, z. B. 10, 20 oder 100 Tabletten), das Datum und evtl. die Signatur, d. h., wie oft und wie viel der Patient von diesem Medikament einzunehmen hat.

Das Rezept, die schriftliche Anweisung des Arztes für den Patienten zum Bezug eines Medikamentes in einer Apotheke, ist eine sog. Privaturkunde, es muß dokumentenecht geschrieben sein, d. h. mit Tinte, Kugelschreiber oder Kopierstift.

In der Klinik ist es üblich, daß auf den Stationen ein Apothekenbuch geführt wird, in das die benötigten Medikamente eingetragen und die Notwendigkeit des Bezuges durch die Unterschrift des Stationsarztes oder des Oberarztes bestätigt wird. Auch hier gilt, daß es sich um eine Art Privaturkunde handelt.

Für die Verordnung von Betäubungsmitteln sind besondere Rezepturvorschriften und Formulare vorgeschrieben. Die Rezepte sind numeriert, Kopien sind vom Arzt aufzubewahren und auf Verlangen der Behörde vorzuzeigen.

Sog. Kassenrezepte rechnet die Apotheke mit der Krankenkasse ab, sie werden also einbehalten. Privatrezepte erhält der privatversicherte Patient mit Notierung des Abgabedatums und des Verkaufspreises zur Abrechnung mit seiner Versicherung von der Apotheke zurück.

3 Spezielle Medikamentenlehre

3.1 Vorbemerkung

Es soll nicht Sinn dieses Abschnittes sein, ein Pharmakologielehrbuch oder Skriptum zu ersetzen. Es soll nur ein grober Überblick über einige für die Behandlung von Kindern wichtige Medikamentengruppen gegeben werden. Es ist auch nicht möglich, Vollständigkeit anzustreben. Das Verzeichnis der wesentlichen arzneimittelherstellenden Firmen, die sog. Rote Liste, enthält etwas mehr als 10 000 Spezialitäten (Arzneimittelzubereitungen), in einem gängigen Pharmakologiebuch werden auf wenigen 100 Seiten einige Hundert Präparate etwas ausführlicher abgehandelt. Im allgemeinen kennt der Arzt 2 oder 3 Dutzend Präparate sehr genau, setzt etwa noch einmal so viele Medikamente ein und wird bei selteneren Medikamenten sich nicht genieren, in diversen Büchern nachzuschlagen über Dosierung, Wirkung, Nebenwirkung und dergleichen.

3.2 Herz- und Gefäßmittel

Herzmittel (Digitalisglykoside): Die Herzglykoside stammen aus Pflanzen, wie dem Fingerhut (Digitalis purpurea), dem Maiglöckchen (Convalaria majalis), der Meerzwiebel (Scilla maritima) oder aus dem Samen von Strophantus gratus (Hundsgiftgewächs aus Westafrika). Diese Stoffe steigern die Kraft des kranken Herzmuskels. Sie sind von wesentlicher Bedeutung für die Behandlung eines insuffizienten (muskelschwachen) Herzens. Sie haben eine unterschiedliche, aber recht lange Wirkdauer, und sie müssen der zum Teil gefährlichen Nebenwirkungen (Übelkeit, Erbrechen, Farbsehen, Rhythmusstörungen) wegen exakt dosiert werden. Konzentrationskontrollen im Blut und EKG-Kontrollen sind wünschenswert.

Mittel gegen Tachykardie (Herzrasen) und Vorhofflattern und -flimmern setzen die Erregbarkeit des Muskels herab, ihre Handhabung setzt

Erfahrung voraus. Genannt seien als Beispiel Präparate wie Chinidin, Ajmalin, Procainamid, Lidocain, Phenytoin und Verapamil.

Die **Durchblutung der Herzmuskulatur** kann durch Nitrite (Nitroglyzerin) gesteigert werden, das Herz arbeitet dann ökonomischer. In der Kinderheilkunde wird diese Gruppe seltener benötigt.

3.3 Blutdrucksenkende Mittel

Ein **erhöhter Blutdruck** (Hypertonie) wird durch Einschränkung der Kochsalzzufuhr, Erhöhung der Natriumausscheidung mit Hilfe sog. Saluretika, zentrale Sedierung, sympathikushemmende Medikamente und sog. Betablocker behandelt. Meist werden mehrere dieser Mittel kombiniert angewandt.

Zu **niedriger Blutdruck** (Hypotonie) kann umgekehrt mit sympathikusanregenden Mitteln (Sympathikomimetika) therapiert werden. Im akuten Fall (akuter Blutdruckabfall, Kollaps) ist Kreislaufauffüllung als Sofortmaßnahme unbedingt notwendig und wirksam. Bei chronisch zu geringem Blutdruck kann ein körperliches Training (Sport) oder Coffein (Kaffee, Tee) vernünftiger als eine medikamentöse Dauerbehandlung sein.

3.4 Chemotherapeutika

An sich werden die meisten Arzneimittel (Therapeutika) heute von der chemischen Industrie hergestellt. Wir wollen aber zwei große Gruppen von Therapeutika unter diesem Begriff verstehen, nämlich Mittel zur Behandlung von durch Mikroorganismen verursachten Erkrankungen und Mittel zur Krebstherapie.

Bei der **antimikrobiellen Chemotherapie** wurde ursprünglich zwischen Antibiotika und Chemotherapeutika unterschieden. Antibiotika waren Stoffwechselprodukte lebender Mikroorganismen wie Pilze (Penicillin) und Bakterien und von Pflanzen, Chemotherapeutika waren reine Produkte der Chemie (Salvarsan, Sulfonamide). Da auch die Antibiotika heute zum Teil völlig synthetisch hergestellt werden können, ist diese Unterscheidung obsolet und nicht mehr üblich.

Ziel der Chemotherapie ist es, einen pathogenen (krankmachenden) Keim zu vernichten (Bakterizidie bei Bakterien) oder an der Vermehrung zu hindern (bakteriostatische Wirkung), ohne den Wirt (Patient) zu schädigen.

Die einzelnen Mittel sind im allgemeinen nicht bei allen Keimen wirksam. Es gibt Resistenzen, einige Bakterien können auch im Laufe der Zeit Resistenzen entwickeln. Im Idealfall wird bei einer bakteriologisch bedingten Krankheit der Keim isoliert, anschließend im Laboratorium (in vitro) ausgetestet, welches Mittel in welcher Konzentration das Keimwachstum verhindert oder hemmt bzw. den Keim zerstört. Nach diesem Ergebnis des bakteriologischen Laboratoriums kann dann wirksam mit dem geeigneten Mittel behandelt werden. Leider dauert diese diagnostische Prozedur meist einige Tage, so daß wir vor allem in der Kinderheilkunde blind, ohne genaue Kenntnis des Erregers und seiner Empfindlichkeit, die Behandlung beginnen müssen. Es sollen einzelne Gruppen der Chemotherapeutika kurz besprochen werden:

Sulfonamide wirken bakteriostatisch, sind relativ preiswert und gut wirksam. In Kombination mit Trimethoprim und verwandten Stoffen haben die Sulfonamide in den letzten Jahren eine Renaissance erlebt. Die Kombination hat sich ausgezeichnet bewährt.

Penicilline sind wohl die wichtigste Gruppe der Chemotherapeutika. Eine ganze Reihe von halbsynthetischen Derivaten mit verschiedensten Eigenschaften (bessere Resorption, bessere Wirksamkeit gegen diese oder jene Erregergruppe usw.) haben zu einer großen Zahl von wirksamen Abkömmlingen geführt. Spezielle pharmazeutische Zubereitungen bewirken andererseits eine Depotwirkung, so daß statt der meist notwendigen täglich 3- bis 4maligen Gabe bei einigen Präparaten nur eine Gabe täglich oder gar (Benzathin-Penicillin) nur alle 2–4 Wochen nötig ist.

Cephalosporine sind chemisch den Penicillinen verwandt, haben ein ähnliches Wirkungsspektrum, sind β-laktamasefest[1], einige Cephalosporine sind bei hoher Dosierung offenbar nephrotoxisch.

Tetracycline haben ein breites Wirkungsspektrum. Sie werden in wachsende Knochen und Zähne eingelagert, die Zähne können gelblich verfärbt und weniger fest werden. Deshalb sollten Tetracycline vor dem 7.–8. Lebensjahr nur bei dringender Indikation gegeben werden. Einige Tetracycline verursachen eine Fotosensibilität, es können Hautverbrennungen bei Sonneneinwirkung (auch bei UV-Licht) auftreten.

---

[1] Beta-Laktamasen: von bestimmten Bakterien gebildete Enzyme, die manche Cephalosporine und manche Penicilline (durch „Penicillinasen") zerstören.

Chloramphenicol (wird nur eingesetzt, wenn der Erreger gegen andere Chemotherapeutika resistent ist) hat ein breites Wirkungsspektrum, hat eine gute Liquorgängigkeit. Als Nebenwirkung kann das blutbildende System geschädigt werden. Bei Neugeborenen ist es infolge der stark verlangsamten Ausscheidung zu toxischen Konzentrationen mit Todesfällen gekommen, bevor man diese Zusammenhänge erkannt hatte.

Aminoglykoside haben sich vor allem gegen gramnegative Keime bewährt, sie sind damit aus der Therapie der Sepsis des Neu- und Frühgeborenen zur Zeit nicht wegzudenken. Da sie oto- und nephrotoxisch sein können, sollten Konzentrationsbestimmungen erfolgen. Zu dieser Gruppe gehören Gentamicin, Tobramycin, Kanamycin, Amikacin, Sisomycin u. a.

Tuberkulostatika. Die Tuberkulose wird im allgemeinen heute mit einer Zweier- oder Dreierkombination behandelt: Isoniazid, Rifampicin und Ethambutol bzw. Pyrazinamid sind die bevorzugten Präparate.

Hier ist eine strenge Überwachung nötig, da die Therapie meistens über mindestens 3–4 Monate, sehr häufig aber über ein oder 2 Jahre durchgeführt werden muß.

Als weitere **antibiotisch wirkende Chemotherapeutika** sind Lincomycin, Clindamycin und die Makrolide (vor allem Erythromycin) zu nennen.

Wesentlich ist, daß man sich darüber klar sein muß, daß die genannten Präparate nur gegen bakterielle Infektionen wirksam sind.

Die Chemotherapie der Virusinfektionen steht noch am Beginn, ein durchschlagender Erfolg ist bisher nicht erreicht worden. Die verfügbaren Präparate wirken nicht ganz sicher, wirken nur gegen einige Viren und haben erhebliche Nebenwirkungen.

Wurmmittel (Anthelminthika) sollen gezielt eingesetzt werden: Gegen Askariden (Spulwürmer) werden z.B. Piperazin und Tiabendazol eingesetzt, gegen Oxyuren (Madewürmer) ist Pyrviniumembonat (Molevac®) wirksam, als Bandwurmmittel gilt Niclosamid. Schutz vor Reinfektion (erneute Aufnahme von Wurmeiern u. dergl.) nach jeder Wurmkur ist wesentlich.

Es soll nicht Ziel dieser Aufstellung sein, alle Mittel gegen alle möglichen Krankheiten aufzuzählen. Erwähnt sei nur noch, daß auch gegen eine Reihe von Protozoenerkrankungen (Malaria, Amöbiasis, Trichomoniasis, Toxoplasmose usw.) wirksame Chemotherapeutika erfolgreich eingesetzt werden.

Zytostatisch wirkende Chemotherapeutika. Zytostatika sind Mittel, die schnell wachsende Zellen im Wachstum hemmen. Da die Zellen bösartiger Geschwülste zum großen Teil rascher wachsen und sich vermehren als die umgebenden Körperzellen, werden diese Mittel in der Therapie onkologischer Erkrankungen (krebsartiger Krankheiten) eingesetzt. Das ideale Mittel, das nur bösartige Zellen beeinträchtigt, gibt es nicht. Es werden immer auch gesunde Zellen von der Therapie mitbetroffen: Haarausfall, Blutbildungsstörung, Übelkeit, körperliche Schwäche usw. sind deshalb sehr beeinträchtigende Nebenwirkungen. An Mitteln seien nur wenige genannt, die Lenkung der Behandlung gehört in die Hand des Spezialisten: Cyclophosphamid (Endoxan®), Methotrexat, Mercaptopurin (Puri-Nethol®), Vincristin. Häufig werden Steroide (Kortikosteroide), Immunglobuline, Antibiotika, Antimykotika (gegen Pilzerkrankungen wirkend) mit eingesetzt. Immerhin hat diese sehr eingreifende und den Patienten erheblich beeinträchtigende Therapie gerade in der Kinderheilkunde beachtliche Erfolge vor allem in der Behandlung der kindlichen Leukämie gebracht.

3.5 Analgetika und Antipyretika (schmerzlindernde und fiebersenkende Mittel)

Die Mittel dieser Gruppe wirken sowohl fiebersenkend als auch schmerzstillend. Genannt seien Salizylsäurederivate (Azetyl-Salizylsäure, Aspirin, Salicylamid), Anilinderivate (Phenacetin, Paracetamol), Pyrazolderivate (Propyphenazon, Metamizol, Phenylbutazon). Diese Mittel haben eine Reihe von Nebenwirkungen, sie sollten sparsam und gezielt eingesetzt werden. Ein großer Teil der Arzneien dieser Gruppe ist rezeptfrei (Kopf- und Zahnschmerztabletten) zu erhalten. Die Zahl der Präparate ist sehr groß. Viele der Mittel sind Mischpräparate aus zwei Analgetikakomponenten und mit Zusatz von Koffein und Kodein.

Die normale Körpertemperatur wird durch Antipyretika dieser Gruppe nicht gesenkt.

Man muß sich klar darüber sein, daß Linderung von Schmerz und Senkung von Fieber nicht die Ursache des Schmerzes und des Fiebers behebt, sondern nur ein Symptom unterdrückt.

3.6 Morphin

Morphin und seine Derivate (Opiate) sind die am stärksten wirksamen Schmerzmittel, die bei längerem Gebrauch abhängig (süchtig) machen. Sie unterliegen deshalb dem „Gesetz über den Verkehr mit Betäubungsmitteln". Das kindliche Atemzentrum ist gegenüber Morphin und seinen Verwandten ganz besonders empfindlich.

3.7 Sedativa, Hypnotika, Tranquilizer, Neuroleptika, Psychopharmaka

Sie bilden eine recht uneinheitliche Gruppe. Die Zahl dieser Präparate ist in der letzten Zeit sehr angewachsen. Eine Einteilung ist sicher zwanghaft und kann nicht allen Anforderungen und Vorstellungen genügen, sie soll aber der Übersichtlichkeit halber versucht werden.

Sedativa sind Beruhigungsmittel, wie z. B. Hopfen- und Baldrianpräparate, aber auch Barbiturate (Luminal) in schwacher Dosierung.

In stärkerer Dosis wirken Barbiturate als *Hypnotika* oder *Schlafmittel*. Aber eine ganze Reihe anderer Stoffe kann zu dieser Gruppe gezählt bzw. je nach Wirkdauer als Einschlaf- oder Durchschlafmittel verwendet werden: Brom-Harnstoff-Derivate, Alkoholderivate (Chloralhydrat), Benzodiazepinderivate und vieles andere mehr.

Sehr inhomogen ist jene Gruppe, deren Stoffe als *Tranquilizer, Neuroleptika* und *Psychopharmaka* eingesetzt werden, wobei einige Autoren diese drei Bezeichnungen mehr oder weniger synonym verwenden, andere eher eine strengere Trennung vornehmen.

Die psychische Stimmung kann erhöht werden (Euphorika, Psychomimetika), kann beruhigt oder gedämpft werden (Neuroleptika), es kann ein Abbau einer depressiven Stimmung, eine Stimmungsaufhellung bewirkt werden, Zwangsvorstellungen können gedämpft werden (Ataraktika) usw.

3.8 Antiepileptika (Antikonvulsiva)

Diese Mittel werden bei Krampfleiden verordnet (Phenytoin, Primidon, Barbiturate, Valproinsäure, Diazepinderivate u. a.). Ihre Einnahme hat über längere Zeit zu erfolgen, plötzliches Absetzen kann zum Auftreten eines Krampfes führen, Blutbildkontrollen und Kontrollen des Kalkphosphorstoffwechsels sind erforderlich.

3.9 Diuretika (Harntreibende Mittel)

Sie erhöhen die Harnproduktion, dabei werden meist auch Salze (Natrium und Kalium vor allem) vermehrt ausgeschieden, so daß deren Konzentration kontrolliert werden muß. Sie werden sowohl zur Wasserausscheidung als auch zur Natriumelimination verordnet.

3.10 Hustenmittel

Diese sollen entweder das Abhusten erleichtern (Expektorantien) oder den Hustenreiz unterbinden und damit den Husten stillen. Zu letzteren gehören Codein und ähnliche bzw. ähnlich wirkende Substanzen, zu den Expektorantien zahlreiche pflanzliche Stoffe, Ammoniumchlorid, Eukalyptus- und Mentholöl und ähnliches. Hustensäfte gibt es in großer Zahl zum Teil in sinnvollen, zum Teil in unsinnigen Kombinationen.

3.11 Abführmittel (Laxantien)

Dies sind Stoffe, die die Darmentleerung fördern oder erleichtern. Sehr stark wirkende Abführmittel werden Drastika genannt. Bekannt ist z. B. Rhizinusöl, dessen Angriffspunkt im Dünndarm liegt. Nicht oder schwer resorbierbare Salze wie Glaubersalz und Bittersalz, Abführmittel pflanzlicher Herkunft wie Drogen aus Rhabarber, Sennesblättern und aus Aloe, auch synthetische Stoffe wie Phenolphthalein oder Istizin wirken mehr auf den Dickdarm. Eine andere Form der Abführmittel sind Stoffe, die den Stuhl geschmeidig und voluminöser machen wie z. B. Paraffinöl, Kleiepräparate, Agar und ähnliches.

3.12 Hormonpräparate

Hormone von Tier und Mensch ähneln sich sehr, meist sind die Unterschiede so gering, daß man auch tierische Hormone beim Menschen einsetzen kann: Insulin, Hypophysenhinterlappenpräparate, Hypophysenvorderlappenpräparate (ACTH, Choriongonadotropin). An Hormonpräparaten sind noch eine größere Reihe zu nennen: Schilddrüsenpräparate (Thyroxin), Nebennierenmarkhormon (Noradrenalin), Nebennierenrindenpräparate (Kortikosteroide oder Kortikosterone).

Abwandlungen des ursprünglichen Cortisons sind Präparate, die unter dem Namen Prednisolon, Prednison, Hydrocortison und ähnliches geführt werden. Sie haben eine sehr große klinische Bedeutung gewonnen. Eine weitere Gruppe von Hormonpräparaten sind Keimdrüsenhormone: Testosteron, männliches Keimdrüsenhormon, und Östradiol und Progesteron, die weiblichen Hormone. Auch die Kontrazeptiva (empfängnisverhütende Mittel, sog. Antibabypille) enthalten ein ausgewogenes Gestagen-Östrogen-Gemisch.

3.13 Vitaminpräparate

Vitaminmangelkrankheiten sind in Mitteleuropa außerordentlich selten. Außer der Prophylaxe bei jungen Kindern mit Vitamin D ist ihr Einsatz heute nur bei ganz seltenen Krankheiten gerechtfertigt.

3.14 Spurenelemente

Bei ausschließlich parenteraler Versorgung und Ernährung ist die Zufuhr von Spurenelementen erforderlich.

Wie eingangs gesagt, soll keine vollständige Aufzählung aller Arzneimittel aller Gruppen erfolgen, die dargestellten Mittel sollen als Beispiel genügen.

Die Industrie bietet viele Kombinationspräparate an, die zum Teil sinnvoll sind, weil sie dem Patienten die Einnahme mehrerer Tabletten oder Tropfen zur gleichen Zeit dadurch erleichtern, daß alles in ein Dragee oder in eine Tablette gepreßt worden ist. Ein Teil der Kombinationspräparate führt zu einer Verbesserung oder Verstärkung der Wirkung oder zu einer Verminderung der Nebenwirkung. Ein anderer Teil der Kombinationspräparate ist allerdings unsinnig, sie enthalten unwirksame Zusätze oder Zusätze, deren Menge oder Konzentration keinen wesentlichen Effekt verbürgt.

Die bisher erwähnten und noch viele weitere Präparate werden als **allopathische** Mittel zusammengefaßt, das sind die Mittel der eigentlichen Schulmedizin. Sie lassen sich exakt dosieren, es besteht eine Dosis-Wirkungs-Beziehung, ihr Effekt ist naturwissenschaftlich und experimentell nachweisbar und reproduzierbar.

3.15 Homöopathische Mittel

Die Homöopathie behandelt Krankheiten mit sehr geringen Dosen von Wirkstoffen, die Inhaltsstoffe werden so verdünnt, daß zum Teil sogar der chemische Nachweis nicht mehr gelingt und auch nicht mehr gelingen kann, wenn z. B. in 1 l Lösungsmittel nur noch ein Molekül Wirkstoff oder noch weniger enthalten ist. Durch sog. Potenzieren (Verdünnen in vielen Stufen) sollen Kräfte und „Erinnerungen" freigemacht werden. Ein Wirksamkeitsnachweis in naturwissenschaftlichem Sinne ist nicht möglich, er wird vom Bundesgesundheitsamt für die Zulassung derartiger Mittel auch nicht gefordert. Die Schulmedizin verwendet diese Substanzen höchstens als Plazebo, als Scheinpräparat.

Weiterführende Literatur

HARNACK, G.-A. v., HEIMANN, G.: Therapie der Krankheiten des Kindesalters. 8. Auflage, Springer, Berlin 1990

HOFMANN, H. P., KLEINSORGE, H.: Kleine Pharmakologie. 5. Auflage, Fischer, Stuttgart 1987

SCHWEIER, P.: Pharmakotherapie im Kindesalter. 5. Auflage, Marseille, München 1990

3. Teil: Das Neugeborene und das Frühgeborene

Dieter Lüders, Günter Mau

1 Einleitung

In jeder Kinderklinik stellen Neu- und Frühgeborene einen wesentlichen Anteil aller Patienten dar. Der abrupte Übergang von dem intra- zum extrauterinen Leben birgt für das Kind erhebliche Belastungen und Gefahren. So ist es beispielsweise innerhalb von wenigen Minuten gezwungen, eine eigene Atmung herzustellen; der Sauerstoffaustausch wie die Zufuhr von Glukose und Eiweiß, aber auch die Entgiftung über die Plazenta wird mit dem Zerschneiden der Nabelschnur unterbrochen. Bis in das hohe Alter hinein unterliegt keine Altersgruppe einem so hohen Risiko zu sterben oder lebensbedrohlich zu erkranken wie das Neugeborene.

Aber nicht nur die Gefährdung durch die Geburt spielt für das weitere Schicksal des Menschen eine so große Rolle, sondern ebenfalls der Verlauf der vorangegangenen Schwangerschaft. In den Wochen und Monaten nach der Zeugung entscheidet sich, ob das Kind beispielsweise mit einer (nicht erblich bedingten) Fehlbildung zur Welt kommt, ob seine Entwicklung durch Infektionen gestört wird und ob die Versorgung über die Plazenta ausreicht, ein normales Wachstum, auch seines Gehirns, zu gewährleisten. Die Auslösung vorzeitiger Wehen kann sowohl vom kindlichen wie vom mütterlichen Organismus ausgehen, eine vorzeitige Geburt ist für das Kind immer eine existentielle Bedrohung.

Ungefähr 93% aller Neugeborenen kommen am Termin, d. h. nach einer Schwangerschaftsdauer von 37 Wochen und mehr auf die Welt. Etwa 6% der Neugeborenen wiegen 2500 g oder weniger, die amtliche Statistik spricht bei diesen Kindern von Frühgeborenen.

Genaugenommen gliedern sich die untergewichtigen Kinder (bis zu 2500 g Geburtsgewicht) aber in zwei ursächlich zu trennende Gruppen auf: ca. ⅔ sind wirklich zu früh Geborene, ihre Tragzeit ist verkürzt. Sie beträgt weniger als 259 Tage. ⅓ der untergewichtigen Kinder wird aber am Termin geboren, ist also trotz ihres Untergewichtes „reif". Diese Kinder haben im Mutterleib aus den verschiedensten Gründen Mangel gelitten und sind im Wachstum retardiert. Sie werden als pränatal *dystrophe oder hypotrophe Neugeborene* oder *Mangelgeburten* bezeichnet *(small for date oder small for gestational age)*. Ein kleiner Teil der Neugeborenen ist trotz einer verkürzten Tragzeit schwerer als 2500 g.

Die Beurteilung der Schwangerschaftsdauer erfolgt im allgemeinen auf Grund des von der Mutter angegebenen Termins der letzten Regel (s. S. 433). Da diese Angaben aber oft sehr unsicher sind, kann nach der Geburt durch eine graduelle Bewertung der Haut und anderer sichtbarer Organe die kindliche Reife geschätzt werden. In Tabelle 3.1 und 3.2 ist eine solche Schätzung aufgeführt. Wenn zusätzlich neurologische Merkmale wie beispielsweise der Muskeltonus und das Vorhandensein bestimmter Reflexe bei der Beurteilung genutzt werden, gelingt es im allgemeinen, die Tragzeit mit einer Genauigkeit von ca. 14 Tagen zu schätzen.

Die gleichzeitige Darstellung von Geburtsgewicht und Tragzeit in Form sog. Perzentilkurven erlaubt eine gute, risikoorientierte Beurteilung des fetalen Wachstums (Abb. 3.1). Die Kurven entsprechen dem Wachstumsverlauf in utero, das Intervall zwischen der 10. und 90. Perzentile gibt die normale Streubreite der Natur für eine bestimmte Tragzeit an. Kinder mit einem Geburtsgewicht unter der 10. Perzentile sind für ihre Tragzeit untergewichtig (hypotroph), die mit einem Gewicht über der 90. Perzentile übergewichtig (hypertroph). Je weiter sich das jeweilige Gewicht von diesen Durchschnittskurven entfernt, um so ausgeprägter ist der Grad der Störung. Identische Kurven existieren für die Körperlänge und vor allem auch für den frontookzipitalen Kopfumfang, so daß mit Hilfe dieser Kurven auch eine Zuordnung des Schädelwachstums und damit der Hirnentwicklung gelingt.

Tabelle 3.1 Reifeschema (nach FARR). Beurteilungskriterien der somatischen Reife. Die Punktezahl wird addiert.

Score	0	1	2	3	4
Ödem	Ödem an Händen und Füßen: auf Druck Delle prätibial	kein Ödem an Händen und Füßen: auf Druck Delle prätibial	kein Ödem		
Hauttextur	sehr dünn, gelatinös	dünn und weich	weich, mitteldick, Rash oder oberflächliche Schuppung	dicker, oberflächliche Schuppen und Abschilferung, besonders an Händen und Füßen	dick, pergamentartig, oberflächliche oder tiefe Spalten
Hautfarbe	dunkelrot	überall rosig	blaßrosa, wechselnd über dem Körper	blaßrosa, ganz rosig nur Ohren, Lippen, Handflächen und Fußsohlen	
Hauttransparenz (am Stamm)	zahlreiche Venen und Venolen klar sichtbar, besonders über Abdomen	Venen und zuführende Gefäße sichtbar	wenige große Gefäße über Abdomen klar sichtbar	wenige große Gefäße über Abdomen unklar sichtbar	keine Gefäße sichtbar
Lanugo (Rücken)	kein	zahlreich, lang und dicht über Rücken	Haar spärlich, besonders kaudal	geringe Menge Lanugo, dazwischen kahle Areale	mindestens die Hälfte des Rückens ohne Lanugo
plantare Furchen	fehlend	schwache, rötliche Linien über der vorderen Hälfte	rötliche Linien vordere Hälfte, Furchen (vorderes Drittel)	Furchung mehr als vorderes Drittel	tiefe Furchen mehr als vorderes Drittel
Mamille	knapp sichtbar, ohne Areola	Warze gut abgegrenzt, Areola glatt und flach, $\varnothing < 0{,}75$ cm	Areola gepünktelt, nicht erhaben, $\varnothing <$ 0,75 cm	Areola gestippelt, erhaben, $\varnothing < 0{,}75$ cm	
Brustdrüse	keine	Drüsenkörper ein- oder beidseitig, $\varnothing < 0{,}5$ cm	Drüsenkörper beidseitig vorhanden: ein- oder beidseitig 0,5–1,0 cm $\varnothing$	Drüsenkörper beidseitig vorhanden: ein- oder beidseitig $> 1{,}0$ cm $\varnothing$	
Ohrform	Ohrmuschel flach, formlos, Helix fehlt	beginnende Helixeinbiegung	partielle Faltung der ganzen Helix	Helix voll eingebogen	
Ohrfestigkeit	Ohrmuschel weich, leicht faltbar, kein Rückschlag	Ohrmuschel weich, leicht faltbar, langsamer Rückschlag	Knorpel bis zum Rand der Ohrmuschel weich, Rückschlag vorhanden	Ohrmuschel fest, Knorpel bis zum Rand, sofortiger Rückschlag	
Genitale ♂	kein Deszensus	wenigstens ein Hoden im Skrotalhals	wenigstens ein Hoden ganz deszendiert		
Genitale (Hüften halb abduziert) ♀	Labia majora weit klaffend, Labia minora vorstehend	Labia majora decken fast Labia minora	Labia majora decken ganz Labia minora		

Tabelle 3.2 Anhand der Summe der Reifepunkte aus Tabelle 3.1 kann hier das geschätzte Gestationsalter abgelesen werden (nach FARR).

Reife-punkte	Gestations-alter in Wochen	Reife-punkte	Gestations-alter in Wochen	Reife-punkte	Gestations-alter in Wochen
5	28,1	15	35,9	25	40,3
6	29,0	16	36,5	26	40,6
7	29,9	17	37,1	27	40,8
8	30,8	18	37,6	28	41,0
9	31,6	19	38,1	29	41,1
10	32,4	20	38,5	30	41,2
11	33,2	21	39,0	31	41,3
12	33,9	22	39,4	32	41,4
13	34,6	23	39,7	33	41,4
14	35,3	24	40,0	34	41,4

Die Zuordnung eines Neugeborenen entsprechend der Abb. 3.1 erlaubt eine Schätzung seines aktuellen Risikos:

1. Eutrophe reife Kinder; sie stellen die große Gruppe mit dem geringsten Risiko dar.
2. Hypotrophe reife Neugeborene; ihr Risiko hängt vor allem vom Grad der Mangelentwicklung, insbesondere der Mangelentwicklung ihres Gehirnes ab.
3. Hypertrophe Neugeborene; sie haben auf Grund ihrer Körpergröße vor allem ein erhöhtes Geburtsrisiko.
4. Eutrophe, für ihre Tragzeit normalgewichtige Frühgeborene; ihr Risiko hängt vor allem vom Ausmaß der Unreife ab.
5. Hypotrophe Frühgeborene; ihr Risiko hängt neben der Unreife auch vom Ausmaß der Hypotrophie, insbesondere wieder von dem Ausmaß der Hirnmangelentwicklung ab.
6. Hypertrophe Frühgeborene; es handelt sich oft um Kinder diabetischer Mütter mit dem entsprechenden Risiko.
7., 8., 9. Es handelt sich um übertragene Neugeborene; auf Grund der verbesserten geburtshilflichen Diagnostik sind sie sehr selten geworden.

Der wichtigste – wenn sicher auch nicht alleinige – Gradmesser eines Risikos ist die perinatale Sterblichkeit und im weiteren Verlauf die Säuglingssterblichkeit.

Unter der perinatalen Sterblichkeit versteht man die Summe der Totgeborenen und in den ersten sieben Lebenstagen Gestorbenen. Sowohl die perinatale Mortalität wie die Säuglingssterblichkeit

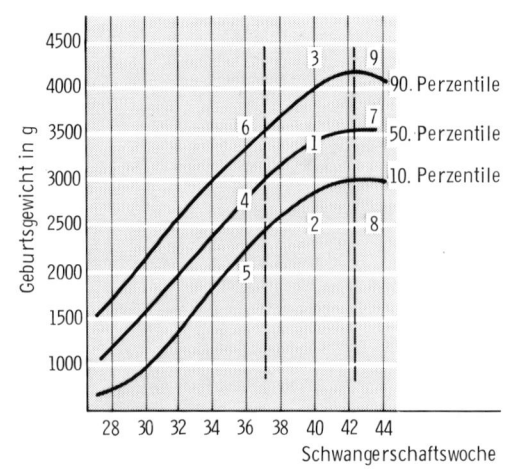

Abb. 3.1 Fetales Wachstum, dargestellt in Perzentilkurven, und Risikogruppen.

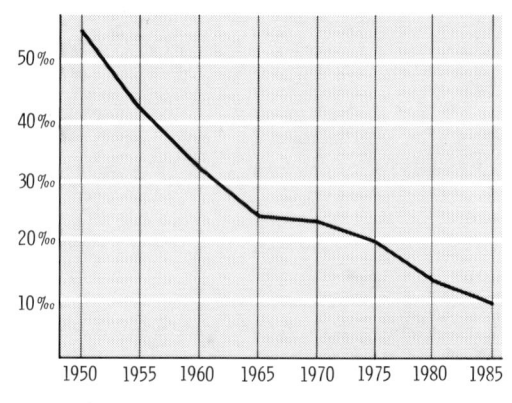

Abb. 3.2 Säuglingssterblichkeit in der Bundesrepublik Deutschland ab 1950, bezogen auf 1000 Lebendgeborene.

(Sterblichkeit in den ersten 12 Lebensmonaten) ist auf Grund der Fortschritte im Bereich der Geburtshilfe und der Kinderheilkunde drastisch gesunken (Abb. 3.2); die erstere betrug 1987 7,3 Kinder auf 1000 Lebendgeborene, die zweite 8,3‰. Im Gegensatz zu früher braucht die Bundesrepublik Deutschland den Vergleich mit anderen europäischen Ländern nicht mehr zu scheuen, trotzdem gibt es sowohl in Europa wie aber auch innerhalb der Bundesrepublik regionale Unterschiede, die beweisen, daß Verbesserungen unverändert möglich sind.

Im folgenden soll nun auf die spezielle Problematik und Gefährdung des Früh- und Neugeborenen eingegangen werden, bezüglich weiterer Einzelheiten wird zusätzlich auf die jeweiligen Fachkapitel verwiesen.

2 Gefährdung durch prä- und perinatal wirkende Belastungsfaktoren

Alle Belastungen und Reize, die auf den Organismus der Schwangeren einwirken, haben mittel- oder unmittelbar auch Auswirkung auf das ungeborene Kind. Allerdings stellt vor allem die Plazenta eine gewisse schützende Schranke dar, so daß beispielsweise nicht alle Stoffwechselprodukte und Nahrungsmittelanteile ungehindert auf das Kind übergehen können.

Da eine direkte Untersuchung des Ungeborenen ohne Spiegelung der Fruchthöhle nicht möglich ist, ist bei Erkrankung oder anderer Belastung der Mutter oft nicht sicher zu entscheiden, ob das Kind gefährdet ist oder nicht. So kann beispielsweise auch die Entscheidung, ob bei einer Krankheit der Mutter eine Interruptio durchgeführt werden soll, sehr schwerfallen. Methoden wie Ultraschalluntersuchungen oder biochemische Untersuchungen, z. B. aus dem Urin der Mutter, sind vor allem in der 2. Hälfte der Schwangerschaft sehr wertvoll, um Notsituationen und Gefahren für das Kind zu entdecken.

Die Gefährdung der Frucht setzt bereits früh ein. Fehlbildungen entstehen nicht nur auf dem Boden vererbter Krankheiten, d. h. der jeweiligen *Erbanlage* der Eltern (s. auch Kapitel Humangenetik im Band I). *Chemische Stoffe, virusbedingte Entzündungen, ionisierende Strahlung* und andere, oft nicht zu identifizierende Noxen können während der ersten Schwangerschaftsmonate wirksam werden und die normale Entwicklung stören; man spricht in solchen Fällen von *teratogen* wirkenden Substanzen. Bekanntlich findet in den ersten drei Monaten der Schwangerschaft die Organausbildung *(Organogenese)* statt. Während dieser Zeit wird die Leibesfrucht als *Embryo* bezeichnet; treten in dieser Phase Störungen auf, so können Fehlentwicklungen der verschiedenen Organanlagen entstehen, das Resultat ist eine *Mißbildung*. Alle während dieser Entwicklungsstufe entstandenen Störungen werden als **Embryopathie** bezeichnet. Nach Abschluß der Embryonalperiode sprechen wir vom *Fetus*. Die Anlage der Organe ist abgeschlossen, es folgt in der Fetalperiode die Reifung und das Wachstum des Organismus. So können in dieser Entwicklungsperiode Mißbildungen im eigentlichen Sinne nicht mehr entstehen, trotzdem kann aber die durch Krankheit oder andere Schäden bedingte Zerstörung bereits angelegter Organe zum Ausfall oder zur Minderung der Funktionen führen. Wir sprechen in diesen Fällen von einer **Fetopathie.** Wenn die Schädigung des Kindes chronisch ist, so gehen im allgemeinen Embryopathie und Fetopathie nahtlos ineinander über, wie wir es beispielsweise bei der pränatalen Rötelninfektion oder beim embryo-fetalen Alkoholsyndrom sehen.

2.1 Medikamente und Genußmittel

2.1.1 Medikamente in der Frühschwangerschaft

Ein typisches Beispiel für eine Störung der Frühschwangerschaft durch die Einwirkung von Medikamenten ist die *Contergan-Katastrophe*. Dieses Schlaf- und Beruhigungsmittel verursachte bis zur Entdeckung seiner Gefährlichkeit bei mehreren tausend Kindern vor allem Fehlbildungen der Extremitäten. Bestimmte Medikamente, wie z. B. *Zytostatika*, sind ebenfalls teratogen wirksam; für die meisten heute während der Schwangerschaft gebräuchlichen Therapeutika ist das Risiko allerdings nur relativ gering. Trotzdem darf eine medikamentöse Behandlung während der Gravidität nur bei sehr strenger Indikation durchgeführt werden; dabei muß aber auch bedacht werden, daß das Risiko durch die bestehende Krankheit bei Verzicht auf die Therapie größer sein kann als das Risiko einer Medikamentenverabreichung. Dies gilt beispielsweise ganz besonders für die Gruppe der *Antiepileptika*. Obwohl einige von ihnen Anomalien hervorrufen können, ist für Mutter und Kind die Gefährdung durch einen großen epileptischen Anfall sehr viel höher einzuschätzen.

2.1.2 Medikamente in der Spätschwangerschaft

Medikamente können, auch zu einem späteren Zeitpunkt der Schwangerschaft gegeben, für das Neugeborene problematisch sein: So führt *Diazepam (Valium®)*, unter der Geburt in höherer Dosierung verabreicht, zu einer allgemeinen Muskelhypotonie und damit zur Ateminsuffizienz des Neugeborenen. *Dolantin* kann das Atemzentrum des Kindes unter der Geburt lähmen, so daß entsprechende Gegenmittel bei der Reanimation gegeben werden müssen. Bestimmte *Antirheumatika*, in höheren Dosierungen gegeben, können in den Prostaglandin-Stoffwechsel des Kindes eingreifen. Im Prinzip gilt aber, daß auf Grund der Reife das Risiko für das ungeborene Kind in der zweiten Schwangerschaftshälfte geringer als in der ersten Hälfte ist.

2.1.3 Alkohol

Alkohol, in größeren Mengen während der Schwangerschaft genossen, kann zu einem Fehlbildungskomplex führen. Die Kinder sind bei Geburt untergewichtig, mikrozephal, ihre Gesichtszüge weisen typische Dysmorphien auf, oft finden sich Herzfehler und andere größere Mißbildungen (Abb. 3.3). Die Ausprägung dieses sog. *embryo-fetalen Alkoholsyndroms* scheint ganz wesentlich vom Grad der Alkoholsucht der Schwangeren abzuhängen. Aber auch bei geringem Mißbrauch, selbst in der Spätschwangerschaft, kann es zur Auswirkung auf den Feten kommen. Es finden sich dann zwar weniger Mißbildungen als eine allgemeine körperliche Mangelentwicklung bei der Geburt. Kinder mit einem schweren embryo-fetalen Alkoholsyndrom holen ihren Entwicklungsrückstand nie ganz auf, in leichteren Fällen kann er vermutlich durch Förderung zumindest teilweise ausgeglichen werden.

2.1.4 Zigaretten

Auch Rauchen während der Schwangerschaft führt zur Beeinträchtigung des fetalen Wachstums. Die Kinder sind durchschnittlich 250 g leichter als solche von nichtrauchenden Schwangeren. Bereits bei mehr als 5 Zigaretten pro Tag finden sich entsprechende Wachstumsretardierungen; bei starken Raucherinnen ist außerdem die Fehlgeburten- und Neugeborenensterberate erhöht, Fehlbildungen finden sich allerdings nicht vermehrt.

2.1.5 Drogen

Kinder drogenabhängiger Mütter sind sehr oft hypotroph; die Ursachen dürften vielfältig sein, die im allgemeinen anzutreffende Fehlernährung der Mutter spielt sicher die wichtigste Rolle. Nach der Geburt kommt es in vielen Fällen zu einem akuten *Entzugssyndrom* bei den Kindern mit erheblicher Hyperexzitabilität, so daß eine entsprechende Behandlung notwendig wird. Ein zunehmendes Problem stellt das gleichzeitige Vorkommen von HIV-Infektionen (AIDS) dar.

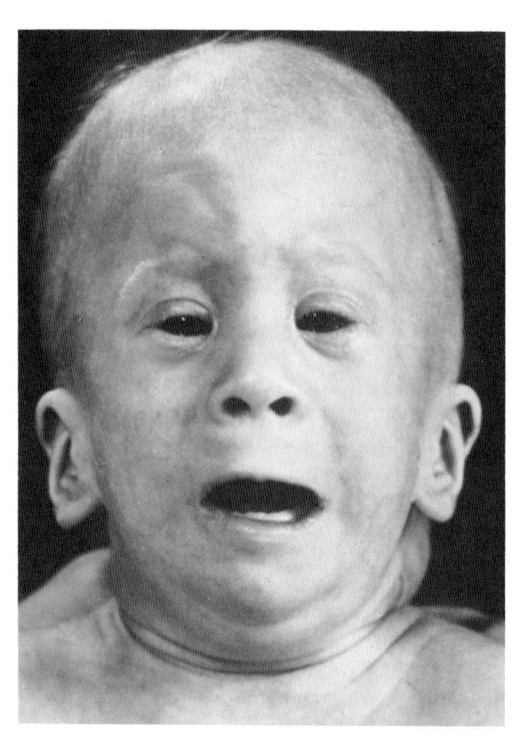

Abb. 3.3 Embryofetales Alkoholsyndrom.

2.2 Strahlen

Ionisierende Strahlen (Röntgen, Betriebsstörungen von Kernkraftwerken usw.) können sowohl das Erbgut (Mutagenität) wie auch die Entwicklung des Embryos und Feten schädigen. Schwangere sollen deswegen, wenn irgend möglich, keiner Strahlung ausgesetzt werden. Die Erfahrung mit versehentlichen Röntgenuntersuchungen während der Schwangerschaft wie auch die nach der Reaktorkatastrophe von Tschernobyl zeigen aber, daß im allgemeinen relativ hohe Dosen notwendig sind, um die Schwangerschaft zu gefährden.

> Diese Erfahrungen dürfen aber auf keinen Fall, insbesondere auch nicht schwangere Schwestern, dazu verleiten, im Umgang mit Röntgenstrahlen leichtsinnig zu sein.

2.3 Schwangerschaftsspezifische Erkrankungen

2.3.1 Gestose

Die für den Feten und die Mutter wichtigste schwangerschaftsspezifische Störung ist die sog. *Gestose;* hierbei handelt es sich um ein komplexes Krankheitsbild, das bei der Schwangeren zu Ödemen, Proteinurie und Hochdruck führt (EPH-Gestose). Die Plazenta wächst nicht mehr ausreichend, ihre Blutgefäßversorgung ist krankhaft verändert. Die Folge ist, daß weder genügend Sauerstoff noch ausreichend Nährstoffe auf den Fetus übergehen können. Es kommt so zu einem mangelnden Wachstum der Frucht, zu einer Hypo- oder Dystrophie, gleichzeitig wegen des chronischen Sauerstoffmangels zu einer sehr starken Blutneubildung. Die Kinder wiegen zum Zeitpunkt der Geburt (und das muß nicht immer der erwartete Termin sein) weniger als man im Normalfall auf Grund ihres Gestationsalters erwarten könnte. Sie sind mager; der Kopf ist dabei relativ groß, da die Dystrophie erst im 2. Teil der Schwangerschaft eingesetzt hat und der Körper versucht, das Gehirn vordringlich mit Nährstoffen zu versorgen. Obgleich diese Kinder blaß aussehen, ergibt eine Prüfung des Hämoglobingehaltes überproportional hohe Werte. Da diese Kinder durch die vorbestehende *Plazentainsuffizienz* gewissermaßen mit einem Handikap zur Welt kommen, sind sie für alle weiteren Anpassungsstörungen postpartal besonders anfällig.

2.3.2 Störungen bei Fruchtwassermangel

Normalerweise schwimmt das ungeborene Kind frei in dem die Amnionhöhle ausfüllenden Fruchtwasser, es hat so einen gewissen Platz für Bewegungen zur Verfügung. Kommt es aus den verschiedensten Gründen zum Mangel an Fruchtwasser *(Oligohydramnion),* so kann das für das Kind nicht ohne Folgen bleiben.

Bei einer gänzlichen Fehlanlage der Nieren (POTTER-*Syndrom)* kommt es beispielsweise zu einem schwersten Mangel an Fruchtwasser. Das Kind hat keinen Platz für seine Entwicklung, unter anderem wird auch das Gesicht des Ungeborenen durch den Druck des Uterus deformiert (POTTER-*Gesicht);* außerdem können sich die Lungenanlagen, vermutlich wegen der fehlenden Fruchtwasserdurchflutung, nicht ausreichend entwickeln, so daß nach der Geburt die schwere Ateminsuffizienz im allgemeinen zum schnellen Tode führt.

In weniger dramatischen Fruchtwassermangel-Situationen, aber auch bei eingeengtem Platz infolge von Uterus-Fehlbildung (z. B. beim Uterus bicornis) können die Kinder Druckveränderungen im Bereich des Gesichtes und des Schädels, einen *Schiefhals, Fußdeformitäten* und anderes entwickeln; in schweren Fällen können diese Veränderungen wie Fehlbildungen erscheinen. Häufig muß eine orthopädische oder krankengymnastische Korrektur-Behandlung durchgeführt werden.

Quer durch die Amnionhöhle verlaufende Amnion-Stränge in der Frühschwangerschaft können Abschnürungen an den Extremitäten und schwerste Verstümmelungen im Bereich des Gesichtes hervorrufen, man spricht hierbei von *amniotischen Schnürfurchen.* Die Ursache ist unbekannt.

2.4 Gefahren durch die Geburt

Die Geburt selbst stellt für das Kind eine Gefährdung erheblichen Ausmaßes dar. Unter den Wehen werden große Drücke wirksam, die das Kind durch den Geburtskanal hindurchpressen. In dem Moment, in dem der Kopf des Neugeborenen durchtritt, wird er plötzlich von diesem Druck befreit, so daß es zu starken Druckschwankungen kommt. Da bei Beckenendlage nicht der größte Teil des Kindes (nämlich der Schädel) vorangeht, ist hier die Gefahr sehr groß, daß sich zu Ende der Geburt der Schädel des

Kindes in den nicht ausreichend ausgeweiteten Geburtswegen „verhakt". Insgesamt erscheint es deswegen nicht verwunderlich, daß es gerade unter der Geburt sowohl zu mechanischen Verletzungen wie auch zu akutem Sauerstoffmangel des Kindes kommen kann.

2.4.1 Geburtsgeschwulst bzw. Kopfgeschwulst (Caput succedaneum)

Die Geburtsgeschwulst entsteht an dem bei der Geburt vorangehenden Körperteil. So kommt es durch den auf den Schädel wirkenden Druck auf dem Scheitelpunkt zu einer mechanisch bedingten Schwellung, bestehend aus Ödemen und kleineren Einblutungen (Abb. 3.4). Diese Kopfgeschwulst ist ungefährlich, es sei denn, sie infiziert sich. Sie bildet sich in wenigen Tagen zurück und bedarf im allgemeinen keiner Behandlung.

2.4.2 Kopfblutgeschwulst (Kephalhämatom) und Kopfschwartenhämatom

Streng davon zu unterscheiden ist das Kephalhämatom (Abb. 3.5). Hier kommt es durch Scherkräfte, ganz besonders oft beim Einsatz der Saugglocke, zu einem Abscheren der Knochenhaut und einer Blutung zwischen Knochen und äußerer Knochenhaut. Diese Blutung überschreitet *nie die Schädelnähte;* manchmal ist sie allerdings doppelseitig. Im Bereich der Blutung finden sich nicht selten Schädelfrakturen. Wenn das Kephalhämatom nicht exzessiv groß ist, ist eine Therapie nicht notwendig. Es wird im Laufe von Wochen und Monaten aufgesaugt. Der kleine zurückbleibende Knochenbuckel wird während der Kindheit im wesentlichen ausgeglichen.

Blutungen zwischen Kopfschwarte und Knochenhaut sind extrem selten; sie können wegen des großen Blutverlustes allerdings bedrohlich werden *(Kopfschwartenhämatom).*

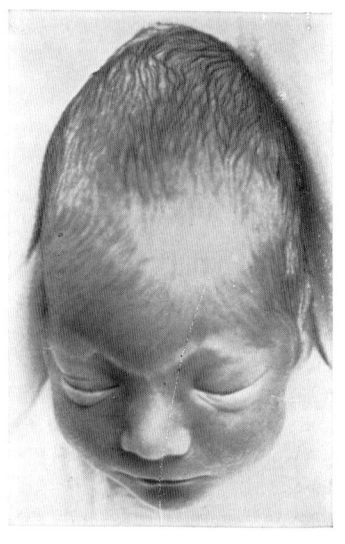

Abb. 3.4 Geburtsgeschwulst. Man sieht eine Schwellung am Hinterkopf des Neugeborenen. Die Schwellung liegt in der Mittellinie des Kopfes ohne Rücksicht auf die Schädelnähte.

2.4.3 Schiefhals

Bei der belasteten Geburtsmechanik der Beckenendlagen-Kinder kann es zur Überdehnung und zum Einreißen des Kopfwendermuskels kommen. Die sich im Muskel ausbildende Verhärtung kann zur Kontraktur des Muskels und damit zu einem Schiefhals führen. Dabei blickt das Kind wegen der Verkürzung des Musculus sternocleidomastoideus von der betroffenen Seite weg, der Kopf ist zur betroffenen Seite geneigt. Die Behandlung erfolgt durch Lagerung, indem der Verkürzung der Muskulatur entgegengewirkt wird, und vor allem durch entsprechende Krankengymnastik. In seltenen Fällen muß zu einem späteren Zeitpunkt operiert werden.

2.4.4 Geburtslähmungen

Wieder vor allem bei Beckenendlagen-Geburten, aber auch bei schwer verlaufenden anderen Entbindungen kann es zur Überdehnung und Zer-

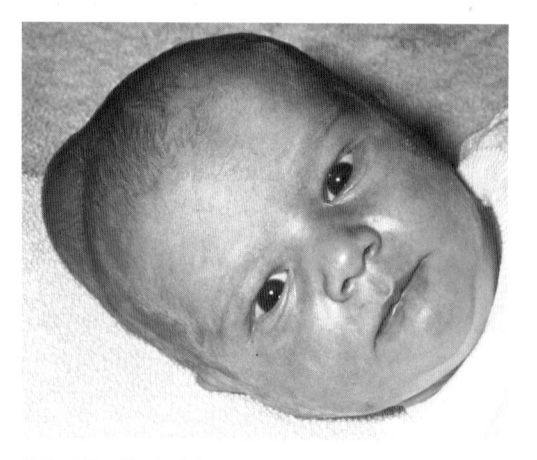

Abb. 3.5 Kephalhämatom.

rung des *Armnervenplexus* im Bereich des Halses mit entsprechender Armlähmung kommen. Nicht selten ist eine entsprechende Plexuszerrung auch mit dem *Bruch eines Schlüsselbeines* kombiniert; aber bereits diese *Klavikulafraktur* allein kann eine Plexuslähmung auf Grund der schmerzhaften Bewegungseinschränkung vortäuschen. Bei den Plexuslähmungen unterscheidet man eine obere und untere Lähmung.

Erbsche (obere) Lähmung

Der Arm hängt schlaff herab mit *innenrotierter Hand* (Abb. 3.6). Die Finger können bewegt werden. Gleichzeitig kann durch Mitbeteiligung des Nervus phrenicus eine Lähmung des Zwerchfelles auftreten. Zur Behandlung wird der Arm anfänglich gelagert; nach Abklingen der Schmerzen soll sehr bald mit einer aktiven Bewegungstherapie begonnen werden. Die Prognose ist im allgemeinen gut.

Klumpkesche (untere) Lähmung

Bei der unteren Lähmung sind der Unterarm und die *Hand betroffen, die nicht mehr bewegt* werden. Diese Lähmungsform ist sehr viel seltener als die obere. Die Prognose ist schlechter; es bleiben sehr oft Restlähmungen zurück.

Fazialisparese

Nicht nur nach Zangengeburten können Lähmungen des Gesichtsnervs (N. facialis) auftreten (Abb. 3.7). Sie zeigen sich darin, daß beim Schreien die entsprechende Gesichtshälfte nicht verzogen wird. Allerdings kann ein ähnliches Phänomen hervorgerufen werden, wenn bei einem Kind auf der einen Seite die unter der Haut liegende Unterlippenmuskulatur ungenügend innerviert ist *(schiefes Schreigesicht)*. Die Prognose der traumatischen Fazialislähmung ist gut. Abzugrenzen davon ist die eigentliche angeborene Fazialislähmung durch Fehlen des entsprechenden Nervenkernes in der Medulla oblongata (MOEBIUSsche Kernaplasie). Hier bleibt die Fazialisparese bestehen.

2.4.5 Traumatische Hirnblutungen

Hirnblutungen sind vor allem bei Frühgeborenen nicht selten, die Mehrzahl von ihnen ist hypoxisch bedingt, sie werden bei den Anpassungsstörungen abgehandelt. Bei sehr belastender Geburt kann es aber darüber hinaus zu traumatisch bedingten Hirnblutungen kommen, es handelt sich hier überwiegend um *Subarachnoidalblutungen* oder aber auch schwere Einblutungen mit Verschiebung der Gehirnmassen. Die Subarachnoidalblutungen fallen oft nur durch unspezifische Anpassungsstörung des Neugeborenen auf,

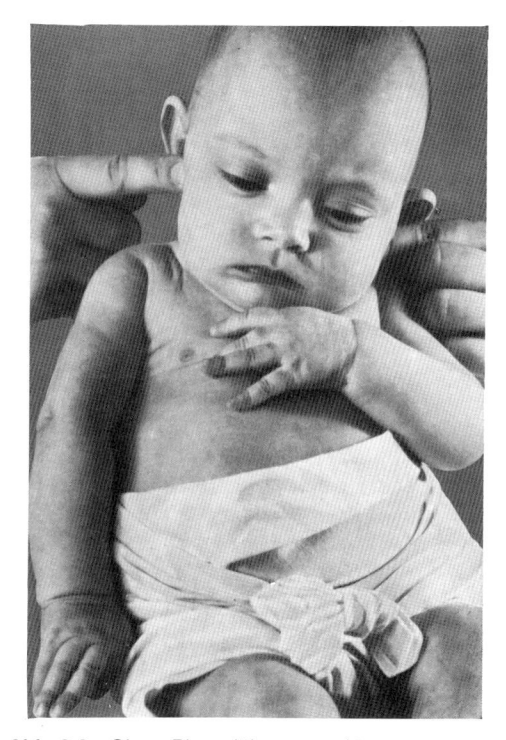

Abb. 3.6 Obere Plexuslähmung rechts.

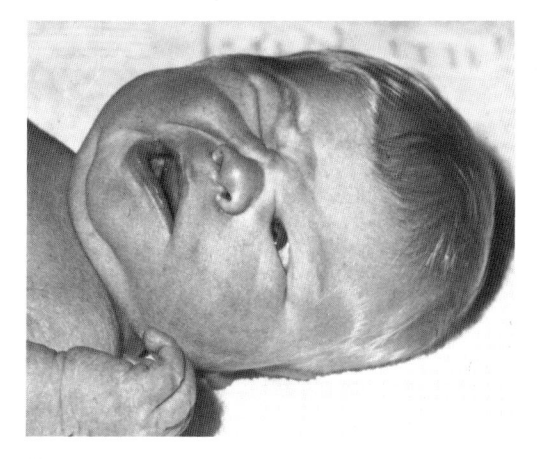

Abb. 3.7 Fazialisparese; beim Schreien wird die betroffene Seite nicht verzogen.

sie entziehen sich oft auch der Diagnostik mit Ultraschall und werden erst durch Lumbalpunktion und Computertomogramme nachgewiesen. Schwere Einblutungen bei Kleinhirnzelteinrissen mit Massenverschiebung und dergleichen führen zu einem schweren Krankheitsbild des Neugeborenen mit Hirndrucksymptomatik und vitaler Bedrohung (s. auch S. 45). In letzteren Fällen muß ggf. neurochirurgisch interveniert werden.

2.4.6 Verletzungen von Bauchorganen

Bei Beckenendlagen – aber nicht nur dann – kann es z.B. auf Grund von geburtshilflichen Manipulationen oder von zu heftigen Wiederbelebungsversuchen zu Verletzungen innerer Organe kommen, nämlich zur *Milzruptur* bzw. zu Blutungen unter die Milzkapsel oder zur *Leberruptur*. Auch hier werden häufig Blutungen unter die Kapsel beobachtet (subkapsuläres Leberhämatom). Teilweise tritt innerhalb der ersten Lebenswoche ein *Leberkapselriß* auf (sog. zweizeitige Ruptur). In all diesen Fällen besteht Verblutungsgefahr (Schocksymptome!), bzw. es entwickelt sich eine Anämie. Auch andere Organe können betroffen sein (Nebennierenblutungen, Verletzungen des Magens etc.).

2.5 Prä- und perinatale Infektionen

Ein weiteres, wichtiges Kapitel prä- und perinataler Gefährdung des Kindes stellen Infektionen dar. Überwiegend kommen für das Kind zwei Infektionswege in Betracht: über den Blutweg, also *hämatogen*, und aufsteigend über die Geburtswege, also *aszendierend*.

2.5.1 Pränatale Infektionen

Die pränatale Infektion entsteht im allgemeinen *hämatogen*. Da die Plazenta als Barriere zwischen dem mütterlichen und dem kindlichen Kreislauf geschaltet ist, führt nicht jede Infektion der Mutter zwangsläufig zur Ansteckung der Frucht. Auch dann, wenn der Embryo oder vor allem der Fet infiziert ist, gelingt es ihm doch in vielen Fällen, mit der Infektion fertig zu werden und sie ohne gröbere Schäden auszuheilen. Erfreulicherweise ist deswegen eine Schädigung des ungeborenen Kindes – mit Ausnahme bestimmter Infektionen – eher die Ausnahme. Die Entscheidung kann aber im allgemeinen erst bei der Geburt gefällt werden; zum Zeitpunkt der mütterlichen Infektion ist das individuelle Risiko des Kindes oft nur sehr schwer abzuschätzen.

Konnatales Rötelnsyndrom

Das Rötelnvirus ist die häufigste Ursache einer virusbedingten Embryopathie. Im Jahre 1941 hat der australische Augenarzt GREGG eine Häufung angeborener Linsentrübungen (Katarakte) beobachtet und festgestellt, daß die Mütter dieser Kinder in den ersten Monaten der Schwangerschaft an Röteln erkrankt waren. Gregg fand außerdem, daß teilweise neben den

> *Linsentrübungen*
> *Innenohrschwerhörigkeit* und
> *Herzfehler*

vorlagen. Die Augenschädigung ist übrigens nicht immer auf die Linse beschränkt – wenn beide Augen eine Katarakt aufweisen, besteht Blindheit –, sondern auch andere Augenanomalien kommen vor, z.B. kann der Augapfel als Ganzes zu klein sein *(Mikrophthalmus)*. Die Innenohrschwerhörigkeit kann ganz unterschiedliche Schweregrade aufweisen und *fast bis zur Taubheit* gehen. Besonders bedauernswert sind diejenigen Kinder, die nicht nur weitgehend blind, sondern auch fast taub sind. Bei den Herzfehlern handelt es sich meistens um einen *offenen Ductus arteriosus* oder um *Scheidewanddefekte*.

Neben dieser Trias (Schädigungen von Auge, Innenohr und Herz) gibt es noch weitere Schädigungsmöglichkeiten, die zahlenmäßig von geringerer Bedeutung sind, nämlich Mikrozephalus (kleiner Kopf) mit psychomotorischer Retardierung, Zahnschmelzdefekte u.a. Die Abortrate ist erhöht.

Welche Organe – isoliert oder in Kombination – im einzelnen geschädigt werden, hängt vom Zeitpunkt der Rötelninfektion ab: Die Entwicklung eines jeden Organs ist an eine bestimmte Zeit gebunden; in dieser Periode (wir sprechen von *Determinationsperiode*) läuft der Stoffwechsel auf Hochtouren, aber auch die Anfälligkeit ist dann am größten, denn die Viren nützen die Stoffwechselaktivität der Zellen aus (Abb. 3.8).

Nur wenn die Rötelnvirusinfektion der Mutter in den ersten 3 (bis 4) Schwangerschaftsmonaten erfolgt, kommt es zu den genannten Mißbildungen, zur **Rötelnembryopathie** *(Embryopathia rubeolosa,* GREGG*-Syndrom)*, und zwar ist die Wahrscheinlichkeit, daß eine Schädigung eintritt,

Tabelle 3.3 Häufigkeit von Rötelnembryopathien in Abhängigkeit vom Zeitpunkt der mütterlichen Rötelninfektion.

mütterliche Rötelninfektion	Häufigkeit von Rötelnembryopathie	
1. Schwangerschaftsmonat	55%	
2. Schwangerschaftsmonat	25%	25–35%
3. Schwangerschaftsmonat	15%	
4. Schwangerschaftsmonat	5%	

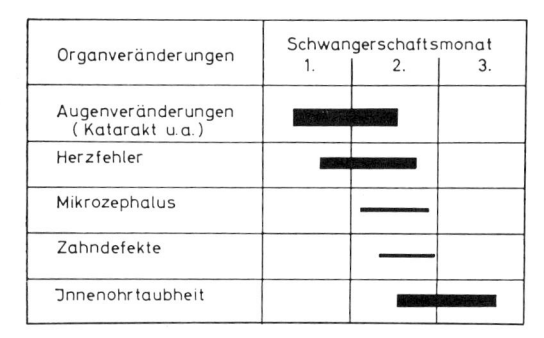

Organveränderungen	Schwangerschaftsmonat		
	1.	2.	3.
Augenveränderungen (Katarakt u. a.)		▬▬▬	
Herzfehler		▬▬	
Mikrozephalus			▬▬
Zahndefekte			▬
Innenohrtaubheit			▬▬▬

Abb. 3.8 Art der Schädigung in Abhängigkeit vom Zeitpunkt der Rötelninfektion in den ersten 3 Monaten der Schwangerschaft (die Dicke der Säulen ist ein Maß für die Häufigkeit, mit der die einzelnen Organveränderungen bei der Rötelnembryopathie angetroffen werden).

um so größer, je eher die Infektion eintritt (Tab. 3.3) – eine Ausnahme bilden die letzten Tage vor bis etwa 10 Tage nach der Konzeption, wo die Rötelninfektion nur ausnahmsweise zur Embryopathie führt.

Teilweise werden sehr viel höhere Prozentzahlen, als sie die Tabelle 3.3 ausweist, angegeben. Dies hängt von der Gewissenhaftigkeit der Nachuntersuchungen ab. Neben schweren Krankheitsbildern, die nicht selten schon im 1. Lebensjahr zum Tode führen, kommen auch leichte Formen vor. Diskretere Hirnschäden sowie geringe Schwerhörigkeiten fallen erst später auf, und Linsentrübungen treten teils erst Monate nach der Geburt in Erscheinung, so daß bei symptomlosen Neugeborenen von Müttern, die in der Frühschwangerschaft Röteln durchgemacht haben, zunächst noch nicht entwarnt werden kann. Es gibt aber auch viele Kinder, die trotz der mütterlichen Infektion verschont geblieben sind. Bei serologisch bestätigter mütterlicher Rötelninfektion in der Frühschwangerschaft ist die Gefahr, daß das Kind einen u. U. erheblichen Schaden davongetragen hat, allerdings so groß, daß eine Schwangerschaftsunterbrechung angezeigt ist, zumal selbst eine sofortige i. m. Injektion von Rötelnimmunglobulin meist schon zu spät kommt und zu unsicher ist.

Die in der Frühschwangerschaft eingedrungenen Rötelnviren schädigen den Organismus auch noch in der Fetalzeit. Eine solche **Röteln-Fetopathie** äußert sich z. B. in einer Hepatitis, Meningitis, Lungenerkrankung, Thrombozytopenie, in Knochenveränderungen, aber auch in Wachstumsstörungen – die Kinder sind klein – und niedrigem Geburtsgewicht.

Ja selbst zum Zeitpunkt der Geburt und oft noch eine Reihe von Monaten danach (selten bis ins 2. Lebensjahr hinein) sind die Rötelnviren noch aktiv und können mit dem Nasen-Rachen-Sekret, dem Urin und dem Stuhl übertragen werden (die erst nach der Geburt eintretende Rötelninfektion ist dagegen nur höchstens 14 Tage ansteckend – und auch die erst in der Fetalzeit erfolgte Rötelninfektion hat ihre Ansteckungsfähigkeit bereits z. Z. der Geburt verloren). Man bedenke aber,

daß Kinder mit Rötelnembryopathie u. U. viele Monate lang ansteckend sein können und daß Schwangere, die noch keinen Rötelnschutz haben, solche Kinder nicht pflegen dürfen.

Es ist ferner zu berücksichtigen, daß diese Kinder nicht auf der Neugeborenenstation verbleiben dürfen, da sie andere Neugeborene infizieren können, also eine Altersgruppe, in der Röteln nicht völlig unproblematisch sind (Thrombozytopenie mit Haut- und anderen Blutungen).

Jedes Jahr werden in der Bundesrepublik fast 100 Kinder mit Rötelnembryopathie geboren, und zahlreiche Schwangerschaftsabbrüche wegen Rötelninfektion werden durchgeführt. Es können nicht alle Rötelninfektionen in der Schwangerschaft erfaßt werden, da nur in etwa 50% der Fälle Symptome auftreten, die anderen Rötelninfektionen der Mutter bewirken aber ebenso eine Antikörperbildung (stille Feiung) und können dem Embryo und dem Feten gefährlich werden.

Es gibt eine einfache, ungefährliche und wirksame Vorbeugung des konnatalen Rötelnsyndroms, nämlich die *Rötelnschutzimpfung*. Seit vielen Jahren sind in einer Reihe von Ländern wie z. B. in Schweden und in den USA kaum noch Rötelnembryopathien beobachtet worden. Wir sollten alles daran setzen, dieses Ziel auch bei uns möglichst bald zu erreichen. Bei gewissenhafter Durchimpfung würden Rötelnembryopathien und Schwangerschaftsabbrüche wegen Rötelninfektion in der Frühschwangerschaft zu den Ausnahmen gehören.

Zytomegalie

Eine andere, bedeutsame pränatale Virusinfektion ist die Zytomegalie. Auf ungefähr *1000 Geburten* ist mit einem erkrankten Neugeborenen zu rechnen; die Kinder zeigen Zeichen einer chronischen Infektion, die Symptomatik kann aber dezent sein und deswegen auch leicht verkannt werden. Bei schwerer betroffenen Kindern steht die *Meningoenzephalitis* mit intrazerebralen Verkalkungen und Mikrozephalus und ihren Spätfolgen, wie geistige Retardierung, im Vordergrund; auch Fehlbildungen z. B. der Hirnrinde können gelegentlich auftreten. Man geht davon aus, daß die Zytomegalie als einziges Krankheitssymptom auch zur *Schwerhörigkeit* führen kann, die im allgemeinen erst im Kleinkindesalter diagnostiziert wird. Eine direkte Behandlung ist derzeit nicht möglich.

HIV-Infektion (AIDS)

Befallen sind derzeit überwiegend Kinder drogensüchtiger Mütter (über Einzelheiten s. S. 335).

Andere Viruskrankheiten

Alle anderen Viruskrankheiten sind von geringerer Bedeutung für das Kind, weil sie entweder sehr selten während der Schwangerschaft auftreten oder aber erfahrungsgemäß für das Kind keine wesentliche Gefahr bedeuten. *Masern* scheinen Aborte hervorzurufen, nach *Varizellen* wird – selten – ein typisches Muster vor allem mit Hautveränderungen und Unterentwicklung im Bereich der Extremitäten und mit Augenerkrankungen gesehen (Zoster in der Schwangerschaft führt nicht zu Problemen beim Kind).

Die große Gruppe der *banalen fieberhaften Erkrankungen* mit Symptomen im Bereich der Luftwege oder des Gastrointestinaltraktes scheint für das Ungeborene weitestgehend ungefährlich zu sein, wie viele Untersuchungen gezeigt haben.

Toxoplasmose

Dagegen hat die Toxoplasmose eine erhebliche praktische Bedeutung. Da die Ansteckung der Frucht überwiegend in der 2. Hälfte der Schwangerschaft vorkommt – die Mutter muß während der Schwangerschaft eine (meist unbemerkte) frische Toxoplasmoseinfektion durchmachen –, handelt es sich um eine *Fetopathie. Toxoplasmen* sind Erreger (Protozoen), die sich geschlechtlich und ungeschlechtlich vermehren können. Ihr spezifischer Wirtsorganismus ist die *Katze,* die nach einer Ansteckung Erreger mit dem Kot ausscheidet. Die ausgeschiedenen Erreger werden dann z. B. von Schlachttieren (Rinder, Schafe) aufgenommen, mit dem Genuß von infiziertem, rohem oder *halbgarem Fleisch* kann der Mensch sich anstecken. Darüber hinaus ist eine direkte Ansteckungsmöglichkeit über Katzenkot gegeben. Beim ungeborenen Kind kann es vor allem zu chronischen Entzündungen mit *Meningoenzephalitis* und *Chorioretinitis* (Entzündung der Ader- und Netzhaut) kommen. Obgleich sich knapp 1% der Schwangeren während der Schwangerschaft frisch mit Toxoplasmen infizieren, rechnet man lediglich auf gut *10 000 Geburten* mit einem schwergeschädigten Kind mit einem postenzephalitischen *Hydrozephalus.* Wie bei der Zytomegalie gibt es auch hier intrakranielle *Verkalkungen* (Abb. 3.9). Leichte Formen, die bei Geburt keinerlei Symptomatik aufweisen, kommen wahrscheinlich etwas häufiger vor. Sie können zu einem späteren Zeitpunkt durch eine teils dann erst entstandene Chorioretinitis auffallen. Eine Behandlung mit Daraprim und Sulfonamiden ist möglich.

Listeriose

Von einer gewissen Bedeutung schließlich noch ist die Listeriose. Die Kinder erkranken unter einem septischen Krankheitsbild: diese *bakterielle* Infektion führt sehr oft zur Frühgeburt oder Totgeburt. Der Erreger ist ein grampositives Stäbchen, bei rechtzeitiger Entdeckung kann eine Behandlung mit Ampicillin Erfolg haben. Die Listeriose kann auch perinatal entstehen (neonatale Meningitis).

2.5.2 Perinatale Infektionen

Im Gegensatz zu den pränatalen Infektionen ist der Ansteckungsweg der *perinatal* (kurz vor oder unter der Geburt) erworbenen Krankheit im allgemeinen nicht hämatogen, sondern aufsteigend *(aszendierend)* – die erste Lebenswoche gehört ebenfalls zur Perinatalperiode, wird aber jetzt nicht berücksichtigt (s. postnatale Infektionen, S. 30). Vor allem, wenn die Fruchtblase gesprungen ist, wächst mit zunehmender Zeit die Gefahr, daß Bakterien die Geburtswege hinaufwandern und die Fruchthäute (Amnion) infizieren. Man spricht in solchen Fällen deswegen auch vom **Amnioninfektionssyndrom.**

Im Prinzip kommen alle pathogenen Keime für eine solche Infektion in Frage; in praxi handelt es sich aber überwiegend um *gramnegative Keime (Stuhlkeime)* und *hämolysierende Streptokokken der Gruppe B*. Die Gefahr, daß es zu einer manifesten Erkrankung kommt, droht vor allem, wenn der Blasensprung *länger als 24 Stunden* zurückliegt. Fieber der Mutter muß als zusätzliches Verdachtsmoment gewertet werden.

Die infizierten Kinder können sowohl bereits bei der Geburt schwer und sichtbar erkrankt sein, aber auch ohne wesentliche Symptome geboren werden; nach einem kurzen Intervall verfallen sie dann und zeigen entsprechende Krankheitszeichen; dabei ist die Symptomatik oft untypisch oder imitiert die anderer Krankheiten. So erkranken auch reife Neugeborene bei einer Infektion mit Streptokokken der Gruppe B mit den Zeichen eines schweren Atemnotsyndroms, wie es normalerweise nur bei Frühgeborenen gefunden wird.

> Wenn ein Neugeborenes postpartal deutliche Störungen seiner Anpassung an die neuen Lebensbedingungen zeigt, besteht immer der Verdacht auf eine perinatal erworbene Infektion! Weitere Symptome, wie der Abfall der Thrombozyten und Leukozyten

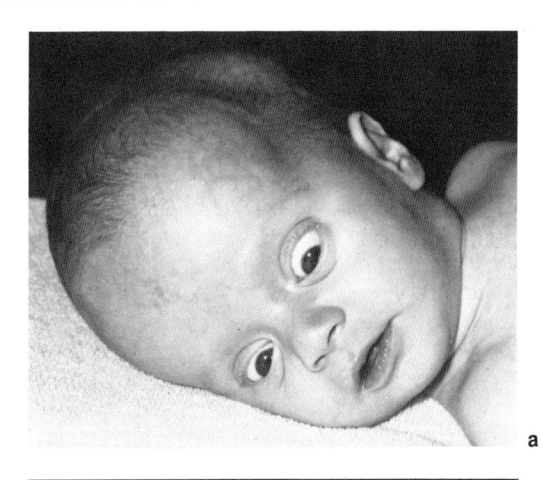

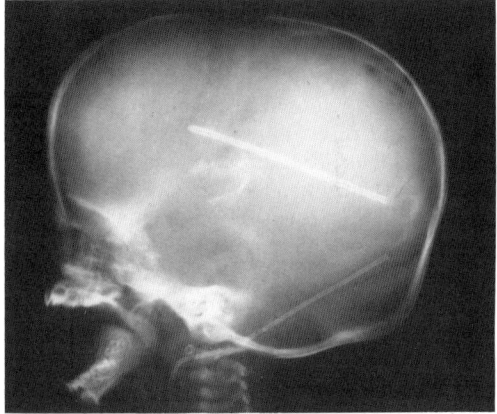

Abb. 3.9a, b Konnatale Toxoplasmose
a Hydrozephalus,
b intrazerebrale Verkalkungen.

(oder auch dann deren späterer Anstieg), ansteigende Temperaturen und anderes können, müssen aber nicht zwangsläufig auftreten.

Es ist deswegen sinnvoll, von gefährdeten Kindern sofort nach der Geburt Haut-Abstriche (z. B. von Ohr, Nabel, Mundhöhle) anzufertigen und bakteriologisch zu untersuchen. Liegt der Blasensprung lange (d. h. über 24 Stunden) zurück oder bestehen weitere Verdachtsmomente wie Fieber der Mutter, stinkendes Fruchtwasser usw., wird nach der Geburt eine sofortige Antibiotikabehandlung eingeleitet.

Von den *Virusinfekten* kann vor allem die perinatale *Herpesinfektion* zum schweren Krankheitsbild beim Kind führen, ist letztendlich aber selten (s. S. 334).

Hepatitis-A-Erkrankungen scheinen für das Ungeborene ungefährlich zu sein.

Hepatitis-B-Infektionen oder auch nur die nach durchgemachter Erkrankung verbliebene Infektiosität kann bei der Geburt zur Ansteckung des Kindes führen, nach einer längeren Inkubationszeit erkranken die betreffenden Säuglinge, meist subklinisch, an einer Hepatitis (s. auch S. 329). Entsprechend gefährdete Neugeborene sollen deswegen sofort nach der Geburt aktiv und passiv gegen Hepatitis B immunisiert werden (s. S. 282, 283).

Das *Hepatitis-C-Virus* wird offenbar seltener bei Infektion der Mutter auf das Kind übertragen als das Hepatitis-B-Virus.

Über die Gefahr der Ringelröteln (Hydrops fetalis, Fruchttod) s. S. 322.

2.5.3 Postnatale Infektionen

Nabelstranggangrän

Kommt es am Nabelstrangrest nicht zur Eintrocknung (Mumifikation, s. S. 39), sondern zur Fäulnis (fauliger Brand, feuchte Gangrän, kurz Gangrän genannt), so entsteht die (feuchte) *Nabelstranggangrän*. Wir haben es dann zwar *noch nicht mit einer Infektion des Neugeborenen* zu tun, es besteht aber die Gefahr, daß Keime, die hier gute Bedingungen zum Haften vorfinden, auf den eigentlichen Nabel übergreifen und in den Neugeborenenkörper eindringen. Eine Infektion ist dann eingetreten, wenn zu der schmierig-schwärzlichen Beschaffenheit und dem fauligen Geruch der Nabelstranggangrän eine Rötung der Nabelgegend hinzugekommen ist.

Behandlung: Eine lokale und evtl. auch eine allgemeine antibiotische Behandlung sind angezeigt. Besser ist es, durch geeignete Pflegemaßnahmen einer solchen Entwicklung von vornherein entgegenzuwirken. Seitdem alles vermieden wird, was geeignet sein könnte, eine Gangrän zu begünstigen, wie Verunreinigungen und Durchfeuchtungen der Nabelgegend, ist die Nabelstranggangrän selten geworden. Bei der Nabelpflege wird „aseptisch" gearbeitet. Der Nabel des gesunden Neugeborenen wird trocken gehalten (Puderbehandlung). Vielfach wird noch empfohlen, nach dem ersten Reinigungsbad unmittelbar nach der Geburt das Neugeborene erst wieder zu baden, wenn die Nabelwunde verheilt ist, doch ist ein Baden bzw. ein kurzes Abduschen auch schon vor dem Abfallen des Nabelstrangrestes erlaubt, ohne daß sich dadurch die Infektionsgefahr erhöht, nur sind Manipulationen im Nabelbereich zu unterlassen.

Nabelinfektionen

Während der nässende Nabel im allgemeinen nicht zu einer Infektion des umgebenden Gewebes führt, ist jede serös-eitrige oder eitrige Absonderung aus der Nabelwunde *(Nabelblennorrhoe[1])* ernster zu bewerten, der Entzündungsprozeß kann auch auf die umgebenden Weichteile übergreifen. Diese *eitrige Nabelentzündung* bzw. *eitrige Nabelringentzündung* wird *Omphalitis* genannt. Dabei findet sich auch eine entzündliche Schwellung der die Nabelwunde umgebenden Haut. Die Omphalitis wird meist durch den Staphylococcus aureus hervorgerufen. Eine Variante dieser Nabelentzündung ist die *Nabelgangrän*. Sie stellt einen gangränösen Zerfall des Gewebes der Nabelgegend dar und verbreitet einen fötiden Wundgeruch. Diese sehr gefährliche Nabelgangrän darf nicht mit der weiter oben beschriebenen Nabelstranggangrän verwechselt werden. Aus der schmierig-eitrigen Nabelwunde der Omphalitis kann durch fortschreitenden Gewebszerfall ein **Nabelgeschwür** entstehen.

Behandlung: Lokal werden diese Eiterungen mit Alkohol und Antibiotika, u. U. auch durch Inzision behandelt, außerdem ist meist eine Allgemeinbehandlung mit Antibiotika notwendig.

Die Nabelentzündungen können sich weiter ausdehnen und zu einer möglicherweise tödlich endenden *eitrigen Bauchfellentzündung (Peritonitis)* und zu der nicht weniger gefährlichen *Neugeborenensepsis* führen (s. u.).

Gelangen durch Schmierinfektion Streptokokken in die Nabelwunde, so entsteht die **Wundrose (Erysipel),** die vom Nabel aus in kürzester Zeit auf große Teile der Bauchhaut übergreifen kann (s. S. 293). Seltener geht das Erysipel von anderen Hautwunden aus. Eine gewisse Ähnlichkeit mit einem beginnenden Erysipel hat die **Nabeldiphtherie** (s. S. 302), die bei uns praktisch nicht mehr beobachtet wird. Das gleiche gilt für den **Wundstarrkrampf (Tetanus)** des Neugeborenen (s. S. 305).

Sepsis (Allgemeininfektion) und Meningitis

Ursache: Die Bedeutung der Nabelinfektionen liegt darin, daß u. U. von ihnen aus Erreger ins Blut gelangen, die sich auf die Weise über den ganzen Körper verbreiten und zu einer (meist bakteriellen) Allgemeininfektion *(Sepsis, Nabelsepsis, Blutvergiftung)* führen können. Auch eine *Meningitis* kann so entstehen. Nicht nur die *eitrige Nabelentzündung* kommt als „Sepsisentwicklungsherd" (s. S. 294) in Frage, sondern auch jede *eitrige Hauterkrankung* kann Ausgangspunkt einer Sepsis sein. Eintrittspforte für die Erreger sind neben der Nabelwunde und Hautverletzungen auch Schleimhäute, Atemwege, Venenkatheter u. a. Eine Meningitis kann gleichzeitig bestehen, kommt aber auch isoliert (ohne Sepsis) vor. Bei frühem Krankheitsbeginn (in den ersten Lebenstagen) ist es oft schwierig, zwi-

---

[1] blenna (griech.): Schleim; rheo (griech.): ich fließe; Blennorrhoe heißt ganz allgemein Eiterfluß, unter Blennorrhoe des Auges verstehen wir meist die Tripperinfektion der Augenbindehaut.

schen einer kurz vor oder unter der Geburt bzw. postnatal erworbenen Infektion zu unterscheiden; beginnt die Krankheit nach der ersten Lebenswoche, ist eher eine postnatale Infektion anzunehmen. Bei all diesen perinatalen Infektionen – also auch bei der postnatalen – sind überwiegend die Kolibakterien und die hämolysierenden Streptokokken der Gruppe B ursächlich verantwortlich zu machen. Gelegentlich kommen auch andere Bakterien (z. B. Listerien) in Frage, ferner Viren, Pilze und Protozoen.

Krankheitsbild: Das Krankheitsbild der Sepsis und der Meningitis tritt meist erst nach mehreren Tagen, teils erst in der zweiten Lebenswoche oder später in Erscheinung. Trinkunlust, Erbrechen, Durchfall, geblähter Bauch, schlechtes Gedeihen, Gelbsucht, Blässe, Blutungen aus der Nabelwunde, aus dem Darm und in die Haut, Tachykardie, Dyspnoe, Zyanose und Schlaffheit sowie Fieber (das übrigens bei der Neugeborenensepsis nur in etwa einem Drittel der Fälle auftritt) sind die wichtigsten Krankheitszeichen. Bei der Meningitis können Übererregbarkeit, Krämpfe, Benommenheit und verfallenes Aussehen hinzukommen. Mitunter sind die Symptome sehr geringfügig und vage (Ausspruch der Schwester: „Das Kind gefällt mir nicht!"). Es kommt auch vor, daß trotz bestehender Sepsis die Symptome völlig fehlen und ganz plötzlich unter Herz-Kreislauf-Versagen der Tod eintritt.

Diagnose: Schon die geringsten Krankheitszeichen sind verdächtig und geben Anlaß zu genaueren diagnostischen Maßnahmen, wie Nabelabstrich, Blutkulturen, Blutbild (Leukopenie oder Leukozytose, Linksverschiebung, Thrombozytopenie, d. h. Thrombozytenzahlen unter 100000/µl). Sehr aussagekräftig ist auch ein erhöhtes C-reaktives Protein.

Behandlung und Prophylaxe: Wegen der besonderen Gefährdung des Neugeborenen wird man sich in dieser Altersgruppe im Verdachtsfalle sofort, also früher als beim älteren Kind, zu einer antibiotischen Allgemeinbehandlung entschließen.

Wichtiger als die Therapie ist die Prophylaxe. Es ist schon mehrfach erwähnt worden, daß die Nabelwunde Ausgangspunkt bzw. „Eintrittspforte" von Infektionen sein kann. Angesichts der Schwere der geschilderten Erkrankungen (hohe Sterblichkeit!) muß alles versucht werden, ihre Entstehung zu verhindern.

> Es kann deshalb gar nicht oft genug betont werden, wie wichtig es ist, in der Pflege des Neugeborenen, und hier besonders in der Nabelpflege, peinlichste Sauberkeit walten zu lassen.

Auf bestimmte Organe begrenzte Infektionen in der Neugeborenenzeit sind neben der *Meningitis* die *Pneumonie, gastrointestinale Infektionen, Harnwegsinfektionen, Otitis media, Augeninfektionen* (s. S. 622), *Osteomyelitis* u. a. Die Osteomyelitis ist übrigens in dieser Altersgruppe, wie überhaupt bei Säuglingen, wegen der gemeinsamen Gefäßversorgung des gesamten Röhrenknochens einschließlich der Epipyhsen häufig mit eitriger Gelenkentzündung verbunden *(septische Arthritis,* s. S. 564).

Zu den gastrointestinalen Infektionen ist noch zu sagen, daß sie häufig durch *Rotaviren* bedingt sind (in den ersten 3 Lebensjahren, in denen diese Erkrankung fast ausschließlich vorkommt, werden rund 50% aller akuten Gastroenteritiden durch Rotaviren hervorgerufen). Das Neugeborenenalter ist besonders empfänglich, es ist zu Ausbrüchen auf Neugeborenenstationen gekommen (nosokomiale Infektion).

3 Hautkrankheiten des Neugeborenen

3.1 Bakterielle Hautkrankheiten

Von diesen Krankheiten ist auch im Hautkapitel die Rede. Hier sollen nur die für die Neugeborenenperiode typischen Besonderheiten aufgezeigt, d. h. über staphylokokkenbedingte Erkrankungen der Haut und ihrer Anhangsorgane berichtet werden.

3.1.1 Impetigo bullosa (Schälblasenausschlag)

Die hierfür auch gebräuchliche Bezeichnung *Pemphigus neonatorum* oder *Pemphigoid der Neugeborenen* sind weniger geeignet, da der Ausdruck Pemphigus bzw. Pemphigoid auch bei der angeborenen Syphilis und bei blasenbildenden Autoimmunkrankheiten verwendet wird.

Ursache: Fast immer wird diese in den ersten

Lebenstagen auftretende Pyodermie durch Staphylokokken hervorgerufen.

Krankheitsbild: Es bilden sich auf gerötetem Grund teils Bläschen und Pusteln, meist aber mehr oder weniger große Blasen, deren Inhalt sich trübt. Nach dem Platzen der Blasen nässen die Herde, sie neigen zu leichter Verkrustung (Abb. 3.10). Bevorzugt befallen sind Windelbereich, Achselhöhlen und Hals, hier besonders die Hautfalten (Feuchtigkeit auf der Haut begünstigt also das Angehen der Infektion). Handflächen und Fußsohlen bleiben fast immer frei (im Gegensatz zum syphilitischen Pemphigoid). Gelegentlich kommt es zur Osteomyelitis oder Sepsis.

Diagnose: In den Schälblasen finden sich zahlreiche neutrophile Leukozyten und massenhaft Staphylokokken (die letzteren sind übrigens auch in der unmittelbaren Umgebung der Kinder nachweisbar, daher auch die Bezeichnung „Staphylokokkenwolke" bzw. „cloudy babies").

Behandlung: Wegen der Infektiosität (vgl. auch Impetigo contagiosa, s. S. 241) ist zur Vermeidung der Übertragung auf andere Neugeborene Isolierung notwendig. Sorgfältige Händedesinfektion, Kittelpflege und Entkeimung aller mit dem Patienten in Kontakt gekommenen Gegenstände sind eine Selbstverständlichkeit. Lokal wird z. B. mit wäßrigen Pyoktaninlösungen und innerlich antibiotisch behandelt.

3.1.2 Rittersche Krankheit (Rittershain-Erkrankung, Dermatitis exfoliativa neonatorum Ritter von Rittershain)

Diese schwerste Form der staphylokokkenbedingten Hauterkrankung des Neugeborenen ist durch großflächige Abhebung der Haut charakterisiert, auch Handteller und Fußsohlen können betroffen sein (Abb. 3.11). Es handelt sich um das staphylogene (nicht das bei älteren Patienten vorkommende medikamentös bedingte) *Lyell-Syndrom* (s. S. 249). Nicht nur die bakterielle Infektion ist sehr gefährlich (drohende Sepsis, Gefahr der Staphylokokkenpneumonie), sondern auch das von den Staphylokokken gebildete Ektotoxin, das zur Hautablösung und zum Schock führt (es wird normalerweise renal ausgeschieden, infolge der unreifen Nierenfunktion des Neugeborenen kommt es zu einem Toxinanstieg im Blut).

Behandlung: Intensivpflege mit Infusionstherapie – für gute Urinausscheidung ist zu sorgen –, Lokalbehandlung und systemische Therapie mit staphylokokkenwirksamen Antibiotika.

3.1.3 Mastitis (Brustdrüsenentzündung)

Bei der Mastitits des Neugeborenen besteht nicht nur eine Vergrößerung der Brustdrüse (eine Brustdrüsenschwellung, s. S. 201), sondern es ist durch Pflegefehler z. B. beim (nichterlaubten) Ausdrücken der Hexenmilch zur Infektion mit Staphylokokken und damit zu einer ausgesprochenen Druckschmerzhaftigkeit gekommen. Außerdem ist die Haut über der Drüse wärmer als die Umgebung und gerötet. Teils besteht auch Fieber.

Behandlung: Systemisch mit Antibiotika. Manipulationen (Ausdrücken) haben zu unterbleiben. Bei eingetretener Abszedierung muß durch eine Inzision für den Abfluß des Eiters gesorgt werden.

3.1.4 Periporitis

Über diese auch *Pseudofurunkel* genannte Staphylokokkenerkrankung der kleinen Schweißdrüsen des Neugeborenen bzw. Säuglings s. S. 242.

3.1.5 Acne neonatorum

Eine als Schwangerschaftsreaktion (Hormonwirkung) anzusehende akneartige Erkrankung, die Wangen und Stirn bevorzugt, findet sich frühestens in der zweiten Lebenswoche und kann viele Wochen anhalten. Der Erkrankung liegt eine Verstopfung der Haarfollikel zugrunde (Komedonen). In der Regel verläuft diese Akne abakteriell, doch kommt eine Pustelbildung vor (s. auch Acne vulgaris, S. 241).

3.2 Nichtentzündliche und nichterbliche Hautkrankheiten

3.2.1 Milien

Auch die Milien (Einzahl: Milium) stellen Verstopfungen der Haarfollikel dar. Entzündliche Veränderungen fehlen stets. Ganz oberflächlich

3 Hautkrankheiten des Neugeborenen   33

Abb. 3.10 Schälblasenausschlag des Neugeborenen.

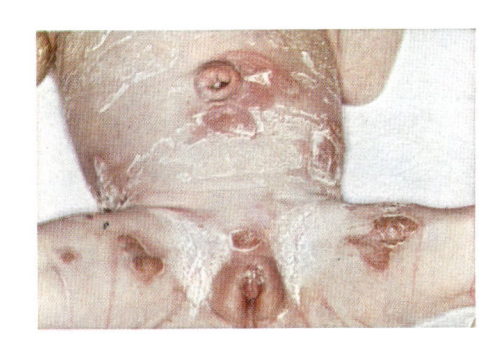

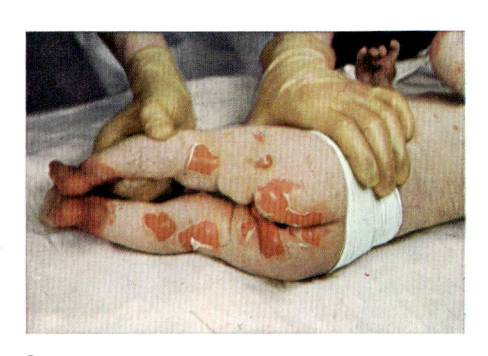

Abb. 3.11 a–c Dermatitis exfoliativa neonatorum RITTER VON RITTERSHAIN.

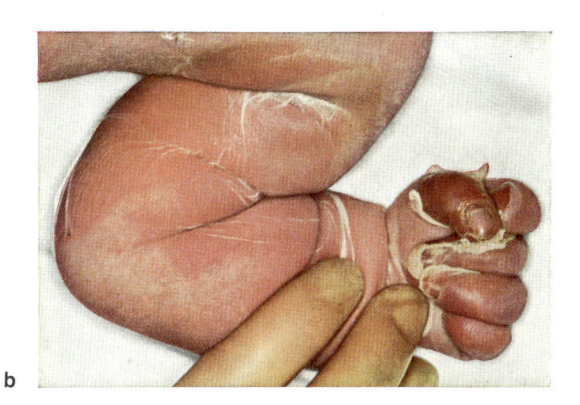

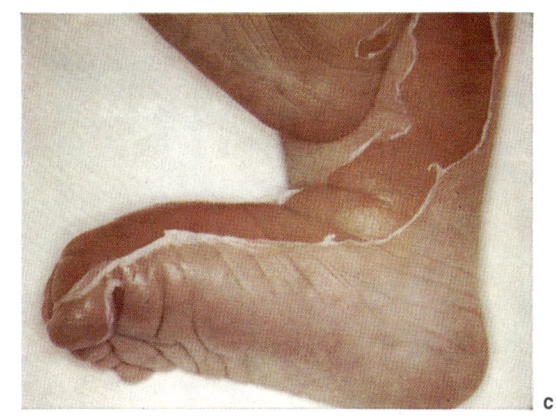

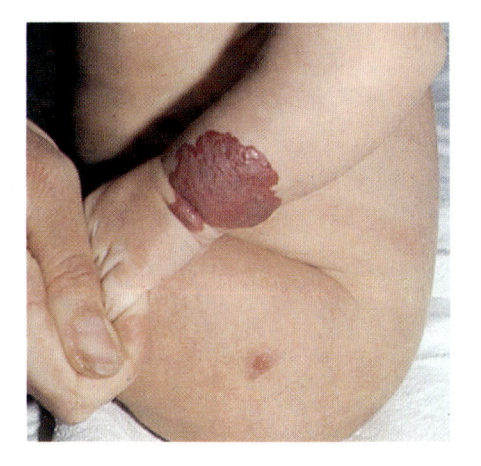

Abb. 3.12 Hämangiom am Unterarm eines 2 Monate alten Säuglings. Nebenbefund: Winzige Impfnarbe 7 Wochen nach der Tuberkulose-Schutzimpfung. (Aus: MOLL, H.: Pädiatrische Krankheitsbilder. 2. Auflage, Thieme, Stuttgart 1975.)

an der Follikelöffnung finden sich kleinste, 1–2 mm große Zysten, die mit Hornmaterial angefüllt sind. Sie sehen perlweiß aus und fühlen sich derb an. Diese Knötchen werden bei fast der Hälfte der Neugeborenen angetroffen, und zwar auf dem Nasenrücken, an der Stirn und den Wangen, selten auch am Rumpf und an den Extremitäten. Die Milien verschwinden nach einigen Wochen ohne Therapie.

3.2.2 Miliaria

Neugeborene schwitzen besonders in den ersten Tagen kaum. Die Schweißdrüsenfunktion ist zunächst noch unreif. Die Schweißsekretion muß erst allmählich in Gang kommen. Wird sie in der Wärme angeregt, so kommt es in den ersten Lebenswochen häufiger als später im Leben zum Verschluß der Schweißdrüsen, und zwar in der obersten Schicht der Haut. Es entstehen stecknadelspitzengroße, dicht nebeneinanderstehende Bläschen mit wasserklarem Inhalt, die sog. **Miliaria cristallina** *(Schweißfrieseln)*. Reicht der Verschluß des Schweißdrüsenausführungsganges weiter in die Tiefe – was häufiger jenseits der Neugeburtsperiode beobachtet wird –, so bilden sich gerötete Papeln, nämlich die **Miliaria rubra** *(Hitzepickel)*, aus der sich durch Eindringen von Staphylokokken eine *Periporitis* (s. o.) entwickeln kann (Miliaria cristallina und Miliaria rubra enthalten dagegen keine Bakterien). Eine besondere Therapie der Miliaria ist überflüssig. Es ist allerdings dafür zu sorgen, daß die Kinder nicht zu warm angezogen sind.

3.2.3 Toxisches Neugeborenenerythem

Bei etwa jedem dritten Neugeborenen tritt ein – u. U. nur recht diskretes – „toxisches Erythem" auf (Erythema toxicum neonatorum), eine völlig harmlose Hauterscheinung, die auch ohne Behandlung meist nach wenigen Tagen abklingt und deren Ursache nicht geklärt ist. Dabei handelt es sich teils um umschriebene *Hautrötungen*, teils um *Papeln*, gelegentlich auch um *Pusteln*, die fast ausschließlich eosinophile Leukozyten (aber keine Erreger) enthalten und nichts mit einer Hautinfektion zu tun haben; denn die bakteriell entstandenen Pusteln der Impetigo bullosa und der Periporitis enthalten massenhaft neutrophile Leukozyten und Staphylokokken. In Zweifelsfällen wird ein gefärbter Ausstrich des Pustelinhalts zur Beurteilung der darin enthaltenen weißen Blutkörperchen mikroskopisch untersucht.

3.3 Angeborene Hautkrankheiten

Bei den hier aufgeführten Krankheiten handelt es sich ganz überwiegend um erbliche, und zwar um solche, die schon bei der Geburt vorhanden sind (s. auch S. 250).

Wir wenden uns zunächst den Nävi zu. Ein *Nävus* ist ein *Muttermal,* kurz Mal genannt.

3.3.1 Blutschwamm (Hämangiom)

Der Blutschwamm ist eine gutartige Blutgefäß*geschwulst,* die entweder – das Hautniveau etwas überragend – oberflächlich in der Haut gelegen und von rötlicher Farbe ist *(kapilläres Hämangiom)* oder aber tiefer liegt (bis ins Unterhautgewebe reichend) und blau-rot durchschimmert *(kavernöses Hämangiom).* Mischformen sind häufig.

Hämangiome sind – selten – schon bei der Geburt vorhanden, teils werden sie in den ersten Lebenswochen sichtbar (Abb. 3.12). Im ersten Lebensjahr nehmen sie meist über das normale Körperwachstum hinaus etwas an Größe zu, werden dann aber allmählich blasser und kleiner. In der Regel bilden sie sich bis zum siebten Lebensjahr spontan zurück. Blutschwämme können einzeln oder in größerer Zahl auftreten. Wenn sie nicht nur in der Haut, sondern auch in inneren Organen vorkommen, so sprechen wir von *multipler Hämangiomatose.*

In *Riesenhämangiomen* (Kasabach-Merritt-Syndrom) werden Blutplättchen abgefangen. Es kommt zu Thrombozytopenie und Fibrinogenmangel, d. h. zur Verbrauchskoagulopathie (s. S. 148) mit Blutungen.

Behandlung: Man kann in den meisten Fällen von Hämangiomen die Eltern beruhigen und muß therapeutisch nur selten eingreifen, nämlich bei ungünstiger Lage, starker Ausdehnung, Geschwürsbildung und – eine Rarität – schneller Größenzunahme. Wegen der guten Rückbildungstendenz ist man zurückhaltend mit einer Strahlentherapie, mit chirurgischen und anderen Maßnahmen (z. B. Lasertechnik). Gelegentlich muß Cortison oral eingesetzt werden.

Eine den Hämangiomen verwandte Neubildung ist das *Lymphangiom,* eine Lymphgefäßgeschwulst. Große Bedeutung hat das *zystische Halslymphangiom (Hygroma collicysticum),* das seitlich am Hals sitzt und große Ausmaße annehmen kann. Obwohl gutartig, tritt postoperativ oft ein Rezidiv auf (s. S. 602).

3.3.2 Feuermal (Naevus flammeus)

Es handelt sich um einen im Hautniveau gelegenen, mehr oder weniger großen, roten Fleck, der (histologisch) Netze erweiterter Kapillaren darstellt (daher auch der Name *Naevus teleangiectaticus* oder *Naevus vasculosus*). Es handelt sich um Fehlbildungen, nicht um Geschwülste.

Wir unterscheiden **symmetrisch** angeordnete und **halbseitige** Feuermale. Zu den symmetrischen gehören die harmlosen (zartrosa) **blassen Feuermale**, die bei fast der Hälfte aller Neugeborenen angetroffen werden, und zwar in der Mitte des Nackens (*„Storchenbiß"*, *Unnascher Nackennävus*) sowie auf den Augenlidern und in der Mitte der Stirn bis zur Nasenwurzel (*„Engelskuß"*). Meist verschwinden diese Feuermale vor Beendigung des ersten Lebensjahres, nur der Nackennävus bleibt länger bestehen, in einigen Fällen sogar ein Leben lang.

Hiervon streng zu trennen sind die *einseitigen* (roten) **Portwein-farbenen Feuermale,** die sich oft auf größere Hautbezirke erstrecken. Sie sind ebenfalls schon bei der Geburt vorhanden, bilden sich aber nicht zurück. Sie stören kosmetisch. Die Therapie ist unbefriedigend. Der gerade erwähnte halbseitige Naevus flammeus findet sich bei einer Reihe von Syndromen. So ist beim KLIPPEL-TRÉNAUNAY-Syndrom der Naevus flammeus z. B. eines Beines mit einem Riesenwuchs der betreffenden Extremität verbunden (einseitiger Riesenwuchs, Hemihypertrophie). Selten kommt es zu Hypotrophien der befallenen Gliedmaßen (überdurchschnittlich häufig wird beim KLIPPEL-TRÉNAUNAY-Syndrom ein WILMS-Tumor angetroffen). Ein ähnliches Krankheitsbild ist das PARKES-WEBER-Syndrom, bei dem sich im Nävusbereich arteriovenöse Kurzschlüsse finden. Die Kombination von einseitigem Naevus flammeus des Gesichtes mit neurologischen Störungen wird STURGE-WEBER-Krankheit genannt (STURGE-WEBER-Syndrom, s. S. 372). Es handelt sich um eine *neurokutane Dysplasie* (diese gehört zu den *Phakomatosen,* also zu den Syndromen mit frühembryonalen Störungen der Gewebsspezialisierung). Unter dem Begriff der neurokutanen Dysplasie werden Entwicklungsstörungen zusammengefaßt, die Nervensystem und Haut betreffen (beides leitet sich entwicklungsgeschichtlich vom Ektoderm ab).

Ähnlichkeiten mit dem Naevus flammeus haben die **Teleangiektasien.** Es gibt nicht nur angeborene, sondern auch erworbene Formen, z. B. durch lokale Cortisontherapie. Teleangiektasien sind bleibende (sichtbare) Erweiterungen oberflächlicher Haut- und Schleimhautgefäße (s. auch die erst im Kleinkindalter diagnostizierte Phakomatose *Ataxia teleangiectatica* = LOUIS-BAR-Syndrom, S. 269).

In diesem Zusammenhang sei auch der **Spinnennävus** (engl.: *spider naevus*) erwähnt, eine kleine teleangiektatische Läsion, d. h. eine zentrale, stecknadelkopfgroße Arterie bzw. Arteriole, von der aus sternförmig (*„Sternnävus"*) feinste Gefäßerweiterungen (Kapillaren) wie Spinnenbeine ausstrahlen; die Umgebung ist leicht erythematös. Die Spinnennävi sind teils erblich (aber bei der Geburt noch nicht nachweisbar), teils erworben. Sie sitzen z. B. im Gesicht. Wenn mit dem Glasspatel auf das zentrale Gefäß gedrückt wird, ist die gesamte Läsion unsichtbar. Der Spinnennävus kann spontan verschwinden. Soll er beseitigt werden, so gelingt dies durch Koagulation des zentralen Gefäßes.

3.3.3 Pigmentstörungen

Während bisher von *vaskulären Nävi* die Rede war, soll jetzt über *Pigmentflecke,* also eine andere Art von Nävi, oder ganz allgemein über *Pigmentstörungen* berichtet werden.

Allen bekannt sind die **Leberflecke** (*Linsenflecke, Lentigines,* Einzahl: Lentigo), linsengroße, dunkelbraune (leberfarbene) bis schwarze Flecke, die im Laufe des Lebens an Zahl zunehmen und unregelmäßig über den ganzen Körper verteilt sein können. Sie kommen gelegentlich auch an der Schleimhaut vor.

Beim erblichen PEUTZ-JEGHERS-Syndrom (eine Phakomatose) findet sich die Kombination von Leberflecken (sie sitzen hier besonders perioral an den Lippen und der Mundschleimhaut) und Schleimhautpolypen des gesamten Magen-Darm-Traktes mit der Gefahr der malignen Entartung der Polypen.

Leberflecke sollten nicht mit **Sommersprossen** (*Epheliden*) verwechselt werden. Im Gegensatz zu den Leberflecken handelt es sich bei den Sommersprossen um die Reaktion der Haut auf Sonneneinstrahlung. Sie sind zwar erblich, entwickeln sich aber erst im Laufe der Kindheit oder später, und zwar besonders bei hellhäutigen Individuen bzw. bei Rotblonden. Sommersprossen sind kleine, rötliche oder hellbraune Flecke auf der der Sonne ausgesetzten Haut (z. B. Wangen und Nase).

Café-au-lait-Flecke (Milchkaffee-farbene, also hellbraune Nävi) sind entweder schon bei der Geburt vorhanden oder entwickeln sich später. Die Milchkaffeeflecke sind teils nur wenige Millimeter groß, teils von mehr oder weniger großer

Ausdehnung und kommen einzeln oder in kleiner Zahl auch beim Gesunden vor.

Das Vorhandensein von mindestens 6 Café-au-lait-Flecken, die einen Durchmesser von mehr als 1,5 cm aufweisen, ist sehr verdächtig auf eine **Neurofibromatose (**RECKLINGHAUSEN**-Krankheit,** Näheres s. S. 372).

Es leuchtet ein, daß Leberflecke, Sommersprossen und Café-au-lait-Flecke ihre bräunliche Farbe dem vermehrten Gehalt an *Melanin* verdanken (ein brauner bzw. schwarzer Farbstoff, der von den *Melanozyten* der Haut produziert wird). Doch überrascht die Feststellung, daß auch die blau-graue Farbe des **Mongolenflecks** durch das Melanin hervorgerufen ist.

Dies erklärt sich dadurch, daß das gesamte Spektrum des sichtbaren Lichts mit Ausnahme des blauen Anteils in die tiefen Hautschichten vordringt und vom Melanin im Mongolenfleck absorbiert, das blaue Licht dagegen in den oberflächlichen Hautschichten reflektiert wird, was das bläuliche Aussehen des Nävus bedingt.

Mongolenflecke sind bei den Neugeborenen der mongolischen und der stärker pigmentierten Rasse außerordentlich häufig, bei der weißen Rasse dagegen eine Rarität. Die Flecke haben sehr unterschiedliche Größe und kommen besonders in der Kreuzbeingegend und am Gesäß vor (man hüte sich davor, sie für Folgen von Mißhandlungen zu halten). In der Regel verschwinden sie innerhalb der ersten fünf Lebensjahre, persistieren jedoch gelegentlich.

Eine wichtige Gruppe stellen die **Nävuszellnävi** dar (auch *Pigmentzellnävi* genannt), die entweder angeboren oder erworben sind. Der Pigmentzellnävus ist ein leicht erhabener, brauner Fleck mit u. U. verschiedenen Braunschattierungen und teils unregelmäßiger Oberfläche. Es gibt kleine, mittelgroße und **Riesenpigmentnävi.** Die zuletzt genannten sind stets angeboren und haben einen Durchmesser von über 20 cm (wegen der Lokalisation als *Badehosennävus* oder *Umhangnävus* bezeichnet). Die mittelgroßen und besonders die Riesenpigmentnävi können eine starke Behaarung aufweisen **(Tierfellnävus).**

Die große Bedeutung dieser Hautveränderungen besteht darin, daß sie maligne entarten können, und zwar sowohl die angeborenen Formen (und hier insbesondere die großen – bis in tiefere Hautschichten hineinreichenden – Tierfellnävi, weniger die kleinen Nävuszellnävi mit einem Durchmesser bis höchstens 5 mm, die oberflächlicher gelegen sind) als auch die erst in den nächsten Jahren und Jahrzehnten auftretenden Pigmentzellnävi. Die Nävi müssen also sorgfältig überwacht werden, da sie in einem bestimmten Prozentsatz (bei den großen Tierfellnävi in rund 10%) in **Melanome** übergehen können. Es handelt sich dabei um besonders bösartige Tumoren, die – selten – schon in den ersten zehn Lebensjahren auftreten. Mitunter finden sich mehrere Fälle in ein und derselben Familie. Die Melanome können nicht nur in der Haut, sondern auch in der Schleimhaut, der Hirnhaut und andernorts lokalisiert sein.

Der gelegentlich beobachtete gleichzeitige Befall von Haut und Zentralnervensystem (die sog. *neurokutane Melanoblastose,* eine Phakomatose) wird verständlich, wenn man bedenkt, daß die Nävuszellen der Haut neuralen Ursprungs sind (sie leiten sich von Zellarealen her, aus denen während der Embryonalentwicklung Haut und Zentralnervensystem hervorgeht).

Während bisher von Hautveränderungen mit verstärkter Pigmentierung die Rede war *(Hyperpigmentierung),* soll jetzt über Pigmentverschiebungen berichtet werden, die dazu führen, daß die betreffende Hautstelle heller aussieht als ihre Umgebung *(De- bzw. Hypopigmentierung).*

„Laubförmige" **Leukoderme** *(white spots),* das sind kleine, weiße Flecke mit unregelmäßigem Rand, werden bei der **tuberösen Hirnsklerose,** einer Phakomatose (s. S. 371) in der Regel schon bei der Geburt angetroffen oder werden im ersten Lebensjahr sichtbar. Einen fleckförmigen Melaninverlust, also eine Leukoderm, gibt es gelegentlich auch unabhängig von der tuberösen Sklerose, z. B. bei narbigen Veränderungen, nur haben solche weißen Flecke dann meist nicht die an Laub erinnernde wellige Begrenzung.

Eine erbliche Störung liegt dem **Albinismus**[2] zugrunde (eine angeborene Hypopigmentierung). Wir unterscheiden einmal eine *generalisierte Form* (totaler Pigmentmangel) mit hellrosafarbiger Haut, weißblonden Haaren und rötlicher Regenbogenhaut. Außerdem erscheinen die Pupillen rot; denn infolge Pigmentmangels von Regenbogen- und Netzhaut wird das in die Pupille einfallende Licht nicht absorbiert, sondern reflektiert, und folglich leuchtet der Augenhintergrund rot auf. So erklärt sich auch die Lichtscheu dieser Patienten. Zum anderen gibt es eine *partielle Form* (fleckförmiger Pigmentmangel), bei der der Albinismus auf mehr oder weniger große Hautbezirke beschränkt ist, evtl. findet sich außerdem eine weiße Haarsträhne. Es kommt auch vor, daß nur das Auge betroffen ist (s. S. 627).

---

[2] albus (lat.): weiß.

Während der Albinismus schon bei der Geburt vorhanden ist und sich nicht ändert, tritt die **Vitiligo** *(Weißfleckenkrankheit)* erst im Laufe des Lebens auf – eine familiäre Häufung wird beobachtet –, wobei es zu einem Pigmentverlust umschriebener (gelegentlich auch sehr ausgedehnter) Hautbezirke kommt. Die pigmentfreien Bezirke können sich vergrößern. Ein weiteres Unterscheidungsmerkmal gegenüber dem partiellen Albinismus ist der hyperpigmentierte Rand der Vitiligoflecken. Eine weiße Haarsträhne kann allerdings auch hier vorkommen.

3.3.4 Ektodermale Dysplasie

Bei der X-chromosomal rezessiv vererbten Form – sie kommt nur bei Jungen vor – fehlen die Schweißdrüsen; in der Wärme und durch körperliche Anstrengung kann also die Körpertemperatur nicht durch Schweißsekretion reguliert werden (der Gefahr der Überwärmung ist durch Aufbringen von Wasser auf die Haut und die dadurch hervorgerufene Verdunstungskälte vorzubeugen). Diese Kinder haben außerdem einen spärlichen Haarwuchs sowie dünne, trockene Haut (atrophische Talgdrüsen!). Einige Zähne sind gar nicht angelegt, und es bestehen oft Nagelmißbildungen. Bei einer Sonderform der ektodermalen Dysplasie, die autosomal dominant vererbt wird, ist die Schweißdrüsenfunktion intakt.

3.3.5 Angeborene Hautaplasie (Aplasia cutis congenita)

Dieser bei der Geburt vorhandene kleine Hautdefekt – er kann sogar die Muskulatur miteinbeziehen – findet sich besonders am Hinterkopf. Der narbige, haarlose Hautbezirk ist etwas eingesunken, liegt also unter dem Hautniveau der Umgebung.

3.3.6 Ichthyosis[3] („Fischschuppenkrankheit")

Die Ichthyosis ist erblich und stellt eine Verhornungsstörung dar (eine Hyperkeratose, s. S. 241). Bei der **Ichthyosis congenita** (diese ererbte Form ist bei der Geburt schon voll ausgeprägt) werden verschiedene Schweregrade abgegrenzt.

Die schwerste Form ist der *Harlekin-Fetus*[4] bzw. das *Harlekin-Baby,* wobei die ganze Haut wie mit einem Schuppenpanzer bedeckt ist. Diese Kinder kommen entweder tot zur Welt, oder sie sterben meist kurz nach der Geburt. Eine ebenfalls recht schwere Form ist diejenige, bei der die Kinder wie in eine glänzende Membran eingehüllt erscheinen (daher der Name *Kollodium-Baby).* Bei der *leichten Form der kongenitalen Ichthyose* sind die fischschuppenartigen Hautveränderungen weniger ausgeprägt.

Sie leitet über zur **Ichthyosis vulgaris** (die eigentliche Fischschuppenkrankheit), einer leichten Form, die auch erblich ist, aber erst im Laufe des ersten Lebensjahres oder bald danach in Erscheinung tritt. Die großen Gelenkbeugen sind nicht befallen (im Gegensatz zur oben erwähnten Ichthyosis congenita, wo es bei Gelenkbewegungen zu Einrissen des Hornpanzers und der darunterliegenden Haut bis zum Korium kommt). Oft ist die Haut nur etwas trocken und schuppend. Die Kombination mit einem Ekzem ist nicht selten.

3.3.7 Epidermolysis bullosa

Auch dies ist eine erbliche Krankheit, von der es verschiedene Schweregrade gibt. Sie ist dadurch charakterisiert, daß die Haut schon auf kleinste mechanische Reize mit einer Blasenbildung antwortet. Selbst bei der leichtesten Form entstehen die ersten Blasen gewöhnlich schon in der Neugeborenenzeit. Bei den schweren Formen sind auch die Schleimhäute (des Mundes, der Speiseröhre) und die Nägel befallen (sie fehlen oder sind verformt bzw. verdickt). Nicht nur die Pflege, sondern auch die Ernährung dieser Kinder ist recht problematisch, besonders bei Vorliegen der schwersten, sehr ausgedehnten Form, die bereits in den ersten Lebensmonaten zum Tode führt (durch Infektion oder – infolge starken Befalls des Verdauungstraktes – durch Unterernährung).

---

[3] ichthys (griech.): Fisch.

[4] Die Bezeichnung „Harlekin"-Fetus nimmt Bezug auf das bunte Aussehen der Kinder, was durch das Nach-Außen-Kehren der Augenlider und die aufgeworfenen Lippen noch verstärkt wird (nicht zu verwechseln mit der *Harlekin-Verfärbung,* ein seltenes, harmloses Phänomen, bei dem die nach unten zeigende Körperhälfte des auf der Seite liegenden Neugeborenen gerötet ist, wahrscheinlich infolge Unreife der zentralen Gefäßregulation).

4 Postpartale Anpassungsstörungen

4.1 Allgemeines

Während der Schwangerschaft herrscht über die Plazenta ein intensiver Stoffaustausch zwischen mütterlichem und kindlichem Organismus. Nahrungsmittelbestandteile werden – bereits in ihre Einzelkomponenten zerlegt – über das Blut herangeschafft, Stoffwechselschlacken auf diesem Weg vom Kind abgegeben. Der Sauerstoff wird durch die mütterlichen Erythrozyten herantransportiert und durch die Plazentabarriere auf die kindlichen Blutkörper übertragen. Das Ungeborene kann deswegen auf die Arbeit vieler seiner Organsysteme verzichten.

Mit der Geburt und Durchtrennung der Nabelschnur wird das Neugeborene abrupt *selbständig;* alle Organe müssen ihre volle Arbeit übernehmen. Es erscheint deswegen naheliegend, daß diese Anpassung der kindlichen Organfunktionen an die neue, extrauterine Umgebung nicht immer störungsfrei verläuft. Die wesentlichen Gefahren für das Neugeborene resultieren deswegen auch aus einer mangelnden Anpassung. Da die kindlichen Organe im Prinzip erst zum Ende der normalen Schwangerschaftsdauer für die Übernahme der vollen Funktion vorbereitet werden, sind die Organsysteme Frühgeborener oft nicht in der Lage, die neuen Aufgaben vollständig zu übernehmen. Eine sofortige Beurteilung der Anpassung nach Geburt ermöglicht das sog. APGAR-Schema (Tab. 3.4). Es wird 1,5 und oft auch noch 10 Minuten nach der Geburt erhoben und stellt eine aktuelle Zustandsdiagnostik der Anpassung des Neugeborenen dar (s. auch S. 445, 513).

4.2 Haut

Vor der Geburt schwimmt das Kind im Fruchtwasser und wird durch die *Käseschmiere* (Vernix caseosa) vor einer Mazeration geschützt. Nach der Entfernung der Käseschmiere wird die *stark gerötete* Neugeborenenhaut sichtbar. Schon am nächsten Tag ist die Rötung weitgehend abgeblaßt, bei Frühgeborenen bleibt sie etwas länger bestehen. Darüber hinaus ist die Frühgeborenenhaut dünner als die des Reifgeborenen. Bei übertragenen Kindern fehlt die Käseschmiere mehr oder weniger weitgehend, die Haut trocknet aus und zeigt eine Abschilferung der oberen Hautschicht, teils ist eine stärkere *Schuppung* vorhanden, und große Lamellen werden abgelöst. Ferner ist die Haut des übertragenen Kindes faltig, besonders an den Fußsohlen und Handtellern (*„Waschfrauenhände"*), und grünlich verfärbt.

> Die weiche, zarte Haut des Neugeborenen – besonders die des Frühgeborenen – ist noch wenig widerstandsfähig gegenüber mechanischen Einwirkungen und Bakterien *(Wundsein, Hautinfektionen).* Bei der Pflege der Kinder ist dieser Besonderheit Rechnung zu tragen.

Tabelle 3.4 APGAR-Schema zur Beurteilung Neugeborener. Die einzelnen entsprechenden Zahlen werden zu einer Gesamtsumme addiert, die dann relativ einfach einen groben Überblick über den Neugeborenenzustand ergibt.

	0	1	2	Punkte
1. Herzschlag	fehlt	unter 100	über 100	
2. Atmung	fehlt	schnappend, unregelmäßig	schreiend, regelmäßig	
3. Muskeltonus	schlaff	reduziert, träge Flexionsbewegungen	kräftig, aktive Bewegungen	
4. Reflexerregbarkeit	fehlt	schwach, Grimassen	kräftig, Saugen – Niesen	
5. Hautfarbe	blaß	Körper rosig, Extremitäten blau	rosig	
				Gesamtnote

4.3 Haare

Die *Lanugo* (Wollhaarkleid, Flaum) ist beim Frühgeborenen noch sehr ausgeprägt, beim reifen Neugeborenen findet sie sich noch an den Schultern, im oberen Bereich des Rückens und an den Streckseiten der Oberarme. Das *Kopfhaar* kann bei der Geburt voll sein und sich bald darauf lichten, es kann aber auch relativ kurz sein oder fast völlig fehlen und teils erst nach mehreren Monaten wachsen.

4.4 Nabelwunde

Nach der Abnabelung trocknet der Nabelschnurrest infolge fehlender Blutzirkulation ein, färbt sich schwarz (Mumifikation, trockener Brand, trockene Gangrän – vgl. auch feuchte Nabelstranggangrän, S. 30) und fällt am 4.–10. Lebenstag ab. Es bleibt eine kleine Wunde zurück, die sich bis zum Ende der 2. Woche durch Überhäutung vom Rande her schließt. An dem Schluß der Nabelwunde ist nicht nur das Epithel, sondern auch das Bindegewebe mit Ausnahme des Fettpolsters der Haut beteiligt. So ist es zu erklären, daß die Überhäutung in der Tiefe einer Nische erfolgt und eine trichterförmige Narbe hinterläßt.

4.5 Hautnabel

Eine ganz harmlose Besonderheit ist der *Hautnabel*, bei dem die normale Bauchhaut röhrenförmig eine mehr oder minder große Strecke auf die eigentlich von Eihaut bedeckte Nabelschnur übergreift. Der Hautnabel stellt nach dem Abfall des Nabelstrangrestes statt der normalerweise entstehenden kleinen Grube einen sich zipfelartig vorwölbenden Stumpf dar (Abb. 3.13).

Behandlung: Der Hautnabel bildet sich erfahrungsgemäß allmählich von selbst zurück, eine Behandlung erübrigt sich fast stets.

4.6 Nabelgranulom

Die häufigste Ursache für anhaltendes Nässen einer schlecht heilenden Nabelwunde ist das Nabelgranulom, ein in der Tiefe der Nabelwunde sichtbares, nässendes Fleischwärzchen, bestehend aus gewuchertem Bindegewebe und Blutgefäßknäueln (= Granulationsgewebe, daher der Name Granulom). Es verhindert die vollständige Überhäutung der Nabelwunde.

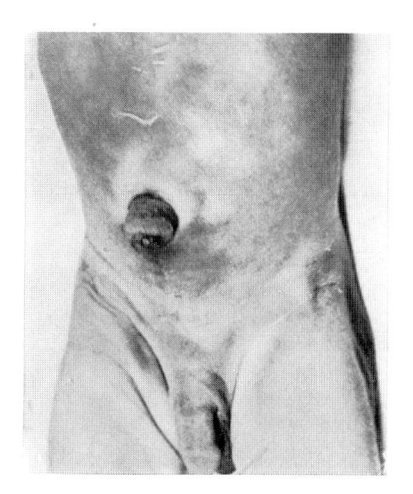

Abb. 3.13 Hautnabel kurz nach dem Abfallen des Nabelstrangrestes.

Behandlung: Durch mehrmaliges, etwa in 2tägigen Abständen vorzunehmendes Ätzen mit dem Höllensteinstift, wobei nur das Granulom, nicht aber die Haut des Nabels berührt werden darf, verschwindet das Wärzchen. Größere Granulome werden operativ entfernt. Mit der Entfernung des Granulationsgewebes ist das Hindernis für die Überhäutung der Nabelwunde beseitigt, und das Nässen hört auf.

Man bedenke, daß aus einem nicht verödeten *Dottergang* (*persistierender Ductus omphaloentericus*, s. S. 549) oder aus einem offengebliebenen *Allantoisgang* (*Urachus-Fistel*, eine Verbindung zwischen Blase und Nabelwunde) Sekret abgesondert werden kann, beides sehr seltene Vorkommnisse.

Eine Absonderung aus der Nabelwunde kommt auch bei *Nabelinfektionen* vor.

4.7 Stoffwechsel

Im Prinzip sind alle Stoffwechselleistungen einschließlich der Hormonregelkreise bei einem gesunden, reifen Neugeborenen vorprogrammiert. Beim Frühgeborenen kann es zu starken Anpassungsstörungen kommen, da bestimmte Enzymsysteme, z. B. des Magen-Darm-Kanals, der Leber usw., noch nicht voll ausgereift sind.

4.7.1 Hormone

Der hormonelle Regelkreis funktioniert zwar schon beim Neugeborenen, doch kann der hohe

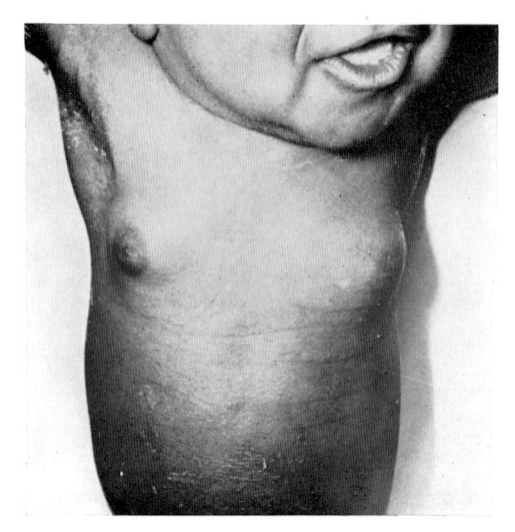

Abb. 3.14 Brustdrüsenschwellung bei einem männlichen Neugeborenen (das Bild stammt von einem Negerbaby).

mütterliche Hormonspiegel (Östrogen u. a.) das Neugeborene beeinflussen. Eine solche **Schwangerschaftsreaktion** ist z. B. die bei vielen weiblichen Neugeborenen festzustellende *Absonderung aus der Scheide* (*Fluor*, über Einzelheiten s. S. 473), ja gelegentlich kommen sogar *Uterusblutungen (Abbruchblutungen*, s. S. 473) vor.

Hierher gehört auch die bei vielen weiblichen wie männlichen Neugeborenen beobachtete *Brustdrüsenschwellung* (Abb. 3.14), die bis zu Mandarinengröße erreichen kann, innerhalb der ersten Lebenswoche auftritt und sich nach etwa drei Wochen ohne Behandlung vollständig zurückbildet *(Hexenbrüstchen);* teils wird ein milchartiges Sekret abgesondert *(Hexenmilch)*. Hier wie überall in der Neugeborenenpflege ist peinlichste Sauberkeit geboten. Die Brustdrüsenschwellung wird mit sterilem Mull abgedeckt. Die Hexenmilch darf nicht ausgedrückt werden – die damit verbundenen Manipulationen können zur Brustdrüsenentzündung (Mastitis) führen.

Über die Mastitits und über die ebenfalls als Schwangerschaftsreaktion aufzufassende *Akne des Neugeborenen* s. S. 32.

4.7.2 Hypoglykämie

Bei den drohenden Stoffwechselstörungen ist (neben der Hyperbilirubinämie) vor allem die Hypoglykämie von klinischer Bedeutung. Da die *Glykogenvorräte*, ganz besonders bei *Frühgeborenen* und *hypotrophen Kindern* nur sehr gering sind, kommt es bei mangelnder Zufuhr post partum schnell zu einem Absinken des Blutglukosewertes. Da aber die Organsysteme, vor allem das Gehirn, auf eine permanente Energiezufuhr angewiesen sind, kann es bei schweren Hypoglykämien zu zentralen Störungen, insbesondere zu *Apnoen* und *Krämpfen* kommen. Wegen des mangelnden Fettgewebes können Früh- und Mangelgeborene auch nicht ersatzweise ausreichend Energien aus dem Fettstoffwechsel bereitstellen.

4.7.3 Hypocalcämie

Ähnliche klinische Störungen können auch durch eine Hypocalcämie (seltener auch durch eine **Hypomagnesiämie**) hervorgerufen werden. Wieder finden sich diese Entgleisungen bei Früh- und Mangelgeborenen gehäuft; die Therapie besteht in beiden Fällen in der rechtzeitigen Zufuhr der fehlenden Substanzen.

Sowohl Hypoglykämie wie Hypocalcämie finden sich auch gehäuft bei der Fetopathia diabetica.

4.8 Anpassungsstörungen des Magen-Darm-Kanals

Schon vor der Geburt ist der Darm mit schwarzem *Mekonium* (Kindspech) gefüllt, das in den ersten Stunden/Tagen entleert wird. Es besteht aus Fruchtwasser, Epithelzellen, Schleim u. a.

4.8.1 Nahrungsaufbau

Im Prinzip ist der Darm darauf vorbereitet, gleich nach der Geburt Muttermilch oder andere Nahrung aufzunehmen. Seine Aufnahmekapazität kann aber schnell überfordert werden, wenn die Nahrungsmenge zu rasch gesteigert wird. Bei der Brustnahrung ist das kaum möglich, da die Milchproduktion erst in Gang kommen muß. Bei künstlicher Nahrung steigert man deswegen auch in den ersten Tagen das Nahrungsangebot z. B. nur um 50–70 g pro Tag, bei Frühgeborenen entsprechend weniger, oft nur um 5–10 g. So hat der Darm Zeit, sich an die steigende Menge zu adaptieren. Da der Kalorien- und Flüssigkeitsbedarf des Neugeborenen bereits in den ersten Lebenstagen genauso groß ist wie später, kommt es bei einem langsamen Nahrungsaufbau erst einmal zur sog. „*physiologischen Gewichtsabnahme*". Diese Gewichtsabnahme sollte aber nie mehr als *maximal 10%* des Körpergewichtes betragen.

Bei Früh- und bedrohten Neugeborenen, denen man eine solche „Hungerkur" tunlichst nicht zumuten sollte, muß der Bedarf als intravenöse Infusion gegeben werden, das gleiche gilt für Kinder mit einer Hyperbilirubinämie. Da sich die Ausscheidung über die Niere erst an die neuen Bedingungen adaptieren muß, wird auch bei einer Infusionstherapie in den ersten Tagen weniger als später gegeben. Man beginnt bei vollständiger parenteraler Ernährung anfänglich mit 60–70 ml pro kg KG, um dann in den weiteren Tagen auf 120–180 ml zu steigern (s. Kapitel Intensivbehandlung).

4.8.2 Erbrechen

Da auch der Mageneingang (Kardia) mit seinem Rückschlagventil anfänglich oft noch nicht voll funktionsfähig ist **(Kardiainsuffizienz),** kommt es typischerweise mit Steigerung der Nahrung ab dem 4.–5. Tag oft zum Spucken des Neugeborenen. Wenn die Mengen klein bleiben, spielt diese Anpassungsstörung keine bedeutende Rolle. Kommt es aber zum Erbrechen oder zu häufigem Spucken mit Gewichtsstillstand oder Gewichtsabnahme, kann man nicht mehr unbedingt von einer Anpassungsstörung ausgehen.

Es können sich dann Krankheitsbilder wie eine Hiatushernie, Fehlbildungen des Magen-Darm-Kanales (Malrotationen, Duodenalatresie, Pankreas anulare), Stoffwechselstörungen wie das adrenogenitale Salzverlust-Syndrom, ein Mekoniumpfropfsyndrom (manchmal als Frühsymptom der zystischen Fibrose), ein Morbus HIRSCHSPRUNG oder aber auch eine Sepsis hinter dem Symptom „Erbrechen" verbergen.

> Jedes wiederholte Erbrechen in der Neugeborenenphase erfordert deswegen eine differenzierte Diagnostik.

4.8.3 Trinkschwäche

Auch die Trinkschwäche ist häufig durch Anpassungsstörungen verursacht. Obgleich *Such-, Saug- und Schluckreflex* vorhanden sind, also keine neurologischen Ausfallsymptome existieren, trinken die Kinder oft nur den ersten Teil der Flasche. Auch diese Anpassungsstörung manifestiert sich oft, wenn am 4.–6. Tag die Nahrungsmenge deutlich gesteigert wurde. Hier muß mit Geduld und veränderter Fütterungstechnik (z. B. häufige ad-libitum-Fütterung) versucht werden, die Kinder zum Trinken zu bringen.

Kranke Neugeborene haben oft nicht die Kraft, ausreichend zu saugen. Frühgeborene haben erst bei einem Gewicht von ungefähr 2000 g ausreichend reife Saugreflexe und Kraft, selbst zu trinken. Bei diesen Kindern kommt man um den Einsatz einer Nahrungssonde nicht herum. Eigenartigerweise reagieren Kinder nach einer Hyperbilirubinämie nach Abfall des Bilirubinwertes nach einer durchgeführten Fototherapie ebenfalls oft mit einer passageren Trinkschwäche, deren Ursache nicht geklärt ist.

> Trinkschwäche muß – vor allem bei reifen Kindern – nicht zwangsläufig das Zeichen einer Anpassungsstörung sein, nicht selten ist sie Frühsymptom einer schweren Erkrankung, wie z. B. einer Sepsis, Meningitis oder Hirnblutung.

4.9 Niere

Bereits in utero ist die Niere funktionsfähig – die Urinproduktion beginnt schon in der 10. Schwangerschaftswoche. Das Kind scheidet Urin in das Fruchtwasser aus. Die Leistungen der Nieren sind aber bei der Geburt noch eingeschränkt; die Möglichkeit, mit der Niere Flüssigkeits- und Salzhaushalt zu regulieren, ist in den ersten Tagen begrenzt. Ödeme und Exsikkosen entstehen deswegen relativ leicht.

Bei mangelnder Flüssigkeitszufuhr kann es zum sog. Durstfieber kommen. Auch die Ausscheidung vieler Medikamente ist oft verzögert, so daß Neugeborenen niedrigere Dosen zu verabreichen sind als älteren Säuglingen oder Kindern. Bei Frühgeborenen sind diese Anpassungsstörungen wieder in stärkerem Maße zu beobachten; die funktionelle Unreife hält länger an.

4.10 Abwehrsystem

Bei der Geburt am Termin verfügt das Neugeborene zwar über ein gut funktionierendes, aber noch nicht „trainiertes Abwehrsystem". *Mütterliche Abwehrkörper der IgG-Klasse,* die transplazentar auf das Kind übergehen können, geben einen zusätzlichen Schutz. Dieser *„geliehene" Schutz* durch mütterliche Antikörper verhütet z. B., daß sich Neugeborene mit Masern und vielen anderen Virusinfektionen anstecken können; vorausgesetzt, die Mutter hat früher einmal diese entsprechende Krankheit durchgemacht. *IgM- und IgA-Antikörper* können nicht transplazentar übertragen werden.

Die Gefährdung durch perinatale Infektionen steigt stark mit der Unreife des Abwehrsystems; die Menge der von der Mutter auf das Kind übertragenen Antikörper liegt bei Frühgeborenen sehr viel niedriger. So ist ihr Risiko, an Infektionen zu erkranken, ungleich höher. Vor allem bakterielle Infektionen spielen hier eine bedeutsame Rolle. Die Gefahr steigt weiterhin ganz wesentlich, wenn im Rahmen der Intensivpflege mit Kathetern, Tuben usw. reichlich *Eintrittspforten* für Keime geschaffen werden.

Durch die Verfütterung von Muttermilch, die einen hohen Anteil an *Immunglobulinen* (vor allem auch an IgA) und an *Abwehrzellen* (Makrophagen) enthält, läßt sich vor allem im Bereich des Magen-Darm-Kanals ein Teil der Abwehrschwäche des Neugeborenen ausgleichen.

4.11 Wärmeregulation

Je kleiner ein Lebewesen ist, um so relativ größer ist seine Körperoberfläche. Da das Neugeborene zudem bei der Geburt durch das Fruchtwasser naß ist *(Verdunstungskälte)*, kommt es zu diesem Zeitpunkt zu einem erheblichen *Wärmeverlust*.

Wenn im Kreißsaal nicht schützende Maßnahmen ergriffen werden, kann es zur starken Auskühlung *(Hypothermie)* des Neugeborenen und ganz besonders des Frühgeborenen kommen, die dann bei den sowieso bedrohten Kindern zu einer weiteren Verschlechterung der Überlebenschance führt.

Das reife Neugeborene kann durch Verbrennung seiner Glykogenvorräte und auch durch Abbau seines Körperfettes Wärme produzieren und somit einen geringen Wärmeverlust ausgleichen. Da sowohl die Glykogenvorräte wie auch das Fettpolster des Früh- und Mangelgeborenen nur sehr gering sind und darüber hinaus der Regler des Temperaturzentrums im Gehirn bei Frühgeborenen noch unreif ist, sind diese Kinder kaum in der Lage, sich ausreichend wechselnden Temperaturen anzupassen. Durch den Einsatz von Inkubatoren wird deswegen versucht, ein konstantes Raumklima zu schaffen. Um einen größeren Wärmeverlust vor allem bei den kleinen Frühgeborenen zu verhüten, sind in der letzten Zeit sog. Doppelwand-Inkubatoren entwickelt worden. Besonders gefährdet sind kleine Frühgeborene;

bei einer längeren Herausnahme aus dem Inkubator, z. B. für Untersuchungen oder Eingriffe, können solche Unterbrechungen der Umgebungswärme beim Frühgeborenen zu erheblichen Temperaturstürzen führen.

Wichtig ist deshalb der Einsatz der Wärmelampe.

4.12 Atmung/Kreislauf

Nach der Geburt ist die Herz-Kreislauf-Anpassung (kardiorespiratorische Adaptation) die vordringlichste Aufgabe.

Vor der Geburt sind die Lungenbläschen (Alveolen) mit Fruchtwasser gefüllt. Das Blut wird durch das *Foramen ovale* des Herzens und durch den *offenen Ductus arteriosus* im Kurzschluß von einem Kreislauf in den anderen unter Umgehung der Lunge überführt. Bei der Geburt selbst wird während des Durchtritts durch die Geburtswege ein Teil des Fruchtwassers aus dem Thorax des Kindes ausgepreßt. Beim Schreien füllen sich die Alveolen mit Luft. Durch den Sauerstoff, der über die Lunge aufgenommen wird, schließt sich der Ductus arteriosus (auf Grund der Wirkung des Sauerstoffs auf die Muskulatur des Ductus). Die Blutgefäße der Lunge erweitern sich. Die Lunge liegt jetzt im Hauptschluß des kleinen Kreislaufes. Der in den Alveolen befindliche O_2 kann in das Blut übertreten und wird über die Vena pulmonalis in den linken Vorhof, von dort in den großen Kreislauf transportiert. Die Alveolen als sackförmige Hohlkörper haben immer wieder die Tendenz zusammenzuschrumpfen. Durch die Bildung eines oberflächenaktiven Filmes, des sog. **Surfactant-Faktors,** wird dieser Tendenz entgegengewirkt, so daß die Alveolen auch in der Ausatmungsphase luftgefüllt bleiben. Insgesamt handelt es sich um einen komplexen Vorgang: Drei Bedingungen müssen erfüllt werden, damit der Sauerstoff in ausreichendem Maße vom Körper aufgenommen werden kann:

a) **Die Ventilation (Belüftung)** der Lunge muß gewährleistet sein. Deswegen müssen die Atemwege durch Absaugen freigemacht werden. Das primär in den Alveolen befindliche Fruchtwasser muß vom umliegenden Gewebe aufgesogen werden; die Alveolen müssen auch in der Ausatmungsphase luftgefüllt bleiben.

b) **Diffusion.** Der Sauerstoff muß durch die Wand der Alveolen ohne Mühe in die Kapillaren übertreten können. Wenn die Wände der Alveolen durch Einlagerung von Flüssigkeit oder dergleichen verdickt sind und damit die Wegstrecke für den Sauerstoff verlängert ist, ist die Diffusion erschwert.

c) **Perfusion.** Das Lungengewebe muß ordnungsgemäß durchblutet werden, damit der O_2, der aus der Alveole durch das Zwischengewebe der Lunge hindurchwandert, aufgenommen und abtransportiert werden kann.

Alle drei Bedingungen können einzeln oder gemeinsam beim reifen Neugeborenen und ganz besonders beim Frühgeborenen gestört sein und damit zu schweren Sauerstoffmangelzuständen führen.

4.12.1 Atemnotsyndrom

Das wichtigste Krankheitsbild in diesem Zusammenhang ist das sog. Atemnotsyndrom *(ANS oder RDS = respiratory distress syndrome, Hyaline-Membranen-Krankheit)*. Die Fähigkeit, den Surfactant-Faktor zu produzieren, ist erst in den letzten Wochen der Schwangerschaft voll entwickelt. Bei Frühgeborenen kommt es so zu einem Mangel der Ventilation durch immer wieder kollabierende Alveolen. Der einsetzende O_2-Mangel führt zu Gewebsschäden und zum Kreislaufschock. Es wird im folgenden, begünstigt weiter durch die durch Unreife bedingte Gewebsdurchlässigkeit, Eiweiß in die Alveolen abgesondert (hyaline Membran), so daß die Ventilation immer schlechter wird.

Durch Flüssigkeitsabsonderung und Eiweißausschwitzung in die Wände der Alveolen wird zusätzlich die Diffusion des O_2 behindert, weil der Weg von der Alveole zum Blutgefäß weiter geworden ist.

Durch reaktive Verengung der Blutgefäße werden große Teile der Lunge nicht mehr optimal durchblutet, so daß auch eine Perfusionsstörung resultiert. Röntgenologisch ist in schweren Fällen die Lunge weitgehend luftleer (Röntgenbild der „weißen Lunge"). Der Sauerstoffmangel mit der entsprechenden *Azidose* ist an den Werten der *Blutgasanalyse* zu ersehen (s. auch S. 512).

Die **Behandlung** leichterer Fälle besteht in der Anwendung von Atemhilfen, in schweren Fällen in der Beatmung; es besteht die Gefahr des Auftretens eines Pneumothorax (siehe Kapitel Intensivmedizin). Inzwischen steht eine neue Therapie für schwerst betroffene Fälle zur Verfügung, nämlich die Gabe von *Surfactant-Faktor* in den Intubationstubus. Dadurch unterbindet man den verhängnisvollen Beginn der zum vollen Atemnotsyndrom führenden Kausalkette. Man gewinnt diesen Surfactant-Faktor aus dem Lungengewebe von Schlachttieren.

Prophylaktisch gibt man der Mutter vor einer zu erwartenden Frühgeburt in der 28.–34.(–36.) Schwangerschaftswoche einige Tage lang ein Kortikosteroid oder Ambroxol (Mucosolvan®), wodurch es zu einer vorzeitigen Entwicklung des Surfactant-Faktors und damit zu einer pränatalen Lungenreifung kommt (s. auch S. 439).

Gelingt es nicht durch intensivmedizinische Maßnahmen, den chronischen Sauerstoffmangel und die daraus resultierende Azidose des Blutes zu verbessern, so sind letztendlich neben der sich durch die Beatmung veränderten Lunge alle weiteren Organsysteme des Kindes gefährdet. Am gefürchtetsten ist das häufige Auftreten von Hirnblutungen – wieder vor allem in Abhängigkeit von der Unreife.

4.12.2 Schäden durch Sauerstoffgabe

Da man bei der Therapie des Atemnotsyndroms nicht ohne Sauerstoffgabe auskommt, besteht die Gefahr von Sauerstoffschäden. Vor allem ist hier die **Retinopathie** der Frühgeborenen *(Retinopathia praematurorum)* zu nennen, bei der es durch Einsprossung von Blutgefäßen in den Glaskörper und Bindegewebsbildung zur Blindheit kommen kann. Nur diese schwerste Form der Retinopathie trägt heute die früher generell übliche Bezeichnung *retrolentale Fibroplasie*.

Allerdings ist einschränkend zu sagen, daß nicht nur der Sauerstoff allein, sondern andere Faktoren wie ein hoher Kohlendioxidspiegel etc. ebenfalls wichtig sind. (Näheres siehe Kapitel 24.) Weiterhin spielt der Sauerstoff, vor allem in Verbindung mit einem erhöhten Beatmungsdruck auch bei chronischen Veränderungen des Lungengewebes eine große Rolle. Es kann vor allem nach einem schweren Atemnotsyndrom bei kleinen Frühgeborenen zu einem Lungenumbau kommen, den man als **bronchopulmonale Dysplasie** bezeichnet. Hierbei kommt es zum Verlust von Lungengewebe mit den entsprechenden Konsequenzen für Atmung und Kreislauf.

Der Sauerstoff ist deswegen als Medikament zu betrachten. Er darf nur auf Anordnung des Arztes gegeben werden, seine angewandten Konzentrationen sind immer zu kontrollieren und zu dokumentieren.

Die Lungenstörung, basierend auf der Unreife des Organismus und der Unfähigkeit, sich adäquat an die extrauterinen Lebensbedingungen anzupassen, wird somit vor allem für das Frühgeborene schicksalbestimmend.

4.12.3 Atemstörungen bei reifen Neugeborenen

Lungenstörungen bei reifen Neugeborenen – die ausreichend Surfactant-Faktor bilden können – müssen vor allem an Fehlbildungen, perinatale Infektion, insbesondere durch B-Streptokokken, oder Aspiration von Mekonium-haltigem Fruchtwasser denken lassen. Flüchtige, klinisch etwas weniger bedeutsame Störungen können auch entstehen, wenn die Lungen unter der Geburt nicht von dem größten Teil des Fruchtwassers befreit wurden, wie es z. B. beim Kaiserschnitt der Fall ist, wir sprechen dann von der sog. *Flüssigkeitslunge*.

4.12.4 Kreislauf

Zwei Anpassungsstörungen des Kreislaufes können das Neugeborene vor allem gefährden:

Werden nach der Geburt die Blutgefäße der Lunge nicht weit gestellt, so reicht das durchfließende Blut nicht aus, genug Sauerstoff aufzunehmen. Wir sprechen dann von einem *fetalisierten Kreislauf (PFC = Persistance of fetal circulation)*; die Beatmung solcher Kinder ist nur mit hoher Sauerstoffbeimischung möglich, im Röntgenbild erscheinen im Gegensatz zum Atemnotsyndrom die Lungen sehr strahlentransparent, da die Blutgefäße wenig blutgefüllt sind. Gelingt es nicht, die Blutgefäße der Lunge weit zu stellen, können schwere Sauerstoffmangelzustände entstehen.

Wird nach der Geburt der vorher offene Ductus arteriosus nicht spontan geschlossen, so fließen mit zunehmendem Blutdruck in der Aorta wesentliche Teile des Blutes von der Hauptschlagader direkt in die Lungenarterie und führen somit zu einer Überflutung der Lunge. Diese Überflutung der Lunge mit Blut führt zu einer verschlechterten Beatmungssituation bei kritisch kranken Kindern, durch den starken Abfluß von Blut aus der Hauptschlagader sind außerdem andere Organe wie Nieren, Darm oder dergleichen eher schlecht durchblutet. Erkennen kann man einen offenen Ductus arteriosus vor allem an seinem systolischen Herzgeräusch und an den springenden Pulsen. In den meisten Fällen gelingt es, den Ductus medikamentös (durch Indometacin) zu schließen, manchmal wird aber auch eine Operation notwendig.

4.12.5 Zentrale Atemstörungen

Eine mangelnde Ventilation kann aber nicht nur bei primären Lungenkrankheiten, sondern auch bei zentralen Atemstörungen auftreten. Wenn vom Atemzentrum des Gehirns nicht der automatische Befehl zur Einatmung gegeben wird, kommt es zum Atemstillstand, zur *Apnoe*. Gesunde, reife Neugeborene verfügen im allgemeinen über einen regelmäßigen Atemantrieb; ist er gestört, muß nach übergeordneten, zentralen Störungen gefahndet werden. Bei Frühgeborenen – in Abhängigkeit von ihrer Tragzeit – ist die Regulation durch das Atemzentrum oft noch unzuverlässig. Die Spontanatmung ist unregelmäßig, die Atempausen sind oft verlängert. Wenn die Atempause länger, z. B. über 20 Sekunden, andauert oder die Atmung erst nach äußeren Reizen (Streicheln, Anheben des Kindes oder sogar Luftzufuhr mit dem Atembeutel) wieder einsetzt, spricht man von Apnoen. Oft sind sie mit *Bradykardien* vergesellschaftet. Zentrale Apnoen, vor allem wenn sie gehäuft und langandauernd auftreten, sind sehr oft die Indikation zur Gabe von *atemstimulierenden Medikamenten* wie z. B. Theophyllin oder bei kleinen Frühgeborenen auch für eine Beatmung (hierüber und über Asphyxie s. Kapitel Intensivmedizin).

Persistieren Apnoen bei Frühgeborenen, auch über den Zeitpunkt, an dem sie ihren eigentlichen Geburtstermin erreicht haben, oder treten sie bei reifen Neugeborenen ohne sonst ersichtliche Krankheitsursachen auf, so wird heute nicht selten für die folgenden Monate für den Einsatz auch nach der Entlassung ein *Atemmonitor* verordnet, um das Risiko eines **plötzlichen Kindstodes** zu verkleinern.

4.13 Zentrales Nervensystem (ZNS)

Ein reifes Kind zeigt bei der Geburt ein typisches Beugemuster seiner Extremitäten. Bestimmte Neugeborenenreflexe wie der *Moro-, Saug-, Such-Reflex* u. a. sind gut auslösbar. Entwicklungsgeschichtlich hatten sie ehemals *Schutzfunktionen*. Diese Funktionen sind später weitgehend verlorengegangen, bei einigen Reflexen, wie z. B. der Seitdrehung des Kopfes in Bauchlage, aber noch erhalten.

Da die neurologische Reifung gerade in den letzten Schwangerschaftsmonaten zunimmt, finden sich viele typische Neugeborenen-Reflexe und Bewegungsmuster bei Frühgeborenen noch nicht. Insgesamt ist bei ihnen der Muskeltonus sehr viel niedriger, das typische Beugemuster fehlt. Vegetative Funktionen wie der Atemtrieb, Temperaturregulation usw. sind instabil. Der neurologische Befund kann deswegen zusätzlich zu den äußerlichen Reifezeichen zur Bestimmung des Gestationsalters herangezogen werden.

4.13.1 Hirnblutung

Die, vor allem bei Frühgeborenen auftretende, wichtigste Bedrohung des ZNS ist die Hirnblutung. Besonders bei Störungen der Atmung mit O_2-Mangel, Azidose des Blutes und Blutdruckschwankungen kann es zur Ruptur der noch sehr unreifen Blutgefäße im Bereich der Ventrikel mit Einblutung in die Hirnmasse oder die Ventrikel selbst kommen. Auf Grund der heute verfeinerten Ultraschalldiagnostik gelingt es, Blutungen sehr frühzeitig nachzuweisen. Sie werden im allgemeinen je nach Schwere in *4 Grade* eingeteilt, die Erfahrung hat gezeigt, daß Hirnblutungen leichteren Grades ohne Folgen für die Kinder abklingen. Schwere Hirnblutungen mit Einbruch in die Hirnventrikel, evtl. mit der späteren Entwicklung eines *Hydrozephalus* und dem Verlust von Hirnsubstanz führen aber im allgemeinen zu einer mehr oder minder schweren Behinderung.

4.13.2 Neugeborenenkrämpfe

Neugeborenenkrämpfe können unter sehr vielschichtigen Bildern ablaufen, sowohl als tonische Streckungen von Armen und Beinen, Zuckungen der Extremitäten, aber manchmal auch nur als atypische Schmatzbewegungen und dergleichen. Ursachen können sowohl vorübergehende Stoffwechselstörungen wie Hypoglykämien und Hypocalcämien (sowie Hypomagnesiämien) sein als auch – selten – Störungen des Vitamin-B_6-Stoffwechsels (erhöhter Vitamin-B_6-Bedarf), ferner Hirnanomalien, Hirnblutungen, durchgemachte Sauerstoffmangelzustände und Meningitiden. Sie erfordern in jedem Fall eine besondere Diagnostik und Therapie. Es gibt auch gutartige Krämpfe in den ersten 5 Lebenstagen („5-Tage-Krämpfe").

4.14 Blut

Während der Schwangerschaft wechselt der Sauerstoff von den mütterlichen Erythrozyten durch die Plazenta hindurch auf die kindlichen über. Dieser Wechsel funktioniert nur, weil die kindlichen Erythrozyten auf Grund eines andersartigen Hämoglobins (HbF) eine stärkere Affinität zum Sauerstoff besitzen und ihn dadurch den mütterlichen Erythrozyten entreißen. Nach der Geburt ist diese große Affinität zum O_2 wegen des hohen Sauerstoffgehalts in der Lunge nicht mehr notwendig, es setzt eine sog. Blutmauserung ein. Die fetalen Erythrozyten werden in der Milz abgebaut und das entstehende Bilirubin (als Abbauprodukt des Hämoglobins) in der Leber verarbeitet, neue Erythrozyten mit (normalem) Erwachsenen-Hb im Knochenmark nachgebildet.

4.15 Gelbsucht (Hyperbilirubinämie)

Die *einfache Gelbsucht des Neugeborenen (Icterus neonatorum)* wird bei etwa 70% aller Kinder festgestellt und gehört in aller Regel nicht zu den krankhaften Gelbsuchtsformen. Sie beruht in erster Linie auf einer **Unreife der Leber.** Unter normalen Umständen wird nämlich der aus dem Hämoglobin der abgebauten roten Blutkörperchen stammende Gallenfarbstoff (das nicht wasserlösliche Bilirubin) durch Koppelung an Glukuronsäure in der Leberzelle wasserlöslich gemacht (für diese „Konjugation" ist das Enzym Glukuronyltransferase erforderlich) und dann über die Gallenkapillaren und die größeren Gallengänge in den Darm ausgeschieden. Während der Schwangerschaft besorgt dies nach Übertritt des Bilirubins vom fetalen zum mütterlichen Kreislauf die Mutter. In den ersten Lebenstagen machen insbesondere die Glukuronidierung (Konjugation), aber auch die Ausscheidung des Gallenfarbstoffs Schwierigkeiten. Hinzu kommt, daß in den ersten Tagen nach der Geburt durch Reduktion des zunächst sehr hohen Hämoglobingehaltes mehr Blut abgebaut wird als später im Leben (es gehen zeitlebens ständig rote Blutkörperchen zugrunde). Dieser **leicht gesteigerte Blutzerfall** wirkt beim Zustandekommen der Neugeborenengelbsucht mit, ist aber nur von untergeordneter Bedeutung. Ein Teil des nicht konjugierten und folglich auch nicht ausgeschiedenen Gallenfarbstoffs kreist im Blut und bewirkt die „*Hyperbilirubinämie*", ein anderer Teil wird im Gewebe abgelagert, die Kinder erscheinen gelb *(Gelbsucht, Ikterus)*. Stuhl- und Urinfarbe sind bei ihnen normal. Der einfache Neugeborenenikterus tritt am 2. bis 3. Lebenstag auf, erreicht ungefähr am 4. Lebenstag seinen Höhepunkt (normalerweise höchstens 14 mg/100 ml) und klingt in der 2. Lebenswoche wieder ab.

4.16 Weitere Gelbsuchtsformen des Neugeborenen

▸ Es wurde gerade ausgeführt, daß normalerweise ständig Erythrozyten abgebaut werden und daß der nach Abbau der alten Erythrozyten entstehende Gallenfarbstoff Bilirubin genannt wird. Wir sprechen auch von *indirektem Bilirubin* (genauer gesagt, von „indirekt reagierendem" Bilirubin, d. h. bei der Bilirubinbestimmung im Labor führen die verwendeten Reagenzien nicht sofort zur Farbreaktion, sondern erst – indirekt – durch Vermittlung einer weiteren Substanz). Das eigentliche (indirekte) Bilirubin ist wasserunlöslich – es wird im Blut, an Albumin gebunden, transportiert –, das in der Leberzelle mit Glukuronsäure gekoppelte Bilirubin-Diglukuronid ist dagegen wasserlöslich *(direktes Bilirubin* bzw. „direkt reagierendes" Bilirubin, d. h. die Farbstoffbildung nach Zusatz der Reagenzien kommt direkt – ohne Vermittlung einer weiteren Substanz – zustande). ◂

Wenn die Koppelung mit Glukuronsäure nicht funktioniert (z. B. *Leberunreife*) oder wenn übermäßig viel Bilirubin anfällt (z. B. *hämolytischer Ikterus),* kommt es zur Gelbsucht mit **Erhöhung des indirekten Serum-Bilirubins.** Hiervon zu unterscheiden sind die Ikterusformen mit **Erhöhung des direkten Serum-Bilirubins.** Die Umwandlung von indirektem in direktes Bilirubin ist hier nicht gestört, wohl aber die Sekretion des direkten Bilirubins von den Leberzellen in die Gallenkapillaren (z. B. *Hepatitis)* oder die Ausscheidung der Galle über die Gallengänge in den Darm (z. B. *angeborene extrahepatische Gallengangsatresie,* s. Tab. 3.6). Nur unter diesen Umständen, also bei Erhöhung des direkten, nicht des indirekten Serum-Bilirubins, wird der Gallenfarbstoff in den Urin ausgeschieden, der dann dunkelbraun aussieht. Dabei kann der Stuhl entfärbt sein (weiß, acholisch).

4.16.1 Erhöhung des indirekten Serum-Bilirubins

Der *Icterus neonatorum* als nicht krankhafte Gelbsuchtsform wurde gerade abgehandelt. Wenden wir uns nunmehr den *pathologischen Ikterusformen* mit Erhöhung des indirekten Bilirubins im Serum zu.

4.16.1.1 Icterus prolongatus

Ist die Neugeborenengelbsucht sehr stark – über 14 mg/100 ml, sog. *Icterus gravis*[5] – (Frühgeborenen kann ein niedrigerer Bilirubinspiegel schon gefährlich werden, s. u.), oder bleibt sie übermäßig lange, d. h. mehr als zwei Wochen bestehen *(Icterus prolongatus*[6]*),* so kann sie nicht mehr als normal angesehen werden. Es gibt viele Ursachen für einen Icterus prolongatus.

Hypothyreose

Eine langanhaltende Gelbsucht finden wir z. B. bei der Unterfunktion der Schilddrüse *(Hypothyreose).* Alle Stoffwechselprozesse, auch die Reifung der Leber, laufen langsamer ab.

Muttermilchikterus

Er wird ganz selten beobachtet und soll durch die Anwesenheit gewisser Substanzen in der Muttermilch hervorgerufen werden.

Z. T. wird er darauf zurückgeführt, daß in der Muttermilch gelegentlich Pregnandiol oder auch bestimmte Fettsäuren enthalten sind, Substanzen, die zur Glukuronidierung wie das Bilirubin die Glukuronyltransferase beanspruchen; das Bilirubin wird folglich weniger gut konjugiert, und die Gelbsucht nimmt zu. Teilweise dürften auch Substanzen in der Muttermilch eine Rolle spielen, die von dem in den Darm ausgeschiedenen direkten Bilirubin die Glukuronsäure abkoppeln, was zur Folge hat, daß das so entstehende (indirekte) Bilirubin im Darm rückresorbiert wird und sich an der Bilirubinerhöhung beteiligt.

Bei den durch Muttermilch verstärkten oder ausgelösten Ikterusfällen braucht meist nicht abgestillt zu werden, da sich die Bilirubinerhöhung in aller Regel in Grenzen hält. Der Muttermilchikterus kann übrigens bei gestillten Kindern viele Wochen oder sogar Monate bestehenbleiben.

---

[5] gravis (lat.): schwer.
[6] prolongatus (lat.): verlängert.

Frühgeborenenikterus

Bei Frühgeborenen ist vielfach die Leberunreife sehr hochgradig. Der *Frühgeborenenikterus* ist deshalb oft lange nachweisbar und relativ stark.

4.16.1.2 Icterus gravis

Bei Bilirubinwerten über 14 mg/100 ml sprechen wir unabhängig von der Ursache von *Icterus gravis*, also von schwerer Gelbsucht. Sie wird besonders häufig bei Früh- und Reifgeborenen mit pathologisch gesteigertem Blutzerfall (Hämolyse, s. u.), aber auch bei manchen Frühgeborenen mit sehr unreifer Leberfunktion beobachtet, wobei auch schon bei Bilirubinwerten unter 14 mg/100 ml Probleme auftreten können, wie noch ausgeführt wird.

Kernikterus

Beim Icterus gravis besteht immer die Gefahr des Übertritts von indirektem Bilirubin ins Gehirn. Dieser Gallenfarbstoff ist für die Hirnzellen toxisch, er färbt die Ganglienzellen in bestimmten *Kern*gebieten des Gehirns *gelb*, daher der Name *Kernikterus*. Dieser hinterläßt bleibende neurologische Schäden. Zuerst fällt auf, daß die Kinder matt sind und schlecht trinken. Teils kommt es auch zum Opisthotonus (zu einer starken Rückwärtsbeugung des Kopfes bei gleichzeitig vorhandenem Hohlkreuz). Wenn die Erkrankung nicht tödlich endet, können Hörschäden und eine Athetose (teils auch Choreoathetose, s. S. 357, 367) – seltener auch ein Schwachsinn – zurückbleiben.

Ein solcher *Kernikterus (Bilirubinenzephalopathie)* kommt bei reifen Neugeborenen im allgemeinen erst bei Serum-Bilirubinwerten ab 20 mg/100 ml zustande. Besonders bei unreifen Frühgeborenen mit Atemstörungen, Azidose, Hypoalbuminämie u. a. kann schon ein sehr viel niedrigerer Serum-Bilirubinspiegel (unter 14 mg/100 ml) zum Kernikterus führen. Bestimmte Medikamente bewirken ebenfalls das Zustandekommen eines Kernikterus bei relativ niedrigen Bilirubinkonzentrationen, und zwar dann, wenn diese Medikamente (wie z. B. die Sulfonamide) mit dem Bilirubin um die Eiweißbindung konkurrieren (weshalb Sulfonamide und ähnlich wirkende Medikamente in der Neonatalperiode nicht eingesetzt werden dürfen): Das Eiweiß bindet unter solchen Umständen weniger Bilirubin, und ein Teil des Gallenfarbstoffs wandert ins Gewebe (z. B. ins Gehirn) ab.

Es ist ganz wichtig, das zu hohe Ansteigen des Bilirubins zu verhindern bzw. bei Vorhandensein einer ausgeprägten Hyperbilirubinämie den Bilirubinspiegel zu senken. Das Ziel muß sein, einem Kernikterus vorzubeugen. Dafür stehen uns zwei Methoden zur Verfügung, die *Fototherapie* und die *Blutaustauschtransfusion*.

Fototherapie

Zur Fototherapie *(Lichtbehandlung)* befindet sich das Kind im Inkubator nur mit einer kleinen Windel („Bikini-Windel") bekleidet. Die Augen werden bedeckt, um Netzhautschädigungen vorzubeugen. Die Bestrahlung führt dazu, daß das in den oberen Hautschichten des Kindes vorhandene Bilirubin chemisch so umgewandelt wird, daß gut wasserlösliche Substanzen entstehen, die über die Nieren und die Galle ausgeschieden werden können. Wichtig ist der Wechsel von Rücken- und Bauchlage (etwa alle 3–4 Stunden). Am wirksamsten ist das blaue Spektrum des Lichts (Wellenlängen um 460 nm, nicht zu verwechseln mit dem UV-Licht). Es gibt Apparate, die nur dieses Licht ausstrahlen *(Blaulichtbehandlung)*. Aber auch die sog. *Tageslichtlampen* sind geeignet, denn in ihrem Spektrum ist blaues Licht enthalten. Im Einsatz sind auch Geräte, bei denen zu den Tageslichtlampen solche mit blauem Licht zugeschaltet werden können. Zur Beurteilung der Hautfarbe des Kindes (Frage der Zyanose etc.) wird vorübergehend das Gerät abgeschaltet oder nur das weiß-gelbliche Licht eingesetzt. Die Nebenwirkungen der Fototherapie sind gering. Gelegentlich kommt es zu durchfälligen Stühlen, Trinkschwäche und vermehrtem Schwitzen, auch zu Temperaturerhöhungen. Auf ausreichende Flüssigkeitszufuhr ist zu achten. Enthält das Serum neben indirektem auch einen hohen Anteil an direktem Bilirubin, ist die Fototherapie weniger zu empfehlen. Es kann dann zu einer verstärkten Hämolyse und zur Bildung eines braunen Farbstoffs kommen, so daß die Kinder bronzefarben aussehen *(Bronzebaby)*. Obwohl die Fototherapie also weitgehend gefahrlos ist, bedarf sie doch einer exakten Indikationsstellung. Je unreifer die Kinder sind, desto eher besteht die Gefahr des Kernikterus, entsprechend liegt die Konzentration an indirektem Serum-Bilirubin, bei deren Erreichen eine Fototherapie angezeigt ist, hier niedriger als bei schwereren Frühgeborenen oder gar bei reifen Kindern. Über Einzelheiten informiert die Tabelle 3.5. Dazu ist allerdings zu sagen, daß die dort angegebenen Grenzkonzentrationen für (in-

Tabelle 3.5 Indikation zur Fototherapie nach BALLOWITZ.

Wir betrachten die Fototherapie als klar indiziert, wenn bei einer Hyperbilirubinämie die Serumbilirubinkonzentration am 2.–4. Lebenstag folgende Werte erreicht:

Geburtsgewicht	Konzentration
unter 1500 g	8– 9 mg/dl (150 µmol/l)
1500–2000 g	11–12 mg/dl (200 µmol/l)
2000–2500 g	14–15 mg/dl (250 µmol/l)
über 2500 g	16–18 mg/dl (300 µmol/l)

Eselsbrücke: Serumbilirubingehalt (in µmol/l) soll 1/10 des Körpergewichtes und mehr betragen, wenn die Bestrahlung indiziert ist.

direktes) Bilirubin nur für den „gewöhnlichen", langsamen Anstieg des Serum-Bilirubins Gültigkeit haben, nicht dagegen für Kinder mit Risikofaktoren, wie Atemstörung, und bei schnell in die Höhe gehenden Serum-Bilirubinwerten, wie wir sie z. B. bei der Rh-Erythroblastose sehen. In den zuletzt genannten Situationen muß die Fototherapie schon eher einsetzen, bzw. es ist eine Austauschtransfusion unvermeidlich.

> Insgesamt kann festgestellt werden, daß der Fototherapie eine große Bedeutung bei der *Verhinderung* eines zu starken Anstiegs des Serum-Bilirubins zukommt und daß auf die Weise viele Blutaustauschtransfusionen überflüssig geworden sind.

Blutaustauschtransfusion

Bei hohen Serum-Bilirubinwerten und bei sehr raschem Anstieg des Serum-Bilirubins ist – wie gerade erwähnt – die Fototherapie nicht ausreichend, und es kommt dann therapeutisch nur die Austauschtransfusion in Betracht. Sie muß unabhängig von der Ursache vorgenommen werden, bevor Werte von indirektem Serumbilirubin erreicht sind, die einen Kernikterus hervorrufen könnten. Die Indikation zum Austausch beruht auf bestimmten Erfahrungswerten, die in der Abb. 3.15 wiedergegeben sind. Im Prinzip handelt es sich darum, daß – ähnlich wie bei der Fototherapie – ein Blutaustausch um so eher angezeigt ist, je unreifer das Kind ist, daß aber außerdem bestimmte Risikofaktoren berücksichtigt werden müssen, die die Kernikterusgefahr erhöhen und deshalb schon bei niedrigeren Serum-Bilirubinwerten eine Austauschtransfusion erfordern (Atemnotsyndrom und andere Komplikationen, die teils auch bei Neugeborenen mit Sepsis beobachtet werden).

Die Austauschtransfusion wird in kleinen Schritten von jeweils (5–)10–20 ml (je nach Körpergewicht), insgesamt etwa mit der 3fachen Blutmenge des Kindes über die Nabelvene vorgenommen (die Blutmenge des Neugeborenen entspricht etwa 1/10 des Körpergewichts). Dabei werden mehr als 90% der kindlichen Erythrozyten durch Spendererythrozyten ersetzt, aber es kann nur höchstens die Hälfte des zu Beginn des Austauschs im Körper vorhandenen Bilirubins entfernt werden. Es befindet sich ja nicht nur im Blut, sondern auch z. T. im Gewebe, aus dem es langsam schon während der Austauschtransfusion – die deshalb mindestens 2 Stunden dauern soll –, aber auch danach ins Blut strömt. So steigt der Serum-Bilirubinspiegel in der ersten Zeit nach dem Blutaustausch relativ rasch an. Durch den Austausch wird nicht nur der Bilirubingehalt des Organismus verringert (und der Kernikterusgefahr vorgebeugt), sondern es werden auch evtl. vorhan-

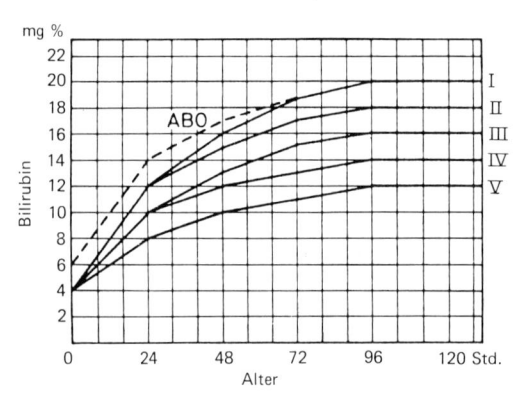

Geb.-Gewicht	Komplikationen	Kurve
> 2500 g	∅ +	I II
1501–2500 g	∅ +	II III
1001–1500 g	∅ +	III IV
< 1000 g	∅ +	IV V

Komplikationen: Hypoxie (Asphyxie, Atemnotsyndrom)
Anämie (Hb < 12,0 g%)
Azidose
Hypoalbuminämie
Hypoglykämie
Hirnblutung

Abb. 3.15 Indikation für die Blutaustauschtransfusion, nach SCHELLONG, BRÜSTER und WIRTZ. (Aus: BACHMANN, K. D., EWERBECK, H., JOPPICH, G., KLEIHAUER, E., ROSSI, E., STALDER, G. R. (Hrsg.): Pädiatrie in Praxis und Klinik. Band I. Fischer, Thieme, Stuttgart 1978.)

dene Antikörper gegen rote Blutkörperchen, wie im Falle der Rh- bzw. AB0-Erythroblastose, entfernt (was die Hämolysegefahr herabsetzt); außerdem werden bei den hämolytischen Erkrankungen die durch den Blutzerfall zerstörten roten Blutkörperchen durch intakte Erythrozyten ersetzt.

4.16.1.3 Hämolytischer Ikterus

Rh-Unverträglichkeit

Das bekannteste Beispiel eines vermehrten Blutabbaus – einer *hämolytischen Erkrankung der Neugeborenen (Morbus haemolyticus neonatorum)* – ist die *Rh-Unverträglichkeit* zwischen Mutter und Kind *(Rh-Erythroblastose[7])*; die Mutter ist hier stets Rh-negativ, das Kind – wie der Vater – Rh-positiv, doch kommt es nur in rund 5% derartiger Schwangerschaften zu einer Rh-Erythroblastose. Sie wird übrigens im allgemeinen beim ersten Kind noch nicht beobachtet, denn kindliche (in diesem Falle Rh-positive) Erythrozyten treten vornehmlich unter der Geburt in den mütterlichen Kreislauf über. Dieser Übertritt ist die Voraussetzung dafür, daß die Rh-negative Mutter Rh-Antikörper gegen die fremden Erythrozyten bildet. Die Sensibilisierung der Mutter (Bildung von Rh-Antikörpern) beginnt also meist erst nach Beendigung der ersten „unverträglichen" Schwangerschaft, es sei denn, der Rh-negativen Mutter ist früher eine Transfusion von Rh-positivem Blut gegeben worden, was als Kunstfehler bezeichnet werden muß (nach einer solchen Transfusion, bei der ebenfalls „falsche" Erythrozyten in den Blutkreislauf der Mutter gelangen, kommt es genauso zur Bildung von Rh-Antikörpern). Mit zunehmender Kinderzahl nimmt in der betroffenen Familie meist auch die Schwere der Rh-Erythroblastose zu. Nach dem ersten Auftreten einer Rh-Erythroblastose kann praktisch nur dann mit der Geburt eines gesunden, nicht behandlungsbedürftigen Geschwisterkindes gerechnet werden, wenn der Vater heterozygot Rh-positiv ist (Rhrh); denn dann können auch Rh-negative Kinder geboren werden. Sonst gehen nach vorausgegangener Sensibilisierung während der zweiten und der nachfolgenden Schwangerschaften, noch mehr aber jeweils unter der Geburt, die von der Rh-negativen Mutter gegen die Rh-positiven roten Blutkörperchen des Kindes gebildeten Antikörper durch die Plazenta in das Blut des Kindes und zerstören seine Erythrozyten (ähnlich wie nach einer Transfusion unverträglichen Blutes).

Anaemia neonatorum. Dadurch kommt es entweder schon vor der Geburt zu einer mehr oder weniger deutlichen Anämie, oder die zunehmende Blässe fällt erst nach einigen Tagen auf. Im letzteren Falle sprechen wir von *Anaemia neonatorum* (Neugeborenenanämie), sofern ein Ikterus fehlt (die Leber ist hier schon sehr reif und schafft die Glukuronidierung mit Ausscheidung des infolge der starken Hämolyse vermehrt anfallenden Gallenfarbstoffs). Diese Anaemia neonatorum ist die leichteste Form der hämolytischen Erkrankung der Neugeborenen.

Behandlung: Teils ist eine Bluttransfusion erforderlich.

Hydrops. Die schwerste Form ist der sog. *Hydrops* (Abb. 3.16). Dabei bestehen schon vor der Geburt neben einer das Herz und das Gehirn schädigenden hochgradigen Anämie (Sauerstoffmangel!) stärkste Ödeme sowie eine Bauchwassersucht. Die Kinder kommen teils tot zur Welt, teils sterben sie innerhalb der nächsten Stunden nach der Geburt; nur wenige überleben.

Behandlung und Prophylaxe: Die Hydropsbehandlung muß sofort nach der Geburt beginnen und besteht in Beatmung, Sauerstoffgabe, Bauchwasserpunktion, Aderlaß und anschließender Gabe eines Erythrozytenkonzentrats bzw. einer Austauschtransfusion. Gelegentlich ist es gelungen, die Ausbildung einer schweren Anämie mit Entwicklung eines Hydrops durch *intrauterine Transfusion* oder *vorzeitige Entbindung* zu verhindern (Näheres s. S. 442).

Icterus gravis. Die dritte Form der hämolytischen Erkrankung der Neugeborenen ist der bereits erwähnte *Icterus gravis*, eine ebenfalls sehr ernste

---

[7] Bei Neugeborenen mit Rh-Erythroblastose findet sich im Blutausstrich ein hoher Prozentsatz kernhaltiger roter Blutkörperchen = Erythroblasten, nach denen die Erkrankung ihren Namen erhalten hat.

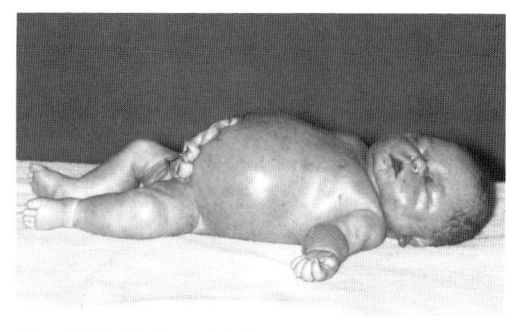

Abb. 3.16 Hydrops fetalis.

Erkrankung, die ihrer Schwere nach zwischen der Anaemia neonatorum und dem Hydrops steht. Im Augenblick der Geburt sind selbst die Kinder, die später einen Icterus gravis entwickeln, noch nicht gelb. Der infolge der starken Hämolyse vermehrt anfallende Gallenfarbstoff wird vor der Geburt, wie eingangs erwähnt, von der mütterlichen Leber ausgeschieden, der Ikterus tritt erst nach der Geburt in Erscheinung, und zwar oft schon in den ersten Lebensstunden (sog. *Icterus praecox*[8]). Darin besteht ein sehr wesentlicher Unterschied gegenüber dem einfachen Neugeborenenikterus (und auch dem Icterus prolongatus), der frühestens am 2. Lebenstag gerade sichtbar wird. Man beachte stets folgenden Grundsatz:

> Jeder innerhalb der ersten 24 Stunden auftretende oder am 2. Lebenstag deutlich vorhandene sowie jeder extrem starke Ikterus der ersten Lebenstage ist absolut krankhaft und auf eine Rh-Erythroblastose verdächtig. Er muß sofort dem Arzt gemeldet werden.

Bei Kindern mit Icterus gravis besteht immer die Gefahr einer Hirnschädigung *(Kernikterus,* s. S. 47, 367).

Behandlung und Prophylaxe: Bei bestehendem oder drohendem Icterus gravis käme eine Fototherapie oft zu spät, und es ist meist eine Austauschtransfusion (s. o.) mit *Rh-negativem Blut* angezeigt, das natürlich keine Rh-Antikörper enthalten darf *(Rh-positives Blut)* würde von den im kindlichen Organismus vorhandenen Rh-Antikörpern zerstört). Bei niedrigen Serum-Bilirubinwerten kann unter sorgfältiger Kontrolle des Bilirubingehalts zunächst abgewartet werden (teils unter Fototherapie), und es wird ausgetauscht, sobald der Bilirubinwert im Serum den aus der Tabelle abzulesenden Grenzwert erreicht hat bzw. sobald abzusehen ist, daß dies bevorsteht. Selbst bei reifen Kindern mit Rh-Erythroblastose und sonst komplikationslosem Verlauf muß aber spätestens bei einem Serum-Bilirubinspiegel von 20 mg/100 ml die Indikation zur Austauschtransfusion gestellt werden, denn bei dieser Erkrankung verläuft die Hämolyse besonders rasant, so daß der Bilirubinspiegel innerhalb kürzester Zeit stark anzusteigen pflegt. Mitunter sind bei der Rh-Erythroblastose in den ersten Lebenstagen mehrere Austauschtransfusionen erforderlich.

Seit vielen Jahren wird die Rh-Erythroblastose nur selten beobachtet, und zwar durch die gewissenhafte Durchführung der **Anti-D-Prophylaxe:** jede Rh-negative Mutter, die ein Rh-positives Kind geboren hat, erhält innerhalb der ersten 2 (bis 3) Tage nach der Entbindung eine i. m. Injektion von Anti-D-Immunglobulin (Anti-Rh-Gammaglobulin). Diese Prophylaxe ist auch dann notwendig, wenn es sich um eine Fehlgeburt bzw. Schwangerschaftsunterbrechung bei einer Rh-negativen Frau handelt. In all den Fällen geht es darum, die in den mütterlichen Organismus gelangten Rh-positiven Erythrozyten durch Rh-Antikörper zu zerstören, so daß die Mutter keine Veranlassung und Gelegenheit mehr hat, selbst Rh-Antikörper gegen diese Zellen zu produzieren. Würde die Mutter selbst *aktiv* werden müssen und *(eigene)* Rh-Antikörper bilden, so könnten sie dem nächsten Kind gefährlich werden. Die der Mutter i. m. injizierten *(fremden)* Rh-Antikörper verschwinden dagegen (wie alle *passiv* übertragenen Antikörper) nach wenigen Wochen – nach getaner Arbeit – aus dem Organismus.

Bei Rh- oder AB0-Unverträglichkeit (s. u.) braucht übrigens nicht abgestillt zu werden, da die Antikörpermenge, die mit der Muttermilch auf das Kind übergeht, so gering ist, daß sie vernachlässigt werden kann.

AB0-Unverträglichkeit

Als weitere Ursache einer hämolytischen Erkrankung des Neugeborenen ist die *Blutgruppenunverträglichkeit (AB0-Erythroblastose)* zu nennen. Sie kann im Gegensatz zur Rh-Erythroblastose durchaus schon beim ersten Kind in Erscheinung treten, auch eine Transfusion gruppenungleichen Blutes braucht nicht vorausgegangen zu sein. Ein weiterer Unterschied gegenüber der Rh-Erythroblastose besteht darin, daß es während der Schwangerschaft noch nicht zu Problemen kommt. So wird auch ein Hydrops nicht beobachtet, und entsprechende Maßnahmen vor der Geburt erübrigen sich. Unverträglichkeiten im AB0-Blutgruppensystem zwischen Mutter und Kind werden praktisch nur beobachtet, wenn die Mutter die Blutgruppe 0 und das Kind die Blutgruppe A oder B hat.

> Merkvers: MOTHER: *0*,
> BABY: *A* or *B*.

Aber selbst dann tritt nur bei etwa 5% der Kinder eine A0- bzw. B0-Erythroblastose auf; der

---

[8] praecox (lat.): vorzeitig, verfrüht.

gleiche Prozentsatz manifester Erkrankungen gilt, wie erwähnt, auch für die „Rh-unverträglichen" Mutter-Kind-Paare (die anderen Mütter sind nicht sensibilisierbar, wie auch nicht jeder, der im Juni über eine Wiese läuft, Heuschnupfen bekommt). Die Hämolyse verläuft im allgemeinen bei der AB0-Erythroblastose weniger stürmisch als bei der Rh-Unverträglichkeit, doch gibt es sehr wohl Ausnahmen von dieser Regel.

▶ Bei der A0-bzw. B0-Erythroblastose spielen übrigens nicht die üblichen Blutgruppen-Antikörper eine Rolle (also Anti-A und Anti-B, die bei Personen mit der Blutgruppe 0 stets angetroffen werden) – sie können als IgM-Antikörper die Plazentarschranke nicht überwinden –, sondern die sog. Immun-Antikörper (Immun-Anti-A bzw. Immun-Anti-B), die zu den IgG-Antikörpern gehören, also plazentagängig sind und von der Mutter zum Kind gelangen. Die Sensibilisierung der Mutter beginnt häufig schon während der ersten Schwangerschaft, und zwar durch gelöste A-/B-Antigene, die vom Feten aus über die Plazenta die Mutter erreichen. Die Anwesenheit „unverträglicher" kindlicher Erythrozyten im mütterlichen Kreislauf ist nicht unbedingt erforderlich. Deshalb kann schon das erste Kind erkranken (bei der Rh-Erythroblastose kommt die Antikörperbildung dagegen nur in Gegenwart intakter Rh-positiver Erythrozyten zustande).

Bei Frühgeborenen gibt es übrigens nur selten eine AB0-Erythroblastose (wohl aber eine Rh-Erythroblastose), denn die von der Mutter zum Kind übergetretenen Immun-Antikörper können wegen der Unreife der roten Blutkörperchen an ihnen nicht haften (es fehlen noch die entsprechenden Rezeptoren für Immun-Anti-A und Immun-Anti-B – und damit übrigens auch für Anti-A und Anti-B). Bei Bestimmung der Blutgruppe findet man bei Frühgeborenen, die die Blutgruppe A_1 geerbt haben, wegen des Fehlens dieser Rezeptoren zunächst die Blutgruppe A_2 (was hier nur das Fehlen von A_1 bedeutet). „A_2"-Erythrozyten, auch die (laut Vererbung) „echten" A_2-Erythrozyten werden von den Immun-Antikörpern gegen A_1 nicht zerstört (wegen des erwähnten Fehlens von Rezeptoren). A_2-Blut kann deshalb bei $A_1$0-Unverträglichkeit zum Blutaustausch verwendet werden (eine $A_2$0-Unverträglichkeit gibt es auch bei reifen Neugeborenen nicht, da A_2 ein zu schwaches Antigen ist).

Selbst bei reifen Neugeborenen enthalten nicht alle Erythrozyten die typischen Rezeptoren (sie fehlen an den viele Wochen vor der Geburt produzierten – „unreifen" – Zellen, was auch der Grund dafür ist, daß die A0-Unverträglichkeit vor der Geburt keine Probleme bereiten kann). Außerdem existieren bei reifen Neugeborenen Rezeptoren gegen Immun-Anti-A bzw. Immun-Anti-B nicht nur an den Erythrozyten, sondern auch andernorts, wo ein größerer Teil der entsprechenden mütterlichen Antikörper abgefangen wird und folglich nicht mehr für die Zerstörung der Erythrozyten zur Verfügung steht. Die genannten Besonderheiten erklären, warum die AB0-Erythroblastose meist relativ leicht verläuft.◀

Behandlung: Häufig genügt die Fototherapie. Grundsätzlich sollte auch hier die Austauschtransfusion durchgeführt werden, bevor der Serum-Bilirubinspiegel die Grenzwerte der Abb. 3.15 überschreitet. Bei der häufigsten AB0-Erythroblastoseform, nämlich der $A_1$0-Unverträglichkeit, kann z. B. mit A_2-Blut ausgetauscht werden. Liegt eine B0-Erythroblastose vor, so können im (Antikörper-freien) AB-Plasma aufgeschwemmte 0-Erythrozyten (ihnen machen die im Kind vorhandenen Antikörper nichts aus) für den Austausch verwendet werden, was auch im Falle einer $A_1$0-Unverträglichkeit möglich wäre.

Weitere Formen von hämolytischem Ikterus

Die Rh- und AB0-Erythroblastosen sind zwar die wichtigsten hämolytischen Erkrankungen der Neugeborenen, doch kommen ganz selten auch einmal Antikörper gegen weitere Faktoren im Rh-System und gegen andere Erythrozytenmerkmale vor. Schließlich gibt es auch eine *angeborene hämolytische Anämie*, die oft schon in der Neugeborenenzeit Probleme bereitet, nämlich die **Kugelzellanämie** (während die Hämolyse bei der Sichelzellenanämie und Thalassämie erst später in Erscheinung tritt, s. S. 139 u. ff.). Es gibt außerdem einige andere Zustände, die mit einem starken Blutzerfall im Neugeborenenalter einhergehen und ganz ähnliche Krankheitsbilder hervorrufen (z. B. *erworbene Formen*, wie die *toxisch-hämolytischen Anämien;* sie sind teils infektbedingt, teils durch bestimmte Substanzen und Medikamente, wie Furadantin, ausgelöst – solche Stoffe dürfen weder der Mutter in den letzten Wochen vor der Entbindung noch dem Neugeborenen gegeben werden).

Behandlung: Auch hier ist wie in allen Fällen von bestehendem oder zu erwartendem Icterus gravis die Austauschtransfusion die Therapie der Wahl, wenn die Fototherapie nicht ausreicht. Bei den toxisch-hämolytischen Anämien wird ursächlich behandelt (Weglassen der schädlichen Substanz, Infektbehandlung).

4.16.2 Erhöhung des direkten Serum-Bilirubins

Allen bisher beschriebenen Ikterusformen ist gemeinsam, daß sie ausschließlich oder vornehmlich mit einem Anstieg des *indirekten,* nicht in die Galle übertretenden und auch nicht harnfähigen Serum-Bilirubins verbunden sind. Das direkte Bilirubin ist hier meist gar nicht bzw. nur unbedeutend erhöht. Im folgenden soll von den Gelbsuchtformen mit hohem direktem Bilirubin die Rede sein.

Extrahepatischer Verschlußikterus

Beim *mechanischen* oder *Verschlußikterus,* beim Neugeborenen meist durch die prognostisch so ungünstige *angeborene extrahepatische Gallengangsatresie* hervorgerufen (es fehlen die Gallengänge außerhalb der Leber, s. S. 550), ist im Blut im Gegensatz zu den vorher beschriebenen Gelbsuchtsformen das *direkte* Bilirubin deutlich erhöht. Es wird infolge der mechanischen Behinderung des Gallenabflusses ins Blut zurückgestaut, der Urin ist dann wegen seines Bilirubingehaltes dunkel gefärbt. Der Stuhl sieht wegen der fehlenden Gallenauscheidung in den Darm weißlich, acholisch aus. Weniger schwer verläuft die *Hypoplasie* (Unterentwicklung) *der extrahepatischen Gallengänge.* Hier ist der Gallenfluß nicht völlig zum Erliegen gekommen.

Intrahepatische Cholestase

Nicht ein mechanischer Verschluß, sondern eine *funktionelle Störung der Ausscheidung* des direkten (in der Leberzelle konjugierten) Bilirubins in die Galle liegt der intrahepatischen Cholestase zugrunde. Durch weitgehendes Versiegen des Gallenflusses kommt es zur Eindickung der Galle in den innerhalb der Leber gelegenen kleinen Gallengängen. Es bilden sich Gallenzylinder, die die intrahepatischen Gallengänge ausfüllen bzw. verstopfen. Dies sind aber nur sekundäre Veränderungen infolge des Ausbleibens des Galleflusses. Die eingedickte Galle (das sog. **Syndrom der eingedickten Galle**) ist nämlich Folge, nicht Ursache der Abflußstörung. Wir finden es gelegentlich im Anschluß an einen *Icterus gravis* (bei Rh- und AB0-Erythroblastose), wenn die anfallenden großen Mengen des inzwischen konjugierten Bilirubins zunächst nicht bewältigt, d. h. nicht ausgeschieden werden können. In anderen Fällen beruht die Erkrankung darauf, daß die Gallengänge innerhalb der Leber zahlenmäßig vermindert und sehr winzig sind *(Hypoplasie der intrahepatischen Gallengänge).* Ein „Nachwachsen" in den nächsten Monaten ist häufig.

Es kommt auch vor, daß innerhalb der Leber überhaupt keine Gallengänge auffindbar sind. Sie können sich noch entwickeln, ihre Ausbildung kann jedoch auch ausbleiben. Eine solche *intrahepatische Gallengangsatresie* (die mit einer extrahepatischen kombiniert sein und dieselbe Ursache wie diese haben kann – alles spricht für eine pränatale Infektion, nicht eine Mißbildung) ist prognostisch natürlich ungünstig. Auch die seltene *Hepatitis* (Leberentzündung) des Neugeborenen ist hier zu nennen, sie geht sehr oft mit einer intrahepatischen Cholestase einher. Allerdings ist ein Zusammenhang zwischen mütterlicher Erkrankung an Hepatitis A und Erkrankung der Frucht oder des Neugeborenen noch nie beobachtet worden, und das Virus der Hepatitis B geht in aller Regel frühestens erst unter der Geburt auf das Kind über, macht also in der Neonatalperiode noch keine Probleme, Entsprechendes gilt für das Virus der Hepatitis C (s. S. 329, 330). Neugeborenenhepatitiden gibt es aber z. B. im Zusammenhang mit Virusinfekten *(konnatales Rötelnsyndrom, Zytomegalie),* mit bakteriellen Infektionen *(Listeriose, Lues* u. a.) und durch Parasiten bedingt *(Toxoplasmose).*

Bei der intrahepatischen Cholestase gelangt das direkte (also konjugierte) Bilirubin nicht in die Gallenkapillaren, sondern durch die Leberzellwand hindurch in die Blutbahn, kreist in großer Menge im Blut und wird mit dem Harn ausgeschieden, der deshalb eine dunkle Farbe annimmt. Der Stuhl ist dagegen hell. Er ist teilweise sogar entfärbt, so daß dann ein Bild wie bei komplettem mechanischem Verschluß entsteht und differentialdiagnostisch in all den hier genannten Fällen mit hochgradiger Abflußstörung der Galle an eine extrahepatische Gallengangsatresie gedacht werden muß. Die intrahepatische Cholestase klingt meist innerhalb der ersten drei Lebensmonate ohne jede Behandlung ab, falls es sich nicht um eine der seltenen ernsten Erkrankungen handelt (intrahepatische Gallengangsatresie u. a.).

Tabelle 3.6 Gelbsuchtsformen des Neugeborenen.

Erhöhung des indirekten Serumbilirubins		Erhöhung des direkten Serumbilirubins	
Wichtigste Ursache: Unreife der Leber	Wichtigste Ursache: vermehrter Hämoglobinabbau	Mechanischer Verschluß	Keine wesentliche mechanische Abflußbehinderung der Galle

1. einfacher Neugeborenenikterus
2. Icterus prolongatus
   a) Hypothyreose
   b) Muttermilchikterus
   c) Frühgeborenenikterus
	hämolytische Erkrankungen
	1. Rh-Erythroblastose
	2. ABO-Erythroblastose
	3. Kugelzellanämie
	4. toxisch-hämolytische Anämien u. a.
		1. angeborene extrahepatische Gallengangsatresie
		2. Hypoplasie der extrahepatischen Gallengänge
			1. intrahepatische Cholestase
			   a) nach Icterus gravis
			   b) Hypoplasie der intrahepatischen Gallengänge
			   c) Hepatitis (durch Viren, Bakterien, Toxoplasmen)
			2. Galaktosämie
			3. Fruktoseintoleranz

Weitere Krankheiten mit Erhöhung des direkten Serum-Bilirubins

Ganz wichtig ist es, bei Neugeborenen mit erhöhtem direktem Serum-Bilirubin auch an die Galaktosämie (s. S. 76) und Fruktoseintoleranz (s. S. 76) zu denken, weil bei Frühdiagnose und rechtzeitiger Änderung der Nahrung bedrohliche Symptome verhindert werden können.

Viele der Gelbsuchtsformen mit erhöhtem direktem Bilirubin im Serum werden erst gegen Ende der 1. oder zu Beginn der 2. Lebenswoche, manchmal sogar noch später erkannt; oft hat allerdings vorher ein einfacher Neugeborenenikterus bestanden, der, ohne abzublassen, in die pathologische Gelbsuchtsform übergeht. Man merke sich:

> Jede in den ersten Lebenstagen vorhandene Gelbsucht, die jenseits der 1. Lebenswoche an Stärke zunimmt, und jede erst in der 2. Lebenswoche oder noch später auftretende Gelbsucht ist als pathologisch anzusehen und dem Arzt zu melden. Es könnte sich um eine angeborene Gallengangsatresie, eine Hepatitis oder um andere Störungen handeln, bei denen das direkte Bilirubin im Serum erhöht ist (auf Stuhl- und Urinfarbe achten!).

Bei Frühgeborenen wird man allerdings zunächst nicht an diese seltenen Erkrankungen denken, sondern an den Frühgeborenenikterus (s. S. 47), der nicht selten in der 2. Lebenswoche noch zunimmt, allerdings ergibt die genaue Untersuchung dann eine Erhöhung des indirekten Serum-Bilirubins (Tab. 3.6).

5 Anämien des Neugeborenen

Unter normalen Umständen hat das Neugeborene einen hohen Blutfarbstoffgehalt (um 20 g% Hämoglobin)[9]. Andererseits können Blutungen innerhalb kürzester Zeit bedrohliche Symptome verursachen (Blutungsschock). Hier ist besondere Eile geboten; es muß so schnell wie möglich eine Bluttransfusion gegeben werden. Für eine Anämie im Neugeborenenalter gibt es verschiedene Ursachen. Neben Blutungen spielen hämolytische Erkrankungen eine Rolle. Ganz selten kommt eine gestörte Blutbildung in Betracht.

5.1 Blutungen

Hier sind zu nennen

a) *Blutungen aus der Plazenta* (vorzeitige Plazentalösung, Placenta praevia u. a.);
b) die sog. *fetomaternale Transfusion* (während der Schwangerschaft tritt fetales Blut in größerer Menge in den mütterlichen Kreislauf über – das Ausmaß dieses Übertritts kann mit Hilfe der KLEIHAUER-BETKE-Färbung ermittelt werden);
c) der ebenfalls noch vor der Geburt erfolgende Übertritt von Blut aus dem Kreislaufsystem des einen Zwillings in das des anderen *(fetofetale Transfusion* – nur ein Zwilling ist anämisch, der andere hat eine Polyglobulie[9]);
d) *Blutungen aus der Nabelschnur* (z. B. eingerissene Nabelschnurgefäße);
e) innere Blutungen: Kopfblutgeschwulst, Gehirnblutungen, Blutungen unter die Leberkapsel oder in die freie Bauchhöhle (Milzruptur u. a.), ferner in die Brusthöhle und in das Perikard sowie andere *geburtstraumatische Blutungen;*
f) *Thrombozytopenien* (bei Riesenhämangiomen, s. S. 34, durch Antikörper bedingt, s. S. 145, bei Neugeborenensepsis);
g) *angeborene Gerinnungsstörungen* (z. B. Bluter);
h) *erworbene Gerinnungsstörungen* (Verbrauchskoagulopathie, wie z. B. bei der Neugeborenensepsis);
i) eine Sonderform der erworbenen Gerinnungsstörungen stellt die *hämorrhagische*[10] *Erkrankung der Neugeborenen* dar *(Melaena neonatorum*[11] = *Blutstuhlkrankheit der Neugeborenen),* bei der bedrohliche Blutungen auftreten können. Diese mit einem Vitamin-K-Mangel im Zusammenhang stehende Erkrankung sei im folgenden noch ausführlicher erörtert.

5.1.1 Hämorrhagische Erkrankung der Neugeborenen

Ursache: Bei jedem Neugeborenen besteht im Alter von 2–3 Tagen eine *„physiologische Blutungsbereitschaft".* Sie beruht wenigstens zum Teil auf einem Vitamin-K-Mangel (Vitamin K wird in der Leber zur Bildung von Gerinnungsfaktoren benötigt, der Vitamin-K-Gehalt ist in den ersten Lebenstagen vermindert; denn das Vitamin K wird von den Darmbakterien gebildet – von der Bifidusflora und von den Kolibakterien –, die zunächst gar nicht und kurz nach der Geburt nur in geringer Zahl vorhanden sind).

Krankheitsbild: Nur gelegentlich kommt es auf Grund dieser Blutungsneigung zu Blutungen, und zwar zu Blutungen aus dem Nabelstrangrest, zu Nachblutungen an Stellen äußerer und innerer Geburtsverletzungen (Kopfblutgeschwulst etc. – Hirnblutungen sind dabei ungewöhnlich) und teilweise zu schweren Blutungen aus der unverletzten Schleimhaut des Magen-Darm-Traktes. Diese zuletzt genannte Form der hämorrhagischen Erkrankung ist die *Melaena neonatorum.* Dabei treten etwa 2–3 Tage nach der Geburt plötzlich Blutstühle („schwarze" bzw. schwarzrote Stühle) auf. Auch Bluterbrechen *(Hämatemesis)* wird beobachtet. Die Blutung kann so massiv sein, daß eine Verblutungsgefahr besteht (dabei ist der Hb-Wert trotz bedrohlicher Blutung an-

---

[9] Beträgt beim Neugeborenen die Hämoglobinkonzentration mehr als 22 g% bzw. der Hämatokrit mehr als 70 Vol.%, so sprechen wir von *Neugeborenenpolyglobulie (Neugeborenenpolyzythämie),* die wegen der vermehrten Viskosität des Blutes gefährlich werden kann: Es kann zur Thrombose kommen, und durch die Blutvolumenerhöhung kann u. a. eine Herzinsuffizienz (Herzvergrößerung) auftreten. Therapeutisch kommen bei entsprechenden Symptomen ein Aderlaß und danach die Zufuhr von albuminhaltiger Flüssigkeit in Frage.

[10] aima (griech.): Blut; rhagas (griech.): Riß.
[11] melas (griech.): schwarz; gemeint sind die schwarzen, blutigen Stühle; neonatus (lat.): Neugeborener.

fangs – d. h. vor Ausgleich des verlorengegangenen Blutvolumens durch einströmende Flüssigkeit – noch relativ hoch).

Eine seltene Sonderform sei noch erwähnt, dabei treten Blutungen schon innerhalb der ersten 24 Stunden auf.

Behandlung und Prophylaxe: In schweren Fällen muß sofort eine Bluttransfusion gegeben werden, außerdem Vitamin K (Konakion). In leichteren Fällen genügt die Vitamin-K-Gabe. Nach wenigen Tagen ist die Erkrankung überwunden.

Bisweilen enthält der Stuhl mütterliches Blut (verschlucktes blutiges Fruchtwasser, Blut aus Brustwarzenrhagaden beim gestillten Kind); bei dieser sog. *Melaena spuria*[12] fehlen natürlich jegliche Symptome (keine Tachykardie etc.), und eine Behandlung des Kindes erübrigt sich.

Bei gefährdeten Neugeborenen (Frühgeborene, Kinder mit geburtstraumatischen Blutungen u. a.) gab man gleich nach der Geburt prophylaktisch Vitamin-K; heutzutage sollte diese Prophylaxe generell durchgeführt werden (s. u.).

5.1.2 Spätmanifestation von Vitamin-K-Mangelblutungen

Bei *gestillten Kindern* – die Muttermilch enthält weniger Vitamin K als die industriell hergestellten Kuhmilchpräparate – kann es sehr selten zu gefährlichen Vitamin-K-Mangelblutungen („Spätblutungen") kommen, und zwar meist zwischen der 3. und 7. Lebenswoche, gelegentlich sogar bis gegen Ende des 1. Lebenshalbjahres. Auch bei Erkrankungen der Gallenwege wird etwas Derartiges beobachtet. Hirnblutungen sind häufig (etwa 50%); neurologische Dauerschäden können zurückbleiben, die Sterblichkeit ist hoch.

Behandlung und Prophylaxe: Behandlung wie bei hämorrhagischer Erkrankung der Neugeborenen. Auch hier ist Vitamin K prophylaktisch wirksam, sowohl als einmalige subkutane Injektion am Tage der Geburt (1 mg) als auch mehrfach oral in Tropfenform, und zwar jeweils 2 mg am 1. Lebenstag (1. Vorsorgeuntersuchung), bei der 2. Vorsorgeuntersuchung (3.–10. Lebenstag) und bei der 3. Vorsorgeuntersuchung (4.–6. Lebenswoche).

5.2 Hämolyse

Zur Anämie führen auch Erkrankungen, die mit einem gesteigerten Blutzerfall einhergehen (Hämolyse = gesteigerter Abbau der Erythrozyten). Dieser wird vor allem bei den meist mit schwerer Gelbsucht verbundenen *hämolytischen Erkrankungen der Neugeborenen* beobachtet (z. B. *Rh*- oder *AB0-Unverträglichkeit* zwischen Mutter und Kind und andere Zustände, über die im Gelbsuchtkapitel, s. S. 49, berichtet wurde).

5.3 Gestörte Blutbildung

Eine Anämie infolge gestörter Blutbildung ist beim Neugeborenen extrem selten (z. B. angeborene Leukämie), wird jedoch vom 4. Lebensmonat an häufiger beobachtet (s. auch S. 136).

6 Neugeborene diabetischer Mütter

Vor der Insulinära wurden Diabetikerinnen nur ausnahmsweise schwanger, aber auch in der ersten Zeit nach Einführung des Insulins waren Schwangerschaften selten, und die Überlebenschancen für Mutter und Kind waren gering. Die Prognose wurde mit Verbesserung der Diabetesüberwachung immer günstiger, aber erst die sehr straffe Stoffwechselkontrolle der Diabetikerin hat den Durchbruch gebracht (z. B. drei oder vier Insulininjektionen pro Tag, häufige tägliche Blutzuckerbestimmungen, Blutzuckerwerte möglichst zwischen 70 und 120 mg/100 ml). Nicht immer läßt sich dieser Idealzustand erreichen. Hinzu kommt, daß es neben dem der Frau bekannten, üblichen Diabetes noch eine u. U. zunächst nicht diagnostizierte Form der Zuckerkrankheit gibt, nämlich den sog. *Gestationsdiabetes (Schwangerschaftsdiabetes)*, der nur während der Schwangerschaft besteht. Es kann auch sein, daß der erstmals in der Schwangerschaft aufgetretene Diabetes bestehenbleibt (Erstmanifestation des Diabetes, durch die Schwangerschaft ausgelöst). Schließlich kann der Gestationsdiabetes zunächst verschwinden und nach einer mehr oder weniger langen Latenzzeit – die viele Jahre betragen kann – in einen manifesten Diabetes übergehen. Auch

---
[12] spuria (lat.): falsch.

der Gestationsdiabetes muß, selbst wenn er leicht verläuft, scharf eingestellt werden (er ist insulinpflichtig).

> Ein schlecht überwachter leichter Diabetes kann für das Kind gefährlicher sein als ein gut kontrollierter schwerer Diabetes. Ein unerkannter („leichter") Gestationsdiabetes kann sich hier besonders ungünstig auswirken.

Ist der mütterliche Diabetes schlecht eingestellt, so ergeben sich für die Frucht erhebliche Probleme. Die Plazenta kann so insuffizient sein, daß es zum **intrauterinen Fruchttod** kommt. Die Gefahr, daß die Frucht bei schlechter Stoffwechselüberwachung abstirbt, wird gegen Ende der Gravidität immer größer. Um einer Totgeburt vorzubeugen, wurde früher die Schwangerschaft vorzeitig (etwa in der 37. Woche) beendet, was weitere Probleme wegen der Frühgeburtlichkeit mit sich brachte. Heutzutage ist bei gewissenhafter Überwachung des Diabetes die Gefahr für das Kind sehr viel geringer, und die Schwangerschaft kann ausgetragen werden.

Hohe und stark schwankende Blutzuckerwerte der Schwangeren belasten die Frucht erheblich. Größere Blutzuckermengen gelangen über die Plazenta zum Kind und bewirken eine Vergrößerung des fetalen Inselapparates der Bauchspeicheldrüse und eine vermehrte Produktion von Insulin, das einerseits für die Normalisierung des fetalen Blutzuckers benötigt wird (es hat keinen Einfluß auf den mütterlichen Diabetes, denn Insulin ist nicht plazentagängig), andererseits als anaboles (= aufbauendes) Hormon das fetale Wachstum fördert, und zwar sowohl das bestimmter Organe als auch das des Gesamtorganismus (Insulin fördert die Eiweiß-, Glykogen- und Fettsynthese). Die reichliche diaplazentare Glukosezufuhr („Kohlenhydratmast", „Insulinmast") hat besonders gegen Ende der Schwangerschaft eine vermehrte Fettsynthese und -ablagerung zur Folge. Die Kinder schlecht eingestellter Diabetikerinnen sind also groß und adipös **(Riesenkinder).** Außerdem sehen manche Neugeborene wegen des *hohen Blutvolumens* und der *Polyzythämie* (hohe Zahl an Erythrozyten, hoher Hämatokrit – wahrscheinlich infolge des intrauterinen Sauerstoffmangels) „vollblütig" aus (Abb. 3.17).

> Nicht nur Mütter mit bekanntem Diabetes haben Riesenkinder, sondern auch solche mit Gestationsdiabetes – von dem sie u. U. noch gar nichts wußten –, deshalb muß bei Geburtsgewichten über 4500 g und „leerer" Anamnese gleich nach der Entbindung nach einem Diabetes der Mutter gefahndet werden.

Die Geburt der Riesenkinder ist durch ihre Größe erschwert, was **Geburtsverletzungen** hervorrufen kann.

Unmittelbar nach der Geburt versiegt mit Abklemmen der Nabelschnur die Glukosezufuhr, während der Insulingehalt im kindlichen Blut zunächst noch hoch ist. Dies führt zur neonatalen **Hypoglykämie,** ohne daß sich daraus in jedem Falle Störungen ergeben müßten. Auch viele Neugeborene nichtdiabetischer Mütter haben zunächst recht niedrige Blutzuckerspiegel, und auch hier können Symptome fehlen. Bei ausgetragenen Neugeborenen sprechen wir von Hypoglykämie, falls der Blutzucker in den ersten Tagen unter 30 mg/100 ml liegt. Frühgeborene und hypotrophe Neugeborene haben in der 1. Lebenswoche oft „normalerweise" noch niedrigere Blutzuckerwerte; von Hypoglykämie spricht man hier bei Blutzuckerspiegeln unter 20 mg/100 ml. Ältere Kinder und Erwachsene würden bei derartig niedrigen Blutzuckerwerten krampfen, einen dauernden Hirnschaden davontragen oder sogar sterben. Auch hypoglykämische Neugeborene können teilweise Symptome aufweisen, nämlich Apnoen, Zyanose, Trinkschwäche, Zittrigkeit, vermehrtes Schwitzen, Krämpfe. Hypoglykämien treten meist innerhalb der 1. Lebensstunde auf, gelegentlich später (u. U. erst nach 12–24 Stunden).

> Sorgfältige Blutzuckerkontrollen des Neugeborenen sind in den ersten Tagen dringend nötig.

Da kurz nach der Geburt noch nicht abzuschätzen ist, ob die zu erwartende Hypoglykämie symptomlos verlaufen wird oder nicht, erhalten die Kinder prophylaktisch (und natürlich auch therapeutisch) eine intravenöse Glukoseinfusion.

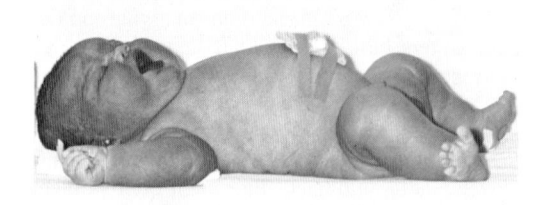

Abb. 3.17 Fetopathia diabetica.

Auch der Calciumspiegel im Serum muß überwacht werden, da diese Kinder zu **Hypocalcämien** neigen, besonders in den ersten 3 Lebenstagen.

> Das Hauptproblem der Neugeborenen diabetischer Mütter sind die Atemstörungen **(Atemnotsyndrom),** die bei schlechter Diabeteseinstellung häufig beobachtet werden und schon in den ersten 24 Stunden auftreten.

Eine wesentliche Ursache dieser auf einer Unreife der Lunge beruhenden lebensbedrohlichen Störung ist darin zu sehen, daß das fetale Insulin in den hohen Konzentrationen, die bei schlechter Stoffwechseleinstellung der Mutter auftreten, einen nachteiligen Einfluß auf die Bildung des so wichtigen *Surfactant-Faktors* (s. S. 43) hat. Die Entfaltung der Lungenbläschen leidet, und es bilden sich *hyaline Membranen*. Viele dieser Kinder müssen beatmet werden und benötigen Sauerstoff.

Alle bisher genannten Störungen können als *Fetopathia diabetica* zusammengefaßt werden und sind durch strikte Überwachung der Mutter selten geworden bzw. weitgehend zu vermeiden.

Auch die Intensivmedizin in der Neonatalperiode hat hier Hervorragendes geleistet. Diese Neugeborenen sind heutzutage von Kindern nichtdiabetischer Mütter meist nicht zu unterscheiden.

Man war allerdings enttäuscht, daß die **Mißbildungsrate,** die bei Kindern diabetischer Mütter etwa dreimal höher liegt als sonst – man könnte hier von einer „*Embryopathia diabetica*" sprechen –, durch die gute Schwangerschaftsüberwachung zunächst nicht nennenswert reduziert werden konnte. Hyperglykämien in den ersten Wochen der Schwangerschaft dürften hier eine wichtige Rolle spielen.

> Erst die strenge Diabeteseinstellung auch schon kurz *vor* der Schwangerschaft scheint eine deutliche Besserung zu bringen.

Trotz der Erkenntnis, daß eine gute Diabeteseinstellung der Frau Voraussetzung für das Eintreten der Gravidität und eine nahezu ungestörte Entwicklung der Frucht ist, und trotz aller erreichten Verbesserungen sind Neugeborene diabetischer Mütter nach wie vor gefährdet und gelten als Risikokinder. Sie gehören in pädiatrische Betreuung auf eine Neugeborenenabteilung.

7 Schilddrüsenerkrankungen

Eine gestörte **Schilddrüsenfunktion** der Mutter kann sich auf den Fetus bzw. das Neugeborene auswirken. Über die *angeborene Struma bei Jodmangel* während der Schwangerschaft s. S. 192. Bei einigen dieser Neugeborenen mit Jodmangelstruma finden sich Zeichen einer Schilddrüsenunterfunktion, die durch Jodapplikation leicht zu beheben ist. Eine (vorübergehende) Schilddrüsenunterfunktion mit Struma gibt es umgekehrt auch infolge *Jodintoxikation,* d. h. durch Jodüberflutung z. B. nach Verabfolgung jodhaltiger Kontrastmittel oder durch großzügige Anwendung jodhaltiger Desinfektionsmittel während der Schwangerschaft oder beim Neugeborenen (während der Jodüberflutung wird eine gewisse Zeit lang die Jodaufnahme in die Schilddrüse blockiert).

Die bei der BASEDOWschen Krankheit der Mutter (Schilddrüsenüberfunktion) vorhandenen Schilddrüsen-Antikörper können über die Plazenta zum Kind gelangen und beim Neugeborenen eine (vorübergehende) *Hyperthyreose* auslösen. Auch das der Mutter therapeutisch verabreichte *Thyreostatikum* kann die Plazenta passieren und die kindliche Schilddrüse negativ beeinflussen (Kropfbildung).

In all diesen Fällen entsteht ein Kropf (Struma), der bei entsprechender Größe auch mechanische Probleme bereiten kann, z. B. einen Stridor. Über den GUTHRIE-Test und andere Screening-Untersuchungen zum Auffinden von angeborenen Stoffwechselstörungen s. S. 72.

8 Besondere Problematik des Frühgeborenen

Wenn auch alle in diesem Kapitel aufgeführten Probleme und Anpassungstörungen prinzipiell bei allen Neugeborenen auftreten können, so sind, wie bereits oft angeklungen, Frühgeborene doch weit überproportional gefährdet. Da die letzte Periode der Schwangerschaft die des Wachstums und der Reifung der Organe ist, fehlen viele Regulationen und Schutzmechanismen bei einem vorzeitigen Abbruch der Schwangerschaft. So muß man z. B. bei Kindern unter 1500 g – es sind ungefähr knapp 1% aller Geburten – in jedem Fall mit dem Auftreten eines Atemnotsyndroms rechnen, Kinder mit einem Geburtsgewicht von 1000 g und weniger bedürfen so gut wie immer der Beatmung. Alle Frühgeborenen entwickeln eine mehr oder weniger stark ausgeprägte Hyperbilirubinämie.

Es läßt sich die allgemein gültige Regel aufstellen, daß alle oben geschilderten Störungen um so eher und um so schwerer in ihrer Ausprägung auftreten, je unreifer das Frühgeborene ist. Als zusätzliche Risikofaktoren treten Mangelentwicklung und perinatale Belastungen hinzu. Entsprechend verhält sich die Mortalitätsrate umgekehrt proportional zur Reife des Neugeborenen; es ist deswegen auch nicht verwunderlich, daß die perinatale Sterblichkeit überwiegend eine Frühgeborenensterblichkeit ist. Neben Mißbildungen sind vor allem Hirnblutungen im Rahmen schwerer Atemstörungen die Todesursache. In den letzten Jahren ist es gelungen, die Sterberate aller Frühgeborenen von ungefähr 25% vor etwa 15 Jahren auf unter 5% zur Zeit zu reduzieren. Vor allem auch die Überlebenschancen sehr kleiner Frühgeborener sind deutlich gestiegen. Dieser Erfolg ist nur möglich geworden durch den Einsatz der neonatalen Intensivbehandlung mit ihren modernen Reanimationsmethoden, der Anwendung von Atemhilfen und maschineller Beatmung, parenteraler Ernährung, Antibiotikatherapie u. a. (s. Kapitel Intensivmedizin).

Eine weitere Senkung der Neugeborenensterblichkeit ist vor allem durch eine Verhütung der Frühgeburtlichkeit anzustreben. Allerdings hat es sich als sehr schwierig erwiesen, ursächlich einzugreifen, da die Gründe für Frühgeburtsbestrebungen oft nicht klar sind. Gefährdet sind vor allem Schwangerschaften, denen bereits Fehloder Frühgeburten vorangegangen sind oder aber, wenn Anomalien des Uterus oder eine Insuffizienz der Zervix vorliegen, außerdem bei Auftreten von pränatalen Infektionen. Manchmal ist die Frühgeburt aber auch nur der Indikator für eine übergeordnete Störung; so weisen Frühgeborene sehr viel häufiger Mißbildungen auf als reife Neugeborene.

Unabhängig von der allgemeinen akuten Gefährdung während der Perinatalperiode unterliegen frühgeborene Kinder, in Abhängigkeit wieder von ihrem Reifegrad, einer Zahl weiterer Probleme, deren Folgen weit in das spätere Leben hineinreichen.

Durch die oft relativ lange Phase einer Atemhilfe oder Beatmung (unter Umständen mit erheblicher zusätzlicher Sauerstoffgabe) sind die Risiken für das Auftreten einer **Retinopathia praematurorum** *(retrolentalen Fibroplasie)* und einer **bronchopulmonalen Dysplasie** erhöht. Die Ursachen beider Krankheiten sind nicht lediglich die Sauerstoffgiftigkeit, sondern ein komplexes Bedingungsgefüge aus Sauerstoffgabe, Erhöhung des Kohlendioxidspiegels und anderen Faktoren. Entscheidend ist aber die Unreife des kindlichen Gewebes. Die Frühgeborenen-Retinopathie führt, wenn sie ausgeprägter vorhanden ist, zur Sehbehinderung bis Blindheit, die bronchopulmonale Dysplasie zumindest in den ersten Lebensjahren zur mehr oder minder ausgeprägten Atembehinderung. Die langfristigen Folgen sind derzeit schwer zu überblicken.

Als weitere, ganz überwiegend bei Frühgeborenen auftretende Krankheit ist die **nekrotisierende Enterokolitis** zu nennen, deren Ursache ebenfalls letztendlich nicht geklärt ist. Hierbei kommt es akut zur schwersten Entzündung großer Darmabschnitte, die oft eine Operation mit Entfernung ganzer Darmanteile notwendig macht. Ist das Ausmaß der Darmresektion sehr groß, kommt es später zum sog. **Kurzdarmsyndrom**, d. h. der verbliebene Darmanteil reicht nicht oder nur kaum für eine normale Verdauungsfunktion aus. Oft werden monatelange zusätzliche parenterale Ernährungen notwendig, das Wachstum kann lange retardiert sein.

Trotz einer optimalen Intensivpflege können O_2-Mangelzustände auftreten, die sich sehr viel später in neurologischen oder geistigen Fehlentwicklungen dokumentieren können.

Das Risiko für *nicht-traumatische* **Hirnblutungen** ist ebenfalls um so größer, je unreifer das Kind ist. Auch hier sind die Ursachen wieder vielfältig, die wesentlichen Gründe dürften in einer mangelnden Regulationsfähigkeit des Blutdruckes und in der Unreife der Gefäße um die Hirnventrikel herum liegen.

Schwere *Hirnblutungen* mit nachfolgendem *Hydrozephalus* und *Substanzverlust* des Gehirnes sind neben akuten Sauerstoffmangelzuständen kurz vor oder unter der Geburt die häufigsten Ursachen für spätere neurologische und/oder geistige Fehlentwicklungen.

> Wenn somit auch das Risiko von Entwicklungsstörungen – bedingt durch akute Sauerstoffmangelzustände und schwere Hirnblutungen – größer ist als bei reifen Neugeborenen, so kann doch nicht genug darauf hingewiesen werden, daß kleinste Frühgeborene ohne allzu schwere perinatale Zusatzerkrankung eine sehr gute Entwicklungsprognose aufweisen.

Die Tatsache, daß sie einen bestimmten Teil ihrer vorgesehenen Schwangerschaftsdauer außerhalb des Mutterleibes verbringen, führt nicht zwangsläufig zu einem langfristigen Schaden.

Aber auch nach der Phase ihrer Intensivbetreuung, d. h. Wochen und Monate nach ihrer Geburt, bedürfen Frühgeborene besonderer Kontrollen:

Im 2. Lebensmonat entwickelt sich eine **Anämie.** Das Kind wächst zunächst ohne nennenswerte Neubildung roter Blutkörperchen, es kommt in dieser Zeit mit den Vorräten an Erythrozyten und Hämoglobin aus. Diese 1. Phase der „Anämie" beim Frühgeborenen hat kaum einen Krankheitswert. Durch das sehr schnelle Wachstum in den ersten Lebensmonaten weiten die Frühgeborenen ihren Kreislauf aus und brauchen dann einen erheblichen Zuwachs an Hämoglobin, es droht deswegen später ein *Eisenmangel.* Zur Verhütung dieser 2. Phase der (eigentlichen) *Frühgeborenenanämie* (zwischen 4. und 12. Lebensmonat) erhalten die Frühgeborenen von der 6.–8. Lebenswoche an bis zum Ende des 1. Lebensjahres prophylaktisch eine orale Eisengabe. Günstig sind ferner die Anreicherung der Säuglingsnahrung mit Eisen und die frühzeitige Verabreichung fleischhaltiger Breie.

Auch der Bedarf an **Vitamin D** ist etwas größer als der von reifgeborenen Kindern. Das Körperwachstum, vor allem auch das des Schädels, muß genau kontrolliert werden, um ggf. bei einem zu schnellen Wachstum eine weitere Diagnostik (z. B. Ultraschall durch die Fontanelle) zu veranlassen oder bei einem zu geringen Wachstum die Kontrollen der neurologischen Entwicklung häufiger durchzuführen. Insgesamt gleicht sich die geringere Körpergröße und die geringere neurologische Reife innerhalb der ersten 1–2 Lebensjahre aus.

Obgleich sowohl die Intensivbehandlung wie auch die moderne Aufzucht der Frühgeborenen für diese segensreich sind, birgt die lange Trennung des Frühgeborenen von der Mutter weitere Gefahren. Die Mutter ist oft nicht in der Lage, sofort nach der Geburt ein besonderes Verhältnis zum Kind aufzubauen, da Mutter und Kind getrennt voneinander sind. So können leicht sogenannte *Interaktionsstörungen* zwischen beiden auftreten und die psychosoziale Entwicklung des Kindes stören. Das Risiko, daß solche Kinder später auch von ihren Eltern abgelehnt oder mißhandelt werden, wächst damit. Die beste Prophylaxe solch einer folgenschweren Entwicklung ist die heutzutage übliche tägliche Besuchszeit auch auf der Frühgeborenen- und Intensivstation!

> Insgesamt stellen die Frühgeborenen eine Gruppe von Kindern dar, die einer besonderen Pflege, Zuwendung und ärztlichen Kontrolle bedarf, damit Störungen und Abweichungen in der Entwicklung rechtzeitig erkannt und behandelt werden können. Unter der Vorbedingung einer entsprechend intensiven Betreuung während der ersten Lebenswochen, einer guten fortlaufenden Kontrolle und einer entsprechend evtl. notwendigen Förderung sind aber die Lebens- und Entwicklungsaussichten eines frühgeborenen Kindes ganz ähnlich denen eines reifen Neugeborenen.

Weiterführende Literatur

BACHMANN, K. D., EWERBECK, H., KLEIHAUER, E., ROSSI, E., STALDER, G. R.: Pädiatrie in Praxis und Klinik. Band I. Fischer, Thieme, Stuttgart 1989

HAUPT, H.: Das Neugeborene. Thieme, Stuttgart 1980

MENZEL, K., FRENZEL, J.: Erkrankungen des Neugeborenen. Ueberreuter Wissenschaft, Wien, Berlin 1989

PRECHTL, H. F. R., BEINTEMA, D. J.: Die neurologische Untersuchung des Neugeborenen. Thieme, Stuttgart 1976

SPIESS, H.: Der pränatale und perinatale Virusinfekt. Medizinische Verlagsgesellschaft, Marburg 1981

OBLADEN, M.: Neugeborenen-Intensivpflege. Springer, Berlin 1989

4. Teil: Spezielle Erkrankungen des Säuglings

ERICH GLADTKE

1 Vorbemerkung

Das Säuglingsalter umfaßt vereinbarungsgemäß das erste Lebensjahr. In diesem Lebensabschnitt können selbstverständlich auch fast alle jene Erkrankungen angetroffen werden, die ältere Kinder befallen und die in den betreffenden Kapiteln auch unter Berücksichtigung des Säuglingsalters besprochen werden.

Das Neugeborene und auch das Frühgeborene wiederum bieten ihrerseits eine solche Fülle von Besonderheiten, so daß hierfür ein eigenes Kapitel notwendig ist. Ein Teil der Erkrankungen und der Behandlungsmöglichkeiten des Säuglings und vor allem des Neugeborenen und des Frühgeborenen ist Feld der Intensivmedizin und wird dort besprochen. Andererseits scheint es nicht nur gerechtfertigt, sondern auch notwendig zu sein, ein gesondertes Kapitel über Erkrankungen des Säuglings vorzulegen, wenn man bedenkt, daß in der Kinderarztpraxis und auch in einem regulären Krankenhaus etwa die Hälfte der Patienten dem Säuglingsalter angehört, zwei Drittel der vorgestellten Kinder sind jünger als 3 Jahre.

Die Fortschritte der letzten 80 Jahre auf dem Gebiet der Vorbeugung, Erkennung und Behandlung von Erkrankungen des Säuglingsalters sind enorm. So starben vor über 100 Jahren noch 80–95 von 100 auf einer Säuglingsstation eingelieferten Kindern, die Säuglingssterblichkeit betrug damals in Mitteleuropa 25–30% und mehr, d. h., daß jedes 3.–4. Kind das 1. Lebensjahr nicht überlebte. Heute beträgt die Säuglingssterblichkeit bei uns rund 8‰, in einigen Ländern noch weniger. Vor 30 Jahren war sie noch über viermal so hoch.

2 Durchfall (Dyspepsie, Enteritis, Diarrhoe)

Eine der häufigsten Erkrankungen des Säuglings ist der Durchfall.

Unter Durchfall wird das zu häufige Absetzen konsistenzarmer, also wäßriger, aber auch schleimiger und auch blutiger Stühle verstanden. Was zu häufige Stuhlentleerung bedeutet, ist nicht eindeutig zu definieren, da vollgestillte Kinder bei exzellentem Gedeihen 4–6 recht dünn-breiige Stühle in 24 Stunden produzieren, andere Kinder mit 3 oder 4 durchfälligen Stühlen schon durch Wasser- und Salzverlust deutlich krank sein können.

Für den deutschsprachigen Ausdruck Durchfall wird in Mitteleuropa auch Dyspepsie gesetzt, in den USA wird Diarrhoe vorgezogen, auch Enteritis ist gebräuchlich. Die Bezeichnung „akute Ernährungsstörung" ist im modernen kinderärztlichen Schrifttum nicht mehr üblich, wird aber vor allem von Ärzten der älteren Generation noch gerne verwendet.

Der Säugling reagiert viel mehr noch als das ältere Kind oder gar der Erwachsene ganzheitlich. Beim Durchfall heißt es, daß sehr verschiedene Ursachen primär oder sekundär eine Diarrhoe bewirken können.

Ursache: Ein großer Teil der Säuglingsdurchfälle ist *infektionsbedingt,* wobei nur in etwa 10% bakterielle Erreger (E. coli, Dyspepsiekoli, aber auch viele andere Keime) und in 90% Viren (z. Z. besonders Rotaviren, aber je nach Endemielage auch alle möglichen anderen Viren) nachgewiesen werden können. Eine Antibiotikatherapie ist deshalb zumeist sinnlos und unwirksam, denn gegen Viren wirksame Mittel sind noch nicht einsetzbar bzw. verfügbar, aber auch bei den wenigen bakteriellen Säuglingsenteritiden ist eine Antibiotikatherapie meist nicht notwendig (Tab. 4.1).

Trotz sorgfältiger Hygiene durch das Pflegepersonal sehen wir auch heute noch in Kliniken bei

Säuglingen häufig einige Tage nach der stationären Aufnahme Durchfälle auftreten, die dann meist als klinikseigene Virusinfekte zu identifizieren sind. Nur allergrößte Sauberkeit vermag dies zu verhindern.

Abgesehen davon, daß Keime auch in der Nahrung als Verunreinigung enthalten sein und so Darminfektionen verursachen können, gibt es auch andere *nahrungsbedingte* Ursachen einer Dyspepsie, nämlich falsch zusammengesetzte oder ungeeignete Nahrung. Aber auch Überfütterung kann beim Säugling zu Durchfall (und Erbrechen) und dadurch sogar zu Nichtgedeihen führen. Zu bemerken ist hier, daß einige Kinder eine ungeeignete Nahrung länger vertragen, andere bereits nach einigen Tagen mit Durchfall reagieren. Die falsche Zusammensetzung kann darin bestehen, daß Fett, Eiweiße, Kohlenhydrate (Zucker oder Mehlabkochungen) zu reichlich oder auch zu gering enthalten sind, auch zu hohe Vitamin-C-Zusätze können eine beschleunigte Darmpassage bewirken. Übrigens gehen viele Substanzen, die die Mutter einnimmt, in die Muttermilch über. So berichten z. B. immer wieder aufmerksame Mütter, daß der Stuhl ihres Säuglings dünner wird, wenn sie reichlich starken Bohnenkaffee getrunken haben.

Man muß wissen, daß Hunger auch zu einem dünnen, aber substanzarmen Stuhl führen kann. Ist die Darmpassage beschleunigt, dann kann der Gallenfarbstoff nicht vollständig reduziert werden, statt gelb ist der Stuhl dann grün oder grünlich gefärbt.

Zu eiweißreiche Kost führt eher zu Fäulnisstühlen, die widerlich faul riechen, zu kohlenhydratreiche Nahrung eher dagegen zu Gärungsstühlen, die sauer oder säuerlich riechen.

Auf jede Erkrankung oder Gesundheitsstörung reagiert der ältere Säugling viel mehr als das ältere Kind oder der Erwachsene ganzheitlich. Das heißt, bei einer Mittelohrentzündung, Pneumonie oder irgendeiner anderen Erkrankung kommt es sehr häufig auch zu einem Durchfall: *parenterale Dyspepsie* (außerhalb des Darmes entstandener Durchfall).

Eine Reihe von Medikamenten bewirkt als Nebenwirkung eine Dyspepsie *(iatrogen, arztbedingt).* Vor allem bei Antibiotikatherapie als Folge der Zerstörung der normalen Darmkeimbesiedlung (Darmflora), bei Ampicillin und dessen Derivaten ähnlich wie die dort häufig auftretenden Hauterscheinungen (Exanthem) im Sinne analoger Veränderungen an der Darmschleimhaut, Koffein, einige Asthmamittel, Askorbin-

Tabelle 4.1 Ursachen einer Dyspepsie.

1. Infektion (Viren, Bakterien)
2. Ernährung
   (falsche oder ungeeignete Ernährung)
3. Parenteral
   (Begleitdyspepsie bei anderen Erkrankungen)
4. Iatrogen
   (arztbedingt, z. B. Arzneimittel)
5. Verdauungsinsuffizienz
   (Malabsorption, Zölliakie, Mukoviszidose usw.)

säure ist die Darmpassage beschleunigt. Bei der Blaulichtbehandlung des ikterischen Neugeborenen führen wahrscheinlich toxische Abbauprodukte des Bilirubins ebenfalls zu einer Dyspepsie. Manche Kinder (selten) reagieren gar auf hastig getrunkene, zu kalte oder auch zu heiße Getränke ebenfalls mit Durchfall.

Durchfällige Stühle kommen ferner bei einigen Stoffwechselstörungen im Sinne einer chronischen Ernährungsstörung vor: Mukoviszidose, Malabsorptionssyndrome, Zöliakie.

Die schwerste Form der akuten Dyspepsie führt zum Bild der *Säuglingstoxikose,* dem Coma dyspepticum. Wasserverlust und Azidose (saure Stoffwechsellage) beeinträchtigen schließlich alle Lebensfunktionen, das lebensbedrohliche Krankheitsbild zeigt eingesunkene Augäpfel, seltenen Lidschlag, schmale blaurote Lippen, Bauchhaut bleibt in Falten stehen, große (Säure-)Atmung, die später oberflächlich wird, Bewegungsarmut. Der Bauch kann eingefallen (Exsikkose) oder aufgetrieben (paralytischer Ileus = Darmlähmung) sein. Das Kind kann nicht mehr schreien, es wimmert höchstens, es kann nicht mehr saugen. Niere und Kreislauforgane versagen schließlich. Schnellste Hilfe (Infusion) tut Not (Abb. 4.1).

Ein anderes höchst akutes und bedrohliches Krankheitsbild des älteren Säuglings ist die sog. akute *hyperpyretische Toxikose* (Enteroenzephalitis). Innerhalb von Stunden entwickeln Säuglinge hohes Fieber (40°C und mehr), Bewußtseinstrübung wie bei einer Enzephalitis (Hirnentzündung), Schlaffheit, auch Krämpfe, eingefallene Augen, ängstlichen Gesichtsausdruck, Durchfall, infolge der Darmlähmung kann der dünne Stuhl nicht mehr nach außen befördert werden. Der Wasserverlust in den Darm ist so akut, daß die Haut noch nicht die Zeichen der Exsikkose erkennen läßt und der Bauch noch nicht eingefallen

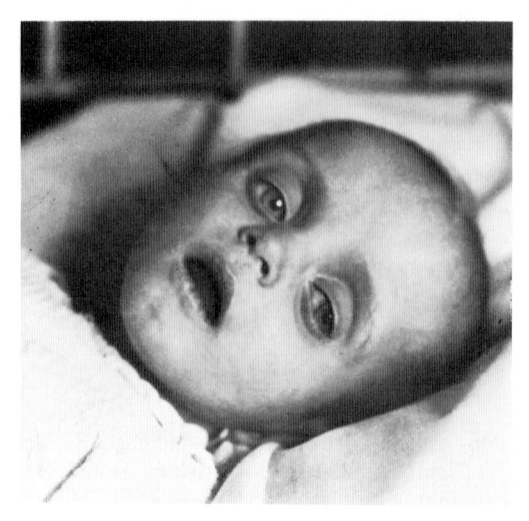

Abb. 4.1 Coma dyspepticum (Säuglingstoxikose). (Aus: KELLER, W., WISKOTT, A.: Lehrbuch der Kinderheilkunde. Hrsg. von K. BETKE, W. KÜNZER. 5. Auflage, Thieme, Stuttgart 1984.)

ist. Dadurch kann der Beobachter getäuscht werden, hier ist äußerste Eile geboten.

Behandlung: Die Behandlung der Dyspepsie richtet sich nach dem Zustand des Kindes: Solange der Patient noch trinkt, versucht man, den Salz- und Flüssigkeitsverlust durch orale Gabe auszugleichen: physiologische Kochsalzlösung und 5%ige Glukose (Traubenzucker) häufig in kleinen Mengen war schon vor 50 und 60 Jahren die Therapie der Wahl, glücklicherweise hat man dieses Vorgehen jetzt „wieder entdeckt". Fertige Lösungen, Pulver und Granulate zur Herstellung der Lösungen werden industriell angeboten und von der WHO (Weltgesundheitsorganisation) empfohlen. Je nach Verhalten des Kindes ist dann auf eine Übergangsnahrung (auch sog. Heilnahrung) oder direkt in langsamen Schritten auf Dauernahrung überzugehen. Die Flüssigkeits- und Nahrungszufuhr ist anfangs stündlich oder halbstündlich, dann zweistündlich, nach 12–24 Stunden dreistündlich (8 Mahlzeiten pro Tag) und bald vierstündlich (6 Mahlzeiten pro Tag) durchzuführen. Man soll sobald wie möglich auf längere Pausen zwischen den Mahlzeiten übergehen, damit das Kind zur Ruhe kommt.

Bei älteren Säuglingen haben sich milchfreie Breie mit Karotten- oder Apfelzusätzen recht gut bewährt.

Trinkt das Kind nicht, auch nicht teelöffelweise, erbricht es, verschlechtert sich der Zustand, so sollte mit einer parenteralen (intravenösen) Flüssigkeits- oder Elektrolytauffüllung nicht gezaudert werden. Jede Stunde Verzögerung kann die Erholung um viele Stunden oder gar Tage verlängern.

3 Gedeihstörungen, Dystrophie, Atrophie, Dekompensation

Die verschiedensten Ursachen können zu einer chronischen Gedeihstörung führen. Allen aber ist gemein, daß die Versorgung mit wesentlichen Nahrungsbestandteilen und bzw. oder deren Verwertung nicht ausreicht. Ohne vollständig sein zu wollen, sollen Hunger, erschwerte Nahrungsaufnahme durch Erbrechen, anatomische Störungen oder funktionelle Störungen im Magen-Darm-Trakt, Fehlen einzelner oder mehrerer Verdauungsenzyme, chronische Infektionen, chronische Krankheiten überhaupt, Fehl- und Mißbildungen und Eiweißmangel als Beispiele genannt werden.

Die Kinder magern ab, das Unterhautfett schwindet, die Haut wird faltig (Längsfalten am Gesäß = Tabaksbeutelgesäß, anstelle der prallen Gesäßfalten des gesunden Säuglings), Augen fal-

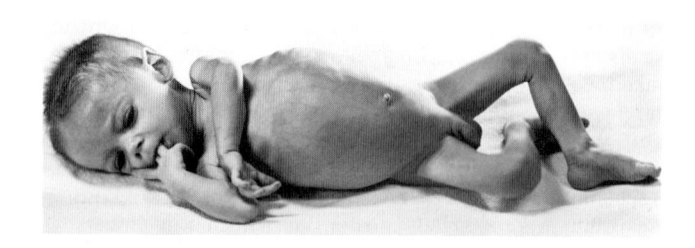

Abb. 4.2 Dystrophie.

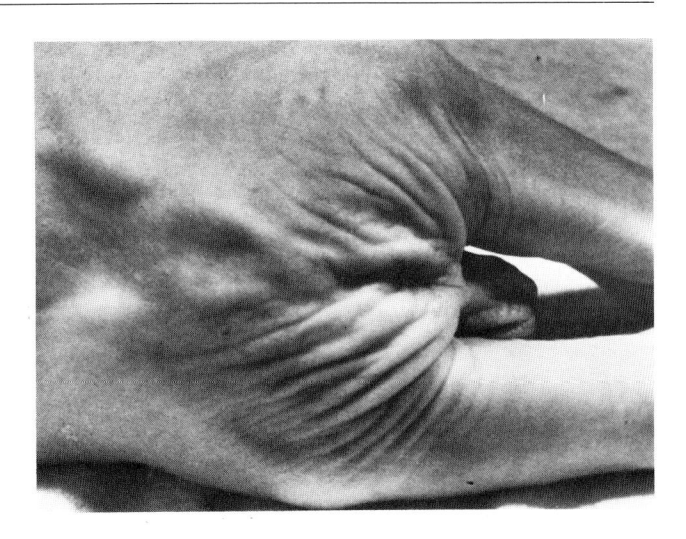

Abb. 4.3 Tabaksbeutelgesäß bei schwerer Dystrophie.

len ein, Froschbauch durch schlaffe Muskulatur, Greisengesicht, die Körpertemperatur sinkt auf oder unter 35–36 °C, die Pulsfrequenz sinkt (unter 100/min), die Lebensäußerungen (Bewegung, Schreien) bleiben aber lange lebhaft, auch das Längenwachstum sistiert erst nach längerer Störung (Abb. 4.2 und 4.3).

Hier ist zunächst die Ursache zu klären, die Behandlung wird je nach Diagnose vorzunehmen sein.

4 Erbrechen

Ein ebenfalls sehr häufiges Symptom beim Säugling ist Erbrechen, das viele Ursachen haben kann. Da die Speiseröhrenmotorik und das Zusammenwirken der Muskulatur des Magens, der Kardia und des Ösophagus noch unzureichend eingespielt sind und da andererseits der Säugling relativ (bezogen auf sein Körpergewicht) bei einer Mahlzeit sehr viel größere Nahrungsmengen zu sich nimmt als ein Erwachsener, kann es relativ leicht zu Erbrechen, zum Rückfluß von Nahrung aus dem Magen kommen.

Ein Säugling von 5 kg vermag ohne weiteres 200 ml Milch zu trinken, bei einem Erwachsenen von 75 kg würde das etwa 3 l entsprechen.

Damit ist zunächst einmal ausgedrückt, daß Erbrechen absolut harmlos sein kann, daß Kinder trotz Erbrechens gut gedeihen können (Speikinder = Gedeihkinder). Es läßt sich ableiten, daß zu reichliche Nahrungsaufnahme, also Überfütterung, beim Säugling Erbrechen begünstigen kann. Bei diesem an sich harmlosen Erbrechen ist lediglich eine Aspiration, das Eindringen von Erbrochenem aus dem Mund in die Atemwege bei der Einatmung mit ungünstigenfalls nachfolgender Lungenentzündung (Aspirationspneumonie) zu befürchten, obwohl das bei einem gesunden Kind selten geschieht.

Erbrechen kann aber auch Symptom einer mehr oder weniger ernsten Erkrankung sein und es ist eine Begleiterscheinung bei vielen weiteren Krankheiten.

Um über das diagnostische und therapeutische Vorgehen entscheiden zu können, muß man wissen, wie das Kind erbricht: im Schwall oder Bogen, explosionsartig, spastisch, oder läuft das Erbrochene sozusagen aus dem Mund heraus ohne Druck, in großen oder kleinen Mengen. Man muß wissen, wann das Kind erbricht: sofort nach oder während der Mahlzeit oder nach Stunden. Und man muß wissen, seit wann das Kind erbricht und dann, wenn es das schon über längere Zeit (oder „immer") tut, ob es dabei gedeiht.

Erbrechen bei *Neugeborenen* kann einen Verschluß, eine Verengung oder eine andere Fehlbildung im Verlaufe des Magen-Darm-Kanals (oder auch schon im Ösophagus) signalisieren, kann aber auch auf eine Störung im zentralen Nervensystem (Blutung o. ä.) hinweisen, kann ebenso auf einer Elektrolyt- oder Stoffwechselstörung beruhen.

Bei explosionsartigem, sog. **spastischem Erbrechen** im Schwall oder Bogen ist vor allem an drei Ursachen zu denken:

1. *Hypertrophische Pylorusstenose* (Magenpförtnerkrampf, im Klinikjargon fälschlich Pylorospasmus oder abgekürzt „Py" genannt): Der ringförmige Muskel am Magenausgang hypertrophiert, verdickt sich und ist schließlich häufig etwa wie eine Pflaume durch die Bauchdecken zu fühlen. Dieser Wulst engt den Magenausgang so ein, daß der Magen gewaltig dagegen anarbeitet, man kann die peristaltischen Wellen (Magensteifungen) an den Bauchdecken sehen. Man kann sie bei einer Teeprobemahlzeit durch Anreiben der Bauchdecken manchmal provozieren und demonstrieren. Die Peristaltik wird schließlich rückläufig, der saure, aber nicht gallig-gelblich gefärbte Mageninhalt wird nach oben befördert und mit Druck (spastisch) nach außen entleert. Das Erbrechen beginnt meist zwischen der 2. und 6. Woche, fast nie mehr nach der 12. Lebenswoche. Die Kinder erbrechen sofort oder ein bis zwei Stunden nach der Mahlzeit, haben einen gequälten Gesichtsausdruck und haben sofort nach dem Erbrechen wieder Hunger (Abb. 4.4 und 4.5).

Flüssigkeits- und Elektrolytverlust können das Kind gefährden. Bevor meßbare Elektrolytveränderungen im Serum merkbar sind, ist die Natrium- und Chloridkonzentration im Harn deutlich vermindert.

Die Therapie besteht in Elektrolyt- und Flüssigkeitsausgleich (Infusion) und Operation (Durchtrennen des Muskelwulstes, s. S. 171, 548).

2. Beim *adrenogenitalen Syndrom* (AGS) mit *Salzverlustsyndrom* ist das Erbrechen sehr ähnlich, nur daß im Harn Natrium und Chlorid deutlich vermehrt sind. Hier ist neben Ausgleich der Elektrolytverluste eine Steroidbehandlung lebensnotwendig.

3. Eine *Zwerchfellhernie*, ein Gleitbruch, bei dem Magenteile durch eine Zwerchfellücke nach oben wandern, kann ähnliche Symptome verursachen.

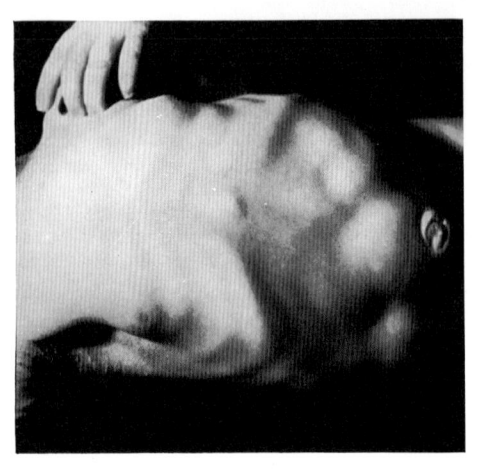

Abb. 4.4 Magensteifung bei hypertrophischer Pylorusstenose. (Aus: KELLER, W., WISKOTT, A.: Lehrbuch der Kinderheilkunde. Hrsg. von K. BETKE, W. KÜNZER. 5. Auflage, Thieme, Stuttgart 1984.)

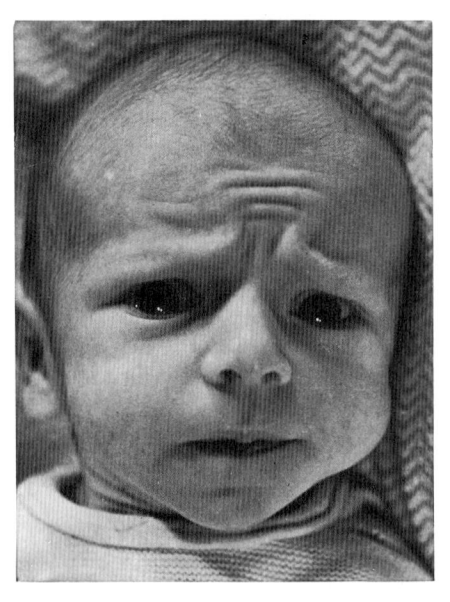

Abb. 4.5 Gesichtsausdruck bei hypertrophischer Pylorusstenose.

Schlaffes oder atonisches Erbrechen wird bei vielen Erkrankungen beobachtet. Es begleitet häufig eine einfache Erkältung, einen Schnupfen, eine Entzündung mit rotem Rachen als Folge der Reizung des Nasen-Rachen-Raumes. Wir sehen es bei Magen-Darm-Entzündungen (Brechdurchfall), bei Überfütterung, bei Erkrankungen des zentralen Nervensystems von der Meningitis, Enzephalitis bis zu Tumoren mit intrakranieller Drucksteigerung, auch bei hirnorganischem Anfallsleiden (Epilepsie). Erbrechen kann auch bei einer Kardiainsuffizienz (Verschlußunfähigkeit des Mageneingangs) auftreten.

Auch Säuglinge können schon das sog. **habituelle Erbrechen** produzieren, wenn ihnen z. B. Nahrung eingezwungen wird, die sie nicht mögen oder von einer Person angeboten wird, gegen die sie eine Abneigung haben.

Dem habituellen Erbrechen verwandt ist das **Ruminieren** (Wiederkäuen), das sich manchmal aus ersterem entwickelt und das auch Säuglinge schon zeigen können. Mageninhalt wird durch Würgebewegungen des Schlundes und des Zungengrundes und auch durch In-den-Mund-Stecken der Finger hochgebracht und mit sichtlichem Behagen wiedergekaut und dann wieder verschluckt. Schwerere Formen der Rumination (mit Erbrechen) können zur Dystrophie führen. Die Behandlung ist schwierig, erfordert Geduld und Zuwendung, aber auch Energie des Pflegepersonals und geduldige Führung der Eltern.

Sogenannte Bauchkoliken (auch 3-Monats-Koliken genannt). Sehr häufig berichten Eltern, daß der Säugling sich krampfartig krümme und sichtlich Leibschmerzen habe. Wenn Nierenbeckenentzündungen (Pyelonephritiden, Harnuntersuchung!), hirnorganische Anfallsleiden und andere Ursachen ausgeschlossen sind, ist nach anderen Ursachen zu suchen, obwohl im allgemeinen nichts weiter nachzuweisen ist. Sehr subtile Untersuchungen haben allerdings allerlei Ursachen gefunden: Allergien gegen einzelne Nahrungsbestandteile, z. B. Kuhmilcheiweiß, Disaccharide usw. (mit 3–4 Monaten wird auf Brei und bald danach auf festere Nahrung übergegangen), zu hastiges Essen und vieles andere mehr. Die anfallsartigen Leibschmerzen halten meist nur wenige Minuten an. Lageänderung, Aufstoßen, Reiben des Leibes, kurze Wärmebehandlung lindern meist rasch. Bei Übergang auf feste Nahrung hören die Beschwerden meist von allein auf. In vielen Lehrbüchern der Kinderheilkunde wird auf dieses Symptom meist gar nicht eingegangen, obwohl zahlreiche Eltern bei ihren Säuglingen diese „Leibkrämpfe" beobachten und den Arzt um Rat fragen. Bis die Ergebnisse einiger notwendiger Untersuchungen vorliegen (Harn, Blutbild, evtl. Stuhl), sind die Beschwerden häufig verklungen oder die Eltern haben gelernt, durch einige der genannten Maßnahmen ihrem Säugling zu helfen, und sich damit von der prinzipiellen Harmlosigkeit überzeugt.

5 Infekt beim Säugling

Selbstverständlich kann auch ein Säugling an Husten, Schnupfen, einem Racheninfekt erkranken. Der rote schmerzende Rachen stört beim Schlucken, also resultiert Appetitlosigkeit bzw. Nahrungsverweigerung. Beim Husten wird durch die Betätigung der Bauchpresse häufig erbrochen, die Gefahr der Aspiration ist hier deutlich größer als bei Erbrechen ohne Erkältung. Die Gaumenmandeln schwellen meist nicht so sehr an wie beim älteren Kind, wohl aber die Rachenmandel (adenoide Wucherungen, fälschlich Polypen genannt), die dann die EUSTACHIsche Röhre (Verbindung zwischen Nasen-Rachen-Raum und Mittelohr) verlegt, die Drainage der Paukenhöhle (Mittelohr) dadurch stört und so zur Otitis media (Mittelohrentzündung) führen kann.

Ernste Folgen kann ein Schnupfen (Rhinitis) für einen jungen Säugling haben, sowohl für einen gestillten Säugling als auch für ein Flaschenkind, denn in diesem Alter kann noch gleichzeitig getrunken (gesaugt durch den Mund) und geatmet (durch die Nase) werden. Der Kehlkopf steht etwas höher als später und ragt in den Schlund hinein, so daß die Milch links und rechts neben dem Kehlkopf hinunterlaufen kann. Ist die Nase verstopft, kann nicht gleichzeitig geatmet und getrunken werden. Der Säugling verweigert die Nahrungsaufnahme, er will dann durch den Mund lieber atmen. Deshalb dürfen bei Säuglingsschnupfen vor der Nahrungsaufnahme abschwellende Nasentropfen verabreicht werden, obwohl sonst hiermit sehr sparsam umgegangen werden soll. Manchmal wirkt auch kalte (nicht eiskalte) physiologische Kochsalzlösung genügend abschwellend, die Nasenschleimhaut wird dann mehr geschont.

Säuglinge aquirieren eine Erkältung nur durch Ansteckung, durch Kontakt mit Erkrankten. Die Kinder sollten deshalb in den ersten 6 Lebenswochen möglichst vor allzu viel Kontakt bewahrt werden, weil sie in diesem Alter durch einen Infekt mehr in Mitleidenschaft gezogen werden können als später.

6 Krampfleiden beim Säugling

Krämpfe beim Neugeborenen sind ein alarmierendes Zeichen, die Prognose ist in einem hohen Prozentsatz der betroffenen Kinder nicht gut. Hirnorganische Anfälle beim Säugling auch nach der Neugeborenenperiode werden häufig übersehen, andererseits werden einschießende Bewegungen, Zusammenschrecken, Zuckungen gelegentlich als Krampfanfall fehlgedeutet.

Das Erkennen und auch das Beschreiben von Krämpfen beim Säugling kann schwierig sein, weil es sich sehr häufig um keine großen generalisierten, sondern um kleine Anfälle handelt, die oft nur aus einem kurzen Zucken bestehen, ohne nachfolgende Bewußtseinstrübung oder Schläfrigkeit.

Bei jedem Krampf im Säuglingsalter ist eine entzündliche Erkrankung des zentralen Nervensystems (Meningitis, Enzephalitis) und eine intrakranielle Drucksteigerung durch z. B. einen Tumor auszuschließen.

Gelegenheitskrämpfe (Okkasionskrämpfe) treten häufiger im Alter von 2–4 Jahren, gelegentlich aber auch schon bei älteren Säuglingen auf. Fieber kann das Auftreten begünstigen, man sollte aber nicht Fieberkrampf, sondern eben besser Gelegenheitskrampf sagen.

Wenn man bei einem Kind zwischen dem 6. und 24. Monat in den Mund schaut, wird immer eben ein Zahn am Durchbruch sein, einer der 20 Zähne, die in aller Regel einer nach dem anderen erscheinen, daher der fälschliche Ausdruck Zahnfieber, Zahnkrämpfe usw., Ausdrücke, die besser nicht verwendet werden sollten, weil sie ein ernsthaftes Symptom verharmlosen.

Der 2. oder spätestens der 3. Gelegenheitskrampf sollte auf jeden Fall Veranlassung zu intensiverer Diagnostik sein, der erste Krampf ebenfalls, wenn er sehr lange dauert oder eine wenn auch nur Stunden dauernde schlaffe Lähmung hinterlassen hat, also als komplizierter Krampf zu bezeichnen ist (Näheres s. S. 381).

Hirnorganische Anfälle können bei Fehlbildungen, nach Blutungen, Verletzungen, entzündlichen Prozessen auftreten. Die meisten Anfallsleiden, auch oder besonders die im Säuglingsalter beginnenden, sind jedoch in ihrer Ätiologie unklar.

Neben der Beobachtung ist vor allem das EEG (Elektroenzephalogramm) zur Diagnose wichtig. An verschiedenen Punkten des Kopfes werden Elektroden angelegt oder angeklebt, um die Aktionsströme des Hirns mit Hilfe der EEG-Apparatur vielfach zu verstärken und in Form von Kurven darzustellen. Die Kurve kann Auskunft über Vorhandensein eines Krampfleidens, Lokalisation einer Schädigung usw. geben, kann aber auch bei Krampfleiden ein normales und uncharakteristisches Bild ergeben, so daß im Zweifelsfalle Wiederholungen und Provokationen (Flikkerlicht, Schlafentzug, Einschlaf-EEG, Hyperventilations-EEG) erforderlich sind.

Im Säuglingsalter werden vor allem die sog. **BNS-(Blitz-Nick-Salaam-)Krämpfe** beobachtet. Es kommt dabei zu einem kurzen Zusammenzucken nach vorn, das auch salvenförmig mehrmals hintereinander auftreten kann, daher auch der Name propulsiv petit Mal (kleine nach vorne gerichtete Anfälle). Das EEG zeigt ein typisches Kurvenbild. Die weiteren Formen der Gruppe der kleinen Anfälle werden eher nach dem Säuglingsalter beobachtet und sollen hier nicht im einzelnen abgehandelt werden.

Exakte Beobachtung (Seite, Reihenfolge, Dauer, Ansprechbarkeit während des Anfalls und nach dem Anfall, Blickwendung, Nachschlaf, Wiederholung) wird der Schwester eher gelingen, sie sollte noch nach Möglichkeit alle Einzelheiten protokollieren. Bis der Arzt kommt, ist der Anfall meist vorbei.

Jeder Krampf kann das Leben gefährden, vor allem ein länger dauernder. Dieses Wissen und der natürliche Wunsch, einem derart hilflosen Wesen, wie es ein krampfendes Kind nun einmal ist, zu helfen, verleiten zu allerlei hektischen und vor allem meist unsinnigen Maßnahmen.

Der Kopf ist zur Seite zu lagern, um eine Aspiration zu vermeiden. Zungenbißprophylaxe ist beim Säugling meist nicht nötig, Medikamente kommen meist zu spät, sie wirken erst, wenn der Krampf sowieso vorbei ist. Immerhin wirkt Diazepam (Valium) rektal (Mikroklysma) in wenigen Minuten, auch die Chloralhydrat-Rectiole wirkt relativ rasch, ist aber dem Diazepam unterlegen.

7 Plötzlicher Kindstod (Mors subitus)

Ein furchtbares Ereignis ist der sog. plötzliche Kindstod. Anscheinend gesunde Kinder werden ohne erkennbare Ursache und auch meist ohne Zeichen eines Todeskampfes oder ähnlichen Ereignisses morgens tot im Bettchen aufgefunden.

Neuerdings wird eine Unreife des Atemzentrums für dieses rätselhafte Ereignis angenommen: Während des Schlafes werden verschiedene Phasen mit unterschiedlicher Schlaftiefe und auch unterschiedlichem Atemrhythmus durchlaufen, und bei solchen Umstellungen soll plötzlich die Atmung aussetzen und nicht der Änderung der vegetativen Lage folgen können. Bei Langzeitüberwachung einiger Kinder mit Atemmonitor und EEG- und EKG-Schreibung konnten derartige Störungen in vereinzelten Fällen aufgezeigt werden. Aber auch Infekte, sogar akuteste Infekte ohne für Eltern oder gar Ärzte bereits sichtbare Erscheinungen werden angeschuldigt. Gelegentlich zeigen die Kinder auch Aspiration von Erbrochenem, auch in Bauchlage können sie nach Erbrechen aspirieren oder mit dem Gesicht in das Erbrochene sinken und ersticken, diese Kinder sind aber durch eine Erkrankung geschwächt gewesen, ein gesundes Kind aspiriert normalerweise nicht. Da tatsächlich dieses seltene Ereignis nicht vorauszusehen ist und sich auch nicht anzukündigen pflegt, ist zur Zeit auch keine Prophylaxe möglich. Man kann nicht alle Kinder über Monate an Überwachungsgeräte anschließen, wohl aber besonders Gefährdete (z. B. Geschwister von Säuglingen, die plötzlich im Schlaf gestorben sind).

Der Natur dieser Ereignisse entsprechend, geschehen derartige plötzliche Kindestodesfälle schicksalsmäßig zum Entsetzen der Eltern und des Personals auch immer wieder in der Klinik.

8 Pertussis (Keuchhusten) beim Säugling

Eine Erkrankung, die an sich unter den Infektionskrankheiten abgehandelt wird, soll hier nur kurz Erwähnung finden: Der Keuchhusten kann bei jungen Säuglingen verkannt werden, weil nicht die typischen Pertussisanfälle auftreten müssen, sondern häufig nur ein kurzes Wegbleiben mit Blauwerden zu beobachten ist, das die Kinder aber sehr mitnimmt, das sich bis zu mehrmals in der Stunde wiederholen kann und das zu synkopalem Aussetzen von Herz- und Atemfunktion führen kann. Pertussis beim jungen Säugling ist immer lebensgefährlich.

9 Affektwegbleiben

Bei älteren Säuglingen kommt es vor, wenn ihrem Willen nicht nachgegeben wird, daß sie protestieren, lebhaft schreien und dann plötzlich wegbleiben, eine kurze Zeit (selten länger als 1 Minute) nicht atmen und wie verkrampft daliegen. Sie haben vorher durch die Hyperventilation so viel Kohlendioxid abgeatmet, daß der Reiz für das Atemzentrum ausbleibt und erst bei erneutem erheblichem Anstieg der Kohlensäurespannung, wenn sie blau geworden sind, die Atmung wieder einsetzt. Dieses sog. Affektwegbleiben kann Eltern in Sorge versetzen und damit ein überbesorgtes Verhalten induzieren, das den Eigenwillen des Kindes noch verstärken kann.

10 Rachitis

Rachitis (Englische Krankheit, Vitamin-D-Mangelerkrankung) ist eigentlich die einzige Vitaminmangelkrankheit, der heute in Mitteleuropa noch eine gewisse Bedeutung zukommt. Vitamin D_3 (Cholecalciferol) wird aus einem Cholesterinderivat unter ultraviolettem Licht in der Haut gebildet, es ist ferner in relativ geringen Mengen in der Milch und in einigen anderen Nahrungsbestandteilen vorhanden. Kleidung, Wohnen im Hause, sonnenarme Jahreszeiten vermindern die Sonneneinwirkung auf die Haut, das Nahrungs-Vitamin-D ist unzureichend, so daß sehr häufig die Vitamin-D-Versorgung mangelhaft wird. Deshalb wird die Vitamin-D-Prophylaxe empfohlen: täglich 1000 Einheiten in Städten mit Dunstglocken, 500 Einheiten in nicht so dunstigen Gegenden.

Die Vitamin-D-Mangel-Rachitis kommt jedoch auch in subtropischen und tropischen Ländern vor, wenn die Säuglinge im Hause gehalten werden.

Vitamin D (bzw. die stoffwechselmäßig umgewandelten wirksameren Derivate) stimuliert die Calciumresorption aus dem Darm. Vitamin-D-Mangel führt zu Kalkverarmung des Knochens und zur Störung der Calciumeinlagerung in wachsenden knorpelig vorgebildeten Knochen. Die knorpelige Knochengrundsubstanz wird unter der körperlichen Belastung und bei fehlender Stabilität bei fehlender Kalkeinlagerung vermehrt gebildet und verdickt sich. Zwiewuchs an den Handgelenken und an den Fußknöcheln (MARFAN-Zeichen), Rosenkranzbildung am Brustkorb durch Verdickung an der Grenze zwischen kalkhaltigem und knorpeligem Rippenanteil. Der Schädel wird kalkärmer, weicher und wie ein Tischtennisball eindrückbar (Kraniotabes). Es finden sich Knochenverformungen der langen Röhrenknochen (O-Beine) und des Beckens (Beckenverengung, Geburtshindernis). Röntgenologisch zeigt sich besonders an der distalen Radius- und Ulnaepiphyse (handgelenksnahe) eine becherförmige Auftreibung. Kinder mit Rachitis sind sehr infektanfällig. Bei Vitamin-D-Gabe verschwindet Calcium so rasch aus dem Blut, daß durch Calciummangel eine Tetanie (Spasmophilie) entstehen kann, deshalb ist eine floride Rachitis mit Vitamin D_3 *und* Calcium (letzteres anfangs intravenös oder intramuskulär, später oral) zu behandeln (Abb. 4.6 und 4.7).

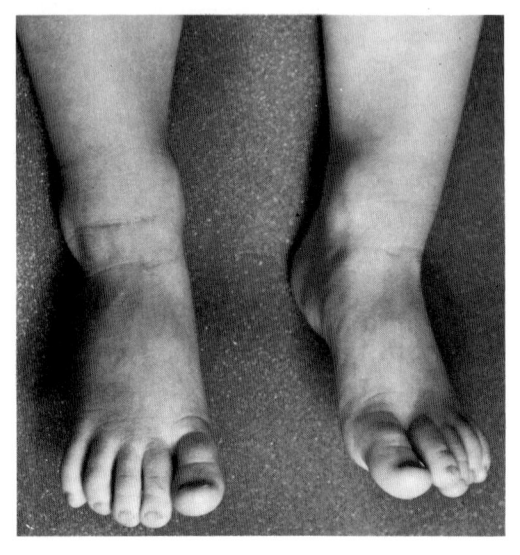

Abb. 4.6 Rachitis. Verdickte Wachstumszonen am Knöchel (MARFAN-Zeichen).

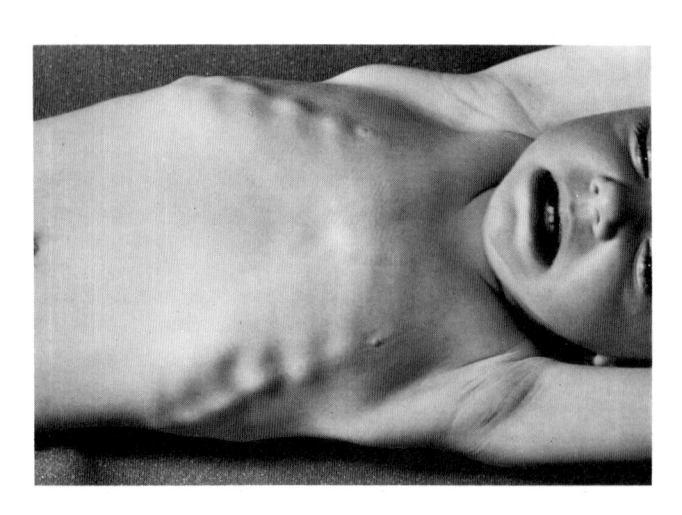

Abb. 4.7 Rachitis, Rosenkranz.

11 Weitere Mangelkrankheiten in der zivilisierten Welt

Durch die Reinigungsprozesse in den Wasserwerken wird dem Trinkwasser auch einiges an Spurenelementen entzogen, so daß vor allem der Fluoridgehalt sehr gering wird. Die Folge sind zu weiche Zähne, denn die gesunde Hartsubstanz enthält Fluorapatit, ein sehr hartes und sehr widerstandsfähiges Mineral. Deshalb wird empfohlen, auch eine Fluoridprophylaxe zu betreiben. Wir geben den Kindern 1000 oder 500 Einheiten Vitamin D zusammen mit ¼ mg Fluorid in den ersten beiden Lebensjahren, später Fluorid in höheren Dosen über ½ mg bis zu 0,75 mg oder 1 mg täglich einmal, bis die Zahnbildung abgeschlossen ist, also bis in das späte Schulalter hinein.

Eisenmangel ist die häufigste Ursache einer Anämie. Das Neugeborene hat einen hohen Hämoglobinwert (18–22 g/dl) und auch eine hohe Eisenkonzentration im Serum (100–150 µg/dl), beide Werte gehen bis zum 3.–6. Monat zurück bis 10 g/dl Hb und 60 µg/dl Eisen, um dann langsam wieder anzusteigen. Werte, die darunter liegen, können eisenmangelbedingt sein, wenn andere Ursachen ausscheiden.

Weitere Mangelkrankheiten treten nur bei chronischen Erkrankungen (Mukoviszidose, Zöliakie, Verdauungsinsuffizienz) oder bei exzessiver Fehlernährung auf.

12 Hypervitaminosen

Zu hohe Gaben von Vitamin D, aber auch von Vitamin A oder Vitamin K können ihrerseits zu Krankheitserscheinungen führen, besonders die Vitamin-D-Vergiftung kann lebensgefährdend sein.

13 Besondere Hautkrankheiten des Säuglings

Ein Teil der Erkrankungen der Haut ist angeboren, ein anderer Teil tritt erst nach dem Säuglingsalter in Erscheinung und wird unter den Hautkrankheiten abgehandelt. Deshalb soll und kann hier nur kurz auf einige wenige typische Erscheinungen eingegangen werden.

Die **intertriginöse Dermatitis** (Intertrigo, Windeldermatitis) betrifft nicht nur den Windelbereich, sondern auch Achsel- und Halsfalten können betroffen sein. Schweiß, Stuhl, Harn führen zu Rötung, Entzündung, Hautabschilferungen und schließlich zur Keimbesiedlung sowohl mit bakteriellen Erregern als auch mit Soorkeimen (Candida albicans). Bei einigen Kindern begünstigen die Verdunstung hindernde Plastiklagen in Windeln die Mazeration (Aufweichung) der Haut (Abb. 4.8). Sauberkeit, trockene Behandlung, eventuell antimykotische und antibakterielle Salben oder Pasten helfen meist in wenigen Tagen.

Die **Dermatitis seborrhoides** ist schlechterdings die Hauterkrankung der ersten 3 Lebensmonate. Am Beginn des 2. Lebensmonats heben sich von stark geröteter Haut schuppenartig die obersten Hautschichten ab, die Herde sind rundlich, münzgroß und können zusammenfließen und den ganzen Körper bedecken. Die Krusten sind talgähnlich fettig, glänzen. Sie jucken und nässen nicht. Bevorzugt werden der behaarte Kopf, die

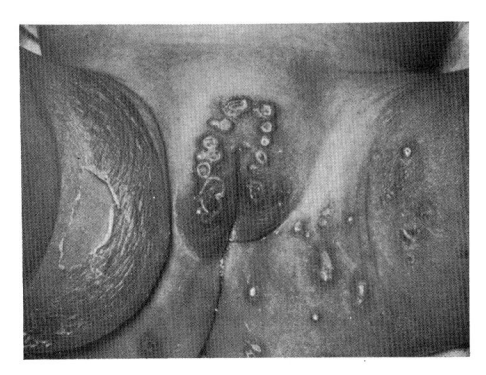

Abb. 4.8 Windeldermatitis. (Aus: KELLER, W., WISKOTT, A.: Lehrbuch der Kinderheilkunde. Hrsg. von K. BETKE, W. KÜNZER. 5. Auflage, Thieme, Stuttgart 1984.)

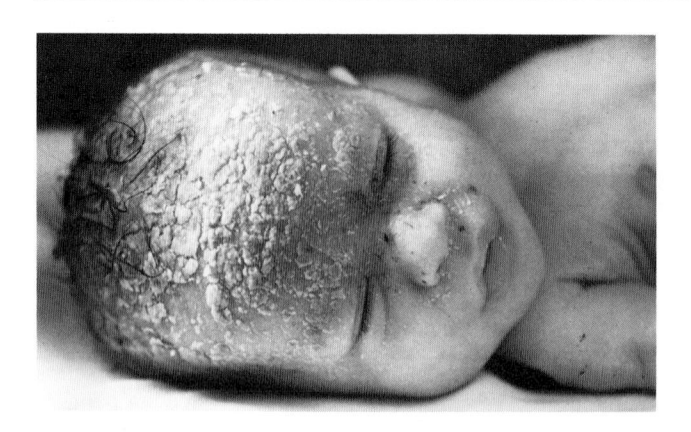

Abb. 4.9 Gneis bei seborrhoischer Dermatitis.

Augenbrauen, die großen Beugefalten (Achsel, Hals, Ellenbeuge, Gesäßfalten, Leiste) betroffen. Oft ist nur oder besonders der Kopf befallen (Kopfgneis, Kopfgrind). Da viele Mütter Angst haben, die große Fontanelle zu berühren und zu waschen, ist dies eine bevorzugte Stelle für einen geringen Gneisbefall. Ist der ganze Körper befallen, kann energische klinische Behandlung notwendig werden (Abb. 4.9).

Staphylokokken verursachen eine **Pyodermie** oder **Staphylodermie,** die sich durch Bildung kleinerer, runder, mit dünnflüssigem Eiter gefüllter Bläschen auszeichnet.

Gelangen irgendwelche Hauterscheinungen zur sekundären Vereiterung, spricht man von **Impetigo,** z. B. vom impetigenisierten Ekzem usw.

Das **endogene oder atopische Ekzem** wird unter den Hauterkrankungen besprochen, es tritt im allgemeinen erst im 2. Trimenon, also nach dem 3. Lebensmonat auf, kann aber schon vorher bestehen. Es juckt sehr stark, die Kinder kratzen und scheuern sich, wo sie nur können.

Weiterführende Literatur

HARNACK, G.-A. v., HEIMANN, G.: Kinderheilkunde. 8. Auflage, Springer, Berlin 1990

KELLER, W., WISKOTT, A.: Lehrbuch der Kinderheilkunde. Hrsg. von K. Betke, W. Künzer. 5. Auflage, Thieme, Stuttgart 1984

ROSSI, E.: Pädiatrie 2. Auflage. Thieme, Stuttgart 1989

SCHULTE, F. J., SPRANGER, J.: Lehrbuch der Kinderheilkunde. 26. Auflage, Fischer, Stuttgart, New York 1988

5. Teil: **Stoffwechselkrankheiten**

Jürgen Schaub

1 Grundlagen

Wie im 18. Teil, Band I, schon beschrieben, kann der genetische Kode in der Desoxiribonukleinsäure (DNS) des Zellkerns an einer bestimmten Stelle verändert sein. Die gespeicherte falsche Information wird über die Ribonukleinsäure (RNS) an den Ort der Proteinsynthese im Zellplasma weitergegeben. Hier wird dann eine Aminosäurekette gebildet, in der eine oder mehrere Aminosäuren falsch lokalisiert sind oder ganz fehlen. Eine intakte oder defekte Aminosäurenkette wird auch Polypeptidkette genannt. Diese liegt nicht als ein langer Strang vor, sondern ist dreidimensional gefaltet (Tertiärstruktur). Wenn in der Polypeptidkette eine Aminosäure gegen eine andere ausgetauscht ist oder gar am Ende mehrere Aminosäuren fehlen, ist die dreidimensionale Faltung nicht mehr korrekt möglich und das gesamte Protein ist in seiner Funktion gestört. Wir können heute viele solcher defekten Eiweißkörper durch geeignete Labormethoden nachweisen.

Bei der Thalassämie (s. S. 140) finden wir ein defektes Hämoglobinmolekül, das eine Hämolyse der roten Blutzellen verursacht. Bei der Hämophilie A (s. S. 147) liegt ein defektes Gerinnungsprotein vor, die Aktivität des Faktors VIII ist kaum meßbar. Am häufigsten kommen falsch aufgebaute Polypeptidketten in den Enzymen des Körpers vor. Dadurch verliert das Enzym seine normale Funktion und ist nicht mehr in der Lage, die ihm spezifische chemische Reaktion in ihrer Art und Geschwindigkeit zu steuern.

In Abb. 5.1 (oberer Teil) katalysiert Enzym E_1 die Reaktion von A nach B, Enzym E_2 die Reaktion von B nach C, Enzym E_3 die Reaktion von C nach D usw. Ist Enzym E_2 defekt (unterer Teil), kann Substanz B nicht in Substanz C umgewandelt werden. Substanz C ist kaum meßbar im Körper vorhanden. Die Substanzen A und B vor dem Block liegen in hoher Konzentration vor und verändern sich in chemische Substanzen (A_1–A_3, B_1–B_3), die normalerweise nur in verschwindend kleinen Mengen vorkommen. Der ganze Vorgang ist einer Straße vergleichbar, auf der eine defekte rote Fußgängerampel die Autofahrer zum Halten zwingt. Nach der Ampel leert sich die Straße, vor der Ampel gibt es einen Stau. Um überhaupt weiterzukommen, benutzen die Autofahrer die Nebenwege A_1–A_3 und B_1–B_3.

Der Enzymdefekt hat für den Organismus mehrere schädliche Folgen. Hat die Substanz C eine wichtige Funktion, kann es zu schweren Störungen kommen. Als Beispiel seien vererbbare Aufbaustörungen des Nebennierenrindenhormons genannt (s. S. 197). Sind die Substanzen vor dem Enzymblock toxisch, wirken sie entweder direkt auf die Gewebe und schädigen sie oder hemmen andere Enzymsysteme. Diesen Mechanismus finden wir bei den meisten vererbbaren Enzymdefekten. Vom chemischen Standpunkt aus gesehen ist es wichtig, ob die angestauten Substanzen in den Körperzellen und Körperflüssigkeiten gelöst bleiben oder ob sie ausfallen und sich ablagern. Bei der Phenylketonurie (s. S. 73) und bei der Galaktosämie (s. S. 76) bleiben sie in Lösung, bei den Speicherkrankheiten (s. S. 77) fal-

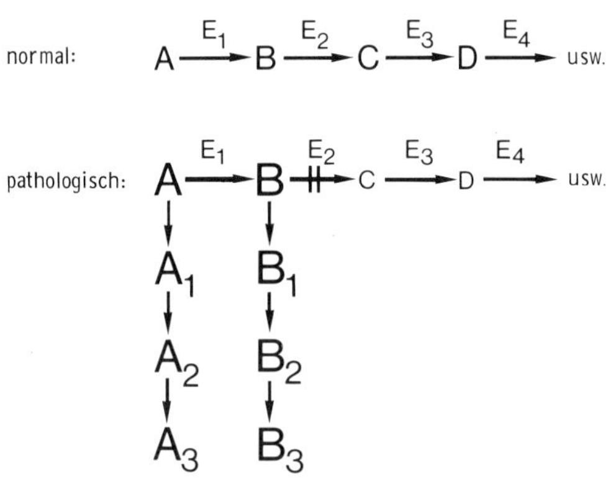

Abb. 5.1 Stoffwechselweg bei Gesunden und bei vererbbarem Enzymdefekt.

len sie aus, lagern sich ab und füllen schließlich das ganze betroffene Organ aus.

Die meisten vererbbaren Enzymdefekte werden autosomal rezessiv vererbt. Die Patienten haben von den Eltern je ein defektes Gen geerbt und bilden selbst ein verändertes funktionsloses Enzym. Die Eltern dagegen haben ein gesundes und ein defektes Gen. Mit dem einen gesunden Gen können sie ein Enzymprotein bilden, das nur zur Hälfte funktionslos ist. Mißt man seine Aktivität, so ist sie auf 50% der normalen Aktivität verringert. Bei vielen Enzymdefekten kann man diese Heterozygoten an ihrer halben Enzymaktivität erkennen. Sie selbst sind gesund, weil die halbe Enzymaktivität ausreicht, um die chemischen Reaktionen von A nach E zu katalysieren.

2 Screening angeborener Stoffwechselkrankheiten

Aufgabe der Vorsorgemedizin ist es, Krankheiten zu erkennen, bevor bleibende Schäden auftreten. Dies ist besonders dann zwingend, wenn die Krankheit mit gutem Erfolg behandelt werden kann. Für einige angeborene Enzymdefekte trifft dies zu, und die Stoffwechselsuchteste sind eigens für diese Krankheiten entwickelt worden. Das Tückische an einigen dieser Krankheiten ist, daß die Säuglinge 3 Monate lang unauffällig aufwachsen und Störungen der geistigen Entwicklung von den Eltern erst im 2. Lebenshalbjahr bemerkt werden, dann, wenn das Gehirn und andere Organe schon schwer geschädigt sind. Es gibt aber auch Stoffwechselstörungen, die unbehandelt in der 2. Lebenswoche schnell zum Tode führen und deshalb ganz besonders früh und rasch in der ersten Lebenswoche diagnostiziert werden müssen. Für das Fahnden nach Stoffwechselstörungen beim Neugeborenen hat sich der Ausdruck „Screening" eingebürgert. Dieses Wort leitet sich von dem englischen Ausdruck „to screen" ab, was durchsieben bedeutet. Es ist das Ziel, alle Neugeborenen zu untersuchen; die Kranken bleiben im Sieb hängen. Dieses Screening ist überhaupt nur deswegen möglich, weil bestimmte Laborwerte Mitte bis Ende der ersten Lebenswoche pathologisch werden, ohne daß das Kind klinische Symptome zeigt. Nach seinem Erfinder wird das Testverfahren heute überall **Guthrie-Test** genannt. Es wurde zuerst bei der Phenylketonurie (s. weiter unten) angewandt. Den Neugeborenen wird nach einem Stich mit der Lanzette Blut aus der Ferse entnommen und auf ein Filterpapierkärtchen getropft. Dieses wird mit dem eingetrockneten Blut an ein zentrales Laboratorium geschickt, das ein 6 mm großes rundes Plättchen ausstanzt und auf einen Bakteriennährboden (Abb. 5.2) legt. Die Bakterien in diesem Nährboden wachsen nur, wenn aus dem Filterpapierplättchen eine bestimmte Substanz in den Nährboden diffundiert. Bei der Phenylketonurie ist es Phenylalanin. Es bildet sich dann um das Plättchen ein Wachstumshof, aus dessen Größe die Konzentration der Substanz im Blut des Kindes abgelesen werden kann. Das Testverfahren ist heute so weit entwickelt worden, daß nicht nur Aminosäuren (z. B. Phenylalanin) und Zucker (z. B. Galaktose), sondern auch Enzyme (z. B. Trypsin) und Hormone (z. B. TSH) bestimmt werden können. In Tabelle 5.1 sind 3 Krankheiten aufgeführt, die heute in fast allen Staaten Europas beim Neugeborenen-Screening untersucht werden.

Bei einer jährlichen Geburtenzahl von etwa 600 000 in der Bundesrepublik Deutschland müßten danach rechnerisch 60 Kinder mit Phenylketonurie, 166 Kinder mit Hypothyreose und 15 Kinder mit Galaktosämie geboren werden. Die tatsächliche Zahl liegt niedriger, da aus organisatorischen Gründen nicht alle Neugeborenen erfaßt werden und technische und menschliche Versäumnisse vorkommen. Seit Einführung der Screening-Programme zu Beginn der 60er Jahre sind in der Welt über 100 Millionen Neugeborene auf angeborene Stoffwechselkrankheiten untersucht worden. Bis 1990 wurden fast 10 000 Kinder mit Phenylketonurie entdeckt.

Da mit diesem Screening Tausende von Neugeborenen untersucht werden, verwendet man den Ausdruck **Massen-Screening.** Im Gegensatz dazu gibt es ein selektives Screening. Hier werden Menschen untersucht, die gemeinsam ein bestimmtes klinisches Symptom haben oder die einer definierten Rasse in einem Land angehören. Da krankhafte Veränderungen des Zentralnervensystems bei vererbbaren Stoffwechselkrankheiten sehr häufig sind, könnte man alle Kinder mit solchen Symptomen in einer Klinik oder in einer Anstalt für geistig Behinderte untersuchen und so gewissermaßen ein **selektives Stoffwechsel-Screening** durchführen. Ein anderes Beispiel wäre ein selektives Screening auf vererbbare Stoffwechselstörungen bei nordamerikanischen

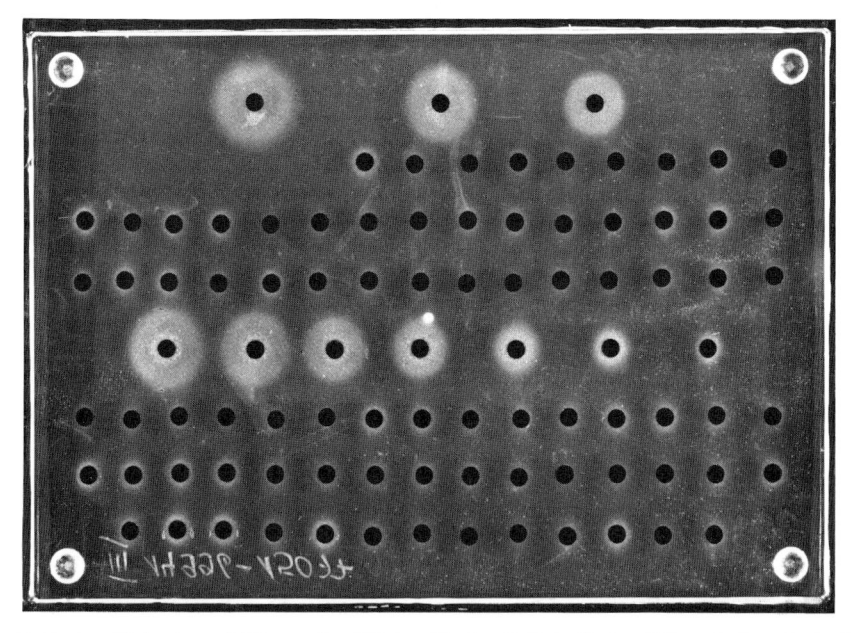

Abb. 5.2 Bakteriennährboden mit Filterpapierplättchen für den Guthrie-Test auf Phenylketonurie. In der Mitte ist eine Standardreihe von 20 – 2 mg/dl. In der oberen Reihe sind 3 pathologische Werte.

Juden einer bestimmten Abstammung. Man weiß, daß hier die TAY-SACHSsche Krankheit (s. S. 78), eine Gehirnspeicherkrankheit, besonders häufig ist. Wenn man die Homozygoten sehr früh und die Heterozygoten überhaupt entdeckt, kann man eine genetische Beratung der betroffenen Familien durchführen und unter Umständen eine pränatale Diagnose (s. S. 437) empfehlen. Für das selektive Screening sind aufwendige Laboruntersuchungen notwendig. Der einfache und sehr billige GUTHRIE-Test reicht hier nicht mehr aus. Enzyme, Aminosäuren, organische Säuren und Speichersubstanzen müssen mit Fotometrie, Aminosäurenchromatographie, Gaschromatographie und Massenspektrometrie gemessen werden. Da die Patienten schon nicht mehr zu behebende Schäden haben, nützen ihnen diese diagnostischen Verfahren selbst häufig nur wenig.

Tabelle 5.1 Screening von angeborenen Stoffwechselkrankheiten.

Krankheit	Substanz	Häufigkeit
Hypothyreose	TSH	1 : 3 600
Phenylketonurie	Phenylalanin	1 : 10 000
Galaktosämie	Galaktose	1 : 40 000

3 Störungen im Stoffwechsel der Aminosäuren

3.1 Phenylketonurie

Definition und Häufigkeit: Stoffwechselstörungen mit erhöhtem Phenylalaninspiegel haben eine Häufigkeit von 1:10000. Sie werden als **Hyperphenylalaninämien** bezeichnet und können in der Regel durch den Guthrie-Test beim Neugeborenen entdeckt werden. Unter diesen Hyperphenylalaninämien ist die klassische Phenylketonurie die häufigste Störung. Sie wird auch als Phenylbrenztraubensäureschwachsinn oder als FÖLLINGsche Krankheit bezeichnet. Die Phenylketonurie wird autosomal rezessiv vererbt. Beide Eltern vererben die Krankheit zu gleichen Teilen. In der Bevölkerung ist jeder 50. Erbträger für die Phenylketonurie.

Ätiologie und Pathogenese: Bei der Phenylketonurie ist die chemische Umwandlung von Phenylalanin zu Tyrosin gestört. In der Abb. 5.1

würde B für Phenylalanin und C für Tyrosin stehen. Beim Gesunden ist Tyrosin eine nicht essentielle Aminosäure (s. o.), weil sie aus Phenylalanin gebildet wird. Bei der Phenylketonurie ist Tyrosin eine essentielle Aminosäure, weil ihre Bildung blockiert ist. Um Mangelerscheinungen zu verhindern, muß sie mit der Diät (s. S. 75) zugeführt werden. Vor dem Enzymdefekt E_2 staut sich B = Phenylalanin (Abb. 5.1) im Gewebe und in den Körperflüssigkeiten an. Aus ihm entstehen analog den Symbolen B_1, B_2, B_3 usw. Phenylbrenztraubensäure (Phenylketon), von der die Krankheit ihren Namen hat, und neben anderen Säuren Phenylessigsäure, durch die unbehandelte Kinder nach Mäuseurin riechen. Der stark erhöhte Phenylalaninspiegel führt durch eine Hemmung anderer Enzymsysteme und durch eine Störung der Myelinisierung der Nervenfasern zu einer schweren Schädigung des Gehirns.

Krankheitsbild und Diagnose: Bei guter diätetischer Behandlung haben Kinder mit Phenylketonurie keine klinischen Symptome, sie wachsen geistig und körperlich normal auf. In psychiatrischen Anstalten dagegen sehen wir heute noch Patienten mit Phenylketonurie, die nie behandelt worden sind. Sie sind imbezill, ihr Intelligenzquotient ist nicht meßbar. Häufig haben sie eine helle Haut, blonde Haare und ekzemartige Hautveränderungen. Sie riechen muffig nach Mäuseurin, manche haben zerebrale Krampfanfälle.

Tückisch ist die Krankheit deswegen, weil erste Symptome der Hirnschädigung von einem aufmerksamen Arzt zwischen dem 4. und 6. Lebensmonat, von den Eltern aber erst zwischen dem 6. und 9. Lebensmonat bemerkt werden. Dabei tritt die Hirnschädigung schon auf, wenn am 3. Lebenstag nach den ersten Mahlzeiten der Phenylalaninspiegel im Blut ansteigt. Die jungen Säuglinge zeigen das Bild eines psychomotorischen Entwicklungsrückstandes. Alarmierend sind BNS-Krämpfe (s. S. 385), die bei einem Drittel der nicht behandelten Kinder auftreten.

Die Diagnose wird durch eine quantitative Bestimmung des Phenylalanins im Blut gestellt. Während bei Gesunden der Phenylalaninspiegel nicht über 2 mg/100 ml ansteigt, liegt er bei der klassischen Phenylketonurie meist über 30 mg/100 ml, dies aber nur, wenn ausreichend Nahrung gegeben wurde. Direkt nach der Geburt ist der Phenylalaninspiegel nicht erhöht. Ein positiver Guthrie-Test am 5. Lebenstag ist kein schlüssiger Beweis für die Diagnose Phenylketonurie und darf unter keinen Umständen Grund für eine diätetische Behandlung sein. Erst die in einer Kinderklinik gesicherte Diagnose begründet eine Therapie.

Die **Behandlung** der Phenylketonurie besteht in einer Reduzierung der Phenylalaninzufuhr in der Nahrung. Die für die Nahrung verwendeten Proteine enthalten durchschnittlich 5 g Phenylalanin/100 g Eiweiß. Neugeborene und junge Säuglinge bekommen mit der Muttermilch etwa 1,8–2,2 g Eiweiß/kg/Tag. Bei einem Phenylalaningehalt von 5% entspricht dies 90–110 mg Phenylalanin/kg/Tag. Werden adaptierte Säuglingsnahrungen gefüttert, erhöht sich bei einer Eiweißzufuhr von 3,0–3,2 g/kg/Tag die Phenylalaninzufuhr auf 150–160 mg/kg/Tag. Ziel der diätetischen Behandlung ist es, den Phenylalaninblutspiegel von über 30 mg/100 ml auf 2–6 mg/100 ml zu senken und in diesem Bereich einzustellen. Dies ist nur möglich, wenn die Phenylalaninzufuhr im 1. Lebensjahr auf 40–60 mg/kg/Tag und nach dem ersten Lebensjahr auf 20–40 mg/kg/Tag reduziert wird.

Der Säugling im 1. Lebensjahr, der mit adaptierter Milch gefüttert wird, bekommt, wenn er eine Phenylketonurie hat, am Tag nur noch 200 ml anstatt 800 ml (Reduzierung der Phenylalaninzufuhr von 160 mg/kg/Tag auf 40 mg/kg/Tag). In welcher Form wird nun das fehlende Protein ohne Phenylalanin zugeführt, das zum Gedeihen des Säuglings unbedingt notwendig ist? Lebensmitteltechnisch ist es in den letzten 20 Jahren gelungen, Eiweißpräparate herzustellen, die kein Phenylalanin enthalten. Zum einen sind es Hydrolysate natürlichen Eiweißes, aus denen Phenylalanin entfernt wurde, zum anderen Mischungen synthetischer Aminosäuren, in denen Phenylalanin fehlt. Diese Spezialpräparate enthalten außer den Aminosäuren noch Kohlenhydrate, Mineralien, Spurenelemente und Vitamine und decken zusammen mit proteinarmen natürlichen Nahrungsmitteln den Nährstoffbedarf der Kinder. Die am häufigsten verwendeten Präparate sind Albumaid XP, Aponti PKU Diät, Milupa PKU und P-AM. Die Diät der Kinder gleicht also einer extrem vegetarischen Kost, angereichert mit phenylalaninfreiem Eiweiß. Fleisch, Fisch, Eier, Käse, Quark und Mehl sind vollständig verboten. Milch darf nur zugeführt werden, um den benötigten Phenylalaninbedarf zu decken, denn Phenylalanin ist auch bei der Phenylketonurie eine essentielle Aminosäure und nötig für den Aufbau körpereigener Proteine. Die Tabelle 5.2 zeigt einen Diätplan für ein 12 kg schweres Kleinkind mit Phenylketonurie. Die Phenylalaninzufuhr beträgt bei diesem Kind 290 mg = 24 mg/kg/Tag. Sie ist individuell ermittelt worden,

Tabelle 5.2 Diätplan für ein 12 kg schweres Kleinkind mit Phenylketonurie.

Zusammensetzung	Menge (g)	Phenyl-alanin (mg)	Eiweiß (g)	Fett (g)	Kohlen-hydrate (g)	kcal
1 Flaschenmahlzeit 200 ml						
Aponti PKU-Diät 80	10		7,3			29
Zucker	15				15,0	60
Mondamin	10	1	Spuren		8,7	35
Milch 3,5% Fett	100	170	3,3	3,6	4,7	64
Mazola Keimöl	5			4,9		20
mit Wasser auf 200 ml auffüllen						
Karottensaft	150	29	1,1		6,6	31
Aponti PKU-Diät 80	5		3,6			14
Nudeln mit Zucker und Zimt						
Aproten Hörnchennudeln	40	5	0,2	0,2	34,0	139
Mazola Diät-Margarine	20	1	Spuren	16,0	0,1	144
Zucker	10				10,0	40
Zimt						
Obstbrei						
Apfelkompott	100	8	0,3		17,3	70
Mondamin	10	1	Spuren		8,7	35
Zucker	10				10,0	40
Sahne	10	12	0,2	3,2	0,3	31
Aponti PKU-Diät 80	5		3,6			14
Brei						
Sahne	50	60	1,2	15,9	1,7	155
Wasser	150					
Mondamin	20	3	0,1		17,4	70
Zucker	20				20,0	80
Aponti PKU-Diät 80	8		5,8			23
Summe pro 24 Stunden		290	26,7	43,6	154,5	1094
pro kg/24 Stunden		24				91

indem man die Zufuhr so lange verändert hat, bis der Blutspiegel zwischen 2 und 6 mg/100 ml liegt. Direkt nach der Geburt dauert dies in der Regel 3 Wochen. Anschließend wird der Blutspiegel wöchentlich, dann 2wöchentlich, später 4wöchentlich kontrolliert. Der Diätplan muß ständig dem Wachstum und den Gewohnheiten des Kindes angepaßt werden. Die Präparate sind heute geschmacklich so verfeinert, daß Eßschwierigkeiten kaum noch auftreten. Die phenylalanin-reduzierte Diät sollte lebenslang gegeben werden. Allerdings kann man sie nach dem 10. Lebensjahr so lockern, daß Phenylalaninblutspiegel auf 10 mg/100 ml, nach dem 15. Lebensjahr sogar auf 15 mg/100 ml ansteigen. Bei interkurrenten Infekten können sowohl beim Säugling als auch bei älteren Kindern Stoffwechselentgleisungen mit hohen Phenylalaninblutspiegeln auftreten. Gerade in solchen Fällen ist die Hilfe eines erfahrenen Behandlungsteams in einer großen Kinderklinik notwendig. Besondere Vorsicht ist geboten, wenn eine phenylketonurische, nicht mehr streng behandelte Frau schwanger wird. Da hohe Phenylalaninspiegel den Feten schädigen, muß die Frau schon *vor* der Befruchtung wieder streng diätetisch behandelt werden.

Der Erfolg der Behandlung der Phenylketonurie hängt davon ab, wie regelmäßig und wie früh die Diät durchgeführt wurde. Bei Beginn innerhalb der ersten 3 Lebensmonate sind die Aussichten auf eine völlig normale geistige Entwicklung gut. Nach dieser Zeit ist die Gefahr nicht mehr gutzumachender Dauerschäden um so größer, je älter das Kind bei Behandlungsbeginn ist.

3.2 Weitere Störungen des Aminosäurestoffwechsels

Außer der Phenylketonurie gibt es noch weitere Enzymdefekte im Stoffwechsel der Aminosäuren, die diätetisch und/oder mit hohen Dosen bestimmter Vitamine behandelt werden können. Die meisten dieser Störungen haben wie die Phenylketonurie Symptome von seiten des Zentralnervensystems. Diese sind durch einen rechtzeitigen Beginn der diätetischen Behandlung zu vermeiden.

4 Störungen im Stoffwechsel der Kohlenhydrate

4.1 Galaktosämie

Definition und Häufigkeit: Bei der Galaktosämie ist infolge eines vererbbaren Enzymdefektes der Abbau von Galaktose gestört.

Leber, Gehirn, Linse des Auges und Nierentubuli werden geschädigt. Die Krankheit wird autosomal rezessiv vererbt, die Häufigkeit beträgt 1 : 40000. Die Erbträger kann man durch Enzymbestimmung in den Erythrozyten erkennen, sie sind gesund.

Pathogenese: Bei Gesunden wird der mit der Milch zugeführte Milchzucker in der Dünndarmschleimhaut gespalten. Galaktose wird resorbiert und in der Leber zu Galaktose-1-Phosphat umgebaut. Der weitere Stoffwechselweg ist bei der Galaktosämie gestört, so daß sich Galaktose und Galaktose-1-Phosphat in den Organen anhäufen und nicht in Glukose umgewandelt werden können. Galaktose ist im Urin und im Blut stark vermehrt und schädigt vor allem die Linse des Auges, Galaktose-1-Phosphat ist in den Zellen der Leber, des Gehirns und der Niere erhöht und schädigt diese.

Krankheitsbild und Diagnose: Ein Neugeborenes mit Galaktosämie, das am 2. oder 3. Lebenstag zum ersten Mal Milchzucker bekommt, reagiert sehr rasch mit Erbrechen, Durchfall, Lebervergrößerung und Ikterus. Wird seine Krankheit nicht erkannt und wird es zwangsweise mit Milch, unter Umständen über eine Sonde, weitergefüttert, kann es unter den Zeichen eines schweren Leberkomas sterben. Bei Verdacht auf eine Galaktosämie muß die Ernährung sofort unterbrochen und Tee gefüttert, meist aber eine Infusion gegeben werden. Ältere Kinder mit Galaktosämie, die die Säuglingszeit spätdiagnostiziert überlebt haben, fallen durch eine Katarakt (s. S. 625), Leberzirrhose (s. S. 182) und geistige Retardierung auf.

Die Diagnose wird vermutet durch einen positiven Guthrie-Test auf Galaktose, durch den Nachweis von Galaktose im Urin mit Reduktionsproben oder durch eine Erhöhung des Galaktosespiegels im Blut.

Beweisend für die Diagnose ist allein der Nachweis des Enzymdefektes, der in roten Blutzellen möglich ist. Eine Galaktosebelastung darf wegen Organschäden nicht durchgeführt werden.

Behandlung und Verlauf: Kinder mit Galaktosämie müssen ihr Leben lang laktose-(galaktose-)frei ernährt werden. Sie dürfen nie normale Milch, Käse, Joghurt und Quark essen. Da auch Wurst, Konserven, Kekse und Süßigkeiten Zusätze von Milch enthalten, muß beim Hersteller die Analyse der Nahrungsmittel erfragt werden. Auch viele Arzneimittel enthalten als Trägersubstanz Milchzucker oder Magermilchpulver. Für Säuglinge gibt es spezielle Milchen, die keine Laktose enthalten. Sie sind hergestellt auf Sojabasis (Lactopriv, Multival plus, Humana SL, Milupa SOM oder auf Kaseinbasis (Nutramigen, Pregestimil).

Unter einer strengen Diät wachsen die Kinder normal auf und haben keine Beschwerden.

Allerdings sind die Spätergebnisse der diätetischen Behandlung nicht so gut wie anfänglich vermutet. Adoleszente Mädchen haben Störungen der Ovarien, Jugendliche beiderlei Geschlechtes oft leichte bis mittelschwere zerebrale Funktionsstörungen.

4.2 Hereditäre Fruktoseintoleranz

Der hereditären Fruktoseintoleranz liegt ein Enzymdefekt zugrunde, der den Abbau von Fruktose verhindert. Wie bei der Galaktosämie wird die Phosphatverbindung, und zwar jetzt die des Fruchtzuckers, Fruktose-1-Phosphat, in den Zellen angehäuft. Diese Substanz wirkt toxisch und schädigt vor allem die Leber. Fruktose ist Bestandteil des Kochzuckers und kommt in allen Obst- und Gemüsesorten vor. Zum Süßen wird der Einfachzucker Fruktose und der Zweifachzucker Saccharose in unzähligen Fertignahrungsmitteln verwendet.

Wird Säuglingen mit hereditärer Fruktoseintoleranz zum ersten Mal Zucker mit der Nahrung gefüttert, bekommen sie eine schwere Hypoglykämie mit Tachykardie, Schwitzen, Zittern, Bewußtseinstrübung und Krämpfen. Die Hypoglykämie entsteht, weil durch die Anhäufung von Fruktose-1-Phosphat in der Leber Glukose nicht aus Glykogen freigesetzt wird. Wird die Zuckerzufuhr nicht unterbrochen, kann es zum Leberkoma (ZNS-Schädigung infolge mangelnder Entgiftung) kommen. Wie bei der Galaktosämie führt eine chronische Zufuhr mäßiger Mengen Zuckers schließlich zu einer Leberverfettung, die in eine Leberfibrose und Leberzirrhose übergeht. Auch die Nierentubuli können geschädigt werden. Die hereditäre Fruktoseintoleranz wird durch Enzymbestimmung in der Leber oder durch eine intravenöse Fruktosebelastung diagnostiziert.

Behandlung: Sie ist schwierig, da ein vollständiges Verbot von Gemüse nicht möglich ist. Man toleriert deshalb die Zufuhr geringer Mengen von Fruktose und Saccharose und gibt Gemüsesorten, die nur wenig Zucker enthalten. Die Kinder dürfen dagegen kein Obst und keine Süßigkeiten essen. Die Kleinkinder merken schnell selbst, welche Nahrungsmittel viel Zucker enthalten, denn sie bekommen bei Genuß jedes Mal Bauchschmerzen und vermeiden so unwillkürlich süße Speisen. An ihrem kariesfreien Gebiß kann man erkennen, daß sie praktisch nie Süßigkeiten gegessen haben. Da der in vielen Infusionslösungen enthaltene Zuckeraustauschstoff Sorbit die gleichen Erscheinungen wie Fruktose macht, dürfen Kinder mit hereditärer Fruktoseintoleranz unter keinen Umständen solche Infusionen bekommen.

4.3 Glykogenspeicherkrankheiten

Glykogen ist die Speichersubstanz der Kohlenhydrate in der Leber, dem Skelettmuskel, dem Herzmuskel und den Nieren. Nach Nahrungsaufnahme wird es gespeichert, im Hungerzustand durch mehrere Enzyme abgebaut, um den Blutzuckerspiegel konstant zu halten. Da es mehrere vererbbare Enzymdefekte gibt, ist das Krankheitsbild der Glykogenosen nicht einheitlich. Allen gemeinsam ist eine massive Speicherung von Glykogen in der Leber, im Herzmuskel oder im Skelettmuskel. Gelegentlich kommt auch eine Speicherung in allen 3 Organen gemeinsam vor. Von den vielen Typen, die bis jetzt bekannt sind, interessiert vor allem Typ I.

Kinder mit **Glykogenose Typ I** (v. GIERKEsche Krankheit) sind minderwüchsig und haben ein charakteristisches Puppengesicht. Die Leber ist vergrößert. Auf der Haut haben die Kinder infolge der Thrombozytenfunktionsstörung häufig blaue Flecken. Da der Abbau von Glykogen zu Glukose gestört ist, kommt es zu ausgeprägten Hypoglykämien. Kompensatorisch ist der Milchsäurespiegel im Blut erhöht, was sich in einer Azidose äußert. Probleme bereitet auch der erhöhte Harnsäurespiegel, der bei älteren Kindern Ursache von Gichtknoten sein kann. Die Diagnose einer Glykogenose Typ I wird gesichert durch den Nachweis des fehlenden Enzyms in der Leber, was nur durch eine Punktion möglich ist.

Die Behandlung dieser Glykogenose ist schwierig. Man muß versuchen, den Abfall des Blutzuckerspiegels zu verhindern. Am Tag können die Kinder alle 3 Stunden kleine kohlenhydratreiche Mahlzeiten zu sich nehmen, in der Nacht kann man über eine Magensonde mit Glukose angereicherte Milch oder eine Glukose-Maltodextrin-Lösung tropfen lassen. Besonders bewährt hat sich frisch hergestellte, ungekochte Stärkelösung (z. B. Mondamin). Da Fruktose und Galaktose die Milchsäureazidose verstärken, sollte man als Zucker möglichst nur Glukose oder Glukosepolymere (Stärke) verwenden. Gelegentlich muß die Azidose auch mit Natriumbikarbonat behandelt werden. Der hohe Harnsäurespiegel wird medikamentös gesenkt. Die Prognose dieser Speicherkrankheit ist bei guter Betreuung und Überwachung gut. Ein normales Wachstum ist allerdings nur zu erzielen, wenn der Blutzuckerspiegel immer im Normbereich liegt und keine Milchsäureazidose auftritt.

Über die Glykogenose Typ II (POMPEsche Krankheit) s. S. 126.

5 Lysosomale Speicherkrankheiten

Lysosomen sind Zellbestandteile, die die Aufgabe haben, nicht mehr benötigte Makromoleküle des Eiweiß-, Fett- und Kohlenhydratstoffwechsels aufzunehmen und mit einer Membran zu umgeben. Im Inneren der Lysosomen gibt es etwa 40 Enzyme, die die Makromoleküle abbauen. Die Abbauprodukte werden anschließend der Zelle wieder zur Verwendung zugeführt. Das Lysosom ist also der Prototyp einer Recycling-Fabrik. Die Enzyme sind spezifisch. Fällt eines von ihnen durch einen genetischen Defekt aus, kann das betreffende Makromolekül nicht abgebaut werden. Es häuft sich in der Zelle an und füllt diese so weit aus, daß sie zugrunde geht. Für die Organe des Körpers hat dies zur Folge, daß sie entweder stark anschwellen (z. B. Leber, Milz) oder atrophisch werden (z. B. Gehirn). Es sollen hier zwei große Gruppen von lysosomalen Speicherkrankheiten besprochen werden: Die Sphingolipidosen und die Mukopolysaccharidosen.

5.1 Sphingolipidosen

Sphingolipid ist eine komplizierte chemische Substanz, die wichtiger Bestandteil des Nervengewebes ist. Aber auch in Leber, lymphatischem Gewebe, Milz, Knochenmark, Haut und Darm kommt es vor. Der Abbau des Sphingolipids geht in den Lysosomen der Zellen vor sich. Bei Ausfall bestimmter Enzyme kommt es zur Speicherung, zur Sphingolipidose. Da fast jede Zelle des Körpers Lysosomen enthält, kann der Enzymdefekt nahezu in allen Organen nachgewiesen werden, nur Erythrozyten eignen sich nicht. Meist werden Leukozyten, Fibroblasten aus Haut, Lebergewebe und bei schwangeren Frauen Amnionzellen (s. S. 437) verwendet. Mit einem besonders empfindlichen Mikroskop, dem Elektronenmikroskop, können die mit Speichersubstanz gefüllten Lysosomen auch sichtbar gemacht werden.

5.1.1 Tay-Sachssche Krankheit

Diese Krankheit wird auch infantile amaurotische Idiotie genannt, weil die Kleinkinder rasch blind werden und einen schweren Gehirnschaden haben. Sie ist in Israel und in den USA unter Ashkenazi-Juden häufiger als unter Mitteleuropäern die Phenylketonurie.

Die Kinder sind bei Geburt und bis zum 6. Lebensmonat unauffällig. Dann fällt zunächst dem aufmerksamen Kinderarzt, später auch den Eltern eine Entwicklungsverzögerung auf. Der Muskeltonus wird schwächer, und das Sehvermögen läßt nach. Im Augenhintergrund sieht man einen kirschroten Fleck. Durch Ausfall bestimmter Nervenbahnen kann es wie beim Schlaganfall des alten Menschen zu einer Hyperakusis (starke Empfindlichkeit auf Geräusche) kommen. Eine Atrophie des N. opticus führt zur Erblindung (Amaurose). Die Krankheit schreitet unaufhörlich fort. Je nachdem, welche Nervenbahnen am meisten betroffen sind, kommt es entweder zu Bewegungsarmut mit abgeschwächten Reflexen oder zur Hyperreflexie, Muskelhypertonie, Spastik und zu allgemeinen Versteifungen mit Kontrakturen.

Eine kausale Therapie ist nicht möglich. Die Kinder sterben meist zwischen dem 4. und 6. Lebensjahr. Die Vererbung ist autosomal rezessiv, beide Eltern sind Erbträger. In den Vereinigten Staaten von Amerika hat man unter den Ashkenazi-Juden ein Screening-Programm (s. S. 73) für Erbträger eingerichtet. Durch eine einzige Blutabnahme können sie in einem zentralen Laboratorium erkannt werden. Junge Paare, bei denen beide Partner heterozygot sind, werden genetisch beraten und auf die pränatale Diagnostik aufmerksam gemacht. So kann die Geburt kranker Kinder verhindert werden.

5.1.2 Gauchersche Krankheit

Bei dieser lysosomalen Speicherkrankheit wird das Sphingolipid vornehmlich in der Leber, in der Milz und bei manchen Verlaufsformen auch im Zentralnervensystem gespeichert. Erstes klinisches Symptom ist die Vergrößerung der Milz, die bis ins kleine Becken reicht. Dadurch kommt es zum sog. Hyperspleniesyndrom. Erythrozyten, Leukozyten und Thrombozyten gehen in der vergrößerten Milz zugrunde und verursachen eine Anämie und Thrombozytopenie. Im Knochenmark kommen charakteristische Schaumzellen vor, deren Zytoplasma wie zerknittertes Zigarettenpapier aussieht. Auch die Gauchersche Krankheit kommt besonders häufig bei Juden vor. Sie wird autosomal rezessiv vererbt. Auch hier ist eine pränatale Diagnose möglich.

5.2 Mukopolysaccharidosen

Mukopolysaccharide sind chemische Substanzen, die neben dem Kollagen im Bindegewebe, im Knorpel und im Knochen vorkommen. Ihr Abbau geschieht in der Zelle durch Lysosomen. Verschiedene Enzymdefekte haben eine Speicherung der Mukopolysaccharide in den Lysosomen zur Folge. Gehen die Zellen auf Grund der Speicherung zugrunde, treten die Mukopolysaccharide ins Blut und in den Urin über. Dort können sie durch einen einfachen Test nachgewiesen werden. Die Diagnose wird durch Messung des Enzyms im Serum, in Leukozyten und in Fibroblasten gestellt. Die bekannteste Mukopolysaccharidose ist die PFAUNDLER-HURLERsche Krankheit, die näher besprochen werden soll.

5.2.1 Pfaundler-Hurlersche Krankheit

Kinder mit dieser Krankheit sind bei Geburt und in den ersten Lebensmonaten unauffällig. Die ersten Symptome, die in der 2. Hälfte des 1. Lebensjahres auftreten, sind rezidivierende Infekte. Allmählich bemerkt man die groben Gesichtszüge und die plumpen Hände. Der Kopfumfang liegt auf oder über der 97. Perzentile. Das klinische Vollbild entwickelt sich im 2. Lebensjahr (Abb. 5.3). Die Kinder sind minderwüchsig, haben einen großen Kopf, kurzen Hals, gedrungenen Rumpf und relativ lange Arme und Beine mit tatzenförmigen Händen und breiten Füßen. Allein von der Form des Gesichtes kann man die Diagnose vermuten: Die Nasenwurzel ist eingesunken, der Augenabstand weit, die Lippen sind wulstig, die Augenbrauen kräftig und die Nasenlöcher weit. Die Zunge ist verdickt und schaut aus dem offenen Mund heraus. Häufig kommen ein Nabel- und ein Leistenbruch vor. Leber und Milz sind vergrößert, die Hornhaut ist eingetrübt. Taubheit ist häufig. Das auch im Herzen vorkommende Bindegewebe des Myo- und Endokards ist verdickt und führt zur Herzinsuffizienz. Im Nasenrachenraum ist das lymphatische Gewebe verdickt; ein schwerer Zerebralschaden und Krämpfe sind immer vorhanden. Die Kinder sterben meist im 2. Lebensjahrzehnt. Symptomatisch behandelt man durch Antikonvulsiva, Sedativa, Shunt-Operation des Hydrozephalus, Adenotomie und Tonsillektomie.

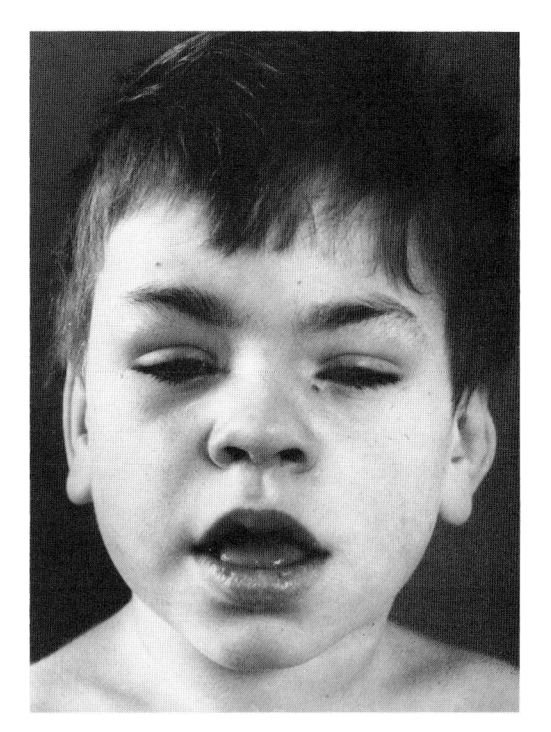

Abb. 5.3 Kind mit Mukopolysaccharidose Typ I (PFAUNDLER-HURLER).

Die PFAUNDLER-HURLERsche Krankheit wird autosomal rezessiv vererbt. Die Erbträger kann man erkennen, eine pränatale Diagnose ist möglich.

6 Juveniler Diabetes mellitus

Definition und Häufigkeit: Der juvenile Diabetes mellitus, der immer mit Insulin behandelt werden muß, wird als Typ-I-Diabetes bezeichnet. Er ist teilweise genetisch determiniert. Endogene und exogene Faktoren wirken bei der Auslösung mit. Die durch Insulinmangel bedingten Stoffwechselveränderungen sind die gleichen wie beim insulinabhängigen Erwachsenendiabetes, der auch als Typ-II-Diabetes bezeichnet wird. Auf 9 Patienten mit Typ-II-Diabetes kommt 1 Patient mit Typ-I-Diabetes. Von 1000 Kindern unter 17 Jahren erkrankt 1 an Typ-I-Diabetes.

Ätiologie und Pathogenese: Die wichtigste Histokompatibilitätsregion des Menschen (HLA) spielt bei der Ätiologie des Typ-I-Diabetes eine Rolle. 90% aller Diabetiker haben entweder HLA-DR3 oder HLA-DR4 oder beide. Menschen mit HLA-DR2 erkranken seltener an Diabetes Typ I als die Gesamtpopulation. Da sich bei eineiigen Zwillingen der Typ-I-Diabetes oft nur bei einem Zwilling manifestiert, müssen noch andere Faktoren eine Rolle spielen. Bei Menschen, die auf Grund ihrer Erbinformation (HLA) empfänglich sind, spielen einmal Virusinfektionen mit Coxsackie-B4-, Mumps-, Röteln-, Masern- und Influenzaviren eine Rolle, zum anderen aber auch Autoimmunvorgänge gegen das eigene endokrine Pankreasgewebe.

Insulin spielt als Hormon im Körper eine wichtige Rolle. Ohne Insulin ist der Mensch nicht lebensfähig. Beim Typ-I-Diabetes ist die Insulinproduktion zunächst weitgehend, später vollständig ausgefallen. Aus dem Darm resorbierte Glukose kann vom Blut aus nicht von den Zellen aufgenommen und verwertet werden. *Außerhalb* der Zellen steigt die Konzentration der Glukose an (Blutzucker zwischen 200 und 1000 mg/dl). Der Körper entledigt sich dieser Zuckermengen über die Nieren. Zuckermengen bis 50 g täglich sind keine Seltenheit; dabei gehen täglich auch mehrere Liter Wasser und Elektrolyte verloren. *Innerhalb* der Zellen fällt die Zuckerverbrennung aus. Statt dessen wird Eiweiß und Fett verbrannt, was zu einer starken Übersäuerung (Azidose) und zur Bildung von Ketonkörpern (Azeton) führt.

Krankheitsbild und Diagnose: Im Gegensatz zum Typ-II-Diabetes des Erwachsenen manifestiert sich der Typ-I-Diabetes des Kindes meist plötzlich im Verlauf einer fieberhaften Erkrankung. Die Eltern berichten, daß die Kinder sehr viel trinken und häufig viel Wasser lassen müssen. Manche Kinder machen nachts wieder ins Bett, obwohl sie vorher trocken waren. Trotz erheblichen Heißhungers und großer Mengen Nahrung magern sie stark ab und sind schnell ermüdbar (kalorienhaltiger Zucker geht mit großen Urinmengen, die zur Zuckerausscheidung nötig sind, verloren; so sind Heißhunger und Durst erklärbar). Die Leistungen in der Schule und im Sport fallen ab. Wird die Zuckerkrankheit in diesem Stadium nicht erkannt, entgleist der gesamte Stoffwechsel, und es tritt zunächst ein Präkoma, später ein Koma auf. Dabei findet man Schläfrigkeit bis Bewußtlosigkeit und eine starke Austrocknung (Exsikkose). Die Hautfalten verstreichen nicht, die Schleimhäute sind ausgetrocknet und die Augäpfel eingesunken. Übelkeit, Erbrechen und starke Bauchschmerzen gehören zum Präkoma, das in diesem Stadium leicht mit einer akuten Appendizitis verwechselt werden kann. Die Ausatmungsluft riecht nach Azeton, am ehesten erinnernd an den fruchtigen Geruch leicht faulender Äpfel.

Die Diagnose eines Typ-I-Diabetes bereitet keine Schwierigkeiten. Belastungsteste sind unnötig. Nüchternblutzuckerwerte über 130 mg/dl und Werte über 180 mg/dl eine Stunde nach einer kohlenhydrathaltigen Mahlzeit sind beweisend.

Verlauf und Prognose: Nach Erstmanifestation eines Typ-I-Diabetes, sei es mit oder ohne Koma, kommt jedes Kind in eine Remissionsphase, in der noch Insulin vom Pankreas ausgeschüttet wird. Sie kann Wochen, Monate, ja Jahre dauern, erfordert aber trotzdem eine Insulinbehandlung. Später wird kein Insulin mehr gebildet, und das Kind ist auf seine täglichen Injektionen angewiesen (s. unten). Charakteristisch ist für den Typ-I-Diabetes eine labile Phase bis zur Pubertät und eine ziemlich stabile Phase nach der Pubertät. Die Prognose des Typ-I-Diabetes hängt von der Güte der Behandlung ab. Je besser sie ist, desto später treten Spätkomplikationen auf.

Komplikationen: Bei jeder interkurrenten Infektion ist der Insulinbedarf erhöht, und die Kinder werden hyperglykämisch. Auf der anderen Seite ist die akute Hypoglykämie eine gefürchtete Komplikation. Sie tritt bei unnötig hoher Insulinzufuhr, Nahrungsverweigerung und nicht-täglichen körperlichen Betätigungen wie Sport, Wandern und Radfahren auf. Warnzeichen sind plötzlicher Hunger, Schwäche, Unruhe, Zittern und Schweißausbruch. Dann entwickeln sich Schwindel, Krämpfe und Bewußtseinsverlust. Obwohl Spätkomplikationen des Diabetes an den großen und kleinen Gefäßen der Nieren, des Herzens des Gehirns und der Beine im Kindesalter nicht vorkommen, kann doch der Kinderarzt ihr Auftreten durch eine gute Behandlung beeinflussen. Die diabetische Retinopathie kann allerdings schon 2–10 Jahre nach Krankheitsbeginn auftreten.

Behandlung: Grundzüge der Therapie der Zuckerkrankheit bei Kindern und Jugendlichen basieren auf 4 Säulen: Insulin, Diät, körperliche Aktivität und psychische Führung.

Das von der Bauchspeicheldrüse nicht mehr produzierte Insulin muß den Kindern morgens und abends, manchmal auch zusätzlich mittags, subkutan injiziert werden. Beim Coma diabeticum wird es intravenös verabreicht. Insulin ist ein Polypeptid, das für die Diabetesbehandlung gentechnisch aus Kolibakterien hergestellt wird. Es gleicht dem menschlichen Insulin und wird deshalb Humaninsulin genannt. Oral gegeben, ist es unwirksam, da es als Eiweißkörper im Magen zerstört wird. Es gibt Normalinsulin (früher Altinsulin), das nach der Injektion sofort wirkt und dessen Wirkung nur kurz ist. Es wird verwendet beim Coma diabeticum, bei Operationen, bei Unfällen, bei Entgleisungen infolge interkurrenter Infektionen und gelegentlich noch bei Erst- und Neueinstellungen. Verzögerungsinsuline, die erst nach 30–45 Minuten wirken und deren Wirkung 10–16 Stunden anhält, werden bei der Dauerbehandlung angewandt. 1 ml Insulin enthält 40 E. Während der Dauertherapie bekommen die Kinder 0,5–1 E/kg Körpergewicht/Tag. Injektionsstellen sind die Außenseite der Oberarme, die Vorderseiten der Oberschenkel und bei Knaben die Gegend über den Brustmuskeln. Ältere Kinder injizieren sich das Insulin selbst. Aus Gründen der gleichmäßigen Resorption wird nicht das sog. Rotations-, sondern das Etagenprinzip angewandt. Dabei erfolgt die Injektion z. B. in den rechten Oberschenkel von oben nach unten mit einem Abstand der Einstiche von 1,5–2 cm, anschließend wird der linke Oberschenkel oder ein Arm benutzt.

Die Diät für das diabetische Kind ist streng genommen keine spezielle Diät, sondern geregelte altersgemäße Kost. 50% der Kalorien werden als Kohlenhydrate, 30% als Fett und 20% als Eiweiß gegeben. Die Kalorienzufuhr richtet sich nach den Empfehlungen für eine optimale Ernährung. Zum Austausch von Nahrungsmittel rechnet man in Deutschland mit Broteinheiten (BE), wobei eine BE 12 g Kohlenhydraten entspricht. Die Broteinheiten sollten möglichst gleichmäßig auf 7 Mahlzeiten verteilt werden. Kohlenhydrate gibt man nicht als Einfach- und Zweifachzucker (Süßigkeiten!), sondern als Polysaccharide in Form von Brot, Kartoffeln und Gemüse. Tabelle 5.3 enthält einen Auszug aus einer Austauschtabelle, Tabelle 5.4 einen Diätplan für ein 10jähriges Kind.

Körperliche Aktivität ist für diabetische Kinder äußerst wichtig. Man weiß, daß Muskelarbeit Insulin einspart und die Stoffwechsellage stabilisiert. Die Kinder dürfen deshalb wegen ihrer Krankheit nicht geschont werden und müssen am Sportunterricht teilnehmen, möglichst in einem Sportverein sein, viel wandern und radfahren. Hochleistungssport ist allerdings zu vermeiden.

Tabelle 5.3 Austauschtabelle von Nahrungsmitteln jeweils auf 1 Broteinheit (BE) bezogen.

1 BE = 12 g Kohlenhydrate sind enthalten in:	
Weizenmehl	15 g
Cornflakes	15 g
Puddingpulver	15 g
Nudeln	15 g
Zwieback	15 g
Salzstangen	15 g
Haferflocken	20 g
Brötchen	20 g
Brot	25 g
Banane	50 g
Kartoffeln	60 g
Erbsen	60 g
Weintrauben	75 g
Äpfel	100 g
Pfirsich	100 g
Apfelsaft	100 ml
Erdbeeren	150 g
Orangen	150 g
Mohrrüben	200 g
Grüne Bohnen	200 g
Trinkmilch	250 g

Seelische Ausgeglichenheit trägt wesentlich zu einer stabilen Stoffwechsellage bei. Es ist deshalb die Aufgabe von Eltern, Arzt, Erziehern und Lehrern, die Kinder vor psychischem Fehlverhalten zu schützen. Deshalb sollen sie auch so weit wie möglich über ihre Krankheit und die Behandlung aufgeklärt werden.

Entscheidend ist beim Typ-I-Diabetes die Überwachung der Stoffwechsellage. Dazu eignen sich Urin- und Blutzuckerbestimmungen durch den Patienten und seine Eltern. Eine optimale Einstellung liegt vor, wenn in 24 Stunden zwischen 0 und 5 g Glukose ausgeschieden wird, wenn der Blutzuckerspiegel nach dem Essen nicht über 180 mg/100 ml ansteigt und wenn die Kinder nicht hypoglykämisch werden. Falls möglich, sollte der Urin täglich in 8- oder 6-Stunden-Portionen quantitativ gesammelt und die Glukose bestimmt werden. Hierzu eignen sich z. B. die Teststreifen Diabur 5000. Gleichzeitig werden die Ketone im Urin bestimmt (Ketodiabur). Die Blutzuckerselbstkontrolle ist bei Kindern problematisch, da sie den Einstich mit einer Lanzette scheuen. Trotzdem sollte diese angestrebt werden und nicht nur Sondersituationen vorbehalten bleiben. Mit bestimmten Teststreifen (Hämoglukotest) kann die Konzentration im Blut visuell abgelesen werden. Die Ergebnisse werden von den Kindern oder den Eltern farbig in ein Tagebuch eingetragen und bei den regelmäßigen Arztbesuchen vor-

Tabelle 5.4 Diätplan für einen 10jährigen Jungen mit Diabetes mellitus.

Zeit			E	F	BE
7.00	50 g	Brot	3,5	0,2	2
	10 g	Butter		8,0	
	12 g	Diabetiker-Marmelade			½
	250 g	Milch	8,5	8,5	1
			12,0	16,7	3½
9.30	50 g	Brot	3,5	0,2	2
	5 g	Butter		4,0	
	20 g	Käse oder Wurst	4,0	3,4	
11.30	125 g	Obst			1
			7,5	7,6	3
13.30	120 g	Kartoffeln	2,4		2
	1 BE	Gemüse	1,5		1
	150 g	Fleisch	22,5	24,5	
	10 g	Brot + Kochfett			
	1 BE	Obst } Nachspeise	12,0		1
	75 g	Quark			
			38,4	24,5	4
15.30	50 g	Brot	3,5	0,2	2
	5 g	Butter		4,0	
	12 g	Diabetiker-Marmelade			½
	1 BE	Obst			1
			3,5	4,2	3½
18.30	75 g	Brot	5,2	0,3	3
	10 g	Butter		8,0	
	20 g	Wurst	4,0	3,4	
	20 g	Käse	5,2	1,8	
	250 g	Milch	8,5	8,5	1
			23,9	22,0	4
spät	1 Becher	„Minus 50"	5,4	0,5	1
		Summe	90,7	75,5	19

gelegt. Zur Beurteilung der Therapie in den zurückliegenden 3 Monaten kann der Gehalt an glykolisiertem Hämoglobin (HbA_{1a-c}) in den Erythrozyten bestimmt werden. Er liegt bei Gesunden unter 6%, bei gut eingestellten Diabetikern soll er nicht über 9% ansteigen.

Weiterführende Literatur

Hürter, P.: Diabetes bei Kindern und Jugendlichen. 3. Auflage, Springer, Berlin 1985

Keller, W., Wiskott, A.: Lehrbuch der Kinderheilkunde. Hrsg. von K. Betke, W. Künzer. 6. Auflage, Thieme, Stuttgart 1990

Diätetische Spezialpräparate. Grüne Liste 1989, Editio Cantor, Aulendorf 1989

6. Teil: **Krankheiten der Atmungsorgane**

HORST VON DER HARDT

1 Einleitung

Die Erkrankungen der Atmungsorgane sind die häufigsten Krankheiten im Kindesalter. Etwa die Hälfte aller medikamentösen Verordnungen niedergelassener Kinderärzte steht im Zusammenhang mit diesen Krankheiten. Am häufigsten sind infektiöse Erkrankungen der Atmungsorgane, insbesondere Viruserkrankungen der extrathorakalen Atemwege (Nasen-Rachen-Raum, Kehlkopf, Luftröhre) und der Bronchien. Oft werden auch allergische Erkrankungen beobachtet, während Fehlbildungen und Neubildungen selten sind.

Für die Beurteilung dieser Krankheiten sind *altersspezifische Besonderheiten* zu berücksichtigen. Die Atemwege des Säuglings und des Kleinkindes sind noch relativ eng; obstruktive Bronchialerkrankungen treten in dieser Altersgruppe häufiger auf. Das gilt auch für das Krupp-Syndrom. Atemwegsinfektionen verlaufen im Säuglings- und Kindesalter meist schwerer: Kinder dieser Altersgruppe setzen sich erstmals mit zahlreichen Krankheitserregern auseinander, zum Teil sind die Abwehrfunktionen noch nicht voll entwickelt.

Die meisten Erkrankungen der Atmungsorgane verlaufen gutartig und führen nicht zur Krankenhausbehandlung.

2 Untersuchungsmethoden

Die Mehrzahl der Erkrankungen der Atmungsorgane im Kindesalter ist durch eine *präzise Anamnese,* durch eine gute *Beobachtung* des Kindes und mit *einfachen Untersuchungsmethoden* zu erkennen.

Beobachtet wird der Atemtyp (abdominelle und thorakale Atmung), die Atemfrequenz (Normopnoe, Tachypnoe, Bradypnoe, Apnoe), die Qualität der Atmung (inspiratorische und exspiratorische Dyspnoe, Ruhedyspnoe, Orthopnoe), der Atemrhythmus (verschiedene Formen der periodischen Atmung, die KUSSMAULsche Atmung und die Hechelatmung).

Geachtet wird auf Atemgeräusche bei ruhiger Atmung wie Stridor (in-, exspiratorisch), Rasselgeräusche, Giemen-Pfeifen, Stöhnen, Pressen, stoßweises Atmen.

Der Husten (trocken, feucht-produktiv, stakkatoartig, bellend-heiser, kupiert) ist ein häufiges klinisches Symptom bei laryngealen und bronchopulmonalen Erkrankungen. Wird bei Husten Sekret entleert, ist die Sekretmenge festzustellen, ebenso die Sekretviskosität und die Sekretfarbe.

Aus der Thoraxkonfiguration und der Thoraxbewegung bei ruhiger Atmung können wichtige Informationen gewonnen werden: Thoraxasymmetrie, Faßthorax, Glockenthorax, Trichterbrust, Hühnerbrust sowie seitenunterschiedliche Atembewegungen, inspiratorische Einziehungen (interkostal, sternal, jugulär).

Zu den **einfachen Untersuchungsmethoden** gehören die *Perkussion* und die *Auskultation* (Tab. 6.1). Die Kinder sollten dabei nicht schreien und sollten ausreichend tief atmen. Die Untersuchung ist nur in gerader Körperposition korrekt möglich.

Perkussion: Eine Klopfschalldämpfung wird beim Pleuraerguß, bei der Pleuraschwarte, bei Atelektasen und pneumonischen Infiltrationen festgestellt, ein verstärkter (hypersonorer) Klopfschall weist auf einen Pneumothorax oder eine Überblähung hin.

Auskultation: Bei gesunden Säuglingen und Kleinkindern erscheint das Atemgeräusch verschärft (pueriles Atemgeräusch). Im übrigen weist das scharfe Atemgeräusch auf eine Pneumonie, das abgeschwächte Atemgeräusch auf Atelektasen und Pleuraergüsse, Pleuraschwarten und auf einen Pneumothorax hin. Bei ausgedehnten Pneumonien ist das Atemgeräusch auch abgeschwächt. Zu den Nebengeräuschen gehören grob- bis mittelblasige Rasselgeräusche (Bronchitis) sowie feinblasige Rasselgeräusche (Pneumonie). Giemen und

Tabelle 6.1 Zuordnung physikalischer Untersuchungsbefunde zu Erkrankungen der Atmungsorgane.

Perkussion	gedämpft	verstärkt (hypersonor)
	Pleuraerguß	Pneumothorax
	Pleuraschwarte	Emphysem
	Atelektase	
	Pneumonie	

Auskultation Atemgeräusch	abgeschwächt	verschärft
	Pleuraerguß	Pneumonie
	Pleuraschwarte	
	Pneumothorax	
	Atelektase	
	ausgedehnte Pneumonie	

Nebengeräusche Rasselgeräusche	grob-mittelblasig	feinblasig
	Bronchitis	Pneumonie

Giemen, Pfeifen: charakteristisch für obstruktive Bronchialerkrankungen wie Asthma bronchiale, Bronchiolitis usw.

Brummen sind charakteristisch für obstruktive Bronchialerkrankungen (Asthma bronchiale).

Zu den **speziellen, nicht invasiven Untersuchungsmethoden** zur Erkennung bronchopulmonaler Erkrankungen gehören die bildgebenden Verfahren: Thoraxröntgenuntersuchung, Sonographie, Computertomographie und Kernspintomographie sowie Lungenfunktionsuntersuchungen und Ventilationsszintigraphie der Lunge.

Thoraxröntgenaufnahmen geben nur dann eindeutige Informationen, wenn die Kinder während der Aufnahme tief einatmen und wenn sie exakt gerade gehalten werden. Unklare Infiltrationen in der Lunge und Pleuraergüsse werden erst mit der *Durchleuchtung* präzise festgestellt. Schichtaufnahmen *(Tomographie)* sind bei hilusnahen Erkrankungen (besonders bei Tuberkulose) und bei unklaren Rundherden bzw. Höhlenbildungen in der Lunge hilfreich. *Sonographische Untersuchungen* der Lunge sind durch das lufthaltige Lungengewebe (echoarm) nur begrenzt aussagefähig. Sie sind besonders gut geeignet zum Nachweis von Pleuraergüssen oder Pleuraschwarten und pleuranah gelegenen Infiltrationen bzw. Tumoren. Zur *Computertomographie* müssen die Kinder lang genug die Luft anhalten können. Bei kleineren Kindern muß diese Untersuchung dann in Narkose durchgeführt werden. Diese Untersuchungstechnik ist besonders geeignet zum Nachweis intrapulmonal gelegener Tumoren (z. B. Metastasen).

Das gilt speziell auch für die *Kernspintomographie*. Beide Techniken verdrängen die strahlenintensivere Tomographie.

Lungenfunktionsuntersuchungen können vom 5.–6. Lebensjahr durchgeführt werden. Im wesentlichen werden Lungenvolumina gemessen.

Erniedrigte Lungenvolumina weisen auf restriktive Lungenerkrankungen hin (s. S. 102). Bei obstruktiven Lungenveränderungen (s. S. 92) ist vor allem der Luftgehalt am Ende einer normalen Ausatmung (funktionelle Residualkapazität) erhöht (Überblähung). Mit der Einsekundenkapazität wird gemessen, wieviel Luft nach maximaler Inspiration in der ersten Sekunde rasch ausgeatmet werden kann. Bei obstruktiven Lungenerkrankungen ist dieser Meßwert vermindert. Wird während der gesamten forcierten Ausatmung die Strömungsgeschwindigkeit der Luft (Fluß) gegen das Ausatemvolumen (Volumen) registriert, erhält man eine *Fluß-Volumen-Kurve*. Sie zeigt bei obstruktiven Lungenerkrankungen eine charakteristische Deformierung. Mit komplizierten Meßmethoden können heute auch im Kindesalter der Strömungswiderstand in den Atemwegen (Atemwegswiderstand) und die Lungendehnbarkeit (Compliance) gemessen werden. Der Atemwegswiderstand ist bei obstruktiven Lungenerkrankungen erhöht, die Lungendehnbarkeit ist bei restriktiven Lungenerkrankungen vermindert.

Für Säuglinge und Kleinkinder bis zum vollendeten 18. bis 20. Lebensmonat wurden spezielle Techniken entwickelt, die Lungenfunktion zu erfassen. Erwähnt werden soll die *Thoraxkompressionsmethode:* im Schlaf wird um den Brustkorb eines Babies eine Art Blutdruckmanschette gelegt. Am Ende einer normalen Einatmung wird die Manschette kurzfristig aufgeblasen, dann wird der Brustkorb des Kindes „ausgedrückt". Die Geschwindigkeit der ausströmenden Luft wird gemessen. Bei einer Atemwegsobstruktion („giemender Säugling") ist diese Ausatmungsgeschwindigkeit deutlich vermindert. Diese neue Methode ist vollkommen ungefährlich.

Bei der *Ventilationsszintigraphie* atmet das Kind über eine Maske radioaktives Xenon ein. Die Gasverteilung über allen Lungenabschnitten kann dann einfach beobachtet werden. Diese Methode ist nicht belastend und informiert über Belüftungsstörungen im Bereich kleiner Bronchien bzw. des Lungenparenchyms. Die Strahlenbelastung entspricht etwa der eines Thoraxröntgenbildes.

Zu den **speziellen invasiven Untersuchungsmethoden** werden diejenigen gezählt, die eine Punktion (Gefäße oder Pleuraraum) oder Narkose erforderlich machen.

Bei der *Perfusionsszintigraphie* werden radioaktive Stoffe intravenös injiziert. Die Durchblutung der Lunge in allen Abschnitten kann dann an der Verteilung dieser Stoffe beobachtet werden. In Kombination mit der Ventilationsszintigraphie gibt diese Methode einen guten Einblick in Mißverhältnisse zwischen Belüftung und Durchblutung verschiedener Lungenbezirke, so bei peripheren Bronchusstenosen, bei Bronchiektasen und bei Lungenzysten.

Mit *Blutgasanalysen* (aus Arterienblut bzw. hyperämisiertem Hautblut) werden vor allem die Partialdrücke von Sauerstoff (pO_2) und von Kohlendioxid (pCO_2) gemessen. Erniedrigte pO_2-Werte (unter 80 Torr im Arterienblut, bei jungen Säuglingen liegt diese Grenze bei 70 Torr) spiegeln eine Zyanose wieder. Ist der pCO_2-Wert noch normal, wird von partieller respiratorischer Insuffizienz gesprochen. Durch ausreichende Sauerstoffzufuhr kann dieser Wert normalisiert werden (ausgenommen bei zyanotischen Herzfehlern mit Rechts-Links-Shunt). Steigt gleichzeitig der pCO_2-Wert über 45 Torr an (globale respiratorische Insuffizienz), besteht zunehmende Lebensgefahr für das Kind (verminderte Atmung). Bei pCO_2-Werten über 55 Torr im Arterienblut müssen in der Regel intensivmedizinische Maßnahmen eingeleitet werden. Bei Kindern mit ausgedehnter Pneumonie bzw. schwerem Asthmaanfall ist der pCO_2-Wert häufig erhöht. Seine Bestimmung ist wesentlich für die Überwachung dieser Kinder.

Mit der Entwicklung der nichtinvasiven *Pulsoxymetrie* kann die Hypoxämie einfach überwacht werden. Die Sauerstoffsättigung sollte nicht unter 90 bis 92% liegen. Mit der Pulsoxymetrie kann nicht die Hyperoxämie überwacht werden, d. h. bei einer Sauerstoffsättigung von 100% (z. B. unter Sauerstoffzufuhr) kann der Sauerstoffpartialdruck pO_2 weit über 100 Torr, ja weit über 200 Torr liegen. Will man eine Sauerstoffschädigung der Augen Frühgeborener vermeiden, ist die pulsoxymetrische Überwachung nicht geeignet.

Bronchoskopien und Bronchographien werden im Kindesalter fast ausnahmslos in Intubationsnarkose durchgeführt. Bronchologische Untersuchungen werden bei Fremdkörperaspiration, bei Trachea- und Bronchusstenosen und bei unklaren bronchopulmonalen Erkrankungen vorgenommen.

Die *Pleurapunktion* wird meist in Lokalanästhesie durchgeführt. Bei ätiologisch unklaren Pleuraergüssen wird die Punktatflüssigkeit zur weiteren chemischen, zytologischen und bakteriologischen Diagnostik gewonnen. Bei eitrigem Pleuraerguß wird anschließend eine Pleuradrainage angelegt.

Die **mikrobielle Diagnostik** ist bei bronchopulmonalen Erkrankungen im Kindesalter schwierig.

Virale Infektionen werden meist über Komplementbindungsreaktionen oder Hämagglutinationsteste im Serum des Kindes diagnostiziert. Diese sog. Virustiter-Untersuchungen haben nur selten praktische Bedeutung. Eine sichere Aussage ist erst möglich, wenn der Titerverlauf nach 10–14 Tagen kontrolliert wird. Die Kinder sind dann in der Regel schon wieder gesund, zumindest sind sie aus der stationären Behandlung entlassen. Die aktuelle therapeutische Entscheidung muß meist unabhängig von diesen Untersuchungen erfolgen. Eine bessere Möglichkeit zur Diagnostik bietet der sog. *Schnellantigennachweis* mit meist monoklonalen Antikörpern aus Nasenabstrichen. Mit dieser Methode können innerhalb weniger Stunden einige Viren sicher nachgewiesen werden: Respiratory Syncytial Virus (RSV), Parainfluenza-Viren, Influenza-Viren, weniger gut Adenoviren.

Die *Erreger bakterieller Erkrankungen* der Bronchien und der Lunge können nur dann sicher nachgewiesen werden, wenn das Untersuchungsmaterial direkt entnommen wurde (Bronchoskopie mit Absaugen von Sekret, Lungenpunktion). Bei Untersuchungen von ausgehustetem Sputum werden meistens auch Keime der Mundhöhle mit nachgewiesen. Das gilt auch für den Rachenabstrich. Trotzdem muß im Einzelfall die Diagnostik aus der *Sputumflocke* versucht werden, da die gezielten Methoden invasiv sind. Die Aufgabe der Schwester ist es, Kinder zur Expektoration anzuhalten (besonders morgens) und das in einer sterilen Schale aufgefangene Sekret zur raschen Bearbeitung weiterzuleiten. Auf keinen Fall sollten *Blutkulturen* vergessen werden. Bei positivem Resultat geben sie sichere Informationen über den Erreger (besonders bei bakteriellen Pneumonien).

3 Fehlbildungen

3.1 Fehlbildungen der Trachea, der Bronchien und des Lungenparenchyms

Definition und Häufigkeit: Angeborene Fehlbildungen der Trachea, der Bronchien und des Lungenparenchyms sind relativ selten, verglichen mit Fehlbildungen des Herzens und der ableitenden Harnwege. Über die Fehlbildungen der Nase und des Rachenraumes s. S. 592.

Unterschieden werden:
- *Trachea- und Bronchusstenosen bzw. Tracheo- und Bronchusmalazien:* Sie sind meist Folge von Knorpelanomalien oder einer Kompression von außen durch fehlverlaufende Gefäße (Gefäßring) oder durch Anomalien von Herzhöhlen bei kongenitalen Herzfehlern. Angeborene Bronchiektasen sind selten.
- *Verzweigungsanomalien:* überzählige und fehlende Bronchien sowie fehlabgehende Bronchien.

- *Anomalien im Bereich des Lungenparenchyms:* Zystische Fehlbildungen, Lungensequestrationen (das Lungengewebe ist ohne Bronchusanschluß und wird aus der Aorta versorgt), Lungenagenesie (völliges Fehlen von Lungenlappen) und Lungenhypoplasie (zu klein angelegte Lunge). Eine Lungenhypoplasie wird vor allem bei einseitiger Zwerchfellhernie beobachtet.
- Beim *kongenitalen lobären Emphysem* ist die primäre Fehlanlage meist nicht festzustellen (angeborene, meist extreme Überblähung eines Lungenlappens mit Verdrängung der übrigen Lungenabschnitte).

Ätiologie und Pathogenese: Die Gründe, die zu einer Fehlbildung im Bereich der Atmungsorgane führen, sind nicht bekannt. Übereinstimmend werden Infektionen der Mutter in den ersten 20–30 Schwangerschaftstagen verantwortlich gemacht. Verzweigungsanomalien wie auch Stenosen bzw. Malazien führen zu häufigen Infektionen mit Übergang zur chronischen Entzündung im betroffenen Lungenbezirk. Lungenzysten können dagegen asymptomatisch bleiben und werden später zufällig entdeckt. Nur selten sind sie so groß, daß sie das benachbarte Lungenparenchym komprimieren. Für das kongenitale lobäre Emphysem ist die rasche Größenzunahme charakteristisch mit zunehmender respiratorischer Insuffizienz. Als Ursache werden Knorpelanomalien und Störungen im elastischen Gewebe angenommen.

Krankheitsbild und Diagnose: Leitsymptom der Tracheastenose und Tracheomalazie ist der *inspiratorische Stridor (kongenitaler Stridor)*. Mitunter tritt dieses Symptom erstmals im Zusammenhang mit einem viralen Atemwegsinfekt in den ersten Lebensmonaten auf. Der Stridor kann auch lageabhängig sein oder in Ruhe ganz verschwinden. Differentialdiagnostisch ist an den kongenitalen, laryngealen Stridor infolge einer zu weichen Epiglottis zu denken. Dieser Stridor verschwindet meist in Bauchlage. Bei Verdacht auf Tracheastenose muß mit einem Ösophagusbreischluck bzw. mit einer Angiographie eine Gefäßanomalie (Gefäßring) ausgeschlossen werden (Abb. 6.1). Mit der Tracheazielaufnahme gelingt es nur selten, die Enge in der Trachea sicher darzustellen. Ursache und Ausmaß der Verengung können nur mit der Tracheoskopie festgestellt werden.

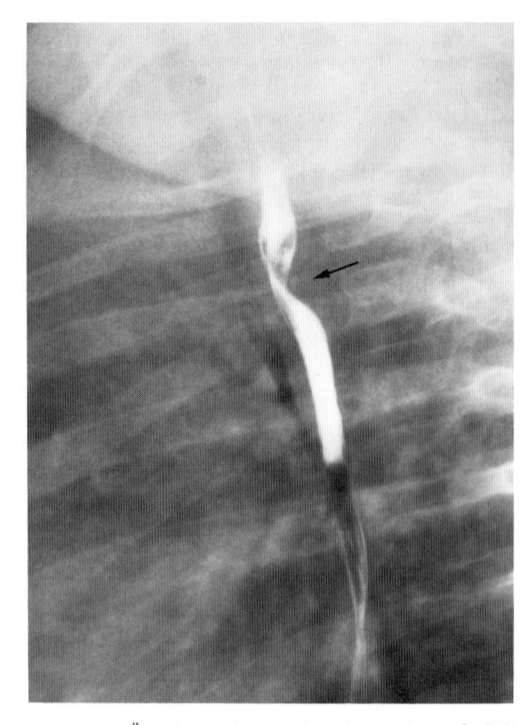

Abb. 6.1 Ösophagusimpression durch einen Gefäßring (Patient 12 Monate alt).

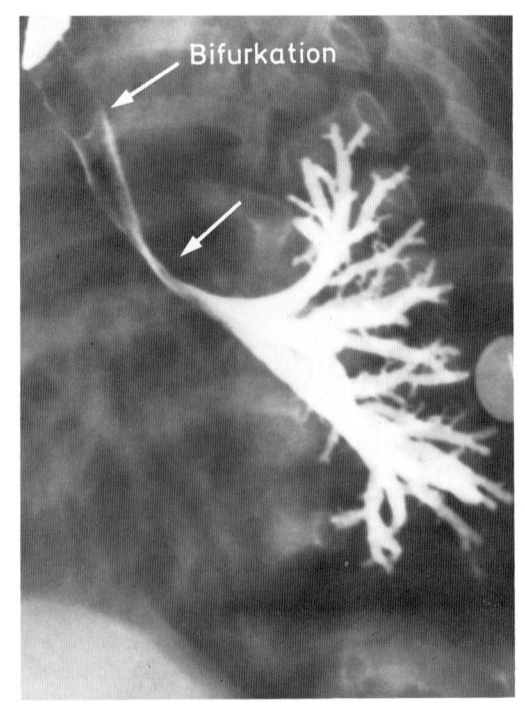

Abb. 6.2 Linksseitige Hauptbronchusstenose (Patient 8 Monate alt).

Bei tiefsitzenden Tracheastenosen (in Höhe der Bifurkation) und bei der relativ häufigen linksseitigen Hauptbronchusstenose steht ein mehr *exspiratorischer Stridor* im Vordergrund. Die Diagnose wird durch die Bronchoskopie gesichert. Gefäß- und Herzlageanomalien müssen ausgeschlossen werden (Abb. 6.2).

Beim kongenitalen lobären Emphysem, das am häufigsten im Bereich des linken Oberlappens vorkommt, weisen Neugeborene schon kurz nach der Geburt eine *zunehmende Atemnot* auf. Das Thoraxröntgenbild zeigt einen erheblich überblähten Oberlappen mit Kompression des linken Unterlappens und Verlagerung des Herzens und des Mediastinums nach rechts. Die Diagnose wird aus der raschen klinischen Verschlechterung der Kinder und dem charakteristischen Röntgenbild gestellt.

Verlauf und Prognose: *Verzweigungsanomalien* führen überhäufig zu wiederholten bzw. zu chronischen Entzündungen des betreffenden Bronchialabschnittes. Sie werden meist erst durch die bronchologische Diagnostik bei rekurrierenden oder chronischen Bronchitiden unklarer Ätiologie entdeckt. Die weitere Prognose hängt vom Ausmaß der eingetretenen Schädigung ab. Haben sich bereits Bronchiektasen entwickelt, ist die weitere Prognose zweifelhaft.

Dagegen geht die klinische Bedeutung der meisten *Stenosen* und *Malazien* besonders im Bereich der Trachea und Hauptbronchien mit dem Älterwerden der Kinder zurück. Jenseits des 2.–3. Lebensjahres ist der Stridor nicht mehr zu hören. Bis dahin aber bedeutet jeder Atemwegsinfekt eine besondere Gefahr für diese Kinder. Bei ausgeprägter entzündlicher Schleimhautschwellung muß eine völlige Verlegung des verengten Lumens befürchtet werden.

Die Mehrzahl aller Neugeborenen mit *kongenitalem Emphysem* stirbt unbehandelt in der respiratorischen Insuffizienz. Daher ist die Resektion des Lungenbezirkes nach Diagnosestellung rasch notwendig. Die weitere Prognose ist dann gut.

Grundzüge der Behandlung: Bei Verzweigungsanomalien, Stenosen und Malazien sind wiederholte Infektionen zu befürchten. Kinder mit diesen Fehlbildungen bedürfen einer besonderen Überwachung und vor allem physikalischen Therapie, damit das Bronchialsekret ausreichend verflüssigt und in Richtung Larynx transportiert wird. Geeignete Behandlungsmaßnahmen sind Inhalationen, Klopfmassagen und Lagerungsdrainagen sowie die Gabe von Expektorantien. Hustendämpfende Mittel sind nicht geeignet. Bei bakteriellen Infektionen sind frühzeitig Antibiotika zu verordnen.

Auf die sofortige Operation beim lobären Emphysem wurde oben hingewiesen.

Lungenzysten sind meist asymptomatisch und bedürfen nur selten einer chirurgischen Therapie.

3.2 Trichterbrust

Bei der Trichterbrust handelt es sich um eine angeborene Fehlbildung des Thoraxskeletts, hier im Bereich des unteren Sternumdrittels. Mitunter fällt die Trichterbrust im Säuglingsalter noch nicht auf. Funktionelle Probleme (Atemstörungen, Störungen der Herzfunktion) sind nur bei extremer Trichterbrust zu befürchten. Im wesentlichen stehen kosmetische Probleme im Vordergrund, die nur ausnahmsweise eine operative Korrektur gerechtfertigt erscheinen lassen (s. S. 573).

4 Epiglottitis

Definition: Die Epiglottitis ist eine akute, bakterielle Entzündung der Epiglottis und der benachbarten Schleimhäute, meist durch Haemophilus influenzae Typ b.

Ätiologie und Pathogenese: Die Epiglottitis ist also eine bakterielle Erkrankung. Die akute Schwellung der Epiglottis ist lebensbedrohlich (Erstickungsgefahr). Endemien werden beobachtet. Jenseits des 4. Lebensjahres tritt die Erkrankung kaum noch auf (hohe Durchseuchung der Bevölkerung).

Krankheitsbild und Diagnose: Das Leitsymptom der Epiglottitis ist der *inspiratorische Stridor*.

Die akute Epiglottitis beginnt meist mit hohem Fieber ohne Vorerkrankung. In wenigen Stunden werden die Kinder bedrohlich krank. Sie können nicht sprechen (Aphonie) und haben starke Halsschmerzen. Charakteristisch ist der Speichelfluß (Schluckstörung). Der Husten ist selten bellend, eher hüsteln die Kinder nur. Der inspiratorische Stridor nimmt rasch an Intensität zu. Das Auftreten einer leichtgradigen Lippenzyanose oder einer Bewußtseinseintrübung sind prognostisch ungünstige Zeichen: drohende Erstickungsgefahr. Die Diagnose wird durch die direkte Inspektion gestellt, die nur in Intubationsbereitschaft (mit Anästhesisten) vorgenommen werden darf. Charakteristisch ist die intensiv rote, entzündlich geschwollene Epiglottis („wie eine rote Kirsche").

Verlauf und Prognose: Die Epiglottitis führt unbehandelt in hohem Prozentsatz zum Tode durch Ersticken. Die Erkrankung rezidiviert nur ausnahmsweise.

Grundzüge der Behandlung: Wird eine Epiglottitis diagnostiziert, ist unverzüglich die Intubation vorzunehmen (Tracheotomie nur im Notfall). Die Kinder bleiben 2–4 Tage intubiert. Zusätzlich wird eine antibiotische Behandlung mit Ampicillin i. v. durchgeführt.

5 Krupp-Syndrom (sog. Pseudokrupp)

Definition und Häufigkeit: Mit der Bezeichnung *Krupp (Croup)* werden akutentzündliche Schwellungen im Bereich der Subglottis (unterhalb der Stimmritze) beschrieben, die ganz unterschiedlicher Ätiologie sein können. Traten die Symptome bei Diphtherie auf (heute sehr selten), sprach man vom *echten Krupp,* liegt eine Masernerkrankung vor, wird vom *Masernkrupp* gesprochen. Am häufigsten tritt die Kruppsymptomatik im Rahmen einer banalen viralen Entzündung des Kehlkopfes und der Trachea auf: *akute stenosierende Laryngotracheitis,* auch *Pseudokrupp* genannt. Mehr und mehr setzt sich durch, diese häufigste Kruppform als Krupp (andere Schreibweise: Croup) zu bezeichnen.

Die typische Kruppsymptomatik wird im Kleinkindesalter sehr häufig beobachtet. Wenn auch keine exakten Häufigkeitsangaben vorliegen, kann man doch schätzen, daß ca. jedes 10. Kleinkind (bis zum 4. Lebensjahr) wenigstens einmal eine Kruppsymptomatik zeigte.

Ätiologie und Pathogenese: Wie oben schon erwähnt, tritt der Krupp im Rahmen von *Virusinfektionen* auf, wobei über 80% aller Erkrankungen durch Parainfluenzaviren verursacht werden. Selten sind auch Staphylokokken Krupperreger *(bakterieller Krupp).* Bei häufig wiederholt auftretender Symptomatik *(rezidivierender Krupp)* werden auch *Allergien* vermutet. Im englischen Sprachraum wird dann von *„spasmodic croup"* gesprochen.

Die Bereitschaft des Kleinkindes, bei verschiedenen Virusinfektionen mit einem Krupp zu reagieren, wird mit den besonderen anatomischen Verhältnissen dieser Altersgruppe begründet: relativ enger subglottischer Raum, starke Schwellungsbereitschaft der Schleimhaut in diesem Bereich. Einige Kinder erkranken wiederholt an Krupp. Bei ihnen wird eine besondere Disposition angenommen (z. B. allergische Disposition).

Krankheitsbild und Diagnose: Der Pseudokrupp tritt meist in Zusammenhang mit einem Virusinfekt auf (Schnupfen, Husten, mäßig erhöhte Körpertemperatur). Häufig erwachen die Kinder nachts mit bellendem Husten und inspiratorischem Stridor. Sie sind heiser, haben aber keine Schluckstörungen. Die Symptome werden bei Beruhigung der Kinder besser, verstärken sich aber wieder bei Aufregung (Schreien). Die Diagnose ergibt sich aus den klinischen Symptomen.

Differentialdiagnose: Die wichtigste Differentialdiagnose zum Krupp ist die akute Epiglottitis (siehe Tab. 6.2). Im Zweifelsfall muß die Larynxinspektion vorgenommen werden. Beim Krupp ist die Epiglottis unauffällig. Handelt es sich bereits um die zweite oder dritte Krupperkrankung, ist die akute Epiglottitis praktisch ausgeschlossen.

Eine akute Fremdkörperaspiration kann einen Kruppanfall imitieren. Ist mit der Anamnese der Verdacht nicht sicher auszuschließen, darf mit der Laryngoskopie nicht gewartet werden.

Verlauf und Prognose: Der Pseudokrupp verläuft fast immer gutartig; nach 3–6 Tagen ist der Stridor nicht mehr zu hören. Rezidive sind aber nicht ungewöhnlich.

Grundzüge der Behandlung:: Kinder mit Pseudokrupp müssen vor allem ruhig gehalten werden, unter Umständen ist eine leichte Sedierung mit Chloralhydrat sinnvoll. Wichtig ist eine hohe Luftfeuchtigkeit. Der Nutzen von Kortikosteroiden wird unterschiedlich beurteilt; in schweren Fällen ist ihre Anwendung gerechtfertigt. Nur selten müssen die Kinder intubiert werden. Das gilt insbesondere bei bakterieller Ätiologie der Erkrankung. Nach Extubation ist in hohem Prozentsatz mit subglottischen Stenosen zu rechnen. Die Intubation bei Krupp sollte daher möglichst vermieden werden. Hilfreich ist die kurzfristige

Tabelle 6.2 Differentialdiagnose Epiglottitis – Pseudokrupp.

	Akute Epiglottitis	Pseudokrupp
Altershäufigkeit	3.–6. Lebensjahr	6. Monat bis 3. Lebensjahr
Beginn	plötzlich ohne Vorerkrankung	langsam mit Vorerkrankung (banaler Infekt)
Husten	fehlt meist	trocken, bellend
Stridor	in- und exspiratorisch	inspiratorisch
Sprache	kloßig	heiser
Halsschmerz	vorhanden	fehlt
Speichelfluß/Schluckstörung	vorhanden	fehlt
Fieber	hoch	gering
Allgemeinzustand	schlecht	weniger beeinträchtigt

Vernebelung von Mikronephrin, das mitunter rasch zur Abschwellung führt. Diese Therapie darf nur unter Intensivüberwachung angewendet werden.

6 Akute Bronchitis

Definition und Häufigkeit: Die akute Bronchitis ist eine entzündliche Erkrankung der Bronchien mit dem klinischen Leitsymptom Husten. Über der Lunge sind meist grob- bis mittelblasige Rasselgeräusche zu hören. Die Bronchitis gehört zu den häufigsten Erkrankungen im Kindesalter. Jedes Kind macht sie durch, teils auch mehrfach im Jahr.

Ätiologie und Pathogenese: In über 90% wird die Bronchitis durch eine *Virusinfektion* verursacht, meist im Zusammenhang mit einem Infekt des Nasen-Rachen-Raumes (banaler Infekt). Die Luftröhre ist ebenfalls miterkrankt: *Tracheobronchitis*. 24–48 Stunden nach Infektion wird im Bereich der akut entzündeten Bronchialschleimhäute auch vermehrt Sekret gebildet, der initial trockene Husten wird produktiv.

Krankheitsbild und Diagnose: Im Zusammenhang mit einem banalen Infekt, teils mit hohem Fieber, wird ein anfangs trockener, später produktiver Husten beobachtet. Retrosternale Schmerzen weisen auf die Tracheitis hin. Hochgehustetes Sekret wird von den Kindern meist verschluckt. Wird es expektoriert, dann ist es meist weißlich-wäßrig bis gelb. Da Husten allein auch durch eine Entzündung des Rachens und des Kehlkopfes ausgelöst werden kann, ist die Diagnose der Bronchitis erst bewiesen, wenn Rasselgeräusche über der Lunge nachgewiesen werden können. Die Blutkörperchensenkungsgeschwindigkeit kann leicht beschleunigt sein; im Blutbild findet sich höchstens eine mäßige Leukozytose überwiegend durch Vermehrung der Lymphozyten.

Verlauf und Prognose: Die akute Bronchitis heilt in der Regel innerhalb von 8 bis 14 Tagen von allein aus. Bei hustenfaulen Kindern können Sekretverlegungen in den Bronchien zu Atelektasen und/oder zur Pneumonie (bakterielle Superinfektion) führen. Für das Kindesalter ist charakteristisch, daß die akute Bronchitis mehrfach im Jahr auftreten kann *(akute rekurrierende Bronchitis)*, ohne daß diese Kinder im strengen Sinne krank sind. Es wird dann von einer besonderen „Infektanfälligkeit" gesprochen und eine Störung oder Schwäche in den Abwehrfunktionen angenommen. Das ist meist nicht der Fall. Einige dieser Kinder weisen allerdings eine hyperplastische Rachenmandel auf. Die dadurch behinderte Nasenatmung führt zur Mundatmung, die ihrerseits die Atemwege schädigt (ungehindertes Eindringen von Staubpartikeln, Austrocknung der Schleimhäute) und das Angehen von Infektionen begünstigt. Ob diese *Rachenmandelhyperplasie* Ausdruck einer besonderen Reaktionsbereitschaft des Organismus ist, bleibt unklar.

Grundzüge der Behandlung: Eine spezielle Therapie ist bei der akuten Bronchitis meist nicht notwendig. Fiebersenkende Maßnahmen (Temperaturen über 39,5 °C) können notwendig sein, bei stark behinderter Nasenatmung für wenige Tage abschwellende Nasentropfen. Hustendämpfende Mittel sind gefährlich (die pathologischen Sekrete werden nicht abgehustet), besser sind wirksame Sekretolytika (Kalium-Jodid[1]). Bei sehr trockenem Reizhusten können Inhalationen (z. B. Dampfinhalationen) hilfreich sein. Antibiotika sind unnötig, außer bei Hinweis auf bakterielle Superinfektion (zweiter Fieberanstieg, gelb-grünes Sekret, verlängerter Krankheitsverlauf). Brustwickel und Einreibungen werden von den Kindern häufig als angenehm empfunden, beeinflussen aber nicht den Krankheitsverlauf.

7 Chronische Bronchitis, Bronchiektasen

Definition und Häufigkeit: Von chronischer Bronchitis wird im Kindesalter dann gesprochen, wenn der Husten mit vermehrter Sekretproduktion über mindestens 3 Monate ohne wesentliche Unterbrechung fortbesteht. Es gibt zwar viele Kinder, die nach Angaben der Eltern „dauernd" husten, meist aber handelt es sich dabei um mehrere kurz hintereinander aufgetretene akute Infektionen. Die chronische Bronchitis ist nur durch die Bronchoskopie endgültig zu beweisen: Nachweis charakteristischer chronisch-entzündlicher Schleimhautveränderungen. Diese Untersuchung ist meist nicht notwendig. *Bronchiektasen,* das sind irreversible Aussackungen der Bronchialwand, gehen immer mit einer chronischen Bronchitis einher. Sie werden daher in diesem Kapitel mit besprochen. Chronische Bronchitis und Bronchiektasen sind relativ seltene Erkrankungen im Kindesalter.

Tabelle 6.3 Ätiologische Faktoren der chronischen Bronchitis im Kindesalter.

Äußere Faktoren	Innere Faktoren
chronische Infektionen	Immundefekte
Schadstoffe wie Zigarettenrauch	Mukoviszidose
Allergene	Bronchusfehlbildungen und -kompressionen
Fremdkörper	Bronchiektasen

[1] Bei der Therapie mit Kalium-Jodid werden hohe Joddosen zugeführt (in der Größenordnung der sog. „Reaktorpille"). Dies könnte bei Erwachsenen mit Jodmangel-bedingtem autonomem Adenom (s. S. 191) eine Schilddrüsenüberfunktion auslösen, was allerdings bei Kindern kaum zu erwarten ist. Eine unter der Therapie mit hohen Joddosen auftretende vorübergehende Blockierung der Jodaufnahme in die Schilddrüse ist bei der kurzen Behandlungsdauer von etwa 5 Tagen praktisch bedeutungslos, zumal Säuglinge diese Therapie nicht erhalten. Insgesamt kann das Kalium-Jodid als ein so ausgezeichnetes Sekretolytikum bezeichnet werden, daß auf den Einsatz in der Pädiatrie nicht verzichtet werden sollte.

Ätiologie und Pathogenese: Die Ursachen einer chronischen Bronchitis bleiben häufig unbekannt (sog. primäre chronische Bronchitis). Lassen sich begünstigende Faktoren nachweisen, wird auch von sekundärer chronischer Bronchitis gesprochen. Solche begünstigenden Faktoren sind (Tab. 6.3):

- *Immunmangelkrankheiten:* Selten.
- *Bronchusanomalien:* Durch den verminderten Sekrettransport im fehlgebildeten Abschnitt sind wiederholte Infektionen mit Übergang in chronische Entzündungen häufig (s. S. 85).
- *Mukoviszidose* (s. S. 103).
- *Allergien:* Ob allergische Entzündungen auch eine chronische Bronchitis ohne asthmatische Symptome verursachen können, ist unsicher. Andererseits haben Kinder mit chronischem Asthma bronchiale auch die Befunde einer chronischen Bronchitis.
- *Chronische Infektionen im Nasen-Rachen-Raum:* Besonders bei bleibend behinderter Nasenatmung („ständige Mundatmung") und bei chronischen Nasennebenhöhleninfektionen wird häufiger eine Entzündung der Schleimhäute von Trachea und Bronchien angenommen. Dabei ist unkar, ob wirklich eine chronische Sinusitis eine chronische Bronchitis verursachen kann *(Sinobronchitis)* oder ob nicht vielmehr beide Organabschnitte aus anderen Gründen gleichzeitig erkranken. Das gilt z. B. für das Syndrom der immotilen Zilien *(Kartagener-Syndrom:* Sinusitis, Bronchiektasen und Situs inversus totalis).
- Exogene Schadstoffe: Die Diskussion, ob eine erhöhte Luftverschmutzung eine chronische Bronchitis verursachen kann, ist für das Kindesalter immer noch nicht entschieden, wenn auch dieser Zusammenhang wahrscheinlich ist. Sicher ist aber, daß Kinder in Familien, in denen geraucht wird, häufiger und anhaltender husten.
- *Bronchiektasen:* Sie verursachen stets eine chronische Bronchitis (mangelhafter Sekrettransport im bronchiektatischen Abschnitt). Bronchiektasen können angeboren sein (sel-

ten) oder sind Folge schwerer, akuter oder chronischer Entzündungen der Bronchien (so bei Mukoviszidose, nach lange unbehandelter Fremdkörperaspiration, bei chronischem Asthma bronchiale, seltener nach Pertussis) bzw. des Lungenparenchyms (z. B. nach schweren eitrigen Pneumonien und nach der Masernpneumonie). Früher traten Bronchiektasen besonders bei der Lungentuberkulose im Kindesalter auf. Mit Rückgang der Tuberkulose ist diese Komplikation selten geworden. Häufiger sind die Ursachen von Bronchiektasen nicht mehr festzustellen (sog. primitive Bronchiektasen). Sie werden dann auf virusbedingte Bronchopneumonien im Säuglings- und Kleinkindesalter zurückgeführt. Bronchiektasen können sich auch im Verlauf einer chronischen Bronchitis entwickeln.

Krankheitsbild und Diagnose: Leitsymptome der chronischen Bronchitis sind der persistierende Husten und die vermehrte Sekretproduktion, die durch einen produktiven Husten und mehr oder weniger konstante Rasselgeräusche über der Lunge (Auskultation) nachgewiesen wird. Die Symptome können tageszeitlich sehr variieren; mitunter werden Husten und Rasselgeräusch nur in den frühen Morgenstunden oder nachts beobachtet. Wenn die Kinder Sekret ausspucken, ist es nicht selten eher gelb als weiß. Eine gelbgrüne Verfärbung weist auf bakteriellen Befall hin. Wird konstant und reichlich Sekret ausgehustet (z. B. morgens ein Eßlöffel voll oder mehr), sind Bronchiektasen zu vermuten. Die für Bronchiektasen typische Drei-Schichtung des Sekretes im Spitzglas ist im Kindesalter nur ausnahmsweise festzustellen. Allgemeinsymptome (Fieber, Abgeschlagenheit, Schnupfen) fehlen meist oder sind nur bei akuter, sich auf die chronische Erkrankung aufpfropfender Infektion zu erwarten. Bei chronischen Schleimhautentzündungen sind bakterielle Superinfektionen häufig. Diese Kinder haben mitunter eine erhöhte Temperatur, eine beschleunigte Blutkörperchensenkungsgeschwindigkeit und im Blutbild nicht nur eine diskrete Leukozytose, sondern auch eine Vermehrung der Granulozyten. Das Thoraxröntgenbild zeigt peribronchiale Infiltrationen, die, wenn sie konstant in einem Lungenbezirk nachweisbar sind, auf Bronchiektasen hinweisen. Mit der Szintigraphie werden in diesem Bezirk Belüftungs- und Durchblutungsstörungen nachgewiesen. Die Röntgenaufnahme der Nasennebenhöhlen zeigt Schleimhautpolster, seltener Eiterspiegel. Mitunter ist die Rachenmandel stark vergrößert („Polypen") und führt zu einer behinderten Nasenatmung (HNO-Untersuchung).

Die *Diagnose* wird schließlich durch die Bronchoskopie und Bronchographie gesichert. Sie ist nur dann indiziert, wenn ernsthafte Fehlbildungen vermutet werden, wenn eine Fremdkörperaspiration nicht ausgeschlossen ist und wenn die klinischen Symptome auf Bronchiektasen hinweisen. Die Bronchiektasen stellen sich bronchologisch als zylindrische oder mehr sackförmige Ausweitungen der Bronchien dar (Abb. 6.3). Die bronchologische Diagnostik erlaubt gleichzeitig die gezielte Sekretentnahme zur bakteriologischen Untersuchung. Die Sputumflocke ist dafür kaum geeignet, da hier eine Kontamination mit Keimen der Mundhöhle besteht.

Verlauf und Prognose: Die Prognose der chronischen Bronchitis ist unklar. Zahlreiche bronchologische Verlaufsuntersuchungen lassen vermuten, daß die chronische Schleimhautentzündung auch dann fortschreitet, wenn die klinischen Symptome beherrscht werden (autonome Erkrankung). Etwa 30% aller Erwachsenen mit chronischen Bronchialerkrankungen geben an, daß ihre klinischen Symptome bereits im Kindesalter nachweisbar waren.

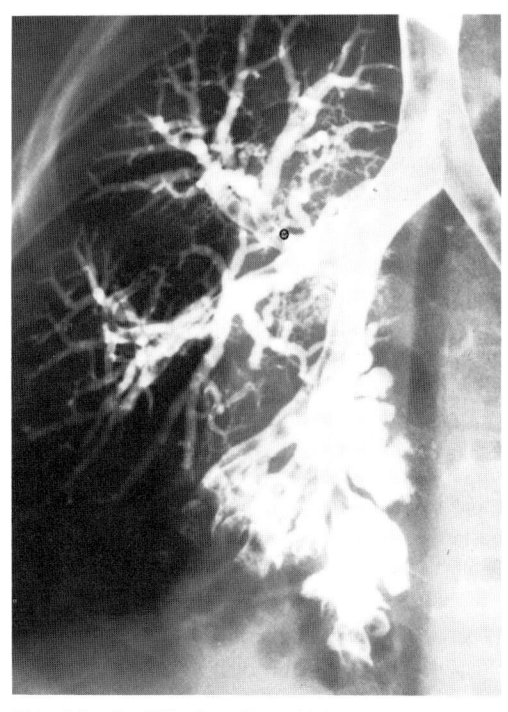

Abb. 6.3 Sackförmige Bronchiektasen im rechten Mittel- und Unterlappen (Patient 4¾ Jahre alt).

Bronchiektasen sind irreversibel. Gelingt es, die meist eitrige Entzündung in den Bronchiektasen zu beherrschen (Bronchiektasen „auszutrocknen"), dann ist die Lebenserwartung kaum eingeschränkt. Nur selten schreiten Bronchiektasen fort. Die Prognose ist dann ernst. Aus eitrigen Bronchiektasen können hämatogene eitrige Streuungen in den übrigen Körper erfolgen (besonders Abszedierungen in das Gehirn). Ist die chronische Eiterung nicht zu verhindern, entwickelt sich mitunter eine *Amyloidose* (s. S. 234), die dann lebensbegrenzend ist. Diese ernste Komplikation ist heute selten geworden.

Grundzüge der Behandlung: Die Therapie hat im wesentlichen drei Ziele: die möglichen Ursachen sollen ausgeschaltet werden, es muß für eine ausreichende Sekretverflüssigung und Sekretentleerung gesorgt werden, die bakteriellen Infektionen sind antibiotisch zu behandeln.

Die Ursachen können, wenn sie bekannt sind, nur selten ausgeschaltet werden. Wichtig ist die sog. Sanierung im Wohnbereich des Kindes: Die Eltern müssen das Rauchen einstellen, eventuell sind Haustiere abzuschaffen. Bei permanent stark behinderter Nasenatmung ist eine konsequente Behandlung durch den HNO-Arzt notwendig (unter Umständen Adenotomie), Spülungen von Nasennebenhöhlen sollten nur zurückhaltend durchgeführt werden. Zur Sekretverflüssigung und Sekretmobilisation werden Inhalationen (langzeitig) z. B. mit isotoner Kochsalzlösung vorgeschlagen. Die Sekretmobilisation wird mit einer Thoraxklopfmassage und Drainagelagerung erreicht. Bestehen Hinweise auf bakterielle Infektionen in den erkrankten Bronchusabschnitten, ist die antibiotische Therapie gerechtfertigt, die mindestens 14 Tage bis 4 Wochen durchgeführt werden muß. Günstig sind sog. Klimakuren z. B. an der Nordsee oder im Hochgebirge. Ihr wesentlicher Effekt ist weniger in einer Verbesserung der körpereigenen Abwehr als vielmehr in der besonders sauberen Luft begründet, an der See kombiniert mit der hohen Luftfeuchtigkeit. Lokalisierte Bronchiektasen können operativ entfernt werden. Bei einigen Fehlbildungen mit Neigung zu chronischen bronchopulmonalen Erkrankungen ist ebenfalls die Operation notwendig, so bei der Lungensequestration (s. S. 86).

8 Asthmasyndrom

Definition und Häufigkeit: Das Asthmasyndrom ist im Kindesalter nicht exakt definiert. Meist wird das Syndrom beschrieben durch die Hauptsymptome: exspiratorischer Stridor (hörbares Giemen und Brummen) mit verlängertem und erschwertem Exspirium (exspiratorische Dyspnoe), mehr trockener Husten und Expektoration eines meist sehr zähen, glasigen Sekretes. Dieses Sekret wird von Kleinkindern eher verschluckt und gelegentlich erbrochen. Zum Asthmasyndrom werden gezählt (Tab. 6.4):

Tabelle 6.4 Verlaufsformen des Asthmasyndroms im Kindesalter und wichtige Differentialdiagnosen.

Bronchiolitis
obstruktive Bronchitis (Kleinkinder-Asthma)
Asthma bronchiale – asthmatische Bronchitis
 – Asthmaanfall

Wichtige Differentialdiagnosen:
Bronchusstenosen
Fremdkörperaspiration
Mukoviszidose

- Die *obstruktive Bronchitis* des Kleinkindesalters: Sie wird falsch auch als spastische Bronchitis bezeichnet. Tritt die obstruktive Bronchitis mehrfach bei einem Kind auf, wird auch vom Kleinkinder-Asthma gesprochen.
- Das *allergische Asthma:* diese Verlaufsform ist typisch für das Schulalter und tritt entweder *saisonal* auf (bei Pollenallergikern meist im Zusammenhang mit Heuschnupfen) oder bei Hausstaubmilben-, Schimmelpilz- und Tierhaarallergenen eher ganzjährig *(perenneales Asthma).*
- Das sog. *Infektasthma:* Das reine Infektasthma (auch *Intrinsic-Asthma* genannt) ist selten. Gemeint ist, daß asthmatische Beschwerden vorwiegend oder ausschließlich durch Atemwegsinfekte provoziert werden, überwiegend durch Virusinfektionen.

Die *Bronchiolitis* des jungen Säuglings verläuft klinisch ähnlich wie die obstruktive Bronchitis. Es handelt sich um eine RS-Virusinfektion. Diese Erkrankung wird S. 96 beschrieben.

Das Asthmasyndrom ist die häufigste chronische Erkrankung im Kindesalter. Je nach Definition und Region erkranken 2–12% aller Kinder. In Familien mit allergischer Disposition ist die Erkrankung prozentual wesentlich häufiger.

Ätiologie und Pathogenese: *Infektionen* und *Allergien* sind die wichtigsten Asthma auslösenden Faktoren. Asthma ist auf keinen Fall nur ausschließlich eine allergische Erkrankung. Asthmatische Symptome können auch durch starke *körperliche Belastung* (Laufen, Sport) ausgelöst werden: sog. *Belastungsasthma*. Ob auch *seelische Spannungen* Asthma verursachen können *(psychogenes Asthma)* ist unklar. Sicher führen seelische Belastungen zu einer Verstärkung der Symptome. Aber: Nicht jedes Kind mit Asthma ist psychisch krank oder nicht jede Mutter, deren Kind an Asthma leidet, ist durch ihr Verhalten „schuld" an der Erkrankung.

Charakteristisch für die gesamte Gruppe asthmakranker Kinder ist die mit speziellen Tests nachweisbare *bronchiale Reizüberempfindlichkeit* (Histamin-Provokationstest): Reize wie kalte Luft, trockene Luft, Staub, Husten, Abgase, Zigarettenrauch und andere können bei diesen Kindern asthmatische Symptome auslösen. Das gilt auch bei Kindern mit saisonalem Asthma.

Die asthmatischen Symptome werden durch eine *entzündliche Schwellung* der Bronchialschleimhaut, durch eine Kontraktion der glatten Muskelzellen *(Spasmus)* in der Bronchialwand und durch das *zähe Sekret* im Bronchiallumen verursacht. Bei Kleinkindern ist der Bronchialspasmus wenig bedeutsam. Diese Verengung der Bronchien führt besonders zur erschwerten Ausatmung (exspiratorischer Bronchialkollaps).

Krankheitsbild: Bei der *obstruktiven Bronchitis* des Kleinkindes und beim *Intrinsic-Asthma* werden die charakteristischen Symptome Stunden bis Tage nach Beginn eines meist banalen Atemwegsinfektes beobachtet. Im Vordergrund steht der trockene, quälende Husten. Die Kinder zeigen ein verlängertes Exspirium (Giemen, Pfeifen sind zu hören), die Lungen sind zunehmend überbläht (Inspirationsstellung, *Faßthorax* (Abb. 6.4). Ist diese Überblähung extrem ausgeprägt, ist auch die Einatmung erschwert und gelingt nur noch mit Unterstützung durch die Atemhilfsmuskulatur: kurzes schnappendes Inspirium bei hochgezogenen Schultern. Die Kinder halten sich dann gerne in aufrechter Körperposition. Eine diskrete Lippenzyanose kann beobachtet werden. Meist sind die Symptome nicht so bedrohlich und bleiben über mehr als fünf Tage in wechselnder Ausprägung bestehen. Sie verstärken sich häufig nachts oder in den frühen Morgenstunden. Diese Verlaufsform wird bei älteren Kindern auch als *asthmatische Bronchitis* bezeichnet.

Dagegen tritt der *akute Asthmaanfall* plötzlich auf: In wenigen Stunden werden die Kinder schwer krank, die Überblähung ist extrem, die Atemnot ist auch in Ruhe erheblich. Schon wenige Stunden bis Tage später können die Symptome weitgehend wieder verschwunden sein. Der akute Asthmaanfall ist bei der obstruktiven Bronchitis im Kleinkindesalter sehr ungewöhnlich. In typischer Weise wird er nach Allergenkontakt beobachtet (bei Pollinotikern dann im Zusammenhang mit einer allergischen Rhinitis-Konjunktivitis). Bei älteren Kindern mit ganzjährigem Asthma kann sich der Asthmaanfall auf eine asthmatische Bronchitis aufpfropfen. Über den *Status asthmaticus* s. S. 95.

Diagnose und Differentialdiagnose: Die *Diagnose* ergibt sich aus den charakteristischen klinischen Symptomen. Zur aktuellen Diagnostik gehört bei schwerer Erkrankung vor allem das Thoraxröntgenbild, um Komplikationen frühzeitig zu erkennen: *Atelektasen, Pneumonien, Pneumothorax, Pneumomediastinum mit Hautemphysem.* Das Hautemphysem, Luftansammlungen in der Subkutis besonders im Bereich des Halses und der oberen Thoraxabschnitte, kann als papierartiges Knistern gefühlt und gleichzeitig gehört werden. Ist die Blutkörperchensenkungsgeschwindigkeit stark beschleunigt und liegt eine Leukozytose mit Linksverschiebung vor, dann können die asthmatischen Symptome auch im Zusammenhang mit einer bakteriellen Infektion stehen. Bei akuten asthmatischen Beschwerden ist die Kontrolle der Blutgase wichtig. Häufig besteht eine mäßiggradige Hypoxie, die durch Sauerstoffzufuhr ausgeglichen werden kann. Gefährlich ist der Anstieg des pCO_2 über 55 Torr. Das Kind ist jetzt durch eine globale *respiratorische Insuffizienz* bedroht und bedarf einer intensivmedizinischen Überwachung und ggf. Behandlung.

Sehr viel schwieriger ist die Diagnostik der ätiologischen Faktoren. Leidet das Kind gleichzeitig an einer Neurodermitis (s. S. 245) und/oder an einer allergischen Rhinitis-Konjunktivitis, ist eine besondere allergische Disposition anzunehmen. Allerdings sind im Kleinkindesalter Allergien selten Ursachen asthmatischer Symptome, die Interpretation von Hauttesten ist zweifelhaft. Blutuntersuchungen geben keinen sicheren Aufschluß. Vom 5.–6. Lebensjahr an können Hautteste und Schleimhaut-Provokationsteste zum

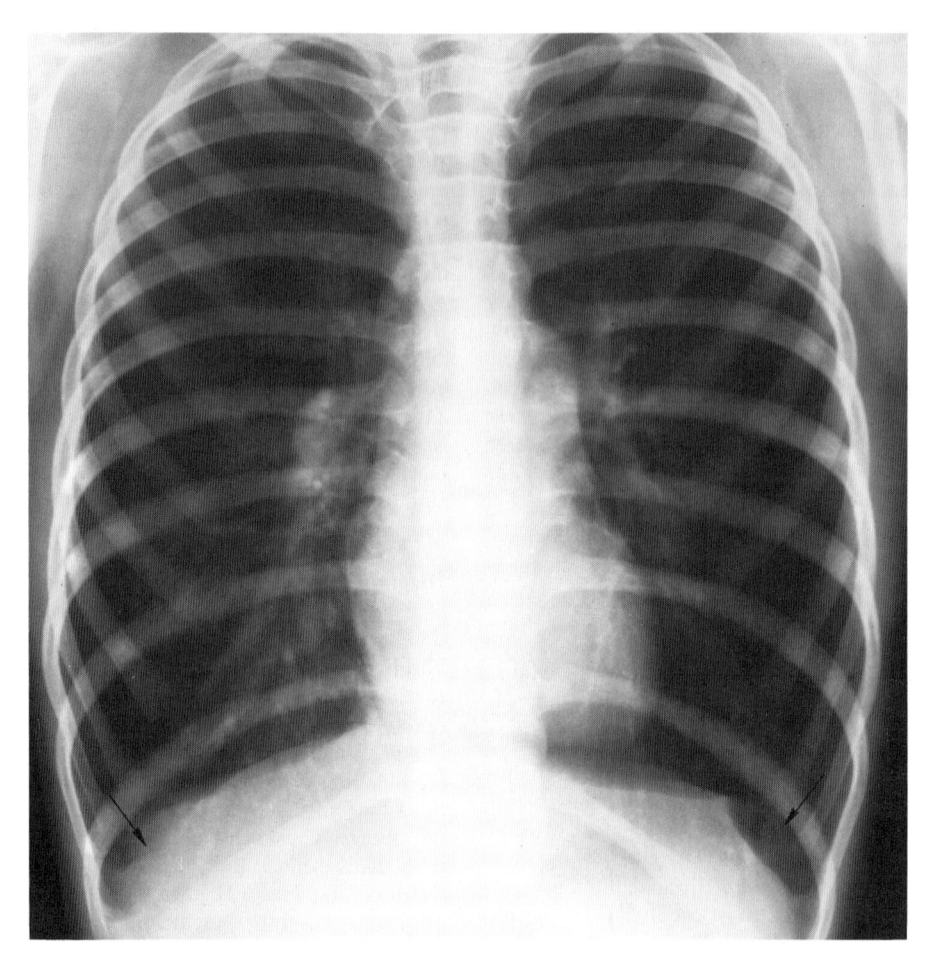

Abb. 6.4 Extrem überblähte Lunge bei einem Kind mit Asthma bronchiale. Die Zwerchfelle stehen tief (Patient 7¼ Jahre alt).

Nachweis einer Allergie durchgeführt werden. Hautteste sind häufig positiv und beweisen die allergische Ursache der Symptome nicht in jedem Fall. Lediglich bei eindeutigem Pollenasthma können die Hautteste als verbindlich angesehen werden. Bei ganzjährigem Asthma sind neben Hauttestungen Schleimhaut-Provokationstestungen unerläßlich (mit Hausstaubmilbenallergen, Schimmelpilzallergenen, evtl. mit verschiedenen Tierhaarallergenen). Bei positiven Reaktionen ist aber noch nicht bewiesen, ob diese Allergene wirklich wesentlich die klinischen Symptome verursachen. Allergische Untersuchungen im Blut (Nachweis von spezifischem IgE) sind Hauttestungen etwa gleichwertig.

Die spezifische Reizüberempfindlichkeit wird mit dem Histaminprovokationstest oder dem Laufbelastungstest nachgewiesen.

Lungenfunktionsuntersuchungen sind vor allem im symptomfreien Intervall notwendig, um frühzeitig bleibende Veränderungen, besonders Obstruktionen in den kleinen Bronchien, zu erkennen. Bei akuten Beschwerden ergeben sie meist nicht mehr Information als die Inspektion und die Auskultation.

Schließlich können auch andere Erkrankungen ein Asthmasyndrom imitieren: Vor allem unerkannt gebliebene aspirierte Fremdkörper, die Mukoviszidose, Bronchiektasen und Bronchusstenosen. Bei schwer zu behandelndem Asthma unklarer Ätiologie ist daher die bronchologische Diagnostik indiziert.

Verlauf und Prognose: Durch die moderne Therapie ist auch bei schwerem akutem Asthmaanfall die Prognose meist gut; Todesfälle sind ausgesprochen selten. Allerdings können im Schulalter plötzliche Todesfälle eintreten (häufig nachts oder in den frühen Morgenstunden), die ätiologisch nicht sicher geklärt sind (permanente Obstruktion kleiner Bronchien mit anhaltender Hypoxie, akutes Rechtsherzversagen). 70–80% aller Säuglinge und Kleinkinder mit obstruktiver Bronchitis haben nach dem 5.–6. Lebensjahr keine oder nur noch ganz vereinzelt asthmatische Symptome. Bei den übrigen 20–30% wandeln sich die Symptome mit dem Schulalter. Meist werden jetzt häufiger Asthmaanfälle beobachtet. Die früher jahreszeitlich unabhängig auftretenden Symptome werden zunehmend in Zusammenhang mit allergischen Reaktionen festgestellt. Von den Kindern, die im Schulalter noch Asthma haben oder dann erst an Asthma bronchiale erkranken, verlieren etwa 60% die Symptome zwischen dem 14. und 18. Lebensjahr, bei den übrigen 40% können die Symptome unvermindert bestehen bleiben oder nur vorübergehend an Intensität und Frequenz zurückgehen.

Grundzüge der Behandlung: Die akuten Beschwerden werden symptomatisch behandelt. Zur *Verflüssigung des zähen Schleims* sind hohe Luftfeuchtigkeit und Sekretolytika sinnvoll; *Bronchospasmolytika* stehen zur Inhalation, zur oralen Einnahme oder zur Injektion zur Verfügung. Bei Kleinkindern mit obstruktiver Bronchitis helfen Bronchospasmolytika weniger gut. Bewährt haben sich *Theophyllinpräparate* besonders bei starken Beschwerden. *Kortikosteroide* beeinflussen vor allem die Entzündung, sollten aber nur bei bedrohlichen Zuständen gegeben werden. Trotz der oft erheblichen Unruhe der Kinder sind *Sedativa* bei akuten Beschwerden gefährlich, da sie die Atemtätigkeit vermindern können.

Die *Langzeitbehandlung* hat zum Ziel, dem Auftreten asthmatischer Symptome vorzubeugen. Bei gesicherter Allergie muß entweder der weitere Allergenkontakt vermieden werden *(Expositionsprophylaxe,* z. B. Abschaffen der Federkernmatratze und der Daunenbetten, Abschaffen der Haustiere) oder kann die *Hyposensibilisierungsbehandlung* versucht werden (Injektionstherapie mit steigenden Dosen des betreffenden Allergens über mindestens 3 Jahre). Der Erfolg der Hyposensibilisierung ist bei der Pollenallergie recht gut, bei allen anderen Allergenen unbefriedigend. Vorbeugend wirkt auch die regelmäßige Inhalation von *Dinatriumcromoglicicum.* Die Reizüberempfindlichkeit der Schleimhäute wird durch eine über Monate und Jahre andauernde *Inhalationsbehandlung* z. B. mit isotoner Kochsalzlösung vermindert. Natürlich müssen alle Reizstoffe vermieden werden, insbesondere soll das Rauchen im Wohnbereich der Kinder eingestellt werden. Kuren (mindestens 6–8 Wochen) unterstützen diese Maßnahmen. Bei Kindern, die ständig Beschwerden haben, ist die Langzeitbehandlung mit *Bronchospasmolytika* und/oder mit *Theophyllinpräparaten* nicht immer zu vermeiden. Etwa 10% aller Schulkinder mit ganzjährigem Asthma benötigen kurzfristig, vereinzelt auch langfristig *Kortikosteroide* (Nebenwirkungen wie CUSHING, Wachstumsstörungen, Osteoporose, Magenulzera müssen in Kauf genommen werden). Vor der Langzeittherapie mit systemisch wirkenden Steroiden sollten topisch wirksame Steroide inhalativ angewandt werden. Bei über 80% der Kinder kann dann auf die Gabe von systemisch wirkenden Steroiden verzichtet werden. Topisch wirksame Steroide (z. B. Beclometason, Budenoside) führen auch bei Langzeitanwendung nicht zu den typischen Steroidnebenwirkungen.

8.1 Schwerer Asthmaanfall

Der schwere Asthmaanfall ist subjektiv beschrieben als schwerste Atemnot in Ruhe bei extremer Überblähung der Lunge und mit Einsatz der Atemhilfsmuskulatur. Die Exspirationsphase ist erheblich verlängert. Pfeifgeräusche sind deutlich zu hören. Meist ist eine mäßiggradige Lippenzyanose zu erkennen. Dauert dieser Zustand unbeeinflußbar über mindestens 12 Stunden an, wird von *Status asthmaticus* gesprochen. Der schwere Asthmaanfall ist immer eine Notfallsituation. Die Kinder müssen intensivmedizinisch überwacht werden. Entwickelt sich eine respiratorische Globalinsuffizienz (Anstieg des pCO_2-Wertes, regelmäßige Blutgaskontrollen sind daher notwendig), müssen die Kinder intubiert und beatmet werden (Halothannarkose, Halothan wirkt bronchospasmolytisch). In Tabelle 6.5 sind die wichtigsten therapeutischen Maßnahmen angeführt. Alle pflegerischen Maßnahmen sollten in ruhiger, besonnener Atmosphäre erfolgen. Beruhigung ist für die Kinder, die Angst vor dem Erstickungstod haben, entscheidend.

Tabelle 6.5 Maßnahmen beim schweren Asthmaanfall.

Allgemeine Maßnahmen
Hochlagerung des Oberkörpers
Kontrolle der Blutgase alle 2–4 Stunden
Sauerstoffinsufflation bei pO_2 unter 70 Torr
(Vorsicht – Kontrolle des pCO_2)

Sekretolyse
Anfeuchten der Atemluft (Vernebler, Raumluftbefeuchter; Vorsicht – keine Ultraschallvernebler mit Aqua dest.)
reichlich Flüssigkeitszufuhr (oral – z. B. warmer Tee; Infusion – Glukose-Elektrolyt-Infusion)
Sekretolytika wie Kalium jodatum (= Kalium-Jodid[1])

Bronchospasmolyse
als Inhalationslösung alle 2–4 Stunden,
z. B. Salbutamol-Lösung
als Dosieraerosol alle 2–4 Stunden,
z. B. Fenoterol-Spray
als Injektion alle 4–6 Stunden,
z. B. Terbutalin s.c.
Euphyllin i.v. oder als Infusionslösung

Antientzündliche Maßnahmen
Antibiotika bei Verdacht auf bakterielle Infektion, z. B. Ampicillin i.v.

---

[1] s. Fußnote S. 90

8.2 Bronchiolitis

Es handelt sich um eine virusbedingte, entzündliche Erkrankung der kleinen Bronchien. Die Erkrankung wird nur im Säuglingsalter, selten auch im 2. Lebensjahr beobachtet. Die häufigsten Erreger sind RS-Viren[2], seltener Influenzaviren. Die klinischen Symptome ähneln denen der obstruktiven Bronchitis; im Einzelfall ist eine Unterscheidung nicht möglich. Die Überblähung der Lungen ist häufig sehr ausgeprägt, Giemen und Brummen sind bei der Auskultation auffallend wenig zu hören, eher feinblasige Rasselgeräusche. Frühzeitig entwickelt sich eine Zyanose. Die Säuglinge trinken schlecht (Dyspnoe). Im Thoraxröntgenbild fällt nicht nur die starke Lungenüberblähung auf, sondern auch peribronchiale Infiltrationen sind sichtbar.

Nach wenigen Tagen bessern sich die klinischen Symptome, die Überblähung geht zurück, Giemen kann jetzt besser gehört werden und bleibt noch längere Zeit (manchmal über Wochen) nachweisbar. Ein Teil der Kinder leidet später an Asthma bronchiale. Die Behandlung umfaßt neben reichlicher Flüssigkeitszufuhr die Befeuchtung der Atemluft, Sekretolytika, evtl. Abklopfmassagen.

Die Wirkung von Theophyllinpräparaten wird unterschiedlich beurteilt, Bronchospasmolytika sind wenig wirksam. In bedrohlichen Fällen werden für einige Tage Kortikosteroide empfohlen (antiinflammatorische Wirkung). Bei Zyanose ist die Sauerstoffinsufflation sinnvoll (Oxydomhaube, 30–40% angefeuchteter Sauerstoff, Blutgaskontrollen notwendig). Selten müssen diese Kinder auch beatmet werden. Als hilfreich wird die Freiluftbehandlung angesehen, sofern keine zu hohe Luftverschmutzung vorliegt. Einreibungen sind nutzlos. Die Säuglinge sollten nicht unnötig belastet werden, evtl. einige Tage Nahrungsaufnahme über Sonde.

9 Fremdkörperaspiration

Definition und Häufigkeit: Gelangen Flüssigkeiten und feste Stoffe beim Schluckakt oder bei tiefer Inspiration in die Trachea oder in die intrathorakalen Atemwege, so wird von *Fremdkörperaspiration* gesprochen. Die Aspiration von erbrochenem Mageninhalt wird dazu gerechnet. Flüssige Nahrung und Mageninhalt werden vor allem bei Neugeborenen und jungen Säuglingen aspiriert, feste Nahrungsbestandteile und andere Gegenstände (in den Mund genommenes Spielzeug) vor allem im Kleinkindesalter. Von den festen Stoffen werden am häufigsten Nüsse *(Erdnüsse)*, dann kleine Kugeln und Spielzeugteile aspiriert.

Ätiologie und Pathogenese: Die Aspiration von Erbrochenem wird besonders bei jungen Säuglingen mit *gastroösophagealem Reflux* beobachtet. Da junge Säuglinge unmittelbar nach der Nahrungsaufnahme zum Erbrechen neigen, sollten sie nicht in Rückenlage in das Bett gelegt werden, sondern in seitlichen Positionen oder in Bauchlage. Die Aspiration von Mageninhalt führt immer zu einer – meist hämorrhagischnekrotisierenden – Entzündung der Schleimhäu-

---

[2] RS: Abkürzung für Respiratory syncytial.

te von Trachea und Bronchien. Gelangt das Material in die Lungenperipherie, entwickelt sich eine Bronchopneumonie. Wiederholte Aspirationen in den ersten Lebensstunden sind typisch für die *Ösophagusatresie;* in den ersten Lebenstagen weisen sie auf eine *tracheoösophageale Fistel* hin. Die Aspiration von festen Stoffen erfolgt meist unbeobachtet beim Spielen. Je nach Größe bleibt der Fremdkörper im Kehlkopf, in der Luftröhre oder in den großen Bronchien hängen, häufiger im rechten als im linken Hauptbronchus. Verschließt der Fremdkörper das Bronchiallumen vollständig, entwickelt sich eine *Atelektase* des dahinter gelegenen Lungenabschnittes. Häufiger aber kommt es nur zur teilweisen Bronchusverlegung mit Ventilmechanismus: Während der Inspiration gelangt noch Luft in den Lungenbezirk, während der Exspiration kollabiert der Bronchus um den Fremdkörper. Die Luft entweicht dann nicht mehr. Die hinter dem Fremdkörper gelegenen Lungenabschnitte überblähen mehr und mehr *(akutes Emphysem).*

Bleiben kleinere Fremdkörper, die das Bronchiallumen nicht wesentlich einengen, unerkannt, so werden sie schließlich durch entzündliche Schleimhautreaktionen fest mit Granulationsgewebe umgeben. Erst Wochen, selten Jahre später entwickeln sich *chronische, eitrige Lungenentzündungen.* Die Fremdkörper werden dann zufällig bei einer bronchologischen Diagnostik entdeckt.

Krankheitsbild und Diagnose: Leitsymptom der Fremdkörperaspiration ist der *Husten,* der bei der Aspiration von festen Fremdkörpern anfallsartig, verbunden mit Erstickungsgefahr, sein kann. Liegt der Fremdkörper im Kehlkopf oder in der Luftröhre, bleibt der Husten bestehen. Es entwickelt sich eine Zyanose. Aus Angst werden die Kinder meist rasch zum Arzt gebracht. Eine Röntgenaufnahme der Trachea ist nur bei kontrastgebenden Fremdkörpern sinnvoll (Metallgegenstände); im übrigen ist die Diagnose durch die rasche Bronchoskopie zu stellen. Sie ist gleichzeitig auch die entscheidende Behandlung. Bei hochsitzenden Fremdkörpern besteht akute Lebensgefahr.

Gelangt der Fremdkörper in die Hauptbronchien, hält der hartnäckige trockene Husten meist an; in der Regel besteht keine Zyanose und keine unmittelbare Lebensgefahr. Wird bei der Thoraxröntgenaufnahme der Fremdkörper nicht gesehen, so weist die einseitig überblähte Lunge mit Verlagerung des Mediastinums zur gesunden Seite auf die Aspiration hin. Diese Verlagerung nimmt bei der Ausatmung noch zu. Die Diagnose wird dann endgültig durch die *Bronchoskopie* gesichert, die auch im Verdachtsfall immer durchgeführt werden soll. Da mitunter die klinischen Symptome tief liegender Fremdkörper sehr diskret bleiben können und die Aspiration übersehen wird, ist der Verdacht einer Fremdkörperaspiration bei allen Kleinkindern mit hartnäckigem trockenem Husten über Wochen oder Monate gegeben. Ergibt die Ventilationsszintigraphie eine regionale Belüftungsstörung, ist auch bei unauffälligem Thoraxröntgenbild die Bronchoskopie durchzuführen.

Die Aspiration von *Flüssigkeiten* verläuft meist weniger dramatisch. Der Husten ist wieder Leitsymptom. Da sich in der Regel anschließend eine Bronchopneumonie entwickelt, ist auf Fieber und Rasselgeräusche über der Lunge zu achten. Die Thoraxröntgenaufnahme zeigt meist frühzeitig die bronchopneumonischen Infiltrate.

Grundzüge der Behandlung und Prognose: Bei der Aspiration von festen Fremdkörpern muß unverzüglich die Bronchoskopie erfolgen mit dem Ziel, den Fremdkörper zu extrahieren. Anschließend ist für 24–48 Stunden eine gründliche physikalische Therapie notwendig mit Inhalationen und Klopfmassage, um den Sekretfluß zu verbessern. Eine antibiotische Behandlung ist selten indiziert (bei länger zurückliegender Aspiration und bei Aspiration vor allem von Brot- und Fleischstückchen).

Nach Aspiration von Erbrochenem ist die endoskopische Absaugung eventuell mit Spülung (isotone Kochsalzlösung) sinnvoll, um vor allem die aggressive Salzsäure des Magens zu entfernen. Sonst genügt bei Aspiration von flüssiger Nahrung das gründliche Absaugen des nasopharyngealen Raumes, unter Umständen auch der Trachea und die intensive Klopfmassage mit Lagerungsdrainage. Die antibiotische Behandlung ist bei Säuglingen notwendig.

Bei richtiger und konsequenter Therapie ist die Prognose der Aspiration gut. Bleiben feste Fremdkörper längere Zeit unerkannt, können sich abszedierende Pneumonien und Bronchiektasen entwickeln. Vereinzelt ahmen Fremdkörper auch ein Asthmasyndrom nach.

10 Pneumonien

Definition und Häufigkeit: Pneumonien sind meist infektiöse Erkrankungen des Lungenparenchyms. Besonders im Säuglings- und Kleinkindesalter sind auch die dem erkrankten Lungenparenchym zugehörigen Bronchialabschnitte mit erkrankt: *Bronchopneumonien*. Bronchopneumonien sind häufig über mehrere Lungensegmente oder Lungenlappen verteilt, während die eher für das Schulalter typischen Pneumonien auf einzelne Segmente oder Lappen begrenzt sind: *Segment- oder Lobärpneumonien*. Bronchopneumonien sind im Kindesalter häufig, wenn auch genaue Zahlen nicht vorliegen. Dagegen sind die früher typischen Segment- und Lobärpneumonien zurückgegangen.

Ätiologie und Pathogenese: Im Neugeborenen- und jungen Säuglingsalter sind die Mehrzahl aller Pneumonien durch Bakterien verursacht, später stehen die viralen Pneumonien sowie solche durch Mykoplasmen ganz im Vordergrund. Allerdings können sich auf virale Infektionen sekundäre bakterielle Infektionen aufpfropfen: sekundäre bakterielle Bronchopneumonie durch Superinfektion. Die wichtigsten bakteriellen Erreger der primären Pneumonie sind in Tabelle 6.6 aufgeführt. Die Aspirationspneumonie ist immer eine vielherdige Bronchopneumonie, meist durch Problemkeime verursacht. Pneumonien durch Pilze werden vor allem bei Kindern mit Immunmangelkrankheiten und bei Kindern unter immunsuppressiver Therapie beobachtet.

Nicht bakterielle Pneumonien kommen vor allem bei Vergiftungen (Petroleumpneumonie) und bei Aspiration von zu reichlich eingenommenen ölhaltigen Nasentropfen (Lipoidpneumonie) vor.

Tabelle 6.6 Häufige Erreger von Pneumonien in Abhängigkeit vom Lebensalter.

Lebensalter	Häufigste Erreger
Neugeborene	*gramnegative* und *grampositive* Keime (häufig „Problemkeime")
Säuglinge und Kleinstkinder bis zum vollendeten 2. Lebensjahr	*Staphylokokken* *Haemophilus influenzae* *Pneumokokken* *(Streptokokken)*
Kleinkinder und Schulkinder	*Pneumokokken* *Mykoplasmen* *Streptokokken* *Haemophilus influenzae*

Krankheitsbild und Diagnose: Die typischen *klinischen Zeichen* einer Pneumonie sind Tachypnoe, Dyspnoe, eventuell mit Zyanose, Nasenflügeln (besonders im Säuglingsalter), Husten (anfangs trocken, später produktiv), bei ausgedehntem Lungenbefall interkostale, juguläre Einziehungen. Die Kinder sind krank. Die Körpertemperatur ist meist erhöht, im Säuglingsalter kann sie normal sein. Über der erkrankten Lungenseite ist der Klopfschall gedämpft, das Atemgeräusch nach Ausprägung des Befundes entweder abgeschwächt oder verschärft. Feinblasige Rasselgeräusche können gehört werden. Charakteristische Laborbefunde gibt es nicht: Bei bakteriellen Pneumonien ist die BKS meist beschleunigt, im Blutbild Leukozytose mit Linksverschiebung. Virale Pneumonien treten meist im Zusammenhang mit Virusinfektionen des Nasen-Rachen-Raumes auf. Bei manchen Pneumonien, besonders bei der Pneumokokkenpneumonie, klagen die Kinder über akute Bauchschmerzen (Differentialdiagnose: akute Appendizitis) oder über starke Kopfschmerzen und scheinen nackensteif zu sein (sog. Meningismus). Erkrankt die Pleura mit (Pleuritis), wird die Inspirationsphase häufig mit einem kurzen Stöhnen vorzeitig beendet (Pleuraschmerz), die Kinder schonen die erkrankte Seite (Schiefhaltung, verminderte Atemexkursion).

Die *Diagnose* einer Pneumonie wird durch das Thoraxröntgenbild bewiesen. Bei Säuglingen und Kleinkindern mit hohem Fieber sollte auch bei fehlenden klinischen Befunden eine Thoraxröntgenaufnahme angefertigt werden, da sonst Pneumonien übersehen werden können.

Die ätiologische Diagnostik ist meist unbefriedigend: Der Bakteriennachweis aus Sputum ist im Kindesalter kaum möglich oder wenig präzise. Blutkulturen, die immer abgenommen werden sollten, sind in einem Drittel der Fälle positiv und dann beweisend. Viruspneumonien können durch den Antigennachweis, z. B. aus tiefem Rachenabstrich, gesichert werden, die serologische Diagnostik ist auf einen (späteren) Kontrolltiter angewiesen, das Ergebnis hat dann meist keine parktische Konsequenz mehr.

Verlauf und Prognose: Die Neugeborenenpneumonie tritt im Rahmen einer Sepsis mit Problemkeimen auf, ihre Prognose ist ernst und hängt davon ab, ob die Keime ausreichend behandelt werden können (Gefahr der Resistenz).

Virale Pneumonien verlaufen als Bronchopneumonien gutartig und heilen innerhalb von 1–2 Wochen aus. Tritt eine bakterielle Superinfektion auf (zweiter Fieberschub), hängen der Verlauf und die Prognose davon ab, ob das richtige Antibiotikum eingesetzt wird.

Von den primären bakteriellen Pneumonien sind vor allem die durch Staphylococcus aureus im Säuglings- und Kleinstkindesalter gefährlich (s. u.). Im übrigen verlaufen die bakteriellen Pneumonien infolge wirksamer Antibiotika heute meist gutartig.

Pilzpneumonien sind meist problematisch, vor allem infolge der Grundkrankheit.

Grundzüge der Behandlung: Bakterielle Pneumonien (primär oder sekundär) müssen antibiotisch behandelt werden. Mit Beginn der Antibiotikaära haben bakterielle Pneumonien jenseits der Neugeborenenperiode an Schrecken verloren. Die Auswahl der Antibiotika richtet sich nach den entsprechend der Altersgruppe zu erwartenden Keimen: im Säuglingsalter jenseits der Neugeborenenperiode vor allem Staphylokokken und eventuell Kolikeime (Oxacillin und Amoxicillin), vom 2.–4. Lebensjahr neben Pneumokokken vor allem Hämophiluskeime (Amoxicillin), ab 5. Lebensjahr Pneumokokken (Penicillin G) oder Mykoplasmen (Erythromycin).

Sind Zeichen der Rechtsherzbelastung zu erkennen (große Leber, Ödeme), ist die Digitalisierung notwendig.

Im übrigen sind symptomatische Maßnahmen sinnvoll: Antipyretika bei hohem Fieber, bei hartnäckigem Husten initial Hustensedativa (Paracodin), später besser Sekretolytika und hohe Luftfeuchtigkeit. Bei Zyanose Sauerstoffinsufflation mit Oxydomhaube oder Nasensonde; Trichter sind meist wirkungslos. Im akuten Krankheitsstadium ist jede unnötige Belastung des Kindes zu vermeiden: keine unnötigen Untersuchungen, eventuell parenterale Ernährung oder häufig kleine Mahlzeiten (kalorienreich) mit reichlich oraler Flüssigkeitszufuhr.

10.1 Besondere Verlaufsformen

10.1.1 Staphylokokkenpneumonie

Der Erreger ist Staphylococcus aureus. Befallen werden besonders Neugeborene und Säuglinge, seltener Kleinstkinder. Charakteristisch sind frühzeitige Abszeßbildungen *(primär abszedierende Pneumonie* (Abb. 6.5). Perforieren die Ab-

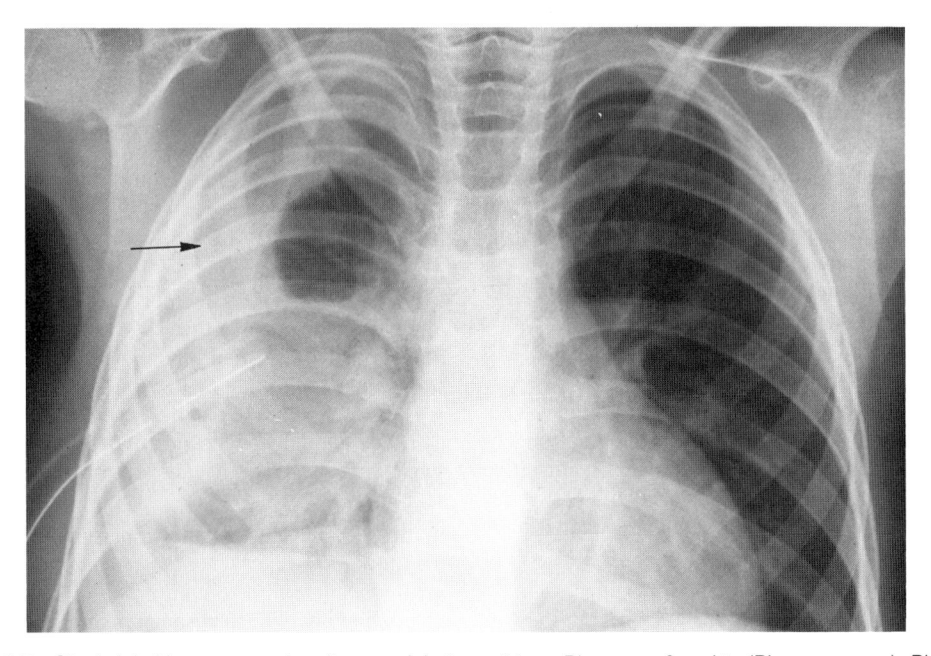

Abb. 6.5 Staphylokokkenpneumonie mit ausgedehntem eitrigen Pleuraerguß rechts (Pleuraempyem), Pleuradrainage (Patient 5½ Jahre alt).

szesse in die Pleurahöhle, entwickelt sich eine eitrige Pleuritis *(Pleuraempyem)*, unter Umständen kombiniert mit einer Luftansammlung *(Pyopneumothorax)*. Die infizierten Säuglinge sind in wenigen Stunden schwerst krank. Sepsiszeichen können beobachtet werden wie graulivides Aussehen der Kinder, kühle Extremitäten, aufgetriebenes Abdomen, Bewußtseinseintrübung. Eine rasche Behandlung mit Oxacillin muß begonnen werden; bei Pleuraempyem ist die Pleuradrainage nicht zu umgehen. Bei rechtzeitigem Therapiebeginn ist die Prognose heute sehr viel besser, Spätkomplikationen wie *Pleuraschwarten*, bleibende Höhlenbildungen *(Pneumatozelen)* oder *Lungenabszesse* sind seltener geworden. Auch die Mortalität ist erheblich zurückgegangen.

10.1.2 Pneumokokkenpneumonie

Pneumokokken sind die Erreger der klassischen Segment- oder Lobärpneumonie, die unbehandelt in vier charakteristischen Stadien abläuft.

Nach der Initialphase von 24 Stunden Dauer (Stadium der Anschoppung) folgt das Stadium der „roten Hepatisation" (die Alveolen sind mit einem erythrozytenreichen Exsudat ausgefüllt). Zwei Tage später folgt das Stadium der „grauen Hepatisation" (die Alveolen sind jetzt mit Granulozyten und vor allem geronnenem Fibrin ausgefüllt). Danach folgt das vierte Stadium, das Stadium der „gelben Hepatisation": Massenhaft Granulozyten wandern in das fibrinreiche, geronnene Exsudat ein und lösen es auf. Der verflüssigte alveolare Inhalt wird zum größten Teil resorbiert, teilweise auch ausgehustet (Lyse).

Die Krankheit endet mit einer dramatischen Entfieberung, ein Kreislaufkollaps kann eintreten. Charakteristisch für die Lobärpneumonie ist die Pleurabeteiligung (Pleuraschmerzen); an Komplikationen können Otitis media und Meningitis auftreten. Oft wird ein Herpes labialis beobachtet (sog. *Fieberbläschen*). Die Diagnose ergibt sich aus dem charakteristischen Verlauf.

Im Thoraxröntgenbild ist eine homogene Verschattung eines Lungensegmentes oder Lungenlappens zu erkennen. Durch eine rechtzeitige hochdosierte Behandlung mit Penicillin G ist der klinische Verlauf sehr viel weniger dramatisch.

10.1.3 Pneumonie durch Haemophilus influenzae

Haemophilus influenzae führt besonders bei Kleinkindern zu einer Pneumonie, die in der Art einer Bronchopneumonie verläuft. Meist tritt diese als Superinfektion einer primären Viruspneumonie auf. Häufig wird gleichzeitig ein Pleuraerguß nachgewiesen. Die Behandlung erfolgt mit Ampicillin i.v. oder Amoxicillin oral.

10.1.4 Streptokokkenpneumonie

Streptokokken führen selten zu einer Pneumonie (außer im Neugeborenenalter im Rahmen einer Streptokokken-B-Sepsis). Sie wird vor allem im Vorschulalter beobachtet (als Bronchopneumonie, seltener als Lobärpneumonie) und geht ebenfalls mit einer Pleurabeteiligung einher. Die Behandlung mit Penicillin G ist wirkungsvoll.

10.1.5 Mykoplasmapneumonie

Mykoplasmen, die heute zu den Bakterien gerechnet werden, sind die häufigsten Pneumonieerreger im Schulalter. Meist treten lokale Epidemien auf. Sie können uncharakteristische Bronchopneumonien, klassische Lobärpneumonien und interstitielle Pneumonien verursachen. Eine Pleuritis mit Pleuraerguß wird ebenfalls beobachtet. Die Körpertemperatur kann hoch sein, andererseits werden nur subfebrile Temperaturen beschrieben. Bei manchen Kindern fällt die Diskrepanz zwischen den ausgeprägten Veränderungen im Thoraxröntgenbild und dem geringen klinischen Kranksein auf. Bei anderen Kindern steht ein trockener Reizhusten ganz im Vordergrund der Symptome. Charakteristisch ist die extreme Beschleunigung der Blutkörperchensenkungsgeschwindigkeit und der Nachweis von Kälteagglutininen im Serum. Die Diagnose wird durch die Komplementbindungsreaktion bewiesen. Die *Behandlung* erfolgt mit Erythromycin, jenseits des 8. Lebensjahres auch mit Tetracyclin. Die Kinder können sich über Wochen abgeschlagen fühlen. Die Prognose ist insgesamt aber sehr gut.

Teilweise werden die Mykoplasmapneumonie und andere Formen *(Ornithosepneumonie, Chlamydienpneumonie* etc.) unter der Bezeichnung *atypische Pneumonien* zusammengefaßt.

10.1.6 Pneumonien bei besonderen Infektionskrankheiten

Das Masernvirus führt zu einer charakteristischen mehr interstitiellen Pneumonie (primäre Masernpneumonie) mit Ausbildung von Riesenzellen. Die Bronchopneumonie bei *Masern* ist meist Folge einer bakteriellen Superinfektion. Die Pneumonie bei *Varizellen* verläuft überwiegend interstitiell, kleine Verkalkungen können später sichtbar bleiben. Bei jungen Säuglingen mit *Pertussis* wird häufig eine Bronchopneumonie beobachtet, meist durch Superinfektion mit anderen Bakterien (Haemophilus influenzae).

10.1.7 Interstitielle plasmazelluläre Pneumonie

Der Erreger ist das Protozoon Pneumocystis carinii (nach neueren Untersuchungen wird der Erreger eher der Gruppe der Pilze zugeordnet). Früher wurde diese Pneumonie fast ausschließlich auf Frühgeborenenstationen beobachtet. Die Mortalität ist sehr hoch. Charakteristisch sind die hochgradige Tachypnoe mit interkostalen Einziehungen („steife Lunge") und die milchglasähnliche Eintrübung aller Lungenabschnitte im Thoraxröntgenbild. Die Erkrankung verläuft überwiegend interstitiell mit einer massiven Ansammlung von Plasmazellen. Heute wird diese Erkrankung besonders bei Kindern unter immunsuppressiver Therapie beobachtet und im Zusammenhang mit AIDS. Mit Cotrimoxazol wird die Pneumonie vorbeugend verhindert oder bei Erkrankungsbeginn im Verlauf günstig beeinflußt.

10.1.8 Eosinophiles Lungeninfiltrat (Löffler-Syndrom)

Es handelt sich um wenige Tage nachweisbare bronchopneumonische Infiltrate, die durch Larven besonders des *Ascaris lumbricoides* verursacht werden. Charakteristisch sind das eosinophilenreiche Exsudat in der Lunge und die ausgeprägte Bluteosinophilie. Eine spezifische Therapie ist nicht notwendig; die Prognose ist gut.

11 Emphysem und Atelektase

Unter *Emphysem* werden Überblähungszonen der Lunge verstanden, die bei strenger Definition mit einer Zerstörung der alveolären Grundstruktur einhergehen müssen. Meist werden aber auch reversible Überblähungszonen wie bei Fremdkörperaspiration und bei Asthma bronchiale dazu gerechnet: obstruktives Emphysem. Davon zu unterscheiden ist das kongenitale lobäre Emphysem des Neugeborenen (s. S. 86). Neben dem obstruktiven Emphysem wird auch vom kompensatorischen Emphysem gesprochen dann, wenn Lungenanteile geschrumpft sind und die benachbarten Bezirke durch Überdehnung diesen Raum einnehmen müssen. Die Behandlung richtet sich nach der Grundkrankheit.

Atelektasen sind luftleere Lungenbezirke. Sie sind im Kindesalter seltener durch Druck von außen entstanden (Kompressionsatelektasen) als vielmehr durch vollständige Bronchusverlegungen (Resorptionsatelektasen). Die häufigsten Ursachen für Atelektasen sind Schleimverlegungen (Schleimpfröpfe) in den Bronchien und aspirierte Fremdkörper, wenn sie den Bronchus ganz ausfüllen. Früher wurden bei der Tuberkulose im Kindesalter häufiger Resorptionsatelektasen nachgewiesen (Bronchusverschlüsse durch tuberkulöse Lymphknoten). Ausgedehnte Atelektasen liegen auch beim Atemnotsyndrom des Frühgeborenen vor. Bei kleinen Kindern mit wiederholten Atemwegsinfektionen ist häufiger der rechte Mittellappen atelektatisch (sog. *Mittellappensyndrom):* der Mittellappenbronchus ist relativ eng, seine Abzweigung ist von zahlreichen Lymphknoten umgeben, die bei entzündlicher Schwellung den engen Bronchus verschließen können.

Die klinischen Symptome der Atelektasen hängen von ihrem Ausmaß ab. Häufig bestehen keine Symptome. Ist ein ganzer Lungenlappen oder einseitig eine ganze Lunge atelektatisch, leidet das Kind an Atemnot und Zyanose. Bleiben Atelektasen über mehrere Tage erhalten, besteht die Gefahr der bakteriellen Infektion (Pneumonie). Kleinere Atelektasen durch Sekretverlegung können durch eine intensive physikalische Therapie (Inhalationen, Klopfdrainage) behandelt werden, bei ausgedehnten Atelektasen ist unter Umständen die bronchologische Behandlung notwendig.

12 Interstitielle Lungenerkrankungen – Lungenfibrose

Definition und Häufigkeit: Zahlreiche Erkrankungen betreffen nur oder überwiegend nur das Lungengerüst. Sie sind charakterisiert durch eine entzündliche, zellreiche Infiltration vor allem der Alveolarsepten, unter Umständen kombiniert mit Zellabschilferungen in die Alveolarlichtung *(Pneumonitis)*. Diese Erkrankungen können folgenlos abheilen oder aber gehen in eine *Lungenfibrose* über: vermehrte Bindegewebsbildung im Bereich der entzündeten Alveolarsepten. Mitunter sind die Ursachen einer Lungenfibrose nicht mehr festzustellen (idiopathische Lungenfibrose). Interstitielle Lungenerkrankungen und Lungenfibrosen sind im Kindesalter eher selten.

Ätiologie und Pathogenese: Allergische Reaktionen und virale Infektionen sind im Kindesalter die häufigsten Ursachen interstitieller Lungenerkrankungen. Die allergisch bedingten interstitiellen Entzündungen werden als *allergische Alveolitiden* zusammengefaßt. Häufig sind bestimmte Schimmelpilze die Ursachen wie bei der Farmerlunge oder tierische Antigene wie bei der Vogelhalter- oder Taubenzüchterlunge (auch Wellensittichkontakt kann diese Erkrankung verursachen).

Zahlreiche *Virusinfektionen* der Lunge verlaufen überwiegend im Lungeninterstitium, häufig ohne wesentliche klinische Symptome. Später ist die Ursache der Lungenfibrose nicht mehr feststellbar. Auch die primäre Masernpneumonie ist überwiegend eine interstitielle Lungenerkrankung, ebenso die Pneumocystis-carinii-Pneumonie (s. S. 101). Strahlenschäden sind im Kindesalter selten Ursache einer Erkrankung des Lungengerüsts.

Krankheitsbild und Diagnose: Interstitielle Lungenerkrankungen führen zu einer Versteifung der Lunge, die Kinder atmen eher oberflächlich, dafür mit höherer Atemfrequenz. Interkostale Einziehungen sind verstärkt zu sehen. Die körperliche Belastbarkeit ist eingeschränkt. Die verdickten Alveolarsepten führen zu einem erschwerten Gasaustausch (Diffusionsstörung vor allem für Sauerstoff): Die Kinder haben eine Zyanose unterschiedlicher Ausprägung, die sich bei körperlicher Belastung verstärken kann. Die Lungenvolumina sind vermindert (Lungenschrumpfung, restriktive Ventilationsstörung). Entscheidend ist das Thoraxröntgenbild, das diffus in allen Lungenabschnitten eine fein retikuläre Strukturvermehrung zeigt. Im fortgeschrittenen Stadium entwickeln sich *Trommelschlegelfinger* (kolbige Auftreibungen der Finger- und Zehenendglieder mit Vorwölbung der Nägel, als *Uhrglasnägel* bezeichnet).

Kinder mit allergischer Alveolitis haben nach Allergenkontakt in den folgenden 24–48 Stunden unter Umständen Fieber, Husten und fühlen sich sehr schlapp. Über der Lunge können dann feinblasige Rasselgeräusche gehört werden. Mit Hauttesten und speziellen serologischen Untersuchungen (Nachweis präzipitierender Antikörper im Serum) kann die allergische Ätiologie weitgehend gesichert werden.

Mit der offenen Lungenbiopsie wird vor allem das Ausmaß der interstitiellen Lungenschädigung festgestellt.

Verlauf und Prognose: Unbehandelt führen fortschreitende interstitielle Lungenerkrankungen schließlich frühzeitig zum Tode, meist infolge Rechtsherzversagens. Wird die allergische Alveolitis aber frühzeitig erkannt (vor Übergang in das Fibrosestadium), ist bei konsequenter Behandlung eine Ausheilung, zumindest ein Stillstand der Erkrankung zu erreichen.

Grundzüge der Behandlung: Liegt eine allergische Alveolitis im frischen Stadium vor, ist der weitere Allergenkontakt unbedingt zu vermeiden (Expositionsprophylaxe). Mitunter ist dann nicht einmal eine Kortikosteroidbehandlung notwendig. Im übrigen wird bei interstitiellen Lungenerkrankungen versucht, durch langfristige Gabe von Kortikosteroiden den Entzündungsvorgang zu stoppen und die weitere Vernarbung dadurch zu verhindern. Im fortgeschrittenen Narbenstadium ist diese Behandlung nicht mehr erfolgreich.

Die Behandlung ist dann nur noch symptomatisch: Sauerstoffzufuhr bei Zyanose, Digitalisierung bei Rechtsherzbelastung.

13 Mukoviszidose (zystische Fibrose) (vgl. auch S. 179)

Die *pulmonalen Symptome* der Mukoviszidose manifestieren sich meist bis zum 2. bis 3. Lebensjahr, können aber auch erst im 10. bis 12. Lebensjahr in Erscheinung treten (sog. Spätmanifestation). Die klinischen Leitsymptome sind persistierender Husten, der meist produktiv ist, mitunter auch *pertussisähnlich*. Manche Kinder mit Mukoviszidose haben asthmaähnliche Beschwerden, so daß die eigentliche Erkrankung anfangs fehlgedeutet wird. Diese verschiedenartigen Krankheitszeichen werden verursacht durch die vermehrte Bildung eines zähen Sekretes durch die Bronchialdrüsen. Dieses Sekret verstopft zunehmend die kleineren Bronchien. Darüber hinaus ist dieses zähe Sekret ein sehr günstiger Nährboden für verschiedene Bakterien, vor allem für Staphylokokken und Pseudomonas-Keime. Neben der Verstopfung sind daher frühzeitig wiederholte und auch schwer zu behandelnde *Bronchopneumonien* zu beobachten, die zunehmend das Lungengewebe zerstören. Damit ist die Sauerstoffaufnahme mehr und mehr vermindert; die Kinder werden im Laufe der Erkrankung zyanotisch und entwickeln *Trommelschlegelfinger*. Der Tod tritt meist infolge respiratorischer Insuffizienz oder akuten Rechtsherzversagens ein.

Charakteristisch für die Mukoviszidose sind ferner chronisch-entzündliche Veränderungen auch im Bereich der Schleimhäute der Nasen und der Nasennebenhöhlen *(Sinusitis)*. Die Nasenschleimhaut bildet häufig *Polypen,* so daß die Nasenatmung stark behindert ist. Die Nasennebenhöhlen sind homogen verschattet, die Verschattung kann kaum beeinflußt werden.

Prognose: Unbehandelt starben die meisten Kinder früher im Kleinkindesalter. Die Prognose ist heute bedeutend günstiger, die mittlere Überlebenszeit beträgt über 25 Jahre. Einige Patienten sind über 30 Jahre alt.

Behandlung: Dieser Erfolg ist nur durch eine konsequente und für die Patienten mühevolle Therapie zu erreichen. Vor allem muß versucht werden, das zähe Sekret aus den kleinen Bronchien zu entfernen. Dies bedeutet: *tägliche Inhalationen* z. B. mit isotonischer Kochsalzlösung meist unter Zusatz von Bronchospasmolytika. Die Kinder bekommen dazu Inhalationsgeräte nach Hause verordnet.

Früher wurden Kinder mit Mukoviszidose nachts in ein Nebelzelt gelegt. Diese Behandlung ist aber verlassen worden.

Durch intensive *Abklopfdrainage* über allen Thoraxabschnitten wird versucht, das durch die Inhalation verflüssigte Sekret aus den kleinen Bronchien in die zentralen Bronchialabschnitte und die Trachea zu transportieren, damit es von dort abgehustet werden kann. Die Abklopfdrainage muß mindestens 2mal täglich durchgeführt werden. Sehr effektiv ist auch die *autogene Drainage,* die der Patient selbst anwenden kann.

Entscheidend ist die *antibiotische Therapie*. Mit ihr soll die Keimbesiedelung des Bronchialsekretes verhindert werden. In der Frühphase der Erkrankung werden vor allem Staphylokokken- und Haemophilus-wirksame Antibiotika eingesetzt, bei chronischer Besiedelung mit schleimbildenden Pseudomonasstämmen ist nur eine intravenöse Therapie für 14 Tage sinnvoll (z. B. mit Tobramycin und Azlocillin).

In einigen Mukoviszidosezentren wird eine staphylokokkenwirksame Dauerbehandlung mit Antibiotika über Jahre empfohlen, andere Zentren behandeln nur bei nachgewiesener Infektion. Die Langzeitergebnisse scheinen mit beiden Behandlungsmethoden gleichwertig zu sein.

Schließlich spielt auch die *psychologische* Betreuung der Familien und der heranwachsenden Kinder eine große Rolle. Die Familien müssen immer wieder davon überzeugt werden, daß die tägliche Inhalations- und Abklopfbehandlung zu Hause nicht unterlassen werden darf. Die heranwachsenden Jugendlichen müssen zunehmend lernen, mit der schweren Erkrankung zu leben und sich nicht wegen der ständigen Sekretexpektoration zu schämen.

Schließlich muß ihnen geholfen werden, mit der Tatsache fertig zu werden, daß ihre Erkrankung unheilbar ist und die Lebenserwartung verkürzt. Besonders schwierig ist es für diese Jugendlichen, nach Ende der Schulzeit eine Ausbildungsstelle und nach beendigter Ausbildung einen Arbeitsplatz zu finden.

14 Tumoren

Tumoren des Lungenparenchyms sind ausgesprochen selten im Kindesalter. Dagegen können sich **Metastasen** in der Lunge absiedeln, so vor allem bei *malignen Knochentumoren.*

Primäre Tumoren gehen vor allem vom Mediastinum aus. Im *vorderen* Mediastinum werden besonders Tumoren des Thymus gefunden, die meist bösartig sind: *Thymussarkome, Lymphosarkome.*

Die im Säuglings- und Kleinkindesalter im Thoraxröntgenbild häufig nachweisbare *Thymushyperplasie*, die einen Tumor vortäuschen kann, ist eine physiologische Vergrößerung des Thymusgewebes im Rahmen der ausreifenden Abwehrfunktionen des Kindes. Die Thymushyperplasie verläuft ohne klinische Symptome. Im späteren Schulalter bildet sich der Thymus zurück und ist dann nicht mehr nachweisbar *(Thymusinvolution).*

Im *mittleren* Mediastinum gelegen, sind vor allem Tumoren der dort reichlich vorhandenen Lymphknoten, meist im Rahmen systemischer maligner Erkrankungen wie beim *Lymphosarkom,* beim *Morbus Hodgkin* und bei der *akuten Leukämie.* Tuberkulöse Lymphknotenschwellungen können Tumoren vortäuschen.

Im *hinteren* Mediastinum tritt als Tumor vor allem das Neuroblastom auf (s. S. 158).

15 Pleuraerkrankungen

15.1 Pleuritis

Die Pleura erkrankt bei zahlreichen Lungenerkrankungen im Kindesalter mit. Pleuraentzündungen werden als Pleuritis bezeichnet. Pleuritiden verlaufen in der Initialphase meist ohne wesentliche Sekretbildung (trockene Pleuritis – *Pleuritis sicca),* später steht ganz die Sekretion eines Exsudates im Vordergrund (feuchte Pleuritis – *Pleuritis exsudativa).* Ist das Exsudat wäßrig, wird von seröser Pleuritis gesprochen, ist es eitrig, von purulenter Pleuritis oder *Pleuraempyem.*

Die Pleuritis sicca schmerzt erheblich, besonders bei tiefer Inspiration und beim Husten. Auskultatorisch ist ein trockenes Reiben zu hören (Lederknarren). Die erkrankte Seite wird bei der Atmung geschont. Die Schmerzen verschwinden, wenn die Exsudation auftritt. Das Pleurageräusch ist dann abgeschwächt, der Klopfschall gedämpft und lageabhängig.

Heute stehen entzündliche Pleuraerkrankungen überwiegend in Zusammenhang mit viralen oder einigen bakteriellen Pneumonien – Bronchopneumonien (seröse Pleuraergüsse, bei Staphylokokken eitrige Pleuraergüsse) –, früher war die Tuberkulose die wichtigste Ursache einer meist seröshämorrhagischen Pleuritis. Die Pleuritis exsudativa wird auch bei rheumatischen Erkrankungen beobachtet.

Die **Diagnose** des Pleuraergusses ergibt sich aus den klinischen Symptomen, dem Thoraxröntgenbild und der meist durchgeführten Pleurapunktion.

Die **Therapie** orientiert sich an der Grundkrankheit. Eitrige Pleuraergüsse müssen drainiert werden; seröse Ergüsse brauchen nur dann leerpunktiert zu werden, wenn durch die Größe der Flüssigkeitsansammlung das Lungenparenchym wesentlich verdrängt wird und Atemnot auftritt. Ist der Pleuraerguß sehr blutig, kann ein maligner Tumor vorliegen (Zytologie des Punktates) oder auch eine Verletzung (z. B. bei Unfällen).

15.2 Pneumothorax

Jede Luftansammlung im Pleuraspalt wird als Pneumothorax bezeichnet. Sie kann durch Verletzungen (Unfälle) oder durch Platzen eines dicht unter der Pleura gelegenen Alveolarabschnittes eintreten (z. B. bei Keuchhusten, bei Asthma bronchiale, bei Frühgeborenen mit Atemnotsyndrom unter Beatmung und auch spontan ohne erkennbare Ursache). Typisch für den Pneumothorax ist der hypersonore Klopfschall auf der erkrankten Seite bei gleichzeitig leisem Atemgeräusch. Im Thoraxröntgenbild stellt sich die Pleurahöhle als strukturlose schwarze Region dar.

Schließt sich das Lungenleck von allein, ist bei kleinem Pneumothorax keine weitere Behandlung notwendig, bei ausgedehntem Pneumothorax ist die Drainage unerläßlich, um die Atemnot zu beseitigen.

Gefährlich ist der *Spannungspneumothorax:* bei jeder Inspiration dringt Luft in den Pleuraraum ein, bei der Exspiration verschließt sich das Lungenleck, die Luft entweicht nicht. Schon in kurzer Zeit werden die Kinder schwer krank, haben Atemnot, Kollapsneigung (s. auch S. 505).

Rasche Punktion ist lebensrettend!

16 Mediastinalerkrankungen

Außer den Mediastinaltumoren kommen bakterielle Infektionen des Mediastinums *(Mediastinitis)* vorwiegend bei Ösophagusperforationen vor (z. B. nach Verätzungen oder beim Schlucken scharfer Fremdkörper) oder durch Ausbreitung eitriger Entzündungen vor allem aus dem Halsbereich. Die Erkrankung verläuft immer sehr akut mit septischen Temperaturen, Schluckbeschwerden, unter Umständen Schluckauf. Im Röntgenbild ist das Mediastinum verbreitert. Die hochdosierte antibiotische Behandlung muß sofort begonnen werden, mitunter ist die Drainage des Mediastinums notwendig.

Weiterführende Literatur

FENNER, A., V. DER HARDT, H.: Pädiatrische Pneumologie. Springer, Berlin, Heidelberg 1985

MILLNER, A. D.: Das asthmakranke Kind. Deutscher Ärzteverlag, Köln 1988

SMALHOUT, B.: Das dyspnoische Kind. Thomae, Biberach 1979

7. Teil: Krankheiten des Herzens und der Gefäße

HANS-WERNER RAUTENBURG

Vor der Besprechung einzelner Krankheitsbilder erscheint es geboten, einige wichtige Begriffe der kardiologischen Terminologie zu klären und einzelne spezielle kardiologische Untersuchungsmethoden zu beschreiben.

1 Einteilung

Es wird unterschieden in:
- angeborene Herz- und Gefäßerkrankungen (Angiokardiopathien),
- entzündliche Herzerkrankungen, erworbene Herzfehler,
- nichtentzündliche Herzerkrankungen,
- Herzrhythmusstörungen,
- Erkrankungen des peripheren Kreislaufs.

2 Begriffserklärungen

Für das Verständnis der angeborenen Herzfehler ist die Kenntnis des fetalen Kreislaufs notwendig. Angeborene Herz- und Gefäßfehler sind *Mißbildungen,* sie erklären sich aus der gestörten embryonalen und fetalen Entwicklung.

Da das Blut immer vom Ort des höheren Druckes zum Ort des niedrigeren Druckes fließt und das ganze Herzkreislaufsystem als ein Röhrensystem angesehen werden kann, gelten in weitem Umfang die Gesetze der Physik, vor allem der Strömungslehre. Das unterschiedliche Druckverhalten in den einzelnen Herz- und Gefäßabschnitten bedingt die Strömung des Blutes besonders unter krankhaften Bedingungen; man bezeichnet dies als *Hämodynamik.*

Es kann bei angeborenen Herzfehlern Kurzschlußverbindungen (Defekte) zwischen den verschiedenen Herz- und Gefäßabschnitten geben. Über diese Kurzschlußverbindungen, die teilweise noch aus der Fetalzeit stammen, fließt Blut vom Ort höheren zum Ort niedrigeren Druckes. Eine solche Kurzschlußverbindung heißt *Shunt.* Fließt das arterielle Blut des großen Kreislaufs auf die venöse Kreislaufseite bzw. ins rechte Herz, so wird von einem *Links-Rechts-Shunt* gesprochen. Fließt venöses Blut (rechtes Herz) in den arteriellen Kreislauf (linkes Herz), wird dieser Kurzschluß als *Rechts-Links-Shunt* bezeichnet, dieser geht meist mit einer Zyanose einher.

Als *Zyanose* bezeichnet man die Blaufärbung der sichtbaren Körperoberfläche, wobei eine örtliche und eine allgemeine Zyanose unterschieden werden. Eine Zyanose tritt dann auf, wenn mehr als 5 g Hämoglobin pro 100 ml Blut in reduzierter (nicht mit Sauerstoff verbundener) Form im Kapillarblut vorhanden sind; das ist z. B. immer bei venösem Blut der Fall. Die Zyanose bei angeborenen Herzfehlern ist eine arterielle Mischungszyanose (Rechts-Links-Shunt). Der Begriff „Zyanose" ist nicht gleichbedeutend mit „Sauerstoffmangel"!

Unter *Insuffizienz* versteht man allgemein eine Leistungsschwäche. Es werden Herzklappeninsuffizienzen (Schlußunfähigkeit der Klappen) von der Herzinsuffizienz (Leistungsschwäche des Herzmuskels) unterschieden.

Eine *Stenose* ist eine Engstelle im Herzen, an den Herzklappen oder in den großen Arterien.

Muß ein Herzabschnitt vermehrte Arbeit leisten, weil er infolge eines Shunts oder einer Widerstands-(Druck-)erhöhung, z. B. bei Stenosen, seine Blutmenge nur schwerer auswerfen kann, so entsteht eine *Herzmuskelhypertrophie.* Dabei wird die Zahl der Muskelfasern nicht vermehrt, die einzelne Faser wird aber erheblich dicker und kräftiger. Man unterscheidet Rechtshypertrophie (rechte Kammer) und Linkshypertrophie (linke Kammer).

3 Untersuchungsmethoden

3.1 Kardiologische Vorfelddiagnostik

Darunter werden alle Untersuchungsverfahren des Herzens und des Kreislaufs verstanden, die ambulant, ohne eingreifendere Maßnahmen unblutig und oft wiederholbar durchgeführt werden können, wie:
- Anamnese,
- klinisch-somatische Untersuchung,
- Röntgen,
- EKG, 24-Std.-Langzeit-EKG,
- Phonokardiogramm,
- Ultraschallkardiographie (Echokardiographie),
- Pulskurvenanalysen,
- Ergometrie und Spiroergometrie.

3.1.1 Anamnese – Patientenbeobachtung

Mit welchen Symptomen fallen herzkranke Kinder im Neugeborenenzimmer und der Mutter auf? Beim Neugeborenen können Atmungsstörungen und Blausucht (Zyanose) die ersten Zeichen für eine Herzerkrankung sein. Aber auch andere Krankheiten, wie z. B. Hirnblutungen, Atemnotsyndrom und Asphyxie, führen bei Neugeborenen zur Zyanose. Es bedarf daher eingehender Untersuchungen, um die Ursache der Blausucht zu ermitteln. Es ist möglich, daß eine Zyanose auch erst nach Tagen, Wochen oder Monaten auftritt und damit auf einen angeborenen Herzfehler hinweist.

Weitere Symptome für das Vorliegen einer Herzerkrankung sind:

Ernährungsschwierigkeiten beim Säugling, insbesondere Restelassen bei auftretender Zyanose mit Atemnot, plötzliches Nachlassen der körperlichen Leistungsfähigkeit, Dyspnoe (Atemnot) und unregelmäßige, beschleunigte Atmung auch in Ruhe, nächtliches Schwitzen vor allem am Kopf, allgemeine Gedeihstörung, Hockstellung beim Spielen. Viele angeborene Herzfehler – auch lebensbedrohliche – verursachen überhaupt keine für den Laien erkennbaren Symptome. Sie werden vielleicht zufällig bei einer ärztlichen Untersuchung entdeckt.

3.1.2 Pulskurvenregistrierung – Blutdruckmessung

Die *Pulszahl* (Herzschläge pro Minute) ist für die Kardiologie eine wichtige Meßgröße. Die *arterielle Pulskurve,* d. h. die wellenförmige Fortbewegung des Blutes in Abhängigkeit von Systole (Kammerkontraktion) und Diastole (Erschlaffung) des Herzens, kann mittels spezieller Apparaturen über der Halsschlagader, der Leistenbeugenschlagader oder an der Fingerbeere aufgezeichnet werden (Abb. 7.1). Diese Kurve entspricht weitgehend der Blutdruckkurve, die man durch Punktion einer Arterie mit einem Druckwandler aufnehmen kann. Derartige Puls- und Druckkurven sind wichtig für die Diagnose einzelner Herzfehler. Der *Blutdruck* wird meist unblutig nach dem Verfahren von RIVA-ROCCI-KOROTKOFF (Abkürzung: RR) gemessen. Vor allem auf kardiologischen und chirurgischen Stationen sowie auf der Intensivpflegestation ist das keine alleinige ärztliche Verrichtung mehr, sondern muß ständig und zuverlässig von den Schwestern ausgeführt und geübt werden.

Die unblutige Blutdruckmessung soll bei Verdacht auf einen Herzfehler im Kindesalter nicht nur an den Oberarmen, sondern auch an den Oberschenkeln vorgenommen werden. Es müs-

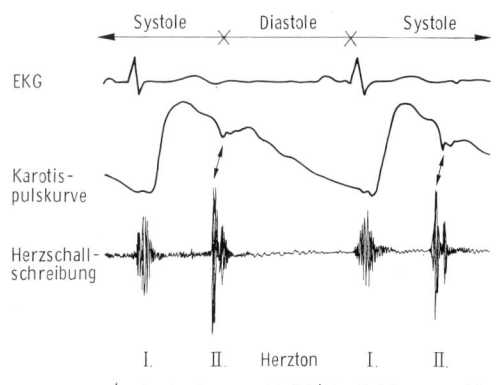

Abb. 7.1 Pulskurvenschreibung zusammen mit EKG und Phonokardiogramm. Die Pulskurve wurde von der Halsschlagader abgeleitet. Das Phonokardiogramm stellt die normale Kurve mit dem 1. und 2. Herzton dar, in der Systole und Diastole sind keine Geräuschschwingungen (s. Abb. 7.3) zu erkennen.

sen entsprechend dem Oberarmumfang unterschiedlich breite Manschetten verwendet werden, um die tatsächlichen Blutdruckwerte nicht methodisch falsch zu ermitteln. Jede Kinderstation soll deshalb über mehrere Manschettenbreiten zu den Blutdruckmeßapparaten verfügen.

Auch beim Neugeborenen und Säugling ist heute die exakte Blutdruckmessung mit Ultraschall-Dopplersonden oder mit der Arteriosonde möglich. Palpatorische Messungen und die Messung mit der sog. Flush-Methode sind zu ungenau und sollten durch Dopplermessungen ersetzt werden.

3.1.3 Elektrokardiographie (EKG)

Von jedem in Tätigkeit befindlichen Organ können geringe elektrische Ströme (Potentiale) abgeleitet werden. Das Elektrokardiogramm ist die Aufzeichnung der elektrischen Herzaktionsströme, die bei jeder Kontraktion und Erschlaffung der verschiedenen Teile des Herzmuskels entstehen. Diese Herzaktionsströme müssen elektrisch verstärkt werden, damit sie sichtbar gemacht werden können; dies geschieht durch den EKG-Apparat.

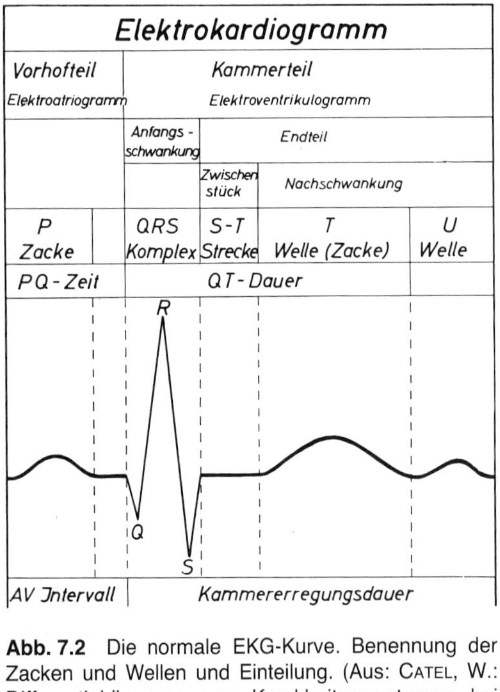

Die normale EKG-Kurve besteht aus einer typischen Folge von Zacken und Wellen, die von einer Nullinie nach oben (positiv) und unten (negativ) abweichen; die verschiedenen Zacken und Wellen haben von EINTHOVEN international anerkannte Buchstabenbezeichnungen erhalten (Abb. 7.2). Das EKG wird vom Patienten gewonnen durch das Anlegen von Elektroden (Metallplatten) an die 4 Extremitäten (Kabelmarkierungen: rot = rechter Arm, gelb = linker Arm, grün = linkes Bein, schwarz [Nullelektrode] = rechtes Bein). Zum besseren Kontakt müssen die Metallelektroden mit einem Elektrodengel beschmiert sein, oder es muß zwischen Elektrode und Haut ein mit Wasser oder Salzlösung getränkter Filtrierpapierstreifen gelegt werden. Infolge entsprechender Schaltungen schreibt der EKG-Apparat mehrere EKG-Kurven (Extremitätenableitungen), die dem Arzt eine annähernd räumliche Zuordnung von Befunden der Herzaktionsströme vermitteln. Von großer Bedeutung in der Kardiologie sind die sog. Brustwandableitungen, welche die Herzaktionsströme von der Brustwand über dem Herzen ableiten.

Mit dem EKG gelingt es vor allem, wichtige Aufschlüsse über die Schlagfolge des Herzens (Rhythmus) zu erlangen; darüber hinaus sind Hinweise auf die Belastung und Hypertrophie (Verdickung der Herzmuskelmasse) bestimmter Herzabschnitte zu erhalten, die für einzelne Herzfehler typisch sind.

Abb. 7.2 Die normale EKG-Kurve. Benennung der Zacken und Wellen und Einteilung. (Aus: CATEL, W.: Differentialdiagnose von Krankheitssymptomen bei Kindern und Jugendlichen. Band II. 3. Auflage, Thieme, Stuttgart 1963.)

3.1.4 Auskultation und Phonokardiographie (PKG)

Die Herztätigkeit erzeugt Schallerscheinungen, die an der Brustwand über dem Herzen gehört werden können (Auskultation). Normalerweise unterscheidet man den I. Herzton zu Beginn der Systole (Kammerkontraktion) und den II. Herzton am Ende der Systole (Schluß der Taschenklappen, siehe Abb. 7.1). Krankhafte Schallerscheinungen – meist infolge Wirbelbildung des Blutstromes im Herzen und in den großen Arterien – in der Systole oder der Diastole werden *Herzgeräusche* genannt. Sie können sehr wichtige Hinweise für die Diagnose von Herzfehlern sein. Herzgeräusche werden eingeteilt in organische, funktionelle und akzidentelle Geräusche.

Ein *organisches* Geräusch ist Ausdruck eines Herzfehlers.

Ein *funktionelles* Geräusch ist auf eine anomale Herzfunktion zurückzuführen, ohne daß organische Veränderungen vorliegen.

Ein *akzidentelles* Geräusch ist eine harmlose, prognostisch günstige Schallerscheinung ohne strukturelle Anomalie des Herzens.

Im Kindesalter gibt es sehr häufig Herzgeräusche, die nicht krankhaft bedingt sind, sondern harmlos; sie werden „akzidentelle Herzgeräusche" genannt. Sie verlieren sich später oder sind nur hin und wieder zu hören. Manchmal sind sie nur sehr schwer von den Herzfehlergeräuschen abzugrenzen. Es ist deshalb falsch, im Kindesalter bei *jedem* Herzgeräusch sofort auf einen Herzfehler zu schließen. Oft sind ausführliche Untersuchungen notwendig, um die Ursache des Geräusches sicher festzustellen.

Um die auskultatorisch festgestellten Herzgeräusche diagnostisch besser zu erfassen und zu differenzieren, ist die *Herzschallschreibung* (Phonokardiographie) entwickelt worden.

Schallerscheinungen sind, physikalisch betrachtet, wellenförmige Schwingungen unterschiedlicher Frequenz (Anzahl der Schwingungen in der Zeiteinheit). Diese Schwingungen werden von der Brustwand über dem Herzen mit einem Spezialmikrofon abgegriffen und nach elektrischer Verstärkung, wie das EKG, aufgezeichnet. Die gleichzeitige Mitregistrierung einer EKG-Kurve erlaubt die genaue zeitliche Zuordnung der einzelnen Schallerscheinungen zu den Herzaktionsphasen. Besondere Filter lassen die unterschiedliche Frequenz der Schallerscheinungen erkennen. Die Höhe der Ausschläge (Schwingungsamplitude) entspricht der Lautstärke der Herztöne und -geräusche.

Somit ergänzt das Phonokardiogramm sinnvoll die Auskultation und das EKG. Bestimmte Herzfehler haben systolische, andere diastolische Geräusche. Es gibt auch Herzfehler mit kontinuierlichen (systolisch-diastolischen) Geräuschen, oder systolische und diastolische Herzgeräusche kommen bei kombinierten Herzfehlern zwar in einer Herzaktion, aber getrennt voneinander vor (Abb. 7.3).

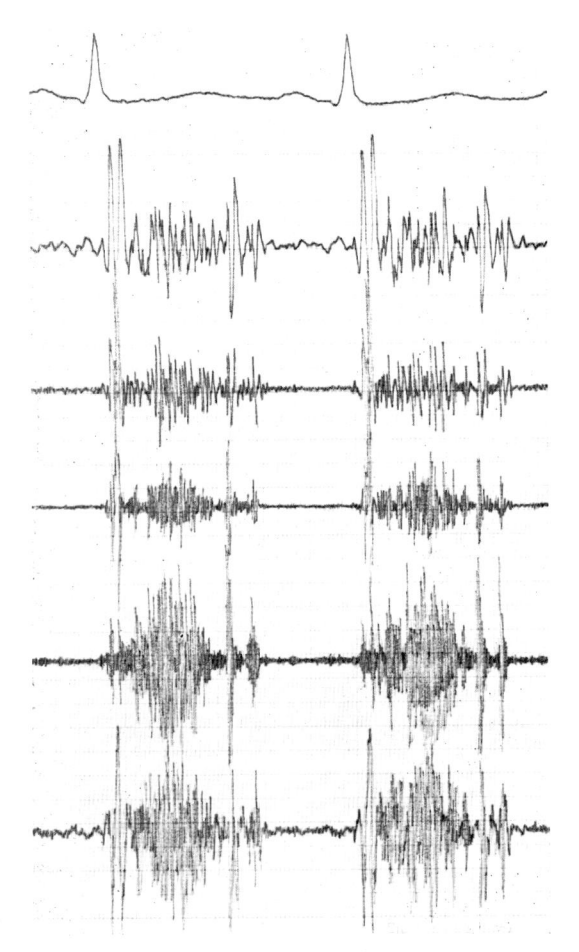

Abb. 7.3 Herzschallkurve bei Pulmonalklappenstenose: systolisches Geräusch und gespaltener II. Herzton. (Aus: HOLLDACK, K., WOLF, D.: Atlas und kurzgefaßtes Lehrbuch der Phonokardiographie. 4. Auflage, Thieme, Stuttgart 1974.)

3.1.5 Röntgenuntersuchung des Herzens

Mit der Röntgenuntersuchung werden die Größenverhältnisse des Herzens und der großen Blutgefäße bestimmt, typische Vergrößerungen einzelner Herzabschnitte festgestellt und Verlagerungen von Herzteilen und Blutgefäßen erkannt. Mit der Kontrastdarstellung der Speiseröhre („Breischluck") ist eine Vergrößerung des linken Herzvorhofes oder eine Verlagerung der Aorta festzustellen. Nur noch selten wird die Röntgendurchleuchtung des Thorax vorgenommen, im allgemeinen genügen *Röntgenaufnahmen* (Verminderung der Strahlenbelastung).

Äußerst wichtig für die Kinderkardiologie ist die röntgenologische Beurteilung des Lungendurchflusses, d. h. derjenigen Blutmenge, die durch die Lungenarterien fließt. Daraus sind bei angeborenen Herzfehlern Rückschlüsse auf die Art des Fehlers zu ziehen (vermehrter Lungendurchfluß = Links-Rechts-Shunt, verminderter Lungendurchfluß = Rechts-Links-Shunt).

3.1.6 Ultraschallkardiographie (Echokardiographie)

Eine heute unentbehrlich gewordene kardiologische Untersuchungsmethode ist die Ultraschall- oder Echokardiographie. Unter „Ultraschall" versteht man eine Schallwelle mit einer Frequenz über 20 000 Hertz. Mit einem sog. Ultraschallkopf werden derartige Wellen erzeugt (gesendet) und auch empfangen. Die Ultraschallwellen dringen in den Organismus ein und werden an verschiedenen Grenzschichten unterschiedlich zurückgeworfen (reflektiert). Auf diese Weise wird es möglich, mittels verschiedener technischer Verfahren (ein- und zweidimensional, Doppler) Bewegungsabläufe im Herzen schmerzlos und ungefährlich festzustellen und zu registrieren sowie anatomische Strukturen (auch pathologische)

sichtbar zu machen (Abb. 7.4). Mit der Dopplerechokardiographie und dem Farbdopplerverfahren sind Blutströmungen im Herzen und den Gefäßen darzustellen und die Flußgeschwindigkeiten zu messen. Die Ultraschallkardiographie hat uns in den letzten Jahren viele neue Erkenntnisse über die Funktion des Herzens bei Erkrankungen vermittelt, ersetzt aber bis jetzt nicht die spezielle präoperative Herzdiagnostik (s. unten).

3.1.7 Ergometrie und Spiroergometrie

Weitere Untersuchungsmethoden sind die Ergometrie und die Spiroergometrie. Mittels eines Gerätes, das die Muskelleistung des Patienten bei einer Arbeit (Fahrradergometer, Kurbelergometer, Laufbandergometer) physikalisch mißt, kann der Patient genau dosiert „belastet" werden. Dabei sind Pulsfrequenz, Blutdruck, eventuell auch der Sauerstoffverbrauch sowie andere Atemgrößen (Spirometrie = Lungenfunktionsuntersuchung) zu ermitteln und das EKG zu registrieren. Aus diesen Meßgrößen ist unter anderem auf das Leistungsverhalten von Herz und Kreislauf zu schließen. Die Gewinnung dieser vielen Meßdaten ist beim kleinen Kind schwierig, aber auch schon beim Säugling mit speziellen Apparaturen möglich. Am besten ist ein Kind mit „spielender Arbeit" zu belasten, die jedoch physikalisch schwer meßbar ist. Die Aufnahme von Meßdaten unabhängig vom Standort der Meßgeräte erlaubt heute die *Telemetrie*. Das ist die Übertragung von Meßgrößen durch Funk mit einem Sender (am Kind) zum ortsfesten Verstärker (Meßgerät).

3.2 Spezielle Herzdiagnostik

Hierunter versteht man alle eingreifenderen Untersuchungsverfahren, die nicht ambulant, sondern stationär mittels venöser oder arterieller Punktionstechnik unter Zuhilfenahme von speziellen Meß- und Untersuchungsgeräten durchzuführen sind. Diese diagnostischen Maßnahmen werden nur in kinderkardiologischen Abteilungen vorgenommen.

3.2.1 Herzkatheterisierung

Bei der Herzkatheterisierung wird ein dünner, biegsamer Spezialkunststoffschlauch – der Herzkatheter – in eine periphere Vene oder eine

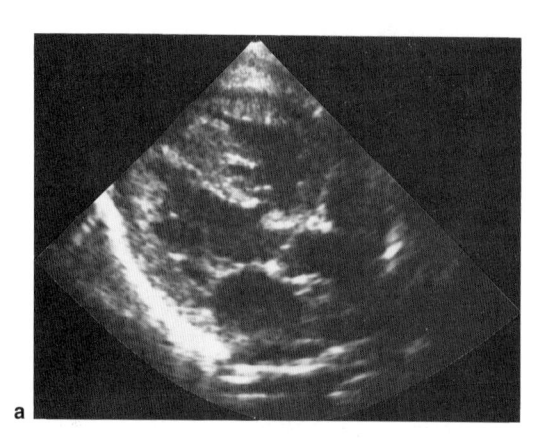

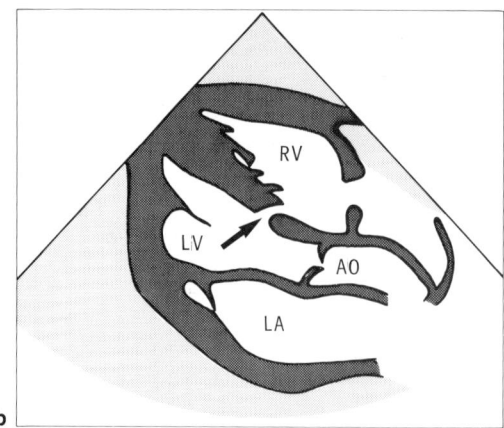

Abb. 7.4 a, b

a Originalabbildung eines zweidimensionalen Echokardiogramms bei VSD.
b Schematische Zeichnung der Abb. **a**, der VSD ist mit einem Pfeil markiert.

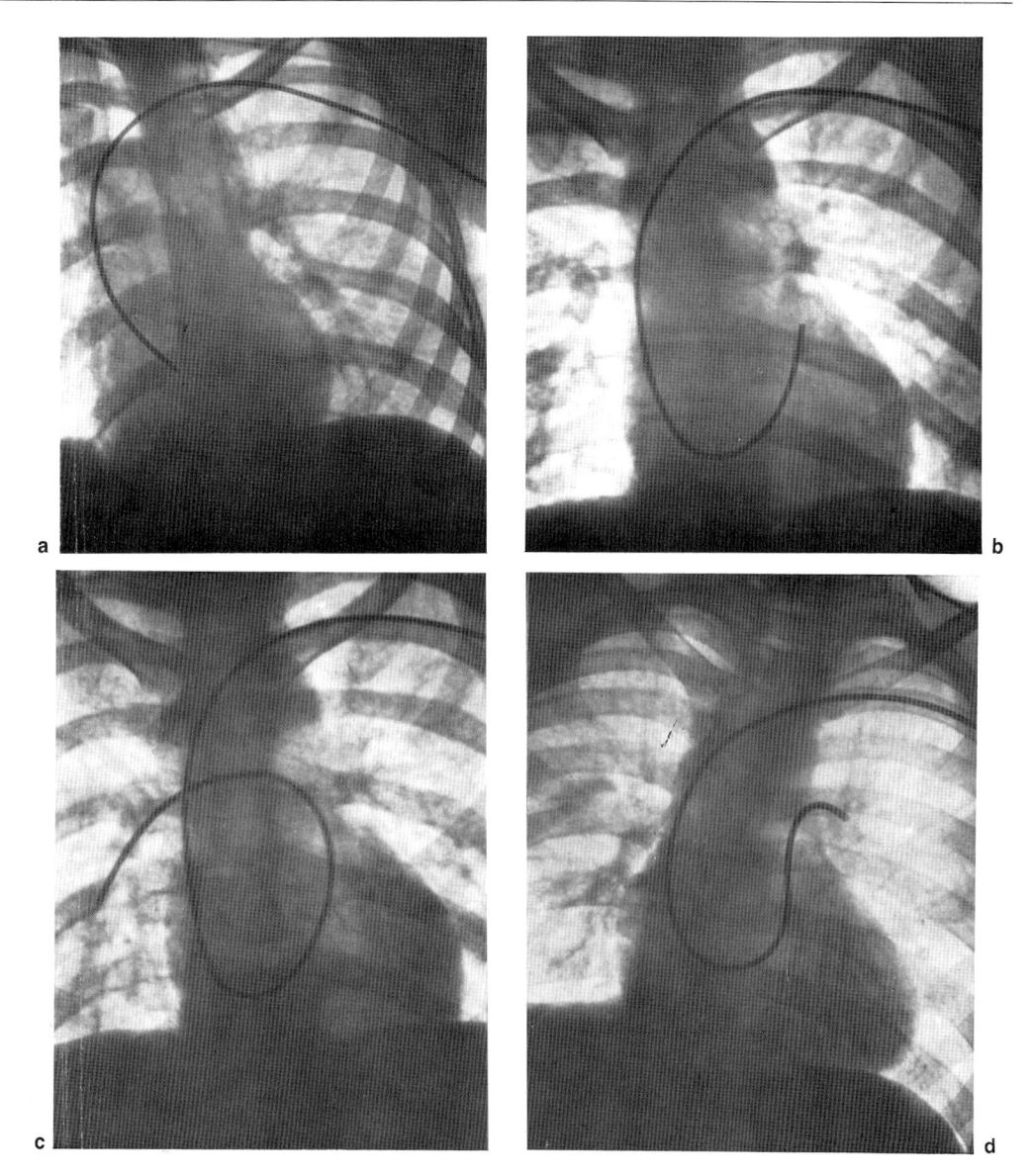

Abb. 7.5 a–d Röntgenaufnahmen mit verschiedenen Herzkatheterpositionen.
a Die Spitze des Herzkatheters liegt im rechten Herzvorhof.
b Die Katheterspitze liegt in der rechten Herzkammer,
c Katheterspitze in der rechten,
d in der linken Lungenschlagader. Der Herzkatheter wurde von der linken Ellenbeuge aus eingeführt.
(Aus: Bayer, O., Loogen, F., Wolter, H. H.: Die Herzkatheterisierung bei angeborenen und erworbenen Herzfehlern. 2. Auflage, Thieme, Stuttgart 1967.)

Arterie eingeführt und bis ins Herz und die großen Blutgefäße vorgeschoben. Der Verlauf des Herzkatheters wird mit der Röntgen-Fernseheinrichtung verfolgt (Abb. 7.5). Durch Austastung der Herz- und Gefäßinnenräume mit dem Herzkatheter ist es möglich, krankhafte Kurzschlußverbindungen zwischen den einzelnen Herz- und Gefäßabschnitten zu sondieren und sichtbar zu machen. Außerdem kann mit speziellen Meßgeräten über den mit physiologischer Kochsalzlösung gefüllten Hohlraum des Herzkatheters der Blutdruck in den einzelnen Herz- und Gefäßabschnitten gemessen werden. Durch Ansaugung von wenigen Mikrolitern Blut aus unterschiedlichen Herz- und Gefäßabschnitten wird parallel zur Druckmessung mittels entsprechender Apparate die jeweilige Sauerstoffsättigung des Blutes bestimmt oder die Sauerstoffspannung gemessen. Damit ist es möglich zu bestimmen, ob die Spitze des Herzkatheters im Bereich des venösen oder arteriellen Kreislaufs liegt oder ob eine Mischung von venösem und arteriellem Blut stattfindet. Außerdem ist aus den Herzkathetermeßwerten die Berechnung des Herzminutenvolumens (Herzzeitvolumen) und weiterer für die Hämodynamik des entsprechenden Herzfehlers wichtiger Daten (Widerstände, Shuntvolumina etc.) möglich.

Es wird die *Katheterisierung des rechten Herzens* (von der peripheren Vene über den rechten Vorhof und die rechte Herzkammer bis in die Peripherie der Lungenarterie) von der *Linksherzkatheterisierung* unterschieden. Das linke Herz kann dabei vom rechten Vorhof über ein offenes Foramen ovale oder durch Punktion des Vorhofseptums mit einem entsprechenden Punktionsbesteck erreicht werden (transseptale Linksherzkatheterisierung). Auch durch Vorschieben eines Katheters von einer peripheren Arterie entgegen der Richtung des Blutstromes über die Aorta ist nach Überwindung der Aortenklappen die linke Kammer zu sondieren (retrograde Linksherzkatheterisierung). Mit der Herzkatheterisierung sind weitere spezielle Untersuchungsmethoden zu koppeln (s. S. 113).

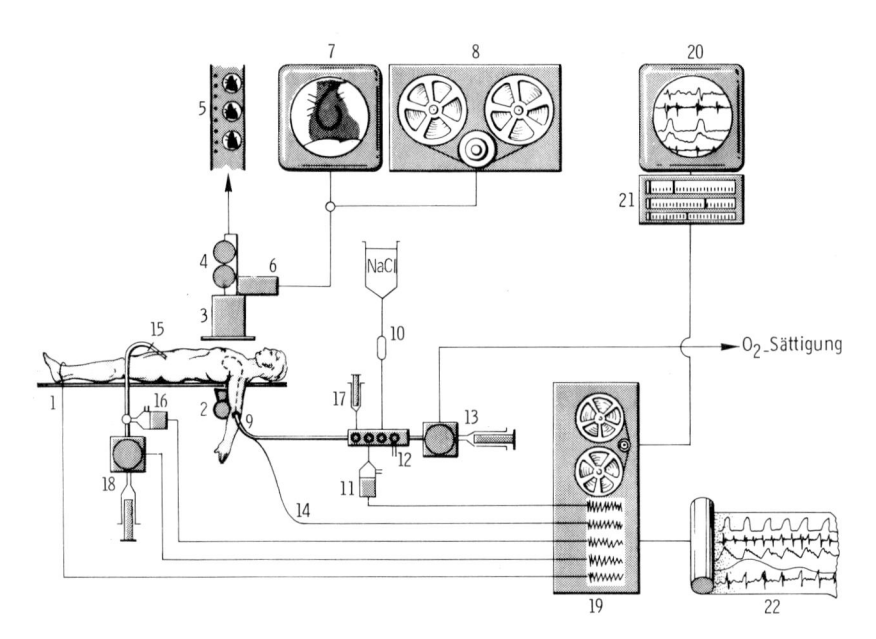

Abb. 7.6 Herzkatheterisierung und Angiokardiographie (schematisch). 1 EKG (dargestellt ist nur eine Fußelektrode); 2 Röntgenröhre unter dem Röntgentisch, auf dem der Patient liegt; 3 Röntgenbildverstärker; 4 Filmkamera; 5 Film zur späteren genauen Befundung; 6 Fernsehkamera; 7 Bildschirm (Monitor) für die Röntgendurchleuchtung und Angiokardiographie (Sofortbetrachtung); 8 Röntgen-Bildbandspeicher (speziell für die Angiokardiographie; 9 Einführungsstelle des Herzkatheters (hier: in der linken Ellenbeugenvene); 10 Spülung des Kathetersystems mit physiologischer Kochsalzlösung aus einer Infusionsflasche; 11 Druckwandler für den über den Herzkatheter jeweils gemessenen Druck im Herzen oder den Blutgefäßen; 12 Abfall (Spülflüssigkeit, Blut); 13 Oximeter zur Schnellbestimmung der Blutsauerstoffsättigung (Ansaugung des Blutes mit einer Spritze); 14 Ableitung weiterer intrakardialer Meßgrößen; 15 Punktion der Arterie in der Leistenbeuge (Punktionskanüle mit angeschlossenem Schlauchsystem); 16 Druckwandler zur Messung des arteriellen Druckes; 17 Injektionsspritze für Farbstoff oder kalte Flüssigkeit; 18 Meß- und Absaugeeinrichtung für die Aufnahme von Indikatorverdünnungskurven; 19 mehrkanaliger Verstärkerteil mit Bandspeicher; 20 Bildschirm für die sofortige Darstellung aller Meßkurven; 21 Sofortanzeige der wichtigsten Meßwerte (Herzfrequenz, Blutdruck) in Zahlenwerten; 22 Registrierung aller Meßdaten in Kurvenform fortlaufend auf Papier zur späteren genauen Auswertung und Dokumentation. Die Sauerstoffsättigung der verschiedenen Blutproben wird im Oximeter bestimmt und gesondert protokolliert.

Den Anschluß von verschiedenen sog. Meßketten, die aus einem Meßsystem, einem Registriergerät und einer sofortigen Kontrollmöglichkeit bestehen, an den Herzkatheter bzw. den Patienten zeigt schematisch Abb. 7.6. Alle Meßdaten müssen erfaßt und exakt ausgewertet werden; kein Meßwert darf verlorengehen; alle Daten sind unter Umständen unwiderbringlich! Deswegen erfordert die Herzkatheterisierung ein außerordentlich genaues Arbeiten und absolute Zuverlässigkeit aller Mitarbeiter, zu denen auch die Funktionsschwester gehört. Noteingriffe, Intubation und Beatmung, Wiederbelebung, Elektrokonversion (s. S. 127) usw. müssen für eventuelle Zwischenfälle beherrscht und immer wieder geübt werden.

Die „spezielle Herzdiagnostik" kann heute in jedem Lebensalter, auch bei Früh- und Neugeborenen, durchgeführt werden. Mit Zwischenfällen muß – besonders bei Säuglingen – in 1–3% der Fälle gerechnet werden.

Die Einführung der Herzkatheter erfolgt beim Kind meist durch Punktion der V. oder A. femoralis kurz unterhalb des Leistenbandes, bei Neugeborenen in den ersten Lebenstagen ausnahmsweise über die Nabelvene, selten (bei größeren Kindern) über eine Ellenbeugenvene. Gelingt die Punktion (perkutane Kathetereinführung) nicht, so kann das Gefäß operativ mit einem kleinen Hautschnitt freigelegt werden (Venae sectio). Zur Herzkatheterisierung steht eine große Auswahl verschiedener Katheter für spezielle Zwecke zur Verfügung.

3.2.2 Angiokardiographie

Diese Untersuchungsmethode ist nur im Zusammenhang mit der Herzkatheterisierung durchzuführen. Dabei wird mit Hilfe einer Hochdruckinjektionsspritze durch einen Katheter Röntgenkontrastmittel unter hohem Druck in kürzester Zeit in bestimmte Herz- und Gefäßabschnitte eingespritzt. Der Ablauf des Kontrastmittels im Herzen und in den Blutgefäßen wird mit hoher Bildfrequenz (50–100 Aufnahmen pro Sekunde) in verschiedenen Aufnahmeebenen gefilmt und mit speziellen Filmprojektoren im Langsamlauf bis zur Einzelbild- und Stillstandsprojektion analysiert. Indem das Röntgenkontrastmittel dann kurzfristig die Herz- und Gefäßinnenräume ausfüllt, stellen sich anatomische Anomalien röntgenologisch dar.

Auch eine veränderte, krankhafte Blutströmung im Herzen und in den Blutgefäßen (Hämodynamik) wird röntgenologisch sichtbar gemacht. Auf diese Weise sind z. B. Verengungen an Herzklappen, Defekte der Herzscheidewand, fehlabgehende oder falsch verlaufende Blutgefäße auf dem Film unmittelbar zu erkennen. Die Angiokardiographie vervollständigt und sichert so die durch die verschiedenen Meßdaten der Herzkatheterisierung gewonnene Diagnose des Herzfehlers. Es ist möglich, das Röntgenkontrastmittel in jeden beliebigen Herz- und Kreislaufabschnitt zu injizieren.

3.2.3 Weitere Untersuchungsmethoden in Verbindung mit der Herzkatheterisierung

Die Herzkatheterisierung kann mit weiteren speziellen Untersuchungsverfahren verbunden werden, die dazu dienen, die Diagnose noch sicherer zu erstellen und vor allem die Funktion bzw. Funktionsänderungen von Herz und Kreislauf eindeutig zu erfassen. Das ist besonders wichtig, weil unter Umständen die einzuschlagende Behandlung (z. B. Herzoperationen) in entscheidendem Maße davon beeinflußt wird.

Mit einem speziellen Herzkatheter ist z. B. das *intrakardiale EKG* abzuleiten. Dabei werden die Herzaktionsströme direkt von verschiedenen Stellen der Herzinnenwand abgegriffen (elektrophysiologische Untersuchung, His-Bündel-EKG).

Durch das Einspritzen von Salzlösungen über den Herzkatheter in bestimmte Herz- und Gefäßabschnitte während der Echokardiographie kann der Blutfluß im Herzen verfolgt werden *(Kontrastechokardiographie)*.

Schließlich gibt es mehrere Verfahren zur Gewinnung von *Indikatorverdünnungskurven*. Am meisten verwandt werden die Methoden der Farbstoffverdünnungskurven oder das Thermodilutionsverfahren (Kälteverdünnungsverfahren). Damit können Herzschlagvolumen und Shuntvolumen ermittelt werden.

Ständig werden weitere, zum Teil komplizierte und aufwendige Untersuchungsmethoden entwickelt, die sich der modernen Datenverarbeitung (Computer) bedienen, um die Herz- und Kreislauffunktionen möglichst genau und ohne Gefährdung oder Beeinträchtigung des Patienten messen zu können (z. B. digitale Subtraktions-Angiographie – DSA, Kernspintomographie – NMR oder MR). Immer mehr Kinder, denen früher nicht geholfen werden konnte, sehen damit einem lebenswerten Leben entgegen.

4 Angeborene Herz- und Gefäßerkrankungen (Angiokardiopathien)

4.1 Entstehung und Häufigkeit von angeborenen Herzfehlern

Die meisten angeborenen Herzfehler entstehen schon in der 3.–10. *Schwangerschaftswoche*, also zu einer Zeit, über die später die Mütter sehr wenig Auskunft geben können. Bei einzelnen Herzfehlern bilden sich nach der Geburt die fetalen Kreislaufverhältnisse nicht im Sinne des endgültigen Kreislaufs um, so daß die vorgeburtliche anatomische Situation erhalten bleibt (z. B. offener Ductus arteriosus).

Über die Ursachen, die zu einem angeborenen Herzfehler geführt haben, wissen wir im Einzelfall meist wenig. Man spricht heute von einer sog. multifaktoriellen Genese. Sicher sind Momente der Vererbung zu berücksichtigen, sie scheinen aber nicht im Vordergrund zu stehen. Man ist deshalb nicht ohne weiteres berechtigt, Eltern, deren Kind einen angeborenen Herzfehler hat, von weiteren Kindern abzuraten. Man weiß, daß eine Rötelninfektion der Mutter in der 3.–10. Schwangerschaftswoche Ursache für einen angeborenen Herzfehler des Kindes sein kann (Rötelnembryopathie); wahrscheinlich gilt das auch für andere Virusinfektionen der Schwangeren. Mißglückte Abtreibungsversuche in den ersten Schwangerschaftswochen, Alkoholmißbrauch, bestimmte Arzneimittel (z. B. Contergan) sind weitere ursächliche Möglichkeiten zur Entstehung von angeborenen Herzfehlern. Die Laienansicht, daß Schreck, Aufregungen oder seelische Belastungen angeborene Herzfehler verursachen könnten, muß nach den bisherigen Erkenntnissen abgelehnt werden.

0,8–1,0% aller Lebendgeborenen haben eine Angiokardiopathie; damit sind die angeborenen Herz- und Gefäßfehler die häufigsten Mißbildungen überhaupt. Über die Häufigkeit der wichtigsten Herz- und Gefäßfehler orientiert Tabelle 7.1.

4.2 Einteilung der wichtigsten angeborenen Herz- und Gefäßfehler

- **Azyanotische angeborene Herzfehler:**
  ohne Shunt:
  Pulmonalstenosen,
  Aortenstenosen,
  Aortenisthmusstenosen;
  mit Links-Rechts-Shunt:
  Ventrikelseptumdefekte,
  Vorhofseptumdefekte,
  Atrioventrikularseptumdefekte (AV-Kanal),
  persistierender (offener) Ductus arteriosus.
- **Zyanotische angeborene Herzfehler (Rechts-Links-Shunt):**
  Fallot-Tetralogie,
  Transposition der großen Arterien,
  Pulmonalatresie,
  Trikuspidalatresie,
  Truncus arteriosus communis,
  EBSTEIN-Anomalie,
  univentrikuläres Herz (single ventricle),
  hypoplastisches Linksherz.

Kombinationen aller Fehlbildungen untereinander sind möglich.

Tabelle 7.1 Häufigkeit von Herz- und Gefäßmißbildungen bei Geburt (nach CAMPBELL).

Insgesamt: 0,8–1,0% aller Lebendgeborenen			
Ventrikelseptumdefekt	(VSD)	30,5%	
Vorhofseptumdefekt	(ASD)	9,8%	
Ductus arteriosus persistens	(PDA)	9,7%	
Pulmonalstenose	(PST)	6,9%	
Aortenisthmusstenose	(ISTHA)	6,8%	80%
Aortenstenose	(AST)	6,1%	
Fallot-Tetralogie	(FIV)	5,8%	
Transposition der großen Arterien	(TGA)	4,2%	
Truncus arteriosus communis		2,2%	
Trikuspidalatresie		1,3%	
alle anderen (seltene und komplexe)		16,3%	

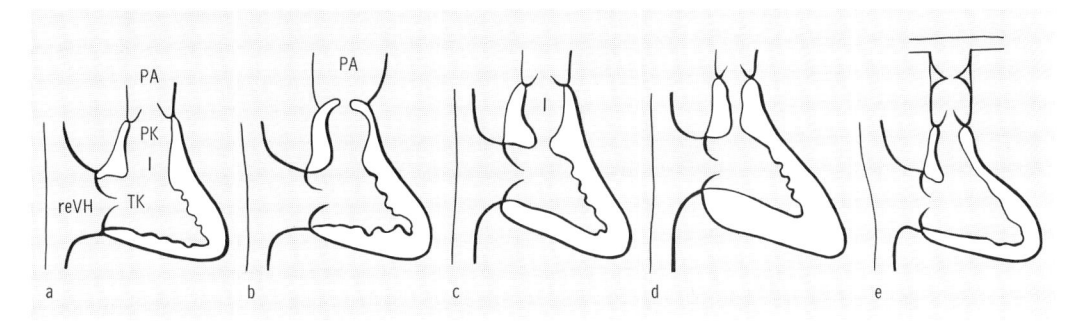

Abb. 7.7 a—e Schematische Zeichnung der Formen der PST.
a Normale Anatomie des rechten Ventrikels.
b Valvuläre PST.
c Kurzstreckige infundibuläre PST.
d Langstreckige infundibuläre PST.
e Supravalvuläre PST. PA = Pulmonalarterie, PK = Pulmonalklappe, I = Infundibulum, TK = Trikuspidalklappe, re VH = rechter Vorhof.
(Aus: RAUTENBURG, H. W.: Herz-Kreislauf-System. In: F. LAMPERT (Hrsg.): Pädiatrie in der Praxis. 2. Auflage, Verlag Chemie, Weinheim 1986.)

4.3 Systematik der angeborenen Herz- und Gefäßerkrankungen

4.3.1 Azyanotische angeborene Herzfehler ohne Shunt

Pulmonalstenose mit intaktem Ventrikelseptum (PST)

Verengung meist der Lungenschlagaderklappe, aber auch Engstellen in der muskulären Ausflußbahn der rechten Herzkammer oder in den Lungenschlagadern (Abb. 7.7); es kommt immer zu einer Druckerhöhung in der rechten Kammer, die mehr leisten muß, um die Blutmenge gegen den erhöhten Widerstand (Stenose) auszuwerfen. Die Folge ist immer eine Rechtshypertrophie.

Krankheitsbild: Meist lautes systolisches Geräusch mit Maximum über dem 2. ICR links parasternal; II. Herzton gespalten, aber leise (PKG, Abb. 7.3); Rechtshypertrophie im EKG. Erkennung der PST im Echokardiogramm und Abschätzung des Schweregrades durch Dopplerechokardiographie möglich. Die Röntgenaufnahme ist oft uncharakteristisch. Die Sicherung der Diagnose erfolgt mittels Herzkatheterisierung und Angiokardiographie.

Behandlung: Geringgradige PST mit einem systolischen Druckgradienten unter 40 mmHg sind nicht behandlungs-, nur kontrollbedürftig. Mittelgradige PST werden heute einer Ballondilatation mittels Spezialkatheter unterzogen. Operation mit Hilfe der Herz-Lungen-Maschine bei valvulären und infundibulären Pulmonalstenosen mit einem Druckgradienten ab 50–60 mmHg, wenn Ballondilatation effektlos war. Supravalvuläre Pulmonalstenosen müssen nur selten operiert werden; multiple, periphere Pulmonalstenosen sind inoperabel.

Operationsrisiko: unter 5%.

Günstiges Operationsalter: Vor der Einschulung. Sog. kritische Pulmonalstenosen müssen unter Umständen schon im frühen Säuglingsalter dilatiert oder operiert werden.

Prognose: Gut! Eventuell resultiert eine postoperative Pulmonalinsuffizienz (diastolisches Geräusch nach der Operation).

Aortenstenose (AST)

Hierbei handelt es sich um Verengungen der Aortenklappe (valvuläre AST), in der Ausflußbahn der linken Kammer (subvalvuläre AST) oder im Anfangsteil der Aorta (supravalvuläre AST) (Abb. 7.8). Die Folge ist eine Linkshypertrophie. Die Kinder mit Aortenklappenstenosen sind sehr gefährdet, da sie aus völligem Wohlbe-

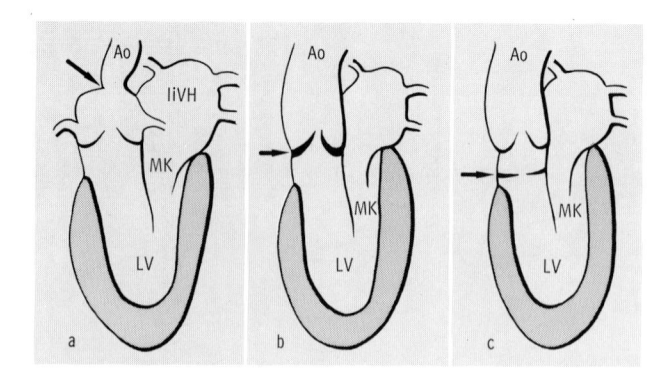

Abb. 7.8a–c Schematische Zeichnung der Formen der AST.
a Supravalvuläre AST.
b Valvuläre AST.
c subvalvuläre AST, li VH = linker Vorhof, LV = linker Ventrikel, MK = Mitralklappe, Ao = Aorta ascendens.
(Aus: RAUTENBURG, H. W.: Herz-Kreislauf-System. In: F. LAMPERT (Hrsg.): Pädiatrie in der Praxis. 2. Auflage, Verlag Chemie, Weinheim 1986.)

finden bei plötzlichen körperlichen Anforderungen infolge der dann nicht ausreichenden Durchblutung der Herzkranzgefäße „tot umfallen" können (Sekundenherztod).

Eine Sonderform stellt die idiopathische hypertrophische Subaortenstenose (IHSS = hypertrophische obstruktive Kardiomyopathie (HOCM) dar (s. S. 125).

Krankheitsbild: Schwirren im Jugulum tastbar, lautes systolisches Geräusch über dem 2. ICR rechts parasternal, frühsystolischer Klick (bzw. gespaltener I. Herzton), EKG; Eventuell Zeichen der Linkshypertrophie. Röntgen: Poststenotische Dilatation der Aorta ascendens. Wichtig: Echokardiographie (s. PST). Supravalvuläre Stenosen kommen beim WILLIAMS-BEUREN-Syndrom vor (familiäre Hypercalcämie).

Behandlung: In zunehmendem Maße werden auch die AST mittels Ballonkatheter dilatiert. Operation mit Hilfe der Herz-Lungen-Maschine (Kommissurotomie) oder Aortenklappenersatz (künstliche Klappe) bzw. Resektion der sub- oder supravalvulären Stenosen eventuell mit Erweiterungsplastik. Operationsindikation bei einem systolischen Druckgradienten von über 50 mmHg.

Operationsrisiko: Abhängig vom Fall (5–10%).

Günstigstes Operationsalter: Möglichst erst im Schulalter (evtl. Klappenersatz!). Sog. kritische Aortenstenosen beim Säugling müssen sofort dilatiert oder operiert werden.

Prognose: Nach Ballondilatation oder Kommissurotomie zunächst gut, später oft Klappenersatz notwendig. Kunstklappen erfordern Therapie mit gerinnungshemmenden Medikamenten. Operierte subvalvuläre Stenosen haben meist eine gute Prognose.

Aortenisthmusstenose

Hierbei liegt die Engstelle am Übergang des Aortenbogens in die Brustaorta nach dem Abgang der linken Schlüsselbeinarterie. Je nachdem, ob die Stenose vor oder nach der Einmündung des Ductus arteriosus liegt, wird eine präduktale (frühkindliche) von einer postduktalen (Erwachsenen-Form) unterschieden (Abb. 7.9). Die präduktale Form führt meist schon im frühen Säuglingsalter zur Herzinsuffizienz; Kinder mit einer postduktalen Aortenisthmusstenose haben gute Überlebenschancen.

Krankheitsbild: Kräftige Pulse an den oberen, schwache oder keine Pulse an den unteren Extremitäten zu tasten. Hoher Blutdruck an den oberen Extremitäten, niedriger oder nicht mehr meßbarer Blutdruck an den Beinen. Uncharakte-

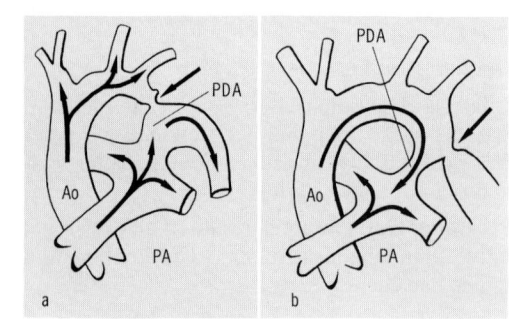

Abb. 7.9a, b Schematische Zeichnung der Formen der Aortenisthmusstenose (ISTHA, ISTA).
a Präduktale ISTHA (infantile Form).
b Postduktale ISTHA (Erwachsenenform). Ao = Aorta, PDA = persistierender Ductus arteriosus, PA = Pulmonalarterie.
(Aus: RAUTENBURG, H. W.: Herz-Kreislauf-System. In: LAMPERT, F. (Hrsg.): Pädiatrie in der Praxis. 2. Auflage, Verlag Chemie, Weinheim 1986.)

ristisches systolisches Geräusch links parasternal und auffallend laut auf dem Rücken zwischen den Schulterblättern. Schwierige Diagnose bei präduktaler Aortenisthmusstenose im Säuglingsalter. Echokardiographie hilfreich.

Behandlung: Operation ohne Herz-Lungen-Maschine (Resektion der Stenose oder Isthmusplastik), evtl. in besonderen Fällen Ballondilatation.

Operationsrisiko: Unter 3%.

Günstigstes Operationsalter: Spätestens bis zur Einschulung (aber auch später möglich). Präduktale Aortenisthmusstenosen müssen unter Umständen schon beim jungen Säugling operiert werden.

Prognose: Gut! Wenn rechtzeitig operiert wurde, werden die Blutdruckverhältnisse meist normal. Es können auch später deutliche Blutdruckanstiege bei Belastung auftreten. Wenn zu spät operiert wird, bleibt u. U. die Hypertonie bestehen, es kann Linksinsuffizienz auftreten, eventuell vorzeitige Arteriosklerose im Hochdruckgebiet (Koronarsklerose, Apoplexie).

Mitralklappenprolaps

Eine Anomalie ohne Shunt ist eine heute als Mitralklappenprolaps-Syndrom bezeichnete, meist harmlose Fehlfunktion der Mitralklappe, bei der sich in der Systole die Mitralsegel „ballonförmig" in den linken Vorhof vorwölben. Dadurch kann es zu einer meistens nur geringen funktionellen Mitralinsuffizienz kommen. Die Kinder sind fast immer beschwerdefrei, nur selten wird im Kindesalter über paroxysmale Tachykardien (s. S. 127) oder „Herzschmerzen" geklagt. Die Anomalie wird in den meisten Fällen zufällig durch ein spätsystolisches Geräusch und einen systolischen Extraton (Klick) bei der Auskultation entdeckt. Die Diagnose ist vor allem mit der Echokardiographie sicher zu erfassen. Eine Therapie ist nur bei Bestehen von tachykarden Anfällen notwendig, sonst sind die Kinder nicht behandlungsbedürftig und voll leistungsfähig.

4.3.2 Azyanotische angeborene Herzfehler mit Links-Rechts-Shunt

Kammerscheidewanddefekt (Ventrikelseptumdefekt = VSD)

Er ist der häufigste angeborene Herzfehler. Es handelt sich dabei um ein Loch in der Kammerscheidewand des Herzens (Abb. 7.10). Je nachdem, an welcher Stelle der Kammerscheidewand sich dieser Defekt befindet und wie groß sein Durchmesser ist, wird viel oder nur wenig Blut aus der linken Kammer in die rechte fließen (Links-Rechts-Shunt). Deswegen unterscheidet man zwischen hämodynamisch wirksamen oder unwirksamen VSD. Die hämodynamisch unwirksamen VSD bedürfen zwar der kardiologischen Überwachung, aber keiner Operation. In den ersten Lebensjahren können sich viele VSD von selbst verschließen („verwachsen"). In einzelnen Fällen mit sehr großem Links-Rechts-Shunt kann es schon frühzeitig zu einem Lungenhochdruck kommen. Dann bauen sich die Lungenarterien anatomisch um, und diese Kinder werden – wenn man nicht schon im Säuglingsalter eine Voroperation vornimmt (Einengung der Lungenarterie – „Banding"-Operation) oder den VSD direkt operativ verschließt – inoperabel. Es kommt allmäh-

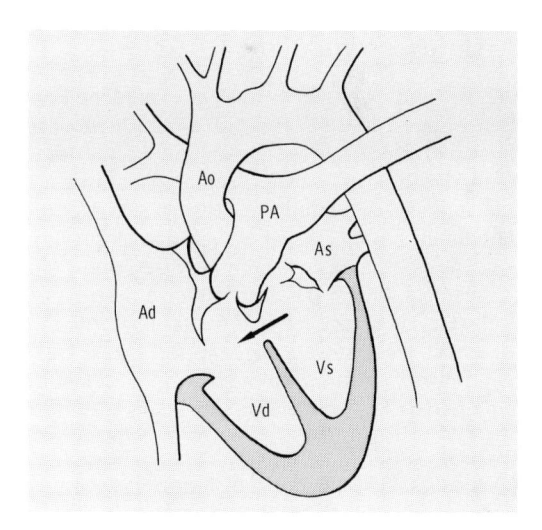

Abb. 7.10 Ventrikelseptumdefekt.
AO = Aorta, Ad = Atrium dextrum, As = Atrium sinistrum, PA = Pulmonalarterie, Vs = Ventriculus sinister, Vd = Ventriculus dexter. (Aus: RAUTENBURG, H. W.: Herz-Kreislauf-System. In: LAMPERT, F. (Hrsg.): Pädiatrie in der Praxis. 2. Auflage, Verlag Chemie, Weinheim 1986.)

lich zu einem Rechts-Links-Shunt (Shuntumkehr) und damit zur Zyanose (EISENMENGER-Reaktion).

Hämodynamisch wirksame VSD sollen operativ verschlossen werden (Einnähen eines Kunststoffflickens).

Krankheitsbild: Typisches lautes systolisches Preßstrahlgeräusch mit Maximum über dem 4. ICR links parasternal, hier ist auch Schwirren über der Brustwand tastbar. Röntgen: Vermehrter Lungendurchfluß, sonst erst auffällig bei pulmonalem Hochdruck (auch EKG). Den Nachweis eines VSD im zweidimensionalen Echokardiogramm zeigt Abb. 7.4).

Behandlung: Bei frühzeitiger Druckerhöhung im Lungenkreislauf ist baldige Herzkatheterisierung und eventuell Frühoperation erforderlich. Viele Kinder bedürfen überhaupt keiner Operation, andere erst mit 4–6 Jahren.

Operationsrisiko: Bei Neugeborenen hoch, später um 3%.

Prognose: Bei primärem pulmonalen Hochdruck schlecht. Kinder mit EISENMENGER-Reaktion sind inoperabel. Die Kinder mit hämodynamisch unwirksamem Ventrikelseptumdefekt haben eine normale Lebenserwartung.

Vorhofscheidewanddefekt
(Vorhofseptumdefekt – Atriumseptumdefekt – ASD)

Bei diesem Fehler gibt es auch verschiedene Formen (Tab. 7.2), die alle ein unterschiedliches operatives Vorgehen verlangen und deshalb vom Kinderkardiologen vorher genau diagnostiziert sein müssen. Am häufigsten ist der sog. Sekundumdefekt (Abb. 7.11), bei dem sich in der Gegend des Foramen ovale im Vorhofseptum ein Loch findet, durch das fast immer ein größerer Links-Rechts-Shunt erfolgt. Auch hier droht für später die Gefahr des Lungenhochdruckes. Deshalb müssen Vorhofseptumdefekte im allgemeinen operiert werden. Ein offengebliebenes Fora-

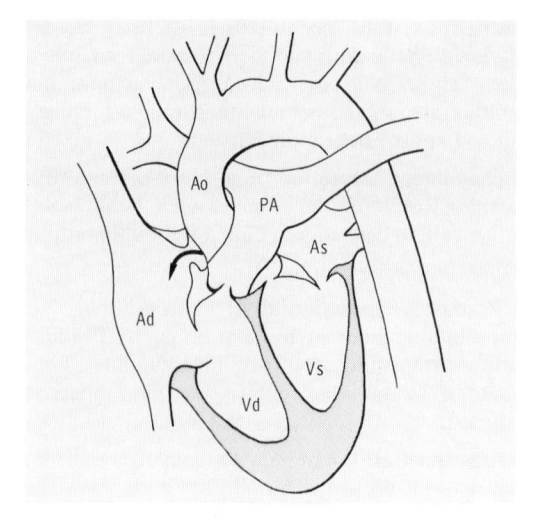

Abb. 7.11 Vorhofseptumdefekt.
Ao = Aorta, PA = Pulmonalarterie, Ad = Atrium dextrum, As = Atrium sinistrum, Vs = Ventriculus sinister, Vd = Ventriculus dexter. (Aus: RAUTENBURG, H. W.: Herz-Kreislauf-System. In: LAMPERT, F. (Hrsg.): Pädiatrie in der Praxis. 2. Auflage, Verlag Chemie, Weinheim 1986.)

men ovale (fetaler Kreislauf) ist kein eigentlicher angeborener Herzfehler, weil es hämodynamisch unwirksam und funktionell geschlossen ist.

Krankheitsbild: Rauhes systolisches Geräusch mit Maximum über dem 2. und 3. ICR links parasternal, II. Herzton gespalten, oft betont. Röntgen: Großes Herz mit prominentem Pulmonalbogen und vermehrtem Lungendurchfluß. EKG: Partieller Rechtsschenkelblock und Zeichen der Rechtshypertrophie. Sichere Erkennung im Echokardiogramm.

Behandlung: Nur bei sehr kleinem Links-Rechts-Shunt keine Therapie, sonst ist die Operation mit der Herz-Lungen-Maschine angezeigt (möglichst vor der Einschulung).

Operationsrisiko: Unter 1%.

Prognose: Bei rechtzeitiger Operation gut, keine Einschränkungen in der körperlichen Belastbarkeit.

Tabelle 7.2 Einteilung der Vorhofseptumdefekte.

Vorhofseptumdefekt vom Sekundumtyp (am häufigsten)
Vorhofseptumdefekt vom Primumtyp (AV-Kanal)
Vorhofseptumdefekt vom Sinus-venosus-Typ (meist kombiniert mit fehlmündenden Pulmonalvenen)

Vorhofseptumdefekt vom Primumtyp (ASD I)

Diese Defekte sind hämodynamisch bedeutungsvoller als die Sekundumdefekte; sie liegen im unteren Teil des Vorhofseptums (Septum membranaceum oder Septum primum, das sich aus dem Endokardkissen in der frühen Embryonalperiode bildet) und erreichen Anschluß an die Atrioventrikularklappen-Ebene. Eine oder beide AV-Klappen (Mitralis oder Trikuspidalis) können einen Spalt aufweisen (inkompletter AV-Kanal). Das Ventrikelseptum ist dabei nicht betroffen. Vorhofseptumdefekte vom Primumtyp fallen eventuell schon im Säuglingsalter auf und bedürfen dann schneller kinderkardiologischer und operativer Versorgung.

Atrioventrikularkanal (AV-Kanal), Atrioventrikularseptumdefekt (AVSD)

Entwicklungsstörungen im Bereich des Endokardkissens führen zu Vorhofseptumdefekten vom Primumtyp mit Spaltbildungen in den AV-Klappen und Defekten im membranösen Teil des Ventrikelseptums. Dementsprechend werden verschiedene Formen des AV-Kanals unterschieden. Der AV-Kanal ist der häufigste Fehler beim Down-Syndrom.

Je nach Ausdehnung des Defektes in der Mitte des Herzens kommt es unter Umständen schon beim jungen Säugling zu großem Links-Rechts-Shunt, Wechsel-Shunt oder Eisenmenger-Reaktion (pulmonaler Hochdruck); dann werden diese Kinder auch schon frühzeitig zyanotisch.

Krankheitsbild: Symptomatik des Vorhofseptumdefekts, manchmal auch des Ventrikelseptumdefekts mit pulmonalem Hochdruck. Röntgen: Großes Herz mit prominentem Pulmonalbogen und vermehrtem Lungendurchfluß. EKG: Häufig überdrehter Linkstyp, Rechtshypertrophie. Sehr hilfreich bei der Diagnostik ist die Echokardiographie.

Behandlung: Operation mit der Herz-Lungen-Maschine unter Umständen schon im Säuglingsalter – großes Operationsrisiko, je nach Ausdehnung des Defektes und der AV-Klappenmißbildung.

Prognose: Ohne Operation schlecht. Fälle mit fixierter pulmonaler Hypertonie sind inoperabel.

Persistierender Ductus arteriosus (PDA)

Über diesen aus der Fetalzeit bestehenden Gang fließt Blut von der Aorta in die Lungenschlagader, also umgekehrt als beim Fetus (Abb. 7.12).

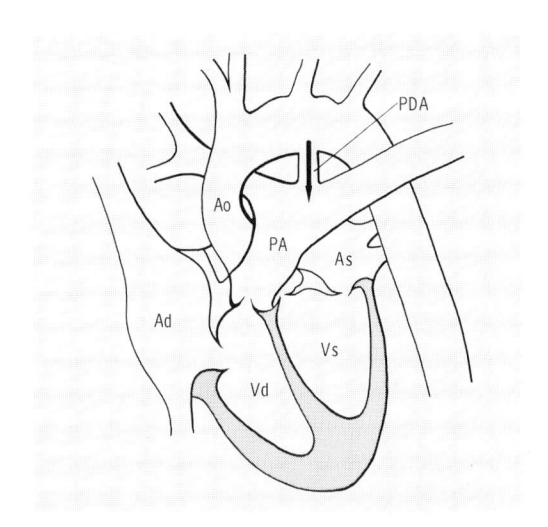

Abb. 7.12 Persistierender Ductus arteriosus (PDA). Ao = Aorta, PA = Pulmonalarterie, Ad = Atrium dextrum, As = Atrium sinistrum, Vs = Ventriculus sinister, Vd = Ventriculus dexter. (Aus: Rautenburg, H. W.: Herz-Kreislauf-System. In: Lampert, F. (Hrsg.): Pädiatrie in der Praxis. 2. Auflage, Verlag Chemie, Weinheim 1986.)

Krankheitsbild: Typisches kontinuierliches, systolisch-diastolisches (Maschinen-)Geräusch mit Maximum über dem 1. oder 2. ICR links parasternal.

Da auch hier infolge der vermehrten Lungendurchblutung später ein Lungenhochdruck auftreten kann und sich im Laufe des Lebens im Ductus gern Entzündungen festsetzen, stellt der offene Ductus arteriosus eine unbedingte Anzeige zur Operation dar. Die Operation ist relativ einfach (Unterbindung bzw. Durchstechung) und eigentlich gar keine „Herzoperation", weil am Herzen selbst nicht operiert wird.

Operationsrisiko: Unter 1%.

Leider kommen beim offenen Ductus arteriosus oft noch weitere Herzmißbildungen vor, so daß immer eine sehr genaue Untersuchung der Kinder erfolgen muß. Schwierigkeiten kann es bei Neugeborenen geben, besonders wenn außerdem noch ein Atemnotsyndrom besteht. Dann kann versucht werden, einen Duktusverschluß mit Indometacin herbeizuführen, oder es muß sofort operiert werden, weil sonst die Prognose des Gesamtzustandsbildes (Atemnotsyndrom plus offener Ductus arteriosus) schlecht ist.

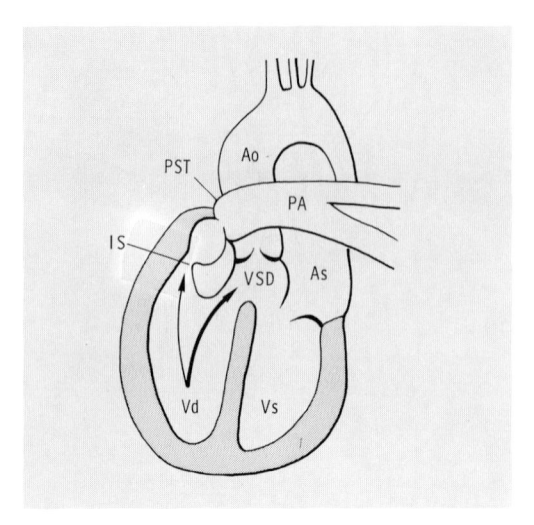

Abb. 7.13 Fallot-Tetralogie (seitliche Ansicht).
Ao = Aorta, PA = Pulmonalarterie, PST = Pulmonalklappenstenose, IS = infundibuläre Stenose, VSD = Ventrikelseptumdefekt, As = Atrium sinistrum, Vs = Ventriculus sinister, Vd = Ventriculus dexter. (Aus: RAUTENBURG, H. W.: Herz-Kreislauf-System. In: LAMPERT, F. (Hrsg.): Pädiatrie in der Praxis. 2. Auflage, Verlag Chemie, Weinheim 1986.)

4.3.3 Angeborene Herzfehler mit Zyanose (Rechts-Links-Shunt)

Fallot-Tetralogie
(Abb. 7.13)

Es handelt sich um einen kombinierten angeborenen Herzfehler, der sich aus 4 (Tetra-)Teilkomponenten zusammensetzt: 1. Pulmonalstenose (vorwiegend infundibuläre), 2. Ventrikelseptumdefekt, 3. „reitende Aorta", d. h. der Abgang der Aorta aus dem Herzen ist über den VSD nach rechts (z. T. über die rechte Kammer) verlagert, 4. Rechtshypertrophie. Das venöse Blut der rechten Kammer kann also nur – behindert durch die Pulmonalstenose – in geringem Maße durch den Lungenkreislauf abfließen; es nimmt den „einfacheren" Weg über den VSD in die „reitende Aorta". Die Kinder werden schon im Säuglingsalter – meist nicht als Neugeborene – zyanotisch, ihre körperliche Entwicklung ist meist verzögert, ihre Leistungsfähigkeit eingeschränkt. Wenn sie verspätet Laufen gelernt haben, gehen sie zum kurzfristigen Ausruhen gern in die Hockstellung (Hockersymptom). Nach geringer Belastung tritt Dyspnoe auf. Bei vielen dieser Kinder kommt es zu Trommelschlegelfingern und Uhrglasnägeln. Die Erythrozytenzahl wird mehr oder weniger stark erhöht, um bei dem verminderten Lungendurchfluß mehr Trägerelemente zum Sauerstofftransport zur Verfügung zu stellen (Polyglobulie). Dadurch wird das Blut zähflüssiger, der Hämatokritwert nimmt zu, und Blutgerinnungsstörungen können auftreten. In einzelnen Fällen kommt es zu gefährlichen, sog. **hypoxämischen Anfällen** mit tiefer Zyanose, Bewußtlosigkeit und eventuell Krämpfen. Diese Kinder brauchen eine ständige Beobachtung und sehr sorgfältige Pflege. Sauerstoffzufuhr allein ist hier keine eigentliche Behandlung, wie vielfach geglaubt wird. Im Anfall müssen die Kinder vielmehr beruhigt (evtl. auch medikamentös gedämpft, Morphin) werden, damit das Herz nicht weiter überlastet wird.

Behandlung: Grundsätzlich ist heute die Fallot-Tetralogie chirurgisch so früh wie möglich zu korrigieren, d. h., es ist technisch möglich, alle Teilfehler zu beseitigen und normale hämodynamische Verhältnisse zu schaffen. Eventuell müssen bei sehr jungen und kleinen Kindern, die durch hypoxämische Anfälle, Herzinsuffizienz oder eine sehr starke Polyglobulie bedroht sind, vorläufige Operationen (Palliativoperationen) angewandt werden, die die Lungendurchblutung bessern (Anastomosenoperationen nach BLALOCK-TAUSSIG oder Modifikationen), wobei eine Kurzschlußverbindung zwischen aortalem und pulmonalem Arteriensystem geschaffen wird. Wenn ein gefahrloses Überleben auf diese Weise gesichert ist, kann später die Korrekturoperation vorgenommen werden.

Operationsrisiko: Je nach Fall und Kindesalter 5–20% (für Korrekturoperation) bzw. 3–8% bei Palliativoperationen.

Prognose: Ohne Operation schlecht, einige Fallot-Kinder werden schon frühzeitig insuffizient infolge der stark verminderten Lungendurchblutung. Operative Maßnahmen sind indiziert bei Hämatokritwerten über 62%, bei nicht medikamentös beherrschbarer Herzinsuffizienz und hypoxämischen Anfällen.

Transposition der großen Arterien (TGA) (Abb. 7.14)

Dies ist der häufigste zyanotische angeborene Herzfehler des Neugeborenen. Bis vor ein paar Jahren starben diese Kinder fast alle innerhalb der ersten 6 Lebensmonate, heute kann ihnen geholfen werden. Deswegen ist die Kenntnis dieses angeborenen Herzfehlers für die Kinderheilkunde und Neonatologie wichtig geworden. Es handelt sich dabei um einen Fehlabgang der großen Arterien aus dem Herzen: Die Aorta entspringt aus der rechten, die Lungenschlagader aus der linken Herzkammer. Großer und kleiner Kreislauf laufen also parallel zueinander, die Aorta führt venöses, die Lungenschlagader arterielles Blut. Diese Kinder sind überhaupt nur lebensfähig mit Ausgleichsdefekten (VSD, Vorhofseptumdefekt, offener Ductus arteriosus), über die arterielles Blut in die Aorta gelangt.

Diese meist schwerkranken, zyanotischen Neugeborenen oder jungen Säuglinge sind so früh wie möglich einer kinderkardiologischen Abteilung zuzuführen, da ihnen nur dort rechtzeitig geholfen werden kann. Man muß baldmöglichst die spezielle Herzdiagnostik durchführen und dann sofort daran anschließend mit einem Ballonherzkatheter – ohne eigentliche Operation – einen Vorhofseptumdefekt schaffen (Ballonatrioseptostomie), um eine möglichst große Mischung von arteriellem und venösem Blut zu erreichen. Auf diese Weise gelingt es, viele dieser Kinder mit Transposition der großen Arterien am Leben zu erhalten, bis sie operiert werden können.

Das ist schon im Neugeborenen- und Säuglingsalter möglich. Dabei werden arterieller und venöser Blutstrom durch entsprechende Tunnelbildung in den Vorhöfen derart umgeleitet, daß arterielles Blut über den rechten Ventrikel in die Aorta und venöses Blut über den linken Ventrikel in die Lungenstrombahn fließt (Vorhofumkehr-Operation nach MUSTARD oder SENNING). Auch der richtige Anschluß von Aorta und Lungenschlagader an die entsprechenden Ventrikel (anatomische Korrektur, sog. Switch-Operation) ist heute schon bei Neugeborenen mit gutem Erfolg möglich.

Pulmonalatresie

Es handelt sich dabei um den Verschluß des Ausflußtraktes des rechten Ventrikels. Man unterscheidet die Pulmonalatresie mit Ventrikelseptumdefekt (früher: Pseudotrunkus) und die

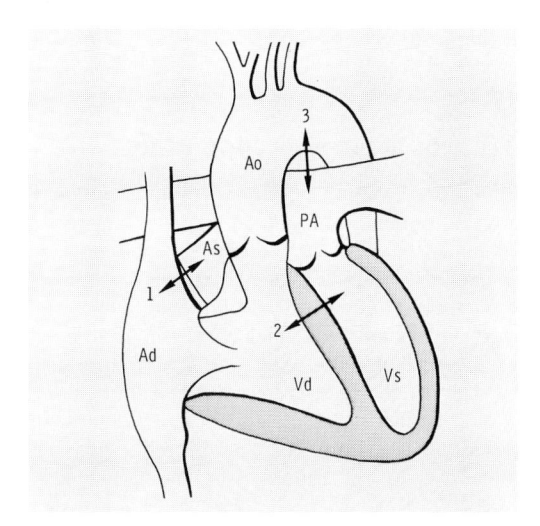

Abb. 7.14 Transposition der großen Arterien. Ao = Aorta, PA = Pulmonalarterie, Ad = Atrium dextrum, AS = Atrium sinistrum, Vd = Ventriculus dexter, Vs = Ventriculus sinister; mögliche Kurzschlußverbindungen: 1 = Vorhofseptumdefekt (offenes Foramen ovale), 2 = Ventrikelseptumdefekt, 3 = persistierender Ductus arteriosus. (Aus: RAUTENBURG, H. W.: Herz-Kreislauf-System. In: LAMPERT, F. (Hrsg.): Pädiatrie in der Praxis. 2. Auflage, Verlag Chemie, Weinheim 1986.)

Pulmonalatresie mit intaktem Ventrikelseptum. Bei der letztgenannten Form muß immer ein ASD bestehen, über den das venöse Blut auf die linke Herzkreislaufseite abfließen kann. Die Lungendurchblutung erfolgt über einen offenen Ductus arteriosus oder Gefäßkollateralen. Die Echokardiographie ist wichtig für die frühzeitige Diagnose. Auch hier zeichnen sich in vielen Fällen Operationsmöglichkeiten mit Kunststoffrohren oder künstlichen Klappen ab (sog. Conduit-Operationen). Bei Neugeborenen ist vorübergehend der Ductus arteriosus durch Prostaglandin E-Gabe offen zu halten, evtl. bis zur Möglichkeit einer Palliativoperation (Anastomose).

Trikuspidalatresie

Es besteht eine auffallende Zyanose des Neugeborenen, rasch setzt Herzinsuffizienz ein. Da die Trikuspidalklappe verschlossen ist, muß ein Rechts-Links-Shunt auf Vorhofebene bestehen, wenn das Kind überleben soll. Der Lungenkreislauf kann in vielfältiger Weise – mit und ohne TGA – an den linken Ventrikel angeschlossen sein. Auch hier gibt die Echokardiographie frühzeitig Hinweise zur richtigen Diagnose. Manche

Fälle sind einer operativen Therapie zugängig, eventuell in mehreren Teilschritten (FONTANsche Operation).

Truncus arteriosus communis

Bei diesem Herzfehler sind Aorta und Pulmonalarterie in der embryonalen Entwicklung nicht voneinander getrennt worden, so daß nur ein gemeinsamer Gefäßstamm aus den mit einem Ventrikelseptumdefekt verbundenen Herzkammern entspringt, was im Echokardiogramm erkannt werden kann. Die Lungendurchblutung kann auf mehrfache Weise erfolgen und ist fast immer vermehrt. Auch der Truncus arteriosus communis gilt heute in bestimmten Fällen als chirurgisch korrigierbar.

Ebsteinsche Anomalie

Es liegt eine Mißbildung der Trikuspidalklappe vor, welche nicht in der Atrioventrikularebene ansetzt, sondern mehr oder weniger weit und verunstaltet in den rechten Ventrikel verlagert ist. Ein Teil des rechten Ventrikels gehört zum rechten Vorhof und der Restventrikel ist klein. Das venöse Blut fließt durch einen ASD auch auf die linke Herzseite ab, so daß die Kinder schon frühzeitig zyanotisch werden. Die Lungendurchblutung ist vermindert, was die Zyanose besonders bei körperlicher Belastung verstärkt und eine hochgradige Polyglobulie bewirkt.

Manche Kinder gedeihen trotz der ausgeprägten Zyanose und sind bis zur Pubertät erstaunlich leistungsfähig. Die Diagnose muß durch den Kinderkardiologen möglichst frühzeitig geklärt werden (Echokardiogramm). Palliativoperationen und auch operative Korrekturen sind möglich.

Univentrikuläres Herz (single ventricle)

Bei diesem angeborenen Herzfehler ist die Septierung der Herzkammern ausgeblieben; funktionell besteht nur eine Herzkammer. Mit dieser Mißbildung können viele andere Herzfehler kombiniert sein, so daß die Diagnostik schwierig ist und auch eine operative Therapie im Einzelfall sehr unterschiedlich sein kann. Die Frage des Überlebens richtet sich sehr nach den einzelnen Teilkomponenten der gesamten Herzmißbildung.

Hypoplastisches Linksherz

Dieses ist bis jetzt der einzige inoperable angeborene Herzfehler. Die Diagnose ist ziemlich sicher mit der Echokardiographie zu stellen. Meist sterben die Neugeborenen mit diesem Herzfehler sehr bald, da der linke Ventrikel nicht oder nur sehr spärlich angelegt ist und gleichzeitig eine Aortenatresie (Verschluß der Aortenklappe) und/oder eine Mitralatresie (Verschluß der Mitralklappe) besteht; auch kann der Aortenbogen unterentwickelt sein und noch eine Aortenisthmusstenose bestehen (evtl. frühzeitige Herztransplantation).

4.4 Zur Frage von Herzoperationen

Aus dem Gesagten geht hervor, daß keineswegs alle angeborenen Herzfehler operiert werden müssen (z. B. hämodynamisch unwirksamer VSD). Außerdem gibt es einen gewissen Teil (etwa 5–8%) von angeborenen Herzfehlern, den man noch nicht mit wesentlicher Erfolgschance operieren kann. Alle diese Kinder bedürfen der ständigen Betreuung durch die kinderkardiologischen Abteilungen, eventuell häufiger stationärer Behandlungen. Besondere Bedeutung verdient dabei die möglichst uneingeschränkte geistige Entwicklung dieser chronisch kranken Kinder. In körperlicher Hinsicht kommt der Krankengymnastik eine besondere Bedeutung zu. Bestimmte angeborene Herzfehler sind in mehreren Teilschritten zu operieren (zuerst Palliativoperationen, später Korrektur; vgl. Fallot-Tetralogie). Grundsätzlich sind alle angeborenen Herzfehler in den deutschen Herzzentren zu operieren! Die Versorgung durch eine kinderkardiologische Abteilung bedeutet die beste Sicherheit, da hier der günstigste Zeitpunkt, Art und Ort der Operation bestimmt werden können. In Zukunft werden auch Herz- und Herz-Lungen-Transplantationen bei Kindern in Deutschland zunehmend vorgenommen werden.

4.5 Endokarditisprophylaxe

Da sich besonders bei Ventrikelseptumdefekten, angeborenen Aortenstenosen, Fallot-Fehlern und nach Herzoperationen häufig Bakterien im Herzen festsetzen, müssen diese Kinder bei Virusinfekten der oberen Luftwege (bakterielle Superinfektion), bei Eingriffen im Zahn-/Mund-/Rachenbereich (Streptokokken) und bei bakteriellen Harnwegsinfektionen kurzfristig und hochdosiert Antibiotika erhalten.

5 Entzündliche Herzerkrankungen

5.1 Karditis

Pathologisch-anatomisch kann die Entzündung der Herzinnenhaut (Endokarditis), des Herzmuskels (Myokarditis) und des Herzbeutels (Perikarditis) unterschieden werden; bei der Entzündung aller Herzschichten wird von Karditis oder Pankarditis gesprochen. Oft können beim Kind die Entzündungen der einzelnen Herzschichten klinisch nicht voneinander getrennt werden, weshalb meist von *Karditis* gesprochen wird.

Nach den Ursachen wird unterschieden in *rheumatische* und *nichtrheumatische* Karditiden; die nichtrheumatischen können in bakteriell und viral bedingte Entzündungen getrennt werden.

5.1.1 Rheumatische Karditis

Das *rheumatische Fieber* (s. S. 230) geht im Kindesalter in vielen Fällen mit einer Karditis einher. Mikroskopisch finden sich im Herzmuskel ASCHOFF-Knötchen. Auf der Herzinnenhaut, insbesondere an den Herzklappen (Mitralklappe, Aortenklappe) bilden sich kleine Knötchen und Wärzchen, die Klappen und Segel vernarben und schrumpfen dann und führen zur Schlußunfähigkeit der Klappen (Mitralinsuffizienz, Mitralstenose, Aorteninsuffizienz, Aortenstenose).

5.1.2 Nichtrheumatische Karditis

Bei den *bakteriellen Karditiden* sind es häufig vergrünende Streptokokken (Streptococcus viridans), die sich beim Einbruch in die Blutbahn (Bakteriämie) auf den viel beanspruchten Herzklappen festsetzen und zu Geschwürbildung und tiefgreifenden Zerstörungen derselben führen können. Das findet sich z. B. bei der *Sepsis lenta*, bei der neben den Herzklappen auch noch Nieren und Milz (evtl. noch andere Organe) von streptokokkenbedingten Entzündungen befallen sind. Grundsätzlich kann es im Rahmen einer Sepsis, unabhängig von der Art der Bakterien, immer zu einer Endokarditis kommen. Im Säuglingsalter sind es besonders Staphylokokken, später auch Pseudomonas aeroginosa. Es muß immer versucht werden, den Erreger nachzuweisen.

Bei der Vielzahl von Viruserkrankungen ist die *Virusmyokarditis* sicher viel häufiger, als sie im allgemeinen diagnostiziert wird. Sie verläuft oft recht harmlos und wird deshalb leicht übersehen. Die Diagnose ist schwierig, u. U. ist eine Myokardbiopsie (mikroskopische und biochemische Untersuchung eines kleinen Gewebsstückes aus dem Herzen) erforderlich. In einzelnen Fällen werden aber auch schwere Verlaufsformen mit bleibenden Schäden und Spättodesfällen beobachtet (Endstadium: *dilatative Kardiomyopathie*). Besonders häufig sind Infektionen mit Coxsackie-B_4-Viren. Der Nachweis der Viren ist schwierig, meist sind nur entsprechende serologische Befunde zu erheben (Antikörpertiter).

In früheren Jahren spielte noch die *Diphtheriemyokarditis* eine große Rolle, sie verlief immer recht schwer, oft tödlich.

5.1.3 Symptome und Befunde bei Karditis

Die Symptome der Karditis können im Anfang recht uncharakteristisch sein: Müdigkeit, Abgeschlagenheit, schlechte Rekonvaleszenz nach Infekten, mehr oder weniger hohes Fieber, Herzklopfen, Herzrhythmusstörungen (s. S. 127).

Krankheitsbild: Die wichtigsten Frühzeichen der Karditis sind: Herzvergrößerung und Ruhetachykardie (vor allem nachts), immer sind Vorerkrankungen (Angina, Virusinfekt) zu eruieren. Rhythmusstörungen (Extrasystolen, Überleitungsstörungen) sind selten, ebenso Herzbeutelergüsse (Perikarditis). Das EKG ist zur Frühdiagnose nicht geeignet. Wenn der Arzt ein Herzgeräusch feststellt, ist es oft schon zu einem Herzklappenfehler gekommen. Dies sollte möglichst vermieden werden. Bei Herzinsuffizienz werden Leber- und Milzvergrößerung, Ödeme besonders an den Beinen und um die Augen sowie Lungenödem beobachtet. Eine begleitende Perikarditis ist durch die erhebliche Vergrößerung des Herzschattens im Röntgenbild und sicher im Echokardiogramm zu erkennen. Bei bakterieller (infektiöser) Endokarditis können Vegetationen auf den Herzklappen im Echokardiogramm nachgewiesen werden.

5.1.4 Behandlung

Generell ist bei allen Formen der Karditis *strenge Bettruhe* anzuordnen und notfalls zu erzwingen. Da das entzündete Herz ohnehin nicht ruhiggestellt werden kann, muß jegliche Belastung vermieden werden! Bei Anzeichen von Herzinsuffizienz müssen Digitalispräparate und die Wasserausscheidung fördernde Medikamente gegeben werden.

Im Vordergrund der Behandlung der bakteriellen (infektiösen) Endokarditis steht die Gabe von Antibiotika, oft in sehr hoher Dosierung und langfristig; es muß immer versucht werden, die Antibiotikaresistenz der Keime mikrobiologisch zu bestimmen. Bei der rheumatischen Karditis (A-Streptokokken, s. S. 230) werden Penicilline G oder V (als i.v.-Infusion oder oral) in hohen Dosen verabfolgt. Die Viruskarditis ist bis jetzt nur mit konsequenter und langdauernder Bettruhe zu behandeln, versuchsweise mit Kortikoiden, außerdem Behandlung der Herzinsuffizienz (s. u.).

Bei einem Herzbeutelerguß (Perikarditis exsudativa oder Stauungserguß oder Hämatoperikard = Bluterguß im Herzbeutel) kann eine Perikardfensterung erforderlich sein, um den Herzmuskel nicht in seiner Pumpfunktion einzuschränken. In bedrohlichen Fällen ist die chirurgische Drainage oder die Entfernung größerer Perikardteile erforderlich (Hemiperikardektomie).

Bei der rheumatischen Karditis muß zur Verhütung von Rückfällen (Rezidiven) eine mindestens 5jährige Rezidivprophylaxe mit Penicillin durchgeführt werden, um der Ausbildung von Herzklappenfehlern entgegenzuwirken.

6 Erworbene Herzklappenfehler

Die Endokarditis führt zunächst zu einer Schlußunfähigkeit der befallenen Herzklappen, die bewirkt, daß ein Teil des Blutes in benachbarten Herz- und Gefäßabschnitten in Systole und Diastole hin- und her pendelt. Nach dem Befall der Herzklappen unterscheidet man eine *Mitralinsuffizienz* und eine *Aorteninsuffizienz;* sehr selten sind im Kindesalter Pulmonalinsuffizienz und Trikuspidalinsuffizienz. Kommt der Entzündungsprozeß an den Klappen nicht zur Abheilung, können die Ränder der einzelnen Segel und Taschen miteinander verwachsen und eine Einengung der betreffenden Klappen verursachen. So entstehen vor allem die *Mitralstenose* und die *Aortenstenose*. Übergänge von Insuffizienz zur Stenose und Fehler an mehreren Herzklappen gleichzeitig sind möglich.

Die erworbenen Herzklappenfehler betreffen vor allem die linksseitigen Herzklappen, deswegen ist Linksinsuffizienz mit Dyspnoe und Lungenödem die Folge. Die medikamentöse Behandlung besteht in der Hauptsache aus der genau eingestellten Digitalisierung und Behandlung der Herzinsuffizienz (s. u.). Im Endeffekt kann in vielen Fällen nur ein operativer Ersatz der erkrankten Klappen durch ein Kunstventil den Zustand beheben; das ist auch schon im Kindesalter möglich (Klappenersatzoperationen).

7 Herzinsuffizienz

Unter Herzinsuffizienz versteht man die Leistungsschwäche des Herzmuskels. Sie ist pathophysiologisch gekennzeichnet durch das Unvermögen des Herzens, der Kreislaufperipherie genügend Blut zur Verfügung zu stellen, weil die Auswurfleistung der Herzkammern vermindert ist. Die Herzinnenräume sind erweitert, das ganze Herz ist vergrößert, und die Kinder lassen einen Abfall der körperlichen Leistung erkennen. Beim Säugling sind das Nachlassen oder das Unvermögen, selbständig zu trinken, Restelassen oder Dyspnoe zum Ende der Mahlzeiten entsprechende Symptome, die auf eine Herzinsuffizienz hinweisen. Oftmals werden aber die ersten Anzeichen nicht bemerkt, da sich das Kind in seiner Leistung selbst begrenzt und seine Umgebung nicht von sich aus auf seine Beschwerden aufmerksam machen kann, wie es dem Erwachsenen möglich ist. Bei der Leistungsschwäche des linken Herzens spricht man von *Linksinsuffizienz;* Leitsymptome hierfür sind Stauungsbronchitis, Dyspnoe und Lungenödem. Die Schwäche des rechten Herzens wird als *Rechtsinsuffizienz* bezeichnet, hier finden sich Leber- und Milzvergrößerung, Venenstauung und periphere Ödeme.

Behandlung: Die Behandlung der Herzinsuffizienz geschieht vor allem mit *Digitalispräparaten* (s. S. 13). Am häufigsten werden Digoxin- und Digitoxinpräparate verordnet. Die Digitalisdosierung wird vom Arzt genau festgelegt und muß von der Schwester exakt eingehalten werden, da Digitalispräparate leicht Überdosierungserscheinungen verursachen und deshalb bei falscher Anwendung schaden können (s. S. 13). Bei Kindern, die Digitalispräparate bekommen, soll 3mal in 24 Stunden (1× nachts im Schlaf) die Herzfrequenz festgestellt werden. Bei Säuglingen, bei Patienten mit Tachykardien und Bradykardien wird die Herzfrequenz durch Auskultation des Herzschlages mit dem Stethoskop bestimmt; dabei muß eine ganze Minute ausgezählt werden. Die übliche Pulszählung über 15 Sekunden ist in diesen Fällen zu ungenau! Beim Absinken der Herzfrequenz unter 60 Schläge pro Minute, bei Übelkeit und Erbrechen kann eine Digitalisüberdosierung infolge Kumulation (s. S. 13) vorliegen; es ist deshalb bei diesen Symptomen sofort der Arzt zu verständigen. Bei Kindern unter einer Digitalisbehandlung sollen häufigere EKG-Kontrollen stattfinden.

Die Digitalisbehandlung wird kombiniert mit Medikamenten, die die Wasserausscheidung fördern, z. B. Furosemid und Spironolacton.

Bei Kindern mit Herzinsuffizienz sollen die Flüssigkeitsein- und -ausfuhr sowie das Körpergewicht täglich genau ermittelt werden.

Wenn Ödeme vorhanden sind, empfiehlt sich nach Anweisung des Arztes die Flüssigkeitsbeschränkung und eine salzarme Kost. Außerdem sind die Serumelektrolytwerte öfter zu kontrollieren.

In besonderen Fällen – z. B. nach Herzoperationen – sind Medikamente notwendig, die die Herztätigkeit anregen, die Auswurfleistung des Herzens erhöhen oder erleichtern (Katecholamine, Vasodilatantien, Captopril und weitere neu entwickelte Medikamente).

8 Entzündliche Gefäßerkrankungen

Die bakterielle Entzündung einer Venenwand wird *Phlebitis* genannt. Sie führt fast regelmäßig infolge Blutgerinnung zur venösen Thrombose. Man spricht dann von *Thrombophlebitis*. Bei Neugeborenen kann das im Rahmen einer Nabelsepsis der Fall sein: häufiger werden Thrombophlebitiden bei bzw. nach langdauernder intravenöser Infusionstherapie beobachtet. Die Gefahr jeder Thrombophlebitis besteht in der Möglichkeit einer venösen *Embolie;* so entstehen Lungenembolien und eventuell Lungenabszesse.

Arterielle Entzündungen sind im Kindesalter sehr selten. Die *Periarteriitis nodosa* ist eine Erkrankung, die mit herdförmigen Entzündungen um die Arterien herum einhergeht und deren Ursachen noch weitgehend unbekannt sind (s. S. 236). Ähnliche „entzündliche" Veränderungen mit arteriellen Thrombosen kommen beim *mukokutanen Lymphknotensyndrom (Kawasaki-Syndrom)* an den Herzkranzgefäßen vor und haben eine schlechte Prognose (s. S. 236).

9 Nichtentzündliche Herzerkrankungen

9.1 Idiopathische (primäre) Kardiomyopathien

Die Ursachen dieser Erkrankungen sind noch unbekannt, in einzelnen Fällen ist eine familiäre Häufung zu beobachten. Es handelt sich um Erkrankungen des Herzmuskels, die mit Hypertrophie und Dilatation der Herzkammern einhergehen. Im Kindesalter kommen vor allem die hypertrophische obstruktive Kardiomyopathie und dilatative Kardiomyopathie vor.

Die *hypertrophische obstruktive Kardiomyopathie (HOCM)* ist gekennzeichnet durch ein abnormes Wachstum vorwiegend des linksventrikulären Myokards einschließlich des Ventrikelsep-

tums. Ein Teil des Ventrikelseptums wölbt sich während der Systole in den Ausflußtrakt der linken Kammer derart vor, daß dadurch eine funktionelle Subaortenstenose entsteht (idiopathische hypertrophische subaortale Stenose [IHSS], s. S. 116). Diese Erkrankung ist im Kindesalter gar nicht so selten und auch schon bei Neugeborenen beschrieben worden.

Bei Kindern besteht meist Beschwerdefreiheit; manchmal wird über Belastungsdyspnoe, „Herzstiche", anfallsweises Herzjagen (s. S. 127) und Schwindelanfälle geklagt. Die Kinder fallen oft zufällig durch ein Herzgeräusch auf; die Diagnose wird mit der Echokardiographie sehr sicher gestellt. Eventuell ist eine Behandlung mit Verapamil oder Betarezeptorenblockern erforderlich, in seltenen Fällen kommt eine Operation in Frage.

Die *dilatative Kardiomyopathie* ist gekennzeichnet durch eine Einschränkung der systolischen Pumpfunktion der Herzkammern unbekannter Ursache. Dadurch kommt es vor allem zu den Zeichen der Linksherzinsuffizienz mit Lungenstauung (Kongestion) (s. S. 124). Die Krankheit verläuft chronisch über Jahre; die Prognose ist schlecht und stellt die häufigste Indikation für eine Herztransplantation dar.

Zu dilatativer (kongestiver) Kardiomyopathie kann es als Endstadium einer Viruskarditis kommen *(sekundäre Kardiomyopathie)*.

9.2 Endokardfibroelastose

Eine weitere nichtentzündliche angeborene Herzerkrankung mit schlechter Prognose ist die Endokardfibroelastose. Sie wird auch als *restriktive Kardiomyopathie* bezeichnet. Die Pathogenese ist unklar. Das Endokard und die darunter gelegenen inneren Herzmuskelschichten können dabei eine bis zu mehreren Millimetern messende weißlich-gelbe, porzellanartige Verdickung aufweisen (Abb. 7.15). Der Prozeß der Fibroelastose befällt vornehmlich den linken Ventrikel und kann auch auf die linksseitigen Herzklappen übergreifen, so daß Aortenstenosen und Mitralstenosen die Folge sind. Der linke Ventrikel wird so starr, daß kaum noch effektive Kontraktionen stattfinden, die Auswurfleistung wird stark vermindert und noch zusätzlich durch die Klappenstenosen behindert. Mittels Echokardiographie, Herzkatheterisierung, Angiokardiographie und evtl. Myokardbiopsie ist die Diagnose zu stellen, eine Therapie ist nur in sehr begrenztem Umfang möglich, evtl. Herztransplantation.

9.3 Seltene nichtentzündliche Herzerkrankungen

Bei den verschiedensten Allgemeinerkrankungen kann der Herzmuskel mitbeteiligt sein.

Die *Glykogenose Typ II* (POMPEsche Krankheit) geht regelmäßig mit Beteiligung des Herzmuskels einher. Bei *systemischem Lupus erythematodes* (s. S. 237) ist das Myokard in 60–90% der Fälle mit betroffen. Bei den *Mukopolysaccharidosen* der verschiedenen Typen (s. S. 79) ist die Miterkrankung des Herzmuskels häufig. Lange bekannt ist die Herzbeteiligung bei *Neuropathien* und *Myopathien*. Infiltrative Prozesse können das Herz schädigen bei der *Leukämie* und bei *Tumoren*. Unter der *Behandlung mit Zytostatika* (z. B. Adriamycin) kann der Herzmuskel toxisch geschädigt werden (sekundäre Kardiomyopathie).

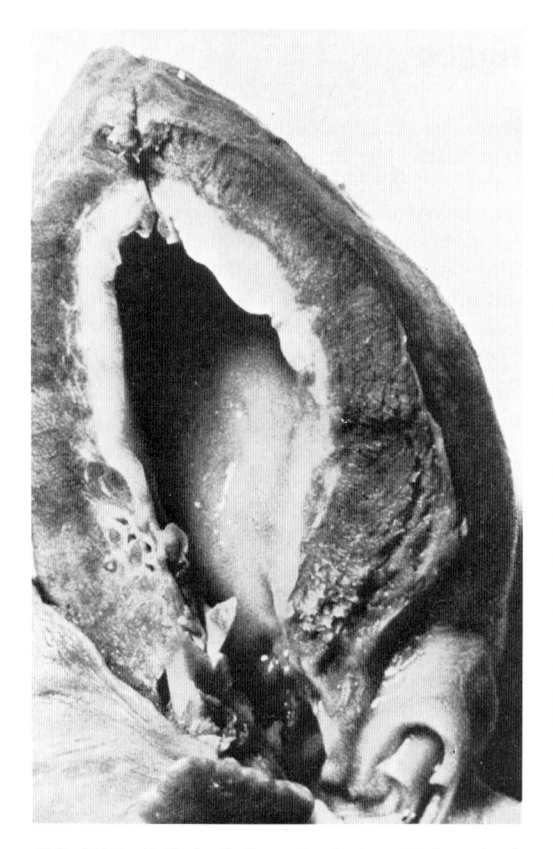

Abb. 7.15 Pathologisch-anatomisches Präparat einer Endokardfibroelastose, deutlich erkennbar: die porzellanartige Verdickung unter dem Endokard. (Aus: ROSSI, E.: Primäre infantile Fibroelastosis endocardica. In: K. D. BACHMANN, u. a. (Hrsg.): Pädiatrie in Praxis und Klinik. Band 1. 2. Auflage, Fischer, Thieme, Stuttgart 1989.)

10 Herzrhythmusstörungen

Störungen der Herzschlagfolge sind im Kindesalter nicht selten; am häufigsten kommen Extrasystolen und paroxysmale Tachykardien vor.

Die Regelmäßigkeit der Herzschlagfolge wird vom Sinusknoten gesteuert; er wird als „Schrittmacher des Herzens" bezeichnet. Der Sinusknoten unterliegt regulierenden Einflüssen des unwillkürlichen Nervensystems. Man unterscheidet eine zu schnelle Herzschlagfolge (Tachykardie) von einer zu langsamen (Bradykardie) (Tab. 7.3). Ein unregelmäßiger Herzschlag wird allgemein als Arrhythmie bezeichnet. Sowohl mit Tachy-, als auch Bradykardie kann das Syndrom des kranken Sinusknotens (sick-sinus-Syndrom) einhergehen.

Die wichtigsten diagnostischen Maßnahmen zur Feststellung einer Herzrhythmusstörung sind die Pulszählung und die (evtl. gleichzeitige) Auskultation des Herzens. Die Diagnostik der Herzrhythmusstörungen ist die Domäne des EKG.

10.1 Tachykardie

Normalerweise schwankt die Herzfrequenz bei Kindern in weiten Grenzen; 120–150 Schläge pro Minute sind z. B. beim Säugling nichts Ungewöhnliches. Die Herzfrequenz wird durch den Einfluß des Sympathikus auf den Sinusknoten erhöht. Es gibt Zustände, in denen *anfallsweises Herzjagen* (paroxysmale Tachykardie) bis zu 300 Schlägen pro Minute schon bei Neugeborenen und Säuglingen beobachtet werden kann. Dauern diese Anfälle, bei denen die Kinder eventuell schlapp, unruhig und ängstlich werden, nur wenige Minuten, so ist dieser Zustand ungefährlich; bei länger anhaltender Tachykardie ist an eine Störung im Reizleitungssystem des Herzens zu denken, die unter Umständen lebensbedrohlich werden kann. Kammerflattern oder -flimmern können bei einem elektrischen Unfall (Schlag) durch den Strom ausgelöst werden. Nur im EKG ist die Art der Störung richtig zu erkennen. Es ist in einzelnen Fällen mit bedrohlichen Tachykardien – außer bestimmter medikamentöser Behandlung (z. B. Digitalis, Verapamil) – notwendig, diese schnelle Herzaktion durch einen elektrischen Stromstoß (Schock), der von einem entsprechenden Gerät unter EKG-Kontrolle genau in einer bestimmten Herzaktionsphase verabfolgt wird, zu unterbrechen. Man nennt dieses Verfahren Elektrokonversion, Elektroreduktion oder *Defibrillation,* das Gerät heißt Konverter oder Defibrillator. Vorhofflattern oder -flimmern kann mit einer zeitweilig eingeführten Schrittmachersonde durch Unterdrückung mit höherfrequenter Reizfrequenz beseitigt werden (overdrive suppression).

10.2 Bradykardie

Eine Verlangsamung der Herzschlagfolge wird normalerweise durch den Einfluß des Parasympathikus (Vagus) auf den Sinusknoten hervorgerufen. Eine Herzfrequenz von unter 60 Schlägen pro Minute muß im Kindesalter immer an einen *totalen Herzblock* (Abb. 7.16b) denken lassen; derartige Anomalien sind gelegentlich angebo-

Tabelle 7.3 Einteilung der Herzrhythmusstörungen.

Tachykardie		Bradykardie
supravalvulär	Syndrom	AV-Leitungsstörungen (AV-Block)
Sinusbradykardie	des	1. Grades (verlängerte PQ-Zeit)
supraventrikuläre Extrasystolie	kranken	2. Grades Typ I (WENCKEBACH-Periodik)
supraventrikuläre Tachykardie	Sinusknotens	2. Grades Typ II (2 : 1 bzw. 3 : 1 etc.-Block)
Vorhofflattern/-flimmern		3. Grades mit AV-Ersatzrhythmus
		3. Grades mit Kammerersatzrhythmus
		(kompletter oder totaler Block)
ventrikulär		
ventrikuläre Extrasystolie		
Kammertachykardie		
Kammerflattern/-flimmern		
WPW-Syndrom (Wolff-Parkinson-White)		

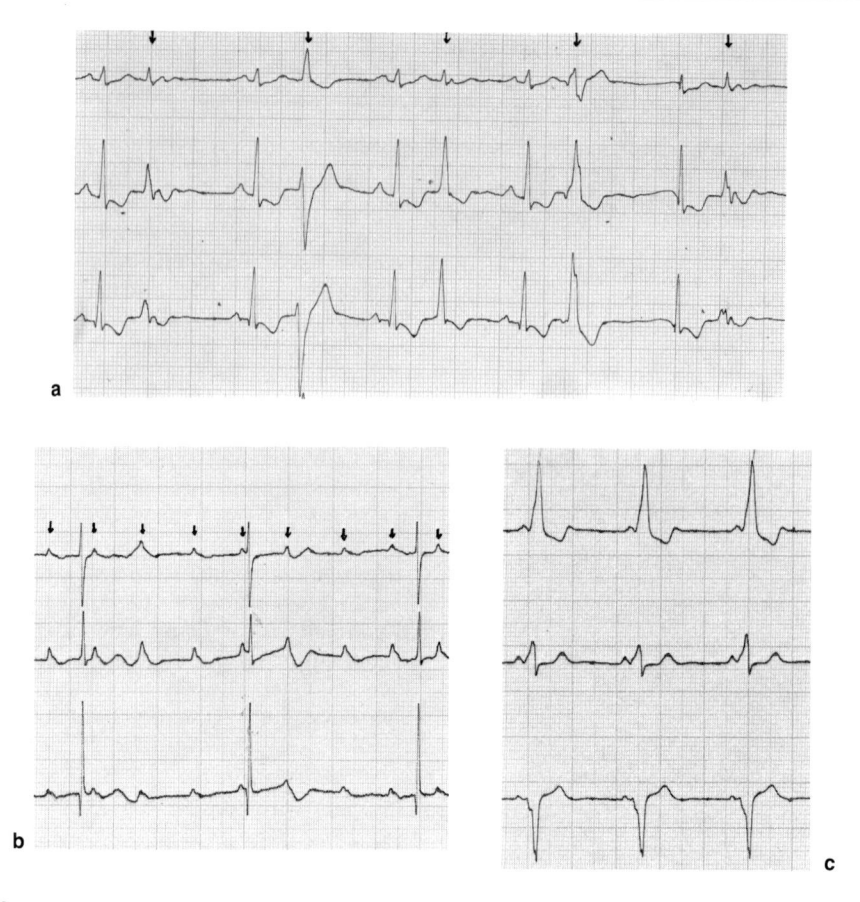

Abb. 7.16a–c

a Aus verschiedenen Reizbildungszentren stammende (polytope) ventrikuläre Extrasystolen (mit Pfeilen bezeichnet).

b Angeborener (totaler) AV-Block III. Grades (P-Zacken mit Pfeilen bezeichnet), Vorhoffrequenz: 130 pro Minute; Kammerfrequenz: 40 pro Minute.

c WPW-Syndrom mit verkürzter Überleitung (PQ-Zeit) und sog. Delta-Welle im Anfang des QRS-Komplexes.

ren. Auch nach Herzoperationen kann ein totaler Herzblock auftreten! Dabei ist die Überleitung des Reizes, der vom Sinusknoten ausgeht, auf das Reizleitungssystem unterbrochen, so daß die Herzkammern unabhängig von den Vorhöfen in einem eigenen, langsamen Rhythmus schlagen. Derartige Zustände können schon im Säuglingsalter auftreten und bedrohlich sein. Die Kinder neigen dann zu Anfällen mit Ohnmacht (mangelnde Hirndurchblutung!), Atemnot und Zyanose (sog. ADAMS-STOKES-Anfälle).

Wenn es nicht durch Medikamente gelingt (Alupent), die Herzfrequenz zu erhöhen und zu stabilisieren, kann es nötig werden, einen *elektrischen Schrittmacher* operativ einzulegen. Dabei können die Elektroden entweder direkt auf das Herz aufgenäht werden oder es wird eine Schrittmachersonde über eine Hals- bzw. Schlüsselbeinvene in die rechte Herzkammer eingeführt und dort verankert. Die Batterie (Impulsgenerator) wird unter die Bauchhaut oder unter den großen Brustmuskel eingepflanzt.

Kinder mit elektrischen Schrittmachern bedürfen der genauen Kontrolle und Überwachung der Batterietätigkeit. Die heute implantierten Schrittmacherbatterien sind programmierbar und haben eine Lebensdauer bis zu 8 Jahren, sie müssen dann ausgewechselt werden. Mit einem elektrischen Schrittmacher ist ein völlig normales Leben möglich.

10.3 Arrhythmien

Eine unregelmäßige Herzaktion kann sehr verschiedene Ursachen haben und ist nur durch das EKG genau zu diagnostizieren. Am häufigsten kommen *Extrasystolen* vor (Abb. 7.16a); das sind einzelne, meist von den Herzkammern ausgelöste Zwischenschläge im sonst normalen Herzrhythmus. Im allgemeinen sind diese Extrasystolen ungefährlich und in vielen Fällen durch Einflüsse des unwillkürlichen Nervensystems bedingt. Sie können aber auch auf eine Karditis (s. S. 123) hinweisen, deshalb muß diesen Störungen der Herztätigkeit nachgegangen werden.

Eine nur mit dem EKG erkennbare Herzrhythmusstörung ist das WOLFF-PARKINSON-WHITE-Syndrom (WPW-Syndrom, Abb. 7.16c). Es handelt sich um eine vorzeitige Erregung der Kammern infolge Umgehung der normalen AV-Leitung über den AV-Knoten und das HISsche Bündel mit einer sog. akzessorischen Leitungsbahn (KENTsches Bündel). Kinder mit WPW-Syndrom – das gar nicht selten ist – neigen zu paroxysmalen Tachykardien, können aber auch völlig beschwerdefrei sein.

11 Erkrankungen des peripheren Kreislaufs

Sieht man von den entzündlichen Erkrankungen der Blutgefäße (s. S. 125), den seltenen arteriovenösen Fisteln, der im Kindesalter ebenso seltenen (aber evtl. beginnenden) Arteriosklerose und der Hypertonie (s. S. 228) ab, so ist es vor allem – und nicht selten(!) – die *arterielle Hypotonie* bzw. das *Orthostasesyndrom,* das den Hauptanteil der sog. Kreislaufstörungen im Kindesalter ausmacht. Es kommt dabei während des Stehens infolge Absackens des Blutes in die Körperperipherie zu einem verminderten Blutrückstrom zum Herzen, deshalb zum Abfall des Blutdruckes und zum Anstieg der Pulsfrequenz. Die Kinder klagen über Übelkeit, Kopfschmerzen, Schwindelgefühl und kurzfristige Ohnmachten besonders morgens nach dem Aufstehen oder tagsüber bei längerem Stehen.

Hilfreich zur Diagnose dieses Zustandsbildes ist der *Kreislaufregulationstest nach* SCHELLONG. Dabei werden gleichzeitig Pulsfrequenz und Blutdruck in bestimmten Zeitabständen im Liegen, im Stehen und wieder im Liegen gemessen und in einem Kurvenschema protokolliert. Damit kann man die Regulationsfähigkeit des Kreislaufs unter der „Belastung des Stillstehens" beurteilen,

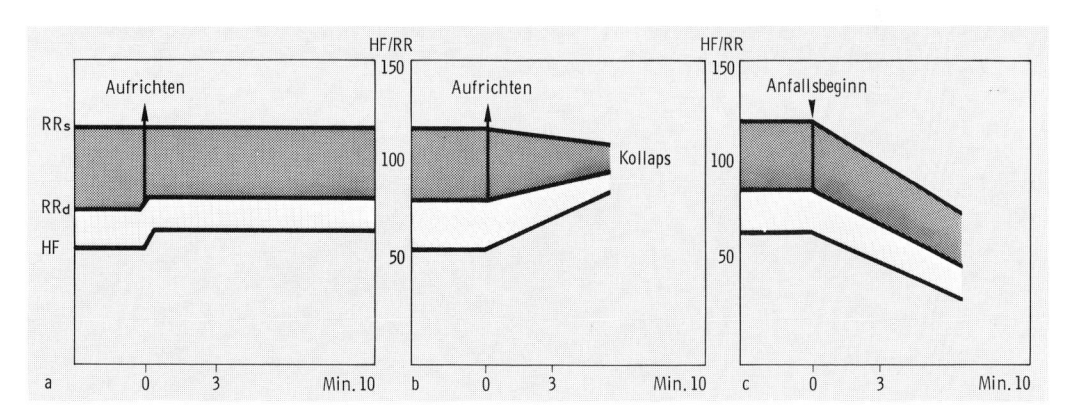

Abb. 7.17a–c Kreislaufregulationstest nach SCHELLONG. Messung von RR und Herzfrequenz in Ruhe, 3 min und 10 min nach dem Aufstehen.
a Normale Reaktion.
b Sympathikotone Reaktion.
c Vagovasale Synkope.
(Aus: RAUTENBURG, H. W.: Herz-Kreislauf-System. In: F. LAMPERT (Hrsg.): Pädiatrie in der Praxis. 2. Auflage, Verlag Chemie, Weinheim 1986.)

was z. B. für die Diagnose des Orthostasesyndroms wichtig ist.

Für das Kindesalter von Bedeutung sind die sympathikotone Form der orthostatischen Fehlregulation und die vagovasale Synkope. Sie sind durch den SCHELLONG-Test zu unterscheiden (Abb. 7.17). Das Orthostasesyndrom ist bei Kindern immer Ausdruck einer allgemeinen vegetativen Labilität.

Behandlung: Sofort hinlegen, Kopf tief – Beine hoch. Blutdruckerhöhende Medikamente verbessern nur die momentane Situation („Kosmetik"), ursächlich helfen physiotherapeutische Maßnahmen, wie morgendliche Wechselduschen, Bürstenmassagen, sinnvolle sportliche Betätigung (kein Leistungssport) – *keine Sportbefreiung!*

Bei vagovasaler Synkope können eventuell adrenergene Medikamente vonnöten sein.

Weiterführende Literatur

BACHMANN, K. D., EWERBECK, H., KLEIHAUER, E., ROSSI, E., STALDER, G. R.: Pädiatrie in Praxis und Klinik. Band 1. 2. Auflage, Fischer, Thieme, Stuttgart 1989

KECK, E. W.: Pädiatrische Kardiologie. Herzkrankheiten im Säuglings- und Kindesalter. 3. Auflage, Urban & Schwarzenberg, München 1980

LAMPERT, F.: Pädiatrie in der Praxis. 2. Auflage, Edition medizin, Weinheim 1986

RAUTENBURG, H. W.: Kardiologische Pädiatrie in der Praxis. Dokumenta Pädiatrica. Band 10, Hansisches Verlagskontor, Lübeck 1982

RAUTENBURG, H. W.: Herzfehler im Kindes- und Jugendalter. Bücherei des Pädiaters. Band 90, Enke, Stuttgart 1986

SCHUMACHER, G., BÜHLMEYER, K.: Diagnostik angeborener Fehler. 2. Auflage, perimed, Erlangen 1989

8. Teil: Erkrankungen des Blutes

DIETER LÜDERS

Die hier zu besprechenden Erkrankungen betreffen einmal die **zellulären Bestandteile des Blutes**, also die roten und weißen Blutkörperchen sowie die Blutplättchen, zum anderen die im Plasma enthaltenen **Gerinnungsfaktoren.**

Schließlich werden auch **gefäßbedingte Blutungskrankheiten** dazu gerechnet. Zur exakten Diagnose dienen eine Reihe von Untersuchungsmethoden und die Kenntnis der Normalwerte (s. Anhang, Band I).

1 Untersuchungsmethoden

1.1 Die roten Blutkörperchen

Erythrozytenzahl, Hämoglobin, Hämatokrit

Zur Blutuntersuchung *(Blutbild, Blutstatus)* dient entweder venöses Blut oder Kapillarblut. Das letztere wird meist aus der Fingerbeere entnommen, denn hier ist durch Kompression und Hochhalten der blutenden Stelle die Blutstillung besser möglich als bei Blutentnahme aus dem Ohrläppchen. Wir benötigen zur Beurteilung des roten Blutbildes die *Erythrozytenzahl* pro µl, den *Hämoglobingehalt* in g/100 ml Blut (kurz „g %" genannt) und den *Hämatokrit* in Volumen % (er gibt an, wieviel Prozent des Gesamtblutes die Erythrozyten ausmachen, kann aber auch als Dezimalzahl angegeben werden, also z. B. 40% = 0,40). Davon werden andere Meßgrößen abgeleitet, die bei der Differentialdiagnose der Anämien von Bedeutung sind, nämlich MCH, MCHC und MCV.

MCH

So kann man aus Hämoglobingehalt und Erythrozytenzahl den mittleren Hämoglobingehalt eines einzelnen Erythrozyten *(mean corpuscular hemoglobin = MCH = Hb_E)* berechnen[1], und zwar mit Hilfe des Quotienten

$$\frac{\text{Hämoglobin}}{\text{Erythrozytenzahl}}.$$

MCHC

Neben dem MCH gibt es den Begriff MCHC = mean corpuscular hemoglobin concentration, d. h. mittlere Hämoglobinkonzentration des Einzelerythrozyten. Sie errechnet sich aus dem Quotienten

$$\frac{\text{Hb in g\%} \times 100}{\text{Hämatokrit in Vol.\%}}$$

und wird in Prozent angegeben, also z. B. 35,5% des Erythrozyten bestehen aus Hämoglobin.

MCV

Ein anderer Quotient, nämlich

$$\frac{\text{Hämatokrit}}{\text{Erythrozytenzahl}}$$

ergibt das mittlere Volumen des einzelnen Erythrozyten[2] = MCV *(mean corpuscular volume).*

Fetales Hämoglobin

Die roten Blutkörperchen enthalten beim Neugeborenen überwiegend *fetales Hämoglobin (HbF)*: 80% des Hämoglobins ist HbF, der Rest Erwachsenen-Hämoglobin *(HbA = adultes Hämoglobin)*. Ein Jahr später finden sich nur noch 1–3% und im Erwachsenenalter 0,5% HbF. Bei bestimmten hämolytischen Anämien ist der HbF-Gehalt erhöht. Die Eigenschaft des HbF, durch Alkali im Gegensatz zum HbA nicht ausgewaschen zu werden, wird bei der *Kleihauer-Betke-Färbung*

---

[1] Der Wert wird in pg (= Pikogramm) angegeben; z. B. 32 pg = 32×10^{-12} g.

[2] Der Wert wird in fl (= Femtoliter) angegeben; z. B. 90 fl = 90×10^{-12} ml = 90×10^{-15} l.

ausgenutzt, und zwar zum Nachweis fetaler Erythrozyten z. B. im mütterlichen Blut, wohin sie vor oder unter der Geburt gelangen können.

Hämoglobinanalysen und Erythrozytenenzyme

Mit Hilfe der Hämoglobinelektrophorese und der Chromatographie lassen sich *Hämoglobinanomalien* aufdecken. Dadurch können Erkrankungen wie z. B. die Thalassämie (s. u.) erkannt werden. Hämolytische Anämien, die durch einen *Enzymmangel* in den roten Blutkörperchen bedingt sind, lassen sich durch Bestimmung der Enzymaktivitäten diagnostizieren.

Osmotische Resistenz der Erythrozyten

Die *Resistenzbestimmung der roten Blutkörperchen* sagt etwas über die Widerstandsfähigkeit *(Resistenz)* bzw. Schwäche *(Fragilität)* der Erythrozyten gegenüber der hämolysierenden Wirkung von hypotonen Salzlösungen aus. Die Erythrozyten werden in einer Verdünnungsreihe zunehmend hypotonen Kochsalzlösungen ausgesetzt. Normalerweise beginnt die Hämolyse der Erythrozyten bei einer Kochsalzkonzentration von 0,48% und ist vollständig bei einer Kochsalzkonzentration von rund 0,30%. Die osmotische Resistenz der Erythrozyten – oder umgekehrt die osmotische Fragilität – wird zur Differenzierung hämolytischer Anämien herangezogen. So ist die Resistenz bei der Kugelzellanämie herabgesetzt, bei der Thalassämie und Sichelzellenanämie dagegen erhöht (S. 141 u. ff.).

Bestimmung der Lebensdauer der Erythrozyten

Diese nur selten notwendige Untersuchung wird mit radioaktivem Eisen oder mit radioaktivem Chrom durchgeführt. Die Erythrozytenlebensdauer ist bei hämolytischen Anämien verkürzt. Sie beträgt normalerweise beim Neugeborenen 65–100 Tage, jenseits der Neugeborenenperiode rund 120 Tage.

Blutausstrich

Ferner kann die Form der Erythrozyten (die *Erythrozytenmorphologie*) im gefärbten Blutausstrich bei den einzelnen Erkrankungen recht unterschiedlich sein.

Haben die Erythrozyten infolge Farbstoffmangels Ringform, so spricht man von *Anulozyten*. Ist die Dicke der scheibenförmigen Erythrozyten vermindert, so nennen wir sie *Planozyten, Megalozyten* sind große Erythrozyten, kleine Erythrozyten heißen *Mikrozyten*, kugelige rote Blutkörperchen werden *Kugelzellen* oder *Sphärozyten* genannt – bei der Kugelzellanämie (s. S.

139) sind sie außerdem klein *(Mikrosphärozyten)*. Elliptisch geformte Zellen heißen *Elliptozyten*. *Sichelzellen* sind sichelförmige Erythrozyten. *Schießscheibenzellen (Targetzellen)* weisen – wie der Name sagt – mehrere konzentrische Ringe auf. Erythrozytenbruchstücke werden *Fragmentozyten* genannt.

Eine *Anisozytose* liegt vor, wenn in demselben Ausstrich unterschiedlich große Erythrozyten vorkommen. Ihr Durchmesser kann gemessen und in Form einer PRICE-JONES-Kurve aufgezeichnet werden. Sie gibt nicht nur eine Vorstellung darüber, wie groß die Erythrozyten des Blutausstrichs sind, sondern zeigt auch, in welcher Häufigkeit jeder einzelne Erythrozytendurchmesser angetroffen wird (im Mittel etwas über 7 µm). Heutzutage hat die Aufzeichnung einer PRICE-JONES-Kurve nur geringe Bedeutung, da Volumenverteilungskurven automatisch registriert werden können. Für eigenartig geformte Erythrozyten ist der Ausdruck *Poikilozytose*[3] üblich.

Bei der *Polychromasie* enthält das Blut relativ große Erythrozyten, die im normalen Blutausstrich bläulich gefärbt sind. Diese Zellen sind mit den *Retikulozyten* identisch, die mit einer Spezialfärbung nachweisbar sind (dabei sind in der Zelle netzartige Strukturen zu erkennen, die Plasmabestandteilen entsprechen) und bei gesteigerter Blutneubildung vermehrt auftreten (sie stellen jugendliche, gerade gebildete, noch nicht völlig ausgereifte Erythrozyten dar). Normalerweise finden sich im Blut – auf 1000 Erythrozyten bezogen – 5 bis 15 Retikulozyten, also 5 bis 15‰. Bestimmte Einschlüsse in den Erythrozyten, nämlich *Howell-Jolly-Körperchen* (dabei handelt es sich um Kernreste) und die nur durch eine Spezialfärbung sichtbar zu machenden und aus abgebautem Hämoglobin bestehenden *Heinzschen Innenkörper* können beide u. a. nach Milzentfernung auftreten. Die *basophile Tüpfelung* der Erythrozyten (blau angefärbte punktförmige Zytoplasmabestandteile) kommen z. B. bei chronischer Bleivergiftung vor.

Plasmaeisen, Transferrin[4] bzw. Eisenbindungskapazität, Ferritin

Nur ein kleiner Anteil des Eisenbestandes unseres Körpers liegt als Plasmaeisen (Serumeisen) vor, beim Erwachsenen sind es 4 mg (rund 100 µg/100 ml) bei einem Eisenvorrat von 4 g.

Das Plasmaeisen ist an *Transferrin* gebunden. Dieses zu den β-Globulinen gehörende Eiweiß dient dem Eisentransport im Blut (Normalwert 190–280 mg/100 ml). Normalerweise werden nur etwa *30% der Eisenbindungskapazität* (der Eisensättigung) des Transferrins (abgekürzt EBK) in Anspruch genommen, ⅔ stehen noch als *freie Eisenbindungskapazität* zur Verfügung. Die Normalwerte der *totalen Eisenbindungskapazität*

---

[3] poikilos (griech.): mannigfaltig.

[4] trans (lat.): über; ferrum (lat.): Eisen.

sind 280–400 µg/100 ml[5]. Über Infektabwehr und Transferrin s. S. 136.

Die Speicherform des Eisens ist das *Ferritin (Depoteisen)*. Es findet sich überwiegend im Gewebe, ist aber in geringer Menge auch im Plasma nachweisbar (Normalwert 10–250 µg/l). Erniedrigte Werte finden sich im Plasma (und auch im Depot) bei Eisenmangel, erhöhte bei Eisenüberladung. Das Serumferritin ist also ein Maß für das im Körper insgesamt vorhandene Speichereisen.

1.2 Die weißen Blutkörperchen

Leukozytenzahl und Differentialblutbild

Bei älteren Kindern liegt die *Leukozytenzahl* normalerweise zwischen 5000–12 000/µl, bei jungen Kindern ist sie höher (am ersten Lebenstag 13 000–38 000/µl), beim Erwachsenen niedriger (3000–11 000/µl).

Diagnostisch wichtig (nicht nur für die Diagnose von Blutkrankheiten, sondern auch von Infektionskrankheiten u. a.) ist die Differenzierung der einzelnen weißen Blutkörperchen im gefärbten Blutausstrich. Es geht hier um den prozentualen Gehalt an segmentkernigen Granulozyten (Neutrophile, Eosinophile, teils auch Basophile), an Lymphozyten und Monozyten. Mitunter sind auch Vorstufen der Segmentkernigen im peripheren Blut, also im Blutausstrich nachweisbar, nämlich Stabkernige oder noch jugendlichere Zellen („*Linksverschiebung*"). Bei bestimmten Erkrankungen finden sich atypische Lymphozyten.

Bei Vorhandensein von Blutbildungsherden außerhalb des Knochenmarks („*extramedullär*") – und nur dann – kommen *kernhaltige Erythrozyten* im Blutausstrich vor, vornehmlich in der Neugeburtsperiode. Sie werden, weil sie einen Zellkern enthalten, bei der Leukozytenzählung fälschlicherweise miterfaßt. Es ist also eine Korrektur dieser Zahl nötig. Dazu muß man wissen, wieviel kernhaltige rote Blutkörperchen (*Normoblasten* bzw. *Erythroblasten*) auf 100 kernhaltige Zellen entfallen, worüber der Blutausstrich informiert.

---

[5] Eine Erhöhung der totalen Eisenbindungskapazität („erhöhtes Transferrin") bedeutet Eisenmangel (erniedrigtes Serumeisen), eine erniedrigte totale Eisenbindungskapazität („erniedrigtes Transferrin") weist auf eine Eisenüberladung hin (erhöhtes Serumeisen).

Zytochemische Untersuchungen

Zur Differenzierung der verschiedenen Leukämieformen werden u. a. zytochemische Spezialfärbungen herangezogen (*Peroxidase-, Esterase-, saure Phosphatase-, alkalische Leukozytenphosphatase-* und *PAS-Reaktion* = *Period-Acid-Schiff-Reaktion*).

Funktion der Leukozyten

Getestet wird z. B. die *Phagozytosekapazität* der neutrophilen Granulozyten (ihre Fähigkeit, Bakterien und Pilze in sich einzuverleiben). Teilweise funktioniert die Phagozytose, doch können die Neutrophilen eine Reihe von Erregern nicht abtöten, wie bei der **progressiven septischen Granulomatose**. Zum Nachweis des Defektes wird der *NBT-Test (Nitroblau-Tetrazolium-Test)* herangezogen.

Lymphknotenpunktion

Sie dient der Erkennung pathologischer Zellen in den Lymphknoten. Das Punktat wird ausgestrichen und gefärbt (zuverlässiger als diese *zytologische* Untersuchung ist die *histologische* Beurteilung nach Probeexzision eines Lymphknotens).

1.3 Die Blutplättchen

Einen Anhaltspunkt über die Zahl der Blutplättchen *(Thrombozytenzahl)* vermittelt der Blutausstrich (dabei kann auch die *Größe der Thrombozyten* beurteilt werden).

Genauer ist die Auszählung in der Zählkammer, am besten mit Hilfe des Phasenkontrastmikroskops, oder – bei nicht zu geringer Thrombozytenzahl – der Einsatz eines Zählautomaten *(Coulter Counter)*. Die Normalwerte liegen zwischen 150 000 und 400 000/µl, im Mittel bei 230 000/µl.

1.4 Knochenmark

Die Knochenmarkpunktion (seltener die *Knochenmarkbiopsie*) gibt einen Hinweis auf die Blutbildung und dient der Differenzierung der weißen und roten Blutzellen sowie der Blutplättchen einschließlich der entsprechenden Vorstufen. Auch pathologische Zellen (Leukämiezellen, Tumorzellen, pathologische Speicherzellen) sind im gefärbten Knochenmarkausstrich (bzw. in der Biopsie) erkennbar.

Als Punktionsort ist im Säuglingsalter das Schienbein geeignet, bei Kindern jenseits des 1. Lebensjahres der Darmbeinkamm. Das Brustbein

1.5 Gerinnungsfaktoren

Wir kennen eine große Zahl von *Gerinnungsfaktoren* (Tab. 8.1). Wenn nur ein einziger Faktor im Blut fehlt, kommt es zu Gerinnungsstörungen. Viele diagnostische Tests stehen zur Verfügung.

Blutgerinnungszeit

Die Bestimmung der *Blutgerinnungszeit* ist relativ ungenau. Ein paar Blutstropfen werden in ein Uhrglas gegeben, man fährt alle 30 Sekunden mit einem feinen Glasstab durch das Blut hindurch und registriert den Zeitpunkt, zu dem ein Fibrinfädchen am Glasstab hängenbleibt, was nach 4–7 Min. der Fall ist = normale Blutgerinnungszeit.

Quick-Wert

Aussagekräftiger ist der *Quick-Wert (Thromboplastinzeit)*, der normalerweise 100% ± 35% beträgt (er erfaßt die Vitamin-K-abhängigen Gerinnungsfaktoren II, VII und X sowie den Faktor V).

Partielle Thromboplastinzeit

Sehr nützlich ist auch die *partielle Thromboplastinzeit (PTT = partial thromboplastin time)*, Normalwert 35–50 Sek. Die PTT ist u. a. zur Erfassung des Faktorenmangels bei den Hämophilien geeignet.

Thrombinzeit

Die Thrombinzeit beträgt normalerweise etwa 22 Sek. Sie ist verlängert beim Mangel an Fibrinogen, in Gegenwart von Fibrin-Fibrinogen-Spaltprodukten (S. 148) und unter Heparin-Therapie.

1.6 Weitere bei Blutungskrankheiten wichtige Tests

Neben *Quick-Wert, PTT, Thrombinzeit* und *Thrombozytenzahl* gehört die **Blutungszeit** (es wird die Blutstillungszeit nach einer kleinen Hautwunde gestoppt, Normalwert 2–3 Min.) zum *kleinen Gerinnungsstatus*. Wichtig ist auch die Bestimmung einzelner Gerinnungsfaktoren wie **antihämophiles Globulin** (es sollte mindestens 70% betragen), **Fibrinogen** (Normalwert um 220 mg/100 ml) usw. Bestimmt werden können außerdem Plasmabestandteile, die gerinnungshemmend wirken, z. B. **Antithrombin III (AT III**, normalerweise mindestens 80%), ferner ist der Nachweis von **Fibrin-Fibrinogen-Spaltprodukten** von Bedeutung, sie sind ebenfalls Gegenspieler der Gerinnung. Das Vorhandensein von Fibrin-Fibrinogen-Spaltprodukten und die Verminderung von AT III weisen auf eine stattgehabte *intravasale Gerinnung* hin (S. 148).

Tabelle 8.1 Blutgerinnungsfaktoren.

Internationale Ziffer	Gerinnungsfaktor
I	Fibrinogen
II	Prothrombin
III	Gewebsthromboplastin (Gewebsthrombokinase)
IV	Ca-Ionen
V	Proakzelerin
VI	nicht bekannt
VII	Prokonvertin
VIII	antihämophiles Globulin A (AHG)
IX	antihämophiles Globulin B (Christmas-Faktor)
X	Stuart-Prower-Faktor (Plasmathromboplastin)
XI	Plasma-Thromboplastin-Antecedent, antihämophiler Faktor C
XII	Hagemann-Faktor
XIII	fibrinstabilisierender Faktor

2 Erkrankungen der roten Blutkörperchen

2.1 Anämien

Sie stellen eine Verminderung der Erythrozytenzahl und des Blutfarbstoffs dar. Drei Ursachen kommen in Betracht (s. auch S. 54):

> a) Blutverlust *(Blutungsanämien)*,
> b) gestörte Produktion von Erythrozyten und/oder Hämoglobin *(gestörte Blutbildung)*,
> c) vermehrter Blutzerfall, also verkürzte Lebensdauer der Erythrozyten *(hämolytische Anämien)*.

Es können auch mehrere dieser Ursachen nebeneinander bestehen. Die *Allgemeinsymptome* der Anämie sind durch den Mangel an Blutfarbstoff und damit die verminderte Sauerstoffversorgung der Gewebe erklärt. Es kommt zu Abgeschlagenheit, Konzentrationsschwäche und Spielunlust. Herz- und Atemfrequenz sind beschleunigt. Bei der Anämie ist nicht nur die Haut, sondern auch die Schleimhaut blaß (blasse Lippen und Augenbindehaut).

> Eine blasse Hautfarbe allein bei gut durchbluteten Schleimhäuten spricht nicht für das Vorliegen einer Anämie.

Eine solche Blässe *(„Scheinanämie")* tritt dann auf, wenn die oberflächlichen Hautschichten auf Grund einer krampfartigen Engstellung der Blutgefäße nur wenig Blut enthalten, ein im Kindesalter häufiges Vorkommnis. Eine Blässe ohne Anämie sehen wir auch im *Schock (Kollaps)*. Ist das Blut z. B. in die erweiterten Bauchvenen abgesackt, wie das beim *orthostatischen Kollaps* der Fall ist, so tritt eine Hautblässe auf, auch die Schleimhäute sind dann schlecht durchblutet. Allein entscheidend für die Diagnose einer Anämie ist die Menge des Blutfarbstoffs und die Zahl der roten Blutkörperchen bzw. der Hämatokrit. Zusätzliche Untersuchungen sind vielfach notwendig, um herauszufinden, welche Anämieform im Einzelfall vorliegt. Bei bestimmten Anämien sind die Erythrozyten arm an Blutfarbstoff *(hypochrome Anämien)*, in anderen Fällen hat die Erythrozytenzahl im gleichen Umfang abgenommen wie der Hämoglobingehalt, der einzelne Erythrozyt weist dann eine normale Hämoglobinbeladung auf *(normochrome Anämien)*, und schließlich kann bei Verminderung der Gesamt-Erythrozytenzahl der Hämoglobingehalt im einzelnen Erythrozyten vermehrt sein *(hyperchrome Anämien)*. Entsprechend ist also MCH bzw. Hb_E (der mittlere Hämoglobingehalt eines einzelnen Erythrozyten) vermindert, normal oder erhöht. (Der früher übliche Färbeindex – er entspricht etwa dem MCH – war dann < 1 oder – wie beim Gesunden – 1 oder > 1.) Hypochrom sind z. B. die Eisenmangelanämien, während die hämolytischen Anämien normochrom oder hyperchrom sind.

2.1.1 Blutungsanämien

Ursache und Krankheitsbild: Eine Blutungsanämie tritt entweder **akut** auf, d. h. nach größeren, akuten Blutungen. Sie können bedrohliche Ausmaße annehmen und Schocksymptome hervorrufen (Blutdruckabfall, Schweißausbruch, Bewußtseinsstörungen, Herzjagen), u. U. sogar zur Herzinsuffizienz und schließlich zum Tode führen. Oder es handelt sich um kleinere, sich über längere Zeit erstreckende **chronische** Blutungen *(Sickerblutungen)*, die schließlich auch zu einem großen Blutverlust und damit zur Anämie führen. Wenn sich die Anämie langsam entwickelt, wird selbst eine starke Erniedrigung des Hämoglobins erstaunlich gut vertragen, so daß eine chronische Blutungsanämie lange Zeit unentdeckt bleiben kann.

Nicht jede Blutung ist *äußerlich sichtbar*, das trifft z. B. für manche Blutungen nach *Verletzungen* zu (z. B. Blutungen in die Bauch- oder Brusthöhle). Ferner seien *Nasenbluten, Ohrbluten, Blutungen des Verdauungstraktes, Bluthusten, Nieren- und Harnwegsblutungen* genannt. Besonders sorgfältig ist auf *Blutungen nach Tonsillektomie* zu achten, die noch nach vielen Tagen auftreten können.

Bei der *Möller-Barlowschen Krankheit* (S. 149) sind die Blutgefäße erkrankt, und es kommt infolgedessen zu Blutaustritten (Anämie infolge Zahnfleischblutung, Nierenblutung sowie Blutung unter Haut und Knochenhaut). Auch bei der *Hämophilie* (Bluterkrankheit, S. 147) kommen Blutungen ins Gewebe (z. B. in Gelenke) und nach außen vor (Nasenbluten, Blutungen aus der Mundschleimhaut usw.). Im ersteren Falle kann der Organismus das Eisen des Hämoglobins wieder verwerten, bei Blutverlusten nach außen tritt leicht eine Eisenmangelanämie auf (s. u.). Über Blutungen bei *Thrombozytenerkrankungen* wird auf S. 144 noch berichtet werden (sie gehören wie die MÖLLER-BARLOWsche Krankheit und die Hämophilie zu den hämorrhagischen Diathesen).

Behandlung: In jedem Fall muß das Grundübel beseitigt werden. Bei akuten Blutungen stehen darüber hinaus der Blutersatz und die Schockbekämpfung ganz im Vordergrund. Die chronische Blutungsanämie verlangt teils eine Eisensubstitution. U. U. sind Transfusionen nötig.

2.1.2 Anämien durch gestörte Blutbildung

Diese Störung betrifft entweder die Bildung des Blutfarbstoffs oder die der Zellen. Auch eine Kombination beider Störungen ist möglich.

Zunächst sei von **gestörter Blutfarbstoffbildung** die Rede:

Eisenmangelanämie

Beim Eisenmangel finden sich im Blutausstrich ringförmige Erythrozyten mit vermindertem Blutfarbstoffgehalt, sog. *Anulozyten* (Abb. 8.1). Es handelt sich also um eine hypochrome Anämie (erniedrigter Serumeisenwert und verminderter Hämoglobingehalt).

Entsprechend sind auch MCH und MCHC erniedrigt, ebenso das Serumferritin, dagegen sind Transferrin und totale Eisenbindungskapazität erhöht.

Ursache: Die Ursache dieser im Kindesalter sehr häufigen Anämieform ist meist ein zu **geringer Eisengehalt der Nahrung**, wie bei einseitiger Milchernährung oder bei unzureichender Fleischzufuhr *(alimentäre Eisenmangelanämie)*. Hierher gehört auch die (sog. 2. Phase der) *Frühgeborenen-Anämie* (S. 59). Ferner ist bei **Resorptionsstörungen im Darm** *(Zöliakie* u. a.) und bei **Blutverlusten nach außen** (s. o.) der Eisenspiegel erniedrigt. Ein relativer Eisenmangel wird bei **erhöhtem Bedarf** gesehen (bei starkem Wachstum, bei Schwangeren und Blutspendern).

Behandlung: Je nach der Grundkrankheit müssen Diätfehler korrigiert, Resorptionsstörungen behoben oder Eisenpräparate verabreicht werden. Eisen soll, wenn irgend möglich, oral gegeben werden, nur in bestimmten Situationen ist die i. m. oder besser i. v. Gabe nicht zu umgehen. Bei oraler Applikation (zweiwertiges Eisen) darf Eisen weder mit Milch noch mit Tee eingenommen werden, weil sich dann schwer resorbierbare Eisenkomplexe bilden würden. Die Eisengabe muß zum Auffüllen des Eisendepots auch nach Normalisierung des Blutbildes noch eine gewisse Zeit weitergehen. In schweren Fällen sind Bluttransfusionen oder Transfusionen von Erythrozytenkonzentraten nötig. Durch 5–6 ml Vollblut/kg Körpergewicht kann der Hämoglobingehalt um etwa 1 g% angehoben werden.

Infektanämie

Eisenmangel- und Infektanämie sind die häufigsten Anämieformen im Kindesalter. Bei *chronischen* Infekten entwickelt sich eine Infektanämie. Auch beim *akuten* Infekt ist der Serumeisenspiegel erniedrigt, das Eisen ist nämlich aus dem Blut in das retikulohistiozytäre System abgewandert.

Das Ferritin im Depot und damit auch im Serum ist also, anders als bei der Eisenmangelanämie, normal bis erhöht, und andererseits sind, ebenfalls im Gegensatz zur Eisenmangelanämie, die totale Eisenbindungskapazität und damit das Transferrin nicht erhöht, sondern vermindert oder liegen im unteren Normbereich. Niedriges Transferrin bedeutet herabgesetzte Infektresistenz; denn Transferrin ist nicht nur für den Eisentransport, sondern auch für die Infektabwehr von Bedeutung.

Ursache: Bei *chronischen Infekten* besteht nicht nur eine gestörte Eisenverwertbarkeit, sondern außerdem eine infektiös-toxische Schädigung des Knochenmarks mit mangelhafter Erythrozytenbildung.

Behandlung: Sie besteht in der Besserung des Grundleidens. Während eines akuten Infektes darf kein Eisen gegeben werden. Die eigentliche Infektanämie (bei chronischen Infekten) spricht wegen der Eisenverwertungsstörung im allgemeinen schlecht auf Eisengaben an.

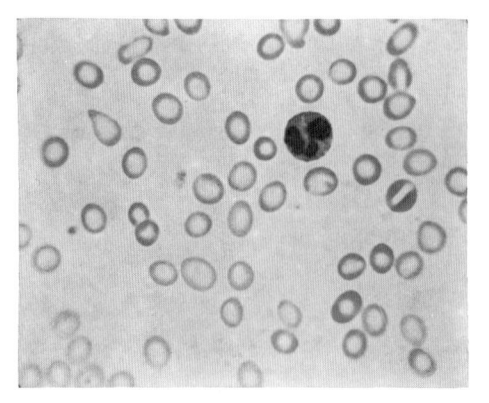

Abb. 8.1 Blutausstrich bei Eisenmangelanämie.

Tumoranämie

Sie ist der Infektanämie ganz ähnlich. Auch hier ist bei erniedrigtem Serumeisenspiegel die gestörte Eisenverwertung mit einer Erythrozytenbildungsstörung infolge Knochenmarkschädigung kombiniert. Bei Befall des Knochenmarks (Leukämie, Tumoren, Tumormetastasen) spielt außerdem die Verdrängung oder Zerstörung der Blutbildungszellen eine Rolle.

Sideroachrestische [6] Anämie

Bei dieser seltenen Anämieform ist der Serumeisenspiegel normal oder erhöht, doch ist der für die Hämoglobinbildung wichtige Einbau des Eisens gestört (die ausbleibende Eisenverwertung ist die Ursache der Erhöhung des Serumeisenspiegels). Wir sehen etwas Derartiges bei chronischer Bleivergiftung, als Nebenwirkung z. B. von Chloramphenicol, bei rheumatoider Arthritis usw.

Folgende Erkrankungen beruhen auf einer **Störung der Erythrozytenbildung:**

Akute transitorische Erythroblastopenie

Meist infolge einer Virusinfektion kommt es akut zu einer Unterdrückung der Bildung roter Blutzellen im Knochenmark *(akute hypoplastische Anämie)*. In der Regel werden die Kinder erst viele Wochen später wegen starker Blässe auffällig (Hb zwischen 4 und 6 g/100 ml). Die Prognose ist gut, die Blutbildung kommt spontan wieder in Gang (die akut auftretende Verminderung der Vorstufen der roten Blutkörperchen im Knochenmark, d. h. die *„akute Erythroblastopenie"* ist vorübergehender Natur, also *„transitorisch"*).

Blackfan-Diamond-Anämie

Auch hier liegt eine Erythroblastopenie vor, doch handelt es sich um eine schwere, chronische, kongenitale Erkrankung *(chronische hypoplastische Anämie)*.

Megaloblastäre [7] Anämien

Diese Anämien beruhen auf Störungen des Vitamin-B_{12}- oder Folsäurestoffwechsels. Dabei sind die Erythrozyten im Blut größer als normalerweise (sog. *Megalozyten*), ebenso ihre kernhaltigen Vorstufen im Knochenmark *(Megaloblasten)*. Die sich entwickelnde Blutarmut ist hyperchrom. Die Bildungsstörung führt auch zu einer Verminderung von Granulozyten und Thrombozyten. Neben der eigentlichen perniziösen [8] Anämie gibt es perniziosaähnliche Formen.

Perniziöse Anämie

Diese auf Vitamin-B_{12}-Mangel beruhende Anämie (auch *Perniziosa* genannt) ist im Kindesalter extrem selten. Vitamin B_{12} wird hier deshalb nicht genügend resorbiert, weil die Magenschleimhaut den für die Resorption notwendigen „inneren Faktor", den *intrinsic factor*, in unzureichender Menge absondert.

Perniziosiforme Anämien

Solche der Perniziosa ähnlichen Krankheiten wurden früher bei Ziegenmilchernährung gesehen (Ziegenmilch enthält zu wenig Folsäure): *Ziegenmilchanämie*. Durch den *Fischbandwurmbefall* kann Vitamin B_{12} verloren gehen und eine megaloblastäre Anämie entstehen. Bei *rein vegetarischer Ernährung* besteht die Gefahr des Vitamin-B_{12}-Mangels mit Ausbildung der perniziosaähnlichen Anämie. Es gibt auch eine medikamentöse Beeinträchtigung des Folsäurestoffwechsels (z. B. durch *Methotrexat*).

Behandlung: Bei perniziöser bzw. perniziosiformer Anämie werden Vitamin B_{12} und/oder Folsäure gegeben.

2.1.3 Hämolytische Anämien

Die hämolytischen Anämien sind dadurch charakterisiert, daß die Erythrozytenlebensdauer verkürzt ist. Ursache der stärkeren Hinfälligkeit der Erythrozyten ist die Abnahme der Verformbarkeit dieser Zellen. Solche rigiden Erythrozyten können die kleinen Kapillaren des retikulohistiozytären Systems, und zwar besonders der

---

[6] sideros (griech.): Eisen; achrestos (griech.): nicht nutzend.

[7] megas (griech.): groß; blastos (griech.): Keim, gemeint ist die „unreife Vorstufe" der Blutkörperchen.

[8] perniciosus (lat.): schädlich.

Milz, nicht mehr oder nicht schnell genug passieren und gehen hier zugrunde. Die Milz wird zum Friedhof für diese Zellen. Es gibt aber auch eine intravasale Hämolyse. Ein solcher innerhalb der Gefäße ablaufender gesteigerter Blutzerfall kommt nur bei plötzlicher starker Erythrozytenschädigung vor. Wegen der gesteigerten Blutmauserung muß das Knochenmark von Patienten mit hämolytischer Anämie auf Hochtouren arbeiten: es gilt den vermehrten Untergang von Erythrozyten zu kompensieren. Die Neubildung von roten Blutzellen kann im Knochenmark auf das 6- bis 10fache gesteigert werden (sog. *hyperregeneratorische Anämie*). Eine nur mäßig gesteigerte Hämolyse führt deshalb nicht zur Anämie. Hämolytische Erkrankungen können periodisch verlaufen. So kann es akut zu einer *hämolytischen Krise* kommen, also plötzlich zu einem besonders starken Blutzerfall (z. B. durch Ringelröteln oder andere Virusinfekte ausgelöst). Dabei werden teils *aplastische Krisen* beobachtet, Zustände, in denen nach extrem gesteigerter Hämolyse das Knochenmark vorübergehend kaum rote Blutzellen bildet, ganz im Gegensatz zu der sonst bei hämolytischen Anämien im Knochenmark festzustellenden rasanten Neubildung von Erythrozyten.

Während im Neugeborenenalter eine gesteigerte Hämolyse unabhängig von der Ursache einerseits eine Anämie, andererseits – vor allem wegen der Unreife der Leber – eine starke Gelbsucht hervorruft (das aus den zerfallenen Erythrozyten frei werdende Hämoglobin wird in Gallenfarbstoff umgewandelt), kann die Leber bei einem älteren Kind mit hämolytischer Anämie mit den anfallenden Gallenfarbstoffmengen besser fertig werden. Folglich ist die Gelbsucht nur schwach ausgebildet, oft ist nur ein sog. Sklerenikterus (besser: Kunjunktivalikterus) sichtbar (ein Ikterus der Augen). Im Laufe der Jahre bilden sich durch den erhöhten Bilirubingehalt der Galle Gallensteine.

Wir unterscheiden folgende Formen der hämolytischen Anämie:

a) Erworbene hämolytische Anämien

Durch Antikörper bedingt (z. B. Rh- und AB0-Unverträglichkeit der Neugeborenen sowie Transfusion blutgruppenungleichen Blutes),
toxisch (z. B. Bleivergiftung, bakterielle Toxine),
durch Gefäßschäden (hämolytisch-urämisches Syndrom, S. 223),
mechanisch (z. B. Ersatz von Herzklappen),
osmotisch (z. B. Ertrinken) u. a.

b) Erbliche Hämolytische Anämien

Entweder auf dem Boden eines *Enzymdefektes* (wie z. B. beim Glukose-6-Phosphat-Dehydrogenase-Mangel)
oder eines *Membrandefektes* der Erythrozyten (wie bei der Kugelzellanämie und der Elliptozytose)
oder einer *Hämoglobinkrankheit* (z. B. Sichelzellenanämie, Thalassämie).

Auf die erblichen Formen soll im folgenden noch näher eingegangen werden.

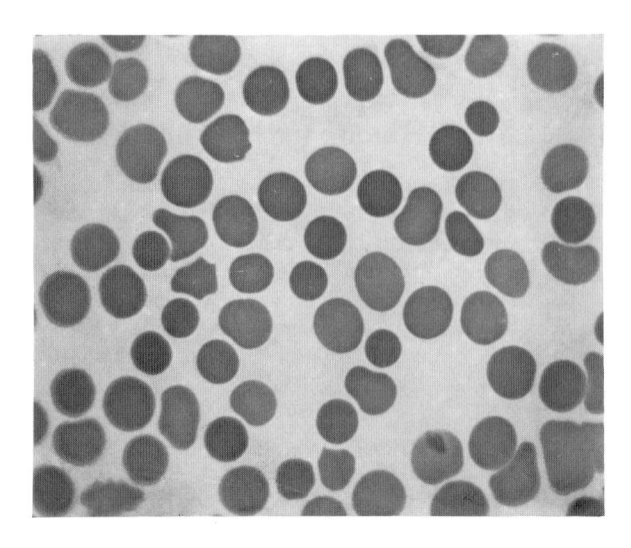

Abb. 8.2 Kugelzellen im Ausstrich bei angeborener hämolytischer Anämie.

Glukose-6-Phosphat-Dehydrogenase-Mangel

Ursache: Die Glukose-6-Phosphat-Dehydrogenase und andere Erythrozytenenzyme haben die Aufgabe zu verhindern, daß die roten Blutkörperchen durch oxidativ wirkende Mechanismen (Medikamente bzw. Gifte, Nahrungsmittel, Infekte) geschädigt werden, d. h. diese Enzyme wirken der Oxidation entgegen, sie wirken reduzierend und haben auf die Weise eine Entgiftungsfunktion. Der Enzymdefekt (Gendefekt) – übrigens der häufigste überhaupt – wird X-chromosomal rezessiv vererbt. Beide Geschlechter sind betroffen.

Krankheitsbild: Meist findet man bei den Genträgern keinerlei Symptome, sie sind nicht anämisch, d. h. der Blutfarbstoffgehalt ist normal.

Nur wenn diese Patienten bestimmten Giften bzw. Medikamenten ausgesetzt sind (Naphthalin, das in vielen Schmerzmitteln enthaltene Phenacetin u. a.), kommt es zu einer Steigerung der Hämolyse. Sie kann auch durch Infekte ausgelöst werden. Eine Sonderform dieser Erkrankung reagiert auf Saubohnen (Favabohnen) mit starker Hämolyse (*Favismus*, sog. *Mittelmeertyp*). Es gibt auch Patienten mit diesem Enzymdefekt, die stets eine hämolytische Anämie aufweisen (die sog. *chronische nichtsphärozytäre hämolytische Anämie*) und auf bestimmte Schädlichkeiten mit einer schweren hämolytischen Krise bis hin zur aplastischen Krise reagieren.

Diagnose: Der Enzymdefekt kann in den Erythrozyten nachgewiesen werden. Die osmotische Resistenz ist übrigens normal.

Behandlung: In schweren Fällen sind Bluttransfusionen notwendig. Die Milzentfernung ist ohne Effekt. Die Patienten sollten die Stoffe (Noxen) kennen, die bei ihnen das Krankheitsbild auslösen, und diese meiden.

Kugelzellanämie
(hereditäre Sphärozytose)

Diese Krankheit ist bei uns die häufigste hämolytische Anämie und wird dominant vererbt, d. h. ein Elternteil hat ebenfalls eine Kugelzellanämie. Vielfach fehlt allerdings eine solche Familiarität, dann handelt es sich um den ersten Krankheitsfall innerhalb der Familie (Neumutation).

Krankheitsbild: In bestimmten Zeiten tritt schubweise – durch Infekte ausgelöst – eine weitere Verstärkung des ohnehin gesteigerten Blutzerfalls auf *(hämolytische Krise)*. Dabei kommt es zur Anämie, oder sie verstärkt sich. Teilweise entwickelt sich im Zusammenhang mit einer hämolytischen Krise eine *aplastische Krise* (s. o.), was zu hochgradiger, transfusionsbedürftiger Anämie führt. Eine leichte Gelbsucht kann bei Patienten mit hämolytischer Anämie beobachtet werden. Ein hoher Prozentsatz von Patienten hat bereits in der Neugeborenenzeit Symptome. Dann ist auch die Gelbsucht stärker ausgeprägt. Nicht selten wird deshalb sogar eine Austauschtransfusion in den ersten Lebenstagen notwendig. Patienten mit Kugelzellanämie haben eine Milzvergrößerung. Teils bilden sich schon im Kindesalter Gallensteine.

Diagnose: Neben dem Nachweis der *Kugelzellen* (kleine, kugelförmige Erythrozyten, sog. Mikrosphärozyten, Abb. 8.2), die einen großen Prozentsatz der roten Blutkörperchen ausmachen, ist die Bestimmung der *osmotischen Resistenz der Erythrozyten* diagnostisch wichtig. Sie ist bei der Kugelzellanämie vermindert, d. h. die in hypotonische Kochsalzlösungen abfallender Konzentration gebrachten Erythrozyten zerfallen schon bei relativ hoher Konzentration. Normale Erythrozyten sind dagegen widerstandsfähiger („resistenter").

Behandlung: Wie bei allen Anämien, bei denen das Hämoglobineisen im Organismus verbleibt (bestimmte Blutungsanämien, Eisenverwertungsstörungen u. a.), so besteht auch bei der hämolytischen Anämie bei zu großzügiger Handhabung der Bluttransfusionen die Gefahr der Eisenüberladung. Eine Eisentherapie ist natürlich völlig indiskutabel, der Serumeisenspiegel ist ohnehin erhöht.

Häufen sich die hämolytischen Krisen, so ist das Mittel der Wahl die **Milzexstirpation (Splenektomie)**. Zur Vermeidung der Gallensteinbildung ist dieser Eingriff auch bei leichten Verläufen indiziert. Er sollte nach Möglichkeit nicht vor dem 2. bis 3., besser nach dem 5. Lebensjahr erfolgen (nur bei schwersten Verläufen schon eher), da bei Säuglingen und jungen Kleinkindern nach der Milzentfernung die Infektabwehr teils erheblich herabgesetzt ist. Besonders häufig und gefährlich sind Pneumokokkenerkrankungen. Die Milzentfernung wird deshalb mit einer Pneumokokkenimpfung kombiniert, und es folgt dem Eingriff in der Regel eine mehrjährige Penizillinprophylaxe. Die gute Wirkung der Milzexstirpation ist verständlich, denn es wird gerade das Organ entfernt, in dem die minderwertigen Erythrozyten dieser Patienten beschleunigt abgebaut werden. Nach der Milzentfernung haben deshalb die roten Blutkörperchen eine normale Lebensdauer, obwohl es sich nach wie vor um Mikrosphärozyten handelt – an der Strukturanomalie der Erythrozyten hat sich durch die Milzentfernung nichts geändert, und doch sind die Patienten frei von Symptomen, sie sind geheilt.

Hereditäre Elliptozytose

Sie hat Ähnlichkeit mit der hereditären Sphärozytose, nur haben die Erythrozyten nicht Kugelform, sondern ein bestimmter Prozentsatz der roten Blutkörperchen ist elliptisch, und in den meisten Fällen fehlt eine gesteigerte Hämolyse oder sie ist leichten Grades. Nur in seltenen Fällen liegt eine schwere hämolytische Anämie vor, die eine Milzentfernung verlangt. Danach ist die Erkrankung geheilt.

Sichelzellenanämie

Ursache: Sie kommt fast ausschließlich bei Negern vor, und zwar im Verbreitungsgebiet der Malaria. Neben dem normalen Hämoglobin kommt bei diesen Patienten ein falsch aufgebautes Hämoglobin in großer Menge vor (die sog. *HbS-Anomalie*, durch Änderung einer einzigen Aminosäure im Globulinanteil des Hämoglobins wird aus dem HbA_1 das HbS). HbS bewirkt einen Schutz vor schwerer Malaria (wie übrigens auch der Glukose-6-Phosphat-Dehydrogenase-Mangel und die noch zu besprechende Thalassämie, die ebenfalls in Malariagebieten oder dort, wo früher die Malaria endemisch war, gehäuft angetroffen werden). Dadurch, daß bei Menschen mit solchen Anomalien die Malaria nicht zum Tode führt, wird die Anlage weiter vererbt, es kommt zur „Selektion" des Defektes. So erklärt sich die Häufigkeit der genannten Erkrankungen in Afrika und überhaupt im Mittelmeerraum. Die Sichelzellenanämie wird autosomal dominant vererbt. Die Strukturanomalie des Hämoglobins führt dazu, daß der Erythrozyt bei Sauerstoffentzug Sichelform annimmt.

Krankheitsbild: Die sichelförmigen Erythrozyten sind relativ starr, nicht verformbar. Sie bewirken eine Viskositätszunahme des Blutes und damit eine Stauung mit Verschluß von Kapillaren. Infolgedessen kann es zu kleinen Infarkten kommen, z. B. im Knochen und in der Niere mit Schmerzhaftigkeit und Hämaturie. Auch Lungeninfarkte und ZNS-Symptome kommen vor.

Zahlreiche Milzinfarkte führen zur Zerstörung dieses Organs *(Selbstsplenektomie)*. Die ersten Symptome werden frühestens im 3. Lebensmonat gesehen, beim sehr jungen Säugling verhindert der hohe HbF-Gehalt der Erythrozyten weitgehend das „Sicheln" dieser Zellen. Das Krankheitsbild der hämolytischen Anämie tritt nur bei Homozygoten auf (bei Patienten mit 2 „kranken" Genen, das eine stammt vom Vater, das andere von der Mutter); die Sterblichkeit ist bei diesen Patienten sehr hoch. Heterozygote, also Menschen mit einer *Sichelzellanlage ("sickle cell trait")* – sie haben nur 1 „krankes" Gen, das vom „gesunden" Partnergen überdeckt wird – sind symptomfrei bzw. erkranken nur bei extremem Sauerstoffmangel.

Diagnose: Im Blutausstrich finden sich bei dieser Krankheit nicht regelmäßig Sichelzellen, es kann aber durch Sauerstoffentzug im Ausstrich eine Sichelzellbildung ausgelöst werden. Die Hämoglobin-Elektrophorese dient zur Untermauerung der Diagnose.

Behandlung: Die Therapie ist kompliziert und besteht nicht nur in der Transfusion von Erythrozytenkonzentraten. Es ist wichtig, einen Sauerstoffmangel zu vermeiden (bei Lungenerkrankungen, Flugreisen usw.).

Thalassämie [9]

Ursache: Bei der Thalassämie liegt eine Störung im Aufbau des Hämoglobinmoleküls vor, und zwar ist nicht der Häm-Anteil (der Eisen-Komplex des Moleküls) betroffen, sondern der Globin-Anteil. Das Globin der verschiedenen Hämoglobine ist jeweils aus 4 Polypeptidketten aufgebaut, von denen 2 identisch sind. Wird auf Grund eines autosomal rezessiv vererbten Gendefektes eine bestimmte Polypeptidkette nicht ausreichend gebildet, so kommt es zur vermehrten Produktion einer anderen Polypeptidkette. Diese Störung der Zusammensetzung des Hämoglobinmoleküls bewirkt eine Abnahme der Verformbarkeit der Erythrozyten und somit ihren beschleunigten Abbau. Wir unterscheiden Thalassaemia minor und Thalassaemia major.

Thalassaemia minor

Bei dieser leichten Verlaufsform der Thalassämie ist in der Regel nur *ein* Gen betroffen (heterozygote Form). Es entwickelt sich nur eine leichte Anämie. Sie darf nicht mit der Eisenmangelanämie verwechselt werden. Bei der Thalassaemia

---

[9] thalassa (griech.): Meer; aima (griech.): Blut.

minor ist der Serumeisenspiegel normal oder erhöht, das Serumferritin liegt im Normbereich, und es finden sich geringe Veränderungen an den Erythrozyten. Die osmotische Resistenz der Erythrozyten ist erhöht, und die Hämoglobin-Elektrophorese zeigt eine Vermehrung des HbA_2 (diese normale Fraktion des Erwachsenen-Hämoglobins macht jenseits des 1. Lebensjahres 2,5% des Gesamt-HbA aus, bei der Thalassaemia minor dagegen 3–6%). Eine Therapie der Thalassaemia minor ist praktisch nicht erforderlich.

Thalassaemia major

Diese nach seinem Erstbeschreiber auch **Cooley-Anämie** genannte schwere Erkrankung bedeutet fast immer den Befall von *zwei* für den Defekt verantwortlichen Genen (homozygote Form) und findet sich vor allem im Mittelmeerraum (Griechenland, Italien, Türkei usw.), im Fernen Osten sowie unter der schwarzen Bevölkerung Afrikas und Amerikas. Auch in Deutschland wird die Erkrankung gesehen, und zwar bei Gastarbeiterkindern.

Krankheitsbild: Die ersten Symptome werden frühestens im 3. Lebensmonat sichtbar. Es kommt zu den Zeichen der schweren hämolytischen Anämie und des hämolytischen Ikterus mit Blässe, Gelbsucht und mangelhafter körperlicher Entwicklung, einschließlich Minderwuchs. Durch die verstärkte Blutbildung im Knochenmark erweitern sich die Markräume. Am Schädelknochen führt dies zur Ausbildung von Stirnhöckern und zu vorspringenden Jochbeinbögen (bzw. Wangenknochen), was dem Gesicht ein mongoloides Aussehen verleiht, röntgenologisch kommt es dabei zum Bild des *Bürstenschädels*, hervorgerufen durch die senkrecht zwischen innerer und äußerer Rindenschicht des Schädelknochens verlaufende, bürstenförmige Streifenvermehrung innerhalb der verbreiterten Diploe (dem blutbildenden Mark). Selbst auf eine extramedulläre Blutbildung (z. B. in der Leber) muß der Körper zurückgreifen. Dies führt zusammen mit dem vermehrten Untergang von Erythrozyten in der Milz zur Vergrößerung dieser Organe *(Hepatosplenomegalie)*. Auch Gallensteine werden beobachtet. Infolge der vielen Bluttransfusionen (etwa alle 3 Wochen) wird mehr Eisen zugeführt als die Organe in Form von Ferritin speichern können, und so wird (bzw. wurde, s. u.) das Eisen als Hämosiderin in den Zellen abgelagert *(Hämosiderose*[10]). Besonders bedrohlich ist die Erhöhung des Eisengehalts im Herzmuskel, sie nimmt im 2. bis 3. Lebensjahrzehnt solche Formen an, daß es zur Herzinsuffizienz kommt und der Tod eintritt. Auch andere Organe sind betroffen (Leberzirrhose, Diabetes mellitus durch Befall der Bauchspeicheldrüse etc.).

Diagnose: Das Serumeisen ist normal oder erhöht. Im Blutbild finden wir eine ausgeprägte Poikilozytose, Anisozytose, zahlreiche Targetzellen, Hypochromie, Polychromasie, basophile Tüpfelung und Erythroblasten (s. S. 132, 133). Die osmotische Resistenz der Erythrozyten ist erhöht, die Hämoglobin-Elektrophorese zeigt eine hohe HbF-Konzentration.

Behandlung: Die Therapie sieht heute folgendermaßen aus: Erythrozytenkonzentrate werden so oft gegeben, daß der Hb-Wert kaum unter 12 g/100 ml absinkt. Die enorme Eisenmenge, die dabei zugeführt wird, wird durch einen Eisenaustauschstoff, das *Desferrioxamin (Desferal®)* wieder entfernt. Dazu muß an fünf Tagen der Woche jeweils 8–10 Stunden lang (zu Hause über Nacht) Desferal® subkutan (z. B. am Bauch) mit einer elektrischen Injektionspumpe zugeführt werden, wodurch eine größere Eisenmenge über den Urin (und den Stuhl) ausgeschieden wird. Eine Hämosiderose des Herzmuskels, der Leber und anderer Organe wird so verhindert. Häufig wird eine Milzentfernung notwendig (wenn möglich erst nach dem 5. Lebensjahr), kombiniert mit einer Pneumokokkenimpfung und einer jahrelangen Penicillinprophylaxe. Trotzdem können nach der Splenektomie bedrohliche Infektionen auftreten, die zur Gabe weiterer Chemotherapeutika zwingen. Gefährlich – und gar nicht so selten – ist eine Yersinieninfektion; während dieses Infektes muß die Desferal-Therapie abgesetzt werden, da gerade das Yersinienwachstum durch einen hohen Eisenspiegel im Blut begünstigt wird. Die Prognose der Thalassämie hat sich inzwischen beachtlich gebessert. Die Patienten sind nicht mehr minderwüchsig, Skelettveränderungen fehlen, und eine Hämosiderose bleibt aus. Natürlich sind nach wie vor viele Erythrozytenkonzentrattransfusionen notwendig, selbst nach Milzentfernung, wenn auch danach die Transfusionsfrequenz etwas zurückgeht.

▶ Die Fortschritte der molekularen Genforschung haben zur Isolierung und Synthese des für die Globinbildung (also letztlich für die Hämoglobinbildung) zuständigen Gens geführt (durch Zerschneiden der Desoxiribonukleinsäure an klar definierten Stellen mit Hilfe „biologischer Scheren", den sog. Restriktionsenzymen, Ein-

---

[10] αιμα (griech.): Blut; sideros (griech.): Eisen.

schleusen des so gewonnenen Gens in Bakteriophagen und Vermehrung der Bakteriophagen und damit des Gens in einer Bakterienkultur – dies ist eine recht kurze Formulierung einer sehr komplizierten Technik). Tierexperimentell ist es gelungen, das „gesunde", korrigierte Globingen in die entsprechenden Erythroblasten einzuführen (sog. Gentransfer), wo es weiter vererbt wurde und normale Polypeptidketten baute. Eine solche Genkorrektur *(Gentechnologie, „genetic engeneering")* hat bei der Behandlung der Thalassämie des Menschen bisher versagt. ◂

2.2 Methämoglobinämie

Ursache: Während bei der Sichelzellenanämie eine Strukturanomalie des Hämoglobinmoleküls vorliegt und bei der Thalassämie die prozentuale Zusammensetzung der an sich normalen Polypeptidketten des Hämoglobins gestört ist, stellt die Methämoglobinämie eine funktionelle Störung des normalen Blutfarbstoffs dar. Methämoglobin entsteht durch Oxidation des Hämoglobins. Der Unterschied zum normalen „Oxy-Hämoglobin" besteht darin, daß der Sauerstoff vom Methämoglobin nicht wieder abgegeben werden kann (irreversible Sauerstoffbindung), er steht also dem Organismus für den Stoffwechsel nicht zur Verfügung. Neben der erblichen Form *(kongenitale enzymopenische Methämoglobinämie)* gibt es eine erworbene *(toxische Methämoglobinämie)*. Die toxisch bedingte Form entsteht z. B. durch Vergiftungen mit Anilinfarbstoffen (Stempelfarbe in Windeln!) und bei künstlich ernährten Säuglingen, wenn das zur Herstellung der Nahrung verwendete Wasser (Brunnenwasser) einen hohen Nitrat- oder Nitritgehalt hat. Nitrat wird im Darm in Nitrit umgewandelt, das letztere ist der die Methämoglobinämie auslösende Stoff. Es kann auch zur Nitritbildung im Darm nach Genuß wiederaufgewärmten Spinats kommen. Derartige Vergiftungen spielen praktisch nur bei jungen Säuglingen eine Rolle.

Krankheitsbild: Das Methämoglobin ist nicht fähig, den für den Stoffwechsel benötigten Sauerstoff zu transportieren. Die Folge ist eine Zyanose, so daß auf den ersten Blick eine Lungen- oder Herzerkrankung vermutet wird. Es kommt zur Polyzythämie (s. u.). Eine hämolytische Anämie tritt nur in bestimmten Situationen auf.

2.3 Polyzythämie (Polyglobulie)

Diese beiden Begriffe – die das Gegenstück der Anämie darstellen – werden oft synonym verwendet. Man versteht darunter eine Zunahme von Erythrozytenzahl, Hämoglobinkonzentration und Hämatokrit.

Ursache und Krankheitsbild: Es gibt primäre, sekundäre und relative Polyzythämien.

Zu den *primären Formen* gehört die **Polycythaemia vera** = wahre (echte) Polyzythämie. Bei diesen im Kindesalter sehr seltenen Erkrankungen ist nicht nur die Zahl der Erythrozyten erhöht, sondern es besteht außerdem eine Vermehrung der Leukozyten- und der Thrombozytenzahl (teils wird nur diese Form als eigentliche Polyzythämie bezeichnet und den Polyglobulien gegenübergestellt). Primär ist auch die **benigne familiäre Polyzythämie**. Dabei ist nur die Bildung der roten Blutkörperchen gesteigert, ein Sammeltopf genetischer Erkrankungen mit unklarer Ätiologie.

Von den *sekundären Formen*, die als Anpassung an einen Sauerstoffmangel aufzufassen sind, sind die **zyanotischen Herzfehler** die wichtigsten. Die Polyzythämie kann hier hochgradig sein (über 8 Mill. Erythrozyten/µl, über 22 g/100 ml Hämoglobin, über 70 Vol.% Hämatokrit). Bei diesen Kindern besteht wegen der Zunahme der Viskosität des Blutes die Gefahr der Hirngefäßthrombose. Zu den sekundären Formen, bei denen ebenfalls die Hypoxie der auslösende Faktor ist, gehören die durch **Aufenthalt in großen Höhen** und durch **chronische Lungenerkrankungen** hervorgerufenen Polyzythämien. Daneben gibt es sekundäre Formen, bei denen kein Sauerstoffmangel besteht, wie beim erhöhten Kortikosteroidgehalt des Blutes **(Cushing-Syndrom)**.

Zum Schluß seien noch die *relativen Polyzythämien* genannt. Wir sehen sie bei der **Dehydratation** bzw. Exsikkose (hoher Hämatokrit), also z. B. bei Verminderung des Plasmavolumens, d. h. bei der Bluteindickung infolge Gastroenteritis mit Erbrechen und Durchfall, ferner bei der **Neugeborenen-Polyglobulie** (S. 54).

Behandlung: Eine hochgradige Polyzythämie führt nun ihrerseits durch Verschlechterung der Strömungsverhältnisse des Blutes (Viskositätserhöhung) ebenfalls zur Hypoxie; es sollte deshalb versucht werden, durch Aderlaßtherapie bei diesen Patienten den Hämatokrit zwischen 55 und 65 Vol.% zu halten.

3 Erkrankungen der weißen Blutkörperchen

3.1 Leukopenie und Leukozytose

Leukozytenverminderungen *(Leukopenie, Leukozytopenie)* und -vermehrungen *(Leukozytose)* kommen als Reaktion auf eine im Körper vorhandene Entzündung vor. Beim *Typhus,* aber auch bei bakteriellen *Infektionen des Neugeborenen,* ferner bei vielen Viruserkrankungen (z. B. *Masern)* findet sich im Blutbild eine Leukopenie (< 4000 Leukozyten/µl). Es gibt jedoch auch mit Leukozytose (> 12000 Leukozyten/µl) einhergehende Virusinfektionen, z. B. das *Pfeiffersche Drüsenfieber.* Hier sind insbesondere die Lymphozyten vermehrt. Eine Leukozytose mit starker Erhöhung der Lymphozytenzahl beobachten wir weiterhin beim *Keuchhusten* und bei der *akuten infektiösen Lymphozytose* (über diese Erkrankungen ist im Infektionskapitel nachzulesen). Es ist allerdings zu bedenken, daß vom Ende der Neugeborenenzeit an bei Säuglingen und Kleinkindern die Lymphozyten normalerweise mehr als 50% der weißen Blutkörperchen ausmachen. Extrem hohe Leukozytenwerte ($30000-80000/µl$), d. h. eine *Hyperleukozytose (leukämoide Reaktion)* kommt bei schweren Infektionen vor (z. B. bei der *Sepsis).* Das ist verständlich, denn die Leukozyten sind für die Bekämpfung der Infektion wichtig.

Leukopenien und – seltener – Leukozytosen werden auch bei der Leukämie beobachtet, einer bösartigen Erkrankung (S. 153). Eine ebenfalls recht gefährliche Erkrankung ist die Agranulozytose.

3.2 Agranulozytose

Diese Störung betrifft eine der drei Leukozytenformen, nämlich die Granulozyten, nicht aber Lymphozyten und Monozyten. Bei der Agranulozytose fehlen die Granulozyten entweder vollständig, oder ihre Zahl ist hochgradig vermindert.

Ursache: Die Ursachen können vielfältig sein. Entweder werden zu wenig Granulozyten produziert oder der Untergang dieser Zellen ist gesteigert. So stellt sich eine toxische Schädigung des Knochenmarks ein, wenn Leukämien oder Tumoren mit ionisierenden Strahlen und/oder zytostatischen Medikamenten behandelt werden.

> Eine solche medikamentenbedingte *toxische* Agranulozytose ist dosisabhängig, medikamentös-*allergische* Agranulozytosen sind dagegen dosisunabhängig.

Ein klassisches Beispiel für die zuletzt genannte Form war das inzwischen aus dem Handel gezogene Pyramidon, auch manche Antibiotika haben diese Nebenwirkung (es kommt zur Zerstörung der Granulozyten).

Krankheitsbild: Granulozytenwerte (nicht Leukozytenwerte!) unter 1000/µl stellen eine erhebliche Infektionsgefahr dar. Bei Werten unter 500/µl muß das Infektionsrisiko als bedrohlich bezeichnet werden. Die Infektabwehr funktioniert nicht mehr, da die „Polizeitruppe" (die Granulozyten) vollständig oder weitgehend fehlt. Schwere Infektionen stellen sich bei beiden Formen (der toxischen und der allergischen) ein: stürmischer Beginn mit Schüttelfrost, schwerem Krankheitsgefühl, Durchfällen etc., in der Mundschleimhaut finden sich Geschwüre und Nekrosen.

Behandlung: Bei Beherrschung der Infektion durch Antibiotika, u. U. mit Einsatz von Leukozytenkonzentraten, sind Heilungen durchaus möglich.

3.3 Progressive, septische Granulomatose

Dabei ist nicht die Zahl der Leukozyten, sondern ihre Funktion gestört (s. S. 269).

4 Blutungskrankheiten (hämorrhagische Diathesen)

Die Blutstillung ist ein komplizierter Vorgang. Die Thrombozyten, die Blutgerinnung und die Zusammenziehung des blutenden Gefäßes wirken dabei mit. Dementsprechend können wir bei der Störung der Blutstillung, d. h. bei den *Blutungskrankheiten (hämorrhagische Diathesen, Blutungsübel)* drei verschiedene Ursachen unterscheiden:

a) Erkrankungen der Thrombozyten,
b) Gerinnungsstörungen (Koagulopathien),
c) gefäßbedingte Blutungsübel (Vasopathien)

Die *bei Erkrankungen der Thrombozyten oder der Gefäße* auftretenden Hautblutungen *(Purpura)* sind teils *punktförmig (Petechien)*, teils flächenhaft (münzenförmige *Sugillationen* und die größeren *Suffusionen* bzw. – bei Befall von Schleimhäuten und serösen Häuten – *Ekchymosen)*, die *Hautblutungen bei Gerinnungsstörungen sind dagegen nie petechial*, sondern haben immer eine größere Ausdehnung (flächenhafte Blutungen und größere, auch in die Tiefe gehende Weichteilblutungen, sog. *Hämatome)*. Schleimhautblutungen wie Nasenbluten und andere Blutungen (z. B. in die Gelenke) kommen dabei ebenfalls vor.

4.1 Erkrankungen der Thrombozyten

Hierher gehören

a) Erkrankungen mit normaler Thrombozytenzahl, aber gestörter Thrombozytenfunktion *(funktionelle Thrombozytopathien)*,
b) Erkrankungen mit verminderter Thrombozytenzahl *(Thrombozytopenien)*,
c) Erkrankungen mit Erhöhungen der Thrombozytenzahl *(Thrombozytose* und *Thrombozythämie)*.

Bei all diesen Erkrankungen kann es zu Blutungen kommen.

4.1.1 Funktionelle Thrombozytopathien

Hierher gehören die **erbliche** *Thrombasthenie Glanzmann-Naegeli* (ein Membrandefekt der Thrombozyten mit Störung der Plättchenzusammenballung, also der sog. Thrombozytenaggregation) und das erbliche *v. Willebrand-Jürgens-Syndrom* (eine hämophilieähnliche Erkrankung) – auch bei der *Glykogenose Typ I (v. Gierkesche Krankheit,* S. 77) werden teils Blutungen infolge einer Thrombozytenfunktionsstörung gesehen –, sowie **erworbene** Störungen, wie z. B. die durch *Aspirin* bedingte Thrombozytenaggregationshemmung.

4.1.2 Thrombozytopenien

Diese Gruppe von Thrombozytenerkrankungen hat die größte klinische Bedeutung. Wir unterscheiden *symptomatische und toxische* Formen, ferner *idiopathische* Krankheitsbilder sowie *erbliche Thrombozytopenien*. Ein Abfall auf Thrombozytenwerte unter 30000/μl führt in aller Regel zu Blutungen.

4.1.2.1 Symptomatische und toxische Thrombozytopenien

Diese auf einem Thrombozytenmangel beruhende Purpura ist, wie der Name sagt, entweder ein Symptom einer anderen Erkrankung, z. B. einer Leukämie oder eines im Knochenmark metastasierenden Tumors, wobei die Leukämie- bzw. Tumorzellen andere Zellen des Knochenmarks verdrängen, z. B. die Vorstufe der Thrombozyten, die sog. Megakaryozyten. Oder die Erkrankung ist Folge einer toxischen Schädigung der Thrombozytenvorstufe im Knochenmark (durch ionisierende Strahlen, Medikamente oder Infektionen hervorgerufen). Das Charakteristische all dieser Formen ist das Fehlen der Thrombozytenvorstufe – und natürlich auch der Thrombozyten – im Knochenmark (sog. *amegakaryozytäre*[11] *Thrombozytopenien).*

4.1.2.2 Idiopathische thrombozytopenische Purpura (ITP)

Es gibt eine akute und eine chronische Form. Eine Unterscheidung ist zunächst nicht sicher möglich, wohl aber durch den Verlauf.

---

[11] a: verneinende griech. Vorsilbe; megas (griech.): groß; karyon (griech.): Kern; kytos (griech.): Höhlung, Zelle.

Akute idiopathische thrombozytopenische Purpura (akute ITP)

Ursache: Auch diese Erkrankung kann durch Infekte *(postinfektiöse Thrombozytopenie)* oder Medikamente *(Arzneimittel-Thrombozytopenie)* ausgelöst werden, nur ist dabei die Thrombozytenbildung im Knochenmark gesteigert *(megakaryozytäre Thrombozytopenien)*, und zwar als Reaktion auf einen gesteigerten Zerfall der Blutplättchen. Der Ausdruck „idiopathisch" (= von sich aus entstanden) stammt noch aus einer Zeit, in der die Ursache der Erkrankung völlig unbekannt war. Heute wissen wir einiges mehr. Die akute Form, die etwa 10–20 Tage nach einer akuten Virusinfektion auftritt, selten auch einmal durch Arzneimittel (z. B. Sulfonamide) bedingt ist, kommt mit hoher Wahrscheinlichkeit dadurch zustande, daß sich Antikörper (Immunglobuline, S. 272) gegen Viren bzw. Arzneimittel (sie fungieren als Antigene) bilden und sich auf die Plättchenoberfläche setzen *(allergische Erkrankung)*. Es findet sich also ein Antigen-Antikörper-Komplex auf der Thrombozytenoberfläche, der zur Folge hat, daß die so beladenen Blutplättchen im retikulohistiozytären System, vor allem der Milz, zerstört werden. Die angekurbelte Plättchenneubildung kann den Thrombozytenverlust nicht wettmachen.

Krankheitsbild: Die Zahl der Blutplättchen ist so niedrig, daß Blutungen auftreten (meist unter 30000/µl, gelegentlich kommt es schon bei etwas höheren Werten zu Blutungen). Plötzlich werden Haut- und Schleimhautblutungen, auch blutiger Urin, Nasenbluten und Darmblutungen beobachtet (Abb. 8.3). Die akute Form heilt nach einem einzigen Schub aus, 1–3 Wochen nach Krankheitsbeginn kommen meist keine Blutungen mehr vor. Die Normalisierung der Plättchenzahl dauert meist 4–8 Wochen, selten bis zu 4–12 Monate. Vorwiegend sind Kinder zwischen 2 und 6 Jahren betroffen.

Behandlung: Meist überflüssig, u. U. Kortikoide, nur bei ganz schweren Blutungen Thrombozytenkonzentrate, evtl. Bluttransfusionen.

Chronische idiopathische thrombozytopenische Purpura (chronische ITP = Morbus WERLHOF)

Ursache: Auch hier ist der Zusatz „idiopathisch" heute fehl am Platze. Die Ursache dieser sehr viel selteneren Erkrankung ist weitgehend bekannt: Autoantikörper (S. 270) sitzen auf der Plättchenoberfläche. Die Plättchen werden hier vom Organismus als etwas Fremdes empfunden, sie werden auf unbekannte Weise selbst zum Antigen, das der Organismus durch Autoantikörper zerstört. Da hierbei aber nicht Fremdsubstanzen (wie z. B. ein das Antigen darstellendes Virus) bekämpft werden, sondern die eigenen Thrombozyten, sprechen wir von einer *Autoaggressionskrankheit*[12].

Krankheitsbild: Diese chronisch-rezidivierende Form, die meist erst bei Kindern ab 10. Lebensjahr vorkommt, und zwar überwiegend bei Mädchen, zieht sich über lange Zeit hin, wobei oft weitere Schübe durch Infekte ausgelöst werden. Die Blutungen entwickeln sich in der Regel mehr schleichend.

Behandlung: Entscheidend ist der Schutz vor Verletzungen, besonders des Zentralnervensystems. Bei der chronisch-rezidivierenden Form mit schwerem Verlauf ist das Mittel der Wahl die Milzentfernung (Splenektomie). Sie wird bei dem Versagen einer Kortikoid-Therapie oder einer intravenösen Behandlung mit Gammaglobulin ausgeführt, und zwar etwa 1 Jahr nach Krankheitsbeginn. Bezüglich der Splenektomie gilt das auf S. 141 Dargelegte (Pneumokokkenimpfung, jahrelange Penicillin-Prophylaxe etc.).

Thrombozytopenien des Neugeborenen

Es handelt sich um eine Sonderform der ITP. Zwei ganz unterschiedliche Erkrankungen sind zu nennen. Entweder gehen gegen die kindlichen Thrombozyten gerichtete *Isoantikörper* von der Mutter über die Plazenta auf das Kind über und zerstören seine Blutplättchen (es besteht eine Unverträglichkeit der Thrombozytengruppen von Mutter und Kind und damit eine gewisse Ähnlichkeit mit der Rh- oder AB0-Erythroblastose, S. 49), oder die *Antikörper einer Mutter mit akuter bzw. chronischer ITP* gelangen diaplazentar zum Kind, dessen Thrombozyten auf die Weise abgebaut werden.

4.1.2.3 Erbliche Thrombozytopenien

Es sei nur das **Wiskott-Aldrich-Syndrom** erwähnt. Diese rezessiv-geschlechtsgebunden vererbte Erkrankung – es sind nur Knaben betroffen – geht mit Thrombozytopenie, Ekzemneigung und Infektanfälligkeit (besonders das Mittelohr

---

[12] autos (griech.): selbst.

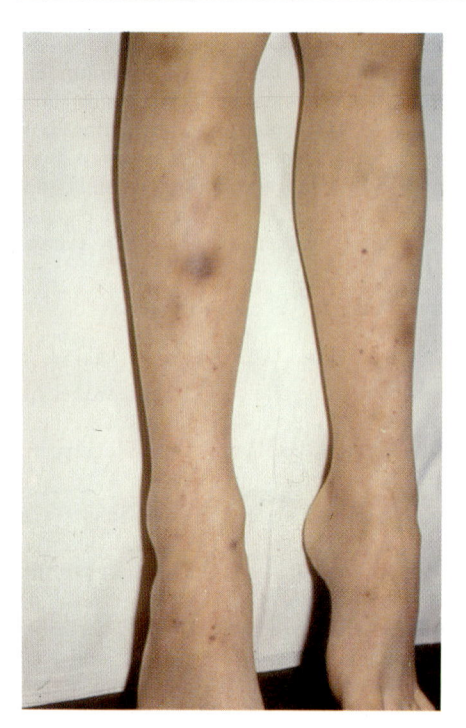

Abb. 8.3 Hämatome und Petechien bei akuter idiopathischer thrombozytopenischer Purpura. (Aus: MOLL, H.: Pädiatrische Krankheitsbilder. 2. Auflage. Thieme, Stuttgart 1983.)

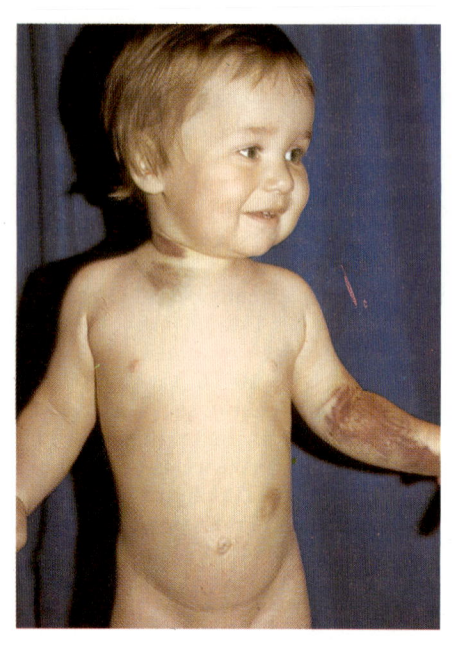

Abb. 8.4 Kleinkind mit sporadischer Hämophilie A, großflächige Hautblutungen. Faktor-VIII-Restaktivität 2%. (Aus: MOLL, H.: Pädiatrische Krankheitsbilder. 2. Auflage. Thieme, Stuttgart 1983.)

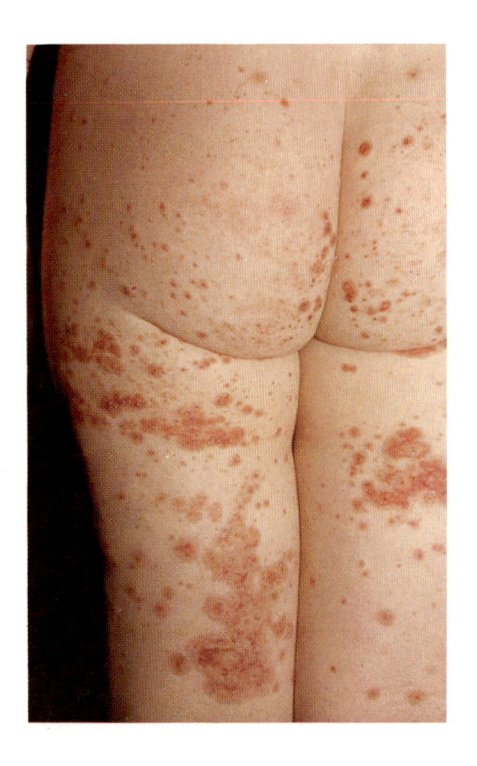

Abb. 8.5 Stecknadelkopf- bis linsengroße Blutungen, symmetrisch auf Extremitäten und Gesäß verteilt, bei Purpura SCHÖNLEIN-HENOCH. (Aus: MOLL, H.: Pädiatrische Krankheitsbilder. 2. Auflage. Thieme, Stuttgart 1983.)

und die Lungen betreffend) einher. Die Infektanfälligkeit beruht auf einem Immundefekt.

4.1.3 Thrombozytosen und Thrombozythämien

Wir unterscheiden vorübergehende Thrombozytenerhöhungen **(Thrombozytosen)** und dauerhafte Vermehrungen der Blutplättchen (Thrombozythämien). Im ersteren Falle liegen die Werte über 400000/μl bis etwas über 1 Mill. (selten über 1,2 Mill.)/μl. Wir beobachten solche vorübergehenden Erhöhungen in der ersten Zeit nach Milzentfernungen, beim KAWASAKI-Syndrom (S. 236) u. a. Bei den im Kindesalter sehr seltenen **Thrombozythämien** sind die Plättchenzahlen stets höher als 1 Mill./μl, teils werden Werte bis zu 10–15 Mill./μl beobachtet. Wie zu erwarten ist, kommt es zu Thrombembolien. Da auch die Plättchenfunktion gestört sein kann, besteht außerdem eine Blutungsneigung.

4.2 Gerinnungsstörungen (Koagulopathien)

Viele Faktoren (S. 134) sind an der Blutgerinnung beteiligt, entsprechend ist auch die Zahl der Gerinnungsstörungen recht groß. Es gibt **angeborene Blutgerinnungsstörungen** – bei ihnen ist fast immer nur *ein einziger* plasmatischer Gerinnungsfaktor defekt (z. B. der Faktor VIII bei der *Hämophilie A*[13]). Neben diesen *angeborenen Defektkoagulopathien* kennen wir **erworbene Formen**, dabei sind *mehrere* Faktoren betroffen, wie z. B. bei der *Leberunreife* (Frühgeburt), bei *Leberparenchymschäden* und bei der zum Teil auf Vitamin-K-Mangel beruhenden *Melaena* (S. 54). Nicht ein Defekt, sondern ein Verbrauch von Gerinnungsfaktoren liegt der *Verbrauchskoagulopathie* zugrunde, sie ist ebenfalls eine erworbene Gerinnungsstörung.

4.2.1 Hämophilie (Bluterkrankheit)

Ursache: Von den vielen angeborenen Koagulopathien soll nur die am längsten bekannte und häufigste Form besprochen werden, nämlich die Hämophilie. Wir unterscheiden die **Hämophilie A** – es fehlt der Faktor VIII, das sog. antihämophile Globulin A (AHG), oder er ist in zu geringer Menge vorhanden – und die **Hämophilie B** (Faktor-IX-Mangel = Fehlen oder Verminderung des antihämophilen Globulins B, des sog. CHRISTMAS-Faktors). Beide sind X-chromosomal, d. h. geschlechtsgebunden vererbt.

Die Hämophilie wird also von der in der Regel gesunden Mutter auf 50% der Söhne übertragen (sie ist „Konduktorin", d. h. sie trägt neben dem „gesunden" das „kranke" X-Chromosom). 50% der Töchter dieser Mutter sind ebenfalls Konduktorinnen, erkranken aber nicht (bzw. nur dann, wenn beide X-Chromosomen den Defekt tragen, was dann der Fall sein kann, wenn es sich um die Tochter eines Bluters und einer Konduktorin handelt). Ein Bluter hat – wenn seine Frau keine Konduktorin ist – gesunde Söhne, seine Töchter sind dagegen alle Konduktorinnen, sie erben das „kranke" X-Chromosom. Vielfach ist keine familiäre Belastung bekannt, so daß eine Neumutation angenommen werden muß (sporadische Form).

Bei der sehr seltenen **Hämophilie C** (Faktor-XI-Mangel) besteht nur eine milde Erkrankung mit hämophilieähnlichen Blutungen; sie wird autosomal rezessiv vererbt und kommt deshalb bei beiden Geschlechtern vor. Im folgenden sei von der Hämophilie A (85% der Fälle) und B (die restlichen 15%) die Rede. Diese beiden Formen sind nur auf Grund des Labortests (Fehlen von Faktor VIII oder Faktor IX) zu differenzieren, nicht an Hand der klinischen Symptome.

Krankheitsbild: Geburt und Neugeborenenzeit verlaufen in der Regel komplikationslos, wenn nicht z. B. eine Umschneidung vorgenommen wird, bei der dann schwere Blutungen auffallen. Die starke Blutungsneigung der Hämophilie A und B ist daran zu erkennen, daß schon nach kleinen Verletzungen Hämatome auftreten. Es kommt zu mehr oder weniger großen Blutungen in die Haut (Abb. 8.4 – petechiale Hautblutungen werden, wie eingangs erwähnt, bei Gerinnungsstörungen nicht beobachtet), in das Unterhautgewebe und die Muskulatur, zu Mundschleimhautblutungen nach Bißverletzungen, Blutungen beim Zahnwechsel, Nasenbluten, blutigem Urin und Gelenkblutungen mit schmerzhafter Gelenkschwellung. Dabei können Teile des Gelenks zerstört werden *(Blutergelenk)*. Gelegentlich kommt es zu Magen-Darm-Blutungen. Spontane Hirnblutungen sind sehr selten, nach Verletzungen kommen sie dagegen durchaus vor. Da die Blutgerinnung unvollständig ist, treten leicht Nachblutungen auf.

Behandlung und Prophylaxe: Der fehlende oder stark verminderte Gerinnungsfaktor muß bei unstillbaren Blutungen intravenös verabreicht wer-

---

[13] aima (griech.): Blut; philia (griech.): Neigung.

den (AHG- bzw. Faktor-IX-haltige Präparate stehen zur Verfügung). Die Dosis richtet sich nach der Restaktivität des betreffenden Faktors, die ganz unterschiedlich sein kann (bei schweren Formen beträgt sie 0–1%, bei mittelschweren 1–5% und bei leichten Hämophilien 5–15%), sowie nach den jeweiligen Gegebenheiten. Leichte Verletzungen erfordern nur einen relativ niedrigen Blutspiegel (15–20%) von Faktor VIII bzw. IX. Dagegen müssen bei großen Operationen zur Erlangung hoher Blutspiegel (50–100%) besonders hohe Dosen verabreicht werden, übrigens auch noch eine Zeitlang danach. In all diesen Fällen sprechen wir von *Substitutionstherapie* (Gabe des betreffenden Faktors aus gegebenem Anlaß, z.B. wegen Verletzung oder Operation). Daneben gibt es die *blutungsvorbeugende Dauertherapie*. Sie ist – allerdings zeitlich begrenzt – bei immer wieder auftretenden Gelenkblutungen indiziert. Der Faktor VIII muß dann alle 2–3 Tage injiziert werden, bei der Hämophilie B genügen dagegen auf Grund der längeren Halbwertzeit des Faktors IX wöchentliche Injektionen. Substitutions- und Dauertherapie können auch in Form der *Selbstbehandlung* durchgeführt werden (von einem bestimmten Alter an nach entsprechender Schulung zunächst von den Eltern, später vom Patienten). Gerade bei akuten Blutungen hat dieses Vorgehen den Vorteil, daß wenig Zeit bis zur Therapie verloren geht. Dauerschäden, z.B. am Gelenk, lassen sich so am ehesten vermeiden.

Bei *Hämaturien* sollte der fehlende Faktor nicht zugeführt werden, auch nicht die sonst wirksame Epsilon-Aminokapronsäure (Gefahr der Blutgerinnung in den Nierenkanälchen, u.U. mit Anurie), sondern ein Kortikosteroid (z.B. Prednison). Zur lokalen Behandlung haben sich z.B. *Fibrinkleber* bewährt. Bei entsprechender Lokalisation ist auch ein Druckverband geeignet. Die Ruhigstellung ist eine wichtige Maßnahme. Bei Gelenkblutungen muß allerdings frühzeitig – nach sicherer Blutstillung – mit einer Bewegungstherapie begonnen werden, um Gelenkversteifungen vorzubeugen. Hat die Blutung zu einer schweren Anämie geführt, so müssen Bluttransfusionen oder Erythrozytenkonzentrate gegeben werden.

> Bei Schmerzen kein Aspirin!

Es würde die Thrombozytenaggregation hemmen und folglich Blutungen begünstigen. Intramuskuläre Injektionen sollten vermieden werden. Müssen sie unbedingt gegeben werden, so sind feinere Kanülen zu verwenden, und nach der Injektion muß noch mehrere Minuten lang mit einem trockenen Tupfer ein Druck auf die Injektionsstelle ausgeübt werden. Das gilt auch für Venenpunktionen (Halsvenen kommen allerdings beim Bluter für die Punktion niemals in Betracht). Kapillarblut wird beim Bluter aus der Fingerbeere, nicht dagegen aus dem Ohrläppchen entnommen (die Blutstillung ist am Finger leichter möglich). Bei der Pflege dieser Kinder ist größte Vorsicht geboten. Verletzungen müssen unbedingt vermieden werden. Auch bei der Auswahl des Spielzeugs ist auf die Hämophilie Rücksicht zu nehmen: Spielsachen mit scharfen Kanten sind hier besonders ungeeignet.

Jeder Bluter sollte einen *Ausweis* mit Namen, Anschrift, Diagnose (Art der Hämophilie) und Blutgruppe bei sich tragen, damit im Falle eines Unfalls auch bei Bewußtlosigkeit sofort die richtigen Maßnahmen eingeleitet werden können.

Mit der Verabreichung der Faktoren sind auch einige **Nebenwirkungen** verbunden. Die Übertragung von *Hepatitis B* und *AIDS* war ein Problem. Seitdem nur noch virusinaktivierte Präparate verwendet werden, ist diese Gefahr praktisch gebannt. Schwierigkeiten sind aber nach wie vor durch die Entstehung von AHG-Antikörpern (besonders gegen Faktor VIII, seltener gegen Faktor IX) zu erwarten, was eine *Hemmkörper-Hämophilie* zur Folge hat. Sie ist schwer beeinflußbar. Die Hemmkörper-Hämophilie ist eine erworbene Gerinnungsstörung.

4.2.2 Verbrauchskoagulopathie

Als Beispiel einer erworbenen Gerinnungsstörung sei noch die Verbrauchskoagulopathie genannt. Sie beruht auf einer **disseminierten intravasalen Gerinnung (DIG)**. Infolge der durch Aktivierung des Blutgerinnungssystems an den verschiedensten Stellen (disseminiert) innerhalb der Gefäße (intravasal) ablaufenden Gerinnung kommt es zu *Thromben*. Dabei werden sowohl die Gerinnungsfaktoren verbraucht als auch die Thrombozyten (gesteigerte *Blutungsneigung* infolge Koagulopathie mit Thrombozytopenie). Quickwert und partielle Thromboplastinzeit (PTT) sind verlängert, im Blutausstrich finden sich Fragmentozyten, ferner gelingt der Nachweis von Fibrin-Fibrinogen-Spaltprodukten. Solche bedrohlichen Zustände sehen wir z.B. im *Schock* und beim *Waterhouse-Friderichsen-Syndrom*, einer schweren Meningokokkeninfektion (s. S. 297). Neben diesen akuten Formen gibt es auch chronische Verläufe, z.B. beim *Kasabach-Merritt-Syndrom* (Riesenhämangiom, S. 34).

4.3 Gefäßbedingte Blutungsübel (Vasopathien)

4.3.1 Möller-Barlowsche Krankheit

Bei dieser Vitamin-C-Mangelkrankheit besteht eine erhöhte Kapillarbrüchigkeit, und es kommt infolgedessen zu Blutaustritten aus den Gefäßen *(Säuglingsskorbut)*. Es kommt zu Haut-, Schleimhaut- und vor allem subperiostalen Blutungen und dadurch zu Berührungsempfindlichkeit und schmerzreflektorischer Ruhigstellung (Pseudoparalyse) mit Henkelstellung von Armen und Beinen sowie zur Anämie.

4.3.2 Purpura Schönlein-Henoch (anaphylaktoide Purpura)

Ursache: Der SCHÖNLEIN-HENOCHschen Purpura geht ein fieberhafter Infekt (grippaler Infekt, bakterieller Infekt) voraus. Etwa 1–2 Wochen nach Beginn des Infektes hat der Organismus Antikörper gegen die Erreger (das „Antigen") gebildet. Es kommt nun zu einer *Antigen-Antikörper-Reaktion* (allergische Reaktion, S. 272), die sich an den Blutkapillaren und kleinen Gefäßen abspielt und ihre Membran so schädigt, daß Blutungen auftreten *(allergische Vaskulitis)*.

Krankheitsbild: Es besteht Fieber. Typisch ist die Symmetrie der *Hautblutungen*, besonders die Extremitäten und das Gesäß sind befallen. Petechien und flächenhafte Hautblutungen kommen nebeneinander vor (Abb. 8.5, S. 146). Als Ausdruck der allergischen Reaktion treten Quaddeln *(Urtikaria)* und fleckige Exantheme auf. Teilweise haben die Hauterscheinungen kokardenartiges Aussehen *(„Kokardenpurpura")*. Weiterhin werden *Schleimhautblutungen*, schmerzhafte Gelenkschwellungen *(Purpura rheumatica Schönlein)*, eine erst in der 2.–3. Krankheitswoche auftretende und teils chronisch verlaufende *Glomerulonephritis* mit Eiweißausscheidung und blutigem Urin (S. 222) sowie Leibschmerzen und blutige Stühle *(Purpura abdominalis Henoch)* beobachtet. Als Komplikation kann sich eine *Invagination* (S. 548) einstellen. Die Erkrankung kann in mehreren Schüben verlaufen.

Behandlung: Eine spezifische Therapie gibt es nicht. Ging ein Streptokokkeninfekt voraus, wird mit Penicillin behandelt. Bei heftigsten Bauchschmerzen werden Kortikosteroide eingesetzt, evtl. auch der Gerinnungsfaktor XIII. Im Falle einer Invagination muß operiert werden.

5 Erkrankungen des Knochenmarks

Die *isolierte Verminderung der roten Blutkörperchen und ihrer Vorstufen* im Knochenmark haben wir bei der Besprechung von Erkrankungen mit Störung der Erythrozytenbildung bereits kennengelernt (S. 137), ebenso die nur die Granulozyten betreffende Knochenmarkschädigung (Agranulozytose, S. 143) und die Verminderung der Blutplättchen infolge Fehlens der Vorstufe im Knochenmark (die sog. amegakaryozytäre Form, nämlich die *symptomatische Thrombozytopenie*, S. 144).

5.1 Panmyelopathie (Panmyelophthise[14])

Es gibt auch Erkrankungen, bei denen gleichzeitig die Bildung der Erythrozyten, der Granulozyten und der Thrombozyten gestört ist (Panmyelopathie, Panmyelophthise). Dafür ist auch der etwas mißverständliche Ausdruck **„aplastische Anämie"** üblich, gemeint ist in diesem Zusammenhang der Ausfall der gesamten Blutbildung im Knochenmark (nicht nur ein Ausfall der „roten Reihe", was auch „red cell aplasia" genannt wird). Nicht nur das Knochenmark ist zellarm („leeres" Knochenmark, es ist mehr oder weniger vollständig durch Fettgewebe ersetzt), sondern auch im Blutbild finden sich nur wenig Zellen **(Panzytopenie).**

Ursache: Teils ist die Ursache unbekannt **(idiopathische Form).** In einigen Fällen waren *ionisierende Strahlen, Benzol, Chloramphenicol* etc. Auslöser **(erworbene Panmyelophthise).** Ein besonderes Krankheitsbild ist die **konstitutionelle Fanconi-Anämie** (Anämie im eigentlichen Sinne des Wortes, also nicht nur die Erythrozyten betreffend). Es handelt sich um eine familiäre Erkrankung, die mit zahlreichen angeborenen Fehl-

---

[14] pan (griech.): alles; myelos (griech.): (Knochen-)Mark; phthisis (griech.): Schwund (Schwindsucht).

bildungen kombiniert ist (Minderwuchs, braune Pigmentation der Haut, Fehlen oder Unterentwicklung des Daumens und des Radius u. a.) und später gar nicht selten in Leukämie übergeht. Überhaupt kann eine Panmyelopathie Vorstufe einer Leukämie sein **(Präleukämie).**

Krankheitsbild: Das schwere Krankheitsbild ist durch die Verminderung der Blutzellen erklärt: Blutarmut, Blutungen, Infektneigung, Geschwüre im Mund usw.

Behandlung: Die Therapie gestaltet sich sehr schwierig. Bei den bedrohlich verlaufenden Formen kommen Knochenmarktransplantationen in Betracht. Sie führen in letzter Zeit zunehmend zum Erfolg.

Weiterführende Literatur

BEGEMANN, H.: Praktische Hämatologie. Differentialdiagnose, Therapie, Methodik. 8. Auflage, Thieme, Stuttgart 1982

9. Teil: Leukämien und bösartige Tumoren

Peter Gutjahr

1 Einführung

Leukämien und bösartige Tumoren sind die sog. Krebserkrankungen. Sie entstehen in einem einzelnen Organ (z. B. Niere) oder in einem ganzen Organsystem (z. B. Leukämien oder Lymphknotenkrebs). Leukämien sind somit die Krebserkrankungen des Knochenmarkssystems bzw. des Blutes.

Die *Bösartigkeit* besteht darin, daß sich die Krebszellen durch häufige Teilung ungehemmt vermehren. Die Gesamtheit dieser bösartigen Zellen bildet die Krebsgeschwulst. Sie kann in andere Organe vordringen *(Infiltration)*. Wächst sie in Venen oder Lymphgefäße ein, können Gruppen von Zellen abgelöst und in entfernte Organe, etwa die Lunge verschleppt werden, wo sie sich wieder ansiedeln und wachsen können *(= Metastasen)*.

Gutartige Tumoren haben diese Eigenschaft der Metastasenbildung nicht. Sie wachsen am Ort ihrer Entstehung langsam und vermögen die Nachbarorgane zu verdrängen, infiltrieren diese aber nicht. Ein gutartiger Tumor ist das Kleinhirnastrozytom, ein häufiger Hirntumor. Auch *Pigmentnävi* („Leberflecke") oder das *Hämangiom* (= Blutschwamm) zählen zu den gutartigen Tumoren.

Ein gutartiger Tumor ist geheilt, wenn er operativ vollständig entfernt worden ist. Dies ist bei besonders ungünstiger Lage aber nicht immer möglich (z. B. im Stammhirn). Dann können auch gutartige Tumoren einen ungünstigen Verlauf nehmen.

Bei bösartigen Tumoren ist die radikale Operation meist nicht ausreichend, um eine Heilung zu erreichen: Kleine, für den Operateur nicht sichtbare Zellgruppen können verblieben sein, außerdem haben die bösartigen Tumoren oft bereits in entfernte Organe metastasiert, wenn der operative Eingriff am Entstehungsort des Tumors stattfindet.

Die Krebserkrankungen der *Erwachsenen* sind überwiegend *Karzinome,* d. h. bösartige Tumoren, die aus Epithelgewebe entstehen (z. B. Bronchialkarzinom, Mamma-Karzinom, Kolon- und Rektum-Karzinom). Die Krebserkrankungen der *Kinder* hingegen entstehen nur in 1%, d. h. überwiegend nicht aus Epithelgewebe, sondern in Organen und Geweben, welche sich aus *embryonalem Bindegewebe* entwickeln; hierzu zählen Binde- und Stützgewebe, aber auch Knochenmark und Lymphsystem. Ein Teil der kindlichen Krebserkrankungen ist bereits *embryonal* angelegt (z. B. Wilms-Tumoren, Neuroblastome, Rhabdomyosarkome, Medulloblastome); es handelt sich dabei aber nicht um Erbkrankheiten.

Jährlich erkranken 12 von 100000 Kindern in der Bundesrepublik neu an Krebs. In den 15 Jahren der Kindheit sind es somit 180 von 100000 oder anders: Jeweils ein Kind unter 600 erleidet eine bösartige Erkrankung. Die *relative Häufigkeit* der verschiedenen bösartigen Erkrankungen im Kindesalter zeigt Tabelle 9.1.

Ursache: Die Ursache einer Krebserkrankung ist im Einzelfall meist nicht auszumachen. Jedoch sind verschiedene Einflüsse als kanzerogen (krebserzeugend) bekannt. Hierzu gehören che-

Tabelle 9.1 Relative Häufigkeit der wichtigsten malignen Tumoren im Kindesalter (= 100%).

Erkrankung	%
Leukämien	37
akute lymphoblastische Leukämie	31
sonstige Leukämien	6
Hirntumoren, gesamt	18
maligne Lymphome	12
Neuroblastom	6
Wilms-Tumor	6
Weichteilsarkome	5
Knochentumoren	4
Retinoblastom	2
Hoden- und Ovarialtumoren	2
Lebertumoren	2
Sonstige	6

mische, physikalische, virale und genetische Faktoren.

Ein bestimmtes Östrogenpräparat, das man vor Jahren vielen Müttern vor der 18. Schwangerschaftswoche verschrieb, wenn ein Abort drohte, muß dafür verantwortlich gemacht werden, daß zahlreiche Töchter dieser Mütter später in jungen Jahren Karzinome von Cervix uteri (Gebärmutterhals) oder Vagina (Scheide) entwickelten. Der krebserzeugende Einfluß durch ein Medikament ist hier also sogar über die Plazenta (Mutterkuchen) weitergeleitet worden (= *transplazentare Karzinogenese*). Eine *chemische* Karzinogenese liegt ferner bei der Entstehung von Bronchialkarzinomen durch Zigarettenrauch vor.

Physikalische Faktoren, die eine Krebsentstehung fördern oder auslösen können, sind z. B. radioaktive Strahlen, wie die Erfahrung nach den Atombombenabwürfen in Japan 1945 zeigte und wie sie im Rahmen der Kernkraftwerk-Problematik immer wieder diskutiert werden. Aber auch ultraviolette Strahlen gehören dazu; sie sind eine wichtige Ursache für besonders bösartige Pigmentgeschwülste der Haut (Melanome).

Viren können Tumoren hervorrufen. Schon die allgemein bekannten vulgären Warzen sind solche virusbedingten (gutartigen) Tumoren. Das EPSTEIN-BARR-Virus wird als Ursache für eine bösartige Lymphknotenerkrankung, das sog. BURKITT-Lymphom angesehen, das vor allem in Zentralafrika vorkommt. Schließlich sind hier auch die Krebserkrankungen bei AIDS aufzuführen, die mittelbar durch die HI-Viren bedingt sind. Wahrscheinlich erlaubt bei AIDS erst der Immundefekt, daß bösartige Tumoren entstehen.

Überhaupt ist mit einem *Immundefekt* das Risiko für eine Krebserkrankung verbunden bzw. erhöht. Kinder mit schweren angeborenen Immundefekten haben ein erhöhtes Risiko für eine bösartige Erkrankung. Sie entwickeln vor allem bösartige (= maligne) Geschwülste des Lymphknoten-Systems (sog. Non-HODGKIN-Lymphome) und Leukämien.

Ein Teil der bösartigen Tumoren und Leukämien ist *genetisch* bedingt bzw. vorbestimmt, d. h. in der Erbmasse festgelegt. Kinder mit einem DOWN-Syndrom (Trisomie 21) erkranken 20mal häufiger an Leukämien als andere; bei Störungen der Geschlechtschromosomen (= *gonosomale Aberrationen*) findet sich ein besonderes Risiko, an bösartigen Tumoren der Keimdrüsen zu erkranken. Tumoren der Netzhaut – *Retinoblastome* (bösartige Tumoren der Netzhaut) – sind oft erblich (s. S. 529). Kinder mit einer Neurofibromatose (VON RECKLINGHAUSEN-Krankheit) haben ein erhöhtes Risiko, an verschiedenen Tumoren zu erkranken.

Tabelle 9.2 Wichtige Zytostatika zur Behandlung bösartiger Erkrankungen bei Kindern.

Medikamente (Auswahl)	Anwendung (Auswahl)
Lyovac-Cosmegen	WILMS-Tumoren, Weichteil- und Knochensarkome, bösartige Hodentumoren
Adriblastin	Akute Leukämien, maligne Non-HODGKIN-Lymphome, Knochen- und Weichteilsarkome, WILMS-Tumoren und Neuroblastome
Crasnitin	Akute lymphoblastische Leukämien, maligne Non-HODGKIN-Lymphome
Platinex/Platiblastin	Osteosarkome, Keimzelltumoren, Teratome
Endoxan/Cyclostin	Weichteil- und Knochensarkome, Non-HODGKIN-Lymphome, Neuroblastome
Alexan	Akute Leukämien, maligne Non-HODGKIN-Lymphome
Daunoblastin	siehe: Adriblastin
Holoxan	siehe: Endoxan
Puri-Nethol	Akute Leukämien, maligne Non-HODGKIN-Lymphome
Methotrexat	Osteosarkome, akute Leukämien, Medulloblastome
Natulan	Morbus HODGKIN, Medulloblastome
Thioguanin	siehe: Puri-Nethol
Velbe	Morbus HODGKIN, Histiozytosis X
Vincristin	Akute Leukämien, maligne Non-HODGKIN-Lymphome, Weichteil- und Knochensarkome, Neuroblastome, WILMS-Tumoren, maligne Hirntumoren
VM-26	Neuroblastome, evtl. akute lymphoblastische Leukämien
Vepesid	Weichteil- und Knochensarkome, Neuroblastome

Im Laufe des Lebens entstehen im Organismus immer wieder bösartige Zellen. Sie werden meist durch das Immunsystem vernichtet, bis einmal diese *Immunüberwachung* durch Überlastung zusammenbricht oder durch ungenügende Funktion. Ersteres kann der Fall sein, wenn zu viele krebsauslösende Faktoren zusammentreffen oder deren Intensität zu groß ist, oder wenn das Immunsystem ermüdet, wie das im Alter der Fall ist. Dann können sich bösartige Zellen ungehemmt vermehren.

Behandlung: Zur Behandlung der bösartigen Tumoren und Leukämien stehen 3 Verfahren zur Verfügung: *Operation, Radiotherapie* mit radioaktiven Strahlen und die *zytostatische Therapie* mit Medikamenten, welche das Zellwachstum hemmen. Je nach Erkrankung hat das eine oder das andere Verfahren die größere Bedeutung. Bei einigen Tumoren, z. B. WILMS-Tumoren oder Rhabdomyosarkomen (s. u.), haben alle drei Behandlungsverfahren gleichermaßen Bedeutung.

Bei den Leukämien ist es in 1. Linie die zytostatische Therapie, die zu einer Heilung führen kann.

Einige wichtige *Zytostatika* sind in Tabelle 9.2 zusammengestellt. Die Tabelle gibt ferner Auskunft über die wichtigsten Anwendungen. Der Umgang mit diesen sehr toxischen Substanzen setzt große Erfahrung und Vorsicht voraus, da sie bei unsachgemäßer Handhabung erheblichen Schaden anzurichten vermögen. Bei optimaler Anwendung können diese Medikamente aber zahlreiche erkrankte Kinder retten.

Von den 1100 Kindern, die in der Bundesrepublik jährlich neu an Krebs erkranken, können derzeit etwa 600 geheilt werden. Bei den akuten Leukämien sind es etwa 60%, bei den WILMS-Tumoren (Nierenkrebs) sogar 80% und bei den Lymphknoten-Krebserkrankungen sogar 90% (M. HODGKIN) bzw. 70% (Non-HODGKIN-Lymphome), während es bei den Hirntumoren lediglich 40% und bei den Neuroblastomen 30% sind.

2 Leukämien

Krankheitsbild: Die Bezeichnung Leukämie (*„Weißblütigkeit"*) entstand durch die weiße Schicht zwischen Erythrozyten und Serum, wenn Blut von Patienten im Reagenzglas stehengelassen wird; diese wird aber nur bei besonders großen Zahlen von Leukämiezellen sichtbar, was bei Kindern nur selten der Fall ist. Daher spricht man hier auch von Leukosen.

Man unterscheidet *akute* und *chronische*, *lymphatische* und *myeloische* Leukämien. Die Kennzeichnung akut und chronisch stammt aus einer Zeit, als noch keine wirksame Behandlung verfügbar war und charakterisierte den Spontanverlauf der Krankheit: Akute Leukämien führten meist innerhalb von 4 Monaten zum Tode, während chronische Leukämien z. T. über ein oder mehrere Jahre andauerten. Dies hat sich unter der modernen Therapie wesentlich geändert, die Begriffe wurden aber beibehalten.

Bei Kindern kommen meist **akute lymphoblastische Leukämien** vor (83%), **akute myeloische Leukämien** machen 14% aus, und nur selten trifft man eine *chronisch myeloische Leukämie* an (3%, s. u.). *Chronisch lymphatische Leukämien* gibt es bei Kindern nicht.

Lymphatische Leukämien entstehen aus unreifen lymphatischen Zellen (Lymphoblasten), myeloische Leukämien aus Vorläufern der Granulozyten im Knochenmark.

Durch die ungehemmte Vermehrung der Leukämiezellen im Knochenmark werden die normalen Zellen verdrängt. Daraus erklären sich die meisten *Krankheitssymptome:* Durch die Verminderung der Erythrozyten kommt es zu Blässe und Leistungsminderung, die Reduzierung der Thrombozyten führt zu Blutungen, insbesondere Hautblutungen; durch die Verminderung der Granulozyten werden Infektionen begünstigt, durch die Wucherung der Zellen in verschiedenen Organen entstehen Lymphknotenschwellungen, die oft gut sichtbar sind, Leber- und Milzschwellung sowie Knochenschmerzen (Abb. 9.1a, b). Beim Befall des Zentralnervensystems kommt es zu Kopfschmerzen und Erbrechen. Gelegentlich können Knochen- und Gelenkschmerzen eine rheumatische Erkrankung vortäuschen.

Der Verdacht auf eine Leukämie entsteht nach Untersuchung des *Blutbildes:* Meist ist eine Anämie deutlich ausgeprägt, die Thrombozyten sind überwiegend unter $100 000/mm^3$. Die Diagnose wird durch Knochenmarkspunktion gesichert; sie wird am Beckenkamm durchgeführt (lokale Anästhesie, ggf. Sedierung).

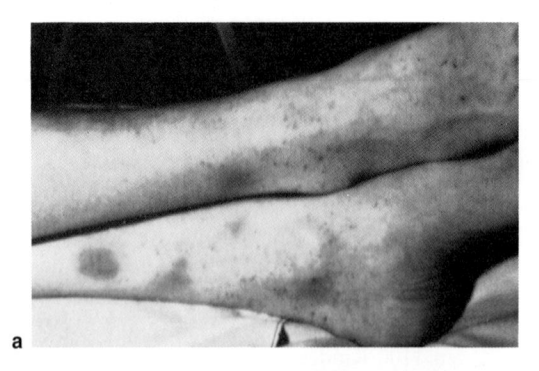

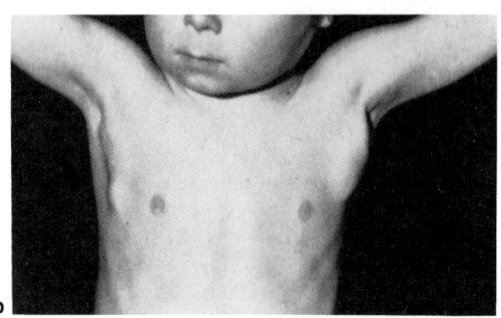

Abb. 9.1 a, b Typische Erstsymptome bei akuten Leukämien.
a Hämatome und Petechien (punktförmige Blutungen) bei akuter lymphoblastischer Leukämie (von Prof. Dr. P. GUTJAHR, Mainz).
b 4jähriger Knabe, akute lymphoblastische Leukämie: große Lymphknotenpakete in beiden Achselhöhlen (von Prof. Dr. P. GUTJAHR, Mainz).

Das *Knochenmarkspunktat* wird mit verschiedenen Färbemethoden aufgearbeitet; somit gelingt eine weitergehende Zuordnung der Leukämien zu einer der zahlreichen heute bekannten Untergruppen. Dies hat Bedeutung für die Behandlung und die Heilungsaussichten.

Behandlung: Die Behandlung erfolgt mit mehreren Zytostatika in Kombination in höchster Dosierung. Dadurch gelingt es in mehr als 90 % der Fälle bei akuten lymphoblastischen Leukämien und in mehr als 50 % bei den akuten myeloischen Leukämien, innerhalb von vier Wochen eine sog. *Vollremission* herbeizuführen. Unter einer Vollremission versteht man einen Knochenmarksbefund mit nur weniger als 5 % pathologischen Zellen.

Die Leukämiebehandlung bedarf in den ersten Wochen einer intensiven Überwachung. *Nebenwirkungen* und *Risiken* sind vor allem: Infektionsgefährdung (bakterielle, virale [Zytomegalie, Varizellen, Zoster, Herpes] und mykotische [Soor, Kryptokokkose, Histoplasmose], Infektionen) infolge der Immunschwäche durch Krankheit und Behandlung; Blutungsneigung und verschiedene mögliche Stoffwechselstörungen (z. B. Elektrolyt-, Harnsäure-, Zuckerstoffwechselstörungen).

Der vorübergehende Haarausfall ist Folge der meisten Zytostatika und besonders aus psychologischen Gründen wichtig.

Bei der Mehrzahl der Kinder wird eine zusätzliche Bestrahlung des Hirnschädels durchgeführt, da die meisten Zytostatika nur schlecht oder nicht liquorgängig sind, die Leukämie aber auch die Hirnhäute befällt.

Die Chancen auf eine *dauerhafte Heilung* sind 70 % bei der akuten lymphoblastischen und 40 % bei der akuten myeloischen Leukämie. Die langfristige Chemotherapie mit Zytostatika dauert 2 Jahre. Regelmäßige Kontrolluntersuchungen der Kinder sind in diesem Zeitraum, aber auch danach notwendig. Die meisten der Kinder können nach Wochen Schul- bzw. Kindergartenbesuch unter Berücksichtigung besonderer Vorsichtsmaßnahmen durchaus wieder aufnehmen.

Tritt ein *Rezidiv* (= Rückfall) ein, so werden die Heilungsaussichten deutlich ungünstiger.

In ausgewählten Situationen kann heute eine *Knochenmarkstransplantation* durchgeführt werden, jedoch setzt diese einen geeigneten Spender voraus; es handelt sich noch keinesfalls um eine Standardtherapie bzw. Routinebehandlung.

Dem Spender werden dabei in Allgemeinnarkose 500 oder mehr ml Knochenmarksblut entnommen, und zwar mittels vielfacher Knochenmarkspunktionen. Dies wird sodann in verschiedenen Schritten im Labor aufbereitet und dann dem Empfänger intravenös transfundiert. Die transfundierten Knochenmarkszellen finden spontan ihren Weg ins Empfängermark und wachsen dort an. Der gesamte Vorgang wird als Knochenmarkstransplantation bezeichnet. Bei einem genetisch verwandten Spender aus der Familie spricht man von einer *allogenen* Knochenmarkstransplantation. Der Idealfall ist die *syngene* Knochenmarkstransplantation, wenn nämlich Spender und Empfänger eineiige Zwillinge sind. Eine Sonderform ist die *autologe* Knochenmarkstransplantation: Hierbei wird dem Patienten selbst, etwa in Remission einer akuten Leukämie, Knochenmark entnommen und konserviert. Erleidet er später ein Rezidiv, kann ihm dieses Mark ggf. nach Vorbehandlung wieder retransfundiert werden.

Eine Knochenmarkstransplantation zur Behandlung akuter Leukämien kommt gegenwärtig bei akuten lymphoblastischen Leukämien in zweiter Remission in Frage, d. h. nachdem ein erster Rückfall eintrat, dieser aber wieder erfolgreich beherrscht wurde. Bei der akuten myeloischen Leukämie ist hingegen schon in der ersten Remission, d. h. nach einer ersten erfolgreichen Behandlung eine solche Therapie zu erwägen.

Es darf nicht übersehen werden, daß zahlreiche transplantierte Kinder später leichte, mittlere oder schwere chronische Krankheiten von Leber, Darm, Haut oder anderen Organen erleiden, nämlich durch die sog. *GVH-Reaktion* (eine immunologische Reaktion des Transplantates gegen den Empfänger).

Chronische myeloische Leukämie

Man unterscheidet eine *juvenile* von der *adulten* chronischen myeloischen Leukämie; letztere kommt bei älteren Kindern vor. Die Erkrankung nimmt einen schleichenden Verlauf. Oft fällt als erstes die große Milz auf. Im Blutbild ist die Zahl der Leukozyten meist über 100000/mm^3, wenn die Diagnose gestellt werden kann.

Durch Zytostatika kann die Zahl der Leukozyten reduziert und der Allgemeinzustand des Kindes oft gut gebessert, die Erkrankung aber nicht dauerhaft geheilt werden. Dies ist nur bei einigen der Kinder durch Knochenmarkstransplantation möglich geworden.

Die adulte Form (mit dem sog. *Philadelphia-Chromosom*) nimmt meist einen mehrjährigen Verlauf, bis eine akute Phase mit rascher Verschlechterung eintritt. Bei der juvenilen Form ist der Verlauf wesentlich rascher und sehr ungünstig; bei dieser Form sind die Behandlungsmöglichkeiten ausgesprochen ungünstig.

3 Lymphknotenkrebs (maligne Non-Hodgkin-Lymphome und Morbus Hodgkin)

Viele der kindlichen Krebserkrankungen können die Lymphknoten im Sinne von Lymphknotenmetastasen (Zellabsiedlungen in Lymphknoten) befallen.

Hier werden nur diejenigen Erkrankungen besprochen, die primär in den Lymphknoten entstehen. Es sind dies:

- maligne Non-HODGKIN-Lymphome (NHL) und
- der Morbus HODGKIN (früher: Lymphogranulomatose).

Beide Erkrankungen betreffen ein ganzes Gewebesystem (Lymphknotensystem), ähnlich wie bei den Leukämien das blutbildende System Ursprungsort der bösartigen Erkrankung ist.

Zu Beginn eines NHL oder eines Morbus HODGKIN kann die Erkrankung lokalisiert sein, etwa beschränkt auf eine einzelne Lymphknotenregion; es können aber auch bereits disseminierte (mehrere Regionen des Körpers betreffende) Prozesse vorliegen, wenn die Diagnose gestellt wird.

Krankheitsbild und Diagnose: Meistens sind es die Lymphknotenschwellungen, die – schmerzlos – wegen ihrer Größe auffallen. Beim Morbus HODGKIN können zusätzliche Symptome wie Fieber, Gewichtsverlust, nächtlicher Schweiß und Juckreiz vorkommen. Je nach primärer Lokalisation können die ersten Krankheitszeichen sehr stark variieren: Hinter einer Atemnot kann sich ein NHL im Thoraxraum (Mediastinum), hinter einem Ileus ein NHL des Darmes verbergen.

Zur *Diagnostik* gehören Röntgenaufnahmen des Thorax, die Ultraschalluntersuchung der Organe des Bauchraumes, umfassende Laboruntersuchungen, evtl. weitere Untersuchungen wie die Computertomographie.

Die endgültige Diagnose kann aber immer nur nach histologischer Untersuchung von entnommenem Tumormaterial gestellt werden.

Behandlung der NHL: Sie hat viel Ähnlichkeit mit der Therapie von akuten Leukämien. Zytostatika werden in hoher Dosierung kombiniert eingesetzt. Das Ansprechen eines lymphoblastischen NHL, einer häufigeren Unterform, gleicht dem Ansprechen der akuten lymphoblastischen Leukämie auf die Zytostatikabehandlung. Rasch kann bei den meisten Kindern eine Vollremission erzielt werden.

Die Behandlung der NHL ist je nach immunologischem Untertyp (Abstammung der Krebszellen von T- oder B-Lymphoblasten) etwas unterschiedlich. In der Regel muß mit einer zweijährigen Behandlung gerechnet werden.

Die Behandlungs*ergebnisse* sind ungefähr wie die der akuten Leukämien einzuschätzen, d. h. eine dauerhafte Heilung ist inzwischen in mehr als 50% aller Betroffenen möglich geworden.

Behandlung des Morbus Hodgkin: Meist werden vier Zytostatika in Kombination angewendet, zusätzlich erfolgt eine Bestrahlung der betroffenen Lymphknotenregionen und ggf. der benachbarten Lymphknoten. Die Zusammensetzung der Therapie richtet sich nach dem Stadium der Erkrankung (es werden 4 Stadien unterschieden).

Um das Stadium genauer festzulegen, sind verschiedene röntgenologische Untersuchungen, z. B. des Thorax, Computertomographie, und Ultraschalluntersuchung des Abdomens erforderlich. Die früher erforderliche probeweise Eröffnung des Bauchraumes *(Probelaparotomie)* mit gleichzeitiger Milzentfernung ist heute überwiegend nicht mehr erforderlich.

Die kombinierte zytostatische und Bestrahlungsbehandlung dauert einige Monate.

80 bis 90% aller Kinder mit einem Morbus HODGKIN können dauerhaft geheilt werden.

Sowohl bei NHL wie bei Morbus HODGKIN sind die Heilungsmöglichkeiten bei Kindern besser als bei den entsprechenden Erkrankungen der Erwachsenen.

4 Tumoren des Zentralnervensystems

Die meisten dieser Tumoren sind *Hirntumoren;* nur wenige kommen primär im *Rückenmark* vor. Es handelt sich bei den Tumoren des Zentralnervensystems (ZNS) um histologisch sehr unterschiedliche Geschwülste (Tab. 9.3). Hirntumoren können aus den Stützgeweben des Gehirns und aus den Nervenzellen selbst entstehen.

Neben ausgesprochen *gutartigen* Tumoren (Kleinhirnastrozytom) kommen ausgesprochen *bösartige*, in die Umgebung infiltrierende Tumoren vor (Medulloblastom).

Auch histologisch gutartige Tumoren, z. B. im Bereich der Brücke (Stammhirn) können natürlich zum Tode des Patienten führen, wenn sie operativ nicht entfernbar sind. Histologisch gutartige Tumoren werden dann klinisch bösartig. Der Begriff der Gut- oder Bösartigkeit ist hier also relativ (Abb. 9.2).

Über die Ursachen der Hirntumoren herrscht weitgehend Unklarheit.

Die Mehrzahl der kindlichen Hirntumoren liegt im *Kleinhirn-* und *Stammhirnbereich,* weniger häufig im Großhirn. Dort hingegen sind bei Erwachsenen die meisten Hirntumoren gelegen.

Je nach Lage zum sog. „Zeltdach" *(Tentorium),* welches als eine Membran das Kleinhirn vom Großhirn trennt, unterscheidet man zwischen *supra-* und *infratentoriellen* Tumoren (über oder unter diesem Zeltdach gelegene Tumoren). Ein Drittel der kindlichen Hirntumoren liegen über, zwei Drittel unter diesem Zeltdach.

Krankheitsbild: Die Symptome kommen durch einen erhöhten Schädelinnendruck vor (Kopfschmerz, Erbrechen, insbesondere „Nüchternerbrechen" und Sehstörungen) oder durch direkte Störung an bestimmten Hirnarealen (Druck auf einzelne Hirnnerven, Infiltration einzelner Hirnzentren), was zu Hirnnervenlähmungen, Gangunsicherheit, Sprach- und Verhaltensstörungen sowie Hormonstörungen (Hirnanhangsdrüse) führen kann. Durch Kopfschiefhaltung versuchen die Kinder Doppelbilder zu vermeiden, die durch Hirnnervenlähmung infolge erhöhten Drucks entstehen (Schiefhals).

Tabelle 9.3 Relative Häufigkeit und Lokalisation von primären Tumoren des Zentralnervensystems.

Lokalisation	Häufigkeit (in %)
Infratentoriell	57
– Medulloblastome	25
– Kleinhirnastrozytome	18
– Intrapontine Tumoren	8
– übrige infratentorielle Tumoren	6
Supratentoriell	38
– Kraniopharyngeome	10
– Optikusgliome	6
– Mittelhirn-/Pinealistumoren	5
– Großhirnhemisphärentumoren	12
– übrige supratentorielle Tumoren	5
Primär intraspinale Tumoren	5

Diagnose: Beim Verdacht auf einen Hirntumor ist der Augenhintergrund auf Druckzeichen zu untersuchen *(Stauungspapille)*. Die *Röntgenaufnahme* des Schädels kann ebenfalls Hinweise auf einen Tumor ergeben (z. B. sichtbare Verkalkungen im Röntgenbild, Auseinanderweichen der Schädelknochen unter der Wirkung des hohen Druckes, Veränderungen der Knochenstruktur im Bereich des sog. Türkensattels, in dem die Hirnanhangsdrüse als zentrales Hormonsteuerungsorgan sitzt).

Eine *Lumbalpunktion* ist außerordentlich gefährlich, wenn der Schädelinnendruck erhöht ist. Nur ausnahmsweise kommt sie daher zur Anwendung, wenn ein Hirntumor vermutet wird. In solchen Fällen kann aber gelegentlich der Nachweis von Tumorzellen im Liquor gelingen.

Die *Elektroenzephalographie* (EEG) ist bei kindlichen Hirntumoren häufig normal. Nur gelegentlich ergeben sich durch diese Untersuchung Hinweise auf einen Tumor.

Der Tumornachweis geschieht heute nahezu immer durch die *Computertomographie* (CT) oder durch die *Kernspintomographie* (MR). Diese Untersuchungen geben Auskunft über die Lage und Größe der Tumoren sowie über Veränderungen, die sie in der Nachbarschaft hervorrufen (z. B. Ödem).

Nur ausnahmsweise ist eine Gefäßdarstellung *(Angiographie)* oder eine *Ventrikulographie* (Gasfüllung der Liquorräume) zur Operationsplanung erforderlich.

Solange die große Fontanelle noch nicht geschlossen ist, kommt bei Säuglingen und evtl. Kleinkindern der Tumornachweis mittels *Ultraschalluntersuchung* am Gehirn in Frage.

Behandlung: Histologischer Typ und Lokalisation des Tumors bestimmten die Therapie und die Heilungsaussichten.

Patienten mit kleinen gutartigen Tumoren, die neurochirurgisch total entfernt werden können, sind anschließend geheilt (kleine Tumoren der Hirnanhangsdrüse, Kleinhirnastrozytome).

Demgegenüber stehen bösartige Tumoren, die praktisch niemals radikal operiert werden können (Medulloblastome, Glioblastome).

Diese Tumoren bedürfen einer zusätzlichen Bestrahlung, und die Medulloblastome müssen zytostatisch behandelt werden. Auf diese Weise können auch die Blastome, die praktisch nie radikal operiert werden können, in immerhin 40% aller Fälle geheilt werden. Kann demgegen-

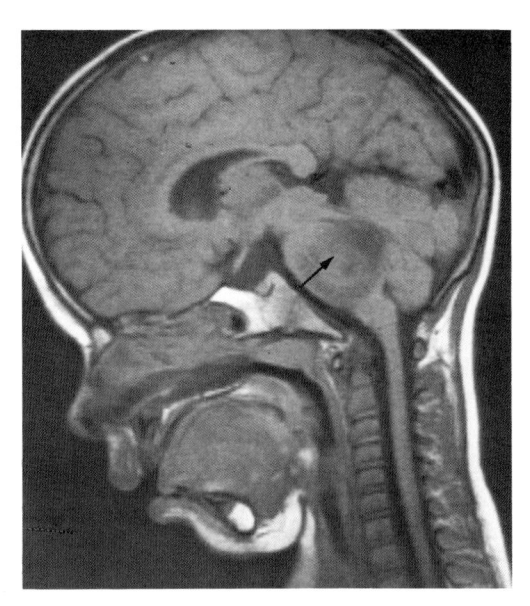

Abb. 9.2 3jähriger Knabe, kernspintomographische Untersuchung des Gehirns; großer, relativ gutartiger Tumor (s. Pfeil) des Stammhirns (Brücke = Pons); die Heilungsaussichten sind ungünstig, da der Tumor inoperabel ist (von Prof. Dr. P. Gutjahr, Mainz).

über ein gutartiger Tumor nicht radikal entfernt werden, sind die Aussichten ungünstig. Hier liegt eine gewebliche Gutartigkeit vor, die für den Betroffenen aber Bösartigkeit, d. h. Unheilbarkeit bedeutet.

Je nach Gewebetyp und Lage der verschiedenen Hirntumoren muß im Einzelfall die Zusammensetzung der Therapie mit Operation, Bestrahlung und zytostatischer Behandlung einzeln festgelegt werden.

Stammhirntumoren sind besonders ungünstig, da hier eine radikale Operation meist nicht möglich ist.

Verlauf und Prognose: Die Aussichten auf eine Dauerheilung sind bei den verschiedenen Hirntumoren sehr unterschiedlich. Patienten mit gutartigen Tumoren sind überwiegend geheilt, wenn eine operative Entfernung vollständig möglich ist. Dem stehen geweblich bösartige Tumoren gegenüber, bei denen durch Operation allein keine Heilung möglich ist. Hier gründet sich die Heilungschance auf zusätzliche Bestrahlung und zytostatische Behandlung. Alles in allem können etwa 50% aller Kinder mit Hirntumoren geheilt werden, die Chancen sind gut bei Kleinhirnastrozytomen (90%), mäßig gut bei Medulloblastomen (40%) und extrem schlecht bei den Glioblastomen (unter 10%).

Die Entscheidung, ob eine Behandlung erfolgreich war, fällt im ungünstigen Falle oft schon nach Monaten; oft bedarf es einer mehrjährigen Nachbeobachtungszeit, allerdings sind Rezidive auch nach vielen Jahren noch möglich.

Hirntumorkinder bedürfen hinsichtlich Nachsorge und Rehabilitation einer besonderen und intensiven Betreuung. Dies gilt in gleicher Weise für den medizinischen wie für den sozialen Bereich.

5 Bauchtumoren

Die wichtigsten Tumoren sind:
- WILMS-*Tumor*
- *Neuroblastom* und
- *Lebertumoren*

Krankheitsbild: Bei allen drei Tumorarten handelt es sich um embryonale Tumoren.

Sie fallen meist durch Zunahme des Bauchumfanges auf (Abb. 9.3). Allgemeinsymptome wie Schmerzen, Gedeihstörungen und Fieber kommen meist nur bei ausgedehnten Neuroblastomen vor. Die Zunahme des Bauchumfanges fällt oft der Mutter zuerst auf. Manchmal wird dies als besonders gutes Gedeihen des Kindes fehlgedeutet, was vor allem für Kinder mit WILMS-Tumoren und Lebertumoren zutrifft.

5.1 Wilms-Tumoren

6% aller bösartigen Tumoren sind die nach dem Heidelberger Chirurgen WILMS benannten WILMS-Tumoren. Sie entstehen meist in einer Niere; in 5% sind beide Nieren betroffen. Bei zwei Drittel der Kinder wird der Tumor zufällig getastet oder fällt die Bauchumfangszunahme auf (Abb. 9.3). Jedes fünfte Kind mit einem WILMS-Tumor fällt durch blutigen Urin auf. Bei jedem zehnten WILMS-Tumor-Kind wird der Tumor anläßlich der Vorsorgeuntersuchungen getastet.

Ultraschalluntersuchungen, i.v. Urogramm sowie die *Computertomographie* führen zur Verdachtsdiagnose. In einem Teil der Fälle wird eine Behandlung mit Zytostatika dann schon vor einer operativen Tumorentfernung eingeleitet. Dies erleichtert den späteren operativen Eingriff.

Behandlung: Die Behandlung besteht aus Operation, Bestrahlung und kombinierter zytostatischer Behandlung.

Eine Bestrahlungstherapie ist heute nur noch bei der Hälfte der Kinder erforderlich. Die Therapie richtet sich nach dem Stadium der Erkrankung; fünf Stadien werden unterschieden. In den frühen Stadien ist die Heilungsaussicht besser als 90%; in den Stadien III–V sind die Chancen etwa 50%, so daß insgesamt (die Stadien I und II sind häufiger) eine *Dauerheilung* bei vier von fünf Kindern mit WILMS-Tumoren möglich wird.

Da die operative Behandlung die Entfernung der tumortragenden Niere einschließt, ist auf die Funktion der verbleibenden *Einzelniere* besonders zu achten.

5.2 Neuroblastom

Neuroblastome gehen vom *Nebennierenmark* oder vom sympathischen *Grenzstrang* aus (sie können somit also auch im Thoraxbereich und am Hals entstehen). Sie sind mit 6% etwa so häufig wie die WILMS-Tumoren unter den bösartigen Erkrankungen im Kindesalter.

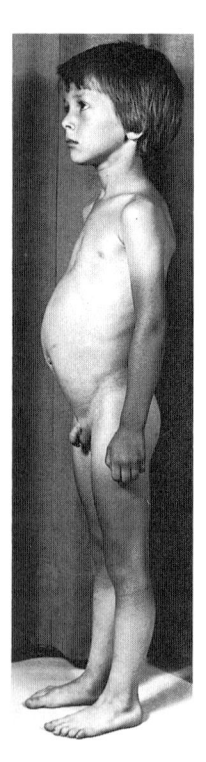

Abb. 9.3 5jähriger Knabe, unbeeinträchtigt, deutlich vorgewölbtes Abdomen, bedingt durch einen WILMS-Tumor (Sarkom der Niere). Nach Operation, Bestrahlung und zytostatischer Behandlung ist dieser Knabe seit 10 Jahren geheilt. Jetzt 15 Jahre alt, ist er ohne Beeinträchtigung, spielt Fußball und beginnt eine Berufsausbildung (von Prof. Dr. P. GUTJAHR, Mainz).

Die *Symptome* sind vielfältig und hängen von der Lage des Primärtumors ab. Im Bauchraum werden die Tumoren oft zufällig getastet (z. B. durch die Mutter beim Baden des Kindes), häufiger als bei WILMS-Tumoren bestehen aber Allgemeinsymptome wie Blässe, Gedeihstörung, Leistungsverlust, Schmerzen.

Im Urin können bei den meisten der Neuroblastom-Patienten Vorstufen bzw. Abbauprodukte des Adrenalins nachgewiesen werden. Die Neuroblastome sind nämlich *hormonal aktiv*. Dadurch besteht bei einem Teil der Kinder ein *Bluthochdruck*.

Je nach Stadium der Erkrankung kommen *Operation, Radiotherapie* und *Zytostatika* zum Einsatz. Die Mehrzahl der Kinder befindet sich leider im ausgedehnten Stadium IV. Dabei ist keine Radikaloperation möglich. Durch Zytostatika gelingt häufig eine – allerdings meist vorübergehende – Remission. Im Stadium I und II gelingt hingegen oftmals eine dauerhafte Heilung, die sich überwiegend auf die radikale Operation stützt.

Im Stadium I und II sind die Heilungsaussichten günstig; im Stadium IV, das am häufigsten angetroffen wird, gelingt überwiegend eine Besserung, meist jedoch keine dauerhafte Heilung.

Bei *Säuglingen* sind auch ausgedehnte Neuroblastome oftmals günstig zu beeinflussen.

5.3 Lebertumoren

Bösartige Lebertumoren sind bei Kindern selten (2%). Meist handelt es sich um *Hepatoblastome*. Im Serum ist dabei das *Alpha-1-Fetoprotein* deutlich erhöht. Nur 2 von 5 Kindern mit diesem Tumor können geheilt werden, da die Tumoren häufig bereits beide Leberlappen betreffen. Ist der Tumor hingegen auf einen Leberlappen beschränkt, kann durch Entfernung der betroffenen Hälfte *(Hemihepatektomie)* eine dauerhafte Heilung erzielt werden.

6 Bösartige Weichteiltumoren

Hierzu gehören die bösartigen Geschwülste des Bindegewebes *(Fibrosarkome)*, der Blutgefäße *(Angiosarkome)*, des Fettgewebes *(Liposarkome)*, der glatten Muskulatur *(Leiomyosarkome)* oder der Gelenkinnenhaut, der Synovia *(Synovialome)*.

Die wichtigsten und häufigsten bösartigen Tumoren der Weichgewebe sind aber die *Rhabdomyosarkome*, die in ihrem feinen geweblichen Aufbau Merkmale quergestreifter, sog. willkürlicher Muskulatur haben.

6.1 Rhabdomyosarkome

Sie sind doppelt so häufig wie die übrigen bösartigen Weichteiltumoren zusammen. Am häufigsten treten sie einseitig in einer Augenhöhle auf, kommen aber auch in der Muskulatur der Arme und der Beine vor, ferner in der Harnblase.

Krankheitsbild und Diagnose: Infolge der verschiedenen Lokalisationen sind auch die ersten Krankheitszeichen sehr unterschiedlich. Am Auge kommt es meist zu einer Lidschwellung oder zum Hervortreten des Augapfels *(Protrusio bulbi)* einer Seite, und zwar in der Regel und besonders im Frühstadium der Erkrankung schmerzlos. Rhabdomyosarkome der Blase werden oft durch einen blutigen Urin *(Hämaturie)* auffällig. An den Extremitäten findet sich meist eine schmerzlose Schwellung als erstes Zeichen, die gelegentlich mit einem Hämatom oder einer Muskelzerrung verwechselt wird.

Ultraschalluntersuchungen, Röntgenaufnahmen und die Computertomographie der Organe, in denen der Tumor vermutet wird, weisen den diagnostischen Weg. Danach schließt sich zur Sicherung der Diagnose immer eine *Probeexzision und histologische Untersuchung* an.

Behandlung: Eine vollständige operative Tumorentfernung sollte angestrebt werden, nicht immer ist sie aber möglich. Verstümmelnde Eingriffe sollten vermieden werden. Bestehen postoperativ Tumorreste, wird eine Radiotherapie durchgeführt. In jedem Falle erfolgt eine zytostatische Behandlung. Bei Lokalisationen, die einer Operation kaum oder nur sehr schwer zugänglich sind, wie an Kopf und Hals, gelingt oftmals auch eine Heilung durch Bestrahlung und Zytostatika allein.

Immer sind die drei Behandlungsverfahren *individuell* auf die Krankheit des einzelnen Kindes abzustimmen.

Verlauf und Prognose: Die Aussicht auf eine dauerhafte Heilung ist bei Rhabdomyosarkomen der Augenhöhle recht günstig (¾ der Kinder). Sie ist geringer bei Rhabdomyosarkomen der Blase (50% der Kinder) und liegt bei den primären Extremitätentumoren in einer entsprechenden Größenordnung.

Metastasen in entfernte Organe, vor allem die Lunge, Lymphknotenmetastasen und lokales Tumorwachstum bei Inoperabilität sind die Ursachen für ungünstige Krankheitsverläufe.

7 Bösartige Knochentumoren

Die wichtigsten bösartigen Knochentumoren bei Kindern und Jugendlichen sind:

- *Osteosarkome*
- EWING-*Sarkome* (benannt nach einem amerikanischen Krebsforscher).

Die Osteosarkome kommen ganz überwiegend bei Kindern im 2. Lebensjahrzehnt vor. EWING-Sarkome werden ebenfalls überwiegend bei älteren Kindern gefunden, jüngere Kinder, d. h. unter 10 Jahre, sind bei EWING-Sarkomen aber eher einmal betroffen als von Osteosarkomen.

Die Tumoren sind meist in den langen *Röhrenknochen* gelegen (Oberschenkelknochen, Schienbein, Oberarmknochen und Elle sowie Speiche); von den anderen Knochen sind vor allem die großen Beckenanteile betroffen.

In der Vorgeschichte *(Anamnese)* wird häufig ein Sturz mit nachfolgend bemerkter Schwellung angegeben. Diese ist in der Regel schmerzhaft. Die beiden Dinge (Verletzung und Sarkom) hängen jedoch nicht ursächlich zusammen.

Schwellung und *Schmerz* im Bereich der Arme und Beine sowie des Beckens sind daher immer ernstzunehmende Zeichen.

Diagnose: Das Röntgenbild weist den entscheidenden Weg zur Diagnose. Die regelrechte Knochenstruktur wird durch beide Tumorarten zerstört (Abb. 9.4). Das Knochenszintigramm vermag nicht zwischen bösartigem Tumor und Infektion (Osteomyelitis) zu unterscheiden. Letztlich kann die Diagnose nur durch mikroskopische Untersuchung nach Gewebeentnahme gesichert werden.

Behandlung des Osteosarkoms: Sie ist operativ und zytostatisch. Meist wird heute nach anfänglicher Probebiopsie eine zytostatische Behandlung über mehrere Wochen durchgeführt, anschließend die Operation. Durch die zytostatische Vorbehandlung kann nach mehreren Wochen festgestellt werden, ob eine wesentliche oder nur eine geringfügige Tumorreduktion durch die Medikamente erfolgte. Danach wird die Operation ausgerichtet: Entweder erfolgt sie mit großer Radikalität (in der Regel Amputation der betroffenen Extremität), ggf. kann eine großzügige Resektion erfolgen und der Arm oder das Bein erhalten werden. Die zytostatische Behandlung soll ferner verhindern, daß – vielleicht noch nicht erkennbar kleine – *Metastasen* (Tochtergeschwülste) auftre-

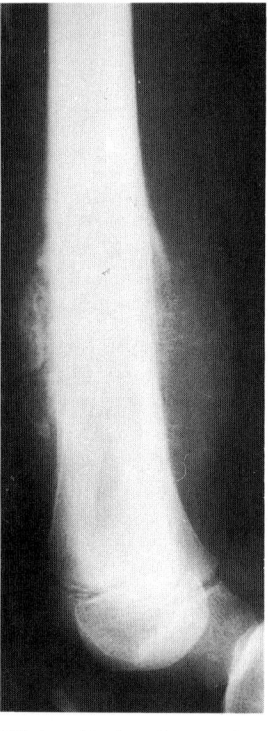

Abb. 9.4 14jähriger Knabe, Osteosarkom des Oberschenkelknochens in Kniegelenksnähe. Der aus dem Knochen entstehende Tumor hat die sonst glatte Knochenbegrenzung zerstört und ist, verkalkend, in die Weichteile ausgebrochen. Die Behandlung ist hier zytostatisch, zusätzlich ist eine Amputation deutlich oberhalb der röntgenologisch sichtbaren pathologischen Veränderungen erforderlich (von Prof. Dr. P. GUTJAHR, Mainz).

ten. In der zytostatischen Behandlung werden mehrere Medikamente angewendet, überwiegend handelt es sich um Adriamycin, Cis-Platin und hochdosiertes Methotrexat. Gelegentlich können sogar Metastasen (meist ist die Lunge betroffen) günstig beeinflußt werden. Bei einzelnen Lungenmetastasen durch Osteosarkome kommt auch die operative Entfernung nach Eröffnung des Brustraumes *(Thorakotomie)* in Frage.

Behandlung des Ewing-Sarkoms: Diese Tumoren sind recht strahlenempfindlich. Aus diesem Grunde ist eine geeignete Zusammensetzung von Operation, Bestrahlung und zytostatischer Behandlung individuell durchzuführen. Beim einen Kinde kann unter Umständen auf eine Bestrahlung verzichtet werden, beim anderen kommt etwa eine radikale Operation nicht in Frage. Insgesamt führt die Behandlung der EWING-Sarkome in mehr als der Hälfte der Fälle zur dauerhaften Heilung. Wie bei den Osteosarkomen sind die Erfolgsaussichten ungünstiger, wenn die Tumoren rumpfnahe liegen (Beckenknochen!).

8 Keimzelltumoren

Bei den malignen Keimzelltumoren handelt es sich überwiegend um Geschwülste der *Hoden* und der *Ovarien*. Daneben kommen sie aber auch außerhalb der Gonaden vor. Hierzu zählen vor allem die *Teratome* („Wundergeschwülste").

Hinsichtlich der *Ursachen* fällt auf, daß verschiedene Störungen der Geschlechtschromosomen mit einem erhöhten Tumorrisiko für Keimzelltumoren einhergehen. Ferner steht fest, daß beim Hodenhochstand *(Maldescensus testis)* das Tumorrisiko erhöht ist.

Die Keimzelltumoren lassen sich in drei große Gruppen einteilen: *Seminome, Dysgerminome* bilden die 1. Gruppe, *Teratome* die 2. und *Dottersacktumoren* die 3.

Die Tumoren der Hoden fallen bei den Knaben zuerst durch eine schmerzlose *Schwellung* auf, meist wird diese zufällig bemerkt. Die Keimzelltumoren der Mädchen sind oftmals ebenfalls schmerzlos und werden im unteren Bauchbereich (zufällig) palpiert (getastet). Manchmal kann jedoch das klinische Bild auch einer *akuten schmerzhaften* Unterleibserkrankung ähneln, die sogar wie eine akute Appendizitis verlaufen kann. Teratome zeigen je nach Lokalisation unterschiedliche Krankheitsbilder. Sie treten außer im Genitalbereich auch an Kopf und Hals oder im Bereich des Brustraumes auf. Dort können sie zu wiederholten Atemwegsinfekten führen, im Bauchbereich zu Verdauungsstörungen und Schmerz.

Diagnose: Mit Ultraschall und Computertomographie können die Tumoren meist sicher nachgewiesen werden. Bei Hodentumoren reicht in aller Regel der alleinige Tastbefund aus. Röntgenaufnahmen des Thorax dienen dem Ausschluß bzw. der Bestätigung von Metastasen.

Serum-Marker wie das *Alpha-1-Fetoprotein* und das *Beta-HCG*[1] können die Diagnose von Keimzelltumoren untermauern. Sie sind nach Behandlung insbesondere in der weiteren Verlaufsdiagnostik von großer Bedeutung.

Behandlung: Sie ist sehr unterschiedlich und richtet sich nach der feingeweblichen Art der Tumoren und dem Stadium der Erkrankung. So können Dottersacktumoren der Hoden im frühen Stadium meist durch alleinige Operation dauerhaft geheilt werden, während ausgedehnte Teratome und Dysgerminome einer zusätzlichen intensiven zytostatischen Behandlung mit mehreren Substanzen bedürfen. Differenzierte Teratome hingegen werden ebenfalls lediglich operativ angegangen. Dazu gehören die nicht seltenen Steißbeinteratome, welche man bei Neugeborenen antreffen kann.

In manchen Fällen ist eine operative Entfernung der örtlichen Lymphabflußstraßen angezeigt.

---

[1] humanes Choriongonadotropin

9 Sonstige Malignome

Es gibt bei Kindern und Jugendlichen über 50 verschiedene bösartige Erkrankungen. Die bisher beschriebenen (Leukämien, Lymphknoten-Krebserkrankungen, Hirntumoren, WILMS-Tumoren, Neuroblastome, Lebertumoren und Rhabdomyosarkome sowie Osteosarkome, EWING-Sarkome und Keimzelltumoren) machen etwa 90% aller Erkrankungen aus.

Unter den übrigen sind zu erwähnen: *Melanome* (bösartige Pigmentgeschwülste der Haut), *Schilddrüsenkarzinome, Chondrosarkome* (aus Knorpelgewebe entstehend), *Dickdarmkarzinome* (sie sind bei Kindern selten, kommen aber im Rahmen familiärer Häufungen auch bei Kindern schon vor), *Nebennierenrindentumoren* (Adenome und echte Karzinome), *Mischtumoren der Ohrspeicheldrüse, Riesenzelltumoren,* maligne *Schwannome* (ausgehend von peripheren Nerven).

10 Langzeitbetreuung und Nachsorge

Der Weg zur dauerhaften Heilung eines krebskranken Kindes ist lang und beschwerlich. Er lohnt sich aber, da mehr als die Hälfte der Kinder dauerhaft geheilt werden kann.

Bei vielen der verschiedenen Krebsarten kann man heute die Heilungschance recht gut voraussehen. Jedoch kommen auch bei Kindern, die für unheilbar angesehen werden, immer wieder überraschend günstige Behandlungserfolge vor. Es muß davor gewarnt werden, ein Kind allzu früh aufzugeben, etwa um ihm die ganze Behandlung zu ersparen. Dies zu beurteilen, ist sehr schwierig, und derjenige, der ein solches Urteil im Gespräch mit den Eltern fällt, muß eine große Erfahrung mit den Krebserkrankungen besitzen.

Im Einzelfall kann die Heilung *niemals sicher* vorausgesagt werden.

Im Grunde nützt es wenig, von einer 50%igen Heilungschance zu sprechen. Das Kind wird nicht zu 50% geheilt, sondern es wird gesund oder es wird die Tumorerkrankung nicht überstehen. *Statistische Angaben* sollten also nur mit der gebotenen Zurückhaltung gemacht werden.

Die Kinder leben für eine lange Zeit (je nach Tumorart für 2 bis 7 Jahre) mit der möglicherweise tödlichen Bedrohung durch die Erkrankung.

Trotzdem sollte immer versucht werden, das Kind – so bald und so lange wie möglich – nach der ersten Behandlungsphase wieder in seinen angestammten Umkreis zurückzuführen (Familie, Freunde, Schule, Kindergarten, Berufsausbildung). Natürlich muß dabei immer ein gewisses Risiko (z. B. erhöhte Infektionsgefahr, vorübergehende geringere Belastbarkeit) bedacht werden.

Die Erkrankung und die damit verbundene Therapie beeinflussen den ganzen nächsten Lebensweg und die Entwicklung der Kinder, zumindest für eine gewisse Zeit, manchmal dauerhaft. Nicht unwesentlich geschieht dies aber auch dadurch, daß sich die Umgebung der Kinder (Eltern, Geschwister, Verwandte) auf die bedrohliche Situation anders, als dies angemessen wäre, einstellen: Es wird den Kindern sehr vieles nachgesehen, was früher nicht geschehen wäre, sie werden manchmal über die Maßen verwöhnt (was verständlich ist, ihnen aber im Grunde nicht nützt).

Gerade solchen Kindern wird es später oft schwer, sich nach günstigem Verlauf der Erkrankung wieder in der harten Realität des täglichen Lebens zurechtzufinden. Deshalb ist ein möglichst normaler, dabei aber liebevoller und durchaus auch nachsichtiger Umgang mit den Kindern von Anfang der Erkrankung an anzustreben, aber ohne allzugroße Bevorzugung etwa gegenüber Geschwistern oder anderen Kindern im Krankenhaus und vor allem ohne allzu aufdringliche Verhätschelung.

Gerade letzteres kommt häufiger vor, und zwar auch im Krankenhaus, wenn es sich bei dem betroffenen krebskranken Kinde um das einzige mit einer solchen Erkrankung in dieser Klinik handelt. Um den krebskranken Kindern den Ausnahmezustand zu nehmen, pflegen wir die erkrankten Kinder – natürlich auch aus medizinischen Gründen – gemeinsam auf einer einzigen Station zu behandeln. Dabei sehen sie und auch ihre Eltern, daß ihr Schicksal mit anderen geteilt wird, und daß z. B. „auch anderen Kindern die Haare ausfallen".

Ein vergleichsweise normaler Umgangston verhindert nicht, daß die Kinder nach Entlassung freiwillig und sogar gerne einmal auf „ihre" Station zu Besuch zurückkommen, nachdem sie entlassen sind. Solch ein gutes Klima ist wichtig und erleichtert es den Kindern auch, wieder einmal für einige Tage stationär aufgenommen zu werden, was möglichst aber nur ausnahmsweise geschehen sollte. Der stetige und häufig auch freundschaftliche *Kontakt zur Station* ist zu begrüßen. Er stärkt auch die Moral der Kinderkrankenschwestern, die ja ansonsten im stationären Bereich nur die schwerstkranken Kinder (zu Behandlungsbeginn oder nach Rückfall) zu sehen bekommen.

Während der *langfristigen Behandlung* ist der Krankheitsverlauf geprägt durch regelmäßige medikamentöse Therapie, Injektionen und Punktionen, unterschiedliche Nebenwirkungen der Therapie, vor allem Erbrechen und Übelkeit, Infektionen während der Immunsuppression und Schleimhautläsionen und im Falle der Unheilbarkeit durch vor allem lindernde Maßnahmen.

Schon einfaches *Fieber* kann eine bedrohliche Situation hervorrufen, auch wenn es letztlich nur durch eine banale Infektion zustande kommt. Die *Leukozytenzählung* kann bei solchen Anlässen eine wichtige Information liefern. Sie ist aber vorsichtig und unter Würdigung der Gesamtsituation zu deuten. Während einer Leukopenie (Verminderung der Granulozyten unter 500 pro mm^3) ist das Infektionsrisiko erheblich erhöht; es kommen bei diesen Kindern oftmals atypische bzw. in der Kinderheilkunde sonst nicht sehr oft gesehene Infektionen vor, durch verschiedene Viren, Bakterien oder Pilze.

Den Leukozytenwerten allein darf eine übergroße Bedeutung nicht zugemessen werden. Oft klammern sich die Eltern aber, bedingt durch ihre relative Unkenntnis, ausschließlich an bloße Laborwerte, so auch an das Ergebnis der Leukozytenzählung. Hier ist entsprechende Aufklärung notwendig.

Das gleiche gilt auch für das Auftreten von verschiedenen *Kinderkrankheiten* während der Langzeitbehandlung. Eine besonders große Bedeutung kommt hier den *Windpocken* zu. Sie können u. U. eine lebensgefährliche Bedrohung werden. Überhaupt ist das epidemische Auftreten sonst harmloser Kinderkrankheiten für krebskranke Kinder besonders vorsichtig zu werten. Hier empfiehlt es sich, bei jedem Zweifelsfall das regionale Zentrum zu konsultieren.

Meist ist es während der Langzeit-Chemotherapie sinnvoll, die Kinder während Grippeepidemien nicht zur Schule oder in den Kindergarten zu schicken.

Unter der 1- bis 2jährigen Behandlung (die nach einigen Wochen des stationären Aufenthaltes ambulant erfolgt) treten gelegentlich verminderte Schulleistungen, Unruhe, Schlaflosigkeit und Angst auf. Diese Erscheinungen sind oft durch längere und regelmäßige Gespräche mit Kind und Eltern zu mildern oder zu beseitigen. Die Erkrankung darf in solchen Gesprächen nicht dramatisiert, aber auch nicht beschönigt werden. Mit den Eltern muß der Arzt zuvor klar besprochen haben, inwieweit das Kind in die Gespräche über die Erkrankung, Therapie und Heilungsaussicht einzubeziehen ist bzw. aufgeklärt werden soll. Die Kinderkrankenschwester sollte über die Tendenz solcher Gespräche informiert sein, günstig ist es, wenn sie an entsprechenden Gesprächen teilnehmen kann. Die Informationen für das Kind müssen immer übereinstimmen, wenn sie von Eltern, Schwestern oder Ärzten kommen.

Schon recht junge Kinder mißtrauen ausweichenden oder voneinander abweichenden Antworten auf ihre drängenden Fragen sehr. Man muß also eine klare Vorstellung davon haben, inwieweit die Kinder über Befunde, bevorstehende Untersuchungen und anderes informiert werden, bevor man in das Krankenzimmer tritt. Besonders bei solchen Kindern sollte man sich davor hüten, unberechtigte Informationen und Auskünfte zu geben. Auch dies gilt für die *Kinderkrankenschwester* auf der onkologischen Station.

Schwestern und Ärzte müssen hier besonders eng *Hand in Hand* arbeiten und untereinander regelmäßig ihre Erfahrungen im Umgang mit dem betroffenen Kinde austauschen. Natürlich gilt dies auch für weitere Personen, welche die Kinder betreuen, wie *Krankengymnastinnen, Seelsorger* und *Psychologen* sowie *Pädagogen*.

Leider gelingt eine Heilung nicht immer, denn manche Tumoren sprechen auf die bisherigen Behandlungen nicht oder nicht genügend an oder neigen zu Rückfällen *(= Rezidive)*. Selbst dann ist oftmals aber auch noch ein therapeutischer Optimismus am Platze. Doch darf dieser nicht oberflächlich sein. Vielmehr müssen Therapieänderungen wie Wechsel der Medikamente, zusätzliche, früher nicht erwähnten Bestrahlungen, zusätzliche Operationen plausibel begründet sein. Eine eingreifende Behandlung um jeden Preis lehnen wir ab.

Ärzte und Kinderkrankenschwestern dürfen den Gedanken und Fragen nach der Zukunft nicht ausweichen, auch nicht Fragen nach dem Tod. Schon kleine Kinder können das nahende Ende empfinden. Alle Gespräche müssen derartiges berücksichtigen.

Auch wenn die Erkrankung nicht mehr heilbar erscheint, ist die helfende Arbeit von Schwestern und Ärzten keinesfalls beendet. Auch die *Linderung von Beschwerden* im Angesicht einer unheilbaren Erkrankung ist eine der vornehmsten Aufgaben in der Medizin und in den Pflegeberufen. Sie betreffen die Behandlung von Schmerzen, die Bewältigung von Angst, ungezählte Fragen, auch die allgemeine Pflege.

Kind und Eltern können in solchen schweren Phasen der Erkrankung wesentlich gestützt werden. Falsche Hoffnungen dürfen nicht geweckt werden. Aber schon die liebevolle Zuwendung ohne übertriebene Worte oder Handlungen vermag hier viel zu lindern und zu erleichtern.

Alle am Krankenbett Tätigen müssen bei der Bewältigung dieser schweren Aufgabe helfen, wenn nicht die Eltern es vorziehen, das nicht mehr heilbare Kind zu Hause sterben zu lassen. Auch dann sollte das Angebot eines ständigen telefonischen Kontaktes gegeben werden.

Weiterführende Literatur

GUTJAHR, P.: Krebs bei Kindern und Jugendlichen. Klinik und Praxis der pädiatrischen Onkologie. 2. Auflage, Deutscher Ärzte-Verlag, Köln 1987

10. Teil: **Krankheiten der Verdauungsorgane**

Hein Christoph Dominick

1 Symptomatik und Diagnostik

Erkrankungen der Verdauungsorgane machen sich in vielfältiger Weise bemerkbar. Neben Erbrechen und Schmerzen, deren Lokalisation bei Kindern mit Vorsicht zu bewerten ist, sind es insbesondere Veränderungen des Stuhlverhaltens, die das Augenmerk auf dieses Organsystem lenken. Auch im Blut finden sich wichtige Hinweise, wenn z. B. Mangelerscheinungen als Folge ungenügender Resorption auftreten: z. B. Anämie infolge Eisenmangels.

Währt eine solche Erkrankung über längere Zeit, u. U. über Jahre unbehandelt (z. B. Zöliakie, Crohnsche Erkrankung), so kann auch das Wachstum des Kindes beeinflußt sein.

Neben diesen anamnestischen und durch einfache klinische Untersuchung zu erhebenden Befunden sind es häufig spezielle diagnostische Verfahren, die die Diagnose ermöglichen. Sie beruhen entweder auf einer Funktionsprüfung (z. B. Resorption aus dem Dünndarm oder Pankreassekretion) oder auf der Inspektion des entsprechenden Organs. Diese kann indirekt sein, so z. B. durch Röntgen- oder nuklearmedizinische Untersuchungen, oder direkt durch Endoskopie: Magenspiegelung (Gastroskopie) und Darmspiegelung (Koloskopie). Diese endoskopischen Verfahren ermöglichen auch die Gewebeentnahme zur histologischen Untersuchung. Zu dieser invasiven Diagnostik ist auch die Leberpunktion zu zählen, bei der mit Hilfe einer speziellen Nadel (z. B. Menghini-Nadel) ein kleiner Zylinder aus der Leber unter Sicht oder blind gestanzt wird.

2 Stuhluntersuchung

Allein durch die genaue Beobachtung des Stuhls kann dem Arzt bei der Diagnosefindung geholfen werden. So sollte bei der Beurteilung neben der Farbe (z. B. lehmig-weiß = acholisch) auch auf die Konsistenz geachtet werden, ob die Stühle eher geformt oder massig voluminös, zerhackt, wäßrig oder fettig-glänzend sind – dann schwimmen sie auch in der Regel auf dem Wasser. Auch der Geruch (säuerlich, aromatisch, faulig) kann einmal von Bedeutung sein. Blut- oder Schleimauflagerungen sind zu nennen. Unverdaute Nahrungsbestandteile wie Möhren oder Erbsen sind von geringerem diagnostischem Wert.

Die chemische Analyse der Stuhlzusammensetzung (z. B. Fettausscheidung) bleibt speziellen Fragestellungen vorbehalten. Eine erste orientierende Untersuchung bei wäßrigen Stühlen mit Verdacht auf eine Zuckerresorptionsstörung ist die Bestimmung des pH-Wertes (Wasserstoffionenkonzentration) im frisch abgesetzten Stuhl. Dabei wird eine kleine Probe der wäßrigen Phase des Stuhls auf Lakmuspapier gegeben (Stuhl-pH unter 5 sehr verdächtig auf Zuckerresorptionsstörung).

Eine Untersuchung des Stuhls auf Ausnutzung ist ohne klinische Bedeutung.

Insbesondere bei akut einsetzenden Durchfallserkrankungen sollte wegen der möglichen infektiösen Genese eine mikrobiologische bzw. virologische Untersuchung erfolgen.

3 Resorptionsteste

Unter den zahlreichen Tests, die die resorptive Funktion des Dünndarms prüfen, findet der Xylosebelastungstest noch häufig Anwendung. Xylose ist ein Zucker, der im oberen Dünndarm resorbiert und nur in sehr geringer Menge verstoffwechselt wird. Die Blut-Xylose-Konzentration nach oraler Gabe ist daher ein Maß für die Resorption dieses Zuckers. Die Wertigkeit dieses Tests ist jedoch umstritten. Belastungstests mit Milchzucker und Rohrzucker (Disaccharidmalabsorption) haben an Bedeutung verloren, da heute andere, die Kinder nicht belastende Untersuchungsmethoden für die Resorption dieser Substanzen zur Verfügung stehen: H_2-Exhalationstest. Hierbei wird die Wasserstoffkonzentration in der Ausatemluft nach oraler Gabe des entsprechenden Zuckers gemessen. Bei ungenügender Resorption gelangt dieser Zucker in größerer Menge in den Dickdarm und wird dort von den Bakterien unter Bildung von Wasserstoff verstoffwechselt, das über die Blutbahn in die Lunge gelangt und abgeatmet wird.

4 Dünndarmsaugbiopsie

Hierbei wird mit Hilfe einer Saugbiopsiekapsel für Kinder, die an einer Sonde befestigt wird, ein Stückchen Darmschleimhaut am Übergang vom Duodenum zum Jejunum entnommen. Das Kind wird nüchtern und sediert der Untersuchung zugeführt. Eine Blutungsbereitschaft muß vorher ausgeschlossen werden (z. B. Thrombozytenfunktionsstörung nach Aspiringabe).

5 Röntgendiagnostik und Sonographie

Bei der röntgenologischen Untersuchung des Magen-Darmtraktes (Magen-Darmpassage oder Kolonkontrasteinlauf) können organische Ursachen eines chronisch-rezidivierenden Erbrechens, chronisch-rezidivierender Bauchschmerzen oder Durchfälle abgeklärt werden, aber auch Ursachen einer chronischen Verstopfung.

Mit Hilfe der Ultraschalldiagnostik (Sonographie) kann man flüssigkeitsgefüllte und luftgefüllte Hohlkörper und solide Gebilde voneinander unterscheiden (z. B. Aszites) oder Strukturveränderungen innerhalb eines Organs (Leberzirrhose, Darmveränderungen bei chronisch-entzündlichen Prozessen) erkennen. Da der Patient kaum beeinträchtigt wird und keiner Strahlenbelastung ausgesetzt ist, kann diese Untersuchung beliebig oft wiederholt werden und ermöglicht somit sehr gut eine Verlaufskontrolle.

6 Bauchschmerzen

6.1 Organische Ursachen von Bauchschmerzen

Bauchschmerzen sind häufig Anlaß für Eltern, ihr Kind dem Arzt vorzustellen. Vielfach erlauben Vorgeschichte und Untersuchungsbefund eine Diagnose, doch gelegentlich wird eine Ursache der Beschwerden nicht gefunden. Nicht nur Erkrankungen der Verdauungsorgane verursachen Leibschmerzen, sondern auch Erkrankungen anderer Organe wie der Lunge (z. B. Pneumonie), der Niere (z. B. Pyelonephritis) oder des Hüftgelenks (z. B. Arthritis).

Gerade bei Kleinkindern bereitet die Schmerzlokalisation erhebliche Schwierigkeiten, da die Bauchschmerzen fast immer um den Nabel herum angegeben werden.

Die Ursachen von Bauchschmerzen im Kindesalter sind zahlreich, so daß nur einige wichtige Krankheitsgruppen genannt seien.

1. Erkrankungen des Magen-Darm-Traktes: Hier sind fast alle in diesem Kapitel besprochenen Krankheiten zu bedenken. Auch eine akute Gastroenteritis (z. B. durch Salmonellen) oder auch die Manifestation einer Purpu-

ra SCHÖNLEIN-HENOCH verursachen heftige, kolikartige Schmerzen.
2. Erkrankungen anderer Bauchorgane: Die entzündlichen Erkrankungen der Leber manifestieren sich als diffuse, dumpfe Bauchschmerzen, die nicht selten erst bei der Palpation angegeben werden. Erkrankungen der Gallenblase können heftigste lokalisierte, u. U. kolikartige Beschwerden erzeugen (Gallensteinkoliken). Eine Entzündung des Pankreas (Pankreatitis) ist meist von heftigen, besonders nach Mahlzeiten stärker werdenden Schmerzen begleitet. Eine große Milz (z. B. bei Leukämie oder akutem PFEIFFERschem Drüsenfieber) kann durch Druck und Verdrängung Schmerzen machen.
3. Erkrankungen des Bauchfells, besonders entzündliche (Peritonitis) sind gekennzeichnet durch heftigste, spontane Bauchschmerzen, die eine Palpation unmöglich machen, die dem Patienten nicht selten aber auch tiefes Einatmen verbieten. Entwickelt ein Patient mit Diabetes mellitus eine diabetische Ketoazidose bei einem Coma diabeticum, so können heftige Bauchschmerzen und Abwehrspannung (Pseudoperitonitis) die echte Bauchfellentzündung vortäuschen.
4. Begleiterkrankungen bei Erkrankungen außerhalb des Bauchraumes müssen mitbedacht werden: z. B. Pneumonie, Hüftgelenkserkrankungen; Entzündungen der Niere und der ableitenden Harnwege sind insbesondere im Kleinkindesalter oft Ursache von Bauchschmerzen. Selbst Rückenmarkstumoren können sich einmal zunächst nur in Bauchschmerzen bemerkbar machen.
5. Sehr selten können auch einmal anfallsweise auftretende Bauchschmerzen als Äquivalent eines Krampfanfalles angesehen werden.

6.2 Nabelkoliken

Häufiger als in anderen Altersphasen werden rezidivierende Bauchschmerzen im Alter von 5–9 Jahren rein funktionell ausgelöst. Diese kolikartig beschriebenen heftigen Schmerzattacken werden geradezu stereotyp um den Nabel herum lokalisiert (Nabelkoliken); bei der körperlichen Untersuchung, insbesondere bei der Betastung des Abdomens kann bei hinreichender Ablenkung des Kindes kein pathologischer Befund erhoben werden, im Gegensatz etwa zu lokalisierten Schmerzangaben und Abwehrspannung durch peritoneale Reizung bei Appendizitis. Kinder mit Nabelkoliken sind sensibel und vegetativ labil, so daß die Schmerzattacken nicht selten von anderen vegetativen Symptomen wie Blässe, haloniertem Aussehen, Schweißausbrüchen oder auch Erbrechen und starkem Dermographismus begleitet sind.

Nabelkoliken treten meist nicht in konstantem Zeitbezug zu einer Mahlzeit auf und werden durch affektbeladene Situationen ausgelöst: vor Klassenarbeiten, vor Strafen usw. Diese psychischen Faktoren, seien sie nun in der Situation oder dem Charakter des Kindes begründet, führen bei einer neurovegetativen Darmlabilität wahrscheinlich über Darmspasmen, eventuell auch über rezidivierende, sich spontan lösende Darminvaginationen zu diesen Koliken.

Die Wirksamkeit von feucht-warmen Leibwickeln oder auch von leichten Spasmolytika kann neben anamnestischen Angaben als diagnostisches Hilfsmittel angesehen werden, um evtl. auch therapeutisch dann eingesetzt zu werden. Eine entsprechende vorsichtige Aufklärung und Beruhigung der meist sehr besorgten und überbehütenden Eltern ist die wesentliche therapeutische Maßnahme.

Es bleibt aber die Forderung, organische Ursachen auszuschließen und nicht voreilig rezidivierende Bauchschmerzen als funktionell bedingt zu deuten. Es hat sich nämlich gezeigt, daß zunehmend mehr organische Ursachen bei ausgefeilter Diagnostik für diese „Nabelkoliken" verantwortlich gemacht werden müssen.

6.3 Azetonämisches (ketonämisches) Erbrechen

Vom symptomatischen Erbrechen, z. B. bei Gastroenteritis, ist das rezidivierende azetonämische Erbrechen zu unterscheiden, das ohne Nachweis einer organischen Ursache periodisch unstillbar auftritt und durch Azetonämie und Azetonurie gekennzeichnet ist. Bevorzugt erkranken Mädchen im Kleinkindesalter.

Krankheitsbild: Die Kinder weisen charakteristische psychische Merkmale auf; sie sind intelligent, psychisch labil und nervös. Auch neuropathische Züge werden ebenso wie eine familiäre Häufung beschrieben, Milieufaktoren sollen ebenfalls bei der Auslösung eine Rolle spielen.

Die Anfälle beginnen aus voller Gesundheit mit heftigstem Erbrechen. Nicht selten treten aber vorher Kopfschmerzen und Appetitlosigkeit auf. Das Erbrechen wiederholt sich bis zu 30- bis 40mal in 24 Stunden. Die Kinder entwickeln sehr rasch eine Ketoazidose mit zentral-nervösen Symptomen, die Exsikkose ist geringer ausgeprägt. Gleichzeitig auftretende heftigste Bauchschmerzen können als „akuter Bauch" fehlgedeutet werden und zu einer Operation verleiten (vgl. Pseudoperitonitis bei diabetischem Koma). Die Brechanfälle dauern etwa 3–5 Tage, im Intervall sind die Kinder unauffällig.

Behandlung: Milieuwechsel, Sedierung und Zufuhr von Glukose-Elektrolytgemischen oral bzw. als Infusion.

Verlauf und Prognose: Das azetonämische Erbrechen verschwindet spontan in der Pubertät. Als Folge der zugrunde liegenden psychischen Auffälligkeiten können Symptome von seiten des Magen-Darm-Traktes bis in das Erwachsenenalter (z. B. irritables Kolon) hinüberdauern.

7 Erkrankungen der Mundhöhle

Erkrankungen der Mundhöhle können durch einfache Betrachtung diagnostiziert werden. Die Beurteilung hat neben Zunge, Gaumen, Mandeln, Rachenhinterwand, insbesondere die Zahnleiste bzw. Zähne sowie die Wangenschleimhaut einzubeziehen (z. B. KOPLIKsche Flecken bei Masern).

7.1 Lippen

Neben allgemeinen Veränderungen wie Blässe oder Zyanose, die im Bereich der Lippen und Zunge zu diagnostizieren sind, finden sich bei zahlreichen, besonders konsumierenden Erkrankungen, aber auch oft ohne Grundkrankheit Rhagaden in den Mundwinkeln (Faulecken), die bakteriell oder durch Pilze infiziert werden und Ausgangspunkt einer Impetigo contagiosa sein können. Neben der u. U. notwendigen Behandlung der Grundkrankheit werden lokal fettende und desinfizierende Pasten aufgetragen. Besonders tiefe und in das Lippenrot hineinreichende Risse bei Neugeborenen lassen eine angeborene Lues vermuten.

7.2 Zunge

Eine besonders große Zunge (Makroglossie), die auch in Ruhe zwischen den Zähnen hervortritt, findet man bei der angeborenen Hypothyreose, beim DOWN-Syndrom und einigen anderen Syndromen. Eine belegte Zunge oder eine Landkartenzunge (weißlich, landkartenförmig begrenzte Herde) haben weder eine diagnostische Aussage noch eine pathologische Bedeutung. Dagegen ist eine hochrote Zunge mit stark hervortretenden glänzenden Geschmacksknospen (Himbeerzunge) ein charakteristisches Symptom des Scharlachs.

7.3 Mundschleimhaut

Veränderungen der Mundschleimhaut sieht man oft in der Kinderarztpraxis. Sie sind Mitreaktion der Mundschleimhaut (Enanthem) z. B. bei Infektionskrankheiten (Masern, Röteln), oder als ein entzündliches Geschehen auf den Mund beschränkt. Die Schleimhaut kann oberflächliche Defekte haben (Stomatitis aphthosa) oder aber Geschwüre (Stomatitis ulcerosa), die besonders tief bei Patienten mit Agranulozytose sind. Hierdurch wird die Nahrungsaufnahme erschwert oder gar unmöglich gemacht, so daß eine kurzfristige parenterale Ernährung notwendig sein kann. Wesentliche Maßnahme ist neben der Gabe von flüssig-breiiger Kost eine gute Mundpflege. Desinfizierende und anästhesierende Zusätze können hilfreich sein. Eine Soorpilzinfektion (Candida albicans) der Mundhöhle tritt besonders häufig im Säuglingsalter auf, bei älteren Kindern insbesondere dann, wenn sie über längere Zeit Antibiotika oder Cortison oder andere Immunsuppressiva erhalten. Auf der Wangenschleimhaut, dem Gaumen und der Zunge sieht man mehr oder minder große, nicht abwischbare, weißliche Beläge. Zu berücksichtigen ist, daß der Darm fast immer mitinfiziert ist und von hier aus eine Soorinfektion im Windelbereich ausgehen kann.

Behandlung: Gabe von mykostatischen Medikamenten sowie Auftragen von Soor-Gel auf die Zunge.

7.4 Zähne

Eine Beurteilung des Zahndurchbruchs und der Zähne selbst erlaubt Einblick in die körperliche Entwicklung des Kindes (verzögerter Zahndurchbruch z. B. bei Hypothyreose), aber auch eine Aussage über Erkrankungen im frühen Säuglingsalter. Eine lang bestehende und unbehandelte Rachitis führt neben einem verzögerten Zahndurchbruch zu Schmelzdefekten, die dann u. U. noch nach Jahren an das Krankheitsbild erinnern. Bei der angeborenen Lues zeigen die Zähne eine charakteristische abgerundete Verformung. Wegen des Einbaus in den Zahnschmelz mit nachfolgender Gelbverfärbung werden Tetracycline erst nach dem 7.–8. Lebensjahr verordnet (s. S. 14).

Ein ursächlicher Zusammenhang zwischen Zahndurchbruch und Fieber (Zahnfieber) gibt es nicht. Hierbei handelt es sich um ein Zusammentreffen vom Zahnen und fieberhaften Erkrankungen (z. B. Virusinfekte). Ähnliches gilt für die „Zahnkrämpfe". Krampfanfälle während des Zahndurchbruchs müssen auf andere Ursachen zurückgeführt werden (z. B. Fieberkrampf).

Zahnärzte sehen heute die Karies, die bakterielle Zerstörung des Milch- und des bleibenden Gebisses als eine Volksseuche an. Die regelmäßige Gabe von Fluorid, das in den Zahnschmelz eingebaut wird, bringt nur einen gewissen Schutz. Regelmäßige Zahnpflege und Restriktion von Süßigkeiten (nächtliche Teeflasche) sind von großer Bedeutung bei der Prophylaxe.

Stellungsanomalien der Zähne finden sich sowohl angeboren als auch erworben. Bei daumenlutschenden Kindern kann der Gaumen so stark verformt werden, daß die oberen vorderen Schneidezähne weit vorstehen (lutschoffener Biß). Kieferorthopädische Maßnahmen, die u. U. über Jahre durchgeführt werden müssen, sind angezeigt.

Das Zahnfleisch wuchert besonders stark bei Kindern, die wegen eines Anfallsleidens Hydantoin erhalten. Ein stark geschwollenes, hochrotentzündliches Zahnfleisch (Gingivitis) ist charakteristisch für eine Zahnwurzelentzündung; ein Übergreifen auf den Kieferknochen ist möglich (Kieferosteomyelitis).

7.5 Speicheldrüsen

Die Entzündung der Speicheldrüsen ist am häufigsten durch das Mumpsvirus bedingt, wobei nicht nur die Ohrspeicheldrüse (Parotitis epidemica), sondern auch Unterkiefer- und Unterzungendrüse sowie andere Organe betroffen sind. Auch andere Viren können eine Speicheldrüsenentzündung verursachen (Zytomegalie, Herpes simplex, Coxsackie-Virus). Die meist durch Staphylokokken verursachte eitrige Entzündung der Ohrspeicheldrüse ist vorwiegend eine Erkrankung des Neugeborenenalters, aber auch bei älteren abwehrgeschwächten Kindern kann sie auftreten; die Backe ist geschwollen und druckschmerzhaft, die Haut darüber gerötet. Auf Druck entleert sich Eiter aus dem Ausführungsgang. Eine antibiotische Therapie ist in der Regel ausreichend.

8 Erkrankungen der Speiseröhre

Die angeborenen Erkrankungen der Speiseröhre (Ösophagus) manifestieren sich in der Regel in der Neugeborenenperiode und werden daher an anderer Stelle besprochen.

Ösophagusdivertikel sind Aussackungen der Ösophagusschleimhautwand, die selten angeboren, meist erworben sind. Sie befinden sich besonders in der Höhe der Luftröhrenaufzweigung. Beschwerden machen sie erst bei größerer Ausdehnung; Speisereste werden zurückgehalten, die zu Entzündungen und dadurch zu funktionellen Störungen des Ösophagus führen können. Über Schluckbeschwerden und retrosternale Druckschmerzen wird von den Patienten geklagt. Divertikel stellen sich bei der Röntgenkontrastmitteluntersuchung gut dar und müssen operativ entfernt werden.

Häufigste Ursache entzündlicher Veränderungen des Ösophagus ist ein *gastroösophagealer Reflux,* bei dem infolge eines fehlenden Kardiaverschlusses saurer Magensaft, besonders im Liegen, in die Speiseröhre zurückfließt und hier zu einer Entzündung führt. Eine Beseitigung des Refluxes führt rasch zur Abheilung dieser Ösophagitis. Zur Behandlung werden zunächst Hochlagerung, Andicken der Nahrung (Reisschleim, Nestargel) sowie die Gabe von Antazida empfohlen.

Einen solchen gastro-ösophagealen Reflux macht man heute auch verantwortlich für einige Fälle von besonders therapieresistenter Lungenentzündung (Mikroaspirationen) oder Asthmazustände. Auch glaubt man Beziehungen zum plötzlichen Kindstod festgestellt zu haben.

Die schwersten Entzündungen der Speiseröhre werden zweifelsohne durch chemische Substanzen, insbesondere *Säuren und Laugen* verursacht. Die ätzenden Substanzen rufen u. U. an Lippen und im Mund nur geringe, oberflächliche Schleimhautschädigungen hervor, aber in den tieferen Abschnitten der Speiseröhre stärkere Schäden, insbesondere wenn durch Würgereiz erbrochen wird. Laugenverätzungen sind weitaus gefährlicher, da sie eine Kolliquationsnekrose, d. h. eine verflüssigende Nekrose erzeugen und so die Laugen tiefer in das Gewebe eindringen können. Gefürchtete Komplikationen sind ein Durchbruch in das Mediastinum mit lebensbedrohlicher Entzündung und als Spätkomplikationen Narbenstenosen mit Passagehindernis. Die Kinder klagen dann 2–3 Monate nach dem Unfall über Schluckbeschwerden und können keine feste Nahrung mehr zu sich nehmen. Um dieser Narbenentwicklung vorzubeugen, werden unmittelbar nach dem Verätzungsereignis eine Kortison- und Antibiotikaprophylaxe empfohlen. Die Kinder müssen entweder parenteral ernährt werden oder dürfen zunächst nur flüssige Kost erhalten. Wenn irgend möglich, ist eine Frühösophagoskopie durchzuführen, um das Ausmaß der Verätzung zu erfassen und eine gezielte Therapie einzuleiten.

(Über Ösophagusvarizen s. 25. Teil: Kinderchirurgie und Kinderurologie.)

9 Erkrankungen des Magens

9.1 Hiatushernie

Bei der Hiatushernie treten Anteile des Magens vorübergehend oder fixiert durch das Zwerchfell in die Brusthöhle. Häufigkeit 2:1000 Kinder. Pathologisch-anatomisch unterscheidet man verschiedene Formen der Hiatushernie, von denen insbesondere die bei Säuglingen und Kleinkindern häufige „klaffende Kardia" (stumpfer Einmündungswinkel der Speiseröhre in den Magen; normal: spitzer Winkel) spontan ausheilen soll. Der gastroösophageale Reflux ist die wichtigste funktionelle Störung bei der Hiatushernie. Der Übertritt des sauren Mageninhaltes führt zu einer Ösophagitis mit Ausbildung kleiner Geschwüre, aus denen es Sickerblutungen gibt, die unerkannt zur Eisenmangelanämie führen können. Der Reflux erzeugt aber auch einen Würgereflex, so daß das ständige Erbrechen wiederum die Schleimhaut schädigt und so ein Kreislauf beginnt; Reflux – Würgreiz – Erbrechen – Ösophagitis – Reflux. Entwickelt sich eine Narbenstenose, so verschwindet das saure Erbrechen, dem Kind ist es aber unmöglich, feste Speisen zu schlucken. Kinder mit einer „klaffenden Kardia" (Kardiainsuffizienz) spucken meist mehr oder minder ausgeprägt beim Bäuern. Auch hier kann sich in seltenen Fällen eine Refluxkrankheit entwickeln.

Diagnose: Die Diagnostik stützt sich im wesentlichen auf die Röntgenuntersuchung; endoskopische Untersuchungen ermöglichen eine genaue Beurteilung der entzündlichen und narbigen Veränderungen, die für eine Operation von Bedeutung sind.

Behandlung: Hauptziel der Behandlung ist die Beseitigung des Refluxes. Konservativ wird dies in leichten Fällen mit Hochlagerung, in ausgeprägten Fällen mit einem „Hiatusstuhl" versucht, bei dem das Kind Tag und Nacht in sitzender Stellung gehalten wird. Damit wird der Mageninhalt – der Schwerkraft folgend – im Magen retiniert. Gleichzeitig wird die Nahrung angedickt und zwischen den Mahlzeiten in den sauren Magensaft neutralisierende Mittel gegeben. Gerade die Behandlung im Hiatusstuhl bringt gewisse psychologische Schwierigkeiten mit sich, da Eltern, aber auch nicht selten Krankenschwestern die Methode für das Kind als zu belastend ansehen. Eine Operation ist nur in den seltensten Fällen notwendig.

9.2 Gastritis

Die akute Gastritis (Entzündung der Magenschleimhaut), meist auch als „verdorbener Magen" bezeichnet, ist bei Kindern als isolierte Erkrankung sehr selten, wird jedoch häufiger im Rahmen anderer Erkrankungen gesehen. Viele Noxen sind dafür verantwortlich zu machen: Nahrungsmittelvergiftung, Salmonellen- oder Staphylokokkeninfektion, alimentäre Überbelastung. Während einer Urämie (Harnvergiftung) entwickelt sich nicht selten eine urämische Gastritis.

Eine chronische Gastritis im Kindesalter wird wahrscheinlich in einem hohen Prozentsatz der Fälle durch eine Infektion mit Campylobacter pylori verursacht.

Krankheitsbild: Klinisch besteht eine sehr uncharakteristische Symptomatik mit Appetitlosigkeit, Übelkeit, drückenden, beim Essen zunehmenden Schmerzen in der Magengegend, Brechreiz und Erbrechen.

Diagnose: Die Verdachtsdiagnose wird in der Regel auf Grund der Anamnese und der klinischen Krankheitszeichen gestellt: bei der eher chronisch verlaufenden Form der Gastritis ohne Grunderkrankung ermöglicht heute die Gastroskopie mit Gewebeentnahme eine sichere Abgrenzung; Röntgenuntersuchungen zum Nachweis einer Gastritis sind nicht so aussagekräftig.

Behandlung: Die Behandlung der akuten Gastritis besteht in kurzfristiger Nahrungskarenz, oraler Flüssigkeitszufuhr und anschließender, leicht verdaulicher Kost (z. B. Fettrestriktion). Antazida können hilfreich sein. Bei der Campylobacter-pylori-bedingten chronischen Gastritis steht heute mit Wismutsalzen und Antibiotika eine spezifische Therapie zur Verfügung. Die Prognose ist praktisch immer gut, lediglich bei der chronischen Verlaufsform können Rezidive auftreten.

9.3 Hypertrophische Pylorusstenose

Bei der muskulär-hypertrophischen Pylorusstenose kommt es zu einer Verdickung der Muskulatur im Bereich des Magenausgangs. Die Ursache der Erkrankung ist unbekannt. Familiäre Häufung wird immer wieder beschrieben. Es besteht mit 4–5:1 eine ausgeprägte Knabenwendigkeit.

Zwischen der 2.–4.–6. Lebenswoche beginnen die Kinder zu erbrechen, zunächst mehr oder minder ausgeprägt nach der Mahlzeit, später dann explosionsartig im Schwall ohne begleitende Übelkeit. Die Kinder trinken sofort nach dem Erbrechen gierig weiter. Das Erbrochene ist geronnen, nie gallig. Die verstärkte Peristaltik des Magens, die das Hindernis zu überwinden versucht, ist wohl von Schmerzen begleitet, da die Kinder einen mürrisch-gequälten Gesichtsausdruck haben. Infolge des Erbrechens entwickeln die Kinder eine Exsikkose, eine Dystrophie und Pseudoobstipation. Neben der Dehydratation ist der Stoffwechsel durch die hypochlorämische hypokaliämische Alkalose infolge des Salzsäureverlustes bei Erbrechen des Mageninhaltes gestört.

Diagnose: Die Diagnose beruht im wesentlichen auf den klinischen Krankheitszeichen und evtl. auch auf biochemischen Veränderungen im Blut. Läßt man die Kinder trinken und beklopft ein wenig die Bauchdecken, so erkennt man meist die über den Magen ablaufenden peristaltischen Wellen, die gegen das Hindernis am Magenausgang arbeiten. Die Sonographie zeigt den verdickten, manchmal als Olive zu tastenden hypertrophen Muskelbereich sowie den ausladenden Magen. Eine Röntgendarstellung ist nur in Ausnahmefällen erforderlich.

Behandlung: Die Behandlung ist heute operativ, wobei der verdickte Pylorusmuskel ohne Verletzung der Schleimhaut längsseits gespalten wird. Die früher durchgeführte konservative Behandlung war für Eltern und Schwestern nicht selten eine mühsame Tätigkeit. Sie war zudem auch teurer als die Operation, da die Kinder viel länger als 1 Woche im Krankenhaus waren (s. S. 64, 548).

9.4 Magen- und Zwölffingerdarmgeschwüre

Die Häufigkeit der Ulkuskrankheit hat bei Kindern in den letzten Jahren zugenommen; dies mag einerseits auf der verbesserten Diagnosetechnik beruhen (Röntgen, Endoskopie), zum andern ist aber auch eine reelle Zunahme im Schulkindalter durch größeren Streß zu beobachten. Exakte Zahlen über die Häufigkeit gibt es nicht, wohl aber Angaben über eine ausgeprägte Knabenwendigkeit nach dem 8. Lebensjahr (Knaben:Mädchen = 4:1). Bei 80% der Kinder mit Geschwüren besteht eine belastende Familienanamnese mit Geschwüren oder chronischen Magenbeschwerden bei Eltern, Großeltern oder Geschwistern. Zwölffingerdarmgeschwüre (Ulcus duodeni) sind im Kindesalter häufiger als Magengeschwüre (Ulcus ventriculi).

Zur Geschwürbildung kommt es, wenn das normalerweise fein abgestufte Gleichgewicht von saurem Magensaft und Schutzmechanismen (Schleimhautbelag, Oberflächenepithel und Kreislauf) gestört ist („Ulcus pepticum"). Psychische Faktoren können über eine Streßwirkung an der Ulkusbildung beteiligt sein. Darüber hinaus soll gerade bei Zwölffingerdarmgeschwüren die Infektion mit Campylobacter pylori von großer Bedeutung sein.

Krankheitsbild: Die Magenulzera des Neugeborenen sind klinisch nur durch ihre typische Komplikation zu erkennen, nämlich durch eine stärkere Blutung (Bluterbrechen, Teerstühle) bzw. durch einen Durchbruch (Perforation) in die freie Bauchhöhle: aufgetriebenes Abdomen, Kollaps mit verfallenem Aussehen und Nahrungsverweigerung. Eine komplizierte Geburt mit Sauerstoffmangel prädisponiert das Neugeborene, ein Magengeschwür zu entwickeln. Eine starke Überblähung des Magens bei Beatmung oder eine zu starre Magensonde kann dann die Perforation rasch eintreten lassen.

Die Ulkuskrankheit des älteren Kindes zeigt sich in uncharakteristischen Bauchbeschwerden, die leicht mit Nabelkoliken verwechselt werden können. Nüchternschmerz (beim Ulcus duodeni) ist selten; häufig klagen die Kinder über Sodbrennen und Aufstoßen. Andere Kinder geben Übelkeit, Kopfschmerzen, Müdigkeit, Appetitlosigkeit an. Ein Druckschmerz im Oberbauch läßt dann schon eher an ein Ulkus denken.

Diagnose: Bei der Röntgenuntersuchung findet sich in typischer Weise eine mit Kontrastmittel gefüllte Nische an der kleinen Magenkurvatur bzw. im Bulbus des Zwölffingerdarms. Häufiger aber wird ein Ulkus erst bei der Magenspiegelung entdeckt.

Behandlung: Neuere Medikamente, die die saure Magensekretion hemmen und die Schleimschutzbildung fördern, lassen die alten Maßnahmen wie Rollkur oder Magenschonkost an Bedeutung verlieren. Bei nachgewiesener Campylobacter-pylori-Infektion sind Wismutsalze und Antibiotika indiziert. Zu strenge Diätvorschriften (Ulkusdiät) sind von geringem therapeutischem Wert; sie belasten Kind und Eltern nur unnötig. Die Kost soll ausgewogen und abwechslungsreich sein, jedoch nicht die Salzsäuresekretion im Magen übermäßig anregen. Eine gezielte Psychodiagnostik läßt nicht selten familiär bedingte Probleme erkennen, die durch eine entsprechende Psychotherapie angegangen werden sollen.

Prognose: Die Prognose der Ulkuskrankheit ist zweifelhaft, da in einem Drittel der Fälle Rezidive auftreten.

10 Erkrankungen des Dünn- und Dickdarmes

10.1 Zöliakie

Bei der Zöliakie (GEE-HERTER-HEUBNERsche Erkrankung) oder der einheimischen Sprue (des Erwachsenen) handelt es sich um eine angeborene, lebenslang bestehende Unverträglichkeit des Glutens, des Klebereiweißes im Getreide. Gluten ist ein in den meisten Getreidearten wie Weizen, Roggen, Hafer, Gerste vorhandenes Eiweiß, das aus verschiedenen Eiweißfraktionen aufgebaut ist. Der für die Erkrankung verantwortlich zu machende Bestandteil des Glutens ist das Gliadin, das zu einer Schädigung der Dünndarmschleimhaut führt, indem die normalerweise fingerförmigen Zotten völlig verschwinden und einer flachen, strukturlosen Schleimhaut Platz machen (totale Zottenatrophie).

Man muß in Deutschland mit einer Häufigkeit der Zöliakie von 1:1000 rechnen, wobei regionale Unterschiede bekannt sind. Es besteht eine gewisse familiäre Häufigkeit der Erkrankung, bei Verwandten 1. Grades beträgt das Erkrankungsrisiko etwa 10%.

Sehr wahrscheinlich führen durch das Gliadin ausgelöste Abwehrreaktionen des Organismus (Immunreaktion) zu einem überstürzten Absterben der die Zotten bedeckenden Darmzellen, die ungenügend neu nachgebildet werden können, so daß die Zotten verkümmern. Nach Wegnahme des Glutens aus der Nahrung nimmt die Dünndarmschleimhaut wieder normale Struktur an. Daß solche Immunreaktionen ablaufen, ist auch daran zu erkennen, daß sich im Blut der erkrankten Kinder Antikörper gegen das Gliadin (Gliadinantikörper) nachweisen lassen.

Krankheitsbild: Die klassischen Symptome der Erkrankung beginnen meist zwischen dem 4. und 8. Lebensmonat, gelegentlich auch später und manchmal erst im Laufe der Kindheit und im jugendlichen Alter. Mit einem unterschiedlich langen, freien Intervall nach Einführung des Glutens in die Ernährung des Säuglings (Beikost) treten die Symptome der Zöliakie auf: Durchfälle mit übelriechenden, wäßrigen, z. T. aber auch fettig-glänzenden, massigen Stühlen, seltener auch Obstipation. Im Laufe von Monaten magern die Kinder infolge der mangelnden Resorption von Nahrungsbestandteilen ab, besonders an Brustkorb, Extremitäten und Gesäß, an dem die zu weit gewordene Haut in Falten herabhängt (Tabaksbeutelgesäß). In geradezu groteskem Gegensatz dazu steht der stark aufgetriebene Bauch, bedingt durch eine vermehrte Flüssigkeitsansammlung im Darm. Besonders ältere Kinder zeigen nicht selten eine Unterlänge. Andere Kinder werden nur durch Muskelschwäche oder Schlaffheit auffällig.

Kinder mit einer floriden, unbehandelten Zöliakie weisen eine relativ typische Wesensveränderung auf, die schon 1889 in klassischer Weise beschrieben wurde: „Das Kind ist extrem reizbar, verdrießlich, launisch und mürrisch, nichts scheint ihm zu gefallen und insgesamt ist es nicht es selbst." Das Kind ist ausgeprägt auf die Mutter fixiert und zieht sich emotionell von seiner Umwelt zurück. Diese Wesensveränderungen sind nach Behandlung voll reversibel (Abb. 10.1).

Die meisten Komplikationen der unbehandelten Zöliakie werden durch die mangelnde Resorption von Nahrungsbestandteilen verursacht: Wachstums- und Entwicklungsverzögerung, Rachitis infolge Vitamin-D- und Kalziummangels, Anämie infolge Eisen- und Folsäuremangels, Eiweißmangel mit Ödemen und evtl. auch Gerinnungsstörung infolge eines Vitamin-K-Mangels. Die schwerwiegendste Komplikation einer lange dauernden, unbehandelten Zöliakie ist das gehäufte Auftreten von bösartigen Tumoren im Bereich des Dünndarmes.

Diagnose: Die Diagnose der Zöliakie kann bisher nur auf Grund der morphologischen Veränderungen der Dünndarmschleimhaut unter Gluten- bzw. unter glutenfreier Kost gesichert werden. Resorptionstests liefern nur einen ersten Hinweis auf die vermutete Resorptionsstörung. Die Gliadinantikörper im Serum können erhöht sein. Keineswegs darf aus der Normalisierung des Stuhlverhaltens bei chronischen Durchfällen nach glutenfreier Ernährung auf eine Zöliakie geschlossen werden bzw. eine solche ausgeschlossen gelten, wenn nach Einführung von Gluten in die Kost diese Symptome fehlen. Vielmehr muß

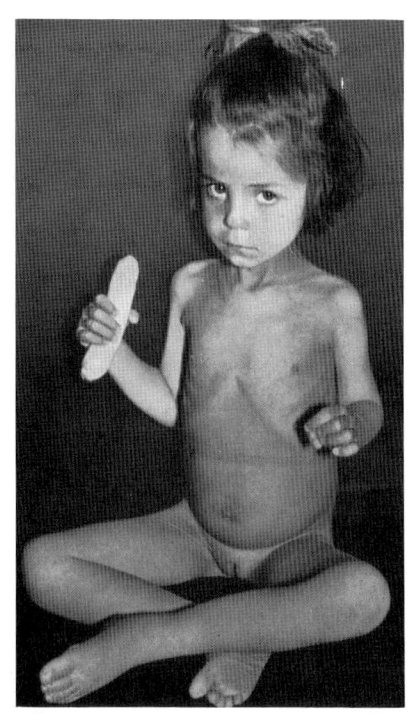

Abb. 10.1 4½jähriges Mädchen mit Zöliakie; beachte den Gesichtsausdruck, den abgemagerten Brustkorb und die durch Eiweißmangelödeme angeschwollenen Beine. (Aus: KELLER, W., WISKOTT, A.: Lehrbuch der Kinderheilkunde. Hrsg. von A. WISKOTT, K. BETKE, W. KÜNZER. 4. Auflage, Thieme, Stuttgart 1977.)

die Dünndarmschleimhaut, die durch Dünndarmsaugbiopsie entnommen wird, lupenmikroskopisch und mikroskopisch beurteilt werden. Die erste Biopsie wird in der Regel dann durchgeführt, wenn auf Grund der klinischen Symptomatik eine Zöliakie vermutet wird. In typischen Fällen findet sich dann eine totale Zottenatrophie. Nach Einführen der glutenfreien Kost erholt sich die Schleimhaut in der Regel innerhalb von 2 Jahren, was durch eine 2. Biopsie belegt werden muß (normale fingerförmige Zotten) (Abb. 10.2). Um das Kind vor einer unnötigen, lebenslangen diätetischen Einschränkung zu bewahren, wird vielfach die Glutenbelastung mit Normalkost und Glutenpulver durchgeführt. Eine 3. Biopsie, die auch bei völligem klinischem Wohlbefinden durchzuführen ist, soll dann die definitive Diagnose erbringen. Bei erneuter Schädigung der Darmschleimhaut liegt eine echte Zöliakie vor. Dies bedeutet dann für die Kinder, daß die Diät lebenslang durchzuführen ist. Diese Glutenbelastung ist bei den meisten Kindern er-

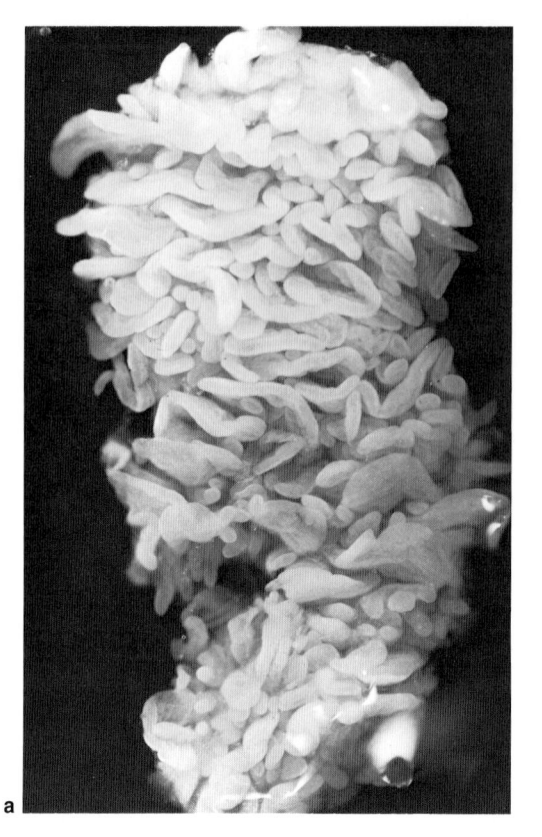

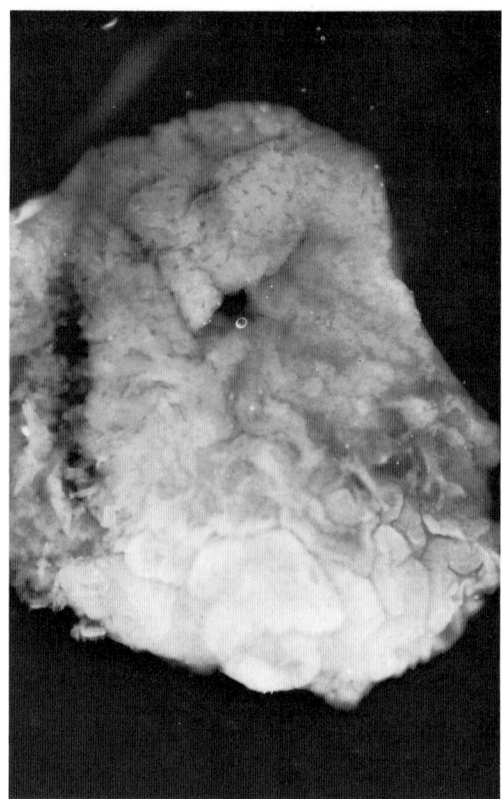

Abb. 10.2 a, b Lupenmikroskopischer Befund von durch Dünndarmsaugbiopsie entnommenen Schleimhautstücken.
a Normale Schleimhaut mit finger- und blattförmigen Zotten.
b Typische Veränderung der Schleimhaut bei florider Zöliakie (ohne Diät): die Zotten sind verschwunden, am Rande des Biopsates sieht man noch einige hirnrindenartige Zottenreste: totale Zottenatrophie.
(Aus: Keller, W., Wiskott, A.: Lehrbuch der Kinderheilkunde. Hrsg. von A. Wiskott, K. Betke, W. Künzer, 4. Auflage, Thieme, Stuttgart 1977.)

forderlich, da das Schleimhautbild der totalen Zottenatrophie bei der 1. Biopsie charakteristisch für eine Zöliakie ist, jedoch nicht beweisend; es findet sich auch bei zahlreichen anderen Dünndarmerkrankungen.

Behandlung: Die Behandlung der Zöliakie besteht allein in der Gabe einer glutenfreien Kost, d. h. alle Produkte, die auch in kleinsten Mengen Weizen, Roggen, Gerste, Hafer enthalten, müssen gemieden werden. Lediglich Mais und Reisprodukte werden gut vertragen. Praktisch ist diese Diät schwer durchzuführen. Hier geben spezielle Rezeptsammlungen und insbesondere die Selbsthilfegruppe den Eltern größere Hilfestellungen[1]. Nicht nur bei der Ernährung ist auf Glutenfreiheit zu achten, auch in zahlreichen Medikamenten sind Spuren von Gluten enthalten. Bei gesicherter Zöliakie ist die Glutenfreiheit lebenslang streng einzuhalten. Unter Diät entwickeln sich die Kinder normal, zuvor aufgetretene Krankheitserscheinungen bilden sich zurück. Die Patienten können ein weitgehend normales Leben führen.

---

[1] Deutsche Zöliakiegesellschaft e. V., Filderhauptstraße 61, D-7000 Stuttgart 70

10.2 Chronisch-entzündliche Darmerkrankungen: Colitis ulcerosa, Morbus Crohn

Sowohl bei der Colitis ulcerosa als auch bei der als Morbus CROHN bezeichneten Enteritis regionalis granulomatosa liegt eine chronische, in Schüben verlaufende, rezidivierende Entzündung des Dick- und Dünndarmes vor, die sich aber auch an anderen Organsystemen wie Haut oder Gelenken mitmanifestieren kann. Exakte Zahlen über die Häufigkeit der Erkrankungen im Kindesalter liegen nicht vor, wenngleich man in den letzten Jahren glaubt, den Morbus CROHN häufiger zu beobachten.

Bei der Colitis ulcerosa handelt es sich um eine mit Geschwürsbildung einhergehende Entzündung des Dickdarmes, bevorzugt in den unteren Abschnitten. Der Morbus CROHN erfaßt diskontinuierlich den gesamten Verdauungskanal, wobei eine Bevorzugung des terminalen Ileums zu erkennen ist. Histologisch finden sich Granulome (entzündliche Knötchen) in der Darmschleimhautwand, die alle Schichten betreffen.

Ursache: Die Ursache beider Erkrankungen ist unklar. Für die Colitis ulcerosa werden psychosomatische Faktoren (ausgeprägte Abhängigkeit von Bezugspersonen; Unfähigkeit, innere Spannungszustände zu entladen; Isolation und depressive Verstimmung) als bedeutsam für die Pathogenese herausgestellt.

10.2.1 Colitis ulcerosa

Krankheitsbild: Die Krankheitszeichen der Colitis ulcerosa beginnen mehr oder minder schleichend mit schleimig-blutigen, schmerzhaften Durchfällen, Appetitlosigkeit, Gewichtsabnahme, Anämie und Fieber. Wird die Erkrankung chronisch, kommt es zur Beeinträchtigung somatischer und psychischer Entwicklungsprozesse. Als akute Komplikationen werden beobachtet: Fissuren, Fisteln, Massenblutungen und Perforationen. Bedeutsame systemische Komplikationen sind Gelenkschmerzen, die u. U. der Darmmanifestation vorausgehen können, chronische Erkrankungen der Leber sowie chronische Entzündungen der Augen (Iridozyklitis). Nach 10jähriger Dauer einer Kolitis ist mit der Gefahr einer malignen Entartung der durch die chronische Entzündung veränderten Darmschleimhaut zu rechnen.

Diagnose: Die Diagnose wird klinisch vermutet, durch verschiedene Laboruntersuchungen wie erhöhte BSG, Leukozytose und Linksverschiebung sowie Anämie wahrscheinlich gemacht und mit Hilfe von röntgenologischen und koloskopischen Untersuchungen einschließlich Gewebeentnahme bewiesen.

Behandlung: In der Behandlung finden nicht resorbierbare Salizylsäurederivate und Cortison Anwendung, die über entzündungshemmende Wirkungen Einfluß auf das Krankheitsgeschehen haben. Bei nicht allzu ausgedehnter Kolitis des Rektum-Sigma-Bereiches können auch Kortisoneinläufe eine wertvolle therapeutische Ergänzung sein. Im akuten Stadium der Erkrankung mit schwersten Durchfällen und Blutungen ist eine ausschließliche parenterale Ernährung indiziert; die Gabe von Astronautenkost im akuten Schub hat bei Colitis ulcerosa im Gegensatz zum Morbus CROHN keinen nachgewiesenen Nutzen. Nach Beherrschung des akuten Schubes ist eine Dauertherapie sinnvoll, um Rezidiven vorzubeugen. Sollte diese Maßnahme nicht zum Erfolg führen, so kann eine immunsuppressive Therapie versucht werden. Eine operative Entfernung des Darmes ist primär nur in Ausnahmefällen erforderlich, kann jedoch bei hoher Rezidivrate und zur Vorbeugung der Karzinomentstehung indiziert sein. Eine Psychotherapie ist gerade bei der Colitis ulcerosa eine sehr wertvolle therapeutische Ergänzung; sie muß über Jahre erfolgen und sollte die ganze Familie einschließen.

Prognose: Die Prognose der Erkrankung ist wegen der hohen Rezidivrate u. U. auch nach Jahren bis ins Erwachsenenalter hinein und wegen der Gefahr der malignen Entartung der Darmschleimhaut ernst. Nach 20jährigem Verlauf sterben etwa 20% der Patienten an Krebs.

10.2.2 Morbus Crohn

Bei der Enteritis granulomatosa CROHN ist die Entzündung diskontinuierlich über den gesamten Darm verteilt, erfaßt alle Wandschichten und führt dadurch zu Störungen der Darmmotilität, Stenosen, Fisteln, Ileuserscheinungen, Störungen der Resorption, Blutverlust.

Krankheitsbild: Das Krankheitsbild beginnt wesentlich schleichender als bei der Colitis ulcerosa, so daß nicht selten ein Intervall von Symptombeginn bis Diagnosestellung von 4 Jahren und mehr besteht. Unklare Bauchschmerzen, rezidivierende Durchfälle, Appetitlosigkeit, Gewichtsabnahme, Fieber sowie Eisenmangelanämie und eine beschleunigte Blutsenkungsgeschwindigkeit sind die häufigsten Symptome. Extraintestinale Erscheinungen wie Erythema nodosum und Faulecken können durchaus Hinweissymptome für eine CROHNsche Erkrankung sein.

Als wichtigste Komplikation des Morbus CROHN sind zu nennen: innere und äußere Fisteln sowie Stenosen und Ileus.

Diagnose: Die Diagnose wird auf gleiche Weise gestellt wie bei der Colitis ulcerosa. Eine Spiegelung des oberen Magen-Darm-Traktes (Speiseröhre, Magen, Duodenum) mit Gewebsentnahme gibt Auskunft über eine Beteiligung dieser Organe am entzündlichen Geschehen. Alle weiteren Dünndarmabschnitte werden röntgenologisch mit Hilfe der Magen-Darmpassage auf die charakteristischen Veränderungen (Pflastersteinrelief, Stenose, Wandverdickung) hin untersucht.

Behandlung: Die Behandlungsmaßnahmen beim Morbus CROHN sind prinzipiell gleich denen bei Colitis ulcerosa; die alleinige Gabe einer „Astronautenkost" vermag bei einigen Patienten bei einem Befall des Dünndarms eine Remission zu erreichen. Ein operatives Vorgehen ist wesentlich zurückhaltender zu beurteilen, da dadurch keine deutliche Besserung zu erzielen ist. Lediglich bei hochgradigen Stenosen ist eine sparsame Resektion der Darmabschnitte angezeigt. Die Rezidivquote ist mit über 50% erschreckend hoch. Lediglich der therapieresistente mechanische Ileus ist eine absolute Operationsindikation.

Prognose: Die Prognose des Morbus CROHN ist wesentlich schlechter als die der Colitis ulcerosa. Der Morbus CHRON ist nach heutigem Wissen wohl nicht zu heilen. Daher bedürfen gerade diese chronisch-kranken Kinder und Erwachsenen einer besonderen menschlich-ärztlichen Führung.

Ein klinisch kaum vom Morbus CROHN zu unterscheidendes Krankheitsbild wird durch *Yersinien* hervorgerufen. Die Prognose dieser infektiösen Darmerkrankung ist jedoch günstig.

10.3 Megakolon

Unter Megakolon versteht man einen abnorm verlängerten und erweiterten Dickdarm, dem verschiedene organische, aber auch psychogene Ursachen zugrunde liegen können. Allen Formen gemeinsam ist als führendes klinisches Symptom eine mehr oder minder hartnäckige Obstipation.

Man trennt heute 3 Gruppen von organischen Ursachen von einem psychogen bedingten idiopathischen Megakolon ab.

10.3.1 Psychogene Ursachen

Das psychogen ausgelöste idiopathische Megakolon tritt überwiegend bei Klein- und Schulkindern auf. Infolge einer fehlerhaften Trockenheitserziehung kommt es zur Stuhlverhaltung, die sich letztendlich verselbstständigt. Nicht selten findet man zusätzlich noch eine ausgeprägte Störung der Mutter-Kind-Beziehung. Die Kinder haben nur alle 4–7–10 Tage Stuhlgang, der voluminös und breiig bis geformt ist. Eine Enkopresis (Einkoten) im Sinnes eines Überlaufschmierens ist nicht selten und bildet häufig erst den Anlaß für den Arztbesuch. Der Bauch ist weniger stark aufgetrieben als beim Morbus HIRSCHSPRUNG (s. u.) und zeigt enorme, sich teigig anfühlende Stuhlmassen.

Behandlung: Die Behandlung des idiopathischen Megakolons beruht auf der konsequenten Vermeidung von Stuhlretention z. B. durch Laxantien, dem Stuhltraining und dem Abbau der psychischen Spannungen. Eine schlackenreiche Kost führt über ein Aufquellen im Darm zu einer stärkeren Peristaltik und damit auch zum Defäkationsreiz.

10.3.2 Organische Ursachen

1. Megakolon mit angeborenen Störungen der Ganglienzellversorgung des Darmes. Wichtigstes Krankheitsbild dieser Gruppe ist die HIRSCHSPRUNGsche Erkrankung (Näheres s. u.).
2. Erworbene Störungen der Ganglienzellversorgung des Darmes; dies kann z. B. eintreten durch Zerstörung von Ganglienzellen im Rahmen entzündlicher Darmerkrankungen wie Enterocolitis necroticans des Neugeborenen oder einer Colitis ulcerosa des Dickdarmes.
3. Häufigste Ursache eines symptomatischen Megakolons sind erworbene Erkrankungen des Enddarmes; insbesondere Analfissuren, Rhagaden oder ein perianales Ekzem vermögen auf Grund von Schmerzen beim Stuhlgang zu einer Stuhlverhaltung und so zum Megakolon zu führen. Nach Operation einer Analatresie kann es nicht selten zu einer organischen Reststenose mit Stuhlverhalten kommen.

Behandlung: Bei der Therapie des symptomatischen Megakolons steht die Beseitigung der Grundkrankheit an erster Stelle. So wird bei Analfissuren bzw. Rhagaden eine schleimhautanästhesierende Salbe auf den Anus aufgetragen und der Stuhl medikamentös gleitfähig gehalten.

Megacolon congenitum
(HIRSCHSPRUNG)

Bei der HIRSCHSPRUNGschen Erkrankung fehlen die die Muskulatur des Dickdarms versorgenden Ganglienzellen in einem mehr oder minder langen Segment, so daß in diesem Bereich keine Peristaltik mehr ablaufen kann und die Stuhlmassen sich in dem zuvor gelegenen Darmabschnitt ansammeln. Unter 2000 Neugeborenen ist mit einer Erkrankung zu rechnen, es besteht eine Knabenwendigkeit von 80–90%.

Die Engstellung des aganglionären Segmentes führt in der Regel bereits in der frühen Säuglingszeit zur klassischen Symptomatik mit aufgetriebenem Abdomen, fehlendem Stuhlabgang und nicht selten auch Erbrechen. Bleibt der Kot längere Zeit im Darm liegen, zersetzt er sich und führt u. U. zu der gefürchteten Komplikation der Kolitis, bei der es zur entzündlichen Zerstörung der Darmwand mit Perforation und Entwicklung einer Sepsis kommen kann.

Krankheitsbild: Beginnen kann eine solche Enterokolitis mit paradoxen Durchfällen, bei denen der Stuhl die Darmwand zu einer vermehrten Sekretion von Schleim anregt, der die enge Stelle zu passieren vermag. Allein durch die rektale Untersuchung bei der entsprechenden klinischen Symptomatik kann schon die Diagnose vermutet werden: das enge Segment schiebt sich wie ein Handschuhfinger über den untersuchenden Finger, der nach Passieren der Enge in den aufgeweiteten Darm mit Stuhl „fällt". Eine Röntgenuntersuchung, die das enge Segment darstellen muß, schließt sich an.

Diagnose: Bei der Untersuchung von Schleimhautbiopsien aus dem Enddarm lassen sich die Nervenzellen nicht nachweisen. Bei der Druckmessung des Rektums (Manometrie) wird das Fehlen der physiologischen Peristaltik sowie des Sphinktererschlaffungsreflexes aufgezeichnet.

Behandlung: Die Therapie der Wahl ist die Operation, bei der das enge Segment entfernt wird und der intakte Darm durch den Schließmuskel hindurchgezogen und am Anus vernäht wird (Durchzugsoperation). Die Lebenserwartung von Kindern mit Morbus HIRSCHSPRUNG hat sich durch die modernen Operationstechniken und die Verbesserung der prä- und postoperativen Versorgung entscheidend gebessert. 90% aller Patienten überleben mit gut funktionierenden Ergebnissen.

Eine Innervationsstörung des Dickdarms liegt auch der sog. *neuronalen Kolondysplasie* zugrunde, die mit Verstopfung und Neigung zum Megakolon einhergeht.

10.4 Colon irritabile

Hierbei handelt es sich um chronische Durchfälle bei einem normal gedeihenden Kind ohne Anhalt für eine Malabsorption oder Darminfektion.

Krankheitsbild: Dieses Krankheitsbild scheint sehr häufig zu sein und wird meist als Nahrungsallergie fehlgedeutet. Die Kinder setzen mehrmals täglich einen mehr oder minder geformten Stuhl ab, der typischerweise unverdaute Nahrungsreste, z. B. Karotten, Erbsen, enthält. Schleimauflagerungen oder Fasern findet man ebenfalls. In typischer Weise ist die morgendliche erste Stuhlportion fest, im Laufe des Tages ändert sich dann die Stuhlkonsistenz, die Stühle werden weicher. Die Kinder sind normalgewichtig und normal groß, sie haben keinen Blähbauch. Der zeitliche Beginn der Symptomatik kann von den sehr besorgten und besonders aufgeklärten Eltern nicht exakt angegeben werden. Als Ursache diskutiert man eine Fehlsteuerung des vegetativen Nervensystems mit gestörter Motilität und Sekretion von Flüssigkeit im Kolon bei sehr sensiblen und überbehüteten Kindern. Steht neben der häufigen Stuhlentleerung eine abnorme Schleimbeimengung zum Stuhl, verbunden mit kolikartigen Bauchschmerzen im Vordergrund, so spricht man von Colica mucosa, die heute als Untergruppe dem Colon irritabile zugeordnet wird.

Behandlung: Die Behandlung besteht in der alleinigen Beruhigung der Eltern. Medikamente oder Diäten sind nicht angezeigt.

10.5 Analfissuren, Darmpolypen

Geringe Mengen von Blut und/oder Schleimauflagerungen auf normal geformtem Stuhl sind Symptome von Rhagaden oder von Dickdarmpolypen. Die Betrachtung des gespreizten Anus erlaubt die Diagnose von kleinen Schleimhauteinrissen. Sie werden mit anästhesierenden Salben versorgt, der Stuhl sollte weich sein (Gleitmittel).

Dickdarmpolypen sind kleine, solitär oder auch multipel auftretende Tumoren, die sich in die Darmlichtung vorwölben. Sie befinden sich bevorzugt im Rektum- und Sigmabereich. Sie lassen sich entweder rektal tasten oder sind bei der Rektoskopie zu sehen. Röntgenuntersuchungen des Darmes sind nur selten angezeigt. Im Gegensatz zum Polypen des Erwachsenen entarten die Polypen des Kindesalters fast nie bösartig; sie werden während der Rektoskopie operativ abgetragen.

10.6 Rektumprolaps

Beim Rektumprolaps werden die untersten Darmabschnitte aus dem After herausgestülpt, so daß die Schleimhaut nach außen gekehrt ist. Er findet sich besonders häufig bei Kindern mit Mukoviszidose, kann aber auch bei stark abgemagerten Kindern infolge Fettschwundes im Beckenbodenbereich oder bei starkem Pressen bei Obstipation oder Husten oder auch bei Durchfällen auftreten. Der Prolaps muß sofort reponiert werden, indem der ausgetretene Darm mit einem mit Salbe bestrichenen Tupfer umfaßt und zurückgeschoben wird. Auf eine Normalisierung des Stuhlverhaltens ist zu achten (bei Mukoviszidose Enzymsubstitution).

(Bezüglich Darmverschluß s. 25. Teil: Kinderchirurgie und Kinderurologie.)

11 Erkrankungen des Bauchfells

11.1 Bauchfellentzündung (Peritonitis)

s. S. 549, 25. Teil: Kinderchirurgie und Kinderurologie

11.2 Bauchwassersucht (Aszites)

Unter Aszites versteht man eine mehr oder minder eiweißreiche Flüssigkeitsansammlung in der Bauchhöhle, die durch Rückstau infolge Pfortaderhochdrucks oder Herzinsuffizienz oder durch Eiweißverminderung im Blut (Hypoproteinämie) bei Leberfunktionsstörungen oder nephrotischem Syndrom entstehen. Eine langsame Zunahme des Bauchumfanges mit weit ausladenden Flanken und eine Atembehinderung im Liegen durch Hochdrücken des Zwerchfells sind die Hauptsymptome. Die Punktion der Bauchhöhle hat heute überwiegend diagnostischen Wert, bei sehr ausgeprägter Atembehinderung schafft sie aber rasch Erleichterung.

Behandlung: Die Behandlung des Aszites besteht in dem Versuch, die Flüssigkeit auszuschwemmen; der Versuch, die Ursache des Aszites zu beseitigen, muß gleichfalls erfolgen, ist jedoch bei nur wenigen Krankheiten wie z. B. Herzinsuffizienz möglich.

12 Erkrankungen des Pankreas

12.1 Pankreatitis

Die akute Pankreatitis (Entzündung der Bauchspeicheldrüse) ist eine häufige Komplikation einer Mumpserkrankung oder auch anderer Virusinfektionen (z. B. Coxsackie-Viren). Sie wird heute aber auch im Rahmen von Kortison- und Zytostatikatherapien gesehen. Eine weitere wichtige Ursache sind Unfälle (Fahrradunfall mit stumpfem Bauchtrauma). Durch verbesserte und verfeinerte Untersuchungstechniken wird immer häufiger eine Fehleinmündung des Pankreasganges in den Dünndarm als Ursache von rezidivierender Pankreatitis gefunden. Die chronischen Entzündungen des Pankreas sind selten im Kindesalter.

Krankheitsbild: Das Spektrum der Symptomatik reicht von leichten Bauchschmerzen, nicht selten in engem zeitlichem Zusammenhang mit einer Mahlzeit (Freisetzung des Pankreassaftes durch den Nahrungsreiz), bis hin zur schwersten Schocksymptomatik mit hartem Bauch und Kreislaufkollaps. Hierbei kommt es zur Selbstverdauung des Pankreas (akute hämorrhagische Pankreatitis). Als wesentliches diagnostisches Merkmal findet sich eine Erhöhung der Amylase und Lipase im Serum bzw. Amylase im Urin.

Behandlung: Bei leichteren Formen der Pankreatitis (z. B. Mumps) genügt die Nahrungskarenz bzw. eine fettarme Kost; die Prognose ist sehr gut. Bei den schweren Formen ist das Rüstzeug der modernen Intensivmedizin erforderlich; dennoch besteht auch heute noch eine hohe Letalität. Als Spätkomplikation der Pankreatitis können sich Pseuodzysten entwickeln.

12.2 Zystische Fibrose (Mukoviszidose)

Die zystische Fibrose (CF) oder Mukoviszidose ist eine angeborene Erkrankung aller Schleimdrüsen, die ein abnorm zähflüssiges Sekret bilden. Sie manifestiert sich vorwiegend im Bereich des Magen-Darm-Traktes und der Lunge (s. S. 103). Bei der weißen Bevölkerung ist mit einer Häufigkeit der Erkrankung von 1:2000–3000 zu rechnen, wenngleich deutliche regionale Unterschiede gegeben sind. Die zystische Fibrose ist damit die häufigste angeborene Stoffwechselkrankheit.

Sie wird autosomal-rezessiv vererbt. Die Häufigkeit der heterozygoten Anlageträger beträgt etwa 3–5% in unserer Bevölkerung. Ist ein Kind in einer Familie an zystischer Fibrose erkrankt, so beträgt das Wiederholungsrisiko für die nachfolgenden Kinder jeweils 25%.

Der genetische Defekt bei der Zystischen Fibrose ist auf Chromosom 7 lokalisiert. 70% der Patienten haben eine Punktmutation (Austausch einer einzigen Base im DNS-Molekül gegen eine andere) in einem Gen, das ein Transportprotein mit einem hohen Molekulargewicht kodiert. Dieses Protein reguliert wahrscheinlich den Chloridkanal, so daß es zur Bildung und Sekretion von hochviskösem Schleim in den entsprechenden Drüsen, insbesondere in Pankreas, Leber und Bronchialdrüsen und zur Verlegung der Ausführungsgänge mit nachfolgender Zerstörung des Drüsengewebes kommt.

Krankheitsbild: Die Lunge ist bei der zystischen Fibrose fast immer mit in das Krankheitsgeschehen einbezogen (s. S. 103), so daß eine Symptomatik, die sowohl rezidivierende Bronchitiden im Säuglings- und Kleinkindesalter umfaßt als auch eine chronische Verdauungsstörung, immer an eine zystische Fibrose denken läßt.

10–20% aller Kinder mit zystischer Fibrose erkranken in der Neugeborenenperiode an einem Mekoniumileus, bei dem infolge eines sehr zähen, festen Kindspechs die unteren Dünndarmabschnitte verlegt werden und eine Darmpassage unmöglich machen. Intrauterin kann sich schon eine Ileussymptomatik einstellen und zu einer Darmperforation mit nachfolgender Mekoniumperitonitis führen.

Die Kinder werden nach der Geburt auffällig durch einen fehlenden Mekoniumabgang, zum Teil galliges Erbrechen und ein stark aufgetriebenes Abdomen (Ileussymptomatik). Durch rektale Einläufe mit N-Acetyl-Cystein oder auch dem wasserlöslichen Kontrastmittel Gastrografin versucht man zunächst, die Mekoniummassen zu lösen. Gelingt dies nicht, ist eine Operation nicht zu umgehen.

Bei mehr als 80% der Patienten mit zystischer Fibrose ist das Pankreas in seiner exokrinen Funktion eingeschränkt oder auch ausgefallen. Dies bedingt eine mangelnde Verdauung der Nahrungsbestandteile mit Absetzen von meist massigen und fettig-glänzenden, übelriechenden Stühlen. Die Stuhlfrequenz ist erhöht. Diese chronische Verdauungsinsuffizienz hat bald eine mehr oder minder stark ausgeprägte Dystrophie zur Folge, obgleich der Appetit der Patienten in der Regel – im Gegensatz zur Zöliakie – besonders gut ist (Abb. 10.3). Der Bauch der Kinder ist stark aufgetrieben und kontrastiert dann häufig zu den roten Wangen und mageren Extremitäten. Durch die starke Reduktion des Fettgewebes kommt es bei etwa 20% der Patienten zu einem Rektumprolaps (Schleimhautvorfall des Rektums), der sich nicht selten sogar als frühes Einzelsymptom findet und meist durch eine konservative Therapie, d. h. Enzymsubstitution, gut zu behandeln ist. Infolge der besonders stark ausgeprägten Fettverdauungsstörung kann es auch zu einer mangelnden Versorgung des Organismus mit fettlöslichen Vitaminen kommen.

Viele Kinder mit zystischer Fibrose klagen über rezidivierende Bauchschmerzen; sie sind Folge einer Unter- oder Überdosierung der Fermentpräparate oder häufiger Folge eines Mekoniumileusäquivalentes (= Sterkoralileus). Hierbei verlegen eingedickte Stuhlmassen, verbacken mit dem zähen Sekret der Dünndarm- und Dick-

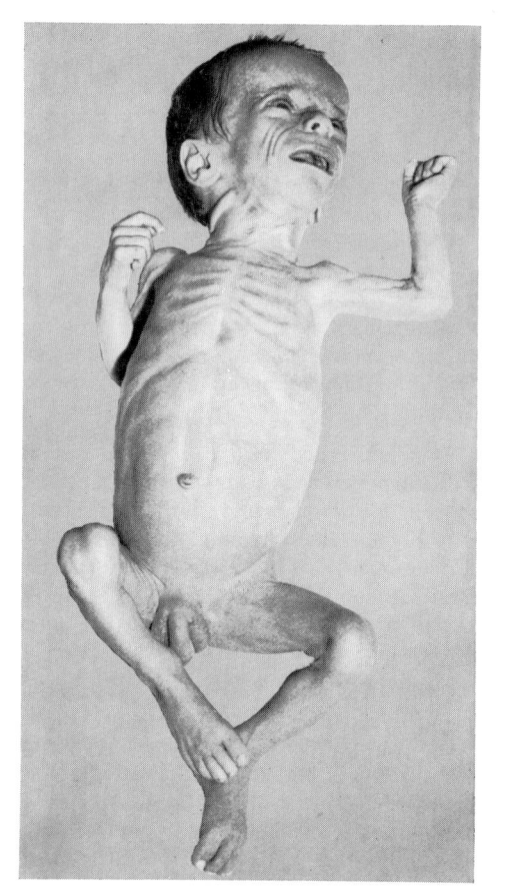

Abb. 10.3 6 Monate alter Knabe mit Mukoviszidose: schwere Dystrophie mit Schwund des Unterhautfettgewebes. (Aus: KELLER, W., WISKOTT, A.: Lehrbuch der Kinderheilkunde. Hrsg. von A. WISKOTT, K. BETKE, W. KÜNZER. 4. Auflage, Thieme, Stuttgart 1977.)

darmdrüsen den Darm, bevorzugt im Bereich des Zökums und führen zu einer ileusähnlichen Symptomatik. Man tastet dabei im rechten Unterbauch eine schmerzlose, verschiebliche Resistenz: Stuhlmassen.

Bei 5–10% der Patienten mit zystischer Fibrose entwickelt sich eine biliäre Leberzirrhose mit portaler Hypertension. Mit zunehmender Lebenserwartung findet sich diese Komplikation häufiger. Bei Männern mit zystischer Fibrose besteht meist infolge einer Unwegsamkeit des Gangsystems des Nebenhodens und der Samenbläschen eine Sterilität. Frauen mit zystischer Fibrose dagegen können schwanger werden.

Diagnose: Die Diagnostik der zystischen Fibrose stützt sich im allgemeinen auf die klinische Symptomatik und auf einen pathologischen Schweißtest (Pilocarpiniontophorese). Hierbei werden die Schweißdrüsen durch Pilocarpin zur Sekretion gereizt, der Schweiß gesammelt und in ihm die Natrium-Chlorid-Konzentration bestimmt. Es hat sich gezeigt, daß praktisch alle Patienten mit zystischer Fibrose eine erhöhte Natriumchloridkonzentration im Schweiß haben (Natrium > 60 mval/l). Nicht selten geben die Mütter auch spontan an, daß die Stirn des Kindes beim Küssen salzig schmecke. Alle anderen Tests (Lungenfunktionsanalyse, Prüfung der Pankreasfunktion mit Hilfe des Pankreozymin-Sekretin-Tests) bleiben in der Diagnostik wenigen, speziellen Fragestellungen vorbehalten.

Als Neugeborenen-Screening-Test war bis vor wenigen Jahren der Nachweis einer vermehrten Albuminkonzentration im Mekonium (BM-Test) üblich. Da sich jedoch zeigte, daß die Rate falsch positiver bzw. negativer Tests zu groß war, wird diese Methode wieder verlassen zugunsten eines Screening-Tests, der auf dem Nachweis einer vermehrten Konzentration von IRT im Blut beruht (IRT = immunoreaktives Trypsin, das aus dem Pankreas stammt). Eine Bestätigung der Diagnose hat in jedem Fall durch die Pilocarpiniontophorese zu erfolgen.

Eine pränatale Diagnose ist heute mit Hilfe einer Fruchtwasseruntersuchung (Nachweis von Enzymen im Fruchtwasser) und einer DNA-Analyse des Chromosoms 7 möglich.

Behandlung: Die Therapie der zystischen Fibrose ist bisher nur symptomatisch. Der Ausfall der Pankreasfunktion wird durch die Gabe von Enzympräparaten weitgehend kompensiert. Die Dosis richtet sich nach dem Stuhlverhalten der Patienten. Sie sollte so gewählt werden, daß Kinder 1–2mal täglich einen geformten Stuhl absetzen. Das Präparat ist während des Essens, nicht vorher zu geben. Die Kinder sollten eine ausgeglichene, kalorienreiche Kost erhalten; eine spezielle Diät ist nicht erforderlich. Bei ausgeprägter Mangelernährung kann man die wenig schmackhaften mittelkettigen Triglyzeride (MCT) als Fettkalorienspender zusätzlich anbieten, da für ihre Resorption die auch bei zystischer Fibrose im Darm verminderten Gallensäuren nicht notwendig sind. Multivitaminpräparate sind eine notwendige Ergänzung, da sie die Malabsorption der fettlöslichen Vitamine kompensieren. Zur Prophylaxe des Mekoniumileusäquivalentes sollten die Kinder oral N-Acetyl-Cystein erhalten, das den zähen Schleim in den Stuhlmassen auflöst. Zur Behandlung der Lungenveränderungen s. S. 103.

Prognose: Dank dieser symptomatischen Therapie hat sich die Prognose dieser auch heute noch unheilbaren Krankheit in den letzten Jahren deutlich verbessert. Vor 15 Jahren starb die Mehrzahl der Patienten mit zystischer Fibrose innerhalb der ersten 10 Lebensjahre; heute beträgt die mittlere Lebenserwartung über 25 Jahre. Damit gewinnen bei der Betreuung der Patienten die psychologischen Probleme aber zunehmend an Bedeutung. Auch hier können die Selbsthilfeorganisationen[2] von betroffenen Eltern und Ärzten wertvolle Hilfe geben.

---

[2] Deutsche Gesellschaft zur Bekämpfung der Mukoviszidose e. V., Adenauer Allee 11, D-5300 Bonn 1
CF-Selbsthilfe, Schurzelter Straße 520,
D-5100 Aachen

13 Erkrankungen der Leber und des Gallengangsystems

Die Leber erfüllt als größte Anhangsdrüse des Darmes zahlreiche Funktionen im Rahmen der Verdauung (Galle aktiviert die Fettverdauung), des Stoffwechsels (z. B. Verwertung von Galaktose und Fruktose), der Entgiftung (Harnstoffbildung, Medikamente); sie speichert Glykogen, bildet zahlreiche Eiweiße (Albumine, Blutgerinnungsfaktoren), verstoffwechselt das Bilirubin.

Krankheitsbild und Diagnose: Wegen ihrer zahlreichen unterschiedlichen Aufgaben manifestieren sich Erkrankungen der Leber unabhängig von der Ursache auf vielfältige Weise. Die Patienten klagen oft über uncharakteristisches Unwohlsein, leichtes Druckgefühl im Bauch oder eine gewisse Fettunverträglichkeit. Bei einer Galleabflußstörung geben die Patienten oft noch einen verstärkten Juckreiz an. Die Stühle sind meist dann auch lehmfarben weiß = acholisch, da kein Bilirubin mit der Galle in den Darm gelangt und zu Sterkobilin umgewandelt wird.

Bei der körperlichen Untersuchung ist eine Vergrößerung und leichte Druckschmerzhaftigkeit des Organs hinweisend auf eine Lebererkrankung. Auch kann die Milz, insbesondere bei entzündlichen Lebererkrankungen leicht mitangeschwollen sein. Das am ehesten sichtbare Symptom einer Lebererkrankung ist die Gelbsucht (Ikterus), die durch eine Erhöhung des Bilirubins bedingt wird.

Die Differenzierung, ob es sich hierbei um ein nicht wasserlösliches, indirektes, d. h. nicht an Glukuronsäure gekoppeltes Bilirubin handelt oder um wasserlösliches und daher mit dem Urin ausgeschiedenes (bierbraunes Urin) direktes, an Glukuronsäure gekoppeltes Bilirubin, gibt wichtige differentialdiagnostische Hinweise. So ist z. B. bei einer Galleabflußstörung (Cholestase) das direkte Bilirubin vermehrt im Blut nachweisbar, da es nicht in die Galle ausgeschieden werden kann und sich in das Blut zurückstaut.

Neben der Gelbsucht weisen die im Blut vermehrt nachzuweisenden Enzyme auf eine Lebererkrankung hin. Sie treten bei einer Leberschädigung aus den Leberzellen aus: z. B. die Transaminasen GOT und GPT, ferner GLDH und Gamma-GT. Fallen große Anteile der Leber in ihrer Funktion aus (z. B. Hepatitis), können Blutungssymptome infolge mangelnder Bildung von Blutgerinnungsfaktoren auftreten. Auch kann dann das aus dem Abbau von Aminosäuren aus dem Eiweiß entstehende Ammoniak nicht mehr zu Harnstoff entgiftet werden, so daß vermehrt Ammoniak im Blut erscheint und zu einer Bewußtseinsstörung der Patienten führt (Coma hepaticum bei Leberausfall).

13.1 Erkrankungen der Leber

Infektiöse Ursachen – z. B. Hepatitis-A- oder -B-Virus, Mononukleosevirus oder Zytomegalievirus werden an anderer Stelle besprochen.

Bei zahlreichen Stoffwechselkrankheiten ist die Leber von dem Defekt mitbetroffen, so daß sich die Erkrankung auch als Lebererkrankung manifestiert. Nicht selten steht sogar ihre Schädigung im Vordergrund der klinischen Symptomatik (s. S. 182). Viele Medikamente wie z. B. INH (Tuberkulosemittel) oder Antikonvulsiva (Valproat) vermögen die Leber zu schädigen.

13.1.1 Alpha$_1$-Antitrypsinmangel

Eine unbehandelbare Stoffwechselkrankheit ist der Mangel an Alpha$_1$-Antitrypsin (physiologisches, in der Leber synthetisiertes eiweißspaltendes Enzym), der nicht selten beim Neugeborenen zu verlängertem Ikterus mit dem Bild einer Neugeborenenhepatitis führt (erhöhtes direktes Bilirubin). Später kann sich dann eine Leberzirrhose mit Entwicklung einer portalen Hypertension einstellen.

13.1.2 Morbus Wilson

Die WILSONsche Krankheit ist eine Erkrankung der Leber und des Gehirns, bei der es u. a. zu einer abnormen Speicherung von Kupfer in den Leberzellen kommt und zu einer Degeneration von Hirngewebe. Bei älteren Kindern finden sich charakteristische Kupferablagerungen in der Hornhaut als KAYSER-FLEISCHERscher Ring. Die u. a. durch eine verminderte Synthese des kupfertransportierenden Enzyms Coeroluplasmin gekennzeichnete Erkrankung wird autosomal rezessiv vererbt.

Krankheitsbild: Klinische Krankheitszeichen von seiten der Leber mit Ikterus, Lebervergrößerung u. U. auch unter dem Bild einer hochakuten, schweren Hepatitis mit Koma treten nicht vor dem 4.–5. Lebensjahr auf. Spätsymptome sind Zeichen der Leberzirrhose mit portaler Hypertension und Krankheitssymptome von seiten des Gehirns, nämlich Sprach- und Bewegungsstörungen.

Diagnose: Die Diagnose wird heute gestellt mit Hilfe des Nachweises einer erhöhten Kupferausscheidung im Harn sowie dem erhöhten Kupfergehalt der Leber. Als Behandlung kann ein das Kupfer bindender Chelatbildner (D-Penicillamin) gegeben werden, der über die Niere ausgeschieden wird.

13.1.3 Leberzirrhose

Hauptursache für die Ausbildung einer Leberzirrhose beim Kind sind bestimmte Formen der Leberentzündung (Hepatitis B) und Stoffwechselkrankheiten.

Krankheitsbild und Diagnose: Kinder mit Leberzirrhose haben nicht selten neben den Zeichen der portalen Hypertension (große Milz, Ösophagusvarizen, Thrombozytopenie) und der Leberschädigung (Ikterus) sog. Spider-Naevi (Gefäßsternchen) im Gesicht und auf der Brust oder auch eine starke Rötung der Handinnenflächen. Bei schwerer Leberzirrhose können Trommelschlegelfinger und -zehen mit Uhrglasnägeln wie bei chronischen Lungenerkrankungen oder Herzfehlern mit Zyanose auftreten. Die Leberzirrhose wird durch die histologische Untersuchung eines durch Leberpunktion gewonnenen Leberzylinders nachgewiesen.

Der normale Läppchenaufbau der Leber ist derart gestört, daß durch breite Bindegewebsstraßen, die von GLISSONschen Periportalfeldern (sie liegen zwischen benachbarten Leberläppchen) in die Leberläppchen einstrahlen, das Lebergewebe in unterschiedlich große Knoten zergliedert wird. Dabei wird das Gallengangabflußsystem der Leber ebenso gestört wie die Blutzirkulation.

Das in der Pfortader gesammelte Blut kann nicht mehr ungehindert an den Leberzellbalken vorbei zu den Leberzentralvenen abfließen, sondern wird zurückgestaut. Dadurch schwillt die Milz an. Das Pfortaderblut sucht nach anderen Abflußwegen an der Leber vorbei in die Hohlvene. Diese Nebenwege findet es in der Speiseröhre und am Mastdarm, wobei sich entsprechende Venen krampfaderähnlich erweitern. Aus diesen Ösophagusvarizen, sehr viel seltener aus Rektumvarizen, kann es zu lebensbedrohlichen, schwer stillbaren Blutungen kommen. Diese Blutungsbereitschaft kann dadurch noch gefördert werden, daß sich infolge der Milzvergrößerung ein Hypersplenismus (Überfunktion der Milz) einstellt mit Entwicklung einer Thrombozytopenie und Leukopenie (evtl. auch Anämie) und daß infolge der Leberfunktionsstörung die Blutgerinnungsfaktoren vermindert gebildet werden (Quick-Wert erniedrigt).

Blutungsfördernd kann die Gabe von Azetylsalizylsäure (fiebersenkend, schmerzstillend) sein, die die Thrombozytenverklebung hemmt, so daß alle Medikamente, die Azetylsalizylsäure enthalten, bei Patienten mit Leberzirrhose kontraindiziert sind.

Die Leberinsuffizienz mit einer verminderten Neubildung von Bluteiweißen (Hypoproteinämie), besonders von Albumin, und der erhöhte Blutdruck im Pfortaderkreislauf sind die Hauptursachen für das Auftreten eines Aszites.

Behandlung: Eine ursächliche Behandlung der Leberzirrhose ist nicht möglich. Die symptomatischen Behandlungsmaßnahmen bestehen in der Ausschwemmung eines Aszites sowie der Blutstillung bei einer Ösophagusvarizenblutung.

Bei einer massiven Ösophagusvarizenblutung versucht man heute, medikamentös (Vasopressin) den Blutdruck im Pfortaderkreislauf zu senken; bei einigen Patienten ist man gezwungen, eine Sonde (Sengstaken-Sonde) in die Speiseröhre einzuführen. Ihre Manschette wird aufgeblasen, tamponiert die Speiseröhre aus und komprimiert damit die Varizen.

Bei der Ösophagusvarizenverödung (Sklerosierung), einer weiteren Therapiemöglichkeit zur Prophylaxe bzw. Therapie einer Blutung, wird um und in die Varizen ein Verödungsmittel gespritzt, so daß es zu einer Vernarbung der Schleimhautoberfläche bzw. der Krampfader selbst kommt. Um der Komplikation der Ösophagusvarizenblutung vorzubeugen, wird bei bestimmten Patienten eine Gefäßoperation durchgeführt, indem der Druck im Pfortadersystem durch eine künstliche Querverbindung (portokavaler Shunt) zwischen Hohlvene (Vena cava) und Pfortader gesenkt wird.

Prognose: Eine einmal gestörte Leberfunktion ist irreversibel, jedoch sollen alle die Leber weiterschädigenden Substanzen gemieden werden. Aus den genannten Gründen hat daher die Leberzirrhose eine schlechte Prognose.

13.2 Erkrankungen des Gallengangsystems

Gallengangsatresie (s. S. 550, 25. Teil: Kinderchirurgie und Kinderurologie)

13.2.1 Cholangitis, Cholelithiasis

Erkrankungen des Gallengangsystems sind im Kindesalter sehr selten. Gelegentlich findet sich bei der Colitis ulcerosa eine aufsteigende, eitrige Entzündung der großen Gallengänge (Cholangitis), selten einmal eine Entzündung der Gallenblase als Komplikation bei Steinen (Cholelithiasis). Dank der modernen Ultraschalldiagnostik werden Gallensteine im Kindesalter häufiger gesehen als man bisher angenommen hat. Gerade bei vermehrtem Anfall von Gallenfarbstoff infolge verstärkten Hämoglobinabbaus bei Hämolyse (z. B. Thalassämie, Sichelzellenanämie) werden vermehrt solche Pigmentgallensteine gefunden.

Krankheitsbild: Häufig machen sie klinisch keine Beschwerden, manchmal uncharakteristische rechtsseitige Oberbauchbeschwerden mit einer gewissen Fettunverträglichkeit. In seltenen Fällen kann ein solcher Stein einmal in den großen Gallengang abgehen, ihn verlegen und unter heftigsten kolikartigen Schmerzen zu einem Verschlußikterus mit farblosen, weißen, acholischen Stühlen führen. Durch die Ultraschalldiagnostik hat die Röntgenuntersuchung des Gallengangsystems (Cholangiogramm) an Bedeutung verloren.

Behandlung: Bei der akuten Gallensteinkolik ist neben subjektiv angenehmer lokaler Wärmeapplikation die Gabe von krampf- und schmerzstillenden Medikamenten angezeigt. Später müssen dann Steine und Gallenblase operativ entfernt werden.

Weiterführende Literatur

BACHMANN, K. D., EWERBECK, H., KLEIHAUER, E., ROSSI, E., STALDER, G.: Pädiatrie in Praxis und Klinik. Band 2. 2. Auflage, Fischer, Thieme, Stuttgart 1989

v. HARNACK, G. A.: Kinderheilkunde. 7. Auflage, Springer, Berlin 1987

KELLER, W., WISKOTT, A.: Lehrbuch der Kinderheilkunde. Hrsg. von K. BETKE, W. KÜNZER. 6. Auflage, Thieme, Stuttgart 1990

NIESSEN, K. H.: Pädiatrie. V. Ch.-Verlagsgesellschaft, Weinheim 1987

ROSSI, E.: Pädiatrie. 2. Auflage, Thieme, Stuttgart 1989

11. Teil: Krankheiten der Drüsen mit innerer Sekretion

WOLFGANG G. SIPPELL

1 Hormone und ihre Regulation

Innersekretorische oder endokrine Drüsen geben ihre Sekrete in Form von *Hormonen* direkt an das Blut ab. Außerdem gibt es sog. Neurohormone, welche von bestimmten Nervenzellen gebildet, auf Nervenbahnen transportiert und an deren Ende an die Nachbarschaft abgegeben werden. Diesen Vorgang nennt man *Neurosekretion*. Schließlich können sog. Gewebshormone von einzelnen Zellen, z. B. im Magen-Darm-Trakt, gebildet und an das Blut oder direkt an die Nachbarzellen (sog. parakrine Sekretion) abgegeben werden. Als gesichert endokrine Drüsen gelten heute: bestimmte Kerngebiete des Zwischenhirns *(Hypothalamus), Hirnanhangsdrüse, Zirbeldrüse, Schilddrüse, Nebenschilddrüse, Nebenniere, Hoden, Eierstock, Bauchspeicheldrüse* (vgl. Insulin, S. 81), *Darm, Herz* und *Niere* (Renin).

Hormone sind hochspezifische Wirkstoffe, die über den Blutweg im gesamten Organismus verteilt werden. Sie steuern wichtige Stoffwechselfunktionen, aber nur in denjenigen Zielorganen des Körpers, die die spezifischen Empfangsstrukturen oder *Rezeptoren* für das betreffende Hormon besitzen. Fehlt der Rezeptor im Zielorgan etwa auf Grund eines angeborenen Stoffwechseldefekts, so bleibt die Hormonwirkung trotz funktionierender Hormondrüse, trotz ausreichender oder gar erhöhter Hormonspiegel im Blut und trotz ansonsten normal erscheinendem Zielorgan aus.

Die jeweilige Höhe des Hormonspiegels wird ständig in einem *Reglerkreis* genau eingestellt. In bestimmten Arealen des Hypothalamus liegt ein empfindlicher Meßfühler. Sinkt der Blutspiegel z. B. von Schilddrüsenhormon (Thyroxin) infolge verminderter Produktion oder vermehrten Verbrauchs in der Peripherie ab, so wird vom Hypothalamus ein Freisetzungshormon (Releasing Hormone), in diesem Falle das **T**hyreotropin **R**eleasing **H**ormone (TRH), über direkte Blutgefäßverbindungen an die benachbarte Hirnanhangsdrüse (Hypophyse) abgegeben (vgl. Abb. 11.1). Dies bewirkt im Hypophysenvorderlappen die Ausschüttung des auf die periphere Hormondrüse gerichteten, sog. tropen Hormons, in unserem Beispiel des thyreotropen oder **T**hyreoidea-**s**timulierenden **H**ormons (TSH). Unter dem Einfluß des TSH schließlich wird die Schilddrüse (Thyreoidea) zu vermehrter Sekretion veranlaßt,

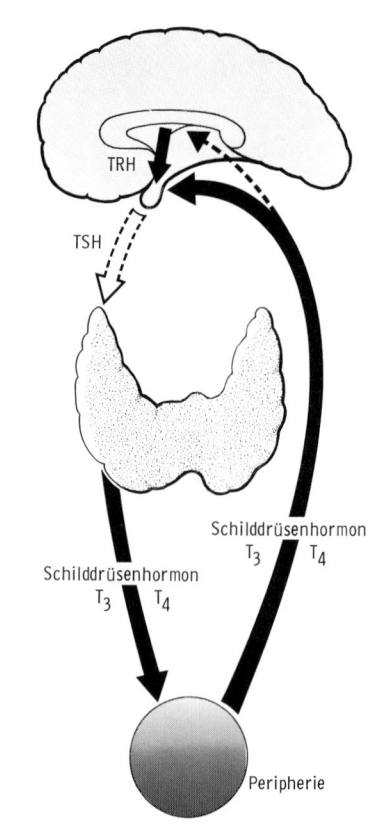

Abb. 11.1 Schema eines endokrinen Regelkreises am Beispiel der Regulation der Schilddrüsenfunktion. (Aus: FREYSCHMIDT, P.: Schilddrüsenerkrankungen. 2. Auflage. Thieme, Stuttgart 1981.)

was zum Wiederanstieg des Thyroxinspiegels im Blut führt. Hypothalamus, Hypophyse und zugehörige periphere Hormondrüse werden auch als *hormonelle Achse* bezeichnet.

Hormonelle Störungen können durch Fehlleistungen der peripheren Hormondrüse selbst bedingt sein. In solchen Fällen spricht man von einer *primären* Störung, also z. B. bei Unterfunktion der Schilddrüse von einer primären Hypothyreose. Liegt dagegen der Ort der Störung im Bereich der Hypophyse, so bezeichnet man sie als *sekundär;* bei TSH-Ausfall kommt es also zur sog. sekundären Hypothyreose. Als *tertiär* bezeichnet man eine hormonelle Störung mit Sitz im Bereich des Hypothalamus.

Hormonbestimmungen werden meist im Blut (entweder Serum oder Plasma) oder im Urin durchgeführt. Durch die im letzten Jahrzehnt entwickelten hochempfindlichen immunologischen Nachweismethoden (z. B. **R**adio-**I**mmuno-**A**ssay = RIA) ist es möglich geworden, fast alle Hormone auch in sehr kleinen Blutmengen zu messen. Mit solchen Methoden können heute auch bei Neugeborenen und Säuglingen viele Hormonstörungen sicher diagnostiziert und ihre Therapie genau überwacht werden.

Bei Hormonbestimmungen im Urin wird die Hormonmenge auf den Tag berechnet. Erhält das Labor irrtümlich nur die halbe Tagesmenge des Urins, so wird nur die halbe Hormonmenge gefunden, woraus dann falsche Schlüsse gezogen werden. Verluste beim Urinsammeln sind besonders bei Säuglingen und Kleinkindern möglich. Unregelmäßigkeiten müssen aber stets mitgeteilt werden, damit falsche Folgerungen vermieden werden.

2 Zwischenhirn (Hypothalamus) und Hirnanhangsdrüse (Hypophyse)

2.1 Hypophysenvorderlappen (HVL)

Der Hypophyse*nvorder*lappen ist eine zentrale Umschalt- und Verstärkerstation für die Steuerung anderer Hormondrüsen. Es gibt sog. *trope Hormone* ab, welche auf die peripheren endokrinen Drüsen gerichtet sind und diese zur vermehrten Hormonproduktion veranlassen. Alle HVL-Hormone sind Eiweißkörper **(Proteohormone)** und daher nur parenteral wirksam; die für die Kinderheilkunde wichtigsten sind:

- TSH = **T**hyreoidea-(**S**childdrüse)**s**timulierendes **H**ormon (thyreotropes Hormon, Thyreotropin), welches die Schilddrüse steuert.
- ACTH = **A**dreno-**c**ortico-**t**ropes **H**ormon (Kortikotropin), welches die Nebennierenrinde zu vermehrter Kortisolabgabe veranlaßt.

Zwei gonadotrope Hormone (Gonadotropine), welche unabhängig vom Geschlecht die Tätigkeit der Keimdrüsen (Gonaden) regulieren:

- LH = **l**uteinisierendes **H**ormon, steuert die Bildung der Sexualhormone,
- FSH = **F**ollikel-**s**timulierendes **H**ormon, regelt die Tätigkeit der Gewebe, welche die Keimzellen bilden.
- STH = **S**omato-**t**ropes **H**ormon (Somatotropin) = **W**achstums**h**ormon (WH) = engl. Hu-

man **G**rowth **H**ormone (HGH). Es fördert das Längenwachstum des Skeletts im Bereich der Wachstumsfugen sowohl direkt als auch über in der Leber und in der Skelettmuskulatur gebildete Wuchsstoffe, die *Somatomedine* bzw. **I**nsulin-like **G**rowth **F**actors (IGF), deren wichtigster, das **S**omato**m**edin C (SM-C), identisch mit IGF-I ist.

Im Kindesalter weniger wichtige HVL-Hormone sind PRL = **Pr**o**l**aktin (laktotropes Hormon) und MSH = **M**elanozyten-**s**timulierendes **H**ormon. PRL fördert die Milchsekretion und das Wachstum der Brustdrüse; über seine Wirkungen beim männlichen Geschlecht ist noch nichts Sicheres bekannt. MSH fördert die Pigmentbildung in der Haut und wird zusammen mit dem ACTH gebildet.

Die HVL-Hormone werden ihrerseits durch Hormone aus dem Zwischenhirn *(Hypothalamus)* gesteuert. Diese Hormone bestehen meist nur aus wenigen Aminosäuren (Oligopeptide) und sind inzwischen in synthetischer Form zur Diagnostik, z. T. auch zur Behandlung verfügbar. Sie werden je nach Wirkung auf den HVL als Freisetzungs-*(Releasing-)* oder Hemmungs-*(Inhibiting-)*Hormone bezeichnet. Von ihnen sind heute praktisch von Bedeutung das TRH (**T**hyreotropin **R**e**l**easing **H**ormone), das GnRH oder LHRH (**Gon**adotropin- oder **LH** **R**eleasing **H**ormone), das GHRH (**G**rowth **H**ormone **R**eleasing Hormone) und das CRH (**C**orticotropin **R**eleasing **H**ormone). TRH setzt TSH und Prolaktin (PRL) frei und wird zur Diagnostik von Schilddrüsenfunktionsstörungen genutzt (TRH-Test, S. 189). LHRH setzt vorwiegend LH, aber auch FSH frei und ist vor allem bei der Differentialdiagnose des Hypogonadismus wichtig (LHRH-Test, S. 201).

GHRH steuert zusammen mit dem GH Inhibiting Hormone *Somatostatin* die STH-Produktion des HVL und wird neuerdings zur Diagnostik des STH-Mangels eingesetzt (GHRH-Test, s. u.). CRH setzt ACTH frei und findet Verwendung in der Differentialdiagnostik des Cushing-Syndroms (CRH-Test, S. 196).

Praktisch alle hypothalamischen Steuerungshormone werden nicht gleichförmig, sondern in Form kurzer Sekretionsspitzen gebildet und direkt an die Hypophyse abgegeben. Auf HVL-Ebene findet sich diese **pulsatile Sekretion** insbesondere bei den Gonadotropinen LH und FSH sowie beim STH.

2.2 Erkrankungen des Hypophysenvorderlappens

2.2.1 Hypophysärer Minderwuchs

Der hypophysäre Minderwuchs entsteht bei Ausfall des Wachstumshormons. In mehr als der Hälfte der Fälle liegt ein hypothalamischer Defekt, also ein Ausfall des GHRH vor.

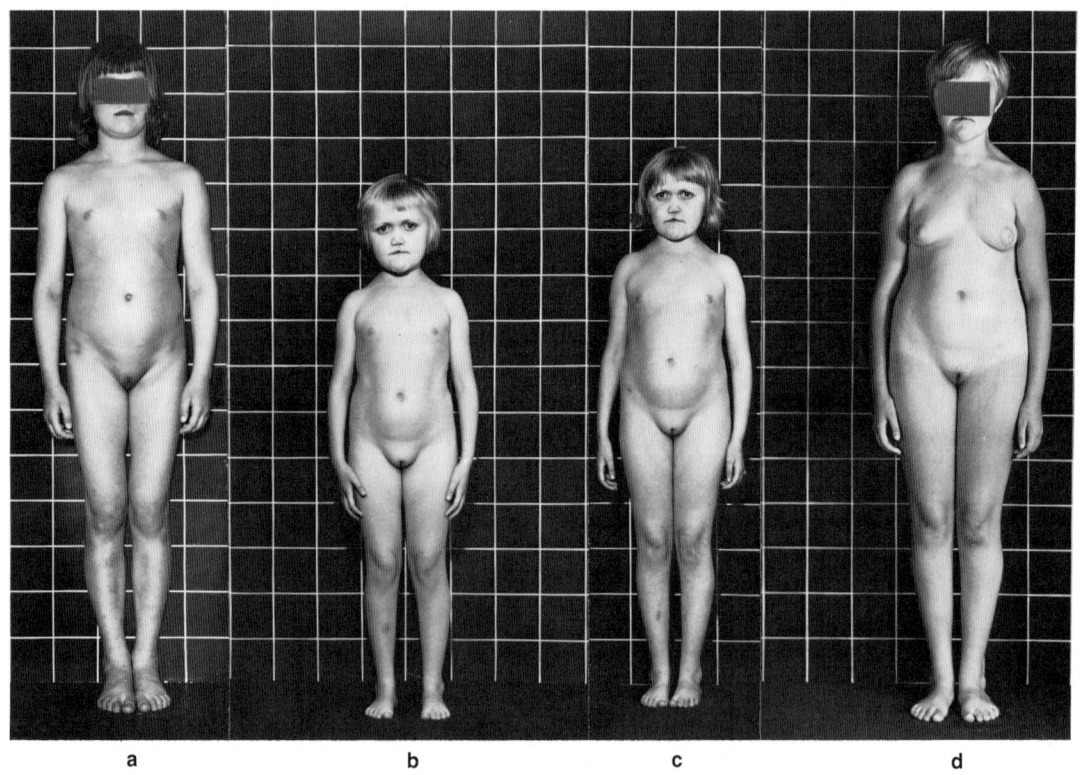

Abb. 11.2 a–d Wachstum eines hypophysären Zwerges unter Behandlung mit humanem Wachstumshormon (HGH).
a Gesundes Vergleichskind 11 Jahre.
b Mädchen mit HGH-Mangel und Lippen-Kiefer-Gaumenspalte im Alter von 11 Jahren,
c gleiches Kind mit 14 Jahren,
d gleiches Mädchen mit 18 Jahren nach Behandlung mit HGH
(Aus: Keller, W., Wiskott, A.: Lehrbuch der Kinderheilkunde. Hrsg. von K. Betke, W. Künzer. 5. Auflage, Thieme, Stuttgart 1984.)

Ursache des STH-Mangels können angeborene Fehlbildungen, Tumoren im Hypophysenbereich (z. B. Kraniopharyngeom), Schädelbasisverletzungen mit Durchtrennung des Hypophysenstiels oder Hypophysennekrosen nach Beckenendlage-Entbindung oder nach schweren Schockzuständen (z. B. Verbrennungsschock) sein. Selten wird ein STH-Mangel vererbt (Gendefekt). Die Mehrzahl der Fälle ist ursächlich nicht zu klären und wird als *idiopathisch* bezeichnet.

Krankheitsbild: Das Krankheitsbild ist durch die nach dem 1. Lebensjahr stark erniedrigte Wachstumsgeschwindigkeit gekennzeichnet, die im Schulalter nur noch 1–4 cm/Jahr beträgt (normal 5–6 cm/Jahr). Hypophysäre Zwerge sind extrem klein (Größe deutlich unter der 3. Perzentile, s. Abb. 11.2), dabei aber normal proportioniert.

Sie wirken oft etwas rundlich und puppenhaft; Nase, Kinn, Hände und Füße sind klein und zierlich *(Akromikrie)*. Bei Knaben findet sich oft ein auffallend kleines Genitale (Mikropenis).

Das Skelettalter ist deutlich retardiert und entspricht meist dem Längenalter. Da STH den Blutzucker anhebt, besteht gelegentlich Hypoglykämieneigung mit verminderter Insulintoleranz. Die Intelligenz ist meist normal. Häufig bleibt die Pubertät aus, weil gleichzeitig ein LH- und FSH-Mangel besteht.

Diagnose: Die Diagnose wird gesichert durch erniedrigtes SM-C (IGF-I) im Nüchternserum sowie durch den fehlenden oder verminderten STH-Anstieg im Blut nach Gabe von Insulin, Arginin, Glukagon/Propanolol, Clonidin, GHRH oder anderen Substanzen, die die STH-Sekretion stimulieren. Wegen der Hypoglykämiegefahr darf eine *Insulinbelastung* nur stationär unter ständiger sorgfältiger Beobachtung des Patienten und regelmäßigen Blutzuckerkontrollen bei offenem i.v. Zugang und bereitliegender Spritze mit 10–20% Glukoselösung durchgeführt werden.

Bei unklarem Ergebnis der STH-Stimulationstests kann die STH-Spontansekretion während des Schlafs durch Blutentnahmen über einen verlängerten Venenkatheter untersucht werden (sog. *STH-Nachtprofil*). Sie ist bei minderwüchsigen Kindern mit hypothalamisch bedingtem STH-Mangel, z. B. bei schwerer konstitutioneller Entwicklungsverzögerung (KEV, vgl. S. 201) pathologisch vermindert.

Behandlung: Zur Behandlung muß humanes Wachstumshormon, biosynthetisch hergestellt, täglich abends s.c. gegeben werden, so lange, bis die Wachstumsfugen im wesentlichen verschlossen sind. Mit dieser derzeit noch sehr teuren und aufwendigen Therapie kann nach anfänglichem Aufholwachstum ein normales Längenwachstum mit fast normaler Erwachsenengröße erreicht werden. Die Wirksamkeit von biosynthetischem STH bei Minderwuchsformen *ohne* typischen STH-Mangel (z. B. ULLRICH-TURNER-Syndrom, familiärer Minderwuchs, renaler Minderwuchs usw.) ist derzeit noch nicht endgültig gesichert.

Fälle, bei denen *alle* HVL-Hormone fehlen, bezeichnet man als *Panhypopituitarismus*. Dabei kann auf eine Substitution mit Nebennierenhormonen in der Regel verzichtet werden, da auch bei ACTH-Ausfall die Nebennierenrinde eine gewisse Grundtätigkeit aufrechterhält.

2.2.2 Kraniopharyngeom

Beim Kraniopharyngeom, einem zystischen Hypophysentumor, der besonders bei Kindern vorkommt, treten frühzeitig Wachstumsverlangsamung und, durch die Nachbarschaft zur Sehnervenkreuzung (Chiasma opticum) bedingt, Gesichtsfeldausfälle auf. Neben allgemeinen Hirndruckzeichen und einem Diabetes insipidus (s. u.) entwickelt sich ein zunehmender *Panhypopituitarismus*. Die Behandlung ist operativ.

2.3 Hypophysenhinterlappen (HHL)

Er ist entwicklungsgeschichtlich Teil des Hypothalamus, besteht also aus Nervengewebe. Die HHL-Hormone werden durch *Neurosekretion* in bestimmten hypothalamischen Kernen gebildet, auf Nervenbahnen zum HHL transportiert und von dort ans Blut abgegeben. Beide HHL-Hormone bestehen aus je 9 Aminosäuren (Nonapeptide):

1. Das ADH = **A**nti**di**uretisches **H**ormon *(Adiuretin)* = **A**rginin-**V**aso**p**ressin (AVP) steigert die Wasserrückresorption in der Niere und senkt dadurch die Blutosmolalität. In höheren Dosen wirkt es blutdrucksteigernd durch Kontraktion der glatten Gefäßmuskulatur und wird daher auch *Vasopressin* genannt.
2. Das *Oxytozin* wirkt kontrahierend auf die glatte Muskulatur des Uterus (Wehentätigkeit) und der Milchausführungsgänge der Brustdrüse (Milchentleerung).

2.4 Erkrankungen des Hypophysenhinterlappens

2.4.1 Diabetes insipidus neurohormonalis (Wasserharnruhr)

Bei Ausfall des ADH kommt es zum Krankheitsbild des Diabetes insipidus (lat. nicht schmeckend, d. h. im Vergleich zum süß schmeckenden Harn beim Diabetes mellitus). Die Kranken sind dann nicht mehr in der Lage, den Harn zu konzentrieren. Es werden pro Tag 2–8 l eines wasserklaren Urins (*Polyurie,* die oft mit „Not"-Enuresis verbunden ist) mit einem spezifischen Gewicht von unter 1010 entleert. Die Folge ist ständiger Durst, welcher die Kinder jede erreichbare Flüssigkeit, selbst den eigenen Harn, gierig trinken läßt *(Polydipsie).*

Ursache: Geläufig sind Tumoren (Kraniopharyngeom, Optikusgliom, Dysgerminom), Schädel-Hirn-Trauma, Restzustände nach Enzephalitis, Meningitis (Tbc), schwerer Sepsis oder die Hand-Schüller-Christian-Erkrankung bzw. Histiozytose X (beides sind Retikulosen, die letztere ist maligne, s. S. 562). Rund die Hälfte aller Fälle von Diabetes insipidus bei Kindern bleiben aber ursächlich unklar und werden dann als idiopathisch bezeichnet. Häufig wird im weiteren Verlauf bei CT- bzw. MRT-Kontrollen dann doch noch ein Tumor entdeckt. Ein Teil der Fälle scheint durch Autoantikörper gegen ADH-produzierende Zellen bedingt zu sein.

Krankheitsbild: Polydipsie und Polyurie treten oft recht unvermittelt auf und werden nicht selten zunächst als psychogene Störung verkannt. Am liebsten wird Leitungswasser getrunken. Die Haut ist warm und trocken, Schweiß- und Speichelsekretion sind herabgesetzt. Bei Säuglingen und Kleinkindern sind Fieber ohne Entzündungszeichen *(Durstfieber),* Gewichtsverlust, Gedeihstörung, Erbrechen und Obstipation typische Zeichen.

Diagnose: Sie wird gesichert im sog. *Durst-* oder *Konzentrationsversuch,* der nur unter strengster Überwachung durch die Kinderkrankenschwester durchgeführt werden darf. Beginn frühmorgens! Lediglich ältere Schulkinder darf man bereits über Nacht dursten lassen. Einfacher ist der *Adiuretin-(DDAVP-)Test,* bei welchem unter Gabe von ADH die tägliche Urinmenge zur Norm abfallen und das spezifische Gewicht und die Osmolalität des Urins über 1010 bzw. 500 mosm/kg ansteigen muß.

Behandlung: Sie erfolgt heute durch regelmäßige intranasale Gabe von synthetisch abgewandeltem, verlängert wirksamem ADH (DDAVP, Minirin), wobei Flüssigkeitsbilanz und spezifisches Gewicht des Urins zu überwachen sind.

2.4.2 Diabetes insipidus renalis

Es gibt eine X-chromosomal vererbte, angeborene Sonderform des Diabetes insipidus, welche nicht durch ADH-Ausfall, sondern durch *Nichtansprechen* der Niere auf ADH verursacht wird, den sog. Diabetes insipidus renalis *(ADH-Rezeptordefekt).* Die (fast immer) männlichen Säuglinge zeigen wochenlang unklares Fieber (Durstfieber). Der Adiuretintest bleibt negativ. Therapeutisch wird das Leiden paradoxerweise durch Gabe von Saluretika vom Typ der Thiazide (Esidrix®) gebessert. Der junge Säugling muß viel Flüssigkeit über eine Sonde erhalten.

2.4.3 Syndrom der inadäquaten ADH-Sekretion

(SIADH) = ADH-Exzeß = Schwartz-Bartter-Syndrom

Ursache: Bei hypothalamischen Tumoren, nach größeren neurochirurgischen Eingriffen, bei Enzephalitis, nach Hirntraumen, bei schwerkranken, meist beatmeten Früh- und Neugeborenen, nach perinataler Asphyxie und/oder Hirnblutung, aber auch bei schwerem Asthma, zystischer Fibrose, Pneumonien, Rechtsherzinsuffizienz oder bei Zytostatikatherapie kann es zu einer pathologischen Überproduktion von ADH kommen.

Krankheitsbild: Klinisch geht die Störung mit Schläfrigkeit, Bewußtseinstrübung, zuweilen auch mit Krämpfen einher. Immer findet sich ein Gewichtsanstieg, oft mit peripheren Ödemen. Das erste Symptom, die verminderte Urinproduktion, wird meist übersehen. Der Urin ist hochkonzentriert, es entwickelt sich eine Hypervolämie mit Hirnödem.

Diagnose: Im Serum sind Osmolarität und Natriumgehalt erniedrigt, im Urin erhöht.

Behandlung: Sie besteht in der Beseitigung der auslösenden Ursache, sofortiger Verminderung der Flüssigkeitszufuhr und Gabe von Diuretika, in schweren Fällen maschinelle Hyperventilation und Dexamethason-Gaben (Hirnödem-Therapie).

3 Schilddrüse (Thyreoidea)

3.1 Bedeutung der Schilddrüse

Beim Kind spielt die Schilddrüse eine besonders wichtige Rolle, da Schilddrüsenhormon einerseits im Rahmen der Gehirnentwicklung für die *Myelinisierung*, d. h. für die normale Ausreifung der Markscheiden der Nervenzellen, und andererseits für ein normales *Längenwachstum* erforderlich ist. Die Schilddrüse benötigt zur Produktion ihrer Hormone *Jod*, welches mit der Nahrung in ausreichender Menge (um 200 µg/Tag) zugeführt werden muß. Die mittlere Jodzufuhr liegt in Deutschland allerdings bei nur 35–60 µg/Tag. Sie sollte heutzutage durch die Verwendung von sog. Vollsalz, welches auf Grund der neuen Diätverordnung 20 mg Jod/kg enthält, um ca. 100 µg/Tag angehoben werden.

Das hauptsächlich von der Schilddrüse gebildete Hormon, das *Thyroxin (T_4)* enthält 4 Jodatome, während das vorwiegend in der Peripherie aus dem T_4 entstehende *Trijodthyronin (T_3)* nur 3 Jodatome trägt. Es ist das eigentlich biologisch aktive, vom Rezeptor gebundene Hormon. Im Blut ist T_4 zum größten Teil an spezifische Transportproteine, insbesondere das **T**hyroxin-**b**indende **G**lobulin (TBG) gebunden; biologisch wirksam ist jedoch nur der nicht eiweißgebundene, freie Anteil (fT_4). Der T_4-Spiegel im Blut wird in einem Reglerkreis (S. 184 bzw. Abb. 11.1) über die Achse Hypothalamus-TRH-Hypophyse-TSH-Schilddrüse-T_4 konstant innerhalb eines Normbereichs von ca. 5–13 µg/dl gehalten. Bei Ausfall der Schilddrüse steigt der TSH-Spiegel von normal 0,1–4,0 µE/ml auf Werte bis zu 100 µE/ml und mehr an.

Die embryonale Entwicklung der Schilddrüse beginnt sehr früh; ab der 10. SSW wird Jod gespeichert, die Hypophyse enthält bereits TSH. Eiweißgebundenes Schilddrüsenhormon kann die Plazentarschranke nicht passieren, freies Thyroxin (fT_4) nur begrenzt, Jod dagegen gut. Unmittelbar nach der Geburt steigen TSH, T_4 und T_3 auf Werte weit über dem Erwachsenennormbereich an. Während TSH ab dem 3. Lebenstag wieder normal niedrig ist, bleiben T_4 und T_3 während der Säuglingszeit erhöht.

3.2 Untersuchung der Schilddrüse

Neben der klinischen Untersuchung (Lage, Größe, Konsistenz, Schwirren, Pulsationen) durch Tasten und Halsumfangsmessung hat heute die *Sonographie* zur genauen Bestimmung von Lage, Größe und Struktur der Schilddrüse an Bedeutung gewonnen. Die Funktionslage der Schilddrüse wird durch Bestimmung der Hormone T_4, fT_4 oder TBG, T_3 und TSH in je 0,5–1 ml Blut ermittelt. Bei Schilddrüsen*unterfunktion* (Hypothyreose) ist der T_4-Spiegel erniedrigt, bei -*überfunktion* (Hyperthyreose) erhöht. Eine wesentlich genauere Aussage ist mit dem sog. *TRH-Test* möglich.

Dabei wird TSH basal und stimuliert bestimmt, d. h. vor und 30 (60, 90, 120) Minuten nach langsamer i.v. Gabe von 100 µg/m² TRH. Bei der primären Hypothyreose ist das basale, besonders aber das stimulierte TSH massiv erhöht, bei Hyperthyreose dagegen ist TSH nicht nachweisbar niedrig und steigt auch nach TRH-Gabe nicht an. Bei Kindern, die unter Behandlung mit Schilddrüsenhormon stehen, darf am Untersuchungstag die tägliche Dosis erst **nach** der Blutentnahme gegeben werden, da sonst irrelevant hohe Hormonspiegel gemessen werden.

Bei der angeborenen Hypothyreose, die in der Regel durch mangelhafte Ausbildung oder völliges Fehlen der Schilddrüse bedingt ist, kann Lage und Größe der Schilddrüse im sog. *Szintigramm* dargestellt werden. Hierzu werden heute die Isotope Technetium (^{99m}Tc) oder Jod 123 verwendet, die im Gegensatz zum Jod 131 eine viel geringere Strahlenbelastung haben. Die Szintigraphie, insbesondere in Form der neuen Fluoreszenzszintigraphie, ist weiterhin zur Untersuchung bestimmter Kropfformen wichtig.

3.3 Erkrankungen der Schilddrüse

3.3.1 Schilddrüsenunterfunktion

Die meisten Formen der Schilddrüsenunterfunktion (Hypothyreose) im Kindesalter sind angeboren. *Die Hypothyreose ist die häufigste angeborene endokrine Erkrankung;* sie kommt in Westeuropa mit einer Häufigkeit von 1:4000 vor. Mädchen sind etwa doppelt so häufig betroffen wie Knaben.

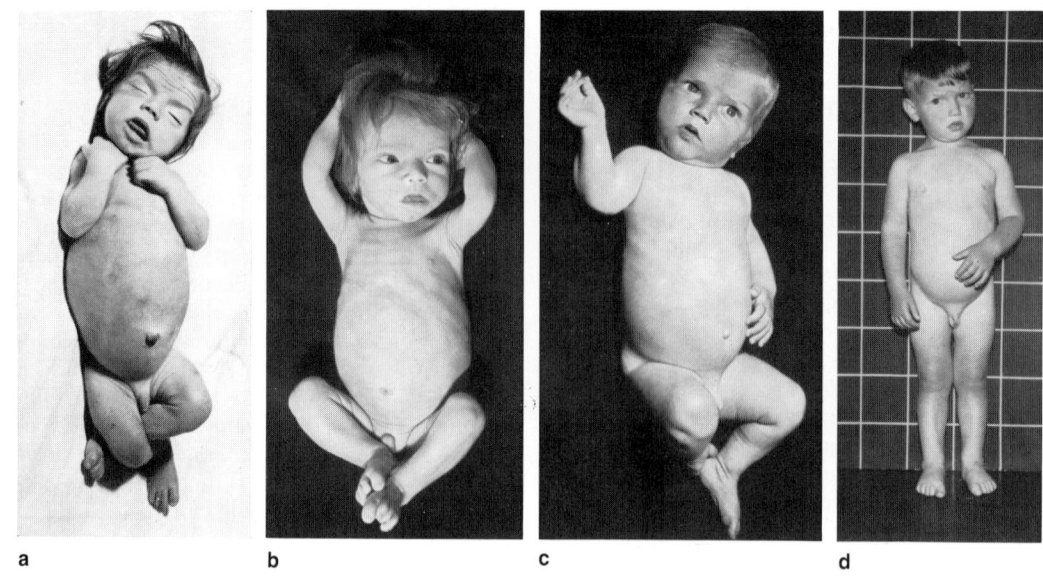

Abb. 11.3 a–d Angeboren fehlende Schilddrüse (Athyreose).
a Säugling im Alter von 4½ Monaten, runzlige Haut, struppiges Haar, große Zunge, großer Bauch, Nabelbruch.
b Gleicher Säugling nach 2monatiger Behandlung mit Schilddrüsenhormon.
c Gleicher Säugling nach Schilddrüsenhormon-Behandlung über 6 Monate, zwischenzeitlich verspäteter Ausfall des Neugeborenenkopfhaares.
d Gleiches Kind unter Dauerbehandlung mit Schilddrüsenhormon im Alter von 4½ Jahren.
(Aus: KELLER, W., WISKOTT, A.: Lehrbuch der Kinderheilkunde. Hrsg. von K. BETKE, W. KÜNZER. 5. Auflage. Thieme, Stuttgart 1984.)

Ursache: In der Mehrzahl der Fälle liegt eine Unterentwicklung oder ein völliges Fehlen der Schilddrüse vor (Abb. 11.3). Häufig findet man bei der Szintigraphie, manchmal bereits bei der Sonographie, sog. dystope Schilddrüsenreste, meist am Zungengrund. Seltener gibt es angeborene, oft familiäre Störungen der Hormonbildung in der Schilddrüse, die dabei häufig als Kropf (Struma) vergrößert ist. Diese Formen der primären Hypothyreose, welche auch unter dem Begriff *Jodfehlverwertung* zusammengefaßt werden, sind meist leichter ausgeprägt als jene mit unterentwickelter Schilddrüse.

Als *sekundäre* Hypothyreose wird eine Unterfunktion infolge TSH-Mangels bezeichnet. Sie ist etwa zwanzigmal seltener und viel leichter ausgeprägt als die primäre Form. Meist ist sie mit dem Ausfall weiterer Hypophysenhormone kombiniert (vgl. Panhypopituitarismus S. 187).

Krankheitsbild: Beim Neugeborenen ist die angeborene Hypothyreose nur schwer erkennbar an einer noch tastbar offenen *kleinen* Fontanelle (über 0,5 cm beim reifen Neugeborenen). Die meisten Kinder werden zu spät geboren, aber zeigen selten Übertragungszeichen. Da in der Fetalzeit das Kind teilweise durch Schilddrüsenhormone der Mutter versorgt wird, treten die charakteristischen Zeichen erst später auf: kühle, blasse, marmorierte Haut, Apnoen, schniefende Atmung und Tachypnoe bis hin zum typischen Atemnotsyndrom, verlängerter Neugeborenenikterus, Bewegungsarmut, Obstipation, ausladender Bauch mit Nabelbruch, Trinkschwierigkeiten durch die große vorgestreckte Zunge, alter Gesichtsausdruck mit krauser Stirn und struppigen Haaren (Abb. 11.3), teigig-verquollene, trockene Haut *(Myxödem),* niedrige Pulsfrequenz und verlangsamte Reaktion auf äußere Reize („wie in Zeitlupe"). Schilddrüsengewebe ist meist nicht zu tasten (sog. „nackte Trachea"). Da die Hirnschädigung bereits in den ersten Wochen nach Geburt einsetzt, findet man bei ausbleibender Diagnose und Therapie einen zunehmenden statomotorischen Entwicklungsrückstand, schwer gestörte Sprachentwicklung, Schwerhörigkeit, wechselnd ausgeprägte, durch Therapie nicht rückbildungsfähige Debilität bis Idiotie, Zwergwuchs und starke Verzögerung der Skelettentwicklung. Bei ausgiebig gestillten Patienten ist die Hirnschädigung etwas geringer, da Muttermilch kleine Mengen an Schilddrüsenhormon enthält.

Diagnose: Da die angeborene Hypothyreose klinisch nicht immer sofort nach Geburt erkannt werden kann und verspätete Therapie zu irreversiblen Schäden führt, wurde in den letzten Jahren ein generelles *Hypothyreose-Screening* für alle Neugeborenen eingeführt. Als praktikabelste Lösung hat sich die Blutentnahme gleichzeitig mit dem Guthrie-Test auf Phenylketonurie u. a. Stoffwechseldefekte (S. 72) am 5. Lebenstag erwiesen. Im auf Filterpapier getrockneten Blutstropfen wird TSH durch RIA bestimmt, wobei im allgemeinen Werte über 20 µE/ml verdächtig für eine angeborene Hypothyreose sind. Bei jedem Verdacht im Screening-Test wird sofort die TSH-Bestimmung im Serum wiederholt, durch die T_4-, fT_4-, TBG- und Thyreoglobulin-Bestimmung ergänzt und gleichzeitig die Therapie eingeleitet. Das Knochenalter (Rö Knie, Unterschenkel und Fuß seitlich) ist meist deutlich verzögert. Die Sonographie bzw. Jod-123-Szintigraphie lassen Organfehlbildungen oder Strumen schon beim Neugeborenen erkennen.

Behandlung: Sie besteht in der lebenslangen Zufuhr von Schilddrüsenhormon, das heute als reines T_4 (L-Thyroxin) in *einer* Tagesdosis gegeben wird. Hypothyreote Neugeborene benötigen meist 50 µg T_4/Tag; die Dosis soll nicht einschleichend, sondern sofort in voller Höhe gegeben werden. Überdosierung zeigt sich beim Säugling durch Fieber, starkes Schwitzen, Durchfall, Erbrechen, Unruhe und Tachykardie.

Häufiger ist aber die *Unter*dosierung, besonders dann, wenn die Therapiekontrollen zu selten durchgeführt werden. Richtige Dosierung liegt dann vor, wenn einen Tag nach der letzten Tablettengabe das Serum-T_4 im oberen Normbereich für das Alter und das TSH nicht mehr erhöht ist. Bei guter Ersteinstellung sollten diese Kontrollen im Säuglingsalter alle 3 Monate, danach alle 6 Monate erfolgen. Regelmäßige Tablettengabe ist die weitere Voraussetzung für den Therapieerfolg, der sich an einer normalen statomotorisch-mentalen Entwicklung, normalem Längenwachstum und normaler Skelettreifung ablesen läßt.

Da postnatal auch nur *vorübergehend* bestehende Hypothyreosen vorkommen können, macht man bei den Kindern, die schon in der Neugeborenenzeit behandelt wurden, nach dem 2. Lebensjahr einen *Auslaßversuch*. Dabei wird nach kurzer Therapiepause die Schilddrüsenfunktion durch TRH-Test und Szintigramm überprüft und über die Fortsetzung der Therapie entschieden.

3.3.2 Schilddrüsenüberfunktion

Basedowsche Krankheit

Die *Hyperthyreose,* auch Basedowsche Krankheit genannt, ist im Kindesalter selten. Meist erkranken Mädchen vor oder in der Pubertät; familiäre Fälle sind häufig.

Die Krankheit wird im Rahmen eines Autoimmunprozesses durch Immunglobuline mit TSH-ähnlicher Wirkung hervorgerufen.

Krankheitsbild: Dieses ist ähnlich wie beim Erwachsenen gekennzeichnet durch Gewichtsabnahme trotz besten Appetits, Durchfälle, gesteigerte Wärmeempfindlichkeit und fehlendes Frieren, Tachykardie, Zittrigkeit, innere Unruhe, Angst sowie Abfall von Konzentrationsfähigkeit und Schulleistungen. Es besteht eine sog. *endokrine Ophthalmopathie* (Abb. 11.4) mit glänzenden und hervortretenden Augen *(Exophthalmus)* und seltenem Lidschlag, außerdem eine weiche, diffuse *Struma,* über der Pulsieren und manchmal Schwirren tastbar sind. Bei älteren Mädchen bleiben die Menstruationsblutungen aus (sekundäre Amenorrhoe).

Diagnose: Sie wird durch erhöhte T_4- und insbesondere T_3- sowie erniedrigte TSH-Spiegel gesichert; im TRH-Test erfolgt kein TSH-Anstieg. Mikrosomale Schilddrüsenantikörper sind häufig erhöht nachweisbar. In der Sonographie der Schilddrüse zeigt sich ein diffusechoarmes Bild.

Behandlung: Sie besteht in der anfänglich hochdosierten Gabe von *Thyreostatika,* d. h. Arzneimitteln, welche die Schilddrüsenhormonbildung blockieren, z. B. Carbimazol oder Thiamazol (Favistan®). Bei ausgeprägter Tachykardie sind zusätzlich Beta-Blocker (Propanolol) erforderlich. Wenn unter Thyreostatika die Struma stark zunimmt, müssen zusätzlich geringe Mengen von T_4 gegeben werden. Anfangs sind wöchentlich Blutbildkontrollen erforderlich; die Behandlung selbst muß meist über 1–2 Jahre durchgeführt werden. Danach sind rund die Hälfte der Fälle geheilt. Die Ophthalmopathie bleibt aber oft lebenslänglich erkennbar. Bei bleibendem Therapieversagen oder Rezidiven sowie bei sehr großer Struma muß die Schilddrüse operativ zum größten Teil entfernt werden.

Autonomes Adenom

Bei länger bestehendem Jodmangel ist das autonome Adenom eine weitere, eher seltene Ursache der Hyperthyreose *ohne* endokrine Ophthalmopathie. Häufig tastet man einen Knoten in der Schilddrüse, der sich im Sonogramm als echoarmes Areal, im Szintigramm als „heißer Knoten" darstellt. Wenn ein autonomes Adenom klinisch Beschwerden macht (dekompensiert), muß es operativ reseziert werden. Die Prognose ist gut.

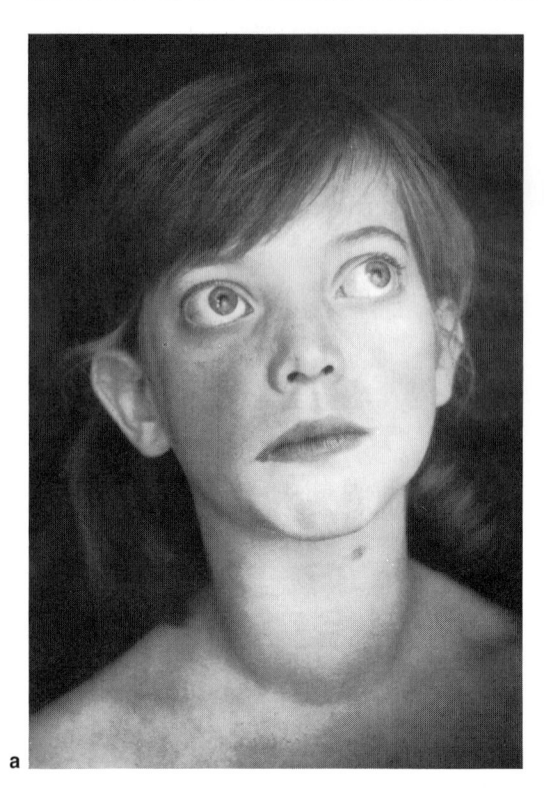

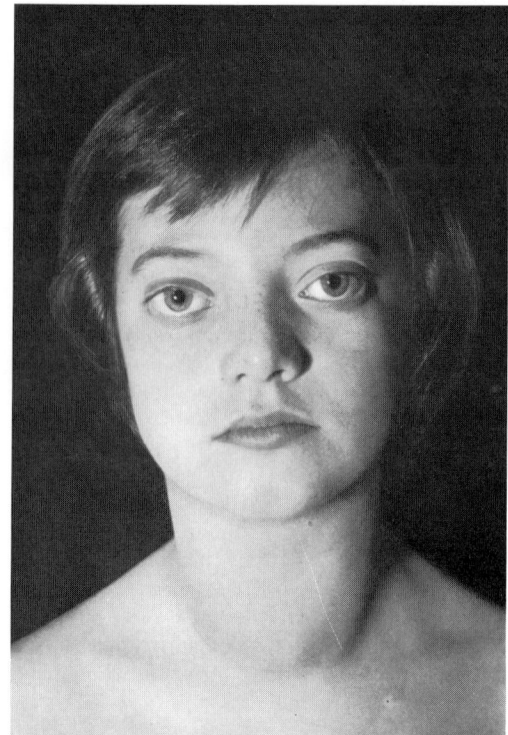

Abb. 11.4a, b

a Hyperthyreose mit Struma Grad 2 bei einem 9jährigen Mädchen.

b Rückgang der Hyperthyreose nach 2monatiger Thyreostatikatherapie. Gewichtszunahme von 6 kg.

(Aus: KELLER, W., WISKOTT, A.: Lehrbuch der Kinderheilkunde. Hrsg. von K. BETKE, W. KÜNZER. 5. Auflage, Thieme, Stuttgart 1984.)

3.3.3 Schilddrüsenvergrößerung (Kropf, Struma)

Beim Kropf muß man unterscheiden zwischen einer gleichmäßigen Vergrößerung der gesamten Schilddrüse *(Struma parenchymatosa)* und dem gelegentlich daraus entstehenden sog. Knotenkropf *(Struma nodosa)*, bei dem es zur Ausbildung von Zysten und Gewebsknoten kommt.

Nach der *WHO-Einteilung* stellt eine sichtbare und tastbare Schilddrüse bereits eine Struma Grad 1 dar. Struma Grad 2 ist die aus einigen Metern Abstand erkennbare Schilddrüse, Struma Grad 3 ist der monströse Kropf. Je nach Funktionslage der Schilddrüse unterscheidet man eine euthyreote (blande), hypo- oder hyperthyreote Struma.

Blande Struma

Die *blande Struma* tritt sowohl familiär wie regional gehäuft in allen Jodmangelgebieten auf (in Europa neben den Alpenländern und ihren Randgebieten fast die gesamte Bundesrepublik). Sie ist mit einer 3- bis 5fachen Häufigkeit ausgesprochen mädchenwendig und kommt besonders in der Pubertät und Schwangerschaft gehäuft vor. Nur bei Verwendung von entsprechend hoch jodiertem Kochsalz (sog. Vollsalz bzw. Jodvollsalz) läßt sich die Kropfhäufigkeit (derzeit fast 15% bei Adoleszenten) wirksam senken.

Eine Sonderform, die angeborene *Struma neonatorum*, entsteht bei Jodmangel der Mutter in der Schwangerschaft. Wegen der weichen Trachea kommt es dabei leicht zur bedrohlichen Atembehinderung.

Diagnose: Die *Laborwerte* sind bei der *blanden Struma* normal; jedoch liegen häufig die T_4-Werte im untersten, die T_3- und TSH-Spiegel im oberen Normbereich, letztere mit kräftigem Anstieg nach Gabe von TRH. Bei *Knotenstruma* besteht meist eine (latent) hypothyreote Stoffwechsellage; szintigraphisch findet sich gelegentlich ein sog. „kalter Knoten", der zum Ausschluß eines Karzinoms auch bei Kindern durch Feinnadelpunktion histologisch untersucht werden muß. Die Sonographie liefert neben einer exakten Größenbestimmung (auch von evtl. retrosternal gelegenen Anteilen) der Struma auch ein genaues Bild von Knoten und Zysten.

Behandlung: Die Behandlung der blanden Jodmangelstruma besteht in der lebenslänglichen Versorgung mit dem täglichen Jodoptimum (s. Band I, 13. Teil), entweder durch Verwendung von jodiertem Vollsalz oder durch Gabe von Jodidtabletten. Bei bereits länger bestehendem Kropf muß, besonders bei familiärer Belastung, zur Entlastung der Schilddrüse langfristig, d. h. bis ins Erwachsenenalter, oft sogar lebenslang, Schilddrüsenhormon gegeben werden. Dadurch wird in fast allen Fällen die spätere Strumektomie vermieden. Besonders während späterer Schwangerschaften ist die Substitutionsbehandlung nötig. Die Neugeborenenstruma „schmilzt" mit Jodsalbe (nicht am Hals einreiben!), Jodidtabletten oder unter T_4-Gabe dahin „wie Butter in der Sonne".

3.3.4 Schilddrüsenentzündung (Thyreoiditis)

Die Thyreoiditis ist im Kindesalter selten.

Sie tritt *akut* als Komplikation bei Masern, Scharlach, Tuberkulose, Typhus oder selbständig meist als Staphylokokkeninfektion bei jungen Säuglingen oder immundefizienten Kindern auf. *Subakute* Entzündungen werden meist durch Viren hervorgerufen. Eine *chronische* Thyreoiditis kommt als Autoimmunerkrankung mit lymphozytärer Infiltration (HASHIMOTO-Struma) vor. Steifhaltung des Halses, lokale und allgemeine Entzündungszeichen erlauben bei den akuten und subakuten Formen die Diagnose. Bei chronischen Formen finden sich spezifische Thyreoglobulin-Antikörper, ein echoarmes sonographisches Muster und eine typische Histologie bei der Feinnadelbiopsie.

Prognose: Sie ist bei allen Formen relativ gut, wenngleich nicht selten am Ende eine therapiebedürftige Hypothyreose bleibt.

3.3.5 Schilddrüsenkarzinome

Diese kommen auch bei Kindern vor, besonders nach Röntgenbestrahlung der Halsregion im frühen Kindesalter oder neuerdings als sog. *Zweittumoren* nach lange zurückliegender erfolgreicher Behandlung maligner Erkrankungen mittels Chemotherapie und Bestrahlung.

Daneben muß jeder szintigraphisch „kalte" Knoten der Schilddrüse zunächst als karzinomverdächtig gelten und punktiert werden. Palpatorisch finden sich eine leicht verhärtete Drüse mit höckeriger Oberfläche sowie regionale Lymphknotenschwellung. Frühzeitig kommt es zu diffuser Lungenmetastasierung.

Diagnose: Für die Diagnose steht heute die Sonographie der Schilddrüse und der gesamten vorderen Halsregion an erster Stelle; außerdem Szintigraphie, Feinnadelpunktion und Thyreoglobulin im Serum, welches auch als Verlaufsparameter für den Therapieerfolg dienen kann.

Behandlung: Sie besteht beim follikulären Karzinom in der totalen operativen Schilddrüsenentfernung, meist mit nachfolgender Radiojodbehandlung und anschließender Vollsubstitution mit Schilddrüsenhormon.

Prognose: Sie hängt von dem histologischen Typ des Karzinoms ab.

4 Nebenschilddrüsen (Epithelkörperchen, Parathyreoideae)

4.1 Bedeutung der Epithelkörperchen

Der Serumkalziumspiegel wird hormonell sehr konstant zwischen 2,1 und 2,6 mmol/l gehalten. Das **Parathormon** (PTH) der Nebenschilddrüse fördert die Rückresorption von Kalzium aus dem Nierentubulus ins Blut, die Kalziumfreisetzung aus dem Skelett und indirekt (über das *aktive Vitamin D_3 = Calcitriol*) auch die Kalziumaufnahme aus dem Darm, wodurch das Serumkalzium ansteigt. Das in den C-Zellen der Schilddrüse gebildete *Calcitonin* (CT) dagegen senkt den Kalziumspiegel über eine verminderte Kalziumfreisetzung aus dem Knochen.

4.2 Überfunktion der Epithelkörperchen (Hyperparathyreoidismus)

Eine *primäre*, tumorbedingte *Überfunktion der Epithelkörperchen* ist im Kindesalter extrem selten.

Dabei finden sich gesteigerter Kalziumabbau aus dem Skelett, Hyperkalzämie, Hypophosphaturie, Polyurie mit Neigung zu Nierensteinen, Polydipsie, Bewegungsarmut und Muskelschwäche („floppy infant"), Appetitmangel und Obstipation sowie Neigung zu Magen-Darm-Ulzera und Pankreatitis.

Hyperparathyreoidismus kann auch Symptom der autosomal-dominanten *multiplen endokrinen Adenomatose* (MEA) bzw. *Neoplasie (MEN)* sein. Bei der MEA Typ I findet man zusätzlich Adenome des endokrinen Pankreas (→Hypoglykämien) und des Hypophysenvorderlappens sowie peptische Magen-/Darmgeschwüre. Bei der MEA Typ II ist ein primärer Hyperparathyreoidismus mit medullärem Schilddrüsenkarzinom und Phäochromozytom (s. S. 196) kombiniert.

Sekundärer Hyperparathyreoidismus ist die im Kindesalter häufige Reaktion der Epithelkörperchen auf chronische Hypokalzämie, z. B. bei chronischer Niereninsuffizienz, Zystinose, chronischer Malabsorption oder bei Vitamin-D-Mangel-Rachitis.

Dabei ist das Serumkalzium normal bis erniedrigt, das PTH im Plasma erhöht; im Röntgenbild findet sich eine starke Kalkarmut.

Behandlung: Sie besteht bei der primären Form in der operativen Tumorentfernung, bei den sekundären Formen in der Behandlung der Grundkrankheit und vorsichtiger Gabe von Vitamin-D_3-Präparaten.

4.3 Unterfunktion der Epithelkörperchen (Hypoparathyreoidismus)

Mangel an Parathormon führt zur *hypokalzämischen Tetanie* mit Anstieg des Serumphosphats. Dazu kommen Zahnschmelzdefekte, Katarakt und brüchige Nägel sowie beim jungen Kind auch generalisierte oder fokale Krampfanfälle. Über die Tetanie bei Rachitis s. S. 68.

Hypoparathyreoidismus entsteht *akut* selten nach Operationen im Schilddrüsenbereich.

Ein *vorübergehender* Hypoparathyreoidismus infolge Unreife der Epithelkörperchen ist die Ursache für die nicht seltene Spätform der *Neugeborenen-Hypokalzämie* (s. S. 40).

Chronische Formen werden gelegentlich in Kombination mit Candida-Befall der Nägel und der Haut sowie mit Ausfall der NNR-Funktion beobachtet (sog. *Autoimmun-Polyendokrinopathie Typ I*), außerdem familiär in Kombination mit schwerem zellulärem Immundefekt infolge Fehlens des Thymus und Fehlbildungen der Aorta *(Di-George-Syndrom)*.

Diagnose: Gesichert wird die Diagnose durch die chronische Hypokalzämie mit Hyperphosphatämie bei erniedrigtem Plasma-PTH sowie durch das Ansprechen auf Parathormongabe.

Behandlung: Sie erfolgt mit hochdosierten Vitamin-D_3-Gaben unter sorgfältiger Kontrolle des Kalziumspiegels.

Der *Pseudohypoparathyreoidismus* ist ein dominantes Erbleiden, bei dem Nieren und Skelett nicht auf Parathormon ansprechen. Zusätzlich zur hypokalzämischen Tetanie finden sich ein rundes Gesicht, dysproportionierter Minderwuchs (O/U-Quotient ↑), verkürzte Mittelhandknochen, Verformung der langen Röhrenknochen, außerdem Katarakt und Debilität.

Fehlen dabei Hypokalzämie und Hyperphosphatämie, so spricht man von *Pseudo-Pseudohypoparathyreoidismus*.

5 Nebennieren

5.1 Bedeutung der Nebennieren

Die Nebennieren bestehen aus zwei unabhängigen Hormondrüsen. Das dem autonomen Nervensystem entstammende **Nebennierenmark** (NNM) bildet zwei kreislaufaktive blutdrucksteigernde Hormone, das *Adrenalin* und das *Noradrenalin*, die zur Gruppe der *Katecholamine* gehören.

Die **Nebennierenrinde** (NNR) gibt unter anderem zwei lebensnotwendige Hormone an das Blut ab, das *Cortisol* (Hydrocortison), welches eine lebenswichtige Rolle im Zucker- und Eiweißstoffwechsel spielt, und das *Aldosteron*, welches den Natrium- und Kaliumhaushalt regelt. Die Tätigkeit der Nebennierenrinde wird einerseits gesteuert durch CRH und ACTH (s. S. 185), welches die Cortisolproduktion steigert, und andererseits über das in der *Niere* gebildete *Renin*, welches über das gefäßwirksame Angiotensin I und II die Aldosteronbildung fördert.

Cortisol, das biologisch wichtigste *Glukokortikoid*, und seine chemischen Nachbildungen wie *Prednison* oder *Dexamethason* haben in höherer Dosis eine sehr starke entzündungshemmende und immunsuppressive Wirkung, welche zur Behandlung vieler Krankheiten genutzt wird. Außerdem bremsen diese Substanzen das Längenwachstum, wirken in hoher Dosis appetitsteigernd und führen zur Adipositas.

Aldosteron fördert die Ausscheidung von Kalium und die Rückresorption von Natrium, Chlorid und Wasser. Es ist das stärkste bekannte *Mineralokortikoid*, ist aber nur parenteral wirksam. Ein synthetisches, oral wirksames Mineralokortikoid ist als Astonin H bzw. Fludrocortison im Handel.

Als *dritte* Hormonklasse bildet die Nebennierenrinde ab etwa 3 Jahre vor Beginn der Pubertät (sog. *Adrenarche*) bei beiden Geschlechtern in steigenden Mengen „vermännlichende" Hormone, sog. *adrenale Androgene*. Sie sind insbesondere beim weiblichen Geschlecht für die Ausbildung der Pubes-, Axillar- und Körperbehaarung verantwortlich.

5.2 Untersuchung der Nebennieren

5.2.1 Nebennierenmark

Bei erhöhter Markfunktion sind die *Katecholamine* und deren Abbauprodukte, z. B. die *Vanillinmandelsäure*, im Urin erhöht (vgl. Neuroblastom, s. S. 158). Vor der sorgfältigen Sammlung des angesäuerten 24-Stunden-Urins müssen für 3 Tage alle Medikamente abgesetzt und in der Nahrung alle Vanillin enthaltenden Speisen (Schokolade, Pudding, Bananen, Walnüsse) sowie Kaffee, Tee, Käse und Tomaten weggelassen werden, da sonst fälschlich zu hohe Werte bestimmt werden.

5.2.2 Nebennierenrinde

Die Rindenfunktion kann geprüft werden durch die Bestimmung des *Cortisolspiegels* im Blut. Dabei ist zu beachten, daß auf dem Laborzettel die jeweilige Uhrzeit der Blutentnahme vermerkt wird, weil nämlich das Cortisol (und das ACTH) eine ausgeprägte *Tagesrhythmik* (zirkadiane Rhythmik) aufweist mit einem Maximum um 200 ng/ml in den frühen Morgenstunden und einem Minimum unter 60 ng/ml gegen Mitternacht. Ein sog. *Cortisoltagesprofil* umfaßt meist 3–4 Blutentnahmen zu definierten Zeiten, z. B. um 8, 12, 18, 24 Uhr. Soll die Cortisolproduktion global beurteilt werden, so wird das sog. *freie Kortisol* im sorgfältig gesammelten 24-Stunden-Urin gemessen. Die Bestimmung der Cortisolabbauprodukte als 17-**H**ydroxi**c**orti**c**o**s**teroide (17-OHCS) und der adrenalen Androgene als 17-**K**et**o**s**t**ero**i**de (17-KS) im 24-Stunden-Urin gilt heute als zu ungenau. Spezifisch können die adrenalen Androgene heute z. B. als **D**ehydroepi**a**ndrosteron (DHA) bzw. dessen Sulfat *(DHA-Sulfat)* im Plasma erfaßt werden. Aldosteron kann heute ebenfalls in kleineren Blutproben bestimmt werden; daneben erlaubt die Messung der **P**lasma-**R**enin-**A**ktivität (PRA) genaue Aussagen über die Funktionslage des Renin-Angiotensin-Aldosteron-Systems.

Die Stimulationsfähigkeit der Nebennierenrinde wird im *ACTH-Test* erfaßt, wobei das Plasma-Cortisol und ggf. andere NNR-Hormone vor und 60 Minuten nach i.v. Gabe von synthetischem ACTH bestimmt werden.

Der *CRH-Test* mit Bestimmung von Plasma-ACTH und -Cortisol vor und nach i.v. Gabe von synthetischem CRH (s. S. 185) dient heute vorwiegend zur Klärung der Ursache einer NNR-Überfunktion (s. u.).

Die Unterdrückbarkeit einer fraglich erhöhten Rindenfunktion wird im sog. *Dexamethasontest* geprüft, bei dessen einfachster Form ebenfalls das Plasma-Cortisol jeweils am Morgen (nüchtern) vor und nach abendlicher (22 Uhr) oraler Gabe von 1,5 mg Dexamethason/m^2 Körperoberfläche bestimmt wird.

5.3 Erkrankungen der Nebennieren

5.3.1 Nebennierenmark

Phäochromozytom

Das Phäochromozytom ist ein bei Kindern seltener Tumor, der sich vom sympathischen Nervengewebe herleitet und in 80% vom *Nebennierenmark* ausgeht. Im Gegensatz zum Neuroblastom bzw. Ganglioneurom (s. S. 158), die eine ganz ähnliche Herkunft haben, ist beim Phäochromozytom die Katecholaminausscheidung immer erhöht. Es tritt familiär gehäuft und oft doppelseitig auf. Bei der Neurofibromatose (s. S. 372), bei der MEA Typ II (s. S. 194) sowie beim v. Hippel-Lindau-Syndrom (Angiome in der Netzhaut etc.) und EMG-Syndrom (s. S. 205) werden Phäochromozytome gehäuft beobachtet.

Krankheitsbild und **Diagnose:** Als Zeichen der immer wieder vermehrt gebildeten Markhormone findet man einen oft krisenhaft erhöhten Blutdruck, Kopfschmerzen und anfallsweises Herzjagen. Nach Clonidingabe bleibt der sonst prompte Blutdruckabfall aus. Die Seitendiagnostik erfolgt durch Sonographie, CT, Szintigraphie und/oder Angiographie.

Therapie: Sie ist operativ, Rezidive sind nicht ungewöhnlich.

5.3.2 Nebennierenrindenunterfunktion

Addison-Krankheit

Durch Ausfall der *Nebennierenrinde* kommt es zur sog. Addison-Krankheit. Diese kann sowohl angeboren, zum Teil familiär sein als auch postnatal nach Blutungen oder als Autoimmunerkrankung (meist als Autoimmunpolyendokrinopathie Typ I mit Hypoparathyreoidismus und anderen Ausfällen, vgl. S. 194) sowie medikamentös (z. B. nach langdauernder hochdosierter Cortisonbehandlung) erworben werden.

Beim hochdramatischen Waterhouse-Friderichsen-Syndrom ist die akute Nebennierenblutung ein wesentliches Teilsymptom der Meningokokkensepsis (s. S. 297).

Krankheitsbild: Akut Addison-Kranke fallen durch Muskelschwäche und Lethargie, Kopfschmerzen, Gewichtsverlust, niedrigen Hautturgor, Hypoglykämie, Salzhunger, Erbrechen, Durchfall und Fieber auf. Bei längerbestehender primärer NNR-Insuffizienz steigt mit der ACTH-Produktion auch die des MSH (s. S. 185) an. Es kommt zur typischen Pigmentierung („Bräune") auch nicht besonnter Körperregionen (z. B. Handlinien), zur Hyperpigmentierung der Warzenhöfe und des Genitales sowie zu Pigmentflecken in der Mund- und Lippenschleimhaut.

Diagnose: Laborchemisch zeigen sich eine starke Hyperkaliämie (EKG!); eine weniger deutliche Hyponatriämie und Hypochlorämie sowie erniedrigte und im ACTH-Test (S. 195) nicht stimulierbare Cortisolspiegel. Die Plasma-Renin-Aktivität (PRA) ist meist massiv erhöht. Im Urin, Schweiß und Speichel ist der Natrium/Kalium-Quotient auch in leichten Fällen pathologisch erhöht. Bei Säuglingen und Kleinkindern besteht eine deutliche Hypoglykämie und metabolische Azidose. Ohne Therapie sterben die Kinder im Schock an der Hyperkaliämie.

Behandlung: Die akute Addison-*Krise* muß auf der Intensivstation behandelt werden. Sofort müssen die lebenswichtigen Gluko- und Mineralokortikoide in Form von Prednisolon (Solu-Decortin® H) und Aldosteron (Aldocorten®) i.v. ersetzt werden. Als Infusion muß physiologische Kochsalzlösung *ohne* Kaliumzusatz gegeben werden. Gegebenenfalls muß die schwere Hyperkaliämie durch Ionenaustauscher (Resonium) oder Insulin und Glukose sowie Kalziumzufuhr behandelt werden.

Zur lebensnotwendigen Dauersubstitution wird Hydrocortison und Astonin H in niedriger Dosierung mehrmals täglich gegeben:

> Diese Therapie darf *niemals* abgesetzt werden. In allen Streßsituationen, bei Fieber usw. muß die Dosis im Gegenteil kurzfristig verdreifacht und notfalls parenteral (z. B. bei Erbrechen) gegeben werden.

Prognose: Werden diese Grundregeln beachtet, so ist die Prognose gut.

5.3.3 Nebennierenrinden-überfunktion

Cushing-Syndrom

Ursache: Werden an das Blut zu viele Nebennierenrindenhormone abgegeben, so kommt es zum *Cushing-Syndrom*. Es kann durch eine Störung in der Hypothalamus/Hypophysenregion (zu viel CRH/ACTH) oder einen Tumor der NNR (zu viel Cortisol) bedingt sein (Abb. 11.5). Häufiger entsteht ein ganz ähnliches Bild als Nebenwirkung langfristiger Behandlung mit hohen Dosen von Glukokortikoiden.

Krankheitsbild: Erstes Symptom ist meist der Wachstumsstillstand, dann folgen Stammfettsucht mit Striae, Vollmondgesicht mit geröteten Wangen, Büffelnacken, vermehrte Körperbehaarung (besonders am Rücken), erhöhter Blutdruck, Hyperglykämie und Glukosurie, sowie Kalkarmut der Knochen. Bei älteren Kindern ist die Pubertätsentwicklung verzögert, die Pubesbehaarung dagegen ausgeprägt, bei Mädchen besteht eine Amenorrhoe. Die Kinder leiden unter Kopfschmerzen, sind emotional labil oder depressiv verstimmt.

Diagnose: Das Plasmacortisol ist erhöht und durch Dexamethason kurzfristig nicht zu senken, sein Tagesrhythmus (s. S. 195) ist aufgehoben, das freie Cortisol im 24-Stunden-Urin ist erhöht. Bei zentral bedingter Ursache steigen im CRH-Test ACTH und Cortisol im Plasma an, nicht jedoch beim primären oder beim medikamentös verursachten CUSHING. Bei der Lokalisierung sind außerdem Sonographie, CT und/oder MRT hilfreich.

Die **Behandlung** ist meist operativ; die **Prognose** hat sich in jüngster Zeit insbesondere beim hypophysären CUSHING durch mikrochirurgischen Zugang über die Keilbeinhöhle (transsphenoidale Operation) deutlich gebessert.

5.3.4 Adrenogenitales Syndrom (AGS)

Das adrenogenitale Syndrom (kongenitale virilisierende Nebennierenrindenhyperplasie) ist im Kindesalter die *wichtigste* und *häufigste Erkrankung der Nebenniere*. Es ist mit einer Häufigkeit von 1:7000 das nach der zystischen Fibrose

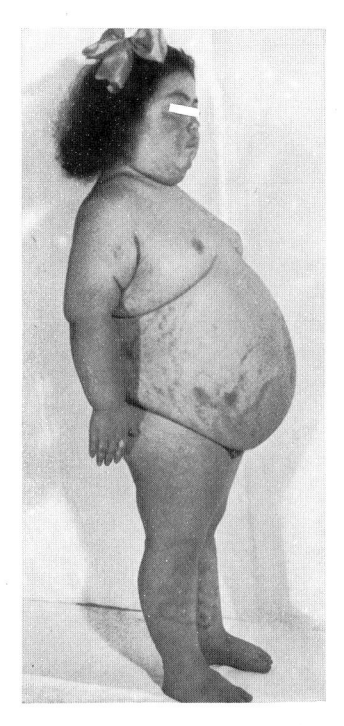

Abb. 11.5 Mädchen im Alter von 10½ Jahren mit CUSHING-Syndrom durch Nebennierenrindenkarzinom. Befunde: Fettsucht, Kleinwuchs, Vollmondgesicht, Striae, Akne, Bluthochdruck. (Aus: KELLER, W., WISKOTT, A.: Lehrbuch der Kinderheilkunde. Hrsg. von K. BETKE, W. KÜNZER. 5. Auflage. Thieme, Stuttgart 1984.)

(S. 103, 179) häufigste Erbleiden. Dabei sind zwei besonders wichtige Formen zu unterscheiden.

Unkompliziertes adrenogenitales Syndrom

Ursache und **Krankheitsbild:** Beim sog. unkomplizierten AGS ist nur die Bildung von Cortisol auf Grund eines angeborenen *Enzymdefektes* (21-Hydroxilasemangel) gestört. Statt dessen bildet die NNR schon lange vor der Geburt, nämlich bereits ab der 6. Schwangerschaftswoche, große Mengen vermännlichender Hormone (Androgene). Bezüglich des Cortisols (bzw. des Aldosterons, s. u.) liegt also eine Unterfunktion, bezüglich der Androgene eine Überfunktion der Nebennierenrinde vor. Diese führen beim weiblichen Feten zur Vermännlichung des äußeren Genitales mit penisförmiger Vergrößerung der Klitoris *(Klitorishypertrophie)*, so daß beim Neugeborenen Zweifel über die Geschlechtszugehörig-

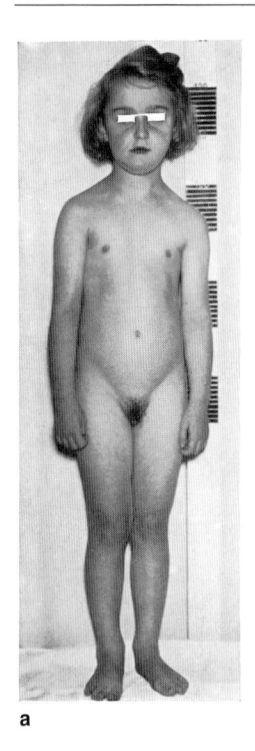

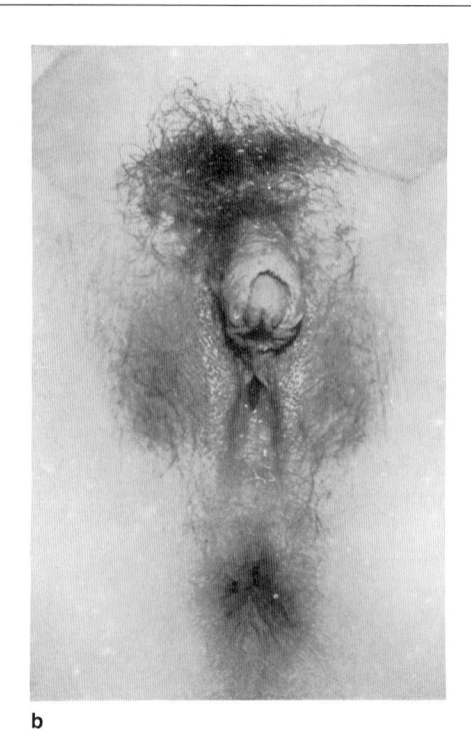

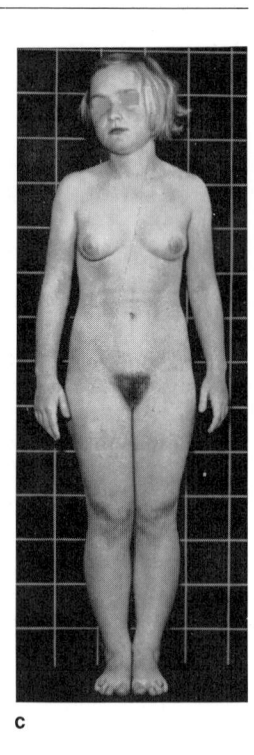

Abb. 11.6 a–c Mädchen mit unkompliziertem adrenogenitalem Syndrom (AGS).
a Im Alter von 5½ Jahren vor Behandlung, Befunde: Riesenwuchs, scheinbare Frühreife.
b Genitale des Kindes: Ausgeprägte Pubes, Vergrößerung der Klitoris.
c Gleiches Mädchen im Alter von 12½ Jahren unter Dauerbehandlung mit einem Cortisonpräparat. Normale weibliche Rundung.
(Aus: KELLER, W., WISKOTT, A.: Lehrbuch der Kinderheilkunde. Hrsg. von K. BETKE, W. KÜNZER. 5. Auflage, Thieme, Stuttgart 1984.)

keit aufkommen. Ohne Behandlung nimmt die Vermännlichung nach Geburt weiter zu (Abb. 11.6). Bei Jungen wie Mädchen kommt es ohne Therapie im Kleinkindalter zu verstärktem Längenwachstum und scheinbarer Frühreife mit Auftreten von Schambehaarung. Dies führt zunächst zu Riesenwuchs. Unbehandelt endet jedoch das Längenwachstum viel zu früh mit ca. 10 Jahren bei einer Endgröße von nur ca. 150 cm.

Die **Diagnose** des AGS wird heute schon beim Neugeborenen (ab 3. Lebenstag) gestellt durch Bestimmung des Plasma-17-Hydroxiprogesterons, der unmittelbar vor dem Enzymdefekt angestauten Substanz, die meist 100fach über der Norm erhöht ist.

Behandlung: Man gibt täglich soviel Cortisol in Tablettenform (meist in 3 Einzeldosen), wie die NNR normalerweise bilden würde. Dadurch wird die extrem erhöhte ACTH-Bildung normalisiert, die krankhafte Bildung von adrenalen Androgenen hört auf, und die weitere Entwicklung verläuft normal. Die richtig dosierte Cortisolbehandlung hat keine Nebenwirkungen.

Adrenogenitales Salzverlustsyndrom

Ursache: Hier ist sowohl die Bildung von Cortisol als auch von Aldosteron gestört. Durch den Ausfall des Aldosterons verliert der Körper sehr viel Kochsalz. Die angeborene Krankheit führt unbehandelt in den ersten Lebenswochen zum Tode.

Krankheitsbild: Symptome des Salzverlustsyndroms sind unstillbares Erbrechen, Wasserverlust, trotz Dystrophie gut entwickelte Muskulatur, Fieber, stark erhöhtes Kalium und erniedrigtes Natrium und Chlorid im Serum; im Urin ist der Natrium/Kaliumquotient stark erhöht: Natrium geht mit dem Urin verloren („Salzverlust").

Abb. 11.7 a, b Adrenogenitales Salzverlustsyndrom.

a Sechs Wochen alter männlicher Säugling. Klinische Zeichen: Unstillbares Erbrechen, starker Gewichtsverlust, Trinkschwäche, starke Pigmentierung, großer Penis. Erhöhtes Serumkalium, erniedrigtes Serumnatrium.

b Gleiches Kind im Alter von 13 Monaten unter Dauerbehandlung mit Hydrocortison und einem Aldosteronpräparat.
(Aus: KELLER, W., WISKOTT, A.: Lehrbuch der Kinderheilkunde. Hrsg. von K. BETKE, W. KÜNZER. 5. Auflage, Thieme, Stuttgart 1984.)

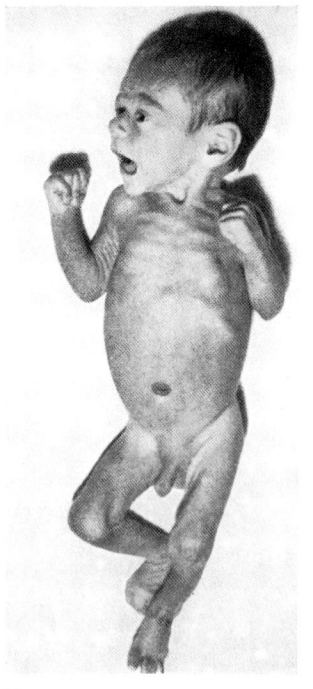

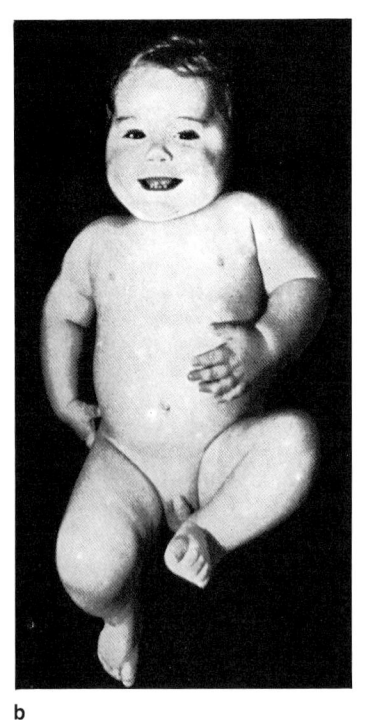

Der Blutzucker ist niedrig, die Blutgasanalyse zeigt eine metabolische Azidose. Gelegentlich wird wegen des Erbrechens im Strahl irrtümlich eine Pylorusstenose angenommen (und manchmal sogar operiert). Bei Jungen ist das Genitale oft stärker pigmentiert und leicht vergrößert (Abb. 11.7). Bei Mädchen ist das äußere Genitale immer stark vermännlicht, so daß viele irrtümlich für Knaben gehalten werden (Abb. 11.8).

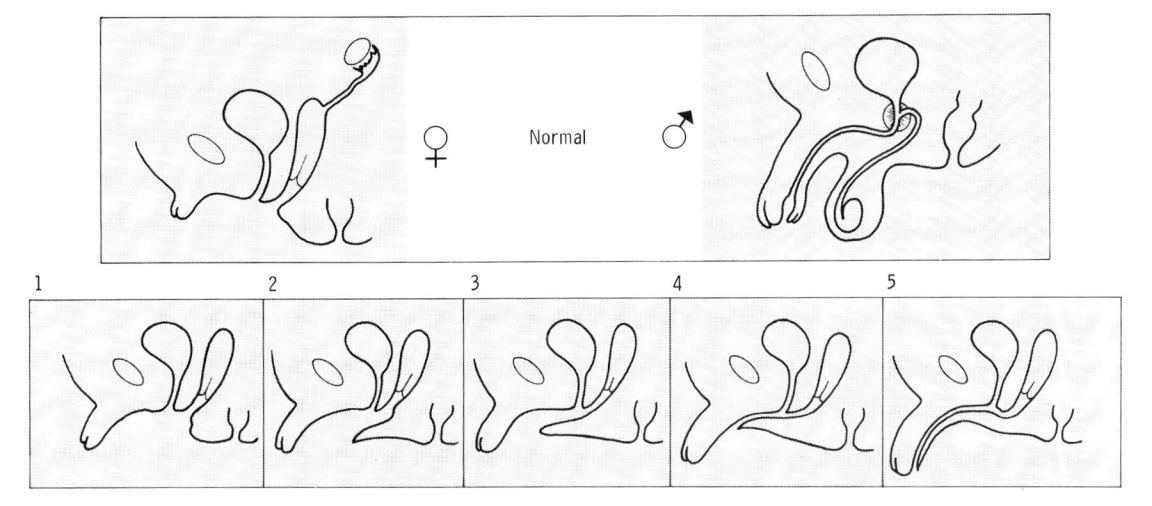

Abb. 11.8 Stufen 1–5 der Vermännlichung des weiblichen Genitales (♀) durch Androgeneinfluß vor der Geburt. (Nach PRADER. Aus: KELLER, W., WISKOTT, A.: Lehrbuch der Kinderheilkunde. Hrsg. von K. BETKE, W. KÜNZER. 5. Auflage, Thieme, Stuttgart 1984.)

Diagnose: Die Klärung erfolgt durch Bestimmung des Kerngeschlechts bzw. des Chromosomensatzes sowie des 17-Hydroxiprogesterons im Plasma. „Mädchen mit AGS" ist bei weitem die häufigste Ursache für das Vorliegen eines intersexuellen Genitales beim Neugeborenen.

Behandlung: Die lebensrettende Behandlung besteht in der täglichen Gabe der fehlenden Mengen von Cortisol und Aldosteron bzw. verwandter Präparate (z. B. Hydrocortison und Astonin H).

> Da bei jedem Infekt Salzverlustkrisen drohen, darf die Hormongabe *nie* ausgesetzt werden, sondern muß im Gegenteil bei Streß, Unfall, Operationen usw. wie beim ADDISON-Patienten (s. S. 196) kurzfristig bis auf das Vierfache der Tagesdosis gesteigert werden, da es sonst zur Katastrophe kommt. Wenn nötig (bei Erbrechen, Durchfall, Bewußtlosigkeit, Schock), sind die Hormone zu spritzen. Die Einstellung der richtigen *Dauerbehandlung* erfordert eine regelmäßige und genaue Überwachung der Hormonausscheidung im Urin (Pregnantriol) oder im Speichel-Tagesprofil (17-Hydroxiprogesteron) sowie der Reninaktivität im Plasma.

Mädchen mit AGS und vermännlichtem Genitale bedürfen außer in den Fällen mit nur leichter Klitorishypertrophie der *operativen Genitalkorrektur*. Bei mittelgradiger Vermännlichung genügt die Versenkung der vergrößerten Klitoris und eine Vaginalplastik, schwere Formen erfordern große plastische Operationen. Die wesentlichen Operationen, zumindest die Klitorisplastik, sollen möglichst so frühzeitig durchgeführt werden, daß die Kinder sich später ihrer früheren Intersexualität nicht erinnern können, also im 2.–4. Lebensjahr.

Prognose: Die Prognose der Körpergröße liegt trotz einwandfreier Therapie bei allen AGS-Kindern unter der Zielgröße der Eltern. Die erreichte Endgröße ist um so niedriger, je später mit der Therapie begonnen und je mehr an Cortisol anfänglich gegeben wurde. Bei gut eingestellter Therapie verläuft die Pubertät auch bei AGS-Mädchen völlig normal; allerdings sind Zyklusunregelmäßigkeiten häufig. Trotz verminderter Konzeptionsrate sind inzwischen zahlreiche normale Schwangerschaften und Entbindungen von AGS-Müttern bekannt.

Heterozygoten-Test: Heterozygote Träger des AGS-Gens (sie kommen in unserer Bevölkerung mit einer Häufigkeit von 1:40 vor) können heute mit Hilfe bestimmter Tests erkannt werden. Dadurch ist eine genetische Beratung der betroffenen Familien möglich.

Pränatale Diagnose: Die *pränatale Diagnostik* erfolgt durch HLA-Typisierung oder Genanalyse von Chorionzotten oder angezüchteten Amnionzellen bzw. noch sicherer durch Hormonbestimmung im Fruchtwasser. Durch Behandlung der Mutter mit Dexamethason *bereits ab der 6. Schwangerschaftswoche* läßt sich die Vermännlichung weiblicher AGS-Feten soweit verhindern, daß spätere Genitalkorrekturoperationen überflüssig werden.

6 Keimdrüsen (Gonaden)

6.1 Bedeutung der Keimdrüsen

Sowohl die weiblichen Keimdrüsen, die Eierstöcke *(Ovarien)*, als auch die männlichen Keimdrüsen, die Hoden *(Testes)*, enthalten zum einen Gewebe zur Bildung der Keimzellen, zum anderen Gewebe zur Bildung der Geschlechtshormone, der Sexualhormone. Die *Sexualhormone* sind für die beiden Geschlechter verschieden. Die weiblichen Sexualhormone sind das Follikelhormon *(Östradiol)* und das Gelbkörperhormon *(Progesteron)*. Das männliche Sexualhormon ist das *Testosteron*.

Beim *Jungen* führt das Testosteron zum Wachstum des Penis, zum Bartwuchs, zum Stimmbruch, zur männlichen Ausbildung der Körpermuskulatur und zum stärkeren Wachstumsschub der Jungen in der Pubertät.

Beim *Mädchen* bewirken die Östrogene die Brustentwicklung, das Wachstum der Gebärmutter (Uterus) und zum Teil den Aufbau der Uterusschleimhaut. Durch das Progesteron gerät die Uterusschleimhaut in einen Zustand, welcher für die Aufnahme der befruchteten Eizelle notwendig ist. Findet keine Befruchtung statt, wird die so veränderte Uterusschleimhaut bei der Menstruation abgestoßen.

Auch der Geschlechtstrieb (Sexualität) ist bei beiden Geschlechtern von den Geschlechtshormonen abhängig.

6.2 Pubertät

Unter Pubertät versteht man die Entwicklungsphase zwischen Kindheit und voller Geschlechtsreife. Die Pubertät beginnt mit dem Auftreten der ersten *Reifungszeichen*. Diese sind beim Mädchen der Beginn der Brustentwicklung *(Thelarche* = B 2) und/oder der Beginn der Schambehaarung *(Pubarche* = PH 2). Beim Jungen ist das erste Reifungszeichen die *Größenzunahme der Hoden* (G 2). Im Mittel setzt die Pubertät der Mädchen um ein Jahr früher ein als beim Jungen.

Das Auftreten der ersten Periode *(Menarche)* zeigt beim Mädchen das Erreichen einer vorläufigen Funktionsfähigkeit der Ovarien an. Unmittelbar nach der Menarche besteht im allgemeinen noch keine Fortpflanzungsfähigkeit, da die ersten Zyklen oft noch *anovulatorisch*, d. h. ohne Eisprung sind. Das mittlere Menarchealter liegt derzeit in Deutschland bei 12½ Jahren.

Das Auftreten des ersten Samenergusses *(Ejakulation)* beim Jungen wird meist nicht registriert, da er häufig unbemerkt nachts im Schlaf erfolgt. Mit Erreichen einer mittleren Reifungsstufe (G 3–4) sind gelegentliche nächtliche Samenentleerungen *(Pollutionen)* ein normales Ereignis. Auch die gelegentliche Selbstbefriedigung (Masturbation, Onanie) ist ein normales Zeichen im Rahmen der sexuellen Reifung.

Die Pubertät findet ihren Abschluß mit Erreichen der vollen körperlichen Reife *(Maturität)*. Mädchen erreichen die Maturität im Mittel 1–2 Jahre früher als Jungen.

Hormonell ist der Beginn der Pubertät durch das Ansteigen der Sexualhormone gekennzeichnet. Die zentrale Auslösung der Pubertät erfolgt über das in bestimmten Kerngebieten des Hypothalamus nächtlich vermehrt gebildete GnRH (= LHRH, S. 185), das, in Form von kurzfristigen Pulsen abgegeben, die Sekretion von LH und FSH und dadurch von Sexualhormonen anregt. Sowohl die Östrogene als auch im besonderen das Testosteron üben zunächst einen fördernden Einfluß auf das Längenwachstum aus. Es kommt zum bekannten *Pubertätswachstumsschub,* der bei Jungen stärker ausfällt, aber später erfolgt als bei den Mädchen.

Mit Erreichen der Maturität verschmelzen unter dem Einfluß der Sexualhormone die Epiphysenfugen. Der Mensch ist damit erwachsen. Ein weiterer Längenzuwachs ist dann nicht mehr möglich.

6.3 Untersuchungsmethoden

Der körperliche *Reifestatus* eines Kindes oder Jugendlichen (Stadien-Einteilung nach Tanner) soll bei jeder Untersuchung dokumentiert werden. Wegen der engen Übereinstimmung von Reifestatus und Knochenalter sollte bei Verdacht auf Reifungsstörung frühzeitig eine Knochenalterbestimmung erfolgen. Das weibliche innere Genitale kann heute durch Unterbauch-Sonographie (bei prall gefüllter Harnblase!) ebenfalls genau untersucht werden. Das übergeordnete GnRH (LHRH) kann heute noch nicht direkt bestimmt werden, wohl aber die Gonadotropine LH und FSH im Blut vor und 30 (60, 90, 120) Minuten nach i.v. Gabe von LHRH. Dieser *LHRH-Test* hat sich als äußerst wertvoll bei der Diagnostik von Reifungsstörungen erwiesen.

Die Funktionsfähigkeit des hormonbildenden Hodengewebes wird im *HCG-Test* untersucht. Dabei wird der Testosteronspiegel vor und 3 Tage nach i.m. Gabe von LH = HCG (**h**umanes **C**horion**g**onadotropin) gemessen. Entsprechend kann die Hormonfunktion der Eierstöcke im *HMG-Test* geprüft werden. Dabei wird Plasma-Östradiol (E_2) vor und nach 3maliger i.m. Gabe von FSH + LH = HMG (**h**umanes **M**enopausen**g**onadotropin) bestimmt.

6.4 Störungen der Pubertät

Der Pubertätsbeginn liegt heute normalerweise im Alter zwischen 9 und 14 Jahren. Jedoch kann in Ausnahmefällen der Pubertätsbeginn zwischen dem 8. und 17. Lebensjahr erfolgen, ohne daß krankhafte Verhältnisse vorliegen. Man spricht dann von *frühnormaler Pubertät* bzw. von *konstitutioneller Entwicklungsverzögerung* (KEV).

6.4.1 Vorzeitige Pubertät

Tritt die Pubertät auf, bevor ein Mädchen 8 oder ein Junge 9 Jahre alt ist, so liegt eine krankhafte Frühpubertät, eine *Pubertas praecox* vor. Erfolgt hierbei infolge einer Aktivierung der gesamten Achse Hypothalamus-HVL-Gonaden eine Reifung der Keimdrüsen selbst, so spricht man von echter Frühpubertät oder Pubertas praecox vera. Kommt es dagegen durch vermehrte *periphere* Hormonproduktion (z. B. Tumor der NNR oder Gonaden) oder -zufuhr (z. B. medikamentös) zum Auftreten sekundärer Geschlechtsmerkmale, während LH und FSH infolge negativer Rückkopplung (s. S. 201, ähnlich wie in Abb. 11.1) niedrig und durch LHRH nicht stimulierbar sind, wie z. B. beim AGS (S. 197), so spricht man von einer Scheinreife oder *Pseudo*pubertas praecox.

Ursache: Ursache einer Pubertas preaecox *vera* können die verschiedensten organischen Hirnläsionen (z. B. Hydrocephalus, frühere Meningitis, Hirntumoren, Fehlbildungen des Hypothalamus, Schädel/Hirn-Trauma) sein; die Mehrzahl der Fälle ist idiopathisch. Mädchen sind etwa 5mal häufiger betroffen als Jungen.

Krankheitsbild: Es ist gekennzeichnet durch vorzeitiges Auftreten sekundärer Geschlechtsmerkmale, manchmal schon bald nach der Geburt, pathologisch gesteigertes Längenwachstum und das selbst für das Längenalter beschleunigte Knochenalter. Dadurch kommt es zu vorzeitigem Epiphysenschluß, damit zu vorzeitigem Wachstumsende und letztendlich zu Kleinwuchs, oft unterhalb der ererbten Zielgröße. Besonders die Extremitäten bleiben kurz, der Ober/Unterlängenquotient ist erhöht. Im Gegensatz zur körperlichen ist die psychische Entwicklung der Kinder meist altersgemäß. Aus dieser Diskrepanz resultieren erhebliche Verhaltensprobleme mit motorischer Unruhe, vermehrter Aggressivität, Scheu und Stimmungslabilität.

Diagnose: Im LHRH-Test ist bei der echten Pubertas praecox insbesondere LH stark erhöht, bei der Scheinreife dagegen vermindert. Plasma-Östradiol ist bei Mädchen gelegentlich, Testosteron bei Jungen praktisch immer erhöht. Ein hormonproduzierender Tumor muß durch sorgfältige klinische Untersuchungen sowie Sonographie, CT/MRT, EEG ausgeschlossen werden.

Behandlung: Bei der echten Pubertas praecox sollten heute sog. LHRH-Agonisten (Buserelin®, Decapeptyl®), am besten in Depot-Form, eingesetzt werden. Dadurch wird die Pubertät auf HVL-Ebene reversibel und ohne Nebenwirkungen unterdrückt, die Menses hören auf, die Knochenreifung wird gebremst, auch das psychische Verhalten normalisiert sich. Es ist zu hoffen, daß auch die Endgröße deutlich verbessert wird. – Bei der Pseudopubertas praecox sollte operativ oder medikamentös eine vollständige Entfernung der Hormonquelle erreicht werden.

Bei einer isolierten, manchmal einseitigen vorzeitigen Brustdrüsenvergrößerung bei Mädchen ohne sonstige Pubertätszeichen spricht man von *prämaturer Thelarche*. Eine Behandlung ist nicht erforderlich.

Bei isoliertem vorzeitigem Auftreten von Pubes und/oder Axillarbehaarung bei Mädchen oder Jungen *(prämature Pubarche)* sollte eine AGS-Schwachform ausgeschlossen werden (durch ACTH-Test). Im positiven Fall empfiehlt sich eine sehr niedrig dosierte Cortisol-Therapie.

6.4.2 Verzögerte Pubertät

Viel häufiger als eine vorzeitige beobachtet man eine verzögerte oder gar ausbleibende Pubertät, eine *Pubertas tarda*. Sie liegt vereinbarungsgemäß dann vor, wenn beim Mädchen mit 13½ Jahren noch keine Brustentwicklung und beim Jungen mit 14 Jahren noch keine Hodenvergrößerung nachweisbar ist. Das Knochenalter ist entsprechend stark verzögert. Besonders bei Jungen entstehen hierdurch ernste psychosoziale Probleme. Da der *Pubertätswachstumsschub* noch aussteht, sind diese Jungen wesentlich kleiner und schwächer als ihre gleichaltrigen Kameraden und leiden dadurch unter schweren Minderwertigkeitskomplexen. In solchen Fällen kann eine vorübergehende Hormonbehandlung angezeigt sein.

6.4.3 Störungen der weiblichen Keimdrüsen (Ovarien)

Ullrich-Turner-Syndrom

Bei Mädchen gibt es eine häufige (1:3000) angeborene Chromosomenstörung, die man als ULLRICH-TURNER-Syndrom bezeichnet.

Krankheitsbild: Zwergwuchs, oft mit körperlichen Auffälligkeiten wie Schildthorax, seitliche Hautfalten am Hals (Flügelfell), tiefer Haaransatz im Nacken mit nach oben gerichtetem Haarstrich, vermehrte Leberflecke, nach außen abgewinkelte Unterarme, gelegentlich Herzfehler und Nierenmißbildungen sowie im Säuglingsalter Hand- und Fußrückenödeme.

Diagnose: Diesen Kindern fehlt eines der beiden Geschlechtschromosomen, der Karyotyp ist 45,X, das Geschlechtschromatin ist negativ (ab 2 X-Chromosomen ist es positiv). Da die Ovarien typischerweise fehlen, bleibt die Pubertät aus. Östrogene sind kaum nachweisbar; dagegen sind infolge des sonst intakten Regelkreises als Antwort auf die praktisch fehlenden Östrogene die Gonadotropine LH und FSH extrem erhöht (sog. *primärer, hypergonadotroper Hypogonadismus*).

Behandlung: Die Behandlung besteht ab Pubertät in der Substitution der fehlenden weiblichen Sexualhormone. Durch deren zyklische Verabreichung (ähnlich der „Pille") kommt es zwar zu regelmäßigen Blutungen, aber nicht zur Fertilität. Die Endgröße liegt im Mittel bei nur 142 cm, doch wird eine günstige Beeinflussung der Endgröße durch Medikamente versucht.

Patientinnen mit den nicht ganz seltenen Mischformen (sog. ULLRICH-TURNER-*Mosaik*), bei denen auch normale weibliche (46,XX) Zellinien vorhanden sind, besitzen (spärliches) Ovarialgewebe und können damit spontan in die Pubertät kommen und sogar fertil werden. Ihre Endgröße liegt jedoch nicht wesentlich höher.

6.4.4 Störungen der männlichen Keimdrüsen (Hoden, Testes)

Klinefelter-Syndrom

Mit einem Vorkommen von 1 auf 400–1000 neugeborene Knaben ist das KLINEFELTER-Syndrom eine häufige angeborene Chromosomenstörung.

Krankheitsbild: Da diese Knaben zunächst keinerlei typische Symptome aufweisen, wird die Diagnose oft noch nicht im Kindesalter, sondern erst in der Pubertät gestellt. Die Intelligenz liegt zumeist im unteren Normbereich, in der Pubertät entwickelt sich in der Regel ein eunuchoider Hochwuchs[1] (s. S. 205). Die Hoden bleiben klein (unter 8 ml) und schlaff, die sekundären Geschlechtsmerkmale sind meist normal entwickelt, in vielen Fällen stellt sich eine bleibende Gynäkomastie ein.

Diagnose: Der pathologische Karyotyp lautet zumeist 47,XXY, seltener 48,XXXY oder Mosaike. Das Sex-Chromatin (Geschlechtschromatin) ist positiv wie bei Mädchen (s. aber ULLRICH-TURNER-Syndrom). Testosteron im Plasma ist unterschiedlich stark erniedrigt, LH entsprechend normal bis leicht erhöht, FSH fast immer deutlich erhöht, insbesondere im LHRH-Test *(hypergonadotroper Hypogonadismus)*.

Behandlung: Eine Kausaltherapie ist nicht möglich, die Patienten bleiben infertil. Bei deutlichem Hypogonadismus sollte Depot-Testosteron i.m. gegeben werden.

Hodenhochstand (Maldescensus testis)

Der Hodenhochstand ist eine häufige Störung. Sie ist entwicklungsgeschichtlich zu erklären, da die Hoden beim Embryo in der Gegend des oberen Nierenpols angelegt werden und erst in den letzten Schwangerschaftswochen in den Hodensack (Skrotum) eintreten. Störungen dieses Hodenabstiegs (*Descensus* testiculorum) bezeichnet man als Hodenhochstand. Diese Störung, welche 5% der reifen Neugeborenen und, ohne Therapie, noch rund 1–2% der Schulanfänger zeigen, ist die häufigste Ursache späterer Unfruchtbarkeit beim Mann.

Die früher übliche Behandlung im Schulalter zeigte enttäuschende Ergebnisse. Trotz erfolgreicher Verlagerung der Hoden ins Skrotum blieb rund ein Drittel der Jungen mit echtem Hodenhochstand unfruchtbar. Man versucht heute durch sehr frühzeitige Beseitigung der Fehllage der Hoden vor Ende des 2. Lebensjahres jene Schäden zu verhüten, welche direkt durch die Fehllage entstehen (durch die Wärme intraabdominell). Ein beträchtlicher Teil der nicht abgestiegenen Hoden dürfte jedoch bereits angeboren geschädigt sein.

Auf der anderen Seite enthalten die Hodenhüllen Muskelfasern, welche sich bei Kälte oder bei mechanischem Reiz kontrahieren und normalerweise den Hoden gegen den äußeren Leistenring hin hochziehen *(Cremasterreflex)*. Die Entscheidung, ob ein krankhafter Hodenhochstand vorliegt, ist nicht immer leicht. Die Kinderkrankenschwester sollte wissen, daß ein Hoden, welcher im warmen Bad im Skrotum liegt, *nicht* behandlungsbedürftig ist.

Man unterscheidet folgende *Formen* des Hodenhochstandes:

- *Kryptorchismus:* Hoden einseitig oder beidseitig nicht zu tasten. Es kann sich dabei entweder um Bauchhoden oder um eine *Anorchie* (Fehlen von Hoden) handeln. Zur Differentialdiagnose macht man den HCG-Test (s. S. 201).

---

[1] Beim eunuchoiden Hochwuchs („Eunuchoidismus") ist die Unterlänge recht groß (lange Beine – auch die Arme sind sehr lang –, die Wachstumsfugen schließen sich verspätet). Liegt eine primäre Störung, evtl. auch ein Fehlen der männlichen Keimdrüsen vor, so sind – als Antwort auf den Testosteronmangel in der Pubertät – die Gonadotropine erhöht *(Hypergonadotroper Hypogonadismus)*. Bei sekundärer Störung (Gonadotropinmangel) ist der Testosteronspiegel ebenfalls niedrig, es handelt sich dann aber um einen *hypo*gonadotropen Hypogonadismus.

- *Leistenhoden:* Hoden am äußeren Leistenring zu tasten, aber höchstens bis zum Skrotalansatz zu verlagern.
- *Gleithoden:* Steht spontan am Skrotaleingang, läßt sich zwar mit Mühe ins obere Skrotum verlagern, gleitet aber nach dem Loslassen sofort wieder zurück.
- *Pendelhoden:* Steigt durch Cremasterreflex[2] bis in die Leistengegend, läßt sich aber ohne Mühe bleibend ins Skrotum verlagern. *Nicht behandlungsbedürftig!*

Behandlung: Außer in den primär chirurgisch zu behandelnden Fällen mit begleitender Leistenhernie oder bei sog. *Ektopie,* d. h. wenn der Hoden außerhalb des normalen Abstiegsweges liegt, versucht man zunächst eine i.m. *Hormonbehandlung* mit humanem Choriongonadotropin (HCG, z. B. Choragon®, Pergonal®, Predalon®, Primogonyl®). Unter der Behandlung kommt es vorübergehend zu vermehrten Erektionen und zu einem leichten Wachstum des Penis, aber nicht zu fortschreitender Frühpubertät. Es kann auch LHRH (Kryptocur®) gegeben werden, und zwar über einen Nasenspray, was die Hypophyse zur Ausschüttung von Gonadotropin anregt. Bewährt hat sich, zunächst intranasal mit LHRH zu behandeln und bei Erfolglosigkeit sofort einige i.m. Ganadotropin-Injektionen anzuschließen.

---

[2] Bei Bestreichen der Oberschenkelinnenfläche wird der Hoden dieser Seite durch den kleinen M. cremaster hochgezogen.

Führt die medikamentöse Therapie nicht zum Erfolg, so soll mit der *operativen Verlagerung* des hochstehenden Hodens nicht länger gewartet werden. Da sie noch im 2. Lebensjahr durchgeführt werden soll, gehört diese Operation unbedingt in die Hand des hier speziell ausgebildeten *Kinder*chirurgen.

Akute Hodenerkrankungen

Jede akut einsetzende Erkrankung eines Hodens mit Schmerz, Schwellung oder Entzündung ist ein sehr ernstes Ereignis, da stets der bleibende Schaden des samenbildenden Gewebes droht. Die weitaus häufigste Ursache ist die *Hodentorsion* (Stieldrehung um ernährende Gefäße und Samenstrang), welche *sofort* (!), notfallmäßig operativ, behandelt werden muß. „Nebenhodenentzündung" ist im Kindesalter (fast) immer eine Fehldiagnose! Die durch Mumps bedingte Hodenentzündung *(Orchitis)* kommt erst ab Pubertätsbeginn vor (s. S. 325).

Weiterführende Literatur

BLUNCK, W.: Pädiatrische Endokrinologie, 2. Auflage, Urban & Schwarzenberg, München 1983

KNORR, D.: Erkrankungen der endokrinen Drüsen. In: W. KELLER, A. WISKOTT: Lehrbuch der Kinderheilkunde. Hrsg. von K. BETKE, W. KÜNZER. 5. Auflage, Thieme, Stuttgart 1984

STOLECKE, H.: Endokrinologie des Kindes- und Jugendalters. Springer, Berlin 1982

12. Teil: Hochwuchs, Minderwuchs

Wolfgang G. Sippell

1 Hochwuchs

Von Hochwuchs spricht man, wenn die Körpergröße eines Kindes um mehr als die doppelte Standardabweichung über dem Mittelwert für Geschlecht und Alter oder oberhalb der 97. Perzentile liegt. Überschreitet die Körpergröße eines Kindes den entsprechenden Mittelwert um mehr als 3 Standardabweichungen, so kann man auch von Riesenwuchs sprechen.

1.1 Konstitutioneller Hochwuchs

Da die häufigste Form des Hochwuchses der genetisch bedingte, sog. konstitutionelle Hochwuchs ist, muß man bei der Beurteilung eines übergroßen Kindes immer die Größen der Eltern mitberücksichtigen. Sehr hilfreich bei dieser Beurteilung ist die Berechnung der *Zielgröße* des Kindes, die man am rechten Rand der Perzentilenkurven (s. Band I, 9. Teil) einträgt und wobei man diesen Perzentilwert durch „Zurückfahren" im betreffenden Perzentilkanal (bis zum Alter des Kindes) mit jenem des Kindes vergleicht. Liegt die Größe des Kindes um mehr als 1–2 Standardabweichungen über der so ermittelten „zurückgefahrenen Zielgröße", dann sind weitere Untersuchungen zum Ausschluß einer krankhaften Störung angezeigt.

1.2 Krankhafte Hochwuchsformen

Die wichtigsten dieser krankhaften Hochwuchsformen sind:
- Klinefelter-*Syndrom:* Häufige (1:400–1:1000) Chromosomenstörung bei Knaben (vgl. S. 203). In der Pubertät entwickeln diese Jungen einen oft enuchoiden Hochwuchs mit langen Beinen und Armen (O/U↓, s. S. 203).
- *Pubertas praecox* bzw. *Pseudopubertas praecox* (s. S. 201): Bei echter bzw. Scheinfrühreife findet sich im Kindesalter neben dem Großwuchs immer eine beschleunigte Skelettreifung (Röntgenaufnahme der Hand!). Bei länger bestehender Frühpubertät ist das Knochenalter auch im Vergleich zum Längenalter beschleunigt. Wegen des verfrühten Wachstumsfugenverschlusses resultiert eine zu kleine Endgröße mit gedrungenen Proportionen und ↑ O/U-Quotienten (Beispiel: unbehandeltes AGS, s. S. 197).
- Marfan-*Syndrom:* „Spinnenfingrigkeit" (Arachnodaktylie) mit erheblich überstreckbaren Gelenken, Subluxation der Linse (Brillenträger!), Ausweitung von Aorta und Mitralklappe (Echokardiogramm!), gelegentlich vermehrte Homocystin-Ausscheidung im Urin.
- *EMG-* (**E**xomphalos-**M**akroglossie-**G**igantismus-)*Syndrom* = Beckwith-Wiedemann-Syndrom mit vermehrtem Längenwachstum bereits bei Geburt und im Säuglingsalter, akzeleriertem Knochenalter und ohne hormonelle Störungen. Ursache unklar.
- *Hypophysärer Riesenwuchs* (selten) durch STH- oder GHRH-produzierenden Tumor, Skelettreifung dabei nicht wesentlich beschleunigt.
- *Zerebraler Gigantismus* (Sotos-Syndrom): Selten, mit großen, groben Händen und Füßen, Makrozephalie, schlechter Feinmotorik und beschleunigter Skelettreifung sowie Endgröße im oberen Normbereich. Ursache unbekannt.

Behandlung: Besonders beim konstitutionellen Hochwuchs ohne Entwicklungsbeschleunigung kann durch Behandlung mit Sexualhormonen in hoher Dosis ein vorzeitiger Wachstumsfugenschluß und damit eine Verringerung der späteren Endgröße erreicht werden. Diese Behandlung ist aber nur gerechtfertigt, wenn die vorausberechnete Endgröße bei Mädchen *über 185 cm,* bei

Jungen *über 200 cm* liegt und eine erhebliche psychische Belastung besteht. Um erfolgreich zu sein, sollte die Therapie kurz nach Pubertätsbeginn eingeleitet werden. Regelmäßige und sorgfältige Überwachung ist wichtig.

2 Minderwuchs

Entsprechend dem oben Gesagten liegt ein Minderwuchs dann vor, wenn die Körpergröße eines Kindes um mehr als 2 Standardabweichungen (SD) unter dem Altersmittelwert oder unter der 3. Perzentile liegt. Bei einer Abweichung von mehr als 3 SD nach unten spricht man auch von Zwergwuchs.

2.1 Konstitutioneller Minderwuchs

Wie beim Hochwuchs, so ist auch beim Minderwuchs die häufigste Form der genetisch bedingte konstitutionelle Minderwuchs, der oft mit einer verzögerten Skelettreifung einhergeht (sog. *konstitutionelle Entwicklungsverzögerung* = KEV) und bei Knaben wesentlich häufiger auffällt als bei Mädchen. Zur Beurteilung sind die Größe beider Eltern, deren Pubertätsbeginn sowie der Perzentilwert der Zielgröße (s. oben) besonders wichtig. Knochenalter und Pubertät sind verzögert, die Wachstumsgeschwindigkeit liegt an der untersten Normgrenze, d. h. im Schulalter um 4 cm/Jahr.

Bei stärker verminderter Wachstumsrate muß je nach klinischem Bild und Anamnese an zahlreiche in Frage kommende Minderwuchsformen gedacht werden. Eine grobe Einteilung ist mit Hilfe der Körperproportionen (z. B. Ober-/Unterlängen-Quotient) möglich.

2.2 Dysproportionierter Minderwuchs

- *Achondroplasie* (Chondrodystrophie): Meist dominantes Erbleiden mit extremem Zwergwuchs infolge Wachstumsstörung der Epiphysenknorpel: großer Kopf, sehr kurze Extremitäten, normale Intelligenz. Über Verlängerungsoperationen s. S. 559.
- *Skelettdysplasien:* Zahlreiche meist erbliche Störungen der Knochenbildung, teils mit Stoffwechselstörungen (z. B. Mukopolysaccharidosen, s. S. 79) und Schwachsinn einhergehend. Meist typische Röntgenbefunde.

2.3 Proportionierter Minderwuchs

- *Primordialer (intrauteriner) Minderwuchs:* Stark pränatal dystrophe, mangelgeborene Kinder, die aus unklarer Ursache auch weiterhin im Wachstum zurückbleiben. Ähnlich unklar sind die dieser Gruppe zugerechneten Zwergwuchsformen des SILVER-RUSSELL- und des SECKEL-Syndroms.
  Durch intrauterine Schädigung des Kindes kommt der Minderwuchs beim *embryo-fetalen Alkoholsyndrom* (s. S. 22) und beim *konnatalen Rötelnsyndrom* (s. S. 26) zustande.
- *Hormonell bedingter Minderwuchs:* Wachstumshormonmangel (hypophysärer Minderwuchs, s. S. 186), Thyroxinmangel (Hypothyreose, s. S. 189), Parathormonmangel (Hypoparathyreoidismus, s. S. 194), Cortisolüberschuß (CUSHING-Syndrom, s. S. 197) oder Pubertas praecox (nach erfolgtem Wachstumsfugenverschluß) kommen in Frage.
- *Chromosomal bedingter Minderwuchs:* ULLRICH-TURNER-Syndrom (s. S. 202) – bei Mädchen die häufigste schwere Minderwuchsform, Trisomien (z. B. DOWN-Syndrom, s. S. 425).
- *Metabolischer und hypokalorischer Minderwuchs:* Bedingt durch Stoffwechselstörungen (z. B. Glykogenose, Zystinose, schlecht eingestellter Diabetes mellitus) oder ungenügende Nahrungsaufnahme (z. B. Malabsorption bei zystischer Fibrose, Zöliakie, Morbus CROHN; Mangelernährung in Entwicklungsländern!).
- *Minderwuchs bei chronischer Organinsuffizienz:* Nur bei schweren angeborenen oder erworbenen Herz-, Lungen- oder Nierenschäden.
- *Minderwuchs bei rheumatoider Arthritis:* Bei frühem Beginn, besonders beim STILL-Syndrom (s. S. 234), wohl als Folge der Epiphysenknorpelerkrankung.

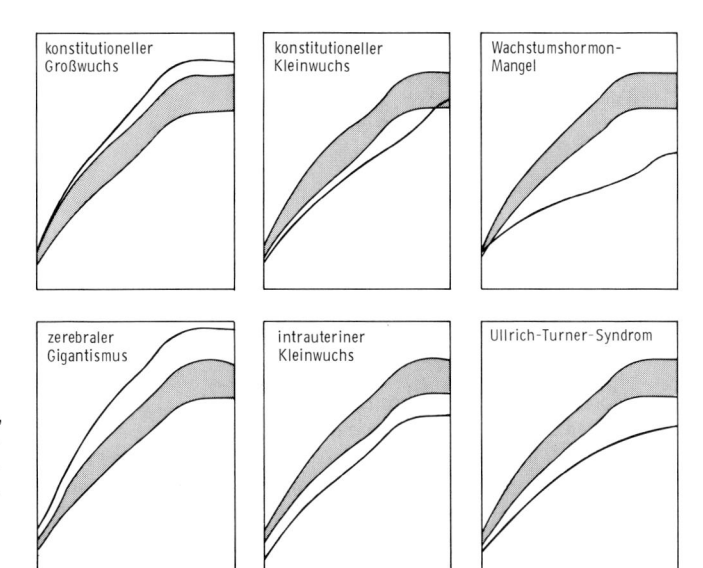

Abb. 12.1 „Typischer" Verlauf einiger Wachstumsstörungen. (Aus: Joos, E.: Wachstums- und Entwicklungsstörungen, unter besonderer Berücksichtigung der Differentialdiagnose. In: K.-D. BACHMANN u. a. (Hrsg.): Pädiatrie in Praxis und Klinik. Band 3. 2. Auflage, Fischer, Thieme, Stuttgart 1990.)

Außerdem sind zahlreiche *Mißbildungssyndrome* mit Minderwuchs kombiniert.

Behandlung: Eine Kausaltherapie des Minderwuchses ist meist nur in den wenigen Fällen möglich, bei denen z. B. ein Hormon- oder Nahrungsmangel besteht oder bei denen eine Grundkrankheit (z. B. Organinsuffizienz) behoben werden kann.

Typische Wachstumskurven einiger wichtiger Wachstumsstörungen sind in Abb. 12.1 schematisch dargestellt.

Weiterführende Literatur

s. 9. Teil, Band I: „Die körperliche Entwicklung des Kindes"

13. Teil: Fettsucht und Magersucht

Dieter Lüders

1 Fettsucht (Adipositas)

Etwa jeder zweite Bundesbürger hat Übergewicht, und fast 20% der Kinder und der Erwachsenen in der Bundesrepublik sind fettsüchtig. Entsprechendes gilt für andere Wohlstandsgesellschaften. Die Fettsucht ist ein großes Problem; denn sie ist – besonders im Erwachsenenalter – mit ernsten Erkrankungen vergesellschaftet. Die Behandlung und vor allem die Verhütung der Fettsucht ist deshalb eine wichtige Aufgabe.

1.1 Ursachen der Fettsucht

Wir können 3 große Gruppen unterscheiden, nämlich

> 1. *Hormonstörungen* (Endokrinopathien),
> 2. *genetische Syndrome,*
> 3. *alimentäre Fettsucht.*
>
> Die unter 1. und 2. genannten Formen werden nur höchst selten angetroffen, überwiegend haben wir es mit der alimentären Fettsucht zu tun, die auch *„exogene"* Fettsucht genannt wird.

1.1.1 Hormonstörungen

Eine klassische endokrine Störung, die mit Fettsucht einhergeht, ist das **Cushing-Syndrom** (s. S. 197). Auch Kinder mit **Schilddrüsenunterfunktion** sind bei stärkerer Ausprägung des Myxödems (teigige Schwellung) dick (jedoch nicht adipös). Der **hypophysäre Minderwuchs** geht ebenfalls mit rundlichen Formen einher: Das Wachstumshormon hat u. a. eine lipolytische, d. h. fettauflösende Wirkung; fällt dieses Hormon aus, kommt es zu einer allerdings nur leichten Fettsucht. Ein Tumor im Hypothalamus liegt dem **Fröhlich-Syndrom** zugrunde, bei dem die Fettsucht mit einer Unterentwicklung des Genitales verbunden ist (dieses sehr seltene Syndrom wird deshalb auch *Dystrophia adiposo-genitalis* genannt).

1.1.2 Genetische Syndrome

Das **Prader-Willi-Syndrom,** das u. a. mit Muskelhypotonie und geistiger Retardierung einhergeht, und das **Laurence-Moon-Biedl-Syndrom** – dabei finden sich geistige Retardierung, Netzhautveränderungen, Polydaktylie etc. – weisen ebenfalls eine Fettsucht auf.

Bis auf das zuletzt genannte Syndrom, das mit Hochwuchs, mit normaler und mit kleiner Körpergröße vergesellschaftet sein kann, findet sich sonst bei all diesen hormonalen bzw. genetischen Erkrankungen ein Minderwuchs.

1.1.3 Alimentäre Fettsucht

Dagegen sind Kinder mit alimentärer Fettsucht meist von normaler Körpergröße oder sogar recht groß. Dies trifft insbesondere für Heranwachsende zu, weshalb die *Präpubertäts- bzw. Pubertätsfettsucht* in solchen Fällen auch **Adiposogigantismus** genannt wird. Das Gebiß bzw. die Kieferknochen sind bei ihnen besonders kräftig ausgebildet. In diesem Zusammenhang sei auch an die Kinder diabetischer Mütter mit schlecht eingestelltem Stoffwechsel erinnert (**Riesenkinder**, s. S. 56). Es ist wichtig, sich zu vergegenwärtigen, daß die so häufige alimentäre Fettsucht nicht mit Minderwuchs einhergeht, dann sind Verwechslungen mit dem seltenen Cushing-Syndrom (bei beiden Fettsuchtsformen treten Striae auf) und mit dem Fröhlich-Syndrom – eine extreme Rarität – zu vermeiden. Das letztere wird deshalb fälschlicherweise immer wieder vermutet, weil das Genitale beim adipösen Jungen unterentwickelt erscheint (ohne es zu sein), und zwar wegen der Diskrepanz zwischen (vorgetäuschter) Kleinheit der äußeren Geschlechtsorgane und großem, wuchtigem Körper. Die Hoden haben ja bekanntlich vor Beginn der Pubertät praktisch noch die gleiche Größe wie im Säuglingsalter, und ein Teil des Penis ist in dem stark entwickelten Fettpolster der Schamgegend verschwunden (verfolgt man den Penis bis zur Peniswurzel, so zeigt sich ein normal großes Organ); durch die starke Fetteinlagerung im Bereich der Brustdrüsen wird der falsche Eindruck einer Hormonstörung noch verstärkt.

Untersuchungen an adoptierten eineiigen Zwillingen ergaben, daß der genetische Einfluß auf das Gewicht größer ist als der des Milieus. Entsprechend korreliert generell bei Adoptivkindern der Grad der Fettsucht mehr mit den leiblichen als mit den Adoptiveltern. Man bedenke aber, daß nicht jede familiäre Fettsucht überwiegend genetisch bedingt sein muß; die Bedeutung von Umweltfaktoren („exogene" Fettsucht) ist hier nicht zu unterschätzen: Nahrungsmenge (Überernährung), Auswahl der Nahrung und Art der Zubereitung, Alkoholkonsum, Bewegungsmangel etc. Oft sind es psychische Ursachen, die zu vermehrter Kalorienaufnahme führen, oder die psychischen Spannungen entstehen überhaupt erst durch die Adipositas. Solche Kinder finden Ablenkung und Trost durch vieles Essen *(„Ersatzbefriedigung")*, mit dem Ausdruck *„Kummerspeck"* ist die Situation treffend umschrieben. Im folgenden soll nur von der alimentären Fettsucht die Rede sein.

1.2 Definitionen der Fettsucht

Wegen der großen Bedeutung, die die Fettsucht gerade im Erwachsenenalter hat, sollen hier nicht nur die in der Pädiatrie zutreffenden Definitionen besprochen werden, sondern auch diejenigen, die beim Erwachsenen Gültigkeit haben.

1.2.1 Perzentile

Zur Beurteilung des Gewichts wird von der Größe des betreffenden Kindes ausgegangen. Das Kind hat dann ein normales Gewicht, wenn die Perzentilwerte von Größe und Gewicht für das entsprechende Alter übereinstimmen (im 1. Band, im Kapitel über die körperliche Entwicklung des Kindes, sind die Perzentilkurven abgebildet). Dieses sog. **Normalgewicht** dient als 100%-Wert zur Beurteilung von Über- und Untergewicht. Eine Abweichung von ± 10% gilt noch als normal (**Sollgewicht**).

Liegt das Gewicht mehr als 10% bis höchstens 20% über dem normalen Gewicht, so sprechen wir von **Übergewicht**. Ein Übergewicht von mehr als 20% bedeutet definitionsgemäß **Fettsucht**.

Beträgt das Übergewicht 100% oder mehr, so liegt eine **Adipositas permagna** vor. Ein Problem ist, daß kleinwüchsige Kinder, die nach dieser Definition eine leichte Adipositas haben, eher normalgewichtig aussehen, während Kinder, die für ihr Alter recht groß sind, schon bei relativ geringem Übergewicht sehr dick erscheinen. Deshalb kann es hilfreich sein, folgende Definition bei der Beurteilung mit einzubeziehen:

> Adipös ist, wer adipös aussieht.

Diese Schwierigkeiten umgeht man bei Verwendung des Somatogramms der Abb. 13.1, das für die Beurteilung von Über- und Untergewicht sehr gut geeignet ist.

1.2.2 Broca-Index

Beim Erwachsenen ist der Broca-Index als Maß für die Relation „Gewicht zu Größe" beliebt (er ist jedoch nur bei mittlerer Körpergröße aussagekräftig, und auch im Kindesalter ist er nicht zu verwenden). Er wird nach folgender Formel berechnet:

$$\text{Broca-Index} = \frac{\text{Körpergewicht in kg}}{\text{Körpergröße in cm minus 100}},$$

also bei einer Größe von 170 cm wären 70 kg (170–100) das Normalgewicht (Broca-Index 1).

Dies trifft allerdings nur für den Mann zu. Wegen des leichteren Knochenbaus der Frau liegt das Normalgewicht bei ihr 10% niedriger (Broca-Index 0,9). Davon zu unterscheiden ist das **Idealgewicht**. Es errechnet sich dadurch, daß vom Normalgewicht beim Mann 10% (Broca-Index 0,9) und bei der Frau noch zusätzlich 5% abgezogen werden (Broca-Index etwa 0,85). Das Normalgewicht ist übrigens mindestens ebenso ideal wie das Idealgewicht selbst. Für die Fettsucht gelten die oben erwähnten Zahlen, d. h. sie besteht dann, wenn das Übergewicht 20% überschreitet (Broca-Index über 1,2).

1.2.3 Quételet-Index

Sehr bewährt hat sich zur Beurteilung des Gewichts *im Erwachsenenalter* der Quotient

$$\frac{\text{kg}}{\text{m}^2}, \text{ d. h. } \frac{\text{Gewicht in kg}}{(\text{Größe in m})^2}.$$

Dieser Quotient (Quételet-Index) wird auch

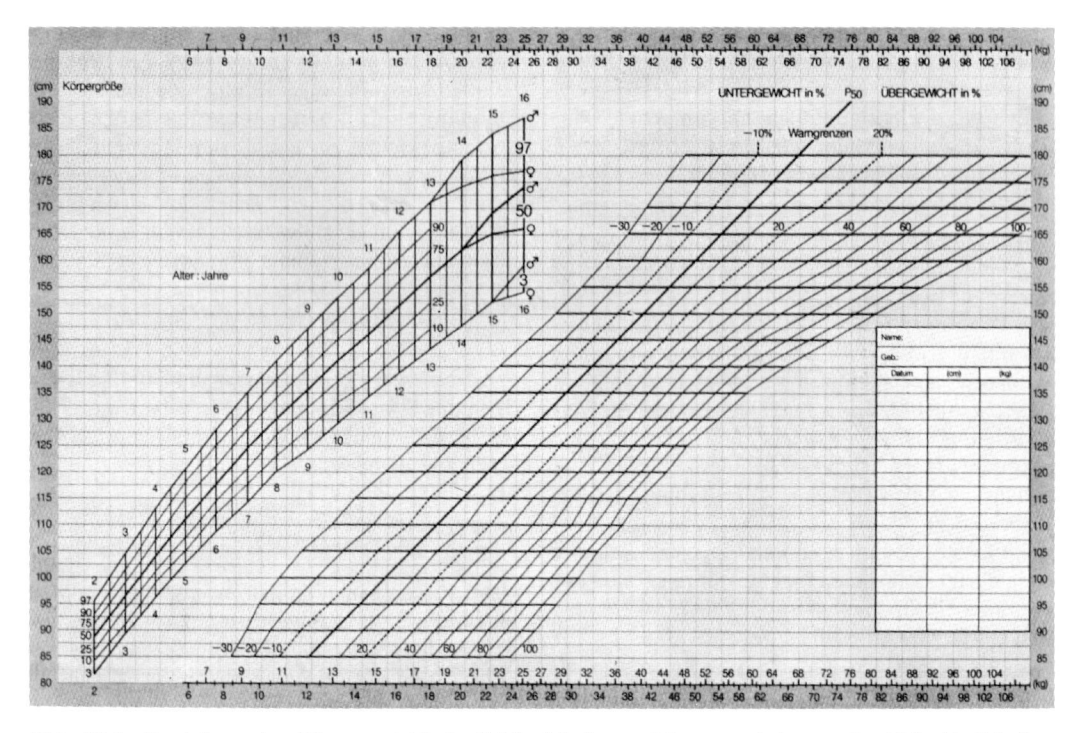

Abb. 13.1 Beurteilung des Körpergewichts in Abhängigkeit vom Längenwachstum – der Einfachheit halber bleibt das Geschlecht bis zur Pubertät unberücksichtigt – nach MAASER. (Aus: MAKOSCH, G., HÖVELS, O., BERGMANN, K. E., DRINGENBERG-JAGAR, U.: Eine Graphik zur Beurteilung des normalen und pathologischen Gewichtswachstums im Verhältnis zur Körpergröße als Variable. In: Mschr. Kinderheilk. 130 (1982) 592–596.) Zunächst wird im linken Teil der Abb. die dem Alter entsprechende Größe aufgesucht und von da aus eine Waagerechte gezogen. Dann wird auf der X-Achse über dem Gewicht des Kindes eine Senkrechte gezeichnet. Der Schnittpunkt beider Linien in der rechten Kurvenschar zeigt an, ob und inwieweit eine Abweichung vom Normalgewicht (P_{50} = 50. Perzentile) vorliegt (Angaben in Prozent Untergewicht bzw. Übergewicht).

BMI (*body mass index* = Körpermassenindex) genannt. Im zuletzt erwähnten Beispiel lautet der Quotient $\frac{70}{1{,}7^2} = \frac{70}{2{,}89} = 24{,}2$.

Der ideale Quételet-Index ist vom Alter abhängig, er beträgt z. B. für 19- bis 24jährige 19–24 und um das 50. Lebensjahr 22–27. Es stellte sich heraus, daß ältere Personen mit einem Quételet-Index von 20,0–30,0 die niedrigste Sterblichkeit aufweisen. In diesem Bereich – er umfaßt Normalpersonen mit einem Gewicht von rund minus 15% bis plus 20% – ist die Sterblichkeitsrate etwa gleich, d. h. ein leichtes Übergewicht ist nicht gefährlicher als das sog. Idealgewicht (also ein leichtes Untergewicht). Stärker Untergewichtige (Magersucht, hierher gehören auch Erkrankungen wie kleinzelliges Bronchialkarzinom, fortgeschrittene Lungentuberkulose etc.) und Fettsüchtige haben dagegen ein viel höheres Risiko (Quételet-Index unter 20 bzw. über 30 kg/m²). Die Werte gelten nur für Erwachsene: im Kindesalter liegt der Quételet-Index in Abhängigkeit von Alter und Größe niedriger.

Das Sterblichkeitsrisiko der Raucher und Raucherinnen mit einem idealen Quételet-Index (zwischen 22 und 27 kg/m² oder knapp darunter) ist übrigens weit größer als das der leicht fettsüchtigen Nichtraucher und Nichtraucherinnen mit einem Quételet-Index um 35 kg/m². Mit anderen Worten, selbst die Gewichtszunahme nach dem Abgewöhnen des Rauchens bedeutet ein geringeres Risiko als das, dem die „schlanken" Raucher(-innen) ausgesetzt sind.

1.2.4 Taillen-Hüft-Quotient

Als sehr hilfreich hat sich *beim Erwachsenen* die Messung des Taillenumfangs (etwa in Nabelhöhe) und des Hüftumfangs (über dem Gesäß und den großen Rollhügeln) erwiesen. Der Quotient aus beiden Messungen ist nicht nur von der Lokalisation der Fettzellen, sondern auch von Geschlecht und Alter abhängig.

Adipöse mit relativ hohen Werten für den Taillen-Hüft-Quotienten haben eine starke Fettanreicherung am Bauch, übrigens nicht nur subkutan, sondern auch innerhalb des Bauchraums – und zwar besonders im Netz –, wie sporadische Computertomogramm-Untersuchungen ergeben haben *(androide Fettsucht,* Apfelform, d. h. typische Fettverteilung des adipösen Mannes). Diese Fettsuchtsform stellt bei gleichem Ausmaß des Übergewichts ein weit größeres Gesundheitsrisiko dar als die bei der Frau angetroffene sog. *gynoide Fettsucht* mit Überwiegen des Hüftumfangs (oft auch mit großem Oberschenkelumfang) und niedrigem Taillen-Hüft-Quotienten („Birnenform"). Welche Fettsuchtsform sich entwickelt, hängt u. a. von den Geschlechtshormonen ab (den Androgenen und den Östrogenen). Es gibt auch Frauen mit androider Fettsucht; diese haben ein ähnlich hohes Risiko wie adipöse Männer. Bei der für beide Geschlechter sehr gefährlichen Adipositas permagna ist eine Unterscheidung der beiden Formen kaum möglich. Es darf aber nicht verschwiegen werden, daß der „dicke Bauch" teilweise schon beim übergewichtigen und noch nicht fettsüchtigen Mann ein erhöhtes Risiko für Komplikationen darstellt, die sonst erst im Zusammenhang mit der Adipositas auftreten. Der Taillen-Hüft-Quotient ermöglicht also eine zuverlässige Risikoabschätzung, als der Grad des Übergewichts es erlaubt: Aus den Fettdepots im Bauchbereich wird das Fett sehr viel leichter als aus den Depots der Hüftgegend mobilisiert und an den Kreislauf abgegeben, so daß die Gefährdung für den Organismus im ersteren Falle stärker ist (andererseits sind solche Depots bei Reduktionsdiät oder beim Fasten leichter „einzuschmelzen" als die der Hüftgegend).

1.2.5 Messung der Hautfaltendicke

Zusätzliche Informationen über das Vorhandensein und den Grad der Fettsucht erhält man bei Kindern und Erwachsenen durch die Hautfaltenmessung. Dazu dient der Tastzirkel, eine Art Schieblehre (der „Caliper"). Sehr bewährt hat sich die Messung der Hautfaltendicke über dem Trizepsmuskel auf der Rückseite des Oberarms (etwa im mittleren Bereich). Eine Fettsucht wird dann diagnostiziert, wenn die Hautfaltendicke oberhalb der 90. Perzentile für die betreffende Altersgruppe liegt. An anderen Körperstellen können solche Messungen ebenfalls durchgeführt werden, z. B. subskapular (am lateralen, unteren Schulterblattwinkel) und suprailiakal (unmittelbar oberhalb des Darmbeinkamms in der mittleren Axillarlinie). Im allgemeinen sind diese Messungen entbehrlich, da ohnehin die Diagnose klar ist. Allenfalls im Grenzbereich (Übergewicht um 20%) ist es notwendig, bei athletischem Körperbau zwischen Fettsucht und vermehrter Muskelmasse zu unterscheiden, die Hautfaltenmessungen sind dann sinnvoll. (Die sehr umständliche Messung der fettfreien Körpermasse durch Bestimmung des sog. Gesamtkörperkaliums, gemeint ist das natürliche radioaktive Kaliumisotop K 40, kommt natürlich für die Routine nicht in Betracht.)

Fettsucht bedeutet bekanntlich das Vorhandensein überschüssigen Fettgewebes, während ein Athlet durchaus ein deutliches Übergewicht haben kann, ohne adipös zu sein. Die Schwierigkeit der Diagnose „Adipositas" ist der Grund dafür, warum es so viele unterschiedliche Methoden mit dem Ziel der Abschätzung der Fettsucht gibt, was im vorhergehenden abgehandelt worden ist.

1.3 Entstehung der Fettsucht

1.3.1 Überernährung und Bewegungsarmut

Ein wesentlicher Faktor für die Adipositasentstehung ist die Überernährung (sog. **Mastfettsucht**). Die Energiezufuhr muß in einer vernünftigen Relation zum Energieverbauch stehen. Da die Menschen heute noch immer etwa die gleiche Kalorienmenge aufnehmen wie vor 100 Jahren, als sie noch Schwerarbeit leisteten, werden sie jetzt adipös. Die Nahrungsmenge muß an den geringeren Kalorienverbrauch angepaßt werden. Hinzu kommt, daß sich Personen, die zur Adipositas neigen, noch weniger bewegen als andere: Sie zeigen schon primär geringere körperliche Aktivitäten, und die Fettsucht schränkt ihren Bewegungsdrang weiter ein. So entsteht ein Teufelskreis. Ein klassisches Beispiel für die ungünstige Wirkung von überflüssiger Nahrungsaufnahme und eingeschränkter Bewegung ist das Fernsehen.

> Der Prozentsatz adipöser Kinder nimmt mit der Zahl der Stunden zu, die (naschend) vor dem Fernsehschirm verbracht werden.

Daß Bewegungsarmut zu Übergewicht führt, sehen wir bei vielen Patienten mit Myelomeningozele.

Wahrscheinlich ist auch das Wechselspiel zwischen Appetit bzw. Hunger einerseits und Sättigung andererseits teilweise gestört. Dafür dürften Beeinträchtigungen der zentralen Regulation im Gehirn verantwortlich sein. Bei bestimmten Tumoren des Hypothalamus wurde dies vereinzelt beobachtet (in diesem Zusammenhang sei an das oben erwähnte FRÖHLICH-Syndrom erinnert, bei dem es zur Freßsucht, zur Hyperphagie, kommt).

Wenn auch grundsätzlich das Sprichwort Gültigkeit hat: „Der Wind weht keine dicken Bäuche an", so gibt es doch zweifellos Menschen, die keineswegs übermäßig viel essen und trotzdem dick werden. Wir nennen diese Personen – auch sie nehmen mehr Nahrung auf als sie benötigen – „*gute Futterverwerter*". Oft hat es aber bei ihnen in der Vergangenheit Phasen vermehrter Kalorienzufuhr gegeben, und bei „normaler" Ernährung nehmen sie, nachdem sich die Fettsucht etabliert hat, nicht ab. Genetische und konstitutionelle Faktoren spielen hier eine Rolle. Im folgenden seien einige wichtige Mechanismen erwähnt, mit denen man zu erklären versucht, warum bei manchen Menschen unter völlig gleichen Bedingungen die Energiebilanz positiv ist (d. h. warum hier weniger Energie verbraucht als zugeführt wird) und infolgedessen Fettdepots angelegt werden. Dieses Phänomen wird als *Mästbarkeit* bezeichnet.

1.3.2 Speicherung

Es ist notwendig, zwischen den Mahlzeiten Kalorien zu speichern. Die Speicherung erfolgt am ökonomischsten in Form von Fett, das pro Gewichtseinheit kalorienreicher (9,3 kcal/g) als Kohlenhydrate und Eiweiß ist (4,1 kcal/g). Bei manchen Individuen ist diese Fähigkeit zur Speicherung besonders gut entwickelt, sie neigen eher zur Adipositas.

Bestimmte Völker konnten längere Hungerperioden nur deshalb überleben, weil die Speicherfunktion besonders gut ausgebildet war. Erhalten solche Völkerstämme eine geregelte („normale") Ernährung, so kommt es in einem hohen Prozentsatz zur Adipositas. Die Fähigkeit zur Speicherung wird ihnen unter den ganz anderen Lebensbedingungen zum Verhängnis, so z. B. den Pima-Indianern in Arizona (= „dürrer Landstrich") im Südwesten der Vereinigten Staaten. Ähnliches gilt für die südaustralischen Aborigines (Ureinwohner), für Polynesier u a. – Neben der Speicherfähigkeit der Fettzellen dürfte hier auch die sehr viel behutsamere Freisetzung der Energie aus den Fettdepots in Form von Wärme von Bedeutung sein, worüber jetzt zu berichten ist.

1.3.3 Wärmebildung (Thermogenese)

Im Körper kommt es zur Wärmeproduktion

1. durch den Grundumsatz (Ruheumsatz),
2. durch körperliche (und geistige) Arbeit,
3. durch Nahrungsaufnahme und Kälteeinwirkung.

ad 1. Personen mit relativ niedrigem Grundumsatz haben eine besonders große Chance, dick zu werden. U. a. spielt die Schilddrüsenfunktion eine Rolle. In „dürren" Zeiten kann es sehr sinnvoll sein, den Stoffwechsel auf Sparflamme laufen zu lassen. Wenn dieser Zustand bei normaler Ernährung bestehen bleibt, tritt eine Fettsucht auf.

ad 2. Jedem geläufig ist die Wärmeproduktion und der Kalorienverbrauch bei körperlicher Aktivität. Der dabei zustandekommende Gewichtsverlust darf nicht überschätzt werden. So muß man, um 1 kg Fettgewebe zu verlieren, 15–20 Stunden intensiv laufen. Man verbraucht durch 1stündiges Schlittschuhlaufen, Tischtennisspielen, Brustschwimmen oder strammes Radfahren 300 kcal und durch 1stündiges Tennisspielen oder Laufen 450 kcal, während man mit einem einzigen Stück Torte 500 kcal aufnimmt. Der Fettsüchtige verbraucht bei gleicher körperlicher Arbeit einerseits mehr Energie als der Normalgewichtige; die Arbeit ist für den Übergewichtigen anstrengender, weshalb er andererseits anschließend mehr ißt.

ad 3. Von großer Bedeutung ist die nahrungsinduzierte Wärmebildung, die bei Adipösen gering ist, wie übrigens auch die durch Kälte hervorgerufene Thermogenese – dies verschafft ihnen Vorteile „in schlechten Zeiten". Normalerweise wird bei verminderter Kalorienaufnahme die Verbrennung (die Energieabgabe) gedrosselt, bei übermäßiger Kalorienzufuhr wird sie gesteigert. Die Fähigkeit der nahrungsbedingten Thermogenese ist u. a. auch von genetischen Faktoren abhängig. Dies ist mit ein Grund, warum manche Menschen bei gleicher Kalorienzufuhr mehr an Gewicht zunehmen als andere. So ist der Spruch zu verstehen:

„Wer beim Essen schwitzt, ist gesund",

d. h. hat eine geringere Chance, dick zu werden. Interessant ist, daß die durch die Nahrung bedingte Wärmebildung viele Stunden anhält, wenn der Betreffende vorher intensiv Sport treibt.

Ebenso fördert leichte körperliche Bewegung nach dem Essen die nahrungsinduzierte Wärmebildung. Der Spruch:

> „Nach dem Essen sollst Du ruhn oder 1000 Schritte tun",

ist so zu interpretieren, daß Menschen, die zur Fettsucht neigen, nur die 2. Hälfte des Sprichworts beherzigen sollten. Auf dem Umweg über die nahrungsbedingte Thermogenese sind körperliche Betätigungen also doch recht nützlich, wenn sie auch als solche einen verhältnismäßig geringen Kalorienverbrauch bewirken.

1.3.4 Zahl und Größe der Fettzellen

Es gibt Serumaktivitäten (sog. adipogene Serumfaktoren), die eine Vermehrung der Fettzellzahl bewirken (Fettzellhyperplasie) und übrigens auch eine Fettzellhypertrophie, also eine Vergrößerung der Fettzellen. Kommt es z.B. in der Pubertät mit Auftreten der Fettsucht zu einer Vermehrung der Fettzellen, so verringert sich diese Zahl auch bei niedrigerem Gewicht nicht mehr. Sie können sich später beim geringsten „Diätfehler" prall füllen. Solche Personen haben also erhebliche Gewichtsprobleme. Auch die Vergrößerung der Einzelfettzelle ist typisch für die Fettsucht.

1.4 Risiken der Fettsucht

Ernste Folgeerkrankungen der Fettsucht gibt es erst im Erwachsenenalter. Für adipöse Kinder sind die auftretenden Störungen eher lästig als lebensbedrohlich, sie sind im wesentlichen emotionaler und sozialer Natur. Die Kinder werden gehänselt und sind Zielscheibe des Spotts. Sie schämen sich wegen ihrer Fettsucht. Oft stehen sie außerhalb der Gemeinschaft; die Jungen fühlen sich isoliert wegen ihrer dürftigen sportlichen Leistungen und die Mädchen, weil sie schlechtere Chancen beim anderen Geschlecht haben. Die Möglichkeit, modische Kleidung zu tragen, ist begrenzt. Ein Gefühl von Angst und Depression kann daraus resultieren. Außer diesen psychischen Beeinträchtigungen gibt es aber gelegentlich auch schon beim Kind organische Erkrankungen als Folge der Fettsucht, die keineswegs harmlos sind, nämlich Epiphysenlösung am Oberschenkelkopf, Gehstörung durch X-Beine, Arthrosen, Entzündungen in den tiefen Hautfalten und vermehrte Erkrankungen der Atemwege. Nur ganz selten und nur bei extremer Adipositas sehen wir auch schon bei Kindern das PICKWICKIER-Syndrom, eine Fettsuchtsdyspnoe, Zyanose und Somnolenz. Wegen der Unbeholfenheit und der größeren Körpermasse adipöser Kinder fallen Unfälle meist schwerer aus. Bei adipösen Kindern werden häufig erhöhte Blutdruckwerte gemessen.

Die typischen, gefährlichen und recht häufig auftretenden Folgeschäden der Adipositas sehen wir erst im Erwachsenenalter, und zwar besonders bei der androiden Form der Fettsucht, wie bereits erwähnt wurde. Sie werden mit steigendem Übergewicht immer bedrohlicher und stellen ein gesundheitliches Problem ersten Ranges dar. Es ist erwiesen, daß sie eine eindeutige Verkürzung der Lebenserwartung bewirken. Die Sterblichkeitsrate steigt mit höhergradiger Fettsucht deutlich an. Im Blut finden sich beim Erwachsenen erhöhte Werte von Cholesterin, Triglyzeriden, Insulin und teils auch Harnsäure.

> Folgende, das Leben bedrohende Erkrankungen, die das Herz-Kreislauf-System und den Stoffwechsel betreffen, treten im Erwachsenenalter gehäuft auf:
> 1. Bluthochdruck,
> 2. Arterienverkalkung und Schlaganfall,
> 3. koronare Herzkrankheit, einschließlich Herzinfarkt,
> 4. Typ-II-Diabetes (Erwachsenendiabetes),
> 5. Gallensteinleiden.

Wie beim Kind so wird auch später im Leben der Bewegungsapparat übermäßig beansprucht (Überlastung der Wirbelsäule, Hüfte und Knie), es kommt frühzeitig zu Arthrosen. Die Benachteiligungen im Sport, im Beruf und auf gesellschaftlichem Gebiet sind offensichtlich. Das Operationsrisiko ist erhöht. Bei der Entbindung einer adipösen Frau sind sowohl die Mutter als auch das Neugeborene vermehrt gefährdet.

In den USA werden für Übergewichtige höhere Krankenversicherungs- und Lebensversicherungsbeiträge verlangt.

1.5 Prophylaxe und Behandlung der Fettsucht

Wenn auch die Chance groß ist, daß übergewichtige Säuglinge in den nächsten Jahren ein normales Gewicht haben werden, so sollte doch eine

Überernährung schon im 1. Lebensjahr vermieden werden (keine unnötigen Kohlenhydratzusätze zur Milch, Breifütterung erst ab 5. Lebensmonat). Eine Adipositas der älteren Kleinkinder und Schulkinder ist nicht zuletzt auch deshalb so problematisch, weil ein großer Prozentsatz von ihnen (die Zahlenangaben schwanken zwischen etwa 50% und 80%) adipöse Erwachsene sein werden mit all den Risiken, über die gerade berichtet wurde. Es ist oft schwierig, eine einmal eingetretene Adipositas erfolgreich zu behandeln, weshalb unser Augenmerk stärker auf die Prophylaxe gerichtet werden sollte. Dies gilt in erhöhtem Maße für Kinder aus Familien mit adipösen Eltern oder Geschwistern. Folgende Maßnahmen werden eingesetzt:

1. Änderungen der Ernährung,
2. vermehrte körperliche Aktivitäten,
3. psychische Führung.

1.5.1 Ernährung

Ganz im Vordergrund des prophylaktischen und therapeutischen Vorgehens steht die Ernährung, wobei es nicht nur auf die Quantität ankommt, sondern auch auf die richtige Zusammensetzung. Die weitgehende Einschränkung leerer Kohlenhydrate und überflüssiger Nahrungsmittel (Süßigkeiten, Kuchen etc.) bei Bevorzugung ballaststoffreicher, vitaminreicher, kochsalzarmer Nahrungen (Vollkornbrot, Frischkorn-Müsli, Salate, Obst, Gemüse, Rohkost etc., also vegetarische[1] Kost) sind wichtige Maßnahmen.

Durch den hohen Ballaststoffgehalt vermitteln diese Nahrungsmittel trotz relativer *Kalorienarmut* ein hohes Sättigungsgefühl (sie haben eine geringe „*Energiedichte*"). Unbedingt berücksichtigt werden muß, daß Fleisch und Wurst teils sehr viel Fett (gesättigte Fettsäuren) enthalten. Bei der Aufstellung des Speiseplans ist zur Einschränkung des Fettverzehrs darauf zu achten, daß mageres Fleisch verwendet wird (z. B. Hühnerbrust, Kalbfleischfilet, Puter, Corned Beef). Zu den Fischen mit geringem Fettanteil (ungesättigte Fettsäuren) gehören z. B. Schellfisch, Kabeljau, Seelachs, Forelle. Es sollte nur Käse mit höchstens 30% Fett in der Trockenmasse auf den Tisch kommen. Ab 18. Lebensmonat ist auch die Verwendung von teilentrahmter Milch (1,5% bis 1,8% Fett) statt Vollmilch erlaubt. Bei der Adipositas ist allerdings den kalorienfreien Getränken der Vorzug zu geben (Selterswasser, Tee ohne Zucker). Der Einsatz von (kalorienfreien) Zuckerersatzstoffen (Süßstoffen) wie Saccharin ist erlaubt, aber entbehrlich – es ist besser, die Kinder gar nicht erst „auf süß zu programmieren".

Die Kost soll also
1. arm an leeren (schnell resorbierbaren) Kohlenhydraten,
2. fettarm,
3. ballaststoffreich sein.

Die Gewichtsreduktion erfolgt in 2 Schritten.
1. Reduktionskost mit nur 20 (evtl. auch weniger) kcal/kg täglich, also z. B. 800 kcal pro Tag (statt – wie normalerweise – bei 7- bis 9jährigen 75 und bei 11- bis 14jährigen 60 kcal/kg täglich).
2. Langfristige, dauerhafte Abkehr von falschen Ernährungsgewohnheiten; die ganze Familie muß sich daran beteiligen. Dazu bedarf es einer gezielten Ernährungsaufklärung und -schulung. So darf es z. B. nicht vorkommen, daß gesunde Geschwister in Gegenwart der adipösen Kinder naschen.

Bei der Speisenzubereitung sollte mit Fett sparsam umgegangen werden, teils kann ganz darauf verzichtet werden (Dünsten, Verwendung von Folien, kunststoffbeschichteten Pfannen etc.).

5 kleine, über den Tag verteilte Mahlzeiten sind bessser als wenige große – gleicher Kaloriengehalt vorausgesetzt.

Insgesamt ist nämlich bei gleicher Energieaufnahme die Wärmebildung (Thermogenese) bei einer größeren Zahl von Einzelmahlzeiten ausgeprägter als bei wenigen großen Portionen. Außerdem ist die Gefahr von Heißhungerattacken bei geringer Kalorienzufuhr seltener, wenn häufiger gegessen wird. Nulldiät (Fasten) kommt im Kindesalter kaum in Betracht.

Kleinkinder und junge Schulkinder sind noch nicht einsichtig genug, um eine hypokalorische Kost durchzuhalten. Andererseits haben sie den Vorteil, nicht direkt abnehmen zu müssen; denn mit dem Größenwachstum kommt es zu einer weitgehenden Normalisierung des Gewichts (diese Kinder „wachsen in ihr Gewicht hinein"). Adoleszenten, die kaum noch wachsen, müssen dagegen ihr Übergewicht abbauen.

---

[1] vegetus (lat.): rüstig, munter (das Wort vegetarisch leitet sich also nicht direkt vom Englischen „vegetable = Gemüse" ab).

Wer zur Fettsucht neigt und durch eine entsprechende Diät schlank geworden ist, muß, um schlank zu bleiben, weiterhin Einschränkungen der Kalorienzufuhr auf sich nehmen, d. h. der Betreffende muß auch später weniger essen als der von vornherein Normalgewichtige.

In Schulen wird leider noch viel zu wenig das Fach „Ernährungskunde" unterrichtet. Es ist schon ein Vorteil, daß wenigstens teilweise am Schulkiosk Vollkornprodukte, Obst und kalorienarme Getränke angeboten werden und daß man in Schulen und Kindergärten allmählich damit beginnt, auf die richtige Pausennahrung zu achten.

1.5.2 Körperliche Aktivitäten

Nicht zu vernachlässigen sind die körperlichen Aktivitäten. Natürlich muß beim Sport auf die erhöhte Verletzungsgefahr schon auf Grund der vermehrten Körpermasse Rücksicht genommen werden (Überlastung des Sprunggelenks etc.). Beim Wassersport ist es wichtig, daß die Kinder nicht nur im Wasser liegen, also baden (wozu gerade adipöse Kinder kaum Energien benötigen), sondern straff schwimmen.

1.5.3 Psychische Führung

Einen hohen Stellenwert in der Behandlung der Adipositas hat die seelische Betreuung. Verhaltenstherapeutische und andere Maßnahmen (Problemaufarbeitung, Familientherapie) haben sich bewährt (s. auch S. 410). Es gilt, das einmal Erreichte möglichst zu halten. Es ist zwar nicht unumstritten, mit der Angst vor den zu erwartenden Nebenwirkungen der Adipositas zu argumentieren, gewisse Andeutungen sollten dem Kind aber doch gemacht werden, und selbstverständlich müssen die Eltern über die erheblichen Risiken der Fettsucht voll aufgeklärt werden; denn nicht nur das Kind, sondern auch alle Bezugspersonen müssen motiviert werden. Dabei dürfen die Großeltern nicht vergessen werden, die den Kindern statt der Süßigkeiten mehr Zuwendung und Zeit, über die sie ja meist in großem Maße verfügen, schenken sollten. Natürlich muß die Gewichtsreduktion gebührend gelobt werden. Bei Ausbleiben eines Erfolges braucht das Kind Ermutigung. Man sollte das Ziel nicht so hoch stecken, sondern realistisch bleiben. Es ist schon viel erreicht, wenn nur noch ein Übergewicht von 10–20% besteht.

1.5.4 Weitere therapeutische Maßnahmen

Appetitzügler sind wegen der Nebenwirkungen (Erregungszustände, Schlafstörungen, Suchtgefahr etc.) nicht zu empfehlen. Auch *operative Maßnahmen*, die ohnehin nur bei lange bestehender Adipositas permagna und nach vergeblichen konservativen Therapieversuchen zur Diskussion stehen, sind teilweise nebenwirkungsreich. Den Bypass-Operationen (Umgehungs-Operationen) am Magen oder am Dünndarm wird eine bestimmte Methode der operativen Magenverkleinerung vorgezogen (Gastroplastik). In verzweifelten Fällen sind bei Jugendlichen und Erwachsenen teils mit Erfolg luft- oder flüssigkeitsgefüllte *Magenballons* eingesetzt worden, wodurch die Nahrungsaufnahme reduziert werden soll.

Die Risiken der Fettsucht schwinden mit der Gewichtsreduktion. Dabei kommt es nämlich zur Blutdrucknormalisierung, zum Abfall der erhöhten Blutfettwerte und zur Normalisierung des auch schon beim adipösen Kind erhöhten Serum-Insulins. Die Gefahr des Auftretens eines Erwachsenendiabetes steigt mit zunehmender Fettsucht an und verringert sich wieder mit der Gewichtsreduktion. In den USA ist zwischen 1972 und 1986 parallel zur Umstellung der (als falsch erkannten) Ernährungsgewohnheiten (und mit der Kampagne gegen das Rauchen) die Häufigkeit koronarer Herzkrankheiten um fast 40% und die des Schlaganfalls um etwas mehr als 50% zurückgegangen. Es lohnt sich also, bei der Behandlung der Fettsucht durchzuhalten und konsequent zu bleiben bzw. durch geeignete Maßnahmen das Auftreten einer Fettsucht zu verhindern.

2 Magerkeit und Magersucht

Nicht so sehr die kurzfristige Appetitlosigkeit z. B. während eines akuten Infektes, sondern vielmehr eine Inappetenz von längerer Dauer führt zu **Gedeihstörungen.** Diese können gelegentlich mit einer *Gewichtszunahme* einhergehen (Wassereinlagerung!), häufiger ist jedoch ein *Gewichtsverlust* oder eine *Untergewichtigkeit* bei schlechter Gewichtszunahme. Die untergewichtigen Kinder sind mager, d. h. bei einigermaßen normaler Körpergröße haben sie ein zu geringes Gewicht. Nicht jede **Magerkeit** bedeutet etwas Krankhaftes. Manche Kinder sind auf Grund ihrer Konstitution schlank. Sie sind nicht etwa unterernährt und können durchaus voll leistungsfähig sein. Eine (krankhafte) Magerkeit beobachten wir dagegen z. B. bei *chronischen Infektionskrankheiten, chronischen Magen-Darm-Erkrankungen* (Morbus CROHN etc.), *Krankheiten des Zentralnervensystems* (z. B. infantile Zerebralparese), *bösartigen Tumoren* und *Stoffwechselstörungen* (zystische Fibrose). Gewichtsverlust trotz sehr guten Appetits (u. U. Heißhunger) finden wir bei bestimmten hormonalen Störungen, nämlich beim *juvenilen Diabetes mellitus* (der Erwachsenendiabetes ist dagegen meist übergewichtig, s. S. 213) und bei der *Schilddrüsenüberfunktion.*

Ein Nichtgedeihen kann auch die Folge mangelnder Zuwendung sein (z. B. *psychischer Hospitalismus*). Für die chronische Inappetenz können *Erziehungsfehler* verantwortlich sein, ebenso Diätfehler. Eine Fehlernährung mit zuviel Milch und Leckereien (also ein Überangebot an Kalorien) führt ebenfalls zu Appetitlosigkeit (aber nicht unbedingt zum Untergewicht). Der Essenszwang verschlimmert dann die Situation. Hier ist es wichtig, die Eltern zu beruhigen und über das Eßverhalten ihrer Kinder aufzuklären.

In diesem Zusammenhang sei die Unsitte mancher heranwachsender junger Mädchen erwähnt, die trotz Untergewichts noch den Ehrgeiz haben, abzunehmen (sie haben ein unrealistisches Schlankheitsideal und halten sich für zu dick). Es besteht dann die Gefahr von Unterernährung und Mangelerscheinungen.

Eine besonders bedrohliche Form von Inappetenz (von „Nicht-Essen-Können" bzw. Nahrungsverweigerung) kommt gelegentlich bei Mädchen in der Pubertät vor. Hier sprechen wir nicht mehr von Magerkeit, sondern von **Magersucht,** dabei beträgt das Untergewicht (bzw. der Gewichtsverlust) mehr als 15 (bis 20) % des Normalgewichts. Ein typisches Beispiel ist die ganz überwiegend beim weiblichen Geschlecht vorkommende *Pubertätsmagersucht (Anorexia nervosa,* s. S. 407).

3 Bulimie

Die gar nicht so seltene Bulimie (Heißhungerattacken) kommt ebenfalls vorwiegend beim weiblichen Geschlecht vor, und zwar meist bei Adoleszenten und jungen Frauen. In aller Regel sind die Patienten normalgewichtig. Einige waren einmal magersüchtig, manche waren vorher adipös. Vielfach befürchten die Patienten, zuviel zuzunehmen, und kontrollieren ihr Gewicht. Das Charakteristische der Erkrankung sind die episodisch auftretenden Heißhungerattacken (oft mehrfach pro Woche) mit Aufnahme großer Kalorienmengen (Süßigkeiten etc.). Nach dem übermäßigen Essen – es wird regelrecht hinuntergeschlungen – kommt es zu Bauchschmerzen durch Überdehnung des Magens. Meist tritt Erbrechen auf, oder es wird selbst ausgelöst. Auch eine Hypokaliämie kann sich einstellen, und zwar durch Mißbrauch von Abführmitteln. Die Patienten sind sich der Abnormität ihres Eßverhaltens bewußt und zeigen depressive Verstimmungen. Über die Therapie s. S. 409.

Weiterführende Literatur

GRÜTTNER, R., ECKERT, I. (Hrsg.): Adipositas im Kindesalter. Thieme, Stuttgart 1974

SCHRÖDER, E.-M., STOCKSMEIER, U.: So einfach kann Ernährung sein. Hippokrates, Stuttgart 1985

14. Teil: Erkrankungen der Niere und der ableitenden Harnwege

MATTHIAS BRANDIS

1 Einleitung

Die Erkrankungen der Niere und der ableitenden Harnwege umfassen die eigentlichen Nierenparenchymerkrankungen (nephrotisches Syndrom, Glomerulonephritis, interstitielle Nephritis), die Erkrankungen der ableitenden Harnwege (Pyelonephritis, Zystitis, Nierensteine, Tumoren) und die verschiedenen Formen sowohl der angeborenen Fehlbildungen der Nieren selbst als auch der ableitenden Harnwege. Das klinische Erscheinungsbild von Nierenerkrankungen kann einerseits ohne wesentliche subjektive Beschwerden (wie z. B. bei Glomerulonephritis) oder auch mit wesentlichen Beeinträchtigungen des Allgemeinbefindens (Schmerzen bei Nierensteinen oder Harnwegsinfektionen) einhergehen. Besondere Erwähnung soll die Darstellung des akuten und chronischen Nierenversagens finden, da hier zusätzliche Allgemeinsymptome wie Bluthochdruck, Anämie und Wachstumsstörungen als Folge der schweren Nierenfunktionsstörung hinzutreten können.

2 Nierenfunktion

Die Niere reguliert die Feinabstimmung des „Inneren Milieus" – des Salz- und Wasserhaushaltes. Diese Funktion wird erreicht durch ein System von Filtrationsprozessen *(glomeruläre Filtration)* und Resorptionsvorgängen *(tubuläre Resorption,* Abb. 14.1).

Während der Passage des Blutes durch die Niere wird ein Teil des Blutplasmas durch die glomerulären Kapillaren filtriert. Dieses Glomerulus-Filtrat fließt entlang des tubulären Epithels und wird dabei zu 98,5–99% wieder resorbiert. Während damit wesentliche, für den Körper wichtige Substanzen wie Glukose, Aminosäuren und Salze zurückgewonnen werden, können Stoffwechselprodukte wie Harnstoff und Ammoniak mit dem Urin ausgeschieden werden. Das Wechselspiel zwischen Filtration, Resorption und Sekretion führt dazu, daß der Organismus unter normalen, physiologischen Bedingungen genau so viel an Wasser, Salz und Stoffwechselprodukten ausscheidet wie nötig. Akute oder chronische Nierenparenchymerkrankungen beeinträchtigen die glomeruläre Filtration oder die tubuläre Resorption, in der Regel jedoch beides.

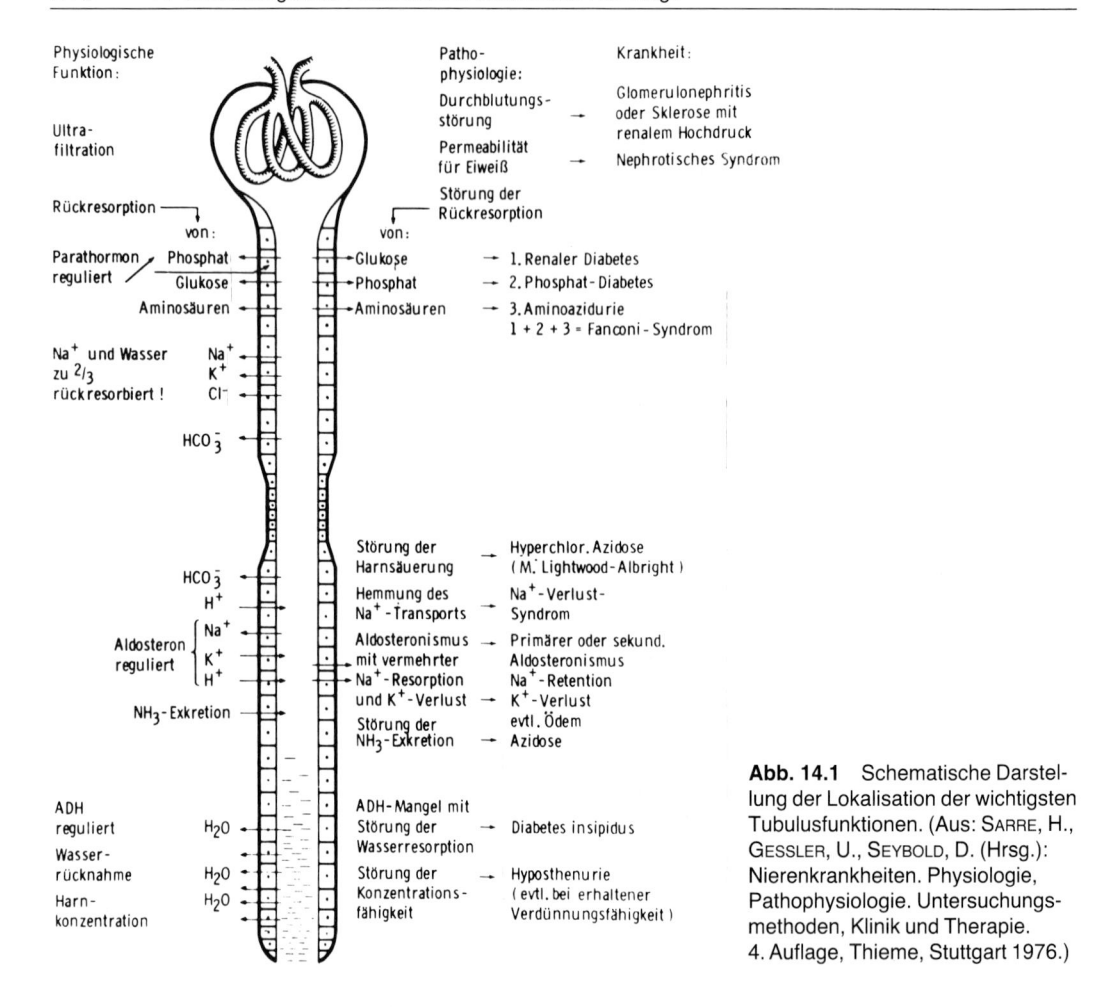

Abb. 14.1 Schematische Darstellung der Lokalisation der wichtigsten Tubulusfunktionen. (Aus: SARRE, H., GESSLER, U., SEYBOLD, D. (Hrsg.): Nierenkrankheiten. Physiologie, Pathophysiologie. Untersuchungsmethoden, Klinik und Therapie. 4. Auflage, Thieme, Stuttgart 1976.)

3 Nierenfunktionsuntersuchungen

Das Ausmaß der *glomerulären Filtration* wird mit Hilfe einer „Clearance"-Untersuchung gemessen. In der Klinik findet meistens die Methode der *Kreatinin-Clearance* Anwendung. Diese wird wie folgt durchgeführt: Über 24 Std. wird Urin gesammelt, am Ende der Sammelperiode wird eine Blutprobe entnommen. Im Urin und Plasma wird die Kreatinin-Konzentration bestimmt. Die Clearance (C) berechnet sich nach folgender Formel:

$$C = \frac{\text{Kreatinin im Urin (in mg\%)}}{\text{Kreatinin im Plasma (in mg\%)}} \times \text{Urin-Volumen/min.}$$

Dieser Wert wird auf die mittlere Körperoberfläche eines Erwachsenen, 1,73 m^2, bezogen. Eine genauere Bestimmung der glomerulären Filtrationsrate erfolgt durch Infusion von *Inulin* (Polyfructosan), einer Substanz, die nur filtriert und nicht renal tubulär resorbiert wird. Die Nierendurchblutung (renaler Plasmafluß) wird mit Hilfe von *Paraaminohippursäure (PAH)* bestimmt. Diese Substanz wird glomerulär filtriert und tubulär sezerniert und ist daher geeignet, das Ausmaß des Nierenplasmaflusses zu berechnen. Eine weitere Funktionsuntersuchung ist der sog. *„Konzentrationstest"*. Hier wird die Niere durch einen sog. *Durstversuch* belastet und untersucht, ob der Urin maximal konzentriert werden kann. Dieses kann mit Hilfe des Durstversuches dadurch erreicht werden, daß die Patienten ab 18 Uhr abends keine Flüssigkeit zu sich nehmen und am nächsten Morgen die Urinkonzentration gemessen wird. Hierbei muß ein spezifisches Gewicht von 1,027 oder eine Harnosmolarität von 800 mosmol/l erreicht sein. Neuerdings kann dieser Test durch Zugabe von synthetischem *Vasopressin* (DDAVP, 2–4 Einheiten intravenös) wesentlich schonender für die Kinder durchgeführt werden. Bei einer Erkrankung mit Störung des Harnabflusses (Fehlbildungen, Nierensteine, Tumoren und insbesondere seitengetrennte Funktionsstörungen) sind *nuklearmedizinische Methoden* wertvoll. Einerseits dient die *Chrom-EDTA-Clearance* der Bestimmung der Filtrationsrate, andererseits das ^{99m}-*Technetium-DMSA* der Bestimmung der Nierendurchblutung. Diese Untersuchung ist insbesondere präoperativ, aber auch postoperativ zur Verlaufsuntersuchung einer Funktionsstörung der Niere geeignet. Eine orientierende Seitenfunktionsanalyse gelingt heute schon mit Hilfe der *Ultraschalluntersuchung (Sonographie)*: Die Bestimmung der Nierengröße, der Größe des Nierenhohlraumsystems und des Nierenparenchyms sind wesentliche Parameter in der Erfassung ein- oder beidseitiger Nierenfunktionsstörungen.

Bei Verdacht auf Störung der *tubulären Resorption* sind Untersuchungen sowohl der Glukoseresorption oder Aminosäureresorption als auch der Phosphat- und Elektrolytresorption angezeigt. Im *Mittelstrahlurin* werden die Erythrozyten und Leukozyten in einer Zählkammer (FUCHS-ROSENTHAL, NEUBAUER) quantitativ untersucht, und eine Urinkultur wird angelegt. Chemisch wird der Urin zunächst orientierend mit Teststäbchen auf Eiweiß, Glukose und Blut sowie Azeton geprüft.

4 Erkrankungen des Nierenparenchyms

4.1 Nephrotisches Syndrom

Ursache und Krankheitsbild: Das idiopathische nephrotische Syndrom des Kindes ist charakterisiert durch eine Proteinurie, Hyperlipidämie und Ödeme. Bei Kindern tritt das nephrotische Syndrom meistens als sog. Lipoidnephrose auf, seltener ist es ein Teil von Systemerkrankungen wie SCHÖNLEIN-HENOCH-Syndrom, Lupus erythematodes, noch seltener Lues, Toxoplasmose, Amyloidose (s. S. 234). Bei etwa 80% der Kinder, die ein nephrotisches Syndrom entwickeln, besteht kein Hinweis für eine weitere Grundkrankheit oder ein Begleitsymptom. Es tritt in einer Häufigkeit von 1–2 Neuerkrankungen pro 100 000 Kinder/Jahr auf und besteht bei etwa 16 pro 100 000 Kinder. Jungen sind im Verhältnis 3:2 häufiger betroffen als Mädchen. Der Altersgipfel besteht zwischen 2 und 6 Jahren. Die eigentliche Ursache des nephrotischen Syndroms ist unbekannt. Auf Grund eines nicht näher erklärbaren Pathomechanismus werden die Glomeruluskapillaren durchlässiger für Eiweißmoleküle. Hierbei werden meist die kleineren Proteine, z. B. Albumin, bevorzugt ausgeschieden. Die Folge des Eiweißverlustes durch die Niere ist ein Absinken der Eiweißkonzentration im Serum (Hypoproteinämie, Hypalbuminämie). Der damit abfallende onkotische Druck im Serum führt zur Bildung von Ödemen im Interstitium.

Das klinische Bild ist daher geprägt durch die Ödeme (Abb. 14.2). Die bevorzugte Lokalisation sind die Augenlider, die Unterschenkel (prätibial), und in ausgeprägten Fällen kommt es zum

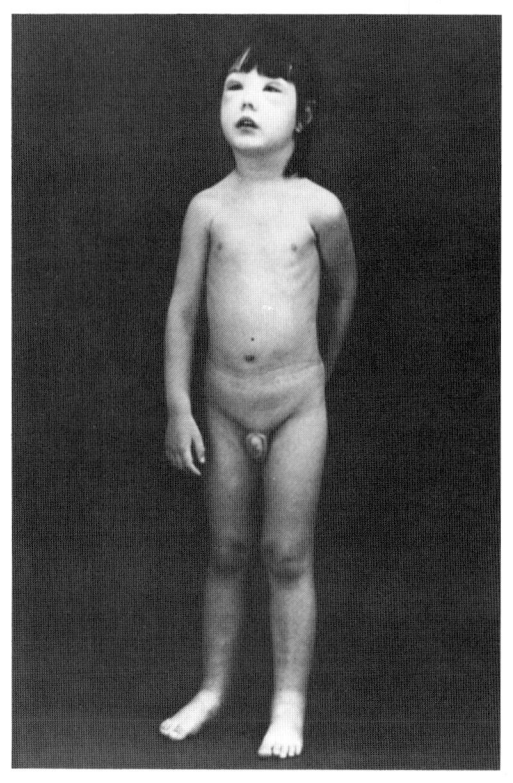

Abb. 14.2 Kind mit nephrotischem Syndrom, Lidödemen und Unterschenkelödemen.

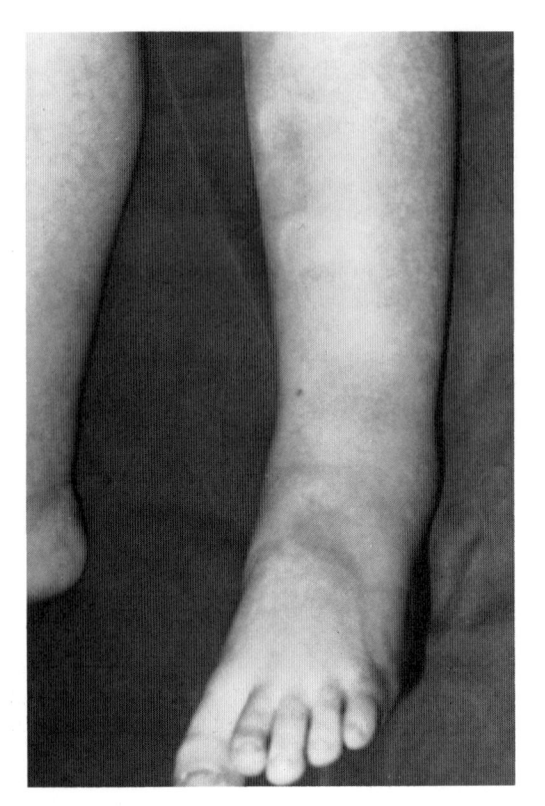

Abb. 14.3 Fingerimpression bei Unterschenkelödem.

Aszites. Die typischerweise morgendliche Lidschwellung wird häufig als „Allergie" fehlgedeutet. Die Anamnese ist häufig leer, der Zusammenhang mit abgelaufenen Infekten nur selten sicherzustellen. Bei der Untersuchung lassen sich die Ödeme durch die bleibende Delle in der Haut nach Daumendruck eindrucksvoll demonstrieren (Abb. 14.3). Das Krankheitsgefühl ist meist gering, eine gewisse allgemeine Leistungsminderung und Müdigkeit sind jedoch vorhanden. Nicht selten wird ein Mißverhältnis zwischen zunehmendem Durstgefühl und Trinkmenge einerseits und geringer Harnausscheidung andererseits beobachtet. Wenn die Ödeme schon länger bestanden haben, kann der Eiweißverlust so erheblich sein, daß die Oligurie (weniger als 300 ml Harn/m^2 Körperoberfläche/24 Std.) zur Anurie wird.

Diagnose: Die Diagnose wird gestellt durch folgende Untersuchung: Im Spontanurin ist Eiweiß stark positiv (Albustix 3- bis 4fach positiv oder 300–1000 mg% Eiweiß). Die quantitative Eiweißbestimmung im 24-Std.-Sammelurin zeigt Eiweißmengen von mehr als 3 g/m^2 Körperoberfläche in 24 Std. Im Serum ist das Gesamtprotein unter 5 g% vermindert, die Serumelektrophorese ist pathologisch verändert, der Albuminanteil dabei deutlich erniedrigt, der Alpha$_2$-Globulin-Anteil relativ erhöht. Die Cholesterinkonzentration im Serum ist pathologisch erhöht (Hyperlipidämie), die Blutsenkung ist stark beschleunigt, im Urinsediment finden sich meist keine Erythrozyten.

Behandlung und Verlauf: Die Behandlung besteht in eiweißreicher und salzarmer Kost. Medikamentös wird Prednison (Decortin®) über 8 Wochen verabreicht. Zunächst 60 mg/m^2 Körperoberfläche über 4 Wochen täglich, dann 40 mg/m^2 Körperoberfläche jeden 2. Tag. Über 90% aller Patienten sprechen auf diese Behandlung an, und innerhalb von 2–4 Wochen wird der Urin eiweißfrei. Bei ausgeprägten Ödemen muß zu Beginn eine diuretische Behandlung mit Furosemid (Lasix®) und Spironolactone (Aldactone®) erfolgen. Selten ist für einige Tage die Infusion von 20%iger Humanalbuminlösung (1 g Albumin/kg Körpergewicht in einer Stunde) notwendig. Unter der Prednison-Behandlung entwickeln die Kinder ein starkes Hungergefühl. Sie zeigen typische äußerliche Veränderungen wie Fettansatz im Gesicht (Mondgesicht) und eine Stammfettsucht (Steroid-CUSHING (Abb. 14.4). Bei vielen Patienten, die primär auf Steroide ansprechen, kommt es schnell nach dem Absetzen zu Rückfällen (Rezidiv). Die dann wiederholt notwendige Steroid-Behandlung führt bei diesen Patienten ggf. zu erheblichen Nebenwirkungen (Minderwuchs, Osteoporose, Diabetes mellitus, Infektanfälligkeit, Thrombose, Bluthochdruck). Bei einigen dieser Patienten ist die Behandlung daher mit einem Zytostatikum (Zyklophosphamid) oder neuerdings auch mit Cyclosporin gerechtfertigt. Zyklophosphamid wird in einer Dosis von 2 mg/kg über 8–12 Wochen verabreicht und führt bei einem Großteil der Patienten zu einer langanhaltenden Remission der Erkrankung. Eine *Nierenbiopsie* ist in der Regel bei Patienten mit steroidempfindlichen nephrotischen Syndromen nicht notwendig, da bei diesen lichtmikroskopisch keine pathologischen Veränderungen zu erwarten sind (Minimalläsion, s. Abb. 14.5). Bei allen primär gegen Steroide resistenten nephrotischen Syndromen und bei Patienten mit Verdacht auf Systemerkrankungen (s.o.) kann die Nierenbiopsie differentialdiagnostisch und daher auch prognostisch hilfreich sein. Die Prognose der Lipoidnephrose ist abhängig von der Reaktion auf die Steroidbehandlung. Die Krankheit

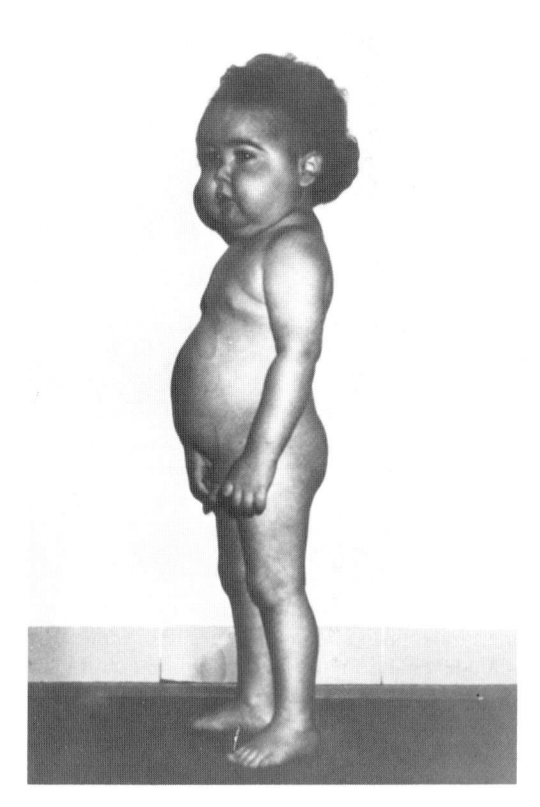

Abb. 14.4 Kind mit nephrotischem Syndrom und Steroid-Cushing.

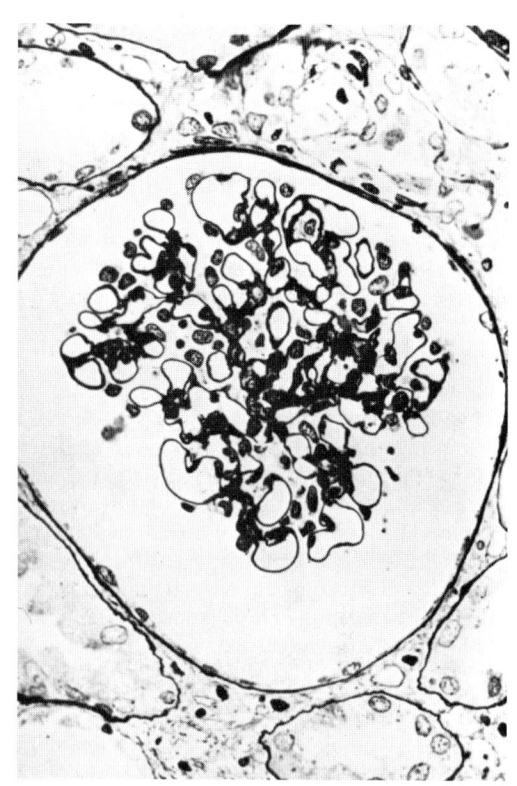

Abb. 14.5 Nierenbiopsie bei nephrotischem Syndrom, Minimalläsion (normaler Glomerulus).

führt selbst nicht zu einer Verschlechterung der Nierenfunktion. Probleme können durch die Langzeitnebenwirkungen der Steroide auftreten. Im Zustand der Ödeme und unter Steroid-Behandlung besteht eine erhöhte Infektanfälligkeit und die Gefahr von thromboembolischen Komplikationen.

4.2 Proteinurie

Eine pathologisch vermehrte Ausscheidung von Eiweiß bezeichnet man als Proteinurie. Diese besteht, wenn pro Tag über 150 mg Eiweiß/m^2 Körperoberfläche ausgeschieden werden. Im Gegensatz zur starken Proteinurie bei nephrotischem Syndrom (s. o.) ist diese geringe Eiweißausscheidung häufig 1. Symptom einer chronischen glomerulären oder tubulo-interstitiellen Nierenerkrankung. Die Patienten haben keine Krankheitserscheinungen, die Diagnose wird meist zufällig bei einer Routineuntersuchung gestellt.

Als *orthostatische Proteinurie* wird die pathologisch vermehrte Eiweißausscheidung bezeichnet, die nur im Stehen, jedoch nicht im Liegen gemessen wird. Sie hat keinen Krankheitswert und sollte nur diagnostisch gesichert werden, um sie von pathologischen Formen der Proteinurie zu differenzieren.

4.3 Glomerulonephritis

Das nephritische Syndrom ist gekennzeichnet durch entzündliche Veränderungen an den Glomeruli. Die Folgen sind Ödeme, Blutdrucksteigerung und pathologische Harnbefunde wie Hämaturie, Proteinurie und Zylindrurie. Es brauchen allerdings nicht immer alle Zeichen gleichzeitig vorhanden zu sein. Folgende Verlaufsformen werden unterschieden:

4.3.1 Akute (Poststreptokokken-)Nephritis

10–14 Tage nach einer bakteriellen Tonsillitis treten Lidödeme, Oligurie und häufig eine Blutdruckerhöhung auf. Im Urin findet man eine Mikro- (oder Makro-)Hämaturie, eine Proteinurie und im Urinsediment Erythrozyten-Zylinder. Im Serum ist häufig die Kreatininkonzentration erhöht, und die Kreatinin-Clearance ist vermindert. Zu Beginn zeigen sich eine Erniedrigung der C3-Komplementkomponente im Serum und häufig ein erhöhter Antistreptolysintiter.

Behandlung und Verlauf: Der klinische Verlauf ist meistens harmlos. Die Symptome verlieren sich nach mehreren Wochen. Sehr selten kommt es zu schweren Verläufen mit Nierenversagen, die eine Dialyse-Behandlung notwendig machen (s. u.). In 10% der Fälle kann es zu zerebralen Krampfanfällen kommen. Die Behandlung besteht in Salz- und Flüssigkeitsbeschränkung. Medikamentös erfolgt sie mit Penicillin-G (30000–40000 Einheiten/kg über 14 Tage). Falls der Blutdruck deutlich erhöht ist, muß eine antihypertensive Behandlung erfolgen (s. u.). Bei starken Ödemen ist ein Diuretikum (Furosemid) angezeigt.

4.3.2 Chronische Verlaufsformen der Glomerulonephritis

Der Beginn ist meist schleichend; häufig wird die Diagnose per Zufall durch eine Urinuntersuchung gestellt. Eine Infektion „fehlt" in der Anamnese, die Pathogenese ist in der Regel unbekannt. Wenn nicht zugleich ein „nephrotisches Syndrom" mit Ödemen und starkem Eiweißverlust (s. o.) vorliegt, kann die klinische Symptomatik unauffällig verlaufen. Selten nimmt eine solche Glomerulonephritis einen so raschen Verlauf, daß es in kurzer Zeit zum Erliegen der Nierenfunktion kommt (rasch progrediente Glomerulonephritis). Man unterscheidet die verschiedenen Formen der Glomerulonephritis anhand der Nierenhistologie, die durch eine *Nierenpunktion* gewonnen wird (s. Abb. 14.6). Die Laboruntersuchungen ergeben folgende typische Veränderungen: Die Eiweißausscheidung ist unterschiedlich stark ausgeprägt zwischen 0,5 und 5 g/Tag oder mehr. Es gehört eine Mikro- oder Makrohämaturie dazu. Die Plasmakonzentrationen für Kreatinin und Harnstoff können anfangs normal und erst nach jahrelangem Verlauf pathologisch erhöht sein. Der Blutdruck ist meistens anfangs normal, erst bei zunehmender Nierenfunktionseinschränkung kommt es zur Hypertonie. Die körperliche Leistungsfähigkeit bleibt lange unbeeinträchtigt.

Behandlung und Verlauf: Die Behandlung der chronischen glomerulären Nephritis ist symptomatisch. Eine Kausalbehandlung ist nicht möglich. Bei einem Teil der Patienten kommt es über Monate oder Jahre auch zu spontanen Besserungen, während andere Verlaufsformen langsam fortschreitend zur Niereninsuffizienz führen. Bei Ödemen kann eine diuretische Therapie (Furosemid, Spironolactone) notwendig sein. Bei erhöhten Blutdruckwerten ist eine antihypertensive Therapie (s. u.) indiziert.

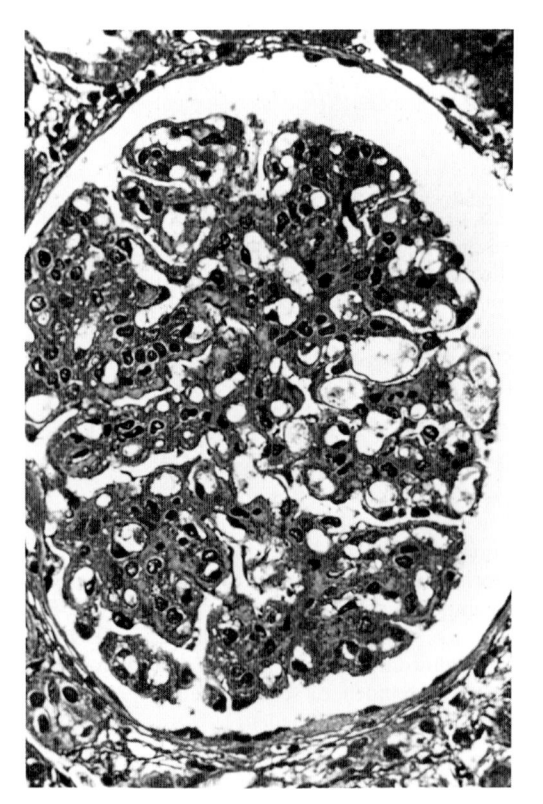

Abb. 14.6 Nierenbiopsie bei Kind mit Glomerulonephritis.

4.3.3 Glomerulonephritis bei Systemerkrankungen

Am häufigsten wird beim SCHÖNLEIN-HENOCH-**Syndrom** (anaphylaktoide Purpura, s. S. 149) eine Glomerulonephritis beobachtet, die meistens nur mit geringen Symptomen wie Mikrohämaturie und gering ausgeprägter Proteinurie einhergeht. Nur selten besteht ein nephrotisches Syndrom. Die Symptome können über mehrere Monate bis Jahre anhalten ohne Beeinträchtigung des Allgemeinzustandes und ohne Zeichen einer Nierenfunktionseinschränkung.

Behandlung und Verlauf: Eine Behandlung ist nicht möglich, die Prognose ist aber bei über 90% der Fälle günstig.

Beim **Lupus erythematodes** gehört die Glomerulonephritis zu den wesentlichen Manifestationen. Die Erkrankung ist selten bei Kindern und tritt in der Regel im Alter zwischen 10 und 15 Jahren auf, vorwiegend bei Mädchen.

Behandlung und Verlauf: Die Nierenbeteiligung kann sehr schwer verlaufen, die Prognose hängt im wesentlichen von der Beeinflußbarkeit der Glomerulonephritis ab. Die Behandlung erfolgt mit Kortikosteroiden in hoher Dosierung und meist über viele Jahre.

5 Hämolytisch-urämisches Syndrom (HUS)

Dieses Syndrom tritt besonders im Kleinkindesalter auf und gehört mit zu den wesentlichen Ursachen des akuten Nierenversagens im Kindesalter. Die Kinder erkranken in der Regel 8–14 Tage nach einem Gastrointestinalinfekt mit Thrombozytopenie, hämolytischer Anämie und Nierenversagen. Die Patienten sind meist schwer krank, dyspnoisch und neigen zur Wassereinlagerung. Bei der Untersuchung ist der Blutdruck meist erhöht. Im Blutausstrich zeigen sich die typischen Fragmentozyten (Erythrozytenbruchstücke); im Serum fallen erhöhte Harnstoff- und Kreatininwerte sowie Zeichen der hämolytischen Anämie auf. Die Kinder sind in der Regel oligurisch bis anurisch. In dem noch ausgeschiedenen Urin werden Erythrozyten und eine Proteinurie gefunden.

Behandlung und Verlauf: Die Therapie besteht zunächst in der Beherrschung des akuten Nierenversagens. Spezielle Behandlungsmethoden sind nicht gesichert. Weder gerinnungshemmende Methoden mit Heparin oder Streptokinase noch der Ersatz von Prostazyklin oder Plasmaaustauschtransfusionen haben bisher zu gesichert positiven Ergebnissen geführt. Das wichtigste ist die Beherrschung der akuten Niereninsuffizienz und die frühzeitige angemessene Behandlung durch Dialyseverfahren. Die Prognose des HUS ist in den letzten Jahren durch die Beherrschung des Nierenversagens wesentlich verbessert worden. Die Letalität ist unter 5% gesunken. Dennoch bleibt ein Teil der Patienten nierengeschädigt bis insuffizient und muß später einer Dialysebehandlung bzw. Nierentransplantation zugeführt werden. Bei der großen Mehrzahl gerade der kleinen Kinder kommt es jedoch zur vollen Wiederherstellung der Nierenfunktion.

6 Hämaturie

Als isolierte Hämaturie wird die pathologische Ausscheidung von Erythrozyten, mehr als 10–1000 pro mm^3 im Mittelstrahlurin als *Mikrohämaturie* und mehr als 1000 Erythrozyten pro mm^3 im Mittelstrahlurin als *Makrohämaturie*, bezeichnet.

Dieses Symptom kann ein Teilbefund bei Glomerulonephritiden sein, kann auch isoliert im Rahmen von Virusinfekten oder unabhängig davon auftreten. Ohne vermehrte Eiweißausscheidung *(Proteinurie)* kann das Symptom ohne Krankheitserscheinung Monate bis Jahre bestehen, ohne daß sich andere Hinweise für eine Erkrankung der Nieren oder ableitenden Harnwege ergeben. Die Diagnostik muß sich auf die unteren Harnwege zum Ausschluß einer Harnwegsinfektion und die oberen Harnwege (Nierensteine, Mißbildungen und Tumoren) richten. Eine Differenzierung der Erythrozytenmorphologie zwischen isomorphen und dysmorphen Erythrozyten erlaubt grob orientierend die Differenzierung zwischen nierenparenchymbedingter Hämaturie (Glomerulonephritis) und Hämaturie aus den ableitenden Harnwegen.

7 Hereditäre Formen der Glomerulopathie

Es gibt angeborene Formen einer Glomerulonephritis, die sich schon im frühen Kindesalter durch eine Mikrohämaturie und später hinzutretende Proteinurie auszeichnen. In Kombination mit einer progredienten Schwerhörigkeit wird das sog. „ALPORT-Syndrom" zusammengefaßt. Dieses führt im wesentlichen bei Jungen im Verlaufe der Kindheit zur progredienten Niereninsuffizienz, während meistens bei Mädchen diese Krankheit eher gutartig verläuft. Die Diagnostik kann durch eine Nierenbiopsie gesichert werden. Dort findet man spezifische elektronenmikroskopische Veränderungen der Basalmembran (also im Bereich der Kapillaren der Glomeruli). Eine Behandlung ist nicht möglich.

8 Harnwegsinfektionen

Ursache: Die bakterielle Besiedlung der Harnwege erfolgt jenseits des Neugeborenenalters durch aufsteigende Keime von außen. Während bei Neugeborenen die Besiedlung vermutlich hämatogen entsteht und bei Jungen 2–3mal häufiger ist als bei Mädchen, überwiegen mit zunehmendem Alter die Mädchen gegenüber den Jungen bis zu 10fach. Bis zum 15. Lebensjahr haben 5% aller Mädchen mindestens einmal einen Harnwegsinfekt durchgemacht.

Krankheitsbild: Die Symptome sind: schmerzhafter Harndrang *(Strangurie)*, Schmerzen beim Wasserlassen *(Dysurie)*, häufiger Harndrang *(Pollakisurie)*, eine *sekundäre Enuresis nocturna und diurna*. Bei schweren Verläufen können Fieber, Flankenschmerz und ein allgemeines Krankheitsgefühl dazukommen. Gerade die letzten Symptome sprechen für das Vorliegen einer Mitbeteiligung der Niere *(Pyelonephritis)*.

Diagnose: Die Diagnose wird durch die Urinuntersuchung gestellt. Der *Mittelstrahlurin* dient der Gewinnung einer Urinprobe, in der auch eine bakterielle Kultur angelegt werden kann. Die zuverlässigsten Ergebnisse liefert eine *suprapubische Blasenpunktion,* die bei widersprüchlichen Ergebnissen mehrerer Mittelstrahlurine indiziert ist. Auch die Gewinnung des Urins mittels *Blasenkatheter* ist nur selten notwendig, bringt aber ähnlich zuverlässige Ergebnisse wie die Blasenpunktion.

Auf Grund von klinischen und einigen Laborparametern lassen sich grob Infektionen der unteren Harnwege *(Zystitis)* von denen der oberen Harnwege *(Pyelonephritis)* abgrenzen.

Einige subjektive Symptome und Laborbefunde, die für eine Pyelonephritis sprechen:
Fieber,
Flankenschmerzen,
Leukozytose mit Linksverschiebung,
Beschleunigte Blutsenkung,
Erhöhtes C-reaktives Protein,
Verminderte Konzentrierungsfähigkeit.

Zur Sicherung der Diagnose wird die pathologische Vermehrung der Leukozyten im Urin und die Keimzahl herangezogen. Mehr als 10^5 Keime/ml im Mittelstrahlurin gelten als pathologisch, während überhaupt der Nachweis auch in geringer Zahl bei Blasenpunktionsurin schon als pathologisch zu werten ist. Die Vermehrung von Leukozyten über $25-50/mm^3$ gilt in der Regel als pathologisch. Im Einzelfall muß gerade bei Mädchen auch nach anderen Ursachen der Leukozytenvermehrung, z. B. Fluor vaginalis, gesucht werden. Von einer *isolierten Bakteriurie* spricht man, wenn die Keimzahl signifikant erhöht ist, ohne daß Symptome oder eine pathologische Leukozytenzahl im Urin zu finden sind. Der Ausdruck *asymptomatische Bakteriurie* unterstreicht das Fehlen von Symptomen trotz signifikanter Keimzahl (mit oder ohne Vermehrung der Leukozyten im Urin). Harnwegsinfekte neigen zu Rezidiven, besonders bei Mädchen. Im Kleinkindesalter ist das wiederholte Auftreten einer Blaseninfektion und auch Infektionen der oberen Harnwege ein nicht seltenes Problem. In diesen Fällen sind erweiterte Untersuchungen der ableitenden Harnwege indiziert. Insbesondere muß nach Fehlbildungen der Niere oder ableitenden Harnwege gefahndet werden (s. S. 552).

Behandlung: Besteht der Verdacht auf einen manifesten Harnwegsinfekt, wird ohne Kenntnis des Erregers zunächst eine Behandlung begonnen. Hierbei kommen im wesentlichen Medikamente wie Co-trimoxazol oder Amoxicillin zur Anwendung. Spricht die später eingehende bakteriologische Untersuchung gegen eines der beiden Medikamente, muß ggf. nach Resistenzprüfung die Behandlung umgestellt werden. Co-trimoxazol wird in einer Dosis von 4 mg/Kg des Trimethoprimanteils über 7–10 Tage verabreicht, Amoxicillin in einer Dosis von 50–100 mg/kg Körpergewicht. Bei rezidivierenden Harnwegsinfekten muß eine Dauerprophylaxe durchgeführt werden, und zwar in der Regel mit Co-trimoxazol in einer Dosierung von 1–2 mg/Kg Trimethoprim bzw. mit Furadantin in einer Dosis von 1–2 mg/Kg, in einer Tagesdosis verabreicht. Einige Tage nach Behandlungsbeginn wird die Diagnostik des Harns wiederholt zur Überprüfung des Therapieeffektes.

9 Neurogene Blasenentleerungsstörung

Ursache und Krankheitsbild: Spaltbildungen im Bereich der Wirbelsäule (Spina bifida) gehen häufig mit partiellen oder totalen Lähmungen der unteren Körperhälfte einher. Die Folge der gestörten Innervation der Blase durch das gestörte Wechselspiel zwischen sympathischen Nervenfasern (N. hypogastricus) aus dem thorakolumbalen Grenzstrang (T10–L2) und parasympathischen Nervenfasern (N. pelvicus) aus dem sakralen Zentrum S2–S4 sowie dem N. pudendus als somatischer Nerv der quergestreiften Muskulatur des Beckenbodens sind unterschiedliche Funktionsstörungen der Blase. Es entwickelt sich entweder eine Spastik von Detrusor (Muskeln der Blasenwand) und Beckenboden oder eine schlaffe Parese der Blasenmuskulatur. Die Harnentleerung ist nicht kontrollierbar. Es kann zu Symptomen der sog. *Überlaufblase* kommen, bei der nach entsprechender Blasenfüllung erst ein stark erhöhter Blasendruck eine unwillkürliche Blasenentleerung verursacht (Überlaufinkontinenz, s. u.). Regelmäßig wird ein *Restharn* unterschiedlichen Ausmaßes gefunden. Die Folge dieser neurologischen Blasenentleerungsstörung sind rezidivierende Harnwegsinfekte und häufig das Auftreten eines vesikoureteralen Refluxes mit der Neigung zu chronischen Pyelonephritiden.

Diagnose: Die Diagnose wird durch den Nachweis der neurogenen Störung, durch Blasendruckmessung und die Feststellung von Restharn gestellt.

Behandlung und Verlauf: Die Therapie sieht die Prophylaxe von Harnwegsinfekten vor. Bei Neugeborenen und Säuglingen muß die Blase durch einen Bauchdeckengriff (Credé) oder Beklopfen regelmäßig mehrfach am Tage passiv entleert werden. Bei größeren Kindern kann ein gleicher Effekt durch wiederholtes Katheterisieren erreicht werden, das später von den Kindern selbst erlernt werden kann. In Ausnahmefällen muß die Blase operativ ausgeschaltet werden, und die Harnleiter werden über eine Darmschlinge nach außen abgeleitet. Die Langzeitprophylaxe dieser neurogenen Blasenentleerungsstörung hängt im wesentlichen von der Beherrschung der Harnwegsinfekte und der Verhütung von fortschreitenden Infektionen im Bereich der Nieren selbst ab.

10 Enuresis und Harninkontinenz

Bis zum abgeschlossenen 5. Lebensjahr erlernen 90% aller Kinder die Blase willkürlich zu entleeren und nachts trocken zu bleiben. Bei manchen Kindern erfolgt dieser Lernprozeß erst in späteren Jahren. Bei Kindern (nach dem 4. Jahr) mit dem Symptom einer *nächtlichen Enuresis (Enuresis nocturna* im Unterschied zur *Enuresis diurna,* dem Einnässen am Tage) werden sehr selten organische Ursachen gefunden. Diese müssen jedoch bei Kindern über 6 Jahre durch sonographische bzw. radiologische und Funktionsuntersuchungen der Niere ausgeschlossen werden. Insbesondere bei Nierenerkrankungen mit Einschränkung des Konzentrierungsvermögens ist das Symptom der Enuresis häufig. Fehlen organische Ursachen, ist die Therapie unterschiedlich möglich: Bei über 6jährigen Patienten ist ein Versuch mit einem Weckapparat (Klingelmatratze) indiziert. Bei Mißerfolg kann das Medikament Tofranil bzw. Tofranil mite versucht werden (s. auch S. 413).

Beim Einnässen am Tage werden in der Regel nur kleine Urinmengen entleert. Man spricht dann von *Harninkontinenz* (Dranginkontinenz, Streßinkontinenz, Miktionsaufschub, Inkontinenz bei neurogener Blasenentleerungsstörung – dann auch in der Nacht, s. S. 225 – sowie kontinuierliches Harnträufeln am Tage und in der Nacht bei distal vom Blasenschließmuskel ektop mündendem Harnleiter. (Eine solche Harnleiterektopie mit ständigem Harnträufeln gibt es vorwiegend beim weiblichen Geschlecht.)

11 Nierenversagen (Urämie)

11.1 Akutes Nierenversagen

Ursache und Krankheitsbild: Das akute Versagen der Nierenfunktion hat viele verschiedene Ursachen. Es tritt auf im Rahmen einer akuten postinfektiösen Glomerulonephritis, als Folge eines hämolytisch-urämischen Syndroms oder bei Schockzuständen, schweren Flüssigkeitsverlusten, nach Verbrennungen und Unfällen. Das wesentliche Symptom ist die Oligurie (weniger als 300 ml/m^2 Oberfläche/Tag) bzw. die Anurie.

Diagnose: Die Diagnose wird gesichert durch die Bestimmung der harnpflichtigen Substanzen im Serum (Harnstoff, Kreatinin). Gefährlich wird der Zustand, wenn die Kaliumkonzentration über 7 mval/l ansteigt. Bei Überwässerung droht ein Lungenödem.

Behandlung: Die diätetischen Maßnahmen beim Nierenversagen bestehen in Einschränkung der Eiweißzufuhr (nicht mehr als 1 g/kg KG) und Vermeidung von besonders kaliumreichen Nahrungsmitteln (Obst, Gemüse, Obstsäfte). Die konservative Therapie besteht in strenger Flüssigkeitsbilanzierung unter Gewichtskontrolle. Bei Überwässerung muß die Flüssigkeitsbilanz negativ sein. Durch Einsatz von Diuretika (Furosemid) und Mannitol kann eine Diurese gefördert werden. Bei Hyperkaliämie werden Kationenaustauscher (Resonium, Kalzium-Sorbisterit) oral oder rektal eingesetzt. Bei bedrohlichen Zuständen der Kaliumkonzentration kann die akute Injektion von Kalziumglukonat und Bikarbonat lebensrettend sein. Gleichzeitig muß dabei die Vorbereitung zu einer Dialysebehandlung getroffen werden (s. u.).

11.2 Chronisches Nierenversagen

Ursache und Krankheitsbild: Ein chronisches Nierenversagen entsteht bei Kindern auf dem Boden einer angeborenen Nierenfehlbildung oder nach schwer verlaufenen glomerulären Erkrankungen. Erst sehr spät können im Verlauf eines progredienten Nierenleidens die Patienten Symptome zeigen. Diese bestehen in Müdigkeit, Appetitlosigkeit, Anämie und Wachstumsrückstand. Als Folge der Kalzium-Phosphat-Stoffwechselstörungen kann sich eine sekundäre Rachitis entwickeln.

Behandlung: Die rechtzeitige Erkennung derartiger zusätzlicher Komplikationen zwingt dazu, die Kinder in regelmäßigen Abständen laborchemisch zu kontrollieren, die Anämie zu behandeln und die Kalzium-Phosphat-Stoffwechselstörungen durch Einsatz von Vitamin D in höheren Dosen auszugleichen. Im Endstadium tritt häufig ein erhöhter Blutdruck hinzu, der dann behandlungsbedürftig ist. Wenn die Nierenfunktion auf etwa 2–3% der Norm abgesunken ist, ist die Indikation für eine Dialysebehandlung gegeben.

11.3 Dialyse

Das Entschlackungs- bzw. Entgiftungsverfahren *(künstliche Niere)* kann auf 2 verschiedene Weisen durchgeführt werden:

11.3.1 Peritonealdialyse

Diese Methode zur Behandlung des Nierenversagens wird gerne bei Säuglingen und Kleinkindern angewandt. Nach Punktion der Bauchdecken unterhalb des Nabels mit Hilfe eines Innenstilettkatheters wird ein Plastikschlauch, der an seiner Spitze perforiert ist, bis in den DOUGLASschen Raum des Peritoneums vorgeschoben. Nach Fixierung dieses Plastikschlauches an der Bauchhaut wird er mit einer Infusionsflasche über ein Y-Stück verbunden. Nach Einlegen dieses Katheters wird in die Bauchhöhle Spülflüssigkeit in einer Menge von 40–50 ml/kg Körpergewicht eingefüllt. Nach einer Verweildauer von 30 Minuten wird diese wieder abgelassen und der Einfüllungsvorgang wiederholt. In der Spülflüssigkeit sind Elektrolyte und Glukose in adäquater Konzentration vorhanden. Durch die Konzentrationsdifferenz zwischen harnpflichtigen Substanzen im Blut des Patienten und der Spülflüssigkeit kommt es nach Stunden zum langsamen Abfall im Serum.

Diese Dialyse wird zunächst für 24–48 Stunden fortgesetzt und je nach Zustand des Kindes mehrere Male wiederholt. Durch geeignete Dauerkatheter kann eine solche Behandlung über Wochen bis Monate durchgeführt werden, wenn die Nierenfunktion bis dahin nicht wieder einsetzt. Das Verfahren ist für den Patienten schmerzlos und ohne wesentliche Beeinträchtigung auszuhalten. Neuerdings wird gerade bei Säuglingen und Kleinkindern das Verfahren der *CAPD = Chronisch-ambulante Peritoneal-Dialyse* zu Hause mit Erfolg angewendet.

11.3.2 Hämodialyse

Bei diesem Verfahren, auch als *Blutwäsche* bezeichnet, wird Patientenblut aus einer Arterie über einen Plastikschlauch abgeleitet und einer künstlichen Membran zugeführt. Diese Membran ist semipermeabel, d. h. Moleküle einer bestimmten Größe können diese Membran nicht mehr passieren. Auf der anderen Seite der Membran wird eine dem Normalserum angepaßte Spülflüssigkeit entlanggeführt. Bei der Passage des Blutes durch die künstliche Membran kommt es zum Austausch von den Substanzen, bei denen ein großes Konzentrationsgefälle existiert. Hierbei handelt es sich im wesentlichen um Stoffwechselgifte und harnpflichtige Substanzen wie Harnstoff und Kreatinin. Nach der Passage des Blutes wird es wieder zurückgeführt zum Patienten über einen Plastikschlauch in eine Vene. Diese spezielle Gefäßverbindung, auch Shunt genannt, muß dem Patienten vor einer Dialyse operativ angelegt werden.

Akute Hämodialysen

Sie werden meist über einen SHELDON-Katheter (Vena femoralis oder Vena jugularis) an die Dialyse angeschlossen.

Nach einer Dialysedauer von 4–6 Stunden wird die Verbindung zwischen Arterie und Vene über eine Plastikschlauchbrücke wiederhergestellt. Über dem Verband ist das Rauschen des Blutstroms zwischen Arterie und Vene mit einem Stethoskop gut zu kontrollieren.

Langzeit-Dialysebehandlung

Ist eine Niereninsuffizienz schon seit längerer Zeit bekannt und ist vorhersehbar, daß die Nieren ihre Funktion nicht wieder aufnehmen werden, wird den Patienten eine arteriovenöse Fistel operiert (CIMINO-Fistel). Dabei wird am Unterarm operativ zwischen Arterie und Vene eine organische Verbindung hergestellt. Nach einigen Wochen vergrößert sich der venöse Schenkel so stark, daß er von außen sichtbar wird und zum Anschluß an die Dialysemaschine durch große Punktionsnadeln zugänglich wird. Der Vorteil dieses letzteren Verfahrens liegt darin, daß die Patienten sich sehr viel freier bewegen können und seltener Infektionskomplikationen erleben. Diese Fisteloperation wird bei all den Patienten durchgeführt, bei denen eine *Langzeit-Dialysebehandlung* vorhersehbar ist.

Die *Probleme* der Behandlung von Kindern an der künstlichen Niere sind vielschichtig. Die Patienten müssen, auch durch Erziehung der Eltern und des Pflegepersonals, daran gewöhnt werden, ihre Flüssigkeitsmenge sehr gut zu kontrollieren;

die Diät muß insbesondere nach Eiweißgehalt und Kaliumgehalt berechnet werden.

Prognose: Durch die Dialysebehandlung ist die Überlebenschance der Kinder mit Nierenversagen fast jeder Altersstufe erheblich gebessert worden.

11.4 Nierentransplantation

Während die Hämodialyse- oder Peritonealdialysebehandlung einer Niereninsuffizienz als vorübergehende Maßnahme lebensrettend ist, ist die Langzeit-Rehabilitation der Kinder besser durch eine Nierentransplantation erreichbar. Diese Technik ist auch bei kleinen Kindern ab dem 2. Lebensjahr möglich und führt bei weit über der Hälfte der Patienten zu befriedigenden Langzeitergebnissen. Es werden Leichennieren und Verwandtennieren den Patienten übertragen. Zur Vermeidung einer Abwehrreaktion erhalten die Kinder jedoch ihr Leben lang Kortikosteroide und Azathioprin oder Cyclosporin. Die Langzeitbetreuung dieser Kinder ist wenigen, spezialisierten Zentren vorbehalten.

12 Hypertonie (Arterielle Hypertension)

Die Messung des Blutdruckes sollte bei Kindern zur regelmäßigen Basisuntersuchung gehören. Bis zu 2% aller Kinder haben zeitweise einen zu hohen Blutdruck; bei Jugendlichen werden bis zu 11% erhöhte Werte gemessen. Die Messung des Blutdruckes erfolgt in der Regel mit Quecksilbermanometern. Die Manschettengröße sollte für das Alter des Kindes angemessen sein (Tab. 14.1). Blutdruckwerte systolisch über 140 mmHg müssen kontrolliert werden.

Tabelle 14.1 Manschettenbreite und -länge zur Blutdruckmessung für Kinder unterschiedlichen Alters. (Aus OLBING, H., EICKENBERG, H. U.: Fortbildung in der Kinderheilkunde. Band 1: Nephrologie und Urologie. Thieme, Stuttgart 1981.)

	Arm		Bein	
	Breite cm	Länge cm	Breite cm	Länge cm
Säugling	5– 6	13	8– 9	20
Kleinkind	8– 9	20	12–14	25
Schulkind	12–14	25	12–14	25
Jugendlicher	12–14	25	16–20	30

Ursache: Die Ursachen einer manifesten Hypertonie sind im Kindesalter häufiger organisch bedingt, während die sog. *essentielle Hypertonie* typischer für das Erwachsenenalter ist. Bei ausgeprägten Formen liegt der Verdacht auf eine renovaskuläre oder eine endokrine Ursache vor. Nicht selten sind Stenosen, Aneurysmen oder Thrombosen einer Nierenarterie für die Entstehung des erhöhten Blutdruckes verantwortlich. Bei angeborenen Nierenerkrankungen sind es insbesondere die Zystennieren, bei erworbenen die Glomerulonephritiden und das hämolytisch-urämische Syndrom, die als Ursache für die Hypertonie in Frage kommen.

Diagnose: Bei der Diagnostik müssen die Bestimmung der Nierenfunktion, die Messung des Plasmareninwertes und ggf. angiographische Untersuchungen zur Klärung führen.

Behandlung: Die Therapie ist bei vaskulären Ursachen häufig chirurgisch möglich bzw. durch angioplastische Methoden (Ballondilatation). Im übrigen beginnt die Therapie mit salzarmer Kost. Die medikamentöse Behandlung erfolgt heute durch Diuretika, Kalzium-Antagonisten, Angiotensin-II-Inhibitoren und Betablocker.

13 Nierensteine

Ursache: Die Entstehung von Nierensteinen ist nur selten in ihrer Ursache geklärt. Häufig liegen angeborene Fehlbildungen der ableitenden Harnwege vor, besonders mit Harnabflußstörungen. Nicht selten ist eine Harnwegsinfektion begleitend. Stoffwechselbedingte Ursachen, wie Zystinurie, Hyperkalziurie oder renal tubuläre Azidose gehören zu den Seltenheiten, müssen jedoch im Einzelfall ausgeschlossen werden.

Krankheitsbild und Diagnose: Die Symptome von kindlichen Nierensteinträgern können sehr gering sein. Eine therapieresistente Harnwegsinfektion, die wiederholte Mikro- oder Makrohämaturie oder, selten, ein kolikartiger Flankenschmerz können zur Diagnostik führen.

Behandlung: Die konservative Therapie besteht in Erhöhung der Trinkmenge und ggf. Ansäuern des Urins (z. B. durch Vitamin C). Zur Dokumentation eines Harnsteinabgangs wird empfohlen, für mehrere Tage durch ein Sieb hindurch zu urinieren. Falls ein Nierenbeckenausgußstein vorliegt, ist dieser nur durch ein operatives Vorgehen zu entfernen bzw. durch Ultraschall-gesteuerte Nierensteinzertrümmerung *(Nephrolithotripsie).*

Prognose: Die Prognose ist meist günstig und das Wiederholungsrisiko in Abhängigkeit von der Ursache nur gering.

14 Renal-tubuläre Erkrankungen

Angeborene und erworbene Erkrankungen des renal-tubulären Resorptionsmechanismus sind selten.

14.1 Fanconi-Syndrom

Das FANCONI-Syndrom ist ein Symptomenkomplex aus Glukosurie, Hyperaminoazidurie, Azidose und hypophosphatämischer Rachitis. Es tritt als Begleitsymptom bei Stoffwechselkrankheiten (z. B. Zystinose, Galaktosämie) oder idiopathisch auf.

Behandlung: Die Therapie besteht in der Substitution des Salz- und Alkaliverlustes und genügend Flüssigkeitszufuhr.

14.2 Diabetes insipidus renalis

Er ist eine sehr seltene Erkrankung von Jungen, die sich durch ein Nichtansprechen der Tubuluszelle auf Vasopressin, das Hormon der Hypophyse zur Harnkonzentrierung, auszeichnet. Die Kinder leiden unter ständigem Durst und anhaltenden Temperaturen. Über Diagnose und Therapie s. S. 188.

Weiterführende Literatur

BRODEHL, J., BRANDIS, M.: Therapie der Krankheiten des Kindesalters. Urogenitalsystem. Springer, Berlin 1980, 592–620

EDELMANN JR., CH. M.: Pediatric Kidney Disease. Little Brown & Co., Boston 1978

OLBING, H.: Harnwegsinfektionen. Thieme, Stuttgart 1971

OLBING, H., EICKENBERG, H. U.: Fortbildung in der Kinderheilkunde. Band 1: Nephrologie und Urologie. Thieme, Stuttgart 1981

15. Teil: Krankheiten des rheumatischen Formenkreises (Kollagenosen)

DIETER LÜDERS

Gelenkschmerzen und Gliederschmerzen sind beim Kind häufig und vieldeutig. Harmlose Zustände können sich dahinter verbergen wie die oft beobachteten sog. *Wachstumsschmerzen* (meist nachts nach stärkeren körperlichen Aktivitäten auftretende Beinschmerzen, die keine isolierten Gelenkbeschwerden darstellen und nicht durch das Wachstum hervorgerufen sind, sondern durch Belastungen, die einen noch nicht ausgewachsenen und deshalb anfälligen Bewegungsapparat treffen – Massage und auf und ab gehen bringen Linderung). Häufig im Kindesalter ist die im Zusammenhang mit z. B. Virusinfekten der oberen Luftwege auftretende *Infektarthritis* (meist des Hüftgelenkes, wobei die Schmerzen aber oft ins Knie lokalisiert werden). Die dafür auch gebräuchliche Bezeichnung *Hüftgelenksschnupfen* oder *Coxalgia fugax*[1] soll die Harmlosigkeit und Flüchtigkeit der Erkrankung andeuten: die Erreger belecken das Gelenk nur, sie beißen sich dort nicht fest (dies tun sie bei der *eitrigen Arthritis* bzw. – falls im Rahmen einer Sepsis entstehend – *septischen Arthritis*, s. S. 564). Gelenkbeschwerden gibt es weiterhin im Zusammenhang mit einer *Hepatitis* und bei *Röteln* sowie nach der *Rötelnimpfung* (hier mehr bei Erwachsenen als bei Kindern). Für einen anderen Infekt, die *Grippe*, sind Gliederschmerzen typisch. Ferner sind *traumatische* (einschließlich *Blutergelenk*) und *orthopädische Gelenkerkrankungen* (z. B. Morbus PERTHES, s. S. 565) zu berücksichtigen. Auch an *bösartige Tumoren* und an die *Leukämie* muß gedacht werden. Gelenkschmerzen können sogar das erste Symptom einer Leukämie sein, und zwar beruhen sie auf dem Auftreten von leukämischen Zellinfiltraten in der Umgebung des Gelenkes.

Im folgenden soll von den eigentlichen **rheumatischen Krankheiten** die Rede sein, d. h. von entzündlichen Erkrankungen des *Bindegewebes* – nicht nur in den Gelenken, sondern in vielen Organen – man spricht deshalb auch von **Kollagenosen** *(Kollagenkrankheiten)*. Der *Muskelrheumatismus,* also eine isolierte Erkrankung des *Muskelgewebes,* hat hiermit nichts zu tun, dabei handelt es sich um Muskelverhärtungen, die im Kindesalter kaum vorkommen. Den eigentlichen rheumatischen Erkrankungen liegen *immunologische* (Antigen-Antikörper-Reaktion), teils auch *autoimmunologische* Phänomene zugrunde; viele Kollagenosen stellen **Autoimmunkrankheiten** (s. S. 270) dar, bei anderen liegt die Vermutung nahe, daß Autoimmunmechanismen mitwirken.

1 Rheumatisches Fieber

Ursache: Das rheumatische Fieber tritt *nur* nach einem vorausgegangenen Infekt mit β-hämolysierenden Streptokokken der Gruppe A auf (meist Tonsillitis oder Pharyngitis, auch Scharlach, jedoch so gut wie nie nach Streptokokkeninfektionen der Haut), und zwar meist nach einem Intervall von 10 bis 20 Tagen (bis 5 Wochen).

▶ Während dieser Zeitspanne bildet der Organismus Antikörper gegen gewisse als Antigen wirkende Leibessubstanzen der Streptokokken (er bildet z. B. Antistreptolysin gegen Streptolysin). Die sich entwickelnde *Antigen-Antikörper-Reaktion* (s. S. 262) ist für die Auslösung der Erkrankung wichtig, auch Autoimmunmechanismen werden diskutiert. Dieser Umweg über eine Sensibilisierung bzw. Immunisierung wird bei dem frühzeitiger auftretenden Scharlach-Rheumatoid (s. S. 292) nicht beschritten, sondern dort führen die Bakterientoxine offenbar direkt zu einer

---

[1] coxa (lat.): Hüfte; algos (griech.): Schmerz; fugax (lat.): flüchtig.

Schädigung der Gelenke. Andererseits beruhen die meisten Fälle von akuter Glomerulonephritis (wie das rheumatische Fieber) auf einer durch β-hämolysierende Streptokokken der Gruppe A in Gang gesetzten Antigen-Antikörper-Reaktion. Warum einmal ein rheumatisches Fieber und ein andermal eine Nephritis entsteht, kann teilweise durch die Verschiedenheit der Streptokokkentypen erklärt werden (über 80 gehören zu dieser Gruppe A), von denen nur einige eine Nephritis auszulösen vermögen. Es sind nicht die gleichen, die ein rheumatisches Fieber hervorrufen können. Deshalb kommen Kombinationen von rheumatischem Fieber und Nephritis trotz ihrer engen Beziehungen zum Streptokokkeninfekt so selten vor (bei einer anderen, allergischen und oft durch Infektionserreger – gelegentlich auch Streptokokken – hervorgerufenen Erkrankung, nämlich der SCHÖNLEIN-HENOCHSCHEN Purpura, können dagegen Nieren- *und* Gelenkbeteiligung häufig gleichzeitig bestehen, s. S. 149). Zur Antigen-Antikörper-Reaktion mit sich daraus entwickelnder Nephritis oder rheumatischer Erkrankung kommt es nur bei wenigen der infizierten Patienten. Konstitutionelle Unterschiede, also *genetische* Faktoren, spielen hier neben den unterschiedlichen *Streptokokkentypen* eine bedeutsame Rolle. Nicht zu unterschätzen sind die *Umwelteinflüsse*. Schon vor dem Einsatz der Chemotherapie ging in den Industrienationen die Häufigkeit des rheumatischen Fiebers zurück, und seit vielen Jahren wird es hier nur ausgesprochen selten beobachtet. Dagegen stellt es in den Entwicklungsländern, dort wo viele Menschen in Armut auf engstem Raum zusammenleben, auch heute noch ein sehr häufiges und ernstes Problem dar. In letzter Zeit wird allerdings in einigen Industrieländern eine Zunahme des rheumatischen Fiebers beobachtet, und zwar kommt es teilweise sogar nach korrekter Therapie des vorausgegangenen Streptokokkeninfektes dazu, teilweise fehlt der Hinweis auf eine solche Vorkrankheit. ◂

Krankheitsbild: Das rheumatische Fieber wird nicht bei Kindern unter 2 Jahren beobachtet, am häufigsten tritt es bei 5- bis 15jährigen auf. Der Streptokokkeninfekt ist inzwischen abgeklungen, jedoch lassen sich oft noch Streptokokken im Rachenabstrich nachweisen.

Es tritt erneut Fieber auf (rheumatisches *Fieber*). Die Kinder sind matt, abgeschlagen und müde.

Die 3 Hauptmanifestationen des rheumatischen Fiebers sind:

akuter Gelenkrheumatismus,
Herzbeteiligung,
Chorea minor.

Weiterhin kommen vor:

Erythema anulare,
Rheumaknötchen.

Es handelt sich hier jeweils um besondere Verlaufsformen oder Erscheinungen des rheumatischen Fiebers, nicht aber um hinzutretende Komplikationen.

Akuter Gelenkrheumatismus (rheumatische Polyarthritis, Polyarthritis rheumatica). Das rheumatische Fieber beginnt meistens mit dem Befall *mehrerer (Poly*arthritis!) großer Gelenke, aber auch kleine Gelenke können betroffen sein. Charakteristisch ist der *sprunghafte Wechsel* der Erkrankung von einem Gelenk zum anderen. Die erkrankten Gelenke sind teils nur wenig geschwollen, evtl. auch gerötet. Ihre Bewegungen können mehr oder weniger schmerzhaft sein. Selbst bei völliger Körperruhe können Gelenkschmerzen bestehen. Die Erscheinungen in einem einzelnen Gelenk sind meist nach wenigen Tagen abgeklungen. Nach 3–4 Wochen bestehen keinerlei Gelenkbeschwerden mehr, Dauerschäden von seiten der Gelenke (Versteifung u. ä.) bleiben praktisch niemals zurück, bei Erkrankungen des Herzens kommen jedoch bleibende Schäden vor. Ein alter Spruch lautet:

Das rheumatische Fieber beleckt Gelenke und Gehirn und beißt das Herz.

Herzbeteiligung (Karditis). Die Herzbeteiligung ist nach der Polyarthritis die nächsthäufige – und die gefährlichste (teilweise sogar tödliche) – Manifestation des rheumatischen Fiebers. Sie tritt entweder gleichzeitig mit der Polyarthritis oder später, gelegentlich auch als erste oder als einzige Form der rheumatischen Erkrankung auf. Mit jedem Rezidiv des rheumatischen Fiebers erhöht sich die Gefahr, daß es zur Herzbeteiligung kommt. Am häufigsten ist das gleichzeitige Bestehen von *rheumatischer Endokarditis und Myokarditis*, seltener kommt es außerdem zur *rheumatischen Perikarditis* (der Befall aller Wandschichten heißt *Pankarditis*). Die Gefährlichkeit der Herzbeteiligung liegt darin, daß die Entzündung des Endokards auch die Herzklappen betrifft und zu einer Schrumpfung bzw. Deformierung mit Schlußunfähigkeit oder Verengung der betreffenden Klappe führt, d. h. daß sich ein

Herzklappenfehler entwickelt. Die meisten *erworbenen Herzklappenfehler* gehen auf ein rheumatisches Fieber zurück. Mitunter wird der Herzfehler erst Jahre später entdeckt („stille Karditis", die akute Erkrankung wurde kaum beachtet). Für die Diagnose von Endokarditis und Herzklappenfehler ist die Auskultation des Herzens wichtig (Auftreten pathologischer Geräusche). Myokarditis und Perikarditis werden dagegen u. a. elektrokardiographisch diagnostiziert (z. B. verlängerte Überleitungszeit). Weiterhin sind die Röntgenuntersuchung des Herzens und die Echokardiographie diagnostisch wichtig. Verdächtig ist eine auch im Schlaf anhaltende und in keinem Verhältnis zum Fieber stehende Tachykardie.

Chorea minor (Veitstanz)[2]. Dieser mehr bei Mädchen vorkommenden Manifestation des rheumatischen Fiebers liegen Veränderungen in bestimmten Gebieten des Hirnstamms zugrunde. Eine Karditis kann gelegentlich zur selben Zeit bestehen, eine Polyarthritis kommt kaum gleichzeitig vor. Sie kann vorausgegangen sein. Die Chorea minor tritt teilweise erst Monate nach dem Strepokokkeninfekt auf. Es werden folgende Symptome beobachtet.

a) Zuckungen der Skelett- und Gesichtsmuskulatur,
b) Störungen der Bewegungskoordination,
c) bis zur Lähmung gehende Muskelhypotonien,
d) psychische Veränderungen.

Gelegentlich sind die Bewegungsstörungen nur auf eine Körperhälfte beschränkt. Wir sprechen dann von **Hemichorea**. Das Charakteristische der Chorea minor sind die blitzartigen *Zuckungen* und ausfahrenden, unwillkürlichen Bewegungen (choreatische Bewegungen, s. S. 357), die auch die Gesichtsmuskulatur betreffen können (Grimassenschneiden). Im Anfang der Erkrankung können sie sehr gering sein und für eine Unart oder Zappelei gehalten werden. Die Bewegungen können sich später so steigern („Bewegungssturm"), daß die Kinder nur mühsam im Bett zu halten sind. Die *Koordinationsstörung* ist schon in leichten Fällen z. B. an der Verschlechterung des Schriftbildes und der Ungeschicklichkeit beim Zuknöpfen zu erkennen. Ein ganz anderes Bild entsteht, wenn die Muskelschwäche („lose Schultern" beim Hochnehmen des Kindes) stark ausgeprägt ist. Die Kinder erscheinen dann teils sogar *gelähmt*. Die *seelischen Veränderungen* bestehen in Reizbarkeit, Schreckhaftigkeit u. a. Die Chorea minor heilt nach Wochen oder Monaten folgenlos aus.

Erythema anulare (nur schwach sichtbare, ring- oder girlandenförmige Hautrötungen besonders am Rumpf) und **Rheumaknötchen** sind weitere typische, wenn auch seltene Krankheitszeichen des rheumatischen Fiebers. Rheumaknötchen kommen bei keiner anderen Erkrankung vor, eine Ausnahme bildet lediglich die rheumatoide Arthritis. Diese derben, schmerzlosen, subkutanen Knötchen sitzen über Knochenvorsprüngen und Sehnen an Händen, Füßen, Ellenbogen, Kniescheiben und an anderen Stellen.

Diagnose: Manchmal lassen sich zum Zeitpunkt des Ausbruchs des rheumatischen Fiebers noch β-hämolysierende Streptokokken im Rachenabstrich nachweisen. Eine mäßig starke Leukozytose, erheblich beschleunigte Blutsenkungsgeschwindigkeit, deutliche Vermehrung des *C-reaktiven Proteins* (CRP, ein bestimmter Eiweißkörper, der meist bei hoher Blutsenkungsgeschwindigkeit in größerer Menge vorhanden ist und früher nachgewiesen werden kann als die Senkungsbeschleunigung – beides sind unspezifische Tests, s. auch S. 260) und ein hoher Antistreptolysintiter sprechen für ein rheumatisches Fieber, werden aber auch bei anderen Erkrankungen beobachtet. So bedeutet ein hoher Antistreptolysintiter lediglich, daß eine Streptokokkeninfektion vorausgegangen ist (Titer bis zu 200–300 IE/ml gelten als normal). Entscheidend für die Diagnose ist die Beurteilung der klinischen Zeichen im Verein mit den Laborwerten. Hierzu dienen die sog. *Jones-Kriterien* (Tab. 15.1); danach ist ein rheumatisches Fieber anzunehmen, wenn entweder 2 Hauptmanifestationen oder 1 Haupt- und 2 Nebenmanifestationen vorhanden sind, wobei ein Hinweis auf eine vorausgegangene Streptokokkeninfektion vorhanden sein muß (positiver Rachenabstrich für β-hämolysierende Streptokokken und/oder erhöhter Antistreptolysintiter).

Behandlung und Prophylaxe: Die Kinder müssen strenge Bettruhe einhalten (wegen der Schmerz-

---

[2] Wir unterscheiden 2 Formen von *Veitstanz:* Die hier beschriebene *Chorea minor* oder *Sydenham-Chorea* und die *Chorea major* = *Huntington-Chorea*, ein dominant vererbtes Leiden, das erst zwischen dem 35. und 55. Lebensjahr auftritt und eine infauste Prognose hat – zu den choreatischen Bewegungen kommt bei der Chorea major ein Persönlichkeitsabbau hinzu.

Tabelle 15.1 JONES-Kriterien zur Diagnose des rheumatischen Fiebers.

Hauptmanifestationen	Nebenmanifestationen
Polyarthritis	Fieber
Karditis	Gelenkschmerzen
Chorea minor	Rezidiv eines rheumatischen Fiebers oder Nachweis einer rheumatischen Herzerkrankung
Erythema anulare	
Rheumaknötchen	
	Positives CRP, beschleunigte Blutsenkung, Leukozytose
	verlängerte Überleitungszeit im EKG

haftigkeit der Gelenke, und weil in den ersten beiden Krankheitswochen die Gefahr am größten ist, daß sich eine Karditis einstellt). Das stößt nicht selten auf Schwierigkeiten, wenn ein stärkeres Krankheitsgefühl fehlt. Dem Kind muß die Notwendigkeit dieser *vorübergehenden* Maßnahme erklärt werden. Das Ziel der Behandlung ist einmal die restlose Beseitigung der Streptokokken. Dazu dient *Penicillin*. Zum anderen gilt es, die rheumatische Entzündung zu bekämpfen, d. h. antirheumatisch zu behandeln. Hierfür stehen uns u. a. salizylsaure Salze *(Aspirin)* zur Verfügung („Antirheumatika"). Bei Herzbeteiligung werden teilweise auch Kortikoide (Prednison usw.) eingesetzt. Solange die Gelenke schmerzhaft sind, werden sie durch entsprechende Lagerung ruhiggestellt. Kinder mit Chorea minor werden sediert und kommen zur weitgehenden Ausschaltung äußerer Reize in Einzelzimmer. Bestehen heftige, unwillkürliche Bewegungen, muß auf gute Polsterung des Bettes geachtet werden. Wegen der Rezidivneigung des rheumatischen Fiebers und der damit verbundenen Gefahr für das Herz muß ein erneuter Streptokokkeninfekt, der ein Rezidiv auslösen könnte, unbedingt verhindert werden. Hier hat sich die Dauerprophylaxe mit Penicillin ausgezeichnet bewährt (alle Streptokokken sind penicillinempfindlich). Das Penicillin muß zur Rezidiv-Prophylaxe bis nach der Pubertät, jedoch mindestens 5 Jahre lang gegeben werden, bei bestehender Karditis wird eine lebenslange Prophylaxe mit Penicillin empfohlen.

2 Juvenile chronische Arthritis (juvenile chronische Polyarthritis, juvenile rheumatoide Arthritis)

Ursache: Die Ursache ist unbekannt. Vielleicht spielen Infektionen eine Rolle (jedoch nicht Streptokokkeninfektionen wie beim rheumatischen Fieber, das seit vielen Jahren seltener vorkommt als die juvenile chronische Polyarthritis). Auch eine Sensibilisierung oder eine Autoimmunreaktion wird diskutiert. Hereditäre Einflüsse sind unverkennbar. Auch bei Psoriasispatienten (s. S. 250) wird die Erkrankung gesehen.

Krankheitsbild: Meist beginnt die Erkrankung im Kleinkindesalter, teilweise vor der Pubertät. 3 verschiedene Krankheitsverläufe werden unterschieden, doch kommen Übergangsformen und Überschneidungen vor:

1. polyarthritische Formen,
2. mono- oder oligoarthritische Formen,
3. systemische Form (STILL-Syndrom).

ad 1. Polyarthritische Formen

Der Beginn ist oft schleichend. Temperaturerhöhungen oder andere bei der systemischen Form beobachtete Zeichen (s. u.) fehlen oder sind gering. Ganz im Vordergrund der Symptomatik steht die Gelenkbeteiligung, wobei der oft symmetrische Befall erwähnenswert ist (beim rheumatischen Fieber ist eine Symmetrie der Gelenkbeteiligung nicht erkennbar). Häufig sind zunächst die großen Gelenke betroffen. Nacheinander können alle möglichen Gelenke befallen werden, auch die kleinen Gelenke von Hand, Fuß und Wirbelsäule. Typisch sind die spindelförmige Auftreibung der Fingergelenke, der steife Nacken und die „Morgensteifheit". Auch die Kiefergelenke können beteiligt sein, in dem Falle können Schwierigkeiten beim Mundöffnen bestehen, und der Unterkiefer bleibt im Wachstum zurück (Mikrognathie). *Mädchen sind sehr viel häufiger betroffen als Jungen.* Zwei wichtige Gruppen müssen hier unterschieden werden.

Rheumafaktor-negative Form. Dieser häufigere Typ kann in der Kindheit in jedem Alter beginnen und in Schüben verlaufen, ist aber selten fortschreitend (progredient).

Rheumafaktor-positive Form. Diese meist in der Pubertät beginnende Erkrankung ist im Kindesalter selten und ähnelt der im Erwachsenenalter auftretenden chronischen Polyarthritis, wo der Befall der kleinen Fingergelenke ganz im Vordergrund steht, daneben kommen Erkrankungen großer Gelenke ebenfalls vor (es gibt aber beim Erwachsenen auch Rheumafaktor-negative Formen). Charakteristisch für die RF-positiven Formen sind das häufige Fortschreiten der Erkrankung, *flüchtige Exantheme* und die *Rheumaknötchen*. Sie finden sich z. B. an den Fingerknöchelchen und am Ellenbogengelenk (über Rheumaknötchen beim rheumatischen Fieber s. S. 232).

ad 2. Mono- oder oligoarthritische Formen

Es sind nur 1 bis höchstens 4 Gelenke betroffen (meist die größeren Gelenke, vor allem das Knie- und Sprunggelenk). Eine Symmetrie des Gelenkbefalls fehlt. Auch hier ist es wichtig, 2 Formen zu unterscheiden.

Iridozyklitis-Typ (Typ I). Es sind überwiegend Mädchen betroffen, und die Erkrankung beginnt früh, vor dem 6., oft schon vor dem 4. Lebensjahr. Die Besonderheit dieses Arthritistyps besteht darin, daß rund 50% der Patienten eine *chronische Iridozyklitis* entwickeln. Diese Komplikation ist zunächst recht symptomarm oder sogar symptomlos und entsteht teilweise erst später im Krankheitsverlauf (selten schon vor den ersten Gelenksymptomen). Deshalb sind zur Frühdiagnose und Frühtherapie bei diesem Arthritistyp häufige (etwa alle 6 Wochen) ophthalmologische Kontrollen (Spaltlampenuntersuchung) notwendig, um der hier bestehenden großen Gefahr der Erblindung vorzubeugen.

Sakroiliitis-Typ (Typ II). Es erkranken vorwiegend Jungen, und zwar nach dem 6. Lebensjahr, oft in der Pubertät. Auch bei dieser Form kommt es relativ oft zu einer – allerdings akuten – Iridozyklitis, die früh erkannt wird, meist harmlos ist und fast stets ausheilt. Wichtig ist die Feststellung, daß 75% der Patienten ein bestimmtes Histokompatibilitätsantigen aufweisen (*h*uman *l*eucocyte *a*ntigen), nämlich HLA-B 27 (s. S. 263, 536). Die Bedeutung dieses Arthritistyps mit asymmetrischem Befall der Gelenke liegt darin, daß früh das Sakroiliakalgelenk (das Gelenk zwischen Kreuz- und Darmbein) erkrankt, es entsteht eine Sakroiliitis. Bei der Mehrzahl der Kinder kommt die Erkrankung nach einem oder mehreren Schüben wieder zur Ruhe. Daß gelegentlich später ein Übergang in den Morbus BECHTEREW (*Spondylitis ankylosa*[3]) beobachtet wird, ist nicht verwunderlich; denn dabei findet sich sogar in 95% der Fälle das HLA-B 27. Beim Morbus BECHTEREW sind allerdings nicht nur die Sakroiliakalgelenke und u. U. Arm- und Beingelenke betroffen, sondern auch die Wirbelsäule, die allmählich völlig in Kyphosestellung versteift. Obwohl die Erkrankung schon beim 18- bis 20jährigen beginnen kann – am häufigsten nimmt sie allerdings im 3. Lebensjahrzehnt ihren Anfang –, stellen sich die von der Wirbelsäule ausgehenden Rückenschmerzen erst beim Erwachsenen ein.

ad 3. Systemische Form (STILL-Syndrom)

Sie beginnt akut mit hohem, teilweise remittierendem Fieber. Außerdem kommt es zur Milzvergrößerung, zu generalisierten Lymphknotenschwellungen, zu Exanthemen, auch Lungeninfiltrate, eine Pleuritis, Perikarditis und Myokarditis werden beobachtet, doch gibt es keine bleibenden Herzschäden wie beim rheumatischen Fieber. Manche Kinder klagen über Bauchschmerzen. Entweder gleich zu Beginn der Erkrankung oder auch später, teils sogar erst nach Wochen oder Monaten erkranken die Gelenke (symmetrischer Befall). Es kommt auch vor, daß – teils mit flüchtigen Gelenksymptomen – über lange Zeit immer wieder remittierende Fieberschübe auftreten, so daß eine Sepsis vermutet wird. Die Blutkulturen bleiben aber steril („Pseudo"-Sepsis). Für diese Sonderform des Still-Syndroms, bei der auch ein Exanthem besteht, ist die Bezeichnung *Subsepsis allergica* WISSLER üblich. Die systemischen Manifestationen des Still-Syndroms sistieren schließlich, während der Gelenkbefall nicht bei allen Patienten ausheilt, einige behalten schwere Behinderungen zurück. Auch Minderwuchs kommt vor. Bedrohlich kann die sich infolge des chronisch-entzündlichen Prozesses in einigen Fällen ausbildende *Amyloidnephrose*[4] werden.

---

[3] ankylosis (griech.): Krümmung.

[4] Bei chronischen Entzündungen (Still-Syndrom, Bronchiektasen usw.) bildet sich ein bestimmter Eiweißkörper, das *Amyloid* (ein Antikörper-Globulin), das in den verschiedensten Geweben abgelagert wird (*Amyloidose*). In der Niere entsteht so die gefährliche *Amyloidnephrose*.

Diagnose: Für die Diagnose der juvenilen chronischen Polyarthritis entscheidend ist das Krankheitsbild und der klinische Verlauf (die Gelenkbeschwerden sind nicht so flüchtig wie beim rheumatischen Fieber, sondern bleiben länger als 6 Wochen, meist über 3 Monate bestehen). Die Blutsenkungsgeschwindigkeit ist teilweise nur wenig beschleunigt und kann sogar normal sein. Oft finden sich Erhöhungen des C_3-Komplements und der Immunglobuline – besonders des IgG – im Serum. Häufige Zeichen sind Anämie und Leukozytose, die Thrombozytenzahl kann erhöht sein. Nur bei wenigen Kindern mit juveniler chronischer Polyarthritis ist der Rheumafaktor positiv (s. o.).

Verlauf und Prognose: Es handelt sich um eine chronische Krankheit, die mit vielen Schüben über Jahre (und Jahrzehnte) verlaufen kann. Letztlich ist die Prognose beim Kind meist gut. Die Krankheit heilt bei der Mehrzahl der Patienten weitgehend aus, insbesondere unter konsequenter Behandlung, einschließlich physikalischer Maßnahmen. Bewegungseinschränkungen können zurückbleiben. Bei einem kleinen Prozentsatz von Patienten, vor allem bei solchen mit STILL-Syndrom (s. dort) sehen wir später schwere Behinderungen.

Behandlung: Medikamentös kommen einerseits schmerzstillende Mittel wie Aspirin® (Acetylsalicylsäure) und Amuno® (Indometacin) in Betracht *(Antirheumatika)*, andererseits die sog. *Basismedikamente*, z. B. Resochin® (Chloroquin) und Goldsalze. Die systemische Anwendung von *Kortikosteroiden* sollte mit größter Zurückhaltung erfolgen, dafür gibt es nur wenige Indikationen. Sehr wichtig ist eine früh einsetzende und konsequent durchzuführende *krankengymnastische Übungsbehandlung*, einschließlich Hydrotherapie, unterstützt durch Schienenbehandlung, was der Vorbeugung von Muskelatrophien und Kontrakturen dient. Aus demselben Grunde sollte eine längere Bettruhe vermieden werden, die Bettruhe ist auf den akuten Entzündungsschub zu beschränken.

> Das Motto lautet: viel bewegen, wenig belasten –

beides ist ideal für den Knorpel. Ausnahmsweise sind *chirurgische Maßnahmen* angezeigt (z. B. die Synovektomie, also die Entfernung der Gelenkinnenhaut, bei schweren Destruktionen mit therapieresistenten Knieschmerzen). Wie bei allen chronischen Erkrankungen kommt einer einfühlsamen Patientenführung eine große Bedeutung zu; die Kinder sollten so normal aufwachsen wie irgend möglich.

3 Arthritis bei entzündlichen Darmerkrankungen

Sowohl beim Morbus CROHN (s. S. 175) als auch bei der Colitis ulcerosa (s. S. 175) kann sich bei Jungen wie Mädchen, die älter sind als 8 Jahre, eine chronische Arthritis entwickeln, und zwar teilweise schon, bevor die Darmerkrankung offenkundig ist. Bei einigen wenigen dieser Kinder – es sind HLA-B 27 Träger und überwiegend Jungen – bildet sich ein Morbus BECHTEREW (s. S. 234).

4 Reaktive Arthritis (postinfektiöse Arthritis)

Eine bis einige Wochen *nach* einer gastrointestinalen bakteriellen Infektion mit Yersinien, Salmonellen, Shigellen und Campylobacter entwickelt sich eine sterile Arthritis, die sog. reaktive oder *post*infektiöse Arthritis, oft mit starker Schwellung eines Kniegelenkes. In etwa 50% klingen die Gelenkbeschwerden innerhalb von 6 Monaten ab, der Rest hat bis 1½ Jahre oder sogar noch länger Beschwerden. Die Patienten sind häufiger HLA-B 27 positiv und entwickeln gelegentlich später einen Morbus BECHTEREW. Auch Infektionen außerhalb des Gastrointestinaltrakts können mitunter eine reaktive Arthritis nach sich ziehen, z. B. Mykoplasmen- und Chlamydieninfektionen sowie bakterielle Meningitiden. Hierher gehört auch die Arthritis nach Zeckenbiß (Borrelieninfektion, s. S. 318) sowie nach Virusinfektionen (Röteln, Ringelröteln etc.).

Es sei noch von Erkrankungen die Rede, bei denen es zu *Entzündungsvorgängen an den Blutgefäßen* kommt. Zu diesen Vaskulitiden gehören die Purpura SCHÖNLEIN-HENOCH, die Periarteriitis nodosa und das KAWASAKI-Syndrom.

5 Purpura Schönlein-Henoch

Die Entzündung beschränkt sich hier auf *kleine Gefäße, die keine Muskelschicht* aufweisen (Kapillaren, auch Arteriolen, vor allem Venolen). Es kommt zu Veränderungen an der Haut, den Gelenken, dem Darm und den Nieren. Näheres s. S. 149.

6 Periarteriitis nodosa

Die entzündlichen Veränderungen finden sich an den *(muskelhaltigen) kleinen und mittleren Arterien*. Die Ursache ist unbekannt.

Krankheitsbild: Sehr unterschiedliche Krankheitszeichen können auftreten, z. B. Fieber, Exantheme, Arthritis, Bauchschmerzen, Darmblutungen, Nierenblutungen, Nierenversagen, Bluthochdruck, Krämpfe und andere neurologische Störungen sowie Lungenerkrankungen. Eine Gangrän der Extremitäten wird gelegentlich beobachtet. Häufiger und bedrohlich ist die Beteiligung der Herzkranzarterien mit Aneurysmabildung und Herzinfarkt.

Behandlung und Prognose: Die Therapie ist weitgehend machtlos. Die Sterblichkeit an Periarteriitis nodosa ist sehr hoch.

7 Kawasaki-Syndrom (mukokutanes Lymphknotensyndrom)

Auch dieser Erkrankung liegt eine Entzündung von Gefäßen zugrunde, und zwar vorwiegend von mittleren und großen Arterien. Das KAWASAKI-Syndrom ist erstmals in Japan beschrieben worden, wird aber inzwischen weltweit beobachtet, wenn auch nicht so häufig wie in Japan. Die Ursache der Erkrankung ist nicht bekannt.

Krankheitsbild: Es erkranken überwiegend ältere Säuglinge und junge Kleinkinder, vor dem 6. Lebensmonat und nach dem 5. Lebensjahr ist das KAWASAKI-Syndrom selten, jenseits des 10. Lebensjahres kommt es kaum noch vor. Bei älteren Kindern und Erwachsenen muß eher an das *Syndrom des toxischen Schocks* gedacht werden (s. S. 293), das ähnliche Symptome hat wie das KAWASAKI-Syndrom. Bei Säuglingen mit schwerem KAWASAKI-Syndrom ähneln die Krankheitszeichen denen der *Periarteriitis nodosa* – möglicherweise handelt es sich in dieser Altersgruppe um dieselbe Krankheit. Wir unterscheiden Leitsymptome und Begleitsymptome. Zu den *Leitsymptomen* des KAWASAKI-Syndroms gehören:

1. hohes Fieber, das über 5 Tage dauert,
2. Hautveränderungen an den Extremitäten (im akuten Stadium ein Erythem an Handteller und Fußsohle, in der 2.–3. Krankheitswoche Schuppungen an den Fingerspitzen und Zehen – die Schuppungen können auch größere Hautareale betreffen, s. auch Abb. 17.7, S. 290),
3. Exantheme am Stamm,
4. hochrote Lippen, Erdbeerzunge, Enanthem,
5. verstärkte Füllung der Augenbindehautgefäße (keine eigentliche Konjunktivitis!),
6. Halslymphknotenschwellung.

Häufige *Begleitsymptome* sind Herzerkrankungen und Arthritis, seltener werden aseptische Meningitis, Durchfall, Bauchschmerzen, Gallenblasenhydrops u. a. beobachtet. Von großer Bedeutung ist wegen der Gefährlichkeit und der außerordentlichen Häufigkeit die Beteiligung des Herzens: Myokarditis, Perikarditis, Koronararterienthrombose bzw. -aneurysma mit Herzinfarkt – gelegentlich kann es auch zu einer Aneurysmablutung kommen. Aneurysmen können auch an anderen Stellen auftreten, z. B. inguinal und axillar.

Diagnose: Sie wird gestellt, wenn 5 der 6 Leitsymptome vorhanden sind bzw. beim Nachweis von 4 Leitsymptomen und einem Koronaraneurysma. Bei allen Kindern müssen EKG- und Echokardiographieuntersuchungen durchgeführt werden, teils sind auch Koronarangiographien notwendig. An Laborwerten seien genannt: Beschleunigung der Blutsenkungsgeschwindigkeit, positives C-reaktives Protein (CRP), Leukozytose und – in der 2.–3. Krankheitswoche – Thrombozytose.

Prognose: Bei den meisten Patienten sind 8 Wochen nach Krankheitsbeginn keine Symptome mehr nachweisbar. Die Herzkomplikationen sind allerdings nicht zu unterschätzen. Herzinfarkte treten teils schon in der 2.–3. Krankheitswoche auf, teils auch später, mitunter erst nach Monaten und Jahren. Die Sterblichkeit des KAWASAKI-Syndroms liegt bei 1–2%, und zwar meist durch Herzinfarkte, seltener infolge Ruptur eines Koronararterienaneurysmas. Die meisten der Koronaraneurysmen heilen spontan. Bei vielen Patienten mit Herzinfarkten bilden sich funktionsfähige Umgehungskreisläufe aus.

Behandlung: Aspirin; in bestimmten Fällen Aspirin, kombiniert mit intravenöser Verabreichung von Gammaglobulin; oder auch Aspirin in Kombination mit einem Kortikosteroid.

8 Lupus erythematodes

Ursache: Die Ursache des *Lupus erythematodes (Erythematodes)* ist nicht völlig geklärt. Eine entscheidende Rolle spielen Autoantikörper und Immunkomplexe, die in den verschiedensten Organen Entzündungen verursachen (systemischer Lupus erythematodes). Daneben gibt es eine besondere Form von Lupus erythematodes, die durch Medikamente ausgelöst wird (z. B. durch Antiepileptika wie Phenytoin).

Krankheitsbild: Diese im Kindesalter sehr seltene Erkrankung wird beim weiblichen Geschlecht weit häufiger beobachtet als beim männlichen. Sie tritt meist erst nach dem 8. Lebensjahr auf. Der Beginn ist schleichend oder – häufiger – akut mit schwerem Krankheitsgefühl und Fieber. Ein Frühsymptom sind Hauterkrankungen – sie treten bei fast allen Patienten auf, nämlich der schmetterlingsförmige rötlich-livide Hautausschlag auf Wangen und Nasenrücken oder andere Hauterscheinungen (diese Hautveränderungen kommen auch als Sonderform des Erythematodes ohne sonstige Organbeteiligung vor). Eine ebenfalls fast regelmäßig vorhandene und früh auftretende Manifestation der Erkrankung ist der Gelenkbefall (Polyarthritis). Außerdem können u. a. beobachtet werden Milz- und Lebervergrößerung, generalisierte Lymphknotenschwellungen, Erkrankungen des Zentralnervensystems (Krämpfe, Psychosen usw.), Pleuritis, Perikarditis, Myokarditis, Endokarditis und vor allem Glomerulonephritis (s. S. 222). Infektionen sind häufig. Gegenüber früher überleben heutzutage die meisten Patienten mit Lupus erythematodes.

Diagnose: Die am Zustandekommen dieser Erkrankung beteiligten Autoantikörper können nachgewiesen werden. Aussagekräftig sind die Feststellung von unspezifischen Antikörpern, die gegen Kernbestandteile gerichtet sind (sog. *antinukleäre Antikörper,* ANA) sowie der Nachweis von spezifischen DNA-Antikörpern. Weniger nützlich und deshalb seltener angewendet ist die Untersuchung auf *LE-Zellen* (Lupus-erythematodes-Zellen, also phagozytierende Leukozyten, die unter der Einwirkung der *LE-Faktoren,* das sind gegen Leukozyten gerichtete antinukleäre Faktoren, auftreten). Die Blutsenkungsgeschwindigkeit ist erhöht. Oft bestehen Anämie, Leukopenie und Thrombozytopenie.

Behandlung: In Frage kommen Aspirin® (Acetylsalicylsäure), Kortikoide, evtl. auch Resochin® (Chloroquin) sowie Zytostatika bzw. Immunsuppressiva wie Imurek® (Azathioprin). Sonnenbestrahlung ist zu vermeiden, da sich die Hauterscheinungen darunter verschlimmern würden. Handelt es sich um einen medikamentös ausgelösten Lupus erythematodes, so klingt die Krankheit wenige Wochen bis einige Monate nach Absetzen des entsprechenden Präparates meist ab.

9 Dermatomyositis

Die Dermatomyositis ist – wie der Name sagt – eine Entzündung von Haut und (quergestreifter) Muskulatur. Auch der Herzmuskel und andere Bereiche des Organismus können betroffen sein. Bei alleinigem Befall der quergestreiften Muskulatur wird von *Polymyositis* gesprochen (s. S. 377).

Ursache: Die eigentliche Ursache ist unbekannt. Genetische Faktoren und Autoimmunmechanismen sind von Bedeutung. Offenbar spielen auch Viruserkrankungen (Coxsackie-Viren) eine Rolle.

Krankheitsbild: Die Erkrankung tritt beim weiblichen Geschlecht etwas häufiger auf als beim männlichen und ist im Kindesalter selten. Alle Altersgruppen – vom Säuglingsalter bis zur Adoleszenz – können erkranken. Die meisten kindlichen Erkrankungen an Dermatomyositis treten jedoch im Schulalter auf. Die Dermatomyositis beginnt oft mit Fieber und rascher Ermüdbarkeit. Typische Veränderungen an der Haut betreffen z. B. die Fingerkuppen und die Ellenbogen. Die Haut ist hier entweder verdickt oder sehr dünn: Anfangs zeigen sich livide Papeln, später Hautatrophien mit weißen Bändern. Im Gesicht finden sich sehr oft lila-weinrote Exantheme (daher auch die Bezeichnung *Lilakrankheit*), Teleangiektasien an den lila-weinroten Oberlidern und ein Ödem (periorbital). Der Ausschlag im Gesicht hat oft Schmetterlingsform wie beim Lupus erythematodes. Andere Körperstellen können ebenfalls Hautveränderungen aufweisen. Der Befall der Muskulatur bewirkt eine ausgesprochene Muskelschwäche, außerdem sind die befallenen Muskeln empfindlich. Die Kinder haben z. B. Probleme, sich die Haare zu kämmen, und beim Aufstehen aus der Hocke haben sie ähnliche Schwierigkeiten wie Kinder mit progressiver Muskeldystrophie: Sie müssen an sich selbst hochklettern (s. S. 377). Sind die Interkostalmuskeln betroffen, kommt es zu Atemstörungen. Nicht selten erkranken auch die Schleimhäute, und es bilden sich Ulzerationen. Ist die Speiseröhre befallen, kommt es zu Schluckstörungen mit der Gefahr der Aspiration. Schleimhautulzerationen des Magen-Darm-Traktes können zu Perforationen führen. Ferner können Arthritis, Durchblutungsstörungen an den Extremitäten, Myokarditis, Lungenerkrankungen, Sehstörungen u. a. beobachtet werden. Später kommt es in fast der Hälfte der Fälle zu Weichteilverkalkungen **(Calcinosis)** und damit zu starken Behinderungen. Die Verkalkungen sitzen subkutan, periartikulär, in Faszien, Sehnen und Muskeln. Gelegentlich verschwindet die Calcinosis spontan.

Diagnose: Durch die entzündliche Schädigung der Skelettmuskulatur, die reich an Enzymen ist, kommt es zu einem Übertritt dieser Muskelenzyme ins Blut. Bei der Dermatomyositis ist die Kreatinphosphokinase im Serum stets erhöht. Meist findet sich auch eine Erhöhung der Serum-Transaminasen und -Aldolase.

Behandlung und Verlauf: Durch die Einführung der Therapie mit Kortikoiden ist die Sterblichkeit deutlich gesenkt worden. Vielfach heilt die Erkrankung nach Monaten oder Jahren aus. Die Calcinosis und die sich ausbildenden Muskelatrophien sind medikamentös nicht zu beeinflussen. Die physikalische Behandlung ist hier ganz wichtig. Sonnenbestrahlung ist zu vermeiden, sie führt nicht nur zu einer Verschlechterung der Hautmanifestation, sondern kann auch zu einer Aktivierung der Myositis führen.

10 Sklerodermie[5]

Diese im Kindesalter seltene und in ihrer Ursache weitgehend unbekannte Kollagenose, die zu den Autoimmunkrankheiten gerechnet wird, kommt in einer lokalisierten und einer generalisierten Form vor. Die erstere ist relativ gutartig, die letztere hat oft eine ernste Prognose.

Auch bei der *lokalisierten Sklerodermie* muß die Erkrankung nicht auf die Haut beschränkt bleiben, die unter den umschriebenen Hautveränderungen liegenden Muskeln und Knochen können in den Krankheitsprozeß mit einbezogen werden, so kann es z. B. zu Beinverkürzungen und -deformierungen kommen. Die Hautveränderungen stellen streifige oder ovale, zunächst ödematöse, gerötete bzw. weiße und schließlich harte, atro-

---

[5] skleros (griech.): hart; derma (griech.): Haut.

phische Herde dar. Bei der im Kindesalter extrem seltenen *generalisierten Sklerodermie* stehen neben den Hauterscheinungen die Durchblutungsstörungen der Finger ganz im Vordergrund. Es entsteht ein Bild wie beim *Morbus* RAYNAUD[6] (RAYNAUD-*Phänomen*). Auch innere Organe können erkranken, nämlich die Speiseröhre, der Magen-Darm-Trakt, die Lunge, das Herz und die Niere. Eine Polyarthritis und – wie bei der Dermatomyositis – eine Calcinosis können sich ausbilden. Die medikamentöse Therapie ist weitgehend wirkungslos. Entscheidend sind physikalische Maßnahmen.

Beim Neugeborenen gibt es sklerodermieähnliche Zustände, die mit der gerade besprochenen Kollagenose überhaupt nichts zu tun haben, nämlich *Sklerem, Sklerödem* und *subkutane Fettnekrose*.

11 Sklerem und Sklerödem

Eine flächenhafte Verhärtung der Haut und des Unterhautgewebes *(Sklerem, Fettsklerem)* bzw. eine Verhärtung mit Ödem *(Sklerödem)* findet sich in den ersten Lebenstagen überwiegend bei schwer kranken Frühgeborenen heute seltener als früher. Die Verhärtung fühlt sich kalt an, sie beginnt an den Beinen und breitet sich dann aus, wobei das Skrotum stets frei bleibt. Die zugrunde liegende Krankheit ist so ernst, daß die Kinder meist sterben.

12 Subkutane Fettnekrose

Die einige Tage bis Wochen nach der Geburt auftretende, meist am Rücken lokalisierte Erkrankung des Neugeborenen *(Adiponecrosis subcutanea neonatorum)* stellt ebenfalls eine – übrigens symmetrisch angeordnete – Verhärtung des Unterhautgewebes dar, ist aber völlig harmlos. Es kommt nach einigen Monaten zur spontanen Rückbildung. Nur gelegentlich wird eine Kalkeinlagerung beobachtet.

---

[6] Der Morbus RAYNAUD ist eine vornehmlich bei Frauen vorkommende anfallsartig auftretende Durchblutungsstörung meist der Fingerarterien (Gefäßkrampf mit zunächst Blässe, dann Zyanose und schließlich Rötung), wobei auch Nekrosen auftreten können. Die Durchblutungsstörung führt zu Schmerzen. Hände (und auch Füße) sind oft ständig kalt.

Weiterführende Literatur

BACON, P. A.: Diagnose rheumatischer Erkrankungen. Ein klinischer Leitfaden. Ciba-Geigy Limited, Basel 1979

SCHULTE, F. J., SPRANGER, J.: Lehrbuch der Kinderheilkunde. 26. Auflage, Fischer, Stuttgart, New York 1988

16. Teil: Krankheiten der Haut

Dieter Lüders

1 Effloreszenzenlehre[1]

Eine Effloreszenz („Hautblüte") ist eine typische sichtbare, teils auch tastbare Hautveränderung, die bei bestimmten Erkrankungen beobachtet wird. Die Summe aller Einzeleffloreszenzen bei einem Krankheitsfall wird *Ausschlag* genannt. Dabei wird zwischen *Exanthem*[2] *(Hautausschlag, über größere Körperareale ausgebreitete Effloreszenzen)* und *Enanthem (Schleimhautausschlag)* unterschieden.

Es können gleichartige oder verschiedene Effloreszenzen gleichzeitig bestehen. Sie können konstant bleiben, aber sich auch während der Erkrankung ändern. Man muß auf Farbe, Form, Größe und Konsistenz achten, ferner auf die Anordnung (z. B. kokardenförmig, serpiginös, d. h. schlangenartig gewunden, girlandenförmig, konfluierend, also zusammenfließend usw.; von herpetiformer Anordnung spricht man bei Bläschen, die in Gruppen auftreten). Von Interesse ist auch z. B. die Frage, wo die Erscheinungen zuerst auftraten, wie sich der Ausschlag ausbreitete, ob er juckt oder nicht. Wichtig ist die Unterteilung in Primär- und Sekundäreffloreszenzen.

Wir unterscheiden sechs **Primäreffloreszenzen** – sie werden unmittelbar durch die Krankheit hervorgerufen und entstehen ohne Zwischenstadium aus der gesunden Haut:

1. Fleck = Macula,
2. Knötchen, Papel = Papula bzw. Knoten = Tuber,
3. Bläschen = Vesicula bzw. Blase = Bulla,
4. Eiterbläschen = Pustula,
5. Quaddel, Nessel = Urtica,
6. Zyste = Cystis

und 6 **Sekundäreffloreszenzen** (sie entwickeln sich aus den Primäreffloreszenzen):

7. Schuppe = Squama,
8. Kruste, Borke = Crusta,
9. Schrunde = Rhagade, Fissura,
10. Abschürfung = Erosio (oberflächlich), Excoriatio (tief),
11. Geschwür = Ulcus,
12. Narbe = Cicatrix.

zu 1: Ein *Fleck* ist eine umschriebene, im Hautniveau liegende Verfärbung (rot, gelb, blau u. a.) unterschiedlicher Größe. Bei flächenhafter Ausbreitung sprechen wir von *Erythem* (zusammenhängende Rötung durch vermehrte Blutfülle). Sehr kleine Flecken werden *Roseolen* genannt (sie kommen z. B. beim Thyphus vor). Zu den Maculae gehören auch Blutaustritte (*Purpura* – sie hat Exanthemcharakter, d. h. es sind größere Hautbezirke betroffen), die teils punktförmig sind *(Petechien)*, teils flächenhaft (s. auch S. 144); sie sind im Gegensatz zu den vorher genannten Flecken mit dem Glasspatel nicht wegdrückbar.

zu 2: Die Papel ist ein über das Hautniveau hinausragendes Knötchen. Hierher gehören u. a. *Warzen, Mollusken, Kondylome* und der *Lichen* (ein kleinpapulöses Exanthem – unter *Lichenifikation* verstehen wir eine flächenhafte Verdickung der Hautfelderung, teil mit Auftreten flacher Papeln). Ein fleckig-knötchenartiges Exanthem wird *makulopapulös* genannt. Ein *Tuber* ist größer als eine Papel und heilt im Gegensatz zu dieser narbig ab.

zu 3: *Bläschen* sind kleine, *Bullae* größere, sich vorwölbende, mit Flüssigkeit gefüllte Hohlräume.

zu 4: *Pusteln* sind Eiterbläschen (*Pocken, Furunkel*). Gehen sie aus Bläschen hervor, deren klarer Inhalt sich durch Einwanderung von Leukozyten trübt, so sind diese Hauterscheinungen zu den Sekundäreffloreszenzen zu rechnen, wie bei der *Impetigo* (wir sprechen deshalb bei sekundärer Bakterieninvasion auch von *Impetiginisierung*).

---

[1] efflorescere (lat.): erblühen
[2] exanthein (griech.): aufblühen

zu 5: Die *Quaddel* entsteht durch ein umschriebenes, erhabenes Ödem (also durch Austritt von Gewebsflüssigkeit). Die Größe einer Quaddel schwankt zwischen der einer Linse und der eines Handtellers.

zu 6: *Zysten* sind Hohlräume mit flüssigem oder festem Inhalt, die von einer Kapsel umschlossen sind.

zu 7: *Schuppen* sind abschilfernde Massen der Hornschicht. Eine solche *Desquamation* findet sich z. B. bei der *Hyperkeratose* (Verdickung der Hornschicht).

zu 8: *Krusten* entstehen bei fehlender Hornschicht durch Eintrocknung von Sekret, Blut etc.

zu 9: *Schrunden* sind Einrisse der Haut (z. B. am Mundwinkel, im Zehenzwischenraum, am After).

zu 10: Bei oberflächlicher *Abschürfung* sprechen wir von *Erosion, Exkoriationen* erreichen eine tiefere Schicht (das Corium) und heilen im Gegensatz zur Erosion narbig aus.

zu 11: *Geschwüre* sind tiefreichende Gewebszerstörungen, die unter Narbenbildung abheilen (z. B. das besonders am Unterschenkel sitzende, durch Eitererreger hervorgerufene *Ekthyma* und das im Zusammenhang mit Krampfadern auftretende *Unterschenkelgeschwür (Ulcus cruris).*

zu 12: *Narben* stellen einen Bindegewebsersatz der Oberhaut dar. Sie können glatt sein, aber auch wulstig *(Keloid).* Im Bereich der Narbe fehlt die Oberflächenfelderung der Haut, übrigens im Gegensatz zur *Hautatrophie,* einer gleichmäßigen Verdünnung aller Hautschichten. Zur Atrophie gehören auch die *Striae* (Streifen). Sie entstehen durch Einreißen der elastischen Fasern infolge Überdehnung (z. B. in der Schwangerschaft, bei Fettsucht, bei schnellem Wachstum, bei CUSHING-Syndrom, s. S. 197, sowie als Nebenwirkung der lokalen Anwendung von Cortison).

2 Bakterielle Hautkrankheiten

Die Erreger bakterieller Entzündungen der Haut und ihrer Anhangsorgane (Schweißdrüsen, Haarfollikel, Nagelbereich) sind vor allem Staphylokokken und Streptokokken. Wenn es zu eitrigen Prozessen kommt, sprechen wir ganz allgemein von **Pyodermien** (Eiterausschlag), z. B. im Falle von Impetigo und Furunkel. Ist die Hauteiterung durch Staphylokokken hervorgerufen, so liegt eine **Staphylodermie** vor. Entsprechend sind **Streptodermien** Hautausschläge, die durch Streptokokken bedingt sind. Ganz spezielle Hautentzündungen sehen wir im Neugeborenenalter; sie werden dort abgehandelt (s. S. 31).

2.1 Impetigo contagiosa

Diese durch Strepto- oder Staphylokokken hervorgerufene Hautinfektion ist bei Klein- und Schulkindern besonders häufig. Bevorzugt befallen sind die Mundpartie und das übrige Gesicht (Abb. 16.1, S. 246) sowie die behaarte Kopfhaut. Hier finden sich Pusteln und Bläschen, die sehr bald platzen und charakteristische, teils großflächige, honiggelbe bis bräunliche Borken bilden. Die Ansteckungsgefahr ist groß (daher der Zusatz „contagiosa"), sie erfolgt sogar über Gegenstände (Geschirr etc.). Als Komplikation kann es zur Impetigo-Nephritis kommen (durch Streptokokken hervorgerufen).

Behandlung: Die *lokale* Behandlung der Impetigo ist – wie auch bei vielen anderen Hauteiterungen – oft ausreichend (Erweichen der Borken mit Salizylvaseline, teils Kaliumpermanganatbad, Antibiotikasalbe oder Desinfizienzien wie Brillantgrün).

2.2 Acne vulgaris

Die vulgäre („gewöhnliche") Akne findet sich bei seborrhoischer Veranlagung (s. S. 69) als Folge hormonaler Umstimmung bei beiden Geschlechtern von der Pubertät an bis etwa zum 25. Lebensjahr, gelegentlich auch noch darüber hinaus. Durch verstärkte Verhornung im Bereich der Haarfollikel und durch vermehrte Talgabsonderung bilden sich *Komedonen*[3] *(Mitesser),* die die Öffnungen der Haarfollikel verstopfen. Neben diesem nichtentzündlichen Stadium kommen praktisch immer auch entzündliche Erscheinun-

---

[3] comedere (lat.): mitessen

gen vor, und zwar in Form von *Papulopusteln* sowie – bei stärkerer Entzündung – von *Knoten*, die abszedieren können. Die schwerste Form der Akne, bei der es durch Zusammenballung zu Riesenkomedonen und Abszessen mit narbiger Ausheilung kommt, wird *Acne conglobata* genannt. Auch die gewöhnliche Akne kann durch Manipulationen an der Haut Narben hinterlassen. Bevorzugter Sitz der Akne sind Gesicht, obere Rückenanteile und Brust. Die Akne führt zu einer starken psychischen Belastung der Jugendlichen. (Über die Akne des jungen Säuglings s. S. 32.)

Behandlung: Komedonen dürfen nicht mit den Fingern ausgequetscht werden, sondern erfordern eine spezielle dermatologische Behandlung. Die medikamentöse Lokalbehandlung dient der Beseitigung der Follikelverhornung und der Bakterien. Die Therapie mit Vitamin-A-Säure gehört in die Hand des Hautarztes.

Dieses Präparat verursacht in der Frühschwangerschaft Mißbildungen.

2.3 Entzündungen des Haartalgdrüsenapparates

Eine oberflächliche Infektion des Haartalgdrüsenapparates durch Eitererreger wird **Follikulitis** genannt. Durch Fortschreiten der Entzündung in die Tiefe (Befall von Talgdrüse und Haarbalg) entsteht ein **Furunkel**. Bei Furunkeln im Bereich von Nase und Oberlippe besteht die Gefahr von Sinusthrombose (Hirnvenenthrombose), Meningitis und Sepsis. Beim Auftreten zahlreicher Furunkel spricht man von *Furunkulose*. Durch Ineinander-Übergehen mehrerer benachbarter Furunkel entsteht ein *Karbunkel* (bevorzugt am Nacken).

2.4 Entzündungen der Schweißdrüsen

Schweißdrüsenabszesse, d. h. Entzündungen der großen Schweißdrüsen, gibt es erst von der Pubertät an (z. B. in der Achselhöhle). Eine Infektion im Bereich der Ausführungsgänge („Poren") der kleinen Schweißdrüsen kommt nur beim Säugling vor, die sog. **Periporitis.** Lieblingssitz sind Hinterkopf, Nacken, Rücken und Gesäß. Starkes Schwitzen, mangelnde Hautpflege und Unterernährung begünstigen diese Staphylokokkeninfektion. Wegen der Ähnlichkeit mit Furunkeln werden die Schweißdrüsenabszesse der Säuglinge auch *Pseudofurunkel* genannt.

2.5 Faulecken (Perlèche)

Diese entzündlichen Einrisse an den Mundwinkeln – daher auch die Bezeichnung *Angulus infectiosus* – sind durch Streptokokken oder andere Bakterien, teils auch durch Soor bedingt.

2.6 Erysipel

Über diese sich auf dem Lymphwege ausbreitende Streptokokkeninfektion von Haut (Schleimhaut) und Unterhautgewebe wird auf S. 293 berichtet.

3 Virale Hautkrankheiten

3.1 Warzen (Verrucae)

Warzen sind bis erbsgroße, mehr oder weniger erhabene, gutartige Neubildungen der Haut, die durch Viren hervorgerufen werden. Wir unterscheiden die *gewöhnlichen Warzen,* die *flachen Warzen* und die an den Fußsohlen vorkommenden *Dornwarzen,* die leicht mit *Hühneraugen* (also mit Schwielen, d. h. Hornhautveränderungen) verwechselt werden können. Das Virus kann auf andere übertragen werden, doch kann der Patient auch bei sich selbst die Viren auf andere Körperstellen übertragen (Autoinokulation). Die Warzen können monate- bis jahrelang bestehen bleiben. Spontane Rückbildungen (ohne Behandlung) kommen vor.

Behandlung: Wegen der Tendenz zu spontaner Abheilung sind immer wieder Suggestionsbehandlungen versucht worden und erfolgreich gewesen. Im übrigen kommen eine Ätztherapie oder eine Behandlung mit dem scharfen Löffel, evtl. auch chirurgische Maßnahmen in Betracht, bei denen es allerdings durch Blutung zu weiterer Aussaat der Viren kommen kann.

3.2 Spitze Kondylome (Condylomata acuminata)

Diese ebenfalls virusbedingten Warzen *(Feigwarzen)* finden sich an der Schleimhaut der Genitalien und perianal (über die breiten Kondylome der Syphilis s. S. 315).

3.3 Mollusken (Mollusca contagiosa)

Auch das Molluscum contagiosum ist eine ansteckende, virale, gutartige Hautneubildung. Die nur wenige Millimeter großen Papeln weisen eine zentrale Delle (Dellwarzen) auf und enthalten grau-gelbes, krümeliges Material. Die Mollusken können nach vielen Monaten spontan verschwinden.

Behandlung: Abwarten der Spontanheilung oder Abkratzen mit dem scharfen Löffel.

3.4 Herpes-simplex-Virus-Infektion

Darüber – und über viele andere Viruserkrankungen, die auch oder ausschließlich die Haut betreffen – ist im einzelnen im Infektionskapitel berichtet. Hier sei nur erwähnt, daß die Infektion durch Herpes-simplex-Viren an jeder Haut oder Schleimhaut vorkommen kann, besonders auch an Haut-Schleimhaut-Grenzen (z. B. an den Lippen, *Herpes labialis*). Es bilden sich in Gruppen stehende, kleine Herpesbläschen, die zu Krusten eintrocknen. Gefährlich ist die Superinfektion eines Ekzems mit Herpesviren. Dieses *Ekzema herpeticatum* verursacht schwere Allgemeinstörungen (s. auch S. 334).

4 Pilzkrankheiten der Haut (Dermatomykosen)

Die Infektion der Haut durch Pilze ist weit verbreitet. Zur Sicherung der Diagnose ist der Pilznachweis (z. B. in Hautschuppen) nötig. Diese Krankheiten sind ansteckend. Sie werden von Tier zu Mensch, von Mensch zu Mensch oder über Gegenstände übertragen. Feuchtigkeit und Wärme begünstigen das Pilzwachstum (Ansteckung z. B. in Badeanstalten). Wir unterscheiden Infektionen durch *Fadenpilze* (die sog. **Tinea**) und solche durch *Sproßpilze,* d. h. durch *Hefen* (die sog. **Candidamykose = Soormykose = Soor**).

Die Fadenpilze können die Haut und ihre Anhangsorgane (Haare, Nägel) befallen, während die Hefepilze zu Erkrankungen von Haut und Schleimhäuten sowie Nägeln, aber auch von inneren Organen führen können (über Soormykose s. auch S. 346). Die Abgrenzung dieser beiden Gruppen von Pilzerkrankungen ist wegen ihres unterschiedlichen Ansprechens auf Medikamente wichtig.

Es gibt eine ganze Reihe von Fadenpilzerkrankungen. Diese unter dem Begriff *Tinea* zusammengefaßten Hautkrankheiten sind die *oberflächliche Trichophytie*, die *tiefe Trichophytie* (auch *Kerion Celsi*[4]), die *Mikrosporie* und der *Favus* (wegen der Familiarität früher „*Erb*"-grind genannt).

5 Hautkrankheiten durch Parasiten

5.1 Krätze (Skabies)

Ursache: Sie wird durch die Krätzmilbe verursacht, die von Mensch zu Mensch bei engem Kontakt übertragen wird (der Parasit findet sich nur beim Menschen).

Krankheitsbild: Die weibliche Milbe gräbt oberflächlich in der Hornhaut kleine Gänge, die als dunkle Streifen imponieren und in die die Eier abgelegt werden. Am blinden Ende eines solchen Tunnels sitzt die Milbe, und in unmittelbarer Nähe findet sich ein Bläschen, das als kleiner weißer Punkt durch die Haut durchschimmert.

---

[4] kerion (griech.): Honigwabe. CELSUS = römischer Arzt, lebte um die Zeit Christi Geburt

Man kann versuchen, die Milbe mit einer Nadel auszugraben, um sie dann bei Lupenvergrößerung unter dem Mikroskop zu betrachten. Die Milben bevorzugen dünne Hautstellen (Abb. 16.2, S. 246), z. B. die Haut zwischen den Fingern, die Haut der Achselhöhle und Leistenbeuge etc., beim Kind auch Handteller und Fußsohle. Die Erkrankung führt zu einem starken Juckreiz. Typisch ist die Angabe, daß sich der Juckreiz abends in der Wärme des Bettes verstärkt. Durch Kratzen kommt es zu sekundären Superinfektionen.

Behandlung: Es wird der ganze Körper behandelt, und zwar entweder mit *Jacutin-Emulsion* (ein Kontaktinsektizid, das das toxische Lindan enthält) oder z. B. mit dem weniger toxischen *Benzylbenzoat*. Die Familienmitglieder müssen mitbehandelt werden. Auch nach der Therapie, d. h. nach dem Absterben der Milben kann es lange dauern, bis sich die Haut normalisiert. Im späteren Stadium finden sich papulöse Hautveränderungen; es handelt sich dabei um eine allergische Begleiterkrankung, das sog. *postskabiöse Ekzem*, für dessen Behandlung milde Cortison-Cremes empfohlen werden. Außerhalb des Körpers überleben die Milben nur höchstens 4 Tage. Es würde deshalb genügen, die Kleider kurze Zeit nicht zu tragen und sie durch Auslüften an der Luft von den Milben zu befreien. Leib- und Bettwäsche wird man allerdings auskochen.

5.2 Verlausung (Pedikulose)

Wir unterscheiden 3 Arten von Läusen, nämlich Kopf-, Kleider- und Filzläuse.

Kopfläuse. Sie sitzen am behaarten Kopf. Ihr Biß verursacht Juckreiz. Durch das Kratzen kommt es zur bakteriellen Superinfektion mit Lymphknotenschwellung. An den Haaren findet man die (nicht gut sichtbaren) lebenden Läuse und vor allem die mit bloßem Auge erkennbaren Läuseeier *(Nissen)*. Der oberflächliche Betrachter kann sie für Kopfschuppen halten. Bei genauer Untersuchung ist jedoch festzustellen, daß sie im Gegensatz zu den Kopfschuppen nur mühsam von den Haaren abgestreift werden können, an denen sie mit Hilfe einer Kittsubstanz (Chitin) kleben bleiben. Bei größerer Ausdehnung der Verfilzung spricht man von *Weichselzopf*, der voller Läuse und Nissen sitzt (nach 6 Tagen schlüpfen übrigens aus den Nissen Larven).

Behandlung: entweder mit dem toxischen *Jacutin-Gel* oder mit besser verträglichen Präparaten *(Goldgeist forte* oder *Organoderm-Lösung)*. Zur Beseitigung der noch immer haftenden Nissen (sie werden übrigens durch Jacutin-Gel und Goldgeist forte nicht abgetötet) wird nach gründlicher Kopfwäsche mit lauwarmem Essigwasser (etwa 2 Eßlöffel Speiseessig auf 1 l Wasser) nachgespült und anschließend mit einem feinen Staubkamm, der vorher durch Mull gezogen wird, ausgekämmt. Solange noch Ansteckung besteht, sind Kindergarten- und Schulbesuch nicht erlaubt.

Kleiderläuse. Sie sind sehr viel seltener und sitzen in der Kleidung (besonders in der Leibwäsche) und auf den von der Kleidung bedeckten Körperteilen.

Filzläuse. Sie kommen nur gelegentlich bei Kindern vor und befallen dann Augenbrauen und Wimpern, teils auch die behaarte Kopfhaut. Bei Erwachsenen sitzen die Filzläuse u. a. in den Schamhaaren.

5.3 Insektenstiche

Mücken-, Bremsen-, Floh- und Wanzenstiche verursachen ebenfalls starken Juckreiz, gegen den Antihistaminika eingesetzt werden. *Hummel-, Wespen-, Hornissen- und Bienenstiche* führen teils zu erheblicher Schwellung und Schmerzhaftigkeit; auch lebensgefährliche Zustände kommen vor (Glottisödem, s. S. 503, Allergie durch Bienen-, Wespen- bzw. Hornissenstich). Über den *Strophulus* s. S. 248 und über den *Zeckenbiß* s. S. 318.

6 Allergische und toxische Hautkrankheiten

Wenn von Allergien die Rede ist, muß der Atopiebegriff erwähnt werden – unter Atopie versteht man eine „ungewöhnliche, vererbte Empfindlichkeit gegenüber Substanzen der Umwelt". Zum Formenkreis der **Atopie** gehören u. a. folgende familiär gehäuft auftretende, also genetisch verankerte Erkrankungen: *endogenes Ekzem, Heuschnupfen* und *Asthma*. Es können auch zwei oder alle drei der genannten Erkrankungen bei ein und demselben Kind und natürlich auch bei Familienangehörigen beobachtet werden.

6.1 Endogenes Ekzem, Neurodermitis, atopische Dermatitis

Krankheitsbild: Das endogene Ekzem (Abb. 16.3, S. 246) beginnt oft schon im Säuglingsalter, dann aber meist erst nach dem 3. Lebensmonat. Charakteristisch für die junge Säuglingszeit ist der Milchschorf (Abb. 16.4, S. 247)[5]. Er findet sich am behaarten Kopf und im Gesicht *(Säuglingsekzem)*. Es handelt sich um einen nässenden Ausschlag mit Schuppung, Bläschen- und Krustenbildung auf geröteter Haut, und es besteht Juckreiz, der Kratzspuren hinterläßt (im Gegensatz zur *seborrhoischen Dermatitis* der ersten Lebensmonate, die weder näßt noch juckt, s. S. 69, aber in ein Ekzem übergehen kann). Die ekzematischen Hautveränderungen können sich auch auf andere Hautbezirke ausbreiten. Nach der Säuglingszeit – bis ins Erwachsenenalter hinein – sind vorzugsweise Ellenbeugen, Handgelenke und Kniekehlen betroffen *(Beugenekzem)*, aber auch eine Ausbreitung auf größere Hautareale kann schubweise immer wieder auftreten. An den Gelenkbeugen kommt es im weiteren Verlauf der Krankheit zu Knötchenbildungen und einer Verdickung der Hautoberfläche (sog. *Lichenifikation*, s. S. 240). Die Haut ist charakteristischerweise oft glanzlos und trocken. Als Komplikationen gelten bakterielle Superinfektionen *(Impetiginisierung)* und das Aufpfropfen einer Virusinfektion. Das durch Herpesviren hervorgerufene *Ekzema herpeticatum* ist oben schon genannt worden, früher war das durch Pockenimpfviren ausgelöste *Ekzema vaccinatum* gefürchtet.

Verlauf: Ein endogenes Ekzem kann auf die Säuglingszeit beschränkt sein, kann aber auch mehrere Jahre anhalten, wobei die Ausprägung bei ein und demselben Kind wechselt, teilweise bleibt das endogene Ekzem Jahrzehnte bestehen. Manche Patienten beobachten die Saisonabhängigkeit (mitunter besteht eine isolierte Pollenallergie). Gelegentlich werden Verschlechterungen durch Staubbelastung gesehen. Über den Einfluß bestimmter Nahrungen s. u.

Behandlung: Bei der Lokalbehandlung sind fetthaltige Salben von Nutzen. Nässende und superinfizierte Hautstellen können z. B. mit 1%iger wäßriger Pyoktanin-Lösung behandelt werden. Kortisonhaltige Cremes und Salben werden nur sehr sparsam eingesetzt. Bei zu großzügiger (selbst lokaler!) Anwendung kann es zu unangenehmen Nebenwirkungen kommen, nämlich Hautatrophie, Akne, Teleangiektasien (Gefäßerweiterungen, besonders im Gesicht), Striae (Dehnungsstreifen, Abb. 16.5, S. 247), Hypertrichose (übermäßige Behaarung); bei langdauernder und großflächiger Anwendung werden sogar systemische Kortisonwirkungen beobachtet (Elektrolytverschiebungen im Serum und – selten – Nebennierenrindeninsuffizienz). Bewährt haben sich Kleiebäder und ölhaltige Bäder, desgleichen die Klimatherapie (Nordsee, Hochgebirge). Daneben werden juckreizstillende Medikamente eingesetzt. Eine Reihe von Kindern profitiert von dem Weglassen bestimmter Nahrungsmittel (z. B. Zitrusfrüchte, Schweinefleisch, Eier, Milch und Milchprodukte sowie Fisch). Doch kann für diese Kinder nur nach strenger Prüfung des Einflusses der verschiedensten Nahrungsbestandteile eine spezielle Diät aufgestellt werden. In vielen Fällen sind diätetische Maßnahmen wirkungslos. Einen günstigen (prophylaktischen) Einfluß erhofft man sich vom Stillen (doch ist auch die Frauenmilch bei normaler Ernährung der Mutter nicht völlig allergenfrei) und – beim Ausbleiben der Muttermilch – von einer hypoallergenen Milch.

6.2 Allergisches Kontaktekzem

Es ist bei Kindern selten und kommt durch Hautkontakt mit einer Substanz zustande, die bei dem Betreffenden sensibilisierend wirkt, z. B. Nickel (Schmuck, Jeansknopf), Kosmetika, örtlich angewendete Arzneimittel. Es erkrankt der Hautbezirk, der mit dem Allergen Kontakt hatte, doch kann sich der Ausschlag ausbreiten.

6.3 Arzneimittelexanthem

Hier steht nicht der Kontakt der Haut mit einem lokal applizierten Arzneimittel zur Diskussion, sondern das Arzneimittel gelangt über das Blut (nach oraler Aufnahme, nach i.v. Infusion etc.) in die Haut und verursacht einen masern- oder scharlachähnlichen Ausschlag, auch eine Urtikaria (s. u.) kann auftreten, ebenso Fieber (Medikamentenfieber, „drug fever"). Nur zum Teil

---

[5] Die aus dem 18. Jh. stammende Bezeichnung Milchschorf soll andeuten, daß der „Schorf von der Farbe einer über Feuer eingetrockneten Milch" ist; an einen Zusammenhang zwischen der Milchnahrung und dem endogenen Ekzem ist bei der Wortwahl nicht gedacht.

handelt es sich um allergische Reaktionen, daneben gibt es eine toxische Auslösung, so daß auch von allergisch-toxischen Exanthemen gesprochen wird.

Bei einer *Penicillin-Allergie* z. B. kann es innerhalb der ersten Stunden nach Penicillingabe zu Hautausschlägen und gefährlichen Krankheitssymptomen kommen (Schock etc.). Etwas ganz anderes ist das *Ampicillin-Exanthem* (Abb. 16.6), das etwa 9 Tage nach der Verabreichung dieses Breitbandpenicillins auftritt und auch ohne Absetzen der Therapie nach etwa 5 Tagen verschwindet. Es hat nichts mit einer Allergie zu tun, sondern stellt eine unspezifische („toxi-

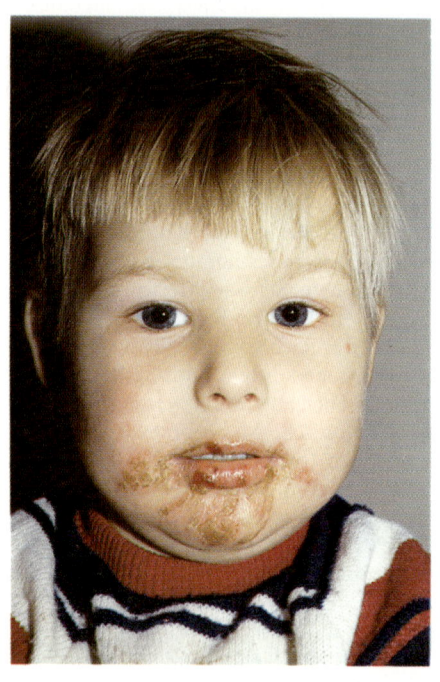

Abb. 16.1 Impetigo contagiosa mit Übergreifen auf die Lippenschleimhaut. (Aus: MOLL, H.: Pädiatrische Krankheitsbilder. 2. Auflage, Thieme, Stuttgart 1983.)

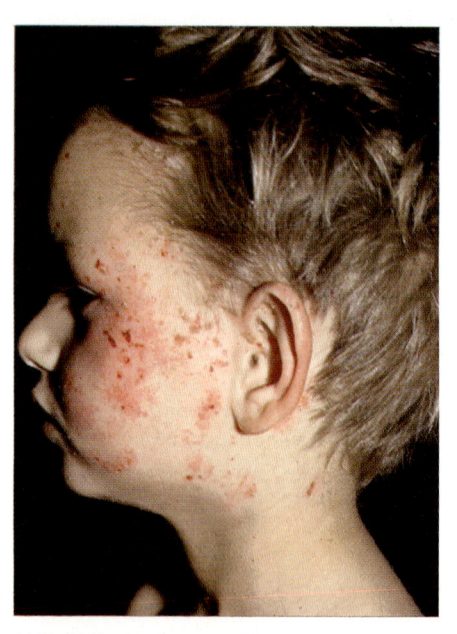

Abb. 16.3 Endogenes Ekzem bei 3½jährigem Jungen, Aufgekratzte, nässende, verkrustete und impetiginisierte Herde. (Aus: MOLL, H.: Pädiatrische Krankheitsbilder. 2. Auflage, Thieme, Stuttgart 1983.)

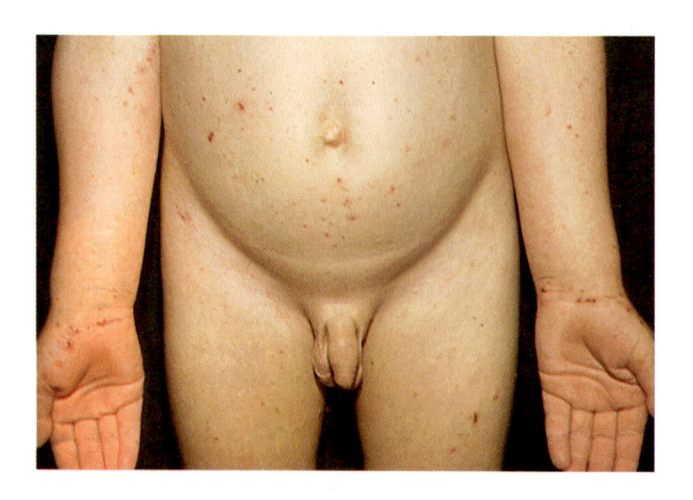

Abb. 16.2 Skabies. Multiple, größtenteils zerkratzte Papeln und Milbengänge. Kumulation an Handgelenken und Bauch. 4jähriger Junge. Schlechtes hygienisches Milieu. (Aus: MOLL, H.: Pädiatrische Krankheitsbilder. 2. Auflage, Thieme, Stuttgart 1983.)

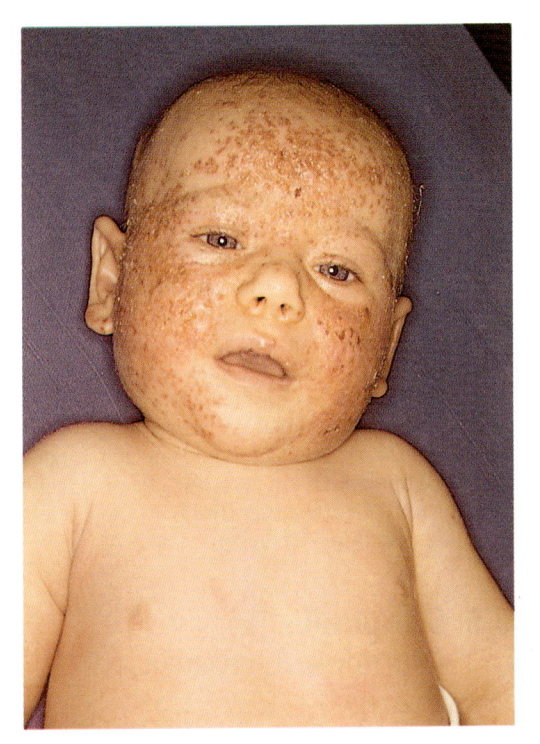

6 Allergische und toxische Hautkrankheiten 247

Abb. 16.4 Milchschorf.

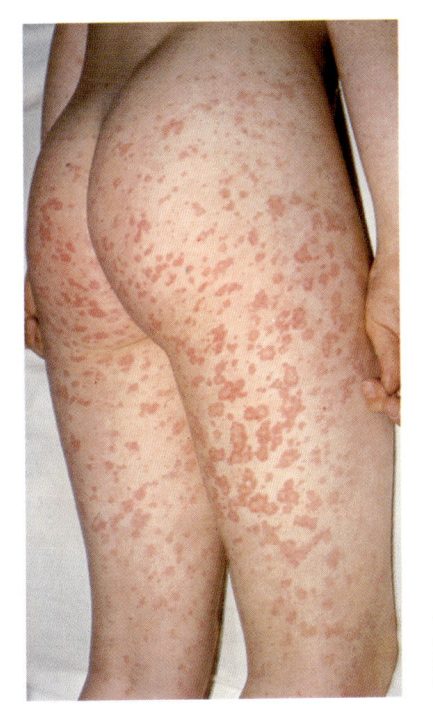

Abb. 16.5 Dehnungsstreifen nach lokaler Anwendung kortisonhaltiger Präparate.

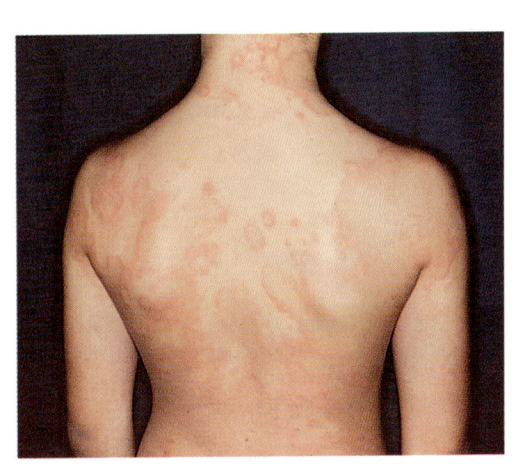

Abb. 16.7 Urtikaria.

Abb. 16.6 Arzneimittelexanthem. 9 Tage nach intramuskulärer Ampicillinmedikation. 10jähriges Mädchen. Nach 5 Tagen abgeklungen. (Aus: Moll, H.: Pädiatrische Krankheitsbilder. 2. Auflage, Thieme, Stuttgart 1983.)

sche") Reaktion dar, wie sie auch durch Viren (z. B. EPSTEIN-BARR-Viren) hervorgerufen werden kann. So kommt es bei irrtümlicher Behandlung eines Mononukleose-Patienten mit Ampicillin zu einer Potenzierung der Wirkung und damit praktisch 100%ig zu einem Ampicillin-Exanthem (das sonst bei rund 10% der mit diesem Antibiotikum Behandelten beobachtet wird).

6.4 Urtikaria[6] (Nesselsucht)

Bei der Beschreibung des Arzneimittelexanthems wurde bereits die Urtikaria erwähnt. Sie kann nicht nur durch Medikamente, sondern auch durch Nahrungsmittel (Pfirsiche, Fisch, Nüsse, Konservierungs- und Farbstoffe) und andere Allergene, aber auch durch physikalische Einflüsse (Kälte-, Wärme-, Licht-, Druckurtikaria) ausgelöst werden. Ferner gibt es eine infektinduzierte Urtikaria (z. B. bei grippalen Infekten). Durch Freisetzung von Histamin und anderen Substanzen aus Mastzellen und basophilen Granulozyten entstehen stark juckende Quaddeln. Auch eine großflächige Anschwellung (Abb. 16.7, S. 247) kommt vor (urtikarielles Ödem). Die einzelne Effloreszenz bleibt nicht lange bestehen, sie verändert ihre Form oder verschwindet ganz, und an anderen Hautstellen treten neue Quaddeln auf. Dieses Kommen und Gehen der Effloreszenzen kann sich über lange Zeit hinziehen und ist für die Urtikaria besonders charakteristisch. Ödematöse Schwellungen z. B. im Bereich der Augenlider und an den Lippen werden **Quincke-Ödem** genannt. Ist die Kehlkopfgegend betroffen **(Glottisödem),** so besteht Lebensgefahr durch Ersticken.

6.5 Strophulus (Papulöse Urtikaria, Prurigo)

Diese stark juckenden Papeln und Bläschen auf geröteter Haut kommen besonders bei Kleinkindern vor, und zwar bei gesteigerter Empfindlichkeit auf Insektenstiche (in typischer Weise nach Mückenstichen). Betroffen sind vornehmlich der Stamm und die Streckseiten der Gliedmaßen (Abb. 16.8). Im Gegensatz zu den ähnlich aussehenden Windpocken bleiben behaarter Kopf und Mundschleimhaut verschont.

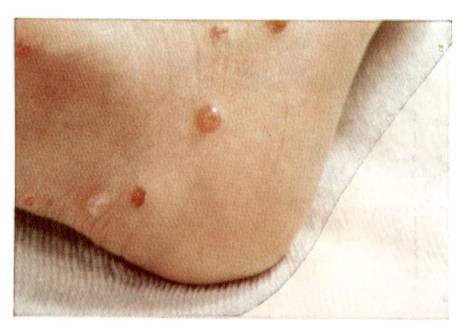

Abb. 16.8 Strophulus. (Aus: OEHME, J.: Krankheiten der Haut. In: W. CATEL: Das gesunde und das kranke Kind. Hrsg. von E. GLADTKE, J. OEHME, J. SCHAUB. 12. Auflage, Thieme, Stuttgart 1983.)

---

[6] urtica (lat.): Brennessel

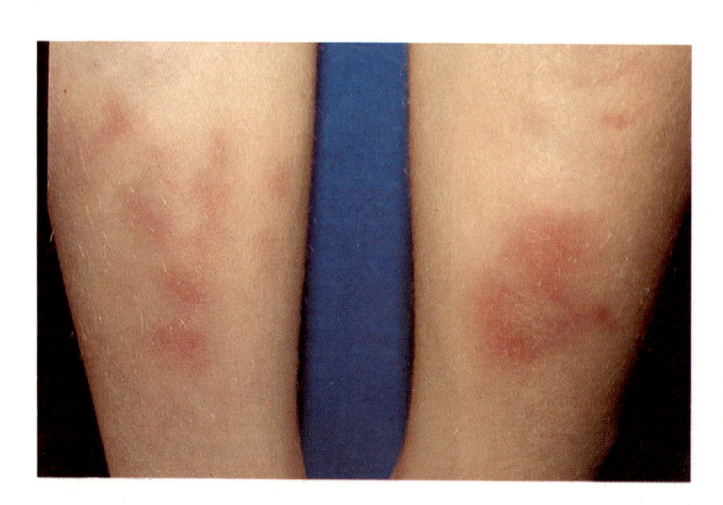

Abb. 16.9 Erythema nodosum. 7jähriger Junge mit frischem tuberkulösem Primärkomplex. (Aus: MOLL, H.: Pädiatrische Krankheitsbilder, 2. Auflage, Thieme, Stuttgart 1983.)

6.6 Erythema nodosum

Die stark druckschmerzhaften, erbs- bis walnußgroßen, bläulich-roten, derben, leicht erhabenen Knoten an den Streckseiten beider Unterschenkel (Abb. 16.9), seltener an den Oberschenkeln und Unterarmen finden sich als allergische Hautreaktion im Frühstadium einer Tuberkulose, verbunden mit einer stark positiven Tuberkulinprobe, kommen aber auch bei anderen Infektionen (z. B. Streptokokkeninfektion) oder, durch Arzneimittel ausgelöst, vor.

6.7 Erythema exsudativum multiforme

Es kann wie das Erythema nodosum einerseits im Zusammenhang mit Arzneimitteln auftreten (und damit eine Sonderform des Arzneimittelexanthems darstellen), andererseits kommen aber auch ursächlich Infekte (z. B. durch Herpesviren und Mykoplasmen) in Betracht. Im Vordergrund stehen kokardenförmige Hauterscheinungen. Teils findet sich im Zentrum der Effloreszenz ein eingesunkener Bereich mit blauroter Verfärbung oder einer Blase. Der Blaseninhalt kann blutig werden. Durch Zusammenfließen der Kokarden entstehen auch girlandenförmige Figuren. Bevorzugter Befall sind die Streckseiten der Extremitäten und das Gesicht. Rezidive werden beobachtet.

Bei zusätzlichem Befall der verschiedenen Körperöffnungen haben wir es mit dem lebensbedrohlichen Krankheitsbild des STEVENS-JOHNSON-Syndroms zu tun, das mit schweren Störungen des Allgemeinbefindens einhergeht. Bedrohlich ist auch der Befall der Augenbindehäute (eitrige Konjunktivitis), was Hornhautgeschwüre und Erblindung nach sich ziehen kann.

6.8 Lyell-Syndrom (toxische epidermale Nekrolyse)

Es handelt sich um eine großflächige, blasige Ablösung von Haut (Abb. 16.10) und Schleimhaut. Wegen des Aussehens spricht man auch vom *Syndrom der verbrühten Haut*. Vorwiegend bei Säuglingen und Kleinkindern wird die Erkrankung durch ein Toxin der **Staphylokokken** ausgelöst (im anglo-amerikanischen Schrifttum als *SSSS = staphylococcal scalded skin syndrome* bezeichnet; über die entsprechende Erkrankung des Neugeborenen, nämlich die *Dermatitis exfoliativa* RITTER VON RITTERSHAIN, s. S. 32). Eine eitrige Konjunktivitis kommt vor, doch bleibt die Mundschleimhaut frei, im Gegensatz zu dem ähnlichen STEVENS-JOHNSON-Syndrom.

Bei älteren Kindern und Erwachsenen sind **Medikamente** ursächlich für die Erkrankung verantwortlich. Die zuletzt genannte Form sitzt tiefer in der Haut als die staphylokokkenbedingte und hat eine ungünstigere Prognose (hohe Sterblichkeit).

(Mindestens) ein Staphylokokkentoxin spielt auch beim **Syndrom des toxischen Schocks** *(toxic shock syndrome)* eine Rolle (s. S. 293).

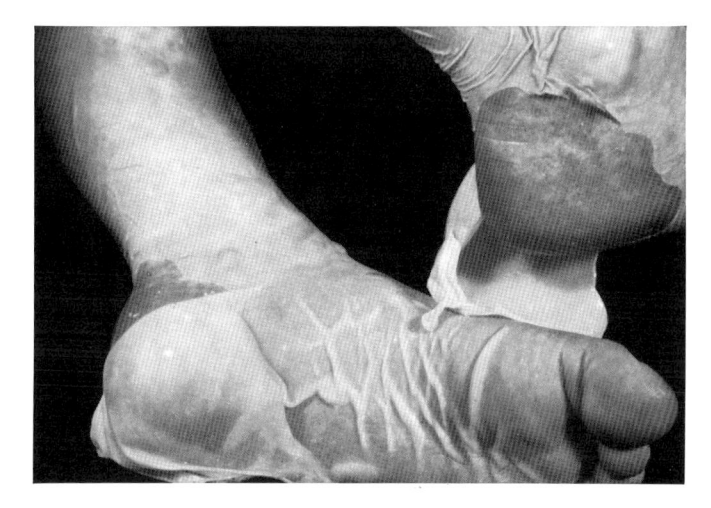

Abb. 16.10 Lyell-Syndrom, 5jähriges Kind. Strumpfförmige Ablösung der Epidermis an den Füßen. (Aus: OEHME, J.: Krankheiten der Haut. In: W. CATEL: Das gesunde und das kranke Kind. Hrsg. von E. GLADTKE, J. OEHME, J. SCHAUB. 12. Auflage, Thieme, Stuttgart 1983.)

7 Erbliche Hautkrankheiten

Über die schon bei der Geburt sichtbaren erblichen Hautkrankheiten ist im Neugeborenenkapitel nachzulesen (s. S. 34 u. ff.). Hier seien nur 2 der sich später manifestierenden hereditären Hautkrankheiten genannt.

7.1 Psoriasis vulgaris (Schuppenflechte)

Diese keineswegs seltene Krankheit beginnt meist erst nach der Pubertät, kann aber auch schon in früher Kindheit auftreten. Die Veranlagung dazu ist vererbt. Als Auslöser der Erkrankung spielen äußere Einflüsse, z. B. Infekte, eine Rolle. Dem Leiden liegt eine Verhornungsstörung zugrunde, wodurch es zu einer auffälligen Schuppung kommt. Die Psoriasisherde sind unterschiedlich groß und haben eine rötliche Oberfläche. Bevorzugt befallen sind Ellenbogen, Kniebereich und behaarter Kopf. Auch Nagelveränderungen kommen oft vor. Der Verlauf ist nicht voraussehbar. Meist besteht die Erkrankung ein Leben lang. Doch läßt sich durch die Therapie (mitunter auch durch spontane Rückbildung) für eine gewisse Zeit eine Erscheinungsfreiheit oder wenigstens eine Besserung erreichen. Jeder 10. Patient leidet an einer juvenilen chronischen Arthritis (s. S. 233), der sog. *Psoriasisarthritis*.

7.2 Xeroderma pigmentosum

Unter der Sonnenbestrahlung kommt es zu zahlreichen Brüchen der Desoxiribonukleinsäure in den Hautzellen. Unsere Reparaturenzyme beheben den Schaden weitgehend (es entwickelt sich unter der UV-Strahlung allenfalls ein mehr oder weniger deutlicher *Sonnenbrand*). Ist aber nur ein einziges unserer Reparaturenzyme defekt, so entsteht durch die UV-Strahlen eine schwere Lichtüberempfindlichkeit, nämlich das meist autosomal-rezessiv vererbte *Xeroderma pigmentosum* (die für die Beseitigung von Röntgenschäden zuständigen Reparaturenzyme sind dagegen bei diesen Patienten intakt). Betroffen sind nur die dem Sonnenlicht ausgesetzten Stellen. Mitunter weist die Haut im Laufe der Jahre so starke Zerstörungen auf, daß das Gesicht völlig entstellt ist. Es handelt sich um ein Krebsvorstadium *(Präkanzerose)*. Schon im frühen Kindesalter, teils auch später, können die Hautveränderungen in einen Hautkrebs übergehen.

8 Erkrankungen der Hautanhangsorgane

Im vorhergehenden war schon gelegentlich von Erkrankungen der Haare (Kopfläuse) oder der Nägel (Mykosen, Psoriasis) die Rede. Zusätzlich seien noch einige Besonderheiten erwähnt.

8.1 Hirsutismus und Hypertrichose

Hirsutismus und Hypertrichose sind unterschiedliche Formen von Überbehaarung. Unter *Hirsutismus* verstehen wir einen männlichen Behaarungstyp beim weiblichen Geschlecht (z. B. der Schamgegend und des Gesichts), verursacht durch eine vermehrte Bildung des Nebennierenrindenhormons Androgen oder eine gesteigerte Empfindlichkeit diesem Hormon gegenüber. Eine *Hypertrichose* stellt dagegen eine vermehrte Behaarung ohne Vermännlichung dar (d. h. ohne Androgenmitwirkung), z. B. an den Beinen (rassisch bedingt), im Steißbeinbereich oder durch Medikamente wie Hydantoin und Cortison hervorgerufen.

8.2 Alopezie (Haarausfall)

Der Haarausfall (Glatzenbildung) ist entweder total (angeborenes Fehlen der Haaranlagen oder deren spätere Zerstörung) oder umschrieben (z. B. bei der relativ plötzlich auftretenden *Alopecia areata*). Beim Säugling kommt es in Rückenlage durch Reibung und Druck zu einem Haarausfall in der Hinterhauptgegend. Bei psychischen und anderen Störungen beobachten wir das Herausreißen der Haare an umschriebener Stelle, meist in der Scheitelgegend. Nicht selten werden diese Haare verschluckt. Im Magen kann sich dann durch Verfilzung der Haare ein sog.

Trichobezoar bilden. Ein Haarausfall kann auch durch Infektionskrankheiten (Typhus u. a.), Medikamente (z. B. Zytostatika wie Vincristin und Endoxan) und Gifte (Thallium, Arsen usw.), aber auch durch Zinkmangel (s. S. 259) verursacht sein.

Behandlung: Nicht für alle Alopezien gibt es eine wirksame Therapie. Teils muß (vorübergehend) eine Perücke getragen werden.

8.3 Erkrankungen der Nägel

Die gerade erwähnten Gifte Thallium und Arsen können auch Nagelwachstumsstörungen verursachen *(weißliche Querstreifen)*. *Uhrglasnägel* sind große, gewölbte Nägel und kommen bei Sauerstoffmangel vor (z. B. chronische Lungenerkrankung, zyanotische Herzfehler, Leberzirrhose), teils verbunden mit *Trommelschlegelfingern* (Auftreibung der Fingerendglieder). Bei nervösen, ängstlichen Kindern und überhaupt in Konfliktsituationen beobachten wir das *Nägelbeißen (Nägelkauen)*. Eine Infektion am Nagel (z. B. durch Staphylokokken) führt zur *Paronychie* (Nagelbettentzündung), einer schmerzhaften Schwellung des Nagelbereichs. Eine chronische Entzündung entwickelt sich am *eingewachsenen Nagel*. Meist ist der Großzehennagel betroffen, dessen Nagelecken einwachsen. Zur Vorbeugung ist drückendes Schuhwerk zu vermeiden, und die Fußnägel werden anders als die Fingernägel waagerecht oder sogar nach innen gewölbt geschnitten, auf keinen Fall dürfen die Ecken entfernt werden.

Schließlich gibt es auch eine ganze Reihe angeborener Nagelerkrankungen *(Entwicklungsstörungen der Nägel)*, die zum Teil bei bestimmten Syndromen angetroffen werden (die Nägel bestehen aus einer krümeligen Hornmasse, oder sie sind stark verdickt, dabei auch mitunter unförmig gestaltet, sie können völlig fehlen bzw. Teile der Nägel sind nicht entwickelt).

Weiterführende Literatur

KORTING, G. W.: Hautkrankheiten bei Kindern und Jugendlichen. Ein Farbatlas für die Praxis. 3. Auflage, Schattauer, Stuttgart, New York 1982

MENEGHINI, C. L., BONIFAZI, E.: Atlas pädiatrischer Hautkrankheiten. Deutscher Ärzte-Verlag, Köln 1986

WISKEMANN, A.: Hautkrankheiten im Kindesalter. Marseille Verlag, München 1979

17. Teil: Infektionskrankheiten

Dieter Lüders

1 Allgemeines zur Epidemiologie

Infektionskrankheiten waren schon Hippokrates bekannt, doch wurden sie zunächst falsch gedeutet. Man hielt sie für Ausdünstungen sumpfiger Gebiete (z. B. die Malaria = Sumpffieber) oder machte böse Geister und Hexen dafür verantwortlich (wie bei der Pest, die auch „schwarzer Tod" genannt wurde). Erst seit rund 100 Jahren ist bekannt, daß Infektionskrankheiten durch Kleinlebewesen (Mikroben, Mikroorganismen) hervorgerufen werden, die in den menschlichen Körper eindringen. Mikroorganismen, die als Erreger von Infektionskrankheiten in Frage kommen, sind:

Viren,
Bakterien,
Pilze,
Protozoen.

Die Lehre, die sich mit diesen Krankheitserregern befaßt, wird **Mikrobiologie** genannt, wobei *Virologie* und *Bakteriologie* wichtige Teilgebiete darstellen. Pionierarbeit auf dem Gebiet der Bakteriologie leisteten L. Pasteur und R. Koch. Pasteur konnte nachweisen, daß die alkoholische Gärung durch Hefe (sie gehört zu den Pilzen) zustande kommt und daß nach Abtötung dieser Mikroorganismen die Gärung aufhört. Die Methode der Abtötung von Mikroorganismen durch Erhitzung unterhalb 100 °C wird nach ihm benannt (Pasteurisierung). Koch gelang als erstem die Reinzüchtung von Bakterien (Milzbrandbakterien, Tuberkelbakterien) und der Nachweis, daß Mikroorganismen Infektionskrankheiten auslösen. Charakteristisch für die Infektionskrankheiten ist die *Übertragbarkeit* von Mensch zu Mensch, vom Tier auf den Menschen oder umgekehrt. Es gibt auch ausschließlich tier- bzw. ausschließlich menschenpathogene Erreger. Der Mensch bzw. das Tier ist *ansteckend (kontagiös)*. Damit kommen wir zur **Definition der Infektionskrankheiten**.

Folgende 2 Merkmale müssen erfüllt sein:

1. Eine Infektionskrankheit wird durch einen bestimmten Erreger ausgelöst. Erreger sind meist Mikroorganismen, gelegentlich auch Würmer.
2. Sie ist ansteckend (kontagiös), d. h. übertragbar.

Die Übertragbarkeit der einzelnen Infektionskrankheiten ist jedoch recht unterschiedlich. Sie ist gering bei der Poliomyelitis, wo von 100 empfänglichen Personen höchstens eine erkrankt. Sie ist am größten bei Masern, hier erkranken etwa 98 von 100 ansteckungsfähigen Personen. Sehr ansteckend sind auch die Windpocken. Für solche leicht übertragbaren Krankheiten wie Masern, Windpocken u. a. war früher der Ausdruck *Seuche* üblich (der Ausdruck Epidemiologie = Seuchenlehre bezieht sich heutzutage nicht nur auf Seuchen im engeren Sinne des Wortes, sondern ist weitergefaßt, selbst z. B. Untersuchungen über die Häufigkeit *nicht*infektiöser Krankheiten gehören in das Gebiet der Epidemiologie, s. S. 4). Bei ständig vorhandenem Kontakt treten leicht übertragbare Krankheiten schon im Kindesalter auf *(„hoher Durchseuchungsgrad"* der Bevölkerung). Man nennt sie deshalb *Kinderkrankheiten*.

Tritt innerhalb einer bestimmten Gegend und in einem begrenzten Zeitabschnitt eine besonders große Zahl von Erkrankungen auf, so sprechen wir von **Epidemie**[1]. Das kann z. B. bei der Grippe der Fall sein (epidemische Grippe). Ist die in einem bestimmten Zeitabschnitt auftretende Seuche nicht auf ein relativ kleines Gebiet begrenzt, sondern weltweit, so haben wir es mit einer **Pandemie**[2] zu tun (z. B. pandemische Grippe). Eine **Endemie**[3] liegt dann vor, wenn eine

---

[1] epi (griech.): auf; demos (griech.): Volk
[2] pan (griech.): ganz
[3] en (griech.): in

bestimmte Infektionskrankheit in ein und demselben Gebiet immer wieder auftritt – hier „heimisch" ist (z. B. Masern). Dabei kann es alle paar Jahre – nach Heranwachsen einer entsprechend großen Zahl empfänglicher Personen – zu größeren Verdichtungswellen der Krankheit kommen. Außerdem gibt es vereinzelt **(sporadisch)** auftretende Infektionskrankheiten.

Manche der in den vorhergehenden Kapiteln genannten Erkrankungen sind übertragbar – sie werden durch Mikroorganismen hervorgerufen (Schnupfen, Angina u. a.) –, gehören also eigentlich zu den Infektionskrankheiten. Nach alter Gewohnheit werden sie von den Infektionskrankheiten abgetrennt. Es handelt sich hier meist um Erkrankungen, bei denen eine Vielzahl von Erregern (sowohl viele Viren als auch viele Bakterien) das gleiche Krankheitsbild hervorruft. Eine systematische Zuordnung zu einem bestimmten Erreger, wie das in der Infektionslehre üblich ist, würde deshalb nicht möglich sein.

2 Allgemeines über Infektionserreger

Die Erreger von Infektionskrankheiten (Abb. 17.1, Abb. 17.2) sind sehr klein („Mikro"-organismen). Sie sind nur mikroskopisch sichtbar, die Viren – mit Ausnahme der allergrößten – nur elektronenmikroskopisch. Viren und Bakterien (Spaltpilze) können weder dem Tier- noch dem Pflanzenreich zugeordnet werden. Die Pilze kann man als pflanzliche, die Protozoen dagegen als tierische Einzeller auffassen. Die Würmer sind größer und gehören nicht zu den Mikroorganismen. Es soll in diesem Kapitel aber auch über Wurmkrankheiten berichtet werden.

Es gibt viele Viren, Bakterien, Pilze und Protozoen, die für den Menschen ungefährlich sind. Wir bezeichnen sie als **apathogen.** Die eigentlichen Infektionserreger dieser 4 Gruppen nennen wir **pathogen** (der Mensch ist empfänglich) bzw. **virulent** (die Erreger haben krankmachende Fähigkeiten).

Mikroorganismen und andere Lebewesen, die den menschlichen Körper – oder ganz allgemein den Wirt – schädigen, werden **Parasiten** genannt (Parasiten im engeren Sinne sind die Gliederfüßler, wie Läuse, Krätzmilbe u. a., ferner Würmer und Protozoen). Es gibt auch Mikroorganismen, die dem Menschen nützlich sind (z. B. die Vitamin K produzierenden *Darmbakterien*). Hier sprechen wir von **Symbionten.** Ernähren sich die Keime von dem Wirt, ohne ihm zu schaden oder zu nützen, so handelt es sich um **Kommensalen** („Mitfresser").

2.1 Viren

Sie sind die kleinsten Mikroorganismen (Größe 0,01–0,5 µm – zum Vergleich sei die Größe eines Erythrozyten genannt: er hat einen Durchmesser von 7,5 µm). Viren sind also auch kleiner als Bakterien und können die Poren von bakteriendichten Filtern passieren. Die Viren stehen an

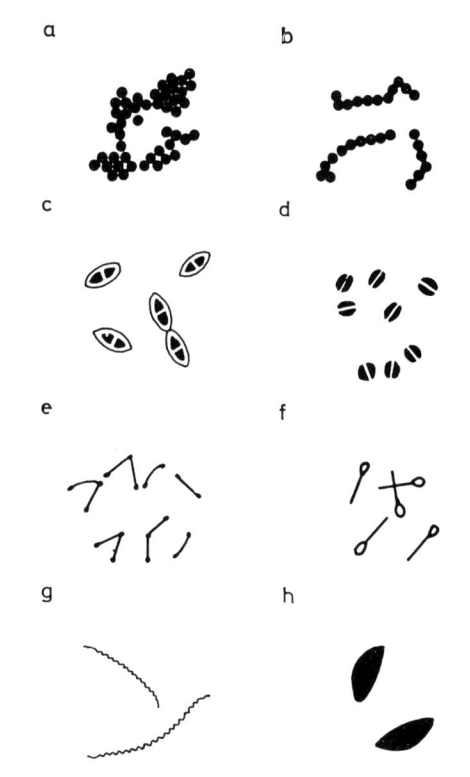

Abb. 17.1 a–h Bakterien (schematisch): **a** Staphylokokken, **b** Streptokokken, **c** Pneumokokken, **d** Meningokokken, **e** Diphtheriebakterien, **f** Tetanusbazillen, **g** Treponema pallidum (Spirochaeta pallida), **h** Toxoplasma gondii (zu den Protozoen, nicht den Bakterien gehörig).

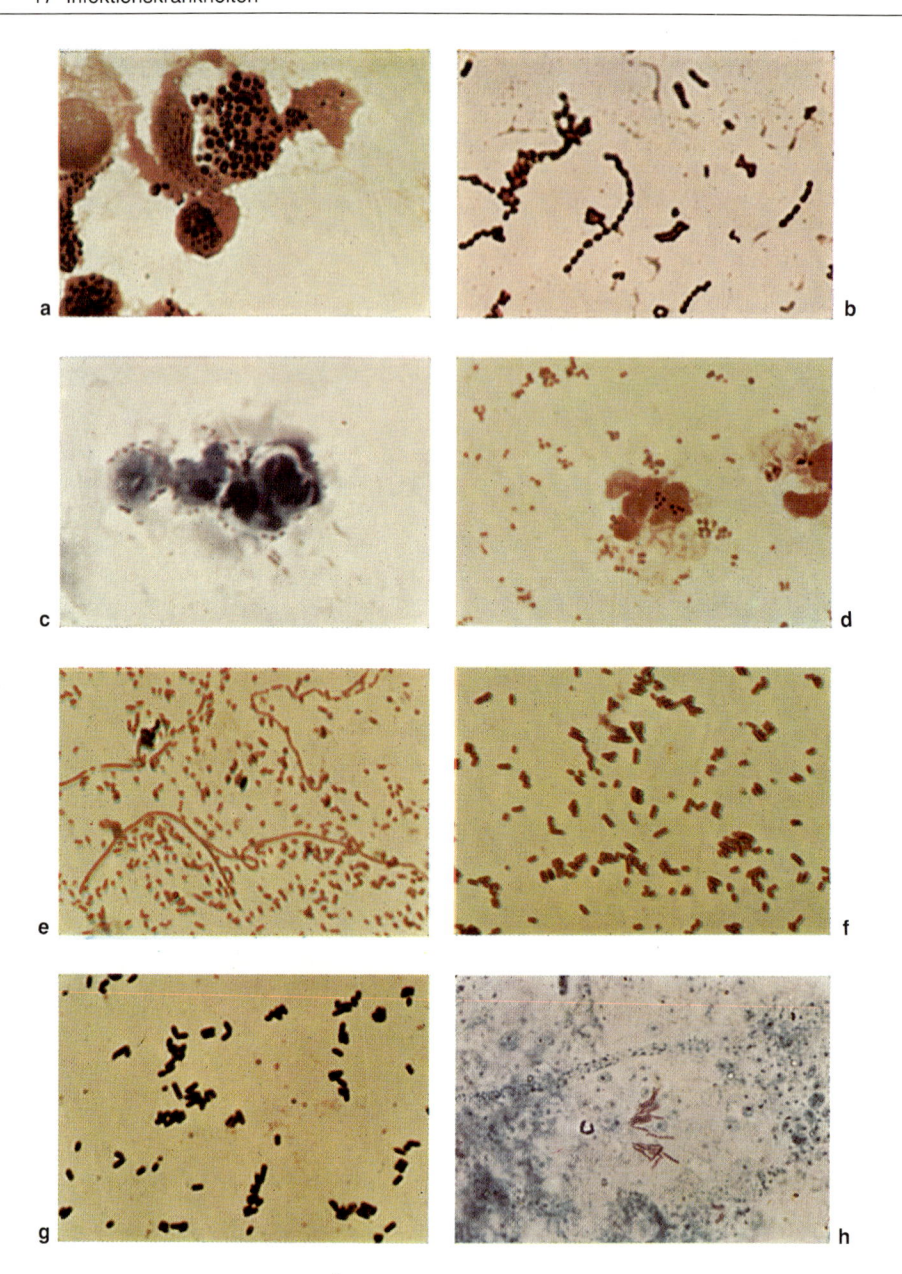

Abb. 17.2 a–h Bakterien (mikroskopisch, Ölimmersion): **a** Staphylokokken, **b** Streptokokken, **c** Pneumokokken, **d** Meningokokken, **e** Influenzabakterien, **f** Kolibakterien, **g** Listerien, **h** Tuberkelbakterien.

der Grenze zwischen unbelebter und belebter Natur. Sie bestehen aus Eiweiß und einem Nukleinsäureanteil, der die genetische Information trägt (entweder DNS oder RNS). Trotz ihres relativ einfachen Aufbaues sind die Viren weitgehend spezialisiert, auf Grund bestimmter Oberflächeneigenschaften der Viren und der Wirtszellen können nur ganz bestimmte Körperzellen befallen werden. Die Poliomyelitisviren z. B. dringen in bestimmte Nervenzellen des Rückenmarks ein (in die motorischen Vorderhornzellen), Hepatitisviren in Leberzellen, Mumpsviren in bestimmte Drüsenzellen, die AIDS hervorrufenden HI-Viren in Zellen, die der Immunabwehr dienen usw. Die betreffenden Zellen können dabei zugrundegehen, müssen aber nicht. Wieder andere Viren befallen nur Bakterien und werden **Phagen** genannt. Es gibt auch Viren, die sich in Pflanzenzellen vermehren (z. B. das Tabak-Mosaik-Virus). Natürlich gibt es auch im Tierreich Virusinfektionen. Die Viren können in Kristallform überführt werden und lassen sich anschließend wieder in vermehrungsfähige Viren verwandeln. Für ihre Vermehrung sind sie jedoch – im Gegensatz zu den übrigen Mikroorganismen – auf den Stoffwechsel von *lebenden Zellen* (z. B. des Menschen) angewiesen („Wirtszellen"). Die Züchtung der Viren gelingt deshalb nicht auf einer Agar-Platte (wie z. B. bei den Bakterien), sondern dafür benötigt man Hühnerembryonen (das bebrütete Hühnerei) oder Gewebekulturen (Affennierenzellkulturen u. a.).

2.2 Bakterien

Die **Chlamydien** (dazu gehören die Erreger z. B. des Trachoms und der Psittakose, s. auch S. 100) wurden früher zu den Viren gerechnet. Diesen Bakterien kommt insofern eine Sonderstellung zu, als sie zwar einen gewissen Eigenstoffwechsel besitzen, der jedoch so gering ist, daß auch diese Erreger ohne Wirtszelle nicht auskommen, was sie mit den Viren gemeinsam haben.

Eine Mittelstellung zwischen Viren und Bakterien nehmen auch die **Rickettsien** ein, z. B. die Erreger des Q-Fiebers (eine atypische Pneumonie) und des Fleckfiebers (es geht mit hohem Fieber, Exanthem und Meningoenzephalitis einher). Auch sie sind wie die Viren auf lebende Zellen angewiesen. Rickettsien sind etwa so groß wie die größten Viren und die kleinsten Bakterien (rund 0,5 µm) und mit dem Lichtmikroskop noch gerade zu erkennen. Mit den Bakterien haben die Rickettsien und die Chlamydien gemeinsam, daß sie sich *durch Teilung vermehren* (die Viren werden dagegen in den befallenen Zellen vervielfältigt). Wegen ihrer Vermehrung durch Teilung (einfache Querteilung) werden die Bakterien auch „Spalt"-Pilze genannt. Anders verhält es sich mit den **Aktinomyzeten,** bei denen die Teilungselemente nicht immer abgespalten werden. Durch diese „*Sprossung"* entstehen verzweigte Fäden, daher die Bezeichnung **Fadenbakterien** („Strahlen"-Pilze). Trotz der irreführenden Bezeichnung sind die Spalt- und Strahlenpilze Bakterien. Die Aktinomyzeten sind übrigens die Erreger der Aktinomykose; sie stellt derbe, knotige Infiltrate dar (am häufigsten in Form der Halsaktinomykose, ferner als Lungen- und Darmaktinomykose).

Die Größe der Bakterien schwankt zwischen 0,5 und 5 µm. Eine Ausnahme stellen die **Mykoplasmen** dar, sie sind wie die Rickettsien und die Chlamydien z. B. die Erreger atypischer Pneumonien. Mykoplasmen können aber auch ein Exanthem, eine Otitis, Bronchitis, Arthritis, Meningoenzephalitis, Vulvovaginitis, Urethritis, Neugeborenen-Konjunktivitis u. a. hervorrufen. Die Mykoplasmen sind teils nur 0,1 µm dick. Obwohl sie nur die Größe von Viren haben, sind sie doch – wie die Bakterien – *auf toten Nährböden züchtbar.* Von den eigentlichen Bakterien unterscheiden sie sich vor allem durch das Fehlen einer Zellwand. Im übrigen werden die Bakterien nach ihrer Gestalt eingeteilt in:

> Stäbchenbakterien,
> Kugelbakterien (Kokken[4]),
> Schraubenbakterien

und nach ihren färberischen Eigenschaften (*Gram-Färbung* der Bakterien) in grampositive und gramnegative (s. Tab. 17.1). Diese Unterscheidung ist auch für die Chemotherapie von Bedeutung: Manche Antibiotika wirken besonders auf grampositive, andere besonders auf gramnegative Bakterien.

Neben den Bakterien im engeren Sinne **(sporenlose Stäbchenbakterien)** gibt es solche, die sehr widerstands- und lebensfähige Dauerformen (Sporen) bilden. Diese Bakterien werden **Sporenbildner** oder **Bazillen** genannt. Die Sporen vermehren sich nicht (sind also keine Vermehrungszellen), können sich aber bei entsprechenden Umweltbedingungen (Feuchtigkeit, Wärme, Nährstoffgehalt der Umgebung) in vermehrungs-

---

[4] kokkos (griech.): Kern, Kugel

Tabelle 17.1 Einteilung der Bakterien.

grampositive Bakterien	gramnegative Bakterien

1. **Stäbchenbakterien**
a) *Bakterien im engeren Sinne*
   Diphtheriebakterien
   Listerien
   Milchsäurebakterien
   Tuberkelbakterien
   Aktinomyzeten
b) *Bazillen*
   Tetanusbazillen
   Botulinusbazillen
   Gasödembazillen
   Milzbrandbazillen
2. **Kugelbakterien**
   Staphylokokken
   Streptokokken
     (einschließlich
     Enterokokken und
     Pneumokokken)
	1. **Stäbchenbakterien**
	   Kolibakterien
	   Salmonellen
	   Ruhrbakterien
	     (Shigellen)
	   Klebsiellen
	   Enterobacter
	     (Aerobacter)
	   Yersinien
	   Serratia
	   Proteusbakterien
	   Pseudomonas
	     (Pyozyaneusbakterien)
	   Keuchhustenbakterien
	   Haemophilus influenzae
	   Anaerobier
	     (wachsen ohne Sauerstoff):
	     Bacteroides fragilis
	     Fusobakterien
	2. **Kugelbakterien**
	   Meningokokken
	   Gonokokken
	   Branhamella catarrhalis
	3. **Schraubenbakterien**
	   Spirochäten
	     Treponema pallidum
	     Leptospiren
	     Borrelien
	   Campylobacter
	   Vibrionen
	(4. **Chlamydien**)
	(5. **Rickettsien**)
	(6. **Mykoplasmen**)

fähige Bazillen umwandeln. Bei manchen *Fadenbakterien* entstehen durch Zerfall oder Abschnürung der Fäden Sporen, die nicht nur Dauerformen, sondern auch Vermehrungsformen darstellen. Wie diese *Aktinomyzeten-Sporen* verhalten sich auch die *Pilzsporen,* die Dauerformen wie Vermehrungszellen sind.

Die meisten Bakterien benötigen für ihr Wachstum Sauerstoff **(Aerobier).** Daneben gibt es Bakterien, die auch *(„fakultativ")* oder nur *(„obligat")* unter Luftabschluß (d. h. ohne Sauerstoff) leben können, was bei der Züchtung dieser sog. **Anaerobier**[5] zu bedenken ist. Anaerobier finden sich besonders unter den Sporenbildnern: Teta-

nus-, Botulinus- und Gasödem-(Gasbrand-)bazillen bzw. -clostridien, die Milzbrandbazillen sind dagegen Aerobier.

Der **„Bazillus"** CALMETTE-GUÉRIN (BCG, s. S. 278) ist kein Sporenbildner, er müßte eigentlich „Bakterium" CALMETTE-GUÉRIN heißen. Er gehört wie alle *Tuberkelbakterien* zur Gruppe der **Mykobakterien** („säurefeste Stäbchen"), ebenso die sog. *atypischen Mykobakterien* und die *Leprabakterien.*

Bei den **Schraubenbakterien** werden *Spirochäten* und *Campylobacter* (beides korkenzieherartige Gebilde) sowie *Vibrionen* (kommaförmige Bakterien) unterschieden. Zur Gruppe der Spirochäten gehören der Syphilis-Erreger *(Spirochaeta pallida = Treponema pallidum*[6]*),* die *Leptospiren* (sie können u. a. Hirnhautentzündungen verursachen) und die *Borrelien* (die z. B. beim Zeckenstich übertragen werden können). *Campylobacter jejuni* und *C. coli* können Durchfälle auslösen. *C. pylori* stellt einen Risikofaktor für das Magen- bzw. Zwölffingerdarmgeschwür dar. Vibrionen sind die Erreger der Cholera.

2.3 Pilze

Über *Sproßpilze* und *Fadenpilze* s. S. 243 u. 346.

2.4 Protozoen

Der dem Griechischen entnommene Name besagt[7], daß sie zu den ersten Vertretern des Tierreichs gerechnet werden *(„Urtierchen").* Einige haben fantastische Formen. Vielfach machen sie bei ihrer Vermehrung einen komplizierten Entwicklungsgang durch: Wechsel von einem Wirt zum anderen *(Wirtwechsel)* und Umwandlung in *Zystenformen.* Teils handelt es sich um Erreger von Tropenkrankheiten: *Amöbenruhr, Schlafkrankheit* (durch *Trypanosomen* hervorgerufen), Malaria (Krankheitserreger sind die *Plasmodien).* Einige Arten von Prototozoen kommen auch in unseren Breiten als Krankheitserreger vor *(Toxoplasmen, Lamblien, Trichomonaden).*

s. auch Kap. Mikrobiologie, Band I.

---

[5] a(n): verneinende griech. Vorsilbe; aer (griech.): Luft; bios (griech.): Leben

[6] speira (griech.): Spirale; chaite (griech.): Haar; pallidus (lat.): blaß; trepo (griech.): ich drehe; nema (griech.): Faden

[7] protos (griech.): der Erste; zoon (griech.): Tier

3 Resistenz und Immunität

Bei einer Infektionskrankheit kommt es zu einer Auseinandersetzung zwischen dem Eindringling (Mikroorganismen) und dem überfallenen Menschen (Makroorganismus, Wirt). Es ist zunächst ungewiß, wie dieser Kampf ausgehen wird. Er endet entweder mit dem Sieg der Krankheitserreger oder dem des überfallenen Organismus, der sich nach dem Eindringen der Erreger oder auch schon primär bestimmter Abwehrmechanismen bedient. Sie vermitteln ihm eine **Resistenz**[9] (Widerstandskraft) gegenüber bestimmten Umweltnoxen (Toxine, physikalische Schädigungen, Krankheitserreger etc.). Dieser genetisch fixierten Unempfänglichkeit liegen *unspezifische* Mechanismen zugrunde. Doch verwendet man in bezug auf die Abwehr gegenüber pathogenen Keimen hier auch den Begriff „spezifische" *Resistenz oder natürliche Immunität*. Sie ist vorhanden, ohne daß sich der Organismus aktiv wehren müßte, und gehört in das große Gebiet der **unspezifischen Immunität**. Davon abzugrenzen ist die **spezifische Immunität**. Sie ist die Folge einer Immunisierung (einer spezifischen Immunantwort auf einen ganz bestimmten Keim o. ä.). Zunächst sei von der Resistenz die Rede, dann von der Immunität (dem Gefeitsein), doch lassen sich Überschneidungen bei den folgenden Erörterungen nicht ganz vermeiden.

3.1 Vom Makroorganismus aufgebaute Barrieren

Nicht zu unterschätzen sind die vielen Mechanismen, die den Menschen befähigen, zahlreiche Eindringlinge von sich fernzuhalten bzw. am Eindringen zu hindern. So bietet die Haut einen guten *mechanischen Schutz* in Form einer mehr oder weniger dicken Hornschicht. Der *Säureschutz* der Haut tut ein übriges. Der physiologische Säuremantel der Haut wird durch Schweiß und Talgsekrete aufgebaut, darin sind Substanzen enthalten, die bakterienabstoßend wirken. Die Säure im Magen und in der Scheide schützt die entsprechende Schleimhaut vor Krankheitserregern. Im Magen werden alle apathogenen und pathogenen Bakterien abgetötet, außer den säurefesten, also den Tuberkelbakterien (ihre Säurefestigkeit wird im Labor beim färberischen Nachweis ausgenutzt). Der Vaginalschleim verdankt seinen sauren pH den in Symbiose mit dem Körper lebenden Laktobakterien, die der Ansiedlung krankheitsauslösender Keime in der Scheide entgegenwirken. Die normale Darmflora besetzt Haftstellen für pathogene Keime in der Darmschleimhaut und macht es dadurch den Krankheitskeimen schwer, Fuß zu fassen. Der in den verschiedensten Schleimhäuten produzierte *Schleim* ist ebenfalls eine gute Barriere (viele Bakterien bleiben hier stecken). Die *Flimmerhaare (Zilien)* in den Atemwegen transportieren die Eindringlinge zusammen mit dem Schleim nach außen. *Hustenstöße* wirken unterstützend. Durch die *Blasenentleerung* werden eingedrungene Bakterien aus der Harnblase entfernt (sofern nicht eine Abflußstörung mit Restharn vorliegt, was das Angehen von Harnwegsinfekten begünstigen würde).

3.2 Kolonisation und Invasion

Andererseits sind die krankmachenden Fähigkeiten der einzelligen Erreger (die **Virulenz**) recht unterschiedlich. Besteht lediglich eine *Kolonisa-*

---

[8] immunis (lat.): von Steuerabgaben befreit (im übertragenen Sinne braucht also ein „immuner" Organismus den Krankheiten keinen Tribut zu zollen).

[9] Es gibt auch eine Resistenz der Bakterien gegenüber Chemotherapeutika, sie kann von vornherein bestehen oder erworben sein. Dies ist z. B. durch *Mutation* innerhalb des chromosomalen Bestandes möglich, und zwar unter dem Druck des verwendeten Chemotherapeutikums (die Bakterien passen sich diesem für sie ungünstigen „Umwelteinfluß" optimal an): es können sich jetzt nur noch die Bakterien mit der veränderten Erbsubstanz vermehren, die dem Chemotherapeutikum gegenüber empfindlich gebliebenen Keime verschwinden (man spricht von Selektionsdruck, der zur Selektion der Keime führt). Die Bakterien haben noch eine andere Möglichkeit, sich der Chemotherapeutika zu erwehren, sie können unter dem Einfluß von Chemotherapeutika *R-Faktoren* (Resistenz-Faktoren) bilden. Dabei handelt es sich um sog. Plasmide, das sind DNS-Anteile, die sich außerhalb des chromosomal-genetischen Materials im Bakterium bilden und durch Anlagerung eines anderen Bakteriums auf dieses übertragen werden können (also nicht durch Teilung der ganzen Bakterienzelle). Dadurch erhalten Bakterien diese in der Regel Vorteile bringende genetische Information, ohne möglicherweise jemals mit dem betreffenden Chemotherapeutikum Kontakt gehabt zu haben, ja selbst dann, wenn sie einer ganz anderen Keimart angehören.

tion mit Erregern (Darmflora oder Besiedlung der Harnröhrenschleimhaut mit Bakterien), so fehlen Krankheitszeichen, und es bleibt sogar eine Antikörperbildung aus. Eine Erkrankung, z. B. ein Harnwegsinfekt kann nur dann auftreten, wenn diese Bakterien einen engeren Kontakt mit der Schleimhaut eingehen, d. h. wenn sie dort haften. In einem solchen Falle sprechen wir nicht mehr von Kolonisation, sondern von *Invasion*.

> Das Anheften (die sog. **Adhäsion** oder **Adhärenz**) des Keimes an einer Schleimhautoberfläche ist also die Voraussetzung dafür, daß es überhaupt zur Infektion kommt.

Die Kolibakterien z. B. tragen außen einen ganz bestimmten Typ von Härchen *(Pili* oder *Fimbrien* genannt), die im Verein mit bestimmten Organellen an ganz spezifischen Strukturen *(Rezeptoren)* der Schleimhautoberfläche haften. Im Falle der Harnwege bedeutet dies, daß Menschen, deren Blasenschleimhaut spezielle Rezeptoren aufweisen, zu rezidivierenden Harnwegsinfekten neigen, während die Bakterien bei Menschen ohne solche Rezeptoren im allgemeinen nicht „greifen" können und deshalb auch keine Harnwegsinfektionen hervorrufen, der Betreffende ist widerstandsfähig gegen diese Infektion. Die hier bestehenden erheblichen individuellen Unterschiede sind genetisch zu erklären. Umgekehrt führen selbst bei empfänglichen Personen Bakterien ohne derartige Organellen (mit einem anderen Typ von Härchen oder ohne Härchen) nicht zur Erkrankung, Bakterien mit speziellen Fimbrien sind virulenter. Was für die Harnwege ausgeführt wurde, gilt in ähnlicher Weise auch für den Respirationstrakt, nur spielen in dem Falle grampositive Keime eine größere Rolle und die „Härchen" werden bei grampositiven Erregern (z. B. bei Staphylokokken) Fibrillen genannt.

Das Haften von Bakterien an Schleimhäuten ist nicht automatisch von Krankheitssymptomen gefolgt. Hier wirken noch andere Faktoren mit, von denen jetzt einige genannt seien.

3.3 Endotoxine und Ektotoxine der Bakterien

Die eingedrungenen Erreger verfügen auch noch über andere „Waffen", so werden von einigen Bakterien *Endotoxine* produziert. Sie sind typisch für gramnegative Bakterien (Kolibakterien, Salmonellen, Pseudomonas u. a.) und sitzen in der äußeren Hülle der Bakterien. Erst mit dem Untergang der Erreger gelangen die Endotoxine in die Umgebung – im Gegensatz zu den *Ektotoxinen,* die von manchen intakten Bakterien (grampositiven und -negativen) nach außen abgegeben werden. Die Endotoxine verursachen z. B. Fieber und beeinträchtigen die Harnleitertransportfunktion. Zu den Ektotoxinen gehören u. a. die Diphtherie-, Tetanus-, Botulinus-, Ruhr- und Staphylokokkentoxine.

> Die in den Körper eingedrungenen Mikroorganismen und die von ihnen produzierten Gifte (Endo-, Ektotoxine u. a.), aber auch die vom Körper aufgenommenen Würmer sind für den Menschen Fremdstoffe *(Antigene),* die es zu bekämpfen gilt.

Bekämpft werden ferner bestimmte Gifte, die nicht von Mikroorganismen stammen, körperfremde Erythrozyten (nach Fehltransfusionen), fremde Zellen, die in Form eines Transplantats in den Körper eingebracht worden sind sowie eigene, aber entartete Zellen, wozu auch Malignomzellen gehören. Alles dies empfindet der Körper als fremd und bekämpfenswert (als Antigen). Sollten die Mikroorganismen die zahlreichen raffinierten Barrieren überwunden haben oder sollten andere Antigene im Organismus enthalten sein, so steht ihm eine ganze Palette von Gegenmaßnahmen zur Verfügung, worüber jetzt berichtet werden soll.

3.4 Immunreaktionen

Einige allgemeine Betrachtungen seien vorausgeschickt. Das bei den meisten Infektionskrankheiten auftretende **Fieber** wird durch die Infektion selbst verursacht, und zwar einmal durch das gerade erwähnte Bakterienendotoxin, aber auch durch körpereigene Stoffe, die unter dem Einfluß von Mikroorganismen bzw. deren Stoffwechselproduktion aus Monozyten etc. freigesetzt werden. Fieber führt zu Krankheitserscheinungen (Mattigkeit, Appetitlosigkeit etc.), hat aber auch durchaus positive Wirkungen. Man bedenke, daß die Wachstumsbedingungen der Erreger bei 37 °C am günstigsten sind. Schon eine geringe Erhöhung der Körpertemperatur wirkt sich nachteilig auf die Krankheitskeime aus. Der Fieberreaktion laufen andere Abwehrmaßnahmen des Körpers parallel, ja, sie werden teilweise durch das Fieber stimuliert (Fieber gilt als „Immunstimulans"). So ist es zu erklären, daß bei bakteriellen Infektionen die Chance des Erregernachweises in der

Blutkultur bei Blutentnahme zu Beginn des Fieberanstiegs oder unmittelbar davor größer ist als bei Blutentnahme bei deutlich erhöhter Körpertemperatur oder gar auf dem Höhepunkt des Fiebers. Man soll das Fieber („Heilfieber") nicht um jeden Preis und nicht zu früh senken, sondern erst aber 39 °C. Ausnahmen sind u. a. Neigung zu Fieberkrämpfen und Komplikationen wie Kreislaufdysregulation, wo schon früher eine Fiebersenkung notwendig und vertretbar ist – die Immunabwehr funktioniert auch bei normaler Körpertemperatur.

Es gibt auch eine natürliche Widerstandskraft gegen Infekte in Form der sog. **natürlichen Immunität.** Erbliche Faktoren, optimale Ernährung, Vitamin-D-Prophylaxe u. a. sind hier von Bedeutung. Unverkennbar sind **zentralnervöse und hormonale Einflüsse** auf die Immunitätslage des Menschen: Es gibt vielfältige Interaktionen zwischen dem neuroendokrinen und dem Immunsystem (mit diesen Fragen befaßt sich die Neuroimmunoendokrinologie bzw. die Psychoneuroimmunologie). Es wird nicht mehr daran gezweifelt, daß sich eine fröhliche, aufgelockerte Atmosphäre, eine innere Harmonie günstig auf die Immunabwehr auswirken, wie umgekehrt genügend Beispiele dafür bekannt sind, daß Unfälle und Streß, ganz allgemein körperliche und seelische Überanstrengungen, insbesondere eine depressive Gemütslage (wie Trauer bei Verlust eines nahen Verwandten) nachteilige Rückwirkungen auf das Immunsystem haben und die Infektanfälligkeit erhöhen. Die Immunabwehr wird also „vom Kopf und vom Herzen" mitgesteuert, Nervenzellen und Immunzellen müssen „miteinander reden". Der Kranke muß diese Chance nutzen und „das Gespräch in Gang bringen". Schwestern und Ärzte können den Patienten hier durch mehr Zuwendung Mut machen. Auch **Unterernährung** verschlechtert die Resistenz gegenüber Krankheitserregern, ebenso Störungen im Eisen-, Kupfer- und Calciumstoffwechsel. Zinkmangel schädigt über eine Enzymstörung das gesamte Immunsystem (Antikörperbildung, Lymphozyten und Granulozyten[10]).

Wir wissen, daß **Umweltgifte** (Blei, Cadmium, Quecksilber, Stickoxide u. a.) bei Mensch und Tier die Immunmechanismen schwächen und das Angehen von Infekten erleichtern. Das Robbensterben in der Nordsee, eine Virusinfektion, hängt möglicherweise mit den Schadstoffen zusammen; ein Beweis steht jedoch aus.

Nach diesen einleitenden Bemerkungen gilt es jetzt, das große Gebiet der Immunreaktionen – der immunologischen Abwehrmechanismen – nach bestimmten Aspekten zu gliedern. Wir unterscheiden eine *unspezifische,* d. h. eine natürlich vorkommende Immunabwehr und eine solche, die gezielt gegen bestimmte Eindringlinge gerichtet ist. Diese zuletzt genannte, für einen bestimmten Erreger maßgeschneiderte, nur ihm passende Immunantwort wird *spezifische Immunabwehr* genannt. Wie ein Blick in die Tabelle 17.2 zeigt, wird in jeder der beiden Kategorien zwischen humoraler (d. h. die Körperflüssigkeit betreffender) und zellulärer Abwehr (zellgebundener, zellvermittelter Immunität) unterschieden. Während die unspezifische Abwehr sofort verfügbar ist, muß die spezifische Immunantwort erst aufgebaut werden, was einige Tage bis einige Wochen dauert. Gäbe es die unspezifischen Abwehrmechanismen nicht, dann brauchte – überspitzt ausgedrückt – der Körper auch keine spezi-

---

[10] Auf die Weise entsteht – ebenso wie bei einem vererbten Defekt der Zinkabsorption im Darm – die *Acrodermatitis enteropathica,* eine pustulöse und krustige Hauterkrankung z. B. an den Fingern, verbunden mit schweren Durchfällen und Gedeihstörung. Zinkgaben führen zu einer schlagartigen Besserung.

Tabelle 17.2 Immunabwehr.

	unspezifisch	spezifisch
humoral	Komplementsystem, Properdin, Lysozym, Interferone, Interleukine, Transferrin u. a.	Antikörper (von den B-Lymphozyten – bzw. den Plasmazellen – gebildet)
zellulär	Phagozyten a) Mikrophagen (neutrophile Granulozyten) b) Makrophagen (Monozyten, Histiozyten) natürliche Killerzellen	T-Lymphozyten

fischen auszubilden, er wäre von den Erregern vorher schon überrollt. Unspezifisches und spezifisches Abwehrsystem bilden eine Einheit, sie wirken zusammen.

3.5 Unspezifische humorale Abwehr

Die Zusammenarbeit aller Einzelkomponenten ist beim **Komplementsystem** besonders augenfällig. Die Bezeichnung Komplement[11] geht auf eine Beobachtung kurz vor der Jahrhundertwende zurück, wo festgestellt wurde, daß frisches menschliches Serum bestimmte Bakterienstämme nur abtötet, wenn außer den gegen die speziellen Bakterien gerichteten Antikörpern noch eine zweite Substanz anwesend ist. Diese zweite Substanz, die zur „Komplettierung" der Bakterienabtötung unerläßlich ist, wurde deshalb „Komplement" genannt.

Es trägt den Buchstaben C und ist aus 9 Komponenten zusammengesetzt: C1 bis C9. Dabei handelt es sich um Proteine. Da C1 aus 3 Teilen besteht, ergibt sich eine Gesamtzahl von 11 Eiweißkörpern, die zunächst als inaktive Vorstufen vorliegen. Sie treten in bestimmten Situationen nacheinander in Aktion, wobei die eine Komponente bzw. Teilkomponente andere Teile des Komplementsystems aktiviert – derartige kaskadenartig ablaufende Einzelreaktionen sehen wir übrigens auch im Gerinnungssystem. Der Anstoß zur Komplementaktivierung ist auf zweierlei Weise möglich.

Am längsten bekannt ist der sog. *klassische Weg;* hier wird das Startsignal von Antikörpern gegeben, nachdem sie mit ihrem Antigen (z. B. den Mikroorganismen) in Reaktion getreten sind, d. h. nachdem eine Antigen-Antikörper-Reaktion (Immunkomplexbildung) abgelaufen ist. Auch z. B. C-reaktives Protein (CRP[12]) kann den klassischen Weg anstoßen.

Daneben gibt es den sog. *alternativen Weg,* der z. B. durch Bakterienendotoxine ausgeklinkt werden kann. Er hat den Vorteil, antikörperunabhängig zu sein, d. h. auch dann zu funktionieren, wenn spezifische Antikörper noch gar nicht oder in zu geringer Menge vorhanden sind. Das **Properdin,** das ohne Anwesenheit von Antikörpern Bakterien tötet und Viren neutralisiert, entfaltet seine Wirkung nur in Zusammenarbeit mit dem antikörperunabhängigen, alternativen Weg der Komplementaktivierung, der deshalb auch *Properdinweg* genannt wird.

> Am Ende der hier ablaufenden Reaktionen („Kettenreaktion" der Komplementaktivierung) steht die Auflösung (Lysis) der Mikroorganismen selbst bzw. der Zellen, die die Mikroorganismen phagozytiert haben; außerdem beteiligt sich das Komplementsystem bei verschiedenen Erkrankungen an der Beseitigung von Antigen-Antikörper-Komplexen, d. h. Immunkomplexen

(über die Phagozytose wird noch zu berichten sein, s. u.). Auch unverträgliche Erythrozyten nach fehlerhafter Bluttransfusion und körperfremde Zellen nach Transplantationen werden auf die Weise aufgelöst (der letzte „Stein" des Komplementsystems schlägt wie eine Bombe ein und reißt ein Loch in die äußere Hülle des Virus oder die Oberfläche der Bakterien bzw. der entsprechenden Zelle).

Die auf diesem Prinzip beruhende *Komplementbindungsreaktion* wird für diagnostische Zwecke eingesetzt.

In der Tränenflüssigkeit, im Nasen- und Darmschleim, im Blutplasma, in besonders hoher Konzentration in den neutrophilen Granulozyten und andernorts findet sich stets das **Lysozym,** das die Membran grampositiver Bakterien angreift und auflöst, dadurch also bakterizid (bakterientötend) wirkt.

Wichtig sind auch die **Interferone,** also Proteine, die in menschlichen und tierischen Zellen gebildet werden und insbesondere gegen Viren wirken (sie hemmen auch das Wachstum bestimmter Tumorzellen). Interferone sind zwar *artspezifisch*

---

[11] compleo (lat.): ich ergänze, mache vollständig

[12] Das CRP ist eines der sog. „Akute-Phase-Proteine" – es tritt akut bei infektiösen und nichtinfektiösen (z. B. rheumatoiden) entzündlichen Vorgängen im Plasma auf, und zwar innerhalb von 6–8 Stunden, spricht also schneller an als die bei Entzündungen ebenfalls ansteigende Blutkörperchensenkungsgeschwindigkeit (BKS, BSG). Bei Neugeborenen ist die CRP-Bestimmung der BKS ebenfalls überlegen: Bei Infektionen, die unter der Geburt oder unmittelbar danach erworben worden sind, ist das CRP – wobei klinische Zeichen noch fehlen können – schon im Alter von etwa 12 Stunden positiv, die BKS zeigt in diesem Stadium noch keine Veränderung an. Die Höhe des CRP-Spiegels läßt Rückschlüsse auf den Krankheitsverlauf zu. Bei Besserung des Krankheitsgeschehens fällt das CRP rasch ab, während die BKS – wie auch zu Beginn der Erkrankung – „nachhinkt". Beides sind unspezifische Tests.

(menschliches Interferon unterscheidet sich von tierischen Interferonen), aber *erregerunspezifisch*. Wir unterscheiden α-*Interferon* (es wird von Leukozyten gebildet), β-*Interferon* (Produktionsort sind die Fibroblasten) und γ-*Interferon* (es wird von T-Lymphozyten und Makrophagen produziert). Interferone bewirken eine Blockierung der Virusvermehrung in der Wirtszelle. Auch Virus-Doppelinfektionen werden so verhindert.

Wenn z. B. einer der 3 oral zugeführten Impfpoliomyelitis-Virusstämme in die Darmzelle eingedrungen ist, haben die anderen beiden Stämme zunächst keine Chance, Fuß zu fassen: Erst nach frühestens 6 Wochen ist die nächste Polio-Schluckimpfung wirksam; aus demselben Grunde würde eine Polio-Schluckimpfung zum Zeitpunkt einer (kaum bemerkten) viralen Darmerkrankung nicht angehen.

Wie die Interferone so wirken auch die *Interleukine* – diese Substanzen werden u. a. von Lymphozyten produziert – bei der Abwehr von Infektionen und teilweise bei der Bekämpfung von Tumorzellen mit. Außerdem haben bestimmte Interleukine immunregulatorische Effekte z. B. auf Lymphozyten. Interferone, Interleukine und verwandte Stoffe werden unter der Bezeichnung *Zytokine* zusammengefaßt.

Über die Bedeutung des Transferrins bei der Infektabwehr s. S. 136.

3.6 Unspezifische zelluläre Abwehr

Hierfür sind die *Phagozyten (Freßzellen)* zuständig. Zu einer *Phagozytose,* d. h. zur aktiven Aufnahme von Partikeln in das Zellinnere, sind auch schon wenig differenzierte Lebewesen wie die Amöben fähig. Bei höher entwickelten Tieren und beim Menschen übernehmen Spezialisten diese Tätigkeit. Im Blut des Menschen sind die neutrophilen Granulozyten als *Mikrophagen* im Einsatz. Außerdem verfügt der Körper über *Makrophagen,* das sind einerseits bewegliche Zellen, nämlich unsere Monozyten, andererseits können die Monozyten den Blutkreislauf verlassen, ins Gewebe wandern und dort zu seßhaften Makrophagen werden: Histiozyten, Retikulumzellen, Endothelzellen, KUPFFERsche Sternzellen etc. (es handelt sich hier um das retikulo-endotheliale bzw. retikulo-histiozytäre System, also das RES oder RHS).

Phagozytose bedeutet eigentlich nur „fressen", wie es METSCHNIKOFF, der Entdecker dieses Phänomens, schon Ende des vorigen Jahrhunderts genau beschrieben hat. Heute werden aber alle Stadien, auch die ihr vorausgehenden und die unmittelbar nachfolgenden, zur Phagozytose gerechnet. Sie läuft bei den Leukozyten folgendermaßen ab:

a) *Chemotaxis:* Durch bestimmte Substanzen (Entzündungsreize) werden die neutrophilen Granulozyten von den Bakterien angelockt und gelangen durch amöboide Bewegung dorthin.

b) *Opsonisierung:* Damit die Bakterien vom Phagozyten aufgenommen werden können, müssen sie mit spezifischen Antikörpern und Komplementfaktoren bedeckt werden. Die Bakterien werden auf die Weise den Leukozyten „schmackhaft" gemacht. Man nennt die dazu dienenden Plasmabestandteile deshalb *Opsonine*[13] und die entsprechende Bedeckung der Bakterien *Opsonisierung*.

c) *Die eigentliche Phagozytose:* Einstülpung der Zellmembran an umschriebener Stelle, wobei sich Pseudopodien (Scheinfüßchen) ausbilden – auch dies sind amöboide Bewegungen – und die anhaftenden Teilchen (Bakterien) ins Zellinnere verlagert werden (s. auch Abb. 17.4).

d) *Abtötung* der Bakterien.

e) *Zelltod:* Mit der Auflösung der Bakterien geht die Auflösung der ganzen Zelle (des Leukozyten) einher.

> Die neutrophilen Granulozyten werden mit Recht als Polizisten des Körpers bezeichnet: Überall, wo Bakterien in den Körper eindringen, werden sie von diesen Mikrophagen aufgespürt und bekämpft.

Wenn eine größere Zahl von Phagozyten am Entzündungsherd abstirbt, entsteht *Eiter (Pus)*. Er besteht aus neutrophilen Granulozyten („Eiterkörperchen") und praktisch immer auch Bakterien. Bei größerer Ausdehnung sprechen wir von Abszeß.

Auch die Makrophagen können phagozytieren, sie haben aber darüber hinaus bei der spezifischen Immunabwehr eine wichtige Aufgabe zu erfüllen. Hierüber und über die natürlichen Killerzellen s. S. 263 u. ff.

---

[13] opson (griech.): Würze, Leckerbissen.

3.7 Spezifische humorale Abwehr

Bei Kontakt mit einem Antigen (z. B. Krankheitskeim) – und nur dann – werden darauf zugeschnittene Antikörper in großer Menge produziert, sozusagen auf Bestellung und nach Maß. Dafür sind bestimmte Lymphozyten zuständig, die sog. *B-Lymphozyten*. Sie heißen deshalb B-, d. h. „bursaabhängige" Lymphozyten, weil sie beim sich entwickelnden Vogel in der Bursa FABRICII gebildet werden, einer lymphatisches Gewebe enthaltenden Tasche zwischen Kloake und Wirbelsäule; der Entstehungsort der B-Lymphozyten während der Embryonal- und Fetalzeit des Menschen – das „Bursaäquivalent" also, wo die B-Lymphozyten ihre „Prägung" erhalten – ist nicht sicher bekannt (wahrscheinlich ist es das Knochenmark, „bone marrow").

> Charakteristisch für eine B-Zelle ist, daß sie auf ihrer Oberfläche (infolge der gerade erwähnten „Prägung") einen *Antikörper* trägt, der zu einem *Antigen* (einem Mikroorganismus etc.) in Beziehung treten kann

– genauer gesagt, nur zu einem kleinen Bezirk auf der Oberfläche des Antigens, der einen zapfenartigen Vorsprung darstellt und wie ein Schlüssel in das Schloß (eine Art „Aushöhlung") des Antikörpers paßt (s. auch Abb. 17.3). Die zustande kommende Antigen-Antikörper-Bindung, d. h. der *Antigen-Antikörper-Komplex*, wird auch *Immunkomplex* genannt.

Am Ende der Schwangerschaft sind völlig unabhängig von Antigenen, die ja in die gut abgeschirmte Frucht in aller Regel nicht eindringen können, mehrere Millionen unterschiedlicher Antikörper präformiert (vorgebildet) – spezifisch ist allerdings jeweils nur ein sehr kleines Areal auf dem einzelnen Antikörper, nämlich das „Schloß" (s. o.), dieses macht die ungeheuer große Vielzahl der Antikörper aus. Dabei trägt eine einzelne B-Zelle nur eine einzige derartige Antikörpersorte (ein Immunglobulin) auf ihrer Oberfläche. Auf jedem B-Lymphozyten haben etwa 10^5 Immunglobulinmoleküle (Rezeptoren) Platz. Die überwiegende Zahl von B-Zellen befindet sich in lymphatischen Organen, nur ein kleiner Prozentsatz ist auf dem Blut- und Lymphweg unterwegs, hält gewissermaßen Wache. Was für ein Fremdantigen später auch immer in den Körper eindringen mag, es ist bestimmt schon ein vorprogrammierter passender Antikörper in Warteposition. Die B-Zellen mit genau diesem Antikörper auf ihrer Oberfläche wandern – gewissermaßen nach der „Befruchtung" durch das Antigen – in die Zentrale zurück (Lymphknoten, Milz), um ihre Beobachtung zu melden. Es kommt zur Aktivierung eben dieser B-Zellen, d. h. durch den Kontakt des Antikörperrezeptors auf der Lymphozytenoberfläche mit dem feindlichen Antigen wird ein Prozeß ausgelöst, an dessen Ende die Bildung zahlreicher Tochterzellen steht, die den *Plasmazellen* entsprechen. Diese produzieren und sezernieren („gebären") große Antikörpermengen, und zwar bilden alle Plasmazellen, die aus der speziellen B-Zell-Vorstufe hervorgegangen sind, im Zellinneren den gleichen im speziellen Fall benötigten Antikörper. Alle diese Zellen stellen einen Klon dar (genetisch identische Zellen). Die aus einem solchen spezifischen Plasmazell-Klon hervorgehenden Immunglobuline werden *monoklonale Antikörper* genannt. Damit es überhaupt zur Produktion der für den speziellen Keim benötigten Antikörpersorte kommt, bedarf es der Unterstützung durch T-Lymphozyten, die außerdem die spezifische zelluläre Immunantwort besorgen. Die Folge dieser Aktivitäten ist das Anschwellen der Lymphknoten, teils auch der Milz, bei Infektionskrankheiten.

3.8 Spezifische zelluläre Abwehr

Dafür sind die *T-Lymphozyten* zuständig. „T" steht für „Thymus-abhängig", d. h. diese Zellen wandern während der Embryonalzeit aus dem Knochenmark in den Thymus, wo sie wichtige Informationen (ihre „Prägung") erhalten; später siedeln sie sich auch in Lymphknoten und in der Milz an, wobei ein kleiner Prozentsatz von ihnen wie im Falle der B-Lymphozyten auf dem Blut- und Lymphweg auf Wanderschaft geht, um nach Feinden Ausschau zu halten (es sind übrigens mehr T- als B-Zellen auf Patrouille). Die in Warteposition stehenden, für die Auseinandersetzung mit der Umwelt gerüsteten B- und T-Lymphozyten werden auch *Immunozyten (immunkompetente Zellen)* genannt. Die Prägung erfahren die T-Lymphozyten im Thymus nur während der Embryonalzeit, die Produktion der so geprägten T-Lymphozyten vollzieht sich im Thymus während des ganzen Lebens. Die reifen T-Zellen, die ihre „Thymusschule" hinter sich haben, tragen auf der Oberfläche eine gewisse Zahl unterschiedlicher Rezeptoren. Eine Sorte von Rezeptoren hat gewisse Ähnlichkeit mit dem

Immunglobulin auf der Oberfläche von B-Zellen, und zwar kann man sich einen solchen T-Zellrezeptor als die Hälfte eines symmetrisch angeordneten Antikörpers vorstellen. Für die Erkennungsstruktur dieser kompliziert aufgebauten Antigen-bindenden T-Zellrezeptoren gilt die gleiche nahezu unendliche Vielfalt wie für die Antigen-Bindungsstelle (das Schloß) der Antikörper auf der B-Zelloberfläche – und wieder bildet sich diese einzigartige Spezifität wie im Falle der B-Zellen vor der Geburt, d. h. ohne Vorhandensein von Antigenen, mit denen ja der Organismus normalerweise erst nach der Geburt in Kontakt kommt. Das Neugeborene hat bereits Millionen vorgeprägter Immunzellen.

Nach Eindringen eines Mikroorganismus in den Körper werden nicht nur die dafür zuständigen B-Lymphozyten, sondern auch die passenden T-Zellen stimuliert. Letzteres ist allerdings recht kompliziert. Die T-Zellen weisen nämlich neben der *Antigen-bindenden Erkennungsstruktur* (zum Erkennen des **Fremd**-Antigens, also des Mikroorganismus etc.) noch eine zweite Rezeptorsorte auf, die für die *HLA-Erkennung* zuständig ist, d. h. für die Erkennung des **„Selbst":** Das HLA-System (human leukocyte antigen systeme, auch Histokompatibilitätsantigene oder Transplantationsantigene genannt) bestimmt die individuelle Besonderheit jedes einzelnen Menschen, weist also bei den unterschiedlichen Menschen eine große Variabilität auf.

Das HLA-System besteht aus Antigenen, die für den Betreffenden das „Selbst" darstellen, für alle anderen Menschen als „Fremd" empfunden werden, d. h. Fremdantigene sind (Ausnahme: eineiige Zwillinge). Eine solche HLA-Markierung findet sich auf all unseren kernhaltigen Zellen. Die T-Lymphozyten haben während ihrer Prägung beim Durchgang durch den Thymus u. a. auch gelernt, das eigene HLA-System als „Selbst" zu erkennen und zu akzeptieren. Alle Lymphozyten, die so konstruiert waren, daß sie das eigene HLA-System wie ein Fremdantigen behandelten, also bekämpften, wurden fast völlig ausgemerzt; schon während der Fetalzeit kommen derartige Zellen praktisch nicht mehr vor (B- und T-Zellen sind dann bereits reif und könnten, falls nötig, reagieren, werden aber in der keimfreien Umgebung des Uterus noch nicht gefordert). Die T-Lymphozyten sind übrigens die einzigen Zellen unseres Körpers, die die Fähigkeit haben, zwischen „Selbst" und „Fremd", d. h. Schützenswertem und Bekämpfenswertem zu unterscheiden.

Nur die speziellen T-Zellrezeptoren sind imstande, die HLA-Moleküle (gewissermaßen den Personalausweis der körpereigenen Zellen) zu erkennen, nur dafür sind sie da.

Anders als im Falle der B-Zellen lassen sich T-Zellen nicht direkt von den Antigenen (also z. B. von Viren oder Bakterien) stimulieren, sondern zur Aktivierung von T-Zellen ist es nötig, daß Makrophagen nach der Phagozytose von Antigenen diese entsprechend verarbeiten und dann auf ihrer Zelloberfläche zur Schau stellen (die Makrophagen werden deshalb Antigen-präsentierende Zellen genannt) und gleichzeitig Signale für das eigene HLA-System darbieten. Auf die Weise machen die Makrophagen die T-Lymphozyten auf sich aufmerksam. Nur wenn die T-Zelle diese beiden Schlüssel (sie bilden übrigens einen Komplex aus HLA und Fremdantigen) gleichzeitig erhält, läßt sie sich – einem Banksafe vergleichbar – „öffnen", d. h. „aktivieren" (der HLA-Kundenschlüssel steht für „Selbst" und der Antigen-Bankschlüssel für „Fremd").

> Es gibt also nicht nur eine humorale Immunität (wofür die B-Zellen zuständig sind – nach Antigenkontakt wird die Maschinerie der Antikörperbildung in Gang gesetzt –), sondern außerdem eine zelluläre (zellvermittelte) Immunität, die an die T-Zellen gebunden ist und nicht auf der Anwesenheit von Antikörpern beruht.

Von dem hier dargestellten Prototyp eines T-Lymphozyten gibt es Zellen mit ganz unterschiedlicher Funktion. Alle haben sie eine Sorte von Antigen-bindenden Rezeptoren und eine HLA-Erkennungsstruktur. Sie haben aber noch weitere „Marker". So gibt es Zellen, die zusätzlich z. B. sog. T4-Rezeptoren und andere, die sog. T8-Rezeptoren besitzen. Die *T4-Lymphozyten* (sog. CD4-Zellen, also Zellen mit dem T4-Marker) werden **T-Helferzellen** genannt. Sie helfen den B-Lymphozyten bei der Immunglobulinproduktion. Andererseits darf die Immunantwort nicht zügellos verlaufen; denn eine zu rasant ablaufende, überschießende Antigen-Antikörper-Reaktion könnte zu einer schweren Schädigung des Gesamtorganismus führen. Dies zu verhindern, ist die Aufgabe einer bestimmten Sorte von *T8-Lymphozyten,* auch **T-Suppressorzellen** genannt. Einen T8-Marker (CD8-Zellen) tragen auch noch andere Lymphozyten, die zytotoxisch wirken, d. h. Zellen schädigen **(zytotoxische Lymphozyten).** Sie lösen durch direkten Kontakt solche Zellen auf, die das Fremdantigen tragen (Virus-infizierte Körperzellen, bestimmte Tumorzellen und – als Abstoßungsreaktion – transplantierte Zellen). Weiterhin gibt es **(Antikörper-abhängige) Killerzellen,** die nur Antikörper-beladene Zellen schädigen können. Eine 3. Gruppe von zytotoxischen Zellen ist weder von Antigenen noch von Antikörpern abhängig, wird also nicht auf Grund einer Immunantwort aktiv, sondern wirkt spontan (gehört deshalb genaugenommen zur unspezifischen zellulären Abwehr), und zwar zerstören diese natürlicherweise vorhandenen Zellen – sie werden **natürliche Killerzellen** (NK-Zellen) genannt – eine Vielzahl von Tumorzellen, Mikroorganismen und andere „Zielzellen". Dieses sofort einsatzfähige, breitgefächerte Abwehrsystem versucht die Eindringlinge solange hinzuhalten, bis die spezifische Immunantwort greift. (Killerzellen und zytotoxische Lymphozyten wirken dadurch, daß sie sich an das Opfer, die Zielzelle, anheften, die Zellmembran mit porenbildendem Protein beschießen und infolgedessen durchlöchern; so stirbt die leckgeschlagene Zelle ab).

Wie im einzelnen die Reaktion abläuft, hängt nicht nur vom Erreger ab, sondern ganz wesentlich auch von der Immunantwort des Wirtes. Das Hepatitis-B-Virus z. B. ist als solches nicht krankheitsauslösend. Wenn der Organismus die Anwesenheit dieses Virus in der Leberzelle toleriert *(„Immuntoleranz")*, haben wir einen zumindest zunächst klinisch gesunden, symptomlosen Träger vor uns. Ein solcher *Trägerstatus* wird z. B. oft bei Kindern nach Übertragung des Virus unter der Geburt, aber auch bei darniederliegender Immunabwehr beobachtet. Bei normalem Immunsystem werden die Virus-befallenen Leberzellen im Rahmen einer Antigen-Antikörper-Reaktion vernichtet. Dabei entsteht eine *akute Hepatitis*. Der Körper nimmt den Untergang einer bestimmten Zahl von Leberzellen in Kauf, um sich der Viren entledigen zu können, was normalerweise auch gelingt. Bei ungenügender Immunantwort kommt es zur Viruspersistenz, also zur *chronisch-persistierenden* oder *chronisch-aktiven Hepatitis*. Die letztere (auch chronisch-aggressive Hepatitis genannt) birgt die Gefahr des Übergangs in eine Leberzirrhose in sich. Die zytotoxischen Lymphozyten spielen bei der Hepatitis B eine wichtige Rolle. Sollten die Reaktionen zu rasant verlaufen, d. h. sollten in kurzer Zeit große Leberzellareale vernichtet werden, so liegt eine *fulminante Hepatitis* vor, die in aller Regel zum Tode führt. Dies ist ein seltenes Ereignis. Die Bremswirkung durch die regulatorischen T-Suppressorzellen sorgt unter normalen Umständen dafür, daß der Angriff des Körpers gegen die Virusinfektion in geordneten Bahnen, also abgestuft verläuft.

Eine weitere Gruppe von T- (und auch B-) Lymphozyten fungiert als **Gedächtniszellen,** wovon jetzt die Rede sein soll.

3.9 Das immunologische Gedächtnis

Jeder 1. Antigenkontakt hinterläßt in bestimmten B- und T-Lymphozyten einen Eindruck, der gespeichert wird.

> Diese langlebigen Zellen (manche dieser Zellen scheinen über Jahrzehnte hinweg am Leben zu bleiben), die die Lymphknoten bzw. Milz nicht mehr verlassen, werden *Gedächtniszellen* (memory cells) genannt. Ihnen verdankt es der Organismus, daß auf Grund der bereits gemachten Erfahrungen bei späterer Berührung mit den gleichen Antigenen die Eindringlinge schneller und intensiver abgefangen werden als bei der ersten Berührung, so daß eine Erkrankung ausbleibt.

Darauf beruht die langdauernde (teils lebenslängliche) Immunität nach Überstehen eines Infektes oder nach Schutzimpfungen.

Es gibt Situationen, wo während eines akuten Infektes und noch einige Wochen danach die Immunitätslage des Organismus beeinträchtigt ist. Wir sehen dies in typischer Weise bei den Masern. In dieser Zeit ist z. B. die vorher positiv ausgefallene Tuberkulinprobe negativ (Anergie infolge vorübergehender Störung der T-Lymphozyten). Früher kam es in dieser Phase häufiger zum Aufflackern von Tuberkuloseherden. Die Ursache der zeitlich befristeten Abwehrschwäche liegt darin, daß sich das Masernvirus unglücklicherweise ausgerechnet in den für die Immunabwehr zuständigen Zellen einnistet (B-, T4- und T8-Lymphozyten sowie Makrophagen), es ist nämlich lymphotrop. Die befallenen Lymphozyten werden von ihrer eigenen Zellpopulation bekämpft. Dieser bürgerkriegsähnliche Zustand hält bei den Masern etwa 6 Wochen an. Dann ist der Spuk vorüber (anders verhält es sich mit dem HIV, das u. a. die T4-Lymphozyten dauerhaft befällt und AIDS hervorruft). Bei der Mononukleose werden nur die B-Lymphozyten infiziert – bei den im Blut nachweisbaren PFEIFFER-Zellen handelt es übrigens um aktivierte T-Lymphozyten. Neben den Masern und der Mononukleose führen auch z. B. die Windpocken zu einer vorübergehenden Beeinträchtigung der Immunantwort.

3.10 Immunglobuline

Die Immunglobuline (Ig), unsere Antikörper, sind bei der elektrophoretischen Auftrennung in der Gamma-Globulinfraktion zu finden. Durch andere Verfahren, z. B. mit Hilfe der Immunelektrophorese, lassen sich die Immunglobuline in verschiedene Klassen aufteilen (IgG, IgM etc.). Der 1. Antikörper, der nach der ersten „Feindberührung" gebildet wird, ist das *Immunglobulin der Klasse M (IgM)*. Er steigt 1–2 Wochen nach Eindringen der Erreger im Blut an und geht in den folgenden 2 Wochen auf niedrigere, später auf nicht mehr meßbare Werte zurück. Etwa 3–4 Wochen nach der Infektion kommt es zum Anstieg eines anderen Antikörpers im Blut, nämlich des *Immunglobulins der Klasse G (IgG)*.

Daraus ergeben sich wichtige Regeln für den Zeitpunkt der diagnostisch oft entscheidenden Blutentnahmen. Zum Nachweis einer frischen Infektion muß die erste Blutentnahme möglichst früh erfolgen, die 2. in der 2. Woche nach Krankheitsbeginn. Sind in der ersten Serumprobe keine oder nur wenige Antikörper (der IgM-Klasse) vorhanden und weist die 2. Serum eine hohe (IgM-)Antikörperkonzentration auf („hoher Titer", d. h. der Nachweis ist selbst bei starker Serumverdünnung noch möglich, s. S. 287), so ist die Diagnose dieser betreffenden Infektion „serologisch" weitgehend gesichert. Ist kein IgM (mehr), wohl aber IgG vorhanden, so liegt die Infektion schon länger zurück.

Der IgG-Gehalt verringert sich in den nächsten Wochen und Monaten nach der Infektion zwar auch, ein Rest bleibt aber jahrelang im Blut vorhanden.

Solange der gegen einen bestimmten Keim gerichtete IgG-Spiegel eine Mindestkonzentration nicht unterschreitet, besteht ein Schutz gegen die spezielle Infektion. Bei erneutem Antigenkontakt (z.B. erneuter Kontakt mit Rötelnviren oder Rötelnimpfung eines bereits Immunen) werden die eindringenden bzw. einverleibten Viren sofort beseitigt, ohne daß der Betreffende von diesen Vorgängen etwas merkt.

Ist der Antikörpertiter aber sehr niedrig, so kommt es beim zweiten Eindringen des gleichen Erregers (z.B. Rötelnkontakt, Rötelnimpfung) innerhalb weniger Tage zu einem steilen Anstieg des gegen diesen Keim in geringer Menge vorhandenen Antikörpers (und zwar nur des IgG). Wir sprechen hier von *Boosterung*. Diese auf der Funktion der Gedächtniszellen beruhende Reaktion läuft ebenfalls für den Betreffenden symptomlos ab.

Ständig kreist also in unserem Blut eine große Menge der unterschiedlichsten, gegen viele Erreger gerichteten Antikörper in niedriger (noch schützender) Konzentration, und ständig kommen bei Erstkontakten neue Antikörper hinzu. Zum Verständnis dieser schier unübersehbaren Vielfalt von Antikörpern wie auch zum Verständnis ihrer Funktion ist es notwendig, genaueres über die Struktur oder zumindest über das Bauprinzip dieser Eiweißkörper zu wissen.

Als Beispiel möge das Immunglobulin der Klasse G dienen, ähnliches gilt aber auch für die anderen noch zu erwähnenden Ig-Klassen. Das IgG (Abb. 17.3) ist symmetrisch aufgebaut, hat die Form eines „Y" und besteht aus 2 Paaren (also 4) Polypeptidketten, die durch Disulfid-Brücken (S-S) miteinander verbunden sind. 2 der 4 Ketten haben ein hohes Molekulargewicht („schwere Ketten"), die beiden anderen sind leichter („leichte Ketten"). Alle 4 Ketten bestehen überwiegend aus einem konstanten Anteil mit immer derselben Aminosäurenzusammensetzung, nur am Ende des Moleküls – und zwar dort, wo das „Y" wie Greifarme auseinanderstrebt – findet sich ein variabler Teil:

> Diese (4mal vorhandenen) variablen Abschnitte enthalten also außen, gewissermaßen im Bereich der „Hände" der Greifarme, Aminosäuren in ganz unterschiedlicher Reihenfolge. Darin liegt das Geheimnis der enormen Variabilität der Antikörper.

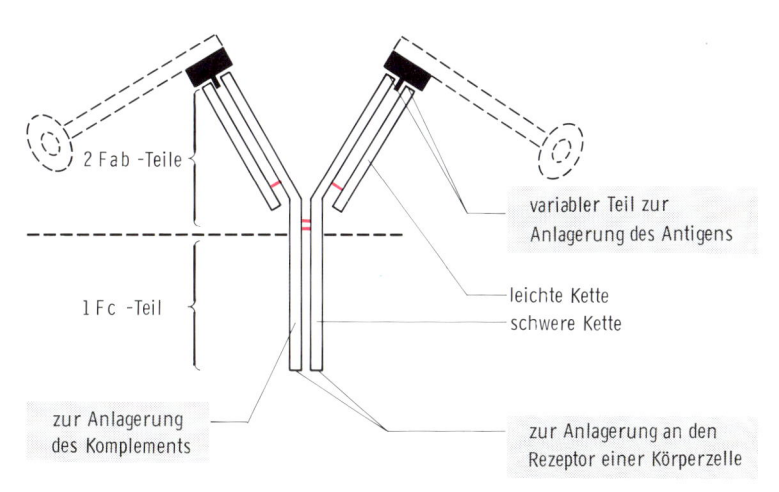

Abb. 17.3 Antigen-Antikörper-Reaktion (Antigen schwarz, als „Schlüssel"; Antikörper, z. B. IgG, weiß, als „Schloß"; Disulfidbindungen rot).

2 Fab -Teile

1 Fc -Teil

variabler Teil zur Anlagerung des Antigens

leichte Kette
schwere Kette

zur Anlagerung des Komplements

zur Anlagerung an den Rezeptor einer Körperzelle

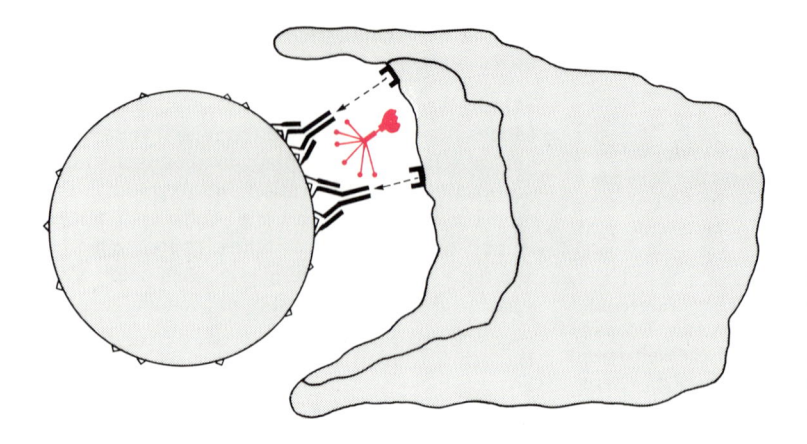

Abb. 17.4 Beginnende Phagozytose; links: mit Antikörpern (schwarz: nur 2 sind eingezeichnet) und Komplement (rot) besetzte körperfremde Zelle, rechts: Phagozyt.

a) Hier, also an den Händen der Greifarme, kommt es zum Antigenkontakt, d. h. zur Antigen-Antikörper-Reaktion mit Neutralisation von Toxinen und – teils nach vorausgegangener Phagozytose – Abtötung von Viren sowie Bakterien.
b) Erst jetzt, d. h. nach Ankoppelung des Antigens an den Antikörper, ist dessen Struktur so verändert, daß eine Komplementanlagerung möglich wird. Sie erfolgt seitlich am „Stiel" (am „Bein") der Y-Figur.
c) Das unterste Stück der Y-Figur (der „Fuß") ist für die Verankerung des Antikörpers an Phagozyten, B-Lymphozyten und andere Zellen zuständig (Abb. 17.4).

Das Gesamtmolekül kann durch entsprechende chemische Reaktionen in mehrere Teile zerlegt werden. Der abgelöste „Stiel" der Y-Figur (Füße und Beine) läßt sich gut kristallisieren und wird deshalb *Fc-Teil* genannt (fragment crystallizable). Der darüberliegende Molekülrest, der Ähnlichkeit mit einem „V" hat (er stellt Greifarme und Hände dar), besteht aus 2 *Fab-Teilen*; diese Abkürzung bedeutet „fragment antigen binding" (d. h. für die Antigenbindung zuständiges Bruchstück).

Es gibt Indikationen, wo das intakte IgG verabreicht werden muß (sog. 7S-Präparate), z. B. i. m. zur Prophylaxe bei Masernkontakt oder – bei entsprechender Immunglobulinpräparation – i. v. bei Patienten mit Antikörpermangel. Unter bestimmten Umständen kann es aber sinnvoll sein, bei schwersten bakteriellen und viralen Infekten nur Fab-haltige Präparate i. v. einzusetzen (sog. 5S-Immunglobulin), sie haben allerdings wegen des Fehlens des Fc-Stücks eine sehr kurze Halbwertzeit[14].

Vom IgG gibt es 4 Subklassen, nämlich IgG_1 bis IgG_4. Das IgA kommt in 2 Subklassen vor (IgA_1 und IgA_2). Wichtiger ist die Tatsache, daß es außer dem im Blut vorkommenden IgA ein Gewebs- bzw. Schleimhaut-IgA gibt: IgA wird von den im Schleimhautbereich sitzenden Plasmazellen produziert und zu den Epithelzellen geschleust, wo jeweils 2 IgA-Moleküle durch ein weiteres Protein (die sog. sekretorische Komponente) miteinander verbunden werden. Diese Substanz (IgA-SC-IgA) nennen wir *sekretorisches IgA (sIgA)*. Es sitzt als „immunologische Tapete" (als Schutz vor dem Angriff durch Mikroorganismen) auf der Schleimhautoberfläche des Dünndarms, der Respirationsorgane, des Urogenitaltraktes, in der Gallenblase und findet sich ferner im Speichel, in der Tränenflüssigkeit, im Nabelsekret, im Schweiß sowie – zusammen mit Makrophagen und Lymphozyten – in der Muttermilch (vor allem im Kolostrum). Der gestillte (nicht der künstlich ernährte) Säugling wird also durch diese oral aufgenommenen Antikörper gegen diejenigen Darminfektionen geschützt, die in der betreffenden Region vorkommen (das ist der Grund, warum die Mutter die betreffenden Antikörper besitzt). Das sekretorische IgA verhindert u. a. die Anbindung der Viren und Bakterien an die entsprechende Schleimhaut, und zwar dadurch, daß es sich an die dafür vorgesehenen Bindungsstellen der Mikroorganismen heftet. Diese verlieren dadurch aber – nachdem sie den Körper verlassen haben – nichts an ihrer Virulenz.

Weitere Immunglobulinklassen sind das *IgM* – hier sind 5 „Y-Figuren" zu einem IgM-Molekül in Ringform zusammengeschlossen – und das *IgE*. Das IgE spielt einerseits bei Allergien (Asthma, Heuschnupfen etc.) eine Rolle, indem es die

---

[14] S steht für Sedimentationskoeffizient: Das intakte IgG findet sich bei der Sedimentation mit der Ultrazentrifuge in der sog. 7S-Fraktion. Das Fc-freie IgG ist relativ leicht und wird nach der Sedimentation in der 5S-Fraktion angetroffen.

Freisetzung von Substanzen wie Histamin aus den Mastzellen und den basophilen Leukozyten bewirkt – dazu ist es notwendig, daß sich das IgE an diese Zellen bindet –, andererseits hilft es den Makrophagen durch Bildung von Immunkomplexen bei der Bekämpfung bestimmter Tropenkrankheiten. Schließlich gibt es noch das *IgD*, über dessen Funktion wenig bekannt ist.

Nur das *IgG*, keine der anderen Immunglobulinklassen, ist plazentagängig. IgG gelangt in den letzten Wochen der Schwangerschaft von der Mutter zum Kind; sehr unreifen Frühgeborenen fehlt deshalb dieser sog. Leihtiter, der *„Nestschutz"*. In den letzten Schwangerschaftswochen ist der IgG-Gehalt im kindlichen Blut sogar höher als bei der Mutter – es kommt zu einer Anreicherung im Fetus. Die Antikörper, an deren Produktion das Kind nicht teilgenommen hat, bewirken eine *passive Immunisierung (Leihfeiung)*. Diese **Leihimmunität** ist von kürzerer Dauer als nach *aktiver Immunisierung* (die letztere liegt dann vor, wenn der Organismus die Immunität durch Bildung der Immunglobuline selbst aufgebaut hat, d. h. daran aktiv beteiligt ist, wie nach überstandener Infektion oder nach Impfung). Die fremden Eiweißkörper verschwinden relativ schnell aus dem kindlichen Organismus. Mit einer biologischen Halbwertzeit von etwa 3 Wochen wird nach der Geburt das „geliehene" IgG abgebaut.

In den ersten 3 Lebensmonaten ist der IgG-Titer z. B. gegen Masern aber trotzdem noch so hoch, daß es in dieser Zeit bei Masernkontakt nicht zur Erkrankung kommt. In den dann folgenden Monaten können im Falle einer Infektion abgeschwächte Masern *(mitigierte Masern)* auftreten. Ein minimaler Resttiter ist bei vielen Kindern noch zu Beginn des 2. Lebensjahres vorhanden, was daran zu erkennen ist, daß die Masernimpfung eines gerade 1 Jahr alt gewordenen Kindes oft keinen langdauernden Schutz vermittelt – wegen des kleinen Restes mütterlicher Antikörper werden nur relativ wenig eigene Immunglobuline gebildet. Das ist der Grund, warum die Masernimpfung erst ab 15. Lebensmonat empfohlen wird, von da an ist mit einer guten Immunantwort zu rechnen. Es ist allerdings denkbar, daß der Nestschutz gegen Masern bei Kindern, deren Mütter gegen Masern geimpft sind und die Erkrankung nicht selbst durchgemacht haben, schneller verschwindet. Sollte dies der Fall sein, so könnte die Masernimpfung schon im Säuglingsalter mit Erfolg durchgeführt werden. Eine Leihfeiung besteht nur gegen solche Erreger, gegen die die Mutter einen *hohen* Gehalt an Antikörpern vom IgG-Typ besitzt (durchgemachte Masern, Poliomyelitis, Mumps, epidemische Grippe, Scharlachexanthem, Herpes-Virus-Infektion u. a.).

Hat die Mutter als Kind oder danach überhaupt keinen Kontakt mit diesen Infektionskrankheiten gehabt oder ist der IgG-Gehalt inzwischen zu weit abgesunken (wie das z. B. beim Keuchhusten der Fall ist), beruht die Immunität auf anderen, die Plazenta nicht passierenden (humoralen) Immunglobulinen (z. B. Cholera – hier wird das nicht plazentagängige IgM gebildet) oder handelt es sich um eine zellständige Immunität (z. B. Tuberkulose), so ist das Neugeborene gegen diese Infektionen nicht geschützt.

> Mit 3–4 Monaten ist das mütterliche IgG schon sehr niedrig und das kindliche IgG erst gerade im Aufbau. In dieser Zeit besteht eine **transitorische bzw. „physiologische" Hypogammaglobulinämie** des (gesunden) Säuglings.

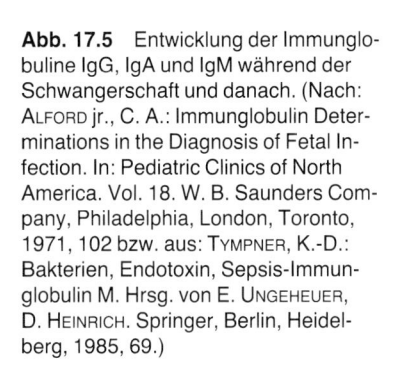

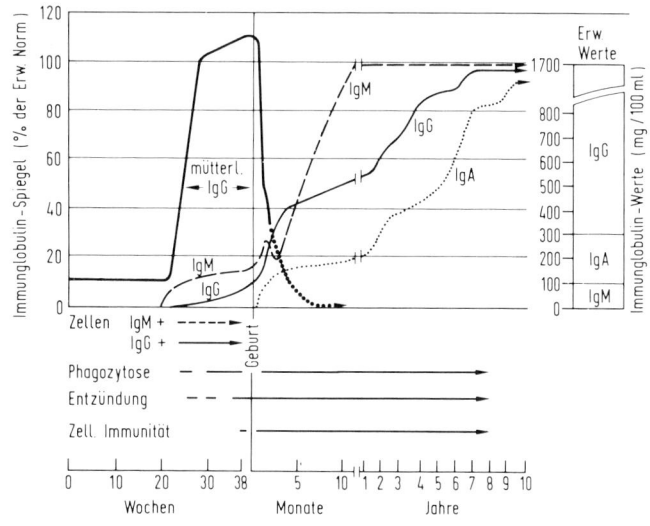

Abb. 17.5 Entwicklung der Immunglobuline IgG, IgA und IgM während der Schwangerschaft und danach. (Nach: ALFORD jr., C. A.: Immunglobulin Determinations in the Diagnosis of Fetal Infection. In: Pediatric Clinics of North America. Vol. 18. W. B. Saunders Company, Philadelphia, London, Toronto, 1971, 102 bzw. aus: TYMPNER, K.-D.: Bakterien, Endotoxin, Sepsis-Immunglobulin M. Hrsg. von E. UNGEHEUER, D. HEINRICH. Springer, Berlin, Heidelberg, 1985, 69.)

In den nächsten Monaten und Jahren steigt das kindliche IgG immer weiter an und erreicht kurz vor Beginn des Schulalters normale Erwachsenenwerte.

Sollte schon z. Z. der Geburt im kindlichen Blut *IgM* nachweisbar sein, so ist eine intrauterine, also pränatale Infektion bewiesen (es kann die Plazenta nicht passieren!). Wegen der zahlreichen postnatal ablaufenden Infektionen, von denen der Säugling meist gar nichts merkt, setzt sich der IgM-Anstieg (die Summe der verschiedensten IgM-Antikörper) in den nächsten Monaten fort, und schon gegen Ende des 1. Lebensjahres sind normale Erwachsenenwerte erreicht.

IgA fehlt zum Zeitpunkt der Geburt im kindlichen Blut normalerweise ebenfalls völlig und steigt sehr langsam an. Erst mit etwa 10 Jahren oder z. Z. der Pubertät werden normale Erwachsenenwerte gemessen (Abb. 17.5).

4 Angeborene Immundefektkrankheiten

Über **erworbene Immundefekte** *(AIDS* etc.) ist bereits auf S. 259, 335 berichtet worden. Eine *Hypogammaglobulinämie,* wie sie beim nephrotischen Syndrom (hier gehen IgG und IgA – nicht aber das viel größere IgM – mit dem Harn verloren) und bei der *Eiweiß-verlierenden Enteropathie (exsudative Enteropathie, Eiweißverlustsyndrom)* beobachtet wird, geht meist nicht mit erhöhter Infektanfälligkeit einher, zumindest nicht wegen der Hypogammaglobulinämie. Bei diesen Kindern ist die Antikörpersynthese nicht beeinträchtigt.

Es gibt darüber hinaus eine große Zahl unterschiedlicher **angeborener Immundefektsyndrome.** Die *transitorische bzw. physiologische Hypogammaglobulinämie* ist gerade erwähnt worden (s. o.). Im folgenden sei von den *erblichen Formen* die Rede.

Im vorhergehenden wurde dargelegt, daß viele Mechanismen ineinandergreifen müssen, wenn die Immunabwehr ordnungsgemäß funktionieren soll. Eine einzige Störung kann sich verheerend auswirken.

Komplementmangel
So sehen wir schwere bakterielle Infektionen, falls auch nur ein einziges Komplement fehlt, die Komplementaktivierung ist dann unterbrochen.

Granulozytopenie und Phagozytosedefekt
Von Granulozytopenie wird gesprochen, wenn die Zahl der neutrophilen Granulozyten 1500/µl unterschreitet. Bei Werten unter 1000/µl, besonders aber bei Werten unter 500/µl ist mit manifesten bakteriellen Erkrankungen zu rechnen. Trotz normaler Zahl und Morphologie der neutrophilen Granulozyten können diese Zellen nutzlos sein, wenn sie eine Störung der Phagozytose aufweisen; auch in solchen Situationen beobachten wir vermehrt bakterielle Infektionen.

IgG-Mangel
Ähnliche Probleme treten auf, wenn ein Antikörpermangel besteht, allerdings sind beim IgG-Mangel in erster Linie kapseltragende Bakterien wie Pneumokokken und Haemophilus-influenzae-Bakterien betroffen. Ein Mangel an IgG ist hauptsächlich bei wiederholter Virusinfektion von Nachteil. Der Organismus wird nicht immun, und das gleiche Virus kann mehrfach Erkrankungen verursachen. Beim Erstkontakt mit einem Virus bestehen trotz Antikörpermangels – von wenigen Ausnahmen abgesehen – keine Schwierigkeiten, falls die zelluläre Abwehr funktioniert.

Störung der T-Zellfunktion
Eine darniederliegende T-Zellfunktion durch Mangel an T-Lymphozyten wirkt sich katastrophal bei Virusinfekten aus, sie können einen tödlichen Verlauf nehmen. Die T-Zellen sind ferner äußerst wichtig bei Infektionen, die durch intrazellulär sich vermehrende Bakterien gekennzeichnet sind (Tuberkulose, Listeriose), bei Pilzerkrankungen, Protozoenerkrankungen und opportunistischen Infektionen (s. S. 340). T-Zellen sind am Zustandekommen eines positiven Tuberkulin-Hauttests beteiligt. Eine schlechte T-Zellfunktion hat einen ungünstigen Einfluß auf die körpereigene Abwehr von malignen Tumorzellen. Die Tatsache, daß die T-Zellen auch bei der Transplantation unerwünschte Effekte verursachen, erfordert Gegenmaßnahmen (einerseits eine Immunsuppression zur Unterdrückung der T-Zellen des Empfängers, um eine Transplantatabstoßung – z. B. der Spenderniere – zu verhindern, andererseits – bei der Knochenmarktransplantation – die Herausnahme der immunkompetenten Spenderzellen aus dem Transplantat).

Wenn auch alle Immundefektkrankheiten zu rezidivierenden Infekten führen, so besteht doch insofern ein Unterschied, als beim Antikörpermangel, also bei der Störung der B-Zellfunktion, die Symptome nicht so gravierend sind wie beim T-Zelldefekt, eine noch ernstere Prognose haben die kombinierten B- und T-Zelldefekte. Es sei aber nicht verschwiegen, daß wegen der engen Verknüpfung von B- und T-Zellfunktion eine „saubere" Trennung in humorale und zelluläre Störungen oft schwer ist, weshalb teils das Wort „vorwiegend" hinzugefügt wird. Aus der Vielzahl der angeborenen (erblichen) Immundefektsyndrome seien einige klassische besonders hervorgehoben.

4.1 Humoraler Immundefekt (Antikörpermangelsyndrom)

Als Beispiel eines humoralen Immundefektes (B-Zelldefekt) sei die **kongenitale Agammaglobulinämie (Morbus Bruton)** erwähnt. BRUTON beschrieb 1952 erstmals einen Patienten mit einer Störung der humoralen Immunität. Mit Hilfe der Elektrophorese, die damals gerade eingeführt wurde, konnte das Fehlen der Gammaglobulinfraktion im Serum festgestellt werden. Wir wissen heute, daß diese Patienten weder über reife B-Lymphozyten noch über Plasmazellen verfügen.

Es handelt sich um eine X-chromosomal rezessiv vererbte Störung, sie kommt also nur beim Jungen vor. Die ersten Symptome treten auf, wenn das mütterliche Gammaglobulin im kindlichen Körper deutlich abgefallen ist, also nach dem 3. Lebensmonat. Es kommt zu gehäuften Infekten der oberen Luftwege, wobei auch die Nasennebenhöhlen und das Mittelohr betroffen sein können, zu Pneumonien, zu Durchfällen etc. Es gibt übrigens auch Sonderformen, bei denen teils sogar das Serum-IgG Normalwerte aufweist, nämlich in Fällen von **selektivem IgG-Subklassenmangel,** d. h. dem isolierten Fehlen einer der 4 Subklassen des IgG, auch Kombinationen, wie z. B. der gleichzeitige Mangel von IgG_2 und IgG_4 kommen vor.

Behandlung: Gute Erfolge sind sowohl beim Morbus BRUTON als auch beim IgG-Subklassenmangel durch 3wöchentliche i. v. Infusionen eines Gammaglobulinpräparates zu erzielen.

Es gibt auch einen **selektiven IgA-Mangel** (isoliertes Fehlen der IgA-Fraktion, übrigens auch des sekretorischen IgA). Dies wird sehr oft beobachtet, und zwar in einer Häufigkeit von rund 1 : 700. Symptome treten aber nur ausnahmsweise auf, und zwar rezidivierende Infekte der Luftwege und chronische Durchfälle. Interessant ist die Neigung dieser Patienten zu Allergien.

4.2 Zelluläre Immundefekte

Von den isolierten T-Zelldefekten sei hier nur auf das **Di-George-Syndrom** hingewiesen (auch **kongenitale Thymusaplasie** genannt). Wenn man bedenkt, daß bei diesen Kindern der Thymus entweder völlig fehlt oder nur rudimentär angelegt ist und sich folglich keine T-Zellen ausbilden konnten, so leuchtet ein, daß unter solchen Umständen teils lebensbedrohliche Infekte auftreten. Gleichzeitig haben diese Kinder weitere Auffälligkeiten (Unterfunktion der Nebenschilddrüsen, Herzfehler u. a.).

4.3 Kombinierte Immundefekte

Eine Störung der B- und T-Zellfunktion sehen wir beim WISKOTT-ALDRICH-Syndrom (s. S. 145) und beim LOUIS-BAR-Syndrom (s. S. 35).

Auch unabhängig von diesen Syndromen gibt es leichtere und vor allem **schwere kombinierte Immundefektsyndrome (SCID),** im letzteren Falle ist die Prognose außerordentlich schlecht. Wegen des Lymphozytenausfalls haben diese Kinder trotz chronischer oder rezidivierender Infekte meist keine tastbaren Lymphknoten und keine sichtbaren Mandeln. Ein Thymusschatten läßt sich röntgenologisch nicht nachweisen.

4.4 Phagozytosedefekte

Hier ist einmal die **progressive septische Granulomatose** zu nennen (s. S. 143), bei der es zu Hauteiterungen, Abszessen in den tiefen Weichteilen und Infektionen innerer Organe kommt, zum anderen das **Hyper-IgE-Syndrom** (es geht mit extrem hohem IgE-Spiegel im Serum einher), auch **Hiob-Syndrom** oder **Job-Syndrom** genannt (vom alten Testament wissen wir, daß Hiob „mit bösen Schwären" gezeichnet war), das mit Hautabszessen, Ekzemen und Otitiden einhergeht.

4.5 Komplementdefekte

Von allen Komponenten des Komplementsystems kommen – wenn auch selten – genetische Defekte vor, die z. T. durch rezidivierende bakterielle Infektionen auffallen.

5 Autoimmunkrankheiten (Autoaggressionskrankheiten)

Normalerweise bildet der Organismus nur dann *Antikörper,* wenn er mit körperfremden Stoffen in Berührung kommt. Das sind in erster Linie *Antigene* (z. B. Mikroorganismen), ferner *Allergene* (allergisierende Antigene, s. S. 271). Es wäre fatal, wenn die Immunabwehr über das Ziel hinausschießen und körpereigene Zellen angreifen würde. Das Risiko, das den T-Lymphozyten Fehler bei der Unterscheidung von „Selbst" und „Nicht-Selbst" unterlaufen, besteht durchaus. Das ist der Preis, den wir dafür zahlen müssen, eine so schlagfertige Truppe gegen äußere und innere (Malignome) Schädlichkeiten zur Verfügung zu haben. In aller Regel schaffen es die T-Suppressorzellen, die Abwehrmechanismen in Schranken zu halten. Bei Abnahme der regulatorisch wirkenden T-Suppressorzell-Aktivität, wie sie z. B. im Alter parallel zur Einschmelzung des Thymusgewebes vorkommt, droht Gefahr. Aber auch im Kindesalter kommt es vor, daß der Organismus Teile seiner eigenen Körpersubstanz (körpereigene Zellen) nicht als solche erkennt, sondern als fremd empfindet (als *Autoantigene*) und dagegen Antikörper bildet *(Autoantikörper).* Die Autoantigene werden also ebenso wie die Autoantikörper von demselben Organismus gebildet. Mit derartigen Antikörpern, genauer gesagt, durch die sich entwickelnde Antigen-Antikörper-Reaktion leitet der Organismus irrtümlicherweise die Zerstörung seiner eigenen Zellen ein. Hier wird also der Grundsatz durchbrochen, daß die sehr potenten Lymphozyten nicht die körpereigene Substanz gefährden dürfen (es gilt nicht mehr der „Horror autotoxicus", d. h. die „Scheu vor der Selbstvergiftung", wie es P. EHRLICH, einer der Wegbereiter der Immunologie, formulierte), und es entsteht eine **Autoimmunkrankheit (Autoaggressionskrankheit).** An einer solchen Entwicklung, d. h. an dem Zustandekommen zellulärer und humoraler Abwehrreaktionen gegen körpereigenes Gewebe, sind genetische Faktoren beteiligt, wie das oft familiäre Auftreten von Autoimmunkrankheiten und die Häufigkeit, mit der dabei bestimmte HLA-Marker angetroffen werden, zeigen.

Die Tatsache, daß bei einer bestimmten Erkrankung Autoantikörper nachgewiesen werden, beweist noch nicht, daß diese Antikörper für die Erkrankung verantwortlich sind, daß es sich also um krankmachende Antikörper handelt und tatsächlich eine Autoimmunkrankheit besteht; es könnte sich nämlich bei den Autoantikörpern um ein Begleitphänomen handeln. Insofern kann man bei den meisten hier zur Diskussion stehenden Erkrankungen nicht absolut sicher sein, ob sie zu Recht als Autoimmunkrankheiten gelten dürfen, wenn auch die Wahrscheinlichkeit sehr groß ist, zumal sich nicht selten eine Störung der T-Suppressorzellen nachweisen läßt.

Ein typisches Beispiel für eine Autoimmunkrankheit ist die *chronische idiopathische thrombozytopenische Purpura* (s. S. 145), bei der die eigenen Blutplättchen für körperfremd gehalten werden, also das Antigen (Autoantigen) darstellen und im Rahmen einer Antigen-Antikörper-Reaktion vernichtet werden. In diesen Fällen lassen sich Plättchen-Autoantikörper im Plasma nachweisen (und zwar IgG).

Eine weitere Autoimmunkrankheit ist die HASHIMOTO-*Thyreoiditis* (s. S. 193), wobei zellvermittelte Autoimmunreaktionen das Krankheitsbild hervorrufen; diagnostisch wichtig ist u. a. der Nachweis humoraler Schilddrüsen-Antikörper.

Es seien im folgenden noch einige Erkrankungen genannt, die ebenfalls zu den Autoimmunkrankheiten gerechnet werden. So sind bei den Erkrankungen des rheumatischen Formenkreises (bei den Kollagenosen), und zwar bei der *juvenilen chronischen Polyarthritis,* dem *Lupus erythematodes,* der *Dermatomyositis* und der *Sklerodermie* Immunkomplexe nachgewiesen worden, die Autoantikörper enthalten und sich unter Vermittlung (Aktivierung) des Komplementsystems z. B. an der Innenhaut der Gelenkkapsel ablagern; auf diese Weise werden Entzündungsprozesse ausgelöst. Da die *Colitis ulcerosa* nicht selten mit einer chronischen Arthritis vergesellschaftet ist, ist es nicht verwunderlich, daß sich bei dieser Darmerkrankung ebenfalls Autoantikörper finden. Sie sind gegen Zellen der Kolonschleimhaut gerichtet.

Bei einigen *chronischen Glomerulonephritiden* sind Immunkomplexe und Autoantikörper am Krankheitsgeschehen beteiligt; sie lagern sich im Bereich der Kapillaren der Glomeruli ab, wo sie nach Einschaltung des Komplementsystems lokale Entzündungen hervorrufen. In vielen Fällen kommt es durch die Komplementaktivierung zu einem Komplementverbrauch. Solche Glomerulonephritiden gehen deshalb mit einer Verminderung des Komplements im Serum einher.

Es gibt eine Hepatitisform, die nicht virusbedingt ist, sondern Autoimmunphänomene zeigt, die *chronisch-aktive Autoimmunhepatitis (lupoide Hepatitis)*. Sie geht mit einer Hypergammaglobulinämie mit extrem hohem IgG einher. Charakteristisch sind Autoantikörper, die gegen Antigene von Leberzellmembranen gerichtet sind. Die Erkrankung führt zur Zerstörung primär intakter Leberzellen, oft mit Übergang in Leberzirrhose. Es überwiegt das weibliche Geschlecht.

Behandlung: mit immunsuppressiven Medikamenten.

Beim *juvenilen Diabetes mellitus* (Typ-I-Diabetes) finden sich im Serum folgende Autoantikörper: Inselzellantikörper, Inselzelloberflächenantikörper und Insulinautoantikörper (nicht zu verwechseln mit den unter der Insulintherapie entstehenden Insulinantikörpern). Es liegt also nahe, den Typ-I-Diabetes als Autoimmunkrankheit aufzufassen, doch ist die Ursache des Diabetes multifaktoriell (s. S. 79).

6 Allergie

Wir haben gehört, daß das Eindringen eines Erregers in den Organismus – d. h. die Aufnahme eines Antigens – eine Krankheit hervorrufen kann und vom Menschen mit der Bildung von Antikörpern beantwortet wird. Es kommt zur Immunisierung, mit anderen Worten, der betreffende Mensch ist bei nochmaliger Aufnahme des gleichen Antigens (des gleichen Erregers) gegen diese Krankheit geschützt. Die gebildeten Antikörper werden deshalb **schutzbringende Antikörper** genannt (neutralisierende Antikörper). Bei vielen Viruserkrankungen werden allerdings im Rahmen der Immunisierung auch Antikörper produziert, die keine Schutzwirkung ausüben (nichtneutralisierende Antikörper) und diagnostisch als **Indikator-Antikörper** eingesetzt werden. Ein Beispiel sind eine Reihe von HIV-Antikörpern, deren Nachweis eine HIV-Infektion oder AIDS anzeigt. Im letzten Absatz war von **krankmachenden Antikörpern** als Auslöser von Autoimmunkrankheiten die Rede. Krankmachende Antikörper entstehen auch bei der Allergisierung.

Die Allergisierung ist ein der Immunisierung ähnlicher Vorgang. Auch hier ruft jedes Antigen die Bildung von Antikörpern hervor, und es kommt wie bei der Immunisierung zur Antigen-Antikörper-Reaktion. Sie führt jedoch zu einem ganz anderen Ergebnis als im Falle der Immunisierung. Das Antigen wird hier **Allergen** (= allergisierendes Antigen) genannt. Die erste Aufnahme des Allergens führt – anders als sonst beim ersten Kontakt mit einem Antigen – nicht zur Krankheit, sondern wird reaktionslos vertragen. Die sich bildenden Antikörper verursachen nun aber nicht etwa einen Schutz vor diesem Allergen – es kommt nicht zur Immunität –, sondern machen den Organismus sogar empfindlicher bzw. überempfindlich (Allergisierung = Sensibilisierung), so daß er bei erneuter Allergenzufuhr nun mit einer Krankheit reagiert.

> Der Mensch ist jetzt nicht **immun** (Infektionskrankheit nach erstmaligem Antigenkontakt → Immunisierung → *Immunität = Unempfänglichkeit)*, sondern **allergisch** (zunächst nach Allergenaufnahme keine Reaktion → Sensibilisierung → *Allergie*[15] *= spezifische Überempfindlichkeit = Hyperergie)*.

Folgende Gruppen von Allergenen werden unterschieden:

a) *inhalative Allergene:* Pollen, Tierhaare und -epithelien, Hausstaubmilben, Schimmelpilzsporen u. a.,

b) *Nahrungsmittelallergene:* Fisch, Eiklar, Kuhmilch, Erdbeeren, Nüsse u. a.,

c) *Kontaktallergene:* Nickel, Kosmetika u. a.,

d) *medikamentöse Allergene:* Penicillin, Sulfonamide, Antikonvulsiva, Aspirin u. a.,

e) *Insektenallergene:* der Stich der Bienen, Wespen, Hornissen, Hummeln, Mücken u. a.,

---

[15] allos (griech.): anders; ergon (griech.): Werk, Tätigkeit. Gemeint ist, daß der Organismus jetzt anders (nämlich überschießend) reagiert als vorher. Auch nach der Immunisierung ist die Reaktion verändert (sie fehlt). Für all diese Formen des „Andersreagierens" hat der Wiener Pädiater v. Pirquet zu Beginn dieses Jahrhunderts die Bezeichnung Allergie geprägt. Die Bedeutung dieses ursprünglich sehr weit gefaßten Begriffes hat sich inzwischen gewandelt, heute ist damit nur die spezifische Überempfindlichkeit gemeint, also die Hyperergie.

f) bakterielle Allergene und Allergene gegen andere Krankheitskeime,

d. h. nicht nur Eiweißkörper, sondern auch Polysaccharide und andere Stoffe können allergen wirken. Auf die genannten Stoffklassen reagieren keineswegs alle Menschen mit einer Allergie, die Neigung dazu ist individuell recht unterschiedlich. Eine Familiarität (Stichwort: Atopie, s. S. 244) von *allergischen Erkrankungen (Allergosen),* über die in vorhergehenden Kapiteln ausführlich berichtet wurde (Asthma, Heuschnupfen, Ekzem usw.) ist unverkennbar.

Ist von einer vorausgegangenen Allergenzufuhr nichts bekannt und führt schon der erste Kontakt mit der Substanz zur allergischen Reaktion, so spricht man hier von *Idiosynkrasie.* Genetische Faktoren dürften dabei im Spiele sein, z. B. ein Enzymmangel wie beim *Favismus* (s. S. 138). Es gibt ganz unterschiedliche Überempfindlichkeitsreaktionen. 4 Typen werden unterschieden:

I. Sofortreaktionstyp (Reaktion meist innerhalb von Sekunden bis wenigen Minuten): Er wird durch das von Plasmazellen produzierte IgE ausgelöst, das an dem einen Ende mit dem Allergen verbunden ist und sich mit dem anderen Ende an die Oberfläche von Blutbasophilen und Gewebsmastzellen bindet. Dadurch werden diese Zellen zur Ausschüttung bestimmter „Mediatoren" veranlaßt (z. B. Histamin, es wird in den Mastzellen und basophilen Leukozyten synthetisiert und gespeichert). Beispiele für den Soforttyp sind *Heuschnupfen, Asthma, Nesselsucht, Nahrungsmittelallergie* und *anaphylaktischer Schock.*

Beim **anaphylaktischen Schock** kommt es beim Zusammenprall der inzwischen seit der *1. Zufuhr* eines Allergens in großer Menge gebildeten IgE-Antikörper mit dem frühestens 6 Tage später – so lange dauert die Antikörperbildung – *erneut zugeführten* Allergen meist innerhalb weniger Minuten zu einem akuten Kreislaufversagen mit Zyanose, Schweißausbruch, Erbrechen und Krämpfen. Teils tritt sofort der Tod ein. Als Allergene kommen z. B. in Betracht tierisches, also artfremdes Serum, Penicillin, Insektenstiche (s. auch S. 518).

II. Zytotoxische Reaktion (sie tritt innerhalb weniger Stunden ein): Hier spielen IgG und IgM eine wichtige Rolle. Diese Antikörper reagieren mit Allergenen (oder Antigenen bzw. Autoantigenen), die auf Zelloberflächen sitzen (z. B. in Form von Medikamenten). Diese Zellen werden unter Mitwirkung des Komplementsystems vernichtet. Ein typisches Beispiel ist die (u. a. durch Medikamente hervorgerufene) *akute idiopathische thrombozytopenische Purpura* (s. auch S. 145).

III. Immunkomplexreaktion: Auch hier reagieren IgG- und IgM-Antikörper und Antigene (Antigen-Antikörper-Komplex = Immunkomplex) unter Mithilfe des Komplements auf der Zelloberfläche (und zwar häufig in den Gefäßwänden), die sie schädigen (lokale Entzündungsreaktion), ohne sie völlig zu zerstören (Beispiel: *Purpura* SCHÖNLEIN-HENOCH). Die Reaktion kommt teils schon nach Minuten bis Stunden zustande.

Ähnliche Mechanismen laufen bei der **Serumkrankheit** ab, allerdings erst nach einer Latenzzeit von 7–14 Tagen. Während sich bei Reaktionen vom Soforttyp meist wenige Minuten nach der 2. Applikation von z. B. tierischem Serum, wie oben erwähnt, ein anaphylaktischer Schock einstellen kann, tritt die Serumkrankheit erst in der 2. Woche nach der Allergenzufuhr auf. Ein weiterer Unterschied gegenüber dem anaphylaktischen Schock besteht darin, daß die Serumkrankheit schon (1–2 Wochen) nach der *Erst*injektion von tierischem Serum zustande kommt. Dies widerspricht keineswegs dem Allergiebegriff. Es dauert nämlich etwa 1–2 Wochen, bis nach einmaliger Fremdserumzufuhr Antikörper gebildet worden sind. Am Ende der Sensibilisierung sind nun aber immer noch Allergene von der vorausgegangenen Injektion im Organismus vorhanden, die zunächst anstandslos vertragen wurden, die aber eine Antigen-Antikörper-Reaktion (Immunkomplexreaktion) heraufbeschwören, eben die Serumkrankheit. Sie zeigt sich in Fieber, Gelenkschmerzen, Lymphknotenschwellungen, Ödemen und quaddelartigen Hautausschlägen (Nesselsucht). Teils wird nach Fremdseruminjektionen oder nach der Zufuhr anderer Allergene (z. B. Penicillin) nur eine Nesselsucht beobachtet. (Nicht jedes im Zusammenhang mit der Verabreichung eines Medikamentes auftretende Exanthem ist allergisch bedingt, so ist z. B. das *Ampicillin-Exanthem* toxisch ausgelöst, s. S. 246).

Auf jeden Fall ist größte Vorsicht bei Injektionen von tierischem Eiweiß geboten (Kortikoid und Antihistaminikum bereithalten!) und vorher zu fragen, ob der Betreffende schon einmal artfremdes Serum erhalten hat. Selbst wenn dies verneint wird, ist – wie am Beispiel der Serumkrankheit erläutert – die Fremdseruminjektion nicht ungefährlich. Gefahrlos ist dagegen der Eratz des artfremden Serums durch menschliches Gammaglobulin, was jetzt für die meisten Anwendungsgebiete zur Verfügung steht (s. S. 275).

Wo dies nicht möglich ist (z. B. Diphtherie), muß evtl. bei vorausgegangener Fremdseruminjektion Serum einer anderen Tierart verwendet oder desensibilisiert (d. h. die Sensibilisierung rückgängig gemacht) werden (s. S. 275). Eine Desensibilisierung, genauer gesagt, Hyposensibilisierung (s. S. 95), kommt übrigens auch beim Asthma und beim Heuschnupfen in Betracht, und zwar dann, wenn es – wie z. B. im Falle der Pollenallergie – nicht möglich ist, die Aufnahme des Allergens zu vermeiden (wenn also eine „Expositionsprophylaxe" – wie sie z. B. bei der Tierhaarallergie praktiziert wird – nicht angewendet werden kann).

IV. **Spätreaktionstyp:** Während die unter I–III abgehandelten Reaktionen humoral gesteuert werden, sind für die Spätreaktion (Spättyp, Reaktion vom verzögerten Typ, Typ IV) spezifisch sensibilisierte Lymphozyten verantwortlich. Die Reaktion wird meist nach 1–3 Tagen beobachtet. Hierher gehören die *Abstoßung von Organtransplantaten*, das *allergische Kontaktekzem*, aber auch die *Tuberkulinreaktion*, weshalb die Spätreaktion auch als „*Reaktion vom Tuberkulintyp*" bezeichnet wird: Nach etwa 2–3 Tagen ist die Überempfindlichkeit der Haut gegenüber Tuberkulin an der positiven Tuberkulinreaktion abzulesen. Der Körper reagiert übrigens auf Tuberkulin so lange *allergisch* (positive Tuberkulinprobe), wie die *Immunität* anhält (Superinfektionsschutz, s. u.). Unter bestimmten Umständen (z. B. Masern, s. S. 308, 312) verschwindet die Tuberkulinallergie vorübergehend; Personen, die auf die Allergenzufuhr zunächst tuberkulinpositiv reagierten, zeigen jetzt keine Reaktion mehr. Wir nennen diese Form der Reaktionsweise **Anergie.**

Die nahen Beziehungen zwischen Allergie und Immunität gehen auch daraus hervor, daß durch Glukokortikoide in beiden Fällen die Antikörperbildung unterdrückt werden kann. Außerdem bestehen enge Beziehungen zwischen Allergisierung und Autoimmunisierung – schließlich sind in beiden Fällen krankmachende Antikörper am Werke; so laufen viele Autoimmunkrankheiten nach den unter I–IV aufgeführten Reaktionen ab.

7 Passive Immunisierungen und Schutzimpfungen

7.1 Einleitung

Nach Überstehen einer Infektionskrankheit besteht in der Regel eine Immunität (Gefeitsein). Es war naheliegend zu versuchen, ob dies auch auf künstlichem Wege zu erreichen ist, ohne daß es zur Krankheit mit ihren teils unangenehmen Komplikationen kommt. Zu dieser auf immunologischem Wege durchgeführten Infektionsprophylaxe sind 2 Verfahren geeignet, nämlich die *aktive* und die *passive* Immunisierung. Im ersteren Falle handelt es sich um eine *Schutzimpfung* – der Organismus muß die Antikörper selber bilden und macht dabei eine, wenn auch fast stets nur leichte Erkrankung durch –, im letzteren Falle werden ihm bereits fertig ausgebildete, von einem anderen Organismus produzierte Antikörper einverleibt. Sie stammen entweder vom Menschen oder – seltener – vom Tier und werden wie die von der Mutter über die Plazenta auf das Kind übergegangenen Immunglobuline schnell abgebaut.

> Der „geliehene" Schutz nach *passiver Immunisierung* ist sofort (spätestens nach wenigen Stunden) vorhanden – die zugeführten Antikörper hemmen die Vermehrung des betreffenden Erregers bzw. neutralisieren seine Gifte –, aber von kürzerer Dauer (nur wenige Wochen)

als im Falle der selbsterzeugten Immunität, d. h. der Eigenproduktion von Antikörpern, die nach der Impfung – allerdings erst allmählich – einsetzt.

> Dem Vorteil des langdauernden Schutzes nach einer *Impfung* steht der Nachteil der längeren Anlaufzeit gegenüber.

Schutzimpfungen sind also nur dann sinnvoll, wenn *für spätere Zeiten vorgebeugt* werden soll. Zur „Prophylaxe" (genauer: Therapie) *nach bereits eingetretener Infektion* (vor Ausbruch der Erkrankung) eignen sich nur wenige Impfungen („*Inkubationsimpfung*"), nämlich die Tollwut-

und die Masernlebendimpfung, ferner die Diphtherie- und die Windpockenimpfung – früher wurde auch die Pockenimpfung bei bereits Infizierten, aber noch nicht Erkrankten mit Erfolg praktiziert (der Impfschutz – die Immunität infolge Impfung – setzt schon vor Ablauf der Inkubationszeit der betreffenden Krankheit ein, deren Ausbruch dadurch verhindert wird; durch die Impfung wird „das schnellere Pferd gesattelt"); im übrigen ist dies die Domäne der passiven Immunisierung.

7.2 Passive Immunisierung

7.2.1 Standard-Immunglobuline

Hauptsächlich wird hier also die passive Immunisierung nach erfolgter Infektion (wir sprechen von postinfektioneller oder *postexpositioneller passiver Immunisierung*) eingesetzt. So kann z. B. die i. m. Injektion von **humanem normalem Immunglobulin** (Gammaglobulin) in den ersten 2(–3) Tagen nach Masernexposition den Ausbruch der Erkrankung verhindern. Wird das Präparat erst am 4. oder 5. (spätestens am 6.) Tag der Inkubationszeit verabreicht – es muß nach dem 2. Tag höher dosiert werden –, so kommt es nicht zu einer völligen Unterdrückung, sondern nur zu einer Abschwächung der Masernerkrankung (mitigierte Masern). Eine noch spätere Applikation ist unwirksam. Dieses konventionelle Gammaglobulin schützt auch, i. m. injiziert, in den ersten 5 (–7) Tagen *nach* Kontakt mit Hepatitis A vor dem Auftreten dieser Erkrankung. Eine Gammaglobulingabe kann ferner *vor* dem Kontakt mit dem Hepatitis-A-Virus (also kurz vor Antritt einer Reise in Endemiegebiete) sinnvoll sein. Diese sog. präinfektionelle oder *präexpositionelle passive Immunisierung* – eine echte prophylaktische Maßnahme – ist sicherer und wirksamer als die postexpositionelle.

Das Standard-Immunglobulin (IgG) wird übrigens auch prophylaktisch beim *Antikörpermangelsyndrom* (zur Substitution des fehlenden bzw. verminderten IgG) eingesetzt, und zwar dient dazu eine spezielle Präparation, die sich zur intravenösen Infusion eignet. Dieses Gammaglobulin wird alle 3–4 Wochen zugeführt, um den Gammaglobulinspiegel des Serums im Normbereich zu halten.

7.2.2 Hyperimmunglobuline

Neben den gerade erwähnten konventionellen Präparaten gibt es spezielle, gegen ganz bestimmte Erkrankungen (gegen einen einzigen Erreger oder seine Gifte) gerichtete Immunglobuline. Wir sprechen hier von Hyperimmunglobulinen, die meist *vom Menschen* stammen (z. B. das **humane Anti-Tetanus-Immunglobulin** oder entsprechende spezifische humane Präparate gegen Tollwut, Hepatitis B, die durch Zecken übertragene Frühsommermeningoenzephalitis, Varizellen-Zoster, Röteln und Zytomegalie). Gelegentlich muß auf *tierische* Präparate (meist Pferdeserum, gelegentlich Serum vom Rind oder Hammel) ausgewichen werden (mit der Gefahr der Sensibilisierung), wie im Falle der passiven Immunisierung mit Antitoxin gegen Diphtherie, Botulismus und Gasbrand. Auch das Antiserum gegen Schlangengift gehört hierher. Für die tierischen Antitoxine (Antiseren) ist die Bezeichnung **Heilserum** bzw. **Immunserum** üblich. (Es gibt auch humanes Diphtherie-Hyperimmunglobulin, das aber nur selten verfügbar ist.)

Das Diphtherieheilserum von E. v. BEHRING war das erste zur passiven Immunisierung verwendete Präparat (Pferdeserum). Es stand schon um die Jahrhundertwende zur Verfügung. Das Diphtherie-Antitoxinpräparat wird sowohl zur Therapie der Diphtherie als auch bei Diphtherieverdacht eingesetzt.

> Die passive Immunisierung, die schon kurz nach der Injektion der Antikörper einen Schutz gewährt, dient demnach einerseits der *Verhütung der Erkrankung* nach stattgehabter Infektion und ist andererseits teils auch für die *Behandlung* bstimmter bereits ausgebrochener Infektionskrankheiten von Wert.

Nicht nur im Falle der Diphtherie, sondern auch gegen einige andere Krankheiten sind Hyperimmunglobuline *therapeutisch* wirksam (z. B. Tetanus und Botulismus). Die meisten dieser Hyperimmunglobuline werden jedoch *postexpositionell* vor Ausbruch der Erkrankung verabreicht, nur bei der Frühsommermeningoenzephalitis kommt u. U. sogar eine *präexpositionelle* Prophylaxe in Betracht (dann nämlich, wenn bei entsprechendem Infektionsrisiko nicht rechtzeitig geimpft werden konnte).

7.2.3 Herstellung der Immunglobulinpräparate

Uns stehen also folgende IgG-haltige Präparate zur Verfügung:

1. Humanes normales Immunglobulin (Standard-Immunglobulin),
2. Humanes Hyperimmunglobulin (gegen eine spezifische Krankheit gerichtet),
3. Immunserum vom Tier (ebenfalls gegen eine spezifische Krankheit).

Das zuerst genannte *Antikörperkonzentrat* wird aus dem Serum von mehr als 1000 normalen Blutspendern gewonnen und enthält ein ganzes Spektrum von Immunglobulinen, nämlich Antikörper gegen eine Vielzahl von Viren (Masern-, Hepatitis-A-, Polio-, EPSTEIN-BARR-, Coxsackie-B-Viren u. a.), gegen Bakterien und ihre Gifte, Pilze usw. Das *menschliche Hyperimmunglobulin* stammt dagegen von Rekonvaleszenten oder von Menschen, die gegen die zur Diskussion stehende Krankheit mehrfach geimpft worden sind. Dieses Hpyerimmun-Gammaglobulin hat also nur gegen eine einzige, ganz bestimmte Krankheit einen besonders hohen Antikörpergehalt. Es ist dem tierischen Immunserum vergleichbar, zeichnet sich aber durch eine bessere Verträglichkeit aus und ist auch wegen der längeren Verweildauer im Empfänger (Halbwertzeit 3–4 Wochen) dem tierischen Antiserum (Halbwertzeit 1–2 Wochen) überlegen. Die Verwendung von *Tierseren* ist dann berechtigt, wenn menschliche Seren die entsprechenden Antikörper nicht oder nicht in genügender Menge enthalten und eine Immunisierung beim Menschen zum Zwecke der Antikörperbildung zu gefährlich wäre. Zur Produktion derartiger Tierseren werden die Tiere dem betreffenden Antigen ausgesetzt, so daß sie eine gute aktive Immunisierung durchmachen. Das Blut dieser Tiere ist dann mit den von ihnen gebildeten Antikörpern angereichert. Auf der Höhe der Antikörperbildung werden die Tiere zur Ader gelassen. Die speziellen Antikörper befinden sich im Serum.

Früher wurde auch direkt das Serum von Personen, die gerade eine Infektionskrankheit überstanden hatten *(Rekonvaleszentenserum),* oder eine *Bluttransfusion* zur Verhütung bestimmter Infektionskrankheiten gegeben (vorausgesetzt, der Blutspender hatte die betreffende Krankheit durchgemacht). Wegen der Gefahr der Übertragung von Krankheitserregern ist diese Praxis verlassen worden, und zwar zugunsten der unter strengsten Kautelen hergestellten Präparationen, die frei von Hepatitisviren, HI-Viren und anderen Erregern sind.

Bei den nur i. m. applizierbaren Gammaglobulinpräparaten ist es nötig, sich – wie bei allen i. m. (und s. c.) Injektionen – davon zu überzeugen, daß kein Blutgefäß getroffen worden ist (Aspirationsversuch!); es kann sonst zu schweren Schocksymptomen kommen. Daß es bestimmte Gammaglobulinpräparate gibt, die zur i. v. Verabreichung geeignet sind, wurde bereits erwähnt. Vor der Injektion von Tierseren muß nach etwaigen vorausgegangenen Injektionen von artfremdem Eiweiß (Gefahr des anaphylaktischen Schocks s. S. 272) und überhaupt nach Allergien – auch innerhalb der Familie – gefragt werden. Selbst nach der ersten Fremdeiweißinjektion kann es zu Sensibilisierungen mit entsprechenden Nebenwirkungen kommen (Serumkrankheit, s. S. 272). Seit Einführung des *Fermoserums* ist die Verträglichkeit besser; es handelt sich dabei um ein Tierserum, aus dem einige begleitende Eiweißbestandteile fermentativ entfernt worden sind. Trotzdem muß u. U. eine Vortestung (z. B. i. c. Hauttest) durchgeführt bzw. das Serum fraktioniert (d. h. in kleinen Schritten mit steigenden Dosen) verabreicht werden. Teils muß eine andere Tierart (Hammelserum, Rinderserum) gewählt werden.

7.3 Schutzimpfungen

Eine größere Bedeutung als die passive Immunisierung haben die Schutzimpfungen. Sie spielen eine wichtige Rolle bei der Verhütung von Infektionskrankheiten. Es sei nur daran erinnert, daß durch konsequente Pockenschutzimpfung die *Pocken besiegt* worden sind; im Oktober 1977 ist der allerletzte Pockenfall aufgetreten (und zwar in Somalia). Etwa 2 Jahre später, nämlich im Dezember 1979, verkündete die WHO (Weltgesundheitsorganisation), daß die Pocken ausgerottet sind. Den enormen *Rückgang an Kinderlähmung, Diphtherie u. a.* verdanken wir ebenfalls hauptsächlich den Impfungen.

> Die Durchführung von Schutzimpfungen gehört zu den schönsten Aufgaben der Präventivmedizin; denn Vorbeugen ist besser als Heilen.

Für Schutzimpfungen ist jetzt auch die Bezeichnung *Vakzination*[16] üblich. Ursprünglich verstand man darunter nur die *Pockenschutzimpfung;* sie geht nämlich auf die Beobachtung zurück, daß beim Melken durch Kontakt mit *Kuhpocken* (= Bläschenkrankheit am Euter) eine relativ leichte Erkrankung (Kuhpocken an den

---

[16] vacca (lat.): Kuh; „Vakzination" bedeutet heute ganz allgemein „Impfung", desgleichen ist der Ausdruck „Vakzine" („Kuhpockenlymphe") jetzt gleichbedeutend mit „Impfstoff".

Händen) entsteht und daß diese später bei Pockenkontakt das Angehen der eigentlichen Pocken verhindert. Der schottische Arzt E. JENNER konnte beweisen, daß auch die durch Impfung übertragene Kuhpockeninfektion beim Menschen gegen die weitaus gefährlicheren Pocken schützt. Er führte 1796 die 1. Pockenschutzimpfung durch. Erst 1874 wurde die Pockenschutzimpfung in Deutschland laut Gesetz Pflicht. 1976 wurde wegen des damals schon deutlichen Rückgangs der Pocken die Pockenerstimpfung, die sehr viel gefährlicher ist als die Zweitimpfung, nicht mehr gesetzlich vorgeschrieben, und im November *1982 wurde das Pockenimpfgesetz völlig aufgehoben* (die Erstimpfung wurde übrigens in dem auf das Geburtsjahr folgenden Kalenderjahr, die Zweitimpfung im 12. Lebensjahr durchgeführt). Seitdem werden nur noch Menschen pockengeimpft, die im Labor mit Pockenviren arbeiten.

Es gibt Impfstoffe gegen Viren und solche gegen Bakterien, in beiden Gruppen werden Lebendimpfstoffe und Totimpfstoffe unterschieden. Bei den **Lebendimpfstoffen** werden die Erreger abgeschwächt („attenuiert"), d. h. sie bleiben am Leben, sind vermehrungsfähig und führen zur Immunisierung. Die **Totimpfstoffe** (inaktivierte Impfstoffe) entstehen entweder durch Abtötung der Keime bzw. durch „Entgiftung" von Toxinen – dabei entsteht das Toxoid –, oder es werden nur bestimmte Bestandteile der Mikroorganismen verwendet, z. B. Bakterienextrakte von der Oberfläche oder einzelne Virusantigene – wie das Oberflächenantigen HbsAg bei der Hepatitis-B-Impfung (Tab. 17.3). Bei der Herstellung von Totimpfstoffen spielt u. a. das *Formaldehyd* eine wichtige Rolle. Es hat die Eigenschaft, Erreger (Viren wie Bakterien) abzutöten bzw. Toxine zu entgiften, ohne daß dadurch die Immunisierungsfähigkeit verloren gehen würde.

Aus der Tab. 17.3 ist ersichtlich, daß die Totimpfstoffe i. m. verabreicht werden, während die meisten Lebendimpfstoffe s. c. zu applizieren sind, außer den oralen Impfstoffen gegen Kinderlähmung und Typhus und der BCG-Impfung, die streng i. c. gegeben wird. (Die Pockenimpfung erfolgte übrigens durch Skarifikation, d. h. durch Ritzen der Haut.)

Es existieren verschiedene **Impfpläne.** Der hier wiedergegebene (Tab. 17.4) hat sich sehr bewährt. Dazu muß allerdings noch vermerkt werden, daß durch Infekte, Reisen etc. Verschiebungen der Impftermine unvermeidlich und akzeptabel sind. Bestimmte Regeln sind aber zu beachten. Zwischen 2 *Polio-Schluckimpfungen* darf der Abstand von 6 Wochen nicht unterschritten werden (eine obere Grenze gibt es dagegen nicht): Es werden ja bei der Polio-Schluckimpfung stets alle 3 Impfvirusstämme angeboten – trivalenter Impfstoff –, von denen zunächst *ein* Stamm im Darm haftet; erst nach Ablauf von 6 Wochen sind die Darmzellen zur Aufnahme eines anderen Polio-Impfvirus bereit. Spätestens nach 3

Tabelle 17.3 Impfstoffe und Applikationsart.

Virusimpfstoffe	Bakterielle Impfstoffe
Lebendimpfstoffe gegen	Lebendimpfstoffe gegen
Polio (Sabin), oral	Tuberkulose, i.c.
Masern, s.c.	Typhus, oral
Mumps, s.c.	
Röteln, s.c.	Totimpfstoffe gegen
Gelbfieber, s.c.	(abgetötet:)
Windpocken, s.c.	Keuchhusten, i.m.
(Pocken, Skarifikation)	Cholera, i.m.
Totimpfstoffe gegen	(Toxoid:)
(abgetötet:)	Diphtherie, i.m.
Polio (Salk), i.m.	Tetanus, i.m.
Tollwut, i.m.	(Bakterien-Extrakte:)
Frühsommermeningoenzephalitis, i.m.	Pneumokokken, i.m.
(Einzelantigene:)	Meningokokken, i.m.
Hepatitis B, i.m.	Haemophilus influenzae, i.m.
Influenza, i.m.	

Tabelle 17.4 Impfplan.

Lebensalter	Impfung
1. (–6.) Lebenswoche	BCG-Impfung (gegen Tuberkulose)*
ab 3. Monat	1. DT-Impfung + 1. HIB-Impfung 1. Polio-Schluckimpfung
ab 5. Monat	2. DT-Impfung + 2. HIB-Impfung 2. Polio-Schluckimpfung
ab 15. Monat	Masern-Mumps-Röteln-Impfung
2. Lebensjahr	3. DT-Impfung + 3. HIB-Impfung 3. Polio-Schluckimpfung
7. Lebensjahr	Td-Auffrischimpfung
10. Lebensjahr	4. Polio-Schluckimpfung
12. (11.–16.) Jahr	Rötelnimpfung (nur für Mädchen)

* nur bei besonderer Indikation; dies gilt auch für die Pertussisimpfung, die zusammen mit der Diphtherie-Tetanus-Impfung 3 × im 1. Lebensjahr – evtl. ein 4. Mal im 2. Lebensjahr – gegeben wird (jeweils als DPT-Impfung)

Schluckimpfungen sollte der Organismus Antikörper gegen alle 3 Polio-Virusstämme besitzen. Mit der 4. Polio-Schluckimpfung im Alter von 10 Jahren soll eine eventuell bestehende Impflücke geschlossen werden (Fehlen von Antikörpern gegen einen der 3 Stämme). Auch bei den anderen Lebendimpfstoffen führt eine einzige Impfung (z. B. gegen Masern) zu einer ausreichenden Antikörperbildung gegen den betreffenden Erreger.

Ganz anders verhält es sich bei den Totimpfstoffen. Hinsichtlich Diphtherie und Tetanus z. B. *gehören 3 DT-Impfungen zur sog. Grundimmunisierung*. Die Abstände dieser einzelnen Impfungen dürfen von den im Impfplan angegebenen etwas abweichen, d. h. hier gibt es einen gewissen Spielraum, ohne daß die Wirkung verlorengine. Der Antikörpertiter erreicht nach jeder der 3 Diphtherie-Tetanus-Impfungen immer größere Höhen. Aber erst die 3. DT-Impfung führt zu einer ausreichenden Antikörperantwort des Organismus, d. h. zu einem jahrelangen Impfschutz. In mehrjährigen Abständen ist hier wegen des allmählichen Rückgangs des Antikörpergehalts jeweils eine *Auffrischimpfung (Boosterung)* notwendig. Während nach den zur Grundimmunisierung gehörenden Injektionen der Antikörpertiter nur ganz allmählich (über Wochen) ansteigt, führt eine einzige Auffrischimpfung viele Jahre später zu einem sprunghaften Antikörperanstieg: Innerhalb von 48 Stunden ist wieder ein ausreichender, lang andauernder Impfschutz vorhanden (dieser Boostereffekt beruht auf der Funktion der Gedächtniszellen, s. S. 264).

Die meisten der im Impfplan enthaltenen Impfungen sind von allen Bundesländern als Routineimpfung, d. h. generell „öffentlich empfohlen" *(Standardimpfungen)*. Es gibt auch öffentlich empfohlene Impfungen für einen bestimmten Personenkreis *(Indikationsimpfung)*. Eine öffentliche Empfehlung wird von der Obersten Landesgesundheitsbehörde ausgesprochen, wenn die betreffende Impfung im Interesse der Gesamtbevölkerung liegt *(öffentlich empfohlene Sonderimpfung)*. Im Falle von Impfschäden leistet das Land bei öffentlich empfohlenen Impfungen Entschädigung. Daneben gibt es Impfungen (wie z. B. die Gelbfieberimpfung), die vor bestimmten Auslandsreisen auf Grund von *Verordnungen im Reiseverkehr* vorgeschrieben sind und wo ebenfalls ein Versorgungsanspruch im Falle eines Impfschadens besteht. Bei sonstigen „empfehlenswerten" Impfungen gilt dies nicht *(Sonderimpfungen)*.

Da sich der Organismus nach der Impfung mit dem Antigen des Impfstoffs auseinandersetzt, ist es nicht verwunderlich, daß auch Nebenwirkungen auftreten können. Wir sprechen hier von **Impfkrankheit** (sie ist leichter als die Krankheit, die durch die Impfung verhindert werden soll). Teils treten praktisch keine Probleme auf oder allenfalls leichte Reaktionen wie Fieber und Schwellung an der Impfstelle (wie z. B. gelegentlich nach der Tetanusimpfung), teils kommt es regelmäßig zu Nebenwirkungen und u. U. sogar zu ernsten Komplikationen (wie nach der zum Glück überflüssig gewordenen Pocken-Erstimpfung). Um das Impfrisiko klein zu halten, ist es wichtig, daß nicht während einer *akuten Krankheit* geimpft wird und auch dann nicht, wenn Infektionskrankheiten in der Umgebung des Kindes bekannt sind. Weitere **Impfkontraindikationen** sind die Behandlung mit *Zytostatika* o. ä. und bestimmte *Immundefekte*. Teils bleibt hier eine Immunantwort nach der Impfung aus – wie im Falle des Antikörpermangelsyndroms nach der Diphtherie-Tetanus-Impfung, auch bei AIDS muß damit gerechnet werden –, teils kommt es zu Nebenwirkungen, z. B. zur Einschmelzung von Lymphknoten in der linken Leiste nach versehentlicher Tuberkuloseschutzimpfung von AIDS-Patienten.

Bei *symptomlosen HIV-infizierten Kindern* sind Impfungen mit Totimpfstoffen erlaubt. Bezüglich der Lebendimpfstoffe gilt hier folgende Regelung: Statt der Polio-Schluckimpfung nach SABIN wird die SALKsche Impfung mit dem Totimpfstoff empfohlen (s. S. 280); dies gilt übrigens auch für nicht HIV-infizierte Kinder, wenn sich im Haushalt HIV-positive Personen befinden. Die BCG-Impfung ist kontraindiziert. Eine Masern-Mumps-Röteln-Impfung kann durchgeführt werden. Kinder mit (manifestem) *AIDS* dürfen wohl Totimpfstoffe, jedoch keine Lebendimpfstoffe bekommen. Ausnahmsweise ist Patienten mit symptomatischer HIV-Infektion eine Masern-(Mumps-Röteln-)Impfung gegeben worden, die sie gut vertragen haben, während Masern bei AIDS-Kindern schwer, teils tödlich verlaufen. Dieser Lebendimpfung vorzuziehen ist eine rechtzeitige passive Immunisierung bei Masernkontakt. Es besteht bei der HIV-Infektion immer die Gefahr, daß es durch Impfungen über die Aktivierung von T-Helferzellen (s. S. 338) zur Vermehrung von HI-Viren und damit zur Verschlechterung kommt. In bestimmten Situationen ist die *Windpockenimpfung* gerade bei immundefizienten Patienten angezeigt (z. B. bei der Leukämie), sie wird in einer Therapiepause durchgeführt.

Es sollten möglichst alle gesunden Kinder die generell öffentlich empfohlenen Impfungen wahrnehmen; denn die betreffenden Infektionskrankheiten lassen sich erst dann beherrschen, wenn im Kindesalter rund 90% oder mehr der einzelnen Geburtsjahrgänge durchgeimpft sind: Diejenigen Kinder, die nicht geimpft worden sind oder nicht geimpft werden dürfen bzw. die wenigen „Impfversager" (kein Antikörperanstieg nach der Impfung) entgehen dann meist der Infektion. Sie leben unter dem Schutz der Geimpften, die diese Erkrankungen nicht bekommen und folglich nicht weiterverbreiten können.

> Ganz allgemein gilt, daß nur solche Impfungen durchgeführt werden sollten, die **notwendig, wirksam** und **verträglich** sind

(den Nutzen einer Impfung sieht man nicht auf den 1. Blick, einen Impfschaden erkennt man dagegen sehr viel leichter). Bei äußerst dringlichen Impfungen muß allerdings ein mehr oder weniger großes Impfrisiko in Kauf genommen werden. Dies traf früher 1. für die Pocken-Erstimpfung und 2. für die Tollwutimpfung zu (die Pockenimpfung ist, wie erwähnt, überflüssig geworden, und für die Tollwutimpfung stehen inzwischen sehr gut verträgliche Impfstoffe zur Verfügung).

Impfungen werden vom Kinder- oder Hausarzt, vom Arzt im Krankenhaus oder vom Gesundheitsamt vorgenommen. Zu den einzelnen Impfungen sei noch folgendes ausgeführt.

7.3.1 BCG-Impfung[17]

Die Notwendigkeit einer Tuberkuloseimpfung wird unterschiedlich beurteilt. In einigen Bundesländern wird empfohlen, alle Neugeborene zu impfen, in anderen Bundesländern werden diese Neugeborenenimpfungen wegen des Rückgangs der Tuberkulose – auch die wenn auch nur geringe Impfkomplikationsrate (s. u.) ist unter diesen Umständen mit zu berücksichtigen – nur dann für indiziert gehalten, wenn ein erhöhtes Tb-Infektionsrisiko, also eine erhöhte Tuberkulosegefahr besteht (vermehrt Tuberkulosen im Ort, Neigung zu Tuberkuloseerkrankungen in der Familie, Kinder von Eltern, die aus einem Land mit hoher Tuberkuloserate stammen, Personal in Tuberkulosekrankenhäusern). Das ist auch die offizielle Meinung der Ständigen Impfkommission des Bundesgesundheitsrates (STIKO) und anderer Gremien. Allerdings sollten bei den nicht geimpften Kindern jährliche Tuberkulintests durchgeführt werden – was aber nur teilweise geschieht –, um eine Tuberkuloseinfektion (das Positivwerden der Tuberkulinprobe, d. h. eine *Tuberkulinkonversion*) rechtzeitig zu erkennen und so vor Auftreten der Tuberkulosekrankheit eine Behandlung einleiten zu können (die sog. *präventive Chemotherapie*). Bei BCG-Impfungen in den ersten 6 Lebenswochen ist eine vorausgehende Tuberkulintestung entbehrlich. Ältere Kinder dürfen die BCG-Impfung nur erhalten, wenn sie auf die Intrakutanprobe (0,1 ml) mit 100 E GT (gereinigtes Tuberkulin) negativ reagiert haben. Zur Erfolgskontrolle der Impfung wird rund 4 Monate später eine Tuberkulintestung durchgeführt – wenn nötig bis zur Stärke 100 GT i. c. Der Impfschutz hält etwa 10 Jahre an.

Die BCG-Impfung ist gut verträglich. Gelegentlich kommt es etwa nach 6 Wochen zu einem *Impfgeschwür* am Injektionsort, also an der linken Hüfte (größere Ulzera finden sich in rund 1%) oder zum *Lymphknotenabszeß* in der linken Leistenbeuge (in höchstens 1‰, therapeutisch wird die Kombination von Exstirpation der eingeschmolzenen Lymphknoten und 6wöchiger tuberkulostatischer Behandlung mit Isoniazid empfohlen). Ernstere Komplikationen sind selten (z. B. die *BCG-Osteomyelitis,* die etwa einmal auf 100000 Impfungen beobachtet wird). Eine extreme Rarität (etwa 1:5 Millionen Impfungen) ist die bei Immundefekten auftretende BCG-Tuberkulose mit tödlichem Ausgang.

7.3.2 Diphtherieimpfung

In der Vergangenheit sind bei uns in etwa 25- bis 30jährigen Abständen große Diphtherieepidemien aufgetreten. In den 60er Jahren ist es jedoch wegen des guten Impfschutzes nur zu Lokalepidemien gekommen. Obwohl die Diphtherie selten geworden ist, muß zur Vermeidung größerer Impflücken die sehr gut verträgliche Diphtherieimpfung beibehalten werden. Nach dreimaliger Impfung (Grundimmunisierung) mit dem herkömmlichen Diphtherieimpfstoff (D) hält der Impfschutz mit Sicherheit 5 Jahre an, weshalb im 7. Lebensjahr die 1. Auffrischimpfung empfohlen wird. Sie führte früher in dieser Altersgruppe nicht selten zu stärkeren Schwel-

---

[17] BCG = Bazillus Calmette-Guérin, nach 2 französischen Forschern benannter vom Rind stammender Impfkeim (lebende, abgeschwächte Erreger) für die Tuberkuloseschutzimpfung.

lungen am Ort der Injektion. Man ist deshalb jetzt dazu übergegangen, für Kinder ab 7. Lebensjahr und für Erwachsene einen stark verdünnten, fast nebenwirkungsfreien Diphtherieimpfstoff (d) anzubieten, der – wie der konzentrierte Diphtherieimpfstoff (D) – zweckmäßigerweise mit der Tetanusimpfung kombiniert wird, und zwar im 7. Lebensjahr und danach bei Jugendlichen und Erwachsenen – während des ganzen Lebens – in 10- (bis 15-)jährigen Abständen (als *Td-Impfung* im Gegensatz zur *DT-Impfung* im Säuglingsalter und im 2. Lebensjahr).

7.3.3 Tetanusimpfung

Die Tetanusimpfung ist wegen der hohen Sterblichkeitsrate (unter 50%) des ausgebrochenen Tetanus dringend zu empfehlen, bei Kindern wie Erwachsenen. Jährlich erkranken bei uns noch 20–30 Menschen an Tetanus. Auch diese Impfung hat sich wie die Diphtherieimpfung hervorragend bewährt und ist sehr gut verträglich. Im allgemeinen wird, wie erwähnt, die Tetanusimpfung in Kombination mit der Diphtherieimpfung durchgeführt, aber auch der Einzelimpfstoff steht zur Verfügung. Es werden im 1. und 2. Lebensjahr 3 Diphtherie-Tetanus-Impfungen gegeben, und die im 7. Lebensjahr ohnehin fällige 4. Diphtherieimpfung wird mit einem Tetanus-Booster kombiniert (Td-Impfstoff). Später werden – auch während des ganzen Erwachsenenalters – *ohne Verletzung* alle *10 (bis höchstens 15) Jahre* T- (bzw. Td-)Auffrischimpfungen durchgeführt. Innerhalb von 5 Jahren nach der Grundimmunisierung (also nach 3 Impfungen) bzw. nach einem Booster braucht selbst im Verletzungsfall nicht gegen Tetanus geimpft zu werden. Liegt jedoch die Immunisierung länger als *5 Jahre (bis höchstens 10 Jahre)* zurück, so ist im Falle einer *tetanusgefährdeten Verletzung* (nicht bei sauberen, kleinen Wunden) eine Tetanusauffrischimpfung vorzunehmen. Besteht kein ausreichender Impfschutz (ist z. B. keine oder nur eine Tetanusimpfung vorausgegangen oder liegt die letzte wirksame Impfung – Grundimmunisierung oder Boosterung – schon länger als 10 Jahre zurück), so ist bei Verletzungen die Kombination von Tetanusimpfung und passiver Immunisierung erforderlich (Simultanimpfung, s. S. 283).

7.3.4 Keuchhustenimpfung

Die Keuchhustenimpfung (Pertussisimpfung) gehört wegen der Nebenwirkungen des Impfstoffs (s. u.) nicht zu den generell öffentlich empfohlenen Impfungen, ist aber in gewissen Situationen angezeigt, z. B. bei bestimmten chronischen Erkrankungen der Atemwege und bei schweren Herzfehlern, wo der Keuchhusten eine besondere Gefährdung darstellt *(Indikationsimpfung)*. Teils wird die Impfindikation sehr weitgestellt. Kinder mit Erkrankungen des Zentralnervensystems (z. B. mit Anfallsleiden) dürfen jedoch auf keinen Fall eine Keuchhustenimpfung erhalten. Es gibt keinen Pertussis-Einzelimpfstoff, sondern nur den Kombinationsimpfstoff mit der Diphtherie- und Tetanuskomponente *(DPT-Impfstoff)*. Geimpft werden Säuglinge im 3., 4. und 5. Lebensmonat (Grundimmunisierung für Diphtherie, Pertussis und Tetanus, teils wird zur Grundimmunisierung noch eine 4. DPT- [bzw. DT-] Impfung im 2. Lebensjahr verlangt). Ein späterer Impfbeginn oder größere Abstände sind unzweckmäßig, da der Pertussisschutz möglichst schnell erreicht sein soll. Für Säuglinge ist nämlich der Keuchhusten gefährlicher als für ältere Kinder. Am größten ist die Sterblichkeit an Keuchhusten im 1. Lebenshalbjahr, doch so früh kann mit Injektionsimpfstoffen kein Impfschutz aufgebaut werden – ein weiterer Grund, warum diese Impfung nicht mit Begeisterung empfohlen wird.

Die Keuchhustenimpfung hat eine Reihe von Nebenwirkungen, z. B. motorische Unruhe infolge *Hypoglykämie* und *Krampfanfälle;* die gefährlichste Komplikation ist die *Impfenzephalopathie*. Hierfür werden recht unterschiedliche Zahlen angegeben. Mit bleibenden Hirnschäden nach Keuchhustenimpfung ist größenordnungsmäßig einmal bei 100 000 Impfungen zu rechnen, noch seltener ist ein tödlicher Ausgang. (Keuchhusten selbst ist allerdings noch gefährlicher, er führt rund 1000mal häufiger zur Enzephalopathie, wobei es nicht selten zur Ausheilung kommt, aber auch Dauerschäden am Zentralnervensystem und Todesfälle kommen vor.) An der Herstellung eines verträglicheren Impfstoffes wird fieberhaft gearbeitet (oraler Impfstoff, unmittelbar nach der Geburt zu geben, und azellulärer Impfstoff für Kinder ab 2. Lebensjahr).

7.3.5 Polioimpfung

In vielen Teilen der Erde ist die Kinderlähmung noch recht häufig. Sie kann jederzeit zu uns eingeschleppt werden. Deshalb dürfen keine größeren Impflücken entstehen. Leider haben die Anfangserfolge der Polioimpfung zu einer gewissen Sorglosigkeit gegenüber der Poliomyelitis geführt (Patienten mit Kinderlähmung sind nicht mehr – wie früher – allgegenwärtig). Für die Polioimpfung steht einerseits ein *Totimpfstoff (nach* SALK) zur Verfügung – er wird nur noch selten (bei Kontraindikation der Schluckimpfung wie z. B. Antikörpermangelsyndrom oder AIDS) eingesetzt und wird wie die DT-Impfung gehandhabt (Kombinationsimpfstoff). Andererseits gibt es den einen länger anhaltenden Schutz vermittelnden *Lebendimpfstoff (nach* SABIN), der oral – z. B. als Einzelimpfportion aus einer Tube – verabreicht wird (Polio-Schluckimpfung). Am Anfang des Kapitels ist über die Impfabstände ausführlich berichtet (s. S. 276). Nach 3 Polio-Schluckimpfungen, die in der Regel gleichzeitig mit der DT-Impfung erfolgen, wird alle 10 Jahre bis ins junge Erwachsenenalter hinein eine weitere Impfung gegeben (dann u. U. zusammen mit der Td-Impfung). Der Infektionsweg, den die Polio-Impfviren bei der oralen Impfung nehmen, ist der gleiche wie bei den die Kinderlähmung hervorrufenden „Wildviren". Über diese „Darminfektion" bei Polio-Schluckimpfung, die übrigens selten in Form einzelner *weicher Stühle* sichtbar wird, ist ebenfalls eingangs bereits berichtet worden (s. S. 276). Die bei der Polio so gefürchteten *Lähmungen* sind nach der Schluckimpfung extrem selten. Eine solche Komplikation wird einmal bei mehreren Millionen Impfungen gesehen, und zwar am ehesten bei Immundefekten (die eine Kontraindikation der Polio-Schluckimpfung darstellen, s. o.).

7.3.6 Masernimpfung

Die große Bedeutung der Masernimpfung ist offenkundig, wenn man sich vergegenwärtigt, daß Masern alles andere als harmlos sind. Gefürchtet werden z. B. bedrohliche Pneumonien und die Enzephalopathie. Die letztere kommt einmal auf mehrere 1000 Masernerkrankungen vor, bei älteren Kindern ist sie häufiger als bei Kleinkindern. Sie führt bei etwa einem Viertel der Betroffenen zum Tode, oft auch zu schweren Hirnschäden mit dauernder Pflegebedürftigkeit, Ausheilungen sehen wir bei fast jedem zweiten Patienten. Eine sehr seltene, fast immer tödlich endende Masernkomplikation ist die SSPE (subakute sklerosierende Panenzephalitis, s. S. 374), die etwa einmal auf 100 000 Masernerkrankungen beobachtet wird. Die Sterblichkeit an Masern ist in den einzelnen Ländern der Erde recht unterschiedlich, sie schwankt zwischen fast 0,1‰ (in den Industrienationen) und über 100‰ (in einigen Entwicklungsländern).

> Wenn man angesichts der Gefährlichkeit der Masern die gute Verträglichkeit der Masernimpfung bedenkt, ist es schwer vorstellbar, daß es überhaupt Masernimpfgegner gibt; eine solche Einstellung ist medizinisch nicht begründbar. Wir haben nur die Alternative: entweder Masern mit dem Risiko schwerer Komplikationen oder die harmlose Masernimpfung.

Wegen des insgesamt noch unzureichenden Durchimpfungsgrades unserer Kinder bekommt bei uns jeder Masern, es sei denn, er ist geimpft. Es gibt auch Länder, wo rund 99% aller Kinder maserngeimpft sind (USA, Kanada, Tschechoslowakei, Finnland, Schweden) und diese Erkrankung nur noch ausnahmsweise auftritt. In solchen Ländern werden die wenigen Kinder, die nicht geimpft werden dürfen oder bei denen die Impfung nicht angegangen ist, durch die hohe Impfrate mit geschützt.

Es ist sinnvoll, den Masernlebendimpfstoff mit den Lebendimpfstoffen gegen Mumps und Röteln zu kombinieren. Die Impfung kann frühestens im 15. Lebensmonat durchgeführt werden. Jüngere Kinder haben möglicherweise noch einen kleinen Rest mütterlicher, über die Plazenta übertragener Antikörper, so daß die Impfung zu diesem frühen Zeitpunkt entweder nicht angeht oder eine zu geringe Immunantwort hervorruft, also einen nur sehr kurze Zeit anhaltenden Impfschutz bewirkt. Da maserngeimpfte Mütter einen niedrigeren Antikörper-Titer aufweisen als solche, die Masern durchgemacht haben, dürfte auch die Antikörperausstattung ihrer Kinder geringer sein. Dann wäre schon eine Impfung vor dem 15. Lebensmonat effektiv.

Die Nebenwirkungen der Masernimpfung sind gering und treten – wenn überhaupt – am 5.–12. Tag nach der Impfung auf. Weniger als 10% der Geimpften entwickeln sog. *Impfmasern* (höheres Fieber, katarrhalische Erscheinungen, uncharakteristisches Exanthem), die nicht ansteckend sind. Pneumonien gibt es nach der Impfung nicht. Eine *Enzephalopathie* nach Masernimpfung ist mehr als 1000mal seltener als nach Masern und kommt weniger als 1mal auf 1 Million Impfungen vor. Tritt eine solche Komplikation innerhalb von 30 Tagen nach der Masernimpfung in Erscheinung und bestehen auch 4 Monate später noch entsprechende Symptome, so wird die Enzephalopathie juristisch als Impfschaden (also als Impffolge) anerkannt, vorausgesetzt, daß es keine andere Erklärung dafür gibt. Damit ist natürlich nicht gesagt, daß diese Enzephalopathien in jedem Falle durch die Impfung verursacht wurden. Es kann sich um ein zufälliges Zusammentreffen handeln (zeitliche, nicht ursächliche Korrelation), d. h. dieselbe Erkrankung wäre bei einigen dieser Kinder auch ohne vorausgegangene Masernimpfung aufgetreten. Auf keinen Fall ist die Enzephalopathie, die bei Masern sehr viel häufiger beobachtet wird, ein Grund, die Masernimpfung abzulehnen. Es darf nicht übersehen werden, daß mit der Zunahme der Impfungen bei zunächst noch ungenügender Gesamtimpfrate Masern bei Nichtgeimpften in einem höheren Lebensalter auftreten und damit gefährlicher verlaufen (wie erwähnt, nimmt mit steigendem Alter die Häufigkeit der Masernenzephalopathie zu) – ein weiteres Argument für die Notwendigkeit, einen hohen Durchimpfungsgrad zu erreichen. Falsch wäre es, aus der erhöhten Gefährdung ungeschützter älterer Kinder (und auch Erwachsener) den Schluß ziehen zu wollen, diese so segensreiche Impfung zu unterlassen. Man würde dann wieder bei allen Kindern die gefährlichen Masernkomplikationen in Kauf nehmen. Der sicherere Weg ist die konsequente Impfung, die auch die älteren Kinder (und Erwachsenen) schützt, evtl. mit späterer erneuter Impfung, und zwar weniger wegen nachlassender Immunität – die Masernimpfung dürfte einen lebenslangen Schutz vermitteln wie die Masern –, sondern zum Schließen von Impflücken, was im Ausland zum Teil schon jetzt praktiziert wird (s. unter Mumps- und Rötelnimpfung).

Über die Inkubationsimpfung s. S. 273.

7.3.7 Mumpsimpfung

Ähnlich verhält es sich mit Mumps. Es erkranken jetzt wegen des steigenden, aber keineswegs ausreichenden Durchimpfungsgrades immer höhere Altersklassen. Damit sind auch vermehrt männliche Patienten während oder nach der Pubertät betroffen. Etwa jeder 4. von ihnen erkrankt an einer Orchitis (Hodenentzündung), die teils doppelseitig ist und dann zur Unfruchtbarkeit führen kann. Unabhängig davon ist die Impfung bei beiden Geschlechtern wegen anderer Mumpskomplikationen indiziert, wie Meningitis, Meningoenzephalitis, Taubheit u. a. Die Mumpsimpfung ist sehr gut verträglich und wird, wie schon erwähnt, in Kombination mit der Masern- und Rötelnimpfung ab 15. Lebensmonat gegeben, bewirkt wohl einen mehrere Jahrzehnte anhaltenden Schutz und wird im Ausland teilweise (wie die Masernimpfung) aus Sicherheitsgründen bei Schulkindern wiederholt.

7.3.8 Rötelnimpfung

Sie dient der Prophylaxe des konnatalen Rötelnsyndroms. Eine Rötelnimpfung sollten einerseits (1.) *alle Kleinkinder* – Jungen wie Mädchen – in Kombination mit der Masern-Mumps-Impfung ab 15. Lebensmonat erhalten, und zwar nicht, weil ihnen die Röteln gefährlich werden könnten, sondern um zu verhindern, daß sich nichtimmune Schwangere infizieren. Andererseits ist die Rötelnimpfung für (2.) *alle Mädchen im 12. (11.–16.) Lebensjahr* angezeigt, auch für die als Kleinkind Geimpften – eine Boosterung, d. h. ein erneuter Antikörperanstieg, tritt dabei meist nicht ein, statt dessen sollen mit diesem „2. Durchgang" evtl. bestehende Impflücken geschlossen, also noch nicht Geimpfte bzw. nicht korrekt Geimpfte (falsche Handhabung des Impfstoffs etc.) geschützt werden. Es ist sinnvoll – und entsprechende Empfehlungen gibt es –, diese „Nachimpfung" mit dem Masern- und Mumpsimpfstoff zu kombinieren und für Mädchen wie Jungen vorzusehen. Alle Frauen sollten im „gestationsfähigen"[18] Alter über einen guten Röteln-Antikörper-Titer verfügen. Auf Antikörperbestimmungen vor der Impfung bei Kindern kann hier verzichtet werden; denn die (überflüssige) Impfung eines bereits Immunen ist harmlos und komplikationsfrei. Dagegen sollte vorsichtshalber der Röteln-Antikörper-Titer vor einer Schwangerschaft auch bei den früher Geimpften – ja selbst bei denen, die früher Röteln durchgemacht haben – bestimmt werden. Bei (3.) *Frauen mit Kinderwunsch* kommt dann die Rötelnimpfung in Betracht, wenn das Fehlen von Röteln-Antikörpern festgestellt worden ist. **Eine Schwangerschaft muß ausgeschlossen sein** (entweder Kontrazeption, z. B. Ovulationshemmer 2 Monate vor bis 3 Monate nach der Impfung, oder Impfung im Wochenbett). Allerdings überblickt man inzwischen viele 100 versehentlich in der Frühschwangerschaft gegebene Rötelnimpfungen, ohne daß das Kind durch die Impfung Röteln-spezifische Schäden erlitten hätte. Ein Schwangerschaftsabbruch ist also nicht erforderlich, wenn in Unkenntnis der Schwangerschaft eine Rötelnimpfung vorgenommen worden ist.

Bei konsequenter Impfung gehört die Rötelnembryopathie zu den größten Raritäten. In den USA wurde sie in den 80er Jahren teilweise nur bei 1 Kind pro Jahr beobachtet, in der Bundesre-

---

[18] gestatio (lat.): Tragen, Schwangerschaft.

publik wurden dagegen in der selben Zeit jährlich noch fast 100 Kinder mit einem konnatalen Rötelnsyndrom geboren, und bei etwa ebenso vielen Infektionen wurde die Diagnose so rechtzeitig gestellt, daß die Schwangerschaft abgebrochen werden konnte. Wir sind also von einer zufriedenstellenden Lösung noch weit entfernt (s. auch S. 27), und dabei handelt es sich um eine sehr gut verträgliche Impfung. Die wichtigste Komplikation sind *passagere (also vorübergehende) Gelenkbeschwerden,* die bei der Impfung junger Erwachsener häufig beobachtet werden. Bei Rötelnimpfungen vor und in der Pubertät kommt diese Nebenwirkung dagegen kaum vor.

7.3.9 Haemophilus-influenzae-Typ-b-Impfung

Es handelt sich um einen neu entwickelten Totimpfstoff (HIB-Vaccinol). Die Impfung ist sinnvoll, wenn man bedenkt, daß in den ersten Lebensjahren Meningitiden durch Haemophilus influenzae häufiger und gefährlicher sind als durch Meningokokken und daß Haemophilus influenzae auch für die gefürchtete Epiglottitis u. a. verantwortlich ist. Der Totimpfstoff wird ab 3. Lebensmonat gegeben (gleichzeitig mit den 3 Diphtherie-Tetanus-Impfungen, z. Z. jedoch noch getrennt auf der kontralateralen Seite). Wird erst nach dem 18. Lebensmonat geimpft (die Impfung wird bis zum vollendeten 5. Jahr empfohlen), so genügt eine einzige HIB-Impfung.

7.3.10 Hepatitis-B-Impfung

Wegen des erhöhten Infektionsrisikos beim Umgang mit Blut ist die Hepatitis-B-Impfung für das medizinische und zahnmedizinische Personal zu empfehlen, ferner für Dialysepatienten und für Patienten, die häufiger Blut übertragen bekommen (allerdings werden die Blutspender seit langem serologisch auf Hepatitis B untersucht, und unsere Blutextrakte, z. B. antihämophiles Globulin, sind jetzt auf Grund des Herstellungsverfahrens weitgehend frei von Viren). Die Hepatitis-B-Impfung ist ferner für Patienten sinnvoll, die mit HBsAg- (oder zusätzlich HBeAg-)positiven Personen engen Kontakt haben. Neugeborene von HBsAg- oder zusätzlich HBeAg-positiven Müttern benötigen wegen der Gefahr der vertikalen Übertragung der Hepatitis B ebenfalls eine Hepatitis-B-Impfung und übrigens zusätzlich eine Injektion von Hepatitis-B-Hyperimmunglobulin – wie auch Personen nach Kontamination mit Hepatitis-B-Virus-haltigem Blut durch Stichverletzungen bzw. nach Schleimhautkontamination (Simultanimpfung, s. S. 283).

Geimpft werden nur seronegative Personen (Anti-HBc-Negative bzw. HBsAg-Negative). Bei Verwendung von H-B-Vax oder den gentechnologisch hergestellten Impfstoffen Gen H-B-Vax bzw. Gen H-B-Vax K für Neugeborene und Kinder bis zu 10 Jahren gehören zur Grundimmunisierung 3 Impfungen (die 2. Impfung 4 Wochen und die 3. ½ Jahr nach der 1. Impfung). Weitere Impfungen sind vom serologischen Befund abhängig (von der Höhe des Anti-HBs im Serum – es muß also der HBs-Antikörpergehalt im Serum nach der Impfung kontrolliert werden). Menschen über 50 Jahre – und übrigens auch nierendialysierte Patienten – zeigen nach der Impfung eine schlechtere Antikörperbildung als Kinder und junge Erwachsene, der Anti-Hbs-Titer erreicht dann schneller niedrige Werte (bzw. die Impfung geht gar nicht an).

Schließlich sei erwähnt, daß besonders in Ostasien, wo auf Grund der vertikalen Übertragung des Hepatitis-B-Virus häufig ein Trägerstatus (HBsAg-Träger, oft auch HBeAg-Träger) entsteht, die Gefahr der Ausbildung von Leberzirrhose und Leberkarzinom groß ist. Wenn dort Massenimpfungen möglich wären, so wäre dies eine wirksame Krebsprophylaxe.

7.3.11 Tollwutimpfung

Jede ausgebrochene Tollwuterkrankung verläuft fast stets tödlich. Trotzdem wurden früher an eine Tollwutimpfung sehr strenge Maßstäbe angelegt; denn die damaligen Impfstoffe waren durch eine hohe Rate von Neurokomplikationen belastet *(postvakzinale Enzephalomyelitis).* Seit der 1. Tollwutimpfung von PASTEUR im Jahre 1885 wurde der Impfstoff immer mehr verbessert. Die jetzt eingesetzte *HDC-Vakzine* (human diploid cells, *Rabivac®*) und *PCEC-Vakzine* (purified chick embryo cells, *Rabipur®*) sind sehr gut verträglich. Diese auf menschlichen Zellen oder auf Hühnerembryofibroblasten gezüchteten Impfstoffe werden an den Tagen 0, 3, 7, 14, 30 und 90 injiziert. Über die Simultanimpfung s. S. 283.

7.3.12 Grippeimpfung

Die Grippeimpfung (Influenzaimpfung) kommt nur für einen bestimmten Personenkreis in Frage, nämlich für Kinder und Erwachsene mit bestimmten chronischen Lungen- und Herzerkrankungen sowie schweren Stoffwechselstörungen, ältere Menschen (über 60 Jahre), Personal in Pflegeheimen usw. Es wird mit dem jeweils aktuellen Impfstoff im Herbst geimpft. Unter bestimmten Umständen kann bis in den Januar hinein geimpft werden.

7.3.13 FSME-Impfung (Frühsommermeningoenzephalitis-Impfung)

Die Frühsommermeningoenzephalitis (FSME) nach Zeckenbiß gibt es nur in gewissen Endemiegebieten (Baden-Württemberg, Bayern, Österreich u. a.). Dort ist bei hohem Infektionsrisiko (Förster, Waldarbeiter, Wanderer) diese gut verträgliche Impfung angezeigt. Über die passive Immunisierung s. S. 274.

7.3.14 Weitere Impfungen

Die *Windpockenimpfung* ist auf S. 277 erwähnt worden – die Windpocken können immundefizienten Patienten gefährlich werden (über das Varizella-Zoster-Immunglobulin s. S. 274). Die *Pneumokokkenimpfung* ist u. a. bei splenektomierten Kindern angezeigt, denn sie neigen zu schweren Pneumokokkeninfektionen und erhalten deshalb außerdem eine mehr oder weniger lang dauernde Chemoprophylaxe mit Penicillin (s. S. 141). Eine *Hepatitis-A-Impfung* gibt es bei uns noch nicht. Ein Impfstoff (Totimpfstoff) ist in Vorbereitung.

Bei **Auslandsreisen** werden u. U. eine *Gelbfieberimpfung* – sie hält 10 Jahre an und wird nur durch bestimmte autorisierte Impfstellen verabreicht – und eine (orale) *Typhusimpfung* (Typhoral L) verlangt (s. auch S. 277). Der Schutz der *Choleraimpfung* ist unbefriedigend, weshalb von der Weltgesundheitsorganisation nicht mehr empfohlen wird. Dessen ungeachtet, wird von einigen Ländern vor der Einreise diese Impfung gefordert. Man vergewissere sich vor Auslandsreisen auch darüber, ob der *Tetanus- und Polioimpfschutz* ausreicht und ob eine kurzfristige *Hepatitis-A-Prophylaxe* (mit Gammaglobulin) indiziert ist. Teils ist zusätzlich eine *Chemoprophylaxe gegen Malaria* erforderlich.

7.4 Simultanimmunisierung (Simultanimpfung)

Die Kombination von passiver und aktiver Immunisierung wird Simultanimmunisierung (Simultanimpfung) genannt (simultan = gleichzeitig). Hyperimmunglobulin und Impfstoff müssen getrennt an zwei verschiedenen Körperstellen (rechts und links) injiziert werden.

Die Simultanimpfung spielt z. B. zur Abwendung der akuten *Tetanusgefahr* im Falle von Verletzungen bei noch nicht Geimpften bzw. bei unvollständiger Impfung oder bei zu lange zurückliegender Impfung (s. S. 279) eine wichtige Rolle. Hier geht der sofortige, jedoch kurzdauernde Schutz der passiven Immunisierung in den erst nach einer gewissen Anlaufzeit einsetzenden, aber langdauernden Schutz der Impfung über.

Eine Simultanimpfung gegen *Tollwut* kommt dann in Frage, wenn Schleimhäute von einem tollwütigen oder tollwutverdächtigen Tier beleckt worden sind oder wenn es zu Bißverletzungen gekommen ist – Näheres s. S. 501 – (wird nur die intakte Haut beleckt oder sind die Verletzungen leicht – z. B. Kneifen an einer mit Kleidung bedeckten Körperstelle – so wird meist lediglich die Tollwutimpfung und nicht zusätzlich auch das spezielle Hyperimmunglobulin gegeben).

Nach Stichverletzungen z. B. mit einer mit Blut von einem *Hepatitis-B-Patienten* kontaminierten Kanüle sowie dann, wenn das infektiöse Material auf die Schleimhaut (z. B. Mundschleimhaut) gelangt, und bei Neugeborenen von Müttern, die HBsAg- oder zusätzlich HBeAg-positiv sind (s. S. 329), sollte sofort – möglichst schon im Kreißsaal (spätestens am 3. Tag, doch ist dann die Wirkung unsicher) – das entsprechende Hyperimmunglobulin gegeben werden, also bevor sich die Viren in der Zelle „verstecken". Die gleichzeitige Hepatitis-B-Impfung (Simultanimpfung) der Neugeborenen führt zu einem sicheren, langdauernden Schutz. Bei Stichverletzungen sollte unmittelbar vor der Immunglobulininjektion Blut zur nachträglichen Bestimmung der Hepatitis-B-Serologie abgenommen werden. Es hängt von dem Ergebnis der serologischen Untersuchung ab, ob der Verletzte zusätzlich zur sofortigen Immunglobulingabe auch noch später die Hepatitis-B-Impfung erhalten muß.

Bei anderen als den genannten drei Impfungen ist eine gleichzeitige Gammaglobulingabe nicht erlaubt, der Impfschutz würde sonst abgeschwächt oder ausbleiben. So darf z. B. erst 3 Monate nach einer Gammaglobulininjektion (oder einer Bluttransfusion) gegen Masern geimpft werden.

8 Allgemeines zu den Infektionskrankheiten

8.1 Übertragungsarten

Infektionskrankheiten treten nur auf, wenn eine Ansteckung (Infektion, und zwar entweder örtliche oder Allgemeininfektion) vorausgegangen ist. Die Art dieser Ansteckung kann recht unterschiedlich sein und ist in großem Maße von den Lebensgewohnheiten des Erregers selbst abhängig. Im einzelnen kommen folgende Übertragungsarten in Betracht.

8.1.1 Kontaktinfektion

Hier handelt es sich um eine *direkte Übertragung* durch körperliche Berührung (Syphilis, Gonorrhoe; auch durch den Kuß, wie bei der Tuberkulose und dem PFEIFFERschen Drüsenfieber).

8.1.2 Schmierinfektion

Hier sind zwei Formen zu unterscheiden. Entweder handelt es sich um eine *direkte Verschmierung (direkte Übertragung)* von infektiösem Material (Auswurf, Eiter, Blut, Stuhl, Urin, Abwasser) auf einen Gesunden. Die Verschmierung erfolgt meist durch die Hände (Tuberkulose, Typhus, Ruhr, Furunkulose, Impetigo und andere Eiterungen). Die zweite Möglichkeit ist die *indirekte Verschmierung (indirekte Übertragung)*. Hier wird das gleiche infektiöse Material zunächst auf Gebrauchsgegenstände oder Nahrungsmittel übertragen (Bücher, Spielsachen, Milch bei Scharlach und anderen Streptokokkenerkrankungen sowie bei Diphtherie). Erst durch diese Gegenstände oder Nahrungsmittel wird der Gesunde angesteckt.

8.1.3 Übertragung durch Nahrungsmittel

Sie können einmal, wie gerade erwähnt, durch Schmierinfektion verunreinigt sein, zum anderen von vornherein Krankheitserreger enthalten. So fanden sich in der Milch tuberkulöser (perlsüchtiger) Kühe *Rindertuberkelbakterien* – die Tuberkulose wird heute auf andere Weise übertragen, nämlich durch Kontakt-, Schmier-, Tröpfchen- und Staubinfektion. In rohen Enteneiern können *Paratyphusbakterien* enthalten sein. Das Fleisch kann *Trichinen* und andere Würmer beherbergen – sie gehören allerdings nicht zu den Mikroorganismen. Auch die BANGsche *Krankheit,* die mit langdauernden Fieberschüben im Wechsel mit kürzeren fieberfreien Intervallen einhergeht („undulierendes Fieber"), wird durch rohe Milch von erkrankten Kühen („Verwerfen = Verkalben der Kühe") übertragen, häufiger ist jedoch die Infektion durch direkten Kontakt mit dem kranken Tier. Krankheitskeime können auch mit dem Trinkwasser weiterverbreitet werden (z. B. Typhus- und Paratyphusbakterien).

8.1.4 Fliegende Infektion

Die Übertragung des Erregers vom Kranken auf den Gesunden über größere Entfernungen durch die Luft (den Wind) – also ohne Vermittlung eines Transportmittels – kommt bei Windpocken vor (daher der Name) sowie bei Masern und wohl auch bei der Grippe. Früher wurden die Pocken ebenfalls so übertragen.

8.1.5 Tröpfcheninfektion

Die Übertragung durch Tröpfchen, die als Transportmittel für die Krankheitserreger fungieren, ist im Gegensatz zur fliegenden Infektion nur über kurze Entfernungen möglich. Kleinste Schleimtröpfchen, die beim Niesen oder Husten vom Kranken in die Luft geschleudert werden, werden über eine Entfernung von 1–2 (–3) m *direkt übertragen,* oder sie halten sich eine gewisse Zeit in der Luft und werden vom Gesunden eingeatmet. Die Tröpfchen können auch in die Augenbindehaut gelangen. Eine Tröpfcheninfektion kann schon beim Sprechen zustande kommen (Tuberkulose, Keuchhusten, Diphtherie, Scharlach, Grippe – im zuletzt genannten Falle wird, wie gerade angedeutet, daneben Übertragung durch fliegende Infektion vermutet).

8.1.6 Staubinfektion

Der Staub kann bei Schmier- und Tröpfcheninfektion mit Krankheitserregern beladen sein. Beim Aufwirbeln wird er eingeatmet und kann so eine Infektion verursachen. Eine besondere Gefahr stellt ein eingetrockneter Auswurf von Kranken mit offener Tuberkulose dar, der sich im Straßenstaub findet.

8.1.7 Inokulation

Die Übertragung des Erregers durch Einbringung infizierten Materials (z. B. Blut) in den Körper spielt bei der Hepatitis B *("Inokulationshepatitis")* und bei der *HIV-Infektion*, die zu *AIDS* führt, eine Rolle.

8.1.8 Vertikale Übertragung

Bisher war von der horizontalen Übertragung die Rede, d. h. von der Übertragung von Krankheitskeimen nach der Geburt. Unter vertikaler Übertragung *(vertikaler Transmission)* verstehen wir eine intrauterine (diaplazentare) oder perinatale (um den Zeitpunkt der Geburt erfolgende) Übertragung von Krankheitserregern von der Mutter auf das ungeborene bzw. gerade geborene Kind (Beispiel: *Toxoplasmose, Lues, Hepatitis B, HIV-Infektion* bzw. *AIDS*).

8.1.9 Keimträger und Dauerausscheider

Werden von einem ehemalig Infektionskranken, der inzwischen genesen ist, noch immer Bakterien ausgeschieden, obwohl die Krankheit schon 10 Wochen oder länger zurückliegt, so haben wir es mit einem **Dauerausscheider** zu tun. Er kann die Krankheit weiter übertragen (Typhus, Paratyphus, Ruhr). Personen, die, ohne krank zu sein oder krank gewesen zu sein, Krankheitskeime beherbergen, nennt man **Zwischenträger** oder **Keimträger.** Gerade sie spielen bei der Krankheitsübertragung eine wichtige Rolle; denn diese Menschen werden nicht isoliert und haben in ihrer gewohnten Umgebung womöglich mit vielen Empfänglichen Kontakt (Beispiele: Kinderlähmung und Diphtherie). Hiervon zu unterscheiden sind die **Inkubationskeimträger:** Vielfach besteht auch schon in der Inkubationszeit, d. h. vor dem Auftreten der Krankheitszeichen Ansteckungsgefahr, und zwar z. B. bei Röteln, Windpocken und Keuchhusten, in geringem Maße auch bei Masern. „Noch" gesund erscheinende Personen können diese Krankheiten übertragen.

8.1.10 Übertragung durch Tiere

Hierfür gibt es viele Beispiele. So wird der *Milzbrand* durch Rinder, Schafe und Pferde übertragen, *Fleckfieber* (eine Rickettsienerkrankung) durch die Kleiderlaus, *Malaria* durch eine besondere Stechmückenart (Anopheles), die *Schlafkrankheit* durch die Tsetsefliege (sie ist in Afrika beheimatet), die *Frühsommermeningoenzephalitis (FSME,* eine Virusinfektion) und die *Erythema-migrans-Borreliose* (Infektion durch Borrelien, zu den Spirochäten gehörend) durch Zeckenstich, die *Tollwut* z. B. durch den Hundebiß, die *Papageienkrankheit (Psittakose)* oder ganz allgemein die *Ornithose* durch Zier- und Nutzvögel. Über BANGsche *Krankheit* s. S. 284. Wenn die Krankheitserreger einen Teil ihrer Entwicklung im tierischen Organismus durchmachen (z. B. Finnen des Rinderbandwurms), so stellt die betreffende Tierart (in diesem Falle das Rind) den **Zwischenwirt** dar. Teilweise erkranken die Tiere auch selbst **(Zoonose** – Zoonosen sind Krankheiten, die zwischen Wirbeltieren und Menschen bzw. zwischen Menschen und Wirbeltieren übertragen werden). Meist können die erkrankten Menschen den Erreger nicht auf andere Menschen übertragen, doch kommt dies bei bestimmten von Tieren übertragenen Erkrankungen durchaus vor.

Es gibt natürlich auch infektiöse Tiererkrankungen, die nicht auf den Menschen übertragen werden können, wie es umgekehrt auch Infektionen gibt, die nur beim Menschen vorkommen, für die keine Tierart empfänglich ist.

8.2 Eintrittspforte

Entscheidend ist, daß die Erreger eine *Eintrittspforte* finden. So können sich schon nach unscheinbaren Verletzungen der Haut schwere Infektionen entwickeln (Tetanus, Sepsis etc.). Auch die Schleimhaut kann Eintrittspforte sein. Je jünger das Kind ist, desto verletzlicher sind Haut und Schleimhäute und desto eher können Keime eindringen. Augenbindehäute, Atemwege, Verdauungstrakt, Urogenitalorgane (z. B. auch über einen Dauerkatheter) sowie das Blutgefäßsystem (im Zusammenhang mit einer intravenösen Dauertropfinfusion) sind weitere mögliche Eintrittspforten.

8.3 Inkubationszeiten

Vom Zeitpunkt der Infektion bis zum Auftreten der ersten Krankheitserscheinungen vergeht immer eine bestimmte Zeitspanne, die sog. **Inkubationszeit** („Ausbrütungszeit"). Sie ist bei den einzelnen Krankheiten unterschiedlich lang. Bei ein und derselben Krankheit kann sie in mehr oder weniger engen Grenzen schwanken (Tab. 17.5). Ihre Kenntnis ist wichtig, z. B. hinsichtlich der Dauer der Isolierung von gesunden Kontaktpersonen. Dabei ist wichtig zu bedenken, daß bei Virusinfektionen die Infektiosität schon vor Ausbruch der Erkrankung in der Endphase der Inkubation sehr groß sein kann. In der Inkubationszeit vermehren sich die Krankheitskeime, und der Organismus beginnt, sich mit den betreffenden Erregern auseinanderzusetzen (Antikörperbildung etc.).

Tabelle 17.5 Inkubationszeiten.

Krankheit	Inkubationszeit
Diphtherie	3–5 Tage
Erysipel	einige Std.–5 Tage
Exanthema subitum	5–10 Tage
Frühsommermeningo-enzephalitis	(3–) 7–14 (–21) Tage
Gasbrand	wenige Std.–5 Tage
Gonorrhoe	1–3 Tage
Grippe (epidemische)	1–4 Tage
Hepatitis A	15–45 Tage (im Mittel 4 Wochen)
Hepatitis B	45–180 Tage
Keuchhusten	7–14 (–21) Tage
Lyme-Borreliose	(2–) 5–29 (–49) Tage
Masern	9–11 Tage, nach Gammaglobulingabe bis zu 23 Tage
Meningokokkenmeningitis	2–3 Tage
Mumps	8–35 Tage, im Durchschnitt 18–21 Tage
Paratyphus	3–10 Tage
Pfeiffersches Drüsenfieber	8–30 (–60) Tage
Poliomyelitis	etwa 7–14 Tage
Ringelröteln	(4–) 6–14 (–31) Tage
Röteln	14–21 Tage
Ruhr (bakterielle)	1–7 Tage
Salmonellosen (enteritische)	wenige Std.–3 Tage
Scharlach	1–8 Tage (meist 2–4 Tage)
Syphilis	rund 21 Tage
Tetanus	2–14 Tage (bis zu mehreren Wochen)
Tetanus neonatorum	1–14 Tage (bis zu mehreren Wochen)
Tollwut	10 Tage–7 Monate
Tuberkulose	4–12 Wochen
Typhus	7–21 Tage
Windpocken	10–21 (–28) Tage, nach Immunglobulingabe bis höchstens 35 Tage, bei konnatalen Windpocken rund 9–10 Tage

8.4 Lokalinfektionen und Allgemeininfektionen

Die Unterscheidung in *Lokalinfektionen*[19] *(örtliche Infektionen,* z. B. Streptokokkenerkrankungen, Diphtherie, Ruhr, Tetanus) und *Allgemeininfektionen* (viele Virusinfekte, Typhus, Tuberkulose, Lues usw.) ist aus vielerlei Gründen sinnvoll. So ist die Inkubationszeit bei Lokalinfektionen lediglich vom Entwicklungstempo der *Keime* abhängig bzw. von der Schnelligkeit, mit der ihre schädlichen Stoffwechselprodukte (Toxine) ihr Ziel erreichen.

Die Lokalinfektionen werden auch **Toxinkrankheiten** genannt, da hier die Keime über ihre Toxine den Organismus schädigen.

Bei den Allgemeininfektionen ist die Inkubationszeit dagegen diejenige Zeit, die der *Wirt* benötigt, um auf die Mikroorganismen und deren Produkte entsprechend reagieren zu können; dabei richtet sich die Reaktion (Antikörperbildung) nicht nur – wie auch bei den Lokalinfektionen – gegen die Gifte der Mikroorganismen, sondern – im Gegensatz zu den Lokalinfektionen – auch gegen die Eindringlinge selbst.

Bei den Allgemeininfektionen sind es nicht die Keime als solche, die krank machen, sondern erst die Auseinandersetzung zwischen Keim und Wirt, also die Antigen-Antikörper-Reaktion, verursacht die Krankheitssymptome.

Die Allgemeininfektionen machen meist bestimmte Stadien durch (teils wird hier auch von **zyklischen Infektionskrankheiten** gesprochen), nämlich

1. *Inkubationszeit* und *erste Krankheitszeichen,*
2. *Ausbreitung der Erreger auf dem Blutweg,* also Bakteriämie, Virämie etc., und auf dem Lymphweg *(Generalisation),*
3. *Absiedlung der Erreger in Organen (Organmanifestation).*

(Wegen der bei der Allgemeininfektion vorkommenden Ausbreitung der Keime – insbesondere der Bakterien – über den Blutweg ist auch die

---

[19] nicht verwechseln mit *Fokalinfektion,* d. h. *Herdinfektion* (von einem Streuherd, Fokus, gelangen Mikroorganismen oder deren Toxine über längere Zeit in den Kreislauf und führen zu Störungen).

Bezeichnung **Sepsis** üblich [über die Unterscheidung von Sepsis und Bakteriämie s. S. 294].) Die dabei ablaufende Antikörperbildung führt meist zu einer *dauerhaften Immunität,* der Betreffende ist lange, u. U. lebenslänglich (wie im Falle der Masern) gegen den gleichen Erreger unempfänglich (gefeit).

Auch die Lokalinfektion führt zur Bildung bestimmter Antikörper (Antitoxine), die entstehende Immunität bietet aber keinen *zuverlässigen Schutz* (Beispiel: Tetanus). Bei anderen örtlichen Infektionen, wie z. B. der Wundinfektion, fehlt jegliche Antikörperbildung und damit auch eine Immunität.

> Bei den örtlichen Infektionen verbreiten sich die Erreger nicht auf dem Blutwege, sondern durch Übergreifen auf die Umgebung. Die Toxine wirken teils in der Nähe des Krankheitsherdes, teils kommt es nach Weiterleitung der Gifte mit dem Blut oder Lymphstrom zu Fernwirkungen.

Die Erreger der Lokalinfektion werden am Ort der Infektion u. a. durch die neutrophilen Granulozyten und durch die Makrophagen des Blutes (die Monozyten) beseitigt, die nicht nur die Erreger, sondern auch zerstörtes Gewebe phagozytieren und wegschaffen. Diese Aufräumarbeiten können von den Phagozyten geleistet werden, weil sie die Fähigkeit haben, eiweißspaltende Fermente zu bilden, welche Zellen und Zelltrümmer in der Wunde bzw. im Entzündungsherd zerlegen.

Die Bezeichnung „Lokalinfektion" ist insofern irreführend, als dabei durchaus auch Allgemeinsymptome vorkommen können (z. B. beim Tetanus). Andererseits gibt es deutliche Lokalbefunde bei Allgemeininfektionen (z. B. Parotisschwellung bei Mumps). Zum besseren Verstehen der ablaufenden immunologischen Veränderungen, also der Wechselwirkung zwischen Mikro- und Makroorganismus, ist die Unterscheidung in Lokal- und Allgemeininfektion aber doch gerechtfertigt.

Zu den Allgemeininfektionen sei noch einiges ausgeführt. Ist es zur Immunität gekommen, so ist sie streng **„spezifisch",** d. h. sie ist auf denjenigen Erreger beschränkt, durch den sie hervorgerufen worden ist. Gelegentlich besteht allerdings auch ein Schutz gegenüber einem anderen, sehr ähnlichen Erreger und umgekehrt **(Kreuzimmunität).** Eine besondere Form von Immunität ist der **Superinfektionsschutz (Infektionsimmunität).** Er findet sich z. B. bei der Tuberkulose (auch nach BCG-Impfung): Solange noch Tuberkelbakterien bzw. Impfkeime im Organismus vorhanden sind, ist er gegen Tuberkelbakterien, die ihn von außen erreichen („Superinfektion") geschützt – das ist bei natürlicher Infektion, auch ohne daß es zur Erkrankung gekommen ist, meist lebenslang der Fall (die im Organismus weiterlebenden Tuberkelbakterien sind abgekapselt). Es kann also selbst dann zur Immunität kommen, wenn die Infektion überhaupt keine Krankheitserscheinungen hervorgerufen hat:

> Nicht jede Infektion führt zur Infektionskrankheit, zum Infekt. Wir müssen also streng zwischen **Infektion** (Eindringen eines Erregers in den Körper, was ohne Schaden überstanden werden kann: *inapparente Infektion)* und **Infektionskrankheit** oder **Infekt** unterscheiden, im letzteren Falle hat die Infektion eine Schädigung bewirkt.

Auch bei der inapparenten Infektion setzt sich der Organismus mit dem Erreger auseinander und bildet Antikörper. Diese Immunität nennen wir **stille Feiung.** Hiervon muß die **Immuntoleranz** (s. S. 264, 343) abgegrenzt werden; auch dabei bleiben Symptome nach der Infektion aus, und zwar deshalb, weil der Organismus auf die Eindringlinge überhaupt nicht reagiert (keine Antikörperbildung etc.).

Es ist einleitend schon darauf hingewiesen worden, daß während einer Poliomyelitisepidemie nur wenige der empfänglichen (nicht immunen) Personen mehr oder weniger schwer erkranken *(apparent oder manifest),* bei sehr leichtem Verlauf wird von *abortiver* Krankheit gesprochen. Die übrigen sind entweder nicht infiziert worden oder machen eine stille Feiung durch. Eine Unterscheidung ist durch den Nachweis der Erreger (z. B. im Liquor oder im Stuhl), besonders aber durch den Antikörpernachweis im Serum möglich. Er gelingt bei der stillen Feiung – und natürlich bei eingetretener Krankheit –, nicht dagegen bei ausgebliebener Infektion.

9 Die wichtigsten Infektionskrankheiten

Vielfach entsteht am Ende der Inkubationszeit vor Auftreten des Vollbildes der Infektionskrankheit ein relativ uncharakteristisches Vorstadium, das **Prodromalstadium**. Einige Infektionskrankheiten zeigen auf dem Höhepunkt der Krankheit einen Ausschlag **(Exanthem)**. Teils ist die **Hauptkrankheit** von Nebenkrankheiten **(Komplikationen)** gefolgt. Es sollen jetzt die wichtigsten der durch Viren, Bakterien, Pilze, Protozoen und Würmer hervorgerufenen Erkrankungen besprochen werden. An den Anfang seien die im Krankenhaus erworbenen Infektionen gestellt, um auf diese Problematik besonders aufmerksam zu machen.

9.1 Krankenhausinfektionen (nosokomiale Infektionen, infektiöser Hospitalismus)

Definitionsgemäß verstehen wir unter *Krankenhaus- oder nosokomialer Infektion* jede durch Mikroorganismen hervorgerufene Infektion, die der Patient im Krankenhaus erworben hat. Eine 3 Tage nach der allerersten stationären Aufnahme auftretende Masernerkrankung gehört natürlich nicht hierher (sie wurde zu Hause erworben); tritt sie dagegen nach 4wöchigem Krankenhausaufenthalt noch in der Klinik oder wenige Tage nach der Entlassung auf, so liegen krankenhauserworbene Masern vor. Der früher häufiger als jetzt verwendete Ausdruck „*infektiöser Hospitalismus*" sollte eine Parallele zum *psychischen Hospitalismus (Deprivationssyndrom)* aufzeigen, also zu den seelischen Schäden, die mit einem Krankenhausaufenthalt verbunden sein können.

Eine nosokomiale Infektion kann einerseits durch Keime hervorgerufen werden, die der zunächst harmlosen patienteneigenen Flora entstammen (z. B. bestimmte Darminfektionen, ein Teil der krankenhauserworbenen Harnwegsinfektionen) – die Bedeutung der Keimeinschleppung von außen (durch Besucher) wurde lange Zeit überschätzt. Andererseits können Keime aus der Krankenhausumgebung des Patienten kommen (fliegende Infektion, Übertragung durch die Hände des Personals, durch Instrumente u. a.). Nosokomiale Infektionen können durch Übertragung von einem Patienten auf den anderen entstehen, abwehrgeschwächte Patienten sind besonders gefährdet. Ein großes Risiko stellen auch Feuchtstellen dar bzw. ein feucht-warmes Milieu. „Naßkeime", wie Pseudomonas, können sich sogar in destilliertem Wasser vermehren. So findet sich Pseudomonas in Wasserbehältern von Inkubatoren, Kaltluftverneblern und Beatmungsgeräten.

Nosokomiale Infektionen sind ein ernstes Problem; sie treten bei einer nicht unerheblichen Zahl von Patienten auf. Zu den am häufigsten beobachteten krankenhauserworbenen Infektionen gehören Atemwegsinfekte (z. B. bei Beatmungspatienten sowie bei der Inhalationstherapie, ferner Adenovirusinfektionen, dabei sind Isolierungsmaßnahmen sinnvoll), Harnwegsinfekte, Infektionen des Verdauungskanals (Patienten mit Rotavirus-Infektion sollten isoliert werden), Hautinfektionen (insbesondere Wundinfektionen) und Sepsis. Sepsis und Harnwegsinfekte werden häufig durch die Katheterisierung ausgelöst (durch den Venen- bzw. Blasenkatheter). Die Vermeidung jedes unnötigen Blasendauerkatheters bzw. seine möglichst kurzfristige Anwendung sind wichtige prophylaktische Maßnahmen zur Verhinderung krankenhauserworbener Harnwegsinfekte. Das Mischen von Lösungen zur intravenösen Dauertropfinfusion muß stets unter streng aseptischen Bedingungen vorgenommen werden, teils wird mit Laminar-Air-Flow-Einheiten (im keimfreien Luftstrom) gearbeitet; eine lebensbedrohliche Sepsis durch Staphylococcus aureus, durch Pilze und andere Erreger kann sich bei unsachgemäßem Vorgehen einstellen.

Entsteht bei einer Reihe von Patienten, also nicht nur vereinzelt, eine Infektion mit ein und demselben Erreger in zeitlichem, örtlichem und ursächlichem Zusammenhang mit einem Krankenhausaufenthalt, so liegt eine *epidemische Krankenhausinfektion* vor.

Nicht jede nosokomiale Infektion ist vermeidbar. Um so wichtiger sind Maßnahmen zur Eindämmung dieser Infekte. Dazu gehören entsprechende hygienische Vorkehrungen, sparsame Antibiotikabehandlung (eine zu großzügige Verabreichung begünstigt die Entstehung antibiotikaresistenter Keime) und laufende bakteriologische Kontrollen. Alle im Krankenhaus Tätigen müssen sich stets der Gefahr, die den Patienten von seiten der nosokomialen Infektionen drohen, bewußt sein und danach handeln.

9.2 Erkrankungen durch Bakterien

Auf die in der Einleitung (s. S. 255) besonders hervorgehobenen Bakterien, nämlich die *Chlamydien, Rickettsien, Mykoplasmen* (s. auch S. 100) und *Aktinomyzeten* wird im folgenden nicht noch einmal eingegangen (im Mikrobiologiekapitel von Band I ist darüber ebenfalls nachzulesen).

9.2.1 Streptokokkenerkrankungen

Die Streptokokken-Tonsillitis (-Angina) bzw. -Pharyngitis (s. S. 293, 599) wird ebenso wie der Scharlach (s. u.) durch β-hämolysierende Streptokokken der Gruppe A hervorgerufen, desgleichen das Erysipel (s. S. 293). Häufig findet man als Ursache der Neugeboreneninfektionen (Sepsis, Meningitis, s. S. 30), β-hämolysierende Streptokokken der Gruppe B.

9.2.1.1 Scharlach

Ansteckung: Die Erreger des Scharlachs sind β-hämolysierende Streptokokken der bakteriologischen Gruppe A. A-Streptokokken sind, wie gerade erwähnt, auch die Auslöser der Streptokokken-Tonsillitis (bzw. -Angina) und -Pharyngitis. Sie werden durch Tröpfchen- und direkte Schmierinfektion von Mensch zu Mensch übertragen, ferner durch Gegenstände (Spielsachen usw.), die mit Scharlachpatienten in Berührung gekommen waren, mitunter auch durch Nahrungsmittel (z. B. durch die Milch). Die Scharlachkranken selbst sind besonders in den ersten Tagen ansteckend, daneben wird der Scharlach gelegentlich durch Personen mit sehr geringen Krankheitserscheinungen – selten auch durch Zwischenträger – übertragen. Dazu ist allerdings zu sagen, daß A-Streptokokken ganz allgemein (nicht speziell die Scharlacherreger) bei entsprechenden Untersuchungen in 5–20% der Bevölkerung im Rachen angetroffen wurden, ohne daß Symptome vorhanden waren. Diese gesunden Träger sind nur selten ansteckend (die Zahl der Streptokokken im Rachen ist dabei viel geringer als bei den Erkrankten, die die Infektion leichter übertragen können). Die Bezeichnung „Dauerausscheider" statt „Träger" ist also unzutreffend. Eintrittspforte der Erreger ist im allgemeinen die Nase oder der Rachen, selten auch Wunden, einschließlich Verbrennungs- und Verbrühungswunden *(Wundscharlach, Verbrennungsscharlach)*. Die Empfänglichkeit ist deutlich geringer als z. B. bei Masern. Säuglinge in den ersten Monaten erkranken nicht an Scharlach (sie bekommen kein Scharlachexanthem), wohl aber können sie nach Kontakt mit Scharlach einen Streptokokkeninfekt durchmachen. Die Immunität ist sehr dauerhaft. Zweiterkrankungen an Scharlach kommen nur selten vor (an Streptokokkenanginen *ohne* Exanthem kann man dagegen häufig erkranken).

Die zuletzt geäußerten Thesen werden verständlich, wenn man sich vergegenwärtigt, welche Antigene beim Scharlach bzw. überhaupt bei Streptokokkenerkrankungen eine Rolle spielen. Der Streptococcus, der eine Pharyngitis oder Angina auslösen könnte, wird durch Aufnahme von *Bakteriophagen* (Viren, die sich in Bakterien vermehren) zum Scharlacherreger. Erst jetzt kann das Bakterium das den Scharlachausschlag hervorrufende *erythrogene Toxin* produzieren, von dem es 3 unterschiedliche Formen gibt. Die gegen eines dieser Toxine gebildeten Antikörper schützen natürlich nicht vor dem davon differenten Toxin eines anderen Streptococcus, so daß man gelegentlich mehr als einmal an Scharlach erkranken kann. Die erythrogenen Toxine gehen vor der Geburt aufs Kind über. Das ist der Grund, warum junge Säuglinge nach entsprechendem Kontakt u. U. eine Streptokokkenerkrankung, nicht aber ein Scharlach-Exanthem bekommen. Das erythrogene Toxin wird auch als Dick-Toxin bezeichnet (nach dem amerikanischen Ehepaar Dick benannt). Die intrakutane Injektion von 0,1 ml Dick-Toxin (Dick-*Test*) ruft dann keine Reaktion hervor, wenn der Organismus das dazu passende Antitoxin besitzt. Kommt es dagegen etwa 24 Stunden nach der Injektion zu einer örtlichen scharlachähnlichen Rötung (positive Dick-Reaktion), so spricht das für das Fehlen des neutralisierenden Antitoxins, mit anderen Worten, der Getestete ist gegen Scharlach noch nicht immun – zumindest nicht gegen diesen einen getesteten Typ (bei der Tuberkulintestung ist es übrigens umgekehrt: eine positive Tuberkulinprobe findet sich bei Menschen, die bereits mit dem Tuberkelbakterium in Berührung gekommen sind, die übrigen sind tuberkulinnegativ).

Die gegen ein anderes Antigen, das sog. *M-Protein*, gebildeten Antikörper sind für die Immunität verantwortlich. Sie sind nicht plazentagängig (das Neugeborene ist vor Streptokokkenerkrankungen nicht geschützt). Es gibt unter den Streptokokken mehr als 80 unterschiedliche M-Serotypen. Die gegen ein bestimmtes M-Protein aufgebaute Immunität vermittelt keinen Schutz vor den vielen andern M-Serotypen, man wird also im Laufe des Lebens zahlreiche Streptokokkeninfektionen (auch inapparente, also stille Feiungen) durchmachen. Das M-Protein ist ferner für bestimmte Komplikationen verantwortlich; so bewirkt z. B. der M-Serotyp 12 die Poststreptokokken-Glomerulonephritis (er ist „nephritogen").

Eine weitere Gruppe von Antigenen der Streptokokken trägt den Namen *Streptolysine*. Als Immunantwort darauf bildet der Organismus Antistreptolysine. Der Antistreptolysin-Titer (AST) ist nach durchgemachten Streptokokkeninfektionen häufig erhöht (Titer über 250–300 IE/ml), so z. B. oft nach Scharlach oder auch beim rheumatischen Fieber. Das Streptolysin ist übrigens für die Hämolyse auf der Blutagarplatte (Rachenabstrich, s. u.) verantwortlich.

Inkubationszeit: 1–8 Tage, meist 2–4 Tage.

Prodromalstadium: Es dauert 1 bis 2 Tage und ist durch Fieber, Tonsillitis mit Schluckbeschwerden und Erbrechen charakterisiert.

Hauptkrankheit: Es tritt ein sehr feinfleckiges, dichtstehendes, gelbrotes *Exanthem* auf (Abb. 17.6). Dieses ist samtartig und in der Leistenbeuge, an den Innenseiten der Oberschenkel und in der Achselhöhle besonders ausgeprägt. Brust, Rücken und Bauch sind ebenfalls betroffen, Arme und Beine bleiben mehr oder weniger verschont. Das Gesicht bleibt frei. Gegenüber den fieberroten Wangen erscheinen Mundpartie und Kinn ausgesprochen blaß *(blasses Munddreieck)*. Die Mundschleimhaut – besonders die des weichen Gaumens – zeigt eine intensive Rötung *(Enanthem)*. Zunächst findet sich ein grauweißer Zungenbelag, der sich am 6. bis 7. Krankheitstag ablöst. Dadurch tritt der hochrote Untergrund mit den stark geschwollenen Zungenpapillen deutlich hervor *(Himbeer- oder Erdbeerzunge)*. Diese Zungenveränderungen werden jedoch auch bei anderen Erkrankungen beobachtet. Die Kieferwinkellymphknoten sind beim Scharlach geschwollen. Es kommt vor, daß das Scharlachexanthem von einigen kleinen Blutungen *(Petechien)* begleitet ist. Sie beruhen auf einer vermehrten Kapillardurchlässigkeit und treten auch bei anderen Erkrankungen auf (z. B. bei Streptokokkeninfektionen ohne Exanthem). Durch Anlegen einer Stauung am Oberarm wie zum Zwecke einer Blutentnahme kommt es zu vermehrtem Auftreten von Petechien in der Ellenbeuge (RUMPEL-LEEDE-*Versuch*). 1 bis 2 Wochen nach Beginn des Exanthems schuppt sich die Haut teils in großen Lamellen (Abb. 17.7). Besonders ausgeprägt ist die Schuppung an Händen und Füßen (z. B. am Nagelfalz). *Die Schuppen sind nicht ansteckend.*

Besondere Verlaufsformen: Beim *abortiven Scharlach* sind die Symptome sehr gering, auch das Exanthem ist nur leicht ausgeprägt. Einen sehr ungünstigen Verlauf nimmt der *toxische Scharlach* (s. auch S. 293). Hier löst das Scharlach-Toxin (s. u.) besonders heftige Reaktionen

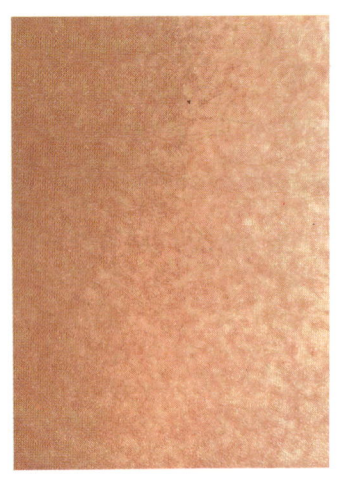

Abb. 17.6 Scharlachexanthem bei 12jährigem Mädchen. (Aus: OEHME, J., STEHR, K., WOLF, H.: Infektionskrankheiten. In: W. CATEL: Das gesunde und das kranke Kind. Hrsg. von E. GLADTKE, J. OEHME, J. SCHAUB. 12. Auflage, Thieme, Stuttgart 1983.)

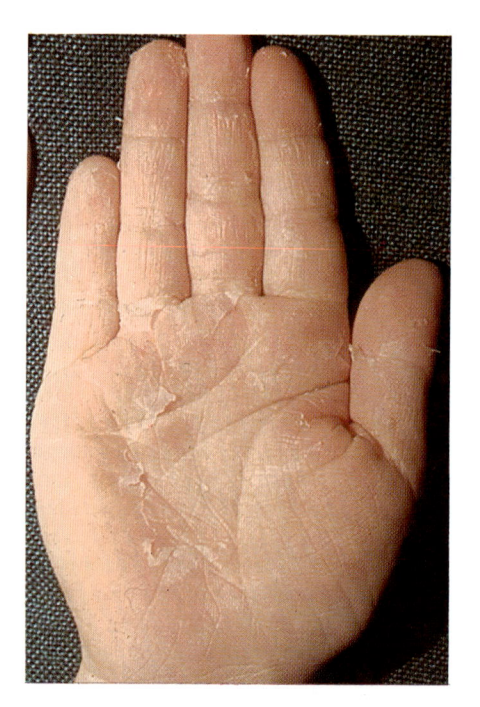

Abb. 17.7 Grobe Schuppung bei Scharlach an Händen und Füßen in der 2.–3. Krankheitswoche. Ähnlich kommt die Schuppung auch beim KAWASAKI-Syndrom (mukokutanes Lymphknotensyndrom) vor. (Aus: MOLL, H.: Pädiatrische Krankheitsbilder. 2. Auflage, Thieme, Stuttgart 1983.)

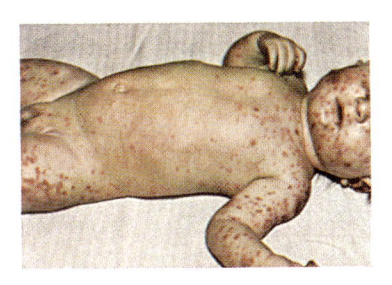

Abb. 17.8 Hautveränderungen bei Meningokokkensepsis.

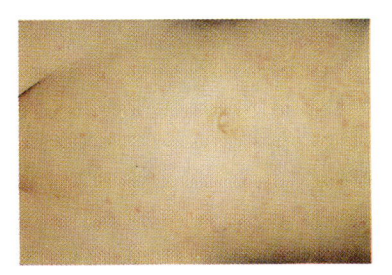

Abb. 17.10 Roseolen bei Typhus.

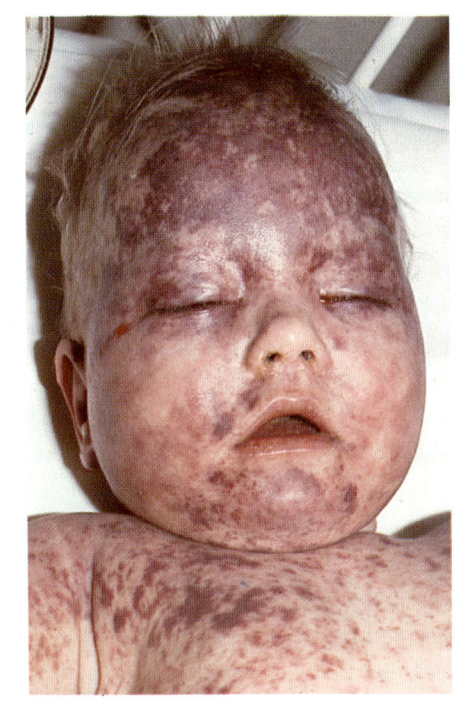

Abb. 17.9 Waterhouse-Friderichsen-Syndrom bei 8 Monate altem Mädchen. (Aus: MOLL, H.: Pädiatrische Krankheitsbilder, 2. Auflage, Thieme, Stuttgart 1983.)

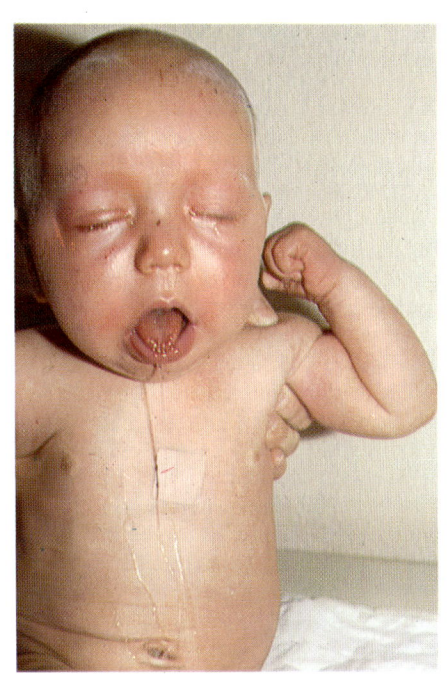

Abb. 17.11 4 Monate alter Säugling im Pertussisanfall: hochrotes, gedunsenes Gesicht, Tränen- und Speichelfluß. (Aus: MOLL, H.: Pädiatrische Krankheitsbilder. 2. Auflage, Thieme, Stuttgart 1983.)

aus. Es kommt zu Kreislaufschwäche mit schnellem, fadenförmigem Puls, Bewußtlosigkeit und Krämpfen. Der Kreislaufkollaps kann tödlich enden. Eine gefährliche Erkrankung ist auch der *septische Scharlach*. Die Krankheitserreger dringen hier von Eiterherden aus in die Blutbahn ein; diese Scharlachsepsis nimmt z. B. von den Tonsillen, dem Warzenfortsatz oder einer Sinusthrombose (s. u.) ihren Ausgang. Beim *Wund-* oder *Verbrennungsscharlach* greift das Exanthem von der Wundumgebung aus auf andere Körperteile über. Erst nach einigen Tagen kommt es zu einer leichten Angina.

Komplikationen: Lymphadenitis am Kieferwinkel mit Einschmelzung, Nasennebenhöhleneiterung, Otitis media mit Übergreifen auf den Warzenfortsatz (Mastoiditis) und einen oder mehrere große Hirnblutleiter (Sinusthrombose), Bronchopneumonie, das früh – etwa nach 1 Woche –

auftretende, harmlose und in letzter Zeit selten beobachtete Scharlachrheumatoid (meist sind beide Handgelenke betroffen, die Symptome klingen schnell ab) und das später kommende ernst zu nehmende rheumatische Fieber (s. S. 230), Myokarditis und auch unbedeutendere EKG-Veränderungen sowie Glomerulonephritis (s. S. 222). Eine Urinkontrolle – besonders in der 3. Woche – ist erforderlich. In dieser Zeit werden am häufigsten Komplikationen beobachtet („2. Kranksein").

Diagnose: das klinische Bild (Fieber, Tonsillitis und typisches Exanthem) und der Nachweis hämolysierender Streptokokken (Rachenabstrich mit Anzüchtung der Keime auf der Blutagarplatte) sichern die Diagnose.

Verlauf und Behandlung: Vor der Penizillin-Ära verschwand bei Patienten mit Scharlach und anderen Streptokokkenerkrankungen die Ansteckungsfähigkeit nach und nach. Sie war bei unbehandelten Kindern in der 1. Krankheitswoche sehr groß, in der 2. und 3. Woche mäßig, in der 4. bis 10. Woche gering und nach der 10. Woche kaum noch vorhanden. Trotzdem kam es früher nicht selten vor, daß ein nach über 3wöchigem Krankenhausaufenthalt entlassener Patient zu Hause Geschwister und andere Personen ansteckte („Heimkehrfälle" – diese Kinder bekamen eine Streptokokken-Angina oder Scharlach), er war wahrscheinlich vor der Entlassung von einem neuaufgenommenen Kranken infiziert worden, evtl. beherbergte er aber noch immer die ursprünglichen Streptokokken. Seit der Penizillinbehandlung und der Isolierung Frischinfizierter wird etwas Derartiges kaum noch beobachtet. 24 (bis 48) Stunden nach Einsetzen der oralen Penizillinbehandlung sind nämlich die Patienten nicht mehr ansteckend, und die Isolierung kann aufgehoben werden, doch sind sie zunächst noch nicht ganz streptokokkenfrei. Das Penizillin muß beim Scharlach – wie auch bei der Streptokokken-Tonsillitis etc. – unbedingt 10 Tage gegeben werden, damit schweren Verlaufsformen und Komplikationen vorgebeugt wird. Der Scharlach hat seit Einführung der Penizillinbehandlung viel von seinem Schrecken verloren. Schwere Verläufe wie z. B. der toxische Scharlach werden dadurch meist ebenso verhindert wie das rheumatische Fieber. Doch schon vor der Penicillinära verlief der Scharlach auf Grund des auch bei anderen bakteriellen Infektionskrankheiten zu beobachtenden Gestaltwandels relativ leicht. Die häusliche Pflege ist in der Regel ausreichend.

In letzter Zeit mehren sich die Berichte darüber, daß es jetzt häufiger Abweichungen von dem hier aufgezeichneten gewohnten Bild des Scharlachablaufs – wie überhaupt des Verlaufs von Streptokokkenerkrankungen – gibt. So wird von verschiedenen Teilen der Welt über eine Zunahme des rheumatischen Fiebers berichtet, und es wird teilweise das rheumatische Fieber durch eine 10tägige Penizillinbehandlung nicht verhindert. Außerdem kommen jetzt mehr als früher Rückfälle der Streptokokken-Tonsillitis bzw. -Pharyngitis vor, und zwar überwiegend bakteriologische Rückfälle (positiver Rachenabstrich ohne Symptome), aber auch immer wieder klinische Rückfälle (sowohl positiver Bakterienbefund als auch entsprechende Krankheitszeichen, d. h. Pharyngitis bzw. Tonsillitis). Teilweise handelt es sich hier um Reinfektionen, zunehmend jedoch um Therapieversager. Die letzteren beruhen überwiegend darauf, daß sich im Nasen-Rachen-Raum Keime (z. B. Anaerobier) finden, die zwar direkt nichts mit der Erkrankung zu tun haben, die aber auf Grund ihrer Fähigkeit, Penizillasen zu bilden, die Penizillinwirkung vereiteln. Diese Penizillinasen (genauer: „β-Laktamasen") sind Enzyme, die den Penizillinring aufbrechen, so daß das Penizillin unwirksam wird. Mikroorganismen, die dieses Enzym produzieren, sind penizillinresistent. Die Streptokokken gehören nicht dazu (sie werden durch Penizillin abgetötet), profitieren aber von diesen ebenfalls in der Mundflora vorhandenen Keimen. Es gibt Berichte, wonach am Ende einer 10tägigen Penizillinbehandlung in über 20% der Fälle noch Streptokokken im Rachen nachweisbar sind; nicht selten handelt es sich hier um gesunde Streptokokkenträger (s. o.), doch können auch gehäuft Rezidive auftreten. Neben Penizillin sind deshalb zur Behandlung von Scharlach und anderen Streptokokkenerkrankungen weitere Antibiotika im Gespräch: Zephalosporine (wie z. B. Bidocef®), Clindamycin (also Sobelin®), Augmentan® (eine Kombination aus Amoxicillin und Clavulansäure) und Erythromycin.

Prophylaxe: Frühestens 2 Tage nach Behandlungsbeginn – teils auch erst nach Beendigung der Antibiotikatherapie – dürfen die Kinder nach Abklingen der Symptome und bei klinischem Wohlbefinden wieder in den Kindergarten oder zur Schule, unbehandelte Erkrankte dagegen frühestens nach 3 Wochen (bei Scharlach) oder nach 10 Tagen (bei Streptokokkenangina), vorausgesetzt das Ergebnis des Rachenabstrichs läßt dies zu. Den gesunden Kindern der Wohngemeinschaft, in der sich Streptokokken-Kranke befinden, wird schon kurz nach erfolgter Absonderung bzw. Behandlung des Erkrankten, gelegentlich auch erst bis zu 8 Tage danach, der Besuch von Kindergarten bzw. Schule wieder erlaubt. Alle diese Ratschläge haben keinen Gesetzescharakter, so erklären sich die regional recht unterschiedlichen Regelungen. Die prophylaktische Gabe eines Antibiotikums an Kontaktpersonen ist zu erwägen, sollte aber sparsam gehandhabt werden; manche der Personen mit positivem Rachenabstrich sind schon lange Streptokokken-Träger, die selten erkranken und – wie eingangs erwähnt – kaum andere anstecken; sie werden nicht routinemäßig behandelt (wohl aber z. B. bei Kleinepidemien in Gemeinschaftseinrichtungen). Scharlachtodesfälle sind meldepflichtig.

9.2.1.2 Andere Streptokokkenerkrankungen des Rachens

Im vorhergehenden wurde schon mehrfach auf die Streptokokken-Tonsillitis (-Angina) und -Pharyngitis verwiesen. Über die Tonsillitis s. auch S. 599. Hier seien nur noch einige differentialdiagnostische Bemerkungen angefügt; denn nicht jede Tonsillitis oder Pharyngitis ist durch Streptokokken bedingt. Entscheidend für den Nachweis der Streptokokken ist der Rachenabstrich (Anlegen einer Kultur), er ist zuverlässiger als die sog. Schnelltests. Aber auch der klinische Befund trägt zur Diagnosefindung bei. So sprechen Halsschmerzen in Kombination mit hohem Fieber eher für eine Streptokokkose. Häufiger finden sich dabei auch eine Leukozytose und dicke Beläge auf den Tonsillen. Doch ist dies nicht beweisend für eine bakterielle Erkrankung. Beläge auf den Mandeln gibt es nämlich gelegentlich auch bei Virusinfektionen, besonders in den ersten Lebensjahren, aber auch danach; das Fieber ist bei diesen viral bedingten Erkrankungen oft niedriger, und die Halsschmerzen sind geringer ausgeprägt, vielfach bestehen – im Gegensatz zu den Streptokokkeninfekten – Husten und seröser Schnupfen. Bei Kindern in den ersten 2 Lebensjahren kann häufiger als im späteren Leben eine Haemophilus-influenzae-Infektion im Rachen vorliegen.

9.2.1.3 Wundrose (Erysipel)

Ansteckung: Es handelt sich um eine Infektion der Haut und des Unterhautgewebes, gelegentlich auch der Schleimhaut mit β-hämolysierenden Streptokokken der Gruppe A, die sich auf dem Lymphwege ausbreiten. Sie haften auch bei unscheinbaren Verletzungen, bei Ekzemen, Impetigo, Windpocken etc. Bei Neugeborenen können die Streptokokken in die Nabelwunde eindringen. Erysipel ist ansteckend und hinterläßt keine Immunität.

Inkubationszeit: einige Stunden bis 5 Tage.

Krankheitsbild: Charakteristisch für das Erysipel ist eine rasch fortschreitende Schwellung und Rötung, die von einem scharf abgesetzten, zackigen (flammigen) Rand begrenzt ist. Lymphknoteneiterungen und eine Sepsis können sich entwickeln. Als Komplikation sei die auch nach anderen Streptokokkenerkrankungen auftretende *Glomerulonephritis* genannt.

Behandlung: Penicillin.

Prophylaxe: Die Kinder müssen isoliert werden. Bei gehäuftem Auftreten in Krankenhäusern und auf Entbindungsstationen besteht Meldepflicht (was übrigens auch für Masern, Mumps, Windpocken, Keuchhusten und die Koli-Dyspepsie zutrifft).

9.2.2 Staphylokokkenerkrankungen

Sie sind an den verschiedensten Stellen dieses Buches abgehandelt worden, so daß jetzt darauf verwiesen werden kann (Staphylokokkenerkrankungen der Haut, infektiöser Hospitalismus, Neugeboreneninfektionen, Staphylokokkenpneumonie usw.). Auf eine Besonderheit, die allerdings nur selten vorkommt, sei im folgenden hingewiesen.

Syndrom des toxischen Schocks

Diese Erkrankung (auch toxic shock syndrome genannt) wird durch ein oder mehrere Staphylokokkentoxine ausgelöst (ähnlich dem LYELL-Syndrom, s. S. 249). Der auf S. 290 erwähnte *toxische Scharlach* hat große Ähnlichkeit mit dem Syndrom des toxischen Schocks *(„Staphylokokkenscharlach")*. Besonders typisch sind die während der Menstruation auftretenden Erkrankungen, sofern Tampons verwendet werden *(„Tamponkrankheit");* doch auch von infizierten Wunden kann die Erkrankung ausgehen.

Krankheitsbild: In ausgeprägten Fällen finden sich ein akuter Beginn mit hohem Fieber, niedrigem Blutdruck (Schocksymptomatik), ein scharlach- oder sonnenbrandähnlicher Ausschlag und in der Rekonvaleszenz Desquamationen an Handtellern und Fußsohlen, teils an Fingerkuppen und Zehen. Häufig werden eine Pharyngitis, Himbeerzunge, Konjunktivitis, Vaginitis sowie Erbrechen und Durchfall, Leber- und Nierenerkrankungen, Myalgien und Störungen des Zentralnervensystems beobachtet. Die schweren Krankheitsbilder weisen eine hohe Sterblichkeit auf. Es gibt auch leichte Verlaufsformen („Schocksyndrom ohne Schock").

Diagnose: kultureller Nachweis von (penizillinresistentem) Staphylococcus aureus.

Behandlung: Schockbekämpfung (intravenöse Dauertropfinfusion), antibiotisch.

9.2.3 Sepsis (Blutvergiftung)

Definition und Ursache: Von einer **Sepsis (bakterielle Allgemeininfektion)** sprechen wir dann, wenn von einem Eiterherd aus, in dem sich die Keime festgesetzt haben und vermehren *(Sepsisentwicklungsherd), dauernd oder in Schüben* Erreger ins Blut eingeschwemmt werden; Krankheitserscheinungen sind die Folge. Als Sepsisentwicklungsherde kommen in Betracht: Furunkulose, Warzenfortsatzentzündung, Sinusthrombose und – selten – eitrige Tonsillitis (über den *septischen Scharlach = Scharlach-Sepsis* s. S. 291). Daneben gibt es mehr schleichend verlaufende Sepsisformen z. B. nach Ventiloperation beim Hydrozephalus (Sepsisentwicklungsherd im Ventil, *Ventilsepsis,* S. 540). Ein ähnliches Krankheitsbild beobachten wir bei angeborenen Herzfehlern (und ganz selten bei rheumatischen Herzklappenfehlern). Wegen des schleichenden Verlaufs spricht man hier von langsamer Sepsis *(Lentasepsis* mit Endocarditis lenta, s. S. 123). Über die vom Nabel ausgehende Sepsis des Neugeborenen *(Nabelsepsis)* s. S. 30.

Ein *einmaliger* Übertritt von Bakterien ins Blut stellt keine Sepsis dar und wird **Bakteriämie** genannt. Solche einmaligen Bakterieneinbrüche in die Blutbahn sind gar nicht selten. Die körpereigene Abwehr beseitigt die Bakterien schnell. Teils fehlen jegliche Krankheitszeichen, teils tritt leichtes Unwohlsein oder ein heftiger Temperaturanstieg auf. Bei wiederholten (*in Schüben,* „periodisch" verlaufenden) Bakteriämien – für diese Form der Sepsis ist auch die Bezeichnung **Pyämie** üblich – siedeln sich die von einem bestimmten Herd ausgehenden Bakterien an anderen Körperstellen ab: So können sogenannte *pyämische Metastasen*[20] in den verschiedenen Organen entstehen: im Knochen (Osteomyelitis), in den Hirnhäuten (eitrige Meningitis), in den Herzklappen (bakterielle Endokarditis), im Herzmuskel (Myokarditis), in Lunge, Leber, Niere und Weichteilen (Abszesse) usw.

Die für die Sepsis bzw. Pyämie verantwortlichen Keime sind meist Staphylokokken oder Streptokokken, im Neugeborenenalter kommen oft auch andere Keime vor (s. S. 31).

Krankheitsbild: Die Überschwemmung des Körpers mit Bakterien ruft wie bei der Bakteriämie so auch bei der Sepsis die Abwehrmechanismen auf den Plan. Die Antwort des Organismus ist hier jedoch viel heftiger als bei der Bakteriämie. Es kommt zu schweren Allgemeinerscheinungen mit Kopfschmerzen und Mattigkeit, zu Schüttelfrost (bei Erwachsenen häufiger als bei Kindern) und eventuell zum Kollaps. Das Fieber kann remittierend sein, doch kommen auch andere Fieberverläufe vor. Beim jungen Säugling kann das Fieber fehlen. Die verschiedensten Exantheme können auftreten, ebenso Haut- und Schleimhautblutungen. Das zuletzt genannte Symptom ist z. B. für die *Meningokokkensepsis* typisch, von der unten noch die Rede sein wird.

Diagnose: mehrfache Blutkulturen.

Behandlung: Antibiotika in hoher Dosis unter Berücksichtigung der Resistenzbestimmung (Prüfung der Empfindlichkeit der Bakterien).

9.2.4 Hirnhautentzündung (Meningitis)

Die Hirnhautentzündung (Entzündung der den Subarachnoidalraum umgebenden Arachnoidea und Pia) ist eine häufige Erkrankung des Kindesalters, beim Erwachsenen kommt sie sehr viel seltener vor.

Ursache: Es können ihr ganz verschiedene Ursachen zugrunde liegen. Unabhängig von der Ursache unterscheiden wir eitrige und seröse Meningitiden, je nachdem, ob der durch Lumbalpunktion entnommene Liquor trübe (eitrig) oder klar bzw. fast klar (serös) aussieht. Im ersten Falle sind meist viele 1000/3 Zellen in 1 µl Liquor enthalten, im letzteen Falle ist die Zellvermehrung im Liquor gering, und die Zellzahl beträgt nicht mehr als etwa 1500/3 bis höchstens 2000/3 pro µl.

Eitrige Meningitis. Zu den *eitrigen Meningitiden* gehören die bakteriellen Hirnhautentzündungen, nämlich

> die durch *Meningokokken* hervorgerufene Meningitis epidemica (Meningokokkenmeningitis), die durch *Pneumokokken* (Pneumokokkenmeningitis) und die durch Haemophilus influenzae (Influenzabakterienmeningitis) ausgelöste Hirnhautentzündung.

Viel seltener sind eitrige Meningitiden durch andere Erreger bedingt. Hier sind die besonders beim Neugeborenen vorkommende Kolimeningitis und Listerienmeningitis zu nennen (teils ist hier allerdings die Zellzahl geringer, so daß der

---

[20] Der Ausdruck Metastase wird nicht nur für die Absiedlung von Geschwulstzellen *(Tochtergeschwulst),* sondern auch für Bakterienabsiedlungen verwendet *(metastasierende Allgemeininfektion).*

Liquor serös aussieht). Auch Streptokokken, Staphylokokken u. a. kommen als Ursache für eine eitrige Meningitis in Betracht, gelegentlich auch Viren (s. u.).

Im allgemeinen erreichen die Erreger auf dem *Blutwege* die Hirnhäute und den Liquor. Eine Meningitis kann aber auch durch *Fortleitung* eines entzündlichen Prozesses im Warzenfortsatz, in den Nasennebenhöhlen oder nach Schädelbrüchen auftreten (meist Pneumokokkenmeningitiden). Nach Schädelbrüchen und bei Gammaglobulin-Mangel (Antikörpermangel-Syndrom) kommt es gelegentlich bei ein und demselben Patienten innerhalb eines verhältnismäßig kurzen Zeitraums zu mehreren Meningitiden.

Ähnliches gilt für Patienten mit einem Hautsinus[21], nach dem bei *wiederholt auftretender Meningitis* besonders aufmerksam gefahndet werden muß.

Hier und bei Rückenmarksbrüchen (z. B. offene Myelozele) gelangen die Erreger *direkt von der äußeren Haut* in die Meningen.

Seröse Meningitis. Es gibt aber auch bakterielle Meningitiden, bei denen die Zellvermehrung im Liquor weniger ausgeprägt ist.

Eine solche *bakterielle Meningitis* mit *serösem* (nicht eitrigem) Liquor ist z. B. die *tuberkulöse Meningitis* (s. S. 311),

ferner die bei *Syphilis* auftretende Hirnhautentzündung (s. S. 314) und die Meningitis bei Lyme-Borreliose (s. S. 318) sowie die sog. *Leptospirenmeningitis* (wir sehen sie bei der WEILschen Krankheit, die außerdem mit hohem Fieber, Wadenschmerzen, Gelbsucht und Nephritis einhergeht – über Leptospiren s. auch S. 256). Serös sind außerdem manche bakterielle *Neugeborenen-Meningitiden* (s. o.), oft auch *anbehandelte bakterielle Hirnhautentzündungen* und viele nichtbakterielle Meningitiden.

Vor allem gehören die *Virusmeningitiden* zu den serösen (abakteriellen) Meningitiden,

doch kommt bei der Virusmeningitis, wie schon angedeutet, auch einmal ein eitriger Liquorbefund vor. Bei der angeborenen *Toxoplasmose* (s. S. 28) beobachten wir ebenfalls nur eine geringe Zellvermehrung im Liquor.

Es sei noch auf Meningitiden hingewiesen, die nicht durch Bakterien, Viren oder andere Erreger (z. B. Toxoplasmen) hervorgerufen werden. Wir kennen *toxische oder allergische seröse Meningitiden* bei der Ruhr und anderen Infektionskrankheiten; im Liquor sind in diesen Fällen keine Erreger nachweisbar. *Physikalisch ausgelöste seröse Meningitiden* sehen wir z. B. nach Schädelverletzungen und nach übermäßiger Sonnenbestrahlung (Insolationsmeningitis, Sonnenstich). Die Insolationsmeningitis kann in besonders schweren Fällen zu Bewußtlosigkeit, ja sogar zum Tod führen.

Zusammenfassend kann gesagt werden, daß ein *eitriger* Liquor vorwiegend – wenn auch nicht ausschließlich – bei *bakteriellen* Meningitiden vorkommt, während eine geringere Zellvermehrung im Liquor (*seröse* Meningitis) meist *viral* bedingt ist, eine bakterielle Ursache aber nicht ausschließt.

Krankheitsbild: Während die *Ursache* der Meningitis also recht unterschiedlich sein kann, ist das entstehende *Krankheitsbild* doch relativ einheitlich.

Es ist allerdings zu sagen, daß die bakteriellen Meningitiden sehr viel dramatischer verlaufen und prognostisch ungünstiger sind als die Virusmeningitiden.

Die Symptome der Hirnhautentzündung sind Fieber, Kopfschmerzen und Erbrechen, teils auch – meist infolge Hirnödems oder Entzündung des Gehirns – Krämpfe und Bewußtlosigkeit. Viele der Kinder haben eine auffällige Berührungsempfindlichkeit, eine Lichtscheu und eine Übererregbarkeit gegen akustische Reize. Bei allen Verrichtungen ist deshalb besonders behutsam vorzugehen.

Diagnose: Ein wichtiges diagnostisches Zeichen ist die *Nackensteifigkeit* (tonische Starre der Nackenmuskulatur): Der Kopf kann nicht so weit gebeugt werden, daß das Kinn die Brust berührt – bei hochgradiger Nackensteifigkeit läßt sich das

---

[21] In der Mittellinie der Körperrückseite vom Kopf bis zum Beginn der Gesäßspalte findet sich gelegentlich ein Porus, von dem aus ein langer, schmaler Gang *(Hautsinus)* u. U. bis zu den Hirn- oder Rückenmarkshäuten reicht. Bakterien können leicht dorthin gelangen. Der tiefer gelegene *Pilonidalsinus* ist in dieser Beziehung ungefährlich. Er geht von einem Hautgrübchen (Steißbeingrübchen) aus, das bei vielen Kindern in Höhe des untersten Wirbelsäulenabschnitts vorhanden ist und erst nach dem Spreizen der Gesäßbacken oberhalb der Analöffnung sichtbar wird – Störungen können sich hier allenfalls durch örtliche Entzündungserscheinungen bemerkbar machen.

Kind aus der Rückenlage steif wie ein Brett am Kopf hochheben. Diese „Genickstarre" wird besonders bei der Meningokokkenmeningitis (s. u.) beobachtet, die auch als übertragbare Genickstarre bezeichnet wird (die Meningokokkenmeningitis ist also übertragbar, d. h. ansteckend, wie auch die Influenzabakterienmeningitis; Patienten mit diesen Meningitisformen – und übrigens auch solche mit Virusmeningitiden – müssen isoliert werden, nicht dagegen die Pneumokokkenmeningitiden, die nicht ansteckend sind. In extremen Fällen kommt es zum *Opisthotonus*, dabei sind Wirbelsäule und Kopf soweit nach hinten gebeugt, daß sich der Kopf ins Kissen bohrt. Dem Versuch, bei vorhandener Nackensteifigkeit den Kopf des Kindes passiv weiter zu beugen, wird erheblicher Widerstand entgegengesetzt. Dabei tritt eine Beugung der Beine auf (BRUDZINSKI*sches Zeichen)*. In dieser Stellung werden nämlich die mitbetroffenen hinteren Rückenmarkswurzeln entlastet und die Rückenmarks- und Hirnhäute weniger gedehnt. So ist auch das „*Dreifußzeichen*" zu erklären (im Sitzen stützt sich das Kind bei steif gehaltener Wirbelsäule mit beiden Händen nach hinten ab – der dritte „Fuß" ist das Gesäß). Aus dem gleichen Grunde kann der Patient im Sitzen nur dann seine Knie küssen, wenn sie stärker gebeugt sind (*„Kniekußphänomen"*). Überhaupt können die Knie bei gebeugtem Hüftgelenk, also z. B. im Sitzen, nicht gestreckt werden (KERNIG*sches Zeichen)*. Die meisten dieser auf eine meningeale Reizung hinweisenden Zeichen sind im allgemeinen erst jenseits der Säuglingszeit von Bedeutung. Beim Säugling ist die *gespannte, vorgewölbte Fontanelle* auf eine Meningitis verdächtig. Eine solche Vorwölbung findet sich jedoch auch beim subduralen Erguß, beim Hydrozephalus und natürlich beim Meningismus (s. u.).

Lumbalpunktion: Für die endgültige Diagnose, insbesondere auch für die Erkennung der Meningitisursache (Erregernachweis!) ist die Lumbalpunktion unerläßlich. Bei den bakteriellen Hirnhautentzündungen sieht der Liquor, wie erwähnt, meist eitrig-trübe aus. Er enthält nicht nur eine große Zahl von weißen Blutkörperchen, sondern oft auch große Mengen des für die Meningitis verantwortlichen Krankheitserregers, der mit Hilfe der Gramfärbung eines Ausstrichpräparats und vor allem *kulturell* nachgewiesen werden kann. Auf das sterile Auffangen des Liquors bei der Lumbalpunktion ist besondere Sorgfalt zu verwenden. Der Liquor bzw. die liquorhaltigen Kulturröhrchen werden möglichst schnell einem bakteriologischen Labor übergeben. Eine geringe Liquormenge wird zur *Gramfärbung, Zellzählung* und *Zelldifferenzierung* sowie zum Anstellen der PANDY-*Reaktion* benötigt (sie ist bei Erhöhung des Liquoreiweißes positiv, und zwar etwa ab 60 mg/100 ml). Eine weitere Liquorprobe kommt zur genauen Bestimmung des *Liquoreiweißwertes* in ein klinisches Labor. Hier werden evtl. auch andere Untersuchungen durchgeführt, z. B. die des *Laktats* im Liquor – es ist bei bakteriellen Meningitiden deutlich erhöht – und des *Liquorzuckers,* der bei bakteriellen Meningitiden erniedrigt ist. Zur Beurteilung des Liquorzuckers muß stets eine Blutentnahme zur Blutzuckerbestimmung kurz vor oder nach der Lumbalpunktion erfolgen, damit beide Werte miteinander verglichen werden können.

Behandlung: Wegen der Bösartigkeit besonders der bakteriellen Hirnhautentzündungen – die Virusmeningitiden sind verhältnismäßig harmlos – ist die Frühdiagnose (sofortige Lumbalpunktion bei entsprechendem Verdacht) eine unbedingte Notwendigkeit. Schnelles Handeln und eine gute Zusammenarbeit von Schwester und Arzt sind für das weitere Schicksal dieser Patienten entscheidend. Es kommt alles darauf an, den Patienten rechtzeitig einer wirksamen *Behandlung* zuzuführen. Durch den unverzüglichen Einsatz von Penicillin und anderen Antibiotika in hoher Dosis hat sich die Prognose der bakteriellen Meningitiden ganz erheblich gebessert, nur noch wenige Kinder sterben an dieser Erkrankung (bis zu 5%). Vor Einführung der genannten Chemotherapie war die Steblichkeit dagegen sehr groß. Bei der Haemophilus-influenzae-Meningitis betrug sie z. B. etwa 95%, bei der Meningokokkenmeningitis rund 60%. Auch Defektheilungen (Spätschäden) kamen früher häufiger vor als heutzutage, sind aber noch immer zu beklagen (z. B. Ertaubung und Epilepsie). Zu den Meningokokkenerkrankungen, auch zur Meningokokkenmeningitis, sind noch einige Bemerkungen zu machen (s. u.).

Meningismus (meningeales Syndrom). Von den Meningitiden zu trennen sind solche Erkrankungen, die klinisch ähnlich aussehen (z. B. eine Nackensteifigkeit aufweisen), ohne daß die Liquorzellzahl oder der Eiweißgehalt im Liquor erhöht wäre, jedoch steht die Rückenmarksflüssigkeit unter erhöhtem Druck. Wir sprechen hier von *Meningismus* bzw. *meningealem Syndrom* (Hirnhautreizung). Ein Meningismus kann bei Patienten mit Lungenentzündung, Racheninfekt usw. beobachtet werden. Die so wichtige Abgrenzung gegenüber der Meningitis ist nur durch die Untersuchung des Liquors möglich.

9.2.5 Meningokokken-erkrankungen

Meningokokkenmeningitis (Meningitis epidemica)

Ansteckung: Der Erreger dieser „übertragbaren Genickstarre", der Meningococcus, lebt auf den Schleimhäuten der Luftwege und gelangt von hier aus auf dem Blutweg zur Hirnhaut. Die Hirnhautentzündung stellt somit eine Absiedlung (Metastase) einer Meningokokken-Bakteriämie bzw. -Sepsis dar. Säuglinge und Kleinkinder sind besonders empfänglich. Die Krankheit wird hauptsächlich durch Tröpfcheninfektion übertragen, wobei die an Meningitis Erkrankten eine geringere Gefahr bedeuten als die ihrer normalen Beschäftigung nachgehenden (gesunden) Zwischenträger bzw. Leichtkranken (Nasen-Rachen-Katarrh). Meist tritt die „epidemische" Hirnhautentzündung nicht in Epidemieform, sondern sporadisch auf.

Inkubationszeit: 2 bis 3 Tage.

Krankheitsbild: Zusätzlich zu den weiter oben erwähnten Symptomen sind als charakteristisches Zeichen für die Meningokokkenmeningitis die mehr oder weniger zahlreichen punktförmigen Hautblutungen *(Petechien)* zu nennen, die bei anderen Meningitiden nur selten beobachtet werden. Gelegentlich kommt bei der Meningokokkenmeningitis ein *Herpes labialis* vor.

Diagnose: Sie wird klinisch und durch Nachweis der Erreger (Liquorkultur, Blutkultur) gestellt.

Behandlung: Die Meningokokkenmeningitis wird wie die anderen Meningokokkenerkrankungen mit Penicillin i. v. behandelt. Jede unnötige Handhabung ist zu unterlassen (die Kinder sind sehr berührungs-, geräusch- und lichtempfindlich).

Prophylaxe: Eine Isolierung der Patienten ist anfangs notwendig. Schon 24 Stunden nach Beginn der intravenösen Behandlung verschwinden die Erreger aus dem Atemtrakt; die Isolierung kann 1–2 Tage nach Therapiebeginn aufgehoben werden. Eine kurzfristige Rifampicinbehandlung von Säuglingen und Kleinkindern, die mit Meningokokkenkrankheiten engen Familienkontakt hatten, ist zu empfehlen – wie übrigens auch bei entsprechendem Kontakt mit einer Influenzabakterienmeningitis. Krankheits- und Todesfall sind hier und bei den übrigen ansteckenden Meningitiden meldepflichtig.

Meningokokkensepsis

Sehr ausgedehnt sind die Hautblutungen (petechiale und größere) bei der Meningokokkensepsis (Abb. 17.8, S. 291). Es kommt zu Hautnekrosen und Vernarbungen. Auch Schleimhautblutungen kommen vor (blutige Durchfälle).

Eine Meningitis fehlt hier.

Waterhouse-Friderichsen-Syndrom

Bei Blutungen in die Nebenniere sprechen wir vom WATERHOUSE-FRIDERICHSEN-Syndrom (Abb. 17.9, S. 291). Wir haben es hier mit einer hochakuten Krankheit zu tun, die unter Schocksymptomen oft innerhalb der ersten 24 Stunden tödlich endet. Meningitische Zeichen haben sich in der kurzen Zeit noch nicht entwickelt (klarer Liquor mit nur geringer Zellvermehrung). Die Hautveränderungen haben Ähnlichkeit mit Totenflecken.

9.2.6 Bakterielle Darminfektionen

Es soll im folgenden nur von den bakteriell bedingten Magen-Darm-Erkrankungen die Rede sein. Noch häufiger sind die viralen Magen-Darm-Erkrankungen; über die im Säuglings- und jungen Kleinkindesalter oft beobachtete Rotavirus-Infektion – die häufigste virale Darmerkrankung – s. S. 31.

9.2.6.1 Salmonellosen

Die Salmonellosen gehören mit zu den häufigsten Erkrankungen des Kindesalters. Die Erreger, die Salmonellen[22], können ganz unterschiedliche Krankheitsbilder erzeugen, nämlich

1. septische Allgemeininfektionen *(Typhus,* durch Salmonella typhi hervorgerufen, und *Paratyphus,* meist durch Salmonella paratyphi B bedingt),
2. akute Gastroenteritiden *(enteritische Salmonellosen),* Salmonellosen im engeren Sinne, zahlreiche Salmonellen kommen in Betracht: S. typhimurium, S. enteritidis, S. panama etc.).

---

[22] nach dem Bakteriologen SALMON benannt

Typhus (Typhus abdominalis)

Ansteckung: Die Übertragung erfolgt einerseits durch Kontakt- und Schmierinfektion, wobei nicht nur Kranke, sondern auch Dauerausscheider und Zwischenträger als Ansteckungsquelle in Betracht kommen, andererseits durch Trinkwasser und Nahrungsmittel (Milch, Speiseeis, Obst, Salate, Fleisch usw.). Die Immunität ist meist lebenslänglich.

Inkubationszeit: 1–3 Wochen.

Krankheitsbild: Vorweg sei bemerkt, daß der Typhus zwar vom *Darm* ausgeht, nämlich vom unteren Teil des Dünndarms mit Schwellung der PEYERschen Plaques und Geschwürsbildung, daß es aber von hier aus zu einer akuten *Allgemeininfektion* mit Übertritt der Typhusbakterien ins Blut kommt. Wir haben es also nicht mit einer *lokalen Darmerkrankung* zu tun. Der Typhus gehört vielmehr zu den *zyklischen Infektionskrankheiten* (s. S. 286). In der ersten Krankheitswoche treten Fieber, Leib- und Kopfschmerzen auf. In typischen Fällen werden erbsbreiartige Stühle entleert, jedoch kann zu Beginn der Krankheit auch eine Verstopfung bestehen. In der zweiten Krankheitswoche werden stecknadelkopfgroße, rosa Flecken am Rumpf sichtbar *(Roseolen,* Abb. 17.10, S. 291), die sich im Gegensatz zu Petechien wegdrücken lassen; nach Aufhören des Drucks erscheinen sie sofort wieder. Meist sind nur wenige vorhanden, die erst bei genauer Betrachtung der Haut entdeckt werden. Typisch ist ferner die Typhuszunge (dicker, borkiger, bräunlicher Belag des Zungenrückens, wobei die Zungenränder und die Zungenspitze frei bleiben).

Die Milz ist meist vergrößert. Viele Tage lang bleibt das Fieber etwa zwischen 39° und 40°C bestehen (Kontinua). Erst später kommt es zur lytischen Entfieberung. Dieser für Typhus relativ charakteristische Fieberverlauf wird jedoch bei Kindern, besonders bei jüngeren Kindern, häufig vermißt. Apathie, Verwirrtheit[23] und Kreislaufschwäche können auftreten. Als Komplikationen seien genannt Pneumonie, Otitis media, Meningitis und Osteomyelitis. Eine ernste Komplikation stellen schwere *Darmblutungen* und Geschwürsdurchbrüche im Darm dar *(Darmperforation).* Sie sind bei Kindern selten. In diesem Alter nimmt der Typhus meist einen günstigen Verlauf. *Erwachsene erkranken schwerer.*

---

[23] typhos (griech.): Dunst, Nebel („Umnebelung der Sinne")

Diagnose: Sie wird durch den *Bakteriennachweis* gesichert, wodurch auch die Abtrennung anderer Salmonellosen gelingt. Besonders in den ersten beiden Krankheitswochen ist die Blutkultur positiv (das Blut wird in ein steriles Röhrchen gegeben, das zur Züchtung der Bakterien Rindergalle enthält). Auch danach können im Blut noch Typhusbakterien kreisen.

> Wegen der Ansteckungsgefahr ist deshalb bei der Blutentnahme größte Vorsicht geboten (Desinfektion!).
> Im Stuhl und im Urin können ebenfalls Typhusbakterien gefunden werden,

insbesondere vom Ende der 2. Krankheitswoche ab. In der 2. Woche wird auch die WIDALsche Reaktion positiv (dabei werden im Serum Antikörper – und zwar Agglutinine – gegen Typhusbakterien nachgewiesen). Im Blut findet sich eine Leukopenie mit Linksverschiebung.

Pflege und Behandlung: mit Antibiotika; diätetische Maßnahmen (flüssig-breiige Kost in ausreichender Menge) und gute Mundpflege sind ebenfalls wichtig. Bei Apathie und Bewußtseinstrübung haben sich kühle Bäder, eventuell auch Übergießungen mit kühlerem Wasser (Abgußbad) bewährt.

Prophylaxe: Der Patient wird isoliert. Er wird erst dann aus dem Krankenhaus entlassen, wenn 3 im Abstand von einer Woche entnommene Stuhlproben kulturell frei von Typhusbakterien sind. Es kommt auch vor, daß trotz intensiver Therapie die Bakterien nicht verschwinden. Diese Dauerausscheider zeigen keinerlei Krankheitssymptome, stellen jedoch eine ständige Gefahr für die Umgebung dar. Die Entlassung aus dem Krankenhaus darf hier nur mit Genehmigung des Gesundheitsamtes erfolgen, das die Dauerausscheider ebenso überwacht wie (nichterkrankte) Zwischenträger, die bei der Umgebungsuntersuchung eines Krankheitsfalles aufgedeckt worden sind. Gebrauchsgegenstände, Urin und Stuhl (und Blut) müssen sorgfältig desinfiziert werden. Verdacht, Krankheit und Todesfall sind meldepflichtig, ebenso die Dauerausscheider. Eine aktive Immunisierung ist möglich (Typhus-Schluckimpfung mit Typhoral L).

Paratyphus

Ansteckung: Übertragung durch Kranke, Dauerausscheider und Zwischenträger sowie durch Nahrungsmittel.

Inkubationszeit: 3 bis 10 Tage.

Krankheitsbild: Der Paratyphus verläuft entweder *wie ein leichter Typhus* – dann sind die Roseolen oft besonders zahlreich und auch an den Gliedmaßen vorhanden – oder wie eine einfache Durchfallserkrankung *(Gastroenteritis)*. Der Stuhl enthält oft Blut und Schleim. Wie beim Typhus so gibt es auch hier im Rahmen einer Sepsis lokale Eiterungen (Osteomyelitis, Meningitis u. a.).

Diagnose: *Bakteriennachweis* aus dem Blute, dem Stuhl, eventuell auch dem Urin, WIDALsche *Reaktion* wie bei Typhus.

Behandlung: antibiotisch; wichtig sind die Diät, der Flüssigkeitsersatz und der Elektrolytausgleich.

Prophylaxe: Wie bei Typhus, doch steht eine Impfung bei uns nicht mehr zur Verfügung. Verdacht, Erkrankung, Todesfall und Dauerausscheider sind meldepflichtig.

Enteritische Salmonellosen

Salmonellagastroenteritiden sind häufiger als Typhus und Paratyphus.

Ansteckung: Die Infektion geht meist von Salmonellen-haltigen Nahrungsmitteln aus (Speiseeis, Hühnerei, Milch, Käse, Fleisch, besonders Geflügel, Salate usw.).

Inkubationszeit: wenige Stunden – 3 Tage.

Krankheitsbild: Es kommt zu Erbrechen und Durchfall. Die wäßrig-schleimigen Stühle können auch Blut enthalten, und ein septischer Verlauf wird gelegentlich beobachtet. Als besondere Krankheitsform mit sehr kurzer Inkubationszeit ist die *bakterielle Lebensmittelvergiftung (Nahrungsmittelvergiftung)* zu nennen, bei der nicht die Bakterien entscheidend sind, sondern die Gifte – die der Salmonellen oder anderer Bakterien wie z. B. die des Staphylococcus aureus (s. auch S. 293) und das Botulinustoxin (es ruft den Botulismus hervor). Hierüber und über andere Lebensmittelvergiftungen (durch giftige Abbauprodukte der Nahrung und durch Pilze) s. Band I, Mikrobiologie.

Diagnose: Erregernachweis im Stuhl.

Behandlung: symptomatisch. Antibiotika würden die Dauer der Keimausscheidung verlängern und kommen in aller Regel nur bei septischem Verlauf in Betracht.

Prophylaxe: Wichtig ist eine gewissenhafte Nahrungsmittelhygiene. Dauerausscheider sind zu überwachen. Die in Lebensmittelgeschäften, Gastwirtschaften und Fleischereien tätigen Personen müssen sich regelmäßigen Stuhlkontrollen unterziehen. Meldepflichtig sind Verdacht, Erkrankung, Todesfall und Dauerausscheider.

9.2.6.2 Bakterielle Ruhr (Dysenterie, Shigellosen)

Ansteckung: Erreger sind die Ruhrbakterien (*Shigellen*[24]), von denen es mehrere Gruppen gibt. Die Verbreitung erfolgt durch Schmierinfektion (wie bei den Salmonellen bedeuten Kranke, Dauerausscheider und Zwischenträger eine Gefahr für die Umgebung) sowie durch Nahrungsmittel (Obst, Milch usw.) und Wasser. Auch Fliegen spielen bei der Verbreitung der Krankheit eine Rolle. Eine zuverlässige Immunität bleibt nicht zurück.

Inkubationszeit: 1 bis 7 Tage.

Krankheitsbild: Im Gegensatz zum Typhus ist die Ruhr eine akute, *lokale* Erkrankung (die Bakterien dringen nicht in den Körper ein), und zwar ist nicht wie beim Typhus der Dünndarm betroffen, sondern der Dickdarm. Es kommt zur Entzündung der Dickdarmschleimhaut und zur Bildung von Dickdarmgeschwüren. So erklären sich – bei mäßigem Fieber, Erbrechen und heftigen Leibschmerzen *(Koliken)* – die schmerzhaften Entleerungen *(Tenesmen)* blutig-schleimiger Stühle. Sie sind teils auch mit Eiter vermischt und haben einen eigenartig faden Geruch. Diese Stühle werden als charakteristisch für die Ruhr angesehen, werden jedoch auch bei anderen Darminfektionen beobachtet. Die Anzahl der Stühle ist recht unterschiedlich (etwa bis zu 20 pro Tag). Bei besonders häufigen Stuhlentleerungen kommt es zu einer Erlahmung des Afterschließmuskels. Die Folge kann ein *Mastdarmvorfall* sein. Von dem bisher beschriebenen Krankheitsbild ist die *toxische Form* der Ruhr zu unterscheiden. Sie ist im Kleinkindesalter relativ häufig, verursacht meningitische bzw. meningoenzephalitische Symptome und führt u. U. schnell – teils schon am ersten Krankheitstage – unter Bewußtlosigkeit, Krämpfen und Exsikkose zum Tode. *Exsikkose und Schock* bewirken ähnliche Krankheitszeichen wie die Toxine. Die Exsikkosegefahr ist auch bei Säuglingen sehr groß. Daneben gibt es extrem *leichte Verläufe* mit nur geringem Durchfall.

---

[24] nach dem Bakteriologen SHIGA benannt

Diagnose: Wegen der Hinfälligkeit der Shigellen ist der *Bakteriennachweis* mit Hilfe der Stuhlkultur nicht ganz einfach. Der Stuhl sollte mit einem Watteträger direkt aus dem Mastdarm entnommen *(Stuhlabstrich)* und *unverzüglich* einem bakteriologischen Labor übergeben werden. Die serologische Untersuchung nach Art der vom Typhus her bekannten WIDALschen Reaktion kann von der 2. Krankheitswoche ab vorgenommen werden.

Behandlung: Entscheidend ist der Flüssigkeitsersatz, eventuell in Form einer intravenösen Dauertropfinfusion. Im übrigen wird nach den Regeln der Durchfallsdiät vorgegangen. Außerdem sind Sulfonamide oder Antibiotika indiziert. Feucht-warme Leibwickel und spasmolytische Mittel sollen die qualvollen Leibschmerzen mildern. Es ist zu bedenken, daß nach überstandener Ruhr noch jahrelang eine erhöhte Empfindlichkeit des Darms zurückbleiben kann, so daß z. B. auch Milch zunächst schlecht vertragen wird.

Prophylaxe: Hier gelten die gleichen Regeln wie auch sonst für Durchfallerkrankungen. Die Beschmutzung der Hände mit Stuhl muß unbedingt vermieden werden. Das ist mindestens ebenso wichtig wie Desinfektion und Händewaschen. Die Kranken sind zu isolieren. Die Isolierung darf erst aufgehoben werden, wenn 5 in täglichem Abstand entnommene Stuhlabstriche bei kultureller Untersuchung keine entsprechenden Erreger mehr ergeben haben. Verdacht, Krankheit, Tod und Dauerausscheider müssen gemeldet werden.

9.2.6.3 Campylobacterinfektionen

Sie führen bei uns gar nicht selten zu Durchfällen. Die Stühle sind wäßrig, oft auch blutig. Es besteht Meldepflicht.

9.2.6.4 Yersiniosen

Folgende 3 Yersinienarten sind von Bedeutung.
1. *Yersinia pestis,* der Erreger der **Pest;** diese bedrohliche Erkrankung geht mit Sepsis, Meningitis, Pneumonie u. a. einher und kommt jetzt in Europa nicht mehr vor.
2. *Yersinia pseudotuberculosis;* sie verursacht eine **mesenteriale Lymphadenitis** (sehr selten).
3. *Yersinia enterocolitica;* sie kann ebenfalls eine **mesenteriale Lymphadenitis** hervorrufen – durch die intraabdominellen Lymphknotenschwellungen kann es zu Verwechslungen mit einer Appendizitis kommen. Die Yersinia enterocolitica ist aber auch recht häufig der Erreger von **Gastroenteritiden.** Die durchfälligen Stühle enthalten oft Blut. Teils bestehen Symptome, die an einen Morbus CROHN erinnern, doch entwickelt sich keine chronische Erkrankung (s. S. 175).

Diese Yersiniose kann ebenso wie die Salmonellose, Shigellose und Campylobacterinfektion eine Arthritis auslösen (s. S. 235). Ein hoher Serum-Eisenspiegel begünstigt das Yersinienwachstum (s. S. 141), es kann zu septischen Verlaufsformen kommen. Die enteritische Yersinieninfektion ist meldepflichtig.

9.2.6.5 Infektionen durch Dyspepsie-Kolibakterien

Besondere Typen von Kolibakterien, die sog. Dyspepsie-Kolibakterien, können Durchfälle hervorrufen, und zwar sowohl *Säuglingsdyspepsien (Kolidyspepsien)* als auch *Reisediarrhoen,* die letzteren können aber auch andere Ursachen haben (Salmonellen, Shigellen etc.). Zur Vorbeugung einer Reisediarrhoe gilt der Grundsatz:

> Boil it, cook it, peel it, or forget it
> (koch es, schäl es oder laß es sein)!

Kolidyspepsien sind, falls in einer Gemeinschaft eine größere Zahl von Erkrankungen auftritt, meldepflichtig.

9.2.6.6 Cholera

Sie wird durch Vibrionen hervorgerufen und kommt bei uns nur selten vor. Charakteristisch sind schwere Brechdurchfälle mit starkem Wasser- und Elektrolytverlust. Auch Hypoglykämien kommen vor. Die Patienten sind meist schwer krank. Die Sterblichkeit ist hoch. Therapeutisch werden Wasser, Elektrolyte und Glukose intravenös zugeführt, bei leichteren Verläufen auch oral. Hier hat sich – wie überhaupt bei Erkrankungen mit Exsikkose – die orale Gabe von zucker- und salzhaltigen Lösungen bewährt. Zu erklären sind die Erfolge dieser oralen Behandlung dadurch, daß die Natrium- und Glukoseresorption im Dünndarm gekoppelt ist: Glukose beschleunigt die Resorption von Elektrolyten und Wasser. Cholera ist meldepflichtig, und zwar Verdacht, Erkrankung, Tod und Dauerausscheidung.

9.2.7 Diphtherie

Die Diphtherie ist eine der gefährlichsten Infektionskrankheiten und betrifft vornehmlich Kinder. Sie verläuft wellenförmig in 25- bis 30jährigen Abständen. 1893, während einer Diphtherieepidemie, starben im Deutschen Reich über 75000 Menschen an Diphtherie. Eine weitere Welle war bei uns z. Z. des 1. Weltkrieges zu beobachten und dann wieder in den 40er Jahren mit rund 143000 Erkrankungen allein 1946. Seit vielen Jahren kommt die Diphtherie nur selten vor (in letzter Zeit größenordnungsmäßig 10 Erkrankungen pro Jahr), und die großen Wellen sind ausgeblieben. Mit gehäuftem Auftreten muß jedoch jederzeit gerechnet werden.

Ansteckung: Der Erreger der Diphtherie ist das *Diphtheriebakterium* (Corynebacterium diphtheriae). Es wird in erster Linie durch Tröpfcheninfektion übertragen, ferner durch Kontakt- und direkte Schmierinfektion, durch Gegenstände, Nahrungsmittel (Milch) und Zimmerstaub (der durch Diphtheriekranke infiziert worden ist), durch Zwischenträger und Dauerausscheider. Diphtherie ist schon in der Inkubationszeit ansteckend. Die Diphtheriebakterien siedeln sich auf den Schleimhäuten an (Rachen, Nase, Kehlkopf, Luftröhre, Augenbindehaut, Geschlechtsteile) sowie auf beschädigter – nicht auf unverletzter – Haut (Ekzem, Verbrennung, Verbrühung, Verletzung, nach der Abnabelung). Auf Haut und Schleimhäuten führt das Diphtheriebakterium zur Bildung festhaftender membranartiger Beläge (sog. *Pseudomembranen*). Hier vermehrt es sich, dringt jedoch im allgemeinen nicht in das Körperinnere ein. Wohl aber sondert es ein gefährliches Toxin ab, das den Körper überschwemmt und schwere Schäden verursachen kann. Die Empfänglichkeit ist nicht sehr groß (sie ist etwas größer als bei Scharlach). Die Herabsetzung der Widerstandskraft (Überanstrengung, Erkältung usw.) erhöht die Wahrscheinlichkeit, daß die Infektion haftet. Stille Feiung ist häufig. Die sich entwickelnde Immunität ist recht gut, aber nicht optimal. Zweiterkrankungen kommen gelegentlich vor.

Inkubationszeit: 3 bis 5 Tage.

Hauptkrankheiten:
Je nach Lokalisation und Schweregrad der Erkrankung werden folgende Diphtherieformen unterschieden.

Rachendiphtherie. Es bestehen Fieber, Schluckbeschwerden und allgemeine Mattigkeit. Auf einer oder auf beiden Gaumenmandeln bilden sich schleierartige, dann weißliche bzw. gelbweiße, festhaftende Beläge. Sie fließen bald zu einer größeren Pseudomembran zusammen. Der Belag bleibt entweder auf die Mandeln beschränkt oder überschreitet diese Grenze. Im letzteren Falle ist der Krankheitsverlauf schwerer. Ein besonders schweres Krankheitsbild entsteht bei Übergreifen des Belags auf Gaumen und hintere Rachenwand. Diphtheriekranke haben oft einen süßlichfaden Mundgeruch (Foetor ex ore). Die Kieferlymphknoten sind mehr oder weniger geschwollen.

Toxische Diphtherie (maligne Diphtherie). Je stärker die Ausbreitung der Beläge ist, desto mehr Toxin gelangt in den Körper. Es kommt zu der bösartigen, das Leben bedrohenden toxischen (malignen) Diphtherie. Zusätzlich zu den starken Belägen der Rachendiphtherie tritt eine ödematöse Schwellung am weichen Gaumen und im Bereich der Kieferwinkellymphknoten auf. Teigige Schwellung und Ödem können sehr ausgeprägt ein und den ganzen Hals (Cäsarenhals), den Nacken und die obere Hälfte der Brust einnehmen. Als Ausdruck der *toxischen Kapillarschädigungen* können Blutungen in Haut und Schleimhäute (Nasenbluten, ja sogar Magen-Darm-Blutungen) auftreten. Die bräunlichschwärzliche Verfärbung der diphtherischen Beläge beruht ebenfalls auf Blutaustritten. Auch die *Niere* wird durch das Toxin geschädigt. Über die Wirkung des Toxins auf *Herz* und *Nerven* s. u. Der Foetor ex ore ist bei der toxischen Diphtherie mehr faulig, aashaft stinkend. Oft besteht gleichzeitig eine Nasendiphtherie.

Nasendiphtherie. Sie kommt besonders bei Säuglingen und Kleinkindern vor. Bei Säuglingen ist sie die häufigste Diphtherieform und in diesem Alter keineswegs harmlos. Jenseits des 1. Lebensjahres verläuft die Nasendiphtherie leicht – vorausgesetzt, daß nicht außerdem andere Lokalisationen der Diphtherie vorliegen. Auf eine Nasendiphtherie verdächtig ist ein dünnflüssigblutiger oder blutig-eitriger Schnupfen. Teils sind nur die Naseneingänge durch blutige Borken verklebt. Bei der Pflege fallen diese Veränderungen am ehesten auf. Die Schwester muß ihre Beobachtung sofort melden. So kann schnell behandelt, und es können andere Diphtherieerkrankungen auf der Station vermieden werden.

Kehlkopfdiphtherie. Während bei der toxischen Diphtherie das Leben des Kindes durch die Toxinwirkung gefährdet ist, droht den Kindern bei der Kehlkopfdiphtherie wegen der Pseudomembranbildung im Bereich der Stimmritze und damit der Verlegung der Atemwege ein schrecklicher Erstickungstod. Es gibt eine *primäre Kehlkopfdiphtherie,* bei der der Rachen frei von Veränderungen ist, und – häufiger – eine *sekundäre Kehlkopfdiphtherie.* Diese letztere Form entwickelt sich aus einer Rachendiphtherie durch Hinabwandern der diphtherischen Beläge nach unten (eventuell noch über den Kehlkopf hinaus bis in die Luftröhre, gelegentlich sogar bis in Bronchien und Bronchiolen). Wir sprechen hier von *progredienter (fortschreitender) Diphtherie.*

Die Kehlkopfdiphtherie wird auch *Diphtherie-Krupp* oder *echter Krupp* (s. S. 88) genannt. Die Krankheit beginnt mit Heiserkeit und bellendem Husten. Sehr bald werden jedoch Stimme und Husten tonlos (aphonisch). Es tritt Atemnot mit Erschwerung der Einatmung auf, erkennbar an dem inspiratorischen Stridor und den Einziehungen. Jeder einzelne Atemzug wird schließlich zu einer großen Anstrengung und Qual. Wenn nicht geholfen werden kann (wenn z. B. die Atemwege in den tieferen Abschnitten der Luftröhre verlegt sind), führt das mechanische Atemhindernis schließlich unter Bewußtlosigkeit zum Tod. Zunächst aber sind die Kinder während dieses qualvollen Zustandes noch bei Bewußtsein. Für die pflegende Schwester sind dies schwere Augenblicke. Von ihr wird nicht nur ein mitfühlendes Herz, sondern auch Standhaftigkeit verlangt.

Diphtherie anderer Schleimhäute. Eine gefährliche Diphtherieform ist die *Augenbindehautdiphtherie.* Sie kann zur Hornhautschädigung führen. Bei der *Genitaldiphtherie* finden sich Geschwüre und Pseudomembranen an der Vulva.

Wunddiphtherie. Bei Hautveränderungen bzw. -verletzungen kann es zu einem Haften der Diphtheriebakterien auf der vorgeschädigten Haut kommen. Eine besondere Form der Wunddiphtherie ist die *Nabeldiphtherie* des Neugeborenen. Hierbei fehlen teils die sonst für Diphtherie – auch für die Wunddiphtherie – typischen Beläge. Statt dessen wird nicht selten eine bretthartе Schwellung und Rötung in der Umgebung des Nabels beobachtet, was nicht mit einem Erysipel verwechselt werden darf (s. S. 30).

Komplikationen:
Durch die Wirkung des Diphtherietoxins kann es besonders im Rahmen der toxischen Diphtherie zu schweren Organschäden kommen, nämlich zu Schädigungen der Gefäße *(Blutungsbereitschaft* und *Kollapsneigung),* Nierenschäden, vor allem zu Herzmuskelschäden *(Myokarditis)* und Schädigungen der peripheren Nerven *(Polyneuritis).*

Die beiden zuletzt genannten Komplikationen seien im folgenden näher beschrieben.

Myokarditis. Die diphtherische Myokarditis ist eine äußerst gefährliche Komplikation. Mit ihr muß schon vom 4. Krankheitstag an gerechnet werden *(Frühmyokarditis).* Selbst bis zu 6 Wochen nach Krankheitsbeginn kann eine Myokarditis auftreten *(Spätmyokarditis).* Der Puls ist ungleich gefüllt und unregelmäßig (arrhythmisch). Teils besteht eine Bradykardie, aber auch plötzliches Herzjagen wird beobachtet. Infolge verminderter Herzleistung sinkt der Blutdruck ab. Die Kinder sind blaß und matt und haben kalte Hände und Füße (Kreislaufschwäche!). Hinzu kommen anfallsweise auftretende heftige Leibschmerzen als Ausdruck der durch die Herzinsuffizienz bedingten Lebervergrößerung. Ebenfalls infolge der Herzinsuffizienz stellt sich Erbrechen ein. Die Kinder sind unruhig und von Todesangst geplagt. Geht die Erkrankung tödlich aus – was meist innerhalb weniger Tage der Fall ist –, so sind die bedauernswerten Kinder bis zum Schluß bei vollem Bewußtsein. Es gibt auch einen unerwartet plötzlich eintretenden Herztod bei diphtherischer Myokarditis, z. B. bei Aufregungen oder beim Versuch aufzustehen.

Polyneuritis. Vom Ende der 1. bis zur 7. Krankheitswoche können Schädigungen der peripheren Nerven auftreten (Polyneuritis), und es entwickeln sich Lähmungen. Am häufigsten ist die Gaumensegellähmung (näselnde Sprache, beim Trinken kommt Flüssigkeit aus der Nase heraus). Augenmuskellähmungen (Lähmungsschielen und andere Störungen), Lähmungen von Armen und Beinen und evtl. sogar die gefürchteten Lähmungen der Atemmuskulatur mit Erstickungsgefahr kommen vor. Im allgemeinen haben sie eine gute Prognose. Innerhalb der nächsten Wochen bis Monate kommt es meist zu einer vollständigen Rückbildung der Lähmungen.

Diagnose: Sie wird auf Grund des typischen Krankheitsbildes gestellt. Im Abstrich (z. B. Rachenabstrich) sind die Diphtheriebakterien nachweisbar.

Der DICK-Reaktion des Scharlachs (s. S. 289) ist die SCHICK-Reaktion der Diphtherie vergleichbar. Die intrakutane Einspritzung von Diphtherie-Toxin führt bei Personen, die über kein Diphtherie-Antitoxin verfügen, nach etwa 24 Stunden zu einer lokalen Rötung *(positive SCHICK-Reaktion).* Bei negativer SCHICK-Reaktion – d. h. bei Neutralisation des Diphtherie-Toxins durch vorhandenes Antitoxin – kann die Diphtherie (auch die inapparent verlaufene) schon lange zurückliegen, bzw. der Diphtherie-Impfschutz ist noch wirksam.

Behandlung: Im Vordergrund der Therapie steht die Verabreichung von *Diphtherie-Heilserum.* Das Serum muß sehr früh gegeben werden (nach Möglichkeit innerhalb der ersten 3 Krankheitstage). Es fängt nämlich das noch im Organismus kreisende Diphtherie-Toxin ab, um es unschädlich zu machen. Ist dieses bereits vom Blut aus in die Körperzellen eingedrungen, so ist es für das Serum unerreichbar. Das Serum wird nach Internationalen Einheiten (I. E.) dosiert. Je schwerer die Erkrankung, desto größer die erforderliche Dosis, während bei Diphtherieverdacht niedriger dosiert wird. Das Serum wird meistens intramuskulär appliziert. Nur unter bestimmten Bedingungen wird es i.v. gegeben. Die Diphtherie wird nicht nur mit Heilserum, sondern auch antibiotisch behandelt (mit Penicillin oder Erythromycin). Mit den Antibiotika werden lediglich die Diphtheriebakterien bekämpft, einen Einfluß auf das Toxin haben diese Mittel nicht. Herz und Kreislauf sind genau zu überwachen. Bei vorhandener Myokarditis wird Digitalis gegeben („digitalisiert"). Wegen der Gefahr des plötzlichen Herztodes muß 6 bis 8 Wochen lang strenge Bettruhe eingehalten werden. Körperliche Anstrengungen und seelische Erregungen müssen in dieser Zeit von den Kindern ferngehalten werden. Die Beruhigung der Kinder mit Diphtherie ist von großem therapeutischem Nutzen. Bei Kehlkopfdiphtherie leisten Kaltluftvernebler, Sauerstoff und Kortikoide gute Dienste, doch kommt man oft ohne Intubation nicht aus (reichen die Pseudomembranen bis tief in die unteren Luftwege hinein, so ist von dieser Maßnahme keine Hilfe zu erwarten). Bei Lähmungen der Atemmuskulatur müssen Beamtungsgeräte eingesetzt werden. Die Gaumensegellähmung erfordert Sondenernährung.

Prophylaxe: Wichtig ist die Diphtherieschutzimpfung (s. S. 278). Bei Diphtheriekontakt erhalten Geimpfte eine weitere Auffrischimpfung gegen Diphtherie; doch ist dies nur nötig, falls die Grundimmunisierung länger als 3 Jahre zurückliegt. Auch Diphtherie-schutzgeimpfte Kinder können an Diphtherie erkranken, sie zeigt dann aber fast immer einen leichten Verlauf, Todesfälle kommen hier nicht vor. Diphtheriekranke müssen isoliert werden. Die Isolierung kann erst aufgehoben werden, wenn 3 negative Abstriche vorliegen. Abstrichuntersuchungen in der Umgebung des Kranken zum Auffinden von Keimträgern sind zweckmäßig. Diphtheriekrankheit und Todesfall sind meldepflichtig.

9.2.8 Keuchhusten (Pertussis)

Ansteckung: Der Erreger, das Keuchhustenbakterium (Bordetella pertussis[25]), wird ausschließlich von Mensch zu Mensch durch Tröpfcheninfektion übertragen, und zwar über eine Entfernung bis zu 2(–3) m. Die Empfänglichkeit ist sehr groß. Selbst Neugeborene und junge Säuglinge können erkranken (der Krankheitsverlauf ist dann sogar besonders schwer), neben den Kindern auch Erwachsene. Schon am Ende der Inkubation und im katarrhalischen Stadium, d. h. vor Auftreten der typischen Hustenanfälle, besteht Ansteckungsgefahr. Sie ist wenige Wochen nach Krankheitsbeginn nur noch gering. Nach 6 bis 8 Wochen ist sie völlig erloschen. Bei antibiotischer Behandlung sind schon wenige Tage bis 1 Woche nach Therapiebeginn die Erreger nicht mehr nachweisbar. Vorsichtshalber sollte man davon ausgehen, daß erst nach mindestens 10tägiger Behandlung die Ansteckungsfähigkeit geschwunden ist. Die Immunität ist meist lebenslänglich, gelegentlich kommen Zweiterkrankungen im hohen Alter vor, die Zahl der Keuchhustenerkrankungen ist seit Aufhebung der Meldepflicht im Jahre 1961 nicht genau bekannt, dürfte aber bei uns bei jährlich schätzungsweise 100000 liegen. In der letzten Zeit haben wir etwa 10 Keuchhusten-Todesfälle pro Jahr zu beklagen.

Inkubationszeit: 1–2(–3) Wochen.

Hauptkrankheit: Es werden 3 Stadien unterschieden:

> das katarrhalische Stadium,
> das Krampfstadium,
> das abklingende Stadium.

Das **katarrhalische Stadium** – es dauert 1–2 Wochen – entspricht dem Prodromalstadium und ist durch Husten und Schnupfen charakterisiert. Die Temperatur ist nur gering erhöht. Gegen Ende dieses ersten Stadiums werden die Hustenanfälle immer heftiger und treten häufig auch *nachts* auf, was für Keuchhusten besonders typisch ist.

Noch charakteristischer sind die nicht zu unterdrückenden Hustenattacken des 3–4 Wochen dauernden **Krampfstadiums** (Abb. 17.11, S. 291), in das die Pertussis jetzt übergeht. Es stellt den Höhepunkt der Krankheit dar. Für die Keuchhustensymptomatik sind die von den Keuchhustenbakterien gebildeten Toxine verantwortlich. Dabei kommt es zu zahlreichen, immer

---
[25] nach dem Entdecker BORDET benannt

heftiger werdenden Hustenstößen, ohne daß zwischendurch eingeatmet würde (*„Stakkatohusten"*). Die Abstände von einem Hustenstoß zum nächsten werden immer kürzer. Das Kind wird rot, eventuell auch zyanotisch, ist völlig erschöpft und der Erstickung nahe (*„Stickhusten"* mit Krampf der Glottismuskulatur). Erst jetzt wird die Hustenattacke durch eine mühsame, aber erlösende, tiefe, ziehende (enge Stimmritze!) Einatmung unterbrochen (*Reprise*[26]). Doch gleich danach folgt die nächste Hustenattacke. Es können mehrere derartige Attacken – jedesmal durch eine laute Einatmung unterbrochen – einander folgen. Pro Tag können bis zu 20 und noch mehr solcher Anfallsserien auftreten.

Infolge der Anstrengung während der Keuchhustenanfälle schwillt das Gesicht an, Blutungen in die Augenbindehaut, Nasenbluten und Petechien im Bereich der oberen Körperhälfte werden beobachtet: die genannten Veränderungen sind Folge der durch das Pressen erzeugten Blutstauung. Durch Reibung der beim Husten vorgestreckten Zunge an den unteren Schneidezähnen kann sich ein *Zungenbandgeschwür* entwickeln. Am Ende einer Hustenattacke wird zäher Schleim ausgehustet, teils wird auch Mageninhalt erbrochen. Schwächliche Säuglinge liegen nach einem Hustenanfall scheinbar leblos da. Es kann der Tod eintreten. Auch eine Gehirnschädigung infolge Sauerstoffunterbrechung ist möglich. Bei jungen Säuglingen mit Keuchhusten können die charakteristischen und unverkennbaren Hustenanfälle fehlen, und es kommt statt dessen – eventuell nach leichtem Hüsteln – zu einer **Apnoe.** Auch hier besteht größte Lebensgefahr. Die Sterblichkeit an Pertussis ist gerade im jungen Säuglingsalter besonders groß.

Jenseits der 6. Woche werden die Anfälle nach und nach immer seltener und hören schließlich ganz auf (**abklingendes Stadium** von etwa 3 Wochen Dauer). Gelegentlich wird ein plötzliches Verschwinden der Anfälle beobachtet. Manche Kinder – besonders die nervösen – husten in typischer Weise gewohnheitsmäßig noch viele Wochen, ohne daß eine Ansteckungsgefahr besteht. Es kommt auch vor, daß bei einem erneuten (durch einen anderen Erreger hervorgerufenen) Infekt wieder aus alter Gewohnheit für den Keuchhusten charakteristische Anfälle auftreten („Erinnerungshusten"). Keuchhustenbakterien sind auch in diesen Fällen nicht mehr vorhanden. Andererseits gibt es einen leichten Keuchhusten ohne typische Anfälle: **abortive Formen** bei Erwachsenen, älteren Kindern und Keuchhustengeimpften.

Komplikationen: in erster Linie *Bronchopneumonie, obstruktive Bronchitis* und *Bronchiolitis.* Die *Ernährungsstörung* durch Erbrechen und Appetitlosigkeit kann Probleme bereiten. Eine besonders gefürchtete Komplikation ist die mit Krämpfen und Bewußtlosigkeit einhergehende *Keuchhusten-Enzephalopathie* (eine enzephalitisartige Erkrankung). Ähnlich wie bei Masern, Windpocken und Grippe kommt es auch während des Keuchhustens zu einer Phase erhöhter Tuberkulosegefahr: die ursprünglich positive Tuberkulinprobe wird vorübergehend negativ.

Diagnose: Bei typischen Hustenanfällen handelt es sich mit großer Wahrscheinlichkeit um Keuchhusten, besonders wenn sie nachts den Schlaf stören. Die Mukoviszidose, die Influenza, die Infektion durch Branhamella catarrhalis (ein gramnegativer Diplococcus, also ein Kugelbakterium) u. a. können jedoch ebenfalls mit pertussisartigem Husten einhergehen. Typisch für den Keuchhusten ist die recht erhebliche Leukozytose (über 20000/µl) mit besonders starker Vermehrung der Lymphozyten. Bei vielen Säuglingen – gelegentlich auch bei älteren Kindern – fehlen diese Blutbildveränderungen jedoch.

Zum Nachweis der Keuchhustenbakterien dient der Nasen-Rachen-Abstrich; dabei wird ein dünner, biegsamer Drahttupfer (Watteträger) ganz flach in die Nase bis zur Rachenhinterwand eingeführt. Es wird also von den zilientragenden Epithelzellen abgestrichen, die bei der Pertussis von den Keuchhustenbakterien besiedelt sind. Das so gewonnene Material wird sowohl auf einen Objektträger aufgebracht und mit Hilfe der *direkten Immunfluoreszenz* mikroskopisch auf Erreger untersucht als auch zur *kulturellen Anzüchtung* in einen Transportnährboden gegeben. Beide Methoden sind für den Versand geeignet. Die sog. Hustenplatte ist nicht sehr hilfreich (das Anhusten einer Kartoffelagarplatte aus etwa 10 cm Entfernung). Antikörper im Serum finden sich meist erst 15–25 Tage nach Krankheitsbeginn. Ihre Bestimmung kommt deshalb für die so wichtige Frühdiagnose nicht in Frage, wohl aber zur Abklärung länger bestehender unklarer Krankheitsbilder.

Pflege und Behandlung: Von großer Wichtigkeit ist die Pflege dieser Kinder. Die Schwester sollte sich die besondere Gefährdung des Säuglingsal-

---

[26] la reprise (frz.): die Wiederaufnahme (gemeint ist das Wiedereinsetzen der Atmung)

ters stets vor Augen halten. Während des Keuchhustenanfalls müssen die Säuglinge hochgenommen und beruhigt werden. Auch Beruhigungsmittel haben sich bewährt. Das Ausfahren der nicht zu schwer kranken Säuglinge und die Freiluftbehandlung sind von Nutzen, teils ist Sauerstoffgabe erforderlich. Besteht eine Apnoe, so ist sofort mit den Wiederbelebungsmaßnahmen zu beginnen (u. U. sogar Beatmung). Bei diesen Kindern ist ständige Überwachung notwendig. Bei der Ernährung ist zu beachten, daß häufige, kleine, aber inhaltsreiche Mahlzeiten vorzuziehen sind. Nach dem Erbrechen muß wieder gefüttert werden. Die Nahrung darf nicht zum Husten reizen, also keine Krümel enthalten. Als Antibiotikum wird in der Frühphase für (10–)14 Tage Erythromycin angewendet. Wird erst mitten im Krampfstadium behandelt, so ist kaum ein Effekt zu erwarten (die Toxine können dann praktisch nicht mehr beeinflußt werden). Über die therapiebedingte Verkürzung der Ansteckungszeit s. o.

Prophylaxe: Besonders bewährt hat sich die 8–10tägige prophylaktische Gabe von Erythromycin, die in den ersten 5 Tagen der Inkubationszeit beginnen muß. Der Ausbruch des Keuchhustens kann dadurch verhindert werden. Diese „Chemoprophylaxe" sollte besonders bei jungen Säuglingen, die mit Keuchhusten in Berührung gekommen sind (ältere Geschwister!) stets angestrebt werden. Über die *Keuchhustenimpfung* s. S. 279. Angesichts der großen Gefährdung des Säuglingsalters sollten Kinder und Erwachsene auch bei uncharakteristischem Husten vom Säugling ferngehalten werden – eine sehr wichtige Forderung –, denn es könnte ein abortiver Keuchhusten vorliegen. Keuchhustenkranke müssen isoliert werden, frühestens 10(–14) Tage nach Beginn der antibiotischen Therapie sind Kindergarten- und Schulbesuch wieder erlaubt. Der Tod an Keuchhusten ist meldepflichtig.

9.2.9 Wundstarrkrampf (Tetanus)

Ansteckung: Der Erreger ist der Tetanusbazillus (Clostridium tetani), ein Sporenbildner, der sich – anaerob wachsend – in Gartenerde und Straßenstaub findet. (Andere anaerob wachsende Sporenbildner sind die Gasbrandbazillen, s. S. 535, und die Botulinusbazillen, s. S. 256.) Bei Verletzungen der Haut gelangt er mit dem Schmutz in die Wunde. Besonders gefährdet sind tiefe Wunden; denn der Tetanusbazillus ist ein Anaerobier (er vermehrt sich unter Luftabschluß). Nicht die Tetanusbazillen, sondern das von den Tetanusbazillen produzierte Gift (Tetanustoxin) wird von der Wunde aus vom Organismus aufgenommen und gelangt ins Nervensystem. In Entwicklungsländern spielt der Neugeborenen-Tetanus eine große Rolle, bei uns ist er sehr selten. Er geht von der Nabelwunde aus, die durch staubige Windeln oder erdbeschmutzte Hände infiziert wird. Der Tetanus ist nicht ansteckend, d. h. eine Übertragungsgefahr auf andere Menschen besteht nicht. Es entwickelt sich keine Immunität.

Inkubationszeit: 2–14 Tage (bis zu mehreren Wochen), beim Neugeborenen-Tetanus 1–14 Tage (bis zu mehreren Wochen).

Krankheitsbild bei älteren Kindern: Beginn mit Kopfschmerzen, Schwitzen und gesteigerter Erregbarkeit, schließlich *(tonische) Starre* der Kaumuskulatur mit Unfähigkeit, den Mund zu öffnen *(Trismus, Kieferklemme* – wie z. B. nach Paspertin und ähnlichen Medikamenten). Bei Befall der mimischen Muskulatur verzieht sich der Mund zwangsläufig zu einem Grinsen *(Teufelslächeln)*. Den Kindern ist natürlich nicht zum Lachen zumute; denn die Muskelstarre erzeugt starke Schmerzen. Die Augen sind krampfhaft geschlossen. Die Starre der quergestreiften Muskulatur führt zu bretthartem Bauchdecken („wie bei einer Appendizitis") und zur Verkrampfung von Nacken- und Rückenmuskulatur mit Rückwärtsbeugen des Kopfes *(Opisthotonus)*. Bei schwerem Verlauf kommt es zu Krampfanfällen *(klonische Krämpfe)*, die außerordentlich schmerzhaft sind. Die Patienten sind nämlich auch während der Krämpfe nicht bewußtlos, was den Zustand besonders qualvoll macht. Tonische Starre und klonische Krämpfe werden häufig durch kleinste äußere Reize (Geräusche usw.) ausgelöst. Eine akute Lebensgefahr besteht dann, wenn Glottis- oder Atemmuskulatur betroffen ist. Ebenfalls äußerst gefährlich ist der Krampf der Schluckmuskulatur.

Krankheitsbild beim Neugeborenen-Tetanus (Tetanus neonatorum): Auch hier führt die Kaumuskelstarre zur Kieferklemme. Die Kinder können den Mund nicht öffnen und folglich nicht trinken (sie „verweigern" Brust oder Flasche). Die Schnäuzchenstellung des Mundes (nicht mit der Tetanie verwechseln, einer mit Hypokalzämie einhergehenden Krampfneigung) und der krampfhafte Lidschluß geben dem Gesicht wieder den zum Grinsen verzerrten Ausdruck (Abb. 17.12). Die tonische Starre kann sich über den ganzen Körper ausbreiten, und immer heftiger

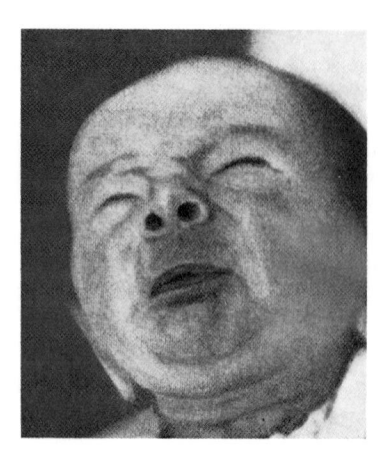

Abb. 17.12 Tetanus des Neugeborenen.

werdende Zuckungen (klonische Krämpfe) können hinzutreten. Die Atmung kann erheblich beeinträchtigt sein. Die Sterblichkeit ist noch höher als beim Tetanus älterer Kinder (s. u.).

Pflege und Behandlung: Das Kind wird, um möglichst wenig gestört zu werden, in einem dunklen Einzelzimmer untergebracht und entsprechend sediert (Valium, Barbiturate). Alle unnötigen Handhabungen und Geräusche müssen vermieden werden; denn sie können – ebenso wie der Lichtreiz – schmerzhafte und lebensbedrohliche Krämpfe auslösen. Mehrfache Umlagerung zur Pneumonieprophylaxe ist jedoch notwendig. Die Ernährung erfolgt durch die Nasensonde oder eine intravenöse Dauertropfinfusion, damit das Kind nicht ständig gestört werden muß. Die genannten Maßnahmen zusammen mit der Gabe von Penicillin, menschlichem Tetanus-Hyperimmun-Gammaglobulin in hoher Dosierung und einer Tetanusimpfung genügen nur bei leichterem Tetanus. Stellen sich klonische Krämpfe ein, so sind Intubation oder Tracheotomie, Sauerstoffgabe und unter maschineller Beatmung muskelerschlaffende Mittel erforderlich (Muskelrelaxantien wie z. B. Curare; Krämpfe können dann nicht mehr auftreten, jedoch wird dabei auch die Atemmuskulatur gelähmt, deshalb nur in Kombination mit künstlicher Beatmung!). Die teils wochenlange Pflege gestaltet sich sehr schwierig und verlangt großes Können (s. auch S. 535). Die Sterblichkeit beträgt trotz Intensivbehandlung rund 20% und ist in der Neugeborenenperiode noch höher.

Prophylaxe: sorgfältige Händedesinfektion beim Umgang mit dem Neugeborenen. Über die Tetanusschutzimpfung und das prophylaktische Vorgehen bei Verletzungen s. S. 279, 283. Es besteht Meldepflicht von Erkrankungen und Todesfall.

9.2.10 Milzbrand

Er wird ebenfalls durch einen Sporenbildner hervorgerufen, nämlich durch Milzbrandbazillen (Bacillus anthracis), deren Sporen in eingetrocknetem Zustand bis zu 40 Jahre infektionstüchtig bleiben. Die Übertragung erfolgt durch Tiere (Rinder, Schafe, Pferde etc.), mehr noch durch Tierprodukte (Felle, Wolle etc.), aber auch rein mechanisch durch Insekten. Bei Infektionen über die verletzte Haut kommt es zum *Haut-Milzbrand* (Milzbrandkarbunkel, von schwarzem Schorf bedeckt), die häufigste Form des Milzbrandes. Sie ist, sofern sie behandelt wird, relativ harmlos. Durch Einatmen sporenhaltigen Staubes entsteht der *Lungen-Milzbrand* (eine meist tödliche Pneumonie). Wird kontaminiertes Fleisch verzehrt, entwickelt sich der *Darm-Milzbrand* (Erbrechen, blutige Durchfälle, starke Vergrößerung der Milz, die brandig verfärbt ist – daher der Name Milzbrand). Der Darm-Milzbrand hat ebenfalls eine hohe Sterblichkeit. Penicillin, hoch dosiert, ist beim Milzbrand das Mittel der Wahl. Verdacht, Erkrankung und Tod sind meldepflichtig.

9.2.11 Katzenkratzkrankheit

Der Erreger ist nicht eindeutig identifiziert, es dürfte sich um ein grampositives Bakterium handeln. Die Erkrankung entsteht nach Kratz- oder Bißwunden durch Katzen (auch durch Hunde etc.). Zunächst bildet sich an der Verletzungsstelle eine Papel bzw. Pustel, später schwellen die regionalen Lymphknoten an. Diese können nach Wochen bis Monaten einschmelzen. Die Prognose ist gut.

9.2.12 Tuberkulose

Die Tuberkulose ist eine *chronische* Infektionskrankheit, die noch immer eine große Rolle spielt. In der Bundesrepublik gibt es noch fast 7000 bekannte ansteckungsfähige Tuberkulosen (und wahrscheinlich eine ähnlich große Dunkelziffer). Jährlich werden bei uns etwa 14000 Neuerkrankungen an Tuberkulose beobachtet. 1985 starben in der Bundesrepublik 1001 Personen an Tuberkulose, darunter 1 Kind und 2 Jugendliche; dagegen gibt es in der Welt noch über 3 Millionen jährliche Sterbefälle an Tuberkulose und 20 Millionen aktive Tuberkulosen, von denen die Hälfte ansteckungsfähig ist. Die Tuberkulosedurchseuchung der Bevölkerung und die Sterblichkeit an Tuberkulose sind hierzulande in den letzten Jahrzehnten ganz erheblich zurückgegangen. Während um die Jahrhundertwende fast alle Schulentlassenen bereits tuberkulinpositiv, d. h. tuberkuloseinfiziert waren, sind es jetzt bei den 14jährigen nur noch wenige Prozent.

> Das **Infektionsrisiko** ist nämlich z. Z. bei uns nur rund 0,1%, d. h. 1 von 1000 nicht BCG-geimpften Kindern wird pro Jahr tuberkulinpositiv – nur ein Teil der Infizierten erkrankt

(wie weiter unten bei Besprechung des *Erkrankungsrisikos* ausgeführt wird). Sehr viele Menschen machen jetzt erst im Erwachsenenalter die Tuberkuloseinfektion durch.

Ansteckung

Die Tuberkulose wird durch das Tuberkelbakterium hervorgerufen. Es ist im Jahre 1882 von R. Koch entdeckt worden und gehört zu den *Mykobakterien*, von denen es verschiedene menschenpathogene Typen gibt:

1. Mycobacterium tuberculosis (das Tuberkelbakterium des Menschen);
2. Mycobacterium bovis (das Rindertuberkelbakterium);
3. atypische Mykobakterien (es gibt über 100 verschiedene Arten, hierzu gehören z. B. die von Vögeln, besonders Hühnern, übertragenen Mykobakterien, nämlich das Mycobacterium avium);

sie können die gleichen Krankheitsbilder hervorrufen wie die zuerst genannten beiden Typen (Infektionen durch atypische Mykobakterien verursachen häufig keine Symptome), sind aber bei uns recht selten (Zunahme solcher Infektionen wie auch der Tuberkulose bei AIDS). Eine Therapie von Infektionen durch atypische Mykobakterien ist nur bei entsprechenden Krankheitszeichen angezeigt, die Behandlung gestaltet sich dann oft recht schwierig.

Die *Übertragung* der Tuberkelbakterien erfolgt:

1. durch Inhalation (menschliche Tuberkelbakterien),
2. durch die Kuhmilch (Rindertuberkelbakterien),
3. vor der Geburt (angeborene Tuberkulose).

ad 1. Inhalationsinfektion. Der tuberkulöse Erwachsene stellt die Hauptansteckungsquelle dar. Kinder übertragen die Tuberkulose nur selten. Wir können hier verschiedene Infektionswege unterscheiden.

a) *Tröpfcheninfektion*. Sie ist am häufigsten. Die mit Tuberkelbakterien beladenen, ausgehusteten feinsten Bronchialschleimtröpfchen werden vom Gesunden eingeatmet.
b) *Staubinfektion*. Der achtlos ausgespuckte Auswurf von Menschen mit ansteckungsfähiger Tuberkulose trocknet auf dem Boden ein. Die Tuberkelbakterien bleiben trotzdem lange infektiös. Nach dem Aufwirbeln werden sie mit dem Staub eingeatmet.
c) *Kontaktinfektion*. Durch den Kuß übertragen die kranken Eltern oder Großeltern die Tuberkulose auf ihre Kinder bzw. Enkel.
d) *Schmierinfektion*. Tuberkelbakterienhaltiger Auswurf kann auf Gegenstände, eventuell auch auf Nahrungsmittel verschmiert werden. Durch verunreinigte Taschentücher kann die Krankheit ebenfalls übertragen werden.

ad 2. Infektion durch tuberkelbakterienhaltige Kuhmilch. Bei der Rindertuberkulose, d. h. bei der Tuberkuloseerkrankung des Kuheuters *(Perlsucht)* gelangen die Tuberkelbakterien in die Milch. Wird sie nicht gekocht oder pasteurisiert, so kann sich beim Menschen nach dem Genuß dieser Milch eine *Bauchtuberkulose (Fütterungstuberkulose)* entwickeln. Seit der Ausmerzung der tuberkulösen Rinderbestände kommt diese Form der Bauchtuberkulose praktisch nicht mehr vor (s. aber S. 311).

ad. 3. Angeborene Tuberkulose. Sie entsteht einerseits durch Inhalation oder Verschlucken von tuberkelbakterienhaltigem Fruchtwasser. Andererseits können die Tuberkelbakterien auch auf dem Blutwege von der Mutter auf das Kind übertreten (Tuberkulose der Leber und anderer Organe des Kindes). Die angeborene Tuberkulose ist äußerst selten.

> Nicht jede Infektion mit Tuberkelbakterien hat eine Tuberkulose zur Folge:
> das **Erkrankungsrisiko** ist in den einzelnen Altersgruppen recht unterschiedlich.

Es beträgt bei jungen Säuglingen rund 80%, bei jungen Schulkindern ist es sehr niedrig (etwa 1–2%) und steigt in der Pubertät wieder an (auf rund 10%). Für ältere Menschen bedeutet diese Infektion ebenfalls eine ernste Gefahr. Von bestimmten Altersgruppen abgesehen (z. B. Säuglinge und junge Kleinkinder), überstehen also über 90% der Tuberkuloseinfizierten die Infektion ohne erkennbare Krankheitszeichen. Ob die Infektion (Infektionsrisiko rund 0,1%, s. o.) zur Krankheit führt (Krankheitsrisiko), und wenn ja, ob sie leicht oder schwer verläuft, hängt auch von der **Massivität der Infektion** ab und von der **natürlichen Widerstandskraft (Resistenz)**, die durch eine Reihe von Faktoren bestimmt wird. Sie ist bei den einzelnen Menschen unterschiedlich ausgeprägt und ist auch bei ein und derselben Person nicht zu allen Zeiten gleich. Von diesen Faktoren sei im folgenden die Rede.

a) *Lebensalter.* Zusätzlich zu den gerade erörterten Zusammenhängen zwischen Alter und Erkrankungsrisiko ist noch folgendes zu bemerken. Die angeborene Tuberkulose ist eine ernste Krankheit. Die im Säuglingsalter erworbene Tuberkuloseinfektion ist ebenfalls außerordentlich gefährlich und endet ohne Behandlung nicht selten tödlich. Auch in der Pubertät verläuft die Tuberkulose oft schwer. 5- bis 10jährige erkranken – wenn überhaupt – meist nur leicht.

b) *Veranlagung.* Obwohl rund 50% unserer Bevölkerung im Laufe des Lebens Tuberkelbakterien aufnehmen, erkrankt nur ein kleiner Teil. Das andere Extrem ist die völlige Widerstandslosigkeit gegenüber der Tuberkuloseinfektion. Erbfaktoren sind hier von großer Bedeutung. Kinder aus Familien mit Tuberkulose sind besonders gefährdet, und zwar nicht nur, weil sie schon frühzeitig und wiederholt Gelegenheit haben, sich zu infizieren, sondern unabhängig davon auch durch ihre besondere (konstitutionelle) Anfälligkeit.

Es gibt Rassen, die Tuberkelbakterien gegenüber besonders widerstandslos sind, z. B. die Indianer. Sie haben sich nämlich bis vor kurzem mit der Tuberkulose nicht auseinandersetzen müssen, während bei uns die „Widerstandslosen" im Laufe der Jahrhunderte immer mehr abnahmen (sie starben an Tuberkulose, bevor sie sich fortpflanzten), die Widerstandsfähigen überlebten („Auslesekrankheit").

Besonders gefährdet sind Patienten mit Immundefekten (z. B. Agammaglobulinämie). Sie können bei Kontakt mit Tuberkelbakterien an einer tödlichen *Tuberkelbakteriensepsis* erkranken (werden solche Patienten BCG-geimpft, kann es zu einer tödlichen BCG-Tuberkulose kommen, s. S. 278).

c) *Äußere Lebensbedingungen.* Unhygienische Wohnverhältnisse, schlechte Pflege, Hunger, körperliche, geistige und seelische Überbeanspruchung, Durchnässung und Auskühlung begünstigen den Ausbruch der Tuberkulose und wirken sich nachteilig auf ihren Verlauf aus.

d) *Zusätzliche Krankheiten.* Diabetiker sind in größerem Maße tuberkulosegefährdet als Gesunde. Vorausgegangene oder hinzugekommene Infekte verschlechtern die Widerstandsfähigkeit, d. h. ein ruhender tuberkulöser Herd kann aufflackern, bzw. die Aufnahme von Tuberkelbakterien von außen (Infektion oder – falls schon Tuberkelbakterien vorhanden waren – Superinfektion) wird nicht, wie es häufig der Fall ist, symptomlos überwunden, sondern führt zur Tuberkulose. Ganz besonders trifft das für Masern, Windpocken, Grippe, Keuchhusten, Mumps und Typhus zu, ferner für Röteln, Poliomyelitis, Diphtherie, Scharlach und infektiöse Mononukleose. So ist auch zu erklären, warum während der akuten Phase und bis zu 6 Wochen nach den genannten Infektionskrankheiten eine vorher positive Tuberkulinprobe negativ ausfällt oder zumindest vorübergehend abgeschwächt ist. Wir sprechen bei vorübergehender Tuberkulinnegativität von *Anergie* (s. S. 273, 312).

Treffen die Tuberkelbakterien einen Menschen **(Infektion),** der nach den oben genannten Kriterien als anfällig gilt, so ist die Wahrscheinlichkeit groß, daß diese Infektion zur **Tuberkulosekrankheit** führt.

Inkubationszeit

4–12 Wochen. So lange dauert es, bis die Infektion mit Tuberkelbakterien die ersten Krankheitszeichen hervorruft. Außerdem ist der Betreffende von diesem Zeitpunkt an gegen Tuberkulin (s. u.) *allergisch:* der Infizierte *reagiert* jetzt auf die Tuberkulinprobe *anders* als vorher, die bisher negative Probe wird positiv (sog. *Tuberkulinkonversion).*

Verlaufsformen der Tuberkulose

Die eingeatmeten oder durch den Mund aufgenommenen Tuberkelbakterien setzen sich irgendwo im Bereich des Atmungstrakts oder des Verdauungskanals fest. Es entwickelt sich hier ein kleiner tuberkulöser Herd, der sog. *Primärherd.* Er sitzt z. B. an den Mandeln, der Rachenschleimhaut, den Schleimhauttaschen der Zähne, im Mittelohr (tuberkulöse Otitis media), meistens jedoch bei der Inhalationsinfektion in der Lunge (in den Lungenbläschen) und bei der Infektion durch tuberkelbakterienhaltige Milch im Dünndarm. Von hier aus gelangen die Bakterien **auf dem Lymphweg** (lymphogen) – dabei eine Lymphangitis erzeugend – in die zugehörigen Lymphknoten. Das sind bei primärem Befall im

Bereich von Mund oder Rachen die Halslymphknoten (meist *einseitige* Halslymphknotentuberkulose), sitzt der Primärherd in den Lungenbläschen, so erkranken die Hiluslymphknoten (Bronchiallymphknoten), bei der Fütterungstuberkulose sitzt die Entzündung in den Ileozökallymphknoten.

Primärherd, Lymphangitis und Lymphknotenentzündung stellen den *Primärkomplex* dar.

Er kann abheilen (an der *Verkalkung* in der Lunge und im Bauch röntgenologisch sichtbar, und zwar frühestens nach 6 Monaten). Er kann auch zerfallen *(Verkäsung,* in der Lunge können sich dabei Kavernen[27] = Höhlen bilden). Das zerfallene Material kann beim Atmen an viele andere Stellen der Lunge **über den Bronchialbaum** (bronchogen) verschleppt (aspiriert) werden. Vom tuberkulösen Herd aus können die Bakterien **auf dem Blutwege** (hämatogen) weitertransportiert werden und den ganzen Körper überschwemmen *(Generalisation,* sie führt zur Miliartuberkulose, zur tuberkulösen Meningitis und anderen Manifestationen). Es gibt auch kleinere Bakterienschübe vom tuberkulösen Herd aus in die Blutbahn. So kommt es zu *isolierten Organtuberkulosen* (Skelettuberkulose, Nierentuberkulose usw.). In diesem Zusammenhang sei darauf hingewiesen, daß manche Halslymphknotentuberkulosen (meist *doppelseitig*) sowie manche Lungen- und Bauchtuberkulosen nicht im Rahmen des Primärkomplexes entstehen, sondern als hämatogene Metastasen eines anderen Herdes (im Falle der Bauchtuberkulose auch infolge Verschluckens tuberkulösen Materials) aufzufassen sind. Ebenso kann sich auf verschiedene Weise eine tuberkulöse Pleuritis entwickeln, nämlich einerseits auf dem Blutwege, andererseits **durch Fortschreiten** des tuberkulösen Prozesses in die Umgebung (ein pleuranaher Primärherd greift auf die Pleura über). Einige Tuberkuloseformen seien näher beschrieben.

Primärtuberkulose der Lunge

Der *Primärherd* selbst ist meist sehr klein und röntgenologisch nicht sichtbar, die *Lymphknotenkomponente* des *Primärkomplexes* steht ganz im Vordergrund. Diese Tuberkuloseform wird **Hiluslymphknotentuberkulose (Bronchiallymphknotentuberkulose,** Abb. 17.13) genannt. Die Lymphknotenpakete können so groß sein, daß sie durch Druck von außen die Bronchiallichtung völlig oder teilweise verschließen. Im ersteren Fall entwickelt sich eine *Atelektase,* im letzteren kann es zur Ventilstenose mit *Empyhsem (Lungenblähung)* kommen (die Einatmung ist wenig beeinträchtigt, beim Ausatmen kann jedoch die Luft nur zum Teil entweichen). Auch in diesem Stadium kann der Primärkomplex noch unter Verkalkung abheilen. Es kann aber auch zu einer Aussaat der Bakterien auf dem Blutweg (oder Lymphweg) kommen, oder das eingeschmolzene Material wird über die Bronchien **(Bronchiallymphknotendurchbruch)** in andere Lungenabschnitte verschleppt. Der Primärherd kann käsig zerfallen (im Inneren bildet sich eine Höhle, **Primärherdkaverne)** und Anschluß an den Bron-

---

[27] caverna (lat.): Höhle

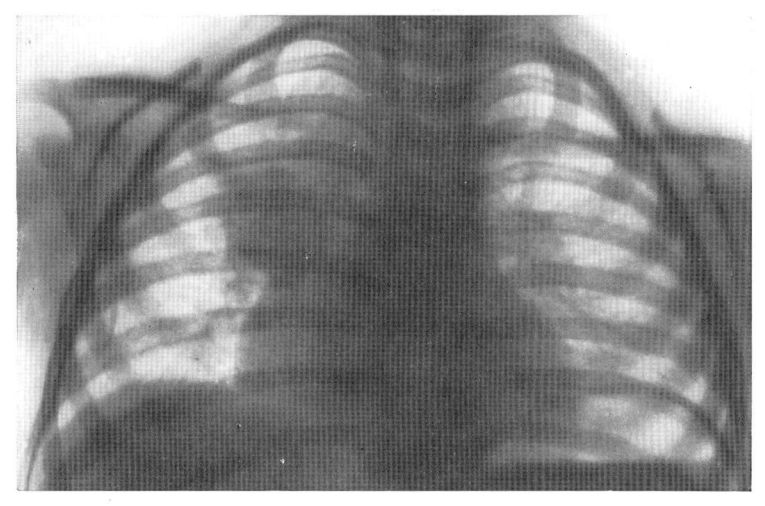

Abb. 17.13 Hiluslymphknoten-Tuberkulose rechts. (Aus: OEHME, J., STEHR, K., WOLF, H.: Infektionskrankheiten. In: W. CATEL: Das gesunde und das kranke Kind. Hrsg. von E. GLADTKE, J. OEHME, J. SCHAUB. 12. Auflage, Thieme, Stuttgart 1983.)

chialbaum bekommen. Häufiger jedoch geht die Kavernenbildung von den Bronchiallymphknoten aus **(Lymphknotenkaverne).** Auch hier kommt es u. U. zum Einbruch von käsigem Material in die Bronchien. Die bronchogene Verschleppung der Tuberkelbakterien führt dann jeweils zur **fortschreitenden Primärtuberkulose.** In all diesen Fällen kann eine **käsige Pneumonie** die Folge sein. Später können sich durch die Schädigung der Bronchialwand *Bronchiektasen* bilden. Wieder ist eine Heilung unter Kalkeinlagerung in die Herde möglich.

Der Bronchialeinbruch geht häufig mit Husten einher, während sonst bei der Primärtuberkulose der Lunge der Husten häufig fehlt und nur allgemeine Krankheitssymptome bestehen (Appetitlosigkeit, Mattigkeit, Gewichtsverlust, subfebrile Temperaturen u. a.).

Lungentuberkulose vom Erwachsenentyp

Sie wird gelegentlich auch bei älteren Kindern beobachtet. Oft vergehen jedoch viele Jahre, bevor ein hämatogen oder bronchogen entstandener, eventuell bereits verkalkter Herd, in dem noch jahrelang vermehrungsfähige Tuberkelbakterien nachweisbar sind und der meist stationär (d. h. unverändert) bleibt, Ausgangspunkt für die sog. **postprimäre Lungentuberkulose** wird. Ein solcher Herd sitzt meist im Lungenoberlappen („Spitzenherd", „Streuherd"). Durch Gewebszerfall entsteht eine Kaverne. Von diesem Herd aus werden die Tuberkelbakterien auf dem Bronchialweg in andere Lungenabschnitte transportiert. So bilden sich weitere Kavernen, was schließlich zu einer Lungenschrumpfung führt (**Lungenschwindsucht = Phthise**, Abb. 17.14).

Zunächst können jegliche Symptome fehlen. Im übrigen werden Fieber, Blässe, Appetitlosigkeit, Gewichtsverlust und eventuell *Bluthusten* bzw. *Blutsturz (Hämoptoe)* beobachtet. Unbehandelt endet die Phthise tödlich, während viele Primärtuberkulosen der Lunge (s. o.) sogar ohne Behandlung heilen.

Miliartuberkulose

Gelangen große Mengen von Tuberkelbakterien ins Blut, so wird plötzlich der ganze Körper damit überschwemmt *(Generalisation)*. Das kann unter anderem zu einer schweren Form von Lungentuberkulose führen, nämlich der Miliartuberkulose[28]. Erst etwa 3 Wochen später sind im Röntgenbild der Lunge sehr dichtstehende, hir-

---

[28] milium (lat.): Hirse (die Herde der „Miliar"-Tuberkulose haben Hirsekorngröße); tuberculum (lat.): Knötchen (die Knötchenbildung ist für die tuberkulöse Infektion typisch, danach sind Krankheit und Bakterien benannt)

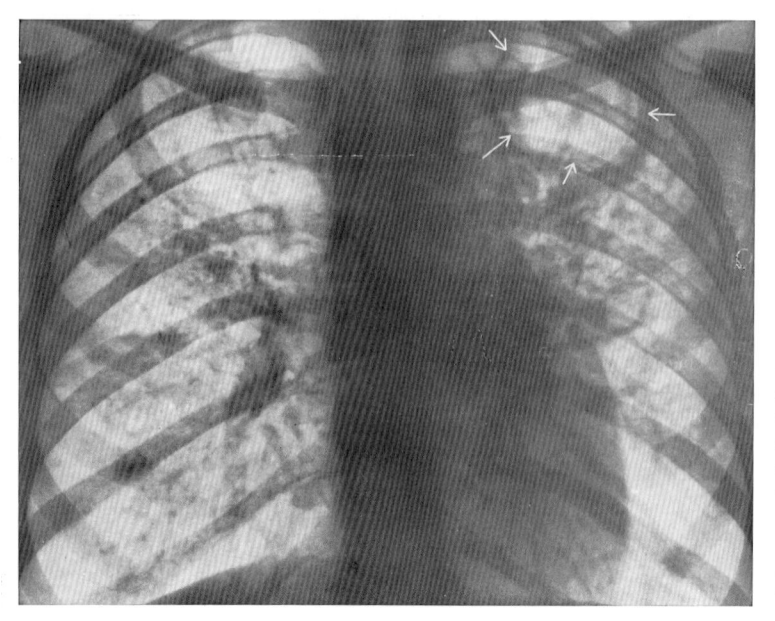

Abb. 17.14 Phthisische Herde in beiden Lungen bei 16½jährigem Jugendlichen. Große, durch Pfeile gekennzeichnete Kaverne im linken Oberlappen. (Aus: OEHME, J., STEHR, K., WOLF, H.: Infektionskrankheiten. In: W. CATEL: Das gesunde und das kranke Kind. Hrsg. von E. GLADTKE, J. OEHME, J. SCHAUB. 12. Auflage, Thieme, Stuttgart 1983.)

sekorngroße Fleckschatten zu sehen. Es handelt sich um ein akutes Krankheitsgeschehen. Neben Fieber, Müdigkeit, Appetitlosigkeit und anderen Allgemeinsymptomen bestehen teils auch Dyspnoe und Zyanose. Unbehandelt führt diese Miliartuberkulose nach etwa 2 Monaten zum Tode **(galoppierende Schwindsucht).**

Tuberkulöse Meningitis
(Meningitis tuberculosa, tuberkulöse Hirnhautentzündung)

Miliartuberkulose und tuberkulöse Hirnhautentzündung können allein oder kombiniert vorkommen. Bei der tuberkulösen Meningitis siedeln sich die im Blut kreisenden Tuberkelbakterien an der weichen Hirnhaut an – besonders im Bereich der Hirnbasis. Die hier liegenden Hirnnerven werden in Mitleidenschaft gezogen (das kann z. B. Lähmungsschielen zur Folge haben), auch das Gehirn selbst erkrankt. Es kann sich ein Hydrozephalus entwickeln.

Längere Zeit vor dem Auftreten deutlicher Zeichen der Meningitis fallen die Kinder durch ihre Wesensveränderung auf. Sie spielen kaum noch und sind nicht mehr so vergnügt wie vorher. Auch der Appetit läßt nach. Allmählich nehmen die Symptome immer mehr zu, und Fieber, Erbrechen, Kopfschmerzen, Nackensteifigkeit sowie Überempfindlichkeit gegenüber Licht und Geräuschen treten auf. In der 2. bis 3. Krankheitswoche entwickelt sich eine zunehmende Bewußtlosigkeit. Lähmungen können hinzutreten. Wird nicht rechtzeitig therapeutisch eingegriffen, so endet die Krankheit im allgemeinen innerhalb weniger Wochen tödlich. Wenn zwischen Krankheits- und Behandlungsbeginn mehr als 3 Wochen liegen, sind die Kinder meist verloren. Bei den Überlebenden können geistige Rückständigkeit, Krämpfe, Erziehungsschwierigkeiten u. a. zurückbleiben (Defektheilung), falls die Therapie relativ spät einsetzt bzw. unzureichend ist. Bei frühzeitiger Chemotherapie ist die Prognose gut. Es kommt also ganz entscheidend auf die Frühdiagnose dieser äußerst gefährlichen Krankheit an. Bei entsprechendem Verdacht ist sofort eine Lumbalpunktion durchzuführen. Bei der tuberkulösen Hirnhautentzündung ist der Liquor klar bzw. nur leicht getrübt, jedenfalls nicht eitrig (seröse Meningitis) und enthält bis zu $2000/3$ Zellen pro µl; der Liquoreiweißwert ist erhöht und der Liquorzuckergehalt stark vermindert (weniger als 40% des gleichzeitig untersuchten Blutzuckers). Der zuletzt genannte Befund ist wichtig, weil so die Abgrenzung gegen die viel häufigeren Virusmeningitiden möglich ist, die ebenfalls oft einen serösen Liquor, aber keine Liquorzuckerverminderung aufweisen. Bei Verdacht auf tuberkulöse Meningitis läßt man ein Reagenzglas mit einigen ml Liquor einen Tag lang bei Zimmertemperatur stehen und achtet auf die Bildung des für eine tuberkulöse Meningitis relativ typischen, aber auch bei Virusmeningitiden vorkommenden *Spinnenwebgerinnsels,* das dann mikroskopisch auf Tuberkelbakterien untersucht wird.

Bauchtuberkulose
(Abdominaltuberkulose)

Als **Fütterungstuberkulose** ist sie seit praktisch vollständiger Ausrottung der Rindertuberkulose eine Rarität **(Bauchlymphknotentuberkulose, Mesenteriallymphknotentuberkulose).** Bei offener Lungentuberkulose kann durch Verschlucken tuberkelbakterienhaltigen Sputums eine Bauchtuberkulose entstehen. Die befallenen Lymphknoten können später verkalken. Auch eine **Bauchfelltuberkulose** nach Lymphknotendurchbruch kommt vor. Absiedlungen auf dem Bauchfell, also eine Bauchfelltuberkulose kann aber auch Folge einer hämatogenen Aussaat sein. Es bildet sich eine Bauchwassersucht.

Weitere Tuberkuloseformen

Tuberkulöse Pleuritis (Pleuritis tuberculosa) und **Halslymphknotentuberkulose** sind wichtige Tuberkulosekrankheiten, die einleitend bereits erwähnt worden sind.

Als **isolierte Organtuberkulose** sei die **Skelettuberkulose** genannt. Sie geht mit einer hohen Tuberkulinempfindlichkeit einher und kommt entweder als Knochen- oder als Gelenktuberkulose vor. Die wichtigste **Knochentuberkulose** ist die *Wirbelkörpertuberkulose,* bei der teilweise Bauch- und teilweise Rückenschmerzen bestehen. Der Zusammenbruch mehrerer Wirbelkörper führt zu einer winkligen Knickung der Wirbelsäule nach hinten *(Gibbus).* **Gelenktuberkulosen** sind die *Hüftgelenkstuberkulose* (teils strahlen die Schmerzen zum Kniegelenk aus) und die meist einseitige *Kniegelenkstuberkulose.*

Inzwischen selten gewordene isolierte Organtuberkulosen sind die **Nierentuberkulose** und die **Nebennierentuberkulose.** Die letztere führt – heutzutage eine Rarität – zur ADDISONschen Krankheit (s. S. 196).

Hauttuberkulose und **Augentuberkulose** können im Rahmen der Generalisation ebenfalls auftreten (zusammen mit der Miliartuberkulose oder der tuberkulösen Meningitis). An der Haut beobachtet man dann kleine Papeln *(Tuberkulide)*. Sie sehen aus wie Papeln einer positiven Tuberkulinpflasterprobe. Eine andere Hauttuberkulose, der *Lupus vulgaris,* kommt fast nur beim Erwachsenen vor. Die dabei auftretenden Lupusknötchen haben Ähnlichkeit mit den Knötchen nach BCG-Impfungen. Die Augentuberkulose wird durch die Augenhintergrunduntersuchung entdeckt (Knötchen am Augenhintergrund).

Tuberkulinprobe und andere diagnostische Mittel

Das Tuberkulin ist von R. KOCH im Jahre 1890 entdeckt worden. Es wird aus einer Tuberkulosebakterienkultur gewonnen und enthält lösliche Stoffwechselprodukte sowie Substanzen untergegangener Tuberkelbakterien, jedoch keine intakten, lebenden Bakterien. Neben diesem **Alttuberkulin (AT)** gibt es ein **gereinigtes Tuberkulin (GT)**, es ist von Ballaststoffen befreit. Beide können für die Tuberkulintestung verwendet werden. Das letztere Präparat hat den Vorzug, daß unspezifische Hautreaktionen seltener auftreten. Die Tuberkulintestung ist 1907 von dem österreichischen Kinderarzt EDLER RITTER VON PIRQUET eingeführt worden **(Kutanprobe).** Dieser mit Einritzen der Haut einhergehende Test wird heute nicht mehr angewendet. Eine Vereinfachung der Tuberkulinprobe ist von dem Heidelberger Pädiater ERNST MORO entwickelt worden **(Perkutanprobe, Moroprobe).** Es handelt sich um einen Test mit Tuberkulinsalbe (vorwiegend in Form der Pflasterprobe, seltener als Einreibung). Ferner gibt es die **Intrakutanprobe,** und zwar entweder als Stempeltest = Multipunkturmethode *(Tubergen-Test, Mérieux-Test* oder *Tine-Test*[29]*)* oder – am zuverlässigsten – als *Mendel-Mantoux-Probe.*

Hier wird 0,1 ml Tuberkulin injiziert,

das bei einer *1:100-Verdünnung 100 Tuberkulineinheiten (TE)* gereinigtes Tuberkulin (GT) enthält = *Stärke 100.*

Bei einer *1:1000-Verdünnung* sind in 0,1 ml nur 10 TE enthalten = *Stärke 10* (nicht verwechseln mit *Stärke 1000,* d. h. 1000 TE/0,1 ml; sie entspre-chen einer *Verdünnung von 1:10!* – die Stärke 1000 ist entbehrlich, es kann hier zu unspezifischen, falsch-positiven Reaktionen kommen).

Im einzelnen wird so vorgegangen, daß zunächst ein Stempeltest bzw. eine Pflasterprobe angelegt wird. Bei negativem Ausfall werden höhere Konzentrationen gereinigten Tuberkulins intrakutan getestet (100 TE). Ist von vornherein eine Intrakutanprobe geplant, so darf zunächst nur wenig Tuberkulin injiziert werden (z. B. 1 oder 5 TE GT). Andernfalls würden die stark Tuberkulinempfindlichen eine zu heftige Hautreaktion zeigen. Aus einer starken Tuberkulinreaktion kann *im Einzelfall* nicht geschlossen werden, daß eine Tuberkulosekrankheit vorliegt. Häufig jedoch finden wir bei Tuberkulösen eine hohe Tuberkulinempfindlichkeit – und übrigens auch bei solchen Personen, die sich frisch infiziert haben (bei diesen *Konvertoren* ist die Gefahr groß, in den nächsten 2 bis 3 Jahren an einer Tuberkulose zu erkranken). Im Auffinden solcher „*Starkreagenten*" (sie reagieren auf etwa 5 TE GT i. c. mit einem Infiltrationsdurchmesser von mehr als 15 mm) liegt der Wert von (möglichst jährlich zu wiederholenden) *Tuberkulinreihentests* (Tuberkulinprüfung größerer Bevölkerungsschichten). Auch die relativ schwachen Perkutanproben und Stempeltests sind hierfür geeignet. Die „Starkreagenten" müssen entsprechend überwacht werden.

Heutzutage gehören viele Tuberkulinpositive zu den „Schwachreagenten": Wegen des Rückgangs der Tuberkulose haben sie jetzt viel seltener als früher Gelegenheit, durch Berührung mit Tuberkelbakterien ihren Impfschutz oder ihre „natürliche" Tuberkulinallergie aufzufrischen, was die Tuberkulinempfindlichkeit erhöhen würde; deshalb sprachen damals viel mehr Tuberkulinpositive schon auf die schwachen Tests an als das heutzutage der Fall ist.

Nach einer unbemerkt durchgemachten oder nach klinisch manifester Tuberkulose bleibt die Tuberkulinprobe noch viele Jahrzehnte positiv. Während dieser Zeit, d. h. solange der Organismus gegenüber Tuberkulin *allergisch* reagiert (mit anderen Worten, solange noch lebende Tuberkelbakterien im Körper vorhanden sind), besteht ein Superinfektionsschutz (Infektions*immunität*) gegenüber der Tuberkulose: in dieser Zeit führt die Aufnahme von Tuberkelbakterien von außen im allgemeinen nicht zur Krankheit. Daß Masern und andere Infektionskrankheiten (S. 273) vorübergehend eine *Verschlechterung der Immunitätslage* und eine Abnahme der Tuberku-

---

[29] tine (engl.): Zacke

linempfindlichkeit bis hin zum Negativwerden der Tuberkulinreaktion bewirken können, ist bereits angedeutet worden (s. S. 308). Ähnliches ist unter der Behandlung mit Cortison etc. beobachtet worden. Auch sonst kann ausnahmsweise einmal eine Tuberkulose – und zwar meist eine besonders schwere Tuberkulose – mit einer *negativen* Tuberkulinprobe einhergehen.

Im übrigen besagt eine *positive* Tuberkulinprobe lediglich, daß sich der Betreffende irgendwann einmal *mit Tuberkelbakterien infiziert* hat (eventuell auch künstlich mit BCG), eine *Tuberkulose* (also eine Krankheit) muß nicht vorliegen (ein mit atypischen Mykobakterien Infizierter ist übrigens auch tuberkulinpositiv). Zur weiteren Klärung bedarf es anderer Untersuchungen. So gelingt der Bakteriennachweis (z. B. im Spinnenwebgerinnsel des Liquors) mit Hilfe der **Ziehl-Neelsen-Färbung,** die die Säurefestigkeit dieser Bakterien ausnützt (Abb. 17.2h, S. 254). Die Sputumuntersuchung auf Tuberkelbakterien ist bei Kindern meist nicht möglich, weil sie das Sputum verschlucken. Allenfalls kann das hochgehustete Sekret mit einem Stieltupfer innerhalb der Mundhöhle aufgefangen werden. Statt dessen kann der morgens nüchtern durch Aushebung gewonnene Magensaft untersucht werden, in dem sich das nachts verschluckte Sputum befindet. Der Magensaft wird bakterioskopisch und **kulturell** untersucht. Eine wichtige diagnostische Maßnahme ist die **Röntgenuntersuchung** (z. B. der Lungen).

Behandlung

Die Behandlung der Tuberkulose erfolgt meist zunächst im Krankenhaus, später zu Hause. Die Chemotherapie wird je nach Schwere der Erkrankung 6–12 Monate lang durchgeführt. Die hierfür geeigneten Chemotherapeutika werden Tuberkulostatika genannt (Isoniazid, Rifampicin, Pyrazinamid, Ethambutol; es werden anfangs mindestens 2 Tuberkulostatika kombiniert). Kortikoide sind z. B. bei der tuberkulösen Meningitis indiziert (dann auch intrathekal, d. h. in den Liquorraum), sie werden hier niemals ohne Tuberkulostatika verabreicht. Daneben ist eine vollwertige Diät (keine Mastkost) wichtig. In bestimmten Situationen sind zusätzlich operative Eingriffe notwendig (endobronchiale Absaugung über ein Bronchoskop bei Bronchiallymphknotendurchbruch, Lungenoperation, operative Entfernung tuberkulöser Halslymphknoten u. a.). Bei rechtzeitiger Erkennung und intensiver Therapie sind die Heilungsaussichten der Tuberkulose günstig. Übermäßig starke Tuberkulinreaktionen (Blasenbildung) werden mit Kortisonssalbe behandelt.

Prophylaxe

Eine wichtige Maßnahme sind die vom Gesundheitsamt anzustellenden **Umgebungsuntersuchungen** bei Auftreten einer Neuerkrankung an Tuberkulose. Sie dienen dem Aufspüren der Infektionsquelle, was allerdings nur in etwa 50% gelingt. Durch Isolierung des Kranken können weitere Ansteckungen verhindert werden. Wir sprechen hier, unabhängig vom Bakteriennachweis, von aktiver Form der Tuberkulose. Die Unterscheidung zwischen *offener (ansteckungsfähiger)* und *geschlossener Tuberkulose* ist schwierig und irreführend: Solange Tuberkelbakterien z. B. im Sputum nachweisbar sind, gilt der Kranke als offen tuberkulös. Werden keine Tuberkelbakterien gefunden, so kann der Betreffende bei Bekanntwerden des Ergebnisses trotzdem Tuberkelbakterien ausscheiden. Über die Tuberkuloseschutzimpfung (**BCG-Impfung**) s. S. 278, über die prophylaktisch wichtige **Tuberkulinreihentestung** s. S. 312.

Hat die Mutter eine ansteckungsfähige Tuberkulose, so wird das Neugeborene sofort nach der Geburt von ihr getrennt. Je nach Lage des Falles wird es entweder sofort geimpft, oder es erhält als **Chemoprophylaxe** etwa (2–)3 Monate lang Isoniazid (teils wird zusätzlich Rifampicin empfohlen). Daran schließt sich die BCG-Schutzimpfung an, falls die Tuberkulinprobe dann noch negativ ist (andernfalls wird weiterbehandelt). Vor der Impfung muß das Isoniazid abgesetzt werden, sonst geht sie nicht an. Erst wenn die Schutzwirkung der BCG-Impfung eingesetzt hat – also etwa 8 Wochen später – darf das Kind in das tuberkulöse Milieu (evtl. auch schon eher, wenn nämlich inzwischen die Ansteckungsfähigkeit der Familienangehörigen beseitigt werden konnte).

Eine sog. **präventive Chemotherapie** (vorbeugende Behandlung) wird ebenfalls mit Isoniazid (evtl. in Kombination mit Rifampicin) durchgeführt, und zwar über 3(–4) Monate. Sie kommt in Betracht

1. bei nicht BCG-geimpften Kindern der ersten 3 Lebensjahre, falls die Tuberkulinprobe positiv ist (gelegentlich wird dieses Vorgehen auch noch im 4. und 5. Lebensjahr empfohlen);
2. bei bekannter Tuberkulinkonversion (s. S. 312), sofern sie nicht länger als 1(–2) Jahre zurückliegt;

3. bei Tuberkulinstarkreagenten (mehr als 15 mm Infiltratdurchmesser auf 5 E GT i. c., s. S. 312);
4. bei Gefahr der Exazerbation (des Wiederaufflackerns) einer bereits inaktiv gewordenen Tuberkulose, was z. B. unter Kortisongabe zu befürchten ist.

Es besteht Meldepflicht von Erkrankung und Tod, nicht aber bei Tuberkulinkonversion ohne Erkrankung. Das Gesundheitsamt legt aber mit Recht Wert darauf, über positive Tuberkulinproben von nicht BCG-geimpften Säuglingen und Kleinkindern informiert zu werden.

9.2.13 Lepra (Aussatz)

Erreger dieser schon in der Bibel beschriebenen Seuche ist das *Mycobacterium leprae,* das Ähnlichkeit mit dem Erreger der Tuberkulose hat. Laut Angaben der Weltgesundheitsorganisation gibt es auf der Welt 12 Millionen Leprakranke. Die Lepra ist in tropischen und subtropischen Gebieten endemisch (Afrika, Asien, Südamerika, auch Südeuropa). Die Ansteckung erfolgt durch direkten, *engen* Kontakt von Mensch zu Mensch. Kinder sind besonders empfänglich. Die Inkubationszeit beträgt viele Monate bis Jahrzehnte. Es handelt sich um eine Infektionskrankheit der Haut mit knotigen Infiltraten. Auch Schleimhäute (chronische Rhinitis) und innere Organe können betroffen sein. Der Prozeß kann auf Muskeln, Knochen und Nerven übergreifen. Infolge Störung der Oberflächensensibilität entwickeln sich schwere Verstümmelungen an Fingern und Zehen.

Behandlung und Prophylaxe: Therapeutisch kommen Kombinationen mehrerer Medikamente in Betracht. Früherfassung und -behandlung sind wichtig. Wegen des schnellen Rückgangs der Infektiosität unter der Therapie ist eine Isolierung heute überflüssig (früher wurden die „Aussätzigen" z. B. in Lepradörfern zusammengefaßt). Verdacht, Erkrankungs- und Todesfall sind meldepflichtig.

9.2.14 Tripper (Gonorrhoe)

Der Tripper wird beim Erwachsenen fast ausschließlich beim Geschlechtsverkehr übertragen. Solche Infektionskrankheiten werden **Geschlechtskrankheiten** genannt. Die Gonorrhoe wird durch den Gonococcus hervorgerufen, der ähnlich aussieht wie der Meningococcus und sich auf allen Schleimhäuten ansiedelt. Inkubationszeit 1 bis 3 Tage. Von besonderem Interesse sind der Augentripper der Neugeborenen (Näheres s. S. 622) und die gonorrhoische Vulvovaginitis (s. auch S. 476).

Das Gesetz zur Bekämpfung der Geschlechtskrankheiten dient dazu, die Ausbreitung des Trippers – und auch der Syphilis – zu verhindern.

9.2.15 Syphilis (Lues)

Ansteckung: Der Syphiliserreger gehört zu den Spirochäten (Spirochaeta pallida = Treponema pallidum). Beim Erwachsenen wird er fast stets durch Kontakt beim Geschlechtsverkehr *(Geschlechtskrankheit)* übertragen *(erworbene Syphilis).* Beim Kind ist die Syphilis – von seltenen Ausnahmen abgesehen – *angeboren.* Jedes Kind mit einer angeborenen Syphilis hat eine syphilitische Mutter (diese kann äußerlich gesund erscheinen). Die Spirochäten der Mutter gehen über die Plazenta ins Blut der Frucht, und zwar in der Fetalzeit, nicht in den ersten 3 Schwangerschaftsmonaten (in dieser Zeit existiert noch keine Plazenta). Mit dem Blutstrom werden die Spirochäten über den ganzen kindlichen Organismus verteilt. Eine Immunität bleibt nach syphilitischer Erkrankung nicht zurück.

Krankheitsbild:
Syphilis des Erwachsenen

An der Infektionsstelle (z. B. Vorhaut oder Schamlippen) bildet sich etwa 3 Wochen nach der Infektion (= Inkubationszeit) ein hartes, unempfindliches Geschwür, der *harte Schanker*[30] **(Primäraffekt = 1. Krankheitsstadium).** Die Spirochäten wandern vom Ort der Infektion aus mit dem Lymphstrom zunächst in die regionären Lymphknoten, die daraufhin anschwellen. Etwa 6–8 Wochen nach der Infektion kommt es zur Aussaat der Erreger auf dem Blutweg, d. h. zur Allgemeininfektion **(Generalisation = 2. Krankheitsstadium).** Dabei tritt u. a. ein feinfleckiges, rosafarbenes Exanthem auf *(Roseola).* Danach können Monate bis viele Jahre vergehen, bevor spezifisch syphilitische Erkrankungen einzelner Organe in Erscheinung treten **(Organmanifestationen = 3. Krankheitsstadium).** Neben Hauterkrankungen kommt im 3. Stadium der Befall folgender Organe vor: Leber, Lunge, Knochen, Gefäße, Augen und vor allem Gehirn und Rückenmark. Die syphilitischen Erkrankungen des Zentralnervensystems werden *Neurolues* genannt. Hierzu gehören die fortschreitende Hirn-

---

[30] im Unterschied zum *weichen Schanker* (eine weitere Geschlechtskrankheit)

erweichung *(progressive Paralyse)* und die Rückenmarksschwindsucht *(Tabes dorsalis)*.

Angeborene Syphilis (Lues connata)

Da hier die Erreger vom mütterlichen Kreislauf über die Plazenta direkt in die Blutbahn der Frucht gelangen, fehlt das von der Erwachsenensyphilis her bekannte 1. Stadium. Es entsteht sofort eine schwere Allgemeininfektion mit Absiedlungen der Spirochäten in einzelnen Organen (2. Stadium, d. h. Ausbreitung auf dem Blutweg und 3. Stadium, nämlich Organmanifestationen). Die Krankheit kann so schwer verlaufen, daß die Frucht abstirbt. In anderen relativ bedrohlichen Fällen kommt es zur Frühgeburt eines schwerkranken Kindes (gehäufte Aborte und vermehrte Früh- bzw. Neugeborenensterblichkeit sind auf Syphilis verdächtig, kommen jedoch auch aus anderen Gründen vor). Teils wird die Schwangerschaft ausgetragen. Die Krankheitserscheinungen sind dann unterschiedlich stark ausgeprägt. Sie können schon bei der Geburt vorhanden sein oder treten erst nach mehr oder weniger großem Intervall auf. Es lassen sich drei Formen der angeborenen Syphilis unterscheiden, nämlich die Syphilis des Säuglings, die Rezidivsyphilis des Kleinkindes und die Spätsyphilis des Schulkindes.

Syphilis des Säuglings. Schon bei der Geburt oder kurz danach werden an folgenden Körperabschnitten – einzeln oder in Kombination – Veränderungen festgestellt.

Haut. **Bläschenausschlag beim Neugeborenen (Pemphigus syphiliticus = syphilitisches Pemphigoid).** Bevorzugte Lokalisationen sind im Unterschied zum nichtsyphilitischen Neugeborenenpemphigoid (Schälblasenausschlag, s. S. 31) Fußsohlen und Handinnenflächen. Später können wir an verschiedenen Körperstellen Infiltrate (die sogenannten **Syphilide**) beobachten, so z. B. an Fußsohle und Handinnenfläche. Die Haut läßt sich hier nicht in Falten zusammenschieben, sieht wie lackiert (glänzend) aus und ist rötlichlivide verfärbt. Oft besteht eine Schuppung. An anderen Körperstellen verursachen die Infiltrate makulopapulöse Exantheme (Abb. 17.15, S. 316). In der Umgebung des Mundes führen die Infiltrate zu Einrissen (Rhagaden des Lippenrots und der angrenzenden Haut). Nasenöffnung und After können ähnliche Veränderungen zeigen. Sie heilen später unter strahliger Narbenbildung ab (Abb. 17.16).

Nase. Zunächst trockenes Schniefen, dann eitriger und blutig-eitriger Schnupfen. An den Naseneingängen finden sich blutige Borken **(syphilitische Coryza = syphilitische Rhinitis).** Durch entzündliche Zerstörung des knorpeligen und knöchernen Nasengerüsts bildet sich eine **Sattelnase**, Abb. 17.17, die zeitlebens bestehen bleibt.

Skelett. Auch an anderen Stellen des Körpers kommt es zu Entzündungen und Zerstörungen des Knochens und des Knorpels sowie der Knochenhaut (Ostitis, Chondritis, Periostitis). Diese entzündlichen Veränderungen führen zu heftigen Schmerzen und folglich zu einer schmerzreflektorischen Ruhigstellung der befallenen Gliedmaßen. Es wird eine Lähmung vorgetäuscht **(Parrotsche Scheinlähmung,** Abb. 17.18).

Zentralnervensystem. Im Beginn seröse **Meningitis,** später auch Befall des **Gehirns** mit Ausbildung eines Hydrozephalus. Dabei geistige Rückständigkeit.

Andere Organe. Leber und Milz können vergrößert sein **(Hepatosplenomegalie).** Die dabei bestehende syphilitische Hepatitis geht oft mit Gelbsucht einher. Teils besteht eine **Herzmuskelentzündung,** auch **Lungenentzündung** und **Nierenbeteiligung** sowie Befall des **Gefäßsystems** kommen vor.

Rezidivsyphilis des Kleinkindes. Ist die angeborene Syphilis in der Säuglingszeit nur unzureichend oder überhaupt nicht behandelt worden, so treten nach vorübergehender Beschwerdefreiheit im 2. bis 4. Lebensjahr erneut Symptome auf (Rezidiv). Charakteristisch für die Rezidivsyphilis sind breite, beetartige, nässende Hautwucherungen in der Umgebung des Afters und der Vulva, die sog. **breiten Kondylome** – sie werden auch bei der erworbenen Syphilis beobachtet (über spitze Kondylome s. S. 243).

Spätsyphilis des Schulkindes. Es kommt vor, daß die angeborene Syphilis im Schulalter entweder erneut oder erstmalig Symptome macht, nämlich Geschwürsbildungen an **Haut** und **Schleimhäuten,** die meist doppelseitige **Kniegelenksentzündung,** die **Neurolues** (wie beim Erwachsenen, s. S. 314) sowie die **Hutchinson-Trias.** Darunter verstehen wir die Kombination von *Innenohrtaubheit, syphilitischer Hornhauterkrankung* und eigenartigen Zahnveränderungen (HUTCHINSONsche Zähne, Abb. 17.19). Die mittleren oberen Schneidezähne sind an der unteren Kante halbmondförmig ausgebuchtet und haben Tonnenform (sie verschmälern sich zur Schneidefläche hin).

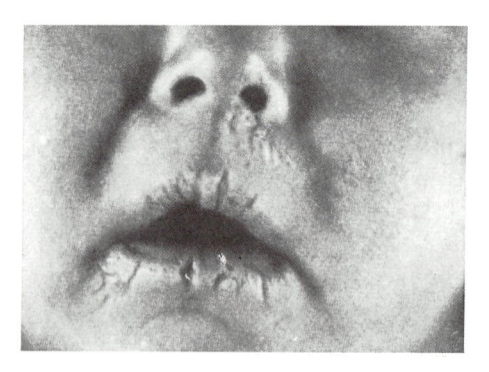

Abb. 17.16 Vernarbte, bleibende Lippenrhagaden bei angeborener Syphilis (Düsseldorfer Kinderklinik). (Aus: Oehme, J., Stehr, K., Wolf, H.: Infektionskrankheiten. In: W. Catel: Das gesunde und das kranke Kind. Hrsg. von E. Gladtke, J. Oehme, J. Schaub. 12. Auflage, Thieme, Stuttgart 1983.)

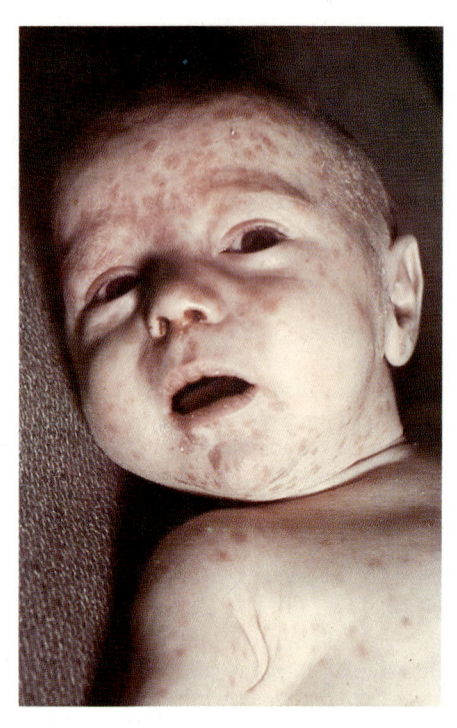

Abb. 17.15 Makulopapulöses Syphilid an Kopf und Stamm bei angeborener Syphilis. (Aus: Oehme, J., Stehr, K., Wolf, H.: Infektionskrankheiten. In: W. Catel: Das gesunde und das kranke Kind. Hrsg. von E. Gladtke, J. Oehme, J. Schaub. 12. Auflage, Thieme, Stuttgart 1983.)

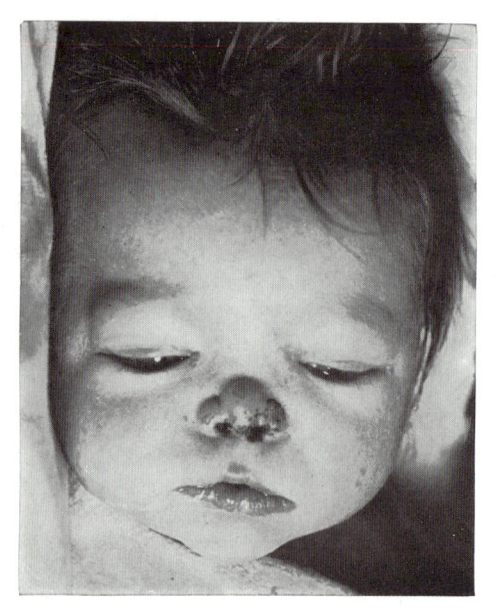

Abb. 17.17 Sattelnase und Rhagaden an der Nase bei angeborener Syphilis.

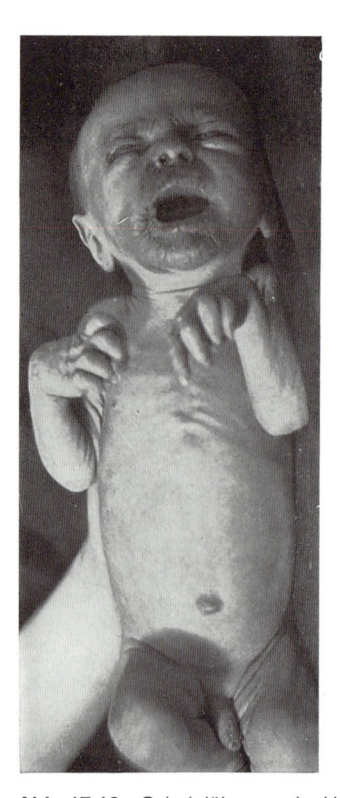

Abb. 17.18 Scheinlähmung der Hände bei angeborener Syphilis.

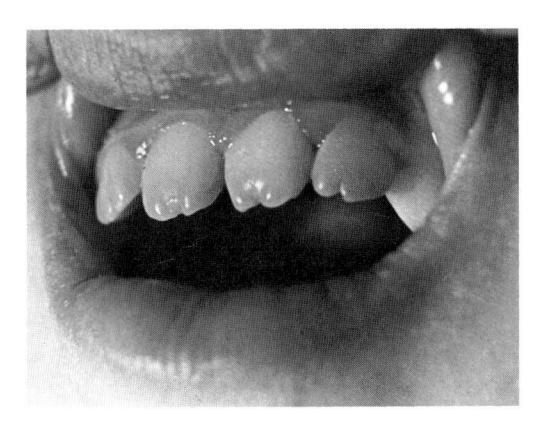

Abb. 17.19 HUTCHINSONSCHE Zähne bei angeborener Syphilis. (Aus: OEHME, J., STEHR, K., WOLF, H.: Infektionskrankheiten. In: W. CATEL: Das gesunde und das kranke Kind. Hrsg. von E. GLADTKE, J. OEHME, J. SCHAUB. 12. Auflage, Thieme, Stuttgart 1983.)

Erworbene Syphilis des Kindes

Tritt die Infektion erst **nach der Geburt** auf (frühestens in den Geburtswegen, was sehr selten ist), so ähnelt das Krankheitsbild dem des Erwachsenen, d. h. es entwickelt sich u. a. ein Primärkomplex (1. Stadium), z. B. am Mund bei Übertragung durch den Kuß. Die **Transfusionssyphilis** – sie entsteht durch Übertragung von Blut eines Syphiliskranken – entspricht dagegen in ihrem Erscheinungsbild mehr der angeborenen Syphilis: der Organismus wird sofort auf dem Blutweg mit Spirochäten überschwemmt (das 1. Stadium fehlt hier wie bei der angeborenen Syphilis).

Diagnose: Sie wird durch Blutuntersuchungen (serologische Untersuchungen) gesichert. Die *Wassermannsche Reaktion (WaR)* war das erste serologische Verfahren zur Diagnose der Lues, ist aber inzwischen von anderen Tests verdrängt worden. Es handelt sich hier um einen unspezifischen Test, der nur einen indirekten Hinweis auf das Vorliegen einer Lues gibt. Ganz im Vordergrund der Lues-Diagnose stehen heute die erregerspezifischen (treponemaspezifischen) Proben.

1. *TPHA-Test* (= Treponema-pallidum-Hämagglutinationstest). Er ist der wichtigste dieser Tests und dient als Suchtest bzw. als Ausschlußdiagnose: Bei negativem Ergebnis ist eine Lues im allgemeinen ausgeschlossen. Ist er positiv oder ist das Ergebnis zweifelhaft ausgefallen, so wird anschließend folgender Test durchgeführt.

2. *FTA-Abs-Test* (= Fluoreszenz-Treponema-pallidum-Antikörper-Absorptionstest). Er dient zur Bestätigung der Diagnose, ist aber recht umständlich.

Beide Tests sind treponemaspezifisch und werden etwa 2–3 Wochen nach der Infektion positiv (falsch-positive Resultate sind sehr selten) und bleiben es oft während des ganzen Lebens, können also nichts über die Behandlungsnotwendigkeit aussagen.

3. *VDRL-Test* (=Veneral Disease Research Laboratory Test = *Cardiolipin-Mikroflockungstest* = CMT). Er wird in der 5.–6. Woche nach der Infektion positiv, ist aber wenig spezifisch (wie die WaR nicht treponemaspezifisch). Ein hoher Titer bedeutet Aktivität der Erkrankung und damit Behandlungsbedürftigkeit (nur zur Beantwortung dieser Frage wird der Test ausgeführt).

4. *19S-IgM-FTA-Abs-Test*. Mit diesem Test werden die treponemaspezifischen Immunglobulin-M-Antikörper untersucht (s. auch unter 2.). Sie sind bereits 2 Wochen nach der Infektion im Serum nachweisbar und verschwinden relativ schnell. Der Nachweis der Antikörper beweist ebenfalls die Aktivität der Erkrankung und folglich die Behandlungsbedürftigkeit und wird in fraglichen Fällen ausgeführt. Außerdem dient der Test der Erkennung der angeborenen Syphilis. Das IgM geht nämlich wegen seiner erheblichen Molekülgröße nicht über die Plazenta zum Fetus. Findet man dieses IgM beim Neugeborenen, so muß er es selbst produziert haben, also erkrankt sein, um einen von der Mutter stammenden Antikörper („Leihtiter") kann es sich nicht handeln.

5. *TPI-Test* (= Treponema-pallidum-Immobilisationstest = *Nelsontest*). Er wird in der 9.–12. Woche nach der Infektion positiv, ist treponemaspezifisch, wird aber nur in Ausnahmesituationen angewendet. Er ist nämlich sehr arbeitsaufwendig und wird mit hochinfektiösen Erregern durchgeführt.

Behandlung: medikamentös mit Penicillin. Es ist weit ungefährlicher als die früher üblichen Heilmittel und hat eine ausgezeichnete Wirkung. Allerdings kann es zu Beginn der Therapie zu einer JARISCH-HERXHEIMER-*Reaktion* kommen: Durch den Zerfall der Erreger werden Toxine frei, die hohes Fieber und Schock auslösen. Man gibt deshalb anfangs eine niedrigere Penicillindosis und ein Kortikoid. Das syphilitische Kind kann von seiner eigenen Mutter gestillt werden (sie hat ausnahmslos auch eine Syphilis). Andere Kinder darf sie dagegen nicht stillen, und ihnen darf auch nicht ihre Milch gegeben werden. Es ist ferner nicht erlaubt, einen syphilitischen Säugling einer gesunden Amme zum Stillen zu übergeben; denn er könnte dabei die Syphilis übertragen. Bei der Pflege solcher Kinder ist größte Vorsicht geboten.

> Das Nasensekret und der Inhalt der leicht platzenden Bläschen des syphilitischen Pemphigoids – ebenso das Blut – sind hochinfektiös. Auch die nässenden breiten Kondylome stellen eine Infektionsquelle dar. Es müssen deshalb bei der Pflege Gummihandschuhe getragen werden.

Prophylaxe: Jede Mutter muß während der Schwangerschaft mehrfach auf Syphilis untersucht werden. Wird dabei eine (abgeklungene oder noch vorhandene) Syphilis festgestellt oder ist bekannt, daß sie früher einmal durchgemacht wurde bzw. noch besteht, so muß eine Penicillinkur während der Schwangerschaft durchgeführt werden. Die syphilitische Infektion des Kindes ist damit so gut wie sicher zu verhindern. Eine „Sicherheitskur" des gesund erscheinenden Säuglings ist wegen der guten Überwachung heutzutage nicht mehr erforderlich (bzw. nur noch in Zweifelsfällen indiziert). Zur Eindämmung der Geschlechtskrankheiten ist das Gesetz zur Bekämpfung der Geschlechtskrankheiten erlassen worden.

Die Blutspender werden serologisch untersucht. Bei Verwendung von Frischblut für Transfusionen kann zur Syphilisprophylaxe der Zusatz von Penicillin notwendig sein (100 000 E Penicillin-G-Natrium pro 100 ml Blut).

9.2.16 Lyme-Borreliose (Erythema-migrans-Borreliose)

Die verschiedenen zu dieser Borreliose gehörenden Krankheitsbilder sind schon lange bekannt. Daß es sich hier um eine einheitliche Erkrankung handelt, wurde durch gehäuftes Auftreten in dem kleinen Ort Lyme in den USA deutlich *(Lyme-Krankheit)*.

Ansteckung: Als Erreger wurde später von BURGDORFER eine bestimmte Spirochäte erkannt *(Borrelia burgdorferi)*. Sie wird durch den Biß (genauere Bezeichnung: Stich) einer Zecke (Holzbock) übertragen (wohl auch gelegentlich durch Mücken und Fliegen), die beim Vorbeigehen von Sträuchern und Bäumen abgestreift wird oder sich auf den Betreffenden fallen läßt. In waldreichen Gegenden, aber auch in Parks, Gärten und Flußniederungen ist die Ansteckungsgefahr groß, und zwar verständlicherweise besonders von Frühsommer bis Herbst. Die Zecken sind in etwa 14% (4% – 40%) Borrelienträger. Vielfach wird die Infektion nicht bemerkt, und es entwickelt sich eine Immunität (stille Feiung). Nur ein Teil der Patienten erinnert sich an einen Zeckenstich.

Krankheitbild: Es besteht bezüglich Erreger, Krankheitsverlauf und Antibiotikaeinsatz große Ähnlichkeit mit der Syphilis („Lues aus dem Wald"). So läßt sich auch die Erythema-migrans-Borreliose in 3 Krankheitsstadien einteilen.

1. Primäraffekt. In typischen Fällen entwickelt sich nach einer Inkubationszeit von 5–29 (2–49) Tagen ein *Erythema migrans* an der Stichstelle: Von einer erythematösen Papel aus entsteht eine sich teils über Monate vergrößernde Rötung, wobei es im Zentrum zu einer Abblassung kommt; das Erythema migrans stellt ein Ringerythem mit erhabenem Rand dar. Hält es länger als 1 Monat an, so sprechen wir von *Erythema chronicum migrans*. Es bildet sich spontan zurück, aber auch Rückfälle kommen vor. Teils ist das Erythema sehr flüchtig und diskret und wird deshalb leicht übersehen. So fehlt vielfach bei Auftreten anderer Krankheitssymptome der Hinweis auf den Primäraffekt völlig.

2. Generalisation. Hierher gehören allgemeine Krankheitserscheinungen wie Fieber, Mattigkeit, Kopfschmerzen, Gliederschmerzen, Magen-Darm-Symptome etc. Die beiden bisher genannten Krankheitsstadien bestehen meist gleichzeitig und werden als **„Frühstadium"** zusammengefaßt.

3. Organmanifestationen. Innerhalb eines Jahres nach dem Zeckenstich kommt es bei einigen Patienten mit vorausgegangenem Erythema migrans (aber auch ohne einen solchen anamnestischen Hinweis) zu Manifestationen des **„Spätstadiums"**. Hierher gehören

a) eine *(seröse) Meningitis und Polyneuritis* (häufig mit meist einseitiger Fazialislähmung), sie tritt gewöhnlich in den ersten 3 Monaten nach dem Stich in Erscheinung,
b) eine nach einem bis mehreren Monaten auftretende *Arthritis,*
c) selten eine *Karditis,*
d) sehr selten ist das *benigne Lymphozytom* (Lymphadenosis benigna cutis), ein rotbläuliches Knötchen mit bevorzugter Lokalisation an Ohrläppchen, Mamille oder Skrotum.

Die Manifestationen des **chronischen Stadiums** beginnen mehr als 1 Jahr nach dem Zeckenstich, nämlich

a) eine *progressive Enzephalomyelitis* mit schweren Lähmungen, Hirnnervenausfällen, Ataxie, Wesensänderung usw.,
b) eine *chronische Arthritis*,
c) eine Hautveränderung an den Extremitäten *(Acrodermatitis chronica atrophicans)*, zu der es häufig erst nach vielen Jahren kommt.

Diagnose: Teils ist beim Auftreten der ersten Symptome die Zecke in der Haut noch sichtbar. Im Serum (teils auch im Liquor) finden sich meist in den ersten Krankheitswochen spezifische IgM-Antikörper, in späteren Stadien spezifische IgG-Antikörper. Bei begleitender Meningitis werden die Borrelien teilweise im Liquor nachgewiesen.

Diese Borreliose darf nicht mit der *Frühsommermeningoenzephalitis* verwechselt werden, die auch durch den Zeckenstich übertragen wird, aber eine Virusinfektion ist (s. u.)

Schwierig ist anfangs die Abgrenzung der Meningitis bei Lyme-Borreliose von der viel häufigeren, ebenfalls serösen Virusmeningitis. Die Differenzierung ist wichtig, weil die erstere therapeutisch angegangen werden kann und muß.

Behandlung: Die Zecke läßt sich meist z. B. nach dem Antrocknen eines auf die Stichstelle aufgebrachten Uhu-Tropfens zusammen mit dem sich bildenden Häutchen entfernen, und zwar durch Drehen entgegen dem Uhrzeigersinn. Therapeutisch kommen Antibiotika in Betracht. Es geht hauptsächlich um die Verhütung oder Therapie der Organmanifestationen, besonders auch um die Verhinderung der neurologischen Symptome des chronischen Stadiums.

9.3 Erkrankungen durch Viren

9.3.1 Frühsommermeningo-enzephalitis (FSME)

Wie die gerade beschriebene, durch Spirochäten übertragene Lyme-Borreliose wird auch die FSME, eine Virusinfektion, durch den Zeckenstich – meist bei Aufenthalt im Wald – übertragen, allerdings im Gegensatz zur Borreliose nur in bestimmten Endemiegebieten, nämlich bei uns fast ausschließlich südlich des Maintals, nämlich in Baden-Württemberg und Bayern. Betroffen sind ferner Österreich, die DDR, die UdSSR, der Balkan, Skandinavien usw. Ein weiterer Unterschied zu der recht häufigen Borrelienerkrankung liegt darin, daß die FSME sehr selten ist und daß selbst in unseren Endemiegebieten nur etwa jede 1000. Zecke Keimträger ist (gelegentlich wird auch ein Befall von 1:30 bis 1:500 gefunden), statt 4- bis 40% im Falle der Borrelien.

Krankheitsbild: Nach einer Inkubationszeit von 7–14 (3–21) Tagen treten allgemeine Krankheitszeichen wie Kopf- und Gliederschmerzen, katharralische Erscheinungen und Fieber auf. Nach einem beschwerdefreien Intervall von 1–20 Tagen kann sich eine Meningoenzephalitis entwickeln. Es kann zu vorübergehenden oder bleibenden Lähmungen kommen. Allerdings zeigen Kinder unter 3 Jahren zwar katharralische, aber nur höchst selten ZNS-Symptome, und auch 3- bis 6jährige erkranken in der Regel nur leicht – Ausnahmen kommen, wie gesagt, vor. Viele Infizierte haben nicht einmal einen grippalen Infekt, sondern machen eine stille Feiung durch (inapparenter Verlauf).

Prophylaxe: Es gibt eine FSME-Impfung (s. S. 283) und eine passive Immunisierung (s. S. 274). Einen gewissen Schutz bieten sog. *Repellents* gegen Insekten (s. S. 347).

9.3.2 Masern

Ansteckung: Der Erreger der Masern ist ein Virus, das durch Tröpfcheninfektion, durch Kontakt mit Erkrankten, aber auch über mehrere Meter durch bewegte Luft („fliegende Infektion") übertragen wird. Das Masernvirus geht außerhalb des menschlichen Körpers schnell zugrunde. Eine Übertragung durch Gegenstände oder gesunde Keimträger gibt es nicht. Allenfalls kann – selten einmal – eine gesunde Kontaktperson die Viren an ihrer Kleidung über eine ganz kurze Entfernung und nur unmittelbar nach dem Kontakt auf einen Empfänglichen übertragen. Nach dem Verlassen des Krankenzimmers, das nur über eine Schleuse zu erreichen ist, soll deshalb kurzfristig an der frischen Luft verweilt werden, bevor man sich zu einem anderen Kranken begibt. Die Empfänglichkeit für Masern ist sehr groß, praktisch jeder (ungeimpfte) Mensch bekommt – meist als Kind – Masern („Kinderkrankheit"). Mit zunehmender Durchimpfung gegen Masern erkranken vermehrt ältere (ungeimpfte) Jahrgänge – bei einer Impfrate von z. B. 70% wird erwartet, daß das mittlere Erkrankungsalter etwa bei 15 Jahren liegt. Die Ansteckungsgefahr ist bereits 1 bis 2 Tage vor Auftreten der Prodromalerscheinungen in geringem Maße vorhanden, ist mit Beginn der katarrhalischen Symptome besonders groß und erlischt, wenn das Masernexanthem die Füße erreicht hat. Eintrittspforte sind hauptsächlich die Augenbindehäute. Masern hinterlassen so gut wie immer eine lebenslängliche (aktive) Immunität. Über die angeborene (passive) Immunität der ersten Lebensmonate s. S. 267.

Inkubationszeit: Nach der Infektion vergehen bis zum Auftreten des Prodromalstadiums 9–11 Tage. Durch passive Immunisierung mit Gammaglobulin, ebenso durch zwischendurch auftretende (sog. interkurrente) Krankheiten kann die Inkubationszeit verlängert sein (sie kann dann bis zu 23 Tage betragen).

Prodromalstadium: Es dauert 3–4 Tage. In dieser Zeit bestehen Fieber, allgemeine Mißlaunigkeit und katarrhalische Erscheinungen, nämlich heftiger, teils *bellender Husten, Schnupfen* und *Bindehautentzündung* (gerötete, verschwollene Augen mit Lichtscheu). Weicher Gaumen und Zäpfchen weisen eine fleckige Rötung auf *(Enanthem)*. In über der Hälfte der Fälle finden sich am 2. oder 3. Tag des Prodromalstadiums auf der geröteten Wangenschleimhaut in Höhe der Backenzähne sehr feine, „kalkspritzerartige" weiße Flecken (KOPLIKsche Flecken), die meist ein paar Tage nachweisbar sind. Sie sind für Masern charakteristisch. Da die Flecken außerdem schon vor Auftreten des typischen Masernexanthems vorhanden sind, kommt ihnen eine große diagnostische Bedeutung zu. Sie dürfen nicht mit kleinen Bißverletzungen der Mundschleimhaut verwechselt werden.

Hauptkrankheit: Nach leichtem Fieberrückgang beginnt die Hauptkrankheit mit einem zweiten raschen Temperaturanstieg (zweigipfliger Fieberverlauf) und einem großfleckigen, leicht erhabenen, dunkel- bis bläulichroten Ausschlag hinter den Ohren. Von dort aus breitet sich der Ausschlag nacheinander über Gesicht, Rumpf, Arme und Beine bis zu den Füßen aus. Die einzelnen Effloreszenzen neigen dazu zusammenzufließen, so daß zwischen ihnen nur noch einzelne weiße Hautinseln stehen bleiben (Abb. 17.20, S. 324). Während des Ausschlags finden sich generalisierte Lymphknotenschwellungen. Vom 3. Tag ab verschwindet der Ausschlag in derselben Reihenfolge, in der er gekommen ist. Gleichzeitig kommt es zum Fieberabfall. Eine kleieförmige Hautschuppung kann folgen. Sie läßt im Gegensatz zur Schuppung nach Scharlach Handteller und Fußsohle frei. Teils hinterlassen die Exanthemflecke eine vorübergehende bräunliche Pigmentierung. Sie ist Folge kleinerer Blutungen in die Einzeleffloreszenz. Treten stärkere Hautblutungen auf, so sprechen wir von *hämorrhagischen Masern*. Ihr Verlauf ist jedoch nicht schwerer als der der normalen Masern. Eine andere Abart der Krankheit sind die *mitigierten Masern*. Es bestehen hier nur leichte Krankheitserscheinungen mit schwach ausgeprägtem Exanthem. Eine Mitigierung der Masern bei Säuglingen, die noch unter einem Restschutz von diaplazentar übertragenen mütterlichen Antikörpern stehen, ist bereits erwähnt worden (s. S. 267). Sie wird auch nach prophylaktischer Gabe von Gammaglobulin und nach Bluttransfusionen beobachtet, sofern es nach der Applikation nicht zu einer völligen Unterdrückung der Erkrankung gekommen ist (s. u.). Hiervon zu unterscheiden ist das plötzliche Abblassen oder die spärliche Entwicklung des Exanthems bei stark ausgeprägten Allgemeinerscheinungen (der Laie sagt, „die Masern sind *nach innen geschlagen*"). Das Exanthem kann auch ganz fehlen (z. B. gelegentlich bei der Leukämie). Die Krankheit verläuft in all diesen Fällen meist schwer. Eine besonders schwere Verlaufsform, die tödlich enden kann, sind die *toxischen Masern*. Sie gehen mit Bewußtlosigkeit, Krämpfen und Kreislaufkollaps einher. Mit *atypischen Masern* ist dann zu rechnen, wenn der Betreffende früher den jetzt nicht mehr hergestellten Masen-Totimpfstoff erhalten hat, der nur einen kurzen Schutz vermittelt. Es kommt später nach Masernkontakt zu atypischen Exanthemen (an den Füßen beginnend, teils urtikariell), ein Exanthem kann aber auch fehlen; Pleuraergüsse werden beobachtet, und es kommen Rundherde in der Lunge vor.

Komplikationen: Der *Masernkrupp* wird in der Frühphase der Masern beobachtet. *Bronchiolitis, Bronchopneumonie* und *Otitis media* können im Verlaufe der Masern als Komplikationen auftreten; in den meisten Fällen handelt es sich dann nicht um Erkrankungen, die durch das Masernvirus ausgelöst sind, sondern um bakterielle Superinfektionen (die Bakterien haften auf der entzündlich veränderten Schleimhaut der Atemwege besonders leicht). Die Komplikationen kündigen sich meist mehrere Tage nach Beginn des Exanthems durch einen erneuten Fieberanstieg an – oder die Entfieberung beim Abblassen des Exanthems bleibt aus.

Besonders die Pneumonie ist ein ernstes Problem (s. auch S. 101), sie endet teils tödlich. Eine gefürchtete Komplikation ist die *Masernenzephalitis*. Sie tritt bei jüngeren Kindern seltener auf (etwa 1mal auf 10000 Masernerkrankungen) als bei über 10jährigen (rund 1:2000). Die Sterblichkeit der Masernenzephalitis ist hoch (etwa 25%), ein Drittel der Erkrankten zeigt mehr oder weniger schwere Defektheilungen (zerebrale Dauerschäden, einschließlich geistiger Retardierung), bei den übrigen heilt die Enzephalitis weitgehend aus. Leichtere Hirnschäden ohne eindeutige Enzephalitiszeichen sind nach Masern recht häufig. So beginnt bei 2–3% der Kinder mit der Masernerkrankung ein Anfallsleiden, und 50% der Masernkinder zeigen EEG-Veränderungen, teils sogar über 6 Monate.

Fast stets tödlich endet die *subakute sklerosierende Panenzephalitis (SSPE,* s. S. 374), die meist erst 7–10 Jahre nach der akuten Masernerkrankung auftritt. Wir sprechen hier von *„slow virus infection"* (sie betrifft häufig, wie auch hier, das Zentralnervensystem, hat eine lange Inkubationszeit sowie einen chronisch-fortschreitenden Verlauf und endet meist tödlich).

Ein ungünstiger Verlauf der Masern ist zu befürchten, wenn die Masern mit Keuchhusten, Scharlach, Diphtherie oder Tuberkulose kombiniert sind. Die durch Masern bedingte Verminderung der Immunität ist bei Tuberkulose-Infizierten oder -Kranken auch daran zu erkennen, daß eine schwere Tuberkulose auftreten (s. S. 273, 308, 312) oder daß während und in den ersten Wochen nach der Masernerkrankung eine ursprünglich positive Tuberkulinreaktion negativ sein kann.

Behandlung: Eine ursächliche Behandlung der Masern existiert nicht. Mund und Nase müssen besonders gepflegt werden. Die Augen sind vor grellem Licht zu schützen. Eine Verdunkelung des Zimmers ist nicht erforderlich. Besser ist es, das Zimmer zu lüften. Die Lüftung wirkt der Entwicklung einer Pneumonie entgegen. Es ist jedoch darauf zu achten, daß dabei die Fenster in der Umgebung des Krankenzimmers geschlossen sind. Für die Reinigung der Lidränder ist abgekochtes Wasser geeignet. Bei quälendem Husten wird ein Hustenmittel gegeben. Bronchiolitis, Pneumonie und Otitis media werden antibiotisch behandelt (nicht dagegen der relativ früh auftretende, viral bedingte Masernkrupp).

Prophylaxe: Isolierung vom 8. Inkubationstag an bis etwa 2 Tage nach Exanthembeginn (s. auch weiter oben unter „Ansteckung"). Besonders gefährdete Kinder (tuberkulöse, widerstandsschwache usw.), die nicht gegen Masern geimpft wurden und Masernkontakt hatten, müssen durch Gammaglobulin geschützt werden. Näheres ist auf S. 274 ausgeführt. Neben dieser passiven Immunisierung mit Gammaglobulin gibt es eine aktive Immunisierung in Form der Masernimpfung, auch als Inkubationsimpfung (s. S. 273), mit einem Lebendimpfstoff (s. S. 280). Der Tod an Masern ist meldepflichtig.

9.3.3 Röteln

Ansteckung: durch Tröpfcheninfektion (nicht durch fliegende Infektion). Die Ansteckungsfähigkeit beginnt bereits eine Woche vor Ausbruch des Exanthems und hält auch danach noch etwa 5(–7) Tage an. Die Immunität nach Röteln ist fast immer lebenslänglich.

Inkubationszeit: 14–21 Tage.

Krankheitsbild: Röteln verlaufen wie leichte Masern. Die katarrhalischen Erscheinungen (Prodromalstadium) können gering sein oder sogar ganz fehlen. Die Temperatur ist nur wenig erhöht oder normal. Das Exanthem, das wie bei den Masern hinter den Ohren beginnt, ist weniger stark ausgeprägt. Ein Zusammenfließen der Flecke wird nicht beobachtet (Abb. 17.21, S. 324). Außerdem sind sie etwas kleiner als bei Masern (aber größer als beim Scharlach). Auf der Höhe der Erkrankung sind besonders die Lymphknoten am Nacken und am Hinterkopf angeschwollen, was als typisch für die Röteln gilt, doch finden sich hier auch, wie bei vielen Viruskrankheiten, generelle Lymphknotenschwellungen. Vor allem bei jungen Frauen kann es zu Gelenkbeschwerden kommen. Sonstige Komplikationen und Todesfälle sind sehr selten. Eine große Gefahr für das Kind stellt jedoch die Rötelnerkrankung während der Frühschwangerschaft dar (konnatales Rötelnsyndrom, s. S. 26).

Prophylaxe: Rötelnimpfung (s. S. 281).

Behandlung: keine ursächliche, sondern nur eine symptomatische Therapie.

9.3.4 Ringelröteln (Erythema infectiosum)

Es handelt sich um eine seltene, praktisch immer harmlos verlaufende Viruskrankheit (der Erreger ist das Parvovirus B 19), die im allgemeinen ohne Fieber einhergeht. Oft fehlen jegliche Symptome (stille Feiung). Das Exanthem ist relativ typisch. Es beginnt nach einer Inkubationszeit von 6–14 (u. U. 4–31) Tagen im Gesicht. Die Rötung von Wangen und Nasenrücken bildet hier eine Schmetterlingsfigur und kontrastiert damit zu dem blassen Munddreieck. Später treten ring-

und girlandenförmig angeordnete Flecken an den Streckseiten der oberen und unteren Gliedmaßen und an den Gesäßbacken auf. Die übrigen Körperstellen, z. B. der Rumpf, sind häufig exanthemfrei (im Gegensatz zum ähnlich aussehenden Erythema anulare des rheumatischen Fiebers mit bevorzugtem Befall des Rumpfes). Das Exanthem der Ringelröteln bleibt gewöhnlich 1 bis mehrere Wochen bestehen, wobei die Ausprägung wechseln kann. Der Ausschlag kann sogar völlig schwinden und nach Stunden oder Tagen, teils infolge Hautreizungen (warmes Bad, Sonnenbestrahlung u. a.) erneut in Erscheinung treten.

Bei intrauteriner Infektion kann es zum *Hydrops fetalis* und damit häufig zum Fruchttod kommen (infolge gestörter Produktion fetaler roter Blutkörperchen). Man muß an diese Möglichkeit denken, wenn ein Hydrops ohne Rh-Unverträglichkeit vorliegt. Bei Patienten mit hämolytischen Anämien werden mitunter akute aplastische Krisen (s. S. 138) beobachtet. Besonders beim Erwachsenen kann diese Parvovirusinfektion zu Gelenkerscheinungen (Arthralgien bzw. Arthritis) führen.

9.3.5 Windpocken (Varizellen)

Ansteckung: Das Windpockenvirus wird sehr leicht übertragen. Selbst über größere Entfernungen kann es mit dem Wind weitergetragen werden und zur Ansteckung führen (daher der Name Windpocken). Infektionen nicht nur von Bett zu Bett, sondern auch von Zimmer zu Zimmer (durch offenstehende Türen, Türritzen, Schlüssellöcher), ja sogar von einem Stockwerk zum anderen (durch offene Fenster, den Speiseaufzug oder Fahrstuhlschacht) kommen vor (fliegende Infektion). Das Virus ist sehr hinfällig. Wie bei den Masern kommen für die Übertragung nur Kranke in Frage und nicht Gegenstände und gesunde Keimträger – abgesehen von der seltenen Übertragung durch gesunde Kontaktpersonen über eine sehr kurze Entfernung unmittelbar nach dem Kontakt mit dem Kranken (s. auch S. 319). Die Empfänglichkeit für Windpocken ist sehr groß. Fast jeder macht die Krankheit als Kind durch („Kinderkrankheit"). Die Ansteckung beginnt 1–2 Tage vor dem allerersten Auftreten des Ausschlags. Schon eine Woche später bzw. mit Eintrocknen der letzten Bläschen ist die Übertragbarkeit praktisch erloschen, eine Übertragung im Borkenstadium ist kaum zu erwarten. Die strikte Isolierung bis zum Abfallen der letzten Borke ist nicht erforderlich (nur Patienten mit bestimmten Formen von Abwehrschwäche sind länger ansteckend); denn der Schorf enthält keine vermehrungsfähigen Viren. Windpocken hinterlassen fast stets eine lebenslängliche Immunität (Näheres s. Herpes zoster, S. 323).

Inkubationszeit: 10–21 (ausnahmsweise bis 28) Tage, nach Gabe von Varizella-Zoster-Immunglobulin Verlängerung bis zu 32 Tagen, Verkürzung (Inkubationszeit von rund 9–10 Tagen) bei konnatalen Windpocken.

Prodromalstadium: Dieses 1–2 Tage dauernde Stadium tritt kaum in Erscheinung. Gelegentlich wird über Kopfschmerzen oder Mattigkeit geklagt. Selten wird wenige Stunden vor Ausbruch des eigentlichen Ausschlags ein scharlachartiges „Vor-Exanthem", der sogenannte Varizellen-Rash, beobachtet.

Hauptkrankheit: Es treten schubweise bis zu etwa einer Woche lang stecknadelkopf- bis linsengroße Knötchen auf, die sich schnell vergrößern. In ihrer Mitte bildet sich ein wasserklares („Wasser"-pocken = Windpocken), zartes, teils heftig juckendes Bläschen, dessen Inhalt sich trüben kann (Pustel), das teils eine Delle zeigt und relativ schnell eintrocknet (Abb. 17.22, S. 324). Dabei entsteht ein brauner Schorf, der nach etwa 7 bis 10 Tagen abfällt. Bei unkompliziertem Verlauf hinterlassen die Bläschen keine Narben. Durch den schubweisen Verlauf der Krankheit finden sich gleichzeitig verschiedene Stadien des Ausschlags, nämlich unterschiedlich große Knötchen und Bläschen, die letzteren sind zum Teil schon eingetrocknet und tragen einen Schorf.

> Dieses für die Windpocken charakteristische Nebeneinander frischer und älterer Effloreszenzen verschiedener Größe ergibt ein Bild, das mit dem einer Sternkarte verglichen worden ist.

Fieber kann fehlen oder mehr oder weniger stark ausgeprägt sein. Das Exanthem erscheint dann etwa auf dem Höhepunkt des Fiebers, das während des Aufschießens weiterer Effloreszenzen bestehen bleiben kann (bei den Pocken geht dagegen der Exanthemausbruch mit einem Fieberabfall einher). Die Zahl der entstehenden Bläschen ist sehr unterschiedlich, der ganze Körper kann befallen sein, besonders Gesicht, behaarter Kopf (im Gegensatz zum Strophulus, s. S. 248) und Rumpf; die Gliedmaßen sind dagegen weniger betroffen. Auch auf der Mundschleimhaut – wiederum im Gegensatz zum Strophulus – können sich kleine Bläschen entwickeln, die sich jedoch sehr schnell in kleine Geschwüre verwandeln. Daneben sind unter Umständen andere Schleimhautbezirke befallen, nämlich Augenbindehaut sowie Schleimhaut der Genitalien und des Kehlkopfs. Im zuletzt genannten Falle kommt es zum Krupp mit gefährlichen Erstickungsanfällen. Über die Varizellenembryopathie bzw. -fetopathie s. S. 28.

Komplikationen: Sie sind selten. Eine gleichzeitig vorhandene Tuberkulose kann einen ungünstigen Verlauf nehmen. Durch Kratzen entstehen Eiterungen (bakterielle Superinfektion), was besonders für schwächliche, dystrophe Kinder unangenehme Folgen haben kann (in die Tiefe gehende Infiltrate mit gangränöser Umwandlung und Zurückbleiben häßlicher Narben, u. U. Sepsis). Mitunter machen Windpockenpusteln durch ihren Sitz Beschwerden (Auge, Scheide, Kehlkopf, s. o.). Gelegentlich kommt es zu einer *Enzephalitis*, wobei teilweise vornehmlich das Kleinhirn befallen ist *(Zerebellitis)*, es besteht oft eine Ataxie (s. S. 358). Verhängnisvoll wirkt sich aus, wenn die Windpocken bei einem Kind auftreten, das wegen einer anderen Erkrankung seit langem Kortikoide einnimmt. Die Windpocken gehen hier mit Hautblutungen einher *(hämorrhagische Windpocken)*, und der tödliche Ausgang ist häufig nicht zu verhindern (hämorrhagische Windpocken kommen gelegentlich auch einmal bei sonst gesunden Kindern vor und müssen dann nicht diese ernste Prognose haben). *Windpockenpneumonien* sind unter Kortikoidtherapie – ganz selten auch sonst (z. B. bei Erwachsenen) – beobachtet worden.

Prophylaxe: Bei Kontakt mit Windpocken beginnt die Isolierung vom 8. Inkubationstag an, über die Dauer der Ansteckung s. S. 322. In bestimmten Situationen sind die Windpocken, wie gerade ausgeführt worden ist, sehr gefährlich, und es sollte dann unbedingt versucht werden, die Krankheit zu unterdrücken oder zumindest den Verlauf günstig zu beeinflussen. Dies gilt nicht nur für Patienten, die Cortison o. ä. erhalten (Leukämie-Patienten etc.), sondern auch für Neugeborene, deren Mütter 4(–7) Tage vor bis 2(–7) Tage nach der Entbindung an Windpocken erkrankt sind – Windpocken im Neugeborenenalter haben unter diesen Umständen eine hohe Sterblichkeit (20 bis 30 %) – und für unreife Frühgeborene, selbst wenn die Mutter schon Windpocken durchgemacht hat (Antikörper sind hier noch nicht zum Kind gelangt). In all diesen Fällen bewährt sich nach Windpockenkontakt die Injektion des **Varizella-Zoster-Immunglobulins.** Sind seit dem Kontakt mit Windpocken mehr als 3 Tage vergangen – die Immunglobulingabe käme dann zu spät – oder sind bei den gefährdeten Patienten die Windpocken sogar schon ausgebrochen, ist die i.v. Infusion von **Zovirax**® (Aciclovir), eine antivirale Substanz, erfolgversprechend. Über die **Windpockenimpfung** s. S. 277, 283. Fehlt eine entsprechende Gefährdung (infiziert sich z. B. ein reifes Neugeborenes erst nach der Geburt), sind diese prophylaktischen (bzw. therapeutischen) Maßnahmen nicht angezeigt.

Behandlung: Bei heftigem Juckreiz ist Bepinseln (z. B. mit Tannosynt-Lotio oder 5%iger Kaliumpermanganat-Lösung) erforderlich. Keine feuchten Umschläge verwenden, da sie das Eintrocknen der Bläschen verzögern. Teils werden juckreizstillende Medikamente eingesetzt. Die Fingernägel sind kurz zu halten. Evtl. müssen Armmanschetten getragen werden. Bei bakterieller Superinfektion werden Antibiotika gegeben. Bei gangränösen Veränderungen hat sich Perubalsam bewährt.

9.3.6 Gürtelrose (Zoster, Herpes zoster)

Ansteckung: Die Gürtelrose wird ebenfalls durch das Virus der Windpocken hervorgerufen, die Infektiosität ist jedoch geringer (der Zoster gehört nicht zu den fliegenden Infektionen – nur der sog. generalisierte Herpes zoster, der klinisch wie Windpocken aussieht, ist sehr infektiös). Beim *ersten* Kontakt kommt es stets zu Windpocken. Bei schlechter Ausbildung bzw. Nachlassen der Immunität, also z. B. nach sehr leichter Erkrankung (Varizellen im 1. Lebensjahr bzw. – meist symptomlos verlaufende – intrauterine Infektion) oder lange zurückliegenden Windpocken, aber auch infolge Immunsuppression kann sich eine Gürtelrose entwickeln, und zwar schon beim jungen Kind. Dann sind die seit der ursprünglichen Infektion noch im Organismus (in Ganglienzellen) vorhandenen („schlafenden") Windpockenviren dafür verantwortlich: (endogene) *Reaktivierung*. Einen Zoster durch erneuten Kontakt mit dem Virus, etwa bei Nachlassen der Immunfunktion, also eine *Reinfektion von außen* (exogen) gibt es dagegen nicht.

Krankheitsbild: In einem von einem bestimmten Nerv versorgten Hautbezirk entwickeln sich fast immer einseitig dichtstehende Bläschen (Abb. 17.23, S. 324). Sie gehen nur wenig über die Mittellinie hinaus. Am häufigsten ist der Befall

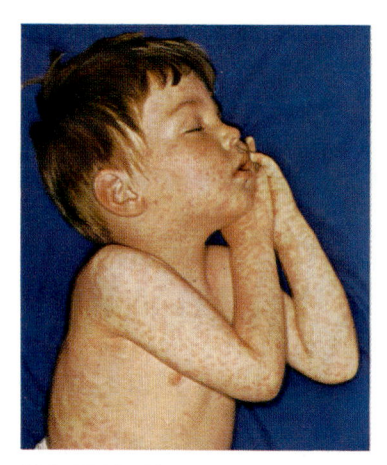

Abb. 17.20 Masern.

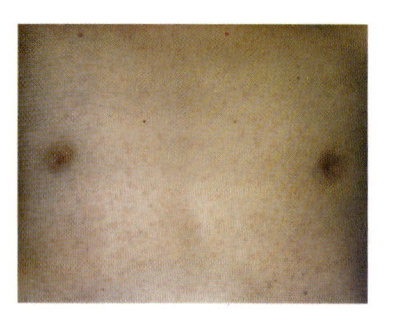

Abb. 17.21 Röteln.

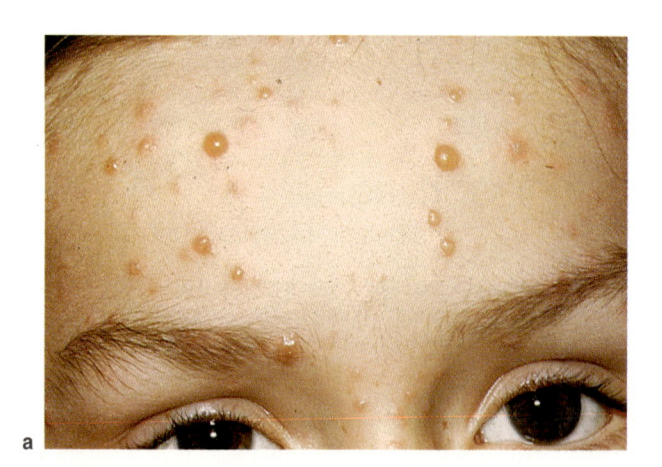

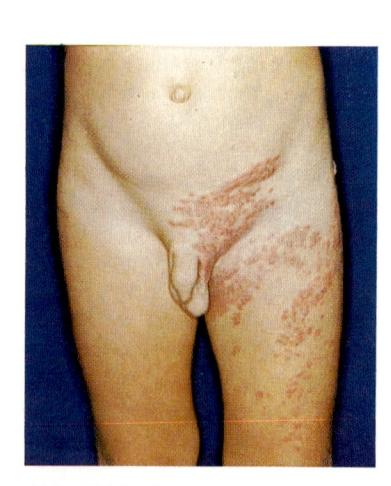

Abb. 17.23 Gürtelrose.

◀ **Abb. 17.22 a, b** Windpockenexanthem an Gesicht (**a**) und Stamm (**b**). (Aus: OEHME, J., STEHR, K., WOLF, H.: Infektionskrankheiten. In: W. CATEL: Das gesunde und das kranke Kind. Hrsg. von E. GLADTKE, J. OEHME, J. SCHAUB. 12. Auflage, Thieme, Stuttgart 1983.)

des Rumpfes („halber" Gürtel), auch Hirnnervengebiete können betroffen sein. In dem befallenen Hautareal treten schon kurz vor Sichtbarwerden der Bläschen Schmerzen auf, die besonders beim Erwachsenen äußerst heftig sein können.

Behandlung: Tannosynt-Lotio.

9.3.7 Pocken (echte Blattern, Variola vera)

Die Pocken gehörten zu den gefährlichen Seuchen (Sterblichkeit rund 50%) und galten bis zur Mitte des vorigen Jahrhunderts als eine der verheerendsten Infektionskrankheiten. Das hat sich durch die Pockenschutzimpfung grundlegend geändert. Die Pocken sind inzwischen ausgerottet (die letzte Erkrankung war im Oktober 1977, s. S. 275). Es soll trotzdem an diese Erkrankung – auch im Hinblick auf die Differentialdiagnose zu den Windpocken – erinnert werden.

Ansteckung: Das Virus wurde durch Tröpfchen übertragen, ferner durch die Luft („fliegende Infektion") und durch den Staub des Krankenzimmers (indirekte Übertragung, auch eingetrocknetes Virus war lange infektiös!). Die sich entwickelnde Immunität war lebenslänglich.

Inkubationszeit: (5–)8 bis 18(–21) Tage.

Prodromalstadium: Es ging mit hohem Fieber und Krankheitsgefühl einher und dauerte 2 bis 3 Tage.

Hauptkrankheit: Dann (also am 3. oder 4. Krankheitstag) entwickelten sich unter vorübergehendem Fieberabfall sehr dichtstehende, tiefsitzende Knötchen. Rund 4 Tage lang schossen immer neue Effloreszenzen auf, und zwar zunächst im Gesicht und der Kopfhaut, später an den Gliedmaßen (deren Enden stets besonders stark betroffen waren) und am Rumpf, der weniger befallen war (im Gegensatz zu den Windpocken, wo der Rumpf stärker betroffen ist als die Gliedmaßen). Handinnenflächen und Fußsohlen blieben nie verschont. Die Papeln verwandelten sich schnell in Bläschen (klarer Inhalt), diese wiederum in Pusteln (eitrig-trüber Inhalt) mit einer Delle.

> Die später auftretenden Effloreszenzen entwickelten sich schneller, so daß sich alle – nach einem anfänglich bunten Bild – nach etwa 4 Tagen im gleichen Stadium befanden (im Gegensatz zu den Windpocken, s. S. 322).

Bei günstigem Verlauf trockneten die Pusteln unter Krustenbildung ab. Nach dem Abfall der Krusten blieben Pockennarben zurück. Eine besonders gefährliche Form waren die **hämorrhagischen Pocken (schwarze Blattern)** mit Blutungen in die Pusteln (sie sahen dadurch schwarz aus) und Schleimhautblutungen. Sehr leicht verliefen dagegen die Pocken bei Geimpften, falls die Krankheit überhaupt anging. Diese infektiöse Krankheit wird **Variolois** genannt. Hiervon zu unterscheiden ist die **Alastrim**, eine der Pocken ähnliche, aber sehr viel leichter verlaufende Krankheit, die durch ein anderes Virus hervorgerufen wird. Variolois und Alastrim können leicht mit Windpocken verwechselt werden.

9.3.8 Mumps (Ziegenpeter, Parotitis epidemica)

Ansteckung: Das Mumpsvirus wird durch Tröpfcheninfektion übertragen. Auch eine 3. Person kann, wenn auch nur über eine sehr kurze Entfernung, die Krankheit weitertragen. Die Patienten sind schon vier Tage vor der Anschwellung der Ohrspeicheldrüse ansteckend und bleiben es bis zu 7(–9) Tagen nach Beginn der Drüsenschwellung. Die Empfänglichkeit ist groß. Etwa ein Drittel der noch nicht immunen Bevölkerung erkrankt nach dem Kontakt nur inapparent oder mit kaum erkennbaren Krankheitszeichen. Die Krankheit hinterläßt eine dauerhafte Immunität.

Inkubationszeit: 8–35, im Durchschnitt 18–21 Tage.

Prodromalstadium: 1–2 Tage bestehen uncharakteristische Symptome wie Hals- und Kopfschmerzen, Mattigkeit und Unlust, doch können jegliche Vorboten fehlen.

Krankheitsbild: Es kann sehr unterschiedlich sein. Fieber kann bestehen, kann aber auch fehlen. Am häufigsten kommt es zu einer teigigen, leicht schmerzhaften Schwellung der Ohrspeicheldrüse einer oder beider Seiten (daher der Name „Parotitis" epidemica). Entsprechend der Lokalisation der Ohrspeicheldrüse liegt die Schwellung vor dem Ohr und unterhalb der Ohrmuschel (Abb. 17.24). Das Ohrläppchen steht in ausgeprägteren Fällen ab. Auch die anderen Speicheldrüsen – selbst die Bauchspeicheldrüse – können gemeinsam mit der Ohrspeicheldrüse oder auch einzeln erkranken. Weitere Organe können betroffen sein. Die schmerzhafte Hodenentzündung (*Orchitis*, Abb. 17.25) kommt erst während und nach der Pubertät vor, und zwar bei rund 25% der männlichen Patienten. Tritt die Orchitis doppelseitig auf, was in etwa 30% der Fall ist, kann es mitunter zur Sterilität kommen. Selten und ungefährlich ist die *Eierstockentzündung*. Gar nicht selten tritt eine *Pankreatitis* auf, die meist folgenlos abheilt, gelegentlich aber beim Zustandekommen des Typ-I-Diabetes mitwirkt (wie auch andere Viren, s. S. 80). Ferner gibt es hier – und bei einigen anderen Infektions-

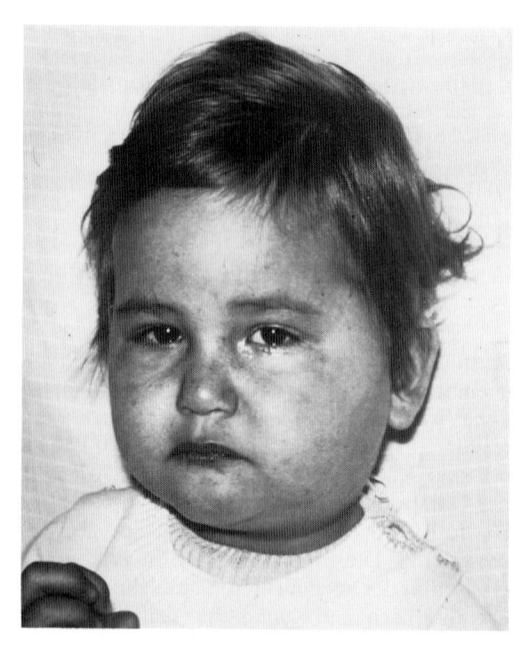

Abb. 17.24 Kleinkind mit linksseitiger Parotitis, übellaunig. (Aus: OEHME, J., STEHR, K., WOLF, H.: Infektionskrankheiten. In: W. CATEL: Das gesunde und das kranke Kind. Hrsg. von E. GLADTKE, J. OEHME, J. SCHAUB. 12. Auflage, Thieme, Stuttgart 1983.)

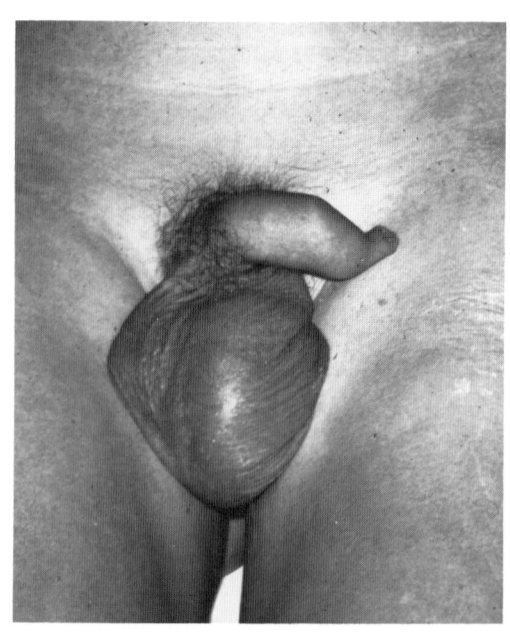

Abb. 17.25 Orchitis bei einem 11jährigen Jungen. (Aus: OEHME, J., STEHR, K., WOLF, H.: Infektionskrankheiten. In: W. CATEL: Das gesunde und das kranke Kind. Hrsg. von E. GLADTKE, J. OEHME, J. SCHAUB. 12. Auflage, Thieme, Stuttgart 1983.)

krankheiten – mitunter den Befall der Schilddrüse *(Thyreoiditis)*. Etwa ein Drittel aller Mumpskranken zeigt eine Zell- und Eiweißvermehrung im Liquor. Meningitische Zeichen können bei dieser harmlosen *serösen Meningitis* fehlen, sie können aber auch mehr oder weniger deutlich ausgeprägt sein. Gar nicht selten ist eine Mumpsmeningitis ohne sonstige Hinweise auf eine Mumpserkrankung, insbesondere ohne eine Parotitis. Unangenehmer verläuft die *Mumps-Meningoenzephalitis* (Benommenheit, Krämpfe u. a.). Gleichgewichtsstörungen, Schwerhörigkeit, ja sogar Taubheit kommen vor.

Diagnose: Der Amylasewert im Blut ist meist erhöht. Beweisend ist ein entsprechender Anstieg des Titers der Mumps-Komplementbindungsreaktion im Serum bei mehrfacher Blutentnahme in ein- bis mehrwöchigem Abstand (wichtig z. B. bei seröser Meningitis ohne sonstige Erscheinungen). Die ebenfalls teigige Halsschwellung bei toxischer Diphtherie hat zwar gewisse Ähnlichkeit mit der Parotitis, geht aber mit typischen Rachenveränderungen einher, so daß eine Verwechslung nicht vorkommen dürfte bzw. nicht vorkommen darf.

Behandlung: Ist eine Orchitis aufgetreten, so können Kortikoide (Prednison u. a.) gegeben werden. Der Hodensack muß hochgelagert werden. Ansonsten beschränkt sich die Pflege Mumpskranker auf Sauberkeit der Mundhöhle (unter Umständen Spülungen) und feuchtwarme Umschläge bzw. Ölwattepackungen der geschwollenen Gesichtsseite. Flüssigbreiige Kost wird von den Kindern bevorzugt.

Prophylaxe: Mumpsimpfung (s. S. 281).

9.3.9 Akute infektiöse Lymphozytose

Diese seltene Infektionskrankheit ist wahrscheinlich virusbedingt und kommt hauptsächlich im Kindesalter vor. Die allgemeinen Krankheitszeichen sind oft nur gering (leichtes Fieber, Mattigkeit etc.). Bronchitiden und Durchfälle, gelegentlich auch kleinfleckige Exantheme, werden beobachtet. Charakteristisch ist eine Leukozytose von 40000–50000 (teils bis zu 100000) Zellen/µl („leukämoide Reaktion") mit 60%–97% Lymphozyten. Verständlicherweise wird differentialdiagnostisch eine Leukämie erwogen. Die akute infektiöse Lymphozytose hat eine gute Prognose. Eine Therapie erübrigt sich.

9.3.10 Pfeiffersches Drüsenfieber (infektiöse Mononukleose, Monozytenangina)

Ansteckung: Das Virus (EPSTEIN-BARR-*Virus* = *EB-Virus*) wird durch Tröpfcheninfektion und durch direkten Kontakt übertragen.

Inkubationszeit: 8 bis 30(−60) Tage.

Krankheitsbild: Es ist charakterisiert durch Fieber, Tonsillitis (Abb. 17.26, S. 336), generalisierte Lymphknotenschwellung, wobei die Halslymphknoten besonders betroffen sind, Milz- und evtl. Lebervergrößerung, teils ein Exanthem. Eine Hepatitis mit und ohne Gelbsucht kommt vor, teils sogar ohne sonstige Zeichen des PFEIFFERschen Drüsenfiebers.

Diagnose: Beweisend ist der EPSTEIN-BARR-Virus-Antikörper-Nachweis im Serum, von Nutzen ist auch der Nachweis sog. heterophiler Antikörper (PAUL-BUNNELL-*Reaktion, Mono-Test*). Es besteht meist eine Leukozytose. Das Differentialblutbild ist in typischer Weise verändert: mindestens 60% – oft über 80% – mononukleäre Zellen (Lymphozyten, Monozyten und ähnliche Zellen, die „atypische" Lymphozyten genannt werden). Das Blutbild ist von großem Nutzen bei der Abgrenzung gegenüber der Diphtherie und der Streptokokken-Tonsillitis, wo ähnliche Veränderungen im Rachen und Halslymphknotenvergrößerungen gefunden werden.

Behandlung: symptomatisch, Antibiotika bei Superinfektion (kein Amoxicillin bzw. Ampicillin, s. S. 248).

9.3.11 Virushepatitis

Bei einer Reihe von Erkrankungen kann es zur Hepatitis kommen, z. B. – wie gerade erwähnt – im Rahmen des PFEIFFERschen Drüsenfiebers, aber auch bei der Zytomegalie, der Coxsackie-B-Virusinfektion u. a. Zwei Formen von Hepatitis sollen ausführlich besprochen werden, nämlich die Hepatitis A und die Hepatitis B. Beides sind Viruserkrankungen. Für die erstere wird das sog. Virus A verantwortlich gemacht, für die letztere das Virus B. Abschließend werden einige weitere Virushepatitiden kurz erwähnt.

Hepatitis A (früher Hepatitis epidemica genannt)

Ansteckung: Das Hepatitisvirus A wird schon etwa 2 Wochen vor (!) Auftreten der Gelbsucht, d. h. bevor die Patienten isoliert werden, mit dem Stuhl ausgeschieden. Dadurch erhöht sich die Ansteckungsgefahr. Übertragung auf fäkal-oralem Wege, und zwar durch Schmierinfektion, was bei Kindern häufiger ist als bei Erwachsenen, durch Verseuchung von Abwässern, Trinkwasser, Lebensmitteln und Gegenständen (z. B. Bücher). Weiterhin können Fliegen bei der Übertragung eine Rolle spielen. Epidemien in Familien und Heimen sind nicht ungewöhnlich (Hepatitis „epidemica"). Eine parenterale Übertragung wie bei der Hepatitis B (s. u.) ist hier sehr unwahrscheinlich, kommt aber ganz gelegentlich vor (denn es gibt eine kurze Virämiephase am Ende der Inkubationszeit). Eine vertikale Übertragung (unter der Geburt) gibt es jedoch nicht. Bei der Hälfte der Patienten ist bei Auftreten der Symptome das Hepatitis-A-Virus (HAV) nicht mehr im Stuhl nachweisbar. Zu Beginn der 3. Krankheitswoche muß gelegentlich noch mit infektiösem Stuhl gerechnet werden. Spätestens danach kann die Isolierung aufgehoben werden (oder beim Nachweis, daß der Stuhl HAV-frei ist). Es entwickelt sich eine wahrscheinlich lebenslange Immunität.

Inkubationszeit: 15−45 Tage, im Mittel 4 Wochen.

Prodromalstadium: Dauer meist 3−4 Tage, eventuell auch länger. In diesem Stadium beobachten wir Müdigkeit, Appetitlosigkeit, Übelkeit, Erbrechen, mitunter Durchfall oder Verstopfung, Leibschmerzen, manchmal auch Schmerzen im Hinterkopf und Gliederschmerzen.

Hauptkrankheit: Sie beginnt mit Auftreten der Gelbsucht (Ikterus). Die vorher genannten Beschwerden gehen dabei relativ schnell zurück. Die Gelbfärbung betrifft Haut und Schleimhäute und ist besonders deutlich an den Augen (Skleren) zu erkennen. Der Stuhl ist grauweiß bis weiß (acholisch infolge fast oder völlig fehlender Gallenfarbstoffausscheidung) und fettglänzend (mangelnde Fettverdauung durch das Fehlen der Gallensäuren im Darm). Der hohe Gallenfarbstoffgehalt des Urins führt zu einer bierbraunen Farbe. Im allgemeinen dauert die Krankheit 2−6 Wochen. Es gibt aber auch sehr leichte, kaum erkennbare Krankheitsverläufe, wobei der Ikterus völlig fehlt. Diese *anikterische Form* ist bei Kindern sogar besonders häufig. Das andere Extrem ist der – bei Kindern äußerst seltene – Übergang in eine *fulminante Hepatitis* (fulminant bedeutet blitzartig), d. h. eine *akute Lebernekrose* (Leberschwund), die mit einer hohen Sterblichkeit einhergeht. In allen anderen Fällen heilt die Erkrankung aus. Ein chronischer Verlauf, etwa die Entwicklung einer Leberzirrhose kommt bei der Hepatitis A praktisch nicht vor. Die Prognose darf als gut bezeichnet werden.

Diagnose: Sie ergibt sich aus dem klinischen Bild, der Stuhl- und Urinfarbe, dem Bilirubinnachweis im Urin und der positiven Urobilinogenprobe im Urin. Von besonderem diagnostischen Wert ist die Erhöhung der Transaminasen im Serum (GPT und GOT). Sie ist schon einige Zeit vor Auftreten der klinischen Erscheinungen nachweisbar. Diese Untersuchung ist deshalb für die Frühdiagnose geeignet. Anikterische Formen werden hauptsächlich durch die Bestimmung von GPT und GOT erkannt. Teilweise sind die Transaminasen nach einigen Wochen, ohne daß erneut Krankheitszeichen auftreten, noch einmal für kurze Zeit erhöht.

Das Vorliegen einer Hepatitis A kann durch die serologische Bestimmung der Antikörper (vom IgM-Typ) gegen Hepatitis-A-Viren bewiesen werden. Dieses Anti-HAV-IgM ist bereits beim Auftreten der ersten Symptome im Serum nachweisbar. Ebenfalls möglich ist der Virusnachweis im Stuhl (HAV).

Behandlung: Bettruhe wird als angenehm empfunden, hat aber kaum Einfluß auf den Krankheitsverlauf. Die Einhaltung einer strikten Bettruhe ist nicht erforderlich. Strenge Diätvorschriften sind überflüssig, eine fettarme Kost ist jedoch anfangs sinnvoll.

Prophylaxe: Wichtig sind entsprechende hygienische Maßnahmen in Endemiegebieten. Bewährt hat sich die Injektion von Gammaglobulin an Kontaktpersonen und vor Reisen in Epidemiegebiete (s. S. 274). Die Patienten werden bis zu 3 Wochen isoliert (s. o. unter „Ansteckung"). Die Meldpflicht betrifft Krankheit und Tod.

Hepatitis B
(Inokulationshepatitis, Serumhepatitis, Tranfusionshepatitis)

Ansteckung: Das Virus B wird durch ungenügend sterilisierte Instrumente übertragen bzw. inokuliert („Inokulationshepatitis"). Übertragung durch Spritzen und Kanülen ist möglich, aber vermeidbar. Kleinste Blut- und Serumspuren, die an den Instrumenten haften, reichen für die Übertragung aus („Serumhepatitis"). Transfusionen und Austauschtransfusionen mit virushaltigem Blut können zur Hepatitis führen („Transfusionshepatitis" bzw. „Posttransfusionshepatitis"), ebenso eine Plasmainfusion. In all den Fällen sprechen wir von *parenteraler Übertragung*.

Das Blut dieser Patienten ist hochinfektiös.

Das Virus B wird gelegentlich sogar – wie das Virus A – *über das Nasen-Rachen-Sekret* bzw. den Speichel übertragen, ferner über die Samenflüssigkeit und den Vaginalschleim. Die Infektion kann also auch auf genitalem Wege erfolgen *(Intimkontakt)*. Nur wenig infektiös sind Tränen und Urin, der Stuhl ist dagegen frei von Viren (eine fäkal-orale Infektion gibt es demnach nicht). Wichtig ist die *vertikale Übertragung*. Darunter verstehen wir die Übertragung des Hepatitis-Virus B von der Mutter auf das Kind während der Geburt (infektiös sind das mütterliche Blut, der Vaginalschleim und in geringerem Maße auch das Fruchtwasser) bzw. kurz danach – eine diaplazentare Übertragung in den letzten Schwangerschaftsmonaten kommt nur höchst selten vor. In der Muttermilch sind gelegentlich Hepatitis-B-Viren enthalten.

Die Hepatitis-B-Viren führen nicht direkt zur Erkrankung, d. h. sie schädigen die Leberzellen nicht, sondern die Zellzerstörung ist das Resultat der Auseinandersetzung des Organismus mit den Viren (Näheres s. S. 264). Die sich entwickelnde Immunität ist unterschiedlich lang. Patienten, die eine Hepatitis B durchgemacht haben, können an Hepatitis A erkranken und umgekehrt (es besteht also keine „Kreuzimmunität"). Über die Dauer der Ansteckungsfähigkeit s. weiter unten.

Inkubationszeit: 45–180 Tage (also trotz direkter Einverleibung der Viren ins Blut länger als bei der Hepatitis A).

Krankheitsbild und Verlauf: Die Symptome im **akuten Stadium** können ähnlich sein wie bei der

Hepatitis A. Die Prognose ist auch hier im allgemeinen gut, doch gibt es im Gegensatz zur Hepatitis A **chronische Verläufe.** Eine solche Entwicklung ist zu befürchten, wenn sich der Patient nach 3–4 Monaten nicht erholt hat und die Transaminasen auch dann noch stark erhöht sind. Daneben gibt es eine chronische Hepatitis B ohne vorausgegangenes akutes Stadium. Wir unterscheiden eine *chronisch-persistierende* und eine *chronisch-aktive (chronisch-aggressive)* Hepatitis. Die letztere kann in eine *Leberzirrhose* (s. S. 182) übergehen. Patienten mit chronischer Hepatitis können ansteckend sein. Dies gilt auch für solche Personen, die niemals Symptome einer Lebererkrankung boten und selbst histologisch lebergesund sind (**gesunde HBsAg-Träger** = Carrier, s. u.). Der HBsAg-Träger-Status ist dann häufig, wenn die Erkrankung vertikal erworben wird, also zu einer Zeit, wo das Immunsystem noch nicht voll ausgereift ist (kommt aber auch sonst vor); diese Kinder sind dann oft auch HBeAg-positiv (s. u.). Die Carrier können das Virus weiter verbreiten. Das Serum ist übrigens hier erst ab 2.–4. Lebensmonat positiv (die Inkubationszeit beginnt mit der Geburt). Diese Kinder erkranken gewöhnlich nicht, doch gibt es ganz selten beim jungen Säugling eine fulminante Hepatitis, die fast immer tödlich verläuft. Auch eine chronische Hepatitis kann sich entwickeln mit Übergang in Zirrhose und/oder Leberkrebs – auch schon beim Kind – (s. S. 282). Das Risiko, an Leberkrebs zu erkranken, ist bei den Carriern 200mal größer als bei den Nichtinfizierten.

Gelegentlich findet sich – nur bei Kindern – im Zusammenhang mit der Hepatitis B eine exanthematische Reaktion auf dieses Virus, nämlich die *infantile papulöse Akrodermatitis* (GIANOTTI-CROSTI). Die Hepatitis B verläuft dabei meist anikterisch (ohne Bilirubinerhöhung im Serum). Diese Hautveränderung (dicht stehende Papeln im Gesicht, an den Extremitäten und am Gesäß) kommt auch bei anderen Erkrankungen vor (z. B. bei Infektionen durch EPSTEIN-BARR-Virus und durch Coxsackie-Viren (HBsAg-negatives GIANOTTI-CROSTI-Syndrom).

Diagnose: Die Unterscheidung zwischen Hepatitis A und B ist serologisch möglich. Am wichtigsten ist hier der Nachweis von HBsAg = Hepatitis-B-Surface-Antigen (Oberflächen-Antigen, es stellt also die Oberfläche des Virus dar, nicht dagegen das Virus selbst und wurde früher Australia-Antigen genannt). Es ist im akuten Stadium fast immer, etwa 2 Monate später aber oft nicht mehr nachweisbar. Ist es auch nach 6 Monaten noch vorhanden, so liegt ein chronischer Verlauf vor: Es kann sich um eine chronische Hepatitis B handeln oder um einen gesunden HBsAg-Träger (gesunder „Carrier"), dessen Serum meist ein Leben lang HBsAg enthält.

Die Leberbiopsie ist bei Verdacht auf Chronizität (etwa ab 6 Monate) ein wichtiges Instrument für die Diagnose und die Verlaufsbeurteilung.

Neben dem HBsAg – bei Positivität im Serum wird eine Infektiosität angenommen, allerdings ist dieses Antigen selbst nicht infektiös – kann das HBeAg untersucht werden. Sein Vorhandensein im Serum beweist die Infektiosität. Andererseits bedeutet das Auftreten der entsprechenden Antikörper (Anti-HBs bzw. Anti-HBe), daß die Erkrankung überwunden wird. Allerdings kann das Serum selbst in Gegenwart von Anti-HBe infektiös sein. Es gibt noch ein 3. Antigen, das im Kern des Virus lokalisiert ist, nämlich das HBcAg (c = core bzw. Kern). Es kommt nur in der Leber, nicht im Serum vor. Der dazugehörige Antikörper (Anti-HBc) ist schon früh im Serum nachweisbar und bleibt dort lange vorhanden. Das komplette Virus B wird DANE-Partikel genannt, das nur elektronenmikroskopisch nachweisbar ist.

Behandlung: wie bei Hepatitis A.

Prophylaxe: Nach den weiter oben gemachten Ausführungen kann jetzt auch zur Isolierung Stellung genommen werden. Bleibt das Serum HBsAg-positiv – und dies gilt erst recht beim Nachweis von HBeAg im Serum –, so muß davon ausgegangen werden, daß dieses Blut infektiös ist (in geringerem Umfange sind es auch die entsprechenden Sekrete, s. o.). Selbst zu Beginn der Erkrankung werden die Patienten oft nicht isoliert (bzw. nur bis zum Auftreten von Anti-HBc); denn die Gefahr der Übertragung ist bei Einhaltung der üblichen Vorsichtsmaßnahmen sehr gering. Solche Menschen brauchen auch nicht von Kindergarten und Schule ferngehalten zu werden (allenfalls in Ausnahmefällen, z. B. bei aggressivem Verhalten), doch sollte die Problematik bekannt sein, d. h. bei etwaigen Verletzungen sollten sich die „Kontaktpersonen" über die hohe Infektiosität des Blutes im klaren sein.

Wichtig für die Prophylaxe ist die ausreichende Sterilisation aller für Blutentnahmen und Injektionen benutzten Kanülen, Spritzen usw. Eine große Bedeutung haben die Verwendung von Einmalgeräten, die gute Überwachung der Blutspender und eine strenge Indikation zur Bluttransfusion sowie die Herstellung praktisch virusfreier Blutextrakte (z. B. für Bluter). Zunächst wurde den HBsAg-positiven Müttern der Rat gegeben, ihre Kinder nicht zu stillen; denn selbst, wenn die betreffende Milch als solche frei von Hepatitis-B-Viren ist, könnte infektiöses Blut über kleine Hautverletzungen beim Stillen von der Mutter zum Kind gelangen. Die Gefahr der Virusübertragung mit der Muttermilch ist aber gering und seit Einführung der Immunprophylaxe sofort nach der Geburt so unwahrscheinlich, daß nicht mehr vom Stillen abgeraten werden muß.

Über die Hepatitis-B-Impfung s. S. 282, über die Gabe des Hyperimmunglobulins bzw. über die Simultanimpfung s. S. 283. (Die Immunprophylaxe kommt übrigens bei den sehr seltenen Fällen zu spät, bei denen die diaplazentare Übertragung schon eine Zeitlang vor der Geburt erfolgt ist.)

Hepatitis D
(Delta-Hepatitis)

Das Delta-Agens ist ein defektes Virus, das nur in Kombination mit dem Hepatitis-B-Virus vermehrungsfähig ist (Hepatitis-Delta-Virus bzw. Hepatitis-D-Virus). Die Hepatitis D (Delta-Hepatitis) entsteht entweder durch gleichzeitige Aufnahme beider Viren *(Koinfektion)* oder durch nachträgliche „Delta-Infektion" eines HBsAg-Trägers *(Superinfektion)*. Häufig wird dadurch die Prognose der Hepatitis B erheblich verschlechtert.

Non-A-Non-B-Hepatitis
(NANB-Hepatitis)

Es handelt sich nicht um eine einheitliche Erkrankung. Wieviele unterschiedliche Viren hier eine Rolle spielen können, ist nicht sicher bekannt. Man vermutet 2 verschiedene Infektionswege, den parenteralen und den fäkal-oralen.

Die *parenterale Form* ähnelt im Verlauf der Hepatitis B – auch chronische Hepatitiden kommen vor – und ist jetzt eine häufigere Ursache der Posttransfusionshepatitis als die Hepatitis B (seitdem alle Blutspender auf Hepatitis-B-Marker untersucht werden, gibt es nur noch gelegentlich eine durch das Virus B bedingte Transfusionshepatitis). Die (sporadische) *fäkal-orale Form* ist bei uns sehr viel seltener, sie verläuft wie die Hepatitis A. Daneben gibt es eine weitere Non-A-Non-B-Hepatitis, die fäkal-oral übertragen wird, auch durch Wasser, und in Rußland, Indien und Afrika epidemisch oder endemisch bzw. sporadisch vorkommt.

Dieser „Sammeltopf" von Hepatitiden ist seit der Isolierung des Hepatitis-C-Virus (s. u.) klein geworden. Die Non-A-Non-B-Hepatitis wird immer dann diagnostiziert, wenn alle bekannten Hepatitiserreger (nicht nur die entsprechenden Viren) als Ursache ausgeschlossen werden konnten.

Hepatitis C

Ein Teil der gerade genannten Erkrankungen, die bisher als Non-A-Non-B-Hepatitis deklariert worden sind, können nunmehr nach dem erst kürzlich gelungenen Auffinden eines weiteren Virus, nämlich des Hepatitis-C-Virus (HCV) als Hepatitis C abgegrenzt werden. Das Hepatitis-C-Virus ist nicht nur für viele Posttransfusionshepatitiden verantwortlich, sondern auch für eine nicht unbedeutende Zahl fäkal-oral übertragener sporadischer Formen als Ursache festgestellt worden. Es gibt bereits einen Radioimmunoassay zum Nachweis von HCV-Antikörpern.

Von den Virushepatitiden müssen differentialdiagnostisch die *chronisch-aktive Autoimmunhepatitis* abgegrenzt werden (S. 271) und die Wilson-*Krankheit* (ein seltenes, autosomal rezessives Erbleiden, das den Kupferstoffwechsel betrifft: Das für den Kupfertransport im Blut zuständige Coeruloplasmin ist erniedrigt und die Kupferausscheidung im Urin erhöht; es kommt zu Kupferablagerungen in den verschiedensten Organen und klinisch zu Lebererkrankung, Erkrankung des Zentralnervensystems sowie am Auge u. U. zum Kayser-Fleischerschen Kornealring, s. S. 182).

9.3.12 Epidemische Grippe (Influenza)

Ansteckung: Die Influenzaviren (nicht zu verwechseln mit den Influenzabakterien) werden durch Tröpfcheninfektion, offenbar auch ausnahmsweise mit dem Luftzug (fliegende Infektion) übertragen. Wir unterscheiden Influenzaviren der Typen A (mit den Subtypen A, A_1 und A_2), B und C. Besonders der A_1- und der A_2-Subtyp verursachen in Abständen von einigen Jahren immer wieder epidemische Erkrankungen. Teilweise kommt es zu weltweiten Seuchenzügen *(Pandemien);* die Typen B und C sind dazu nicht in der Lage – der Typ B kann allerdings Epidemien auslösen. Je nachdem, von wo die durch den A_1- oder A_2-Subtyp ausgelöste Epidemie bzw. Pandemie ausgeht, hat man ihr den Beinamen Spanische, Asiatische, Hongkong-Grippe etc. gegeben. Die sich entwickelnde Immunität ist nur auf den entsprechenden Subtyp beschränkt, der für die Infektion verantwortlich ist (z. B. ein bestimmter A_2-Subtyp), und nicht gegen den ganzen Typ gerichtet (z. B. Typ A). Das ist einer der Gründe, warum man häufig an epidemischer Grippe erkranken kann.

Inkubationszeit: 1–4 Tage.

Hauptkrankheit: Ohne Prodromalerscheinungen beginnt die Krankheit mit hohem Fieber, das oft einen zweigipfligen Verlauf nimmt (zwischen den beiden Gipfeln liegen 1−2 fieberfreie Tage). Es kommt zu heftiger Reizung der Schleimhäute der oberen Luftwege mit Schnupfen und Reizhusten; der Husten hat pertussisartigen Charakter. Dabei bestehen Kopf-, Glieder- und Rückenschmerzen sowie Schmerzen hinter dem Brustbein, Abgeschlagenheit, Schwindelgefühl und Appetitlosigkeit. Auch ein scharlachartiges Exanthem kann auftreten. Bei Befall der Kehlkopfschleimhaut kommt es zum Bild des *Grippekrupps*. Toxische *Herz- und Kreislaufschädigungen* sowie eine toxische Beeinträchtigung des Zentralnervensystems werden beobachtet und sind keineswegs harmlos.

Besonders gefährlich ist die Grippe für chronisch Kranke (Lungenkranke, Herzkranke etc.) und alte Menschen. Die sog. Übersterblichkeit (Zunahme der Sterblichkeit gegenüber einem Vergleichzeitraum ohne Grippeepidemie) betrifft hauptsächlich Menschen über (55−)65 Jahre. Typisch ist eine teils sehr ausgeprägte Leukopenie.

Komplikationen: Die Grippeviren schädigen die Schleimhaut der Luftwege derart, daß sich auf ihr leicht sekundär Bakterien ansiedeln (bakterielle Superinfektion). So kommen *Nekrosen der Kehlkopf- und Luftröhrenschleimhaut, Tracheobronchitis, Pneumonien* und *Pleuritis exsudativa* vor. Bei vorhandener Tuberkulose besteht die Gefahr, daß es durch die Grippekrankheit zu einer Verschlimmerung kommt.

In diesem Zusammenhang sei das sehr seltene REYE-Syndrom erwähnt, das nach scheinbar bereits überwundener Influenza (ferner nach Windpocken, grippalen Infekten etc.) ausschließlich bei Kindern auftritt. Es wird vermutet, daß außerdem bestimmte Toxine eine Rolle spielen. So wurde insbesondere Aspirin angeschuldigt, teilweise auch u. a. das Aflatoxin. Schließlich scheinen genetische Faktoren mitzuwirken.

Beim REYE-Syndrom handelt es sich um die Kombination von Enzephalopathie und Leberverfettung. Die Kinder zeigen unstillbares Erbrechen, Bewußtseinsstörungen und Krämpfe. Der Ammoniak-Spiegel im Serum ist teils recht hoch. Die Prognose ist ernst (hohe Sterblichkeit, neurologische Dauerschäden bei den Überlebenden); es gibt aber auch milde Verläufe.

Behandlung: Bettruhe, schmerzstillende und fiebersenkende Maßnahmen. Bei bakteriellen Superinfektionen Antibiotika. Noch über lange Zeit können Kreislaufschwäche und subfebrile Temperaturen bestehen (längere Rekonvaleszenz).

Prophylaxe: Über die Grippeimpfung s. S. 282.

9.3.13 Grippaler Infekt

Neben den Influenzaviren gibt es zahlreiche andere Viren, die zu Infektionen des Respirationstraktes führen. Das Krankheitsbild dieser Virusinfektionen der oberen Luftwege ist wenig charakteristisch. Man spricht deshalb ganz allgemein von *„Nasen-Rachen-Katarrh"*, *„grippalem Infekt"* oder auch einfach *(banalem) „Infekt"*. Es treten Schnupfen, Rachenmandelentzündung, Kehlkopfentzündung (Pseudokrupp) oder Tracheobronchitis auf. Wie bei der epidemischen Grippe, womit der grippale Infekt häufig verwechselt wird, so wird auch hier durch die virusbedingte Schädigung der Schleimhäute bakteriellen Infektionen der Weg geebnet. Selbst Pneumonien können auf diese Weise entstehen.

Infektionen der Luftwege sind die häufigsten Erkrankungen im Kindesalter. Von Laien wird oft die Bezeichnung **„Erkältung"** benutzt. Dies soll die Bedeutung des *Kälteschadens* (Zugluft, Durchnässung usw.) für das Zustandekommen des grippalen Infektes bzw. der katarrhalischen Erkrankung (Schnupfen, Nasen-Rachen-Katarrh u. a.) − das ist mit „Erkältung" gemeint − unterstreichen. Eine wichtige Rolle spielt die *Anfälligkeit*, die von Kind zu Kind, auch bei ein und derselben Person zu verschiedenen Zeiten sehr unterschiedlich sein kann. Im allgemeinen sind Kinder anfälliger als Erwachsene. Besonders gefährdet sind junge Kinder. Natürlich darf nicht übersehen werden, daß die *Ansteckung (Infektion)* einen entscheidenden Faktor darstellt. Die Bedeutung des Kälteschadens liegt ja gerade darin, daß er eine lokale oder allgemeine Herabsetzung der Widerstandsfähigkeit des Organismus bewirkt, und zwar sowohl gegenüber den ohnehin auf den Schleimhäuten der Luftwege vorhandenen als auch gegenüber den neu aufgenommenen Keimen. In der kalten Jahreszeit und in den Übergangsmonaten im Frühjahr und Herbst besteht deshalb eher die Möglichkeit, daß eine Infektion haftet. Die Erreger solcher banalen Infekte sind übrigens häufiger Viren als Bakterien.

Mitunter ist ein banaler Infekt bei Erwachsenen die Ursache für die u. U. schwere Erkrankung der Kinder. Es muß deshalb an das Verantwortungsbewußtsein der Schwester etc. appelliert werden, eigene grippale Infekte auch leichterer Art dem Arzt oder der Stationsschwester zu melden. Da der grippale Infekt nichts mit der epidemischen Grippe zu tun hat, schützt natürlich die Grippeimpfung davor nicht. Eine gewisse prophylaktische Wirkung hat die Abhärtung: An Kälte adaptierte Personen (kalte Duschen etc.) erkranken seltener an banalen Erkältungskrankheiten.

9.3.14 Tollwut (Rabies, Lyssa)

Diese durch den Biß tollwütiger Tiere (s. auch S. 501) übertragene Viruskrankheit hat eine stark schwankende Inkubationszeit (10 Tage–7 Monate). Das Virus befällt das Zentralnervensystem, es kommt zur (allergischen oder Immun-)*Enzephalomyelitis*. Die Erkrankung beginnt beim Menschen mit einer abnormen Empfindlichkeit im Bereich der Bißstelle. Hinzu kommen Kopfschmerzen, Wasserscheu, Aufregungszustände, Schlund- und Kehlkopfkrämpfe und schließlich allgemeine tonisch-klonische Krämpfe. Die (ausgebrochene) Tollwut ist fast immer tödlich. Es muß also früh genug mit der Prophylaxe begonnen werden (über Hyperimmunglobulin und Impfung bzw. Simultanimpfung s. S. 282, 283). Tollwutverdacht, Erkrankung und Todesfall müssen gemeldet werden.

9.3.15 Übertragbare Kinderlähmung (Poliomyelitis acuta anterior, HEINE-MEDINsche Krankheit)

Die Poliomyelitis[31], nach ihren Erstbeschreibern im 19. Jahrhundert auch HEINE-MEDINsche Krankheit genannt, ist eine akute Virusinfektion des Zentralnervensystems. Meist erkranken Kinder, besonders Kleinkinder („Kinder"-lähmung), doch kommt die Krankheit auch bei Erwachsenen vor. Im Säuglingsalter ist sie seltener, in den ersten Lebensmonaten eine Rarität.

Bei der Poliomyelitis können wir 3 epidemiologische Verhaltensweisen unterscheiden:

a) In dicht bevölkerten tropischen Gebieten mit schlechten hygienischen Verhältnissen wird die Infektion sehr früh durchgemacht, und zwar wird die Feiung in einer Zeit aufgebaut, in der noch ein Rest von Nestschutz wirksam ist (es gilt der modifizierte Spruch: „Jung gefeit, hat nie gereut!"). Infolgedessen kommt es nur selten zu Erkrankungen *(„endemische Poliomyelitis")*.
b) Mit der Verbesserung der Hygienemaßnahmen hat man diesen Entwicklungsländern bezüglich der Poliomyelitis zunächst keinen Gefallen getan: Die Erstinfektion tritt später, nämlich nach Abklingen des Nestschutzes ein, und viele erkranken *(„epidemische Poliomyelitis")*.
c) In den gut durchgeimpften Ländern (Industrieländer wie z. B. die Bundesrepublik) werden nur vereinzelte Poliomyelitisfälle beobachtet, die meistens importiert worden sind *(„Postvakzinationspoliomyelitis")*.

Es gibt 3 Poliomyelitisvirustypen („Polioviren"), nämlich Typ I, II und III. Der Typ I ist der häufigste, er ist für rund 90% der Poliomyelitiserkrankungen verantwortlich.

Ansteckung: Mit dem Stuhl werden die Viren ausgeschieden und verbreitet (Schmierinfektion). Seltener ist die Tröpfcheninfektion. Sie kommt nur im Beginn der Krankheit vor. Zwischenträger spielen bei der Übertragung der Krankheit eine größere Rolle als die zahlenmäßig viel kleinere Gruppe der apparent (sichtlich) Kranken. Die aufgenommenen Viren gelangen vom Darmkanal aus in die Lymphknoten des Darms und weiter auf dem Blutwege (Virämie) ins Zentralnervensystem. Die Kinderlähmung trat bei uns vor Einführung der Schluckimpfung in Epidemien auf, und zwar vorzugsweise in den Monaten Juli bis Oktober. Das weist darauf hin, daß es sich hier primär um einen Darminfekt handelt – Darminfekte sind im Spätsommer besonders häufig. Die sich entwickelnde Immunität ist dauerhaft, jedoch immer nur auf den jeweils beteiligten Typ beschränkt. Im Laufe der Zeit wurde der Mensch vor der Impfära nacheinander gegen alle 3 Typen immun.

Inkubationszeit: etwa 7–14 Tage.

Krankheitsbild: Es ist schon angedeutet worden, daß es hier in den meisten Fällen nach der Infektion nicht zur Erkrankung kommt *(inapparente Infektion, stille Feiung)*. Bei typischem Verlauf können 4 Stadien unterschieden werden.

a) **Prodromalstadium (Vorkrankheit):** 2 bis 3 Tage Fieber, katarrhalische Erkrankungen des Nasen-Rachen-Raumes, Durchfall, Kopf- und Gliederschmerzen, Mattigkeit, auffällig starkes Schwitzen. Danach kann die Krankheit überstanden sein *(abortive Krankheit)*, es können aber auch weitere Symptome hinzukommen (s. u.).

b) **Latenzstadium:** 1 bis 3 Tage lang sind die Patienten fieberfrei und fühlen sich gesund.

c) **Nichtparalytisches Stadium:** Es kommt wieder zum Fieberanstieg (zweigipfliger Fieberverlauf – die Temperaturkurve erinnert an die durch Kopf und Höcker bedingte Silhouette eines nach links schauenden Dromedars, d. h. zunächst nur kurzdauerndes Fieber, dann länger anhaltender Fieberverlauf), und es treten meningitische Zeichen auf. Liquorzellzahl und Liquoreiweiß sind leicht

---

[31] polios (griech.): grau; myelos (griech.): Mark

erhöht *(seröse Meningitis)*. Die Krankheit kann dann allmählich in Heilung übergehen, ohne daß Lähmungen in Erscheinung getreten sind, oder es entwickelt sich das

d) **paralytische Stadium:** Die Lähmungen können sich allmählich entwickeln oder schlagartig auftreten („über Nacht", sogenannte *Morgenlähmung*). Auch hier finden sich die oben beschriebenen Liquorveränderungen.

Je nach der Lokalisation der Erkrankung unterscheiden wir 3 verschiedene Formen:

a) Befall des **Rückenmarks:** Es werden die motorischen Vorderhornzellen zerstört (Poliomyelitis acuta „anterior"[32]). Das hat den Ausfall der von hier aus innervierten Muskulatur zur Folge und äußert sich in schlaffen Lähmungen. Die Kinder können den Kopf nicht mehr halten, sich nicht mehr aufsetzen, ein Bein nicht heben oder einen Arm nicht bewegen. Die Asymmetrie der Lähmung (Befall nur oder vornehmlich *einer* Seite) ist für die Poliomyelitis typisch. Es kommen jedoch auch schlaffe Lähmungen aller Gliedmaßen vor *(Tetraplegie)*. Lebensbedrohlich ist der Befall der für die Nerven der Atemmuskulatur zuständigen Ganglienzellen (Interkostalmuskulatur, Zwerchfell). Wir sprechen hier von *peripherer Atemlähmung*.

b) Befall des **Atemzentrums** und der **Hirnnerven:** Von der peripheren ist die *zentrale Atemlähmung* zu unterscheiden. Sie beruht auf der Zerstörung von Ganglienzellen im Atemzentrum (im verlängerten Mark und in der Brücke) – beide Formen der Atemlähmung können gleichzeitig bestehen. Atemlähmungen kündigen sich durch einen kraftlosen Husten an und durch die Unfähigkeit, den normalerweise produzierten Schleim aus den Bronchien herauszubringen. Die zentrale Atemlähmung ist oft mit einer *Schlucklähmung* kombiniert, was sich außerordentlich unangenehm auswirkt und zur Aspiration und Aspirationspneumonie führt: bei der Schlucklähmung ist es dem Kind unmöglich, seinen Speichel zu verschlucken, er sammelt sich im Rachen an und wird zum Teil aspiriert. Die Schlucklähmung beruht auf dem Befall von Ganglienzellen bestimmter Hirnnerven. Auch andere Hirnnerven können betroffen sein *(Lähmungsschielen, Fazialislähmung)*.

c) **Polioenzephalitis:** Der sich in Krämpfen und Bewußtlosigkeit zeigende Befall des Gehirns ist selten und hat eine gute Prognose. Dauerschäden kommen praktisch nicht vor.

Verlauf: Die Unberechenbarkeit des Verlaufs verleiht der Poliomyelitis etwas Unheimliches. Die hohe Sterblichkeit (rund 10%) ist hauptsächlich durch Atemlähmungen bedingt (Erstickungstod). Den Überlebenden der Poliomyelitis steht immer dann ein schweres Schicksal bevor, wenn ausgedehnte Lähmungen zurückgeblieben sind. Über die endgültige Ausdehnung der Lähmungen kann im akuten Stadium nichts ausgesagt werden. Sie kann im Verlauf einiger Tage noch zunehmen. Danach tritt praktisch immer eine mehr oder weniger starke Rückbildung der Lähmungen ein. Ja es kommt sogar vor, daß die Funktion schließlich wieder normal ist. Im Rückbildungsstadium der Lähmungen können 2 verschiedene Phasen unterschieden werden, nämlich:

a) eine relativ *rasche Rückbildung* (durch Verschwinden des Ödems in der Umgebung der Ganglienzellen – durch das Ödem sind die Ganglienzellen nicht zerstört, sondern nur in ihrer Funktion beeinträchtigt worden),

b) eine *langsame Rückbildung* über viele Monate, ja selbst über einige Jahre (verschont gebliebene Ganglienzellen übernehmen in beschränktem Maße die Funktion der zerstörten Nachbarzellen).

Diagnose: Sie ist in typischen Fällen einfach. Bei abortiver Krankheit und meningitischen Formen ohne Lähmungen bleibt die Ursache oft unklar. Der Beweis wird durch den Antikörperanstieg im Serum (2 Blutentnahmen im Abstand von 14 Tagen) oder durch den Virusnachweis im Stuhl, Rachenspülwasser oder Liquor erbracht. Das für die Virusisolierung bestimmte Material muß gekühlt versandt werden.

Behandlung: Eine kausale Behandlung dieser Virusinfektion gibt es nicht. Patienten mit stärkerer Atemlähmung sind nur zu retten, wenn sofort mit künstlicher Beatmung begonnen wird. Bei außerdem bestehender Lähmung der Schluckmuskulatur ist kaum ohne Tracheotomie auszukommen. Da die Gefahr besteht, daß Nahrung aspiriert wird, sind Sondenernährung und intravenöse Dauertropfinfusionen notwendig. Der Elektrolytstoffwechsel der Beatmungspatienten muß sorgfältig überwacht werden. Schon im akuten Stadium muß der gelähmte Patient sachgemäß gepflegt werden, damit die Besserung der Muskelkraft unterstützt und eine zusätzliche Schädigung verhindert wird (Lagerung, Wasserbett

---

[32] anterior (lat.): der Vordere

usw.). Die zusätzlichen Schäden können sich unter Umständen schlimmer auswirken als die Lähmung selbst. Sie müssen und können vermieden werden. Von großem Nutzen ist die *Krankengymnastik* mit anfangs passiven und später – bei wiederkehrender Muskelkraft – aktiven Bewegungsübungen. Diese werden zunächst im warmen Bad ausgeführt, wobei man den Auftrieb des Wassers ausnutzt. Auch die Verordnung von Stützapparaten und orthopädisch-chirurgische Maßnahmen können erforderlich werden. Nicht zu unterschätzen ist die große Bedeutung der seelischen Führung dieser Patienten.

Prophylaxe: Es besteht Meldepflicht bei Krankheitsverdacht, Krankheit und Tod. Seit Einführung der *Schluckimpfung* (s. S. 279) ist die Häufigkeit der Poliomyelitis beachtlich zurückgegangen.

9.3.16 Coxsackie-Virus- und ECHO-Virusinfektionen

Die verschiedenen Coxsackie- und ECHO-Viren[33] kommen wie die Poliomyelitisviren vornehmlich im Darmkanal vor. Für alle diese Viren ist deshalb der Oberbegriff *Enteroviren* üblich. Coxsackie-Viren (und zwar sowohl die Gruppe A wie die Gruppe B) und ECHO-Viren können eine *seröse Meningitis* hervorrufen, aber auch poliomyelitisähnliche Erscheinungen mit *Lähmungen* bewirken. Die Lähmungen sind nicht sehr stark ausgeprägt und verschwinden fast stets wieder. Die genannten Viren können auch ganz andere Krankheitsbilder auslösen, ECHO-Viren z. B. Durchfälle und grippale Infekte. Eine Reihe von Coxsackie-Virustypen der Gruppe A verursacht die *Herpangina* (Abb. 17.27, S. 336). Die dabei auftretenden feinen Bläschen besonders am weichen Gaumen hinterlassen nach dem Platzen einen graugelb belegten oberflächlichen Defekt. Coxsackie-Virus A ist auch die Ursache der *Hand-Fuß-Mund-Krankheit* (Abb. 17.28, S. 337) mit Aphthen und Ulzera im Mund sowie Bläschen an Händen und Füßen. Eine Coxsackie-Virusinfektion (meist Coxsackie-Virus B, selten A) ist die *Bornholmer Krankheit (Pleurodynie)*. Sie geht mit heftigen Schmerzen einher, die anfallsweise den Bauch und – besonders bei der Einatmung – den Brustbereich betreffen. Coxsackie-B-Viren können gelegentlich eine *Pankreatitis* auslösen (und einen Typ-I-Diabetes, s. S. 80). Auch eine *Perikarditis* und *Myokarditis* können durch Serotypen des Coxsackie-B-Virus bedingt sein.

9.3.17 Herpes-simplex-Virusinfektionen

Vom Herpes-simplex-Virus gibt es 2 Typen, den Typ I und den Typ II. Die gerade erwähnte Herpangina (s. o.) muß differentialdiagnostisch von der durch Herpesviren (Typ I) ausgelösten *Stomatitis aphthosa (Gingivostomatitis)* abgegrenzt werden (Abb. 17.29, S. 336), die überwiegend die Schleimhaut der vorderen Mundhöhle, einschließlich der Zunge, und die Lippen *(Herpes labialis,* Abb. 17.30, S. 336) befällt. Diese Erkrankung ist schmerzhafter als die Herpangina, und nach dem Platzen der Aphthen entstehen tiefere Ulzera. Das Herpes-Virus Typ II bewirkt den *Herpes genitalis;* unter der Geburt kann es zu der gefährlichen *Herpesinfektion des Neugeborenen* kommen mit Bläschen z. B. im Mund, Herpessepsis sowie Befall von Leber, Nebennieren und Gehirn. Die *Herpes-simplex-Enzephalitis* ist in jeder Altersgruppe bedrohlich (Typ I oder – beim Neugeborenen – überwiegend Typ II). Die Infektion spielt sich im Temporallappen ab. Die schwerkranken Kinder haben hohes Fieber und Kopfschmerzen. Es findet sich eine zunehmende Bewußtlosigkeit, und es kommt zu fokalen Anfällen, teils auch zu Halbseitenlähmungen. Herpesbläschen würden die Diagnose stützen, sind aber nur selten vorhanden. Falls nicht sofort behandelt wird, ist die Sterblichkeit hoch, bei vielen der Überlebenden bleiben neurologische Dauerschäden zurück. Therapeutisch hat sich hier Zovirax® (Aciclovir) bewährt, wie übrigens auch im Falle der prognostisch sonst ungünstigen Herpes-Infektion bei *immunsupprimierten Patienten* und beim *Ekzema herpeticatum* (s. S. 243).

Eine besondere Form ist die *rekurrierende Herpes-simplex-Virusinfektion* (Herpesrezidiv), meist in Form des Herpes labialis oder des Herpes genitalis. Das Phänomen, daß in gewissen Zeitabständen immer wieder Bläschen auftreten, ist dadurch zu erklären, daß die latent in Ganglienzellen vorhandenen Viren durch fieberhafte Erkrankung, Streß, Menstruation u. a. reaktiviert werden. Eine derartige Störung des Gleichgewichts zwischen Wirt und Herpesvirus sehen wir auch bei Pneumokokkenpneumonien und Meningokokkenerkrankungen.

---

[33] ECHO ist die Abkürzung für enteric cytopathogenic human orphan – „orphan" (engl. = Waise), da zunächst nicht klassifizierbar.

9.3.18 Kritisches Dreitagefieber (Exanthema subitum, Roseola infantum)

Das Exanthema subitum[34] kommt fast nur bei Kindern im Alter von 6 Monaten bis zu 3 Jahren vor. Wahrscheinlich ist der Erreger ein bestimmtes Herpes-simplex-Virus (humanes Herpesvirus-6). Die Krankheit beginnt nach einer Inkubationszeit von 5–10 Tagen mit hohem Fieber ohne typische Symptome, dessen Ursache zunächst unklar ist. Gelegentlich bestehen Durchfälle. Auch Krämpfe kommen vor. Mitunter findet sich eine Zell- und Eiweißvermehrung im Liquor. Das Fieber dauert 3–4(–6) Tage („Dreitagefieber"). Dann kommt es „plötzlich" zu einer „kritischen" Entfieberung. Etwa gleichzeitig tritt ein an Röteln erinnerndes Exanthem auf, das besonders am Stamm lokalisiert ist und nur kurze Zeit bestehen bleibt (teils nur wenige Stunden bis zu 2 Tagen). Die Krankheit ist damit beendet.

9.3.19 Gelbfieber

Gelbfieber gilt als die gefährlichste Viruskrankheit der Tropen (in Afrika von 15° nördlicher bis 15° südlicher Breite sowie in ähnlicher Ausbreitung in Mittel- und Südamerika, insbesondere das Amazonasgebiet betreffend) und wird durch weibliche Stechmücken übertragen. Der Verlauf ist recht unterschiedlich. Meist beginnt die Erkrankung mit Fieber, Kopf- und Gliederschmerzen. Es können Gelbsucht, Hämatinerbrechen, Haut- und Schleimhautblutungen, Nierenversagen und enzephalitische Symptome folgen. Die Sterblichkeit schwankt zwischen 5% und 50%. Allein die Gelbfieberimpfung (s. S. 277, 283) gewährt einen zuverlässigen Schutz.

9.3.20 AIDS

Die Abkürzung AIDS steht für **a**cquired **i**mmune **d**eficiency **s**yndrome = **erworbenes** *Immundefektsyndrom*. Diese 1981 in den USA erstmals diagnostizierte und als eigenständige Erkrankung beschriebene erworbene Immunschwäche ist ein Virusinfekt und muß abgegrenzt werden einerseits von erworbenen Immundefekten, die 1. infolge Verabreichung von *immunsuppressiven und zytostatischen Medikamenten* entstehen (Behand-

lung von Autoimmunkrankheiten, s. S. 270, und von bösartigen Tumoren bzw. von Leukämien), 2. nach *Milzentfernung,* und 3. in den Entwicklungsländern bei *Mangelernährung* sowie 4. als vorübergehende Störung der Immunabwehr bei und kurz nach bestimmten *Infektionskrankheiten* (z. B. Masern, s. S. 321). Andererseits sind differentialdiagnostisch die in der Kinderheilkunde geläufigen (erblichen) **angeborenen** *Immundefektsyndrome* zu berücksichtigen (z. B. das angeborene Antikörpermangelsyndrom).

HIV

Der Erreger der erworbenen Immunschwäche wurde 1983 von MONTAIGNER (Frankreich) entdeckt und **L**ymphadenopathie-**a**ssoziiertes **V**irus **(LAV)** genannt. GALLO (USA) isolierte dieses Virus 1984 und gab ihm den Namen **HTLV III** (**h**uman **T**-cell **l**ymphotropic **v**irus III). Die Numerierung deutet an, daß es andere Viren dieser Gruppe gibt (HTLV I und HTLV II sind Viren, die beim Menschen bestimmte Leukämieformen auslösen). Man ist übereingekommen, den Erreger von AIDS als **HIV** zu bezeichnen (**h**uman **i**mmunodeficiency **v**irus = menschliches Immunschwäche-Virus). Auch die Bezeichnung *HIV-1* ist üblich; es gibt nämlich noch ein 2. Virus, das HIV-2, das auch AIDS verursachen kann, aber offenbar meist weniger gefährlich ist als HIV-1. HIV-2 ist in Europa extrem selten und kommt besonders an der Westküste Afrikas vor. Im folgenden wird nur von HIV-1 (HIV) die Rede sein. Die bisher genannten und einige andere Viren gehören zur Gruppe der *Retroviren*.

▶ Das Retrovirus besteht wie alle Viren aus Eiweiß und Nukleinsäure. Die letztere enthält die genetischen Informationen. Im Falle des Retrovirus ist die Erbinformation als Ribonukleinsäure gespeichert (es gehört also zu den *RNS-Viren*) und nicht, wie bei vielen anderen Viren, in Form der Desoxiribonukleinsäure *(DNS-Viren)*. Nachdem sich das Retrovirus in die menschliche Zelle eingeschlichen hat (s. u.), muß zunächst die Information des RNS-Stranges in einen DNS-Doppelstrang umgewandelt werden. Dazu dient die vom Virus mitgelieferte *reverse*[35] *Transkriptase* (es wird also „umgekehrt geschrieben", denn normalerweise liegt die Erbinformation der Zelle als DNS vor, und über die davon abgeleitete RNS kommt die Eiweißsynthese zustande, beim Retrovirus ist dagegen die RNS das Primäre,

---

[34] subitum (lat.): plötzlich

[35] revertere (lat.): umdrehen

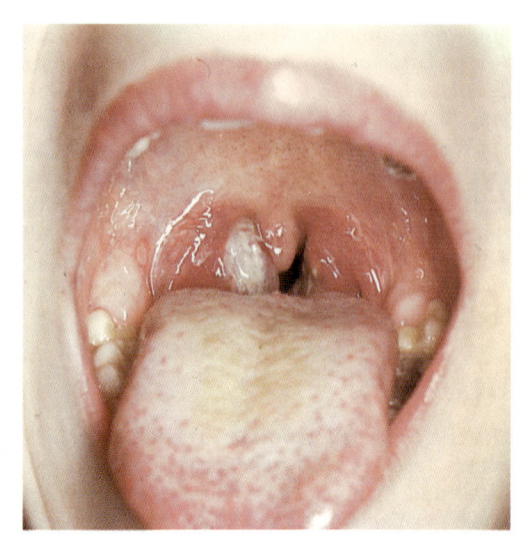

Abb. 17.26 Rachenbefund bei infektiöser Mononukleose. (Aus: OEHME, J., STEHR, K., WOLF, H.: Infektionskrankheiten. In: W. CATEL: Das gesunde und das kranke Kind. Hrsg. von E. GLADTKE, J. OEHME, J. SCHAUB. 12. Auflage, Thieme, Stuttgart 1983.)

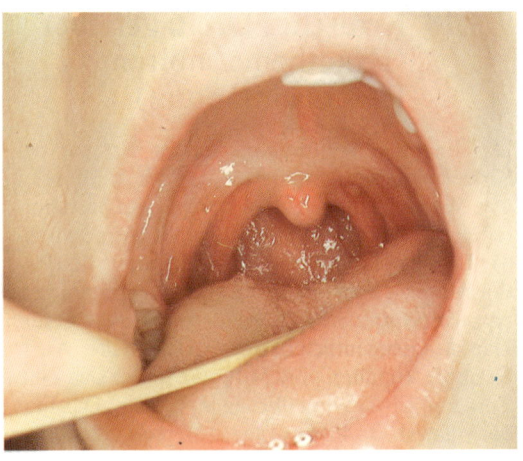

Abb. 17.27 Herpangina bei 6jährigem Jungen mit typischen bläschenartigen Effloreszenzen am weichen Gaumen. (Aus: OEHME, J., STEHR, K., WOLF, H.: Infektionskrankheiten. In: W. CATEL: Das gesunde und das kranke Kind. Hrsg. von E. GLADTKE, J. OEHME, J. SCHAUB. 12. Auflage, Thieme, Stuttgart 1983.)

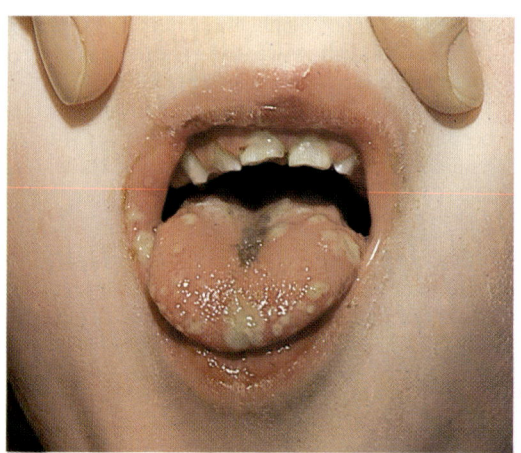

Abb. 17.29 Stomatitis aphthosa der Zunge und der Lippen. (Aus: MOLL, H.: Pädiatrische Krankheitsbilder. 2. Auflage, Thieme, Stuttgart 1983.)

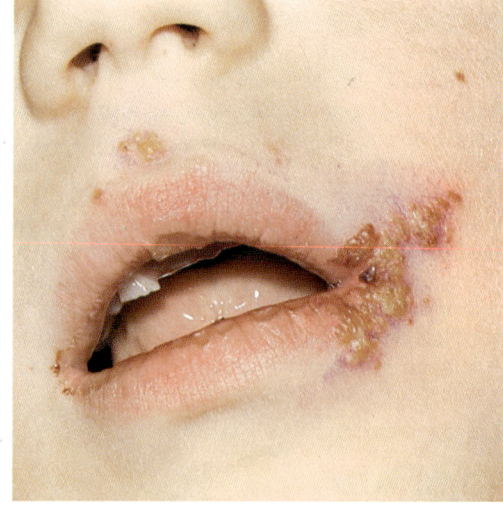

Abb. 17.30 Herpes labialis. (Aus: OEHME, J., STEHR, K., WOLF, H.: Infektionskrankheiten. In: W. CATEL: Das gesunde und das kranke Kind. Hrsg. von E. GLADTKE, J. OEHME, J. SCHAUB. 12. Auflage, Thieme, Stuttgart 1983.)

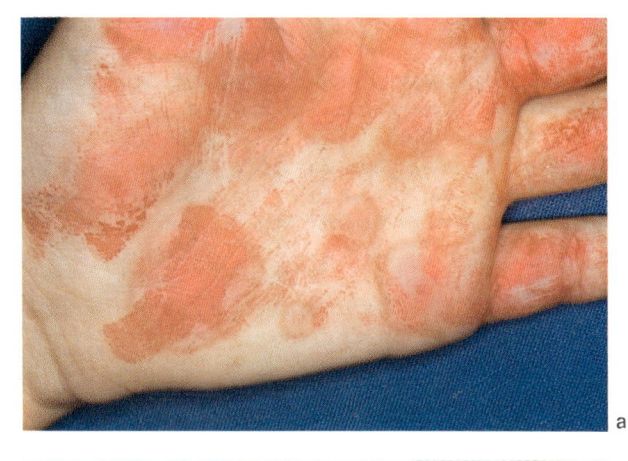

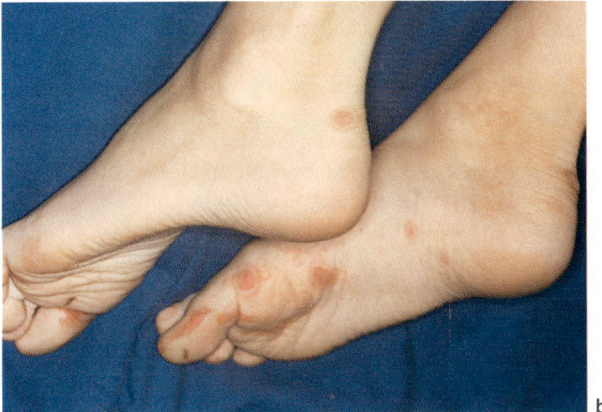

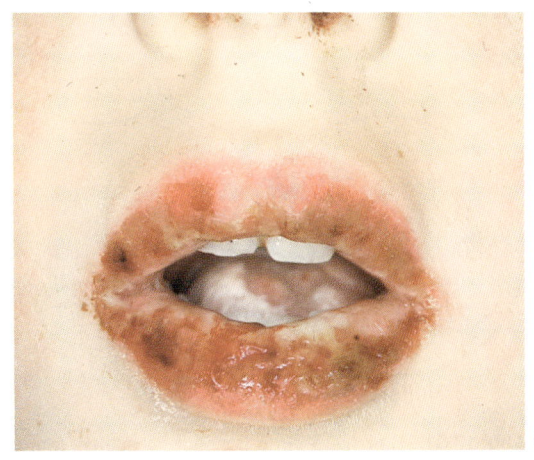

Abb. 17.28 a–c Charakteristische Veränderungen an Händen (**a**) und Füßen (**b**) sowie an den Lippen (**c**) bei der Hand-Fuß-Mund-Krankheit. (Aus: Oehme, J., Stehr, K., Wolf, H.: Infektionskrankheiten. In: W. Catel: Das gesunde und das kranke Kind. Hrsg. von E. Gladtke, J. Oehme, J. Schaub. 12. Auflage, Thieme, Stuttgart 1983.)

DNS entsteht erst sekundär). Der so gebildete DNS-Doppelstrang wird in die DNS des Chromosomenbestandes der menschlichen Zelle eingebaut – der ungebetene Gast hat sich in der Zelle häuslich eingerichtet – und steht so als sog. Provirus zur Produktion von HIV lebenslang (diese Information in der Erbsubstanz wird bei der Zellteilung weitergegeben) bzw. bis zum Untergang der betreffenden Zelle zur Verfügung. Nach der Synthese der verschiedensten Virusbestandteile (Proteine des Virusinnenkörpers, der Transkriptase, der Strukturproteine der Virushülle und des Proteins, das die Verbindung zwischen Hülle und Innenkörper herstellt etc.) erfolgt der Aufbau des Gesamt-Virus. ◄

Das HIV kann nur in bestimmte Zellen eindringen, und zwar in solche, die es „aufschließen" kann. Dazu ist es nötig, daß die betreffende Zelle einen Rezeptor aufweist, an den sich das Virus anlagern kann (ein Schloß also, in das der Schlüssel des Virus paßt). Ein solcher Rezeptor (eine bestimmte Oberflächeneigenschaft, auch Marker genannt) ist das T4, das sich z. B. auf bestimmten Lymphozyten, den sog. T-Helferzellen (T4-Zellen) findet (Abb. 17.31). An T4- bzw. genauer – an einen Teil davon kann sich das HI-Virus anlagern. Auf ähnliche Weise dringt es z. B. in Makrophagen und Monozyten ein. Nachdem sich das Virus auf dem oben beschriebenen Wege im menschlichen Erbgut eingenistet hat, kommt es nicht sofort zur Virussynthese; erst dann werden neue HI-Viren produziert, wenn die entsprechenden T-Helferzellen aktiviert (d. h. in einen aktiven Zustand versetzt) sind. Eine solche „Virusfabrik" entsteht z. B. durch Eindringen von Fremdeiweiß in den Organismus (Sperma u. a.), durch Schwangerschaften sowie durch Streß (Operationen oder interkurrent[36] auftretende Infekte – auch nach Impfungen muß damit gerechnet werden). Schon aus diesem Grunde muß alles versucht werden, zusätzliche Infekte bei den HIV-infizierten Patienten zu vermeiden. Zum „Ausschleusen" der neugebildeten Viren aus der Zelle entsteht an der Zelloberfläche zunächst eine „Virusknospe", die sich danach von der Zelle ablöst – die Zelle (Makrophag, Monozyt) bleibt am Leben; Viren können auch durch den Untergang von Zellen nach außen gelangen – wie im Falle der T4-Zellen, deren Zahl sich im Laufe der Erkrankung verringert. Freie Viren befinden sich jetzt im Blut und stehen zur Infektion weiterer Zellen bereit.

Zu der Aufnahme des HIV in Makrophagen bzw. Monozyten sei noch einiges erwähnt. Diese Freßzellen, die wie die Lymphozyten zum zellulären Abwehrsystem des Organismus gehören, halten an Körperöffnungen bzw. überhaupt in Haut und Schleimhaut Wache und nehmen Viren in ihren Zelleib auf, um sie zu vernichten. Im Falle des HIV gelingt den Freßzellen das aber nicht, im Gegenteil, die seßhaften Makrophagen der Epidermis (die LANGERHANS-Zellen) stellen wie die T4-Lymphozyten ein Reservoir für die HI-Viren dar, und bewegliche Makrophagen (Monozyten) verschleppen die Viren an andere Körperstellen, tragen also somit zur Ausbreitung des Virus innerhalb des befallenen Organismus bei. Die Makrophagen können HI-Viren sogar – vergleichbar einem trojanischen Pferd – unbehelligt ins Zentralnervensystem transportieren; denn diese Zellen können die Blut-Liquor-Schranke überwinden. Unabhängig davon können die HI-Viren auch direkt in Zellen des Nervensystems eindringen, z. B. in die zwischen den Nervenzellen von Gehirn und Rückenmark liegenden Gliazellen (Stützzellen). Alle diese Zellen tragen den T4-Marker (bzw. ein ähnliches Molekül) auf der Oberfläche.

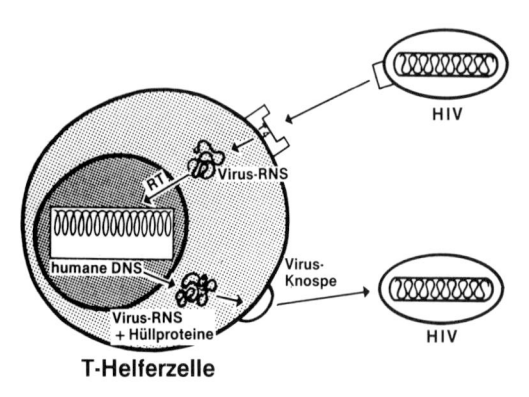

Abb. 17.31 Das AIDS-Virus benötigt zu seiner Vermehrung z. B. T-Helferzellen. Seine genetische Information trägt es über die RNS in die Zelle hinein. Ein vom Virus mitgeliefertes Enzym (RT = reverse Transkriptase) sorgt dafür, daß diese Information in die DNS der menschlichen Zelle eingebaut wird. Auf die Weise wird der zelleigene Apparat zur Synthese neuer Viren genutzt. (Aus WAHN, U., SEGER, R., WAHN, V. (Hrsg.): Pädiatrische Allergologie und Immunologie. Fischer, Stuttgart 1987.)

---

[36] intercurrere (lat.): dazwischenlaufen, dazukommen (z. B. zusätzlich auftretende Infekte).

Ansteckung

HIV wird mit dem Blut des oder der Infizierten, der Samenflüssigkeit bzw. dem Vaginalsekret oder der Muttermilch übertragen. Auch in zahlreichen anderen Körperflüssigkeiten wurde HIV nachgewiesen, ohne daß diese Sekrete bei der Übertragung von HIV eine Rolle spielen (Tab. 17.6). Dies ist so zu erklären, daß z. B. im Speichel und in der Tränenflüssigkeit, wenn überhaupt, dann nur sehr kleine Virusmengen enthalten sind. Ob es zu einer Virusinfektion kommt, hängt aber u. a. ganz entscheidend von der Anzahl der einverleibten Viren ab (von der Größe des „Inokulums"[37]). Über die intakte Schleimhaut z. B. kann das HIV in den Körper gelangen. Daneben können auch Hautverletzungen, selbst wenn sie klein und unscheinbar sind (Schrunden, die nicht intakte Haut der Ekzematiker etc.), eine Voraussetzung für das Eindringen des Virus sein. Eine Sonderstellung nimmt die HIV-Infektion während der Schwangerschaft ein.

Risikogruppen

Die ersten der zahlreichen AIDS-Erkrankungen in den USA betrafen überwiegend Homosexuelle. In Afrika, wo die Erkrankung ebenfalls sehr häufig ist, wurde dagegen ein Überwiegen des männlichen Geschlechts nicht beobachtet. Die verschiedenen Risikogruppen, die bevorzugt an AIDS erkranken, sind neben Homosexuellen auch bisexuelle Männer, Drogensüchtige (über gemeinsam benutzte Spritzen), Bluter (sowohl durch Faktor-VIII- als auch durch Faktor-IX-Gabe), Patienten mit häufigen Bluttransfusionen, die Partner dieser Risikogruppen sowie Kinder von HIV-infizierten Müttern. Inzwischen hat sich die Erkrankung auf alle Erdteile ausgebreitet. Besonders schwer betroffen sind jetzt Zentral- und auch Ostafrika, ferner die Karibik. Auf das Gesundheitssystem dieser schwachen Volkswirtschaften kommen ernste Probleme zu.

In den 80er Jahren wurde zunächst eine starke Zunahme der AIDS-Erkrankungen beobachtet, in etwas weniger als einem Jahr kam es jeweils zu einer Verdoppelung der Zahl der AIDS-Kranken. Schließlich konnte durch prophylaktische Maßnahmen (s. u.) die Ausbreitungsgeschwindigkeit gedrosselt werden. Mitte 1989 gab es in der Bundesrepublik und in West-Berlin 3500 AIDS-Patienten (davon rund 50 Kinder), von denen 1500 bereits verstorben waren. Der WHO waren 1989 über 150 000 AIDS-Kranke von 138 Ländern der Erde gemeldet. Einschließlich der Dunkelziffer, also der Zahl der nicht bekannten AIDS-Fälle (z. B. in Afrika), dürften es mehr als doppelt so viel sein. Die Zahl der HIV-Infizierten, aber (noch) nicht Erkrankten wurde 1989 weltweit auf rund 7 Millionen geschätzt, 1990 sollen es 8–10 Millionen HIV-Infizierte sein, von denen fast 1 Million schon AIDS-krank sein dürften. Die Zahl der HIV-Infizierten in der Bundesrepublik wird auf über 100 000 geschätzt, die meisten wissen nichts von ihrer Infektion, können also andere auch nicht warnen.

Tabelle 17.6 Körperflüssigkeiten, in denen HIV nachgewiesen wurde.

1. Von Bedeutung für die HIV-Infektion:
   Blut
   Plasma (frisch oder gefroren)
   Samenflüssigkeit (auch nach Tieffrieren)
   Vaginalsekret
   (lymphozytenhaltiges) Wundsekret
   Muttermilch
2. Ohne Bedeutung für die HIV-Infektion:
   Speichel
   Tränenflüssigkeit
   Liquor
   Urin
   Stuhl
   Bronchialsekret
   Nasensekret
   Punktionsflüssigkeit (Pleura-, Perikard-, Peritonealflüssigkeit)
   Synovialflüssigkeit
   Schweiß
   Talg
   Ohrenschmalz
   Schuppen
   Fruchtwasser

Wir müssen streng zwischen AIDS-Kranken und HIV-Infizierten unterscheiden: AIDS ist das Endstadium der HIV-Infektion.

Krankheitsbild bei älteren Kindern und Erwachsenen

Akute HIV-Krankheit. Nur ein Teil der Patienten beobachtet nach einer **Inkubationszeit** von wenigen Tagen bis einige Wochen ein *grippeartiges oder mononukleoseähnliches Krankheitsbild* oder grippeähnliche Symptome, andere Patienten – der Zeitpunkt der Infektion (der „Inokula-

---

[37] inoculare (lat.): einpflanzen, hineinbringen

tion") ist ja oft nicht bekannt – können sich nicht erinnern oder hatten keinerlei Zeichen dieser akuten HIV-Krankheit. In typischen Fällen können folgende Symptome auftreten:

a) Fieber,
b) allgemeines Krankheitsgefühl,
c) Kopfschmerzen,
d) Gelenk- bzw. Muskelschmerzen,
e) Halsweh,
f) Lymphknotenschwellungen,
g) Exanthem usw.

Die Symptome klingen nach kurzer Zeit spontan ab. In der Phase der akuten HIV-Krankheit befinden sich HI-Viren im Blut, die Patienten (bzw. ihr Blut etc.) sind sehr infektiös. Antikörper fehlen zunächst noch. Die Antikörperbildung setzt jetzt erst ein.

Lymphadenopathie-Syndrom. Es folgt eine Monate bis u. U. viele Jahre dauernde **Latenzzeit,** in der der Patient gesund erscheint, aber ansteckend ist – wenn auch weniger als während der akuten HIV-Krankheit (mit dem Auftreten von Symptomen, also in späteren Stadien nehmen der Antigengehalt des Blutes – die Viren im Blut – und damit die Infektiosität wieder zu). Die lange Inkubationszeit bei Patienten ohne akute HIV-Krankheit wird ebenfalls Latenzzeit genannt. Bei einigen, aber keineswegs allen Patienten geht es in das Stadium des *Lymphadenopathie-Syndroms* über *(LAS),* eine Phase der HIV-Infektion, in der generalisierte Lymphknotenschwellungen auftreten, die lange bestehenbleiben. Nach Monaten oder Jahren kann dieses Stadium in die eigentliche AIDS-Krankheit übergehen. Es gibt aber auch Verläufe, wo das LAS jahrelang stationär geblieben ist.

AIDS. Entweder aus dem Lymphadenopathie-Syndrom heraus oder ohne dieses Übergangsstadium entwickelt sich AIDS, und zwar Monate bis teilweise viele Jahre nach der HIV-Infektion. 5 Jahre nach der Ansteckung haben rund 30% AIDS. Selbst wenn die Ansteckung schon mehr als 10 Jahre zurückliegt, muß noch mit dem Ausbruch der Erkrankung gerechnet werden. Ob es überhaupt auf Dauer gesunde HIV-Träger geben wird, ist zur Zeit noch unklar; die Wahrscheinlichkeit ist jedoch sehr gering.

Am Anfang der AIDS-Erkrankung steht die **HIV-assoziierte Symptomatik.** Darunter verstehen wir „mit AIDS verknüpfte" Allgemeinsymptome wie:

a) über einen Monat dauerndes Fieber,
b) starke Gewichtsabnahme,
c) länger als einen Monat anhaltender Durchfall.

Dazu kommen für AIDS typische Krankheiten. Für das Verständnis des **Vollbildes von AIDS** ist es wichtig, sich zu erinnern, welche Zellen vom HI-Virus befallen werden. Es werden u. a. die T-Helferzellen infiziert, die einmal für die zellvermittelte Immunantwort zuständig sind, zum anderen eine zentrale Bedeutung bei der gesamten, also auch der humoralen Immunabwehr haben. So kommt es, daß auch die für die humorale Immunität wichtigen B-Lymphozyten in ihrer Funktion beeinträchtigt sind und zahlreiche nutzlose Antikörper – selbst Autoantikörper – bilden, dann aber wegen Überforderung auf eine spezielle Infektion nicht mehr mit gezielter, adäquater Antikörperbildung reagieren können.

Es kommt einerseits infolge der humoralen Immunschwäche zu *schweren Infektionen mit den üblichen Erregern,* andererseits – und das ist bei Erwachsenen mit AIDS besonders typisch – führen normalerweise harmlose Erreger, die bei funktionstüchtigem zellulärem Immunsystem keine Chance hätten, zu schweren Krankheiten; wir sprechen hier von *opportunistischen*[38] *Krankheiten,* d. h. die Erreger nützen die Schwäche des Organismus aus. Gegen die meisten der hier zur Diskussion stehenden Erreger hat bereits der junge Erwachsene in über 50% der Fälle Antikörper gebildet, von der damaligen Infektion jedoch im allgemeinen nichts oder nur wenig bemerkt. In Gegenwart der HIV-Infektion können die mehr oder weniger lange Zeit in Schach gehaltenen Erreger „wild" werden oder auch erstmals den Körper befallen und dann zur Krankheit führen (Tab. 17.7). Häufig sind z. B. unter diesen Umständen Pilzerkrankungen wie die Pneumocystis-carinii-Pneumonie – sie wurde früher zu den Protozoen-Krankheiten gerechnet (s. S. 101) sowie immer wiederkehrender und therapieresistenter Soor der Mundschleimhaut und Soor der Speiseröhre.

Aus der Beeinträchtigung des Immunsystems erklärt sich auch das häufige Auftreten von *malignen Tumoren* bei Patienten mit AIDS. So finden wir relativ oft das KAPOSI-Sarkom – dieses allerdings auch schon, bevor das Vollbild von AIDS

---

[38] opportunus (lat.): günstig, vorteilhaft (nach dem WALTER-REED-*Klassifikationsschema,* das 6 Stadien der HIV-Infektion unterscheidet, wird beim Erwachsenen nur dann „definitionsgemäß" von AIDS gesprochen – Stadium WR6 – wenn opportunistische Infektionen auftreten).

Tabelle 17.7 Die wichtigsten opportunistischen Infektionen.

durch Protozoen
  Toxoplasmose
durch Pilze
  Pneumocystis-carinii-Pneumonie
  ausgedehnter Soor (z. B. in der Speiseröhre)
  Kryptokokkose, Aspergillose, Histoplasmose
  (s. S. 346)
durch Viren
  disseminierte Infektion mit dem Zytomegalie-Virus
  chronische Infektionen durch Herpes-simplex-Virus
  ausgedehnte Infektionen durch Herpes-zoster-Virus
durch Bakterien
  Tuberkuloseerkrankungen durch atypische Mykobakterien (z. B. Mycobacterium avium), auch durch Tuberkelbakterien

in Erscheinung tritt –, ein Hauttumor, der außerdem Schleimhäute und innere Organe befallen kann, ferner werden Non-Hodgkin-Lymphome, wie z. B. das Hirn-Lymphom (primäres ZNS-Lymphom), und andere bösartige Tumoren beobachtet.

Erkrankungen des Zentralnervensystems sind verständlich, wenn man bedenkt, daß 1. das HI-Virus in Nervenzellen eindringen kann (entweder direkt oder unter Vermittlung von Makrophagen), daß 2. viele opportunistische Infektionen auch das Zentralnervensystem betreffen (z. B. Toxoplasmose, Zytomegalie) und daß 3. Tumoren das Gehirn befallen können (z. b. Hirnlymphom). Die Schädigung des Nervensystems äußert sich beim Erwachsenen in:
a) Demenz,
b) neurologischer Symptomatik, ausgehend vom Gehirn (z. B. Krampfanfälle), Rückenmark (Beinschwäche und Lähmungen sowie Inkontinenz) oder peripheren Nervensystem (Zittern).

Zusammenfassend ist zu sagen, daß AIDS beim älteren Kind und Erwachsenen durch folgende Störungen charakterisiert ist:
HIV-assoziierte Symptomatik:
a) langdauerndes Fieber,
b) starke Gewichtsabnahme,
c) anhaltender Durchfall.
Vollbild von AIDS:
a) vorwiegend opportunistische Infektionen,
b) schwere bakterielle Infektionen,
c) Malignome,

d) Schädigung des zentralen und peripheren Nervensystems.

Intrauterine oder perinatale Infektion

Wenn die Mutter eine HIV-Infektion hat – sie ist dann entweder eine (noch) gesunde HIV-Trägerin oder hat bereits Krankheitszeichen –, besteht beim Kind in fast 50% die Wahrscheinlichkeit, daß es sich ebenfalls mit HIV infiziert. Die Erkrankung wird entweder intrauterin oder perinatal (um den Zeitpunkt der Geburt herum) übertragen (wir sprechen dann von vertikaler Übertragung), auch Infektionen durch die Muttermilch sind dokumentiert. HIV-positive Mütter dürfen deshalb nicht stillen. Es ist wiederholt vorgekommen, daß eine Mutter während mehrerer Schwangerschaften das HI-Virus auf ihre Kinder übertragen hat.

Bei sehr früher Infektion soll u. U. eine *HIV-Embryopathie* auftreten, die allerdings nur vereinzelt beobachtet worden ist. Dabei zeigten sich Schädel- und Gesichtsdysmorphien (Mikrozephalus, vergrößerter Augenabstand etc.).

Die von der Mutter gebildeten HIV-Antikörper gehen aufs Kind über und beweisen natürlich keine kindliche Infektion. Diese mütterlichen Antikörper bleiben einige Monate, in seltenen Fällen bis zu 15 Monate im kindlichen Blut nachweisbar.

Daraus folgt, daß bei HIV-positiven (genauer: HIV-Antikörper-positiven) und gesunden Kindern der ersten 15 Monate noch nichts darüber ausgesagt werden kann, ob es zur Infektion gekommen ist oder nicht.

Von Anti-HIV-positiven Kindern, die älter sind als 15 Monate, wissen wir dagegen, daß sie eine HIV-Infektion erworben haben (bei negativ gewordenen Kindern läßt sich andererseits eine HIV-Infektion nicht mit letzter Sicherheit ausschließen). Oft wird schon in der Säuglingszeit zu klären sein, daß das Virus übertragen wurde; denn die Symptome treten bei intrauteriner oder perinataler Infektion früher auf als bei Erwachsenen: Schon nach einem bis wenigen Monaten kann das Vollbild von AIDS vorliegen, und im Alter von 3 Jahren haben die meisten HIV-infizierten Kinder bereits AIDS oder sind daran gestorben, nur selten bricht die Erkrankung später aus, spätestens im Schulalter.

Krankheitsbild bei Kindern bis 13 Jahre

Die AIDS-Symptomatik des jungen Kindes ist zwar der des Erwachsenen ähnlich, es bestehen aber doch so deutliche Unterschiede, daß mit Recht von **AIDS bei Kindern („Pediatric AIDS" = PAIDS)** gesprochen wird.

Im Kindesalter gibt es nicht nur die gerade beschriebene *vertikale Übertragung* (intrauterine bzw. perinatale Infektion) und die HIV-Übertragung durch die *Muttermilch,* sondern HIV-Infektionen sind hier auch bei *Blutern* (Hämophilie A und B), die HIV-haltige Faktorenkonzentrate erhalten haben, und nach *Bluttransfusionen* vorgekommen. *Drogenabhängige* sind in aller Regel älter.

Ob es auch beim Kind eine akute HIV-Krankheit gibt, ist noch nicht bekannt. Die auch beim Kind vorhandene *Lymphadenopathie* führt hier rasch zur Generalisation und geht mit anderen unspezifischen Befunden einher. Auch diese Allgemeinsymptome der *HIV-assoziierten Symptomatik* werden bereits der AIDS-Krankheit zugerechnet und bestehen u. a. in rezidivierenden Fieberschüben, Gedeihstörung oder Gewichtsverlust, Hepatosplenomegalie, chronischer Parotisschwellung, persistierenden oder rezidivierenden Durchfällen.

Dem *Vollbild von AIDS* fehlt praktisch niemals eine progressive **neurologische Symptomatik:**
a) motorische Entwicklungsrückschritte, d. h. bereits erlernte Fähigkeiten wie Sitzen und Laufen gehen verloren,
b) geistiger Abbau,
c) Koordinationsstörungen, Ataxie, Gangstörung, Lähmungen und fortschreitende Spastik der Muskulatur,
d) gestörtes Gehirnwachstum (Mikrozephalus bzw. Gehirnatrophie, im kranialen CT nachweisbar).

Bei den bei AIDS-kranken Kindern vorkommenden *Infektionen* stehen die durch die **üblichen Bakterien** ausgelösten infolge *Störung der humoralen Abwehr* ganz im Vordergrund (rezidivierende Infektionen durch Staphylokokken, Streptokokken, Pneumokokken, Kolibakterien, Haemophilus influenzae, Salmonellen etc.). Es kommt zu Meningitiden, Sepsis, Pneumonien, Otitis media, Harnwegsinfekten usw. Doch gibt es gelegentlich auch bei Säuglingen mit AIDS infolge der *zellulären Immunschwäche* die gleichen **opportunistischen Infektionen** wie beim Erwachsenen (Tab. 17.7). Beim jungen Säugling mit *Toxoplasmose, Zytomegalie,* schweren *Herpes-simplex-Virus-Infektionen* etc. muß aber differentialdiagnostisch bedacht werden, daß diese konnatalen oder kurz nach der Geburt erworbenen Infektionen in der genannten Altersgruppe auch ohne HIV-Infektion ernste Symptome hervorrufen können. Säuglinge und Kinder mit AIDS entwickeln nicht selten eine vor vielen Jahren bei sonst gesunden Frühgeborenen häufiger beobachtete *Pneumocystis-carinii-Pneumonie.* Für Kinder mit AIDS besonders typisch ist eine andere Form der interstitiellen Pneumonie, nämlich die sog. **chronische lymphoide interstitielle Pneumonie** ohne nachweisbare Erreger.

Auch **maligne Tumoren** kommen bei Kindern mit AIDS vor – wenn auch seltener als bei Erwachsenen –, und zwar *Non*-HODGKIN-*Lymphome,* wie das *Hirnlymphom* (primäres ZNS-Lymphom), und das KAPOSI-*Sarkom.*

AIDS bei Kindern kann also zusammenfassend folgendermaßen charakterisiert werden:

HIV-assoziierte Symptomatik:
a) Lymphadenopathie,
b) rezidivierende Fieberschübe,
c) Gedeihstörungen oder Gewichtsverlust,
d) chronische Parotisschwellung,
e) persistierende oder rezidivierende Durchfälle u. a.

Vollbild von AIDS:
a) progressive neurologische Erkrankung,
b) schwere, rezidivierende bakterielle Infektionen,
c) seltener bzw. später auftretend opportunistische Infektionen,
d) chronische lymphoide interstitielle Pneumonie,
e) Malignome.

Diagnose

Sie ergibt sich aus dem klinischen Bild und dem Nachweis von HIV-Antikörpern. Diese sind kurz nach der Inokulation und z. Z. der akuten HIV-Krankheit (s. S. 339) noch nicht vorhanden. Sie bilden sich nach (2–)4–8(–12) Wochen, teilweise auch später; es kommt vereinzelt sogar vor, daß sie erst mehr als 2–3 Jahre nach der auf andere Weise gesicherten Infektion erscheinen. Manche Patienten bilden trotz HIV-Infektion niemals Antikörper, und zwar manche Kinder, die so früh intrauterin infiziert wurden, daß sie das Antigen HIV nicht als fremd empfinden (sog. Immuntoleranz). Bei einigen dieser Nonresponder, die es übrigens ganz selten auch bei Erwachsenen gibt – teils werden im Endstadium von AIDS keine Antikörper mehr gebildet –, wurden die HIV-Viren (also das Antigen) nachgewiesen. Die Tests zum Antigennachweis sind aufwendig und unzuverlässig, d. h. oft falsch-negativ. Routinemäßig wird deshalb nur der Antikörpernachweis geführt, und zwar zunächst mit Hilfe des *ELISA-Tests*. Es handelt sich um ein relativ einfaches Screeningverfahren (Suchtest) mit *hoher Sensitivität*, d. h. es werden praktisch alle wirklich Positiven, allerdings auch einige Falsch-Positive erfaßt. Wegen des gewissen Prozentsatzes falschpositiver Resultate muß ein Bestätigungstest angeschlossen werden, nämlich der umständlichere *Western-Blot (Immunoblot)*. Er ist *hochspezifisch*, d. h. zeigt so gut wie nur die gesuchten Antikörper an, die Falsch-Positiven werden auf die Weise weitgehend abgesondert. ELISA-Test und Western-Blot werden bei positivem Ergebnis aus Sicherheitsgründen je einmal wiederholt (um Serumverwechslungen und Laborfehler zu erkennen).

Der Organismus bildet gegen die Proteine der verschiedenen Teile des HIV (Virusinnenkörper, Hülle usw.) Antikörper. Die HIV-Antikörper dienen der Diagnostik, sie haben also Indikatorfunktion, eine Schutzwirkung („schutzbringende Antikörper", s. S. 271) scheint ihnen weitgehend zu fehlen. Doch kommen auch neutralisierende HIV-Antikörper vor, die wohl einen gewissen Schutz vor einer Verschlechterung verleihen.

Diese Antikörpertests dürfen grundsätzlich nur mit Genehmigung des Patienten bzw. der Erziehungsberechtigten durchgeführt werden.

Bei Erwachsenen kommt es zunächst zu einem Anstieg von T-Suppressorzellen (T8-Zellen), eine bestimmte Lymphozytenart mit dem Oberflächenmarker T8. Später geht die Zahl der T-Helferzellen (T4-Zellen) deutlich zurück, eine andere T-Lymphozytenart. Infolgedessen nimmt mit Fortschreiten der Erkrankung der T4/T8-Quotient immer mehr ab. Beim Gesunden liegt er über 1, bei AIDS-Kranken oft deutlich unter 1. Auch die Gesamtlymphozytenzahl verringert sich. Die genannten Veränderungen an den T-Lymphozyten und die Lymphopenie sind beim kindlichen AIDS oft zunächst nicht nachweisbar. Kinder zeigen anfangs meist Störungen der B-Lymphozyten mit unproduktiver Immunglobulinerhöhung. Die Folge dieser humoralen Störung sind übrigens die für Kinder mit AIDS typischen rezidivierenden bakteriellen Infektionen, worauf schon hingewiesen wurde.

Durch die Immunschwäche ist zu erklären, warum manche HIV-infizierte Kinder, die gegen Diphtherie und Tetanus geimpft waren, Antikörper dagegen im Blut nicht mehr aufweisen. Auch die zellvermittelte Immunität ist beeinträchtigt: Der *Multitest* MÉRIEUX gegen Tuberkulose, Soor, Tetanus etc. zeigt bei AIDS-Kranken oft keine Reaktion (negativer Intrakutantest infolge Anergie[39], s. S. 273, 308, 312).

Prognose

Es wurde bereits angedeutet, daß es jenseits des 15. Lebensmonats kaum anti-HIV-positive Personen geben wird, bei denen selbst nach Jahrzehnten ein Übergang in die AIDS-Krankheit ausbleibt. Auch gesunde HIV-positive Personen bedürfen einer langen Überwachung und intensiven Führung; denn sie sind suizidgefährdet. Bisher sind bei Erwachsenen jährlich 5–7% der HIV-Antikörper-Träger an AIDS erkrankt, bei Kindern verläuft der Übergang in AIDS schneller.

Nach dem Ausbruch von AIDS ist praktisch nicht damit zu rechnen, daß der Patient überlebt. Der Tod tritt meist nach einigen Monaten bis wenigen Jahren ein. Beim Erwachsenen sind Überlebenszeiten von mehr als 5 Jahren nach Ausbruch der Erkrankung bekannt geworden, Kinder sterben meist innerhalb von 2 Jahren nach Auftreten der ersten AIDS-Symptome. Bei Krankheitsbeginn im Säuglingsalter verläuft AIDS schnell tödlich. Die Patienten sterben übrigens nicht direkt an ihrer HI-Virusinfektion, sondern an den sich daraus ergebenden bakteriellen oder opportunistischen Infektionen bzw. an den Malignomen oder Hirnkomplikationen.

---

[39] So ist auch die zunehmende Anfälligkeit der HIV-Infizierten gegenüber Tuberkulose zu erklären. In den USA hat die Tuberkulose nach jahrzehntelangem Rückgang jetzt wieder zugenommen (in New York z. B. wurde zwischen 1984 und 1986 ein Anstieg um 36% festgestellt). Wenn auch zunächst hauptsächlich HIV-infizierte Personen betroffen sind, so wird es wegen der zunehmenden Ansteckungsgefahr, d. h. mit Zunahme der Infektionsmöglichkeiten nicht ausbleiben, daß jetzt auch andere Menschen an Tuberkulose erkranken.

Behandlung

Sie ist letztendlich machtlos, wenn auch viele Infekte zumindest vorübergehend erfolgreich behandelt werden können. Das 1. Medikament, das eine Lebensverlängerung und vorübergehende Besserung von Krankheitssymptomen gebracht hat, ist *AZT (Azidothymidin),* generischer Name (s. S. 10): *Zidovudine,* Handelsname: Retrovir®. Es wird auch bei Patienten mit solchen Symptomen verwendet, die noch nicht zum Vollbild von AIDS gehören. Das Präparat hat aber erhebliche Nebenwirkungen; so kann die sich ausbildende Anämie so hochgradig sein, daß Bluttransfusionen notwendig werden. (AZT ist schon zur mehrwöchigen Prophylaxe nach entsprechenden Stichverletzungen versuchsweise eingesetzt worden.)

Es handelt sich hier um einen Hemmstoff der reversen Transkriptase, d. h. das Thymidinanalogon (ein Abkömmling der Nukleinsäure Thymidin) wird von dem gerade genannten Ferment in das DNS-Molekül eingebaut, doch können auf Grund der speziellen Struktur des Medikamentes keine weiteren Bausteine angelagert werden. Die Umschreibung von RNS in DNS bricht an dieser Stelle ab, das Ferment wird am weiteren Umschreiben gehindert. Die bereits in den menschlichen Genbestand der Zelle eingebaute Information ist jedoch nicht zu beeinflussen; derartige Zellen können weiter Viren produzieren, die man durch andere noch im Versuchsstadium befindliche Medikamente abzufangen versucht.

Bei der im Kindesalter beobachteten chronischen lymphoiden interstitiellen Pneumonie – und nur dabei ist die Gabe von Cortison nützlich. Die intravenöse Verabreichung von Gammaglobulin in 3- bis 4wöchigen Abständen hat sich zur Infektionsprophylaxe bei Kindern mit AIDS bewährt; vor den ersten Symptomen von AIDS gegeben, scheint es den Ausbruch der Erkrankung verzögern zu können.

Prophylaxe

Damit ist bereits die Prophylaxe angesprochen. Auch an der Produktion eines Impfstoffes wird fieberhaft gearbeitet, bisher allerdings ohne Erfolg. Der Organismus selbst und auch der Impfstoffhersteller sehen sich dadurch großen Problemen gegenüber, daß das HIV in einem infizierten Individuum ständig seine Antigeneigenschaften und damit die Angriffspunkte für die Abwehr ändert, diese genetische Variabilität betrifft besonders die äußere Hülle („das Virus trägt ständig andere Kleider"), wir sprechen hier von genetischem Polymorphismus. (Über die bei AIDS erlaubten und verbotenen Impfungen s. S. 277).

Eine *namentliche Meldepflicht* sieht der Bundesgesetzgeber nicht vor. Man befürchtet, daß in einem solchen Falle die Bereitschaft zur Untersuchung und damit die Diagnosestellung zurückgehen, was sich auch ungünstig auf die Prophylaxe (auf die Verhinderung der Weiterverbreitung der Erkrankung) auswirken könnte. Die positiven (bestätigten) Antikörpertests werden allerdings (anonym) erfaßt. Dies regelt die *Laborberichtsverordnung.* Ferner können – ebenfalls anonym – *Fallberichtsbögen* ausgefüllt und an das *Zentrale AIDS-Fall-Register* im Bundesgesundheitsamt, Berlin, gesandt werden.

Intensive Aufklärungsarbeit hat dazu geführt, daß sich die HIV-Infektion zumindest in den Industrieländern nicht mehr so rasant ausbreitet. Die Verwendung von Kondomen in Risikogruppen ist ein wichtiger Faktor, doch ist klar, daß die Schutzrate der Kondome nicht 100%ig ist (falsche Handhabung des „Verhüterlis", schlechte Qualität der Kondome – die „Stiftung Warentest" entdeckte kürzlich Fehler an jedem 3. Kondomfabrikat, verlieh andererseits aber vielen Kondomsorten das Prädikat „sehr gut").

Seit dem 1. Oktober 1985 werden bei uns alle Blutspender (ebenso alle Organspender und Samenspender) auf HIV-Antikörper untersucht. Auch dann, wenn nur noch Blut von HIV-Antikörper-Negativen für Transfusionen akzeptiert wird, kann nicht mit absoluter Sicherheit ausgeschlossen werden, daß sich unter den Spendern gelegentlich ein HIV-Infizierter befindet, der noch keine Antikörper gebildet hat (also vor der Serokonversion steht) oder keine HIV-Antikörper bildet (Nonresponder). Dies ist in der Tat vorgekommen. Man versucht, dieser Gefahr dadurch zu begegnen, daß man Personen aus Risikogruppen auffordert, von Blutspenden abzusehen. Die Erfahrung hat gezeigt, daß bei uns das „Restrisiko" einer transfusionsbedingten HIV-Infektion extrem gering ist, es liegt größenordnungsmäßig bei 1:1 Million Transfusionen (in den USA bei etwa 1:50000 Transfusionen). Wegen der strengen Auswahlkriterien der Blutspender ist diese Gruppe nicht repräsentativ. Die tatsächliche Häufigkeit von HIV-Infektionen in der Bevölkerung ist weit größer.

Unsere bei Hämophilien eingesetzten Faktoren-Konzentrate sind spätestens seit 1985 weitgehend sicher. Bei der Herstellung wird auf thermischem Wege u. a. auch das HIV praktisch abgetötet. Andere Produkte aus Blutbestandteilen sind jetzt ebenfalls so gut wie HIV-frei. Viele Bluter haben allerdings bis 1984 immer wieder aus gepooltem

Plasma hergestellte Produkte bekommen, die meist HI-Viren enthielten. Inzwischen sind bereits rund 50% der damals behandelten Bluter AIDS-krank, und in der nächsten Zeit ist noch immer damit zu rechnen, daß ältere Bluter an AIDS erkranken.

Schwangerschaften bei HIV-Infizierten sollten vermieden werden, und zwar nicht nur wegen der großen Gefahr für das Kind, an AIDS zu erkranken, sondern auch deswegen, weil die Schwangerschaft auf Grund immunologischer Vorgänge zu einer Verschlechterung der HIV-Infektion der Mutter führen kann. Es darf auch nicht übersehen werden, daß viele der selbst nicht infizierten Kinder sehr bald ihre Mutter verlieren werden, schon einige Zeit vor ihrem Tod wird sie sich um ihr Kind nicht mehr kümmern können. Für HIV-infizierte Waisenkinder ist es sehr schwer, eine Pflegefamilie zu finden. HIV-infizierte Schwangere sollte man aus den dargelegten Gründen zum Schwangerschaftsabbruch bewegen.

Der Kaiserschnitt soll angeblich im Vergleich zur vaginalen Entbindung einen gewissen Schutz vor einer HIV-Infektion bieten. Wahrscheinlich stellt aber der Kaiserschnitt in dieser Beziehung keinen Vorteil dar, weil er nicht weniger blutig verläuft als die vaginale Entbindung und die HIV-Infektion u. U. bereits intrauterin erfolgt ist. Da die Sectio zudem eine weitere Belastung für die Mutter darstellt, kann diese Entbindungsmethode bei HIV-infizierten Müttern nicht generell empfohlen werden.

Die Aufklärungsarbeit war bei den Drogensüchtigen am wenigsten erfolgreich. Sie nehmen zu einem großen Teil weiterhin die Infektionsgefahr durch gemeinsame Benutzung von Spritzen in Kauf. Es werden also auch in Zukunft Kinder von anti-HIV-positiven Frauen geboren werden, während insgesamt ein Rückgang neuer HIV-Infektionen erhofft wird.

Wir müssen uns im Krankenhaus auf die Gefahr der HIV-Übertragung durch Blut einstellen und entsprechende Schutzmaßnahmen ergreifen: Tragen von Handschuhen bei Blutentnahmen (und zwar aus Umweltgründen – und weil sie meist sicherer sind – Latex-, nicht PVC-Einweghandschuhe), Tragen von Mundschutz und Spritzschutzbrille bzw. Vollgesichtsmaske, wenn mit dem Auftreten von infektiösen Aerosolen gerechnet werden muß (z. B. bei der Intubation und im zahnärztlichen Bereich). Bei Operationen von Risikopatienten zusätzlich flüssigkeitsdichte Operationskleidung verwenden! Die Empfehlung, 2 Paar Handschuhe übereinander zu tragen (die natürlich nicht vor Stichen schützen), ist wohl bei entsprechendem Risiko sinnvoll. Wichtig ist die Beachtung der üblichen Hygienevorschriften. Wegen der besonderen Gefährdung des Operateurs und des Pflegepersonals im Operationssaal ist es verständlich, daß zum Schutze dieses Personenkreises vor entsprechenden Eingriffen auf HIV-Antikörper untersucht werden muß (mit Kenntnis und Zustimmung des Patienten). Man wird bei der Operation von HIV-positiven Kranken noch wachsamer und vorsichtiger sein als sonst. Bei der Atemspende Mund-zu-Nase ist der Schleimhautkontakt geringer als bei der Atemspende Mund-zu-Mund, die erstere wird deshalb vorgezogen, die letztere wird – wenn überhaupt – mit einem zwischengeschalteten Taschentuch durchgeführt, das den Speichelfluß abhalten soll.

> Es muß unbedingt vermieden werden, daß infektiöses Material auf Haut und Schleimhäute – und damit womöglich in die Blutbahn – des Personals gelangt.

Bei Verschmutzung der Hände mit möglicherweise HIV-haltigem Blut müssen die Hände zunächst mit einem desinfektionsmittelgetränkten Einwegtuch abgewischt und dann mit einem alkoholischen Einreibepräparat desinfiziert werden (möglich ist auch, die Hände zunächst gründlich mit Wasser abzuspülen, mit Seife vorsichtig zu waschen, mit einem Einmalhandtuch abzutrocknen und anschließend mit einem alkoholhaltigen Mittel zu desinfizieren). Nicht Schmutzteile mit Alkohol in der womöglich kleine Verletzungen aufweisenden Hand verreiben! Sind Schleimhäute durch Spritzer inokuliert worden, muß gründlich mit Wasser gespült werden.

Instrumente, an denen man sich verletzen kann, müssen, falls keine thermisch desinfizierende Waschmaschine zur Verfügung steht, zum Schutz des Personals zuerst desinfiziert (z. B. mit aldehydhaltigen Mitteln) und erst dann gereinigt und evtl. sterilisiert werden. Aldehydische Desinfektionsmittel sind auch zur Flächendesinfektion bei Verdacht auf Verunreinigungen durch HIV geeignet (z. B. Formaldehyd).

Bei mehreren 1000 Nadelstichverletzungen mit Inokulation von HIV-haltigem Blut ist es nur in wenigen Fällen zur HIV-Infektion gekommen (auch Infektionen über die intakten Schleimhäute von Augen, Mund und Nase sowie die nicht intakte Haut – Ekzem etc. – sind gelegentlich beobachtet worden). Das Risiko wird hier auf etwas weniger als 1% geschätzt. Bei der Hepatitis B muß in vergleichbaren Situationen mit einem Infektionsrisiko von rund 20% gerechnet werden; das Blut enthält nämlich bei Patienten mit HIV-Infektion weniger Viren als bei Hepatitis-B-Virus-Trägern. Wunden müssen zum Bluten gebracht, dann ausgewaschen und desinfiziert werden (z. B. mit Alkohol oder Polyvinylpyrrolidon-Jod-Komplexen). Es sei auch erwähnt, daß das HI-Virus sehr hinfällig ist (empfindlich gegenüber Austrocknung, Erhitzen, Desinfektionsmitteln). Ist es doch zu einer fraglichen Inokulation von HIV gekommen, so muß aus juristischen Gründen sofort und dann mehrfach in bestimmten Abständen Blut zur HIV-Antikörperbestimmung abgenommen werden.

Der Hinweis auf das verhältnismäßig geringe HIV-Infektionsrisiko beim Umgang mit AIDS-Patienten im Krankenhaus darf aber keineswegs so interpretiert werden, daß die Hygienemaßnahmen lasch gehandhabt werden könnten. Sie sind selbstverständlich gewissenhaft einzuhalten. Man bedenke, daß eine HIV-Infektion so gut wie immer zum Tode führt. Andererseits besteht beim Händeschütteln, bei der Benutzung desselben Geschirrs, derselben Toilette etc. keine Gefahr der HIV-Übertragung, übrigens auch nicht durch Insektenstiche, Haustiere und Nahrungsmittel; auch Übertragungen in Form von Tröpfcheninfektionen (Husten, Niesen) sind nicht zu befürchten.

Wenn Bedenken bestehen, HIV-infizierte Kinder in einer großen Kindergartengruppe zu betreuen, so nicht wegen der Gefahr für die gesunden Kinder – diese ist fast nicht existent –, sondern wegen der Infektionsgefährdung des HIV-Antikörper-Positiven (aus demselben Grunde werden HIV-positive Patienten im Krankenhaus isoliert bzw. nur mit solchen Patienten zusammen untergebracht, von denen keine Infektionsmöglichkeit ausgeht). Die Unterbringung in kleinen Kindergartengruppen ist sinnvoll, wobei eine Betreuerin als Vertrauensperson in die Diagnose eingeweiht sein muß, um bei entsprechenden Verletzungen geeignete Gegenmaßnahmen ergreifen zu können. Ähnliches gilt für den Schulbesuch, der nur untersagt werden sollte, wenn das Verhalten des Schülers Probleme erwarten läßt oder die Krankheit zu weit fortgeschritten ist. Bei allgemeinem Bekanntwerden der HIV-Infektion des Kindes (wie des Erwachsenen) ergeben sich meist erhebliche nachteilige soziale Konsequenzen. Eine wichtige Aufgabe hat die *Deutsche AIDS-Hilfe* übernommen, eine Dachorganisation für die in fast allen großen Städten entstandenen regionalen AIDS-Hilfen. Aufklärung ist vonnöten, um einer Absonderung der Betreffenden entgegenzuwirken.

9.4 Erkrankungen durch Pilze

Pilze, die beim Menschen Erkrankungen hervorrufen können, kommen auf der Haut und Schleimhaut vor (s. S. 243). Normalerweise wird ein Übergreifen auf andere Körperstellen verhindert. Unter Antibiotikagabe oder infolge Immunschwäche (bei Behandlung durch Zytostatika, bei AIDS u. a.) kann es dagegen zu einer starken Vermehrung von Pilzen und damit zu entsprechenden Erkrankungen kommen („opportunistische" Infektionen, s. S. 340).

Die **Soormykose** wird durch den Sproßpilz Candida albicans hervorgerufen (ein Hefepilz). Er ist der wichtigste pathogene Pilz beim Kind. Über die Soormykose der Windelgegend s. S. 69, über den Soorbefall von Mundhöhle und Darm s. S. 168. Eine Soorsepsis kommt z. B. in der Neugeborenenzeit vor. Sonst muß bei ausgedehnteren Soorinfektionen, z. B. bei Befall der Speiseröhre, an AIDS gedacht werden.

Die **Kryptokokkose** wird ebenfalls durch einen Hefepilz verursacht. Sie ist bei immunsupprimierten Patienten (z. B. AIDS) häufig. Es kann u. a. zu Pneumonie und zu Meningitis bzw. Meningoenzephalitis kommen, wobei das klinische Bild der tuberkulösen Meningitis ähnelt.

Die **Histoplasmose** ist eine Pilzinfektion, an der vor allem Kinder erkranken, und zwar besonders im mittleren Westen der USA, in der Karibik, in Südamerika und im tropischen Afrika. Eine opportunistische Infektion (z. B. bei AIDS) ist dann anzunehmen, wenn die Histoplasmose nicht auf die Lunge beschränkt bleibt (der Lungenbefall mit Kavernen und Schwellungen von Hiluslymphknoten, die z. T. verkalken, muß übrigens von der Tuberkulose abgegrenzt werden), sondern wenn z. B. ein sepsisartiges Bild auftritt.

Der Erreger der **Aspergillose** ist ein Schimmelpilz. Sie wird fast ausschließlich bei abwehrgeschwächten Patienten (unter immunsuppressiver Therapie, bei AIDS etc.) beobachtet (Pneumonie, Hirnabszeß u. a.).

9.5 Erkrankungen durch Protozoen

9.5.1 Toxoplasmose

Bei Kindern und Erwachsenen kommt es nach der Toxoplasmainfektion nur selten zu Krankheitserscheinungen (z. B. Lymphknotenschwellungen, gelegentlich Meningoenzephalitis), und dabei sind im jungen Erwachsenenalter schon über 50% durchseucht. Bei Immundefekten (AIDS usw.) spielt die Toxoplasmose dagegen eine große Rolle (s. S. 341), ebenso in Form der konnatalen Toxoplasmose – über Einzelheiten s. dort (S. 28).

9.5.2 Malaria

Die Malaria gehört zu den verbreitetsten Infektionskrankheiten. Jährlich sterben über 1 Million Menschen an Malaria. Die meisten dieser Todesfälle betreffen Kinder unter 5 Jahre, die Malaria ist also im jungen Kindesalter besonders gefährlich und trägt zu der hohen Kindersterblichkeit in der Dritten Welt bei. Malaria kommt in den Tropen und Subtropen vor, nämlich in Afrika, Südostasien, Indien, Mittel- und Südamerika („Sumpffieber", s. S. 252). In Europa erworbene Malaria-Erkrankungen gibt es nicht – eine Ausnahme stellt die Türkei dar. Sie treten in Zusammenhang mit Reisen in Malaria-Endemiegebiete auf, und zwar oft erst nach der Rückkehr.

Ansteckung: Sie erfolgt durch den Stich der Anophelesmücke (Stechmücke), durch den die Erreger der Malaria, die Plasmodien, in den Organismus gelangen. Befallen werden Leber und Erythrozyten (über die Zusammenhänge zwischen bestimmten Erkrankungen der roten Blutkörperchen und der Malaria s. S. 140). Der Entwicklungszyklus dieser Protozoen, der nur in wärmerem Klima ablaufen kann, ist im Mikrobiologiekapitel von Band I dargestellt.

Krankheitsbild: Es hängt davon ab, welche Plasmodienart die Infektion verursacht. So führen Plasmodium vivax und Plasmodium ovale alle 48 Stunden (jeden „3." Tag) zu Fieberanfällen *(Malaria tertiana)*, Plasmodium malariae zeigt alle 72 Stunden einen Fieberanfall (jeden „4." Tag, *Malaria quartana*), während bei Plasmodium falciparum unregelmäßig remittierend Fieberanfälle vorkommen. Diese sog. *Malaria tropica* ist der gefährlichste Malariatyp. Bei allen Formen von Malaria können im Anfang die typischen remittierenden Fieberanfälle fehlen, teils wird bei infizierten Kindern auch später die charakteristische Periodizität des Fiebers vermißt. Es treten Allgemeinsymptome auf wie Abgeschlagenheit, Kopf- und Gliederschmerzen, aber auch Husten, also grippale Krankheitszeichen, besonders häufig gastrointestinale Erscheinungen wie Appetitlosigkeit, Bauchschmerzen (teils eine Appendizitis nachahmend), Erbrechen und Durchfälle. Es entwickelt sich eine Anämie, regelmäßig auch eine Milzvergrößerung mit oder ohne Lebervergrößerung. Die gefährliche Malaria tropica zeigt bei Säuglingen und Kleinkindern eine neurologische Symptomatik mit Meningitis, Krämpfen, Koma, Lähmungen, Ataxie u. a. Eine nicht seltene Malariakomplikation ist das nephrotische Syndrom. Rezidive der Malaria kommen vor, teils noch bis zu 30 Jahre nach der ursprünglichen Erkrankung (Spätrezidive).

Es gibt auch eine *konnatale Malaria* (eine Fetopathie), die in den ersten Lebenstagen und -wochen uncharakteristische Krankheitszeichen hervorruft (Fieber, Appetitlosigkeit etc.).

Diagnose: Bei Patienten, die sich – wenn auch nur kurz (z. B. anläßlich einer Zwischenlandung) – in einem malariagefährdeten Gebiet aufgehalten haben, muß selbst bei uncharakteristischen Krankheitssymptomen an eine Malaria gedacht werden. In Endemiegebieten wird bei unklarem Fieber zunächst eine Malaria vermutet, und entsprechende Untersuchungen müssen schnellstens folgen. Die Frühdiagnose ist wegen der hohen Sterblichkeit der unbehandelten Malaria tropica wichtig (sie kann innerhalb 1–2 Wochen zum Tode führen). Die Plasmodien können im gefärbten Blutausstrich und nach Färbung eines auf einem Objektträger angetrockneten dicken Tropfens nachgewiesen werden, und zwar am besten während eines Fieberanfalls.

Behandlung und Prophylaxe: Verschiedene Malariamittel sind im Einsatz (Resochin, Fansidar, Lariam u. a.). Die zunehmende Resistenzentwicklung der Plasmodien gegen bestimmte Chemotherapeutika wird mit Sorge verfolgt (z. B. in Südostasien, Ost- und Zentralafrika, Südamerika). Dies betrifft auch die Prophylaxe, die in der Regel mit Resochin durchgeführt wird und schon mehrere Tage vor Reiseantritt beginnen soll. Erst 4–6 Wochen nach Verlassen des malariagefährdeten Gebietes darf die Chemoprophylaxe beendet werden. Nicht zu vernachlässigen sind bei Aufenthalt in Malaria-Endemiegebieten prophylaktische Maßnahmen wie der Einsatz von Insekt-Repellents (zum Einreiben) oder das Versprühen eines Insektenvertilgungsmittels, ferner das Tragen langer Hosen und langärmeliger Kleidungsstücke von der Dämmerung an sowie heller Garderobe (die dunkle zieht Moskitos an). Nachts sind intakte Moskitonetze zu verwenden, die den Körper an keiner Stelle berühren dürfen. Ein Malaria-Impfstoff ist in Vorbereitung. Erkrankungen und Tod sind meldepflichtig.

9.5.3 Leishmaniasen

Die Erreger der Leishmaniasen, die ebenfalls zu den Protozoen gehörenden Leishmanien, werden durch Sandfliegen übertragen. Wir unterscheiden:

1. Kala-Azar (eine viszerale Leishmaniase),
2. Orientbeule (eine kutane Leishmaniase),
3. amerikanische Haut- und Schleimhautleishmaniase.

Kala-Azar ist u. a. im Mittelmeerraum endemisch, aber auch in Indien, Afrika und Südamerika. Sie geht u. a. mit Durchfällen, Bronchitis, Fieber, Blutbildveränderungen, Milz-, Leber- und Lymphknotenvergrößerungen einher und führt unbehandelt meist zum Tode. Therapeutisch haben sich Antimon-Präparate sehr bewährt.

Die **Orientbeule** und die **amerikanische Haut- und Schleimhautleishmaniase** stellen Geschwüre dar. Die erstere ist prognostisch günstiger, sie kommt in Südeuropa, dem vorderen Orient und Asien vor.

9.5.4 Schlafkrankheit

Diese Erkrankung gibt es nur im tropischen Afrika (*„afrikanische Schlafkrankheit"*). Sie wird durch Trypanosomen hervorgerufen, die durch den Stich der Tsetsefliege übertragen werden. Es kommt zunächst zu Fieber und Lymphknotenschwellungen, später zum Befall des Zentralnervensystems mit Schlafsucht. Ohne Behandlung ist die Erkrankung tödlich. Medikamentös werden Germanin u. a. eingesetzt.

9.5.5 Amöbenruhr (Amöben-Dysenterie)

Sie wird nicht durch Bakterien – wie die Shigellosen (bakterielle Ruhr) –, sondern durch Protozoen (Amöben) verursacht und kommt in tropischen Gegenden vor. Die gefährlichste Komplikation ist der Leberabszeß.

9.5.6 Lambliasis

Wie einige der im nächsten Kapitel zu besprechenden Wurmkrankheiten so gehört auch die Lambliasis zu den *parasitären Darmerkrankungen*. Sie wird durch Lamblien hervorgerufen (also durch Protozoen). Diese haben birnenförmige Gestalt und sind mit 8 Geißeln besetzt (Geißeltierchen = Flagellaten). Die Übertragung dieser Kleinlebewesen wird durch unhygienische Lebensweise begünstigt. Sie besiedeln dann in großer Zahl den obersten Dünndarmabschnitt und können Verdauungsbeschwerden und Nabelkoliken hervorrufen. Die Lamblien können im Duodenalsaft mikroskopisch nachgewiesen werden, der zur Zeit der Untersuchung noch warm (!) sein muß. Im Stuhl werden neben den Lamblien auch ihre Dauerformen *(Zysten)* gefunden.

9.6 Erkrankungen durch Würmer

Wir unterscheiden hier Eingeweidewürmer (die Infektion erfolgt über den Darm) und Blutparasiten.

9.6.1 Erkrankungen durch Eingeweidewürmer

Madenwürmer (Oxyuren)

Es handelt sich um fadenförmige, weiße Würmer (Oxyuris). Sie gehören wie einige andere dieser Gruppe zu den Fadenwürmern. Die Weibchen sind etwa 1 cm, die Männchen etwa 0,5 cm lang.

Epidemiologie: Die Würmer halten sich im Dickdarm auf. In den ersten Nachtstunden wandern sie aus dem After heraus und legen in der Aftergegend ihre Eier ab. Durch Kratzen am After gelangen die Eier an die Finger sowie unter die Fingernägel und bei ungenügender Sauberkeit in den Mund *(Selbstansteckung)*. Daneben kommen andere Oxyurenträger als Ansteckungsquelle in Betracht, ferner können Oxyureneier auf ungewaschenem Obst und Gemüse (Fäkaliendünger) in den Körper gelangen. In Heimen und Kindergärten spielt auch die Übertragung der Oxyureneier im Bett- und Zimmerstaub eine Rolle. Das Badewasser und die Kleidung können ebenfalls Oxyureneier enthalten.

Krankheitsbild: Beschwerden können fehlen. Selten kommen Bauchschmerzen vor. In der Umgebung des Afters verursachen die Würmer Juckreiz, der so heftig sein kann, daß die Nachtruhe erheblich gestört wird. Bei Mädchen kommt es mitunter zum Hochwandern der Oxyuren in die Scheide. Entzündungen (Vulvovaginitis, s. S. 477) werden dadurch begünstigt.

Diagnose: Die Mutter wird auf den Wurmbefall dadurch aufmerksam, daß sie die kleinen, sich bewegenden Würmer auf der Oberfläche des Stuhls sieht. Eier werden im Stuhl kaum gefunden. Der Nachweis der Oxyureneier gelingt am sichersten mit Hilfe eines Tesafilmstreifens, der kurzfristig morgens vor dem Aufstehen auf die Aftergegend geklebt worden ist und dann auf einem Objektträger für die mikroskopische Untersuchung befestigt wird.

Behandlung und Prophylaxe: Die Wurmkur wird mit *Molevac* durchgeführt (eine einzige orale Dosis, die Kur sollte nach 14 Tagen wiederholt werden); Stuhl und evtl. Wäsche färben sich dadurch rot. Die übrigen Familienmitglieder, die ebenfalls Oxyurenträger sein können, sind mit zu behandeln. Bei ausbleibender Reinfektion sind auch ohne Behandlung nach spätestens 3 Monaten alle Oxyuren abgestorben. Nachts muß eine enganliegende Unterhose getragen werden, die täglich ausgekocht wird. Die Fingernägel müssen kurzgeschnitten sein und immer gut gesäubert werden. „Nach dem Stuhlgang, vor dem Essen Händewaschen nicht vergessen!" Außerdem ist ein morgendliches Säuberungssitzbad erforderlich (Waschen der Aftergegend).

Spulwürmer (Askariden)

Die regenwurmartigen Askariden (Ascaris lumbricoides) sind gelblich oder rosa gefärbt. Die Weibchen haben eine Länge von 20 bis 40 cm, die Männchen sind etwa 10 bis 20 cm lang.

Epidemiologie: Ein Weibchen kann 20 Millionen Eier legen. Die mit dem menschlichen Stuhl ausgeschiedenen Eier sind zunächst ungefährlich. Sie müssen erst eine mehrwöchige Vorentwicklung durchmachen, was nur in der Außenwelt möglich ist (in feuchter Erde, im fäkalienhaltigen Dünger u. ä.). Gelangen sie dann beim Spielen im Sand oder durch den Genuß von rohem, schlecht gesäubertem Obst und Gemüse in den Verdauungstrakt des Menschen, so schlüpfen im Dünndarm aus den Eiern nach wenigen Tagen kleine wurmartige Larven aus. Nach Durchbohrung der Darmwand werden sie mit dem Blut der Pfortader in die Leber und dann in die Lunge transportiert (s. S. 101). Sie bohren sich einen Weg in die Lungenbläschen und wandern allmählich durch den Schlag des Flimmerepithels in den Atemwegen nach oben, werden verschluckt und gelangen wieder in den Dünndarm. Hier wachsen sie innerhalb von etwa 6 Wochen zu geschlechtsreifen Würmern heran.

Krankheitsbild: Die Askariden können dann vom Dünndarm aus in die Gallenwege und auch in den Magen wandern, unter Umständen sind sie im Erbrochenen zu finden. Außer Erbrechen können sie Appetitlosigkeit und „Nabelkoliken" verursachen. Durch Zusammenballungen von Spulwürmern – teils beherbergt ein und dasselbe Kind 100 Exemplare und mehr – kann es zum Darmverschluß kommen.

Diagnose: Nachweis der Wurmeier im Stuhl.

Behandlung und Prophylaxe: Zur Wurmkur wird teils ein *Piperazin* verwendet. Es ruft gelegentlich Krämpfe hervor. *Helmex* ist harmloser. Kurz vor der Ernte sollte nicht mit Fäkalien gedüngt werden. Obst und Gemüse müssen vor dem Genuß sorgfältig gewaschen werden.

Peitschenwurm

Er ist 5 cm lang, sein dünnes Kopfende ähnelt einer Peitschenschnur. Wie beim Spulwurm müssen die Eier in der Außenwelt eine Vorentwicklung durchmachen. Die Übertragungsart ist ebenfalls die gleiche wie bei Spulwürmern. Klinische Erscheinungen sind selten.

Bandwürmer

Sie haben einen zarten, kleinen Kopf mit meist 4 Saugnäpfen, an den sich mehr oder weniger zahlreiche, immer größer werdende Glieder anschließen. Es gibt verschiedene Arten, nämlich den bis zu 5 m langen Schweinebandwurm, den bis zu 10 m langen Rinderbandwurm (Abb. 17.32), den etwa ebenso langen Fischbandwurm und den nur 0,5 cm langen Hundebandwurm.

Epidemiologie: Die Bandwurmeier entwickeln sich über ein Zwischenstadium **(Finnen)** zum fertigen Bandwurm. Das Finnenstadium wird beim *Schweine-, Rinder- und Fischbandwurm* in der betreffenden Tierart durchgemacht *(Zwischenwirt)*. Die Ansteckung erfolgt hier durch den Genuß von rohem Fleisch oder Fisch, in dem sich die Finnen befinden. Im Darm des Menschen entstehen aus den Finnen Bandwürmer. Beim *Hundebandwurm* ist umgekehrt der Hund Träger

Abb. 17.32 Bandwurm; Kopf mit einer Reihe von Gliedern, verschiedene Stellen der Gliederkette entnommen (nach HERTWIG). (Aus: OEHME, J., STEHR, K., WOLF, H.: Infektionskrankheiten. In: W. CATEL: Das gesunde und das kranke Kind. Hrsg. von E. GLADTKE, J. OEHME, J. SCHAUB (Hrsg.): 12. Auflage, Thieme, Stuttgart 1983.)

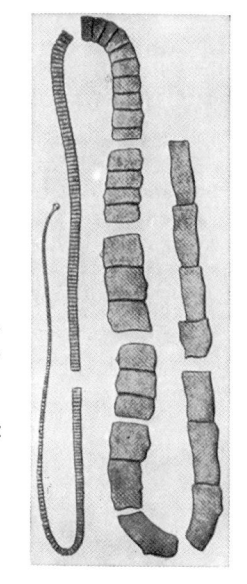

des Bandwurms, Zwischenwirt ist u. a. der Mensch. Wenn Gesicht und Hände vom Hund beleckt werden, kann der Mensch die Eier des Hundebandwurms aufnehmen. Die sich aus diesen Eiern im menschlichen Organismus entwickelnden Finnen werden *Echinokokken* genannt.

Krankheitsbild: Die Echinokokken können in vielen Organen des Menschen wachsen (z. B. Leber, Lunge, Gehirn, Auge) und schwere Symptome hervorrufen. Diese Erkrankung ist jedoch in unseren Gegenden selten. Der Rinderbandwurm und der seltene Schweinebandwurm machen oft keine Beschwerden, mitunter kommt es zu Leibschmerzen und Abmagerung. Der ebenfalls seltene Fischbandwurm kann eine perniziosiforme Anämie (s. S. 137) hervorrufen.

Diagnose: Beim Echinokokkus z. B. durch einen Intrakutantest, beim Rinder- und Schweinebandwurm durch den Nachweis der abgestoßenen Glieder im Stuhl, die in Form und Farbe Bandnudeln ähneln, beim Fischbandwurm (und auch beim Schweinebandwurm) durch Untersuchung des Stuhls auf Wurmeier.

Behandlung und Prophylaxe: Die Echinokokken werden operativ entfernt, sonst Behandlung mit *Yomesan* (bei obstipierten Patienten vor der Kur für Darmentleerung sorgen). Die Wurmkur ist beim Befall mit Schweine-, Rinder- oder Fischbandwürmern nur dann erfolgreich gewesen, wenn der Kopf mit abgegangen oder zerstört worden ist. Von ihm aus erfolgt nämlich das Wachstum der Glieder. Der Stuhl mit den abgegangenen Gliedern wird mit Formalin versetzt und muß mehrere Stunden stehenbleiben.

Trichinose

Sie wird durch *Trichinen,* den kleinsten Wurmparasiten des Menschen, hervorgerufen (Länge 1,5 mm). Die Übertragung erfolgt durch infiziertes, rohes bzw. nicht ausreichend erhitztes Schweinefleisch. Die im Menschendarm aus den geschlechtsreifen Würmern hervorgehenden Larven dringen in die Skelettmuskulatur ein. Es kommt u. a. zu Muskelschmerzen, Durchfällen und Fieber. Die Trichinose kann zum Tode führen. Durch den gesetzlichen Fleischbeschau kommt diese meldepflichtige Erkrankung praktisch nicht mehr vor.

9.6.2 Erkrankungen durch Blutparasiten

Bilharziose (Schistosomiasis)

Sie wird durch Bilharzien[40] (Schistosomen) hervorgerufen und ist nur in den Tropen und Subtropen verbreitet; denn nur dort sind die Gewässer für die entsprechenden Zwischenwirte (Schnecken) warm genug: Afrika, Südamerika, China, Japan etc. Nach Schätzungen sollen z. Z. 300 Millionen Menschen daran erkrankt sein. Die Kinder werden beim Baden oder beim Genuß von „Trinkwasser" infiziert, indem sich Schwanzlarven aktiv durch die Haut bzw. Schleimhäute bohren und in die Venen gelangen. Wir unterscheiden eine *Urogenital-Bilharziose* mit Befall der Harnblase und der Harnleiter (Hämaturie, Hydronephrose usw.) und eine *Darm-Bilharziose* (u. a. Durchfälle und Übergang in Leberzirrhose).

Behandlung und Prophylaxe: Neben der medikamentösen Therapie ist die Schneckenbekämpfung prophylaktisch wichtig, ebenso in Endemiegebieten die Beachtung bestimmter hygienischer Maßnahmen (Vermeidung der Aufnahme infizierten Wassers, Badeverbot in Uferregionen und Tümpeln).

Filariose

Die Erreger, die *Filarien,* sind Fadenwürmer. Sie werden durch verschiedene Stechmücken übertragen und sind an feuchtes, warmes Klima gebunden (Afrika, Süd- und Mittelamerika, Asien). Die Infektion erfolgt in Endemiegebieten oft schon in früher Kindheit und kann zu Fieber, abszedierender Lymphangitis sowie Lymphadenitis führen. Auch Erblindungen kommen vor („Flußblindheit"). Infolge Verstopfung von Lymphgefäßen (durch absterbende Filarien) entsteht eine Elephantiasis (unförmige Anschwellung) der betreffenden Extremität, evtl. auch des Skrotums oder der weiblichen Brust. Wenn retroperitoneale Lymphgefäße verlegt werden, tritt eine Chylurie auf (milchig getrübter Harn infolge Beimengung von fetthaltiger Lymphe, also von Chylus). Auch ein Chylothorax kann sich bilden (milchig aussehender Pleuraerguß, chylushaltig).

Diagnose: Die Diagnose wird durch Nachweis der Larven (Mikrofilarien) im Blut gestellt (dicker Tropfen).

Behandlung: Sie erfolgt medikamentös.

---

[40] nach dem Entdecker dieses Wurmes, dem deutschen Arzt Th. Bilharz, benannt

Weiterführende Literatur

GERMER, W. D., LODE, H., STICKL, H. (Hrsg.): Infektions- und Tropenkrankheiten, AIDS, Schutzimpfungen. 3. Auflage, Springer, Berlin, Heidelberg, New York 1987

SCHMITT, H.-J., POLSKY, B.: AIDS. Virologie, Epidemiologie und Management. Marseille Verlag, München 1987

SCHULTE, F. J., SPRANGER, J.: Lehrbuch der Kinderheilkunde. 26. Auflage, Fischer, Stuttgart, New York 1988

SPIESS, H. (Hrsg.): Impfkompendium. 3. Auflage, Thieme, Stuttgart, New York 1987

STICKL, H., WEBER, H.-G.: Schutzimpfungen, Grundlagen und Praxis. Hippokrates, Stuttgart 1987

WAHN, U., SEGER, R., WAHN, V. (Hrsg.): Pädiatrische Allergologie und Immunologie. Fischer, Stuttgart, New York 1987

18. Teil: Krankheiten des Nervensystems und der Muskulatur

EKKEHART DIETERICH

1 Begriffsbestimmung und diagnostische Möglichkeiten

1.1 Allgemeine Übersicht

Erkrankungen des Nervensystems und der Muskulatur äußern sich mindestens mit einem der 4 folgenden *Leitsymptome:*
- Störungen der Sinnesfunktionen wie Hören, Sehen oder Riechen,
- Störungen der Körperempfindungen und Bewegungsabläufe,
- Störungen der geistigen Entwicklung und/oder des Verhaltens,
- Krampfanfälle oder anfallsartige Störungen des Bewußtseins.

Diese 4 Leitsymptome können einzeln oder kombiniert eine der 6 kinderneurologischen *Krankheitsgruppen* anzeigen:
- Fehlbildungen des Nervensystems,
- perinatale und postnatale Schädigungen des Nervensystems,
- Entzündungen des Nervensystems oder der Muskulatur, angeborene Störungen des Stoffwechsels, der Nerven oder Muskelzelle,
- Durchblutungs- und/oder Versorgungsstörungen des Nervensystems oder der Muskulatur,
- Tumoren des Nervensystems,
- zerebrales Anfallsleiden.

Die wichtigste Differentialdiagnose ist die Unterscheidung zwischen perinatalen und postnatalen *erworbenen Schäden* des Nervensystems (sog. Residualschaden oder Defektsyndrom) und *fortschreitenden,* unter Umständen zum Tode führenden Hirnerkrankungen. Dabei ist zu beachten, daß eine Funktion erst als gestört oder fehlend erkannt werden kann, wenn sie im Laufe der psychomotorischen Entwicklung „abgerufen" wird. Die einer Funktionsstörung zugrunde liegende Gewebsschädigung ist zeitlich mitunter lange vor dem Beginn des neurologisch faßbaren Symptoms eingetreten. Zur Klärung der Frage, ob die Symptomatik einer perinatal oder postnatal erworbenen Schädigung oder einer fortschreitenden Erkrankung zuzuordnen ist, bedarf es der Erhebung einer ausführlichen Anamnese und gründlichen internen sowie neurologischen Untersuchung des Kindes.

1.2 Anamnese

Für Diagnose, Therapie und Prognose vieler Erkrankungen im Kindesalter ist die *Anamnese* wichtiger als der Befund. Das Ergebnis der Vorgeschichte bestimmt den weiteren Untersuchungsgang und erspart oft eingreifende Untersuchungen und diagnostische Irrwege.

Zunächst interessieren *Erkrankungen bei Geschwistern, Eltern, Elterngeschwistern und Großeltern.* Hierzu gehören Fragen nach Aborten, Fehlgeburten, Zahl, Alter und Gesundheitszustand der Geschwister sowie Blutsverwandtschaft der Eltern. Familiäre Erkrankungen des Nervensystems, Suizide, Geisteskrankheiten, Mißbildungen oder Epilepsien werden oft aus Schuldgefühlen oder wegen der Anwesenheit des Ehepartners verschwiegen. Bei Verdacht auf eine genetisch bedingte Erkrankung ist es daher zweckmäßig, die Angehörigen zu einem späteren Zeitpunkt getrennt zu befragen.

Viele neuropädiatrische Erkrankungen haben eine *pränatale Ursache.* Fehlbildungen des Zentralnervensystems erfolgen meist in den ersten drei Schwangerschaftsmonaten. Daher ist die Frage nach Blutungen, Abortgefahr, Infektionskrankheiten, Operationen, Röntgenstrahleneinwirkung, Diabetes, Toxikosen, Anämien, Geschlechtskrankheiten, Unfällen und Medikamenteneinnahmen von besonderer Bedeutung.

Perinatale Hirnschädigungen spielen als alleinige oder zusätzliche Ursache bei vielen Residualschäden eine ausschlaggebende Rolle. Es bedarf deshalb einer sorgfältigen Rekonstruktion der Geburt und der Neonatalperiode. Wichtig sind Tragzeit, Wehendauer, Blasensprung, Verhalten der kindlichen Herztöne, Narkose, Geburtsdauer, Lage des Kindes, Zustand nach der Geburt (lebensfrisch, zyanotisch, abnorm blaß, ikterisch, nach Möglichkeit APGAR-Index), Wiederbelebungsmaßnahmen, Gewicht, Größe und Kopfumfang.

Prä- oder perinatale Hirnschäden führen oft zu *Störungen in der Neugeborenenperiode* wie Trinkschwäche, Muskelschwäche, Schläfrigkeit, Übererregbarkeit, Krämpfe und Atempausen. Oft wissen Eltern über derartige Störungen in der Neugeborenenperiode nicht ausreichend Bescheid; es lohnt sich, Befundberichte der Entbindungsklinik oder weiterbehandelnden Klinik einzuholen.

Die *psychomotorische Entwicklung* im Säuglings- und Kleinkindesalter ist für die Beurteilung des Zeitpunktes der Hirnläsion sowie für die Differenzierung zwischen erworbener Gewebsschädigung (Residualschaden) und fortschreitenden Erkrankungen des Nervensystems oder der Muskulatur (prozeßhaftes Geschehen) entscheidend.

Aus der *Entwicklungsanamnese* wird man erfahren, ob sich das Kind bis zum Zeitpunkt der Untersuchung normal oder verzögert (retardiert) entwickelt hat, oder man kann feststellen, daß nach zunächst normaler Entwicklung ein *Entwicklungsstillstand* einsetzte, unter Umständen ein *Entwicklungsknick* und *Entwicklungsrückschritt*. Die Angaben der Eltern oder Großeltern zu den Entwicklungsstufen sind allein oft nicht ausreichend. Folgende Hilfsmittel können hier von großer Bedeutung sein: Das Photoalbum der Säuglingszeit oder angefertigte Filme erlauben häufig, an der Haltung und der Motorik des Kindes Bewegungsstörungen zu erkennen. Ebenso hilfreich können Zeichnungen aus der Kindergartenzeit, Einschulungstestergebnisse und Schulhefte sein, da diese einen Entwicklungsstillstand oder gar Entwicklungsabbau sehr eindrücklich zum Ausdruck bringen können.

1.3 Neuropädiatrische Untersuchung

Die Untersuchung eines Kindes beginnt mit der einfachen *Beobachtung* seines Verhaltens gegenüber der Umgebung (Mitpatienten, Eltern, Untersucher). Bereits die einfache Beobachtung der Spontanmotorik vermittelt nützliche Hinweise auf statomotorische Entwicklungsrückstände, Intelligenz und Verhalten. Die Beobachtung von Körperhaltung, Gesamtmotorik, Spontansprache und unwillkürlichen Bewegungsabläufen erlaubt manchmal Befunde zu erheben, die durch keine andere Untersuchungsmethode gewonnen werden können. Je jünger das Kind ist, um so mehr muß man sich bemühen, die Untersuchungssituation in eine Spielsituation zu verwandeln, denn die Kooperation des Kindes ist die wichtigste Voraussetzung für eine aussagekräftige Untersuchung.

Wenn ein Kleinkind die Untersuchung der Motorik und Koordination als Spiel versteht, wird die freie Beobachtung von Gehen, Springen, Stuhl- und Treppensteigen, aber auch die Prüfung wie Strichgang, Blindgang und einbeiniges Hüpfen ohne Schwierigkeiten zu untersuchen sein.

Kleinkinder und jüngere Schulkinder haben Angst vor dem Entkleiden; man untersucht deshalb vorher den Schädel und die Hirnnerven, und erst, wenn man glaubt, das Vertrauen des Kindes gewonnen zu haben, überläßt man ihm selbst die Entkleidung, aus der Beobachtung des Öffnens von Knöpfen, von Gürteln, des Ausziehens von Pullovern, Hemdchen und Hosen können sich wiederum wertvolle Hinweise auf feinmotorische und koordinative Funktionen dieses Kindes ergeben.

Der Allgemeinbefund des Kindes wird ergänzt durch eine *sorgfältige Inspektion der Haut*. Dabei achtet man auf Veränderungen der Pigmentation, der Durchblutung und insbesondere auf lokale Hautveränderungen in der Mittellinie vom Schädel bis zum Steißbein.

Zum Allgemeinbefund gehören auch die *metrische Feststellung* von *Körpergröße, Gewicht* und *Kopfumfang,* unter Umständen auch von Länge und Umfang der Extremitäten. Die ermittelten Werte müssen jeweils in Beziehung zur Altersnorm bzw. zu ihren physiologischen Abweichungen gesetzt werden.

Beim *akut kranken Kind* liegen die Verhältnisse anders. Hier geht es darum, in kurzer Zeit einen Überblick über Bewußtseinslage, Vitalfunktionen (Herz, Kreislauf, Atmung, Temperatur) und grobe neurologische Ausfälle zu gewinnen, um zu einer therapeutischen Entscheidung zu kommen.

1.3.1 Hirnnervenfunktion

N. olfactorius (I): Die Prüfung des *Geruchssinnes* erfolgt durch Riechenlassen an verschiedenen aromatischen Riechstoffen. Vorübergehende Geruchsstörungen (Anosmie) kommen bei Infekten des Nasen-Rachen-Raumes oder der Nasennebenhöhlen vor. Bleibende Anosmien finden sich bei Erkrankungen, die zu Läsionen des N. olfactorius im Bereich der Siebbeinplatte, des Bulbus oder Tractus olfactorius führen, z. B. Meningitis, Hydrozephalus, Schädeltraumen.

Die Untersuchung des **N. opticus** (II) und der **Retina** erfolgt durch *Visus- und Gesichtsfeldbestimmung*. Eine neurologische Untersuchung sollte stets eine eingehende augenärztliche Untersuchung einbeziehen. Von besonderer Bedeutung ist die *Fundoskopie* (Spiegelung des Augenhintergrundes). Um den Augenhintergrund mit dem Augenspiegel gut zu erkennen, bedarf es der Vorbereitung des Kindes durch das Eintropfen eines Mydriatikums zur Pupillenerweiterung. Von besonderem Interesse am Augenhintergrund sind die Größe, Form, Farbe, Begrenzung der Papille (Eintrittsstelle des Sehnerven). Die häufigsten pathologischen Papillenbefunde sind Stauungspapille, Optikusatrophie und Papillitis.

Als *Stauungspapille* oder Papillenödem bezeichnet man Unschärfen und Schwellungen der Papille auf Grund einer Erhöhung des intrakraniellen Druckes und/oder des Venendruckes. Die häufigste Ursache einer Stauungspapille ist ein Hirntumor. Weitere Ursachen für eine Stauungspapille bei zerebralen Erkrankungen mit intrakranieller Druckerhöhung sind Hirnabszeß, sub- und epidurales Hämatom, Sinusthrombose, Schädel-Hirn-Traumen, Status epilepticus und akute Enzephalitis und Enzephalopathie.

Die *Optikusatrophie* ist ein unspezifisches Symptom. Die sichtbare Abblassung der Papille beruht auf einer Minderdurchblutung und Gliawucherung im Papillenbereich. Besteht lange Zeit eine Stauungspapille, so führt die dann entstehende Optikusatrophie zu einer konzentrischen Einengung der Gesichtsfelder und einem Visusverlust.

Einer Schwellung der Papille (sog. *Papillitis*) kann auch eine lokale Erkrankung des N. opticus zugrunde liegen. Eine „Neuritis optica" kann etwa bei akuten und chronischen Infektionskrankheiten, Vergiftungen und Enzephalomyelitiden, d. h. bei der sog. multiplen Sklerose auftreten. Die Netzhaut beteiligt sich auch an einer Reihe zentralnervöser umfassenderer Stoffwechselstörungen, ist teilweise weißlich geschwollen und bietet schließlich das Bild einer Pigmententartung.

Eine spezielle augenfachärztliche Untersuchung ist bei geringstem Verdacht auf eine **Bewegungsstörung der Augen** einzuleiten. In den ersten Lebenswochen benutzt man zur orientierenden Funktionsprüfung das physiologische *Puppenaugen-Phänomen*. Der Kopf des Säuglings wird passiv ruckartig seitwärts, nach hinten und vorn bewegt. Dabei drehen sich die Bulbi beim Gesunden entgegengesetzt in die Endpositionen. Liegt eine Augenmuskellähmung vor, gelingt das in Richtung des gelähmten Muskels nicht. Ältere Kinder klagen bei erworbenen Augenmuskelparesen über *Doppelbilder* bzw. neigen zu deren Vermeidung den Kopf zur Seite oder kneifen ein Auge zu. Kleinkinder und ältere Kinder mit angeborenen oder früh erworbenen Augenmuskelparesen nehmen keine Doppelbilder wahr. Zunächst werden diese unterdrückt, später kommt es zu einer sekundären *Erblindung (Amaurose)* des betroffenen Auges.

Von besonderer Bedeutung ist die Untersuchung der *Pupillenreaktionen*. Bei der Inspektion der Pupillen achtet man auf Größe, Größenunterschiede und Entrundungen. Bei Belichtung einer Pupille verengt sich physiologischerweise auch die andere (konsensuelle Lichtreaktion). Bei der Beurteilung der Pupillenweite und ihrer Reaktionen sollte folgendes bedacht werden: Die Verabfolgung von Mydriatika Stunden oder Tage vor der Untersuchung muß zur Fehlbeurteilung führen. In den ersten Lebenswochen sind die Pupillen physiologischerweise eng; ebenso finden sich enge Pupillen im Schlaf. Bei Klein- und Schulkindern sind die Pupillen physiologischerweise weit, was durch Angst und Schmerz verstärkt werden kann. Der wichtigste pathologische Pupillenbefund ist die *amaurotische Pupillenstarre* (Störungen in Retina, Sehnerv, primärem Sehzentrum). Patienten mit kortikal (Hirnrinde) bedingter Amaurose haben normale Pupillenreaktionen. Eine vorübergehende einseitige Mydriasis findet sich bei Bulbustrauma, nach fokalem Krampfanfall, bei einseitigen Schädel-Hirn-Traumen oder subduralem Hämatom.

Ptosis (Hängen des Augenlides), *Schielen* (Strabismus) oder *Nystagmus* (rhythmische, horizontale oder vertikale oder rotatorische ruckartige Augenbewegungen) sind stets Zeichen einer neurologischen Erkrankung und müssen augenfachärztlicherseits exakt beurteilt werden.

N. trigeminus (V): Sein motorischer Anteil versorgt die *Kaumuskulatur*. Seine Funktion prüft man durch kräftiges Zusammenbeißen der Zähne und Sprechen von Worten. Die sensiblen Anteile des N. trigeminus versorgen die *Haut des Gesichtes* und des Vorderhauptes, ferner die *Schleimhäute von Nase und Mundhöhle,* die *Zunge* und die *Zähne* sowie die *Kornea*. Der empfindlichste Indikator für eine Störung im sensiblen Trigeminusbereich ist das Fehlen des Kornealreflexes.

N. facialis (VII): Dieser motorische Hirnnerv versorgt die gesamte *mimische Muskulatur*, außerdem den M. stapedius des Mittelohres. Zur Funktionsprüfung beobachtet man zunächst die Spontanmimik. Vorhandene Störungen (Parese) können durch Stirnrunzeln, Augenbrauenzusammenziehen, Augenzukneifen, Zähnezeigen und Backenaufblasen verstärkt werden. Die Rückbildung einer *Fazialisparese* erfolgt in der Regel zuerst im Stirnast und zuletzt im Mundast. Zahnstellungsanomalien, Gesichtsnarben oder knöcherne Asymmetrien des Gesichtsschädels können eine leichte Fazialisparese vortäuschen.

N. vestibulocochlearis (VIII): Er versorgt das *Gehör* und *Gleichgewichtsorgan*. Schon bei dem geringsten Verdacht auf eine Hörstörung ist eine eingehende hals-nasen-ohren-ärztliche Untersuchung erforderlich. Auf *Taubheit* verdächtig ist ein Kind, wenn es nicht spricht, obwohl es laut lachen und schreien kann. *Schwerhörige Kinder* verstümmeln die Worte, verändern den Vokalklang und vertauschen ähnlich klingende Wörter. Sie neigen zu unnatürlich lautem, unartikuliertem Kreischen. Gelegentlich berichten die Eltern, daß das Kind jedesmal dann erschrickt, wenn sie sich ihm von hinten nähern. Ein Kind, das regelmäßig auf leise Geräusche, leise Musik, leise Sprachlaute oder imitierte Tierlaute reagiert, hat keine ausgeprägte periphere Hörstörung, ebensowenig ein Kind, das beim Spiel stets tönendes Spielzeug bevorzugt und zum Klingeln bringt, vorausgesetzt, daß das tönende Spielzeug nicht vibriert. Einige *altersspezifische Hörreaktionen* während des 1. Lebensjahres sollten stets geprüft werden: In den ersten 3 Lebensmonaten Änderung des Verhaltens bei plötzlichem lautem Geräusch, Beruhigung bei Zuspruch seitens der Mutter, Lauschen auf den Ton eines Glöckchens und Beginn der Lallperiode im 2.–3. Monat. Im 4.–6. Lebensmonat sollte festgestellt werden, daß eine leichte Kopfwendung in Richtung einer Schallquelle erfolgt, das Kind auf einen Stimmgabelton lauscht und beim Ertönen von Musik mit Schreien aufhört. Im 7.–9. Monat sollte ein Kind auf Zuruf reagieren, seine Stimme, um Beachtung zu finden, gebrauchen und auf das Ticken einer an das Ohr gehaltenen Uhr lauschen. Im 10.–12. Lebensmonat sollte ein Kind stimmliche Reaktionen auf Musik zeigen, auf leise Zusprache auf 1 m Entfernung reagieren und zwei und mehr Worte verständlich sprechen. Bei geringem Verdacht auf eine Hörstörung bedarf es einer *audiometrischen Untersuchung* (s. S. 583) in einer Spezialabteilung einer Hals-Nasen-Ohren-Klinik oder in der pädoaudiologischen Untersuchungsstelle einer Schwerhörigen- oder Gehörlosenschule.

Die Pars vestibularis des N. vestibulocochlearis (VIII) versorgt das *Gleichgewichtsorgan*. Beim akuten Ausfall eines Vestibularisapparates, was zu Schwindel, Nystagmus und Fallneigung führt, muß an eine Enzephalomeningitis gedacht werden, z. B. bei einer Parotitis epidemica. Bei chronisch fortschreitendem Ausfall des N. vestibularis fehlt der Schwindel und manchmal auch der spontane Nystagmus. Einseitige Läsionen können mit Kopfschiefhaltung zur Herdseite hin einhergehen (labyrinthärer Schiefhals).

Wegen der anatomischen Nachbarschaft der Kerngebiete des **N. glossopharyngeus** (IX) und des **N. vagus** (X) sind isolierte Störungen der einzelnen Nerven eine Ausnahme. Als Folge einer Parese dieser Hirnnerven treten *Schluckstörungen* (Dysphagie) und *Sprachstörungen* auf. Entsprechende Funktionsprüfungen überlasse man dem Hals-Nasen-Ohren-Arzt.

N. accessorius (XI): Dieser rein motorische Hirnnerv versorgt den *M. sternocleidomastoideus* und den oberen Teil des *M. trapezius*. Die Funktion des Sternocleidomastoideus prüft man durch Kopfdrehen zur Gegenseite gegen Widerstand (Hand an die Wange des Kindes). Bei einseitiger Lähmung kann der Kopf nicht vollständig zur gesunden Seite gedreht werden. Beidseitige Paresen verhindern das Anheben des Kopfes aus der Rückenlage. Die Parese des oberen Trapeziusanteiles äußert sich in Schulterschiefstand, verminderter Kraft beim Schulterheben und Tiefstand mit Abheben der Schulterblätter. Diese Befunde spielen jedoch auch bei Erkrankungen der Muskulatur eine große Rolle, z. B. bei progressiver Muskeldystrophie (s. S. 376).

N. hypoglossus (XII): Dieser ebenfalls rein motorische Hirnnerv versorgt die *Zungenmuskulatur*. Bei doppelseitigem Ausfall werden erhebliche Kau-, Schluck- und Sprachstörungen hervorgerufen. Die Zunge liegt schlaff und bewegungsarm im Mund und kann nicht vorgestreckt werden. Im Säuglings- und Kleinkindesalter ist die infantile spinale Muskelatrophie (WERDNIG-HOFFMANN) die häufigste Ursache doppelseitiger Hypoglossusparesen.

1.3.2 Sensomotorik

Die Untersuchung der Sensomotorik beinhaltet die Prüfungen der *Motorik* und *Motilität*, des *Muskeltonus*, der *Koordination*, der *Sensibilität* und des *Reflexverhaltens*.

Motorik und Motilität: Unter Motilität versteht man die aktive Beweglichkeit von Rumpf und Extremitäten hinsichtlich Richtung und Intensität; sie bezieht sich in erster Linie auf die quantitativen Eigenschaften der Bewegungen. Motorik wird definiert als koordinierter Bewegungsablauf und bezieht sich in erster Linie auf die qualitativen Eigenschaften der Bewegungen.

Vor der Untersuchung der Motorik orientiert man sich zunächst über *Muskelmasse, Muskelkonsistenz* und *Muskelkraft*, wobei sogleich auf *Schmerzhaftigkeit*, verzögerte *Entspannung* und abnorm rasche *Ermüdbarkeit* der Muskeln geachtet wird. Eine *Zunahme der Muskelmasse* (Hypertrophie) wird durch große Aktivität bedingt oder kann vorgetäuscht werden als sog. *Pseudohypertrophie*, wobei eine scheinbare Zunahme der Muskelmasse infolge Einlagerung von Fettgewebe vorliegt, z. B. bei Muskeldystrophien am häufigsten beim Typus DUCHENNE. Eine *Verminderung der Muskelmasse* tritt insbesondere bei Myopathien (myogen) und bei allen Erkrankungen des peripheren Nervens (neurogen) auf. Der Muskelschwund infolge Gelenkerkrankungen und Immobilisierung wird als *Inaktivitätsatrophie* bezeichnet. Eine Verminderung der Muskelkraft kann durch die verschiedensten neurologischen und myopathischen Erkrankungen bedingt sein. Eine regionäre schlaffe Muskelschwäche (schlaffe Parese) ist in der Regel neurogen bedingt, sofern nicht beim Kleinkind und Säugling eine Schmerzlähmung infolge Erkrankung von Gelenken oder Weichteilen vorliegt.

Abnorm rasche Ermüdbarkeit und verzögerte Erholungsfähigkeit der Skelettmuskulatur von wechselnder Intensität sind die Leitsymptome des *myasthenischen Syndroms*. Schmerzhaftigkeit der Muskulatur bei Anspannung und Kontraktion tritt häufig bei den Muskelentzündungen auf. Anfallsweise, spontane schmerzhafte Muskelkrämpfe, sog. Krampi, können auf peripheren Zirkulationsstörungen (Varizen), Stoffwechselstörungen (Diabetes), endokrinen Störungen (Hypothyreose) und Neuropathien (Polyneuritis) beruhen. Bei der Prüfung der Motorik ist außerdem auf *Mitbewegungen* zu achten; es sind unwillkürliche, automatische Bewegungen, welche willkürliche und halbreflektorische Bewegungen begleiten, die in einem anderen Innervationsgebiet ablaufen. Man unterscheidet *unkontrollierte* (z. B. das BELLsche Phänomen) und *kontrollierte Mitbewegungen* (z. B. das Armpendeln beim Gehen). Diese normalen Mitbewegungen können unter pathologischen Verhältnissen vermindert sein oder fehlen. Von großer Bedeutung sind pathologische Mitbewegungen z. B. assoziierte Mitbewegungen. Assoziierte Massenbewegungen treten nach spastischen Paresen auf und bestehen aus Beuge- und Streckmustern an Armen und Beinen. Sie können durch Teilbewegung der paretischen Extremität oder durch eine beliebig lokalisierte starke Willkürinnervation ausgelöst und in die kompensatorische Willkürmotorik eingebaut werden. Neben den Mitbewegungen ist bei der Prüfung der Motorik und Motilität auf das Auftreten sog. *Hyperkinesen* zu achten. Es handelt sich um eine vermehrte Motorik im Bewegungsablauf wie z. B. das *Übererregbarkeitssyndrom* des Säuglings (Hyperexzitabilitätssyndrom). Dieses Syndrom ist gekennzeichnet durch vermehrte Massenbewegungen und grobschlägigen Tremor bei spontanen und induzierten Bewegungen. Diese Kinder zeichnen sich durch lebhafte oder gesteigerte Eigenreflexe, Schreckhaftigkeit sowie gieriges Saugen aus. Beim Kleinkind und Schulkind finden sich Hyperkinesien in Gestalt von *Hyperaktivität*, motorischer Unruhe und bei Erregung auftretenden kurzen arrhythmischen irregulären Zuckungen der Muskulatur wechselnder Lokalisation (Myoklonien). In psychischer Hinsicht fallen diese Kinder durch unbeherrschtes, turbulentes Verhalten, Stimmungs- und Affektlabilität und Konzentrationsschwäche bei normaler Intelligenz auf. Sie sind äußerst ablenkbar und sprechen auf jeden äußeren Reiz an. Diesem Syndrom liegen häufig minimale zerebrale Schädigungen zugrunde, die wohl an erster Stelle durch Schwangerschafts- und Geburtskomplikationen bedingt sind; beim älteren Kind kann diese Störung auch vorwiegend oder ausschließlich psychogen bedingt sein, wobei familiäre Konfliktsituationen vorherrschen. Durch eine entsprechende kinderpsychologische Untersuchung und Beratung können die meistens im Vordergrund stehenden Verhaltensauffälligkeiten im Kindergarten oder in der Schule behoben werden. Von diesen sog. hyperaktiven Kindern sind die mit einem sog. „*hyperkinetischen Syndrom*" zu unterscheiden. Hierbei handelt es sich um Schulkinder, die unter einem ständigen Bewegungsdrang leiden. Sie sind ständig in Bewegung, reagieren enorm impulsiv und zeichnen sich durch eine meist überdurchschnittliche Intelligenz aus. Diese hyperkinetischen Kinder sind im Klassenverband nicht tragbar, sie werden in der Regel ausgeschult, eine psychologische Betreuung bleibt erfolglos, wenn nicht eine gleichzeitige medikamentöse Therapie mit Ritalin erfolgt. Die Annahme, daß dieser Störung, ebenso wie der Hyperaktivität des Kleinkindes eine „Phosphatallergie" zugrunde liegt, konnte wissenschaftlich nicht bestätigt werden.

Stereotype rhythmische Bewegungen sind bei schwachsinnigen Kindern häufig zu beobachten; sie finden sich gelegentlich auch bei emotional gestörten, chronisch kranken oder verwahrlosten oder sogar bei anscheinend normalen Kindern. Relativ häufig ist die *Jactatio capitis,* wobei das auf dem Rücken liegende Kind den Kopf während Stunden und Tagen hin und her rollt oder in sitzender Stellung kräftig rhythmische Nick- oder Schüttelbewegungen macht. Das *Pagodenwakkeln* ist ebenfalls nicht selten und besteht aus raschen Schaukelbewegungen des Oberkörpers vorwärts und rückwärts. Seltene Stereotypien sind das rhythmische Stoßen oder Schlagen des Kopfes gegen die Bettwand oder den Tisch und die stereotypen rhythmischen Bewegungen der Hände, was meist nur bei mental retardierten Kindern zu beobachten ist.

Der *Tremor* ist eine Störung der Motorik, die sich als mehr oder weniger rasches Zittern der Augenlider und der Hände zeigt. Auch diese Hyperkinese sollte stets an schwerwiegende neurologische Erkrankungen denken lassen. Die wohl bekannteste Hyperkinese ist die *Chorea.* Sie kann einseitig oder doppelseitig auftreten und ist gekennzeichnet durch *rasche,* plötzlich einschießende, ziel- und regellose Bewegungen wechselnder Lokalisation. Gesicht, Kopf, Rumpf und Extremitäten können gleichzeitig betroffen sein. Äußere Reize und affektive Erregung verstärken die Chorea; im Schlaf verschwindet sie meistens. Die choreatische Hyperkinese beruht in erster Linie auf einer Erkrankung der Stammganglien. In Kombination mit einer Chorea, aber auch als isoliertes hyperkinetisches Syndrom findet man die *Athetose.* Sie ist gekennzeichnet durch wiederholte, *langsame* verkrampfte Bewegungen, wenn sie insbesondere die Extremitätenenden und das Gesicht betreffen, und besteht aus übermäßiger Flexion und Extension von Gelenken unter starker Anspannung der Antagonisten. Dadurch kommt es zu bizarren, verkrampften Haltungen, die an den Händen besonders eindrücklich sind und mit der Zeit zu Subluxationen der Fingergelenke führen können (Bajonett-Finger). Gezielte Willkürbewegungen sowie die automatischen Bewegungen, z. B. das Gehen, können durch eine Athetose erheblich behindert und gestört werden. In schweren Fällen sind keine koordinierten Bewegungen mehr möglich. Die Mimik dieser Patienten ist übertrieben, grimassierend und die Artikulation in typischer Weise beeinträchtigt. Die Sprachentwicklung ist meist stark behindert. Auch der Schluckakt kann betroffen sein. Auch die Athethose kann durch äußere Reize und affektive Erregung erheblich gesteigert werden und verschwindet im Schlaf. Die Athetose ist eine selten gewordene Hyperkinese, da sie früher vornehmlich bei Kernikterus (infolge Hyperbilirubinämie des Neugeborenen) auftrat. Heute muß man bei Vorliegen einer Athetose besonders an die Manifestation einer erblichen Entwicklungsstörung der Stammganglien denken.

Als *Dystonie* bezeichnen wir eine besondere Form unwillkürlicher Bewegungen und abnormer Haltungen, die auf starken Schwankungen des Muskeltonus zwischen Hypertonie und Hypotonie beruht. Die Willkürmotorik wird dadurch schwer gestört oder unmöglich gemacht. Der Tonuswechsel kann sehr rasch erfolgen. Willkürbewegungen und emotionelle Einflüsse verstärken die Dystonie. Die Bewegungsstörung findet sich immer bei Schädigung der Stammganglien. Auch diese Hyperkinese muß stets an das Vorliegen progressiver Erkrankungen des Zentralnervensystems denken lassen. Dystone Bewegungsstörungen finden sich jedoch auch relativ häufig bei den Bewegungsstörungen nach Geburtstrauma, Kernikterus, Enzephalitiden oder Schädel-Hirn-Traumata. Eine besondere Form der Dystonie ist die sog. *transitorische dystone Hyperkinese,* welche in erster Linie die Muskulatur von Mund, Zunge, Pharynx, Hals und Rumpf betrifft. Sie beobachtet man in der Regel nach Behandlung mit verschiedenen Medikamenten.

Eine besondere Hyperkinese, die relativ häufig zu beobachten ist, ist der sog. *Tick.* Die motorischen Erscheinungen bestehen hier aus unwillkürlichen, sterotypen, kurzen Bewegungen oder Zuckungen, die meist auf gewisse Muskelgruppen beschränkt sind. Sie befallen Gesicht, Hals, Nacken, Schultergürtel, Arme, Atemmuskulatur, Zwerchfell, Larynx oder Rumpf und zeigen sich als Blinzeln, ruckartige Kopfdrehung, Schnalzen, Schnüffeln, Schulterzucken oder anderes. Der Tick ist meistens, jedoch nicht immer, mit psychischen Störungen kombiniert; diese äußern sich in Übererregbarkeit, Zappeligkeit, Selbstunsicherheit und Ängstlichkeit.

Muskeltonus: Bei der Untersuchung der Sensomotorik kommt neben der Motorik und Motilität der Prüfung des Muskeltonus besondere Bedeutung zu. Der Spannungszustand der Muskulatur kann an der Dehnbarkeit der Muskeln bei langsamer passiver Beugung und Streckung der Extremitäten oder am Widerstand bei Dehnung der Muskeln geprüft werden. Der Muskeltonus kann *vermehrt (Hypertonie)* oder *vermindert (Hypotonie)* oder *normal (normoton)* sein. Der Muskeltonus bestimmt in ganz wesentlicher Weise die Haltung des Kindes. Starke Muskeltonuserhöhungen (Hypertonie) bedingen starke Beugehaltungen oder extreme Streckhaltungen der Extremitäten.

Ein vermehrter Muskeltonus wird generell als *Spastizität* bezeichnet; sie ist gekennzeichnet durch einen abnorm starken, zunehmenden Widerstand bei rascher passiver Dehnung des Muskels und Steigerung der Muskeleigenreflexe. Am häufigsten findet sich eine Spastizität bei den infantilen Zerebralparesen (s. S. 369). Seltener findet sich eine Spastizität bei Erkrankungen des Rückenmarkes, z.B. als Folge von Entzündungen, Sauerstoffmangelzuständen oder Vergiftungen. Besteht eine Spastizität längere Zeit fort, kann es zu *Kontrakturen* in den Gelenken der befallenen Körperregionen kommen; denn jeder Muskel, der während längerer Zeit dauernd oder meist in einem Zustand der Verkürzung belassen wird, ändert seine physikalischen Eigenschaften und verliert seine Dehnbarkeit teilweise.

Die *Muskelschwäche (Hypotonie)* ist gekennzeichnet durch eine vermehrte Dehnbarkeit und Passivität des Muskels; insgesamt ist der Widerstand vermindert. Die Muskelhypotonie kann verschiedenste Ursachen haben. Die neurologischen Begleiterscheinungen der Hypotonie ermöglichen oft eine klinische Diagnose; sie sind entscheidend für die Differentialdiagnose und für die Wahl weiterer Untersuchungen. Die größte diagnostische Bedeutung hat das Verhalten der *Eigenreflexe* (s. u.). Sie sind stark abgeschwächt bei den Myopathien. Bei den durch Hirnschäden bedingten Hypotonien (infantile Zerebralparese) sind sie in der Regel lebhaft oder gesteigert. Jedoch ist nicht jede muskuläre Hypotonie durch neurologische Krankheiten bedingt. So findet man eine ausgeprägte Hypotonie bei bestimmten Ernährungsstörungen, die zu einer Hypokaliämie und/oder Hyperkalzämie führen.

Koordination: Um eine willkürliche und zweckmäßige Körperhaltung sowie kontinuierliche Führung willkürlicher und zweckmäßiger Bewegungen zu ermöglichen, bedarf es der Koordination, d. h. des regelrechten Zusammenspiels von Muskeltonus und Motilität bzw. Motorik sämtlicher Muskeln bzw. Muskelgruppen des Körpers. Von Koordinationsstörungen spricht man, wenn dieses zweckmäßige Zusammenspiel gestört ist.

Mit wenigen einfachen Untersuchungen läßt sich die Koordination prüfen: Das freie Stehen ist eine besonders komplexe Funktion, die von zahlreichen äußeren Einflüssen und von deren Koordination abhängt. Die Untersuchung erfolgt zuerst mit Hilfe des ROMBERG-Versuches, indem man den Patienten auffordert, seine Füße parallel zusammenzustellen und zuerst mit offenen, dann mit geschlossenen Augen unbeweglich zu stehen. Die Untersuchung wird empfindlicher, wenn beide Arme gleichzeitig horizontal nach vorne gestreckt werden.

Schwanken bei offenen Augen ist auch nach dem 3. Lebensjahr pathologisch. Einseitige Falltendenz ist z. B. typisch für eine Schädigung des Kleinhirns. Bei den im Kindesalter häufigen Tumoren des Kleinhirns besteht meist eine Falltendenz nach vorne oder hinten. Ab dem 6. Lebensjahr ist der Einbeinstand diagnostisch verwertbar, er stellt eigentlich lediglich eine besonders empfindliche Variante des ROMBERG-Versuches dar. Koordinationsstörungen lassen sich besonders verdeutlichen durch den Strichgang, Grätschversuch und Hüpfen auf einem Bein; diskrete, insbesondere einseitige Paresen werden oft erst durch diese Untersuchungsmethoden nachgewiesen.

Die klinisch bedeutsamste Störung der Koordination ist die *Ataxie* (Gang-, Standunsicherheit). Ursache der Ataxie sind Mißbildungen und Entwicklungsstörungen des Zentralnervensystems, prä- oder perinatal erworbene Hirnschädigungen, Tumoren des Kleinhirns, entzündliche Schädigungen der Nervenbahnen und verschiedene Stoffwechselkrankheiten (s. auch S. 373).

Sensibilität: Von allergrößter Bedeutung für einen geordneten Bewegungsablauf und eine zielsichere Orientierung im Raum ist ein intaktes sensibles Nervensystem. Dieses ist untrennbar mit allen motorischen Funktionen verbunden, weswegen wir auch von dem sensomotorischen System sprechen. In der Haut liegen verschiedene Rezeptoren zur Empfindung von *Berührung, Schmerz* und *Temperatur (Oberflächensensibilität)*, die die entsprechenden äußerlichen Reize über lange Bahnen des Rückenmarks zum Thalamus und von dort zur Hirnrinde (Kortex) fortleiten.

Weitere Rezeptoren liegen in *Muskeln, Bändern* und *Sehnen* und registrieren zu jeder Zeit die Muskelspannung bzw. die Stellung der Gelenke und teilen dies stets ebenfalls über lange Bahnen des Rückenmarks dem Thalamus und schließlich dem Großhirn mit *(Tiefensensibilität)*. Die Prüfung der Oberflächen- und Tiefensensibilität ist beim Säugling und Kleinkind erheblich erschwert, da eine genaue Prüfung dieser Qualitäten auf die Mitarbeit der Patienten angewiesen ist. Jedoch kann auch schon beim Säugling und Kleinkind die Temperaturempfindung und Schmerzempfindung geprüft werden.

Reflexverhalten: Eine wertvolle Hilfe bei der Untersuchung des sensomotorischen Systems ist die Prüfung der sog. Reflexe. Nach dem Auslösungsort der Reflexe werden sog. Eigen- bzw. Fremdreflexe unterschieden.

Bei den *Eigenreflexen* wird der Muskel bzw. seine Sehne durch einen kurzen Schlag mit dem Reflexhammer gereizt. Diese kurze Reizung wird über die Rezeptoren in den Sehnen und Muskeln der Vorderhornzelle im Rückenmark gemeldet; an der Vorderhornzelle wird sofort die Reflexantwort ausgelöst, und es kommt zu einer kurzen Kontraktion des gereizten Muskels. Der Muskeleigenreflex kann somit nur ausgelöst werden, wenn mindestens 4 Funktionseinheiten intakt sind: 1. Die Rezeptoren in den Sehnen und Muskeln, 2. die sensiblen Nervenbahnen zur Vorderhornzelle, 3. die Vorderhornzelle und 4. die motorische Nervenbahn zum Muskel.

Klinisch wichtige Eigenreflexe sind in Tabelle 18.1 aufgeführt. Mit Hilfe dieser Reflexauswahl ist es möglich, eventuelle Schädigungen im Rückenmark zu lokalisieren (Segmentzugehörigkeit).

Bei der Beurteilung des Reflexverhaltens kann folgende Faustregel gelten: Muskeleigenreflexe fehlen oder sind abgeschwächt bei Erkrankungen im Muskel, peripheren Nerven und der Vorderhornzelle. Die Muskeleigenreflexe sind gesteigert, d. h. überaus lebhaft auslösbar bei Schädigungen des Rückenmarks und des Gehirns. Das wichtigste Kriterium zur Beurteilung der Eigenreflexe ist jedoch der Seitenvergleich, wobei asymmetrische Haltungen, insbesondere bei Patienten mit organischen Krankheiten des Zentralnervensystems, bei der Untersuchung zu vermeiden sind. Welche Seite pathologisch zu bewerten ist, läßt sich oft erst auf Grund zusätzlicher neurologischer Befunde entscheiden.

Durch Reizung von Tast- und Schmerzrezeptoren der Haut, der hautnahen Schleimhäute und der Kornea werden die sog. *Fremdreflexe* ausgelöst. Die Erfolgsorgane dieser Fremdreflexe sind in erster Linie Flexormuskeln und Sphinktermuskeln, welche Flucht- und Abwehrbewegungen als Schutzreaktionen bewirken. Im Gegensatz zu den Eigenreflexen verlaufen die Fremdreflexe über mehrere Synapsen ab, und da die Reize der

Tabelle 18.1 Klinisch bedeutsame Eigenreflexe und ihre Segmentzugehörigkeit.

Reflex	Segment
Masseterreflex	Pons
Bizepssehnenreflex (BSR)	C5–C6
Trizepssehnenreflex (TSR)	C6–C8
Patellarsehnenreflex (PSR)	L2–L4
Achillessehnenreflex (ASR)	S1–S2

Tabelle 18.2 Klinisch wichtige Fremdreflexe und ihre radikuläre Innervation.

Reflexe	Radikuläre Innervation
permanente Reflexe	
Kornealreflex	Hirnnerv V + VII
Gaumenreflex	Hirnnerv IX + X
Bauchhautreflex	Th_7–Th_{12}
Fußsohlenreflex	L_2–S_2
Analreflex	S_3–S_5
altersbegrenzte Reflexe	
Saugreflex (2. Lebensjahr)	
Handgreifreflex (4. Monat)	C_6–Th_1
Fußgreifreflex (16. Monat)	L_5–S_2
BABINSKI-Reflex (2. Lebensjahr)	L_2–S_2

Hautrezeptoren über Thalamus und Großhirnrinde verlaufen, haben höhere zentrifugale Einflüsse Bedeutung auf die Reflexantwort. Die klinisch wichtigsten Fremdreflexe sind in Tabelle 18.2 aufgeführt. Bestimmte Flucht- und Abwehrbewegungen im Sinne von Schutzreaktionen treten lediglich im frühen Kindesalter auf und schwinden mit zunehmender Reife des Zentralnervensystems; aus diesem Grund kann man *permanente* physiologische und *altersbegrenzte Fremdreflexe* unterscheiden.

Der Kornealreflex wird geprüft, indem man den Patienten nach oben blicken läßt und die Kornea außerhalb der Pupille mit feuchter, spitz ausgezogener Watte berührt. Einseitige Abschwächung oder einseitiges Fehlen des Kornealreflexes ist meistens verursacht durch Störung oder Unterbrechung des Reflexbogens im Verlaufe des N. trigeminus oder des N. facialis innerhalb des Hirnstammes in Pons und Medulla oblongata. Die doppelseitige Abschwächung oder der Ausfall des Kornealreflexes ist ein Maß für die Tiefe des Komas oder der Anästhesie. Der Bauchhautreflex wird mit einer stumpfen Nadel ausgelöst. Es werden auf beiden Seiten nacheinander der obere, der mittlere und der untere Bauchhautreflex durch rasche, diagonal verlaufende, medialwärts gerichtete Striche geprüft. Als pathologisch werden nur stark abgeschwächte oder fehlende Bauchhautreflexe bewertet. Dies kann die Folge sein von direkter Schädigung des spinalen Reflexbogens oder durch Schädigung der motorischen Bahn von Großhirnrinde zur Vorderhornzelle. Der Reflex nach BABINSKI wird durch Bestreichen der lateralen Fußsohle ausgelöst. Er besteht aus einer langsamen, tonischen Dorsalflexion der Großzehe sowie Fächerung und Dorsalflexion der übrigen Zehen. Jenseits des 2. Lebensjahres ist der vorhandene BABINSKI-Reflex Ausdruck einer Schädigung der Pyramidenbahn; er kann einziges Symptom einer solchen Schädigung sein.

Eine vollständige Untersuchung bzw. Beurteilung des sensomotorischen Systems ist mit alleiniger Prüfung von Muskeltonus, Motorik, Motilität, Koordination, Sensibilität und Reflexverhalten unvollständig, solange entwicklungsneurologische Besonderheiten, insbesondere des 1. Lebensjahres, unberücksichtigt bleiben. Auf die normale und pathologische sensomotorische und statomotorische Entwicklung des 1. Lebensjahres wird in dem Abschnitt „Infantile Zerebralparese" besonders eingegangen.

1.3.3 Vegetative Störungen

Im Rahmen vieler neurologischer Erkrankungen kommt es auch zu vegetativen Störungen. Diese werden erfaßt durch Messungen der *Puls-* und *Atemfrequenz*, des *Blutdruckes* und der *Körpertemperatur* sowie *Schweißneigung*. Weiterhin zeigen sich vegetative Störungen in der *Tränen-* und *Speichelsekretion* sowie in der *Blasen-Mastdarm-*Funktion. Gemeinsam mit vermehrtem Speichelfluß kommt es zur Ausbildung sog. „Krokodilstränen" nach Defektheilungen peripherer Fazialisparesen.

Eine erhöhte *Speichelsekretion* findet sich bei vielen Kindern mit infantilen Zerebralparesen (s. S. 369). Auch bei motorisch unauffälligen Kindern mit einer frühkindlichen Hirnschädigung kann dieses sozial sehr belastende Symptom bestehen. Zu leicht wird vom Aspekt her die Diagnose eines Schwachsinns nahegelegt. Auch schwere Intelligenzdefekte oder Einengungen des Bewußtseins, z. B. bei epileptischen Dämmerzuständen und medikamentöser Überdosierung, können zu Speichelfluß aus dem Mundwinkel führen, ohne daß eine Sekretionsstörung vorliegt.

Im Rahmen vieler Erkrankungen kommt es zur vermehrten *Schweißsekretion*. Neben allgemeinen Infekten und dramatischem Fieber sind Meningitis und Enzephalitis zu nennen. Zu profusen Schweißausbrüchen kommt es z. B. bei der Hyperthyreose.

Die Fähigkeit zur Kontrolle der *Mastdarm-* und *Blasenfunktion* ist vom Reifegrad des Kindes abhängig. Meist kann im Alter von 12–18 Monaten damit gerechnet werden, daß die Hemmung bzw. die Steuerung des im Lumbal- und oberen Sakralmark gelegenen Mastdarm- und Blasenzentrums möglich ist. Die individuelle Schwankungsbreite ist aber groß. Als Richtlinie kann gelten, daß einige Monate, nachdem das Kind freies Laufen gelernt hat, auch mit der Fähigkeit zur Blasen- und Mastdarmkontrolle gerechnet werden darf. Bei der Inspektion des Anus wirkt dieser Bereich normalerweise straff. Der *Analreflex* wird durch leichtes Stechen auf die Haut im Perianalbereich ausgelöst. Er führt zu einer sofortigen, gut erkennbaren Kontraktion des äußeren Sphinkters. Störungen des Analschlusses können durch eine mangelhafte Anlage des Sphinkters bedingt sein oder durch eine Beeinträchtigung der zentralen oder peripheren Innervation (z. B. Myelomeningozele). Der Analring wirkt dann auffallend schlaff.

Organisch bedingte Störungen der *Harnentleerung* sind anamnestisch durch Angabe von rezidivierenden Harnwegsinfekten, vorübergehende Phasen vermehrten Harndrangs (Pollakisurie), Pressen bei der Miktion und Schmerzen und Harnträufeln zu erfassen. Eine derartige Inkontinenz stellt immer eine Indikation zur Zystographie und möglichst auch zur Miktionsurethrographie dar. Blasenentleerungsstörungen finden sich – abgesehen von Erkrankungen des Urogenitaltraktes – bei zerebralen Erkrankungen und spinalen Läsionen (z. B. Myelodysplasien, Tumoren, Myelitiden) mit zusätzlichen neurologischen Ausfallserscheinungen an den unteren Extremitäten; in der Regel findet man eine hypotone Blase und Harnträufeln infolge der Sphinkterschwäche, sog. *neurogene Blase*.

1.3.4 Bewußtseinsstörungen

Als 4. Leitsymptom neurologischer Erkrankungen waren Krampfanfälle und andere anfallsartige Störungen des Bewußtseins aufgeführt worden. Die Symptomatik und Untersuchung zerebraler Anfälle wird gesondert abgehandelt werden (s. S. 380). Nichtepileptische Störungen des Bewußtseins, also *Zustände verminderten Bewußtseins*, werden in 3 verschiedene Schweregrade unterschieden:

Somnolenz ist eine Verminderung der Spontanaktivität der Bewegungen und der Zuwendung zur Umwelt. Die Patienten wirken apathisch und schläfrig, sie reagieren jedoch, wenn sie etwas energisch angesprochen werden; man kann sich in geringem Umfang mit ihnen verständigen.

Als *Sopor* bezeichnet man den nächst schwereren Grad der Störung. Dabei sind die Patienten in einem Zustand, der einem Tiefschlaf ähnelt. Nur durch starke Reize, Klatschen auf die Wange, Rütteln, lautes Rufen zeigt sich eine Reaktion. Dies ist aber in keiner Weise mehr situationsgerecht, sondern diffus und stereotyp: Abwehrbewegungen, Lallen, Murmeln oder Grimassieren sind zu beobachten.

Im *Koma,* dem Stadium der Bewußtlosigkeit, sind keinerlei Reaktionen, auch nicht durch starke Reize, hervorzurufen. Auch die Eigen- und Fremdreflexe sind erloschen. Es fehlt häufig eine Pupillenreaktion.

Bei der Untersuchung des bewußtlosen Kindes ist zunächst eine gründliche äußere Inspektion vorzunehmen (Hinweise auf Gewalteinwirkung, Spuren eingenommener Medikamente oder Lösungen). Es folgt die Prüfung der *Tiefe der Bewußtseinsstörung* (s. Tab. 18.3) und eine orientie-

Tabelle 18.3 Glasgow Coma Scale.

Name: .... Vorname: .... geb.: ....

Tag der Untersuchung: .... Uhrzeit: ....

Augenöffnen	4	Spontanes Augenöffnen			
	3	Augenöffnen nach Anruf			
	2	Augenöffnen auf Schmerzreiz		< 24 Monate	
	1	Kein Augenöffnen			
Verbale Antwort	5	Spricht verständlich, ist orientiert	5	Fixiert, verfolgt, erkennt, lacht	
	4	ist verwirrt, spricht unzusammenhängend, ist desorientiert	4	Fixiert und verfolgt inkonstant, erkennt nicht sicher, lacht nicht situationsbedingt	
	3	Antwort inadäquat, Wortsalat	3	Nur zeitweise erweckbar, trinkt und ißt nicht	
	2	Unverständliche Laute	2	ist motorisch unruhig, jedoch nicht erweckbar	
	1	Keine verbalen Äußerungen	1	Tief komatös, kein Kontakt zur Umwelt, keine visuell, akustisch oder sensorisch ausgelöste motorische Reizbeantwortung	
Motorische Antwort	5	Befolgt motorische Aufforderungen prompt			
	4	Gezielte Abwehr eines Schmerzreizes möglich			
	3	Ungezielte Bewegungen auf Schmerzreize			
	2	Extension aller vier Extremitäten auf Schmerzreize (Dezerebrationshaltung)			
	1	Keine motorische Antwort auf Schmerzreize			

Score: ....

rende neurologische Untersuchung mit Spiegelung des Augenhintergrundes (Halbseitenzeichen, Herdsymptome, Fundusblutung und Stauungspapille). Bei der orientierenden internen Untersuchung darf insbesondere eine prallgefüllte Blase nicht übersehen werden. Über die zusätzliche apparative Diagnostik (EEG, Röntgen und Computertomographie) wird jeweils nach anamnestischen Angaben und den Allgemeinbefunden im Einzelfall entschieden werden (Weiteres s. Kap. 24 „Intensivmedizin").

1.4 Apparative diagnostische Möglichkeiten

Das Ergebnis der Anamnese und der neurologishen Untersuchung wird darüber entscheiden, welche zusätzlichen apparativen diagnostischen Untersuchungen notwendig sein werden. Eine Auswahl der wichtigsten Verfahren soll hier besprochen werden.

1.4.1 Röntgenaufnahme des Schädels in 2 Ebenen

Siehe Band I.

1.4.2 Elektromyographie (EMG)

Mit Hilfe der Elektromyographie können durch Ableitung elektrischer Potentiale vom ruhenden Muskel, vom aktivierten Muskel und vom direkt elektrisch gereizten Muskel Kenntnisse über die periphere neuromuskuläre Aktivität und Erregbarkeit gewonnen werden und die Tätigkeit selbst einzelner Motorneurone untersucht werden (diese Neuronen sind für die Bewegungsfunktion zuständig); auch können bestimmte Veränderungen auf zentrale supranukleäre Störungen hinweisen (s. Abb. 18.1).

1.4.3 Nervenleitgeschwindigkeit (NLG)

Bei dieser Untersuchungsmethode wird die Geschwindigkeit gemessen, in der ein Reiz über eine bestimmte Entfernung von der Nervenbahn fortgeleitet wird. Ist die Nervenleitgeschwindigkeit vermindert, spricht dies für eine Schädigung der Nervenbahn. Ist eine Muskelschwäche bedingt durch eine Erkrankung des Muskels selbst, so findet man eine normale Nervenleitgeschwindigkeit.

1.4.4 Elektroenzephalographie (EEG)

Hierbei handelt es sich um eine Ableitung der hirneigenen elektrischen Aktivität an der Schädeloberfläche. Die beim gesunden Menschen registrierte Hirnaktivität im EEG wird als *Grundaktivität* bezeichnet (Abb. 18.2). Diese Grundaktivität kann bei neurologischen Erkrankungen verlangsamt oder beschleunigt sein und bei um-

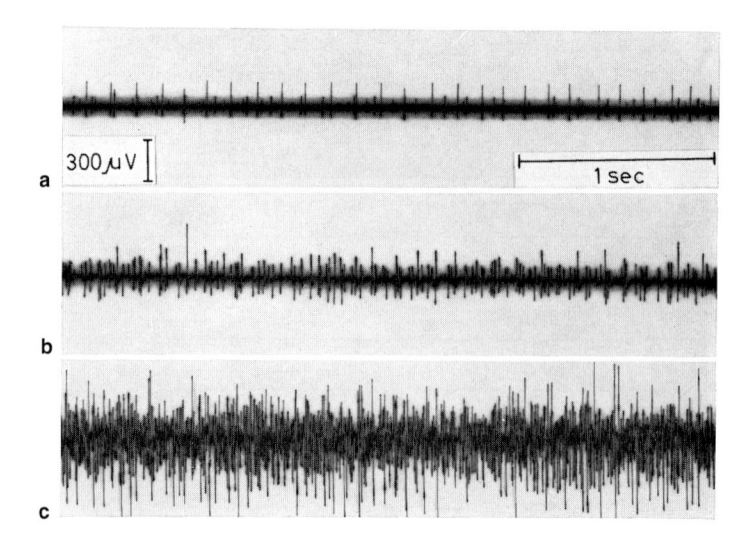

Abb. 18.1 Elektromyogramm (EMG): **a** schwache; **b** mittelstarke; **c** starke Innervation.

schriebenen Veränderungen des Gehirns herdförmige Verlangsamungen oder Beschleunigungen aufzeigen. Als Zeichen sog. *vermehrter Krampfbereitschaft* kommt es im EEG zum Auftreten sog. hypersynchroner Aktivität (Krampfpotentiale), die sich deutlich von der Grundaktivität abheben. In der Regel erfolgt die EEG-Untersuchung am wachen Kind mit geschlossenen Augen. Durch bestimmte sog. *Provokationsmethoden* (Hyperventilation und Photostimulation) kann das Auftreten hypersynchroner Potentiale provoziert werden. In manchen Fällen bedarf es auch der Untersuchung des Hirnstroms im *Schlaf* oder *nach Schlafentzug*, weil unter diesen Bedingungen unter Umständen erst pathologische EEG-Veränderungen bei den verschiedenen Typen der Epilepsien zu finden sind (s. S. 382). Gelegentlich reicht die einmalige EEG-Ableitung zur Beurteilung z. B. eines Anfallsleidens nicht aus. In solchen Fällen kann deshalb die *EEG-Ableitung über 24 Stunden* notwendig werden, was mit einem tragbaren EEG-Gerät (Oxfort) möglich ist. In manchen Fällen führen die Beobachtung eines anfallsartigen Geschehens und andererseits der EEG-Befund zu keiner klaren Diagnose; in solchen Fällen ist die gleichzeitige Aufzeichnung des EEG und des Patienten (Doppelbild-Aufzeichnung mit Videogerät) möglich. Wurde bei einer solchen *Doppelbild-Aufzeichnung* das Anfallsgeschehen registriert, kann dieses durch mehrmaliges Anschauen des Videofilms genau analysiert und mit dem gleichzeitig registrierten EEG beurteilt werden. Sowohl die 24-Stunden-Langzeit-Aufzeichnung als auch die Doppelbild-Aufzeichnung haben in der Diagnostik von zerebralen Anfallsleiden zu wesentlichen Fortschritten geführt.

1.4.5 Hirnszintigraphie

Siehe Band I.

1.4.6 Computertomographie

Siehe Band I.

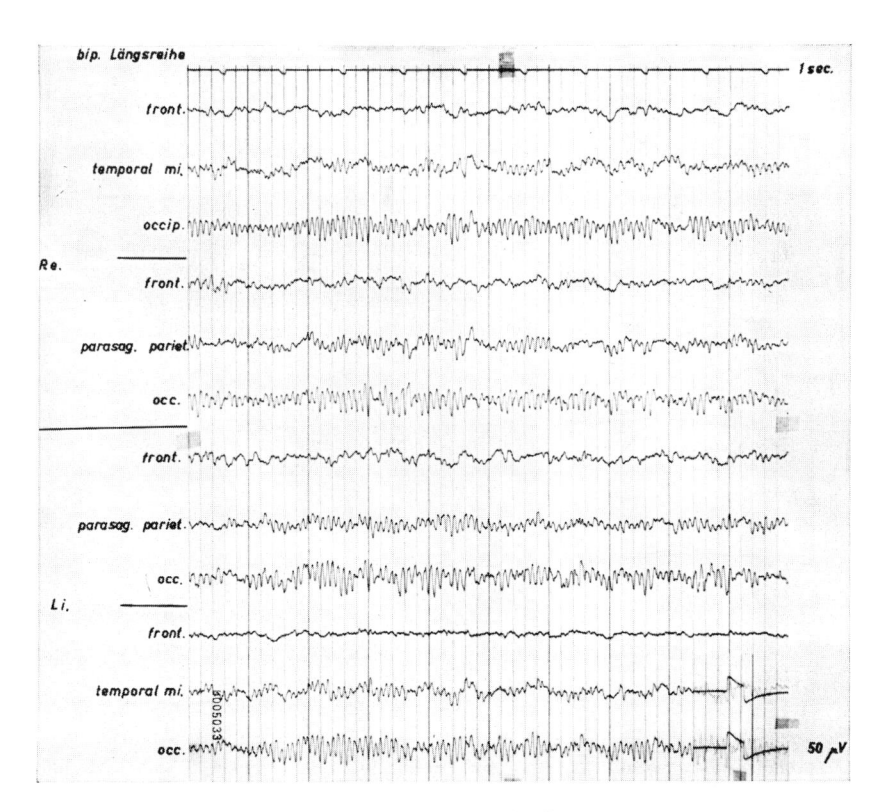

Abb. 18.2 Elektroenzephalogramm mit gut ausgeprägtem Alpha-Rhythmus eines wachen, gesunden 12 Jahre alten Jungen mit geschlossenen Augen über den verschiedenen Hirnabschnitten.

1.4.7 Kernspintomographie

Siehe Band I.

1.4.8 Evozierte Potentiale

Die Untersuchung der sog. evozierten Potentiale stellt eine spezielle diagnostische Methode dar zur Prüfung einerseits der Hörbahn und andererseits der Sehbahn. Wie beim EEG wird von der Schädeloberfläche an ganz bestimmten Punkten die Reaktion des Nerven, des Hirnstamms und des Großhirns auf bestimmte akustische oder visuelle Reize gemessen. Die gemessene *Reizantwort* (evoziertes Potential) zeigt bei Gesunden einen ganz charakteristischen Verlauf. Bestimmte Störungen oder Veränderungen dieser Reizantwort lassen dann Tumoren im Bereiche des Nervenverlaufes (Hörnerv oder Sehnerv) oder Erkrankungen im Bereiche des Hirnstammes lokalisieren. Das akustisch evozierte Potential wird bereits auch zur Untersuchung der Hörfähigkeit von kleinen Neugeborenen und Frühgeborenen benutzt.

Das visuell evozierte Potential läßt Entzündungen im Bereiche des Sehnerven oder Schädigungen im Bereiche der Sehbahn lokalisieren.

Die Untersuchung der evozierten Potentiale bedarf einer großen Erfahrung und wird deshalb in der Regel nur an hierfür spezialisierten Abteilungen durchgeführt.

1.4.9 Myelographie

Mit der Myelographie gelingt die Darstellung des Rückenmarkes durch Injektion eines Kontrastmittels in den Liquorraum über eine Lumbalpunktion. Durch entsprechende Lagerung des Patienten verteilt sich dann das Kontrastmittel im Liquorraum, der das Rückenmark umgibt. Führt z. B. ein Rückenmarkstumor zu einer Einengung des Liquorraumes, so wird sich hier wenig oder kein Kontrastmittel ansammeln, was dann im Röntgenbild der Wirbelsäule genau lokalisiert werden kann.

1.4.10 Biopsien

Durch die operative Entnahme von *Muskel-, Nerven-, Rektum-* oder *Hirngewebe* können histologische, elektronenmikroskopische und auch biochemische Untersuchungen durchgeführt werden. Die *Muskelbiopsie* erlaubt die Differentialdiagnose zwischen myogener und neurogener Muskelatrophie, Differenzierung innerhalb der Myopathien zwischen Muskeldystrophien, Polio- bzw. Dermatomyositiden und den seltenen kongenitalen Myopathien. Durch die *Nervenbiopsie* wird ein Teil des N. suralis entnommen. Bei prozeßhaft ablaufenden Polyneuropathien, Leukodystrophien und anderen seltenen Stoffwechselstörungen können elektronenmikroskopisch am entnommenen Nervengewebe Befunde erhoben werden, die zum Teil die Diagnose eindeutig stellen.

Mit der *Rektumbiopsie* werden Ganglienzellen aus der Darmschleimhaut gewonnen. Bei Verdacht auf Vorliegen von Neurolipidosen, Poliodystrophien und Leukodystrophien erlauben elektronenmikroskopische Befunde an diesen Ganglienzellen unter Umständen die Diagnose.

Die *Hirnbiopsie* beinhaltet die Entnahme von Hirngewebe aus „stummen Zonen" des rechten Frontallappens, wozu eine operative Eröffnung des Schädels in Narkose notwendig ist. Die Untersuchung des entnommenen Hirnstückes erlaubt eine biochemische und elektronenmikroskopische Analyse der grauen und weißen Substanz des Gehirns. Der Eingriff dient zur Sicherung der Diagnose und erlaubt unter Umständen eine genetische Beratung der Eltern.

2 Krankheitsbilder und Krankheitseinheiten

2.1 Fehlbildungen

Alle anatomisch faßbaren Normalabweichungen des Zentralnervensystems, die auf erblichen oder erworbenen Störungen der normalen Wachstums- und Differenzierungsvorgänge beruhen, bezeichnet man als Fehlbildungen. Art und Ausmaß der Fehlbildungen werden weniger von der jeweiligen Ursache als vom Zeitpunkt bestimmt, an dem die Entwicklungsstörung erfolgt (sog. teratogenetische Determinationsperiode). So rufen Störungen in der frühembryonalen Phase vor Schluß des Neuralrohres Spaltbildungen des Gehirns oder des Rückenmarks (Dysraphien) hervor.

2.1.1 Anenzephalie

Der Anenzephalus ist eine totale Schlußstörung des kranialen Neuralrohres unter Einschluß des Kopfskelettes, so daß nur die Schädelbasis angelegt ist. Manchmal treten Hirnreste wie eine Hernie aus dem breiten Schädeldefekt hervor. Mädchen sind 2- bis 3mal häufiger als Knaben betroffen. Häufig finden sich zusätzlich begleitende Fehlbildungen wie Spina bifida (s. u. 2.1.3), Zwerchfellanomalien und andere. Neugeborene mit Anenzephalie haben unterentwickelte Nebennieren; diese Nebennierenrindeninsuffizienz beruht wahrscheinlich auf dem fehlenden ACTH, da die Hypophyse nicht vorhanden ist.

2.1.2 Dandy-Walker-Syndrom

Eine Fehlbildung medianer Strukturen liegt auch diesem Mißbildungssyndrom zugrunde: Der Schluß der Ausgänge des 4. Ventrikels und Fehlen von Kleinhirnwurmanteilen. Klinisch manifestiert es sich in Form eines *aktiven Hydrozephalus* (s. S. 368).

2.1.3 Spina bifida

Die Spina bifida ist eine Fehlbildung der Wirbelsäule, eventuell unter Einschluß des Rückenmarkes. Es handelt sich um eine *Spaltbildung* eines oder mehrerer *Wirbelbögen* und es werden verschieden starke Ausprägungen unterschieden. Bei der *Meningozele* ist durch einen Spalt an der Wirbelsäule Rückenmarkshaut ausgetreten und der hierdurch entstehende Sack ist nur mit Flüssigkeit (nicht mit Rückenmarksgewebe) gefüllt.

Bei der *Myelomeningozele* (Meningomyelozele) befinden sich in dem Sack außerdem Rückenmarkgewebe und Nervenwurzeln. Wenn der Sack geplatzt ist oder das Rückenmark von Anfang an offen liegt, spricht man von einer offenen Meningomyelozele.

Die Schwangeren mit Spina-bifida-Feten haben häufig Blutungen in den ersten Monaten der Schwangerschaft und später ein Hydramnion (vermehrtes Fruchtwasser).

Bei einer *Meningozele* treten keine Lähmungen auf. Es muß verhindert werden, daß der Sack vor der Operation platzt und Bakterien einwandern, die eine Hirnhautentzündung hervorrufen.

Bei einer *Meningomyelozele* bestehen fast immer *Lähmungen*. Sie sind um so ausgedehnter, je höher die Meningomyelozele sitzt. Meist befinden sich die Zelen im Bereiche der unteren Wirbelsäule, und es kommt dann nur zu einer *Blasen- und Mastdarmlähmung,* manchmal auch zu einer teilweisen *Beinlähmung* (besonders Fußlähmung). Bei höher gelegenen Meningomyelozelen sind beide Beine völlig gelähmt. Dabei ist auch die *Berührungs-* und *Schmerzempfindlichkeit aufgehoben*. Infolge einer gleichzeitigen Durchblutungsstörung der Haut fühlen sich die Beine kalt an, und es treten durch ständiges Liegen Druckgeschwüre an den Fersen und am Gesäß auf. Nicht selten haben die Kinder eine lähmungsbedingte *Hüftgelenksverrenkung* und *Klumpfußhaltung*.

Die *Blasenlähmung* kann vollständig oder teilweise sein. Bei vollständiger Blasenlähmung tröpfelt ständig Urin aus der Harnröhrenmündung. Bei teilweiser Blasenlähmung ist nur der innere, nicht der äußere Blasenschließmuskel gelähmt. Die Harnentleerung erfolgt erst, wenn ein bestimmter Druck in der Blase überschritten wird, und es bleibt Restharn zurück. Die Gefahr ist, daß infolge der Drucksteigerung in der Blase Harn durch die Harnleiter in die Nierenbecken zurückfließt; hierdurch können eine Nierenentzündung durch Bakterien und eine Erweiterung der Nierenbecken und Harnleiter (eine sog. Hydronephrose) hervorgerufen werden. Bei wiederholten Infektionen entwickelt sich eine *chronische Nierenentzündung* und schließlich ein Nierenversagen.

Die *Mastdarmlähmung* äußert sich meist durch hartnäckige Verstopfung, weil die Muskeln in der Darmwand schlaff sind. Ein ständiger Stuhlabgang durch den klaffenden After ist selten. Sehr häufig bildet sich bei einer Meningomyelozele ein *Hydrozephalus* (s. S. 368). Die Erweiterung der Hirnkammern beruht auf einer Hirnfehlbildung, welche die Zirkulation von Hirnflüssigkeit (Liquor) behindert. Ein Hydrozephalus ist oft schon bei der Geburt vorhanden und nimmt in den ersten Lebenswochen rasch zu. Er wird an einer krankhaften Größenzunahme des Kopfes sonographisch und durch eine spezielle Röntgenuntersuchung (Computertomographie) erkannt.

Eine Meningomyelozele wird möglichst in den ersten 24 Stunden nach der Geburt operiert, da bei längerem Zuwarten die Gefahr einer eitrigen Hirnhautentzündung (durch aufsteigende Infektion) zunimmt. Bei der *Operation* wird nach Rückverlagerung von Nervenfasern in den Wirbelkanal der Sack abgetragen und der Hautdefekt geschlossen. Ein sich bei 80% der Kinder entwickelnder wachsender *Hydrozephalus* wird in den ersten Lebenswochen durch eine *Ableitungsoperation* behandelt (s. S. 539).

Eine besondere Bedeutung hat die genaue Prüfung der Harnentleerungsstörung, um Dauerschäden an den Nieren zu verhindern. Bei einem Teil der Kinder mit teilweiser Blasenlähmung läßt sich durch *regelmäßiges Blasentraining* (die Kombination von Bauchpresse und Abklopfen der Harnblase) Trockenheit erreichen. Bei Jungen können Urinbeutel verwandt werden. Bei teilweiser Blasenlähmung kann man regelmäßig die *Harnblase mit einem speziellen Handgriff* (nach CREDÉ) *ausdrücken* (vorausgesetzt, daß durch Röntgenuntersuchung ein Harnrückfluß in das Nierenbecken ausgeschlossen ist).

Bei Restharn hilft manchmal ein Medikament (Phenoxybenzamin), das den Blasenausflußwiderstand herabsetzt. Bei Versagen kommen urologische Operationen in Betracht. Manchmal ist eine Selbstkatheterisierung durch den Patienten erfolgreich (regelmäßiges Einführen eines Schlauches in die gefüllte Harnblase). Bei Harnwegsinfekten sind Antibiotika oder Harnwegschemotherapeutika erforderlich. Bei Mastdarmlähmung gelingen *regelmäßige Stuhlentleerungen* oft mit Hilfe der Bauchpresse. Ein zu harter Stuhlgang kann durch Diät oder ein mildes pflanzliches Abführmittel gebessert werden.

Kinder mit Bein- oder Fußlähmungen bedürfen *orthopädischer Behandlung*, z. B. durch Gehschienen oder Sehnentransplantation (von gelähmten Muskeln auf nicht gelähmte Muskeln), außerdem einer regelmäßigen *krankengymnastischen Behandlung* und *sozialpädagogischen Betreuung*. Es gibt *Selbsthilfegruppen* von Eltern gelähmter Kinder sowie verschiedene soziale Hilfen und die Möglichkeit der Aufnahme in einer Körperbehindertenschule. Außerdem ist eine besondere *psychische* und *heilpädagogische Betreuung notwendig*.

Prognose: Wenn einem Kind mit einer Meningomyelozele alle denkbaren Hilfen zugute kommen und alle eintretenden Komplikationen konsequent betreut werden, kann die *Prognose* dieser mehrfach behinderten Kinder heute dennoch relativ günstig gestellt werden, da ihre geistige Entwicklung nicht unbedingt gestört sein muß.

2.2 Perinatale und postnatale Schäden des Nervensystems

2.2.1 Perinatale Enzephalopathien

Kurz vor, während und direkt nach der Geburt bestehender *Sauerstoffmangel* (sog. Asphyxie) schädigt bevorzugt jene Hirngebiete, deren Entwicklung am weitesten fortgeschritten ist (Hirnstammkerne, Kleinhirn, Thalamus, bestimmte Gebiete des Temporalhirns u. a.). Typische Folge der hypoxischen perinatalen Hirnschädigung ist die Nekrose (Zellverfall) von Nervenzellen. Folge dieser Nervenzelluntergänge sind schließlich Narben mit oft schmalen Hirnwindungen. Art und Ausmaß der Folgen solcher hypoxischer Hirnschädigungen ist von Lokalisation und Ausdehnung der Schädigung abhängig. Infolgedessen ist eine ganze Skala zu erwarten, die über Minimalschäden bis zu schwersten Destruktionen des Gehirns reicht. Bestimmte Residualsyndrome (s. S. 369) scheinen für die prä- und intranatalen hypoxischen Hirnschäden besonders typisch zu sein, z. B. die *spastischen Lähmungen* von Beinen und Armen. Neben den Bewegungsstörungen ist mit *Schulschwierigkeiten* bis zum *Schwachsinn*, Störungen des Sehvermögens mit oder ohne *Schielen der Augen* (Strabismus) sowie *Hörstörungen* bis zur *Taubstummheit* zu rechnen. Einzelheiten zu diesen sog. *infantilen Zerebralparesen* s. S. 369.

Besonders kleine frühgeborene Kinder sind, abgesehen von der Asphyxie, durch zusätzliche *Hirnblutungen* bedroht. Einblutungen in das Gehirn führen zunächst zu uncharakteristischen Krankheitszeichen. Ähnlich wie bei der Asphyxie sind die Kinder meist schläfrig und bewegungsarm. Der Schrei ist kläglich und schrill, die Kinder gähnen häufig und haben einen ängstlichen Gesichtsausdruck. Meist ist eine Blässe oder Zyanose zu beobachten, zusätzlich eine stöhnende, oberflächliche Atmung oder gar Schnappatmung. Diese Kinder neigen zu Apnoen (Atempausen) oder auch Krampfanfällen. Die Folgen solcher Hirnblutungen hängen ebenfalls von der Lokalisation und dem Ausmaß der verursachten Schädigung ab.

2.2.2 Perinatale Myelopathien

Ungewöhnlich stark traumatisierende Geburten, vor allem bei Beckenendlagen, Wendungen sowie unsachgemäßen Zugbelastungen und gleichzeitiger Abweichung von der Körperlängsachse, können zu schweren Schädigungen des Rückenmarks führen. Etwa 10% der Todesfälle bei Neugeborenen sollen durch Rückenmarksverletzungen bedingt sein.

Krankheitsbild: Die klinischen Erscheinungen sind abhängig von der Lokalisation der Rückenmarksverletzung. Am häufigsten erfolgt sie im Halsmarkbereich. Diese Kinder zeigen dann Lähmungen der Beine, auch Rumpf und Teile der Atemmuskulatur können schlaff sein.

Behandlung: Erfolgreiche Behandlungen ausgedehnter Rückenmarksverletzungen in der Neugeborenenperiode sind bisher nicht möglich.

2.2.3 Perinatale Verletzungen der peripheren Nerven

Periphere Nervenlähmungen sind Folge von Schwellung oder Blutung nach Druck und Zerrung der Nervenbahnen. Die Nervenbahnen sind selten komplett durchtrennt, weshalb ihre Prognose im allgemeinen günstig ist.

Am häufigsten ist die *Lähmung des VII. Hirnnerven (Fazialisparese)*, die meist einseitig auftritt, als Druckschädigung zu verstehen ist und wobei alle drei Äste des Nerven betroffen sind.

Behandlung: Die Behandlung der Fazialisparese ist nicht nötig, ihre Prognose ist gut. Die Symptome verschwinden meistens in den ersten Lebenswochen.

Die Schädigung der *Nervenbahnen der Arme (Plexus brachialis)* erfolgt durch starke Seitbeugung des Kopfes gegen den Rumpf und umgekehrt durch Zug am Arm oder durch Druck in der Achselhöhle des Kindes. Gelegentlich ist eine Schlüsselbeinfraktur mit der Nervenschädigung verbunden. Am häufigsten werden die Nervenfasern der Rückenmarksegmente C 5 und C 6 geschädigt, es resultiert die sog. *obere Plexuslähmung nach* ERB. Der Arm wird innenrotiert, proniert und im Ellbogengelenk gestreckt gehalten. Die *untere Plexuslähmung* (KLUMPKE) ist beschränkt auf die Nervenfasern der Segmente C 8 und Th 1 im Rückenmark mit Lähmung der kleinen Handmuskeln. Das Handgelenk wird schlaff gebeugt gehalten.

Behandlung: Eine frühzeitige krankengymnastische Behandlung ist erforderlich, um Kontrakturen zu vermeiden. Die erforderliche Lagerung der Extremität sollte insbesondere über Nacht durch eine erfahrene Krankengymnastin überwacht werden.

2.2.4 Kernikterus

Alle Erkrankungen mit *Hyperbilirubinämien* können zum Kernikterus führen, wenn das sog. indirekte Bilirubin im Serum stark erhöht ist. Im akuten Stadium des Icterus gravis wird nicht nur die Haut, sondern auch die graue Substanz des Gehirns gelb gefärbt. Als Folge der Bilirubineinlagerungen kommt es zur Schädigung von Hirngebieten, die von ihnen ausgehenden Nervenfasern sind unter Verlust ihrer Markscheide geschädigt. Kinder mit einer solchen „*Bilirubinenzephalopathie*" werden bereits innerhalb der ersten Lebenstage oder Lebenswochen klinisch auffällig. Sie werden schläfrig und schlaff, die Neugeborenenreflexe sind leicht erschöpfbar. Später treten motorische Koordinationsstörungen und Reizerscheinungen hinzu. Es kommt zu Störungen im Muskeltonus. Als späte Folgen (Residualsyndrom) resultieren häufig Bewegungsstörungen, am häufigsten in Form einer generalisierten *Athetose* (s. S. 357). Durch die heute durchgeführte frühzeitige Austauschtransfusion bzw. Lichttherapie der Hyperbilirubinämie und durch die Anti-D-Prophylaxe (S. 50, 442) ist ein Kernikterus selten geworden.

2.2.5 Subdurales Hämatom

Einblutungen unter die harte Hirnhaut (subdural) entstehen am häufigsten unter der Geburt selbst oder im Rahmen einer Asphyxie. Aber auch scheinbar harmlose Verletzungen, wie etwa ein brüskes Hinlegen des jungen Säuglings auf den Wickeltisch oder ein Aufschlagen des Kopfes aus geringer Höhe können auf Grund der unterschiedlichen Dichte von knöcherner Schädelkapsel und elastischem Schädelinhalt bei abrupten Bewegungsänderungen zu Verletzung der zur Schädelkapsel laufenden Brückenvenen führen. Zusätzlich vorhandene Störungen der Blutgerinnung, Gefäßanomalien und Anlagestörungen der Hirnhäute können das Auftreten subduraler Hämatome ebenso fördern wie Vitaminmangelzustände (Vitamin K) oder stärkere Elektrolytverschiebungen.

Krankheitsbild: Der Blutaustritt erfolgt aus kleinen Venen und führt erst nach 1–2 Wochen zu einer Flüssigkeitsansammlung, die groß genug ist, um klinisch Erscheinungen machen zu können. Durch das aus den Erythrozyten austretende Hämoglobin und Eiweiß wird aus der Umgebung (Liquor) Wasser angezogen, was eine *fortschreitende Aufhellung und Vermehrung der Ergußflüssigkeit bedingt (Hygrom)*. Dies führt zu einer allmählichen Steigerung des Schädelinnendruckes und einer zunehmenden lokalen Schädigung der Hirnrinde, die in ihrem normalen Wachstum behindert wird. Bleibt die Erkrankung unbehandelt, kommt es zu lokalen Hirnatrophien. Die klinischen Erscheinungen des *chronischen subduralen Hämatoms* (Hygrom) sind uncharakteristisch. Krampfanfälle sind das konstanteste Symptom. Gelegentlich treten rezidivierendes Erbrechen, Unruhe, Reizbarkeit auf. Auch Gedeihstörungen sind nicht selten, solche sollten immer an das Vorliegen eines Hygroms denken lassen.

Diagnose: Die Diagnose einer subduralen Blutung bzw. eines Hygroms kann heute computertomographisch – evtl. auch sonographisch – gestellt werden. Jedoch kann die Verdachtsdiagnose bereits mit einer einfachen Untersuchungsmethode, der sog. *Diaphanoskopie* (Transillumination) gestellt werden. Dabei verwendet man eine lichtstarke Stablampe, die, mit einem Gummiring versehen, auf den Schädel aufgesetzt wird. Zur Untersuchung muß der Raum ganz dunkel sein. Normalerweise sieht man um den Gummiring der aufgesetzten Lampe einen ½–1 cm breiten, leuchtenden Ring. In der Gegend der Schädelnähte und der Fontanellen sowie am Haaransatz kann dieser aufleuchtende Ring leicht unregelmäßig sein. Sonst aber sind alle unregelmäßigen Abweichungen vom Leuchtring verdächtig auf abnorme Flüssigkeitsansammlungen. Aufleuchten (Diaphanie) an einem lichtquellenfernen Punkt des Schädels ist immer abnorm. Abnorme Diaphanie bedeutet entweder eine Flüssigkeitsansammlung von mindestens 0,5 cm Dicke oder einen Hydrocephalus internus mit einem Hirnmantel von weniger als 1–1,5 cm Dicke (Abb. 18.3). Reines Blut, also ganz frische subdurale Blutungen, geben keinen Diaphanieeffekt.

Behandlung: Die Behandlung eines Hygroms besteht zunächst, wenn es durch *Fontanellenpunktion* erreichbar ist, in der möglichst raschen Trockenlegung des Ergusses. Allein diese Punktionen führen häufig zu einer deutlichen Besserung der klinischen Erscheinungen. Gelingt die Trockenlegung des Ergusses nicht, muß unter Umständen eine operative Entfernung erfolgen. Unbehandelt führen größere subdurale Hämatome im Säuglingsalter und im Kindesalter entweder zum Tod oder zu mehr oder minder ausgeprägten neurologischen Ausfallserscheinungen.

2.3 Aktiver Hydrozephalus

Die Hydrozephalie ist keine Krankheit, sondern lediglich ein Symptom sehr unterschiedlicher Ursache. Es handelt sich um eine *Erweiterung der Liquorräume,* und somit können *Ventrikelsystem (Hydrocephalus internus)* oder die *äußeren Liquorräume (Hydrocephalus externus)* oder beide Bereiche betroffen sein. Ist die Erweiterung der Liquorräume durch eine Drucksteigerung bedingt, spricht man von einem *aktiven Hydrozephalus* (ist die Erweiterung durch Zelluntergang eingetreten, spricht man vom *Hydrocephalus e vacuo*). Eine Liquordrucksteigerung kann bedingt sein durch eine *Verminderung der Liquorresorption* (Hydrocephalus aresorptivus). Dies entsteht durch eine Fehlanlage oder entzündliche Verwachsungen oder Verödungen der Subarachnoidalräume (z.B. postmeningitischer Hydrozephalus), wo im wesentlichen die Liquorresorption erfolgt. Oder die Drucksteigerung ist Folge einer *gestörten Liquorpassage* (Hydrocephalus occlusus). Hier liegt eine Behinderung des Liquorabflusses aus den Ventrikeln in den Subarachnoidalraum vor; Tumoren, Entzündungen (z.B. Toxoplasmose) und Blutgerinnsel können die Ursachen sein. Schließlich kann durch eine *vermehrte Liquorproduktion* (Hydrocephalus hypersecretorius) eine Liquordrucksteigerung und damit ein aktiver Hydrozephalus bedingt sein. Entzündungen und Tumoren des Plexus (Papillom) können eine solche Vermehrung der Liquorproduktion bewirken.

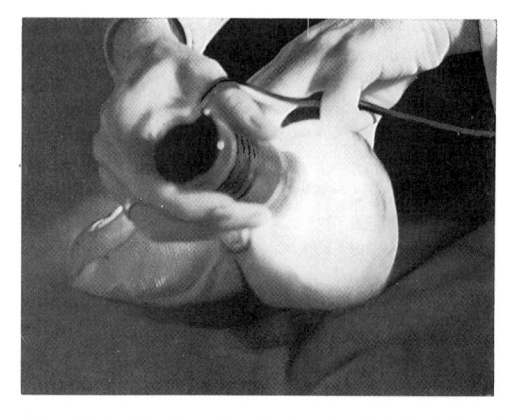

Abb. 18.3 Die Transillumination des Schädels bei einem Säugling mit einem hochgradigen Hydrozephalus. Der gesamte Schädel leuchtet wie ein Lampion auf.

Krankheitsbild: Das klinische Bild des aktiven Hydrozephalus ist je nach Alter des Patienten unterschiedlich. Beim Neugeborenen und Säugling tritt *verstärktes Schädelwachstum* ein. Beginnt dieses abnorme Schädelwachstum bereits vor der Geburt, kann eine erhebliche Geburtsbehinderung entstehen. Gedeihstörungen, Trinkunlust, Erbrechen sind die häufigsten klinischen Zeichen. Man findet in der Regel eine gespannte und vergrößerte Fontanelle, vermehrtes Schädelwachstum mit erweiterten Schädelnähten und das *„Symptom der untergehenden Sonne"* (Verschwinden der Pupille und der Iris hinter dem Unterlid). Der Schädel kann innerhalb kurzer Zeit enorme Größe erreichen. Zentralnervöse Ausfallserscheinungen wie geistige Behinderung oder Spastik stellen sich relativ spät ein. Beim älteren Kind steht wegen der bereits eingetretenen Stabilisierung der Schädelnähte nicht die Kopfvergrößerung, sondern die Drucksymptomatik im Vordergrund. Der *chronische Hirndruck* führt zur Erblindung, zu Bewegungsstörungen und anderen neurologischen Ausfällen wie auch Krampfanfällen.

Bei geringsten Hinweisen auf ein vermehrtes Schädelwachstum oder eine vergrößerte Fontanelle muß ein aktiver Hydrozephalus ausgeschlossen werden, was heute mit der Computertomographie (oder Sonographie) kein Problem mehr darstellt. Differentialdiagnostisch müssen alle Raumforderungen, vor allem Tumor und subdurale Blutung (Hygrom) ausgeschlossen werden.

Behandlung: Die Therapie des aktiven Hydrozephalus besteht in der *Ableitung des Liquors* in den rechten Herzvorhof oder in den Peritonealraum *durch Anlegen einer Drainage*, so daß der Liquor aus den Ventrikeln ungehindert abfließen kann; ein eingebautes *Ventil* reguliert die Menge des abfließenden Liquors.

2.4 Infantile Zerebralparese

Zerebralparese ist eine *sensomotorische Störung* als Folge einer frühkindlichen Hirnschädigung. Neben der im Vordergrund stehenden sensomotorischen Störung findet sich eine bunte Vielfalt weiterer Symptome im Bereiche der *geistigen Entwicklung* der *Sensorik* (Hören und Sehen), der *Wahrnehmung* und des *Verhaltens*. Nicht selten kommt es zum Auftreten einer Epilepsie.

Nach Schätzungen des Statistischen Bundesamtes muß angenommen werden, daß etwa 2,5% aller Kinder unter 16 Jahren behindert sind. Die größte Gruppe von ihnen erfaßt die Lern- und Geistigbehinderten. Sie werden gefolgt von verhaltensgestörten, sprachgestörten, sinnesgeschädigten und körperbehinderten Kindern. Körperbehinderungen finden sich bei etwa 20% aller behinderten Kinder. Die Zahl hirngeschädigter Kinder unter 16 Jahren in der Bundesrepublik wird mit ca. 50000 angegeben. Man vermutet, daß von 1000 Lebendgeborenen 3−4 eine Bewegungsstörung entwickeln, wobei diejenigen mit minimalen Bewegungsstörungen unberücksichtigt bleiben.

Weniger häufig finden sich pränatale Ursachen und postnatale Komplikationen. Durch bessere geburtshilfliche und neonatologische Versorgung sind die perinatalen Schädigungen in den letzten Jahren rückläufig. Der Sauerstoffmangel (Hypoxie) steht als Schädigungsfaktor an erster Stelle, seltener sind traumatische Hirnblutungen die Ursache. Durch Hypoxie und Blutungen kommt es zu Höhlenbildungen im Gehirn.

Krankheitsbild: Das Tempo der *statomotorischen Entwicklung* bei frühkindlich hirngeschädigten Kindern ist verlangsamt, in schweren Fällen bis zum Stillstand. Aber die Verzögerung ist fast nie gleichmäßig, d. h. alle Bereiche in gleichem Maße betreffend, sondern ungleichmäßig. Es kommt zu unterschiedlichen Rückständen in den einzelnen Gebieten und Fehlentwicklungen. Die Möglichkeiten des Kindes, sich selbst und seine Umwelt kennenzulernen, sind eingeschränkt, so daß es ohne Behandlung zu immer größeren Erfahrungsdefiziten kommt. Charakteristisches Merkmal der zerebralen Bewegungsstörung ist die abnorme zentrale Steuerung von Tonus und Koordination. Die *Muskelspannung (Tonus)* ist nicht den augenblicklichen Erfordernissen angepaßt. Sie ist zu niedrig, zu hoch oder einem abrupten, unkontrollierten Wechsel unterworfen. Das Zusammenspiel der Muskelgruppen, die *Koordination* ist erschwert. Primitive Massenbewegungen bestehen fort und beeinflussen so die Haltung und Bewegung des Kindes. Es ist kaum fähig, Bewegungsabläufe auf bestimmte Körperregionen zu beschränken, da sich jeder Impuls unbegrenzt auf weitere Muskelbereiche ausbreitet.

Die Spontanbewegungen eines zerebralparetischen Kindes können quantitativ und qualitativ gestört sein. Quantitativ kann ein Zuviel und ein Zuwenig an Bewegung bestehen. Ein Bewegungsüberschuß (Hyperkinese) findet man meist bei Kindern mit verminderter Muskelkraft (Hypotonie). Eine Bewegungsarmut gehört dagegen zum Bild des spastischen Kindes, bei dem die erhöhte Spannung (Hypertonie) der Beugemuskeln und Streckmuskeln nur mühsam überwunden wird. Die Qualität der Motorik wird dadurch abnorm, daß die Form der Bewegungsabläufe, ihr Ausmaß und Tempo vom Normalen abweichen. Wichtigste Merkmale der Abnormität sind die Eintönigkeit, der Mangel an Variation und der unterschiedlich starke Einfluß von Massenbewegungen.

Nach der *Verteilung der Tonusstörungen* werden *Quadriplegie* (Tetraplegie), *Diplegie* und *Hemiplegie* unterschieden. Bei der *Quadriplegie* sind Arme und Beine betroffen, meist mit deutlichen Seitendifferenzen. Sind die Arme nur leicht betroffen und funktionell weniger beeinträchtigt, so spricht man von *Diplegie*. Dabei sind Seitendifferenzen seltener und meistens gering. Mit *Hemiplegie* bezeichnet man halbseitige Störungen. Nach Art der Tonusstörungen lassen sich vor allem spastische, hypotone (schlaffe) und gemischte Formen (s. 1.3.2) unterschieden. Dabei ist die Spastik mit ca. 60% die häufigste Tonusanomalie.

Spastische Quadriplegien fallen oft schon frühzeitig durch ihre Hypertonie und Bewegungsarmut auf, wobei der Haltungstonus im Rumpf durchaus auch niedrig sein kann. Die Kinder kommen oft nicht zum freien Gehen und sind in ihrer geistigen Entwicklung meist stärker beeinträchtigt als diejenigen mit Diplegien und Hemiplegien. Mit wenigen Ausnahmen sind sie später an den Rollstuhl gebunden und können sich wegen des manchmal stärkeren Befalls der Beine nur sehr mühsam oder gar nicht fortbewegen. Die Kopfkontrolle ist erschwert, und Rumpf und Arme neigen zu verkrampfter Beugehaltung.

Fast alle Kinder mit *spastischen Diplegien* kommen irgendwann zum Laufen. Ihre Balance ist zwar schlecht, kann aber mit den nur leicht betroffenen Armen ausgeglichen werden.

Bei Kindern mit *spastischer Hemiplegie* zeigt die betroffene Seite eine Verkrampfung und bleibt in der Gesamtentwicklung etwas zurück. Der Arm tendiert zu steifer Beuge- oder Streckhaltung, das Bein wird in der Hüfte weniger gestreckt, steifer aufgesetzt und kürzer belastet. Beim Gebrauch der Hände fällt schon mit dem Beginn des Greifens die einseitige Bevorzugung auf. Die hypotonen (schlaffen) Formen sind nahezu immer schon im Säuglingsalter ausgeprägt. Die Kinder sind schlaff und bewegungsarm und liegen flach auf dem Rücken mit hochgeschlagenen Armen und Froschstellung der Beine. Bei schweren Formen kommen sie meist nicht zum Laufen, bei leichten fällt lediglich ein etwas schlaksiger, ungelenker Gang auf.

Bei Kindern mit *leichter Hirnschädigung* (minimaler Zerebralparese) ist die Bewegungsstörung gering. In der Säuglingszeit bestehen häufig nur gering ausgeprägte neurologische Symptome. Die motorische Entwicklung ist meist verzögert. Auffällig wird die Störung oft erst im Kindergarten oder in der Schule.

Behandlung: In der Behandlung eines zerebral bewegungsgestörten Kindes ist die *Physiotherapie* (Krankengymnastik) von vorrangiger Bedeutung. Ihre Wirksamkeit hängt nicht nur von einem frühen Beginn und einer großen Intensität ab, sondern auch von der Methodik. Ziel aller krankengymnastischen Maßnahmen ist es, die abnorme Steuerung des Muskeltonus und der Koordination zu beeinflussen, dem Kind normale Haltungs- und Bewegungsmuster zu ermöglichen.

Von den Spezialmethoden, die in den letzten Jahrzehnten entwickelt wurden, sind zwei besonders verbreitet: die neurologische *Entwicklungsbehandlung* nach BOBATH und die *entwicklungskinesiologische Behandlung* nach VOJTA.

In der Behandlung nach BOBATH geht es zunächst darum, den abnormen Haltungstonus der Kinder zu durchbrechen und möglichst zu normalisieren. Von bestimmten Schlüsselpunkten aus – Kopf, Schultern, Becken usw. – wird die pathologische Tonusverteilung gehemmt. Gleichzeitig und von denselben Schlüsselpunkten aus werden die automatischen Mechanismen der Haltungsbewahrung, also Stell-, Stütz- und Gleichgewichtsreaktionen, gebahnt. Diese bilden die Haltungsbasis, auf der dann eine differenzierte willkürliche Motorik aufbauen kann. Es kommt darauf an, das Kind immer wieder aus seinen pathologischen Schablonen herauszubekommen und ihm das Gefühl für normale Haltungs- und Bewegungsmuster zu vermitteln. Dazu dienen außer der krankengymnastischen Behandlung tägliche Übungen und ein geeignetes „Hantieren" (Handling) des Kindes im Elternhaus.

In der VOJTA-Behandlung werden bestimmte Koordinationskomplexe gebahnt, die alle zur Fortbewegung notwendigen Grundfähigkeiten enthalten: Beherrschung der Körperlage und Aufrichtungsmechanismen. Damit werden die pathologischen Bewegungsstereotypien durchbrochen, vorausgesetzt, daß die Übungen mehrmals täglich durchgeführt werden. Mit der Rückbildung der Störungen und dem Training einer normalen Zusammenarbeit der Muskelgruppen ist die Voraussetzung für eine normale Weiterentwicklung gegeben. In bestimmten Ausgangspositionen werden durch Druck auf sog. Auslöserzonen die angestrebten Koordinationskomplexe ausgelöst. Gleichzeitige Stimulationen an mehreren Stellen erleichtern die Bewegungsantwort. Diese beseht nicht nur aus lokalen Reaktionen, sondern auch aus entfernteren, die die Muskulatur des Rumpfes und Nackens einschließen.

Beiden Behandlungskonzepten gemeinsam ist, daß sie eine individuelle Anpassung an die Probleme des Kindes erfordern, wobei die BOBATH-Konzeption eine größere Variationsbreite erlaubt. Beide haben das Ziel, die zentrale Tonusregulierung und Koordination zu verbessern und der drohenden oder schon bestehenden Behinderung entgegenzuwirken. Beide geben funktionellen Gesichtspunkten den Vorrang und versuchen, mit möglichst wenig Hilfsmitteln und orthopädischen Maßnahmen auszukommen.

Eine *günstige Lagerung* und *Sitzhaltung* der Kinder wird die Physiotherapie sinnvoll unterstützen. Dabei sollten die abnormen Haltungsmuster weitgehend verhindert und normale Bewegungen gefördert werden. Ein Kind, das in der Bauchlage sehr instabil ist und dessen Schultern und Arme stark nach unten ziehen, profitiert manchmal von einer kleinen Handtuchrolle, die quer unter seinem Brustkorb liegt und verhindert, daß die Arme gestreckt nach unten gehalten werden. Für ein Kind, dessen Beine immer wieder überkreuzen, ist eine breitere Wicklung oft eine Hilfe. Kinder mit starker Opisthotonusneigung, die Kopf und Hände nicht in der Mittellage halten können, sind in einer kleinen Hängematte eher dazu in der Lage.

In der Behandlung eines zerebralparetischen Kindes sollte zwar der Krankengymnastik großer Raum eingeräumt werden, aber auch die anderen Bereiche, die möglicherweise gestört sein können, sollten stets bedacht werden. Hierzu gehören rechtzeitige *Sprachtherapie* und *heilpädagogische* Maßnahmen, die oft entscheidend zur späteren Eingliederung der Kinder beitragen. Besonders wichtig ist die Förderung der Wahrnehmungsfunktionen, die eine wesentliche Voraussetzung für die Intelligenzentwicklung darstellen. In der *Spielförderung* geht es darum, daß das Kind die Funktion von einfachen Gegenständen erfährt und lernt, verschiedene Objekte zu kombinieren, um schließlich zum konstruktiven Spielen zu kommen. Einfache Hand- und Fingerspiele oder ähnliches helfen, den eigenen Körper in seinem Bau und seinen Funktionen kennenzulernen.

Prognose: Die Lebenserwartung zerebralparetischer Kinder hat in den letzten 3 Jahrzehnten erheblich zugenommen, insbesondere seitdem bakterielle Infektionen, zerebrale Anfälle und Ernährungsstörungen wirksamer behandelt werden können. Nach wie vor spielt der Schweregrad der Hirnschädigung eine wesentliche Rolle für die Prognose insgesamt. Von den meisten erfahrenen Therapeuten wird angenommen, daß mit optimaler Förderung während der ersten 3 Lebensjahre es gelingt, den Schweregrad der zu erwartenden Behinderung wirkungsvoll zu beeinflussen.

Ein zunehmendes Problem ist die Zahl der Kinder mit sog. „minimaler Zerebralparese" (s.o.), die zum Teil aus der Gruppe der frühbehandelten Kinder hervorgehen. Sie entwickeln häufig eine familiäre oder schulische Problematik, die *nicht* – entsprechend der unglücklichen Krankheitsbezeichnung – als minimal abgetan werden kann. Sie brauchen therapeutische und pädagogische Hilfen, um sie vor der Gefahr der sekundären Verhaltensstörungen und des Außenseitertums zu bewahren.

2.5 Neurokutane Dysplasien

Die Krankheitseinheit der neurokutanen Dysplasien umfaßt eine Gruppe genetisch determinierter *Fehlbildungen von Tumorcharakter* mit meist langsamer und begrenzter Wachstumstendenz. Obwohl es sich um angeborene Störungen handelt, treten die ersten klinischen Symptome unter Umständen erst im Kleinkindes- oder Schulalter auf.

2.5.1 Tuberöse Hirnsklerose

Die tuberöse Hirnsklerose ist die häufigste neurokutane Dysplasie und unterliegt einem autosomal dominanten Erbgang. Sie manifestiert sich in Form multipler Fehlbildungen von Geschwulstcharakter des Gehirns, der Haut und der inneren Organe. Im Bereich der Hirnrinde finden sich viele knotige oder flächige, weißliche bis gelbliche *Verhärtungen (Tubera)*. In der weißen Substanz des Gehirns finden sich herdförmige Myelinisierungsstörungen, die zur Verkalkung neigen. Bei entsprechender Lokalisation können diese Tumoren zu Störungen des Liquorabflusses mit folgendem *aktiven Hydrozephalus internus* führen.

Krankheitsbild: Das früheste und konstanteste Symptom sind *epileptische Anfälle* in Gestalt von BNS-Krämpfen (BLITZ-NICK-SALAAM-Krämpfe). An der Haut entwickeln sich im Säuglingsalter unregelmäßig begrenzte *weiße Flecken* (0,5–3 cm Durchmesser), die sog. „white spots". Im Bereich des Gesichtes entwickelt sich das *Adenoma sebaceum* (Morbus PRINGLE) als eine schmetterlingsförmig über Nasenrücken und Wangen, gelegentlich über das ganze Gesicht verteilte Häufung kleiner, wenig erhabener bis knollig wuchernder, weißgelber oder roter Knötchen. Die neurologischen Symptome hängen ganz von der intrazerebralen Tumorwucherung ab. Am häufigsten sind leichte Hemiparesen, selten spastische Tetraplegien. Ebenso unterschiedlich ist die geistige Entwicklung dieser Kinder; es gibt auch Patienten mit normaler geistiger Entwicklung.

Diagnose: Die Diagnose wird in der Regel durch die typischen Hautveränderungen gestellt. Röntgenologisch lassen sich häufig intrazerebrale Verkalkungen nachweisen, und mit Hilfe der Computertomographie des Gehirns können die kleinen Tumoren gut dargestellt werden.

Behandlung: Die Therapie besteht in der Behandlung der epileptischen Anfälle, bei Liquorabflußstörungen ist eine Ventiloperation angezeigt. Die Grundkrankheit ist in ihrem Verlauf therapeutisch unbeeinflußbar.

2.5.2 Sturge-Weber-Krankheit

Es handelt sich um eine Fehlbildung der Meningen, der kleinen Gefäße des Gehirns und der Haut. In der Regel findet sich ein ausgedehnter *Naevus flammeus* im Trigeminusbereich, und intrakraniell findet man auf der gleichen Seite zur Verkalkung neigende, meningeale und *zerebrale Angiome*. Eine Epilepsie vom fokalen Typ und eine spastische Hemiparese sind meist die Folge. Viele Patienten sind durch die epileptischen Anfälle und die in der Regel hinzutretende oder sich verschlimmernde spastische Hemiparese erheblich behindert. Selten kommt es zu fatalen intrakraniellen Blutungen durch Ruptur der angiomatösen Fehlbildungen.

Behandlung: Die Behandlung besteht in der antiepileptischen Therapie, ein neurochirurgisches Vorgehen (z. B. Resektion des Okzipitallappens) ist problematisch.

2.5.3 Recklinghausen-Krankheit (Neurofibromatose)

Bei dieser in der Regel autosomal dominant vererbten Krankheit finden sich multiple *Pigmentflecke,* sog. Café-au-lait-Flecke, die bereits bei Geburt vorhanden sein können oder sich im Laufe der Kindheit schubweise ausbilden. Weiterhin finden sich vielfältige von den kleinen Hautnerven ausgehende *Geschwülste* (Fibrome) von Stecknadelkopf- bis Pflaumengröße. Auch können kleine Tumoren von den Wurzeln des Rückenmarkes (Neurinome) entstehen und Anlaß zu spinalen Kompressionssymptomen geben.

Krankheitsbild: Das klinische Bild wird ganz vom Sitz der kleinen Tumoren geprägt. Z. B. können durch Tumoren im 3. Ventrikel, der Hypophyse oder des Hypothalamus innersekretorische Störungen hervorgerufen werden (Minderwuchs, Pubertas praecox, Diabetes insipidus).

Diagnose: Die Diagnose stützt sich in erster Linie auf die Café-au-lait-Flecken. Sind sie in einer Zahl von über 5 und einem Durchmesser von mindestens 1,5 cm vertreten, kann die Diagnose Morbus RECKLINGHAUSEN gestellt werden. Mit einer malignen Entartung der Tumoren muß in etwa 15% der Fälle gerechnet werden.

Behandlung: Die Behandlung kann nur im operativen Entfernen der Tumoren bestehen, dies sollte jedoch nur ausnahmsweise erfolgen, da postoperativ maligne Entartungen gehäuft vorkommen.

2.6 Heredodegenerative Systemerkrankungen

Allen Erkrankungen dieser Gruppe sind ein langsam fortschreitender *Zellzerfall* und die *Degeneration* einer bestimmten Region des ZNS (Vorderhornzelle, Kleinhirn oder Stammganglien) gemeinsam. Das *familiär* gehäufte Auftreten ist besonders typisch.

2.6.1 Infantile spinale Muskelatrophie (WERDNIG-HOFFMANN)

Bei dieser rezessiv autosomalen Krankheit kommt es zum fortschreitenden Untergang der *Vorderhornzellen* des Rückenmarks. Beginnt der Prozeß bereits bei Geburt und schreitet im 1. Lebensjahr rasch fort, machen die Kinder zeitweise auch motorische Fortschritte, jedoch nimmt die Behinderung relativ rasch zu bis zur völligen Hilflosigkeit, und sie sterben meist in den ersten Lebensjahren. Selten setzt die Erkrankung erst im Kleinkindesalter ein, der Abbau bereits erlernter Funktionen ist typisch und ein jahrzehntelanger Krankheitsverlauf ist möglich.

Krankheitsbild: Das klinische Bild wird anfangs von einer allgemeinen Hypotonie und Überstreckbarkeit der Gelenke bei zunehmendem deutlicher werdendem motorischem Entwicklungsrückstand beherrscht. Bereits erworbene

Fähigkeiten wie Sitzen, Aufrichten oder Treppensteigen gehen wieder verloren. Sehr bald kommt es zur Abschwächung und zum völligen Erlöschen der Muskeleigenreflexe, die Muskeln atrophieren. Betroffene Säuglinge liegen oft in Henkelkorbstellung, also mit den Hüften abduzierten und außenrotierten Beinen. Ihr lebhafter, aufgeweckter Gesichtsausdruck und später alterentsprechender Sprachschatz kontrastieren stark zu ihrer motorischen Hilflosigkeit.

Diagnose: Die Diagnose wird durch typische Veränderungen im Elektromyogramm und durch Muskelbiopsie gestellt.

2.6.2 Friedreichsche Ataxie

Die FRIEDREICHsche Ataxie ist die häufigste Form erblicher Ataxien (Heredoataxie).

Krankheitsbild: Die wichtigsten klinischen Zeichen sind Ataxie, Hohlfuß, Wiebelsäulendeformität, grobschlägiger Nystagmus. Es besteht ein dominanter Erbgang.

Im Säuglings- und Kleinkindesalter sind Hypotonie und Zurückbleiben in der psychomotorischen Entwicklung Leitsymptome. Im Schulalter nimmt die Ataxie bis zur vollständigen Gehunfähigkeit zu.

Die mittlere Krankheitsdauer beträgt 16–20 Jahre. Hirnorganisch entwickelt sich häufig eine zunehmende Demenz (Schwachsinn).

2.7 Neurometabolische Krankheiten

Eine Vielzahl neurologischer fortschreitender Erkrankungen sind bedingt durch Störungen im Stoffwechsel (Metabolismus) der Eiweiße, Kohlenhydrate, der Fette, des Purins und der Metalle.

Krankheitsbild: Die einzelnen Krankheitsbilder werden in den entsprechenden Spezialkapiteln besprochen. Der Verdacht auf das Vorliegen einer neurometabolischen Erkrankung ergibt sich stets aus der Anamnese. Alle diese Krankheiten sind wenigstens in einem Stadium fortschreitend. In vielen Fällen ist diese Periode relativ kurz und auf das Säuglings- oder Kleinkindesalter beschränkt. Hieraus resultiert ein Defektzustand, der bis zum Tode viele Jahre unverändert bestehen kann. Manche Erkrankungen führen zu einem stetigen, aber langsamen Abbau des Nervensystems. Mangelnde psychische Entwicklung oder Abbau bereits erworbener intellektueller Funktionen (Demenz) und hirnorganische Wesensänderungen sind die prominentesten klinischen Symptome. Als weiteres Hauptsymptom sind epileptische Anfälle zu nennen, und bei der Mehrzahl dieser Erkrankungen sind auch andere Organsysteme betroffen (Leber, Milz, Nieren und Knochenmark).

2.8 Entzündliche Gehirnerkrankungen

2.8.1 Enzephalitis und Enzephalomyelitis

Sog. primäre und sekundäre Enzephalitiden sind zu unterscheiden. Die *primären Enzephalitiden* sind überwiegend unmittelbar virogener, die *sekundären* (postinfektiösen) neuroallergischer Genese. Bakterielle Enzephalitiden sind sehr selten, sie treten im Verlauf von septischen Erkrankungen auf.

Krankheitsbild: Für die meisten Enzephalitisformen ist akuter Beginn mit Erbrechen, Kopfschmerzen, Krämpfen, Bewußtseinstrübung bis zum Koma, Lähmungen u. a. charakteristisch. Ist das Rückenmark beteiligt, spricht man von *Enzephalomyelitis;* neben Querschnittssymptomen finden sich dann häufig Störungen der Blasen- und Mastdarmfunktion.

Die *zerebellare Ataxie* ist eine spezielle Verlaufsform der kindlichen Enzephalitis. Sie wird als postinfektiöse Komplikation bei zahlreichen Virusinfektionen, besonders häufig aber bei Varizellen beobachtet. Diese Kinder erkranken plötzlich mit motorischer und statischer Ataxie, Nystagmus und Hypotonie der Muskulatur. Die Prognose dieses Krankheitsbildes ist gut, wenn auch die Rückbildung der Ataxie manchmal Monate dauern kann.

Behandlung: Die Behandlung der akuten Enzephalitis ist überwiegend symptomatisch, d. h. sie besteht in Unterdrückung von Krämpfen, Bekämpfung des Fiebers, Kontrolle des Wasserhaushaltes usw. Einzig bei der gefährlichen Herpesenzephalitis ist die Gabe von Aciclovir (Zovirax®) günstig.

2.8.2 Subakute sklerosierende Panenzephalitis (SSPE)

Es handelt sich um eine langsam fortschreitende, fast immer tödlich verlaufende Enzephalitis. Im Gehirn von Kindern, die an dieser Krankheit starben, fand man Masernviren und im Serum und Liquor erhöhte Titer der Komplementbindungsreaktion für *Masern*. Die SSPE tritt in der Regel mehrere Jahre nach einer Masernerkrankung auf. Man nimmt an, daß durch einen erworbenen Funktionsverlust der thymusabhängigen Immunzellen das Masernvirus im Gehirn – und nur hier – wieder aktiv wird und die fatale Panenzephalitis auslöst.

Krankheitsbild: Die Erkrankung befällt vorwiegend Kinder und Jugendliche zwischen dem 3. und 20. Lebensjahr. Der Beginn ist schleichend mit psychischen Veränderungen und schulischem Leistungsrückgang. Konzentrationsfähigkeit und Ausdauer lassen nach. Es finden sich alle Zeichen einer langsamen prozeßhaften Gehirnerkrankung. Nach einigen Wochen oder Monaten kommt es zum geistigen Abbau, zum Sprachzerfall und zu Bewegungsstörungen. Charakteristisch sind die auftretenden generalisierten Zuckungen (Myoklonien), die sich 3- bis 12mal pro Minute wiederholen und lediglich im Schlaf verschwinden. Im letzten Krankheitsstadium führt der allgemeine Hirnzerfall bei zunehmender Abmagerung in der Regel zum Tod. Die Gesamtkrankheitsdauer schwankt zwischen einigen Monaten und vielen Jahren.

Diagnose: Die Diagnose wird durch typische Liquorbefunde (positive Komplementbindungsreaktion auf Masern, leicht erhöhte Zellzahl, leicht erhöhtes Gesamteiweiß bei starker Gamma-Globulinvermehrung) und durch einen typischen EEG-Befund gestellt. Eine erfolgreiche Behandlungsmethode dieses Krankheitsbildes ist bisher nicht bekannt geworden.

2.8.3 Hirnabszeß

Es handelt sich um eine lokalisierte eitrige Einschmelzung von Hirnsubstanz. Sie entsteht entweder durch eine fortgeleitete Infektion (Ohr, Nase, Nasennebenhöhlen oder infizierte Fraktur), oder es gelangen über die Blutbahn Bakterien aus anderen Herden (Osteomyelitis, Pneumonie) metastatisch in das Gehirn.

Krankheitsbild: Überwiegend findet sich ein initiales enzephalitisches Stadium mit Fieber, Herdanfällen und Begleitmeningitis. Unter antibiotischer Behandlung bilden sich die akuten Erscheinungen zurück, und der Abszeß kapselt sich ab. Nach tage-, monate- oder gar jahrelanger Latenz bilden sich die Symptome einer lokalisierten Raumforderung aus. Da entzündliche Zeichen dann oft vollkommen fehlen, kann die Diagnose schwierig sein.

Behandlung: Die Behandlung besteht zunächst in der Antibiotikagabe, unter Umständen muß neurochirurgisch vorgegangen werden.

2.9 Zerebrovaskuläre Erkrankungen

Durch Schädel-Hirn-Verletzungen, Ruptur von Gefäßfehlbildungen oder Gerinnungsstörungen kommt es zu intrakraniellen Blutungen oder durch infektiöse, toxische, physikalische und chemische Einflüsse zu Zirkulationsstörungen des Gehirns.

2.9.1 Intrakranielle Blutungen

Subdurales Hämatom

Das subdurale Hämatom kann geburtstraumatisch oder durch eine spätere Schädel-Hirn-Verletzung bedingt sein. Es kommt zum Zerreißen subdural gelegener Venen. Wenn das Hämatom nicht rasch resorbiert oder durch Punktion beseitigt wird, kann sich ein chronisches subdurales Hämatom (Hygrom) entwickeln (s. S. 540).

Epidurale Blutung

Die epidurale Blutung ist eine gefürchtete Komplikation von Schädeltraumen mit und ohne Fraktur. Sie entsteht durch Einrisse der A. meningea media (eine wichtige oberflächliche Gehirnarterie) oder ihrer Äste. Betroffen sind fast nur ältere Kinder.

Krankheitsbild: Nach oft mehrstündigem, weitgehend erscheinungsfreiem Intervall zeigen sich zunehmende Bewußtseinstrübung, neurologische Herdzeichen, Krampfanfälle, schließlich schwere Hirndruckzeichen mit Atemstörungen.

Behandlung: Die Therapie kann nur in einer möglichst rasch erfolgenden Operation bestehen.

Subarachnoidale Blutung

Die subarachnoidale Blutung hat ihre Ursache vor allem in Gefäßdysplasien, seltener in einer hämorrhagischen Diathese (Gerinnungsstörung).

Krankheitsbild: Schlagartig auftretende heftigste Kopfschmerzen, Schwindel, Bewußtseinstrübung sind die klinischen Zeichen. Kleinere Blutungen führen lediglich zu Kopfschmerzen, Schwindel und meningealen Reizerscheinungen.

Behandlung: Die Behandlung besteht in einer absoluten Ruhigstellung und gegebenenfalls in einer operativen Entfernung der Blutungsquelle.

2.9.2 Zirkulationsstörungen des Gehirns

Sinusthrombose

Bei schweren Infektionen und septischen Prozessen kann es zu Thrombose des Sinus sagittalis superior (oberer Längsblutleiter des Gehirns) kommen. Akute zerebrale Symptome, Venenstauungen im Bereich der Kopfhaut, retrobulbäres Ödem und Exophthalmus sind die Folge.

Akute infantile Hemiplegie

Der akuten infantilen Hemiplegie können verschiedene Gefäßprozesse zugrunde liegen (Mißbildungen, Thrombosen, Embolien).

Krankheitsbild: Das klinische Bild ist gekennzeichnet durch akuten Beginn mit mehr oder weniger hohem Fieber, häufig Halbseitenkrämpfe oder halbseitig betonte generalisierte Anfälle. Diese halten oft lange, bis über Stunden an. Der Liquor zeigt höchstens geringe Zellzahlvermehrung. Nach dem Anfall besteht eine Halbseitenlähmung, die sich meistens langsam zurückbildet, nicht selten aber dauernd bestehen bleibt. Häufig entwickelt sich dann eine Epilepsie fokalen Typs.

Migräne

Eine plötzlich auftretende Regulationsstörung der zerebralen Durchblutung bedingt das Krankheitsbild der Migräne. Einer kurzen vasokonstriktorischen Phase (Gefäßverengung) folgt eine längere vasodilatatorische (Gefäßerweiterung).

Krankheitsbild: Die klinischen Zeichen bestehen in anfallsartigen Kopfschmerzen mit Lichtscheu, Übelkeit und Erbrechen nach vorausgegangener Reizbarkeit und Unruhe. Selten finden sich neurologishe Begleiterscheinungen wie halbseitige Parästhesien (Gefühlsstörungen) oder gar Lähmungen und andere Herdzeichen (Migraine accompagnée).

2.10 Erkrankungen des Rückenmarks

Erkrankungen des Rückenmarkes sind Folge von Durchblutungsstörungen, Entzündungen, Fehlbildungen, Tumoren oder geburts- bzw. unfallbedingten Schädigungen. Die klinischen Erscheinungen werden ganz entscheidend von der Lokalisation und dem Ausmaß der Schädigung bestimmt. Unterschiedliche Störungen lassen sich mit dem Ausfall bestimmter Bahnen oder Neuronengruppen in Zusammenhang bringen, da diese innerhalb des Achsenorgans in symmetrischer Weise angeordnet sind. Aus diesem Grunde werden verschiedene spinale Syndrome unterschieden:

2.10.1 Komplette Querschnittlähmung

Die obere Begrenzung der Querschnittlähmung wird durch die Höhe des betroffenen Rückenmarkssegments bestimmt. Unterhalb hiervon finden sich eine schlaffe Lähmung der Muskulatur mit totalem Sensibilitätsausfall, Blasen-Mastdarm-Störungen und trophischen Störungen (trockene Haut, Gefäßerweiterung, Geschwürsbildung und Entkalkung der Knochen). In der Regel entwickelt sich aus der schlaffen Lähmung nach Stunden, Tagen oder Wochen eine spinal bedingte Spastik. Die Sensibilitätsausfälle bestehen unverändert fort.

2.10.2 Inkomplette Querschnittlähmung

Sie unterscheidet sich von der kompletten Querschnittlähmung durch folgende Punkte: Die Lähmungen sind asymmetrisch, die Sensibilitätsstörungen unvollständig oder von sensiblen Reizsymptomen begleitet (Parästhesien, Schmerzen) und die vegetativen und trophischen Störungen sind geringer ausgeprägt.

2.10.3 Halbseitensyndrom

Unterhalb der Schädigung findet sich eine halbseitige spastische Parese mit Störung der Tiefensensibilität. Auf der Gegenseite sind Schmerz- und Temperaturempfindung aufgehoben.

2.10.4 Extramedulläres Kompressionssyndrom

Wird das Rückenmark durch Tumoren, Blutungen oder Abszesse eingeklemmt, kommt es zunächst zu Reizerscheinungen der Nervenwurzeln (Schmerzen, segmentale motorische Ausfälle). Nimmt die Kompression des Rückenmarks zu, kann schließlich eine inkomplette oder gar komplette Querschnittlähmung resultieren.

2.10.5 Spinales Sperrliquorsyndrom

Bei totaler oder partieller Blockierung der Liquorpassage durch raumfordernde Prozesse zeigt der unterhalb des Hindernisses entnommene Liquor eine oft extreme Eiweißvermehrung, häufig mit Xanthochromie. Die Zellzahl ist nicht wesentlich erhöht.

Verlauf und Prognose: Verlauf und Prognose der verschiedenen spinalen Syndrome hängen von der Grunderkrankung ab.

2.11 Erkrankungen des peripheren Nervensystems

Pathogenetisch und klinisch sind die Erkrankungen des peripheren Nervensystems unterteilt in generalisierte Affektionen (Polyneuropathie) und in umschriebene Schädigungen (Mononeuropathien). Entsprechend dem Aufbau der gemischten Nerven sind folgende drei Symptome zu berücksichtigen:

- Störungen im sensomotorischen System (Parese, Adynamie, Hypotonie und Ataxie),
- Störungen im sensibel-sensorischen System (Tiefen- und Oberflächensensibilität),
- Störungen der vegetativen Fasern (trophische Veränderungen).

2.11.1 Polyneuritiden

Die gleichzeitige Erkrankung verschiedener, nicht unbedingt benachbarter Nervengebiete führt in der Regel zu Parästhesien, Sensibilitätsstörungen, Muskelschmerzen, Muskelschwäche, Gangunsicherheit und Verlust der Sehnenreflexe. Sind mehr die Nervenwurzeln betroffen, spricht man von einer *Polyradikulitis*. Als Ursache solcher Polyneuropathien kommen am häufigsten Infektionen, aber auch metabolische und toxische Ursachen in Frage.

Diagnose: Die Diagnose ergibt sich aus dem klinischen Bild, der Bestimmung der Nervenleitgeschwindigkeit, des EMG- und Liquorbefundes.

2.11.2 Mononeuropathien

Die echte Mononeuropathie ist praktisch immer mechanischer Genese, verursacht durch Geburtstrauma, Fraktur, Hämatom, Injektion, chronische exogene Druckschädigung, anatomischen Engpaß oder Tumor. Mononeuropathien kommen beim Kind sehr selten vor. Bezüglich der perinatal entstandenen Nervenlähmungen (ERB-sche Lähmung, KLUMPKE-Lähmung) sei auf den Abschnitt „Perinatale Verletzungen der peripheren Nerven" verwiesen (s. S. 367).

2.12 Muskelerkrankungen

Leitsymptom der generalisierten Muskelerkrankungen ist eine primär rumpfbezogene, d. h. proximal betonte Schwäche der Extremitätenmuskulatur, während Systemerkrankungen der peripheren Nerven in der Regel distal beginnen.

Die *Muskelbiopsie* zeigt im typischen Fall ein „Myopathiebild" mit diffus verteiltem Einzelfaseruntergang im Gegensatz zum felderförmig gruppierten Faseruntergang bei Neuropathien. Das *EMG* zeigt ein „Myopathiemuster" und spiegelt den Muskelzerfall wieder. Jeder stärkere Muskelzelluntergang bewirkt eine vermehrte Freisetzung von Zellinhaltsstoffen (Transaminasen, CPK), die im Serum und Urin nachzuweisen sind.

2.12.1 Progressive Muskeldystrophie (Morbus ERB)

Die Gruppe der familiären progressiven Muskeldystrophien ist durch zunehmende Schwäche und Zerfall der Muskulatur gekennzeichnet. Die Ursache des zugrunde liegenden Muskelzellzerfalls ist unbekannt. Der Muskelzerfall beginnt nicht gleichzeitig in allen Muskelgruppen, sondern kann entweder im Bereich des Beckengürtels (Typ DUCHENNE) oder im Bereich des Schultergürtels (fazio-skapulohumeraler Typ) beginnen. Von besonderer Bedeutung ist die Beckengürtelform vom Typ DUCHENNE, die sog. *maligne infantile Muskeldystrophie*. Diese häufigste und gleichzeitig bösartigste Form der progressiven Muskeldystrophie findet sich bei 1:4000 Geburten. Die Vererbung erfolgt geschlechtsgebunden X-chromosomal rezessiv, weshalb ausschließlich Knaben erkranken.

Krankheitsbild: Das klinische Bild ist gekennzeichnet durch eine im 2.–6. Lebensjahr einsetzende zunehmende Schwäche der Beckengürtel- und Oberschenkelmuskulatur. Beim Aufrichten der Kinder aus der Hocke beobachtet man, wie sie an sich selbst emporzuklettern versuchen (s. Abb. 18.4, 18.5). Im Verlaufe der nächsten Jahre greift der Krankheitsprozeß auf die Muskeln des Rumpfes, der Schultergürtel, der Arme, schließlich des Nackens und Gesichtes über. Schon früh tritt Invalidität ein, in der Regel zwischen dem 10. und 15. Lebensjahr; der Tod erfolgt um das 20. Lebensjahr.

Behandlung: Eine Behandlung dieser fortschreitenden Erkrankung ist nicht bekannt, lediglich durch spezielle Krankengymnastik kann das frühzeitige Auftreten von Kontrakturen verhindert werden.

2.12.2 Akute Polymyositis

Krankheitsbild: Die akute Polymyositis beginnt mit Schmerzen, Schwäche und Schwellung besonders der proximalen Muskelgruppen. Fieber bis über 40 °C, Leukozytose, Eosinophilie sowie Milz- und Lymphknotenschwellungen gehen unmittelbar voraus. Die Serumtransaminasen sind erhöht, es stellt sich eine Kreatinurie ein. Treten chrakteristische rotviolette Erytheme im Stirn- und Augenlidbereich hinzu, handelt es sich um eine sog. *Dermatomyositis*. Die Krankheitsdauer erstreckt sich von wenigen Wochen bis über zwei und mehr Jahre. Ein Drittel endet tödlich.

Behandlung: Die Behandlung besteht in Steroid-Langzeitmedikation bis zur Normalisierung der Muskelenzymwerte. Mit dem EMG kann der Krankheitsverlauf gut überwacht werden.

In den letzten Jahren gelang es durch elektronenmikroskopische Untersuchungen, die progressiven Muskelerkrankungen und die entzündlichen Muskelerkrankungen in zahlreiche Untergruppen zu differenzieren.

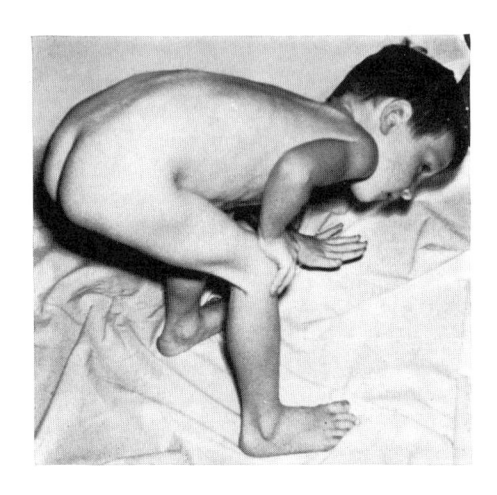

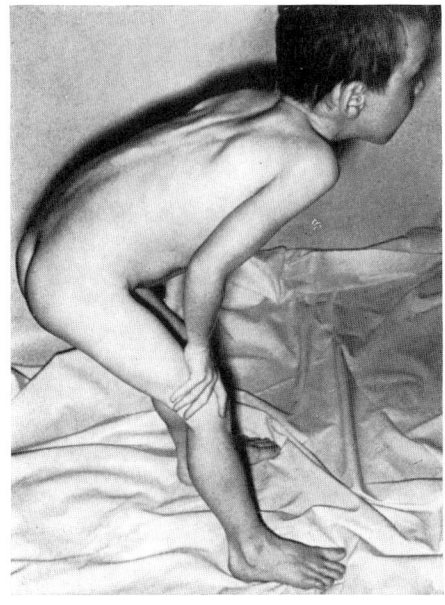

Abb. 18.4 und **18.5** Kind mit progressiver Muskeldystrophie, das beim Aufstehen „an sich emporklettert".

2.13 Schädel-Hirn-Trauma

2.13.1 Akutes Schädel-Hirn-Trauma

Unfälle mit Schädel-Hirn-Verletzungen sind im Kindesalter ein häufiges Ereignis. Die direkten Folgen einer Schädel-Hirn-Verletzung können in Art und Ausmaß sehr unterschiedlich sein.

Krankheitsbild: Folgende Krankheitsbilder können unterschieden werden:

Commotio cerebri. Die Gehirnerschütterung geht mit einer unmittelbaren Bewußtseinsstörung einher; diese kann leicht sein, einem Dämmerzustand entsprechen oder bis zur Bewußtlosigkeit reichen. Nach Aufklaren des Bewußtseins besteht in der Regel eine anamnestische Lücke, selten auch eine sog. retrograde Amnesie, d. h. die Erinnerung an die Zeit während des Unfalles und kurz davor ist gelöscht.

Weitere Folgen einer Gehirnerschütterung sind Übelkeit und Erbrechen, jedoch bleibt der Patient neurologisch unauffällig; eine Lumbalpunktion ergibt keinen pathologischen Befund und elektroenzephalographisch lassen sich leichte Allgemeinstörungen ohne Herdhinweis registrieren, die sich innerhalb von wenigen Tagen normalisieren.

Hirnödemphase. Nach einem freien Intervall nach dem Unfallereignis von etwa ½ Stunde bis zu einigen Stunden kann es zum Auftreten von Kopfschmerzen, Übelkeit, Apathie kommen bzw. die Patienten werden schläfrig und sind schwer erweckbar. Dieser Zustand hält 3–6 Stunden an, und am folgenden Tag sind die Patienten wieder beschwerdefrei. Man nimmt an, daß durch den Unfall ein flüchtiges Hirnödem entstanden ist. Bei Eintreten eines solchen klinischen Bildes muß differentialdiagnostisch stets eine intrakranielle Blutung ausgeschlossen werden.

Akute posttraumatische kortikale Blindheit. Als einziges Zeichen eines Schädel-Hirn-Traumas kann es wenige Minuten bis zu Stunden nach dem Unfall zu einer Blindheit kommen. Die Pupillenreaktionen sind dabei normal, der Patient führt jedoch keine Fixations- und Folgebewegungen durch. Elektroenzephalographisch findet sich eine okzipitale Allgemeinstörung, der Liquor ist unauffällig und sonstige neurologisch pathologische Befunde werden nicht erhoben. Nach wenigen Stunden oder Tagen kehrt das Sehvermögen vollständig zurück.

Liquorunterdrucksyndrom. Bei Fraktur der Schädelbasis kann es zum Austritt von Liquor kommen. Tritt der Liquor durch Nase oder Ohren aus (Liquorrhoe), kann dies mit einem Blutzuckerteststäbchen (positiver Ausfall) nachgewiesen werden. Folgen der Liquorrhoe sind Kopfschmerzen, Erbrechen und Benommenheit, wobei diese Symptome lageabhängig sind, d. h. sich im Liegen bessern. Das Liquorunterdrucksyndrom läßt sich durch eine lumbale Liquordruckmessung nachweisen. Aufsteigende Bakterien aus dem Nasen-Rachen-Raum oder Ohr können zu einer eitrigen Meningitis führen.

Contusio cerebri. Kam es bei dem Unfall zu einer Hirngewebsverletzung, spricht man von einer Contusio cerebri. Das klinische Bild ist schwerer. Es unterscheidet sich zunächst nicht von einer Commotio cerebri, es treten jedoch neurologische Ausfälle (Paresen) hinzu, nicht selten auch Krampfanfälle. Die Lumbalpunktion ergibt häufig blutigen Liquor, das Elektroenzephalogramm zeigt deutliche Allgemeinstörungen, meistens mit Herdzeichen im Bereich der verletzten Region.

Compressio cerebri. Führte das Unfallereignis zu einer intrakraniellen Blutung und Hirnschwellung, kann dies eine intrakranielle Drucksteigerung bedingen. Diese führt zu einer zunehmenden Bewußtseinstrübung mit fortschreitenden neurologischen Symptomen (Hirnnervenausfälle, Hemiparesen). Ab einer bestimmten intrakraniellen Drucksteigerung können Großhirnanteile in den Tentoriumschlitz vorgedrängt werden und führen zu einem Druck auf das Mittelhirn; es entsteht das sog. *Mittelhirnsyndrom*. Es treten Streckkrämpfe auf, die durch akustische Reize oder Schmerzreize ausgelöst oder verstärkt werden können. Die Pupille wird lichtstarr, es treten Regulationsstörungen bezüglich der Körpertemperatur auf, und schließlich kann eine CHEYNE-STOKES-Atmung einsetzen. Kommt es zu einer weiteren Drucksteigerung, können Kleinhirnanteile in das Foramen magnum der Schädelbasis eingeklemmt werden, und es entsteht das klinische Bild der *Kleinhirntamponade*. In diesem Moment kommt es zu einem Blutdruckabfall, Temperaturabfall, zu einer allgemeinen Muskelhypotonie und Areflexie; schließlich setzt Schnappatmung ein und der Atemstillstand droht.

2.13.2 Spätfolgen eines Schädel-Hirn-Traumas

Nach Abklingen der akuten Erscheinungen der Schädel-Hirn-Verletzung können verschiedene Defektzustände bestehen bleiben. Das sog. *postkommotionelle Syndrom* mit Kopfschmerzen, Reizbarkeit, Schwindelgefühl und rascher Ermüdbarkeit klingt wenige Wochen oder Monate nach einer Gehirnerschütterung aus. Die Dauer dieses Syndroms ist weitgehend abhängig von der in der Akutphase durchgeführten strengen Bettruhe; die früher geübte strenge Bettruhe und flache Lagerung des Patienten mußte bei vielen Patienten zu Kreislaufstörungen im Moment der Wiederbelastung führen. Heute beschränkt man die Bettruhe auf die akute Phase; Kinder, die aus eigenem Willen heraus sich wieder belasten wollen, sollte man daran nicht mit aller Macht hindern.

Als Folge einer Hirnkontusion können die verschiedensten *Defektzustände* verbleiben (Hirnnervenausfälle, Paresen). Bei etwa 20% der Schädel-Hirn-Verletzten kann es auch Jahre später noch zum Auftreten eines zerebralen *Anfallsleidens* kommen (19. Teil). Bei sehr schweren Schädel-Hirn-Verletzungen kann der Patient in einem *komatösen Zustand* verbleiben. Man unterscheidet folgende Komataformen:

Im **Coma prolongé** finden sich alle Zeichen des Mittelhirnsyndroms, wobei dies mindestens seit 3 Wochen besteht. Die Augen des Patienten sind geschlossen, er zeigt keine Reaktion auf optische oder akustische Reize; solche führen lediglich zu Streckspasmen der Extremitäten. Nach Wochen oder Monaten kann dieser Zustand in das **Coma vigile** übergehen. Jetzt werden die Augen geöffnet, der Patient schaut ins Leere, ohne zu fixieren. Es wechseln sich Wach- und Schlafperioden ab. Meist hat sich eine spastische Tetraparese entwickelt. Besteht dieser Zustand des Coma vigile über Wochen und Monate ohne jegliche Änderungstendenz, so spricht man vom *apallischen Syndrom*.

Weiterführende Literatur

KELLER, W., WISKOTT, A.: Lehrbuch der Kinderheilkunde. Hrsg. von K. BETKE, W. KÜNZER. 5. Auflage, Thieme, Stuttgart 1984

SIMON, C.: Klinische Pädiatrie. Schattauer, Stuttgart 1980

19. Teil: **Anfallsleiden**

EKKEHART DIETERICH

1 Ursache von Krampfanfällen

Krampfanfälle im Kindesalter sind ein recht häufiges Ereignis. Mindestens 4% aller Kinder erleiden einmal einen Anfall. Ist der Krampfanfall Begleitsymptom einer akuten Erkrankung oder Schädigung des Gehirns (Meningitis, Enzephalitis, Blutung, Geburtstrauma, postnatale Traumen, Tumor u. a.), einer Vergiftung oder Stoffwechselstörung (Hypokalzämie, Hypoglykämie), spricht man von *Gelegenheitskrämpfen* (Okkasionskrampf, symptomatischer Anfall). Ist eine Grunderkrankung nicht erkennbar und treten zerebrale Anfälle in unregelmäßigen Abständen immer wieder auf (chronisch rezidivierend), so spricht man von *Epilepsie*.

Die häufigste Ursache eines *Gelegenheitskrampfes* ist ein rasch ansteigendes Fieber, bei Kindern im 2.–4. Lebensjahr, die eine niedrigere Krampfschwelle besitzen. Auch Krampfanfälle im Neugeborenenalter sind Gelegenheitskrämpfe, die verschiedenste Ursachen haben können (Hypoglykämie, Hypokalzämie, Gehirnblutungen und Sauerstoffmangelschädigungen des Gehirns, s. S. 45).

Eine weitere wichtige Gruppe der Gelegenheitskrämpfe sind die Anfälle nach einem Schädel-Hirn-Trauma (sog. posttraumatische Anfälle). Sie treten innerhalb kürzester Zeit nach der Verletzung auf und sind ein Zeichen einer Hirnverletzung. Als spätere Folge einer Hirnverletzung nach Monaten und Jahren können zerebrale Anfälle auftreten, die als Folgezustand der Verletzung anzusehen sind und als posttraumatische Epilepsie bezeichnet werden.

Die *Epilepsie* ist kein einheitliches Krankheitsbild, sondern es gibt ganz verschiedene Krankheitsverläufe. Die Ursachen der Epilepsien sind noch nicht bekannt, sicherlich spielen *genetische Faktoren* eine Rolle. Jedoch ist die Epilepsie keine Erbkrankheit. Das Auftreten einer Epilepsie ist mit großer Wahrscheinlichkeit auch davon abhängig, ob eine mehr oder weniger stärkere *Veränderung des Gehirns* vorliegt. Da die genetische Bereitschaft und Art und Ausmaß der hirnorganischen Veränderungen sehr unterschiedlich sein können, gibt es ganz unterschiedliche Krankheitsbilder.

1.1 Gelegenheitskrämpfe

1.1.1 Neugeborenenkrämpfe

Anfälle bei Neugeborenen zeigen sich in plötzlichem Verdrehen der Augen, Zuckungen der Augenlider, Schmatzbewegungen des Mundes, kurzdauernder Änderung des Muskeltonus, Atempausen (Apnoe) und rhythmischen Zuckungen der Extremitäten. Diese verschiedenen Anfallserscheinungen können isoliert oder kombiniert auftreten. Einzelzuckungen können zerebrale Anfälle sein, müssen jedoch von den sog. Einschlafzuckungen abgegrenzt werden. Seltener sind sog. tonische Anfälle (Streckkrämpfe), die über mehrere Sekunden anhalten können. Aus dem Schlaf heraus auftretende motorische anfallsartige Phänomene müssen nicht immer zerebrale Anfälle sein. Im sog. Traumschlaf (aktiver Schlaf) treten rasche ruckartige Augenbewegungen (Rapid Eye Movements) auf; plötzliche Verziehungen des Gesichts und Kloni der Extremitäten sind physiologische Ereignisse in dieser Schlafphase.

Die spätere Entwicklung von Kindern mit Neugeborenenkrämpfen ist ungünstig. Ca. 20–25% sterben auf Grund der Schwere ihrer Grundkrankheit noch in der Neugeborenenzeit. Von den überlebenden Kindern zeigen insgesamt etwa 40% einen bleibenden Hirnschaden, und 25% erkranken an einer Epilepsie, zum größten Teil noch innerhalb des 1. Lebensjahres (s. auch S. 45).

Die Behandlung der Neugeborenenkrämpfe erfolgt mit Phenobarbital über zunächst 8 Wochen Dauer, und anhand von Kontrolluntersuchungen muß dann entschieden werden, ob eine Weiterbehandlung erforderlich ist.

1.1.2 Fieberkrämpfe (Infektkrämpfe)

Kinder zwischen dem 2. und 4. Lebensjahr mit einer erniedrigten Krampfschwelle erleiden bei rasch ansteigendem Fieber häufig einen Krampfanfall. Dieser Fieberkrampf beginnt plötzlich mit krampfartigen, rhythmischen (klonischen) Zuckungen der Arme und Beine. Meist geht den Zuckungen eine Versteifung (Tonuserhöhung) der Muskeln voraus (tonische Phase). Man spricht dann von einem tonisch-klonischen Krampfanfall, der immer mit einem Verlust des Bewußtseins einhergeht. Das Kind ist dabei völlig abwesend und reagiert nicht auf Ansprechen. Manchmal zeigt es lediglich eine Versteifung der Muskeln und es fehlen rhythmische Zuckungen, oder der Anfall beginnt sofort mit rhythmischen Zuckungen, ohne daß die Muskeln vorher versteift sind.

Bei anderen Kindern beginnt der Anfall in einem Arm oder einem Bein und breitet sich dann auf die anderen Gliedmaßen aus. Nicht selten sind die Krämpfe auf einer Seite stärker (man spricht von einer Seitenbetonung). Während das Kind anfangs blaß aussieht, können sich während des Anfalls durch Atemunregelmäßigkeiten und Sauerstoffmangel im Blut die Lippen und das Gesicht bläulich verfärben. Meist werden die Augen verdreht, die Pupillen sind erweitert und aus dem offenen Mund fließt Speichel, so daß es zu Schaumbildung vor dem Mund kommt. Häufig näßt das Kind ein. Der Anfall ist in der Regel kurz (1–2 Min.), diese Zeit erscheint den Eltern jedoch erschreckend lange und es werden häufig wesentlich längere Zeitangaben gemacht.

Komplizierter Fieberkrampf

Beim sog. komplizierten Fieberkrampf besteht eine größere Gefahr, daß sich später eine *Epilepsie* entwickelt. Ein komplizierter Fieberkrampf liegt vor, wenn der Anfall länger dauert (mehr als 15 Min. = prolongierter Anfall) oder das Kind jünger als 12 Monate ist. Ein ungünstiges Zeichen ist auch eine Halbseitenbetonung oder das Auftreten einer Arm- oder Beinlähmung nach dem Anfall (für Stunden oder Tage anhaltend). Findet man bei mehreren Untersuchungen der Hirnstromkurve (EEG) ständig eine Abweichung von der Norm (Krampfaktivität), so ist eine Epilepsie zu befürchten. An eine beginnende Epilepsie ist auch zu denken, wenn das Kind früher eine Hirnerkrankung hatte (Hirnblutung nach der Geburt, Hirnhaut- oder Hirnentzündung) und wenn schon vor dem ersten Fieberkrampf spastische Lähmungen oder eine Entwicklungsstörung bestanden haben.

Unkomplizierter Fieberkrampf

Beim unkomplizierten Fieberkrampf ist die weitere Entwicklung des Kindes günstig, und es bleiben keine Schäden zurück. Auch bei wiederholten Fieberkrämpfen sind im allgemeinen keine Dauerschäden zu befürchten. Nach dem ersten Fieberkrampf sollte das Kind unbedingt in einer Kinderklinik untersucht werden, es gilt vor allem eine Hirnentzündung auszuschließen. Nach jedem Fieberkrampf sollte das Kind wiederholt ärztlich untersucht werden, einschließlich des EEG's, um eine behandlungsbedürftige Epilepsie rechtzeitig erkennen zu können.

Behandlung: Die Behandlung eines Fieberkrampfes besteht in der schnellen Gabe von Diazepam Desitin rectal tube oder in der intramuskulären Gabe von Phenobarbital.

Das Fieber wird auch heute noch am wirkungsvollsten durch Wadenwickel gesenkt. Während eines Infektes soll in 6- bis 8stündlichen Abständen Diazepam-Zäpfchen und ein fiebersenkendes Medikament (Paracetamol) verabreicht werden.

Bei komplizierten Fieberkrämpfen muß eine Dauertherapie mit Primidon (Liskantin®, Mylepsinum®) in Erwägung gezogen werden. Außerdem sollten der Betreuerin des Kindes zu Hause im Kühlschrank Diazepam-rectal-Tuben zur Verfügung stehen, um bei einem erneuten Fieberkrampf sofort den Inhalt einer Tube in den Enddarm geben zu können. Diese Behandlungsform wirkt ebenso rasch wie eine intravenöse Rivotril-Gabe.

1.1.3 Posttraumatische Krämpfe

Krampfanfälle können in direktem Zusammenhang mit einem Schädel-Hirn-Trauma unmittelbar (sofort) auftreten (sog. *Frühest-Anfälle*). Diese Krampfanfälle sind Zeichen einer direkten Hirnverletzung.

Treten Krampfanfälle nach einem Intervall von mehreren Minuten oder Stunden nach dem Unfallereignis auf, so spricht man von sog. posttraumatischen *Früh-Anfällen,* die besonders bei Kindern in den ersten 5 Lebensjahren auftreten. Diese Anfälle sind Zeichen entweder einer Einblutung unter die Hirnhäute oder in das Gehirn selbst.

Prognose: Kinder mit Frühest-Anfällen haben eine gute Prognose, das Epilepsierisiko ist bei ihnen nicht erhöht. Patienten mit den sog. Früh-Anfällen dagegen erkranken häufiger an einer *posttraumatischen Epilepsie.*

Behandlung: Die Behandlung von posttraumatischen Anfällen richtet sich nach dem Ausmaß und der Art des Schädel-Hirn-Traumas. Bei Auftreten solcher Anfälle ist unverzüglich Art und Ausmaß der Hirnverletzung computertomographisch zu untersuchen, evtl. können neurochirurgische Eingriffe lebensrettend sein.

1.2 Epilepsie

1.2.1 Einteilung epileptischer Anfälle

Kommt es in unregelmäßigen Abständen wiederholt zum Auftreten zerebraler Anfälle (chronisch rezidivierend) ohne erkennbare akute Grunderkrankung, spricht man von Epilepsie. Die Häufigkeit beträgt 0,5%; in Deutschland leben fast 300000 Epileptiker, die Hälfte von ihnen erkrankte bereits in der Kindheit.

Die Epilepsie ist keine Erbkrankheit, aber sie manifestiert sich nur bei besonders veranlagten Menschen (sog. Disposition, genetische Faktoren). Zum Auftreten eines Anfallsleidens, so nimmt man heute an, muß es irgendwann früher vor oder nach der Geburt, zu einer mehr oder weniger starken Schädigung des Gehirns gekommen sein. Diese Hirnschädigung braucht sich später neurologisch nicht immer nachweisen zu lassen. Art und Ausmaß dieser Hirnschädigung (Realisationsfaktor) und der genetischen Disposition (die altersgebunden mehr oder weniger stark ausgeprägt sein kann) bestimmen Anfallsart und Krankheitsverlauf. Epilepsien können unter äußerst verschiedenartigen Erscheinungen auftreten und einen sehr unterschiedlichen Verlauf nehmen. Das Spektrum reicht von bösartigen, schlecht zu behandelnden Säuglingsepilepsien bei schweren Hirnschädigungen bis hin zu Krankheitsverläufen mit nur wenigen Anfällen, die für die Betroffenen kaum eine Beeinträchtigung darstellen. Der Begriff „Epilepsie" bezeichnet somit keine Krankheitseinheit.

International unterscheidet man 2 Gruppen epileptischer Anfälle:

a) **Fokale (partielle, lokale) Anfälle**
Es sind zerebrale Anfälle, bei denen im allgemeinen die ersten klinischen und EEG-Veränderungen auf eine umschriebene Hirnregion eines Teils einer Hirnhemisphäre hinweisen.
Das Anfallsgeschehen besteht in motorischen, sensiblen, vegetativen oder psychischen Symptomen. Ist das Bewußtsein bei derartigen Anfällen eingeschränkt oder gestört, spricht man von komplexen fokalen Anfällen. Es werden dann neben den Bewußtseinsstörungen auch Verhaltensstörungen, z. B. Schmatzbewegungen des Mundes, beobachtet. Solche fokalen Anfälle können sich über größere Hirnregionen auch zur gegenseitigen Hirnhälfte ausbreiten und zu generalisierten Anfällen führen, man spricht hier von sog. sekundär generalisierten Anfällen, da sie sich von bestimmten Hirnregionen her ausgebreitet haben.

b) **Generalisierte Anfälle** (konvulsiv oder nicht konvulsiv)
Hierbei handelt es sich um Anfälle, bei denen die ersten klinischen Veränderungen eine Einbeziehung beider Hemisphären des Gehirns anzeigen und die sich im EEG über allen Hirnregionen gleichermaßen nachweisen lassen. Hierzu gehören kurzzeitige, abrupte Änderungen der Bewußtseinslage (Absencen), rhythmische Zuckungen in den Extremitäten (myoklonische Anfälle) ohne Beeinträchtigung des Bewußtseins, große Anfälle mit plötzlichem Bewußtseinsverlust und rhythmischen Zuckungen (klonische Anfälle) oder Streckmuster der Extremitäten (tonische Anfälle). Solche großen Anfälle (Grand mal) können bei Bewußtseinsverlust auch mit einer zunächst tonischen und anschließend klonischen Phase ablaufen, sog. tonisch-klonische Anfälle. Schließlich können Anfälle mit Bewußtlosigkeit und völligem Erschlaffen der gesamten Muskulatur auftreten (sog. atonische Anfälle). Bei Kleinkindern kommt es zu atonischen Anfällen auch ohne Bewußtseinsverlust (sog. astatische Anfälle).

1.2.2 Epilepsie mit generalisierten Anfällen

Generalisierte große oder kleine Anfälle sind durch abrupten und unvermittelten Beginn gekennzeichnet. Fokale Zeichen (Hinweise auf bestimmte Hirnregionen) fehlen stets. Im EEG ist erkennbar, daß die epileptische Erregung von Anfallsbeginn an das ganze Gehirn betrifft.

Großer Anfall (Grand mal)

Große Anfälle treten unvermittelt, ohne jegliche Vorboten auf. Die Patienten werden schlagartig bewußtlos und zeigen tonische oder tonisch-klonische Verkrampfungen. In der Regel tritt mit der Bewußtlosigkeit zunächst eine tonische Verkrampfung der Muskulatur auf, was dann nach wenigen Minuten von einem rhythmischen Zukken aller Extremitäten, auch der Gesichtsmuskulatur (klonische Phase) gefolgt wird. Während des Anfalles beobachtet man eine Tachykardie, einen Schweißausbruch und eine vermehrte Speichelproduktion, die zu einer Schaumbildung vor dem Mund führt. Der große Anfall wird in der Regel durch eine verminderte Atmung oder einen kurzzeitigen Atemstillstand beendet, wobei die Patienten dann sich bläulich verfärben (Zyanose) und nach Wiedereinsetzen der Atmung in einen Tiefschlaf verfallen.

Folgen große Anfälle dicht aufeinander, so daß das Bewußtsein zwischenzeitlich nicht wieder aufklart, spricht man von einem **Status epilepticus** (Grand-mal-Status). Ein Grand-mal-Status ist eine lebensgefährliche Situation und bedarf der sofortigen intensiv-medizinischen Betreuung.

Abgesehen vom Status epilepticus sind zerebrale Anfälle zwar bedrohliche Ereignisse und dramatisch ablaufend, jedoch nicht lebensgefährlich. Erlebt man einen zerebralen Anfall mit, sollte man sich darauf konzentrieren, den Patienten vor Verletzungen durch entsprechende Lagerung zu schützen, und das Anfallsgeschehen und die Anfallsdauer exakt registrieren. Die Atemwege müssen frei sein, die Gabe von Sauerstoff ist entbehrlich, die von kreislaufstärkenden Mitteln nicht angebracht, dagegen kann als Erste-Hilfe-Maßnahme die Einführung einer Diazepam-rectal-Tube in den Enddarm das Anfallsgeschehen abbrechen.

Myoklonisch-astatische Anfälle

Es handelt sich um eine seltene Form frühkindlicher kleiner Anfälle. Betroffen sind vorwiegend Kinder vom 1.–5. Lebensjahr, Knaben häufiger als Mädchen. Bis zu Beginn der Epilepsie sind diese Kinder normal entwickelt. Bei den astatischen Anfällen ist das führende Symptom ein plötzlicher Tonusverlust. Die Kinder stürzen ohne Vorboten blitzartig zu Boden. Die Dauer des Anfalles beträgt nur Sekunden. Sie können auch wesentlich leichter ausgeprägt sein, so daß es nur zu einem leichten Einknicken in den Knieen kommt oder ein leichtes Nicken des Kopfes beobachtet wird. Die Folge solch weniger stark ausgeprägter Anfälle ist kurzes Stolpern oder Taumeln. Solche Ereignisse werden selten sofort als zerebrale Anfälle gedeutet. Myoklonische Anfälle, die häufig mit astatischen kombiniert auftreten, sind blitzartige, symmetrische Zuckungen im Bereiche der oberen Extremitäten und des Schultergürtels, meist bei gleichzeitiger Nickbewegung des Kopfes. Sind diese Myoklonien heftig, führen sie zu schleudernden Bewegungen der Arme. Diese Anfälle treten bevorzugt, wie auch die übrigen generalisierten Anfälle, in den Morgen- und Vormittagsstunden auf. Es wird deshalb häufig beobachtet, daß Kinder mit myoklonischen Anfällen die Kaffeetasse oder die Zahnbürste durch die Gegend schleudern.

Kinder mit myoklonisch-astatischen Anfällen können auch im weiteren Verlauf an großen Anfällen erkranken. Manchmal sind die großen Anfälle erst der Anlaß die Diagnose zu stellen.

Absencen

Leitsymptom ist die unvermittelt einsetzende und ebenso plötzlich endende Bewußtseinspause von 5–20 Sekunden Dauer. Der Blick wird starr, geht ins Leere, das Gesicht wirkt maskenartig, die Augen sind halb geöffnet, meist leicht nach oben gewendet. Das Kind verharrt und unterbricht eine begonnene Tätigkeit. Häufig beugen die Kinder den Kopf und den Rumpf nach hinten, seltener nach vorne. Manchmal beobachtet man rhythmische Zuckungen in der Frequenz von 3/s im Bereiche des Kopfes, des Schultergürtels und auch nur der Augenlider. Bei länger dauernden Absencen werden häufig Schmatzbewegungen des Mundes, Schlucken, Lecken und Zupfen mit den Händen beobachtet. Die Absencen können sich zu Stunden oder sogar Tage anhaltenden Staten häufen. Dann erscheinen die Patienten verträumt, umdämmert und verlangsamt.

1.2.3 Epilepsien mit fokalen Anfällen

Rolandische Anfälle

Es handelt sich um Anfälle, die von der motorischen und sensiblen Hirnrinde ihren Ausgang haben. Diese sog. „ROLANDische Hirnregion" gab der Epilepsie ihren Namen; man spricht von einer ROLANDO-*Epilepsie*. Diese Anfälle sind altersgebunden, verschwinden mit und ohne Therapie nach der Pubertät, und die spätere Entwicklung der Kinder ist sowohl im geistigen wie motorischen Bereich unauffällig.

Die Anfälle treten meistens nachts auf. Charakteristisch ist der Beginn eines Anfalles mit Empfindungsstörungen in der Mundgegend und der Unfähigkeit zu sprechen (bei erhaltenem Bewußtsein). Das wird oft für einen Bewußtseinsverlust gehalten. Danach folgen Versteifungen oder rhythmische Zuckungen (Krämpfe) der Kaumuskulatur und einer Gesichtshälfte. Es kann aber auch ein großer Anfall (sekundär generalisiert) mit Bewußtseinsverlust auftreten. Nach dem Krampfanfall hält die Sprachstörung noch einige Minuten an. Wenn das Bewußtsein nicht verloren gegangen ist, können sich die Kinder an den Anfall erinnern und den Ablauf genau schildern. Diese Epilepsie nimmt einen gutartigen Verlauf, weshalb sie auch die „gutartige bzw. benigne Herdepilepsie des Kindesalters" genannt wird.

Motorischer Herdanfall

Der Anfall beginnt in einem eng begrenzten Bezirk, z.B. in einem Finger oder einer Gesichtshälfte und kann sich dann bei erhaltenem Bewußtsein auf andere Körperregionen ausbreiten (sog. JACKSON-Anfall). Ein solcher motorischer Herdanfall kann auch in einen generalisierten Grand mal übergehen. Die Dauer der fokalmotorischen Anfälle ist meistens gering (wenige Minuten). Motorische Herdanfälle weisen auf eine Störung in der motorischen Großhirnrinde hin.

Adversivkrämpfe

Bei erhaltenem Bewußtsein tritt eine tonische Blick- und Kopfwendung, oft auch Rumpfdrehung auf. Der Adversivkrampf kann in einen generalisierten großen Anfall einmünden. Adversivkrämpfe finden sich häufiger bei zerebral vorgeschädigten Kindern.

Sensible Herdanfälle

Es handelt sich um anfallsartige sensible Störungen (Kribbeln, Brennen, Schmerzen) z.B. im Bereiche der Extremitäten. Solche sensiblen Herdanfälle werden oft in Kombination mit motorischen Herdanfällen beobachtet. Sensible Herdanfälle weisen auf eine Schädigung im Bereiche der sensiblen Hirnrinde hin.

Sensorische Herdanfälle

Es handelt sich um plötzlich auftretende, ungewöhnliche Sinnesempfindungen. Bei optischen Herdanfällen treten abnorme Gesichtseindrücke (Umwelt verzerrt, abnorm groß oder abnorm klein) auf. Bei akustischen Herdanfällen beklagen sich die Patienten über die enorme Lautstärke des Gehörten. Oder Patienten beklagen sich über unangenehme Geschmacks- bzw. Geruchsempfindungen. Sensorische Herdanfälle weisen auf Störungen in ganz umschriebenen Hirnregionen hin und zwingen stets computertomographisch einen Hirntumor auszuschließen.

Psychomotorische Anfälle

Das Hauptsymptom ist die plötzliche Bewußtseinseinengung. Diese setzt langsam ein und klingt langsam ab (im Gegensatz zu den Absencen). Das Ausmaß der Bewußtseinseinengung ist unterschiedlich. Sie reicht von leichter bis tiefer Umdämmerung. Manche Patienten vermögen noch zu hören oder zu sehen. Der Umdämmerung geht meistens ein sensorischer Anfall (Aura) voraus. Dieser sensorische Anfall besteht meistens aus einer optischen Wahrnehmung oder einem Geschmackserlebnis. Neben der Bewußtseinseinengung (sog. psychische Komponente) kommt es zu motorischen Symptomen: automatische Bewegungen des Mundes mit Schmatz-, Schluck- und Kaubewegungen, Nesteln und Zupfen mit den Händen; Treten und Scharren mit den Füßen sind häufig zu beobachten. Auch ausgestaltete szenische Handlungsabläufe können vorkommen wie Herumlaufen, An- und Ausziehen u. ä.

Große Anfälle fokaler Genese

Zu Beginn des Anfalles stehen sensorische oder motorische Anfälle. Bereits Stunden oder Tage vor dem Anfall fallen die Patienten durch vermehrte Unruhe und Reizbarkeit auf. Die meisten Kinder kennen diese Vorboten und wissen, daß mit einem Anfall zu rechnen ist. Im großen Anfall sind die Patienten dann bewußtlos, zeigen tonische oder klonische Verkrampfungen, die meist eine Seite bevorzugen. Der Anfall endet mit einem mehrstündigen Schlaf, wobei neurologische Seitenunterschiede noch anschließend nachweisbar sein können. Diese großen Anfälle fokaler Genese sind streng von generalisierten tonisch-klonischen Anfällen zu trennen. Bei den großen Anfällen fokaler Genese sind insbesonre der Beginn, der Ablauf und der Zustand nach dem Anfall genau zu registrieren. Man wird in der Regel Zeichen für eine Hirnschädigung (fokale Hinweise) finden, wie sie bei generalisierten großen Anfällen nicht zu beobachten sind. Die Differenzierung generalisierter Anfälle von fokalen sekundär generalisierten Anfällen ist deshalb von Bedeutung, da die spätere Dauertherapie grundsätzlich verschieden ist.

Blitz-Nick-Salaam-Krämpfe (BNS-Leiden)

Es handelt sich um heftige und plötzliche Beugekrämpfe der Extremitäten, Arme und Beine, die blitzartig nach vorne geschleudert werden, gleichzeitig beugen sich Kopf und Rumpf. Bei den **Nickkrämpfen** beschränkt sich die Beugebewegung auf den Kopf. Diese generalisierten Anfälle dauern nur Bruchteile von Sekunden. Bei den **Salaam-Krämpfen** laufen die geschilderten Bewegungen langsamer ab: Rumpf und Extremitäten werden tonisch gebeugt, wobei die Hände oft vor der Brust zusammengeführt werden. BNS-Krämpfe treten häufig in Serien auf, sehr oft schreien die Kinder zwischen den einzelnen Entladungen, da das Anfallsgeschehen schmerzhaft ist.

Die BNS-Krämpfe treten bevorzugt im frühen Säuglingsalter auf und werden zunächst von den Angehörigen häufig als Schreckhaftigkeit der Kinder fehlgedeutet. Die Behandlung von BNS-Krämpfen ist auch heute noch ein großes Problem; es wird in der Regel eine Hormonkur mit ACTH (Hormon der Nebennierenrinde) erforderlich sein. Diese Hormonkur ist mit vielen Nebenwirkungen behaftet. Auch wenn die BNS-Krämpfe beseitigt werden können, ist die spätere Entwicklung dieser Kinder meist durch eine vorhandene schwere zerebrale Schädigung stark beeinträchtigt.

2 Diagnose von Krampfanfällen

Die Diagnose einer Epilepsie ist nur möglich in Kenntnis der genauen *Vorgeschichte*, der *Anfallssymptomatik* und des *EEG-Befundes*. Die Zuordnung des Anfallsgeschehens zu einer Epilepsie generalisierten Typs oder des fokalen Typs ist von entscheidender Bedeutung.

3 Behandlung von Krampfanfällen

Die Wahl des Medikamentes, das, auf Dauer gegeben, die Epilepsie heilen soll (Antiepileptikum), richtet sich nach dem Epilepsietyp.

Generalisierte Epilepsien werden heute mit Valproat (Ergenyl®, Orfiril®, Leptilan®) und/oder Ethosuximid (Petnidan®, Suxinutin®) behandelt. Manche generalisierten Epilepsien werden erst durch Primidon (Liskantin®, Mylepsinum®, Resimatil®) erfolgreich behandelt.

Epilepsien vom fokalen Typ werden mit Carbamazepin (Timonil®, Tegretal®) oder Hydantoinen (Phenhydan®, Zentropil®) behandelt. Bei kleinen fokalen Anfällen haben sich auch die Benzodiazepine (Mogadan®, Rivotril®) bewährt. Das BNS-Leiden spricht nur selten auf die herkömmlichen Antiepileptika an. In der Mehrzahl der Fälle muß ein BNS-Leiden mit Hormonen (Dexamethason, ACTH) behandelt werden.

Die Behandlung einer Epilepsie erstreckt sich in der Regel über mindestens 2 Jahre. Ist eine Anfallsfreiheit zu erzielen und das EEG normal, kann nach diesem Zeitraum in kleinen Schritten die Behandlung reduziert werden. Zur Überprüfung der Therapie werden regelmäßige EEG-Kontrollen, unter Umständen mit den Provokationsmethoden (Hyperventilation, Fotostimulation, Schlafentzug und Schlaf) durchgeführt (s. EEG, S. 363).

Ziel der Behandlung ist nicht nur die Anfallsfreiheit, sondern möglichst auch die volle Integration der Kinder in ihrer Umwelt. Bei vielen Epilepsieformen gelingt dies heute.

Bei frühzeitiger Diagnose und richtiger Wahl des Antiepileptikums ist in der Regel rasche Anfallsfreiheit zu erzielen. Die häufigste Ursache einer sog. „Therapieresistenz" sind unregelmäßige Medikamenteneinnahme und unterdosierte Therapie. Leider erfolgt auch nicht selten die Wahl eines falschen Antiepileptikums, weil die Anfälle irrtümlicherweise einem falschen Epilepsietyp zugeordnet worden sind oder aber eine Stoffwechselstörung oder eine intrakranielle Raumforderung nicht beachtet wurde.

Den Epilepsiekranken bringt die Gesellschaft seit eh und je diskriminierende Vorurteile entgegen. Fälschlich wird Epilepsie auch heute noch vielfach für eine therapeutisch unbeeinflußbare Erbkrankheit gehalten, die regelmäßig zu Verblödung und Anstaltsbedürftigkeit führt.

Man unterstellt den Epilepsiekranken fälschlich eine Neigung zu Gewalttätigkeiten oder gar Kriminalität. Diese Fehleinstellung der Gesellschaft stellt den Kranken vor soziale, berufliche, intrafamiliäre Probleme, die in der Behandlung und Betreuung der Patienten gravierender sein können als die Krankheit selbst.

Kinder mit Epilepsien können, wenn sie anfallsfrei geworden sind, meistens ein normales Leben führen. Anfallsauslösende Situationen sind zu vermeiden, z. B. Überanstrengung und Übermüdung. Wenn wechselnde Lichtreize, z. B. Fernsehen, Anfälle auslösen, ist beim Fernsehen eine Sonnenbrille zu tragen und ein größerer Bildabstand einzuhalten. Erlaubt sind alle Sportarten, bei denen durch einen Anfall keine Verletzungsgefahr besteht. Verboten sind Radfahren und Führen eines Kraftfahrzeuges; allerdings kann nach 3jähriger Anfallsfreiheit unter bestimmten Auflagen eine Fahrerlaubnis erteilt werden. Schwimmen unter Aufsicht ist möglich. Kinder mit einer Epilepsie sind seelisch besonders zu betreuen. Soweit erforderlich, sind soziale Hilfen für die Eltern und das Kind zu gewähren (z. B. heilpädagogische Maßnahmen, Pflegegeld, Schwerbehindertenausweis, Hilfe für die überlastete Mutter). Außerdem werden begleitende Krankheitserscheinungen wie spastische Lähmungen, Seh- und Hörstörungen usw. behandelt. Durch den Einsatz aller zur Verfügung stehenden Mittel gelingt es häufig, den Epileptiker am normalen Leben voll zu beteiligen.

Weiterführende Literatur

Doose, H.: Epilepsie im Kindes- und Jugendalter. 8. Auflage, Desitinwerk, Hamburg 1988

Simon, H.: Knaurs Elternratgeber. Kindermedizin. Droemersche Verlagsanstalt, München 1988

20. Teil: Kinder- und Jugendpsychiatrie

CHRISTIAN EGGERS, MARGARETE MÖLLERING

> „Hier ist mein Geheimnis.
> Es ist ganz einfach:
> man sieht nur mit dem Herzen gut.
> Das Wesentliche ist für Augen
> unsichtbar."
>
> A. DE SAINT-EXUPÉRY

1 Psychische Entwicklung des Kindes

1.1 Beziehungen zwischen Entwicklung und psychischer Störung im Kindesalter

Zu den Aufgaben der Kinderpsychiatrie gehören Diagnostik und Therapie psychischer Störungen. Die breiteste, aber wohl auch zutreffendste Definition einer psychischen Störung ist wohl die, daß es sich dabei um ein *teleologisches* Problem handelt. D. h., daß psychische Störung gleichzusetzen ist mit einer Beeinträchtigung von Reifung und Entwicklung, und zwar in erster Linie der *emotionalen Entwicklung,* die wiederum Ausdruck einer Störung der *Beziehungsgeschichte* des Kindes ist. In seinem bedeutsamen Aufsatz „Symptomtoleranz in der Pädiatrie" hat WINNICOTT (1976) darauf aufmerksam gemacht, daß Gesundheit eine Frage der Reife ist, nicht aber eine Frage des Freiseins von Symptomen, und er hat darauf hingewiesen, daß psychische Störungen „immer als Verzögerungen oder Verzerrungen der emotionalen Entwicklung" bezeichnet oder aber damit begründet werden können, „daß die emotionale Entwicklung den Reifegrad nicht erreicht hat, der dem Alter des Kindes entspricht", (WINNICOTT, 1976, 131). An anderer Stelle weist WINNICOTT darauf hin, daß der Psychiater es „mit Entwicklung zu tun hat", „der emotionalen Entwicklung des Individuums" (WINNICOTT 1978, 148).

Psychische Störungen sind somit nur verständlich aus der Entwicklungsgeschichte des Kindes, d. h. aus der Geschichte des geistig-seelischen Wachstums eines jeden Individuums. Das geistig-seelische Wachstum ist nicht zu trennen vom körperlichen Wachstum, insbesondere nicht von neuronalen und endokrinen Reifungsvorgängen des kindlichen Organismus. Dabei ist zu bedenken, daß die Entwicklungspsychologie des Kindes als eine Wissenschaft anzusehen ist, „die einen besonderen Ausschnitt einer allgemeinen Embryogenese studiert, die weit über die Geburt hinausreicht und das ganze, organische wie geistige, Wachstum bis zu jenem Zustand relativer Ausgeglichenheit umfaßt, das den Erwachsenen darstellt" (PIAGET, INHELDER 1979).

Die seelisch-geistige Entwicklung des Kindes ist im Band I von U. PUYN zusammengefaßt dargestellt worden. Entwicklungspsychologisch bedeutsam ist, daß sich heute wesentliche Übereinstimmungen ergeben zwischen kognitionspsychologischen, verhaltensbiologischen und psychoanalytisch-tiefenpsychologischen Konzepten der psychischen Entwicklung des Kindes! Gerade verhaltensbiologische Beobachtungen und Untersuchungen haben analytische Konstrukte teils widerlegt, teilweise aber auch ergänzt oder sogar bestätigt.

1.2 Kind-Umwelt-Interaktion im Neugeborenen- und frühen Säuglingsalter

Nicht mehr haltbar ist z. B. das Mahlersche Konzept der „Monade", das besagt, daß der junge Säugling sich in den ersten Lebenstagen und -wochen mehr oder weniger passiv verhalte und in einem autistischen Zustand „primitiver halluzinatorischer Desorientiertheit" (MAHLER 1972) verharre.

Vielmehr hat sich durch exakte Verhaltensbeobachtungen in den letzten Jahren gezeigt, daß beim Neugeborenen spezifische Verhaltenssequenzen durch spezifische Umweltreize oder interne Stimuli ausgelöst werden können, wie z. B. durch Saugen oder Lutschen.

Schon sehr früh, in den ersten Lebensstunden, muß sich das Neugeborene an die Form der mütterlichen Brust oder der Flasche anpassen, die ihm dargeboten wird. Das Neugeborene hat also schon früh Anpassungsleistungen zu bewältigen und tritt sehr zeitig in Austauschprozesse mit seiner Umwelt ein! Es handelt sich dabei um eine „innerlich organisierte Reaktion, die aber zugleich variabel ist und das Wesen des begegnenden äußeren Reizes berücksichtigen kann" (SCHAFFER 1982).

Typisch für bereits nach der Geburt beobachtbare Verhaltensweisen des jungen Säuglings sind *Periodizität, Spontaneität* und die Fähigkeit, Reize auszuwählen *(Selektivität)*. Dies ist z. B. charakteristisch für das Saugen, das präzise reguliert und subtil auf *innerorganismische* und *äußere Regelsysteme* abgestimmt ist. So erfolgt nicht nur eine *Synchronisation* mit innerorganismischen Funktionen wie Schlucken und Atmen, sondern beim Stillen auch mit dem komplexen Reaktionssystem der Mutter.

Im Zuge der weiteren Entwicklung werden die Verhaltensweisen des jungen Säuglings, auch das Schlaf- und Eßverhalten, mehr und mehr mit interaktionalen Schlüsselreizen der versorgenden Umwelt koordiniert. Je sensibler dabei die versorgende Person auf die Bedürfnisse des Säuglings reagiert, desto regelmäßiger und stabiler werden dessen physiologische Funktionen über lange Perioden hinweg.

In den ersten 2 Lebensmonaten differenziert sich die Mutter-Kind-Beziehung zu einem komplexen Muster gegenseitiger, aufeinander abgestimmter Reiz-Signal-Antworten. In dieser Zeit erfaßt der Säugling seine Umwelt taktil-kinaesthetisch, d. h. über die Nahsinne des Tastens, Schmeckens, Berührens. Das Getragen- und Gehaltenwerden ist daher in dieser Lebensphase besonders wichtig!

Zärtliches Gehaltenwerden durch die Mutter während des ersten Trimenons und im Krankenhaus durch die Pflegeperson ist Vorbedingung für die sich entwickelnde Kommunikationsfähigkeit des Kindes gegen Ende des ersten Lebensjahres. Dabei ist vor allem die *Qualität des physischen Haltens* durch die Mutter von großer Bedeutung für die spätere Fähigkeit des Kindes, verläßliche Bindungen einzugehen. Dies ist durch Verhaltensbeobachtungen früher Mutter-Kind-Interaktionen verifiziert worden. So wurde bestätigt, was WINNICOTT (1974) folgendermaßen formulierte: „Zum Halten gehört besonders das physische Halten und Tragen des Säuglings, das eine Form der Liebe ist. Es ist vielleicht die einzige Art, wie eine Mutter dem Säugling ihre Liebe zeigen kann".

Die *Haltephase* ist von fundamentaler Bedeutung für die *Ich-Entwicklung* des Säuglings. Der Säugling beginnt ein selbständiges Individuum zu werden, wobei die *Reifung motorischer und sensorischer Funktionen* mit der sich entwickelnden *Ich-Integration* aufs engste miteinander verknüpft ist! Die mütterliche Bezugsperson stellt sich in dieser Phase dem Säugling als „Hilfs-Ich" (A. FREUD 1971) zur Verfügung. Sie stellt für ihn eine *Reizschutzschranke* dar, indem sie ihn vor einer Überflutung von Nebenreizen aus der Außenwelt schützt. Da die Bedürfnisse des Kindes noch wenig differenziert sind (trinken, trockengelegt und geschaukelt werden), ist es für die Mutter leicht, die unterschiedlichen Signale des Kindes richtig zu deuten. Und da der Säugling in seiner begrenzten Vorstellungswelt all das erhalten kann, dessen er bedarf, erlebt er sich in seiner begrenzten kleinen Welt als allmächtig. Die Mutter stellt sich dem Baby in ihrer ganzen körperlichen Potenz zur Verfügung, und mit ihrer Stärke kann sich das Kind mehr und mehr auf die „Welt" einlassen.

1.3 Trennung und Individuation

Während des 2.–4. Lebensmonats entwickeln Mutter und Kind zunehmend komplexer werdende zyklische Muster von Interaktionsspielen, wobei Perioden höchster kindlicher Aufmerksamkeit und Wachheit mit Perioden von Rückzug und Desinteresse des Kindes („time outs") miteinander abwechseln. Es kommt darauf an, daß die Mutter erkennt – dies ist kein rationales Erkennen! – wann ihr Kind sich zurückzieht, um die neuen Informationen zu verarbeiten oder auch nur einfach, um sich zu erholen, und wann ihr Kind neuer Stimulation bedarf.

Im folgenden wird auf das Entwicklungskonzept von M. MAHLER Bezug genommen, das für das Verständnis psychischer Störungen insbesondere sog. früher Störungen (Psychosen, Borderline-Persönlichkeiten, „Psychopathie"[1], Depression,

---

[1] Nach der Definition von K. SCHNEIDER verstehen wir unter psychopathischen Persönlichkeiten solche, die an ihrer Abnormität leiden oder unter deren Abnormität die Gesellschaft leidet (z. B. stimmungslabile oder depressive oder geltungsbedürftige oder betriebsame Psychopathen).

Anorexie, Bulimie, psychosomatische Störungen) von besonderer Bedeutung ist.

Nach MAHLER beginnt etwa ab dem 4. Lebensmonat das Stadium der Trennung und Individuation. Sie wird unterteilt in 4 Unterphasen.

1.3.1 Erste Subphase = „Brutphase" (4.–10. Monat) (Abb. 20.1)

Das Gehirn, die Sinnesorgane und die Motorik des Säuglings reifen weiter. Der Säugling verfügt über längere Wachperioden, um beobachten zu können. Die kognitiven Fähigkeiten des Kindes nehmen zu und damit die Voraussetzungen zur Welterfassung und zum Aufbau des kindlichen Weltbildes.

Das Kind unterscheidet jetzt die Mutter von anderen Personen und von sich selbst. Die umgebenden Personen werden nunmehr als *vom eigenen Selbst getrennte* Individuen wahrgenommen. Der Säugling entwickelt die sog. 8-Monats-Angst, das *Fremdeln* (R. SPITZ). In dieser Phase ist das junge Kind noch sehr auf die Anwesenheit der Mutter angewiesen. In Zeiten der Abwesenheit wird die Mutter vom Säugling vermißt. Er erkennt, daß die Mutter nicht mehr ausschließlich für ihn da ist, sondern, daß sie sich mehr und mehr wieder ihren eigenen Bedürfnissen zuwendet. Dies führt beim Kind zu Enttäuschungen, die zornig oder aber resignativ erlebt werden. Die *Enttäuschungen sind jedoch notwendig,* damit das Kind aus der Symbiose herauskommt und in Beziehung auch zu nichtmütterlichen Objekten treten kann. Am Vorbild der Mutter, die Grenzen setzt, kann das Kind reifen und biologischen Trieben gegenüber selbständiger werden, aber auch erste Welterfahrungen machen. Dies ist an die Entwicklung der sog. *sensomotorischen Intelligenz* (PIAGET) gebunden.

Bei der Bewältigung der Erfahrung des Getrenntseins von der Mutter spielen sog. *Übergangsobjekte* eine große Rolle. So ist beim Säugling im zweiten Lebenshalbjahr zu beobachten, daß er sich an ein besonderes Objekt anklammert bzw. es festhält. Dieses können der eigene Daumen oder die eigene Hand, bestimmte Finger oder aber der Zipfel der Bettdecke, ein Stück Stoff, ein Wollknäuel, ein Taschentuch, eine weiche Puppe oder ein „Teddy" bzw. ein anderes weiches Stofftier sein. Diese „Übergangsobjekte" sind der erste „Besitz von etwas, das nicht Ich ist" (WINNICOTT 1976). Der Zugriff bzw. die Zuflucht zu solchen Übergangsobjekten sind ein *normales Entwicklungsphänomen in der Übergangsphase zwischen der ursprünglich symbiotischen Beziehung zur Mutter und der späteren reiferen Objektbeziehung.* In der Art, wie das Kind mit sich selbst bzw. mit einzelnen Körperteilen und mit dem von ihm auserkorenen Übergangsobjekt umgeht, wiederholt und übernimmt es die Umgangsweisen, die das Kind seitens der Mutter selbst erfahren hat. Das *Übergangsobjekt stellt für das Kind ein Stück Mutter dar,* mit dem es in Beziehung tritt, auch wenn diese selbst nicht anwesend ist. Daraus folgt, daß es für das Kind eine Katastrophe wäre, wenn das Übergangsobjekt verlorenginge oder es ihm weggenommen würde. Dies muß ganz besonders im Krankenhaus beachtet werden! Alle, die mit diesem Kind umgehen, wissen, daß solch ein Stoffetzen oder eine schmutzige und vielleicht schon übelriechende und durch den vielen Gebrauch unansehnliche und mehr oder weniger lädierte Puppe für das Kind eine ganz ungewöhnliche und für den Erwachsenen häufig kaum einfühlbare *emotionale Bedeutung* hat und daß dieses Übergangsobjekt einfach nicht zu ersetzen ist. Eine Reinigung des so hochbewerteten Objektes würde die Kontinuität der emotionalen und kognitiven Erfahrung des Kindes unterbrechen.

1.3.2 Zweite Subphase = „Übungsphase" (10.–18. Monat) (Abb. 20.2)

Das Kind hat inzwischen *motorische Fortschritte* gemacht und Kriechen, Krabbeln und Laufen gelernt. Während die erste Zeit des Übens noch

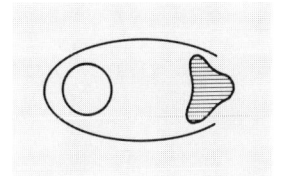

Abb. 20.1 Brutphase, 4–10 Monate.

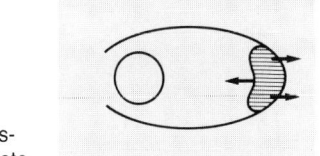

Abb. 20.2 Übungsphase, 10–18 Monate.

etwas mühsam von Hinfallen und Rückschlägen gekennzeichnet war, auf die das Kind teils tapfer, teils ängstlich reagierte, so stellen die letzten Monate dieser *Übungsphase* sicherlich die kostbarsten Monate des Kleinkindes dar. Das sichere Lernen des Laufens stellt für das Kind einen dramatischen Zuwachs an Potenz dar, den es sich in seiner begrenzten Vorstellungswelt nicht erträumen konnte. Es ist von *Tatendrang und Entdeckerfreude* erfüllt und erweitert seinen Aktionskreis mit Neugier und Entzücken. Es gibt so viel zu hören, zu sehen und zu berühren, und die motorische Entwicklung geht rasant voran und trägt das Kind mit sich fort. Es ist eine übermütige Flucht aus der Verschmelzung mit der Mutter, getragen von der Sicherheit an die Dauer des Glücks. Das Kind geht ein „liebes Verhältnis mit der Welt ein" (M. Mahler).

Die Beziehung zur Mutter ist in dieser Phase gekennzeichnet durch den Entfernungskontakt, das Kind bleibt in Rufweite und kommt zum „emotionalen Auftanken" zurück. Im Spiel zeigt sich seine Angst vor Wiedervereinnahmung in die ursprüngliche symbiotische Beziehung. Das Kleinkind wehrt sich beim Wiedereinfangen; aus dem Spielmodus des 1. Lebensjahres: „Wer kommt in meine Arme" ist jetzt das aktive Versteckspiel geworden mit dem Nachlaufen: „Ich krieg Dich doch".

Wie notwendig jedoch die enge Beziehung zur realen Mutter noch ist, zeigt sich in Krisenzeiten. Das Kind hat zwar das Bild der Mutter in ihrer Verläßlichkeit verinnerlicht, es kann sich jedoch bei Gefahr noch nicht voll auf dieses *innere Bild* verlassen. Wenn z. B. ein 2jähriges Kind hingefallen ist und ein Fremder versucht es aufzuheben und zu trösten, so schlägt es nach ihm und läuft zur Mutter. In Zeiten der Gefahr belebt sich also die 8-Monats-Angst.

Ein stärkeres Trauma sind längere Trennungsperioden, die möglichst vermieden werden sollten. Das Kind verliert dann seine Vertrauenshaltung, es zeigt erneute starke Anklammerungstendenzen und braucht oft erhebliche Zeit, sich erneut der Verläßlichkeit der Mutter bzw. der Konstanz seiner engen Bezugspersonen zu vergewissern.

1.3.3 Dritte Subphase = „Wiederannäherungsphase" (1½–2½ Jahre) (Abb. 20.3)

Auf dem Höhepunkt der Übungsphase hat das Kind begriffen, daß es ein völlig von der Mutter getrenntes Wesen ist. Mit seinem wachsenden Lebenskreis wird ihm allmählich bewußt, daß die Welt nicht ganz allein ihm gehört, und es gewinnt die schmerzliche Einsicht in seine potentielle Einsamkeit. Mit der *Zunahme seines Gesichtskreises* geht eine Zunahme seiner Wünsche und seines Wollens einher, und es wächst die Erkenntnis der verwirrenden Vielfalt der Realität, die jetzt auch Ansprüche beinhaltet. Da die körperliche und psychische Entwicklung des Kindes nicht schritthält mit seinem wachsenden Begehren, so kann das Kleinkind die Illusion seiner allmächtigen Größe nicht aufrechterhalten. Es ist die Phase, in der das Kind begreift, daß es sein „Paradies verloren hat". Das Kind gerät in dieser Zeit in einen für sein Alter unlösbaren Interessenkonflikt. Das Fortstreben von der Mutter fördert die *Selbständigkeitsentwicklung,* ist aber auch zugleich mit der *Angst vor dem Verlust der Mutter* verknüpft. Anderseits befriedigt das Zurückstreben zur Mutter die Lust an der Geborgenheit, es birgt aber auch die Angst vor Verlust von Autonomie und Eigenständigkeit. Die Kontaktaufnahme mit der Mutter geschieht in Form typischer kleinkindlicher Verhaltensweisen. Das Kind schafft alles, was es sieht herbei, zeigt es der Mutter und teilt es mit ihr. Kennzeichnend ist auch das provokatorische Weglaufen mit der Erwartung, daß das Suchen und Wiedereinfangen durch die Mutter die Trennung ungeschehen machen könnte. Oder das Kind zerrt an der Mutter, oft in einer Stimmung des quängeligen Unleidlichseins, durch das es sich die Mutter gefügig machen will.

Anderseits bestehen beim Kind starke Selbständigkeitsbestrebungen, weg von der Mutter mit dem Willen zum „Alleinemachen". Das Kind zeigt seine Lust am Funktionieren, aber auch am Sichdurchsetzen. Mit dieser Lust gekoppelt ist zugleich die Angst zu versagen oder verlassen zu werden.

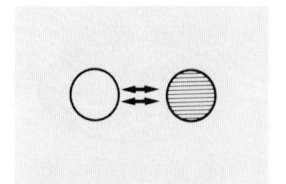

Abb. 20.3 Wiederannäherungsphase, 18–24 Monate.

Die ausweglose *Konfliktsituation zwischen Annäherungs- und Loslösungstendenzen* ruft beim Kind Wut, Trotz und Zorn hervor, die wiederum zu Schuldgefühlen und zu Depression führen. In diesem entwicklungspsychologisch wichtigen Stadium der *depressiven Position* (M. KLEIN) ist es entscheidend für das Kind, daß die Mutter ihm bei der Bearbeitung seiner Angst- und Schuldgefühle beisteht und ihm die Möglichkeit zur *Wiedergutmachung* bzw. *Wiederversöhnung* gibt. Dies ist von großer Bedeutung für die weitere Entwicklung des Kindes und seine Beziehung mit der Mutter; denn die Ängste und Phantasien des Kindes, seine aggressiv-trotzigen Regungen hätten die Mutter verletzt oder gar zerstört, können ganz erhebliche Ausmaße annehmen und *Ausgangspunkt für spätere schwere Depressionen sein*, wobei es unter entsprechenden Belastungen im späteren Leben zur *Wiederaktualisierung frühkindlicher Trennungs- und Verlustängste mit Schuld- und Minderwertigkeitserlebnissen* kommen kann. Wenn die Mutter jedoch die Wiedergutmachungsbestrebungen des Kindes annehmen und sich mit ihm wieder versöhnen kann, so gelingt es dem Kind, durch sein zärtliches und „liebes" Verhalten die gute Beziehung zur Mutter wieder herzustellen und ein gutes und *stabiles inneres Bild von ihr zu bewahren*. Die Bewältigung der depressiven Position stellt einen bedeutsamen Schritt in der kindlichen Entwicklung dar, der wesentlich darüber mitentscheidet, ob das Kind später eine autonome, sozial verantwortliche, selbstsichere und lebensbejahende Persönlichkeit sein wird, die selbst wieder in der Lage ist, sich in die Nöte und Sorgen anderer einzufühlen und sich ihnen gegenüber fürsorglich zu verhalten und somit selbst mütterliche Funktionen zu übernehmen.

Kompliziert wird diese Entwicklungsphase für das Kind auch dadurch, daß die Umwelt, besonders die Eltern, jetzt *vermehrte Anforderungen* an es stellen und Gebote und Verbote aussprechen, deren Übertretung unterschiedliche Konsequenzen für das Kind hat, bis hin zum Liebesverlust. Die Verbote betreffen die Motorik des Kindes (nicht weglaufen, nicht alles anfassen, nicht überall hinaufklettern) und die Reinlichkeitserziehung. Das Töpfen beginnt, und der Stuhlgang ist eine hochbesetzte Sache, die das Kind hergeben kann, worüber sich die Mutter freut. Das Kind kann die Hergabe aber auch verweigern (anale Retention = Trotz = „Geiz" = evtl. auch Ausdruck von Verlustängsten). Das Kind muß in dieser wichtigen Entwicklungsphase lernen, mit den *Realitätsanforderungen seiner Umwelt* umzugehen und sich mit den Erwachsenen auseinanderzusetzen, die geben und nehmen, fordern und gewähren, gut und böse sind, in ein und derselben Person. Ganz folgemäßig muß das Kind mit widerstrebenden Tendenzen in sich selbst und bei anderen fertig werden, es muß Zurückstellen lernen, Prämissen setzen, böse und lieb sein dürfen, bekümmert sein und wiedergutmachen können.

Auch für die Mutter stellt diese Zeit eine schwierige Phase dar, denn der Umgang mit einem trotzigen Kind, das nicht mehr nur lieb und anhänglich ist, stellt besondere Anforderungen an ihre Geduld. In dem Maße, wie die Mutter sich dem Kind mehr und mehr entzieht, wendet sich das Kind anderen Personen zu, es bezieht den Vater und die Geschwister mehr als bisher in seinen Tagesablauf ein. Im Rollenspiel stellt es sich selbst an den Platz der Mutter und baut in seinem Inneren ein Bild von ihr auf, das es von der Realpräsenz der Mutter unabhängiger werden läßt.

1.3.4 Vierte Subphase = „Konsolidierungsphase" (2.–3. Lebensjahr) (Abb. 20.4)

Das Kind hat seine *sprachliche Entwicklung* vervollkommnet, beherrscht die *Körperfunktionen* und gewinnt ein Bewußtsein für seine persönliche Eigenart. Das Erleben des tatsächlichen körperlichen und seelischen Getrenntseins wird verfestigt. Dies kann um so leichter akzeptiert werden, je fester die Erinnerung an eine beständige Mutterbeziehung ist, die sich als „geistiges Bild" im Kind niedergeschlagen hat. Dieses Bild muß

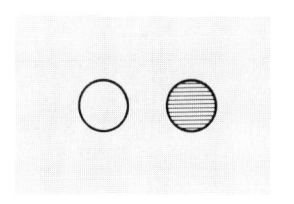

Abb. 20.4 Konsolidierungsphase, 2–3 Jahre.

facettenreich sein können, es muß gute und böse Seiten beinhalten und unabhängig von längeren Trennungsperioden und anderen Mißhelligkeiten konstant bleiben. Wenn dies geschehen ist, ist mit etwa 3 Jahren die Kindergartenreife erreicht.

1.4 Triade

Mit dem 3. Lebensjahr gleitet das Kind aus der Zweierbeziehung in die *Dreierbeziehung*. Der *Vater* wird mehr und mehr als *emotional bedeutsame Person* „entdeckt". Indem das Kind nun beide Eltern sieht, registriert es mit seiner wachsenden Aufmerksamkeits- und Urteilsfähigkeit, daß die beiden „Großen" zusammengehören und daß es selbst die „dritte Person" ist. Da es bisher nur die Zweierbeziehung mit der ungeteilten Aufmerksamkeit eines Menschen erlebt hat, gerät es in einen erheblichen Eifersuchtssturm, es fühlt sich zurückgesetzt, gekränkt und versucht wechselnd einen Elternteil doch ausschließlich für sich zu gewinnen. Es zeigt ein werbendes, rivalisierendes, einschmeichelndes Verhalten.

Das Mädchen bewegt sich aus der Zweierbeziehung der Mutter auf den Vater zu, es zeigt ein werbendes, „flirtendes" Verhalten und versucht, ihn „um den Finger zu wickeln". Es versucht eine erste partnerschaftliche Beziehung zum Vater aufzubauen, die vorbildhaft bleibt für spätere heterosexuelle Freundschaften. In dieser Phase ist es natürlich, daß die Mutter oft „stört", obwohl sie in anderen Momenten wiederum heiß umworben wird und das Kind den Versuch macht, mit ihr gegen den Vater eine Front zu bilden.

Auch für den Jungen gewinnt der Vater an Wichtigkeit. Auch er bemüht sich, den Vater für sich zu gewinnen, obwohl es hier zwei Männer sind, die miteinander wetteifern und rivalisieren, und der Junge mit Enttäuschung feststellen muß, daß er doch der Unterlegene ist und bleibt. Er versucht, der „Kavalier" der Mutter zu werden, der um sie wirbt, sie mit Liebesbeweisen überschüttet und dabei feststellen muß, daß der Vater im Wege ist.

Es bedarf von seiten der Eltern *sehr viel Einfühlungsvermögen und Verstehen*, um die Kinder durch diese stürmische Gemütsphase hindurchzugeleiten und ihnen glaubhaft zu machen, daß sie voll akzeptiert, geliebt und gemocht werden, auch wenn sie nicht an erster Stelle stehen.

In der ödipalen Phase findet die *Gewissensbildung* ihren vorläufigen Abschluß. Vorläufer des Gewissens werden schon im 2. Lebensjahr sichtbar. Sie sind zunächst nur der Niederschlag von Geboten und Verboten der Eltern und von Lob und Tadel. Das Gewissen funktioniert zunächst nur in unmittelbarer Anwesenheit der Eltern, von der es aber mit zunehmendem Erinnerungsvermögen und Verinnerlichung der elterlichen Gebote mehr und mehr unabhängig wird. Die Stimme des Gewissens ist im Grunde die Stimme der Eltern. Dies würde bedeuten, daß strenge Eltern ein strenges Gewissen bei Kindern hervorrufen, was auch zum Teil so zutrifft. Ganz wesentlich für die Gewissensbildung ist jedoch die Art der Gefühlsbeziehung, die die Eltern zueinander haben und insbesondere, ob diese Beziehung eine für das Kind vorteilhafte ist. Ist diese Beziehung gut, dann hat sie affirmativen Charakter und das Kind kann leichter seine rivalisierende Haltung aufgeben und die Realität der Triangulierung akzeptieren, d. h. die Tatsache, „nur Kind", nicht aber gleichzeitig ausschließlicher Bezugspunkt eines Elternteils zu sein (in der Regel des heterosexuellen Elternteils).

Mit dem Eintritt in die Schule ist die Grundlage der Charakter- und Persönlichkeitsbildung des Klein- und jungen Schulkindes in der Regel abgeschlossen. Das Kind tritt jetzt in die triebdynamisch ruhigere Phase der Latenz ein, in der es sich vornehmlich der Erweiterung seines Wissens und dem Aufbau seines Weltbildes widmen kann. Dieser Prozeß geht einher mit der zunehmenden Entwicklung kognitiver Fähigkeiten und dem Übergang vom voroperatorischen (anschaulichen) zum *operatorischen* (operationalen) *Denken* (beim letzteren werden z. B. Formen erfaßt, verglichen und eingeordnet). Das Denken des Kindes in der Übergangsphase vom Kindergarten- zum Schulalter geht in den meisten Fällen konform mit den logischen Regeln, ist aber noch unstabil, und wahrnehmungsbedingte Eindrücke verleiten das Kind noch zeitweise zu Irrtümern. Dies hat PIAGET mit seinen genialen *Invarianz- und Erhaltungsexperimenten* bei 4- und 5jährigen Kindern belegt. In dieser Altersstufe werden Flüssigkeitsmengen immer dann falsch eingeschätzt, wenn diese in unterschiedlich geformte Glasgefäße mit verschiedenen Durchmessern gegossen werden; d. h. die *Gesetzmäßigkeit der Erhaltung der Menge* ist in dieser Altersstufe auf Grund der kognitiven Entwicklung des Kindes noch nicht stabiler Besitzstand des kindlichen Denkens.

2 Psychische Entwicklung des Jugendlichen

Von der psychoanalytischen Entwicklungspsychologie werden bestimmte Krankheitsbilder bestimmten psychosexuellen Entwicklungsstadien zugeordnet, wie z. B. die Süchte der oralen, Phobie und Zwangsneurose der analen und die Hysterie der ödipalen Phase. Dabei ist jedoch zu beachten, daß auch bei diesen klassischen Syndromen *häufig ontogenetisch frühe und späte Anteile miteinander verwoben* sind und es daher auch unter therapeutischen Gesichtspunkten sehr wichtig ist, in jedem individuellen Fall abzuklären, inwieweit und in welcher Form *Konflikte aus früheren und späteren Entwicklungsphasen* am jeweiligen Krankheitsgeschehen beteiligt sind. So sind bei hysterischen Konversionsneurosen (s. S. 401) nicht nur klassische *ödipale Konflikte* mit Kastrationsängsten und rivalisierenden Auseinandersetzungen mit dem jeweils gleichgeschlechtlichen Elternteil maßgeblich beteiligt, sondern auch *orale Fixierungen* mit oraler Verwöhnung und *überprotektiv-symbiotischen Einengungen* durch die Mutter mit daraus resultierenden Trennungsängsten.

Als frühe Störungen werden schwere Krankheitsbilder bezeichnet wie der frühkindliche Autismus KANNER, die symbiotische Psychose MAHLER, schizophrene Psychosen, manisch-depressive Erkrankungen und Borderline-Störungen. Tabelle 20.1 gibt eine schematische Zuordnung psychiatrischer Krankheitsbilder des Kindes-, Jugend- und Erwachsenenalters zu bestimmten Entwicklungsphasen wieder, wie sie zuvor besprochen worden sind.

Eine besondere Bedeutung für eine spätere Psychopathologie kommt insbesondere der sog. „Wiederannäherungsphase" nach MAHLER (18. bis 36. Lebensmonat) zu. Eine Mutter, die die Wiederannäherung des an sich schon recht verselbständigten Kindes nicht ertragen kann, diese vielmehr als lästig erlebt, wird leicht geneigt sein, ihr Kind in dieser entwicklungspsychologisch bedeutsamen Phase abzuweisen oder zurückzustoßen. Ähnlich wird sich eine Mutter verhalten, die wegen der scheinbar zu großen Selbständigkeit und Unabhängigkeit ihres Kindes in der Trennungsphase gekränkt ist. Solche Mütter sind enttäuscht, daß ihre Kinder ihren symbiotischen Bindungswünschen nicht entsprechen, sie schwanken zwischen den Extremen: unangemessenes An-sich-Ziehen ihres Kindes einerseits und Ausstoßung andererseits.

Solche traumatischen Kindheitserfahrungen finden sich gehäuft bei Borderline-Patienten. Es spricht vieles dafür, daß Borderline-Patienten nicht in die Lage versetzt waren, dieses Entwicklungsstadium zu meistern, da die Mutter ihrerseits nicht fähig war, ihrem Kind bei der Bearbeitung der für diese Entwicklungsphase typischen Ambivalenzkonflikte und den dazugehörigen Trennungsängsten einerseits und Ängsten vor dem Wieder-Verschlungen-Werden andererseits beizustehen. Da die Mütter mit diesen phasentypischen Ambivalenzen und Ambitendenzen des Kindes schlecht oder gar nicht umgehen können, werden die Kinder verunsichert, fühlen sich fallengelassen und reagieren mit Verlustängsten, Enttäuschung, Wut und Aggression. Je stärker die Gefühle sind, desto hartnäckiger hält das Kind aber am Bild einer guten, spendenden, symbiotischen Mutter fest, die es verloren hat und nach der es in dauerndem sehnsuchtsvollen Hinstreben sucht. Diese Patienten entwickeln ein ganz enormes Aggressionspotential gegen die Mutter oder gegen mütterliche Ersatzobjekte, die die „böse Mutter der Trennung" (MAHLER 1975) repräsentieren; auf der einen Seite sind sie

Tabelle 20.1 Zuordnung psychiatrischer Krankheitsbilder zu bestimmten Entwicklungsphasen.

Entwicklungsphasen	Störung im Kindesalter	Störung im Jugend- und Erwachsenenalter
Primärer Narzißmus	autistische Psychose	Hebephrenie, schwere Katatonie
Dualunion	symbiotische Psychose	schwere paranoide Schizophrenie
Individuations-Separationsphase		
1. Subphase	–	mittelschwere paranoide und katatone Schizophrenie
2. Subphase	–	leichtere paranoide Schizophrenie mit Größenwahn, Manie
3. Subphase	–	Borderline-Persönlichkeitsstörung narzißtische Persönlichkeitsstörung

sisyphusartig auf der ewigen Suche nach der paradiesisch-idealen Mutter, als der ewig-spendenden, nie versiegenden Quelle des absolut Guten. Es werden primitive, aus dem Stadium der schizoid-paranoiden Position stammende Abwehrmechanismen aktualisiert, auf die Borderline-Patienten zurückgreifen: die Objekte werden in ganz gute oder ganz böse unterteilt. Gute und böse Anteile einer Person können nicht zusammen gesehen, nicht synthetisch wahrgenommen und entsprechend ganzheitlich erlebt und verarbeitet werden. Die gegen ein enttäuschendes mütterliches Objekt gerichteten Aggressionen können nicht ausgehalten und in Form von Trauerarbeit durchgearbeitet werden, da die dazu gehörige Ambitendenz nicht ausgehalten werden kann. Auch sind die Patienten nicht in der Lage, ihre in der Phantasie oder in der Realität gesetzten Aggressionen wiedergutzumachen, da sie eben das Stadium der depressiven Position (M. KLEIN) ebenfalls nicht haben meistern können.

Die Adoleszenz kann nach BLOS in sechs Phasen untergliedert werden (Tab. 20.2):

- Latenzperiode,
- Präadoleszenz,
- Frühadoleszenz,
- eigentliche Adoleszenz,
- Spätadoleszenz,
- Postadoleszenz.

Die Entwicklung in den verschiedenen Adoleszenzphasen vollzieht sich weder in gleichmäßigem Tempo noch in gerader Linie. Der Jugendliche tritt belastet mit den Vorerfahrungen seiner frühen Kindheit in die Adoleszenz ein. Außer seiner persönlichen Konstitution, die durch körperliche und genetische Merkmale bedingt ist, bringt er in die Adoleszenz mögliche frühe orale Fixierungen, unvollständig vollzogene Trennungs- und Individuationsprozesse sowie ungelöste ödipale Konflikte mit. All diese Prägungen beeinflussen die weitere Entwicklung und prädestinieren zu gewissen Gefahren. Die Adoleszenz

Tabelle 20.2 Phasen der Adoleszenz (nach BLOS) (E = Eltern, J = Jugendliche, F = Freund, Gr = Gruppe).

	Latenz	Präadoleszenz	Frühadoleszenz	Adoleszenz	Spätadoleszenz	Postadoleszenz
	♀ 5–10 Jahre ♂ 5–11 Jahre	♀ 10–13 Jahre ♂ 11–14 Jahre	♀ 13–15 Jahre ♂ 14–16 Jahre	♀ 15–18 Jahre ♂ 16–18 Jahre	♀ + ♂ 18–20 Jahre	♀ + ♂ 20–24 Jahre
Ich-Funktionen	Reifung der Ich-Funktionen, Schulzeit	körperliche Reifung	Absetzen vom Elternhaus, Hinwendung zur Gruppe	beginnende Lebensplanung, Berufsfindung	Begrenzung von Zielen, Kompromißbildung	Durchführung von Zielen, Lehr- und Wanderjahre, Ausbildung irreversibler Charakterzüge
Es-Triebentwicklung	Latenz des Sexualtriebes	Steigerung des Sexualtriebes, homosexuelle Phase, ♂ mädchenfeindlich ♀ knabenfeindlich	bisexuelle Phase ♂ idealisierter Freund ♀ Schwarm	Heterosexualität, beginnende Freundschaft, heterosexuelle Polarisierung	feste Freundschaften	reife Bindung, Elternschaft
Über-Ich	Über-Ich stabil	Über-Ich, Labilisierung	in Frage stellen sozialer Normen und Elterngebote	beginnende Konsolidierung des Über-Ichs	Konsolidierung	Stabilisierung
Abwehrmechanismen		Projektion, Zwang	Schuldverteilung in uniformer Gruppe	Askese, Intellektualisierung	Aufschubmanöver	Rettungsphantasien

spiegelt, wenn auch in verwaschener Form, nochmals die Trennungs- und Individuationsprozesse der frühen Kindheit.

2.1 Latenzphase (Mädchen 5–10 Jahre, Jungen 5–11 Jahre)

Die Latenzphase ist eine relativ konfliktfreie Zeit, in der Sexual- und Aggressionsregungen gemindert sind, so daß das kindliche Ich relativ unangefochten seine Entwicklung in Ausgestaltung und Stärkung seiner Persönlichkeit nehmen kann. Die körperliche Entwicklung ist charakterisiert durch den präpubertären Wachstumsschub. Die vollständige Beherrschung der Muskulatur ist mit dem Eintritt in die Schule möglich. Differenziertere Techniken wie Fahrradfahren, Rollschuh- oder Schlittschuhlaufen werden durch sportliche Trainingsarbeit entwickelt.

Im *sozialen Feld* wächst das Kind aus der Familie heraus und besucht den Kindergarten und die Schule. Es lernt vermehrt Frustrationen hinzunehmen, sich einzuordnen, soziale Gegebenheiten zu akzeptieren, aber auch Führungsqualitäten zu entwickeln.

Im *intellektuellen Bereich* erfährt das Kind einen erheblichen Zuwachs seiner Fähigkeiten. Das Denken wandelt sich aus der anschaulichen Denkform zu abstrakten Denkoperationen. Das magisch-animistische Denken wird zugunsten einer stärkeren Realitätsbindung verlassen. Das Lernen durch Imitation und spielerisches Finden wandelt sich in planendes Experimentieren, wobei der Gedächtnis- und Erfahrungszuwachs die Anwendung von Urteil, Verallgemeinerung und Logik ermöglichen. Der Gebrauch des Körpers als Ausdrucksinstrument wird zugunsten der Sprache reduziert. Das Kind zeigt Verhaltensweisen, die logisch motiviert und wertgewichtet sind.

Die vermehrten Anforderungen, die während dieser Zeit besonders durch die Schule an das Kind gerichtet werden, können zu Traumatisierungen und zur Entwicklung von Selbstwertproblemen führen. Besonders gefährdet sind Kinder mit realen Minderbegabungen, aber auch mit Teilleistungsschwächen oder Kinder mit neurotischen Lernhemmungen. Letzteren kann eine frühe Fixierung zugrunde liegen, was bedeutet, daß das Kind noch sehr an die Mutter gebunden ist und dort seine Befriedigung sucht, anstatt sich expansiv der Welt zuzuwenden, oder daß es in einer Trotzhaltung sich übermächtigen Anforderungen und zu großen Vorbildern verschließt.

Der *Aggressionstrieb* und der Sexualtrieb sind in der Latenzphase weitgehend gemildert. In ihrer Erscheinungsform zeigt sich jedoch, ob das Kind in der frühen Kindheit gelernt hat, das Spannungspotential der Aggression als positiven Antrieb einzusetzen, oder ob es nur die destruktive Seite der Aggression kennt, die es auf Grund seiner Vorerfahrung fürchten und meiden muß, da sie von Liebesentzug der Eltern begleitet war. Je nach angeborener Triebstärke wird das Kind sich diese Aggressivität nur in Triebdurchbrüchen gestatten oder ihr in aggressivem Trotz freien Lauf lassen, so daß sich ein Machtkampf im Aktionsfeld zwischen Kind, Schule und Elternhaus entfaltet, der gerade dem Latenzkind so sehr schadet, da er dieser so wichtigen Entwicklungsphase so viel Energien entzieht.

Für sensible, weniger triebstarke Kinder kann die Aggressivität so mit Angst besetzt sein, daß sie sie völlig vermeiden, sich regressiv zurückziehen und ihr Heil in symbiotischen Beziehungen suchen. Ihnen fehlt dadurch jedoch das Energiepotential, mit dem sie auf die Welt zugehen können, Dinge anfassen und schwungvoll beenden können.

Der *Sexualtrieb* ist ebenfalls gemindert, aber keineswegs völlig latent. Klinisches Beweismaterial ist das Fortbestehen der Onanie, des Voyeurismus, des Exhibitionismus und sadomasochistische Betätigungen. Die Umwelt muß durch ein sexuell reizarmes Milieu dafür sorgen, daß dieser Trieb gemindert bleibt, da er sonst in übermäßiger Weise Energie, Aufmerksamkeit und Zeit des Kindes in Anspruch nimmt.

2.2 Präadoleszenz (Mädchen 10–13 Jahre, Jungen 11–14 Jahre)

Die Präadoleszenz ist charakterisiert durch die körperliche Reife mit erheblicher Zunahme der Sexualhormone, die ihrerseits eine Steigerung des Sexualtriebes bewirken, gegen den die Jugendlichen phasenspezifische Abwehrstrategien entwickeln.

Beunruhigend für die Jugendlichen ist, daß in dieser Zeit nahezu jedes emotionale Erlebnis sexuell stimulierend wirkt. Die Skala reicht von erotischen Phantasien bis zu Zorn, Furcht oder Schock. Das Genitale dient noch als unspezifisches Organ zur Spannungsabfuhr. Diese quantitative Triebzunahme scheint alles, was die Erziehung der vorhergehenden Jahre an Triebbeherrschung und sozialer Eingliederung erreicht hat, zur Auflösung zu verurteilen. Es ist das Alter der „schmutzigen" Witze, Geheimnistuerei und des Flüsterns.

Die direkte sexuelle Triebbefriedigung ist bedingt durch unseren kulturellen Hintergrund nicht möglich, und somit stößt sie auf ein mißbilligendes Über-Ich. Als Abwehrmaßnahmen werden altbekannte Lösungsstrategien wiederbelebt. Das frühe Bewältigungsschema der Projektion taucht vermehrt auf. Alles Negative, alle Schuld wird nach außen projiziert und alles Positive, alles Gute dem eigenen Selbst zugeschrieben. Typisch für dieses Alter sind besonders die *zwanghaften Abwehrstrategien*. Der Jugendliche sammelt jetzt sehr konsequent Briefmarken, Münzen, Streichholzhefte, Vereinsabzeichen usw. Dieses Sammeln, Katalogisieren, Ordnen und Kontrollieren hilft, mit dem inneren Ansturm von Gefühlen fertig zu werden. Oft sind diese zwanghaften Abwehrstrategien auch mit *magischen Denkvorstellungen* verknüpft. Der Jugendliche unterstellt der Art – rechtes oder linkes Bein –, wie er den Bürgersteig betritt –, eine magische Bedeutung für den Tagesablauf, er achtet auf die Anzahl von Treppenstufen, legt sich eine Rechts-links-Bevorzugung auf oder mißt Zahlen eine magische Bedeutung zu, deren Beachtung zwanghaft eingehalten werden muß.

Eine weitere Abwehrmaßnahme, die vornehmlich der Entlastung des Über-Ichs dient, ist das *Gruppenleben* bzw. die Bandenzugehörigkeit. Der Jugendliche wendet sich mehr und mehr vom Elternhaus ab und erlebt sich in der Gruppe, wobei außer der Befriedigung einer gleichgeschlechtlichen Intimität die Gruppe zur Sozialisierung der Schuld dient. Die geteilten oder auch schlicht projizierten Schuldgefühle dienen dazu, eine individuelle Auseinandersetzung zu ersparen.

Die Entwicklung von Jungen und Mädchen geht jetzt getrennte Wege. Der Junge zeigt eine mädchenfeindliche Einstellung, er vermeidet Kontakte, protzt, bläst sich auf. In der Psyche wird durch den sexuellen Ansturm seine ödipale Kastrationsangst wiederbelebt in Form der Angst vor dem übermächtig erlebten weiblichen Geschlecht. Er muß diese Angst verbal durch Zotigkeiten abwehren und in Tagträumen die Frauen in sexuellen, leicht masochistisch gefärbten Taten unterwerfen oder demütigen. Nahrung erhält seine Angst durch das in dieser Phase nicht stimmende Gleichgewicht der Geschlechter. Die Mädchen gleichen Alters sind den Jungen somatisch und auch psychisch an Reife überlegen. Besonders in Familien mit dominierenden Müttern ist der Kampf mit der Angst schwer und die Flucht in die Regression und Passivität verlockend. Der Junge neigt daher zu gleichgeschlechtlichen Freundschaften und gleitet von diesem Stadium aus langsam in die Bisexualität, um erst in der Adoleszenz den Mut zu heterosexuellen Freundschaften zu finden.

Für das Mädchen stellt die Präadoleszenz einen langsamen und langen Trennungsprozeß von der Mutter dar, wobei die Ablösung vornehmlich über die Identifizierung erfolgt. Die Sexualität ist beim Mädchen länger und vollständiger verdrängt als beim Jungen. Durch diese stabile Verdrängung kann das Mädchen in dieser Zeit bedeutende Reifungsschritte vollziehen, die sich durch einen erheblichen Aktivitätsschub und eine große Realitätsbezogenheit auszeichnen. Ein Teil der Mädchen (besonders die hysterisch strukturierten) neigen dazu, den in der Präadoleszenz sichtbaren Entwicklungsvorsprung vor den Jungen demonstrativ auszuspielen. Sie nehmen eine amazonenhafte kriegerische Einstellung ein und entwickeln ein Tomboyverhalten[2].

2.3 Frühadoleszenz (Mädchen 13–15 Jahre, Jungen 14–16 Jahre)

Die Frühadoleszenz ist charakterisiert durch das Absetzen von der Familie und der Hinwendung zu neuen Freunden und Bezugspersonen. Es ist eine Zeit äußerster Unruhe, die sich klinisch im erstmaligen Auftreten von Psychosen, ausgeprägten Neurosen und psychosomatischen Erkrankungen widerspiegelt. Die Lösung geht langsam und stark oszillierend vor sich. Es wechselt ein mehr aktives progressives Verhalten mit einem passiv-regressiven Anklammerungsbedürfnis. Der Wechsel zwischen aktiv und passiv spiegelt sich wider im Urteil und in der Stimmung. Blos beschreibt die Befindlichkeit des Adoleszenten als Schwankung zwischen Unterwerfung und Rebellion, Zartgefühl und emotionaler Grobheit, Geselligkeit und Verkriechen in die Einsamkeit, Altruismus und Egoismus, grenzen-

---

[2] tomboy (engl.): ausgelassenes, jungenhaftes Mädchen

losem Optimismus und niedergeschlagener Hoffnungslosigkeit, intensiver Bindung und plötzlicher Treuelosigkeit, hohen Idealen und kleinkindlichem Argumentieren, Idealismus und Materialismus, Hingabe und Gleichgültigkeit, übermäßigem Wohlleben und grausiger Askese.

Erschwert wird diese Zeit durch die Schwächung des Über-Ichs, die sowohl durch das Anwachsen des Triebdrucks als auch durch die Loslösung vom Elternhaus bedingt ist. Durch diese Lösung werden auch die internalisierten Elterngebote hinterfragt, negiert, ins Gegenteil verkehrt, um später leicht variiert, aber dann als Eigenes erneut akzeptiert zu werden. In diesem Interregnum aber steht der Jugendliche ohne die Autorität des Gewissens mit seinen einfachen und zwingenden Direktiven. Die Einschätzung von Trieb und Umweltanforderung ist für ihn unsicher. Diese ungeklärten Verhältnisse zwischen Ich und Über-Ich bewirken eine Verstimmung des Heranwachsenden, der sich leer und aufgewühlt fühlt und auf der Suche ist nach Erleichterung und neuen Vorbildern.

Erleichterung bietet das Untertauchen im Schutz der uniformierten Gruppe. Vorbild ist der idealisierte und zum Ärger der Eltern völlig überhöhte Freund oder ein erwachsener Führer, der fähig und bereit ist oder doch vorgibt, sich selbst als sicheres Objekt für eine versuchsweise Neuorientierung anzubieten. Seine Meinung wird als Dogma hingenommen. Die Jugendlichen sind durch Identifikation mit diesem idealisierten Freund oder Führer zu altruistischen Leistungen fähig. Hier liegt die Gefahr, aber auch eine Chance. Im positiven Fall können negative Elternvorbilder gelöscht oder stark modifiziert werden. Im negativen Fall ist eine absolute Verhetzung der Jugendlichen möglich, da sie im idealisierten Freund ein externalisiertes kollektives Ich-Ideal und Über-Ich sehen. Die Adoleszenten können kompromißlos, primitiv und grausam sein und doch in ihrer Brutalität altruistische Motive zeigen. Unserer Gesellschaftsstruktur ist auf Grund ihrer nationalsozialistischen Vorbelastung nur in sehr geringem Maße möglich, diese Chance als phasenspezifisches Instrument zu nutzen.

Bei Mädchen ist eine Sonderform der Idealisierung, der Schwarm – männlich oder weiblichen Geschlechts – zu nennen. Das Objekt solcher Schwärmerei wird passiv geliebt mit dem Ziel, etwas von seiner Aufmerksamkeit oder Zuwendung zu erlangen und in der Phantasie durch sexuelle Annäherung von ihm überwältigt zu werden. Die passive Qualität dieser Erscheinung zeigt den Übergang zwischen der dominierenden Einstellung in der Frühadoleszenz zur Ausbildung der Feminität. Ein Spezifikum dieser Phase ist auch das hormonelle Überwiegen des Östrogens. Bei entsprechender Charakterstruktur kann dies zur Folge haben, daß die Mädchen sich in einer Pseudo-Heterosexualität in toller Folge Jungen an den Hals werfen, wobei es zumeist bei einem schillernden Ausprobieren ohne Ernsthaftigkeit bleibt.

2.4 Adoleszenz (Mädchen 15–18 Jahre, Jungen 16–18 Jahre)

Die Adoleszenzphase ist charakterisiert durch die allmähliche Verfestigung heterosexueller Beziehungen, wobei in der Übergangsphase sowohl feste gleichgeschlechtliche Freundschaften als auch heterosexuelle Freundschaften bestehen. Das Über-Ich erarbeitet jetzt neue Abwehrmechanismen, das Ich baut systematisch planende vorausschauende Denkstrategien auf. Ein weiteres Charakteristikum dieser Zeit ist die Neigung, an Kindheitsprivilegien festzuhalten und gleichzeitig Erwachsenenrechte zu beanspruchen.

Heterosexuelle Kontakte werden in der Regel sehr vorsichtig ausprobiert und rückversichernd geknüpft. Die Annäherung ist häufig mit Angst besetzt, die sich beim Jungen z. B. in der Phantasie der fressenden, verschlingenden, bezahnten Vagina ausdrückt. Beide Geschlechter, die Jungen und die Mädchen durchlaufen zumindest in der Phantasie ein Stadium der Bisexualität, die sich besonders in den Vorstellungsinhalten, die die Onaniepraktiken begleiten, widerspiegelt. Die Jugendlichen empfinden sich gleichzeitig und wechselnd als Subjekt und Objekt, als männlich und weiblich, als aktiv und passiv. Die Masturbationsphantasien sind gelegentlich recht sadomasochistisch[3] gefärbt, es geht inhaltlich oft um Quälen und Gequältwerden.

Die Phantasien werden in der Regel nicht mitgeteilt, können aber, falls dieses geschieht, zur Quelle tiefer Beunruhigung für die Eltern werden. Dieses oszillierende Phantasieleben spiegelt sich auch in der Stimmung der Jugendlichen wi-

---

[3] Sadismus = anomales Sexualverhalten mit Lust an körperlichen (Züchtigung etc.) und seelischen Quälereien (Demütigung etc.) im Gegensatz zum Masochismus; darunter versteht man die sexuelle Befriedigung beim Erdulden von Mißhandlungen – es gibt auch einen Wechsel zwischen beiden Praktiken

der, und die Aufnahme heterosexueller Kontakte bringt erhebliche Erleichterung. Kommt es durch Störungen in der Kontaktaufnahme zur Fixierung in dieser Phase, so tritt eine Verarmung an zwischenmenschlichen Beziehungen oft mit einem Überwuchern von Tagträumereien ein.

Die ersten heterosexuellen Freundschaften sind noch recht einfache Identifizierungen in einer stürmischen, wenig haltbaren Liebesbeziehung. Das Positive dieser Beziehungen ist das Resonanzphänomen, das zur weiteren Polarisierung der Sexualität beiträgt. Der Junge gebärdet sich extrem maskulin, das Mädchen akzentuiert feminine Züge. Die gegengeschlechtliche Komponente wird dem Partner eingeräumt und damit liebenswert und für das eigene Ich akzeptabel gemacht. Die heterosexuelle Bindungsfähigkeit festigt sich. Das randalierende Sexualspiel der Pubertät wird beendet. Die Jugendlichen können Zärtlichkeit, Hingebung und Abhängigkeitsgefühle zulassen.

Wie wichtig und entscheidend die Ablösung vom Elternhaus ist, zeigt sich bei nur unvollständig vollzogener Trennung in den Rache- und Trotzbindungen. Das Mädchen, das überzeugt ist, seinen Vater besser zu verstehen als die Mutter, interessiert sich für Jungen, die von anderen mißverstanden sind, und entsprechend wird der Junge das mißverstandene Mauerblümchen suchen, deren Charakterzüge ihn an die Mutter erinnern, die er aber im Grunde nicht liebt. Oder in Trotzreaktion zum Elternhaus werden Freunde aus fremdem sozialen Milieu, fremder Rasse, fremder Religion oder Hautfarbe gewählt, wobei der Partner dazu mißbraucht wird, dem immer noch so immens wichtigen eigenen Elternhaus eine Pseudounabhängigkeit zu demonstrieren.

Das Über-Ich, das sich in dieser Zeit über wechselnde Vorbilder und Ich-Ideale neu konsolidiert hat, arbeitet phasenspezifische Abwehr- und Anpassungsmechanismen aus, die oft so extrem wie transitorisch sind. ANNA FREUD beschrieb die Askese und die Intellektualisierung, wobei die Intellektualisierung große positive Möglichkeiten eröffnet, die Askese jedoch oft nur der reinen Selbstbeschränkung dient und gelegentlich ins Sadomasochistische abgleiten kann. In der Intellektualisierung kann der Jugendliche im negativen und radikalen Be- und Verurteilen sehr aggressive Impulse zur Abfuhr bringen.

Typisch für diese Phase ist das Tagebuch. Für das Mädchen versinnbildlicht es eine weibliche Vertraute, dem Jungen bedeutet es sein Journal. Wo früher der berühmte Weltschmerz beschrieben wurde, der aus dem Triebkonflikt mit der begleitenden Verstimmung resultiert, manifestiert sich heute oft diffuse Lebensangst. Die Naivität des Weltschmerzes ist durch bildungs- und sozialpolitisches Konfliktbewußtsein entmystifiziert. Das Tagebuch hat die wesentliche Funktion der Katharsis, der Überprüfung und der stärkeren Bewußtwerdung des Innenlebens, ein Vorgang, der an sich schon das Ich entlastet und es leistungsfähiger macht. Das wesentlichste ist jedoch das probatorische Handeln in der Phantasie, das verfrühtes sexuelles Agieren erspart. In der Phantasie kann Befriedigung erlebt werden, die in der Realität nur mit Problemen belastet wäre.

2.5 Spätadoleszenz (Mädchen 18–20 Jahre, Jungen 18–20 Jahre)

Die Spätadoleszenz ist die Konsolidierungsphase, in der der Jugendliche eine gesellschaftliche Integration, eine gewisse Stetigkeit seiner Gefühle und Stabilität seiner Selbstachtung in einer relativen Persönlichkeitsreifung erreicht.

Die Schule oder die erste Berufsausbildung sind abgeschlossen, die erste Liebe „begraben", der Jugendliche hat eine gewisse äußere Lebensform gefunden. Er hat Kompromisse schließen, seine Ziele begrenzen müssen.

Interessen und Möglichkeiten müssen der Realitätsprüfung unterworfen, akzeptiert und so planendem Handeln zugänglich gemacht werden. Die Heterosexualität ist konstant, obwohl Reste der Bisexualität sich hartnäckig halten und immer wieder Auftrieb erleben. Nur in Zeiten der relativen Ruhe im späteren Leben des Erwachsenen werden sie vollständig gemeistert.

ERIKSON beschreibt die für diese Zeit typische Identitätskrise. Dem Jugendlichen kann es bis zu diesem Alter oft recht gut möglich sein, seine nicht phasenspezifische Entwicklung durch Regression und Ausweichmanöver vor sich selbst und vor anderen zu vertuschen. In diesem Alter stellen jedoch die Gesellschaft – das Berufsleben und die Partnerin – sowie das neuerwachte Über-Ich unerbittliche Forderungen, die den Zusammenbruch des Ichs in Form einer Psychose oder neurotischen Symptombildung bedingen können. Nahezu jeder und auch der gesündeste Jugendliche versucht dem endgültigen Erwachsenwerden durch verschiedene Aufschubmanöver noch eine Zeit abzugewinnen.

2.6 Postadoleszenz (Mädchen 20–24 Jahre, Jungen 20–24 Jahre)

Die Postadoleszenz ist charakterisiert durch einen gewissen Abschluß der Charakterbildung. Es herrscht eine gewisse Konstanz bei den Wegen, die das Ich wählt, um Aufgaben zu lösen. Eine gewisse Stabilität und Irreversibilität ist eingetreten, wobei jedoch ein Leben lang Modifikationen möglich und notwendig sind. Ich-Ideal und Ehrgeiz ändern sich während der gesamten Lebensspanne. Die psychosexuelle Entwicklung findet in der Mutter- und Vaterschaft ihre Variation und ihren Ausdruck. Das Selbstbildnis ist durch die Umwelt noch stark beeindruckbar. Übermäßigen Anforderungen versucht der Jugendliche durch Rettungsphantasien zu begegnen („wenn ich verheiratet wäre", „wenn ich einen anderen Beruf hätte"). Die Anforderungen der Phase bestehen in der Durchführung von Ich-Zielen, die in den vorhergehenden Phasen auf ein realisierbares Maß begrenzt wurden. Nach den „Lehr- und Wanderjahren" folgt die endgültige soziale und familiäre Integration.

3 Psychische Störungen mit vorwiegend psychischer Symptomatik

3.1 Depression

Definition: Unter Depression versteht man eine Herabminderung von Stimmung, Antrieb, Elan, allgemeinem Lebensgefühl und Vitalität. Die Depression ist abzugrenzen von der Trauerreaktion auf ein Unglück, das das Kind trifft. Dabei handelt es sich um eine gesunde, einfühlbare emotionale Auseinandersetzung mit dem Ereignis. Depressionen sind dagegen unzureichend motiviert und häufig nicht auf ein aktuelles Ereignis bezogen.

Häufigkeit: Mittlere und schwere depressive Zustandsbilder kommen etwa in einer Häufigkeit von 2–3% kinderpsychiatrisch untersuchter Patienten vor, während leichtere depressive Verstimmungen bei etwa 6–12% einer ambulanten kinderpsychiatrischen Klientel zu eruieren sind. Mädchen sind häufiger betroffen als Knaben (Verhältnis 2:1). Das Hauptmanifestationsalter depressiver Verstimmungszustände bei Kindern liegt zischen dem 11. und 14. Lebensjahr; ein Viertel der Depressionen im Kindes- und Jugendalter manifestiert sich bereits im frühen Schulalter.

Krankheitsbild: Die Symptome der kindlichen Depression sind abhängig vom Lebensalter, in dem sie auftreten. Im Kleinkindes- und frühen Schulalter herrschen psychosomatische Störungen vor, wie Schlaf- und Appetitstörungen, Enuresis, Enkopresis, „unmotiviertes" Weinen und Schreien, Jaktationen, genitale Manipulationen. Die Kinder sind traurig, teilweise jedoch pseudofröhlich, agitiert, gereizt und ziehen sich von ihren Alterskameraden zurück. Sie spielen nicht mehr altersgemäß. Im späteren Schulalter und in der Pubertät ähnelt die Symptomatik derjenigen der Depression des Erwachsenenalters: Grübelsucht, Suizidgedanken, eventuell Suizidversuche, Minderwertigkeitsideen, Bedrücktheit, Stimmungsschwankungen, Kontaktschwäche, Isolierungstendenz, hypochondrische Beschwerden, Schuld- und Versündigungsideen.

Pathogenese: Die Pathogenese der einzelnen Depressionsformen ist unterschiedlich. Bei der endogenen Depression (vgl. auch Kap. „Psychosen") spielen z. B. erbgenetische Faktoren eine Rolle, aber auch bei den übrigen Depressionsformen finden sich bei den Eltern häufig psychische oder psychosomatische Störungen. Den meisten depressiven Entwicklungen des Kindesalters liegen Beziehungsstörungen mit den für sie wichtigsten Bezugspersonen zugrunde. Dies gilt auch für die früheste Depressionsform, die sog. *anaklitische Depression* des Säuglings und Kleinkindes. Sie ist zurückzuführen auf eine länger dauernde Trennung des Kindes von seinen Bezugspersonen und eine unzureichende emotionale Betreuung in den jeweiligen Institutionen, wo das Kind aufwachsen muß. Dabei kommt es vor allem auch auf die Konstanz der Bezugspersonen an! Im Kleinkindesalter können auch vorübergehende Trennungen vom Elternhaus (Krankenhausaufenthalte) zu schweren depressiven Reaktionen führen. Auch hier sind Mangel an mütterlicher Liebe und fehlende Konstanz der elterlichen Zuwendung auslösende Faktoren. Früher Tod eines Elternteils, Ehescheidung, Ehezwistigkeiten und

Ablehnung des Kindes von einem oder beiden Eltern stellen weitere prädisponierende Faktoren dar. Depressive Verstimmungen bei Müttern können bei Kindern eine latente Bereitschaft zu depressiven Erkrankungen erzeugen, denn diese Kinder identifizieren sich häufig sehr stark mit ihren depressiven Müttern und nehmen an ihrer Depression emotional starken Anteil, so daß sich auch bei ihnen eine Bereitschaft entwickelt, resignativ-depressiv zu reagieren.

Wenn die Eltern-Kind-Beziehung unzureichend war, ist der Loslösungs- und Individuationsprozeß in der Regel gestört, das Kind versucht, eine symbiotische Beziehung zu einer idealisierten „guten" Mutter herzustellen, was ihm jedoch nicht gelingt, worüber das Kind verzweifelt und traurig wird. Durch Anpassung, Willfährigkeit, Aufgeben eigener Willensstrebungen und Zurückstellen eigener Triebimpulse versucht das Kind verzweifelt, eine gute Beziehung zur Mutter oder zum Vater herzustellen. Die Folge ist, daß diese Kinder später nie gelernt haben, ein handelndes, wollendes und selbständiges Individuum zu sein. Sie neigen später zu depressiven Verstimmungen, stellen ihre eigenen Wünsche zurück, geben dauernd nach, sind pessimistisch und fühlen sich wertlos und unfähig. Ihre Partnerwahl ist oft „anklammernd", sie versuchen, den Partner fest an sich zu binden und ihm keine Freiheiten zu lassen, aus Angst, ihn zu verlieren aber auch, weil sie den frühkindlichen Konflikt mit ihrer Mutter oder ihrem Vater in einer Art „Wiederholungszwang" fortsetzen müssen; denn ihr Konflikt mit den Eltern ist ja nicht auf gesunde und glückliche Weise gelöst worden. Typisch für depressive Kinder und Jugendliche wie auch depressive Erwachsene ist, daß sie die *aggressiven Gefühle und Impulse,* die sie eigentlich gegenüber dem enttäuschenden Partner hegen, *nicht zulassen können,* sondern *gegen das eigene Selbst richten müssen.* Auf diese Weise werden die *Suizidimpulse und -handlungen* verständlich.

Das Mißlingen der Loslösungs- und Individuationsentwicklung des Kindes spielt eine große Rolle für das Entstehen späterer depressiver Erkrankungen. Nur ein Kind, das konstante und gute emotionale Beziehungen zu seinen Eltern entwickeln konnte, kann sich auch frei und autonom entfalten und sich von ihnen lösen und so selbständig werden. Eine depressive Mutter, die die symbiotische Zweierbeziehung mit ihrem Kind nicht voll erleben und genießen konnte, kann ihr Kind nicht freigeben. Ein Kind, das in der Wiederannäherungsphase eine unglückliche Mutter vorfindet, kann selbst nicht fröhlich werden. Es bedarf also nicht unbedingt einer von außen sichtbaren Trennung von Mutter oder Vater oder einer anderen engen Bezugsperson, sondern es kann sich auch um eine Art „psychische Trennung" handeln, bei durchaus gegebener physischer Konstanz und Anwesenheit.

Behandlung: Depressionen des Kinder- und Jugendalters müssen psychotherapeutisch behandelt werden, wobei die psychotherapeutische Technik dem jeweiligen Entwicklungsstand des Kindes angepaßt werden muß. Im Kleinkindes- und Schulalter ist eine gleichzeitige Behandlung der Eltern angezeigt. Bei schweren Formen wird man auf die Gabe von Antidepressiva nicht verzichten, vor allem bei psychotischen Depressionen (s. Abschnitt „Psychosen").

3.2 Zwangsneurose

Zwangsphänomene wurden bereits von KANT als „Grillenkrankheit" beschrieben, wobei er besonders auf den Grübelzwang abzielt („brüten zu müssen", Unfähigkeit des Gemütes „über seine krankhaften Gefühle Meister zu sein, nämlich Verzagtheit über Übel, welche Menschen zustoßen könnten").

Definition: Zu unterscheiden ist zwischen *transitorischen Zwangsphänomenen* in der Pubertät, einer *zwanghaften Charakterstruktur* und einer *Zwangsneurose.*

Transitorische Zwangsphänomene sind schon im Kindes- und Jugendalter weit verbreitet. In Form von magischen Beschwörungsformeln dienen sie dazu, Unheil abzuwenden. So werden der Anzahl von Straßenlampen, Heizungsrippen oder Treppenstufen bestimmte Bedeutungen zugeschrieben. Andere Kinder entwickeln festgelegte Zu-Bett-Geh- und Einschlafzeremonielle oder Waschrituale oder achten peinlich darauf, nicht auf die Grenzlinien zwischen 2 Pflastersteinen zu treten. Die Kinder leiden nicht unter diesen selbst erstellten Regeln.

Die **zwanghafte Charakterstruktur** ist gekennzeichnet durch pedantisch-anankastische Züge. Wichtiger als Kreativität und Lebendigkeit ist die Pseudosicherheit einer konstanten Gesetzmäßigkeit und Ordnung. Da zwanghafte Menschen innerlich ängstlich und unsicher sind, brauchen sie die festen Bahnen ihrer Prinzipienhaftigkeit und ihres Gerechtigkeits- und Ordnungsstrebens, das sich zu Rechthaberei, Starrhalsigkeit und liebloser Strenge steigern kann, wodurch die Umgebung erheblich tyrannisiert wird.

Zum Ausbruch einer **Zwangsneurose** kommt es, wenn infolge einer Versuchungs- oder Versagenssituation die innere Sicherheit zumeist durch aktualisierte infantile Aggressionen so stark bedroht ist, daß der Patient zur Bändigung dieser Impulse manifeste Zwangssymptome einsetzen muß. Zwangssymptome können in verschiedenen Erscheinungsformen auftreten, als Zwangsdenken, Zwangsvorstellungen, Zwangsbefürchtungen, Zwangsimpulse, Zwangshandlungen, Zwangsrituale und Phobien (d. h. zwanghafte Vermeidung). Das Charakteristische dieser Zwangssymptome besteht darin, daß die Patienten von den immer wiederkehrenden Bewußtseinsinhalten nicht loskommen können, obwohl sie sich dagegen wehren und sie als unsinnig erkennen.

Häufigkeit: Etwa 20% der Gesamterkrankungen an Zwangsneurosen beginnen vor dem 15. Lebensjahr, wobei Zwangsneurosen etwa 9–12% aller klinischen Neurosen ausmachen.

Pathogenese: Eine Möglichkeit ist, daß Patienten, die an Zwangssymptomen leiden, die letzten Phasen der Trennung und Individuation – die anale Phase – nicht gemeistert haben. Die Eltern praktizieren in der Regel einen strengen rigiden Erziehungsstil, nicht selten leidet mindestens eines der Elternteile ebenfalls an Zwangssymptomen (Kontrollzwang, Putzzwang, gesteigerte Ordnungsliebe). Typisch ist eine einengende Erziehungshaltung dem Kind gegenüber, das an der Entfaltung seiner motorischen und gedanklichen Impulse gehindert wird. Besonders zum Tragen kommt dies in der Trotzphase, in der das Kind natürlicherweise die Grenzen seines durch die motorische Entwicklung geschaffenen Freiraums austastet, ihn erobert und sich zugänglich macht. Die Zwangsneurose kann somit als besondere (neurotische) Form der Auseinandersetzung des Kindes mit den Eltern aufgefaßt werden: Das Kind bekämpft mit seinen Zwangshandlungen aggressive Regungen gegen die als böse erlebten Eltern, die es an seiner Selbstentfaltung hindern, und beschwichtigt damit gleichzeitig die Eltern, die sich über die Ordnungsliebe und Bravheit des Kindes freuen.

Zwangssymptome können auch im Verlauf kindlicher und jugendlicher Schizophrenien oder Zyklothymien (depressive und manische Psychosen) oder als Vorläufer später einsetzender Psychosen vorkommen (EGGERS, SPIEL). Ihnen kommt eine Abwehr- und Schutzfunktion gegenüber einer drohenden psychotischen Desintegration der kindlichen Persönlichkeit zu. Auch Hirnerkrankungen wie die Encephalitis epidemica, Chorea minor, Hirnstammprozesse und Epilepsie können mit Zwangssymptomen einhergehen.

Behandlung: Im Vorschulalter und in den ersten Schuljahren stehen spieltherapeutische Techniken (non-direktiv, analytisch orientiert, heilpädagogisch) und eine begleitende Eltern-Familien-Beratung ganz im Vordergrund. Insbesondere muß der einengend-überfordernde Erziehungsstil der Eltern bearbeitet werden, so daß diese in den Stand versetzt werden, ihrem Kind mehr Freiraum und positive Entfaltungsmöglichkeiten zu gestatten. Beim älteren Kind und beim Jugendlichen sind psychotherapeutische Verfahren (individuelle analytische Psychotherapie, Gesprächs- oder sozial-kognitive Verhaltenstherapie) indiziert. Auch eine Familientherapie unter Beteiligung aller Familienmitglieder kann sehr sinnvoll sein, sofern ein geeigneter Therapeut diese Methode beherrscht.

3.3 Hysterie

Definition: Zu unterscheiden ist zwischen einer hysterischen Charakterstruktur und einer hysterischen Konversionsneurose.

Die **hysterische Charakterstruktur** ist gekennzeichnet durch Geltungssucht und Mittelpunktstreben. Um diese so essentiell wichtigen Impulse zu befriedigen, setzen Hysteriker sehr viel Phantasie und Kreativität ein. Sie versuchen in vielerlei Weise das Interesse der Umwelt auf sich zu fixieren, sei es durch offene Übertreibung bis hin zur Theatralik oder durch zur Schau gestelltes, Mitleid heischendes Unvermögen oder aber auch durch den Flair des geheimnisumwitterten Verschlossenen. An der Intensität des Einsatzes läßt sich der Leidensdruck der Hysteriker ermessen. Wenn nicht „alle Welt" auf sie schaut, so haben sie das Gefühl ein Nichts zu sein.

Zum Ausbruch einer **hysterischen Konversionsneurose** (Konversion bedeutet Wendung vom Psychischen ins Körperliche) kommt es, wenn durch eine Versuchs- oder Versagenssituation der infantile Triebwunsch des Mittelpunktstrebens in erheblicher Stärke aktualisiert wird. Da seine Befriedigung stets mit Eifersucht, Haß, Neid und oft mit Beseitigungswünschen kombiniert ist, so ist sie mit den Anforderungen des Über-Ichs des Menschen nicht in Einklang zu bringen. Der entstehende intrapsychische Konflikt zwischen Triebwunsch und Über-Ich wird durch eine Kompromißbildung gelöst. Der Patient erkrankt an einer Konversionsneurose. Durch diese Erkrankung wird ein Teil der Mittelpunktbestrebungen befriedigt, und gleichzeitig wird durch die Erkrankung dem strafenden Über-Ich Genüge getan.

Häufigkeit: Über die Häufigkeit von Konversionsneurosen gibt es keine verläßlichen Angaben. Sie scheinen etwa 0,08–1,5% der Behandlungsfälle von Kinderkliniken und Kinder- und Jugendpsychiatrien auszumachen. Während früher eine eindeutige Mädchenwendigkeit beschrieben wurde, so trifft dies heute für unseren Kulturkreis nicht mehr zu. Im Mittelmeerraum, in dem die hysterische Charakterstruktur bei Mädchen weitaus mehr toleriert und honoriert wird, erkranken heute noch weit mehr Mädchen an Konversionshysterien.

Krankheitsbild: Die Symptome der Konversionsneurose sind hysterische Lähmungen, Sensibilitätsstörungen, Krampfanfälle, Hyperventilationstetanien, psychogene Erblindung und Ertaubung.

Welche Art der Konversion gewählt wird, hängt ab von eventuellen Vorerkrankungen, z. B. ob eine Augenerkrankung bereits schon einmal sehr viel emotionale Zuwendung erbrachte, oder aber von der Möglichkeit zur Symbolisierung des Konfliktes. So kann z. B. eine körperliche Empfindungsstörung im Arm bedeuten, daß es notwendig ist, die gefährlichen seelischen Empfindungen zur Zeit komplex zu verdrängen und auszuschalten, um so dem inneren Konflikt zu entgehen.

Pathogenese: Patienten, die an einer Hysterie leiden, haben – so wird z. T. vermutet – die ödipale Phase nicht bewältigt; sie haben nicht gelernt, sich in eine Gruppe einzufügen, passiv am Glück anderer teilzunehmen und mitzuerleben und sich dabei doch akzeptiert und glücklich zu fühlen. Sie benötigen stets die ganze und ungeteilte Aufmerksamkeit ihrer Umwelt.

Ihre frühe Entwicklungsphase – die Dualbeziehung zwischen Mutter und Kind – war nicht tragfähig genug, um die Schwierigkeit der ödipalen Phase mit dem Hinzukommen der dritten Person zu ertragen und kreativ als neue Möglichkeit umzugestalten.

Oft sind die Patienten Kinder hysterischer Mütter, die ihre Kinder als Bestätigung ihrer eigenen Person gebrauchen, ohne ihnen zu vermitteln, daß sie selbst als unverwechselbare Person immense Wichtigkeit haben.

Behandlung: Die Therapie einer Konversionsneurose besteht in einer analytisch orientierten Einzeltherapie, in der der Patient eine Nachreifung erfährt. Er muß erleben, daß seine infantilen Wünsche vom Therapeuten akzeptiert werden und nicht strafwürdig sind und daß er in einer guten Zweierbeziehung doch lernt, sich vertrauensvoll auf eine Gruppe von Menschen einzulassen, indem er erlebt, daß er geliebt und gemocht wird, auch wenn er nicht der einzige Patient des Therapeuten ist. Nachdem der Patient eine gewisse Nachreifung erlebt hat, gelingt es zumeist durch Deutung des Symptoms, die Erkrankung aufzuheben.

4 Psychische Störungen mit vorwiegend körperlicher Symptomatik

4.1 Definition und Entstehungsmodelle

Körperliche Erkrankungen, die vorwiegend durch psychische Störungen verursacht oder stark beeinflußt sind, werden als Psychosomatosen bezeichnet.

Psychosomatosen sind Organneurosen, bei denen es durch anhaltende oder periodisch wiederkehrende emotionelle Belastungs- und Erregungszustände zu krankhaften Organveränderungen gekommen ist. Die psychische Störung beeinflußt das vegetative Nervensystem (Sympathikus und Parasympathikus).

Auf die Frage, wie sich seelische und körperliche Vorgänge gegenseitig beeinflussen und verändern, gibt es bis heute keine befriedigende Antwort. Der „Sprung" vom Seelischen ins Körperliche und umgekehrt ist von FREUD als „rätselhaft" bezeichnet worden und ist es bis heute geblieben. Es existieren verschiedene Erklärungsmodelle, die der Lösung des Problems näher zu kommen versuchen. Es gibt Modelle, die rein beschreibend von charakterologisch sichtbaren Eigenschaften psychosomatisch erkrankter Patienten ausgehen oder auf psychoanalytischen und lerntheoretischen Denkvorstellungen fußen. Biologisch orientierte Vorstellungen gehen von einer Dysfunktion bzw. Inbalance zwischen sympathischem und parasympathischem Nervensystem aus. Das vegetative Nervensystem vermittelt über sympathische und parasympathische Impulse die körperlichen Begleiterscheinungen von psychischen Prozessen. So führen Emotionen wie Wut und Angst zur Ausschüttung von Adrenalin und Noradrenalin, Neurohormonen, die vegetativ versorgte Organe in ihrer Funktion beeinflussen. Dies kann sich unter anderem in Blutdruckanstieg, Zunahme der Herzfrequenz, Schweißausbruch, verstärkter Magen-Darm-Peristaltik, Erweiterung oder Verengung der Bronchien äußern. Bei psychischer Erregung und Verspanntheit überwiegt die sympathische Aktivität, bei Ruhe und Ausgeglichenheit die parasympathische.

Bei den Psychosomatosen sind zwei Grundstörungen zu unterscheiden:

1. Wenn ein Mensch auf Grund seiner psychischen Entwicklung in seinem Aggressionsverhalten gehemmt ist, also keine Möglichkeit hat, Wut, Feindseligkeit, Haß und Neid zu äußern und eventuell abzureagieren, so gerät das sympathische, adrenerge Nervensystem in Dauererregung, der Organismus verbleibt in einer erhöhten Aktivationsbereitschaft und Gespanntheit, ohne daß Entspannung oder Befriedigung möglich wird. Die Dauererregung des Sympathikus kann unter anderem zu Bluthochdruck, Migräne und Hyperthyreose führen.

2. Wenn ein Mensch auf Grund seiner psychischen Entwicklung nicht die Möglichkeit findet, sich passiven, regressiven, hilfesuchenden Strebungen hinzugeben, so bleibt sein parasympathisches Nervensystem in Dauererregung. Da auch hier keine Befriedigung möglich ist, flaut die parasympathische Erregung nicht ab, der Organismus bleibt auf „Rückzug" eingestellt. Es können sich u. a. ein Asthma, ein Colitis oder Magen-Darm-Ulzera entwickeln.

4.2 Psychosomatosen im engeren Sinne

4.2.1 Asthma bronchiale

Definition: Beim Asthma bronchiale handelt es sich um eine anfallsartige Atemstörung vom exspiratorischen Typ durch Verengung der Bronchien und Bronchiolen. Näheres s. S. 92.

Epidemiologie: Erstmanifestation: Das Asthma kann in jedem Lebensalter auftreten, das Erkrankungsmaximum liegt im Vorschulalter. (80% der an Asthma leidenden Kinder erkranken vor der Einschulung und 30–50% der Erkrankungen heilen mit der Pubertät aus.)

Ursache: Dem Asthma bronchiale liegt eine genetisch bedingte allergische Disposition zugrunde, die vererbt wird. In den Familien häufen sich asthmatische Erkrankungen, und in der Vorgeschichte der Kinder findet sich häufig eine Neurodermitis, spastische Bronchitiden und eine Neigung zur Rhinitis vasomotorica.

Für die Erstmanifestation ergibt sich folgende Ursachenverteilung (s. auch S. 92):

1. Infekte
Bei Kindern, insbesondere im Vorschulalter tritt das Asthma häufig erstmals nach fieberhaften Infekten der oberen Luftwege auf sowie nach Nasennebenhöhlenentzündungen, Masern, Pneumonien oder Pertussis.

2. Allergien
Auslösend sind vor allem Inhalationsallergene wie Bettzeug, Tierhaare, Wolle, Schimmelpilze, Pollen oder Hausstaub; selten auch Nahrungsmittelallergene.
Ungefähr bei einem Viertel der asthmatischen Kinder läßt sich eine Allergie nicht nachweisen.

3. Psychische Faktoren
Diese können nur in 1–2% möglicherweise allein für die Entstehung des Asthma bronchiale verantwortlich gemacht werden. Sie sind in 60% ursächlich an der Entstehung des Krankheitsbildes beteiligt, und in 30% sind sie als wichtigste krankheitsbedingte Faktoren anzusehen.

Im Verlauf der Erkrankung gewinnt die psychische Streßsituation auch für das allergische und infektiöse Asthma eine auslösende Triggerfunktion. Asthma kann im Hinblick auf das Atemverhalten als gelernte konditionierte Fehlhaltung interpretiert werden.

Psychodynamik: Mütter von Asthmakindern sind in der Regel übermäßig beschützende, dominierende und auffallenderweise auch körperlich oft sehr große Frauen, die ihre Kinder mit Zärtlichkeit und Verwöhnung überhäufen und einengen. Aggressive und motorische Entfaltungsmöglichkeiten im Sinne von Verselbständigung werden dadurch erschwert. Die Mütter verhindern damit, daß das Kind sich von ihnen trennen und zu einem eigenen Individuum entfalten kann.

Daß die einmal manifest gewordene Asthmaerkrankung des Kindes, die sehr viel Angst auslöst, eben diese Charaktereigenschaften bei der Mutter fördert, ist verständlich. Die sich sorgende Mutter wird ihre überprotektive Haltung verstärken und das „Asthmaband" noch enger ziehen. Die Kinder sind in der Regel sehr sensibel, oft kontaktscheu und einzelgängerisch. Zärtliche hingebende Impulse werden abgewehrt aus Angst vor der „verschlingenden" und einengenden Mutter. Aggressive Impulse müssen ebenfalls abgewehrt werden aus Angst vor Liebesentzug durch die Mutter. So verbergen viele Patienten ihr Bedürfnis nach Zuwendung und ruhiger Konstanz hinter einem pseudoindifferenten egoistischen oder mimosenhaft-empfindlichen Verhalten.

Behandlung: Im Asthmaanfall steht die somatische Therapie ganz im Vordergrund (s. S. 95).

Im Intervall ist bei jedem Asthmakind eine Psychotherapie angezeigt, in der die Mutter stets mit einbezogen sein muß. Mit der Mutter muß über das überprotektive Verhalten gesprochen werden, wohinter sich recht häufig eine ambivalente Einstellung dem Kind gegenüber verbirgt. Oft ist es notwendig, die gesamte Psychodynamik der Mutter zu erarbeiten, damit sie ihre Beweggründe erkennen und akzeptieren lernt und so eine reifere Beziehung zu dem Kind aufbauen kann.

Das Kind muß an der Mutter und auch am Therapeuten lernen, daß Verselbständigung und Aggressivität nicht mit Liebesentzug geahndet werden und daß Hingabe, Wünsche und Zärtlichkeitsbedürfnisse nicht von der Angst, festgehalten zu werden, blockiert sein müssen.

Zur weiteren Ich-Stärkung des Kindes sind auch verhaltenstherapeutische Behandlungsformen indiziert, z. B. ein Selbstsicherheitstraining zur Reduktion der Angstbereitschaft. Daneben sollten allgemeine Entspannungsübungen zur Muskelrelaxion sowie ein spezielles Atemtraining eingesetzt werden. Sinnvoll ist es auch, die Eltern in einer Arbeitsgruppe zusammenzufassen. Oft ist es leichter, das eigene überprotektive Verhalten der anderen Eltern zu erkennen. Mit Hilfe eines Gruppentherapeuten könnte diese Einsicht etwas allgemein und damit weniger kränkend für alle erarbeitet werden. Zudem bietet eine Elterngruppe Trost und Rat. Bei guter und konstanter Therapie ist die Prognose günstig. In 50–80% ist eine deutliche Besserung zu erreichen. 30% entwickeln ein bleibendes schweres Asthma.

4.2.2 Colitis ulcerosa

Definition: Es handelt sich um eine zur Chronifizierung neigende, unspezifische entzündliche Erkrankung des Kolons und des Rektums, die mit erheblichen Leibschmerzen und blutig-schleimigen Durchfällen einhergeht (s. auch S. 175).

Epidemiologie: Die Erkrankung kann in jedem Lebensalter ausbrechen. Sie beginnt bei 20% der Patienten vor dem 15. Lebensjahr, bei 40% vor dem 20. Lebensjahr. Bei Kindern liegt das Erkrankungsmaximum im 3., 7. und 11. Jahr, also im Trotzalter, zur Zeit der Einschulung und in der Vorpubertät.

Ursache: Eine einheitliche Ursache liegt nicht vor. Es werden allergische und autoimmunologische Faktoren diskutiert: So konnten bei Colitispatienten vermehrt Antikörper gegen bestimmte Nahrungsmittel nachgewiesen werden sowie Antikörper gegen die Kolonschleimhaut selbst. Sicher spielen psychische Momente eine Rolle. Viele Colitispatienten weisen typische Charakterzüge auf wie Infantilität, Depressivität und Aggressionshemmung. Eine einheitliche Persönlichkeitsstruktur, wie sie typisch für eine Colitis wäre, gibt es jedoch nicht. Auffallend häufig sind jedoch sensible Kinder, mit hoher emotionaler Ansprechbarkeit und mindestens durchschnittlicher oder überdurchschnittlicher Intelligenz, die schon vor Erkrankungsbeginn emotional leicht irritierbar sind und dazu neigen, ihre Empfindsamkeit und depressive Gestimmtheit mit einer forcierten, extravertierten Pseudofröhlichkeit und -lustigkeit zu überspielen. Kontaktstörungen sind ebenfalls ein häufiges Wesensmerkmal für Kinder. Ähnlich wie beim Asthma bronchiale können einmal die allergischen Faktoren, einmal aber die psychischen Faktoren als auslösende oder verschlimmernde Ursachen überwiegen.

Psychodynamik: Bei Kindern mit Colitis ulcerosa besteht häufig eine typische Familienkonstellation. Die Patienten sind oft erstgeborene Kinder. Die Mütter sind in der Regel dominierend, perfektionistisch, kontrollierend, die weder Aggressivität noch Verselbständigungsstreben hinnehmen oder fördern können. Die Väter zeichnen sich häufig durch einen übermäßig harten, rigiden, moralisierenden Erziehungsstil aus. Entsprechend diesen mächtigen Elternfiguren haben es die in der Regel sehr sensiblen Kinder schwer, sich durchzusetzen und zu verselbständigen. Sie sind häufig eng an einen Elternteil gebunden und verbleiben in einer depressiven Abhängigkeit. Aufkommende aggressive Empfindungen und

Impulse werden als schuldhaft erlebt und gegen das eigene Selbst gerichtet.

Auf Grund ihrer hohen Sensibilität sind diese Kinder in der Lage, jede Mißstimmung oder gar feindliche Ablehnung beim anderen zu erspüren. Sie verwenden sehr viel Energie darauf, jede nur mögliche Mißbilligung abzuwenden oder einer solchen durch Nachgiebigkeit, Höflichkeit und Freundlichkeit zuvorzukommen. Sie sind deshalb äußerst lieb, überangepaßt, haben ein starkes Pflichtgefühl und neigen dazu, sich aufzuopfern und sich den Wünschen, Ansichten und Erwartungen ihrer Umgebung völlig anzupassen. Diese Charaktereigenschaften verstärken sich im Verlauf der Erkrankung, und die Mütter intensivieren infolgedessen ihre überfürsorglich-einengende Haltung dem Kind gegenüber, da sie durch die Erkrankung ganz erheblich beunruhigt und zunehmend verunsichert werden.

Auslösende Faktoren: Die Erstmanifestation und auch jeder neue Krankheitsschub werden oft von typischen, für das Kind sehr ängstigenden Situationen ausgelöst: reale oder gefürchtete Trennungen von einer wichtigen Bezugsperson (Krankheit, Umzug, Scheidung, Internatsunterbringung), besondere Leistungsanforderungen, vor allem in Richtung Verselbständigung (Schulstreß, Lehre, Führerschein), reale oder gefürchtete Mißbilligungen durch einen Elternteil.

Im Verlauf ihrer weiteren psychischen Entwicklung lassen sich zwei Patientengruppen herausdifferenzieren:

a) Die passive Gruppe: Diese Patienten zeigen recht offen ihre infantile Abhängigkeit mit Zügen übermäßiger Selbstlosigkeit und neurotischem Verpflichtungsgefühl. Sie können keine eigenen Standpunkte vertreten, sondern versuchen weiterhin, sich durch Liebsein und übermäßige Leistung Anerkennung und Zuneigung zu verschaffen.

b) Die aktive Gruppe: Diese Patienten versuchen kompensatorisch den „Spieß umzudrehen". Sie verleugnen ihre Abhängigkeitswünsche und versuchen, übertriebene Selbständigkeit zu demonstrieren. Sie wirken stolz, distanziert, eigenwillig und versuchen Personen, von denen sie eigentlich abhängig sind, ihrerseits zu kontrollieren und herauszufordern durch Trotz, Negativismus, Leistungsverweigerung oder offen auflehnendes, oppositionelles Verhalten.

Überdurchschnittlich häufig kommt es bei Colitispatienten zum Auftreten depressiver oder schizophrener Psychosen.

Behandlung: Neben der sehr sorgfältigen somatischen Therapie ist stets eine Psychotherapie anzustreben, in die, je nach Alter des Kindes, die Eltern einbezogen werden müssen. Es sollte möglichst ein konstantes Ärzte- und Betreuerteam zur Verfügung stehen, zu dem tragfähige, dauerhafte Beziehungen auch über den Entlassungstermin hinaus bestehen bleiben. Aufnahmen auf unterschiedliche Stationen sind zu vermeiden. Auf der Station tendieren die Patienten zum Rückzug. Sie sollten, sobald körperlich zumutbar, eine Beschäftigungstherapie erhalten, da bei Ablenkung weniger Darmbewegungen zu beobachten sind. Ferner sollten sie mit in die Erstellung eines Diätplanes einbezogen werden. Entspannungsübungen sowie eine konzentrative Bewegungstherapie sind oft hilfreich. Die Psychotherapie des Kindes, unter Einbeziehung der oft stark geängstigten Eltern, muß stützend und schonend gestaltet werden. Die Eltern müssen Gelegenheit haben, immer wieder über ihre Sorgen und Ängste reden zu dürfen. Der Arzt oder Therapeut und auch das Klinikpersonal werden von den Eltern oft in die „Rolle der Großeltern" gesetzt, unter deren Schutz und Anleitung sie die langsame Loslösung und Verselbständigung ihres kranken Kindes akzeptieren, ohne es unnötig zu ängstigen, so daß es erneut mit einem somatischen Schub reagiert. Dies wird jedoch nur möglich sein, wenn das Betreuerteam selbst ruhig, ausgeglichen und verständnisvoll ist und möglichst über längere Zeit zusammenarbeitet.

4.2.3 Ulcus pepticum

Definition: Als Ulkus bezeichnet man einen gutartigen Schleimhautdefekt im Magen- und Zwölffingerdarmbereich, in dem sich Salzsäure und Pepsin auswirken können. Der Schleimhautdefekt kann bis in die Muscularis mucosae, Submucosa und in die Muskulatur der Magen- oder Darmwand eindringen. Über Ursache, Krankheitsbild und Diagnose s. S. 171.

Epidemiologie: In den letzten Jahren werden zunehmend bei jüngeren Kindern Magen- oder Dünndarmulzera diagnostiziert. Eine erbliche Veranlagung erscheint gesichert. Beim kindlichen Ulkus findet sich in etwa 50% eine familiäre Belastung.

Bis zum 60. Lebensjahr haben etwa 10% der Bevölkerung vorübergehend ein Ulkus entwickelt. Im jungen Kindesalter überwiegen die Mädchen, später überwiegt wie im Erwachsenenalter das männliche Geschlecht.

Psychodynamik: Einige der Kinder, die an einem Ulkus leiden, sind auf einer sehr frühen Entwicklungsstufe gestört. Die Wünsche nach passivem Geliebtwerden, Zuwendung und Genuß sind geweckt, aber nicht befriedigt. So bleibt in dem Kind eine übersteigerte orale Erwartung, die im späteren Leben, weil unbefriedigt, mit Haß und Neid verbunden ist. Diese negativen Gefühle dürfen jedoch nicht geäußert werden und werden so hinter einer Fassade von scheinbarer Bescheidenheit und Anspruchslosigkeit verborgen.

Mit kommendem Alter kristallisieren sich zwei Persönlichkeitstypen heraus:

a) *Die mehr aktive Reaktionsweise:* Hier werden die Wünsche nach passivem Versorgtsein, Zuwendung und Abhängigkeit hinter entgegengesetzten Bestrebungen nach Unabhängigkeit und Überlegenheit verdeckt. Die Jugendlichen entwickeln eine motorische Unruhe, überkompensatorisch große Tüchtigkeit und entwickeln sich zu einem empfindlichen, leicht erregbaren Streber, der sich alle möglichen Posten und Verantwortungen auflädt und sich somit als unliebsamer Konkurrent aus der Gruppe Gleichaltriger isoliert.

b) *Die mehr passive Reaktionsweise:* Hier werden die passiven Wünsche weniger stark verdrängt. Die Jugendlichen zeigen offen ihre kindliche Abhängigkeit, innere Leere und depressive Verstimmtheit.

Behandlung: Neben der symptomatisch-internistisch-pädiatrischen Therapie ist es bei dem aktiven Ulkustyp sinnvoll, den Patienten vorübergehend aus seiner Streß- und Konkurrenzsituation zu entfernen. Darüber hinaus sollte den Kindern und ihren Eltern dringend eine psychotherapeutische Behandlung und Beratung zuteil werden. Die Kinder müssen eine Nachreifung erfahren und müssen lernen, passive Wünsche zulassen zu dürfen, ohne sie ins Unendliche zu übersteigern. Auch müssen sie erleben, daß offen ausgetragener Haß oder Aggressivität keineswegs eine Beziehung zerstören muß.

4.2.4 Arterielle Hypertension

Definition: Als arterielle Hypertension (Hypertonie) wird jede die Norm überschreitende und andauernde Steigerung des arteriellen Blutdruckes bezeichnet. Wichtig ist zu beachten, daß während der gesamten Kindheit sowohl der systolische als auch der diastolische Wert kontinuierlich ansteigen (Tab. 20.3).

Epidemiologie: Die Häufigkeit der Hypertension wird im Kindesalter mit 1–2%, im Jugendlichenalter mit 11% angegeben. (Im Alter von über 65 Jahren leiden 25% der Männer und 46% der Frauen an Hypertension.)

Zu unterscheiden sind die primäre (essentielle) Hypertension psychogener Genese und die im Kindesalter häufigere sekundäre Hypertension organischer Genese. Die Diagnose der primären Hypertension kann immer erst nach Ausschluß aller anderen Hochdruckursachen gestellt werden.

Ursache: Die Ursache der *primären (essentiellen) Hypertension* ist nach dem Modell von ARGELANDER in einer ständigen Reizung des Sympathikus zu sehen, bedingt durch den Anstau aggressiver Impulse wie Angst, Wut oder Ärger, wobei es auf Grund der psychischen Gehemmtheit nicht zu einer äußeren Abfuhr der Aggressionen kommen kann.

Die Ursachen der *sekundären organisch bedingten Hypertension* liegen im renalen, endokrinen oder kardiovaskulären System. Über Einzelheiten s. S. 228.

Psychodynamik: Unter den Eltern von Kindern mit Hypertension findet man vermehrt Menschen mit geringem Selbstwertgefühl, das durch überhöhtes Anspruchsniveau in Form von Leistungserwartung oder Anpassung an soziale Erwünschtheit kompensiert wird. Diese Wertskala übertragen die Eltern auf ihre Kinder, und es ist einfühlbar, daß gerade sensible Kinder das Anspruchsniveau der Eltern übernehmen, da auf Opposition, Aggressivität, Eigenwilligkeit die starke Mißbilligung der Eltern oder Liebesentzug folgt.

Kinder mit Hypertension erscheinen daher als aggressionsgehemmt, überangepaßt, leistungsbereit und pflichtbewußt, mit hohen Idealanforderungen an sich selbst. Durch diese Charaktereigenschaften geraten sie oft in die Rolle des „Lastesels" oder in eine „Helferhaltung". Durch diese

Tabelle 20.3 Obere Normgrenzen des Blutdrucks im Kindesalter (nach LIEBERMANN).

Alter (Jahre)	Blutdruck (mmHg) systolisch	diastolisch
0– 3	110	65
3– 7	120	70
7–10	130	75
10–12	140	85

übergewissenhafte und übertriebene Bereitschaftshaltung verstärken sich jedoch in ihnen die Gefühle von Groll, Ärger und Eifersucht auf die „leichtlebigeren" Kameraden oder Geschwister. Diese aufsteigenden, als negativ erlebten Gefühle verlangen nun eine immer stärkere Kontrolle. Der Jugendliche mit Hypertonie steht also in einem ständigen Kampf gegen die empordrängenden feindseligen Gefühle, die er nicht abreagieren darf.

Therapie: Bei geringgradiger Blutdruckerhöhung sollte zunächst abgewartet werden, der Patient ist jedoch regelmäßig zu überwachen. Bei andauernden Blutdrucksteigerungen über 10–20 mm Hg oberhalb der Altersnorm ist mit Rücksicht auf die kardiovaskulären und renalen Auswirkungen eine antihypertensive Therapie angezeigt (s. S. 228).

Bei jeder längerbestehenden essentiellen Hypertonie ist eine stationäre Psychotherapie angezeigt. Es ist wichtig, die Kinder aus dem leistungsbetonten und spannungsgeladenen häuslichen Milieu zu entfernen. Die Patienten benötigen eine ichstärkende Therapie, in der sie erfahren, daß sie auch ohne Leistungsanforderungen akzeptiert und geliebt werden, daß weder übertriebene Leistungsbereitschaft noch Helferhaltung von ihnen gefordert wird.

Die Therapie der Eltern besteht wiederum in der Aufarbeitung der eigenen Kindheitskränkungen.

4.3 Psychosomatische Störungen im weiteren Sinne

4.3.1 Anorexia nervosa

Definition: Unter Anorexia nervosa versteht man die Pubertätsmagersucht, die vornehmlich Mädchen befällt und mit der Symptomtrias Anorexie, Gewichtsverlust und Amenorrhoe einhergeht.

Epidemiologie: Etwa 5% der Kinder und Jugendlichen leiden an einer Anorexia nervosa. Das Verhältnis von Jungen zu Mädchen beträgt 1:7 bis 1:11. Es erkranken zumeist Kinder aus der Mittel- oder Oberschicht, selten aus der Unterschicht; oft ist das älteste oder jüngste Kind erkrankt, das eine besonders enge Mutter-Kind-Beziehung hat.

Das Manifestationsalter liegt zwischen 10 und 18 Jahren, seltener zwischen 8 und 40 Jahren. 25% erkranken zwischen 10 und 14 Jahren, 50% zwischen 15 und 18 Jahren, 25% über 18 Jahre.

Krankheitsbild: Die Patienten sind untergewichtig und mager. Das Gewicht liegt mehr als 15–20% unter dem ehemaligen Körpergewicht. Die Fettpolster sind atrophisch, die Bauchdecken eingefallen, Rippen, Beckenknochen und Dornfortsätze stehen vor. Die Haut ist schilfrig-trocken, lanuogartig behaart, seltener kommt es zur Ausbildung eines regelrechten Hirsutismus. Die Akren sind kühl und marmoriert. Das Haar ist matt. Später kommt es durch Östrogenmangel zu vermehrtem Haarausfall. Bradypnoe, Bradykardie und Hypotonie sind weitere Symptome. Die sekundären Geschlechtsmerkmale sind mangelhaft entwickelt, insbesondere die Brustentwicklung ist rückläufig, und es besteht eine Amenorrhoe.

Die **Laborbefunde** spiegeln die Einschränkung des Stoffwechsels wider mit Abfall der Kortikoid-, Östrogen-, Thyroxin-, LTH- und FSH-Spiegel im Serum. Durch erhöhten Eiweißkatabolismus kommt es gelegentlich zum Anstieg des Harnstoff-N und zur Verminderung von Bluteiweiß und Eisen im Serum. Die Glukosetoleranz ist vermindert, im Elektrolytstoffwechsel zeigt sich eine Hypokaliämie. Die Azetonämie führt zum Verlust des Hungergefühls.

Psychische Symptome: Hervorstechend sind die Freude am Gewichtsverlust und die mangelnde Krankheitseinsicht. Auch fehlt typischerweise jegliches Gefühl für die Gefährlichkeit der extremen Abmagerung. Durch Änderung des Schönheitsideals ändert sich auch das Körperschema der Patienten, sie erleben ihren kachektischen Körper in der Regel als dick oder zumindest als wohlproportioniert. Typisch für das Eßverhalten von anorektischen Patienten ist, daß sie häufig kleine Nahrungsmengen unabhängig von den Mahlzeiten und getrennt von den übrigen Familienmitgliedern zu sich nehmen (sog. „Naschläuferverhalten"). An den gemeinsamen Mahlzeiten der Familie nehmen sie oft nicht oder nur sehr widerstrebend teil. Infolge von Heißhungerattacken neigen zahlreiche Patienten zu Eßdurchbrüchen mit nachfolgenden Schuld- und Ekelgefühlen, die sie zum Auslösen von Erbrechen veranlassen. Verbreitet ist auch ein Laxantienabusus, um die Resorption der Nahrung zu verhindern und um die durch die Nahrungskarenz bedingte Pseudo-Obstipation zu bekämpfen. Oft beobachtet wird gerade im Rahmen der Mahlzeiten eine

Überfürsorglichkeit für andere Familienmitglieder, das als „Ersatzfüttern" bezeichnet werden kann. Hierin finden die Patienten eine illusionäre Ersatzbefriedigung. Darüber hinaus neigen die Kinder oft zu gesteigerter Motorik mit extremer sportlicher Betätigung, wodurch ebenfalls ein gesteigerter Kalorienverbrauch angestrebt wird.

Im sozialen Bereich isolieren sich die Patienten mehr und mehr. Die zumeist recht intelligenten Kinder sind häufig extrem strebsam mit übertriebenem Lerneifer und penibler Pflichterfüllung, wodurch sie sich mehr und mehr von den gleichaltrigen Klassenkameraden entfernen und sich durch kleinkindlich-regressives Verhalten enger an die Mutter binden.

Unmittelbar auslösende Faktoren: Als auslösende Situation ist in der Regel die Entwicklung der sekundären Geschlechtsmerkmale zu sehen, gelegentlich spielen Hänseleien wegen des „Pubertätsspecks" eine Rolle, zum anderen auch die Änderung äußerer Lebenssituationen, insbesondere Trennung vom Elternhaus, Umzüge oder der Verlust einer Freundschaft.

Ursache: Zugrunde liegt der Anorexie die Weigerung, erwachsen zu werden, mit der Ablehnung der geschlechtsspezifischen Rolle und jeglicher Sinnlichkeit überhaupt. Der Sexualtrieb wird durch Askese und Intellektualisierung abgewehrt, begleitet von dem Wunsch, ein reines geschlechtsloses Wesen zu sein. Häufig sind omnipotente Phantasien, wie die, auch ohne Leib als rein geistiges Wesen und unabhängig von allem Materiellen existieren zu können, womit unbewußt übermäßig starke orale Bedürfnisse abgewehrt werden.

Ursache hierfür ist häufig die negative Identifizierung mit der Mutter oder dem Vater, die zum Sinnbild dessen werden, was der Patient nicht werden will. Durch eine gestörte Ehe, durch Überforderungen im Beruf oder durch Vernachlässigung familiärer Pflichten erhält die Lebensführung des betreffenden Elternteils für das Kind nur negative Akzente. Mit dem Gestaltwandel in der Pubertät wird das Körperbild des Kindes dem der Mutter oder des Vaters immer ähnlicher, was den Idealvorstellungen des Patienten zuwiderläuft, und er versucht nun durch Nahrungsverweigerung einen rückläufigen Gestaltwandel seines Körpers herbeizuführen.

Aus der Vorgeschichte der Patienten ist in der Regel zu eruieren, daß sie bis zur Pubertät völlig mit der zumeist dominierenden, überfürsorglichen und alles regelnden Mutter überidentifiziert waren, die infolge eigener unbewußter Trennungs- und Verlustängste Loslösungsbestrebungen ihres Kindes verhinderte. In der Pubertätsphase gerät das natürliche Selbständigkeitsbestreben des Kindes in Konflikt mit Abhängigkeitswünschen, die für das Kind unerträglich sind. Die aufkommenden Aggressionen verursachen dem Patienten erhebliche Schuldgefühle. Anorektiker wagen die Auseinandersetzung und das Sich-Absetzen von den Eltern lediglich über die Verweigerung des Essens, wobei die offen aggressiven Tendenzen des Loslösungsaktes vermieden bzw. verdrängt und in Form kachektischer Selbstkasteiung gegen das eigene Selbst gerichtet werden.

Familienkonstellation: Meist findet sich eine dominierende, überfürsorgliche Mutter (häufig zusätzlich eine Rollendominanz der Großmutter!) bei zumeist ich-schwachen Vätern. Nach außen hin erscheinen die Familien intakt. Im Gespräch zeigen die Mütter jedoch, daß sie von den Vätern enttäuscht oder zumindest desillusioniert sind. Die Mütter haben deshalb die Führung der Familie übernommen, sie regeln die Finanzen, Urlaub und Ämterbesuch und übernehmen den männlichen Part. Dieses Leistungsprinzip wird auch von den überaus strebsamen und ehrgeizigen Patienten übernommen. Die typisch weibliche Rolle erscheint ihnen jedoch nicht erstrebenswert. Durch die abnorme Mutter-Kind-Beziehung identifizieren sich die Patienten mit dem Lebensstil der eigenen Mutter. Die Väter sind häufig passive, wenig eigenständige, schwache Persönlichkeiten und dienen dem Kind wenig als Vorbild. Aber auch umgekehrte Konstellationen (starke Väter, schwache Mütter) sind möglich.

Geschwisterkonstellation: Auffallend häufig bestehen zwischen den Geschwistern eine starke Polarität und Konkurrenzsituation. Oft ist das andere Geschwister sehr extrovertiert, sexuell aktiv, setzt sich früh von der Familie ab, vernachlässigt Pflichten und Schule, was die Eltern wiederum veranlaßt, dieses Kind vermehrt zu maßregeln. Ermahnungen werden vom sensibleren Anoretikerkind nahezu ängstlich beherzigt, es versucht der Erwartungshaltung der Eltern zu entsprechen. Es muß alle Triebregungen durch Askese und Intellektualisierung verdrängen, nur um ja nicht so zu werden wie das Geschwister, das als so „verderbt" und ungehorsam, aber auch wegen seiner größeren Unabhängigkeit und Selbständigkeit als bedrohlich erlebt wird.

Prognose: Als ungünstige Faktoren zählen: Erkrankung bei Kindern männlichen Geschlechtes, Chronifizierung des Prozesses, starker Laxantienabusus und gewohnheitsmäßiges Erbrechen sowie spätes Erstmanifestationsalter jenseits von 30 Jahren.

Behandlung: Bei somatisch schweren oder chronisch verlaufenden Anorexien ist stets eine stationäre Behandlung erforderlich, die in der Regel 3–6 Monate dauert. Bei vitaler Indikation sind zunächst rein internistische Maßnahmen wie Ausgleich des Wasser- und Elektrolythaushaltes angezeigt. Im ersten Abschnitt der Behandlung sind bei mangelnder Krankheitseinsicht der Patienten und wegen der starken Abwehr pädagogische und verhaltenstherapeutische Maßnahmen angezeigt. Sie sollten jedoch nicht so starr angewandt werden, daß der Patient sich späteren tiefenpsychologischen Gesprächen verschließt.

Wohl bedingt durch die höhere Aufklärung in der Bevölkerung, kommen die Patienten früher in Behandlung, so daß versucht werden kann, eine stationäre Aufnahme zu vermeiden. Es sind sehr klare Absprachen notwendig über das kritische Mindestgewicht, bei dem eine Aufnahme notwendig wird, und auch über die zu erreichende Gewichtszunahme, damit eine ambulante Therapie nicht ineffektiv verläuft und die Krankheit somit unnötig chronifiziert. Es ist notwendig, unter Einbeziehung der Eltern sowohl die Partnerschaftsprobleme, die gesamten familiären Interaktionen als auch die spezielle Problematik des Kindes zu bearbeiten. Das Kind muß seine inneren Konflikte verstehen lernen. Der Kampf um Autonomie und Selbständigkeit muß auf dem wirklichen Konfliktfeld ausgetragen werden und darf nicht stellvertretend beim Essen, sozusagen auf dem „Kartoffelfeld", stattfinden. Oft sind die Patienten sehr sensibel und narzißtisch kränkbar. Sie vermeiden die Schritte ins Erwachsenenleben, um sich nicht dem Konkurrenzkampf zu stellen. Sie flüchten in narzißtische Größenphantasien und leben in Tagträumen. Nur in einer guten, tragfähigen Beziehung können sie es wagen, sich die Fragwürdigkeit einer derartigen Lebenseinstellung, die ja zum Schutz ihrer Verletzlichkeit dient, einzugestehen. Neben einer konsequenten therapeutischen Führung benötigen anorektische Patienten viel Einfühlsamkeit und auch Mitleid; die Wiederaufnahme des Essens wird oft als demütigende Kapitulation erlebt. Es ist für sie bitter einzusehen, daß die auch für sie leidvolle Fastenperiode die falsche Lösungsstrategie eines Konfliktes darstellt.

Wenn möglich, sollte in einer Familientherapie das familiäre Interaktionsgefüge beleuchtet werden, wobei es jedem Familienmitglied gestattet sein muß, bis dahin nicht wahrgenommene Eigenschaften, Enttäuschungen oder Fehleinschätzungen auch einmal überpointiert vorzutragen. Es gibt heimliche Allianzen und offene Bündnisse, Lebensaufträge und Schuldzuweisungen, die offen besprochen werden müssen. Eltern und auch Kinder müssen in ihrer Gesamtpersönlichkeit mit ihren Schwächen, aber auch Stärken gesehen und wechselseitig akzeptiert werden.

Prognose: Wie Nachuntersuchungen ergaben, können ein Drittel der Anorektiker als geheilt betrachtet werden, ein Drittel sind deutlich gebessert. Sie zeigen zwar weiterhin Schwierigkeiten im Eßverhalten sowie eine starke Neurotisierung im sexuellen Bereich. Ein Drittel der Erkrankungen chronifiziert, wobei 10–15% tödlich enden. In 3–5% kommt es zum Suizid.

4.3.2 Bulimie

Definition: Das Krankheitsbild der Bulimie ist gekennzeichnet durch suchtartige Eßdurchbrüche mit nachfolgendem selbstausgelösten Erbrechen sowie durch Fastenperioden. Oft besteht ein Abführmittelabusus, gelegentlich auch ein Alkohol- und Tablettenproblem. Das Gewicht bleibt trotz Reduktionsbereitschaft im Normbereich, die Periode meist erhalten.

Epidemiologie: Das Hauptmanifestationsalter liegt zwischen 13 und 19 Jahren. Zu 90% erkranken Mädchen. Die Häufigkeit wird mit 5% dieser Altersgruppe angegeben.

Krankheitsbild: Die Patienten sind mit sich selbst, insbesondere mit ihrem äußeren Erscheinungsbild unzufrieden. Auf Grund ihrer Charakterstruktur können sie ein moderates Fasten nicht durchhalten. Es kommt durchbruchartig zu Heißhungerattacken, bei denen sie riesige Nahrungsmengen wahllos essen mit dem Vorsatz, sie anschließend zu erbrechen. Die Patienten essen rigoros die Vorräte der Familie auf, so daß diese dazu übergeht, Küche und Keller strikt verschlossen zu halten, was das gesamte Familienklima enorm belastet. Gelegentlich werden diese Nahrungsexzesse regelrecht geplant. Sie belasten Taschen- und Haushaltsgeld. Die Patienten führen häufig einen exzessiven Abführmittelabusus durch und haben gelegentlich ein Alkohol- und Tablettenproblem. Das Gewicht bleibt trotz Reduktionsabsichten bei einigen Patienten konstant. Manche sind übergewichtig, einige aber auch kachektisch. In Abhängigkeit vom Gewicht bleibt die Periode regelmäßig oder es kommt zu Zyklusstörungen bis zur Amenorrhoe. Einige Patienten erbrechen regelmäßig, bei anderen Patientinnen läuft das Krankheitsbild phasenhafter, längere Fastenperioden wechseln mit Heißhungerdurchbrüchen und Erbrechen ab. Einige Patienten absolvieren ein körperlich erschöpfendes Sportprogramm.

In Abhängigkeit von der Sozialisation und Extrovertiertheit sind Bulimie-Patientinnen Sexualkontakten gegenüber zurückhaltend oder neigen auch zu extrem wechselnden Partnerschaften. Der Begriff des „Vernaschens" drängt sich auf. Zu einer reiferen, tieferen Bindung sind sie in der Regel nicht fähig.

In Abhängigkeit von der Schwere des Krankheitsbildes und zusätzlich bestehendem Tabletten-, Drogen- oder Alkoholmißbrauch kommt es zu körperlichen Störungen. Zu nennen sind Störungen im Elektrolytbereich, Bradykardie, Nierenfunktionsstörungen, chronische Darmreizungen. Ausgelöst durch die Magensäure kommt es zu Ösophagitiden und Zahnschmelzdefekten.

Psychische Symptome und Genese: Das Hauptsymptom der Patienten ist die mangelnde Selbstakzeptanz. Häufig besteht eine kränkende Diskrepanz zwischen einem überhöhten Ich-Ideal und dem Real-Ich. Die Patienten erwarten viel vom Leben. Auf Grund der mangelnden Eigenverfügbarkeit haben sie ein geringes Durchhaltevermögen, können keinen langen Spannungsbogen aufbauen, sondern suchen sich Befriedigung im Hier und Jetzt. Die Familien sind durch die Erkrankung stark belastet. Es kommt häufig zu erheblichen Zerwürfnissen mit Ausstoßungstendenzen.

Patienten, die an einer schweren Bulimie erkranken mit zusätzlicher polytoxomaner Suchtproblematik sind in der Regel früh und schwer gestört. Milde bulimische Phasen findet man jedoch auch bei Frauen, die voll im Berufsleben stehen und ihre abendliche Leere und Einsamkeit durch Eßdurchbrüche zu übertünchen versuchen.

Behandlung: Die Therapie eines Bulimie-Patienten ist äußerst anstrengend und aufwendig und bedarf eines langen tragfähigen Arbeitsbündnisses. Der Therapeut muß bereit sein, die vielen Rückschläge mitzutragen. Der gleichzeitige Besuch von speziellen Selbsthilfegruppen und u. U. auch der anonymen Alkoholiker kann hilfreich sein. Die auslösenden Situationen müssen analysiert werden, um alternative Befriedigungstrategien zu erarbeiten. Oft ist es sinnvoll, die Nahrungsaufnahme protokollieren zu lassen. Stets muß die Familie intensiv stützend mitbetreut werden. Stationäre Aufnahmen sind oft indiziert, werden aber gelegentlich vom Patienten vehement abgelehnt, da diese verzweifelt um die eigene Autonomie kämpfen.

4.3.3 Adipositas

Definition: Unter einer Adipositas verstehen wir ein meistens alimentär bedingtes Übergewicht über 20% der Norm oder außerhalb der 2-Sigma-Grenze des Normgewichts (eine ausführliche Darstellung findet sich auf S. 208 u. ff.).

Physiologie: Bis zur Pubertätsphase, insbesondere in der Säuglingszeit, kommt es durch überkalorische Ernährung zu einer Vemehrung der Fettzellen. Frauen entwickeln in der Regel 40 Milliarden Fettzellen, während Männer nur 20 Milliarden Fettzellen ausbilden. Die vermehrte Ausscheidung des Testosterons scheint den präpubertären Teilungsschub der Fettzellen bei Jungen zu vermindern.

Jenseits der Pubertät zeigen die Fettzellen eine geringere Teilungsrate. Der Fettgehalt der einzelnen Zelle kann jedoch bis auf das Achtfache anwachsen. So entwickeln Menschen, die in der Jugend nie adipös gewesen sind, wenn sie zu viel essen, eine großzellige Fettsucht, während Menschen, die durch eine Adipositas in der Präpubertärzeit ein großes Fettzellreservoir erworben haben, später eine kleinzellige Fettsucht entwickeln. Bei Abmagerung verschwindet keine einzige Fettzelle, sie schrumpft lediglich, um bei vermehrtem Angebot sich erneut wieder zu füllen.

Die Verteilung der Fettzellen ist genetisch bedingt. Frauen neigen zu Adipositas der unteren Körperhälfte, während bei Männern die obere Körperhälfte bevorzugt ist. Die Feinverteilung, die die spezifische Körpergestalt ausmacht, ist genetisch bedingt und ähnelt sehr der der Eltern.

Ätiologie: Die Ursache einer psychisch bedingten Fettsucht liegt häufig in einer früh gestörten Mutter-Kind-Beziehung. Das früheste Unlusterlebnis der Kindheit ist Hunger, und somit wird das Gesättigtwerden als eine sehr elementare Befriedigung erlebt. Wenn der Säugling die Zuwendung der Mutter stets in Zusammenhang mit dem Gestilltwerden erlebt, so bleibt das Sättigungserlebnis häufig mit dem Gefühl von Sicherheit und Wohlbefinden verknüpft, obwohl diese Gefühlsqualitäten eigentlich durch die gesamte Familienatmosphäre, insbesondere durch das mütterliche Gehalten-, Geschaukelt- und Gewärmtwerden gewährleistet sind.

Für die Mutter selbst ist das Stillen und das Füttern eines Kleinkindes in der oralen Phase eine recht gut zu handhabende Form der Zuwendung, die ihr selbst viel Befriedigung bringt, während die Beschäftigung mit dem Kleinkind in der analen Phase in Form von Ausprobierenlassen und Gewährenlassen motorischer, aggressiver und expansiver Triebe für sie sehr viel aufwendiger und anstrengender ist. Eine depressiv strukturierte und ängstliche Mutter wird unbewußt versuchen, ihr Kind möglichst lange in der symbiotischen Phase zu halten, in der es sich noch ganz in ihrer Obhut und unter ihrer Kontrolle befindet. Sie wird also die oralen Bedürfnisse ihres Kindes auf Grund ihrer eigenen Charakterstruktur verstärken und somit ungewollt kreativ-expansive Befriedigungsarten bei ihrem Kind erschweren oder gar verhindern. Eine ihrem Kind gegenüber ambivalent eingestellte Mutter wird aus eigenen Bedürfnissen die zeitlich limitiert und stets notwendige Aufgabe der Fütterung gut wahrnehmen, von den wachsenden Anspruchlichkeiten des Kleinkindes nach Spiel und Beschäftigung wird sie sich vielleicht durch Gabe von Süßigkeiten „loskaufen". Aggressive Impulse des Kindes versuchen solche Mütter häufig durch Überfütterung abzumildern, das Kind wird dann ruhiger und phlegmatischer.

Das Kind selbst erfährt Befriedigung und Erfüllung vornehmlich durch Essen, während ihm Befriedigungsmöglichkeiten durch Ausschöpfen der Motorik, durch Kreativität, durch Kontakt mit anderen Menschen in solchen Fällen weitgehend verschlossen bleiben. Entsprechend wird es später in kritischen Situationen auf dieses so sichere und einfache Befriedigungsmuster zurückgreifen. Es entwickelt sich der sog. Kummerspeck. Als auslösende Ereignisse sind häufig Verlusterlebnisse zu sehen, z. B. nach einem Umzug, beim Abbruch einer Freundschaft, beim Übergang ins Internat oder später bei der Pensionierung oder nach Verlust des Ehepartners. Viele Berufstätige zeigen gerade am Abend, wenn sie allein zu Hause sind, ein abnormes Eßverhalten. Während des Berufsalltags erscheinen sie recht ausgeglichen, in den Abendstunden macht sich jedoch ihre mangelnde Kreativität bemerkbar, und sie neigen dazu, ihre psychische Leere durch das reale In-Sich-Hineinstopfen von Essen zu „erfüllen". Andere Menschen regredieren besonders in Streßsituationen, da für sie eine vermehrte Körperfülle mit dem Gefühl psychischer Sicherheit verknüpft ist.

Die Adipositas ist häufig ein Glied in einem Circulus vitiosus. Durch ihre charakterlich bedingte Gehemmtheit und den Mangel an Kreativität liegen 70% der Adipositaskinder in ihren Schulleistungen unter ihrem zu erwartenden intellektuellen Leistungsniveau. Das Ausbleiben schulischer und sportlicher Leistungen führt zu einer sozialen Isolierung, diese wiederum zum Ersatzessen eventuell mit resignativer Haltung oder Trotzhaltung („dann bin ich eben dick").

Prognose: Sie ist schlecht, 50–80% der adipösen Kinder bleiben auch als Erwachsene übergewichtig. Prognostisch ungünstige Parameter sind ein hohes Ausgangsgewicht, familiäre Häufung, niedriger IQ sowie sehr frühe Manifestation, hochgradige Fettsucht, die in der Regel mit schwerer affektiver Störung vergesellschaftet ist.

Behandlung: Bei einer ausgeprägten Adipositas ist in der Regel eine stationäre Aufnahme angezeigt. Neben der Reduktionsdiät muß das Kind emotional sehr viel Stützung erfahren, da es nicht plötzlich auf seine oralen Befriedigungsmechanismen verzichten kann, ohne daß ihm kreative Möglichkeiten eröffnet worden sind. Neben einem verhaltenstherapeutischen Regime (Diät) muß die gesamte emotionale Problematik des Kindes aufgearbeitet werden, da es sonst nach Anfangserfolgen rasch zu Rezidiven kommt. Die Patienten neigen zu dem Trugschluß, daß die Gewichtsreduktion alle sozialen Probleme löst und sind entsprechend enttäuscht. In der individuellen Psychotherapie müssen die Fragen der Selbstwertproblematik, der Autonomie, die Beziehungsprobleme zu den Eltern durchgearbeitet werden. Eine aktive Freizeitgestaltung ist anzuregen.

Je jünger die Kinder sind, um so intensiver muß die Familie mit einbezogen werden. Das familiäre Eßverhalten ist durchzusprechen. Insbesondere ist die Eltern-Kind-Beziehung zu beleuchten. Oft tragen die Mütter zur Adipositas ihrer Kinder bei. Einige Mütter füttern aus Schuldgefühlen, sozusagen, um sich freizeitlich freizukaufen. Andere Mütter sind selbst depressiv strukturiert, sie reagieren sozusagen nur auf oralem Niveau. Sie möchten die Kinder in Abhängigkeit halten, damit diese ihnen nicht zu früh entwachsen. Wiederum andere Mütter fürchten die Schönheit ihrer heranwachsenden Mädchen und möchten unbewußt diese Rivalität ausschalten.

4.3.4 Enuresis

Definition: Unter dem Begriff Enuresis versteht man das Einnässen während der Nacht oder des Tages jenseits des 4. Lebensjahres (s. auch S. 226).

Zu unterscheiden ist eine primäre Enuresis und eine sekundäre Enuresis.

Bei der *primären Enuresis* wird das Einnässen von der Säuglingszeit an beibehalten. Sie ist die häufigste Form und wird in 85% diagnostiziert. In 20% findet sich eine familiäre Belastung.

Bei der *sekundären Enuresis* tritt das Einnässen nach einer längeren Trockenperiode auf.

Epidemiologie: Die Häufigkeit der Enuresis wird mit 10% im Vorschulalter, 4,5−8% im Schulalter und mit 1−2,5% in der Pubertät angegeben. Das Verhältnis von Knaben zu Mädchen ist 3:2.

Ursache: Zu unterscheiden sind organische und psychische Ursachen.

1. Organische Ursachen
- *Urologische Faktoren:*
  Harnwegsinfekte, besonders Zystitis, Mißbildungen.
- *Neurologische Faktoren:*
  Hirnschädigung,
  Debilität,
  Epilepsie.
- *Endokrine Faktoren:*
  Diabetes insipidus,
  Diabetes mellitus.

2. Psychische Ursachen
Die psychischen Ursachen liegen in einer gestörten Mutter-Kind-Beziehung. Sie sind sehr mannigfaltig und bedürfen zur Diagnose einer gezielten Anamnese. An der Genese können kausal beteiligt sein Fehlverhalten von seiten der Mutter oder ein schwieriges Kind oder ungünstige Umweltfaktoren.

Bestimmte Charaktereigenschaften der Mutter prädisponieren zu gewissem Fehlverhalten. Eine depressiv strukturierte Mutter kann z.B. dem Kind signalisieren, daß es eigentlich nicht groß werden darf, sondern ein „Hosenmatz" bleiben soll, der ins Bett machen darf, damit er ihr nicht entwächst und sie allein läßt. Sie wird das Kind beim Einnässen schelten, aber gleichzeitig ihm averbal mitteilen, wie gern sie es versorgt. Ein sensibles Kind wird sich diesem unbewußten Auftrag nicht entziehen können.

Eine ängstliche, lebensunsichere Mutter, die abhängig ist vom Fremdurteil anderer, wird ihrem Kind die eigene Unsicherheit averbal vermitteln. Das Kind kann diese übernehmen und resigniert und schuldbewußt auf sein Leistungsversagen reagieren und so auf das eigene Unvermögen fixiert bleiben.

Eine unausgeglichene Mutter, die eigentlich recht ambivalent ihren Mutter- und Hausfrauenpflichten nachkommt, wird inkonstant teils erdrückend, teils vernachlässigend die Reinlichkeitserziehung des Kindes angehen, so daß sich das Kind irritiert zurückzieht und lieber im Kleinkindsein verhaftet bleibt.

Eine zwangsneurotisch strukturierte Mutter, die als Reinlichkeitsfanatikerin weder Zeit noch Muße für ihr Kind hat, könnte ihr Kind überfordern, so daß dieses ängstlich und hoffnungslos reagiert.

Es gibt nicht nur schwierige Mütter, sondern auch schwierige sensible Kinder, die vielleicht eine Hirnfunktionsstörung haben und so recht spät die Kontrolle über ihre Blase gewinnen. Oft sind diese Kinder überaus schreckhaft, sensibel und machen es den Müttern schwer, eine vernünftige nicht kränkende Reinlichkeitserziehung durchzuführen. In 20−50% besteht bei Enuretikerkindern eine familiäre Belastung. Ob es sich hierbei um eine ererbte organische Disposition handelt oder um einen tradierten Erziehungsstil, ist nicht immer eindeutig voneinander zu differenzieren.

Ungünstige Umweltfaktoren sind häufig eine auslösende Ursache für eine sekundäre Enuresis. Sie beinhalten stets eine starke Verunsicherung oder Bedrohung für das Selbstwertgefühl des Kindes, das dann nach längerer Trockenperiode erneut einnäßt. Typische Ursachen sind z.B. ein Krankenhausaufenthalt, ein Umzug, die Geburt eines Geschwisterkindes oder Krankheit eines Elternteils.

All die bisher genannten psychischen Faktoren führen dazu, daß das Kind nicht aus der engen, aber sicheren Zweierbeziehung mit der Mutter herauswachsen möchte. Oder das Kind versucht, in diese Zweierbeziehung wieder zurück zu flüchten, wenn es im Verlaufe seiner Entwicklung zum Individuum zu stark verunsichert wird. Die Kinder suchen den intensiven Zweierkontakt und nehmen negative Zuwendung in Form von Schimpfen bereitwillig auf sich, da es ihnen immer noch besser erscheint als Nichtbeachtung.

Bei einer genauen Anamnese findet man diese depressiven Momente auch im späteren Lebensalter. Enuretikerkinder neigen später vermehrt zu Suchtverhalten, Adipositas oder aggressiver Gehemmtheit.

Behandlung: Infolge der Heterogenität der Entstehungsbedingungen ist eine gute Analyse der Mutter-Kind-Beziehung notwendig. Bei der sekundären Enuresis ermöglicht das Aufzeigen der auslösenden Situation den Rückschluß auf die Befindlichkeit des Kindes. Bei schwergestörten Mutter-Kind-Beziehungen ist eine Psychotherapie für Mutter und Kind angezeigt. In leichten Fällen ist die Einbeziehung einer Erziehungsberatungsstelle sinnvoll. Vorausgehen muß eine Harnuntersuchung zum Ausschluß eines Infektes und einer evtl. vorliegenden Mißbildung der abführenden Harnwege sowie eine neurologisch-motodiagnostische Untersuchung zum Ausschluß einer Hirnreifungsverzögerung. Nätürlich ist auch auf Symptome eines Diabetes mellitus bzw. insipidus zu achten.

Konditionierende Behandlung: Das Kind sollte vor dem Schlafengehen 2mal zur Toilette geschickt werden, um unter erhöhter Aufmerksamkeit die Blase wirklich vollständig zu entleeren. Gegen 22.00 Uhr oder 23.00 Uhr soll das Kind regelmäßig geweckt werden. Wichtig ist, daß die Kinder ganz wach werden (allein zur Toilette gehen, Licht anmachen etc.), damit nicht paradoxerweise das Urinieren im Halbschlaf trainiert wird. Kommt es trotzdem zum Einnässen, so sollten die Kinder Gelegenheit erhalten, entsprechend ihrem Entwicklungsstand selbständig oder mit Hilfe „den Schaden wiedergutzumachen" z. B. das Bett neu beziehen.

Die Erfolge können in einem Kalender durch malerische Darstellungen von Sonnen- oder Regenzeiten festgehalten werden. Der Kalender sollte darüber hinaus von der Mutter, einem Arzt oder einer anderen Bezugsperson positiv honoriert werden. Bei Mißerfolg sollten die Kinder nicht verunsichert werden. Besteht seitens der Kinder ein Leidensdruck, so ist der Einsatz einer Klingelmatratze oder Klingelhose sinnvoll. Die Geräte arbeiten nach dem Prinzip, daß durch Feuchtigkeit der Kontakt zwischen 2 Batteriepolen hergestellt wird, so daß ein Klingelzeichen ertönt. Die Anwendung erfolgt für einige Wochen bis zu 3 Monaten. Die Erfolge, aber auch die Rückfallquoten sind hoch. Diese Geräte werden auf Antrag von der Krankenkasse bezahlt.

Psychopharmaka: Bewährt hat sich das Antidepressivum Imipramin (Tofranil® bzw. Tofranil® mite), das in Abhängigkeit vom Alter in einer Dosis von 10–25 mg gegen 18.00 Uhr verabreicht wird. Das Medikament senkt die Weckschwelle, vergrößert die Blasenkapazität, erhöht den Sphinktertonus und fördert die Entleerungsfunktion der Blase. Die Ansprechbarkeit zeigt sich innerhalb von 2 Wochen. Es sollte nicht länger als drei Monate verabreicht werden. Als Nebenwirkungen sind Schlaf-, Appetit- und Akkomodationsstörungen sowie Kopfschmerzen zu nennen.

Wirkungslos ist der Entzug der abendlichen Flüssigkeitsmenge. Diese stellt lediglich eine zusätzliche Belastung und Diskriminierung für die Kinder dar.

Sauberkeitstraining: Dem rechtzeitigen Beratungsgespräch junger Mütter betreffs der Sauberkeitserziehung kommt eine erhebliche prophylaktische Bedeutung zu. Viele Mütter neigen dazu, bereits Ende des 1. Lebensjahres mit der Reinlichkeitserziehung zu beginnen. Zu dieser Zeit sind jedoch die Systeme der Willkürinnervation noch ungenügend ausgereift. Ein 1jähriges Kind uriniert 10–15mal am Tag. Die vollständige Blasenkontrolle bei zu frühem Reinlichkeitstraining ist somit ein unnötiger Aufwand und beinhaltet die Gefahr der Fixierung auf ein Unvermögen. Nur 32% der Kinder sind Ende des 1. Lebensjahres in der Lage, ihren Stuhlgang zu kontrollieren. 75% erreichen die Kontrolle im 2. Lebensjahr. Die vollständige Blasenkontrolle bei Tag und Nacht gelingt nur 20% der Kinder im Alter von 2–3 Jahren. Diese Zahl steigert sich auf rund 90% im Alter von 4 Jahren. Eine einfühlsame Mutter beobachtet die Ausscheidungsgewohnheiten ihres Kindes. Häufig erfolgt die Ausscheidung regelmäßig nach bestimmten Mahlzeiten. Sinnvoll ist es, im 2. Lebensjahr der Kinder mit dem Topfen zu beginnen. Bei Erfolg soll das Kind gelobt werden. Es soll sich jedoch nicht vor dem Topf fürchten, sich darauf langweilen, aber auch nicht genüßlich darauf spielen. Entsprechend den neuralen Reifungsfortschritten erlernt das Kind zunächst die Kontrolle über den Darm, dann die Blasenkontrolle bei Tag, dann die Kontrolle während der Nacht. Oft geht die Initiative, die lästige Windel loszuwerden, im 3. Sommer von den Kindern selbst aus, so daß ein langwieriges Sauberkeitstraining völlig entfällt. Bleiben die Kinder auch in der Nacht gelegentlich trocken, so sollen die Windeln durch eine Gummiunterlage auf der Matratze ersetzt werden. Das Kind sollte nicht zu warm zugedeckt werden, so daß es die Nässe auch als lästig erleben kann. Eine gewisse verbale Verstärkung kann Hilfe bringen. Gelingt dieses nicht, so soll ein erneuter Versuch, die Windeln wegzulassen, erst nach einer Ruhephase von 6–8 Wochen durchgeführt werden.

4.3.5 Enkopresis

Definition: Unter Enkopresis versteht man das Einkoten des Kindes jenseits des 3. und 4. Lebensjahres. Zu unterscheiden ist die primäre und die sekundäre Enkopresis. Bei der primären Enkopresis wird das Einkoten beibehalten. Bei der sekundären Enkopresis kommt es zum Wiedereinkoten nach längerer Sauberkeitsperiode.

Epidemiologie: Die primäre Enkopresis tritt häufig bei schwachsinnigen Kindern auf.

Die sekundäre Enkopresis tritt bevorzugt während des 7.–9. Lebensjahres, also in den ersten Schuljahren auf. Jungen sind drei- bis zehnmal häufiger befallen als Mädchen. Unter den 7- bis 8jährigen Kindern tritt sie in etwa 1,5% auf. Insgesamt ist die sekundäre Enkopresis vier- bis fünfmal häufiger als die primäre Enkopresis. Eine familiäre Belastung ist selten nachweisbar.

Ursache: Zu unterscheiden sind organische Ursachen und psychische Ursachen.

1. Organische Ursachen
- Megacolon congenitum (HIRSCHSPRUNGsche Erkrankung), idiopathisches Megakolon,
- Analfissur,
- Magen-Darm-Erkrankung mit Durchfall.

2. Psychische Ursachen
Die psychische Ursache liegt ähnlich wie bei Enuretikern in der Störung der Mutter-Kind-Beziehung, wobei man in der Regel davon ausgehen kann, daß die Störung bei Enkopretikerkindern als erheblich gravierender zu bezeichnen ist.

Unter den Eltern von Enkopretikerkindern werden vermehrt stark gestörte Persönlichkeiten, z. B. Schizophreniekranke oder Alkoholiker, gefunden. Der Erziehungsstil ist häufig streng, hart, strafend und rigide (dominierende Mutter, schwacher Vater).

Bedingt durch die frühe Eltern-Kind-Beziehungsstörung zeigen die Kinder häufig depressive Charakterzüge in Form von ängstlich-passivem Verhalten mit Aggressionshemmung, kombiniert mit leichter Reizbarkeit und infantilem Quängeln. Die Enkopresis ist häufig kombiniert mit Adipositias und ungezügeltem Eßverhalten. Enkopresis kommt gehäuft vor bei schlechten wirtschaftlichen Verhältnissen mit erschwerter unzulänglicher Reinlichkeitserziehung sowie bei unehelichen Kindern und Scheidungskindern.

Behandlung: Wegen der Schwere der zugrundeliegenden Störung ist zumeist eine stationäre Therapie angezeigt. Zunächst sollte medikamentös eine gründliche Darmentleerung angestrebt werden, um der Erweiterung des Kolons mit Ampullenüberdehnung durch Anhäufung von Skybala zu begegnen. Später sollte eine Stuhlregulierung durch physikalisch wirkende Laxantien, z. B. Gleitmittel oder Füllungsmittel erfolgen. Zu unterstützen ist die medikamentöse Therapie durch ein Konditionstraining. Das Kind ist sehr regelmäßig, zunächst etwa alle 3 Stunden, zur Toilette zu schicken. Der Erfolg ist protokollarisch festzuhalten und durch Lob und Zuwendung zu verstärken. Da die Kinder zumeist arg beziehungsgestört sind, ist es wichtig, ihnen eine über lange Zeit konstante Bezugsperson zuzuordnen.

Eine psychotherapeutische Betreuung von Eltern und Kind ist stets anzuschließen.

4.3.6 Sprachstörungen

Man unterscheidet nach den Ursachen drei Formen von Sprachstörungen:
- Funktionelle, zumeist seelisch bedingte Sprachstörungen – Stottern,
- organisch bedingte Sprachstörungen – Poltern – Aphasien – Näseln,
- Ablehnen der sprachlichen Verständigung – Mutismus.

Stottern

Definition: Das Stottern ist eine funktionelle Sprachstörung ohne faßbaren organisch-neurologischen Befund.

Symptome:
1. Tonisches Stottern: Es besteht in einem stummen Pressen durch krampfartigen Verschluß der Stimmlippen, zumeist zu Beginn eines Satzes, wobei einzelne Summ- oder Zischlaute hörbar werden können. Dieses Pressen wird gelegentlich mit einem Kraftausdruck beendet, wobei der dann begonnene Satz oft völlig frei und fehlerlos vollendet werden kann.

2. Klonisches Stottern: Es besteht in einer Wiederholung von Silben, Worten oder selten von Konsonanten.

Neben den Primärsymptomen des tonischen oder klonischen Stotterns entwickeln sich sekundäre Symptome in Form von tickartigem Grimassieren, Verlegenheitsbewegungen, Erröten oder Schwitzen, Vermeidung des Blickkontaktes und Ausbildung einer Sprachscheu.

Epidemiologie: Das Stottern entwickelt sich zumeist vor dem 8. Lebensjahr. Das Erkrankungsmaximum liegt im 3.–5. Jahr. Ein vorübergehendes Stottern wird bei 4% der Kinder beobachtet.

Bei 1% entwickelt sich ein chronisches Stottern.

Jungen : Mädchen = 2 : 1 bis 10 : 1.

In 40–60% findet sich eine familiäre Belastung, die zumeist über die Mutter weitergegeben wurde.

Ursache:

1. Leichte Hirnfunktionsstörung: In etwa 40–60% der Kinder ist eine minimale frühkindliche Hirnschädigung in Form einer Hirnfunktionsstörung nachzuweisen. Stottererkinder haben in der Regel eine verzögerte Sprachentwicklung.

2. Fixiertes Entwicklungsstottern: Vom 3.–5. Lebensjahr macht das Kind eine Phase durch, in der seine Sprachfähigkeit nicht schritthält mit seinem Sprechantrieb und seinem Mitteilungsbedürfnis. Es kommt so physiologischerweise zu einem Wiederholen von Worten oder Lauten, zu Verzögerungen und Sichüberschlagen. Durch eine wenig einfühlsame oder überfürsorglich-ängstliche Mutter kann das Kind in dieser Phase fixiert werden.

3. Psychische Faktoren: Die beiden oben erwähnten Ursachen können sich gegenseitig verstärken. Ein Kind mit einer leichten Hirnfunktionsstörung wird eine verlängerte Phase des physiologischen Entwicklungsstotterns durchmachen und kann um so schneller in ihr fixiert werden.

Die Mütter von Stottererkindern weisen häufig eine erdrückende Vitalität und einen erheblichen Rededrang auf. Sie neigen dazu, sofort helfend aber damit auch bevormundend einzugreifen, wenn das Kind stockt. Obwohl dieses helfend gemeint ist, führen ungeduldige Äußerungen, übermäßige Besorgtheit und Kritik beim Kind zu einer Fixierung an das Unvermögen. Der Sprechvorgang verliert seine Selbstverständlichkeit. Das Kind bleibt auf sein Unvermögen fixiert, was wiederum zu Selbstunsicherheit und Ängstlichkeit führt.

Gelegentlich sind es auch sehr autoritäre, dominierende Väter, die ihre Kinder, besonders die Söhne, „blockieren", ihnen symbolisch den Mund verbieten und in ihrer Anspruchshaltung etwas Druckreifes von den Kindern erwarten.

Ein weiteres Spezifikum von Stottererkindern ist das Unvermögen der Familie, Konflikte auszudiskutieren, Probleme werden negiert, Aggressionen schuldhaft besetzt. Da die Sprache oft ein Mittel zur Auseinandersetzung ist, tritt häufig bereits hier die Hemmung ein.

Aus Stottererkindern entwickeln sich gehemmte Menschen, die Angst haben zu „stolpern" und das nicht nur über sprachliche Hürden.

Oft ist aus einfühlsamem Hinhören und aus dem Symbolgehalt der Sekundärsymptomatik bereits viel von der Psychodynamik zu erkennen. So verrät das explosive Initialstottern mit dem Kraftausdruck verdrängte Aggression, das inspiratorische Stottern mit Zurücknehmen des Oberkörpers die Angst, das Sich-nicht-Äußern-Wollen, und die Dehnungslaute Angst und Hinauszögern.

Behandlung: Bei dem fixierten Entwicklungsstottern steht die Beratung der Eltern im Vordergrund. Für die Kinder ist eine Spieltherapie anzuraten, in die die Mutter mit einbezogen werden soll. Bei älteren Kindern hat sich autogenes Training, rhythmisches Musizieren mit ORFFschem Instrumentarium oder bei Begabung Chorgesang bewährt. Darüber hinaus muß in einer verbalen Psychotherapie die Familiendynamik erarbeitet werden, und es sollte versucht werden, in Form einer Familientherapie den Weg für das Kind freizubahnen.

Mutismus

Definition: Unter Mutismus versteht man die Ablehnung der sprachlichen Verständigung aus psychischer Ursache.

Symptome:

1. Totaler Mutismus: Bei dem sehr seltenen totalen Mutismus besteht ein absolutes Verstummen, das zumeist plötzlich nach einem psychischen Trauma auftritt und als depressive oder hysterische Reaktionsweise verstanden werden muß.

Des weiteren tritt ein totaler Mutismus bei depressiven oder schizophrenen Erkrankungen auf.

2. Elektiver Mutismus: Bei dem wesentlich häufigeren elektiven Mutismus besteht eine Sprachscheu gegenüber gewissen Personen oder Situationen. Häufig sprechen die Kinder im Familienkreis, verstummen aber sofort, wenn Fremde zu Besuch kommen, und schweigen konstant im Kindergarten oder in der Schule.

Epidemiologie: Der Manifestationsgipfel liegt im Trotzalter oder im frühen Schulalter, also stets nach weitgehendem Abschluß der Sprachentwicklung. Knaben sind wohl gleich häufig befallen wie Mädchen.

Ursache und Psychodynamik: Beim totalen Mutismus ist es augenscheinlich, daß ein akutes, sehr belastendes Ereignis dem Kind „die Sprache verschlägt". Bei der depressiven Reaktion kann das Kind schuldbeladen ängstlich in sich gekehrt verstummen. Bei einer mehr hysterischen Struktur kann es in seinem Selbstwertgefühl so gekränkt sein, daß es sich nur noch in Schweigen retten kann und hierin vielleicht einen Appell an die anderen richtet, daß diese Kränkung zu schwer war.

Die Ursachen des elektiven Mutismus sind vielgestaltiger. In der Regel bestehen starke intrafamiliäre Spannungen, so daß die Kinder Symptomträger der Familiendynamik sind. Oft finden sich in den Familien ausgesprochen eigenbrötlerische Sonderlinge. Auch die Eltern berichten aus der eigenen Kindheit oft von Phasen trotzig-aggressiven Verstummens oder ängstlich-depressiven Schweigens.

Die Persönlichkeitszüge der Kinder sind ebenfalls mannigfaltig, sie sind in der Regel durchschnittlich intelligent, zumeist sehr sensibel, gemüthaft, weich, empfindsam oder ängstlich-scheu. Sie können auch recht eigenwillige und trotzige Züge mit erheblichem Beharrungsvermögen zeigen. Gelegentlich weisen sie auch autistische Züge auf.

Je nach der Charakterstruktur der Kinder hat das Schweigen dann mehr den Charakter eines trotzigen Verweigerns verbaler Kommunikation, wodurch erhebliche Machtkämpfe ausgetragen werden können, oder aber es zeigt das ängstliche Verstummen des verschüchterten Kindes.

Verlauf: Ein Mutismus kann alle Schweregrade aufweisen, vom schüchtern mutistischen Verhalten, das nach den ersten 3 Schultagen abklingt, bis zum festgefahrenen Verhaltensmuster, das während der gesamten Schulzeit beibehalten wird und das später in belastenden Situationen stets wieder hervortritt. Wie schwer es oft trotz besten Willens und Bemühungen von seiten der Lehrer ist, diese Kinder in normalen Schulen zu halten und gerecht zu beurteilen, ist augenscheinlich.

Behandlung: Die psychotherapeutische Behandlung ist mühsam, langwierig und zeitraubend. Es verstreicht viel Zeit, bis diese passiv schweigsame Einstellung gegenüber dem Therapeuten aufgegeben werden kann. Da die Kinder versuchen, durch ihr Schweigen soziale Ängste zu vermeiden oder zu reduzieren, muß die Therapie hier ansetzen, wobei die Kontaktaufnahme am besten über averbale Techniken wie Szenospiel, Zeichen- und Malübungen und Gesellschaftsspiele gelingt. Therapeutisch ist eine Ich-Stärkung, eine Förderung des adäquaten Durchsetzungsvermögens, eine Besserung der sozialen Kontaktfähigkeit und die Befähigung zur verbalen Konfliktbewältigung zu erreichen.

4.3.7 Tickerkrankungen

Definition und Häufigkeit: Unter Ticks versteht man nach der geläufigen Definition des amerikanischen Kinderpsychiaters L. KANNER (1957) plötzliche, sich häufig wiederholende Bewegungen umschriebener Muskelgruppen, die nicht einem offensichtlichen Zweck dienen. Die zeitliche Abfolge der Bewegungen ist unregelmäßig. Beim gewöhnlichen oder einfachen Tick ist in der Regel lediglich der Kopf-Schulter-Bereich betroffen, am häufigsten ist der Blinzeltick. Mit zunehmender Schwere der Ticksymptomatik werden weitere Muskelgruppen einbezogen. Es können auch vokale Ticks in Form von Räuspern, Grunzen, Ausstoßen von Lauten bis hin zu Wörtern, vorwiegend obszönen Inhalts, hinzukommen.

Es bestehen enge Beziehungen zu Zwangssymptomen, insbesondere bei schweren, generalisierten Tickformen vom GILLES-DE-LA-TOURETTE-TYP. Dabei handelt es sich um sehr komplexe, verschiedene Körperregionen betreffende motorische Ticks und bizarre Bewegungsabläufe, die von Phonationsticks meist obszönen Inhalts begleitet sind (Koprolalie, sexuelle Schimpfwörter, blasphemische Äußerungen). Bei diesen schweren Formen treten in etwa einem Drittel der Fälle Zwangshandlungen, teilweise in Form von zwanghaften Selbstbeschädigungen auf.

Epidemiologie: Ticks treten am häufigsten im Alter zwischen 7 und 12 Jahren auf, bei Jungen zwei- bis dreimal so oft wie bei Mädchen. Unter Schulkindern leiden etwa 5% an Ticks, wobei Knaben etwa doppelt so häufig betroffen sind wie Mädchen. Demgegenüber ist das GILLES-DE-LA-TOURETTE-Syndrom sehr selten, die Häufigkeit liegt hier bei 0,25 bis 4:100 000.

Genese: An der Genese der Ticks spielen Erbfaktoren eine Rolle, vor allem bei den schweren Formen (GILLES-DE-LA-TOURETTE-Syndrom). In etwa 15–20% leiden auch die Eltern der Kinder an Ticks, in 5% dieser Fälle sind Geschwister betroffen. Beim GILLES-DE-LA-TOURETTE-Syndrom wird sogar eine autosomal-dominante Vererbung diskutiert. Die Familienatmosphäre, in der die Kinder aufwachsen, ist häufig durch chronische Konfliktsituationen gekennzeichnet. Häufig sind überstrenge oder dominierende Eltern, der Erziehungsstil der Eltern ist ähnlich wie bei den Kindern mit Zwangssymptomen. Die Kombination von dominierenden, überstrengen Eltern und ängstlichen, zurückhaltenden, folgsamen Kindern scheint für die Tickkrankheit typisch zu sein. Ausdruck der gestörten Familiendynamik sind bereits in der Vor-Tickphase vorkommende kindliche Verhaltensweisen wie Anorexie, Schlaflosigkeit, Enuresis, Enkopresis, exzessives Masturbieren, aggressives oder ängstlich-scheues Verhalten, depressive, hysterische oder Zwangssymptome. Neben diesen familiendynamischen und psychogenen Faktoren spielen auch organische Faktoren eine Rolle. So ist die Rate an Geburtskomplikationen bei Tickkindern etwa doppelt so hoch wie bei einer gesunden Vergleichsgruppe. Perinatale Störungen sind bei Tickkindern häufig. Dies zeigt sich auch in dem Vorkommen leichter neurologischer Störungen und vor allem im Vorhandensein testpsychologisch faßbarer zerebraler Dysfunktionen und Teilleistungsstörungen (vgl. Abschnitt „Leichte frühkindliche Hirnschädigung", S. 418). Bei schweren generalisierten Tickformen vom GILLES-DE-LA-TOURETTE-Typ wird eine entzündliche Schädigung extrapyramidalmotorischer Zentren, insbesondere des Striatums und des Pallidums vermutet.

Behandlung: Ähnlich wie beim Zwangssymptom sind verschiedene therapeutische Interventionen möglich und notwendig. Wichtig ist eine Elternberatung und der Versuch einer therapeutischen Einflußnahme auf deren Erziehungsstil. Beim Klein- und jungen Schulkind sind spieltherapeutische Techniken nützlich. Bei älteren Kindern und Jugendlichen ist zu entscheiden, ob eine Gesprächstherapie, eine analytische Psychotherapie, eine Familientherapie oder eine symptomorientierte Verhaltenstherapie sinnvoll ist. In Anbetracht der Häufigkeit der Ticksymptome und der begrenzten Zahl an Therapiemöglichkeiten und -plätzen ist eine medikamentöse Therapie in der Regel zu empfehlen, auch als begleitende Therapieform. Während früher Neuroleptika wie Haloperidol oder Dipiperon gegeben wurden, empfiehlt sich jetzt ein spezifisch antidyskinetisch wirksames Medikament aus der Benzamidreihe, das Tiapridex (Dosierung 5 mg/kg KG).

4.3.8 Schlafstörungen

Häufigkeit und Geschlechtsverteilung: Die Angaben über die Häufigkeit von Schlafstörungen im Kindesalter schwanken sehr stark in den verschiedenen Studien. Bei Elternbefragungen haben sich relativ hohe Prozentzahlen bis 40% ergeben, während im jugendpsychiatrischen Patientengut die Häufigkeit zwischen 3 und 6% zu liegen scheint. Im Säuglingsalter überwiegen die Durchschlaf-, im Kleinkindes- und Schulalter die Einschlafstörungen. Schlafstörungen kommen bei Knaben häufiger vor als bei Mädchen. In gestörten Familien sind Schlafstörungen etwa dreimal häufiger als in intakten Familien.

Schlafstörungen im Säuglingsalter können verschiedene Ursachen haben. Die häufigste Ursache ist Hunger; in den ersten 12 Lebenswochen ist der Schlaf des Säuglings noch sehr vom Sättigungsgefühl abhängig, und das nächtliche Weinen ist ein Hungersignal. Es kann aber auch eine Art „Kontakt-Weinen" sein, entsprechend den Kontaktrufen bei Tierjungen. Die Kinder schlafen wieder ein, wenn sie durch Mutter oder Vater beruhigt und in den Schlaf gewiegt werden. Schlafstörungen können aber auch im Rahmen somatischer Erkrankungen des Säuglingsalters auftreten. Säuglinge mit einer leichten oder stärkeren Hirnschädigung zeigen häufig das Symptom der Schlafstörung, sie schreien aber auch tagsüber viel und sind unruhig.

Schlafstörungen im Kleinkindes- und Schulalter: In dieser Altersphase sind Schlafstörungen, wenn keine pädiatrische Erkrankung vorliegt, Ausdruck von Ängsten, insbesondere von Trennungsängsten, sei es aus aktuellem Anlaß oder bedingt durch eine chronische Konfliktsituation zwischen Kind und Eltern. Im Schulalter und später sind Schlafstörungen nicht selten Hinweise für Schwierigkeiten des Kindes in der Auseinandersetzung mit sozialen und schulischen Problemen. Schlafstörungen sind bei Kindern in dieser Altersstufe häufig Begleiterscheinungen anderer Symptome wie milieureaktive Verhaltensstörungen, leichte frühkindliche Hirnschädigung, Sprachstörungen, Teilleistungsschwächen, neurotische oder psychotische Erkrankungen.

Besondere Formen von Schlafstörungen: Im Kleinkindesalter entwickeln zahlreiche Kinder sog. *Einschlafzeremonielle:* Sie äußern Angst vor der Dunkelheit und schlafen nur ein, wenn das Licht im Zimmer angezündet ist oder die Tür einen Spalt weit offenbleibt. Sie fordern gewisse Zu-Bett-geh-Rituale von den Eltern. Das Zubettbringen ist ja ein ganz wichtiger Akt, der es dem Kind erleichtert, von den Eltern und seiner eigenen Bezugswelt für die Nacht Abschied zu nehmen. Zu den Einschlafzeremoniellen gehören Verhaltensweisen wie Daumenlutschen, das Erzeugen von bestimmten Geräuschen mit dem Mund oder das Streicheln bestimmter Körperteile, auch masturbatorische Betätigungen oder rhythmische Bewegungen mit dem Kopf oder mit dem ganzen Körper. Wichtig ist, daß die Kinder ihre Lieblingstiere oder -puppen mit ins Bett nehmen können („Übergangsobjekte" – s. auch S. 389).

Im Kleinkindes- und frühen Schulalter können während der Einschlafphase *hypnagoge Erscheinungen* auftreten: Die Kinder berichten über Veränderungen des eigenen Körpers oder der Umwelt, sie sehen alles kleiner oder alles größer, sehen die Dinge auf sie zukommen oder von sich selbst wegrücken oder glauben, daß sich etwas Merkwürdiges um sie herum ereignet. Diese Erscheinungen haben traumhaften Charakter und werden am nächsten Tag in der Regel nicht erinnert.

Eine besondere Form der Schlafstörung ist der sog. *Pavor nocturnus,* das nächtliche angstvolle Aufschreien der Kinder mit erregtem Gestikulieren. Die Kinder sind desorientiert, verkennen ihre Eltern und Geschwister und sind kaum ganz wach zu bekommen, obwohl sie hochgradig ängstlich erregt sind. Wenn der Erregungszustand vorüber ist, schlafen sie wieder ein und haben am nächsten Morgen keine Erinnerung an die nächtlichen Ereignisse. Die Häufigkeit liegt bei 3–4% im Kleinkindesalter, bei Jugendlichen und Erwachsenen sind solche Pavorzustände extrem selten.

Auch beim *Schlafwandeln (Nachtwandeln)* sind die Kinder desorientiert und haben am nächsten Morgen keine Erinnerung an ihre Wanderungen und Handlungen, die durchaus zielstrebig sein können. Die Häufigkeit wird auf 1–6% geschätzt, Knaben sind häufiger betroffen als Mädchen. Das Schlafwandeln ist vor allem bei Kindern verbreitet, die aus Familien mit Nachtwandlern stammen. In einem Drittel der Fälle kommen Pavor nocturnus und Somnambulismus gemeinsam vor. Bei Kindern mit Tendenzen zum Schlafwandeln werden depressive und ängstliche Persönlichkeitszüge beschrieben.

Behandlung: Die Therapie sollte *in erster Linie pädagogisch* ausgerichtet sein. Wichtig ist, daß man darauf hört, was das Kind mit seinem Symptom ausdrücken will. So ist darauf zu achten, ob eventuell eine schulische oder sonstige Überforderung vorliegt. Dann ist oft schon eine Änderung der äußeren Situation hilfreich, z.B. das Zurückversetzen des Kindes in der Schule um 1 Jahr, die Herausnahme aus einem bestimmten Schultyp oder die Ermöglichung eines Urlaubes zu zweit von Mutter und Kind, wo das Kind ganz für sich allein für eine bestimmte Zeit die Mutter hat und sie nicht mit seinen Geschwistern teilen muß. Wenn eine tiefergreifende Störung zwischen Eltern und Kind vorliegt, muß versucht werden, diese mit den Eltern aufzuarbeiten. Oft gelingt es schon in einem oder mehreren Gesprächen, den Eltern Beziehungsprobleme sowohl sich selbst als auch dem Kind gegenüber bewußt zu machen und somit eine Konfliktlösung anzubahnen. Schlafmittel sollten, wenn überhaupt, nur kurzfristig eingesetzt werden. Bei Kindern, die an somatischen Erkrankungen leiden, hat sich nach wie vor das Chloralhydrat bewährt. Oft reicht die Gabe von Baldrian oder Hovaletten.

5 Leichte frühkindliche Hirnschädigung

Definition: Die frühkindlichen Hirnschädigungen sind einzuteilen nach dem Zeitpunkt des Eintretens in prä-, peri- und postnatale Hirnschädigungen, zum anderen aber nach dem Ausmaß der Schädigung in schwere und leichte Hirnschädigungen. Zu den schweren Schädigungen sind unter anderem Störungen der Motorik in Form von spastischen Lähmungen, Krampfleiden und deutliche Intelligenzminderung zu rechnen.

Die leichte frühkindliche Hirnschädigung ist bedingt durch eine Noxe, die in der Regel nicht zu anatomisch sichtbaren Zelluntergängen geführt hat, sondern zu Hirnfunktionsstörungen in Form von Ausreifungs- und Migrationsstörungen von Nervenzellen. Sie bedingen eine minimale zerebrale Dysfunktion (MCD).
Die leichte frühkindliche Hirnschädigung manifestiert sich in

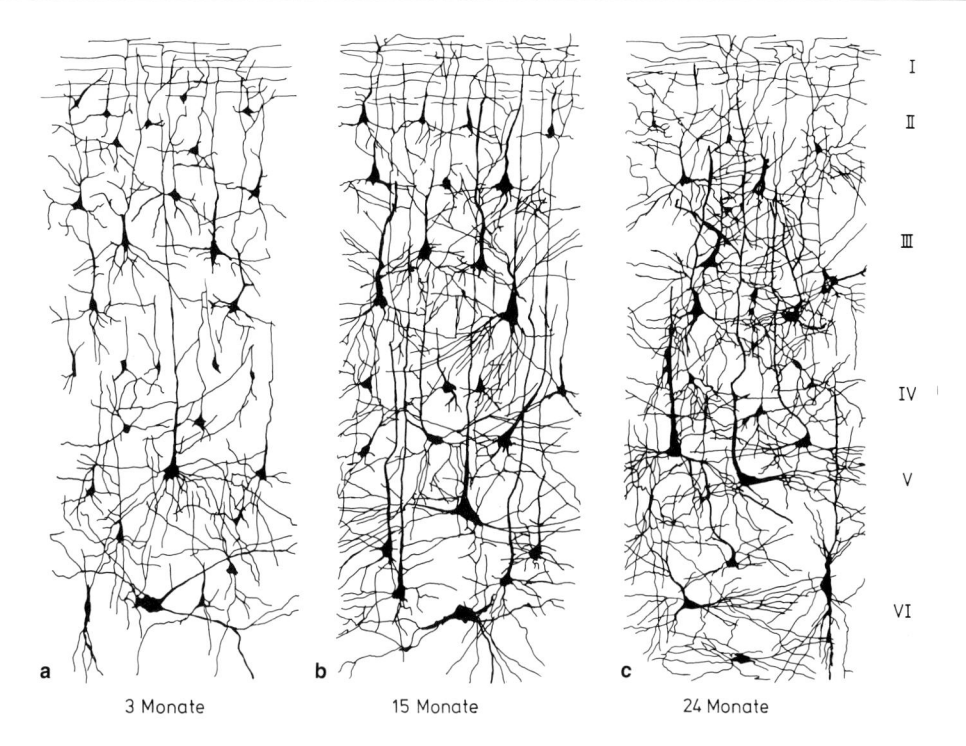

Abb. 20.5 a–c Stadien der menschlichen Hirnreifung (Hirnrinde im Alter von 0, 3, 15 und 48 Monaten nach Conel. Aus: Birbaumer, N.: Physiologische Psychologie. Springer, Berlin 1975).

- Teilleistungsstörungen mit den Unterbereichen visuelle Erfassungsstörung, auditive Erfassungsstörung (Raumlagelabilität), Programmsteuerungsschwäche, Legasthenie, Dyskalkulie, Sprachstörungen,
- hyperkinetischen Störungen und
- sog. minimale zerebrale Paresen.

5.1 Teilleistungsstörungen

Definition: Die Teilleistungsstörung ist bedingt durch eine funktionelle Schädigung einzelner kognitiver und/oder perzeptiver Leistungsbereiche.

Epidemiologie: 10–12% der Kinder sind von Teilleistungsschwächen betroffen. Der Begriff der Teilleistungsstörung sollte nur bei normal intelligenten Kindern Verwendung finden – natürlich zeigen auch oligophrene Kinder ein unterschiedlich gutes Leistungsprofil mit oft bemerkenswerten Teilleistungsmöglichkeiten, jedoch steht hier die Gesamtschädigung des Gehirns im Vordergrund.

Die **Ursache** ist in frühkindlichen Noxen wie Sauerstoffmangel, Ernährungsstörungen oder Entzündungen des ZNS zu sehen, die zu einer mangelhaften Ausreifung, Migration oder Verdrahtung der Nervenfasern im Bereich der Hirnrinde oder zu einer tieferliegenden Schädigung im Bereich subkortikaler Strukturen führen können. Die Nervenzellen werden ontogenetisch angelegt im Bereich des Ventrikelsystems und wandern später mit der Hirnreifung rindenwärts, wobei es zur Ausbildung von multiplen Längs- und Querverbindungen kommt. Wie intensiv die Verdrahtung noch im 1. bis hin zum 2. Lebensjahr stattfindet, zeigt Abb. 20.5.

Neben erworbenen frühkindlichen Hirnschädigungen können manchmal auch anlagebedingte oder ererbte Störungen eruiert werden, auf die sich exogene Schädigungen aufpfropfen können.

5.1.1 Visuelle Erfassungsstörung

Definition: Unter visueller Erfassungsstörung versteht man eine Differenzierungsschwäche optischer Signale.

Symptome: Kinder mit einer visuellen Erfassungsstörung haben Schwierigkeiten, averbale zwischenmenschliche Kommunikationssignale zu verstehen, die sich in Mimik, Gestik, Körperhaltung und Gebärdenspiel ausdrücken. Da die Mutter meistens intuitiv das Unvermögen ihres Kindes erfaßt, wird sie ihre Anweisungen, ihr Lob und ihren Tadel durch verbale Mitteilungen untermauern und das Kind lernt so, die Mutter richtig zu verstehen. Daher kommt es häufig erst im Kindergarten zu Verhaltensauffälligkeiten wie unangepaßtes Sozialverhalten, weil das Kind Schwierigkeiten hat, etwa das auffordernde Lächeln der Kindergartenleiterin, deren ungeduldige Handbewegung, die Drohgebärde seiner Kameraden, die abweisende Mimik des Nachbarkindes oder den hilfesuchenden Blick eines Kameraden zu verstehen. So ist es gut nachvollziehbar, wie verstört dieses Kind reagieren wird, sich weinerlich zurückzieht oder aggressiv auf diese unverständliche Welt zugeht, um sie zu fassen und zu erfassen, was dann oft handgreiflich erfolgt.

Die optische Erfassungsstörung geht häufig mit einer Behinderung der Motorik einher. Die Kinder wirken motorisch retardiert, tolpatschig, tapsig. Es gelingt ihnen nicht, die Hand dorthin zu führen, wo z. B. der Ball ankommt, den Malstift innerhalb der Linien zu halten, das Dreirad geschickt um die Kurve zu führen.

Behandlung: Die Therapie liegt wie bei allen Teilleistungsstörungen in einem übenden Verfahren. Da es sich um umschriebene Störungen handelt und nicht um einen globalen Leistungsausfall, ist durch Training und gezieltes Üben eine weitgehende Besserung zu erzielen. Dabei ist es wichtig, die jeweiligen Übungen der Leistungsfähigkeit und der Durchhaltefähigkeit des Kindes anzugleichen. Visuelle Störungen können durch Zeichnen und Malen, durch Formbretter, durch Puzzle- und Steckspiele trainiert werden. Hilfreich ist die verbale Kommentierung von Emotionen, so daß das Kind lernt, eine Verbindung zwischen sprachlichem Kommentar und dem visuellen Gesichtsausdruck oder der Gestik herzustellen.

5.1.2 Auditive Erfassungsstörung

Definition: Unter auditiver Erfassungsstörung versteht man eine akustische Differenzierungsschwäche, was sich insbesondere auf sprachlichem Gebiet auswirkt. Der Prozeß der Sprachwahrnehmung ist ein äußerst komplizierter Vorgang. Hierzu gehört 1. ein intaktes Gehör mit entsprechender Differenzierungskapazität, 2. eine Kodierung für den auditiven Kurzspeicher (ich muß das Gehörte noch „im Ohr haben", um es beantworten zu können), 3. die Verbindung von akustisch Gehörtem mit Lautvorstellungen sowie 4. relativ unspezifisch auch die Aufmerksamkeitsspanne und Konzentrationsstärke. Störmöglichkeiten können auf allen 4 Ebenen einsetzen.

Symptome: Die Kinder fallen durch eine verzögerte Sprachentwicklung auf. Die Grundworte wie Mama, Papa, Auto, Teita werden gut erlernt, die weitere Sprachentwicklung zeigt jedoch eine deutliche Verzögerung, so daß 2- bis 3-Wort-Sätze oft erst nach dem 3. Jahr gelingen. Anamnestisch geben die Eltern oft an, daß sie vorübergehend das Gefühl gehabt hätten, ihr Kind höre nicht gut. Bedeutsam wird die Teilleistungsschwäche jedoch erst im Schulalter, wo das im übrigen normal entwickelte, gut durchsetzungsfähige Kind unerwartet schlechte Leistungen zeigt. Dies beruht darauf, daß in der Schule die Wissensvermittlung fast ausschließlich verbal-akustisch erfolgt. In der heute vornehmlich visuellen Welt der Vorschulzeit werden die Kinder häufig nicht auffällig. Allerdings fehlt auch bei Bilderbüchern, Comicheften und Fernsehsendungen die übende Erfahrung der märchenvorlesenden Mutter, die das Kind in früherer Zeit weit besser auf die verbale Informationsebene der Schule vorbereitete.

Später fallen die Kinder auf, indem sie häufig zurückfragen, sich Informationen wiederholen lassen oder aber deren letzten Teil selber wiederholen, um die Information so „im Ohr zu behalten". Im Erwachsenenalter verdünnt sich die Teilleistungsschwäche auf „Angewohnheiten" – sich alles aufschreiben zu müssen, z.B. einen Eigennamen nur erfassen zu können, wenn er geschrieben steht, da die akustische Differenzierung ja erfahrenerweise nicht möglich ist.

Behandlung: Die Therapie besteht auch hier in geduldigem, nachsichtsvollem Üben auditiver Perzeptionsleistungen. Wichtig ist dabei, die Kinder nicht zu überfordern, um sie nicht vorzeitig in eine trotzige Abwehrhaltung zu bringen.

5.1.3 Kinästhetisch-taktile Erfassungsstörung

Definition: Unter kinästhetisch-taktiler Erfassungsstörung versteht man das Unvermögen, Raum und Lage kinästhetisch differenziert zu erfassen.

Symptome: Erste Hinweise sind eine Verwechslung oder eine Unsicherheit betreffs oben und unten jenseits des 3. Lebensjahres oder eine mangelnde Rechts-links-Diskriminierung jenseits des Einschulungsalters. Die Entwicklung des Körperschemas und die räumliche Orientierung sind gestört. Später zeigt sich diese Teilleistungsschwäche in einer Orientierungslosigkeit in fremden Städten, dem Unvermögen, einen Stadtplan zu lesen, oder durch mangelndes räumliches Vorstellungsvermögen in Geometrie und kann letztlich in der Verwechselung spiegelbildlicher Buchstaben wie b und d und p und q zu einer Lese-Rechtschreib-Schwäche beitragen.

Behandlung: Notwendig ist eine mototherapeutische Übungsbehandlung. Und hilfreich sind oft kleine Tricks, z. B. das Beschweren des rechten Arms mit einer schweren Uhr, die vielleicht auch emotional hoch besetzt ist, weil sie dem Vater gehört, so daß sich durch die wiederholte Erinnerung doch das differenzierte Gefühl für die z. B. rechte Körperseite bildet.

5.1.4 Programmsteuerungsschwäche

Definition: Die Programmsteuerungsschwäche ist eine Unfähigkeit, komplexe Handlungs- oder Sprachabläufe zu erfassen, zu speichern und problemlos wiederzugeben.

Symptome: Wir sind in unserem Leben darauf angewiesen, daß sehr viele, auch sehr komplexe Handlungsabläufe „automatisch, reflexhaft" ablaufen. Wir verwenden kaum Aufmerksamkeit und Energie darauf, unseren Wagen zu starten, uns zu kleiden oder ein einmal gelerntes Lied auf dem Klavier zu klimpern. Wie mühsam es jedoch ist, solche Programmabläufe beherrschen zu lernen, erfassen wir an der Schwierigkeit, die es für ein Kleinkind bedeutet, eine Schleife zu binden. Kinder mit Programmsteuerungsschwächen müssen ungleich viel Energie und Aufmerksamkeit aufwenden, und ihr Leistungspensum ist etwa mit dem zu vergleichen, das ein Erwachsener zu leisten hat in den ersten 2–3 Tagen auf einer völlig fremden Arbeitsstelle, wo eben alles noch bedacht werden muß. Es ist augenscheinlich, wie sehr diese enorme Konzentrationsarbeit das Ausdauervermögen und damit die Leistungsfähigkeit der Kinder herabsetzt und daß gewisse Fähigkeiten, z. B. das Erlernen eines Instruments oder das Schreibmaschineschreiben von diesen Kindern nicht zu leisten ist.

Behandlung: Auch hier ist ein psychomotorisches Übungstraining anzuraten, das fest, aber elastisch gehandhabt werden muß, ohne die Kinder auf ihr Unvermögen zu fixieren.

5.1.5 Legasthenie

Definition: Unter Legasthenie versteht man eine Lese-Rechtschreib-Schwäche infolge einer Wahrnehmungs- und Deutungsinsuffizienz bei im übrigen normaler oder überdurchschnittlicher Intelligenz. Die Legasthenie ist eine Spezialform der Teilleistungsschwäche.

Epidemiologie: 0,5–1,5% der Schulkinder leiden an einer Legasthenie. Jungen scheinen viermal so häufig betroffen zu sein wie Mädchen.

Ursache: Die Ursachen sind nicht einheitlich, sie können im wesentlichen auf perinatal bedingte Hirnfunktionsstörungen einerseits oder auf eine vererbte Teilleistungsstörung zurückgeführt werden.

In die Legasthenie geht eine

a) akustische Teilleistungsstörung ein, sie beinhaltet die Schwierigkeit, die visuell erfaßten Buchstaben als Lautsymbole in akustische Laute umzusetzen, und

b) die visuelle Teilleistungsstörung, die besonders in Form der Raumlagelabilität zu Verwechslungen unter anderem zwischen ei und ie, au und na, b und d und p und q führt.
Darüber hinaus beinhaltet die Legasthenie auch

c) eine Gestaltgliederungsschwäche, verbunden mit einer Speicher- und Deutungsschwäche.

Es gelingt nicht, das akustische Klangbild eines gesprochenen Wortes mit der graphischen Zeichengestalt eines geschriebenen Wortes in Verbindung zu bringen. Die Legastheniker erlernen also nicht das Ganzwortlesen, sondern verbleiben beim synthetischen Buchstabenaddieren.

Symptome: Ab dem 2. Schuljahr setzt sich auch bei Kindern, die nach der synthetischen Lesemethode das Lesen erlernten, das Wortbildlesen durch. Beim Legastheniker jedoch bleibt addierendes Lesen erhalten und er erlernt in der Folgezeit nur sehr langsam das Erfassen von Silben oder von ganzen Worten. Unter Streß, z. B. beim Vorlesen, verfällt jeder Legastheniker wieder in laut addierendes Lesen und deutet maximal noch Silben. Wie mühsam dieses additive Aneinanderreihen von Buchstaben ist, läßt sich ermessen an der mühsamen Aufschlüsselung von unbekannter, graphisch untereinander gesetzter Reklame, wo ein schlagartiges Wortbilddeuten nicht möglich ist. Da beim Legastheniker für dieses additive Aneinanderreihen so sehr viel Energie und Zeitaufwand nötig ist, bleibt für die inhaltliche Bedeutungszuordnung wenig Konzentration übrig. Der Legastheniker begreift häufig nicht, was er liest, dies wird deutlich an dem fehlenden Klangbild der Worte und an der mangelnden Satzmelodie. Je mehr ein Legasthenikerkind unter Streß gerät, desto mehr unterlaufen ihm Fehldeutungen, die es durch Konfabulieren zu kompensieren versucht. Das Legasthenikerkind ist bemüht, durch Bildung von Analogieschlüssen, durch Erlernung von Dehnungs- oder Schärfungsregeln seine Fehlerquellen zu vermindern, aber gerade in der Regelbefangenheit unterlaufen ihm neue Fehler.

Wie alle Teilleistungsstörungen birgt auch die Legasthenie die Gefahr der sekundären Neurotisierung. Jedes Legasthenikerkind leidet unter einer erheblichen Selbstwertproblematik. Es muß ertragen lernen, daß weniger intelligente Mitschüler das Lesen und Schreiben wie selbstverständlich erlernen, während es selbst damit mühsam zu kämpfen hat. Aus diesem Versagen kann sich eine progressive Lernhemmung entwickeln, sei es aus depressiver Resignation oder einer trotzigen Abwehrhaltung heraus. Viele dieser Kinder sind depressiv, lebensunlustig, leiden unter starken Minderwertigkeits- und Insuffizienzgefühlen. Typischerweise versuchen sie, diese traurige Verstimmtheit und ihr Versagen mit Kraftmeiereien, Clownerien und anderen störenden Verhaltensweisen zu kompensieren (Klassenkasperl, Klassenclown, Störenfried).

Behandlung: Die Therapie besteht vornehmlich in einer Entlastung des Kindes. Ganz besonders wichtig ist die Beratung von Eltern und Lehrern, die über diese Ursachen und Folgen aufgeklärt werden müssen. Dem Kind muß vor allem vermittelt werden, daß es für sein Versagen „nichts kann", den Eltern und Lehrern, daß es nicht an Faulheit, Widerwillen, Bosheit oder Dummheit liegt, sondern daß eben eine angeborene oder früh erworbene „Begabungslücke" vorliegt, was auf gar keinen Fall diskriminiert werden darf. Wichtig ist, daß Diktate nicht benotet werden und daß vor allem Aufsätze nach Stil, Inhalt, Phantasiereichtum, Logik usw. beurteilt werden und daß nicht die Fehlerzahl mitberücksichtigt wird! Außerdem ist wichtig der Hinweis, daß in Fremdsprachen, insbesondere im Englischen, Schwierigkeiten auftreten können. Sicher ist es wichtig, Diktat, Abschreiben, Lesen zu üben, und zwar möglichst in spielerischer Form, beispielsweise durch Kartenlegen oder durch Scrabble. Legastheniker-Förderkurse können nützlich sein, können aber eine sekundäre Neurotisierung unter Leistungsdruck verstärken, wenn hier nicht einfühlsam mit dem betroffenen Kind gearbeitet wird.

5.2 Hyperkinetisches Syndrom

Definition: Das hyperkinetische Syndrom besteht aus einer anhaltenden Hyperaktivität und motorischen Ruhelosigkeit, die in der Regel auf eine leichte frühkindliche Hirnschädigung zurückzuführen sind.

Ursache: Die Ursachen sind in der Regel in einer Schädigung im Bereich subkortikaler, insbesondere limbischer und striärer Strukturen zu suchen, die eine Filter- und Hemmfunktion gegenüber von außen kommenden sensorischen Reizen und von der Hirnrinde ausgehenden motorischen Impulsen ausüben.

Symptome: Durch die Filterschwäche des Gehirns ist das Kind allen eindringenden Reizen gleichzeitig und unmittelbar ausgesetzt. Dies führt zu einer gesteigerten motorischen Unruhe, die ein sinnvolles und planvolles Handeln verhindert. Die Kinder fallen in Schulen auf durch ihre Unruhe (Zappelphilipp), durch ihr völlig augenblicksbezogenes Zwischenreden, zur Tafel Rennen usw. Die gesteigerte überschießende Motorik führt zur Neigung von Kurzschlußhandlungen; die Kinder handeln, bevor sie denken bzw. planen. Sie geben jedem motorischen Impuls und jedem gedanklichen Einfall nach, ohne die Konsequenzen zu bedenken. Das Nichtselektierenkönnen von störenden Außenreizen hat eine Konzentrationsschwäche zur Folge mit mangelndem Durchhaltevermögen. Ein weiterer wesentlicher Punkt ist die verminderte Umwelterfassung mit Distanzstörungen im räumlichen, aber auch zwischenmenschlichen Bereich. Infolge der mangelnden Realitätsprüfung zeigen die Kinder eine verminderte Angstbildung, sie neigen zu tollkühnen, waghalsigen Husarenstücken, sekundär wird diese Tollkühnheit häufig noch durch den Applaus der Klassenkameraden verstärkt. Im zwischenmenschlichen Bereich führt die Distanzunsicherheit zu oft unvermittelt heftiger Kontaktaufnahme, wobei ein vermindertes Einfühlungsvermögen in die Befindlichkeit der Mitwelt deutlich wird und insbesondere da auch das eigene Benehmen nicht kritisch reflektiert wird. Dies führt zwangsläufig zu einer Störung des Sozialgefüges.

Das hyperkinetische Syndrom führt fast stets zu einer *sekundären Neurotisierung*, die Kinder empfinden ihre Andersartigkeit und spüren die Ablehnung, die sie durch ihr Wesen selbst hervorrufen. Besonders in den Schulen werden sie leicht zum Außenseiter und versuchen dies durch ungehemmte Initiative, Clownerien und Angebereien wieder auszugleichen. Ihre wenigen Freunde versuchen sie teils durch Geschenke zu „kaufen", wobei es leicht zu kleinen Beschaffungsdiebstählen kommt. Sehr schwierig wird es, wenn diese zumeist normal intelligenten oder auch hochbegabten Kinder durch ihre Verhaltensauffälligkeiten oder infolge der erheblichen Konzentrationseinbußen, der mangelnden Steuerbarkeit und sozialer Beeinträchtigung auf Schulen für Lernbehinderte oder Verhaltensgestörte überwechseln müssen.

Behandlung: Die Therapie des hyperkinetischen Syndroms ist im wesentlichen *heilpädagogisch* ausgerichtet. Dabei muß der Konzentrationsstörung, der mangelnden Ausdauer und der gesteigerten Impulsivität des Kindes Rechnung getragen werden, die Pädagogen und Eltern müssen entsprechend aufgeklärt werden. Eine medikamentöse Therapie kann mit niedrigdosierten Neuroleptika oder Tranquilizern versucht werden, bei einer paradoxen Reaktion (Steigerung der Unruhe) sollte ein Versuch mit antriebssteigernden Medikamenten (Ritalin) gemacht werden. Dieses Pharmakon wirkt auf hyperkinetische Kinder beruhigend und aufmerksamkeitssteigernd, die Zielgerichtetheit der Aufmerksamkeit wird gefördert. Das Medikament sollte jedoch nach dem 13./14. Lebensjahr nicht mehr verordnet werden, da eine Suchtgefahr von dann ab nicht mehr sicher ausgeschlossen werden kann. Sorgfältige katamnestische Untersuchungen haben jedoch keine Hinweise dafür erbracht, daß es bei hyperkinetischen Kindern zu einer Abhängigkeit von Ritalin kommt. Wichtig ist, daß die Kinder genügend motorische Betätigungsmöglichkeiten erhalten, wichtige Schul- und Klassenarbeiten sollten in den ersten Unterrichtsstunden geschrieben werden, für genügend lange Pausen sollten die Lehrer sorgen. Wichtig ist auch hier, daß das hyperkinetische Kind nicht als böse, schlecht, ungehorsam oder renitent eingestuft wird. Eine Reizüberflutung (Fernsehen!) sollte vermieden werden.

5.3 Minimale Zerebralparese

Definition: Die minimale Zerebralparese, die leichte Form der spastischen Lähmung, die nicht zum Ausfall der Muskeln einer Extremität führt, wohl aber zu einer Schwäche, einer mangelnden Koordination, einer Störung der Feinmotorik usw.

Symptome: Kinder mit einer minimalen Zerebralparese werden nur bei einer eingehenden neurologischen und motodiagnostischen Untersuchung erfaßt. Sie wirken auf den ersten Blick hin unauffällig. Sie selbst leiden aber, wenn z. B. die Hände befallen sind, unter ihrer Ungeschicklichkeit beim Basteln und Malen, unter der Schwierigkeit, eine gute Handschrift zu entwickeln. Wenn die Bein- oder die Fußmuskulatur befallen ist, so haben sie Schwierigkeiten beim Dreiradfahren, lernen später nicht zu hüpfen, können nicht mithalten beim Fußballspielen oder Rollschuhfahren. Sie werden verlacht als das „hölzerne Bengele" und ihre Schwierigkeit, motorisch auf andere Menschen zuzugehen, überträgt sich auf das Psychische. Sie entwickeln sich oft zu etwas kontaktarmen, linkischen, zurückhaltenden Menschen oder aber versuchen, in einem unwirschen Draufgängertum ihre Behinderung zu überspielen.

Therapie: Zur Behandlung einer minimalen zerebralen Parese sind übende motopädagogische Verfahren angezeigt, die zum einen das Ziel haben, die motorischen Ungeschicklichkeiten durch vermehrtes Üben zu beseitigen. Zum anderen sollten die vielen Kränkungen therapeutisch bearbeitet werden, die das Kind erlitten hat, da seine Behinderung von der Umgebung oft nicht als Krankheit, sondern als „Dummheit", „Tolpatschigkeit" oder „Nicht-Wollen" gesehen wird.

6 Geistige Behinderung

Die **Definition** der geistigen Behinderung darf sich nicht allein nach dem Intelligenzquotienten ausrichten. Intelligenztests erfassen nur unzulänglich die Möglichkeiten eines Individuums, sich mittels lebenspraktischer Fertigkeiten an die jeweiligen soziokulturellen Umweltbedingungen anzupassen. *Geistige Behinderung* kann letztlich als Beeinträchtigung der kognitiven *und* handelnden Auseinandersetzung mit der Welt aufgefaßt werden. Hierbei sind jedoch nicht nur *intellektuelle*, sondern auch *affektivemotionale, motivationale, sensorisch-perzeptorische* und *sensomotorische Faktoren beteiligt*. Dies wird in der Definition der Enquête zur Lage der Psychiatrie in der Bundesrepublik Deutschland (1975) berücksichtigt, die solche Kinder, Jugendliche und Erwachsene als geistig behindert bezeichnen, „deren geistige Entwicklung durch angeborene oder erworbene Störung vorübergehend oder auf die Dauer hinter der altersgemäßen Norm zurückgeblieben ist, so daß sie für ihre Lebensführung besonderer Hilfe bedürfen. Mit der geistigen Behinderung sind meist Beeinträchtigungen der Sprache, der Motorik, der Sinnesleistungen, des Verhaltens, der emotionalen und Persönlichkeitsentwicklung sowie der sozialen Anpassung verbunden."

Klassifikation und Häufigkeit: Die Einteilung der geistigen Behinderung wird in der Regel nach dem *Schweregrad* vorgenommen. Dieser wird wiederum nach dem Grad des intellektuellen Leistungsvermögens bewertet. Damit ist die Fähigkeit gemeint, sich „zweckmäßig" gegenüber verschiedenen Aufgaben in einer standardisierten Leistungssituation zu verhalten. Das Ergebnis solcher Intelligenztests wird in einem Quotienten (IQ) ausgedrückt. Damit wird der relative Leistungsstand eines Individuums definiert, den es im Vergleich zu einer repräsentativen Stichprobe Gleichaltriger erreicht hat. Als unterdurchschnittliche allgemeine Intelligenz wird die Leistung angesehen, die mehr als eine Standardabweichung unter dem Mittelwert der Standardisierungsstichprobe eines allgemeinen Intelligenztests liegt. Beim Hamburg-Wechsler-Intelligenztest für Erwachsene bzw. für Kinder (HAWIE bzw. HAWIK) entspricht einer Standardabweichung (Steuerungsmaß der empirischen Verteilung) nach unten bzw. oben vom Mittelwert (IQ = 100) ein IQ von 85 bzw. 115. Die Intelligenzquotienten verteilen sich gemäß der Gaußschen Normalkurve, 50% der Stichprobe liegen mit ihrem Intelligenzquotienten über 100 und 50% unter 100.

In *sozialer bzw. lebenspraktischer Hinsicht* kann ein Individuum mit einem IQ im Range von etwa 65–80 eine Sonderschule für Lernbehinderte besuchen und später einen leichteren (ungelernten bzw. Anlern-)Beruf ausüben. Die *Häufigkeit solcher Lernbehinderungen* mit deutlichen Intelligenzeinbußen liegt etwa bei 3–4% der Geburtsjahrgänge im schulpflichtigen Alter.

Kinder mit einem IQ unter (60–)65 werden im allgemeinen nur in Sonderschulen für *praktisch Bildbare* (geistig Behinderte) und später in beschützenden Werkstätten gefördert werden können. Sie bedürfen dauernder pädagogischer Hilfen. Eine soziale und wirtschaftliche Selbständigkeit ist hier in der Regel nicht erreichbar. Die *Häufigkeit* liegt etwa bei 0,6% der Durchschnittsbevölkerung.

Bei einer *schwereren geistigen Behinderung* (IQ 20 oder wenig darüber) sind nur sehr begrenzte sprachliche Verständigungs- und Ausdrucksmöglichkeiten vorhanden. Einfachste Gewohnheiten (Nahrungsaufnahme, Toilettentraining) können erlernt werden. Noch stärker geschädigte Individuen bedürfen dauernder Überwachung und Pflege. Meistens bestehen zusätzlich erhebliche sensomotorische Behinderungen. Die *Häufigkeit* liegt bei 0,1–0,25%.

Leichte Minderbegabungen sind also sehr viel häufiger als schwere geistige Behinderungen. In niederen sozialen Schichten und auf dem Lande sind geistige Behinderungen häufiger als in städtischen Gebieten und in höheren Sozialschichten. Die Mortalitätsrate von geistig Behinderten ist größer als die der Durchschnittsbevölkerung, wobei die Mortalität der schweren geistigen Behinderung erheblich höher ist als bei Lernbehinderung. Bei der nur leicht erniedrigten Intelligenz liegt die Lebenserwartung innerhalb der Norm.

Ursache: Grundsätzlich muß zwischen *angeborenen* (pränatalen) und *erworbenen* (peri- und postnatalen) Behinderungen unterschieden werden. Zu den pränatalen Ursachen gehören die *genetisch vererbten Stoffwechselstörungen*, die den Aminosäuren-, Fett-, Kohlehydrat-, Hormon-, Vitamin- und den Elektrolytstoffwechsel betreffen können.

Die häufigste und bekannteste erbliche Stoffwechselstörung ist die *Phenylketonurie*. Dabei handelt es sich um eine genbedingte Abbaustörung der Aminosäure Phenylalanin (Häufigkeit 1:10000 Geburten). Sie kann durch den inzwischen routinemäßig bei allen Neugeborenen durchgeführten GUTHRIE-Test unmittelbar nach der Geburt diagnostiziert und diätetisch behandelt werden, wodurch in diesem Fall die Ausbildung einer geistigen Behinderung verhindert wird! Bislang sind etwa 50 Stoffwechselleiden routinemäßig schon in der Frühschwangerschaft durch Fruchtwasseruntersuchungen diagnostizierbar (sog. *pränatale Diagnostik*). Eine pränatale Diagnostik durch Amniozentese oder Chorionzottenbiopsie sollte bei allen Schwangeren ab 35 Jahre sowie bei Risikofamilien vorgenommen werden (Vorkommen einer geistigen Behinderung in der Familie). Zu empfehlen ist sie ab dem 25. Lebensjahr bei der Mutter, denn es ist bekannt, daß mit zunehmendem Alter der Mutter die Chance einer *Chromosomenstörung* beim Kind zunimmt. Dies gilt insbesondere für das DOWN-Syndrom (Häufigkeit 1:600 bis 1:700).

Weiterhin können *infektiöse* (Röteln), *chemisch-toxische*, *mechanisch-traumatische*, *strahlenbedingte*, *hämodynamische* (Sauerstoffmangel, Herzfehler) und *hormonell* bedingte Störungen in der Schwangerschaft, insbesondere nach Frühschwangerschaft, zu pränatalen Intelligenzstörungen führen *(Embryopathie)*. Eine zunehmende Bedeutung gewinnen Hirnschädigungen beim Kind, die durch Alkohol und Drogen im weitesten Sinne hervorgerufen werden.

Behandlung: Die Therapie hat, soweit möglich, ursachenspezifisch zu sein. Bei manchen Stoffwechselerkrankungen ist eine diätetische Therapie möglich. Die meisten Schwachsinnsformen können jedoch lediglich symptomatisch behandelt werden, wozu motopädische, logopädische und heilpädagogische Maßnahmen gehören.

Besonders wichtig ist die Betreuung der betroffenen Familie, die durch die Erkrankung ihres Kindes vor ernste Probleme gestellt wird. Sie sieht sich in ihrer Hauptfunktion vom Scheitern bedroht, worauf sie in der Regel mit Versagensängsten und Schuldgefühlen reagiert. Kompensatorisch versuchen die Eltern dann häufig durch Überaktivität und Überfürsorglichkeit ihrer Hilflosigkeit Herr zu werden oder aber sie verfallen im Gegenteil in fatalistische Ratlosigkeit oder passive Resignation und verlassen sich willig auf törichte Trostworte wie „das gibt sich" oder „das wächst sich aus". Hier ist es wichtig, den Eltern möglichst früh realistische, d. h. weder beschönigende und falsche Hoffnungen weckende noch pessimistische Informationen zu vermitteln über Diagnose, therapeutische Förderungsmöglichkeiten und prognostische Tendenzen. Wichtig ist, den Eltern bei der Bewältigung von Schuldgefühlen und Abwehrreaktionen (Verleugnung, Resignation, übertriebenes Leistungsstreben, überhöhte Erwartungen) zu helfen. Die Eltern sind auf chancenreiche Möglichkeiten der Frühförderung hinzuweisen; wertvolle Hilfen vermitteln die Bundesvereinigung „Lebenshilfe für Geistig Behinderte" mit ihren über 400 örtlichen Organisationen sowie Ärzte, Gesundheits-, Jugend- und Sozialämter, kinderpsychiatrische Institutionen und Erziehungs- und Familienberatungsstellen. Beratung und Förderung sollten möglichst familiennah durchgeführt werden und sekundäre Folgebeeinträchtigungen mit einbeziehen.

7 Psychosen des Kindes- und Jugendalters

Definition: Unter Psychosen versteht man schwere Störungen der Beziehung sowohl zum eigenen Selbst als auch zur personalen und dinglichen Umwelt, dessen Bedeutungsgehalt für das betroffene Individuum so stark verändert ist, daß sowohl das Erleben als auch das Verhalten des Betroffenen für seine Mitwelt nicht mehr einfühlbar scheint. Die Patienten sind quasi aus der gemeinsamen Lebens- und Welterfahrung der Mitmenschen ausgebrochen, sie scheinen in einer eigenen, für den Mitmenschen schwer zugänglichen Welt zu leben.

Grundsätzlich ist zwischen endogenen und exogenen, körperlich begründbaren Psychosen zu unterscheiden. Letztere sind immer durch bekannte somatische Ursachen wie Enzephalitiden, Hirntumoren, Stoffwechselerkrankungen, die das Gehirn treffen, Hirntraumen, Vergiftungen und andere Somatosen bedingt, die sekundär zu einer Beeinträchtigung der zentralnervösen Wahrnehmungsfunktion führen. Bei den endogenen Psychosen ist eine Ursache letztlich noch nicht bekannt, wenn auch vieles dafür spricht, daß sowohl *lebensgeschichtliche Faktoren* als auch *somatische Basisstörungen* (Störung des Hirnstoffwechsels) ätiologisch und pathogenetisch eine ganz bedeutsame Rolle spielen. Insofern hat die Unterscheidung zwischen exogenen und endogenen Psychosen nur einen grob orientierenden, didaktischen Charakter.

Häufigkeit: Kindliche Psychosen sind selten. Vor dem 10. Lebensjahr liegt die Manifestationsrate schizophrener Psychosen bei $0,5-1\%$, vor dem 14. Lebensjahr bei $3-4\%$ der Gesamterkrankungen an Schizophrenien (Gesamtmorbiditätsrate: 1% der Durchschnittsbevölkerung). Manisch-depressive Psychosen sind in dieser Altersspanne noch seltener und kommen bei etwa $1-2\permil$ der Alterspopulation vor. Etwa $0,5\%$ der Gesamterkrankungen manisch-depressiver Psychosen beginnt bereits vor dem 10. Lebensjahr.

Symptome:
1. Manisch-depressive Psychosen. Manisch-depressive Symptome im Kindesalter sind flüchtig und werden häufig verkannt als Unarten, Faulheit, Unlust, Trotz und Leistungsverweigerung. Die einzelnen Phasen sind sehr kurz und dauern häufig nur mehrere Tage an. Ein endogen-depressives Kind verhält sich durchaus ähnlich wie ein depressiver Erwachsener: Es kann sich mit den gleichen Selbstvorwürfen, Schuldgefühlen, Versündigungsideen, hypochondrischen Befürchtungen und Suizidgedanken quälen wie erwachsene Depressive. Traurigkeit, Antriebshemmung, Grübelneigung, Angst, Appetitmangel und Schlafstörungen gehören dazu. Nicht selten beschäftigen sich Kinder in der depressiven Phase mit dem Tod (Todesphantasien, Suizidgedanken, Suizidhandlungen). Die Kinder ziehen sich zurück, zeigen an nichts mehr Interesse und lassen in ihren schulischen Leistungen nach. Die manischen Phasen sind durch Distanzlosigkeit, gesteigerte Impulsivität, Rast- und Ruhelosigkeit, zielloses Weglaufen, sprunghafte Handlungen, Getriebenheit, frech-aufsässiges Benehmen, Rededrang mit Ideenflucht, oft abenteuerliche Einfälle, heitergehobene Stimmung mit Neigung zu Schabernack und derben Späßen sowie Größenideen gekennzeichnet; die Kinder halten sich für Fußball-, Gesangs- oder Filmstars, für Prinzessinnen oder Könige. Häufig besteht eine familiäre Belastung mit manisch-depressiven oder hizophrenen Psychosen. Die Phasen heilen in der Regel folgenlos aus. Typisch ist für manisch-depressive Erkrankungen des Kindes- und Jugendalters der spätere Übergang in eine schizophrene Psychose.

2. Schizophrenie. Die Symptomatologie der kindlichen Schizophrenie ist vom jeweiligen Manifestationsalter und vom erreichten Reifegrad der kindlichen Persönlichkeit abhängig. Vor dem 6./7. Lebensjahr werden typisch schizophrene Symptome noch nicht entwickelt, obwohl das Verhalten auch dann schon Ähnlichkeiten zu demjenigen erwachsener Schizophrener aufweist. Im Vorschulalter herrschen unproduktive Symptome vor wie Verlust altersgemäßer Interessen, Spielunlust, motorische Störungen (Stereotypien, Hyperkinesien, manierierter Gang, bizarre Körperhaltungen), negativistisches Verhalten, Beziehungsstörungen bis zur völligen Abkehr in die eigene autistische Welt, Sprachstörungen (Echolalie = Wiederholung von Gesprochenem; Fragen werden nicht beantwortet, sondern papageienhaft in derselben Sprachmelodie wiederholt), schließlich Zerfall der Sprache und dementiver Persönlichkeitsabbau. Die Kinder sind hochgradig ängstlich und mißtrauisch, die Stimmung schwankt zwischen explosibler Gereiztheit und depressiver Apathie, die Kinder erscheinen gefühlskalt und roh, während sie vorher lieb und anhänglich gewesen sind. Typisch sind Entfremdungserlebnisse, die Kinder meinen nicht mehr sie selbst zu sein, sie meinen eine andere Person (eine Freundin, das Geschwister) oder ein Gegenstand (ein Baum, eine Lampe, ein Haus) zu sein. Typisch ist auch, daß Dinge der Umgebung personifiziert werden („der Zug niest und hustet ja"). Typisch sind weiterhin merkwürdige Leibmißempfindungen wie: „Der Nabel platzt", „das Herz bleibt stehen", „der Blitz geht durch mich durch", „das Geschlecht geht entzwei". Äußerungen wie „ich bin nicht mehr ich selbst" oder „ich bin in zwei kleine Menschlein geteilt" deuten darauf hin, daß bereits kindliche Schizophrene Spaltungserlebnisse haben (Schizophrenie = „Spaltungsirresein"). Die Kinder leiden unter Katastrophenängsten („die Sonne fällt vom Himmel", „der Regen wird nicht mehr aufhören, und alle Menschen werden ertrinken"). Wahnideen und Halluzinationen sind bereits im Schulalter möglich, die Kinder leiden unter wahnhaften Vergiftungs-, Verfolgungs-, Beziehungs-, Beeinflussungs- oder Größenideen. Sie befürchten, daß merkwürdige Veränderungen in ihrem Körper vor sich gehen, daß sie unheilbar krank sind oder daß sich die Umwelt verändert und bedrohlich gegen sie richtet. Sprache, Schrift und Bewegungsmuster sind durch Stereotypien, Manierismen, Disharmonien und Bizarrerien gekennzeichnet. Oft sind die Kinder dranghaft enthemmt, zerstören sinn- und ziellos Dinge, koten ins Zimmer, masturbieren ohne Scham vor Fremden, essen wahllos Zigarettenkippen, Abfälle und sonstige ungenießbare Dinge, beschädigen sich mit scharfen oder spitzen Gegenständen oft lebensgefährlich und unternehmen gelegentlich auch unmotiviert Selbstmordversuche.

Der *Verlauf* ist bei Erkrankungen, die vor dem 10. Lebensjahr beginnen, so gut wie immer sehr ungünstig, es kommt zu erheblichen Persönlichkeitsveränderungen, vor allem auf dem Gebiet des Antriebs und der Emotionalität. Häufig müssen die Kinder jahrelang in psychiatrischen Institutionen oder Heimen leben, weil sie durch ihre unberechenbaren, schlecht beeinflußbaren Verhaltensweisen mit Erregungs- und Aggressionsdurchbrüchen, mit völliger Kontaktlosigkeit, initiative Armut und Antriebsverlust sonst nirgends mehr tragbar sind. Bei Krankheitsbeginn nach dem 10. Lebensjahr wird die Prognose deutlich besser. Es ist dann mit etwa 20% Vollheilungen zu rechnen. Insgesamt verlaufen etwa 50% der Erkrankungen relativ günstig, während die Prognose bei den übrigen 50% weniger günstig bis sehr ungünstig ist. Die Erkrankung verläuft in der Regel in Schüben, flackert immer wieder auf und kommt häufig erst nach Jahrzehnten zur Ruhe, wobei die aufgetretenen Persönlichkeitsveränderungen sehr variieren von völlig unauffällig bis hochgradig wesensverändert (sog. schizophrener Sonderling, Antriebsarmut, emotionale Leere).

3. Somatogene Psychosen. Die Symptome exogener, körperlich begründbarer Psychosen ähneln weitgehend denjenigen schizophrener Psychosen. Manisch-depressive Bilder, die durch somatische Störungen ausgelöst wären, gibt es praktisch nicht. Im Unterschied zu den schizophrenen Psychosen sind die organischen Psychosen durch lebhafte optische und akustische Halluzinationen gekennzeichnet, die der Realitätswelt des Kindes näher stehen als diejenigen schizophrener Psychosen. Es werden „alltägliche" Dinge halluziniert wie Schiffe, Häuser, Tiere, Spielsachen und andere Dinge der Umgebung. Die Trugwahrnehmungen schizophrener Kinder haben dagegen einen etwas „märchenhaften" Charakter. So sah ein schizophrener Junge einen Riesen aus Rauch, der sich um einen Apfel kringelte, ein anderer sah das „Welttelefon" an der Decke und hörte daraus merkwürdige Stimmen sprechen, sie sehen Engel mit riesenhaften Leuchtschildern durch die Gänge schreiten oder hören Engelstimmen und sehen groteske Schlangen, die in den Mündern von Riesenleibern verschwinden. Die Stimmung ist ängstlich oder aber freudig erregt, das Bewußtsein ist häufig getrübt, und die Kinder sind desorientiert. Bewußtseinstrübung und zeitliche und örtliche Desorientiertheit sind stets Hinweise für eine organische Psychose. Bei endogenen Psychosen ist das Bewußtsein in der Regel klar und die Orientierung voll erhalten. Der Verlauf exogener Psychosen ist abhängig von der Grundkrankheit.

Behandlung: Bei exogenen Psychosen muß die somatische Grundkrankheit behandelt werden. Schizophrene Psychosen werden mit Neuroleptika behandelt in kindgerechten Dosierungen, abhängig vom jeweiligen Körpergewicht. Manisch-depressive Psychosen werden mit Antidepressiva, manische Phasen ebenfalls mit Neuroleptika behandelt. Prophylaktisch werden auch im Kindes- und Jugendalter Lithiumsalze gegeben. Neben der Pharmakotherapie sind psychagogische, spieltherapeutische und heilpädagogische Verfahren indiziert. Wichtig ist die Herstellung einer konstanten und vertrauensvollen Beziehung zum Kind, die nur gelingt, wenn der Therapeut versucht, sich in die magisch-animistische Phantasiewelt des psychotischen Kindes einzufühlen. Nur so kann er dem Kind dabei hilfreich sein, aus der schizoid-paranoiden, angst- und aggressionsbesetzten Erlebniswelt herauszukommen und zu einer realitätsbezogenen Ich-Welt-Auseinandersetzung zu gelangen. Nur wenn der Therapeut eine Atmosphäre der Sicherheit und Geborgenheit schafft, kann das schizophrene oder manisch-depressive Kind in die Lage versetzt werden, seine Schuldgefühle, Ängste, Verfolgungs- und Minderwertigkeitsideen zu bearbeiten und ein positives Selbst- und Lebensgefühl zu entwickeln, das es ihm ermöglicht, ein realistisches Weltbild aufzubauen und eine gesunde Beziehung zu sich selbst und zur Mitwelt zu entwickeln.

8 Autismus

8.1 Frühkindlicher Autismus (KANNER)

Definition: Früher wurde der frühkindliche Autismus KANNER zu den frühkindlichen Psychosen gerechnet. Autismus bedeutet Rückzug in die eigene Vorstellungswelt und damit Kontaktstörung. Es handel sich nicht um eine gewöhnliche geistige Behinderung und auch nicht um eine (frühestens im Schulalter und in der Präpubertät einsetzende) Psychose.

Häufigkeit: 8:10000 unter 4- bis 14jährigen Kindern, Knaben sind 2- bis 3mal häufiger betroffen als Mädchen.

Krankheitsbild: *1. Beziehungsstörung.* Es besteht eine schwere Störung der Beziehung, insbesondere zur personalen Umwelt, meistens von Geburt an. Der Mitmensch wird nicht als Person erfaßt, sondern als Gegenstand angesehen. Das Kind reagiert nicht situationsadäquat auf Gesten und Zeichen affektiver Zuwendung der Mutter, blickt sie nicht an oder schaut „durch sie hindurch", später vermeidet es den aktiven Blickkontakt und wehrt Liebkosungen und andere Kontaktversuche durch die Umgebung ab. Im Gegensatz dazu bestehen häufig bis zur Faszination gesteigerte selektionierte Spezialinteressen an bestimmten Dingen (Spielzeug, Schnur, tropfender Wasserhahn etc.).

2. Tendenz zur Bewahrung der Gleichheit. Das autistische Kind zeigt ein zwanghaftes Bedürfnis zur Gleicherhaltung der Umwelt und der Situation, in der es sich befindet. Der Tagesablauf muß nach dem gleichen Rhythmus ablaufen. Sonst kommt es zu hochgradigen Erregungs- und Angstzuständen („Veränderungsangst", „Katastrophenreaktion").

3. Sprachstörungen. Während die statomotorische Entwicklung bei den autistischen Kindern meistens unauffällig ist, ist die sprachliche Entwicklung stark verzögert oder bleibt ganz aus. Etwa ⅔ der Kinder lernen sprechen, der Rest bleibt sprachlos. Kommt es zum Erwerb von Sprache, so fehlt ihr dennoch eine kommunikative Funktion. Sprache dient lediglich zur Benennung von Gegenständen sowie der eigenen und fremder Personen. Manche Kinder versetzen durch das Hersagen von langen Gedichten und Liedern in Erstaunen, dies geschieht aber mechanistisch-monoton. Kennzeichnend für die Sprache autistischer Kinder sind Phänomene wie die Echolalie (Wiederholung von Gesprochenem) oder der Phonographismus (Wiederholung von an das Kind gerichteten Fragen anstelle einer Antwort). Autistische Kinder neigen zur Wortneubildung (Neologismen). Ein weiteres Charakteristikum ist die sog. „pronominale Umkehr", die Kinder sprechen von sich in der 3. Person (mit ihrem Eigennamen) oder als „du".

4. Intelligenzstörung. Eine Störung der intellektuellen Leistungsfähigkeit liegt bei allen autistischen Kindern in mehr oder weniger stark ausgeprägtem Maße vor. Es handelt sich dabei jedoch nicht um eine gewöhnliche Oligophrenie: Entsprechend ihren ausgeprägten Spezialinteressen sind Kinder oft zu erstaunlichen Sonderleistungen fähig (Lösen schwieriger Rechenaufgaben, hervorragende Gedächtnisleistungen). Die meisten Kinder mit einem frühkindlichen Autismus KANNER haben einen charakteristischen, intelligent wirkenden, prinzenhaften Gesichtsausdruck.

5. Reaktion auf sensorische Reize. Autistische Kinder neigen dazu, ihre Umwelt kinästhetisch zu erfassen: Objekte und Menschen werden beschnüffelt, beleckt und abgetastet.

6. Motorische Auffälligkeiten. Die Motorik der autistischen Kinder ist eigentümlich maniriert, eckig, steif und durch mannigfaltige Stereotypien gekennzeichnet wie Hüpfen, Wedeln der Arme und Beine, rhythmisches Schaukeln mit dem Oberkörper.

Die Symptome des frühkindlichen Autismus KANNER treten in der Regel *vor dem 30. Lebensmonat* auf, bis dahin *kann* die Entwicklung mehr oder weniger unauffällig verlaufen sein.

Ursache: Die Ätiologie des frühkindlichen Autismus ist uneinheitlich. Im wesentlichen werden genetische, hirnorganische und psychogene Faktoren für das Entstehen verantwortlich gemacht (multifaktoriell bedingtes Syndrom). Manche Schwachsinnsformen gehen mit einem autistischen Syndrom einher, wie z. B. die Phenylketonurie (s. S. 73), die tuberöse Hirnsklerose (s. S. 371).

Prognose: Die Prognose ist ungünstig. In etwa 50% der Fälle ist eine Dauerunterbringung notwendig. 25–30% entwickeln sich dagegen relativ günstig.

Behandlung: Es gibt keine spezifische Therapie. Beim Kind sind heilpädagogische, motopädische und spieltherapeutische Maßnahmen indiziert. Die Frage des Einsatzes von Neuroleptika oder Stimulanzien (Fenfluramin) sollte im Einzelfall sorgfältig geklärt werden. Wichtig ist stets die einfühlsame Beratung und Begleitung der Familie.

8.2 Autismus vom Typ ASPERGER

Definition: Beim ASPERGER-Autismus handelt es sich um eine leichtere und später einsetzende Form des Autismus mit fließenden Übergängen von der Normvariante bis zur autistischen Psychopathie.

Häufigkeit: Wenigstens 3- bis 5mal häufiger als das KANNER-Syndrom, die Prävalenz liegt mindestens bei 2,5 bis 3:1000, auch sind Knaben sehr viel häufiger betroffen als Mädchen.

Krankheitsbild: Die Kinder wirken ernst, grüblerisch, egozentrisch, extrem introvertiert und frühreif. Im Gegensatz zu den KANNER-Autisten sind die ASPERGER-Autisten motorisch ungeschickt, sie lernen spät laufen, aber früh sprechen, während dies bei den KANNERschen Autisten gerade umgekehrt ist. Allerdings ist die Sprechmelodie oft manieriert, eintönig, leiernd. Die Intelligenz ist entweder durchschnittlich, häufig auch überdurchschnittlich. Kennzeichnend sind ausgeprägte Spezialinteressen und Spezialkenntnisse mit entsprechenden Spitzenleistungen auf ausgefallenen Spezialgebieten. Die Kinder wirken ausgesprochen eigenbrötlerisch. Dinge, die dem gesunden Kind rasch unwichtig werden, strahlen eine besondere Faszination auf Kinder mit einem ASPERGER-Autismus aus.

Ursache: Auch beim ASPERGER-Autismus ist die Ätiologie uneinheitlich. Genetische Faktoren scheinen ätiologisch eine dominierende Rolle zu spielen.

Prognose: Die Prognose ist im allgemeinen günstig, vor allem wenn diese Kinder später als Erwachsene eine „soziale Nische" finden, in der sie unbehelligt von ihrer Umgebung ihren Neigungen nachgehen können. Bei Forschern und Künstlern sind ASPERGERsche Autisten sicher in gehäufter Zahl zu finden!

Therapie: Die Therapie hängt vom Leidensdruck und vom Ausprägungsgrad ab. Wichtig ist eine behutsame Bearbeitung von Beziehungskonflikten.

Weiterführende Literatur

EGGERS, CH., LEMPP, R., NISSEN, G., STRUNK, P.: Lehrbuch der speziellen Kinder- und Jugendpsychiatrie. 5. Auflage, Springer, Berlin, Heidelberg, London, New York, Paris, Tokyo 1989

FREUD, A.: Wege und Irrwege in der Kindesentwicklung. Huber, Bern, Stuttgart 1971

MAHLER, M. S.: Symbiose und Individuation – Psychosen im frühen Kindesalter. Klett, Stuttgart 1972

MAHLER, M.: Bedeutung des Loslösungs- und Individuationsprozesses für die Beurteilung von Borderline-Phänomenen. Psyche 29 (1975) 1078

PIAGET, J., INHELDER, B.: Die Psychologie des Kindes. Walter, Olten, Freiburg 1972

SCHAFFER, R.: Mütterliche Fürsorge in den ersten Lebensjahren. Das Kind und seine Entwicklung. Klett-Cotta, Stuttgart 1982

WINNICOTT, D. W.: Die therapeutische Arbeit mit Kindern. Kindler, München 1973

WINNICOTT, D. W.: Reifungsprozesse und fördernde Umwelt. Kindler, München 1974

WINNICOTT, D. W.: Von der Kinderheilkunde zur Psychoanalyse. Kindler, München 1976

WINNICOTT, D. W.: Familie und individuelle Entwicklung. Kindler, München 1978

21. Teil: Schwangerschaft und Geburtshilfe, Gynäkologie, Gynäkologie des Kindes- und Jugendalters

Peter Lentsch, Volker Terruhn

A Schwangerschaft und Geburtshilfe

Peter Lentsch

1 Die Schwangerschaft

1.1 Befruchtung und frühe Entwicklung

Die Schwangerschaft beginnt mit der *Vereinigung (Konjugation)* der beiden *Keimzellen (Gameten)*, der Eizelle und der Samenzelle (Spermium). Durch die *Reife- oder Reduktionsteilung* entstehen im Ovar *Eizellen (Oozyten)* und im Hoden *Samenzellen (Spermatozoen)*, die alle einen *ganzen (= haploiden)* Chromosomensatz von 23 Chromosomen besitzen. Mit der Vereinigung der männlichen Samenzelle und der weiblichen Eizelle wird die normale *doppelte (= diploide)* Anzahl von 46 Chromosomen wiederhergestellt. Die so befruchtete Eizelle wird als *Zygote* bezeichnet.

Die Befruchtung findet innerhalb von 12 Stunden nach dem *Eisprung (Ovulation)* statt. Die Befruchtungsfähigkeit der Eizellen beträgt nur 6–12 Stunden, die der Spermien 24–36 Stunden. Von den 300–500 Millionen Spermien, die bei der Ejakulation ins hintere Scheidengewölbe gelangen, erreichen ca. 300 innerhalb einer Stunde die Ampulle der Tube (Eileiter).

Nach der *Befruchtung der Eizelle im Eileiter* beginnen sofort die ersten Zellteilungen.

> Nach 30 Stunden befindet sich die Zygote im *Zweizellstadium*,
> nach 40 bis 45 Stunden im *Vierzellstadium*,
> nach 52 Stunden im fortgeschrittenen *Morula-Stadium* von 32 Zellen und
> nach 96 Stunden im *Blastula-Stadium*.

Dies alles findet im Eileiter statt, und dauert 3–4 Tage (Abb. 21.1).

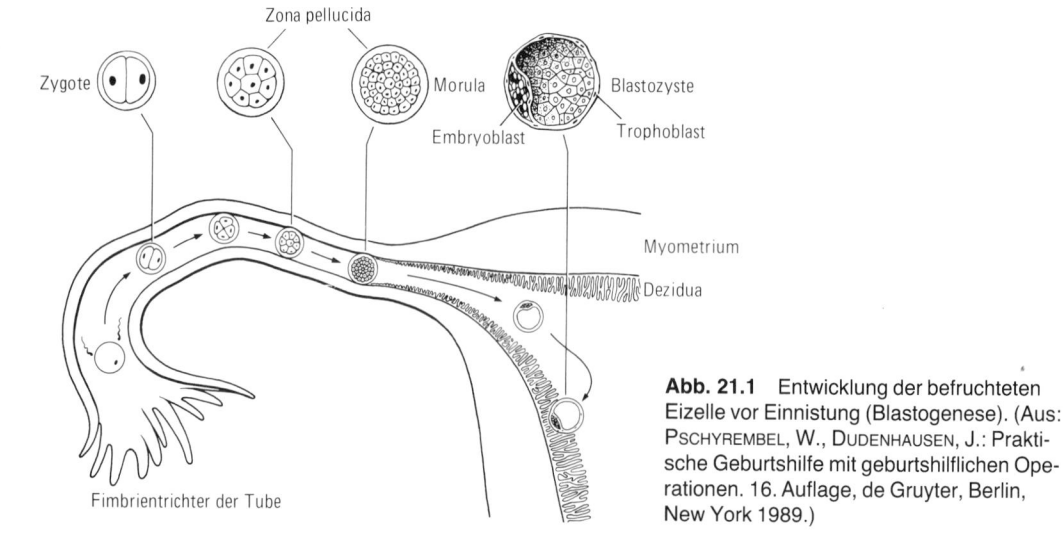

Abb. 21.1 Entwicklung der befruchteten Eizelle vor Einnistung (Blastogenese). (Aus: Pschyrembel, W., Dudenhausen, J.: Praktische Geburtshilfe mit geburtshilflichen Operationen. 16. Auflage, de Gruyter, Berlin, New York 1989.)

Eine gut ausgebildete *Keimblase (= Blastozyste)* liegt nach etwa 120–140 Stunden vor. Diese ist zur *Einnistung (Nidation)* in der durch die Sexualhormone vorbereiteten hochaufgebauten Gebärmutterschleimhaut fähig. Die Blastozyste (Keimblase) beginnt sich jetzt bereits in eine innere Zellschicht, den *Embryoblasten,* und eine äußere Zellage, den *Throphoblasten* – aus dem sich später die Plazenta entwickelt – zu differenzieren. Die Trophoblastzellen der äußeren Zellschicht dringen ab dem 7. Tag nach der Befruchtung bzw. dem *21. Zyklustag* in die Gebärmutterschleimhaut ein (*= Implantationsphase*). In der nun folgenden *Plazentationsphase* kommt es zur festen Verbindung zwischen Gebärmutter und Trophoblasten. Auch innerhalb des Embryos findet jetzt eine Differenzierung einzelner Zellschichten in die sogenannten *Keimblätter* statt. Wir unterscheiden: *Ektoderm, Mesoderm* und *Entoderm,* aus denen sich später die einzelnen Organe und Organsysteme bilden.

1.2 Entwicklung von Embryo und Fetus

Durch Furchungen und Faltungen werden allmählich das Relief des menschlichen Körpers und die einzelnen Organe geformt. Es entstehen so zunächst die embryonale C-Form und später die Extremitätenknospen, die heute durch die Sonographie bereits in der 8. Woche – vom 1. Tag der letzten normalen Menstruation an gerechnet – zu sehen sind. Der Embryo ist zu diesem Zeitpunkt von den ihn umgebenden Hüllen nur mehr durch einen Haftstiel – die spätere Nabelschnur – verbunden. Er schwimmt in der mit Fruchtwasser gefüllten Höhle, das ihn vor Erschütterungen und Druck schützt. Der Zeitraum zwischen Befruchtung und Ende der 4. Woche nach dem 1. Tag der letzten normalen Regelblutung wird als *Blastogenese* bezeichnet, der Zeitraum der *Organbildung (Organogenese)* kennzeichnet die *Embryonalperiode* von Anfang der 5. Woche bis zum Ende der 14. Woche vom 1. Tag der letzten normalen Periode an gerechnet bzw. bis zum Ende der 12. Woche seit der Konzeption (Empfängnis). In der Embryonalperiode werden aus den noch undifferenzierten Zellansammlungen Organsysteme angelegt (Organogenese). Im 4. Schwangerschaftsmonat hat der Embryo die endgültige menschliche Form erreicht.

Die Zeit nach der Embryonalperiode, also nach der 14. Woche wird als *Fetalperiode* bezeichnet; sie ist durch das Wachstum des gesamten Orga-

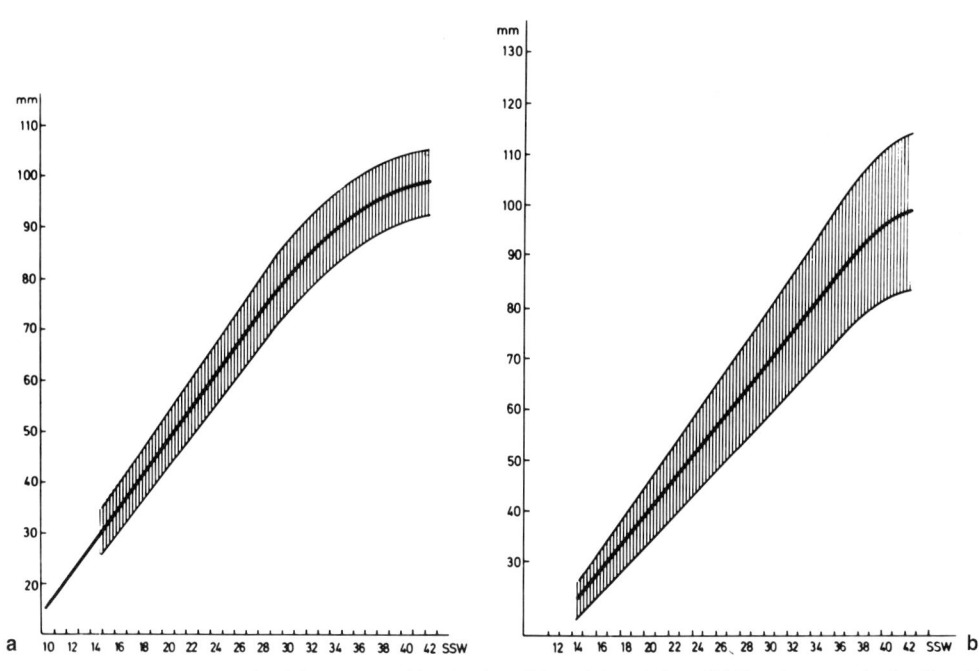

Abb. 21.2a, b Wachstumsverlaufskurven von biparietalem (**a**) und thorakalem (**b**) Durchmesser in der Gravidität. (Aus: HANSMANN, M.: Ultraschallbiometrie im 2. und 3. Trimester der Schwangerschaft. In: Gynäkologie. Band 9. Springer, Berlin, Heidelberg, 1976.)

nismus und die Differenzierung der Organfunktionen gekennzeichnet. Dabei kommt es zu einem konstanten Wachstum der Frucht. Diese gleichbleibende Wachstumsgeschwindigkeit führte zur Aufstellung von normalen Wachstumskurven (Abb. 21.2).

Im 5. Monat beginnt der Fet sich spürbar zu bewegen; bei der Mehrgebärenden etwa in der 18., bei der Erstgebärenden erst in der 20. Schwangerschaftswoche. Mit Ultraschall ist die Herzaktion bereits in der 6. Schwangerschaftswoche, die Extremitätenbewegung in der 10. Woche nachweisbar. Fehlende Herzaktion und leerer oder deformierter Fruchtsack sind Hinweise auf eine nicht entwicklungsfähige Schwangerschaft.

Für die Länge der Frucht am Ende der einzelnen Schwangerschaftsmonate gilt etwa folgende Regel (Schwangerschaftsmonat = 28 Tage):

I	$1 \times 1 = 1$ cm	VI	$6 \times 5 = 30$ cm
II	$2 \times 2 = 4$ cm	VII	$7 \times 5 = 35$ cm
III	$3 \times 3 = 9$ cm	VIII	$8 \times 5 = 40$ cm
IV	$4 \times 4 = 16$ cm	IX	$9 \times 5 = 45$ cm
V	$5 \times 5 = 25$ cm	X	$10 \times 5 = 50$ cm

Nach kompletten 25 Schwangerschaftswochen gilt der Fet – unter optimalen Umständen geboren – als lebensfähig und besitzt eine Körperlänge von ca. 32 cm und ein Gewicht von ca. 800 g. Wird ein Kind vor der vollendeten 37. Schwangerschaftswoche geboren, spricht man von *Frühgeburt* (definitionsgemäß beträgt das Gewicht bei einer Frühgeburt mindestens 1000 g). Die Mehrzahl aller Kinder werden normalerweise zwischen der 38. und der 42. Woche geboren. Sie sind *reif und ausgetragen* (Abb. 21.3). Nach der vollendeten 42. Schwangerschaftswoche spricht man von *Übertragung*.

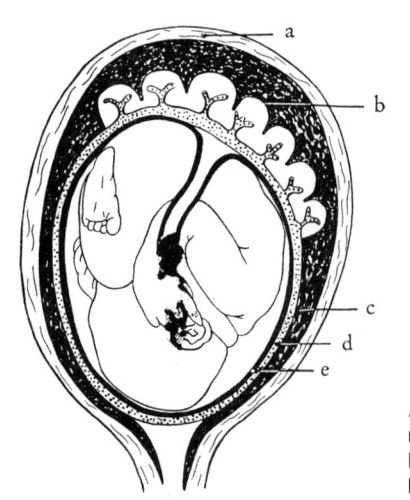

1.3 Regelrechte Schwangerschaft

1.3.1 Diagnose der Schwangerschaft

Klinische Schwangerschaftszeichen

unsichere Schwangerschaftszeichen:
- Übelkeit, morgendlicher Brechreiz, Erbrechen
- außergewöhnliche Gelüste
- häufiges Wasserlassen (Pollakisurie)
- Schwindelgefühle und Ohnmachten

wahrscheinliche Schwangerschaftszeichen:
- Ausbleiben der Regelblutung (Amenorrhoe)
- Vergrößerung und Spannung der Brüste
- livide Verfärbung der Scheidenhaut
- Vergrößerung und Auflockerung der Gebärmutter

sichere Schwangerschaftszeichen:
- biochemische Schwangerschaftstests (β-HCG im Urin, im Serum)
- sonographischer Nachweis
- Nachweis kindlicher Herztöne
- Kindsbewegungen

Im allgemeinen pflegt sich die Schwangerschaft durch das Ausbleiben der Periodenblutung anzuzeigen. Dies ist kein sicheres Schwangerschaftszeichen, da vielfältige Störungen möglich sind. Meistens wird nach Ausbleiben der Periodenblutung von der Patientin selbst ein Schwangerschaftstest durchgeführt. Dieser Test ist hoch empfindlich, so daß er bereits wenige Tage nach Ausbleiben der Periodenblutung positiv ausfällt.

Abb. 21.3 Schnitt durch die Gebärmutter mit reifer Frucht: **a** Gebärmuttermuskulatur, **b** Plazenta, **c** Gebärmutterschleimhaut, **d** Lederhaut (Chorion), **e** Wasserhaut (Amnion), das Fruchtwasser umgebend.

Größe der Gebärmutter bei der gynäkologischen Untersuchung

Ende I. Monat: nicht oder wenig vergrößert
Ende II. Monat: deutlich vergrößert und aufgelockert (gänseei- bis frauenfaustgroß)
Ende III. Monat: etwa mannsfaustgroß
Ende IV. Monat: etwa kindskopfgroß (doppelfaustgroß)

Höhenstand des Gebärmuttergrundes (Fundus uteri) bei äußerer Untersuchung (Abb. 21.4)

16. Woche: 3 Querfinger oberhalb der Symphyse
20. Woche: in der Mitte zwischen Nabel und Symphyse
24. Woche: in Nabelhöhe
28. Woche: 3 Querfinger über dem Nabel
32. Woche: Mitte zwischen Nabel und Brustbeinspitze (Schwertfortsatz)
36. Woche: am Rippenbogen
40. Woche: 1–2 Querfinger unter dem Rippenbogen

Neben den *anamnestischen Angaben* über Zyklusdauer und ersten Tag der letzten Periodenblutung kann der Befruchtungstag von großer Bedeutung sein. Da der Zeitpunkt der Befruchtung bzw. des Eisprungs nicht genau bestimmt werden kann, wird das *Schwangerschaftsalter* vom *ersten Tag der letzten normalen Regelblutung* an gerechnet. Von diesem Zeitpunkt an dauert die Schwangerschaft (bei einem 28tägigen Zyklus) *280 Tage*, also 10 Mond- oder Lunarmonate oder *40 Wochen*.

Man kann demnach den Geburtstermin nach der NAEGELEschen Regel errechnen. Dabei werden zum ersten Tag der letzten Menstruationsblutung 7 Tage und ein Jahr hinzugezählt und von dem Ergebnis wiederum 3 Monate abgezogen:

Geburtstermin = letzte Periode + 7 Tage + 1 Jahr – 3 Monate

1.3.2 Untersuchungen in der Schwangerschaft

Heute wird man beim Vorliegen einer Schwangerschaft vom frühestmöglichen Zeitpunkt an eine *Ultraschalluntersuchung* durchführen. Diese

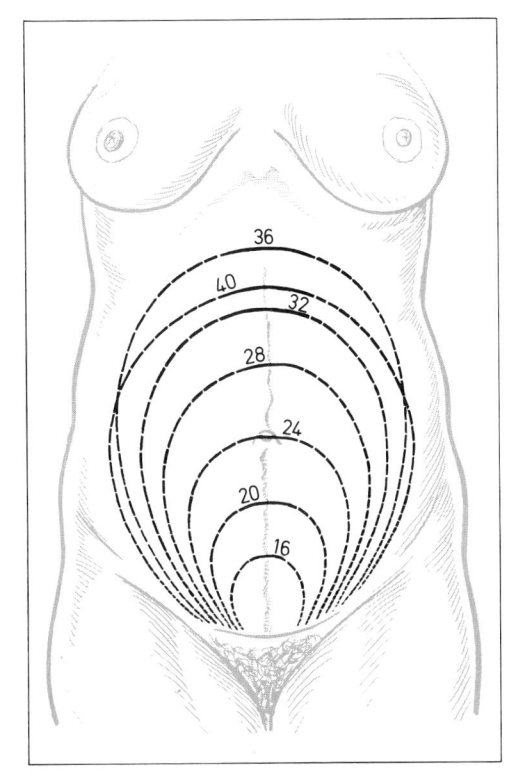

Abb. 21.4 Höhenstand des Fundus uteri (Gebärmuttergrund) bei der äußeren Untersuchung in den verschiedenen Schwangerschaftswochen (vgl. Text). (Aus: MARTIUS, G.: Lehrbuch der Geburtshilfe. 12. Auflage, Thieme, Stuttgart 1988.)

kann sowohl durch die Bauchdecken, als auch – mit Hilfe einer Vaginalsonde – von der Scheide her – durchgeführt werden. Die *Vaginalsonographie* hat den Vorteil, daß man keine volle Harnblase benötigt. Sonographische Verlaufskontrollen ermöglichen mit Hilfe normierter Wachstumsverlaufskurven die genaue Bestimmung des Schwangerschaftsalters; dies erweist sich bei unklaren Angaben zur letzten Regelblutung hinsichtlich des Geburtstermines als besonders hilfreich (Abb. 21.2, Abb. 21.5).

Man mißt in der Frühschwangerschaft die *Scheitel-Steiß-Länge (SSL oder CRL = crown rump length)*, später den *Kopf- (BIP = biparietaler Durchmesser)* und den *Brustkorb-Durchmesser*. Darüber hinaus gelingt die Aussage, ob die Schwangerschaft in der Gebärmutter am richtigen Platz sitzt oder ob es sich um eine außerhalb der Gebärmutter liegende Schwangerschaft *(Extrauteringravidität = EUG)* handelt.

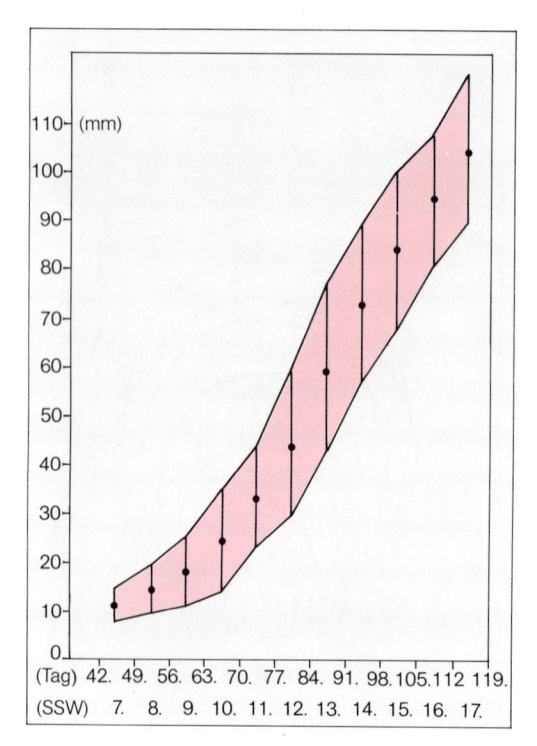

Abb. 21.5 Fetale Scheitel-Steiß-Länge in Abhängigkeit vom Schwangerschaftsalter. (Nach: Hackelöer und Hansmann 1976. Aus: Martius, G.: Lehrbuch der Geburtshilfe. 12. Auflage, Thieme, Stuttgart 1988.)

In der Schwangerschaft kommt es zur *hormonellen Umstellung:* in der Frühschwangerschaft zeigen der normale Anstieg von β-*HCG (HCG = human chorionic gonadotropine)* und von *Progesteron* eine intakte Schwangerschaft an.

In der Spätschwangerschaft können dann das *HPL (= humanes plazentares Laktogen),* ein Hormon der Plazenta, und das *Östriol,* welches hauptsächlich fetaler Herkunft ist, zur hormonellen Überwachung des fetalen Wohlergehens herangezogen werden.

Seitdem jedoch die *kontinuierliche Registrierung der fetalen Herzfrequenz* (**C**ardio**t**oko**g**raphie = *CTG*) (Abb. 21.6) sowie *Wehenbelastungsteste* (**O**xytozin-**B**elastungs**t**est = *OBT*), die *Amnioskopie (Fruchtwasserspiegelung)* (Abb. 21.7) und die *fetale* **M**ikro**b**lut-**U**ntersuchun**t**g *(MBU) unter der Geburt* (Abb. 21.8) zur Routine geworden sind, haben diese Hormonuntersuchungen an Bedeutung verloren.

1.3.3 Physiologische Veränderungen des mütterlichen Organismus in der Schwangerschaft

Die plazentaren und fetoplazentaren Hormone verändern den gesamten mütterlichen Organismus. Diese Veränderungen sind als Adaptationsvorgänge an die erhöhten Leistungsanforderungen aufzufassen. Alle wichtigen Organveränderungen der Schwangeren können als Folge der Entspannung der glatten Muskelzellen und der Gewebsauflockerung durch Flüssigkeitseinlagerung erklärt werden.

Gewichtszunahme und Gesamtstoffwechsel

Die durchschnittliche *Gewichtszunahme* während der Schwangerschaft beträgt 10–12,5 kg.
Dabei entfallen ca. 3500 g auf das Kind, ca. 1000 g (= 1 l) auf das Fruchtwasser, etwa 650 g auf die Plazenta und 900 g auf das Uterusgewicht. Die Brustdrüse wächst um ca. 500 g. Weiterhin werden im Körper 1–2 l Wasser eingelagert.

Für die Deckung des Energiebedarfs benötigt die Schwangere ab 4. Monat durchschnittlich zusätzlich 300 kcal pro Tag. Der O_2-Verbrauch steigt um 20–30%.

Uterus (Gebärmutter)

Ausgeprägt sind die Schwangerschaftsveränderungen an der Gebärmutter, deren Größe und Gewicht durch Wachstum und Dehnung etwa auf das 20fache zunimmt (von 60 auf 1000 g). Die Blutgefäße sind stark erweitert und können dank ihrer spiraligen Anordnung in die Länge gezogen werden.

Herzkreislauf

Das Körperwasser nimmt sowohl intra- als auch extrazellulär zu. Da das Plasmavolumen größer ist als die Erythrozytenmasse, kommt es zu einer *Blutverdünnung (Schwangerschaftshydrämie).* Die Zunahme des intravaskulären Volumens bewirkt eine *Zunahme des Herzminutenvolumens.* Dieses wird teils durch eine *Herzfrequenzsteigerung,* teils durch eine *Abnahme des peripheren Gefäßwiderstandes* bewältigt. Der Mitteldruck bleibt im wesentlichen gleich. Die Herabsetzung des Gefäßtonus führt zur *Gefäßerweiterung (Krampfadern, Hämorrhoiden).*

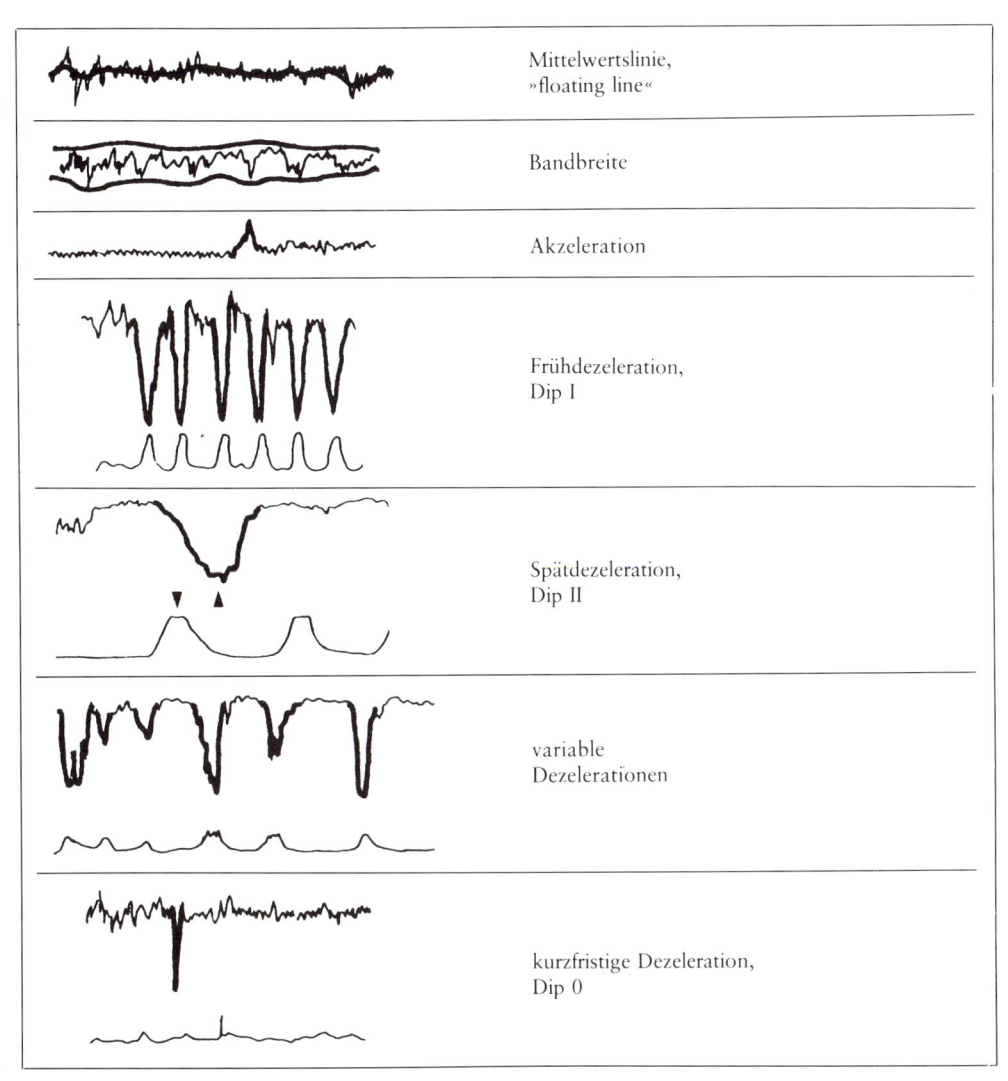

～～～～～～～～	Mittelwertslinie, »floating line«
～～～～～～～～	Bandbreite
～～～∧～～～	Akzeleration
∨∨∨∨ ∧∧∧∧	Frühdezeleration, Dip I
─∨─ ∧ ∧	Spätdezeleration, Dip II
∨∨ ∨∨ ∧∧∧∧	variable Dezelerationen
～∨～ ─∧─	kurzfristige Dezeleration, Dip 0

Abb. 21.6 Cardiotokographie (CTG): Schwankungen der fetalen Herzfrequenz. (Aus: SCHNEIDER, J., KAULHAUSEN, H. (Hrsg.): Lehrbuch der Gynäkologie und Geburtsmedizin. Kohlhammer, Stuttgart 1986.)

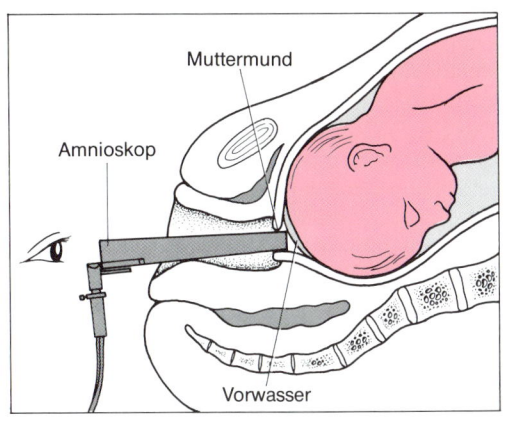

Abb. 21.7 Amnioskopie. (Aus: SALING, E.: Das Kind im Bereich der Geburtshilfe. Thieme, Stuttgart 1966.)

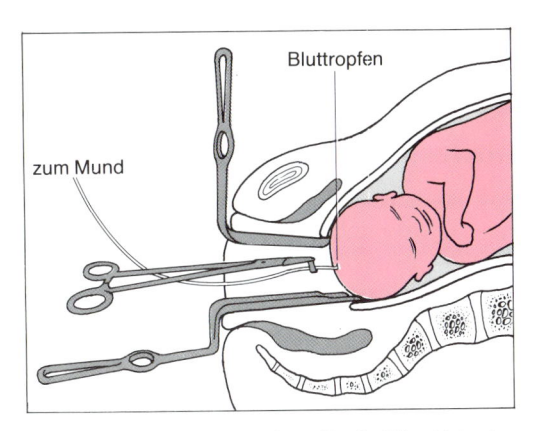

Abb. 21.8 Fetale Blutanalyse (fetale Mikroblutuntersuchung = MBU). (Aus: SALING, E.: Das Kind im Bereich der Geburtshilfe. Thieme, Stuttgart 1966.)

Harntrakt

Die Nierendurchblutung und das glomeruläre Filtrationsvolumen nehmen zu. Da die filtrierte Glukosemenge ansteigt, die Glukoserückresorption aber unverändert bleibt, kommt es in der Schwangerschaft zu einer physiologischen *Glukosurie* (Zucker im Urin). Die *Harnleiter* werden weit und schlaff *(Dilatation der Harnleiter),* und es kommt zur Erweiterung der Nierenbecken *(Schwangerschaftshydronephrose).* Die Keimaszension und die Ausbildung einer *Pyelonephritis gravidarum (Schwangerschafts-Nierenbeckenentzündung)* werden begünstigt.

Gastrointestinaltrakt

Die Darmfunktion wird träger, Schwangere leiden vermehrt an *Verstopfung (Obstipation).* Neben Obstipation und morgendlicher Übelkeit, ist die Neigung zu *Zahnfleischbluten* und *Sodbrennen* zu beobachten. Der Tonus im Magen-Darm-Trakt ist herabgesetzt, die Magen-Darm-Passage verzögert. Ebenso kann es durch Atonie der Gallenblase zur Steinbildung kommen.

Haut

Die dunklere Verfärbung der Brustwarzen, der Vulva, des Afters, des Nabels und der Linea alba ist durch die *vermehrte Pigmenteinlagerung* bedingt. Im Gesicht nennt man solche Pigmentansammlungen *Chloasma gravidarum,* sie bilden sich nach der Geburt zurück oder erblassen. An den Bauchdecken, an den Brüsten und an den Hüften entstehen umschriebene streifenförmige Hautatrophien, die *Schwangerschaftsstreifen (Striae gravidarum).* Es handelt sich dabei um ein Auseinanderweichen und Einreißen von elastischen Fasern, die – individuell unterschiedlich ausgeprägt – narbenähnliche Streifen hinterlassen.

Halte- und Stützapparat

Der hormonelle Einfluß führt zur Auflockerung der Gelenke und zu Gelenkschmerzen, die zusammen mit den statischen Veränderungen der Wirbelsäule, den Rückenschmerzen und den ischialgiformen Schmerzen die Schwangere belästigen.

1.3.4 Schwangerschaftsvorsorge

Da die Zeitspanne der Schwangerschaft einerseits für die Mutter eine körperliche Belastung darstellt, andererseits die Entwicklung des Kindes Schädigungen ausgesetzt sein kann, ist eine vorsorgliche Betreuung der Schwangeren notwendig. Die erforderlichen Untersuchungen sind in gesetzlichen Richtlinien festgelegt und sollten in regelmäßigen Abständen stattfinden.

Es werden folgende Untersuchungen empfohlen:

1. **Erstuntersuchung mit Anamnese** (allgemeine und geburtshilfliche Anamnese, Risikofaktoren, vorausgegangene Erkrankungen, Operationen usw.)
2. **Blutentnahme** mit Bestimmung von Blutgruppe, Rhesus-Faktor, Antikörper-Titer, Lues-Serologie, Röteln-Titer, evtl. Toxoplasmose-Titer
3. Regelmäßige körperliche Untersuchung mit **Bestimmung der Uterusgröße** und der **Kindslage**
4. Regelmäßige **Kontrollen von Urin und Blutbild,** von **Blutdruck** und **Gewicht, Ödeme** und **Krampfadern** werden registriert
5. Regelmäßige **Beurteilung des Gebärmutterhalses** zur rechtzeitigen Erkennung einer vorzeitigen Öffnung (Frühgeburtsbestrebungen)
6. Bei unauffälliger Schwangerschaft **2malige Ultraschalluntersuchung** (in der 16.–18. und in der 32.–34. SSW) zur Bestätigung des Geburtstermins und zur Fehlbildungsdiagnostik (pränatale Diagnostik)
7. **Cardiotokographie (CTG)** nach Terminüberschreitung und früher bei entsprechender Indikation (ab der 26. SSW)

Zur Schwangerenvorsorge gehört auch eine ausreichende Beratung der Schwangeren über die Lebensweise. Diese bezieht sich auf die körperliche Hygiene, auf den Schutz vor Infektionskrankheiten, auf die Berufsarbeit, die sportliche Betätigung, die Ernährung und die Geburtsvorbereitung.

Die Ernährung sollte eiweißreich und kohlenhydrat- und fettarm sein. Genußmittel wie Alkohol und Nikotin sind verboten, da sie zur Mangelentwicklung des Feten führen. Regelmäßiger Alkoholgenuß führt zur schweren Schädigung *(embryo-fetales Alkoholsyndrom).*

Schwangere sollten sich vor Infektionskrankheiten und Kinderkrankheiten schützen und Erkrankte meiden. Eine sinnvolle körperliche Betätigung fördert das psychische und physische Wohlbefinden der Schwangeren.

Körperliche Anstrengungen und Streß-Situationen sollten im Berufsleben und im privaten Bereich, bei Sport und bei Reisen vermieden werden.

Der *Eisenbedarf ist vermehrt.* In der Frühschwangerschaft wird mit einer prophylaktischen Gabe von Eisen und Folsäure begonnen. Dadurch ist ein Hämoglobin-Abfall unter 12 g% zum Zeitpunkt der Geburt selten. Der erhöhte Kalzium- und Vitaminbedarf wird durch eine abwechslungsreiche Ernährung gedeckt.

Wesentlich ist die körperliche und seelische *Vorbereitung der Mutter auf den Geburtsvorgang.* Das Wissen über den Geburtsvorgang und die im Verlauf der Schwangerschaft durchgeführten gymnastischen und atemtechnischen Übungen vermindern die Angst vor der Geburt. Die Geburt wird dadurch für alle Beteiligten leichter und schöner.

1.3.5 Pränatale Diagnostik

Die vorgeburtliche Diagnostik von kindlichen Erkrankungen hat in den letzten Jahren wesentlich an Bedeutung gewonnen.

Ultraschalldiagnostik

Sie ist durch die Entwicklung hochauflösender Geräte und elektronischer Bildverarbeitung zu einem unersetzbaren diagnostischen Verfahren geworden. Durch die *vaginale Sonographie* werden in der Frühschwangerschaft exakte und frühzeitige Diagnosen möglich. In beiden gesetzlich angeratenen Ultraschalluntersuchungen werden Wachstumsentwicklung, Größe und Lage des Kindes, Menge des Fruchtwassers und Plazentasitz bestimmt; außerdem können kindliche Organe wie Gehirn, Herz, Magen, Nieren, Harnblase, Wirbelsäule, Knochen, Gliedmaßen, Nabelschnur und Plazenta auf Auffälligkeiten untersucht werden.

Amniozentese

Durch die Entnahme und die Untersuchung von Fruchtwasser in der 16.–18. Schwangerschaftswoche lassen sich verschiedene kindliche Erkrankungen frühzeitig diagnostizieren. Nach genauer Lokalisation des Kindes und der Plazenta mittels Ultraschall werden in Lokalanästhesie durch die Bauchdecken und die Gebärmutterwand hindurch ca. 20 ml Fruchtwasser aus der Fruchthöhle abpunktiert. Folgende Untersuchungen sind heute möglich:

a) *Zellzüchtung von kindlichen Zellen,* die im Fruchtwasser enthalten sind, ermöglicht das Erkennen von **Chromosomenveränderungen** (z. B. Trisomie 21 = Down-Syndrom, Mongolismus) und des Geschlechtes des Kindes.
b) Durch Nachweis eines *Enzymmangels* in der Amnionzellkultur oder Bestimmung von *Stoffwechselprodukten* im Fruchtwasser lassen sich **angeborene Stoffwechselstörungen** (Lipidosen, Störungen des Aminosäuren- und Kohlenhydratstoffwechsels (Mukopolysaccharidosen), diagnostizieren.
c) Durch Bestimmung des *Alfa-Fetoproteins* können **Spaltbildungen des zentralen Nervensystems** erkannt werden.
d) Durch Bestimmung der *Bilirubinwerte* im Fruchtwasser ist das Ablesen der kindlichen Bedrohung bei **Rh-Unverträglichkeit** möglich.

Die Chorionzottenbiopsie

ist im Gegensatz zur Amniozentese bereits in der 8. bis 12. Schwangerschaftswoche möglich. Aus dem *plazentaren und somit fetalen Gewebe der Chorionzotten* gelingt eine frühzeitige Chromosomenuntersuchung. Das Choriongewebe wird durch transvaginale und transzervikale Einführung einer Aspirationskanüle nach sonographischer Ortung der Plazenta gewonnen. In ca. 1–1,5% kommt es zum Abort, das Risiko ist bei der Chorionzottenbiopsie im Vergleich zur Amniozentese gering erhöht.

Nabelschnurpunktion (Funikulozentese, Chordozentese)

Bei dieser Untersuchung wird unter Ultraschallkontrolle die Nabelschnur punktiert. Es kann Blut zu diagnostischen Zwecken entnommen und – bei Blutfaktoren-Unverträglichkeit – eine intrauterine Transfusion vorgenommen werden.

1.4 Regelwidrige Schwangerschaft

1.4.1 Abnorme Schwangerschaftsdauer

Die Beendigung der Schwangerschaft kann zu früh oder zu spät erfolgen.

- *Fehlgeburt (Abort)* vor der 25. (−28.) Schwangerschaftswoche
- *Frühgeburt* zwischen der abgeschlossenen 25. (−29.)−37. Schwangerschaftswoche
- *Terminüberschreitung* ab der abgeschlossenen 40. Schwangerschaftswoche
- *Übertragung* nach der 42. Schwangerschaftswoche

Fehlgeburt (Abort)

Symptome einer Fehlgeburt sind vaginale Blutung, verbunden mit wehenartigen Unterbauch- und Rückenschmerzen. Beim *Spätabort* (17. bis 25. [−28.] Schwangerschaftswoche vom 1. Tag der letzten normalen Menstruation an gerechnet) ist der Abgang von Fruchtwasser – der vorzeitige Blasensprung – häufig das erste Symptom. Meistens kann bei einer gestörten Frühgravidität bzw. bei Abortbestrebungen die Diagnose durch transabdominale oder transvaginale Ultraschalluntersuchungen gestellt werden. In seltenen Fällen ist jedoch eine Bestimmung des schwangerschaftsspezifischen Hormons β-HCG im Serum notwendig. Bei einer nicht entwicklungsfähigen Schwangerschaft (auch bei der Eileiterschwangerschaft) ist der β-HCG-Spiegel im Blut erniedrigt.

Es wird zwischen der
drohenden Fehlgeburt (Abortus imminens), der
bereits beginnenden Fehlgeburt (Abortus incipiens), der
unvollkommenen Fehlgeburt (Abortus incompletus) und der
vollkommenen Fehlgeburt (Abortus completus) unterschieden.

Nur bei der *drohenden Fehlgeburt* ist eine Therapie zur Erhaltung der Gravidität möglich. Diese besteht in stationärer Aufnahme, Bettruhe, tokolytischer Therapie mit Magnesiumsalzen und β-Sympathomimetika (z. B. Partusisten) und Sedierung (z. B. Valium).

Bei der *unvollkommenen Fehlgeburt (Abortus incompletus)* befinden sich noch Teile des Schwangerschaftsproduktes im Uterus, die mit einer Ausschabung (Abort-Curettage) entfernt werden müssen.

Beim *verhaltenen Abort (missed abortion)* unterbleibt nach dem Absterben der Frucht die vaginale Blutung sowie der Abgang des Schwangerschaftsproduktes. Die Gebärmutter wächst nicht weiter, die Schwangerschaftstests werden negativ. Auch in diesem Fall ist eine Ausräumung der Gebärmutter indiziert.

Bei der sogen. *Windmole (Windei)* handelt es sich um einen verhaltenen Abort, wobei die Embryonalanlage fehlt und auch im Ultraschall nicht nachgewiesen werden kann.

Extrauteringravidität (= EUG)

Unter Extrauteringravidität versteht man die Implantation des Schwangerschaftsproduktes außerhalb der Gebärmutterhöhle. Entsprechend dem Sitz dieser Schwangerschaft unterscheidet man zwischen Eileiterschwangerschaft, Ovarialgravidität und echter Bauchhöhlenschwangerschaft. Die häufigste Form der Extrauteringravidität ist die *Eileiterschwangerschaft (Tubargravidität)*.

In Abhängigkeit vom klinischen Verlauf unterscheiden wir den Tubarabort und die Tubarruptur.

Beim *Tubarabort* kommt es zur Ablösung des Schwangerschaftsproduktes von seiner Unterlage und meist geringer Blutung in die freie Bauchhöhle. Klinisch führt dies zu Schmerzen im Unterbauch, manchmal kann auch eine schwache genitale Blutung bestehen. Nicht selten kommt es zu anfallsartiger Kollapsneigung. Bei solchen Symptomen wird man die Diagnose durch Anamnese, Schwangerschaftstest, Ultraschalluntersuchung (leeres Cavum uteri, freie Flüssigkeit im Douglasschen Raum) und, falls notwendig, durch eine *Bauchspiegelung (Laparoskopie)* sichern und die notwendige möglichst konservative, *organerhaltende Operation* vornehmen.

Im Unterschied dazu ist die *Tubarruptur* immer ein dramatisches Ereignis. Die Plazenta hat die Tubenwand durchwachsen und dabei arterielle Blutgefäße eröffnet. Es kommt zu einer Blutung in die freie Bauchhöhle mit Ausbildung eines akuten Abdomens und durch den Blutverlust nicht selten zum hämorrhagischen Schock.

Frühgeburt

Als Frühgeburt wird eine Schwangerschaftsbeendigung zwischen der abgeschlossenen 25. bis 37. Schwangerschaftswoche vom 1. Tag der letzten normalen Periode an gerechnet definiert. Abhängig vom Schwangerschaftsalter kommt es bei den Frühgeborenen durch die *Unreife der Organe* zu stark erhöhter Morbidität und Mortalität. Allgemein wird der Beginn der Lebensfähigkeit des Kindes unter besten Voraussetzungen erst ab der

26. Schwangerschaftswoche angegeben. Im Vordergrund stehen das *Atemnotsyndrom* (**R**espiratory **d**istress **s**yndrome = RDS), gefolgt von Nierenversagen, neonataler Sepsis und nekrotisierender Enterokolitis. Das Atemnotsyndrom wird durch das Fehlen des Anti-Atelektase-Faktors (Surfactant-Faktor) bedingt, der erst nach Abschluß der 37. Schwangerschaftswoche vollständig ausgebildet ist. Er verhindert ein Kollabieren der Lungenbläschen (Alveolen). Bei Frühgeburtsbestrebungen zwischen der 25. und 35. Schwangerschaftswoche versucht man deshalb durch Gabe von Kortikosteroiden an die Mutter (8 mg Celestan i.m., Wiederholung nach 24 Stunden) eine vorzeitige Lungenreifung zu induzieren *(RDS-Prophylaxe)*. Diese Prophylaxe muß alle 10–14 Tage wiederholt werden (s. auch S. 43).

Ursache: Die Ursachen der Frühgeburt sind vielfältig und überschneiden sich zuweilen. Einige dieser Ursachen sind:

- *Zervixinsuffizienz* (nach Zervixriß, bei Mehrlingen, bei Hydramnion, nach vorausgegangenen instrumentellen Zervixdehnungen)
- *vorzeitige Wehentätigkeit* (bei physischer und psychischer Überlastung, bei fieberhaften Infektionskrankheiten, bei Mehrlingen, bei Hydramnion)
- *Chorioamnionitis* und *vorzeitiger Blasensprung*
- *utero-plazentare Insuffizienz* (Plazentaanomalien, Mehrlinge, Mangelgeburten, Nikotinabusus, Anämie, Gestose).

Behandlung: Die Therapie der vorzeitigen Wehentätigkeit muß sich neben der auslösenden Ursache auch an der Schwangerschaftsdauer und an der Kindslage orientieren.

Die *Leitung einer Frühgeburt* muß *möglichst schonend* erfolgen. Es sind sowohl besonders schnelle als auch protrahierte Geburtsverläufe möglich; diese können zu schweren kindlichen Komplikationen führen. Bei einem zu erwartenden Kindsgewicht unter 2000 g soll die zuständige Neugeborenen-Intensivstation vorher informiert und für *optimale personelle und apparative Vorbereitungen zur Primärversorgung* des Frühgeborenen gesorgt werden. Die Geburt wird kontinuierlich mit dem CTG überwacht. Die Fruchtblase bleibt so lange als möglich stehen.

Atemdepressorisch wirksame Analgetika sollten mit Rücksicht auf die Unreife des Atemzentrums vermieden werden.

Die *Periduralanästhesie* hat das Ziel, den Beckenboden zu erschlaffen; dies ist wichtig für den unreifen kindlichen Schädel.

Die vaginale Entwicklung des Köpfchens sollte durch eine *frühzeitige und ausreichend große Episiotomie* erleichtert werden. Bei kleinen Frühgeborenen und bei hohem Weichteilwiderstand kann durch die *Spiegelgeburt nach* BAUEREISEN – neben der Periduralanästhesie und der Episiotomie – zusätzlich Druck vom kindlichen Köpfchen genommen werden. Bei Geburtsstillstand oder bei drohender Asphyxie in der Austreibungsperiode ist die Zangengeburt der Vakuumextraktion vorzuziehen.

Die Indikationsstellung zur Sectio erfolgt entsprechend der Geburtsleitung beim reifen Kind. Lediglich bei einer Beckenendlage ist zwischen der 28. und 34. Schwangerschaftswoche ein Vorteil der primären Schnittentbindung gegenüber der vaginalen Geburt ablesbar.

Bei protrahierter Eröffnungsperiode, pathologischem CTG und bei ungünstigem Muttermundsbefund ist eine *Sectio großzügig zu indizieren*. Bei einem geschätzten Kindsgewicht unter 1000 g und einer Schwangerschaftsdauer unter 28 Wochen ist die Entscheidung zwischen vaginaler und abdominaler Entbindung schwer, da die Prognose unabhängig vom Entbindungsmodus ungünstig ist und die Nachteile einer Schnittentbindung für die Mutter dann oft in den Vordergrund treten.

Zervixinsuffizienz

Der Gebärmutterhals ist der Verschlußmechanismus des Uterus und verhindert durch festen Verschluß und derbe Konsistenz eine vorzeitige Geburt. Eine Verkürzung und Eröffnung der Zervix kann in ca. 2% aller Schwangerschaften auftreten und ist meist auf vorausgegangene Traumatisierung der Zervix zurückzuführen, seltener auf eine primäre Bindegewebsschwäche. Daraus folgt eine *wehenlose, unbemerkte Erweiterung* des Zervikalkanals mit Freilegung der Fruchtblase, die hier durch Infektion mit pathologischen Scheidenkeimen *(Chorionamnionitis)* der *Gefahr des Blasensprunges* ausgesetzt ist. Die Behandlung einer Zervixinsuffizienz besteht in der *operativen Zervixumschlingung mit einem Bändchen (Cerclage,* die erste Operationsmethode war die nach CHIRODKAR, heute wird jedoch meistens die Methode nach MCDONALD verwendet).

Vorzeitiger Blasensprung (PROM = **p**remature **r**upture **o**f **m**embranes)

Unter vorzeitigem Blasensprung versteht man die spontane Ruptur der Fruchtblase *vor Wehen-*

beginn; im Gegensatz dazu sprechen wir von frühzeitigem Blasensprung, wenn er eintritt, bevor der Muttermund etwa 10 cm weit ist.

Die **Gefahren** des vorzeitigen Blasensprunges sind bei der Mutter das Auftreten eines *Amnioninfektionssyndroms (Sepsis)* und beim Kind die *Infektion und die Frühgeburtlichkeit.* Bei hochgradiger Oligo- und Ahydramnie sind Lungenhypoplasie und – durch die Zwangshaltung – Skelettdeformationen zu erwarten. Wird die Geburt innerhalb der ersten 24 Stunden nach Blasensprung beendet, kommt es selten zu Infektionen; nach 48 Stunden Latenzperiode steigt die Inzidenz progressiv an.

Das **Vorgehen** beim vorzeitigen Blasensprung wird im wesentlichen von der Tragzeit und von der zu erwartenden kindlichen Unreife bestimmt. Nach vollendeten 34 Wochen wird die baldmöglichste Entbindung angestrebt. Zwischen der 28. und der 34. Schwangerschaftswoche wird versucht, eine RDS-Prophylaxe durchzuführen. Dabei müssen Entzündungszeichen bei der Mutter (Temperatur, Leukozytenzahl, C-reaktives Protein) und das kindliche Wohlbefinden (CTG) regelmäßig kontrolliert werden. Eine generelle prophylaktische Antibiotikagabe beim vorzeitigem Blasensprung wird heute abgelehnt. Tritt ein *Amnioninfektionssyndrom* auf, ist eine parenterale Antibiotikatherapie zu beginnen und die Geburt zu beenden.

Übertragung (Spätgeburt)

Wird der errechnete Geburtstermin von 280 Tagen, vom 1. Tag der letzten normalen Periode an gerechnet, um 14 Tage überschritten, spricht man von Übertragung. Dabei kommt es wegen der Alterung der Plazenta zur Plazentainsuffizienz und zur zunehmenden Gefährdung des Kindes.

Übertragungszeichen sind:
- fehlende Käseschmiere
- trockene, faltige, schuppende Haut (Waschfrauenhände)
- grünliche Verfärbung der Haut, der Fingernägel und der Nabelschnur.

Ist eine Schwangere über dem errechneten Termin, muß die feto-plazentare Einheit in 2tägigen Abständen mit *CTG* und eventuell mit dem *Wehenbelastungstest* (Oxytozininfusion) überwacht werden. Treten dabei pathologische fetale Herzfrequenzveränderungen (Dezelerationen) auf, muß die Schwangerschaft beendet werden.

Bei offenem Muttermund bleibt als weiteres diagnostisches Hilfsmittel die *Betrachtung des Fruchtwassers durch die Fruchtblase (Amnioskopie)* (Abb. 21.7). Bei klarem Fruchtwasser und vorhandenen Vernixflocken (Käseschmiere) ist eine Übertragung unwahrscheinlich.

Die in früheren Zeiten durchgeführten Hormonbestimmungen (Östriol, HPL) sind in den letzten Jahren zunehmend von der Kardiotokographie abgelöst worden, oder sie werden bei bestimmten Indikationen zusätzlich bestimmt.

1.4.2 Erkrankungen in der Schwangerschaft

Bei Erkrankungen in der Schwangerschaft muß man unterscheiden zwischen:
a) Erkrankungen, die *zufällig* mit der Schwangerschaft zusammenfallen (grippaler Infekt, Appendizitis, Rötelninfektion usw.).
b) Erkrankungen, die *auch außerhalb* der Schwangerschaft auftreten, aber deren Entstehung durch eine Schwangerschaft *begünstigt* wird. Typisch hierfür ist die Nierenbeckenentzündung (Pyelonephritis gravidarum).
c) Krankheiten, die *schwangerschaftsspezifisch* sind: sie kommen außerhalb der Schwangerschaft nicht vor (Gestosen).

Frühgestosen

Die *Emesis gravidarum (morgendliche Übelkeit, morgendliches Erbrechen)* belastet etwa ⅔ aller Schwangeren unterschiedlich stark und ist als physiologisch anzusehen. Übergänge von der physiologischen Emesis zur pathologischen *Hyperemesis gravidarum* sind fließend.

Die Therapie besteht bei der Emesis in häufigen und kleinen eiweißreichen und kochsalzarmen Mahlzeiten.

Bei der *Hyperemesis* müssen durch Infusionstherapie die verlorenen Elektrolyte korrigiert werden. Unterstützend können Vitamin-B-Präparate gegeben werden. Bei starkem Erbrechen muß man – auch in der Schwangerschaft – Antiemetika verabreichen.

Die Spätgestose

Symptome:
Ödeme
Proteinurie (Eiweißausscheidung im Urin)
Hypertonie (Blutdruckerhöhung)

Die einzelnen Symptome können voneinander getrennt oder aber auch gemeinsam in der unterschiedlichsten Ausprägung auftreten; man spricht in den letzten Jahren von der *schwangerschaftinduzierten* **H**ypertonie (**SIH**). Auch der Ausdruck **EPH**-*Gestose* ist üblich (**e***dema*, also Ödem, **p***roteinuria*, **h***ypertension*).

Man weiß heute, daß die *Ödeme* keinen Einfluß auf die kindliche und mütterliche Prognose haben und deshalb keiner Therapie bedürfen. Die früher durchgeführte Gabe von Diuretika (z. B. Lasix) ist kontraindiziert.

Die *Proteinurie* kann nur indirekt über eine Senkung des Blutdruckes verringert werden. Die Eiweißsubstitution ist notwendig.

Pathologisch erhöht ist ein *Ruheblutdruck* von 140/90 mmHg und mehr. Die Therapie der Hypertonie besteht in Streßreduktion, Diät und Gabe von Antihypertonika (Alfa-Methyldopa, Dihydralazin und β-1-Rezeptorenblocker). Die stationäre Aufnahme ist häufig notwendig (Bettruhe).

Die für Mutter und Kind gefährlichste Form der Gestose ist die **Eklampsie,** bei der es neben den genannten Symptomen zusätzlich zu tonisch-klonischen Krämpfen und anschließendem Koma kommt. Auch in der heutigen Zeit ist die Prognose der Eklampsie sowohl für die Mutter als auch für das Kind ernst. Kausal ist die einzig mögliche Therapie die baldmöglichste Beendigung der Schwangerschaft durch Entbindung.

Komplikationen dieser schwangerschaftsinduzierten Erkrankung können sein: Lungenödem, schwere Blutgerinnungsstörungen mit zerebrovaskulären Blutungen, Leber- und Nierenversagen. Eine spezielle Verlaufsform der Gestose ist das sog. **HELLP-Syndrom** (**h**aemolysis, **e**levated **l**iver enzymes, **l**ow **p**latelets), das sich aus folgenden Symptomen zusammensetzt: Hämolyse, erhöhte Leberwerte, erniedrigte Thrombozytenzahl. Eine spezielle Therapie gibt es nicht, die baldmögliche Entbindung muß angestrebt werden.

Ein weiteres lebensbedrohliches Ereignis für Mutter und Kind stellt die sog. **Schwangerschaftsleber** dar. Dabei kommt es zur Leberschädigung mit ausgeprägtem Ikterus und Erhöhung des direkten Bilirubins. Falls nicht die sofortige Beendigung der Schwangerschaft erfolgt, droht der Tod im Coma hepaticum.

1.4.3 Rhesus- und Blutgruppen-Unverträglichkeit (Inkompatibilität)

Bei den Blutgruppen unterscheidet man zwischen den klassischen Blutgruppenmerkmalen (A, B, AB, 0), dem sogenannten Rhesus-Blutfaktorensystem (positiv bzw. negativ) und weiteren weniger wichtigen Untergruppen. Die wichtigsten Unverträglichkeitsreaktionen resultieren aus dem Rhesus-Blutfaktorensystem. 85 % der Menschen sind Rhesus-positiv (Rh+), 15 % Rhesus negativ (Rh−). Das Rhesus-Blutfaktorensystem enthält die Faktoren C-c, D und E-e. In Häufigkeit und Schädigungsgrad des Kindes bei stattgefundener Sensibilisierung ist der Faktor D der wichtigste. Träger des Merkmales **D** werden als Rhesus-positiv, Menschen bei denen dieses Merkmal fehlt (**d**) werden als rhesus-negativ bezeichnet. Das Merkmal Rh-positiv wird autosomal dominant vererbt, das heißt jedes Rh-negative Individuum ist homozygot (= reinerbig) negativ. Treten während der Schwangerschaft Erythrozyten eines *Rh-positiven Kindes* (und somit Antigene) über die Plazenta in die Blutbahn der *Rh-negativen Mutter* über, so regen diese Antigene zur Bildung von Antikörpern (aus der Klasse IgG) an. Dies kann bei der *ersten* Schwangerschaft einer Rh-negativen Mutter mit einem Rh-positiven Kind geschehen. Diese Antikörper der IgG-Klasse können die Plazentaschranke passieren und gelangen in den kindlichen Kreislauf. Größere Erythrozytenmengen treten jedoch erst unter der Geburt über, weshalb das 1. Kind in der Regel gesund ist. Die sich dann im mütterlichen Organismus bildenden Antikörper können erst dem nächsten Kind gefährlich werden. Es findet eine Antigen-Antikörper-Reaktion statt, die die kindlichen Erythrozyten zerstört und zum Morbus haemolyticus neonatorum führt.

Die Symptome des **Morbus haemolyticus neonatorum** oder der *fetalen Erythroblastose* sind *Anämie, Icterus gravis (schwere Gelbsucht)* und *Hydrops congenitus universalis.*

Der schwerste Schädigungsgrad, der *Hydrops congenitus universalis,* der sich intrauterin ausbildet, ist durch eine extreme Anämie, Ödeme und Ausbildung von Ergüssen in Körperhöhlen (Aszites, Pleuraergüsse) gekennzeichnet. Meist sterben diese Kinder intrauterin oder kurz nach der Geburt ab. Seit Einführung der *Rhesusprophylaxe (Anti-D-Prophylaxe)* und der regelmäßigen Überwachung bereits sensibilisierter Mütter in der Schwangerschaft werden schwere fetale Erythroblastosen nur äußerst selten gesehen:

Eine Rh-negative Mutter muß nach der Geburt eines Rh-positiven Kindes, nach einer Fehlgeburt oder nach einer Amniozentese der *Rhesusprophylaxe* unterzogen werden. Dies geschieht durch intramuskuläre Injektion von Anti-D-Gammaglobulinen.

Um die Rhesus-Erythroblastose pränatal zu erkennen, ist es notwendig, die Blutgruppe und den Rhesusfaktor der Mutter zu bestimmen. Ist die Mutter Rh-negativ, so soll auch der Rhesusfaktor des Kindsvaters bestimmt werden. Entscheidend ist aber vor allem der *Antikörpersuchtest* bei der Rh-negativen Frau *(indirekter* COOMBS*test:* Nachweis frei zirkulierender Antikörper im Blut der Mutter). Diese Untersuchung muß erstmals im ersten Trimenon erfolgen und soll im zweiten und dritten Trimenon wiederholt werden. Bei einer bereits sensibilisierten Frau sind spezifische Überwachungsuntersuchungen durchzuführen. Da eine Beurteilung des Gefährdungsgrades des Kindes (Hämolyse) aus Blutuntersuchungen der Mutter nicht möglich ist, muß zwischen der 24. und der 26. Schwangerschaftswoche eine Amniozentese vorgenommen und das Fruchtwasser auf Blutfarbstoffe (Bilirubinoide) untersucht werden. Die Menge der ausgeschiedenen Bilirubinoide ist direkt proportional zum Schweregrad der Hämolyse. Die Werte werden in das *Liley-Schema* eingetragen, das in drei Zonen eingeteilt ist (Abb. 21.9):

Zone I entspricht einem leichten,
Zone II einem mittelschweren und
Zone III einem schweren Morbus haemolyticus neonatorum.

Je nach dem zu vermutenden Schädigungsgrad sind Kontrollpunktionen, Schwangerschaftsbeendigung oder – bei noch nicht lebensfähigem Kind – intrauterine Transfusionen notwendig.

Auch im klassischen Blutgruppensystem, d. h. im AB0-System kann es zu Unverträglichkeits-Reaktionen kommen. Diese manifestieren sich aber erst *postpartal* durch Auftreten eines Icterus praecox oder eines Icterus gravis (frühzeitige oder schwere Gelbsucht).

1.4.4 Blutungen in der Schwangerschaft und unter der Geburt

In der **Frühschwangerschaft** handelt es sich bei Blutungen entweder um eine *Nidationsblutung* (ca. 23. Tag),
um *menstruationsähnliche Blutungen* zum erwarteten Menstruationstermin,
um eine Blutung von der *Portio uteri* (Ektropiumblutung, Zervixpolyp, Karzinom) oder
um eine *Abortblutung*.

Blutungen in der **Spätschwangerschaft** können folgende Ursachen haben:

Blutungen aus Vagina und Zervix

- Kohabitationsverletzungen,
- Blutung aus einem Portioektropium, einem Zervixpolypen, einem Kollumkarzinom,
- Blutungen aus Scheidenvarizen,
- vorzeitiges „Zeichnen" bei drohender Frühgeburt.

Während der Geburt kann es aus einem Scheiden- oder Zervixriß bluten. Gefährlich ist die Blutung bei Rissen aus der Gebärmutter (Uterusruptur).

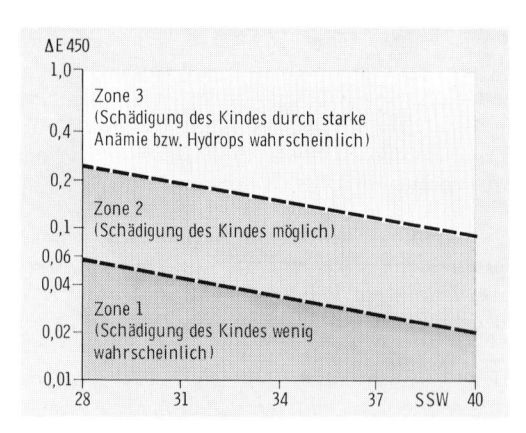

Abb. 21.9 LILEY-Schema. Bilirubinwerte (Delta-E-Werte) zu den verschiedenen Zeiten der Schwangerschaft und zu vermutender Erkrankungsgrad des Feten (nach LILEY). (Aus: HILFRICH, H.-J.: Gynäkologie und Geburtshilfe. In: W. CATEL. Das gesunde und das kranke Kind. Hrsg. von E. GLADTKE, J. OEHME, J. SCHAUB, 12. Auflage, Thieme, Stuttgart 1983.)

Lösungsblutungen aus der Plazentahaftfläche

Sie stellen die wichtigste und zahlenmäßig die größte Gruppe dar. Zu unterscheiden ist zwischen:

1. Blutungen bei der *vorzeitigen Lösung* der regelrecht sitzenden Plazenta,
2. der Blutung bei den verschiedenen Formen der *vorliegenden Plazenta (Placenta praevia)* und
3. der Blutung aus dem *Plazentarrand (Randsinusblutung)*.

Bei der **vorzeitigen Lösung** der normal sitzenden Plazenta kommt es plötzlich zu einer akuten Situation mit einer unterschiedlich starken vaginalen Blutung und einer verschieden starken Kontraktion der Gebärmutter bis zur hölzernen Konsistenz des Uterus *(Tetanus uteri = Holzuterus)*. Mit der Lösung der Plazenta wird die Blutzufuhr vom mütterlichen Organismus zum Kind jäh unterbrochen und das Kind durch den Sauerstoffmangel geschädigt. Durch den Blutverlust sind Mutter und Kind gleichermaßen gefährdet. Eine *Gerinnungsstörung (Verbrauchs- und Verlust-Koagulopathie)* ist die Folge, intensivmedizinische Maßnahmen sind erforderlich.

Bei der **Placenta praevia** liegt die Plazenta in der Nähe des inneren Muttermundes und somit völlig oder teilweise vor dem vorangehenden Teil des Kindes.

Je nach dem Ausmaß unterscheiden wir folgende Formen des Vorliegens der Plazenta (Abb. 21.10):

- Beim *„tiefen Sitz"* erreicht der untere Rand der Plazenta den inneren Muttermund. Es bestehen fließende Übergänge zur Placenta marginalis.
- Die Placenta praevia partialis überdeckt einen Teil des inneren Muttermundes,
- bei der Placenta praevia totalis bedeckt die tief inserierte Plazenta völlig den inneren Muttermund.

Fetale Blutungen

Sie treten bei der *Placenta praevia* und bei *eingerissenen Nabelschnurgefäßen* (z. B. *Insertio velamentosa*) auf. Dabei münden die Nabelschnurgefäße nicht unmittelbar zentral in die Plazenta, sondern in die Eihäute und durchlaufen sie in einem unterschiedlich langen Anteil, bevor sie in die Plazenta einstrahlen. Wenn in dem Eihautanteil, in dem die Nabelschnurgefäße verlaufen, beim Blasensprung die Eihäute einreißen, kommt es zum fetalen Blutverlust.

1.4.5 Intrauterine Mangelentwicklung (SGA) und Makrosomie (LGA)

SGA bzw. **LGA** = **s**mall bzw. **l**arge for **g**estational **a**ge

> SGA-Kinder = Gewicht unter der 3. Perzentile
> LGA-Kinder = Gewicht über der 97. Perzentile

Die normale kindliche Entwicklung und das normale Wachstum können durch Sonographie

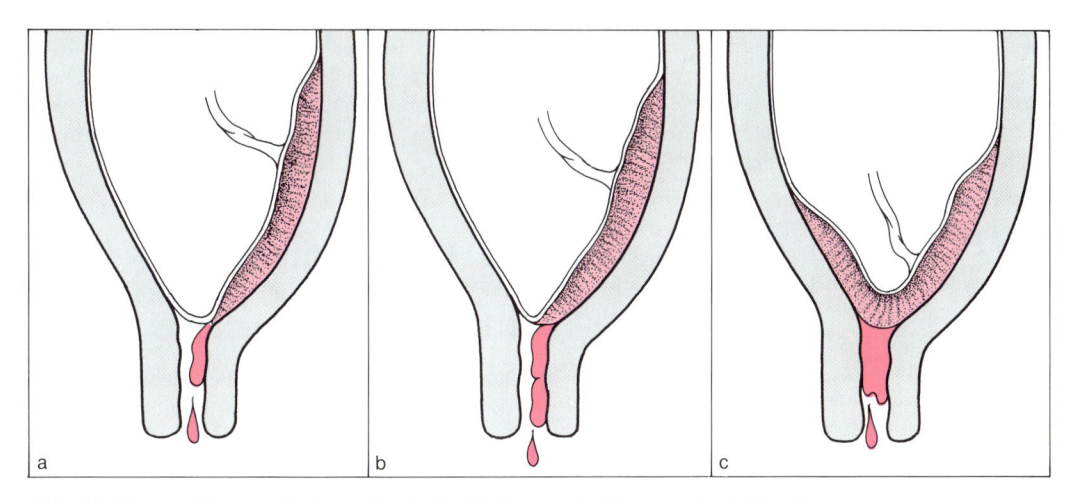

Abb. 21.10a–c Die verschiedenen Grade des Vorliegens der Plazenta (nach WULF).
a Tiefer Sitz. **b** Placenta praevia partialis. **c** Placenta praevia totalis.
(Aus: MARTIUS, G.: Geburtshilflich-perinatologische Operationen. Thieme, Stuttgart 1986.)

exakt überwacht werden. Sowohl SGA- wie LGA-Kinder haben eine erhöhte perinatale Morbidität.

Ursachen für die Mangelentwicklung (SGA) sind:

- fetale Ursachen (Fehlbildungen, Chromosomenanomalien, Infektionen)
- uteroplazentare Ursachen (Uterusfehlbildungen, Myomatose)
- Plazenta-Insuffizienz, Hypertonie (SIH), Nierenkrankheiten, schwere Herzkrankheiten, ausgeprägte Anämie sowie Nikotin, Alkohol, Drogen und Unterernährung.

Ursachen für Makrosomie (LGA) sind:

Heriditäre (erbliche) Faktoren, Diabetes mellitus, Hydrops fetalis und kindliche Anomalien.

1.4.6 Plazenta-Insuffizienz

Die Plazenta stellt das zentrale Versorgungsorgan für den Feten dar. Es hat nicht nur eine *respiratorische* (Sauerstoffaustausch), sondern auch eine *nutritive Funktion* (Versorgung mit Nahrungsstoffen). Bei der *akuten* Plazenta-Insuffizienz wird der fetomaternale Blutkontakt akut unterbrochen, bei der *chronischen* Plazenta-Insuffizienz entwickelt sich der Ausfall über Wochen hinweg. So wird bei langdauernder Einschränkung der Plazentafunktion zuerst die nutritive Funktion betroffen, wodurch es zu Wachstumsretardierung und Mangelentwicklung (SGA) bis zum intrauterinen Fruchttod kommen kann.

1.4.7 Risikoschwangerschaften

- schwangerschaftsinduzierte Hypertonie (RR von 140/90 mmHg und mehr)
- Terminüberschreitung um 7 Tage und mehr
- Morbus haemolyticus fetalis
- Diabetes mellitus
- Zervixinsuffizienz bzw. drohende Frühgeburt
- anamnestische Hinweise (Zustand nach Fehl-, Früh- oder Totgeburten, nach Kaiserschnitt, nach schwierigen vaginal-operativen Entbindungen)
- alte Erstgebärende, Vielgebärende
- schwere Organerkrankungen der Mutter (Herz-Kreislauf, Lungen, Leber, Nieren, Schilddrüse)
- schwere Schwangerschaftsanämie (Hb unter 8 g%)
- Lageanomalien (Steißlage, Querlage)
- Mißverhältnis zwischen kindlichem Kopf und mütterlichem Becken
- Mehrlingsschwangerschaften
- Mangelgeburt (SGA), Makrosomie (LAG)
- Blutungen in der zweiten Schwangerschaftshälfte

2 Die Geburt

Die normal verlaufende Schwangerschaft endet *280 Tage* oder *40 Wochen* oder *9 Kalendermonate (= 10 Lunarmonate)* nach dem ersten Tag der letzten Menstruation durch die Geburt.

Der *Beginn der Geburt* ist durch den allmählichen Übergang der *Vorwehen* (ohne Auswirkung auf den Gebärmutterhals) in die eigentlichen *Geburtswehen* mit einem Geburtseffekt (Tiefertreten des vorangehenden Kindsteiles und Öffnung des Muttermundes) gegeben. **Geburtswehen** treten in regelmäßigen Abständen auf (2–3 pro 10 Minuten) und dauern ca. 1 Minute. Weitere Anzeichen der beginnenden Geburt sind der Abgang von blutigem Schleim, der aus dem Zervikalkanal stammt *(„Zeichnen")* und der *Blasensprung.*

Der Verlauf und der Mechanismus der Geburt werden durch das Verhältnis und das sich Anpassen von mütterlichem Becken und kindlichem Kopf bestimmt. Da der kindliche Kopf gut verformbar ist, bestimmen die knöchernen Verhältnisse weitgehend das Geburtsgeschehen.

2.1 Regelrechte Geburt

2.1.1 Eröffnungsperiode

Durch die Wehen kommt es zunächst zu einem Auseinanderziehen des Muttermundes bis zur vollständigen Eröffnung (10 cm). Die Eröffnungsperiode dauert bei der *Erstgebärenden* im Durchschnitt 6–12 Stunden, bei der *Mehrgebärenden* 4–8 Stunden und beträgt damit $^9/_{10}$ des gesamten Geburtsverlaufes. Während dieser Phase der Geburt kommt es gleichzeitig zu einem

Tiefertreten, zu einem **Drehen** und zu einem **Beugen** des kindlichen Köpfchens. Der Blasensprung tritt meistens spontan ein.

2.1.2 Austreibungsperiode

Als Austreibungsperiode wird die Geburtsphase zwischen der vollständigen Eröffnung des Muttermundes (10 cm) und der Geburt des Kindes bezeichnet. Sie dauert bei der Erstgebärenden 30 bis max. 60 Minuten, bei der Mehrgebärenden 15 bis 30 Minuten. Die Wehen werden kräftiger und häufiger, zusätzlich kommt es am Ende zum *Preß-Reflex:* die Schwangere verspürt einen Zwang zum aktiven Mitpressen (Bauchpresse). In der Austreibungsperiode werden die Herztöne des Kindes fortlaufend registriert, da diese Zeit den für das Kind gefährlichsten Geburtsabschnitt darstellt. Sollte in dieser Phase eine Gefährdung des Kindes durch den Abfall der kindlichen Herztöne erkennbar sein, so ist die Geburt durch die Vakuumextraktion oder mit der Zange operativ zu beenden.

Wird das Köpfchen am Beckenboden sichtbar, leitet die Hebamme den Kopf des Kindes langsam über den Damm, d. h. sie übt den „*Dammschutz"* aus. Danach wird das Kind herausgehoben und abgenabelt.

Bei zu straffem Beckenboden oder wenn ein Dammriß droht, dann muß man einen *Dammschnitt (Episiotomie)* durchführen. Das ist leider in 70 bis 80% der Fall. In manchen Situationen ist die Durchführung eines Dammschnittes *unerläßlich:* bei Frühgeburten (um den unreifen kindlichen Schädel vor der starken mechanischen Belastung zu schützen), bei operativ-vaginalen Entbindungen (Vakuumextraktion, Zangengeburt), bei Zwillingsgeburten und bei vaginaler Entbindung von Beckenendlagen.

2.1.3 Nachgeburtsperiode

Nach der Geburt des Kindes geht die Wehentätigkeit weiter. Diese Wehen haben den Zweck, die Plazenta samt den Eihäuten auszustoßen. Dies erfolgt etwa 15 Minuten nach der Geburt des Kindes. Um den Blutverlust zu reduzieren, ist man heute bedacht, eine sog. *aktive Leitung der Nachgeburtsperiode* durchzuführen. Unmittelbar nach der Geburt werden Uterotonika (gebärmutterkontrahierende Mittel) gegeben. Anschließend wird durch kontinuierlichen Zug an der Nabelschnur (cord traction) die Plazenta entwickelt. Plazenta und Eihäute werden auf ihre Vollständigkeit überprüft. Bei unvollständiger Plazenta wird manuell nachgetastet.

Nach der Versorgung des Dammschnittes sollte die Mutter noch 2 Stunden zur Beobachtung im Kreißsaal verbleiben (Gefahr der Nachblutung). Als normaler Blutverlust wird bei einer Geburt die Menge von 300 bis 500 ml angesehen.

2.1.4 Versorgung des Neugeborenen

Die Zeit zwischen der Geburt des Kindes und der Nachgeburt wird für die Erstversorgung des Neugeborenen ausgenützt. Dies geschieht normalerweise durch die Hebamme oder den Geburtshelfer. Bei einer voraussehbar möglichen Gefährdung des kindlichen Zustandes wird der neonatologisch geschulte Pädiater zur Geburt dazugerufen. Dies gilt für alle operativen Entbindungen, Risikoschwangerschaften und Risikogeburten.

Unmittelbar nach der Geburt wird das Kind noch vor dem ersten Atemzug abgesaugt. Nun wird die Nabelschnur abgetrennt, wobei frühes oder spätes Abnabeln keine Bedeutung hat. Der Zustand des Kindes wird unmittelbar nach der Geburt nach dem sog. APGAR-Schema (Tab. 3.4, S. 38) beurteilt. Die Gesamtpunktzahl ergibt den sog. Asphyxie-Index.

Ist das Kind klinisch unauffällig, so kann es der Mutter in den Arm gelegt und nach Zudecken mit einem vorgewärmten Tuch im Körperkontakt der Mutter belassen werden. Anschließend wird das Kind klinisch und grob-neurologisch untersucht, endgültig abgenabelt, kurz gebadet und die Augen-Prophylaxe durchgeführt.

2.1.5 Phasen der Geburt (Geburtsmechanik)

1. Phase:
Der Kopf tritt mit querverlaufender Pfeilnaht in den querovalen Beckeneingang ein, die ovale Kopfform paßt sich also dem ovalen Beckeneingang an (*hoher Querstand*, Abb. 21.11–21.12).

2. Phase:
In dieser Phase führt der Kopf gleichzeitig 3 Bewegungen aus, und zwar:
- das *Tiefertreten,*
- die *Beugung* und
- die *Drehung,*

und zwar mit dem Nacken und dem Rücken zur Symphyse hin *(hintere Hinterhauptslage).* Die

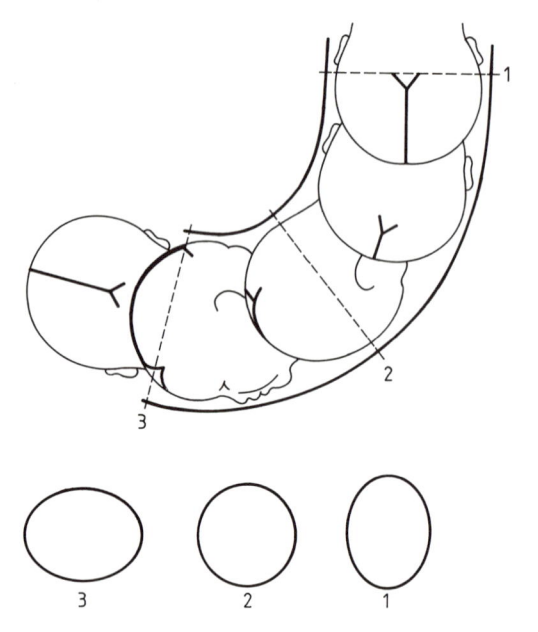

Abb. 21.11 Mechanismus der Geburt aus normal rotierter Hinterhauptshaltung; Querschnitte durch den Geburtskanal:
1 Beckeneingang
2 Beckenmitte
3 Beckenausgang.
(Aus: GITSCH, E., JANISCH, H. (Hrsg.): Geburtshilfe. Wilhelm Maudrich, Wien 1986.)

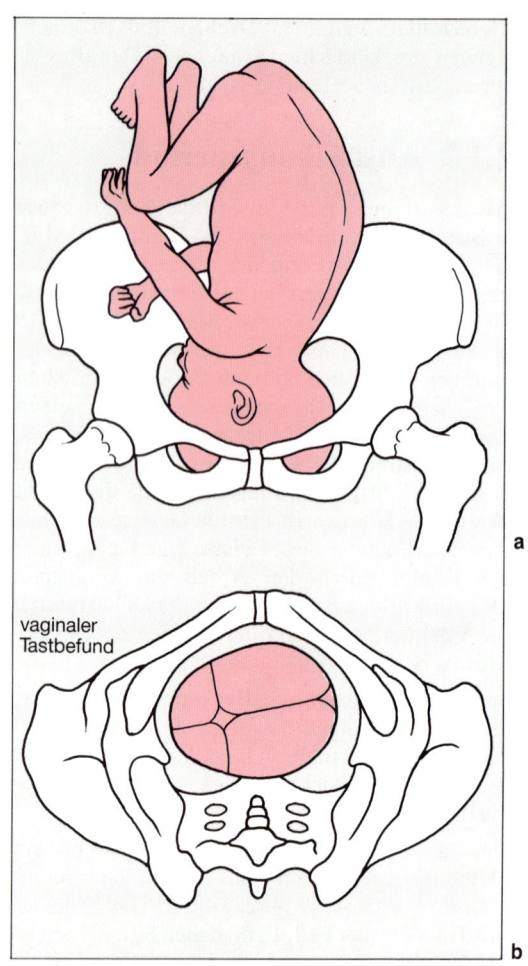

Abb. 21.12a, b Erste Phase der Geburt. Eintritt des Kopfes in den Beckeneingang bei 1. vorderer Hinterhauptslage. Haltung ungezwungen, querverlaufende Pfeilnaht (hoher Querstand); **a** von vorne, **b** von unten. (Aus: MARTIUS, G.: Lehrbuch der Geburtshilfe. 12. Auflage, Thieme, Stuttgart 1988.)

2. Phase ist abgeschlossen, wenn der stark gebeugte Kopf auf dem Beckenboden angekommen ist (*tiefer Geradstand*, Abb. 21.13–21.14).

3. Phase:
Sie entspricht dem Austritt des stark gebeugten Kopfes, der in eine Streckung übergeht. Dabei stemmt sich der Nacken des Kindes an der Symphyse ab und das Gesicht des Kindes wird über den Damm geboren.

4. Phase:
Sie entspricht dem Durchtritt der Schultern. Die Geburt des weiteren Körpers ist dann kein Problem mehr.

Während dieser Vorgänge kommt es zu einer Verformung des kindlichen Schädels, da die einzelnen Schädelknochen untereinander beweglich sind. Diese *Konfiguration des Kopfes* ist oft noch einige Zeit nach der Geburt tastbar.

An der Stelle des kindlichen Schädels, die bei der Geburt vorangeht, bildet sich eine mehr oder weniger starke ödematöse Schwellung der Kopfhaut aus, die *Geburtsgeschwulst (Caput succedaneum)*. Sie bildet sich schon in den ersten Lebensstunden zurück.

Kommt es jedoch zu einem echten Bluterguß, der unter der äußeren Knochenhaut (dem Periost) liegt, so spricht man von einer *Kopfblutgeschwulst (Kephalhämatom)*.

Ein solches Hämatom erkennt man daran, daß es im Unterschied zur Geburtsgeschwulst die Grenzen der einzelnen Schädelknochen nicht überschreitet (s. S. 24).

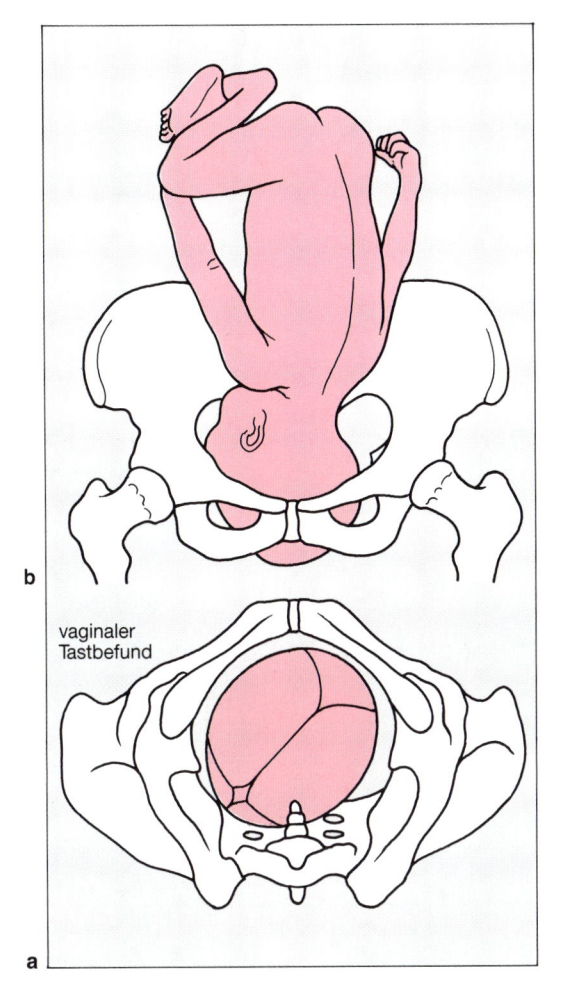

Abb. 21.13 a, b Zweite Phase der Geburt bei 1. vorderer Hinterhauptslage. Tiefertreten, Beugung und Drehung des Kopfes mit dem Nacken nach vorne. Pfeilnahtverlauf im schrägen Durchmesser; **a** von vorne, **b** von unten. (Aus: MARTIUS, G.: Lehrbuch der Geburtshilfe. 12. Auflage, Thieme, Stuttgart 1988.).

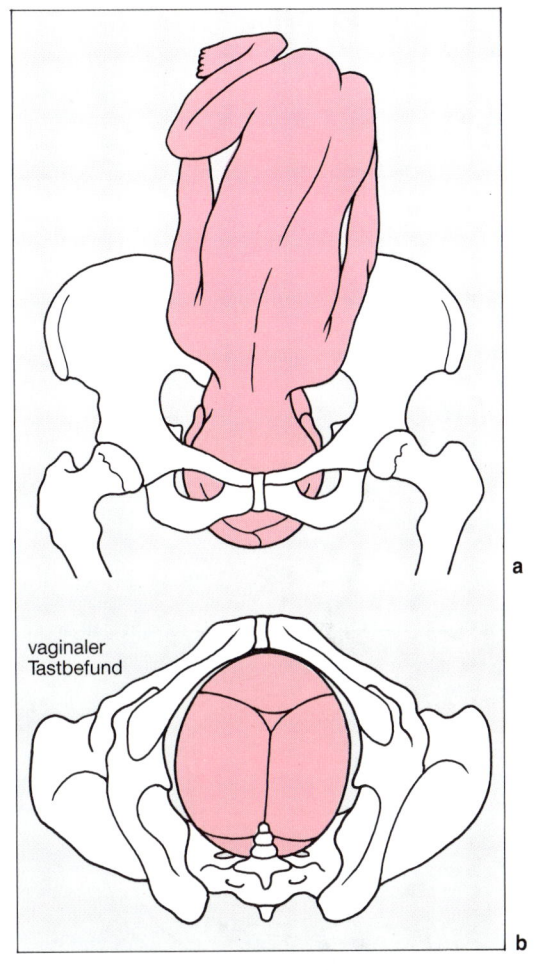

Abb. 21.14 a, b Ende der zweiten Phase der Geburt bei 1. vorderer Hinterhauptslage. Der Kopf steht stark gebeugt auf dem Beckenboden, die Pfeilnaht verläuft im geraden Durchmesser, die kleine Fontanelle ist in Führung tastbar; **a** von vorne, **b** von unten. (Aus: MARTIUS, G.: Lehrbuch der Geburtshilfe. 12. Auflage, Thieme, Stuttgart 1988.)

2.1.6 Methoden der Geburtserleichterung

Wir unterscheiden 2 Formen der Geburtserleichterung:

1. **Psychologische Geburtserleichterung**
Es sind dies gymnastische Übungen, Entspannungs- und Atemübungen. Wichtig ist auch die Vorbereitung auf die Geburt durch Aufklärung: *Wissen beseitigt Angst* (Geburtsschmerzerleichterung nach READ).

2. **Medikamentöse Geburtserleichterung:**
a) *Analgetika:*
sie bringen Schmerzlinderung, nicht aber völlige Schmerzfreiheit.
b) *Lokalanästhetika:*
Bei der *Periduralanästhesie,* bei der *Pudendusanästhesie* und bei der *Lokalinfiltration des Dammes.*
c) *Vollnarkose (Intubationsnarkose):*
beim Kaiserschnitt, selten am Ende der Austreibungsperiode (Durchtrittsnarkose).

2.2 Regelwidrige Geburt

2.2.1 Ursachen der regelwidrigen Geburt

Regelwidrigkeiten der Weichteile

Zu starke oder zu schwache Wehen, Gebärmutterisse, die im Wege liegende Nachgeburt (Placenta praevia), anatomische Veränderungen der Scheide und der äußeren Geschlechtsorgane oder der Nabelschnur können Ursache einer regelwidrigen Geburt sein. Ferner haben die *regelwidrigen Kindslagen* (Querlage, Beckenendlage) eine besondere Bedeutung; sie können durch ein enges Becken oder durch ein zu großes Kind, also durch ein *Mißverhältnis* zwischen Kopf und Becken hervorgerufen werden.

2.2.2 Therapie der regelwidrigen Geburt

Kommt es aus irgendeinem Grund zu Regelwidrigkeiten, so finden folgende geburtshilfliche Operationen ihre Anwendung:
- **Spiegelgeburt** nach BAUEREISEN: diese kommt bei Frühgeburten in der Austreibungsperiode zur Anwendung.
- Bei der **Vakuumextraktion** (Abb. 21.15) wird eine Saugglocke auf den Schädel des Kindes

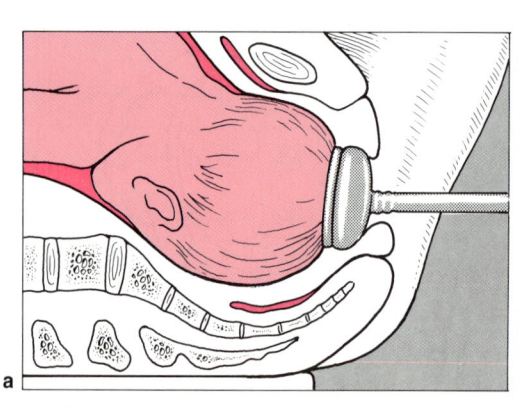

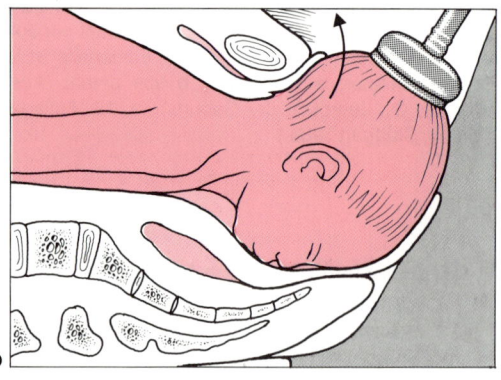

Abb. 21.15a, b Vakuumextraktion. Die Vakuum-Glocke ist in Führungslinie über der kleinen Fontanelle plaziert, der Zug an der Glocke erfolgt zunächst in horizontaler (**a**), während des Durchschneidens des Kopfes nahezu in vertikaler Richtung (**b**). (Aus: MARTIUS, G.: Geburtshilflich-perinatologische Operationen. Thieme, Stuttgart 1986.)

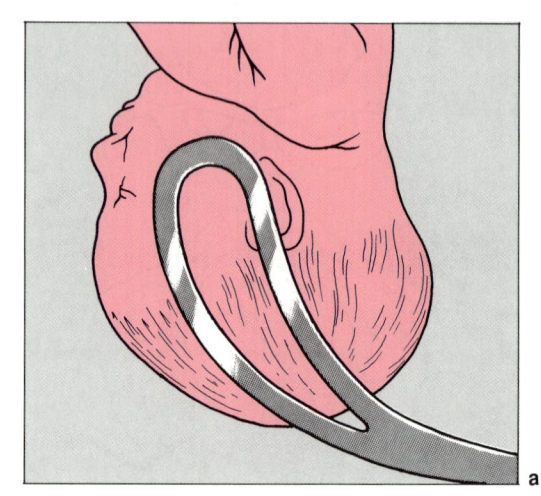

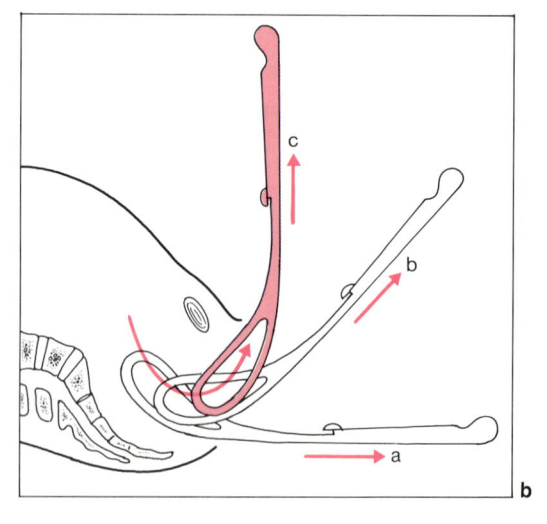

Abb. 21.16a, b Zangengeburt. Die Zange umfaßt das kindliche Köpfchen (**a**). Die Traktionsrichtungen bei der Zangenextraktion laufen (wie bei der Vakuumextraktion) in der Führungslinie (**b**). (Aus: MARTIUS, G.: Geburtshilflich-perinatologische Operationen. Thieme, Stuttgart 1986.)

aufgesetzt, ein Vakuum aufgebaut und dann an der Saugglocke das Kind in der Führungslinie *während der Wehe (wehensynchron)* unter Mitpressen der Mutter herausgezogen. Die meist entstehende Geburtsgeschwulst bildet sich innerhalb einiger Tage zurück. Es kann auch zur Ausbildung eines Kephalhämatoms kommen.
- Bei der **Zangenentbindung (Forceps)** (Abb. 21.16) wird der kindliche Kopf zwischen die beiden Zangenlöffel genommen und herausgezogen. Die Zange hat gegenüber der Vakuumextraktion den Vorteil, daß man in akuten Gefahrensituationen viel schneller ist als mit dem Vakuum.
- **Sectio caesarea (Kaiserschnitt):** die abdominale Schnittentbindung kann entweder *primär* am wehenlosen Uterus oder *sekundär* während der Geburt durchgeführt werden.

Man unterscheidet kindliche, mütterliche oder in den meisten Fällen gemischte Indikationen. Einige typische Indikationen sind:
- relatives Mißverhältnis,
- Geburtsstillstand,
- drohende kindliche Asphyxie bei pathologischem CTG,
- starke vaginale Blutung unter der Geburt,
- Placenta praevia,
- Nabelschnurvorfall,
- Fieber unter der Geburt und Amnioninfektionssyndrom,
- schwere Gestose bzw. Eklampsie,
- regelwidrige Kindslagen,
- Mehrlinge.

3 Das Wochenbett

An die Geburt schließt sich das Wochenbett an, eine Zeitspanne von etwa 6–8 Wochen, in der sich die Schwangerschaftsveränderungen des mütterlichen Körpers zurückbilden. Für die Kinderkrankenschwester sind Kenntnisse über diese körperlichen Vorgänge wichtig, weil sie während der Pflege eines neugeborenen Kindes gelegentlich auch die Wöchnerin zu betreuen hat.

Während der Wochenbettzeit sind folgende Vorgänge wichtig:
1. Die *Abheilung der Geburtsfolgen*
2. *Die Rückbildung der Schwangerschaftsveränderungen*
3. *Die Ermöglichung der Ernährung des Kindes*

Diese 3 Vorgänge hängen durch einen Steuermechanismus miteinander zusammen: das Saugen des Kindes an der Brust bewirkt in der Hypophyse die Ausschüttung des Wehenhormons Oxytozin. Dieses führt zu Kontraktionen der Gebärmutter, die als Nachwehen spürbar sind und eine Verkleinerung des Uterus bewirken, ein Vorgang, der die Abheilung der großen Wundfläche in der Gebärmutter erleichtert. Auf der anderen Seite kommt es durch Kontraktion der glatten Muskelfasern in der Wand der Milchkanälchen zum Auspressen der Milch.

Die Rückbildungsvorgänge und die Milchabgabe der Brust sind also im Grunde ein einheitlicher Vorgang.

3.1 Die Abheilung der Geburtsfolgen

Geburtsverletzungen wie Dammschnitt bzw. Einrisse am Damm heilen nach Versorgung überraschend schnell (1 Woche) und komplikationslos ab. Länger dauert die Abheilung der Wunde in der Gebärmutterinnenfläche: sie führt zur typischen Erscheinung des Wochenbettes, den *Lochien (Wochenfluß)*. Sie bestehen aus abgestoßener Schwangerschaftsschleimhaut, aus Leukozyten, aus Serum, Lymphe, Gewebsnekrosen und verflüssigten Blutgerinnseln.

> Während die Lochien in der ersten Woche noch reichlich und blutig sind *(Lochia rubra = roter Wochenfluß)*,
> werden sie in der zweiten Woche weniger, seröser und von *bräunlich-rötlicher Farbe (Lochia fusca)*.
> Am Ende der zweiten Woche werden sie dann *gelblich, rahmig (Lochia flava)* und schließlich in der vierten Woche *grauweiß, hell, wäßrigserös (Lochia alba)*.

Dabei nimmt die Menge des Wochenflusses immer mehr und mehr ab, bis er 4–6 Wochen nach der Geburt versiegt. Die Wundheilung ist abgeschlossen.

Die Rückbildung des Uterus wird durch das Stillen und die dadurch hervorgerufene Oxytozinausschüttung begünstigt, sie kann durch Uterotonika (Methergin) verstärkt werden.

Der Fundusstand des Uterus wird durch die Bauchdecken hindurch getastet und sinkt täglich einen Querfinger tiefer. Diese genitalen Rückbildungsvorgänge werden als *Involution* bezeichnet.

3.2 Die Rückbildung der extragenitalen Schwangerschaftsveränderungen

Mit dem Abfall der Hormone nach Ausstoßung der Plazenta beginnen auch die extragenitalen Rückbildungsvorgänge. Der *Beckenboden* und die *Bauchmuskulatur* werden wieder zunehmend straffer.

Durch die Geburt kommt es manchmal am Blasenhals zu einem geburtstraumatisch bedingten Ödem, was nicht selten zu *Blasenentleerungsstörungen* mit Harnverhaltung führen kann. Es besteht eine Neigung zu vermehrten Entzündungen der Harnblase und der Nieren.

Der *Darm* neigt wie schon während der Schwangerschaft auch im Wochenbett zur *Obstipation*.

Die glatte Muskulatur der Gefäße ist noch schlaff, es kommt vermehrt zu *Krampfaderbeschwerden und Hämorrhoiden*, besonders gefährlich ist die *erhöhte Neigung zu Thrombosen*.

Die *Psyche* ist zu Anfang des Wochenbettes gewöhnlich durch eine euphorische Stimmungslage charakterisiert, durch den ausgeprägten Hormonentzug kommt es aber zwischen dem dritten und dem fünften Wochenbettag nicht selten mitunter zu schweren *depressiven Verstimmungen*.

Die Ovarien nehmen ihre Tätigkeit erst nach ca. 6 Wochen wieder auf. Dieser Zeitraum kann erheblich länger sein, wenn das Kind gestillt wird.

3.3 Stillen

3.3.1 Stilltechnik

Bei der Technik des Anlegens ist zu beachten, daß das Kind die Milch nicht durch einfaches Saugen entnimmt, sondern gleichzeitig mit den Kiefern streichende und beißende Bewegungen ausführt. Daher muß der Warzenhof dem Säugling so weit wie möglich in den Mund gegeben werden, damit die empfindliche Brustwarze nicht zerbissen wird. Ist die Brust sehr prall, so sollten vorher einige ml mit der Milchpumpe entnommen werden. Das Stillen erfolgt im Wochenbett im Liegen und in Seitenlage. Das Kind liegt im Arm der Mutter, und mit der anderen Hand reicht sie dem Kind die Brustwarze und hält gleichzeitig die Nase des Kindes frei.

Soll eine ausreichende Milchbildung erreicht werden, so ist es unerläßlich, daß die Brust zunächst bei jedem Anlegen vollständig entleert wird. Daher wird möglichst zu jeder Mahlzeit nur eine Brust gereicht, allerdings nicht länger als 10 Minuten. Nicht richtig entleerte Brüste müssen mit der Milchpumpe bis zum Einspielen der Milchbildung regelmäßig leergepumpt werden. Nach dem Milcheinschuß sollten immer beide Brüste gegeben werden, zunächst jeweils nur 5 Minuten, später 10 Minuten pro Seite. Ausreichende Flüssigkeitszufuhr – verteilt über den ganzen Tag – regt ebenfalls die Milchproduktion an (Stilltee, Malzbier usw.). Die Abstände zwischen den Mahlzeiten sollten anfangs 3 Stunden, später 4 Stunden betragen.

3.3.2 Stillhindernisse

Stillhindernisse bei der Mutter

Bis zum Milcheinschuß kann die Brust unergiebig sein, es muß zugefüttert werden. Manchmal hilft ein Behandlungsversuch mit Oxytozin in Form eines Nasensprays (Syntocinon-Nasenspray). *Flach- und Hohlwarzen* können das Stillen erschweren oder unmöglich machen; es kann mit auf die Brust aufgesetzten Saughütchen versucht werden, oder die Milch muß abgepumpt werden. Dazu stehen verschiedene Modelle von Handmilchpumpen und elektrischen Pumpen zur Verfügung.

Stillhindernisse beim Kind

Sie werden durch manche *Fehlbildungen der Mundhöhle* hervorgerufen, im wesentlichen durch die Lippenkiefergaumenspalte. *Frühgeborene* und durch schwere Geburten *geschwächte Kinder* sind manchmal nicht in der Lage, an der Brust zu trinken. Da das Kind während des Stillens durch die Nase atmet, kann ein *Schnupfen* des Kindes das Stillen unmöglich machen.

3.4 Pflege der Wöchnerin

Die Frischentbundene befindet sich in einem Zustand der allgemeinen Erschöpfung. Die Widerstandskraft gegen Krankheiten ist herabgesetzt.

Die *Brustpflege* bedarf großer Sorgfalt, vor dem Stillen sind die Hände gründlich zu säubern. Nach dem Stillen wird die Brust von Milchresten gereinigt und ein steriles Mulläppchen aufgelegt. Zuvor sollte die Brustwarze trocken sein, ein vorne zu öffnender *Stillbüstenhalter* ist zu empfehlen. Ist die *Brustwarze rissig (Rhagaden)*, so sollte nicht angelegt und die Milch durch Abpumpen gewonnen werden.

Ganz allgemein muß auf eine *regelmäßige Harnblasen- und Darm-Entleerung* geachtet werden, zur Thrombose-Prophylaxe sollte frühzeitig mit der *Mobilisierung* begonnen werden.

3.5 Erkrankungen im Wochenbett

3.5.1 Rückbildungsstörungen

Die häufigste Störung im Wochenbett ist gekennzeichnet durch eine *mangelhafte Rückbildung der Gebärmutter (Subinvolutio uteri)*. Sie ist meistens Folge einer Überdehnung nach Mehrlingsschwangerschaften, bei vermehrtem Fruchtwasser (Hydramnion) oder bei protrahiertem Geburtsverlauf. Der Fundus uteri steht höher, als er zu erwarten ist, die Lochien fließen reichlicher und sind vermehrt blutig.

Behandlung: Die Therapie ist einfach und besteht in der Gabe von Kontraktionsmitteln (Methergin). Wegen des prolaktin-hemmenden Effektes dieser Medikamente sollten sie nicht routinemäßig verabreicht werden. Gelegentlich kann auch die Verabreichung von Oxytozin-Nasenspray ausreichen.

Als *Lochialstauung (Lochiometra)* bezeichnet man eine Stauung des Wochenflusses im Uteruskavum auf Grund einer Verlegung des inneren Muttermundes durch Eihäute oder durch einen Krampf des Muttermundes. Der Fundus uteri steht ebenfalls höher, die Lochien sind spärlich oder fehlen, die Gebärmutter ist druckempfindlich. Wird die Stauung nicht beseitigt, so kann es durch aufsteigende Infektion zur Endometritis puerperalis (Wochenbettfieber) kommen.

Behandlung: Die Therapie der Lochialstauung besteht ebenfalls in der Gabe von Kontraktionsmitteln in Kombination mit einem Spasmolytikum.

3.5.2 Kindbett- oder Wochenbettfieber (Puerperal-Fieber)

Die Ursache des Wochenbettfiebers ist eine bakterielle Infektion, meistens handelt es sich um eine Mischinfektion. Die Gefahr liegt darin, daß es nicht zu einer begrenzten Entzündung kommt, sondern daß die Bakterien in dem aufgelockerten und gut durchbluteten Gewebe mit den großen Wundflächen leicht weiter vordringen und in die benachbarten Organe und in Blut- und Lymphwege einbrechen können (Sepsis). Wie erwähnt, kann eine *Lochialstauung* die erste Ursache für eine solche Infektion sein. Die Infektion der Uterushöhle, die *Endometritis puerperalis,* stellt heute die häufigste Form des Wochenbettfiebers dar.

Noch zu Anfang des 19. Jhs. starben in großen Entbindungskliniken bis zu 30% der Wöchnerinnen am Wochenbettfieber, bis der Wiener Geburtshelfer J. SEMMELWEIS 1847 diese Krankheit als *Übertragungsinfektion* erkannte und hygienische Maßnahmen, Asepsis und Wochenbettpflege forderte.

Krankheitsbild und Behandlung: Die Symptome der Endometritis puerperalis sind übelriechende Lochien (oft Lochialstau), subfebrile Temperaturen und ein großer, weicher, druckschmerzhafter Uterus. Die Therapie besteht in der antibiotischen Behandlung.

3.5.3 Brustdrüsenentzündung (Mastitis puerperalis)

Die Mastitis ist eine hauptsächlich im Wochenbett oder in der Stillperiode auftretende Entzündung der Brustdrüse, die immer durch Schmierinfektion mit *Bakterien – meistens Staphylokokken* – entsteht. Eintrittspforte ist die Brustwarze, wobei Rhagaden eine Infektion begünstigen. Meistens kommt es am 7.–8. Tag (nach der Entlassung nach Hause!) zur akuten, hochfieberhaften Erkrankung mit Rötung, starker Schmerzhaftigkeit, Überwärmung und Schwellung der betroffenen Brust bzw. eines umschriebenen Areals der Brust.

Behandlung: Die Therapie ist einerseits physikalisch, andererseits medikamentös und beginnt mit einer *Ruhigstellung der Brust*. Es wird nicht weiter angelegt, die Brust wird hochgebunden, es werden Eisblasen aufgelegt.

Neben dieser mechanischen Ruhigstellung sollte die Milchbildung durch Gabe von *Prolaktinhemmern* in niedriger Dosierung (Bromocriptin = Pravidel®) gedrosselt werden. Wichtig ist es auch, darauf zu achten, daß die Brust gut entleert wird.

Kommt es innerhalb von 12–24 Stunden nach dieser Therapie nicht zu einer deutlichen Besserung der klinischen Symptome und zur Entfieberung, so ist die *Fortführung der Prolaktinhemmerbehandlung* über 3–4 Tage und der *Beginn der antibiotischen Therapie* angezeigt. Man verwendet staphylokokkenwirksame, *penicillinasefeste Penicilline* aus der Oxacillinreihe (Oxacillin und Dicloxacillin).

Kommt die Patientin zu spät zur Behandlung oder ist die Entzündung zu weit fortgeschritten, dann kommt es zur Einschmelzung des Gewebes. Dies sollte durch Wärmebehandlung (feuchtwarme Umschläge, Rotlicht) unterstützt werden, den so entstandenen *Abszeß* muß man bei deutlicher Fluktuation dann *chirurgisch* behandeln (Inzision).

B Gynäkologie

VOLKER TERRUHN

1 Menstruationszyklus und Störungen der Menstruation

1.1 Zyklus der gesunden Frau

Der reproduktive Zyklus hat eine Dauer von 28 Tagen +/− 5,4 Tage.

Befruchtungsfähige Eizellen werden in regelmäßigen Abständen in der Zyklusmitte bereitgestellt. Dem Eisprung (Ovulation) geht die *Proliferationsphase* (Aufbauphase) mit der Reifung des Follikels (Eibläschen) voraus. Auf den Eisprung, der 15 Tage vor Einsetzen der Regelblutung stattfindet, folgt die Umwandlung des Follikels in das Corpus luteum (Gelbkörper) und damit die *Sekretionsphase* (Transformationsphase). Der Gelbkörper schrumpft, und mit ihm kommt es zum Abfall der ovariellen Steroide und zur Abstoßung der Gebärmutterschleimhaut (Endometrium). Die Menstruation (Menses, Periode, Regelblutung) setzt ein. Der 1. Tag der Blutung ist gleichzeitig auch der 1. Tag des neuen Zyklus. Die Menstruation endet, wenn sich die obere Schleimhautschicht der Gebärmutter völlig abgelöst hat (Desquamationsphase). Die Blutung dauert 3–5 Tage; der Blutverlust beträgt im Mittel 75 ml, der Eisenverlust etwa 20 mg. Unter dem Einfluß der ovariellen Steroide (Östrogene und Gestagene, also das Gelbkörperhormon Progesteron) laufen am Endometrium die typischen zyklischen, d. h. regelmäßig wiederkehrenden Veränderungen ab (Abb. 21.17).

Sie wiederholen sich von der Pubertät bis zu den Wechseljahren (Klimakterium) in ca. 400 Zyklen (zwischen Menarche und Menopause, Abb. 21.18) und liefern wertvolle Hinweise bei der Sterilitätsdiagnostik.

Der Muttermund öffnet sich unter der Östrogeneinwirkung am Ende der Proliferationsphase – in Zyklusmitte, zur Zeit der Ovulation – etwa 4 mm. Das zervikale Drüsenfeld produziert vermehrt transparenten Schleim, der in dünnen Fäden bis zu 10 cm spinnbar wird. Im Mikroskop formiert sich dieser Schleim zu farnkrautähnlichen Strukturen (Farnkrautphänomen). Diese Phase stellt das Zyklusoptimum für die Spermienpassage dar. Diese Phänomene ändern sich abrupt unter Einfluß der Gestagene in der 2. Zyklusphase. Die Basaltemperatur liegt bei rektaler Messung in der Proliferationsphase bei 36,2–36,7 °C. In der Sekretionsphase führt das Progesteron über die dienzephale Temperaturregulation zu einer leichten Erhöhung der Kerntemperatur um 0,4–0,7 °C. Dauer der Phasen: Normotherme Phase: 17,6 +/− 4,1 Tage. Hypertherme Phase: 12,7 +/− 1,7 Tage.

Dieses Phänomen wird zur Konzeption und Kontrazeption ausgenutzt.

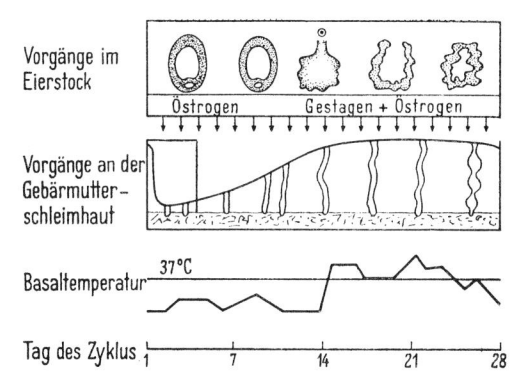

Abb. 21.17 Schema des normalen Menstruationszyklus.

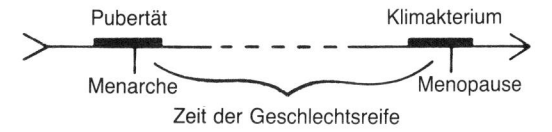

Abb. 21.18 Schematische Darstellung der Funktionsphasen der Frau (nach H. MARTIUS).

Prämenstruelles Syndrom

Die psychische Alteration vieler Frauen vor Einsetzen der Menstruation, d. h. die „kritischen Tage", das „Unwohlsein" mit Reizbarkeit, Aggressivität und Hyperaktivität finden psychoendokrinologisch durch den vormenstruellen Abfall der endogenen Opiate mit Wegfall ihrer bremsenden Wirkung auf dopaminerge Neurotransmitter ihre Erklärung.

Extragenitale Veränderungen während des Zyklus, wie Flüssigkeitsretention, Brustspannen und Kopfschmerzen belegen, daß sämtliche Organe, auch die Psyche, vom Hormonspiegel der Sexualsteroide beeinflußt werden.

Behandlung: Diuretika, Bromocriptin (Pravidel®) oder Lisurid (Dopergin®) sowie Gestagene (lokal und systemisch) in der 2. Zyklushälfte. Evtl. Psychopharmaka. 30–50% Placeboeffekt.

1.2 Störung der Menstruation

Die normale Menstruation setzt ovulatorische Zyklen voraus und ist als Gestagen-Entzugsblutung zu verstehen. Verändert sich die Rhythmik dieser Intervalle oder die Dauer und Stärke der Uterusblutung, so spricht man von Zyklusanomalien. Am Anfang (Menarche) und am Ende (Klimakterium) der reproduktiven Phase stehen anovulatorische Zyklen. Dazwischen liegt ca. 30 Jahre lang die Phase ovulatorischer Zyklen. Die wichtigsten Formen der Zyklusstörungen sind:

1.2.1 Anomalien des Blutungsrhythmus

Amenorrhoe

Das Fehlen oder Ausbleiben der menstruellen Blutung:
- **Primäre Amenorrhoe.** Keine Blutung bis zum 16. Lebensjahr bzw. keine Blutung bis zum 14. Lebensjahr bei phänotypisch voll ausgereifter weiblicher Konstitution.
- **Sekundäre Amenorrhoe.** 3–6 Monate keine Blutung, nachdem zuvor mindestens eine Regelblutung abgelaufen ist (Schwangerschaft ausgeschlossen).

Sichtbares Substrat für eine stärkere Störung des hypothalamisch-hypophysär-ovariellen Regelkreises ist das Ausbleiben der Regel: die Amenorrhoe.

Sie kann rein organische Ursachen haben, aber auch ein klassisches psychosomatisches Symptom sein, das in Streß- und Notsituationen sowie nach Hungerdiäten junger Frauen eintritt. Ursache ist eine fehlende oder eingeschränkte pulsatile GnRH-Sekretion mit der Folge einer ungenügenden Gonadotropinbildung und -abgabe.

Die Tabelle 21.1a, b zeigt die Einteilung der primären und sekundären Amenorrhoe nach chromosomalen, peripheren und zentralen Ursachen. Gleichzeitig werden der hormonelle Status und die therapeutischen Richtlinien aufgezeigt.

Oligomenorrhoe

Zu selten auftretende Uterusblutung mit Abständen >35 Tage bis zu 3 Monaten (Übergang zur sekundären Amenorrhoe).

Behandlung: Ovulatorisch: keine Therapie. Anovulatorisch: Zweiphasenpräparate.

Oligomenorrhoe bei Hyperandrogenämie-Syndrom

Hierzu gehört das Syndrom der polyzystischen Ovarien (PCO). Das morphologische Substrat sind polyzystische große Ovarien mit einer hellgrauen, derben Tunica albuginea (Bindegewebshülle), unter der zahlreiche zystische Follikel liegen. Typisch sind oligo-/amenorrhoische Phasen, Sterilität, Hirsutismus und eine mäßige Adipositas. Auch ein Nebennierenrinden-Tumor kann vermehrt männliche Hormone produzieren. Beide Drüsen können auch gemeinsam eine Hyperandrogenämie herbeiführen. Mit die häufigste Ursache ist die nicht tumorbedingte glanduläre Hypersekretion.

Diagnose und Behandlung: Die Diagnostik und Therapie ist abhängig von dem Leidensdruck der Patientin hinsichtlich der Virilisierung und des Kinderwunsches – sie sollte speziell ausgerichteten endokrinologischen Sprechstunden überlassen werden.

Polymenorrhoe

Zu häufig auftretende Regelblutung, kürzer als 24 Tage.

Behandlung bei verkürzter *Proliferationsphase:* Östrogene postmenstruell oder Zweiphasenpräparate. Bei verkürzter *Sekretionsphase:* Östrogen-Gestagenkombination.

1 Menstruationszyklus und Störungen der Menstruation 455

Tabelle 21.1a Primäre Amenorrhoe.

Ursache	Gonado-tropine	Östro-gene	Bemerkung	Therapie
Chromosomale Entwicklungsstörungen				
X0-Gonadendysgenesie	↑	↓	ULLRICH-TURNER-Syndrom	Östrogen-Gestagen-Kombination
Isochromosomen, Deletion oder Mosaikbildung der Gonosomen	↗	↓	Oft Kleinwuchs	Östrogen-Gestagen-Kombination
Reine Gonadendysgenesie (XY) SWYER-Syndrom	↑	↓	Hypoplastisches Genitale	Östrogen-Gestagen-Kombination; Gonadektomie
Fehlbildungen				
Ovaraplasie, -atrophie oder -hypoplasie	↗	↘	Infantiles Genitale	Östrogen-Gestagen-Kombination
Rudimentärer Uterus, Scheidenaplasie			MAYER-ROKITANSKY-KÜSTER-HAUSER-Syndrom	Vaginalplastik: Neovagina
Atresien im Zervix-, Vaginal- u. Hymenalbereich	→	→	Molimina menstrualia. Kryptomenorrhoe	Beseitigung des Hindernisses
Testikuläre Feminisierung „hairless women"	↗	↓	Androgenresistente Erfolgsorgane. Kurze Scheide	Gonadektomie, Anlage einer Neovagina
Endometrium				
Menstruatio sine mense	→	→	Scheinbare Amenorrhoe: „silent menstruation"	
Hypothalamisch-hypophysäre Störungen				
Pubertas tarda	↘	↘	Zentralbedingte Entwicklungsretardierung	Keine oder Rhythmustherapie
Situationsamenorrhoe (Streßamenorrhoe)	↘	↘	Psychische und physische Alteration, konsumierende Erkrankungen	Kausal und Östrogen-Gestagen-Kombination; Psychotherapie
Nebennierenerkrankungen				
Morbus CUSHING Morbus ADDISON Tumoren	↘	↓		
Kongenitales adrenogenitales Syndrom (AGS)	↓	↓	Virilismus; vermännlichtes Genitale	Cortisonderivate, Genitalkorrektur

→ = normal
↗ = etwas erhöht
↑ = stark erhöht
↘ = etwas vermindert
↓ = stark vermindert

Tabelle 21.1b Sekundäre Amenorrhoe.

Ursache	Gonado-tropine	Östro-gene	Bemerkung	Therapie
Hypothalamische Störungen				
Idiopathisch	→	↗		Spontanheilung möglich. Östrogen-Gestagen-Kombination. Psychotherapie. Gewichtsreduktion bei Übergewicht. Kinderwunsch: Ovulationsauslöser, Gonadotropine
Psychogen reaktiv	→	→		
Mit Gewichtszunahme	→	↗		
Postpartale Ovarialinsuffizienz	↘	↘		
Notstands- und Situationsamenorrhoe	↘	↘		
Anorexia nervosa	↘	↘		Psychotherapie
Amenorrhoe-Galaktorrhoe-Syndrom	↓	↓	Hyperprolaktinämie	Prolaktinhemmer
Organische Prozesse und Tumoren	↘	↘		Kausal
Hypophysenstörungen				
Tumoren	↘	↘	Rö. Sella turcica	Kausal
SHEEHAN-Syndrom	↓	↓		Pluriglanduläre Substitution
Ovarielle Störungen				
Polyzystische Ovarien (PCO)	↗	→	früher: STEIN-LEVENTHAL-Syndrom; Hyperandrogenämie	Kausal; evtl. Keilresektion beider Ovarien
Hypoplastische Ovarien	↗	↘		Östrogen-Gestagen-Kombination
Uterine Störungen				
Endometriumverlust nach Curettage	→	→	ASHERMAN-Syndrom	Lokal Östrogene, Hysteroskopie: Adhäsiolyse
Tuberkulose	→	→		Tuberkulostatika
Extragenitale endokrine Erkrankungen				
Schilddrüsenerkrankungen Cushing-Syndrom Postpubertales AGS	↘	↘		Kausal

→ = normal   ↘ = etwas vermindert
↗ = etwas erhöht   ↓ = stark vermindert
↑ = stark erhöht

1.2.2 Anomalien der Blutungsstärke

Hypomenorrhoe

Zu schwache Uterusblutung, meistens ohne Krankheitswert.
Behandlung: Keine.

Hypermenorrhoe

Zu starke Regelblutung.
Myome, eine interne Endometriose (Adenomyosis uteri), Polypen und andere gynäkologische Erkrankungen können starke und lange Regelblutungen unterhalten.
Behandlung: Läßt sich keine morphologische Ursache (Myom etc.) erkennen, so kann die Zyklusstärke durch monophasische Ovulationshemmer wirkungsvoll reduziert werden.

Menorrhagie

Zu lange anhaltende und meist zu starke Menstruationsblutung.
Behandlung: Wie Hypermenorrhoe.

1.2.3 Periodenunabhängige uterine Blutungen (Metrorrhagien)

Azyklisch auftretende Uterusblutungen: Vorblutung, Mittelblutung (spotting), Nachblutung. Hinter einer azyklischen Blutung kann sich sowohl eine harmlose Aufbaustörung des Endometriums als auch ein Gebärmutterkrebs verbergen. Steht die Blutung nicht unter einer Behandlung einer Östrogen-Gestagen-Kombination, muß eine Ausschabung von Gebärmutterhals und Gebärmutterkörper vorgenommen werden (getrennte Curettage, Abrasio).

1.2.4 Juvenile und klimakterische Blutungen

Durch Gestagendefizit hervorgerufene dysfunktionelle Blutungen zu Beginn (Pubertät) und am Ende der Reifezeit (Präklimakterium). Abweichungen der regelmäßigen menstruellen Blutungen nach der Menarche sind auf Grund der zunächst unvollständigen Ausreifung der hypothalamisch-hypophysär-ovariellen Beziehung nichts Außergewöhnliches. Pulsatile GnRH-Sekretion und LH-/FSH-Ratio erreichen erst nach Durchgangsstadien das typische Muster normaler biphasischer Zyklen mit der Etablierung vollwertig funktionierender Regelkreise. Die endokrine Reife tritt durchschnittlich im Alter von 15–16 Jahren ein; dies entspricht einem gynäkologischen Alter von 3 Jahren (Menarchealter + 3). Das zeitgerechte und beschwerdefreie Eintreten der Regelblutung wird von der Patientin hoch bewertet. Bei verstärkten und verlängerten Blutungen mit azyklischen Rhythmuspausen handelt es sich fast immer um anovulatorische Formen; es sind östrogene Entzugsblutungen aus einem hyperplastischen bzw. glandulär-zystischen Endometrium bei Follikelpersistenz.

Die hochproliferierte Schleimhaut bricht bei relativem Östrogendefizit zusammen und unterhält eine nicht sistierende Dauerblutung. Die Blutung kann über Wochen, sogar Monate mit kaum blutungsfreien Intervallen anhalten und führt unbehandelt zur Anämie. Die Diagnose ist leicht aus dem Blutungskalender (BTK) zu stellen. Eine gynäkologische Untersuchung ist obligat, wobei nach einem vergrößerten Follikel zu fahnden ist. Meist ist allerdings der Befund unauffällig. Tumoröse und entzündliche Veränderungen und andere seltene organische Erkrankungen wie eine gestörte Frühgravidität sind auszuschließen; ebenso muß an eine Gerinnungsstörung (z. B. v. WILLEBRAND-Syndrom) gedacht werden. Eine Abrasio ist bei der Jugendlichen im Gegensatz zur Frau im Präklimakterium zu vermeiden! Bei intermittierend auftretenden kurzfristigen Blutungsanomalien ist lediglich eine Beratung erforderlich. Bei schweren Störungen, in Form von verlängerten und verstärkten Blutungen über Wochen ist eine Östrogen-Gestagen-Kombinationstherapie über 10 Tage angezeigt. Nach der eintretenden Entzugsblutung werden zur Rezidivprophylaxe zyklusgerecht Gestagene gegeben, z. B. Chlormadinonacetat = Gestafortin® 2 × 1 Tablette vom 18.–26. Zyklustag, um das proliferierende Endometrium zu transformieren.

Für dysfunktionelle präklimakterische Blutungen gilt das gleiche. Fruchtet hier die hormonelle Substitution nicht, ist in diesem Alter, im Gegensatz zur Pubertät, zum Ausschluß eines Karzinoms unbedingt die getrennte Abrasio erforderlich.

1.2.5 Dysmenorrhoe

Die mit Schmerzen auftretende menstruelle Blutung.

- **Primär:** Prostaglandinimbalance
- **Sekundär:** Endometriose, Gynatresien mit Abflußbehinderung (Kryptomenorrhoe, s. S. 464).

Findet man keine organische Ursache wie eine Endometriose oder eine Abflußbehinderung infolge einer Fehlbildung im Uterovaginalkanal, handelt es sich um eine Imbalance des Prostaglandinstoffwechsels. 30–50% der jungen Frauen leiden an dieser primären Dysmenorrhoe. Die Erhöhung des Uterusbasaltonus durch Prostaglandine mit verminderter Blutzufuhr des Endometriums führt zu Ischämie und spastischen Schmerzen. Extragenitale Wirkungen dieses Prostaglandin-Ungleichgewichtes sind Bauchschmerzen, Übelkeit, Erbrechen, Durchfälle, Kopfschmerzen und Kreislaufstörungen bis zum Kollaps.

Behandlung: Man sollte nicht gleich zur Tablette greifen. Es kann schwierig oder unmöglich sein, bestehende Vorurteile und Erfahrungen der Mutter, die sie an ihre Tochter weitergegeben hat, abzubauen (Erwartungsdysmenorrhoe).

Als erstes sollten Wärme und Entspannungsübungen (autogenes Taining, Yoga, Atemübungen) ausprobiert werden. Danach wird man *Analgetika* (Acetylsalicylsäure = ASS), *Spasmolytika* und bei stärkeren Regelschmerzen bereits vormenstruell *Prostaglandinsynthesehemmer:* Rheumamittel, wie (Ibuprofen, Naproxen) oder *Prostaglandinantagonisten:* Gestagene, oder wenn der Bedarf hierzu besteht, Ovulationshemmer zum Einsatz bringen.

Diese Behandlung setzt direkt am Ort des Geschehens ein und unterbindet die Produktion des schmerzmachenden Hormones. Bei der sekundären Dysmenorrhoe wird die Ursache operativ beseitigt.

2 Sterilität und Infertilität

Man spricht von *Sterilität*, wenn trotz ungeschütztem Geschlechtsverkehr keine Gravidität nach 6–12 Monaten – in Abhängigkeit vom Alter der Patientin – eingetreten ist. Ist die Konzeption möglich, aber kann die Schwangerschaft nicht ausgetragen werden (habituelle Aborte, gehäufte Frühgeburten mit lebensunfähigen Kindern, wiederholt ektope Graviditäten) spricht man von *Infertilität*. Die Ursache kann sowohl bei dem Mann oder bei der Frau (je 40%) liegen. Auch beide Partner können gleichzeitig krankhafte Befunde aufweisen, die zu Unfruchtbarkeit führen. Somit müssen beide Partner einer umfassenden Diagnostik unterzogen werden, bevor eine gezielte Behandlung der kinderlosen Ehe eingeleitet werden kann.

2.1 Wertstellung des Zyklus

Knapp die Hälfte aller weiblichen Sterilitätsfälle sind funktioneller Art und auf Störung der Follikelreifung und der Ovulation zurückzuführen. Zur Abklärung wird die Basaltemperaturkurve (BTK), der Zervixindex (s. u.), die Ultraschalluntersuchung, die Hormonanalytik und die Endometriumbiopsie eingesetzt.

2.1.1 Zervixindex und Spermieninteraktionen

Die klinische Beurteilung des Zervixschleimes ist sowohl in diagnostischer Hinsicht als auch zur Therapiekontrolle sehr aussagekräftig. Er gibt den Östrogeneffekt und den ovariellen Funktionszustand recht zuverlässig wieder (INSLER-Test).

Zur Erkennung der zervikalen Sterilität wird am 13.–14. Zyklustag der Postkoitaltest (SIMS-HUHNER-Test) durchgeführt. Andere Tests zielen auf die Bestimmung immobilisierender und agglutinierender Spermienantikörper im Serum ab. Beim MILLER-KURZROK-Test wird das Penetrationsvermögen der Spermatozoen des Ehemannes sowie eines fertilen Spenders in fremdes und eigenes präovulatorisches Zervikalsekret geprüft. In einigen Fällen führt auch die homologe Insemination zu einem überraschend guten Ergebnis.

2.1.2 Sonographie

Die Möglichkeit der transvaginalen Ultraschalluntersuchung der Ovarien ist heute aus der Sterilitätsabklärung und -behandlung nicht mehr wegzudenken. Größe und Struktur des präovulatorischen Zustandes eines oder mehrerer Follikel lassen sich gut beurteilen, ebenso wie der Proliferationsgrad des Endometriums. Darüber hinaus lassen sich polyzystische Strukturen (PCO) und auch Zeichen einer Überstimulation nach medikamentöser Auslösung des Eisprunges leicht erkennen.

2.1.3 Hormonanalytik

Prolaktin: Die Prolaktinbestimmung steht an erster Stelle. Neben dem klassischen Amenorrhoe-/Galaktorrhoesyndrom kann sich eine Hyperprolaktinämie in einer Follikelreifungsstörung und/oder Lutealinsuffizienz äußern. Bei Werten über 50 ng/ml muß an ein Prolaktinom gedacht werden.

Progesteron: Als Ovulationsbeweis kommt der Progesteronbestimmung große praktische Bedeutung zu. Ebenso kann damit die funktionelle Insuffizienz des Corpus luteum erkannt werden.

Östrogene: Die Bestimmung von Östradiol wird wichtig bei einer später notwendig werdenden Stimulationsbehandlung.

Androgene: Bei entsprechender klinischer Symptomatik, Hirsutismus oder Virilisierung, ist die Bestimmung des Testosterons unerläßlich. Werte über 3,0 nMol/l machen eine weitere Abklärung erforderlich.

Schilddrüsendiagnostik: Auch leichte Schilddrüsenstörungen (Hypothyreose) können Zyklus- und Fertilitätsstörungen hervorrufen.

Gonadotropine: Die Bestimmung der Gonadotropine ist bei der Amenorrhoe indiziert. Durch sie kann zwischen der *primären* (Gonadenversagen) mit erhöhten Gonadotropinen und der *sekundären* Amenorrhoe (hypothalamisch/hypophysär) mit niedrigen Werten unterschieden werden. Ein relativ erhöhtes LH kann für polyzystische Ovarien (PCO-Syndrom) sprechen.

Der Gestagentest zeigt bei positivem Ausfall ein funktionstüchtiges Endometrium. Bei negativem Ausfall sollte ein Östrogentest angeschlossen werden.

2.1.4 Endometriumbiopsie

Sie hat unbestritten eine hohe Aussagekraft. 2–3 Tage vor der zu erwartenden Regelblutung wird von der Korpusvorderwand eine Strichcurettage durchgeführt. Die histologische Untersuchung zeigt, ob die sekretorische Transformation dem Zyklus entspricht.

2.2 Abklärung der Tubenfunktion

Die Tubendurchgängigkeit kann durch verschiedene Methoden mit unterschiedlicher diagnostischer Wertigkeit geprüft werden: durch Pertubation, Hysterosalpingographie und Chromolaparoskopie.

2.2.1 Pertubation

Die Durchblasung der Tuben wird apparativ gesteuert durch Insufflation von CO_2-Gas. Das Verfahren ist einfach und bei korrekter Durchführung ungefährlich. Eine genauere Beurteilung der Tuben und des Uterus ist dagegen nicht möglich.

2.2.2 Hysterosalpingographie

Mit ihr gelingt eine Darstellung des Cavum uteri und der Tuben. Fehlbildungen und postentzündliche Eileiterveränderungen, wie Sactosalpingen, können leicht lokalisiert werden. In 20% stimmt das Ergebnis jedoch *nicht* mit den laparoskopischen Befunden überein.

2.2.3 Chromolaparoskopie

Sie ist zweifellos die aussagekräftigste Methode zur Abklärung des Tubenfaktors. Die Tubendurchgängigkeit wird mit einer Farbstofflösung unter Sicht ermöglicht. Dabei erkennt man auch peritubale Adhäsionen, die den Eiaufnahmemechanismus beeinträchtigen können. Darüber hinaus werden Endometrioseherde erkannt, die auch bei durchgängigen Tuben häufig eine Sterilitätsursache darstellen.

Die Chromolaparoskopie ist eine invasive Methode, die Vollnarkose und Klinikaufenthalt erforderlich machen.

Alle genannten Methoden werden vorzugsweise in der frühen Proliferationsphase vorgenommen, da dann die Gefahr einer Verschleppung von Endometrium oder einer möglicherweise befruchteten Eizelle vermieden werden.

3 Kontrazeption

Die Kontrazeption reicht von den „natürlichen" Möglichkeiten über die chemischen, mechanischen, medikamentösen und hormonellen Methoden bis hin zu den operativen Verfahren (Tab. 21.2). Leider gibt es noch immer kein ideales Verhütungsmittel. Es müßte nämlich absolut sicher sein und völlig frei von Nebenwirkungen und Begleiterscheinungen.

Die Zuverlässigkeit einer kontrazeptiven Methode wird nach dem PEARL-Index beurteilt. Dieser gibt die Zahl ungewollter Schwangerschaften, die bei Anwendung einer bestimmten kontrazeptiven Methode pro 100 Frauenjahre eintreten, an. Die Tabelle 21.3 zeigt die Unterschiede in der Zuverlässigkeit einzelner kontrazeptiver Maßnahmen. In der Übersicht sind die Methoden der heutigen Kontrazeption aufgeführt.

Die *hormonelle* Kontrazeption befindet sich in einem Dilemma: Ihre Sicherheit korreliert mit den Nebenwirkungen und steht in umgekehrtem Verhältnis zur Akzeptanz – besonders bei den Jugendlichen. 50% aller Mädchen haben im Alter von 16 Jahren sexuellen Kontakt. 30% aller

Tabelle 21.3 Zuverlässigkeit einzelner kontrazeptiver Maßnahmen.

Methode	PEARL-Index
Ungeschützter Verkehr	60 – 80
Coitus interruptus („Aufpassen")	10 – 40
Kondom	7 – 28
Spirale	0,5 – 5
Pille	0 – 1,5
Diaphragma	5 – 6
Natürliche Verhütung	1 – 15

Tabelle 21.2 Methoden der Kontrazeption.

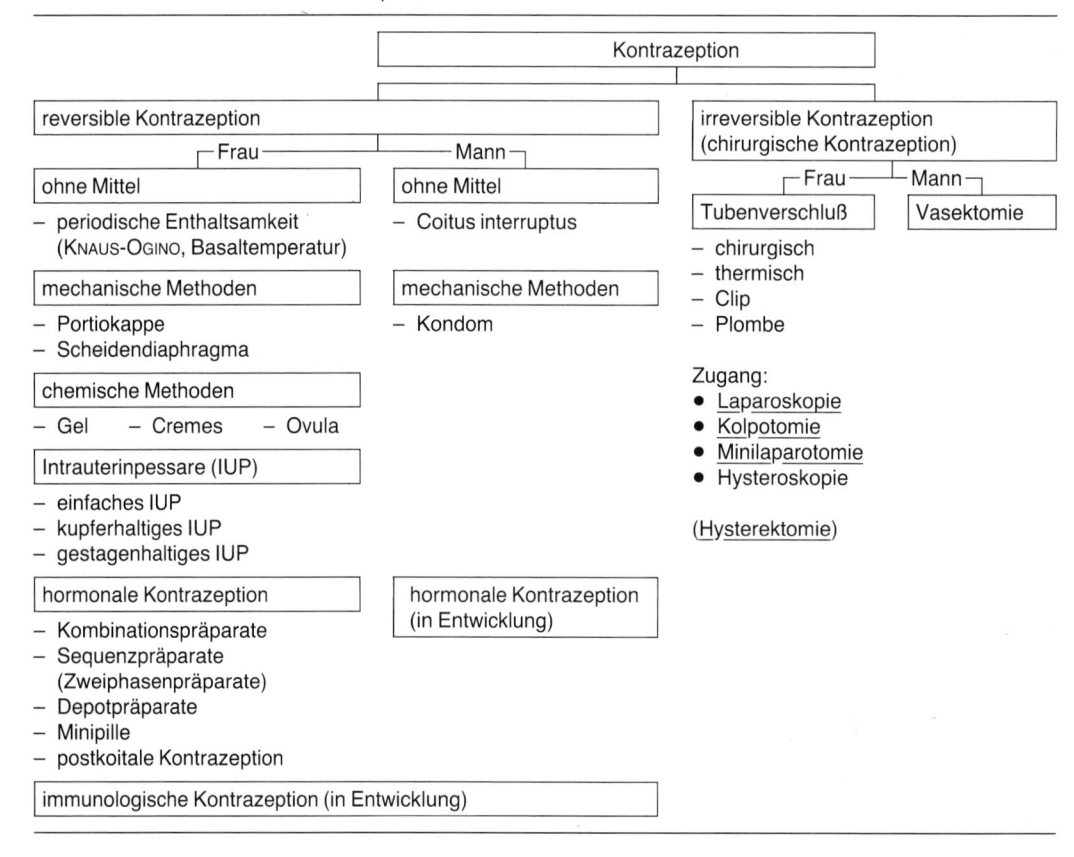

Kontrazeption

reversible Kontrazeption

Frau:

ohne Mittel
- periodische Enthaltsamkeit (KNAUS-OGINO, Basaltemperatur)

mechanische Methoden
- Portiokappe
- Scheidendiaphragma

chemische Methoden
- Gel
- Cremes
- Ovula

Intrauterinpessare (IUP)
- einfaches IUP
- kupferhaltiges IUP
- gestagenhaltiges IUP

hormonale Kontrazeption
- Kombinationspräparate
- Sequenzpräparate (Zweiphasenpräparate)
- Depotpräparate
- Minipille
- postkoitale Kontrazeption

immunologische Kontrazeption (in Entwicklung)

Mann:

ohne Mittel
- Coitus interruptus

mechanische Methoden
- Kondom

hormonale Kontrazeption (in Entwicklung)

irreversible Kontrazeption (chirurgische Kontrazeption)

Frau:

Tubenverschluß
- chirurgisch
- thermisch
- Clip
- Plombe

Zugang:
- Laparoskopie
- Kolpotomie
- Minilaparotomie
- Hysteroskopie

(Hysterektomie)

Mann:

Vasektomie

Jugendlichen verwenden beim ersten Koitus keine Verhütung!

3.1 Bewertung der Nebenwirkungen hormonaler Kontrazeptiva

Die hormonale Kontrazeption wird weltweit von etwa 50–60 Millionen Frauen betrieben. Das Absetzen der hormonalen Kontrazeption oder anderer kontrazeptiven Methoden würde zusätzlich 1–7 Millionen Schwangerschaftsabbrüche mit allen ihren Risiken erforderlich machen.

Darüber hinaus verringert sich das Risiko für einen Gebärmutterkörper- und Eierstockkrebs, die Häufigkeit gutartiger Brusterkrankungen und genitaler Infektionen. Ferner haben Ovulationshemmer (die „Pille") einen günstigen Einfluß auf Menstruationsstörungen. Die Verringerung des Blutverlustes bei der Regel wird von vielen Frauen als positiv empfunden. Die schmerzhafte Regelblutung verschwindet. Bei jungen Frauen mit Akne haben bestimmte Ovulationshemmer ebenfalls eine günstige Auswirkung. Auf der anderen Seite handelt es sich um hochwirksame Medikamente, die auch unerwünschte Nebenwirkungen und bei Vorliegen zusätzlicher Risikofaktoren (Störungen im Fettstoffwechsel, Gefäßerkrankungen, wie Neigung zu thromboembolischen Prozessen) Komplikationen hervorrufen können. Diese sind in erster Linie abhängig von der Wirkung des Ethinylestradiols. Stoffwechselneutrale Ovulationshemmer gibt es auch trotz der neuen Generation der Gestagene (Desogestrel, Gestoden, Neogestimat) nicht. Bei der individuellen und adäquaten Auswahl der Präparate ist es notwendig, die 10 Punkte der Züricher Empfehlung zu berücksichtigen (s. Tab. 21.4). *Eine Pillenpause ist nicht sinnvoll.* Durch die Verschiebung der Ovulation kommt es dann nicht selten zu einer unerwünschten Schwangerschaft. Die früheren Befürchtungen, daß nach der Pille Amenorrhoen (Postpill-Amenorrhoen) oder bleibende Sterilität auftreten können, sind nicht mehr gültig. Die Häufigkeit der Postpill-Amenorrhoe ist auch bei jungen Mädchen mit 0,2–0,7% nicht häufiger als bei erwachsenen Frauen. Im Wochenbett – bei der nicht stillenden Mutter und dringlichem Antikonzeptionswunsch – kann trotz Amenorrhoe nach 3 Wochen mit der hormonellen Kontrazeption begonnen werden.

Tabelle 21.4 Züricher Empfehlungen zur Anwendung von Ovulationshemmern.

1. Primär sind Präparate mit einem niedrigen Östrogengehalt zu bevorzugen.
2. Auch bei jungen Frauen ist auf Risikofaktoren zu achten.
3. Die Verschreibung geeigneter höher dosierter Präparate richtet sich nach zusätzlichen Indikationen, z. B. mangelhafte Zykluskontrolle oder subjektive Nebenwirkungen.
4. Der Gestagenanteil ist so auszuwählen, daß die Auswirkungen auf den Stoffwechsel möglichst gering sind. Es ist noch ungeklärt, welche klinische Bedeutung unterschiedliche Wirkstoffprofile haben (Ausnahme: antiandrogenwirksame Gestagene haben einen günstigen Effekt auf Androgenisierungserscheinungen).
5. Da sich in seltenen Fällen auch unter niedrig dosierten oralen Kontrazeptiva eine Hypertonie entwickeln kann, sind regelmäßige Blutdruckkontrollen vorzunehmen.
6. Unter dem Aspekt des kardiovaskulären Risikos wird ein Lipidstatus (Triglyceride, Gesamtcholesterin, HDL, LDL) empfohlen für:
   - Frauen ab Mitte 30 Jahre
   - Raucherinnen > 30 Jahre
   - Adipositas (Übergewicht > 20%)
   - Diabetes Typ I
7. Frauen über 35 Jahre, die rauchen, sollten keine Ovulationshemmer einnehmen.
8. Bei gut eingestellten Diabetikerinnen ist die Einnahme niedrig dosierter Ovulationshemmer möglich.
   Bei bestehenden Mikroangiopathien sind Ovulationshemmer kontraindiziert.
9. Frauen über 40 Jahre können die Einnahme von niedrig dosierten oralen Kontrazeptiva fortsetzen, wenn kardiovaskuläre und Stoffwechselrisiken erneut ausgeschlossen wurden.
10. Bei Frauen über 45 Jahre sind wegen der stark reduzierten Fertilität und der altersbedingten Zunahme des gesundheitlichen Risikos andere kontrazeptive Maßnahmen zu bevorzugen. In dieser Altersgruppe bieten Kombinationen von natürlichen Östrogenen mit einem Gestagen Vorteile, ohne allerdings einen sicheren kontrazeptiven Schutz zu gewährleisten.

Die „Pille danach" (Antinidationspille)

Es gibt Situationen, in denen eine ungewollte Schwangerschaft nur dadurch verhindert werden kann, daß ein postkoitales Medikament („Pille danach" Tetragynon) gegeben wird. Die hormonelle Imbalance kann zu Blutungsstörungen führen. Die „Pille danach" ist keine Dauermethode;

das Präparat ist nur in Notfallsituationen indiziert.

3.2 Kontrazeption durch Intrauterinpessare

Intrauterinpessare (IUP) stellen eine Bereicherung der heute möglichen antikonzeptionellen Maßnahmen dar. Sie können entweder primär oder als Alternativlösung bei Kontraindikation zur hormonellen Kontrazeption eingesetzt werden. PEARL-Index 0,5–5.

Wirkung: Im Prinzip wirken alle Spiralen gleich: Sie verhindern die Einnistung eines befruchteten Eies in die Gebärmutterschleimhaut. Die Einlage erfolgt nach Möglichkeit am 4. Tag post menstruationem. Der richtige Sitz ist sonographisch zu überprüfen.

Indikation zur vorzeitigen Entfernung des Intrauterinpessares:

- Dauerblutung
- Anhaltende Unterbauchbeschwerden
- Entzündungen im kleinen Becken (erhöhte BKS, erhöhtes CRP), Leukozytose
- Perforation und Penetration von Zervix oder Fundus uteri
- Suspekter oder positiver zytologischer Abstrich
- Gravidität

3.3 Kondom

Der Schutz vor einer ungewollten Schwangerschaft ist unabhängig vom Schutz vor AIDS. Beides muß getrennt bedacht werden. Schutz vor AIDS bedeutet, daß das Virus, das sich in der Samenflüssigkeit oder im Scheidensekret befindet, nicht in die Blutbahn des Partners gelangt. Das kann vor allem beim Geschlechtsverkehr passieren. Ein Kondom wirkt als Barriere und kann als einziges Verhütungsmittel die Übertragung fast aller sexuell übertragbaren Krankheiten weitgehend verhindern. Manche sind darüber hinaus mit einer samentötenden Substanz (Nonoxynol) beschichtet, welche auch in der Lage sein soll, auf das AIDS-Virus abtötend einzuwirken. Da der PEARL-Index mit 7–28 hoch ist, ist der Schutz vor einer ungewollten Schwangerschaft nicht ausreichend sicher. Aus diesem Grund sollten andere Kontrazeptiva zusätzlich angewandt werden. Die Praxis sieht anders aus.

4 Lageveränderungen der Genitalorgane

Die typische Lage des Uterus ist seine Anteversio/Anteflexio in der Führungslinie des Beckens (d. h. in der Mitte des „Geburtskanals") mit der Portio vaginalis in Höhe der Interspinal- (unmittelbar oberhalb des Beckenbodens) und dem Fundus in der Terminalebene (also am Beckeneingang). Der Uterus ist sehr beweglich und paßt sich dem Füllungszustand der Nachbarorgane an. In seiner Lage wird er durch das Wechselspiel zwischen Bauchdecke, Beckenboden und Bandapparat in Zusammenhang mit den intraabdominalen Adhäsionskräften gehalten. Es ist heute unwichtig, ob die Gebärmutter mehr links oder rechts gelegen ist (Sinistro-Dextropositio) und sich mehr nach vorn oder hinten (Ante-Retropositio) verlagert hat.

Dennoch kann diese Verlagerung in einigen wenigen Fällen Folge von Tumoren oder Entzündungen sein. Klinisch bedeutungsvoller ist jedoch das Tiefertreten der Gebärmutter, wobei die Scheide immer mitbeteiligt ist. Die Ursache ist im destruierten Beckenboden zu sehen. Der Beckenboden bildet den Abschluß der Leibeswandung nach unten. Die wesentliche Struktur ist der M. levator ani, der eine leicht schüsselförmige Gestalt hat. Ventral findet sich zwischen den Schambeinästen das Diaphragma urogenitale, welches den Durchtritt der Urethra aufweist. Den Durchtritt von Vagina und Urethra durch den M. levator ani bezeichnet man als Hiatus genitalis. Er bildet eine physiologische Bruchpforte und ist der Locus minoris resistentiae (schwächste Punkt) des Beckenbodens, da er einerseits die Aufgabe erfüllen muß, den Beckenboden nach unten fest zu verschließen, andererseits sich während der Geburt maximal erweitern muß, um den Feten durchtreten zu lassen.

Pathologische Veränderungen des Beckenbodens

Diese widerstrebenden Funktionen führen bei entsprechender Disposition (Bindegewebsschwäche, Adipositas, chronische Überbelastung durch schwere körperliche Arbeit oder chronische Bronchitis, mehrere, vor allem schwere Geburten) zum Nachgeben der Haltekraft und zur Senkung des Beckenbodens und damit zur Senkung des Genitales.

Die Beckenbodeninsuffizienz ist die Ursache folgender Symptome:

- **Descensus vaginae et uteri** (Senkung von Scheidenwand und Uterus)
- **Prolapsus uteri partialis oder totalis** (teilweiser oder völliger Vorfall des Uterus vor die Vulva)
- **Zystozele** (Senkung des Blasenbodens)
- **Rektozele** (Senkung des Rektums)
- **Enterozele** (Senkung des DOUGLASschen Raumes mit Ausfüllung von Darmschlingen)
- **Kombinationsformen** von Zysto-, Rekto- und Enterozele
- **Incontinentia urinae relativa:** Harninkontinenz mit unwillkürlichem Harnverlust bei Belastung des Beckenbodens durch Husten, Niesen, Lachen, Heben, Laufen u. a. *(Streßinkontinenz).*

Behandlung:

Konservative Maßnahmen. Die Beckenbodengymnastik kommt bei jüngeren Patientinnen in Frage. Besonders sinnvoll und wichtig zur Prophylaxe ist hier die Wochenbettgymnastik. Die Pessartherapie bleibt jenen Frauen vorbehalten, bei denen eine Operation kontraindiziert ist. Die Hormontherapie mit Östrogenen verbessert den Tonus und die Vaskularisierung des muskulofaszialen Stützgewebes. Sie ist insbesondere angezeigt bei Harninkontinenz in der Postmenopause.

Chirurgische Maßnahmen. Hier versucht man operativ die zerstörten Strukturen wieder zu rekonstruieren (Diaphragmaplastik).

5 Genitale Fehlbildungen

Häufigkeit: Sie wird zwischen 1,6 und 2,5% angegeben. Im allgemeinen wird mit 1% genitaler Fehlbildungen zu rechnen sein, die häufig nur zufällig entdeckt werden (siehe auch Kapitel Kindergynäkologie). Es ist wichtig zu wissen, daß gynäkologische Fehlbildungen in etwa 30% mit Anomalien im Bereich von Niere und Harnleiter kombiniert sind.

Ziel einer auf Prävention ausgerichteten Gynäkologie muß es sein, Fehlbildungen am weiblichen Genitale so früh als möglich zu erkennen, um zum richtigen Zeitpunkt die adäquaten therapeutischen Maßnahmen einzuleiten.

5.1 Gynatresien

Findet sich an einer Stelle des Genitaltraktes (Uterovaginalkanal) ein *Verschluß,* spricht man von Gynatresie. Hierbei kann die Störung im Bereich der Zervix, der Vagina und des Hymens liegen.

5.1.1 Verschluß des Jungfernhäutchens (Hymen) – Atresia hymenalis mit Hämatokolpos

Hier liegt durch die Hymenalatresie eine Abflußbehinderung des Gebärmuttersekretes vor, so daß es zum Aufstau von Schleim nach der Geburt (Hydrokolpos) und nach der Menarche von Blut (Hämatokolpos) kommt. Die Jugendlichen leiden an einer primären Amenorrhoe, haben aber monatliche Unterbauchschmerzen. Die Scheide wird tumorartig aufgetrieben (Hämatokolpos), manchmal sind auch die Gebärmutter (Hämatometra) und Eileiter (Hämatosalpinx) betroffen.

Die stark erweiterte Scheide kann bis zum Nabel reichen und führt gelegentlich wegen Tumorverdachts zu unnötiger Laparotomie.

Behandlung: Exzision des zentralen Anteils der Hymenalmembran mit Antibiotikaschutz unter stationären Bedingungen.

Früherkennung: Bei Neugeborenen sollte auf den neonatalen Fluor geachtet werden, der die Verbindung der funktionstüchtigen Gebärmutter mit der Außenwelt aufs einfachste dokumentiert. Hebamme, Geburtshelfer, Kinderschwester und Pädiater können den Ausfluß unschwer bei der Inspektion erkennen. Fehlt er, muß nach der Ursache gefahndet werden (s. S. 473).

5.1.2 Quersepten der Scheide

Ein Septum transversum vaginae kann in jeder Höhe auftreten. Es verhindert ebenfalls den Abfluß des Menstrualblutes. Die Symptome sind die gleichen wie bei der Hymenalatresie. Die Inspektion des äußeren Genitales ergibt keine Besonderheiten(!), so daß eine gynäkologische Untersuchung am inneren Genitale unerläßlich ist, wenn 2 Jahre nach der zu erwartenden 1. Regelblutung (Menarche) diese ausbleibt. Auch hier fehlt der neonatale physiologische Fluor.

5.1.3 Längssepten der Scheide

Die Vagina kann teilweise oder vollständig durch ein longitudinales Septum geteilt sein. Meist bereitet es keine Beschwerden. Der Befund wird oft erst bei der gynäkologischen Untersuchung diagnostiziert oder erst dann erkannt, wenn Schwierigkeiten bei der Menstruationshygiene oder der Kohabitation auftreten. Übersieht man die Längssepten, so kann die Anwendung intravaginaler und – bei doppelter Uterusbildung – auch intrauteriner Verhütungsmittel zu Problemen führen.

Behandlung: Die Beseitigung beider Septen erfolgt chirurgisch.

5.2 Weitere Fehlbildungen des Uterus und der Vagina

Es gibt eine große Palette der Malformationen des Uterovaginalkanales, z. B. Uterus duplex et Vagina duplex (doppelter Uterus und doppelte Vagina), Uterus bicornis (zweihörniger Uterus), Uterus unicornis (einhörniger Uterus), Uterus subseptus (durch ein Längsseptum teilweise geteilter Uterus).

5.2.1 Hemihämatokolpos oder Hämatokolpos unilateralis

Doppelbildungen des Uterovaginalkanales sind diagnostisch besonders heimtückisch, wenn eine Anlage (Uterus und Scheide) unten verschlossen ist (Abb. 21.19). Die Mädchen menstruieren sichtbar auf der einen Seite, während sich auf der anderen Seite durch Kryptomenorrhoe (unsichtbare Regelblutung) des verborgenen Hemiuterus

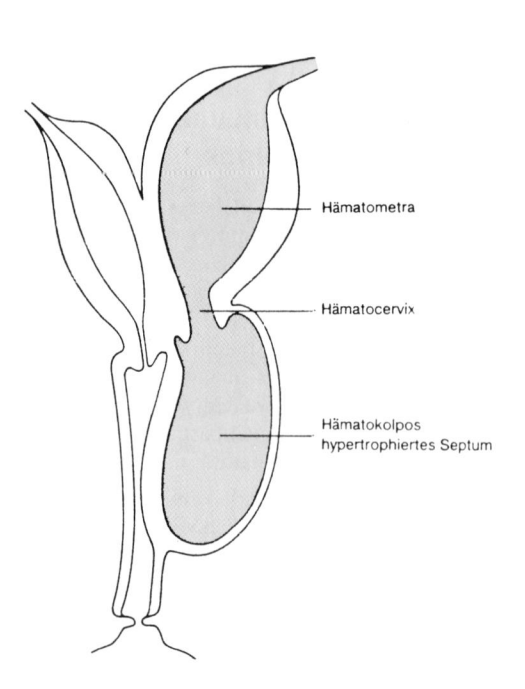

Abb. 21.19 Hemihämatokolpos links (Hämatokolpos unilateralis) durch partielle Atresie der linken Vagina. Es fehlt die linke Nierenanlage.

die Vagina tumorös ausweitet und palpatorisch mit einem tiefsitzenden Ovarialtumor verwechselt werden kann. Zunehmend stellen sich Beschwerden, meistens von seiten der Miktion, ein.

Behandlung: Operativ ist eine breite Kommunikation zwischen beiden Scheiden durch Exstirpation des persistierenden Septums herzustellen. Hinsichtlich der Fertilität können beide Uteri ihre Funktion übernehmen.

5.2.2 Fehlbildung ohne Abflußbehinderung:
MAYER-ROKITANSKY-KÜSTER-HAUSER-Syndrom

Es handelt sich um chromosomal und gonadal weibliche Patienten mit weitgehend normaler Entwicklung der äußeren Genitale. Häufigkeit von ca. 1:5000. Die Scheide fehlt und der Uterus ist rudimentär. Deshalb kommt es zur primären Amenorrhoe. In der Kindheit wird diese Vaginalaplasie neben den anderen Gynatresien selten erkannt. Der fehlende physiologische Fluor (neonatal, präpubertal, pubertal) hätte ein Hinweis sein können.

Behandlung: Operative Anlage einer Neovagina und psychologische Betreuung.

5.3 Adrenogenitales Syndrom (AGS)

Das AGS ist beim weiblichen Geschlecht ein endogener Pseudohermaphroditismus femininus. Es liegen ihm unterschiedliche Defekte von Nebennierenrindenenzymen zugrunde, die alle die Cortisolsynthese hindern und über eine gesteigerte ACTH-Produktion zur Sekretionssteigerung androgener Hormone der Nebennierenrinde führen. Beim weiblichen Geschlecht ist bei einem intersexuellen äußeren Genitale unabhängig vom Lebensalter an ein AGS zu denken. Bei früher Behandlung kann spätere Fertilität erreicht werden (s. S. 200). Neben der hormonellen Substitution, die sofort nach Diagnosestellung einsetzen muß, sollten Korrekturen am äußeren Genitale möglichst frühzeitig noch vor Eintreten des Geschlechtsbewußtseins, also vor dem 3. Lebensjahr vorgenommen werden.

Bei der Klitorisplastik wird unter bestmöglicher Ausnutzung des vorhandenen Gewebes die hypertrophierte Klitoris unter Erhaltung der Nerven und Gefäße der Glans verkleinert und orthotop plaziert. Die Korrektur des stenotischen Introitus vaginae sollte erst zum Zeitpunkt der Kohabitarche durchgeführt werden.

6 Infektionen der Genitalorgane

Die Zahl der für die Gynäkologie bedeutsamen Erreger dürfte weit unter 100 liegen. Mit vielen Bakterien lebt der Mensch im Einvernehmen; sie gehören zur Normalflora und haben nützliche und notwendige Aufgaben, wie z.B. die DÖDERLEIN-Flora, die notwendig ist, um pathogene Keime zu unterdrücken. Aber auch mit einigen Viren ist die Mehrzahl der Menschen zeitlebens besiedelt, z.B. Herpesviren und Papillomaviren. Ob es zur Infektion kommt oder nicht, hängt von der Virulenz des Erregers ab. Im wesentlichen kommen vier verschiedene Arten von Erregern vor:

1. Viren
2. Bakterien
3. Pilze
4. Protozoen

Die überwiegende Mehrheit pelviner gynäkologischer Infektionen ist bedingt durch Keime der Genitalflora, die bei Resistenzverminderung pathogen werden. In der Scheide findet sich ein breites Spektrum grampositiver und -negativer Keime sowie Anaerobier. Die wohl größte Bedeutung haben die Gruppe der Darmbakterien – in erster Linie Escherichia coli. Exogene Bakterien, die für eine Genitalinfektion in Frage kommen, sind Neisserien (Gonokokken), beta-hämolysierende Streptokokken (vor allem in der Gruppe B) und Staphylokokken. In der letzten Zeit werden immer mehr Chlamydien im Genitaltrakt als pathologische Erreger für massive Entzündungen nachgewiesen. Bei geringer Symptomatik sind sie die Ursache für schwerste Destruktionen des inneren Genitales.

6.1 Entzündungen der Vulva: Vulvitis

Die Vulvitis reicht von der entzündlichen Rötung des Vestibulum vaginae bis zur ausgedehnten Schwellung (Ödem) der gesamten Vulva und der angrenzenden Hautpartien; begleitet von Schmerzen beim Wasserlassen (Dysurie) sowie häufig von einem serösen bis eitrigen Exsudat (Fluor). Beim Soor (Candidiasis) bilden sich weiße Beläge auf der geröteten und geschwollenen Haut. Leitsymptome sind quälender Juckreiz und brennende Schmerzen.

Diagnose: Sie gelingt durch Inspektion und Klärung der Ätiologie durch mikrobiologischen Erregernachweis.

Behandlung: Beseitigung der ursächlichen Faktoren. Bettruhe, Juckreizdämpfung. In den Lebensphasen des Östrogendefizites lokale Applikation von östrogenhaltiger Creme.

Eine besondere Bedeutung haben die durch Viren ausgelösten Erkrankungen. Sie können (als Kofaktoren) bei der Entstehung des Zervix- und Vulvakarzinomes eine Rolle spielen. Die äußerst schmerzhaften Ulzerationen des Herpes simplex genitalis werden mit dem Virostatikum Aciclovir (Zovirax®) und symptomatisch (Analgetika) behandelt. Papillomaviren sind verantwortlich für Condylomata acuminata (Feigwarzen).

Behandlung: z. B. Verdampfung durch Laser.

6.1.1 Bartholinitis

Die *Bartholinitis* gehört zu den akuten Schmerzzuständen in der Gynäkologie. Durch Infektion kommt es zur Verklebung des Ausführungsganges der Drüse. Die Retention von Eiter im Ausführungsgang der BARTHOLINIschen Drüsen (Vorhofdrüsen, die den Scheideneingang anfeuchten) läßt den BARTHOLINIschen Pseudoabszeß entstehen.

Keime: Gonokokken, Staphylokokken, Streptokokken und Kolikeime.

Krankheitsbild: Tumoröse einseitige Auftreibung im hinteren Drittel der Labien, Rötung und starke Schmerzen, besonders beim Sitzen, Gehen und bei der Defäkation. Gelegentlich Eiterentleerung durch Spontanperforation. Neigung zu Rezidiven.

Behandlung: Eröffnung durch Marsupialisation: der Zystenbalg wird mit der Außenhaut vereinigt.

6.2 Entzündungen der Vagina: Kolpitis (Vaginitis)

Der natürliche Schutzmechanismus der Scheide gegenüber Infektionen beruht auf ihrem sauren Milieu mit einem pH-Wert um 4, der durch die DÖDERLEIN-Flora aufrechterhalten wird. Er kann gestört werden durch verschiedene Faktoren (z. B. Chemotherapie, Fremdkörper, mangelhafte Genitalhygiene).

Krankheitsbild: Fleckförmige oder diffuse Rötung, samtartige Schwellung mit verstärkter Transudation (Fluor). Der Ausfluß kann krümelig, wäßrig, schaumig, eitrig oder sanguinolent, in den Farben weiß, gelb und grün sein. Juckreiz, Brennen und Dyspareunien (Schmerzen beim Verkehr) sind weitere Symptome.

Behandlung: Gezielt, je nach Erreger. Beseitigung der begünstigenden Faktoren (z. B. Diabetes mellitus). Stabilisierung des Scheidenmilieus.

6.3 Entzündungen des Uterus: Zervizitis – Endometritis

6.3.1 Zervizitis

Die Gebärmutterhalsentzündung ist klassisch durch Gonokokken bedingt (Gonorrhoe); ferner durch Chlamydien, Streptokokken, Staphylokokken, Fäkalkeime, Trichomonaden, Hefepilze und Papillomaviren. Die Entzündung verrät sich durch lästigen zervikalen, vielfach eitrigen Fluor und durch eine Blutung beim Abstrich.

Die Zervizitis kann eine Sterilitätsursache darstellen.

Behandlung: Sie richtet sich gezielt nach dem Erregernachweis; lokal und systemisch.

6.3.2 Endometritis

Die Infektion erfolgt über den offenen Zervikalkanal – aszendierend – wobei ein lädiertes Endometrium dem Keim günstige Voraussetzungen schafft. Nach Aborten, Geburten und während der Menstruation finden Erreger einen guten Nährboden für Infektionen. Auch intrauterine diagnostische Eingriffe wie Sondierung, Hysterosalpingographie, Pertubation und Hysteroskopie prädestinieren zur lokalen Entzündung, ebenso wie Fremdkörper: Intrauterinpessare, Schleimhautpolypen, submuköse Myome, Karzinome.

Eine besondere Form stellt die *Pyometra* dar: der Uterus ist mit Eiter gefüllt. Früher war die Ursache häufiger eine Tuberkulose; heute denkt man am ehesten an ein Zervix- oder Korpuskarzinom. Ist nach einer Bestrahlung der Zervikalkanal verklebt, kann das Sekret nicht abfließen: eine Pyo- oder Hämatometra entsteht.

6.4 Entzündungen der Adnexe: Adnexitis

Als Anhangsgebilde (Adnexe) bezeichnet man Tuben und Ovarien. Die Entzündung der Tuben wird als Salpingitis, die Entzündung des Ovariums als Oophoritis und die Kombination von beiden als Salpingoophoritis oder *Adnexitis* bezeichnet. Die „Eierstockentzündung" ist meist eine *Eileiter*entzündung.

Bei der Frau haben die ableitenden Geschlechtswege (Vagina, Uterus, Tuben) eine Verbindung zur Bauchhöhle.

So ist es verständlich, daß Keime durch Aufsteigen (Aszension) über den vorgegebenen Weg bis in die Bauchhöhle vordringen können. Der häufigste Infektionsweg für eine Adnexitis, die 10% des gynäkologischen Krankengutes ausmacht, ist die *aszendierende* Infektion. Über eine Appendizitis kann es zu einer *deszendierenden* Infektion kommen. Die Entzündung greift über das Peritoneum auf die Adnexe über. Adnexitiden treten bevorzugt doppelseitig auf und betreffen fast ausschließlich die Zeit der Geschlechtsreife.

Diagnose: Sie ergibt sich aus der Anamnese, dem klinischen Bild, der Inspektion, der Palpation und dem Erregernachweis durch direkten Abstrich von der Zervix oder – anläßlich der Laparoskopie – vom DOUGLASsekret und von den Tuben.

Behandlung: Durch aktives Vorgehen in Form einer Laparoskopie mit sofortiger Inspektion der entzündlich veränderten Genitalorgane sowie Identifizierung ihrer Erreger gelingt es, durch hochdosierte gezielte antibiotische Behandlung eine Verklebung der Eileiter zu vermeiden. Bleiben Narben zurück, besteht die Gefahr einer Extrauteringravidität (s. S. 438). Kommt man mit der Behandlung zu spät, ist eine Sterilität fast immer die Folge. In günstigen Fällen können mikrochirurgische Operationen die Durchgängigkeit der Eileiter wiederherstellen.

6.5 Entzündungen der Brustdrüse: Mastitis

Bei einer Mastitis *außerhalb* der Schwangerschaft und Stillzeit (Mastitis nonpuerperalis) muß solange an ein inflammatorisches Karzinom der Brust gedacht werden, bis das Gegenteil histologisch erwiesen ist. Zur Mastitis im Wochenbett s. S. 451.

7 Neubildungen des Genitales und der Brust

Geschwülste des Genitales können von jeder Gewebsart ausgehen. Entscheidend für die Erkennung ist die Frage, ob es sich um gutartige oder bösartige Neoplasien handelt.

7.1 Gutartige Tumoren

7.1.1 Myome

Myome sind Muskelgeschwülste mit bindegewebigen Anteilen (Myofibrome) und die häufigsten Genitaltumoren. Jede 5. Frau hat Uterusmyome. Häufig bleiben sie asymptomatisch. 90% der Myome treten ab dem 30. Lebensjahr auf. *Östrogene* haben einen Wachstumseffekt: nach der Menopause sistiert das Wachstum. Die Myome werden kleiner.

Krankheitsbild: Es ist abhängig von der Lokalisation der Myomentwicklung im Uterus. Die Wachstumsrichtung kann vom Uterus weg oder auch zur Gebärmutterhöhle hingerichtet sein. *Subseröse Myome* buckeln die Oberfläche der Gebärmutter vor, so daß ihre Kontur unregelmäßig zu tasten ist. Bei weiterem Wachstum schnüren sie sich bis auf einen Stiel vom Uterus ab (Gefahr der Stieldrehung). *Intramurale Myomknoten* sind die häufigsten. Nur 5% sind unter der endometrialen Schleimhaut *(submukös)* lokalisiert; diese Gruppe hat jedoch die größte klinische Bedeutung. Durch Behinderung der Gebärmutterkontraktion bei der Regelblutung kann diese verlängert und verstärkt sein, so daß eine Anämie auftritt. Submuköse Myome können auch polypös in die Gebärmutterhöhle weiterwachsen und durch den Muttermund wehenartig geboren werden (Myoma in statu nascendi).

Große Myome führen durch ihren Druck auf Blase oder Darm zu Verdrängungserscheinungen wie Pollakisurie, Inkontinenz für Harn, Obstipationsbeschwerden und Schmerzen im Sakralbereich. Darüber hinaus können Riesenmyome zentral erweichen oder zu einem akuten Abdomen führen. Sind die Blutungen verlängert, verstärkt und schmerzhaft, so spricht dies bei einem Tastbefund: „Uterus vergrößert und relativ weich" für eine *Adenomyosis uteri;* neben vermehrtem Muskel- und Bindegewebe findet man in der Uteruswand Gebärmutterschleimhaut (in 50%). *Sterilität* besteht bei 25% der Myomträgerinnen: in manchen Fällen kommt es zu Konzeption und Nidation. Die Schwangerschaft kann ungestört fortschreiten oder durch die Raumbeengung als Frühgeburt enden. Myome stellen in der Schwangerschaft einen *Risikofaktor* dar. Sie können Geburt und Wochenbett komplizieren. Durch Verlegung des Geburtskanales kann es z. B. bei zervikalen Myomknoten zu einem Geburtshindernis kommen. Im Wochenbett besteht die Gefahr, daß durch das rasche Wachstum und die mangelnde Blutversorgung akut eine Nekrose im Myom entsteht.

Behandlung: Bei Kinderwunsch wird man versuchen, isoliert den Myomknoten zu entfernen (Enukleation) und die Gebärmutter zu erhalten. Ansonsten wird je nach Beschwerdebild die Gebärmutter vaginal oder abdominal entfernt (Hysterektomie).

7.1.2 Ovarialtumoren

Von den gutartigen neoplastischen Tumoren sind die funktionell bedingten Zysten, die sehr häufig sind, abzugrenzen.

Funktionell bedingte Zysten

1. Follikelzysten: Die Ovulation bleibt aus, und eine Follikelzyste entwickelt sich, die sich nach 4-6 Wochen meist von selbst zurückbildet. Hier ist also abzuwarten.

2. Corpus-luteum-Zysten: Wie bei Follikelzysten können Schmerzen durch die Kapselspannung entstehen. Reißt die Wandung ein, kann das eingeblutete Sekret ablaufen und das klinische Bild einer Extrauteringravidität vortäuschen.

3. Luteinzysten: Typisch sind sie bei Trophoblasterkrankungen (Blasenmole/Chorionepitheliom und Chorionkarzinom) und auch bei der Ovulationsauslösung. Keine Operation!

4. Endometriosezysten: Wegen ihres Inhaltes werden sie auch Schokoladen- oder Teerzysten genannt. Sie entstehen auf dem Boden einer externen (ovariellen) Endometriose (Verschleppung der Gebärmutterschleimhaut außerhalb der Gebärmutter – hier in das Ovarium). Die Behandlung ist primär operativ.

Echte gutartige Geschwülste

Sie können potentiell immer maligne werden. Den Übergang von gutartig zu bösartig zeigen sog. Borderline-Tumoren. Je nach dem Inhalt unterscheidet man seröse oder muzinöse (schleimbildende) Kystadenome, die eine beachtliche Größe einnehmen können.

Behandlung: Operation. Stets ist ein Längsschnitt vorzunehmen, da vom äußeren Aspekt keine Aussage über die Dignität des Tumors zu machen ist. Keine Punktion!

Embryonale Tumoren

Einer der häufigsten gutartigen Tumoren ist die *Dermoidzyste* (adultes Teratom). Haare, Zähne, Knochen, Hirn, Schilddrüsengewebe, Haut sowie talgiges Sekret sind ihr typischer Inhalt. Vielfach läßt sich dieser gutartige Ovarialtumor bereits durch die präoperative Abdomenübersichtsaufnahme (Zähne!) diagnostizieren.

Krankheitsbild: Die Zunahme des Bauchumfanges wird von vielen Patientinnen erst zu spät bemerkt oder auch fehlgedeutet. Schmerzen treten durch die Kapselspannung schleichend auf – sie sind jedoch stark ausgeprägt bei einer Stieldrehung.

Diagnose: Tastbefund, Sonographie, Abdomenübersichtsaufnahme.

Behandlung: Mit Ausnahme der Funktionszustände des Ovariums (funktionell bedingte Zysten, s. o.) muß jeder Ovarialtumor operiert werden, damit nicht ein Malignom übersehen wird. Jeder Tumor ist dabei so vorsichtig zu behandeln, als könnte es sich um einen bösartigen handeln. Grundsätzlich ist ein Schnellschnitt durchzuführen. Bei jungen Patientinnen wird versucht, möglichst durch Ausschälung des Tumors organerhaltend vorzugehen – mit dem Ziel, der Patientin ein funktionsfähiges Restovarium zu erhalten.

7.2 Bösartige Tumoren

Bei Frauen zwischen 35 und 55 Jahren ist der Krebs die häufigste Todesursache. Das Zervixkarzinom folgt heute in seiner Häufigkeit den Malignomen der Mamma, des Magen-Darm-Kanales und des Endometriums. Während früher die Relation Zervix- zu Korpuskarzinom mehr als 15:1 betrug, liegt sie durch den Rückgang des Zervix- und durch den Anstieg des Korpuskarzinoms inzwischen bei etwa 1:1.

7.2.1 Karzinom des Gebärmutterhalses: Zervixkarzinom

Häufigkeit: Ca. 17 Neuerkrankungen jährlich auf 100 000 Frauen, d. h. ca. 5400 Neuerkrankungen in der Bundesrepublik. Die Mortalität liegt bei ca. 7,6 Sterbefälle auf 100 000 Frauen, insgesamt starben 1986 2400 Patientinnen an Zervixkarzinom.

Altersverteilung: 10% sind jünger als 42 Jahre, 50% jünger als 66 Jahre. 10% älter als 80 Jahre.

Risikofaktoren: Frühzeitig aufgenommener Geschlechtsverkehr, häufiger Partnerwechsel: „das Zervixkarzinom ist koitalen Ursprungs". Hohe Geburtenzahl, schlechte Genitalhygiene, Virusinfektionen.

Wert der Früherkennung: Im Bereich der Portio uteri treffen nicht verhornendes Plattenepithel der Scheidenhaut und Drüsenepithel der Zervix aufeinander. Bei geschlechtsreifen Frauen ist diese Zone leicht als roter Fleck (Ektropium) sichtbar. Bei Frauen in der Postmenopause zieht sich diese Zone in den Zervikalkanal zurück. Die leichte Erreichbarkeit der Zervix uteri, der gewöhnlich lange naturgesetzliche Verlauf der neoplastischen Veränderungen und die Verfügbarkeit einer sehr zuverlässigen Screeningmethode (Krebsabstrich) bestimmen den Wert der Früherkennung an der Zervix. Gelingt die zytologische Untersuchung *regelmäßig* und *flächendeckend* durch die Vorsorgeuntersuchung, kommt es nachweislich zum Rückgang von Morbidität und Mortalität. Der zytologische Abstrich und die Betrachtung der Portio mit der Lupe (Kolposkopie) sind Methoden, die geeignet sind, mit über 90%iger Sicherheit Frühformen und Vorstufen des Zervixkarzinomes zu erfassen, so daß invasive therapeutische Maßnahmen heute nicht mehr sein müßten. Dennoch nehmen nicht mehr als 25% der Frauen die Möglichkeit der Vorsorgeuntersuchung in Anspruch.

Behandlung: Sie erfolgt stadiengerecht durch radikale Operation und Strahlentherapie (primär und sekundär), in Einzelfällen auch systemisch durch Zytostatika. In den Stadien I und II zeigt die radikale Operation (WERTHEIM) bessere Ergebnisse als die Bestrahlung. Die 5-Jahres-Überlebensrate beträgt 85,3% (Stadium I) und 74,2% (Stadium II) bei *der Operation*. 66,7% (Stadium I) und 51,5% (Stadium II) bei der Bestrahlung.

Die zusätzliche Bestrahlung führt nicht zu einer Lebensverlängerung.

7.2.2 Karzinom des Gebärmutterkörpers: Endometriumkarzinom

Frauen mit Adipositas, Hypertonie und Diabetes mellitus erkranken häufiger. Mortalität: Ca. 3000 Sterbefälle jährlich in der Bundesrepublik.

Altersverteilung: 10% sind jünger als 56 Jahre, 50% jünger als 72 Jahre, 10% älter als 82 Jahre.

Risikofaktoren: Nulliparität, Virginität, langandauernde Östrogeneinwirkung. Die Langzeittherapie mit Östrogenen ohne Gestagenzusatz führt zu einem erhöhten Risiko für das Entstehen eines Korpuskarzinoms.

Früherkennung: Im Gegensatz zum Zervixkarzinom gibt es für das Korpuskarzinom noch keine Methode, die zum Einsatz im Massenscreening sich eignen würde. Die Abstrichzytologie aus der Zervix zeigt zum Auffinden des Korpuskarzinoms eine Treffsicherheit von nur 50%. Mit der Intrauterinzytologie, die methodisch und technisch aufwendiger ist, kann die Treffsicherheit auf 80–90% angehoben werden. Bei Verdacht auf ein Endometriumkarzinom ist auch heute noch die getrennte Curettage zur histologischen Abklärung unerläßlich.

Behandlung: Primär operativ. Die Radikalität der Operation ist abhängig vom Differenzierungsgrad und der Tumorausbreitung. Bei lokaler oder allgemeiner Inoperabilität besteht die Möglichkeit der Strahlentherapie. Eine hormonale Behandlung (Gestagentherapie) kann sich postoperativ anschließen, wenn ein positiver Progesteronrezeptorgehalt nachgewiesen wurde.

7.2.3 Karzinom des Ovariums

Häufigkeit: Ca. 22 Neuerkrankungen jährlich auf 100000 Frauen, d. h. 7400 Neuerkrankungen in der Bundesrepublik. Darunter Mortalität: ca. 16 Sterbefälle auf 100000 Frauen, insgesamt 1986 5038 Sterbefälle.

Altersverteilung: 10% sind jünger als 42 Jahre, 50% jünger als 65 Jahre, 10% älter als 80 Jahre.

Ovarialkarzinome nehmen nach Zervix- und Korpuskarzinomen die dritte Stelle in der Häufigkeit der Genitaltumoren ein. In den letzten Jahrzehnten ist eine Zunahme der Inzidenz zu beobachten.

Früherkennung: Die Früherkennung der Ovarialkarzinome ist eines der frustrierendsten Probleme in der Gynäkologie. Frühsymptome fehlen fast immer. Die Symptomatik entspricht also vorwiegend fortgeschrittenen Stadien. Hier werden am häufigsten Schmerzen und Zunahme des Bauchumfanges durch Aszites angegeben. Die malignen Tumoren des Ovariums sind von einer sehr großen Vielfalt. Sie unterscheiden sich durch ihre Herkunft aus unterschiedlichen Anteilen der Keimdrüse. Desgleichen weisen die einzelnen Geschwülste unterschiedliche Malignität und unterschiedliche Empfindlichkeit auf Chemotherapeutika auf.

Behandlung: Grundsätzlich wird die Prognose des weiteren Schicksals durch die *Radikalität bei der Erstoperation* entschieden. Dies bedeutet, daß man bemüht sein muß, soviel Karzinomgewebe wie möglich zu entfernen. Durch die Tatsache, daß Ovarialkarzinome häufig erst im fortgeschrittenen Stadium zur Behandlung kommen und auch postoperativ vielfach noch Resttumor vorhanden ist, erfolgt die postoperative Nachbehandlung durch chemotherapeutische Maßnahmen.

Durch die Einführung platinhaltiger Substanzen wurde die Überlebenszeit verbessert. Dennoch haben die malignen Tumoren des Ovariums von den Karzinomen der Frau die schlechteste Prognose.

7.2.4 Karzinom der Vulva

Häufigkeit: Das Vulvakarzinom bevorzugt die Frau im Senium. Nur 4% der Patientinnen sind 40 Jahre alt und jünger. Mit 3–5% aller Genitalkarzinome ist das Vulvakarzinom relativ selten.

Krankheitsbild: Die Tumoren wachsen ulzerierend oder auch exophytisch. Juckreiz und Brennen belästigen die Patientinnen, die aus Schamgefühl den Arztbesuch hinausschieben. Bricht der Tumor auf, kommt es zu Blutungen. Nekrosen führen zu einer übelriechenden Sekretion.

Behandlung: Operativ mit Entfernung der Lymphknotenstationen. Je nach Ausdehnung zusätzliche Bestrahlung.

7.2.5 Karzinom der Vagina

Das Scheidenkarzinom ist mit 1–2% eine seltene Erkrankung. Wie das Vulvkarzinom tritt es bei Frauen jenseits der Menopause häufiger auf.

Krankheitsbild: Blutung, Kohabitationsbeschwerden, Schmerzen mit Störung der Miktion und bei der Defäkation. Ist die Inspektion der Scheide nicht sorgfältig – durch Einsatz sog. Entenschnabelspekula können größere Areale der Scheide verdeckt werden – entziehen sich kleinere ulzeröse oder exophytische Areale der frühen Erkennung.

Behandlung: Methode der Wahl ist die Strahlentherapie, kombiniert mit operativem Eingriff.

7.2.6 Karzinom der Mamma

In jedem Jahr wird bei mehr als 28800 Frauen in der Bundesrepublik die Mammakarzinom-Diagnose gestellt; jährlich sterben 13701 Frauen an diesem Krebs. Fast jede 13. Frau erkrankt daran in ihrem Leben.

Altersverteilung: 10% sind jünger als 39 Jahre, 50% jünger als 58 Jahre, 90% jünger als 78 Jahre.

Risikofaktoren: Familiäre Brustkrebsbelastung, Nulliparae oder erste Geburt nach dem 35. Lebensjahr.

Wert der Früherkennung: Wie beim Zervixkarzinom ergibt sich der Wert der Früherkennung aus dem naturgesetzlichen Verlauf der Erkrankung. Nach den derzeitigen Vorstellungen geht man davon aus, daß sich das Mammakarzinom aus praekarzinösen Epithelveränderungen des Läppchens und Gangsystems der Brustdrüse entwickelt. Etwa 85% der Tumoren lassen sich auf die Zellen der kleinen Ausführungsgänge zurückführen. Charakteristische Beschwerden und Symptome treten spät im Krankheitsverlauf auf und sind unspezifisch. Leitsymptome sind tastbare Auffälligkeiten im Drüsenkörper. Die Tastschwelle wird bei Veränderungen von etwa 1 cm Durchmesser angenommen. Eine Vorverlegung der Diagnose läßt sich nur durch eine Intensivierung der Tastuntersuchung (Vorsorge!) und durch die Mammographie erreichen. Zum Früherkennungsprogramm gehört die Anleitung zur *Selbstuntersuchung* der Brust.

Die verbreitetste, aussagekräftigste und nicht invasive Methode zur Mammabeurteilung ist die *Mammographie*. Sie ist vorzuschlagen bei familiärer Krebsbelastung, bei vorangehenden Biopsien mit dem Nachweis atypischer epithelialer Proliferationen, bei Vorliegen eines kontralateralen Mammakarzinoms, bei schwieriger Beurteilung knotiger oder voluminöser Mammae. Anzustreben ist ein Mammascreening: Die Basismammographie ab dem 30. Lebensjahr.

Behandlung: Operativ: Entfernung der Brustdrüse unter Mitnahme der axillären Lymphknoten. In einigen – leider wenigen – Fällen kann brusterhaltend vorgegangen werden. Die Entscheidung, zusätzliche Maßnahmen einzuleiten, wie Bestrahlung, Chemo- und/oder Hormontherapie ist abhängig von der Tumorausdehnung, Tumorlokalisation und vom Lymphknotenbefall und hier wiederum, ob sich die Patientin vor oder nach der Menopause befindet. Über den Rezeptorstatus erhält man die Information, ob eine Hormontherapie sinnvoll ist. Ist er positiv, kann man im Falle einer weiteren Tumorprogression oder eines späteren Rezidivs mit einem Antiöstrogen hormonell *helfen*, jedoch nicht heilen.

C Gynäkologie des Kindes- und Jugendalters

VOLKER TERRUHN

1 Bedeutung der Kindergynäkologie

Die Kindergynäkologie befaßt sich mit der physiologischen Entwicklung und den Erkrankungen der weiblichen Genitalorgane im Kindesalter. Obwohl sich schon vor 50 Jahren die Väter der pädiatrischen Gynäkologie, der ungarische Pädiater DOBSZAY und der amerikanische Gynäkologe SCHAUFFLER, mit der Physiologie und Pathologie des kindlichen weiblichen Genitales beschäftigt haben, hat dieses Grenzgebiet zwischen Kinder- und Frauenheilkunde bei uns lange Zeit wenig Beachtung gefunden. Die Kindergynäkologie ist als Teilgebiet dieser Fächer und nicht etwa als eigenständige Fachdisziplin anzusehen, schon eher als eine bisher vernachlässigte Alltagsmedizin. Auch heute noch besteht ein Mißverhältnis zwischen Bedarf und Angebot an einfachster kindergynäkologischer Betreuung. Dem Frauenarzt fehlt vielfach die Erfahrung im Umgang mit Kindern und auch das geeignete Instrumentarium. Der Kinderarzt ist ungeübt in der gynäkologischen Befunderhebung. Die zögernde Haltung der Ärzte, die Mädchen zu untersuchen, wird durch das gehemmte Verhalten der kleinen Patientinnen, d. h. eigentlich ihrer Mütter, noch unterstützt.

In letzter Zeit werden jedoch Hausärzte, Schulärzte, Pädiater und Gynäkologen zunehmend mit kindergynäkologischen Problemen konfrontiert. Die akzelerierte Reifung und eine verstärkte Aufklärung tragen dazu bei, daß viele Mädchen ihre Beschwerden nicht mehr so ohne weiteres hinnehmen.

Diese Entwicklung läßt sich auch an den emporschnellenden Patientenzahlen in den kindergynäkologischen Sprechstunden ablesen. Während anfangs Kinder und junge Mädchen ausschließlich bei Beschwerden in den pädiatrisch-gynäkologischen Ambulanzen vorgestellt wurden, so zeichnet sich heute schon der Trend zur Vorsorgeuntersuchung ab: Es soll nachgesehen werden, ob im Genitalbereich alles in Ordnung ist. In Deutschland sind routinemäßige gynäkologische Vorsorgeuntersuchungen bei Kindern bislang noch nicht üblich. Im pädiatrischen Vorsorgeheft werden sie nicht berücksichtigt. Das Bestreben, die gynäkologische Betreuung auch auf die frühen Abschnitte der weiblichen Entwicklung auszudehnen, ist aus der Tatsache erwachsen, daß alle gynäkologischen Erkrankungen der erwachsenen Frau grundsätzlich auch in der Kindheit auftreten können.

2 Entwicklungsperioden

Zwischen der Geburt und der Pubertät treten neben der somatischen und psychischen Entwicklung wesentliche physiologische und morphologische Veränderungen an den Geschlechtsorganen auf. Je nach vorhandener oder fehlender Einwirkung der Östrogene auf die kindlichen Genitalorgane unterscheiden wir drei Entwicklungsstadien (Tab. 21.5):

- Neugeborenenzeit,
- Ruhezeit (Kindheit),
- Reifezeit (Pubertät und Adoleszenz).

Diese Entwicklungsperioden des Mädchens mit den beeinflussenden hormonalen, anatomischen, hygienischen und sozialen Verhältnissen spielen eine große Rolle im Verständnis typischer gynäkologischer Krankheitsbilder. Die Verschiedenheit der einzelnen Wachstumsphasen wird besonders am Symptom Fluor deutlich.

Tabelle 21.5 Östrogene in der Kindergynäkologie.

	Östrogene vorhanden in der Neugeborenenzeit (bis etwa 3 Wochen nach der Geburt) in der Reifezeit (ab etwa 8. Lebensjahr)	Östrogene fehlen in der Ruhezeit
Vaginalepithel	hoch aufgebaut, widerstandsfähig	dünn, atrophisch, verletzbar
Hymen	sukkulent	transparent
Introitus vaginae	schützend verschlossen	ungeschützt
Glykogen	+	–
DÖDERLEIN-Flora	+	–
pH-Wert	4	7,5
Zervixektropium	ja	immer pathologisch
Zervixschleim	massiv	immer pathologisch
Fluor	neonatalis = physiologisch praepubertalis = physiologisch	immer pathologisch
Trichomonaden	möglich	kommen eher nicht vor
Mykose	möglich	kommt eher nicht vor

2.1 Neugeborenenzeit

Durch hormonale Stimulierung befinden sich bei über 90% der neugeborenen Mädchen die schleimproduzierenden Zervixdrüsen als Ektropium auf der Portiooberfläche; es kommt zu starker Schleimsekretion, die sich als weißlicher Ausfluß (Leukorrhoe) im sukkulent verdickten Scheideneingang bemerkbar macht. Er tritt in der Neugeborenenperiode als Fluor neonatalis und dann erst wieder in der Reifezeit als Fluor pubertalis auf. In beiden Fällen ist der Ausfluß physiologisch und bedarf keiner Therapie (Abb. 21.20). Er dokumentiert, daß die ableitenden Geschlechtswege beim Neugeborenen, Uterus und Vagina, vorhanden und durchgängig sind. Fehlt der Fluor, müssen ein verschlossener Hymen, eine quere Scheidenwand, eine fehlende Anlage von Vagina und/oder Uterus ausgeschlossen werden.

Beim Neugeborenen findet sich schon 12 Stunden nach der Geburt die typische DÖDERLEIN-Flora und damit durch die Produktion der Milchsäure eine hohe Abwehrkraft der gesunden Scheide gegen Fremdkeime. Auf Grund des physiologischen Hormonabfalls und möglicherweise auch durch eine unvollständige Synthese von Gerinnungsfaktoren in der noch unreifen Leber kommt es bei 3% der Neugeborenen zu einer sichtbaren Abbruchblutung (HALBAN-Reaktion).

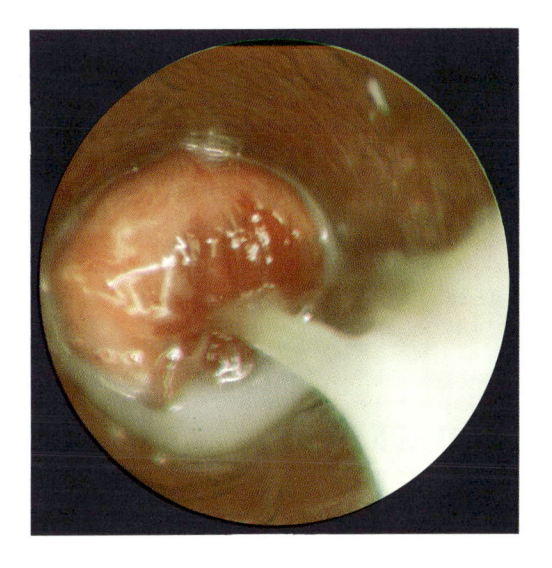

Abb. 21.20 Portio in der Neugeborenenzeit mit typischem Fluor neonatalis. Die Portiooberfläche ist eingenommen von einem roten Fleck: das Ektropium der schleimbildenden Zervixdrüsen.

2.2 Ruhezeit

Wenn die plazentaren Östrogene durch die Nieren ausgeschieden sind, beginnt die Ruheperiode der Säuglinge, Kleinkinder und jungen Schulkinder. Uterus, Vagina und die äußeren Genitalorgane machen eine Rückbildungsphase durch. Es gibt keinen hormonalen Fluor. In der Ruhezeit ist er immer ein Symptom für eine Erkrankung. Wird außerdem ein Portioektropium gefunden, so ist das ebenfalls immer ein pathologischer Befund: dahinter können sich eine vorzeitige endokrinologische Aktivität (Pubertas praecox), Ovarialtumoren oder eine exogene Hormonzufuhr (Pseudopubertas praecox) und ein neoplastisches Geschehen an der Cervix uteri verbergen.

Neben der hormonellen Situation spielen Anatomie und Hygiene in der Ruhezeit eine entscheidende Rolle. Die großen und kleinen Labien und der Hymenalsaum sind in dieser Zeit ohne schützende Sukkulenz, der Introitus ist weit geöffnet. Zudem fehlt der östrogenarmen, atrophischen und damit leicht verletzlichen kindlichen Scheide die Kraft der Selbstreinigung beim Eindringen von Bakterien. Vulva und Vagina sind den Ausscheidungen zweier unmittelbar benachbarter Körperöffnungen ausgesetzt, deren Kontrolle und Säuberung das kleine Mädchen erst vor kurzem selbst übernommen hat. Man muß auch bedenken, daß sich die weibliche Genitalregion bei ihrer Pflege der Selbstkontrolle durch das Auge entzieht. Deshalb treten in der Ruhezeit häufig Entzündungen der Vulva und Vagina durch Darmkeime auf. Auch einen Madenwurmbefall (Oxyuriasis) wird man in dieser Periode finden, jedoch zur Zeit der Menarche nicht mehr.

Die positive Seite der hormonellen Mangelsituation ist, daß Trichomonaden und Pilzinfektionen so gut wie nie auftreten.

2.3 Reifezeit

Erst mit dem Einsetzen der körpereigenen Hormonproduktion kommt es in der Präpubertät wieder zum Wachstum der Genitalorgane, so auch zu einer erneuten Ektropionierung der schleimbildenden Zervikaldrüsen. Die für die Pubertät typische neurovegetative Imbalance unterstützt den teilweise sehr starken physiologischen Ausfluß. Da sich hinter jedem Fluor auch pathologische Ursachen verbergen können, darf die gynäkologische Untersuchung nicht unterbleiben. Es sollte jedoch vermieden werden, portiosanierende Maßnahmen wie eine Koagulation, Konisation und Ringbiopsie, die im Hinblick auf die spätere Konzeption oder Geburt schwerwiegende Folgen haben können, durchzuführen.

3 Untersuchung

Bei der kindergynäkologischen Untersuchung sieht sich der behandelnde Arzt psychologischen und anatomischen Problemen gegenüber, die den wesentlichen Unterschied zur Erwachsenengynäkologie ausmachen. Kenntnisse der besonderen Anatomie und Physiologie der kindlichen Geschlechtsorgane und die Beherrschung der entsprechenden Untersuchungstechnik sind Voraussetzungen. Die Vaginoskopie, unter der man die Betrachtung der kindlichen Scheide und der Portio versteht, gehört in die Hand des Gynäkologen.

3.1 Psychologisches Vorgehen

Bei jeder kindergynäkologischen Untersuchung sollte man sich vor Augen halten, daß hier die Weichen für das spätere „gynäkologische" Verhalten der jetzt kleinen Patientin gestellt werden. Es muß deshalb mit viel Einfühlungsvermögen und Geduld vorgegangen werden. Bereits bei jeder kinderärztlichen Vorsorgeuntersuchung sollte die Genitalregion wie selbstverständlich mit inspiziert werden. Das verringert Angst und Verlegenheit. Die beruhigende Anwesenheit der Mutter ist bei der Untersuchung des Kindes meist erwünscht. Es ist von Vorteil, wenn man eine gut ausgebildete Schwester, möglichst eine Kinderkrankenschwester hat, die die kleinen Mädchen während der Sprechstunde betreut und die es auch versteht, sie im rechten Augenblick abzulenken. Eine adäquate Untersuchungstechnik, die das Kind in freundlicher und ruhiger Atmosphäre in den Untersuchungsgang mit einbezieht, trägt zur Entspannung bei. Die Sprechstunde soll bewußt räumlich und zeitlich getrennt vom gynäkologischen Ambulanzbetrieb der erwachsenen Frau stattfinden.

3.2 Instrumentarium

Die vollständige gynäkologische Untersuchung eines Kindes besteht aus *Inspektion, Vaginoskopie* und *Palpation*. Wie bei der erwachsenen Frau ist auch beim Kind die Lagerung auf dem gynäkologischen Untersuchungsstuhl mit Steigbügeln am zweckmäßigsten. Für die Vaginoskopie gibt es heute eine der Entwicklung der kindlichen Genitalorgane angepaßte, lückenlose Reihe von Instrumenten (Abb. 21.21). Sie machen die Befürchtung mancher Mütter, der Hymen könnte verletzt werden, gegenstandslos. Selbst die vaginoskopische Untersuchung eines Säuglings ist keineswegs belastend; schlafend läßt er sich durch die Untersuchung in keiner Weise irritieren (Abb. 21.22). Es ist zweckmäßig, das Instrumentarium und auch die Hände vor der Untersuchung anzuwärmen, da gerade Kinder auf Kältereize empfindlich reagieren. Brüskes Vorgehen und die Verwendung eines ungeeigneten Instrumentariums können zu körperlicher und psychischer Traumatisierung führen, und der einzige Ausweg ist dann eine in den allermeisten Fällen unnötige Narkoseuntersuchung. Bei ängstlichen Kindern kann es gelegentlich notwendig sein, den Untersuchungsgang auf mehrere Sprechstunden zu verteilen.

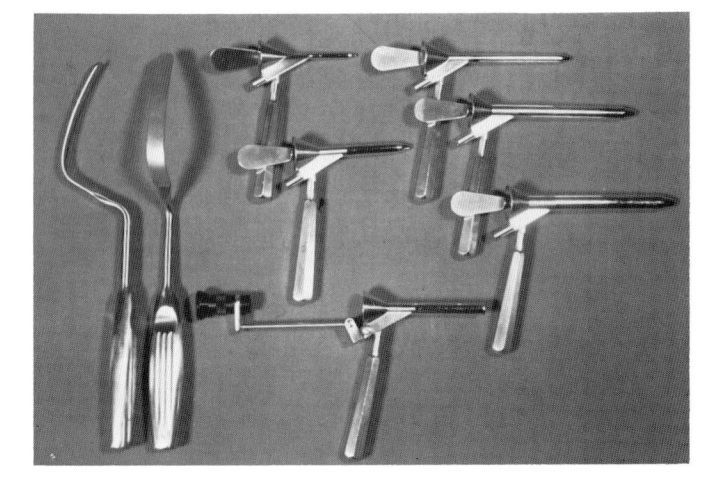

Abb. 21.21 Das kindergynäkologische Instrumentarium. Röhrenförmige Spekula (Vaginoskope) für die Betrachtung der Scheide und der Portio bis zur Präpubertät, schmale getrennte Blätter (BREISKY-Spekula) zur Entfaltung der Vagina bei Adoleszenten.

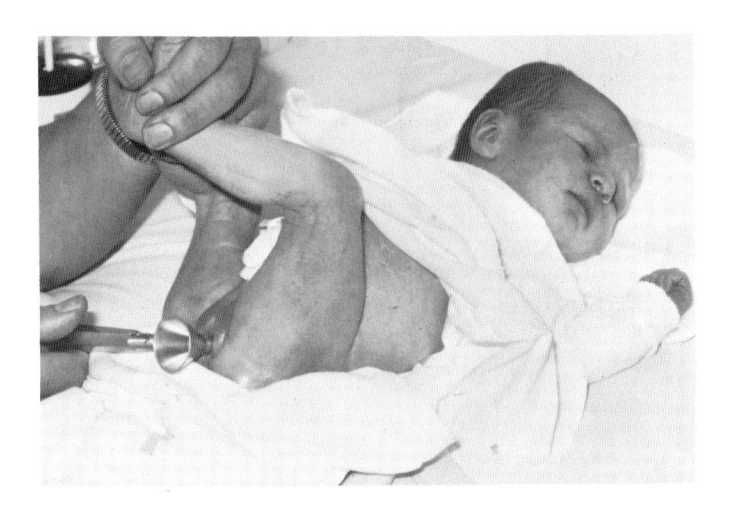

Abb. 21.22 Vaginoskopie eines Neugeborenen.

4 Erkrankungen

In den kindergynäkologischen Sprechstunden hat sich folgendes Verteilungsmuster der Erkrankungen ergeben: 60–80% der Mädchen leiden an Entzündungen, 20–30% an Blutungsstörungen, 5–10% an Fehlbildungen, 5–10% an Verletzungen und bis zu 7% an Tumoren. Die meisten kindergynäkologischen Probleme können ambulant abgeklärt und behandelt werden. Hierzu gehören die Vulvovaginitis, als die häufigste gynäkologische Erkrankung im Kindesalter, und die Blutungsstörungen. Fehlbildungen, Verletzungen und Tumoren erfordern in der Regel eine stationäre Aufnahme in der Klinik.

4.1 Vulvovaginitis

Vulva und Perianalregion sind gerötet, der Fluor unterschiedlicher Stärke ist von gelblich-grüner Farbe. Häufig besteht Juckreiz und Brennen während und nach der Miktion, wenn der Urin die entzündlich veränderten Areale benetzt. Bis die vielfältigen Ursachen der Vulvovaginitis erkannt werden, vergeht in der Regel unnötig viel Zeit. Die zweckmäßigste Einteilung der kindlichen Vulvovaginitis ist die Klassifizierung nach ihren Ursachen (Tab. 21.6).

Tabelle 21.6 Ätiologie der kindlichen Vulvovaginitis.

Exogen
– Mikrobiologische Ursachen
  Bakterien (unspezifisch, spezifisch)
  Protozoen
  Mykosen
  Viren
– Parasiten
– Mechanische Ursachen
  Fremdkörper
  Verletzungen

Endogen
– Folge von Allgemeinerkrankungen
– Anatomische Ursachen
  weiter Introitus
  Hymen altus ⎫
  Synechie   ⎬ (urethrovaginaler Reflux)
  Fehlbildungen
  atrophische Hautveränderungen
  (Lichen sclerosus et atrophicus)

4.1.1 Exogene Ursachen der Vulvovaginitis

Mikrobiologische Ursachen: In der kindlichen hormonalen Ruheperiode – das Hauptmanifestationsalter liegt zwischen 3 und 7 Jahren – steht die Vulvovaginitis auf Grund **unspezifischer bakterieller Infektionen** im Vordergrund, vor allem durch Schmierinfektionen infolge falscher oder unzureichender Hygiene nach dem Stuhlgang. Die Analgegend wird fälschlicherweise nach vorn zur Vulva abgeputzt statt nach hinten. Paralabial- und -klitoridal findet sich eine reichliche Smegmaansammlung, die nicht selten über den Juckreiz zur Masturbation und Vulvovaginitis führt. Die Therapie der Wahl ist die Lokalsanierung des Scheidenmilieus, die nach Möglichkeit auf der Grundlage eines Antibiogramms vorgenommen wird. Eine orale Medikation vermag nichts auszurichten. Kaliumpermanganat-Sitzbäder, vor allem aber die Beseitigung der Hygienefehler unterstützen die Abheilung und schützen vor Rückfällen. Das Verhalten beim Wasserlassen ist zu überwachen, um den urethrovaginalen Reflux mit den Symptomen: Nachtröpfeln, Fluor und Harnwegsinfekte zu vermeiden. Trotz Regulierung des gestörten Vaginalmilieus kommt es auf Grund der fehlenden eigenen Regenerationskraft häufig zu Rezidiven. In hartnäckigen Fällen kann eine kurzfristige lokale Östrogenbehandlung durchgeführt werden.

Spezifische Erreger haben nur noch geringe Bedeutung. Die Vulvovaginitis gonorrhoica infantis ist heute kein epidemiologisches Problem mehr wie vor einigen Jahrzehnten, doch sollte man bei einem grüngelben, rahmigen, aus der Scheide fließenden Eiter kulturell danach fahnden. Der mikroskopische Nachweis intrazellulärer Diplokokken allein beweist keinen Morbus NEISSER. Eine Kultur ist unerläßlich.

Trichomonaden- und Soorkolpitis: Ihre Häufigkeit als spezifische Entzündung nimmt mit dem Ansteigen der körpereigenen Hormonproduktion bis zur Pubertät zu (Kolpitis = Vaginitis). In der hormonalen Ruheperiode kommen beide Infektionen praktisch nicht vor. Die Flagellaten können im Nativpräparat mit einer Erfolgsquote von 80% nachgewiesen werden. Der Fluor ist charakteristisch gelbgrünlich-schaumig. In der Ruhezeit findet man Sproßpilze nur bei abwehrgeschwächten Kindern, die hohe Dosen Antibiotika erhalten haben, nach Zytostatikagabe und ferner bei diabetischen Mädchen. Die Vulva wirkt in diesen Fällen sukkulent, ödematös geschwollen und juckt stark. Das weißliche Vaginalsekret ist oft spärlich und bröckelig. Differentialdiagnostisch sollte an einen Lichen sclerosus et atrophicus gedacht werden (atrophische Hautveränderung mit weißen Flecken).

Viren: Genitale Viruserkrankungen sind selten und treten beim Mädchen isoliert oder im Rahmen der generalisierten Aussaat wie bei Varizellen oder Masern auf. Condylomata acuminata können in der frühen Kindheit die gesamte Genitoanalgegend massiv befallen (Papillomaviren). Die Scheide ist dann von traubenförmigen, kontaktblutenden Papillomen übersät, so daß sich der Verdacht auf ein Traubensarkom aufdrängt. Wie das Herpesvirus, so zeigt auch das Molluscum-contagiosum-Virus eine Affinität zur Genitalregion.

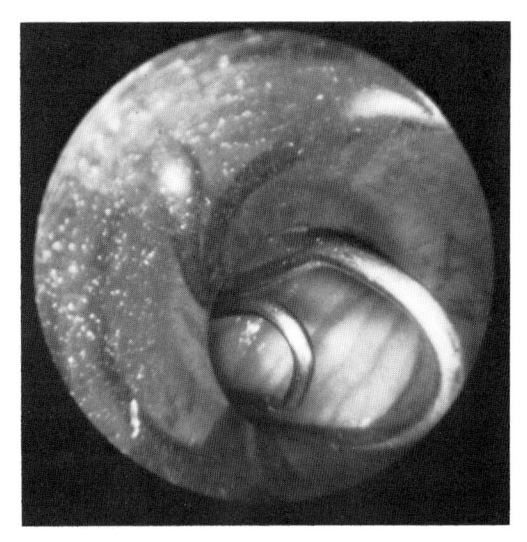

Abb. 21.23 Fremdkörper in der Scheide (Büroklammer).

Darmparasiten: Darmparasiten können Genitalentzündungen verursachen. Ist die Vulvovaginitis mit nächtlichem perianalem Juckreiz verbunden und der Damm gerötet, ist eine Oxyuriasis wahrscheinlich. Die Oxyurenweibchen schlüpfen in die Vagina und infizieren sie sekundär mit Darmkeimen. Der Nachweis ihrer Eier mit dem Klebestreifentest ist einfach.

Mechanische Ursachen: bei Fremdkörpern und artefiziellen Läsionen der Scheide ist der Fluor typisch: er ist blutig, reichlich und übelriechend. In der Säuglings- und Kleinkinderzeit sind gelegentlich zu gut gemeinte hygienische Maßnahmen die Ursache; Puder- und Salbenreste geraten hinter den Hymenalsaum, sammeln sich dort und verursachen eine entzündliche Reizung. Der Altersgipfel liegt bei den Siebenjährigen, die meist spielerisch, aus Neugier (Doktorspiele), seltener aus masturbatorischer Absicht die verschiedensten Objekte in die Scheide einführen (Abb. 21.23). Werden sie vergessen oder aus Angst verschwiegen, so kommt es bei längerer Liegedauer zur Verletzung der benachbarten Hohlorgane mit anschließender Fistel. Eine Röntgendiagnostik zur Fremdkörpersuche sollte bei Kindern nicht mehr durchgeführt werden. Viele Fremdkörper sind weich, nicht röntgendicht und werden auch nicht getastet. Hier wird der Wert der Vaginoskopie und der Sonographie besonders deutlich. Nach der Menarche werden als Fremdkörper vergessene Tampons und Reste von Hygienebehelfsmitteln in der Scheide gefunden.

4.1.2 Endogene Ursachen der Vulvovaginitis

Pseudovulvovaginitis: Obwohl *keine* entzündlichen Veränderungen der Vulva und Vagina vorliegen, sind Mädchen in der präpubertalen und pubertalen Phase durch einen gelegentlich sehr stark auftretenden Fluor irritiert. Mutter und Tochter sollten wissen, daß diesem hormonell bedingten Ausfluß dieselbe Ursache zugrunde liegt, wie der Entwicklung der Brustdrüse. Man sollte ihn nicht behandeln. Wenn der Fluor sehr stark ist, kann man dünne, einklebbare Binden vorschlagen.

Folge von Allgemeinerkrankungen: Bei infektiösen Allgemeinerkrankungen wie Infekten des Nasen-Rachen-Raumes und der Harnwege kommt es gelegentlich zu einem verstärkten wäßrigen Ausfluß. Bei diesem „gynäkologischen Schnupfen" sind die Keime im Nasen-Rachen-Raum und in der Vagina identisch. Übergreifende Adnexentzündungen sind bei einer Appendizitis möglich. Aufsteigende Infektionen dagegen, wie eine Endometritis oder Adnexitis sind in der hormonalen Ruheperiode in Anbetracht des fest verschlossenen Muttermundes nicht zu befürchten.

Anatomische Ursachen: Nicht nur ein weiter Introitus vaginae, sondern auch ein hochaufgebauter Hymen können die Entstehung vulvovaginaler Entzündungen begünstigen. Bei hochaufge-

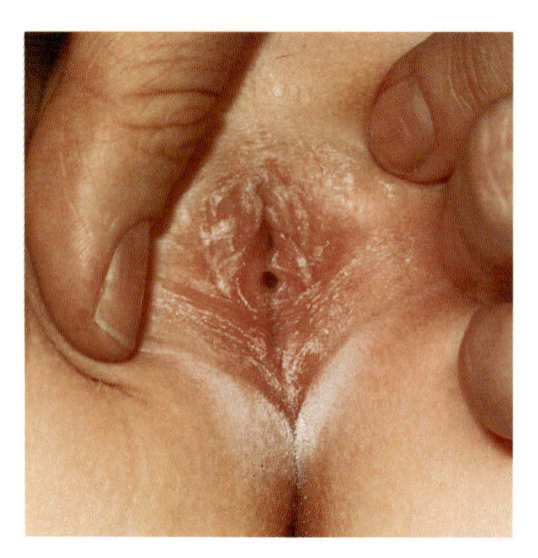

Abb. 21.24 Synechie der kleinen Labien mit Vulvovaginitis und Harnwegsinfekt infolge von urethrovaginalem Reflux.

bautem Hymen (Hymen semilunaris altus) ist über den urethrovaginalen Reflux gleichzeitig ein Harnwegsinfekt möglich. Pathogenetisch ähnlich verhält sich die Verklebung der kleinen Labien: die nicht seltene Synechie (Abb. 21.24). In der Zeit des Hormonmangels sind Hygienefehler mit Smegmaansammlungen und nachfolgende entzündliche Irritationen Ursache dieser Hautverklebung. An sich ist die Synechie eine harmlose, präpubertal von selbst verschwindende Anomalie. Häufig läuft jedoch der Urin hinter dem verklebten Vestibulum in die Scheide und verursacht einen übelriechenden, mißfarbenen Fluor. Man dehnt dann die Synechie digital auf und appliziert zur Rezidivprophylaxe zwischen die separierten kleinen Schamlippen östrogenhaltige Creme. Es genügt aber auch alleinige Einwirkung dieser Creme über 10 Tage auf die verklebten Areale. Chirurgische Maßnahmen sind unnötig.

4.2 Genitale Blutungen

Kommt es zu einer kindlichen vaginalen Blutung, so kann dies ein Alarmsymptom sein, das zu sofortigen diagnostischen und therapeutischen Überlegungen zwingt. Blutungen in der hormonalen kindlichen Ruheperiode müssen immer vaginoskopisch abgeklärt werden. Hinter dem blutigen Ausfluß kann sich nicht nur eine Infektion durch aggressive Keime wie hämolysierende Streptokokken, nicht nur eine endokrine Ursache wie bei der Pubertas praecox, sondern auch ein neoplastischer Prozeß verbergen. Physiologische Blutungen sind die HALBAN-Reaktion in der Neugeborenenzeit (s. S. 473) und die Menarche bzw. Menstruation. Jede Blutung, die später als eine Woche nach der Geburt in den ersten Lebensjahren auftritt, ist als pathologisch anzusehen. Nach der Menarche können in den ersten beiden Jahren Menstruationsstörungen physiologisch sein. Ihre Ursache ist meistens eine verlängerte Östrogeneinwirkung bei fehlender Ovulation oder insuffizientem Corpus luteum. Die Mädchen müssen in der exakten Führung eines Blutungskalenders unterwiesen werden. Nur wenn die Regelblutungen verlängert und verstärkt über Wochen anhalten, sollte mit einem Gestagenpräparat das Endometrium transformiert werden (s. S. 457). Bluten die Kinder ständig, so sind sie nicht nur in ihrem Spielverhalten gestört, sondern die sekundäre Anämie führt zu einem deutlichen Leistungsabfall. Hat die hormonelle Substitutionstherapie keinen Erfolg, muß eine Gerinnungsstörung ausgeschlossen werden.

4.3 Fehlbildungen

Genitale Fehlbildungen sind Fusionshemmungen der MÜLLERschen Gänge (embryonale Gänge, die bei der Entwicklung der inneren Geschlechtsorgane eine Rolle spielen). Diese Fehlbildungen werden als Gynatresien bezeichnet. Zu ihnen gehören der verschlossene Hymen (Hymen imperforatus), das transverse Vaginalseptum, das Fehlen der Scheide und auch des Uterus und der Haematokolpos unilateralis mit seiner obligaten Vaginaladenose; ferner können Fehlbildungen vorliegen im Rahmen der Störungen der Geschlechtsdifferenzierungen bei den verschiedenen Formen der Gonadendysgenesie (s. Tabelle 21.2a). Die Entwicklungsstörungen der ableitenden Geschlechtswege werden von einem 2-Faktoren-Konzept reguliert: dem Vorhandensein oder Fehlen von Androgenen und dem Faktor X, dem MÜLLERschen Hemmfaktor. Dadurch, daß die gynäkologischen Fehlbildungen gleichzeitig urologische und chirurgische Probleme aufweisen, zeigt sich, wie eng diese Erkrankungen mit den anderen Fächern verzahnt sind. Die Diagnostik muß immer auf das uropoetische System ausgeweitet werden. Während Tumoren und Verletzungen sogleich behandelt werden müssen, gilt das nicht immer für Fehlbildungen. Die Wahl des richtigen Zeitpunktes für die Anlage einer Neovagina und der besten Methode kann sehr schwierig sein.

4.4 Verletzungen

Zu den Verletzungen in der Kindergynäkologie gehört das stumpfe Trauma im Genitalbereich, welches sich das Mädchen im Grätschsitz zugezogen hat, ferner die Penetrationsverletzung, deren Ausmaß exakt festgestellt werden muß, und die Verletzungen durch Fremdkörper mit Fistelbildungen durch Eröffnung der benachbarten Hohlorgane und schließlich die Kohabitationsverletzungen. Bei einem Hymen bifenestratus, semilunaris altus und cribriformis muß präventiv auf die zu erwartenden Schwierigkeiten bei der Menstruationshygiene und der Defloration hingewiesen werden. Wenn bei einem jungen Mädchen eine dieser mit 10% seltenen Hymenalformen vorliegt und Mutter und Tochter nicht darüber aufgeklärt wurden, können Deflorationsblutungen nicht nur zu einem physischen Trauma mit hochgradiger Anämie, sondern auch zu einem psychischen Trauma führen. Der physischen Traumatisierung kann durch eine chirurgische Korrektur des Hymens und der psychischen durch Aufklärung vorgebeugt werden.

Das Ammenmärchen über die Deflorationsblutungen als Zeichen der Jungfräulichkeit, das sich hartnäckig bis heute erhalten hat, ist korrekturbedürftig. Bei Frauen mit einem Hymen semilunaris oder anularis, der mit über 90% häufigsten Hymenalform, tritt bei der Defloration keine Blutung auf. Wird wegen der fehlenden Blutung die Jungfräulichkeit eines Mädchens angezweifelt, so kann man ihm damit Unrecht tun. Die kulturhistorisch bedingte Angst vor der Verletzung eines intakten Jungfernhäutchens darf kein Hinderungsgrund für eine vaginoskopische Untersuchung bei gynäkologisch erkrankten Mädchen sein. Ein Hymen ist nicht so leicht verletzbar wie bisher angenommen wurde. Die Untersuchung der Scheide und der Portio beim erkrankten Kind ist ebenso notwendig wie bei der Erwachsenen.

4.5 Tumoren

Die tumorösen gynäkologischen Neubildungen sind im Kindes- und Jugendalter mit 1–7% erfreulicherweise selten, ein Drittel ist jedoch maligner Natur. Dermoidzysten machen etwa 50% der während der Kindheit vorkommenden Ovarialtumoren aus. Sie sind gewöhnlich gutartig und verhalten sich mit Ausnahme der durch ihre Größe bedingten Platzverdrängung asymptomatisch.

Das häufigste kindergynäkologische Malignom, das Sarcoma botroyides (Traubensarkom), ist sehr bösartig und hatte bis vor kurzem eine schlechte Prognose. Durch den Einsatz moderner Zytostatika hat sich diese aber erheblich gebessert.

Unsere Bemühungen sollten dahin gehen, gynäkologische Krankheitsbilder bei jungen Mädchen und Kindern möglichst früh zu erkennen und die daraus entstehenden Probleme in interdisziplinärer Zusammenarbeit zu lösen.

Weiterführende Literatur

GITSCH, E., JANISCH, H. (Hrsg.): Geburtshilfe. Verlag Wilhelm Maudrich, Wien 1986

HANSMANN, HACKELÖER, STAUDACH: Ultraschalldiagnostik in Geburtshilfe und Gynäkologie. Lehrbuch und Atlas. Springer, Heidelberg 1985

MARTIUS, G.: Lehrbuch der Geburtshilfe. Thieme, Stuttgart 1985

MARTIUS, G.: Geburtshilflich-perinatologische Operationen. Thieme, Stuttgart 1986

MARTIUS, G. (Hrsg.): Therapie in Geburtshilfe und Gynäkologie. Band I: Geburtshilfe. Thieme, Stuttgart 1988

PSCHYREMBEL, W., DUDENHAUSEN, J. W.: Praktische Geburtshilfe mit geburtshilflichen Operationen. 16. Auflage, de Gruyter, Berlin, New York 1989

SCHNEIDER, J., KAULHAUSEN, H. (Hrsg.): Lehrbuch der Gynäkologie und Geburtsmedizin. Kohlhammer, Stuttgart 1986

STOLECKE, H., TERRUHN, V. (Hrsg.): Pädiatrische Gynäkologie. Springer, Heidelberg 1987

22. Teil: Grundzüge der Anästhesie

HELFRIED LESKE

1 Bedeutung der Anästhesie

Die Durchführung von Operationen ist wegen ihrer großen Schmerzhaftigkeit nur unter der Anwendung schmerzausschaltender Maßnahmen möglich. Auch Untersuchungen und Behandlungen können schmerzhaft oder unangenehm sein und eine Schmerzdämpfung oder Schmerzausschaltung erfordern. Eine Minderung der Schmerzempfindung kann durch schmerzdämpfende Medikamente *(Analgetika)* erreicht werden. Deren Wirkung allein reicht aber für stark schmerzende oder sehr unangenehme Eingriffe in der Regel nicht aus. In diesen Fällen muß eine Anästhesie durchgeführt werden.

> Die *Anästhesien* werden in die *örtliche Betäubung (Lokal- oder Regionalanästhesie)* und in die *Vollnarkose (Allgemeinanästhesie)* eingeteilt.

Bei der Lokalanästhesie wird die Schmerzleitung an einer beliebigen gewünschten Stelle zwischen den Schmerzrezeptoren in der Peripherie und dem Zentralnervensystem durch ein Lokalanästhetikum unterbrochen. Das Bewußtsein bleibt dabei erhalten.

Bei der Vollnarkose wird ein Bewußtseinsverlust herbeigeführt und dadurch die Schmerzausschaltung erreicht. Außer dem Schmerz werden dabei auch alle anderen Empfindungen ausgeschaltet. Es tritt ein Zustand völliger Empfindungslosigkeit (Anästhesie) ein. Infolge der Bewußtlosigkeit kann der Patient aber auch seine Kontrollfunktionen nicht mehr wahrnehmen. Diese Kontrolle übernimmt der Anästhesist für den Patienten.

Die Lokalanästhesie wird bei Kindern viel seltener durchgeführt als bei Erwachsenen. Der Grund liegt in der fehlenden oder noch mangelhaften Kooperation der kleinen Kinder. Aber auch größere Kinder, die schon gut kooperieren können, haben bei der Lokalanästhesie oft Angst. Infolgedessen ist der Anwendungsbereich der Lokalanästhesie bei Kindern begrenzt, und die Vollnarkose nimmt einen sehr breiten Raum ein. Weder die Vollnarkose noch die Lokalanästhesie sind völlig ungefährlich. In der Hand des in der Kinderanästhesie Erfahrenen ist das Anästhesierisiko aber klein.

Risikomindernd wirken außer den Hauptfaktoren Erfahrung und Wissen auch ausgefeilte Methodik, kindgerechtes Material und Instrumentarium, geeignete Geräte, gute Organisation und Personalausstattung des Anästhesiebereichs und reibungslose Zusammenarbeit zwischen allen beteiligten Disziplinen. Die Kinderanästhesie hat einen hohen Leistungsstandard erreicht. Sie ermöglicht heute langdauernde Operationen mit extremen Schwierigkeitsgraden bei Kindern aller Altersgruppen einschließlich der Neu- und Frühgeborenen, selbst bei schwerst- oder chronisch kranken Kindern.

2 Anästhesie-Vorbereitung und Prämedikation

Für Narkosen zu geplanten Eingriffen müssen die Kinder nüchtern und frei von Infekten der Luftwege sein. Für Lokalanästhesien gilt die Forderung des Nüchternseins nicht in dem gleichen Maße. Komplikationen der Lokalanästhesie und andere Gründe können jedoch Anlaß zum Übergang auf eine Narkose geben. In diesem Fall und auch für die Durchführung schwieriger Lokalanästhesien ist eine Vorbereitung und Prämedikation des Patienten wie zu einer Narkose erforderlich.

Bei der Narkosevorbereitung unterscheidet man zwischen einer allgemeinen und einer speziellen Vorbereitung. Die spezielle Vorbereitung richtet sich nach den Besonderheiten des Patienten und wird jeweils gesondert festgelegt. Zur speziellen Vorbereitung gehört u. a. die Behandlung von Anämien, Stoffwechselstörungen, Elektrolytstörungen, Störungen des Säure-Basen-Haushalts u. v. m. Insbesondere hochgradige Störungen können sich bei Narkosen ungünstig oder sogar schädigend auswirken.

Die allgemeine Vorbereitung zur Narkose gilt für alle Patienten in gleicher Weise und muß von Schwestern und Pflegern beherrscht werden. Die wichtigsten Punkte sind folgende:

Die Kinder müssen nüchtern sein. Bei der Nüchternheitsdauer unterscheidet man zwischen *Flüssigkeits- und Nahrungskarenz*. Die Flüssigkeitskarenz gilt für klare Flüssigkeiten (Tee, Wasser). Milch zählt als Nahrung. Wegen der längeren Magen-Verweildauer muß die Karenz bei Nahrung eine größere Zeitspanne umfassen als bei klaren Flüssigkeiten.

> Zur Narkose muß der Magen möglichst leer sein. Sonst könnte das Kind bei der Narkose erbrechen mit der Gefahr der Aspiration in die Lunge. Nahrungsaspirationen in die Lunge können tödlich verlaufen oder zu einer nicht minder gefährlichen Pneumonie führen.

Die Flüssigkeitskarenz soll insbesondere bei jungen Kindern nur die kürzest mögliche Zeitspanne umfassen, da wegen des höheren Flüssigkeitsumsatzes besonders der kleinen Kinder bei zu langen Durst-Phasen Flüssigkeitsdefizite auftreten, die das Kind gefährden können.

Die Flüssigkeitskarenz soll bei Säuglingen und Kleinkindern 2–4 Stunden betragen, die Nahrungskarenz mindestens 4–6 Stunden. Sicherer ist eine noch längere Nahrungskarenz und konsequentes Trinkenlassen klarer Flüssigkeiten bis zum Beginn der Flüssigkeitskarenz. Im Vorschul- und Schulalter beträgt die Flüssigkeitskarenz 4–6 Stunden und die Mindest-Nahrungskarenz 6–8 Stunden oder länger.

Eßbares und Getränke dürfen sich nicht in der Reichweite der zu anästhesierenden Kinder befinden. Es muß auch sichergestellt sein, daß Kinder, die nüchtern bleiben müssen, nicht von anderen Kindern oder Eltern aus Mitleid noch Eßbares zugesteckt bekommen oder etwas zu trinken erhalten.

> Sollte ein Kind in der Zeit, in der es nüchtern bleiben muß, trotzdem noch etwas essen oder trinken, muß dem Anästhesisten Mitteilung gemacht werden, wenn dieser Vorgang bemerkt wird.

Er entscheidet dann, wie weiter zu verfahren ist.

Wenn *Infekte der Luftwege* vorliegen, werden aufschiebbare Operationen bzw. Narkosen nicht durchgeführt. Luftwegsinfekte können sich durch die Narkose akut und ganz massiv verstärken und dann u. U. das Leben des Kindes bedrohen. Zumindest ist die Narkosedurchführung schwieriger und komplikationsreicher.

Diese Regeln gelten für den Normalfall, d. h. für aufschiebbare Eingriffe bzw. Narkosen. Je größer die Dringlichkeit des Eingriffs ist, desto weniger kann man diese Regeln berücksichtigen. Der Notfall durchschlägt alle Regeln. Narkosen bei Notfällen sind mit einem größeren Risiko behaftet und erfordern weitergehende Sicherungsmaßnahmen durch das Anästhesie-Personal.

Armbanduhren, Brillen, Schmuck, insbesondere Ohrringe, und lose Teile im Mund (z. B. Zahnspangen) sind vor der Narkose abzulegen. Nicht entfernte Ohrringe können sich beim Tragen des Kindes in der Kleidung des Tragenden festhaken und u. U. ausreißen. Bei der Anwendung der Hochfrequenz im Operationsbereich können auch einmal Verbrennungen auftreten, und zwar infolge hoher Stromdichten an Metallteilen, die den Körper berühren. Die gelegentlich lackierten Fingernägel stören die Beobachtbarkeit während der Narkose. Auf lockere Zähne zur Zeit des Zahnwechsels soll geachtet werden, damit nicht eine unbeabsichtigte Zahnaspiration während der Narkose eintritt.

2.1 Prämedikation

Die medikamentöse Vorbereitung zur Narkose heißt Prämedikation. Unruhige und ängstliche Kinder können am Vorabend der Narkose Beruhigungsmittel erhalten. In einem geeigneten zeitlichen Abstand direkt vor der Narkose bekommen die Kinder Medikamente aus den nachfolgend aufgeführten Gruppen, und zwar oral, rektal oder als i.m. Injektion: *Beruhigungs-/angstlösende Mittel (Sedativa, Psychopharmaka), schmerzdämpfende Mittel (Analgetika)* und *Parasympathikus-dämpfende Mittel (Parasympathikolytika)*. Beruhigungs- bzw. angstlösende Mittel (= Anxiolytika) sind z. B.: *Dormicum, Rohyp-*

nol, *Valium, Taractan* (= alle aus der bedeutsamen Gruppe der *Benzodiazepine*), *Atosil, Chloralhydrat, Luminal.* Analgetika sind beispielsweise die *Opiate: Dolantin, Dipidolor.* Das hauptsächlich verwendete Parasympathikolytikum ist *Atropin.*

Die Auswahl der Medikamente erfolgt nach dem gewünschten Prämedikationsziel: In der Regel sollen die Kinder zum Zeitpunkt des Narkosebeginns ruhig und ohne Angst sein, eine Schmerzdämpfung soll die Wirkung der Narkotika unterstützen und möglichst noch über das Operationsende hinaus bestehen bleiben, das Parasympathikolytikum soll unerwünschte Pulsfrequenzsenkungen und verstärkten Speichelfluß verhindern. Wegen der während Narkosen vermehrt auftretenden parasympathischen Reaktionen nimmt Atropin eine zentrale Stellung in der Prämedikation ein. Bei zu hoher Pulsfrequenz (Tachykardie), Fieber und bei manchen Herzfehlern wird es nicht oder in verminderter Dosis gegeben. Die Verabfolgung der ausgewählten Medikamente für die Prämedikation erfolgt vorzugsweise unter Vermeidung einer Injektion.

3 Anästhesie-Durchführung

3.1 Lokalanästhesie

Eine vorübergehende Blockade der Leitfähigkeit von Nerven kann durch die Anwendung von örtlichen Betäubungsmitteln (Lokalanästhetika) erreicht werden. Diese Lokalanästhesien werden in die *Oberflächen-*, die *Infiltrations-* und die *Leitungsanästhesie* eingeteilt. Eine in der Vergangenheit bedeutsame und heute kaum mehr angewendete Form der Lokalanästhesie stellt die *Kälteanästhesie* dar.

3.1.1 Oberflächenanästhesie

Dabei werden geeignete Lokalanästhetika *auf Schleimhäute* aufgetragen. Sie dringen in die Schleimhaut ein und anästhesieren im wesentlichen die sensiblen Nervenendigungen. Dadurch wird die Schleimhaut unempfindlich. An der Haut ist diese Form der Lokalanästhesie nicht durchführbar, da die Eindringtiefe in die Haut zu gering ist. Die Oberflächenanästhesie findet hauptsächlich in der Augenheilkunde und der Hals-Nasen-Ohren-Heilkunde Anwendung, z.B. um die Hornhaut des Auges zu Augendruckmessungen unempfindlich zu machen.

3.1.2 Infiltrationsanästhesie

Dabei wird das Lokalanästhetikum *in das Gewebe* gespritzt, eventuell in mehrere Stichrichtungen und von mehreren Einstichen aus. Das Gewebe wird mit dem Lokalanästhetikum infiltriert. Anästhesiert werden hierbei im wesentlichen die sensiblen Nervenendigungen und die Endaufzweigungen der sensiblen Nerven. Diese Form der Lokalanästhesie eignet sich besonders für Wundversorgungen.

3.1.3 Leitungsanästhesie

Hierbei werden die sensiblen Nervenbahnen im Bereich größerer Nervenstämme mehr oder weniger weit von dem Versorgungsgebiet des Nervs entfernt durch das Lokalanästhetikum blockiert. Dabei spritzt man das Lokalanästhetikum nach Möglichkeit *in die unmittelbare Nähe des Nervs.* Es diffundiert dann in den Nerv hinein und blockiert dessen Leitfähigkeit. Voraussetzung: der Nerv muß durch eine Injektion erreichbar sein. Durch eine höhere Konzentration des Lokalanästhetikums können auch die motorischen Nervenbahnen blockiert werden. Beispiele für Leitungsanästhesien sind:

Oberstsche Anästhesie

Sie wird an den Fingern durchgeführt, indem man am Grundglied ringförmig ein Lokalanästhetikum spritzt. Alle durch diesen Bereich ziehenden Nerven werden blockiert, und der Finger wird empfindungslos. Die OBERSTsche *Anästhesie* eignet sich zur Durchführung von kleinen Eingriffen, z.B. Wundvesorgungen an Fingern. An den Zehen ist sie ebenfalls durchführbar.

Plexusanästhesie

Bezeichnung für eine Leitungsanästhesie im Bereich von Nervengeflechten, z.B. in der Achselhöhle.

Periduralanästhesie

Vorgehen ähnlich wie bei der Lumbalpunktion. Die Dura mater wird jedoch nicht durchstochen und das Lokalanästhetikum nicht in den Liquorraum hineingespritzt. Das außerhalb der Dura befindliche Lokalanästhetikum diffundiert in die dort austretenden Nerven und in den Liquorraum hinein. Je nach Ort der Applikation und Menge kann man verschiedene und unterschiedlich große Körperbereiche empfindungslos machen.

Spinalanästhesie

Dabei wird das Lokalanästhetikum direkt in den Liquorraum hineingespritzt und eine Empfindungslosigkeit der unteren Körperbereiche erreicht. Um ein Aufsteigen des Lokalanästhetikums im Liquorraum mit Lähmung der Atmungsmuskulatur zu vermeiden, werden vorzugsweise Lokalanästhetika verwendet, die schwerer als Liquor sind (*hyperbare Lokalanästhetika*) und die beim sitzenden Patienten im Liquorraum nicht aufsteigen können.

3.1.4 Kälteanästhesie

Bei dieser historischen Form der Lokalanästhesie wird die Schmerzausschaltung einer Extremität durch Verbringen in Eis oder Eiswasser erreicht, wobei der Blutdurchfluß der Extremität durch vorheriges Anlegen einer ESMARCHschen Stauung unterbrochen sein muß. Weiterhin kann man Flüssigkeiten, die bei normaler Raumtemperatur sofort verdampfen, auf die Haut aufbringen und damit kleinere Hautregionen unempfindlich machen. Diese Flüssigkeiten entziehen der Umgebung beim Verdampfen Wärme und kühlen dadurch ihre Umgebung. Das Besprühen mit einer schnell verdampfenden Flüssigkeit, z. B. *Chlorethyl*, wird heute noch gelegentlich angewendet, und zwar zum Eröffnen von Abszessen oder vor dem Einstechen von Plastikkanülen in die Haut.

3.1.5 Wirkungsverlängerung der Lokalanästhetika

Um bei längerdauernden Eingriffen oder gewünschter langanhaltender Schmerzausschaltung aus anderen Gründen die Wirkungsdauer der Lokalanästhetika zu verlängern, kann man von vornherein Lokalanästhetika mit längerer Wirkungsdauer verwenden. Weiterhin kann man durch einen *Suprareninzusatz* zum Lokalanästhetikum eine Verengung der Blutgefäße erreichen und damit eine Resorptionsverlangsamung mit Verlängerung der Wirkungsdauer. Lokalanästhetika mit Suprareninzusatz dürfen nicht im Bereich von Endarterien verwendet werden. Das sind Arterien, die im weiteren Verlauf keinen Zufluß aus anderen Arterien mehr erhalten, z. B. an den Fingern. Dabei besteht nämlich die Gefahr, daß das Suprarenin die Arterie so verengt, daß es zu einer Mangeldurchblutung des von ihr versorgten Bereiches führt, der dann geschädigt werden kann oder sogar abstirbt. Eine weitere Möglichkeit der Wirkungsverlängerung ist das Einführen von Plastikkathetern in das Gewebe, die an der gewünschten Stelle in unmittelbarer Nachbarschaft des Nervs münden. Durch den Katheter kann immer wieder Lokalanästhetikum nachgespritzt werden.

Lokalanästhetika sind z. B. *Lidocain, Xylocain, Meaverin, Scandicain, Carbostesin*. Die Lokalanästhetika können in 0,5-, 1- und 2%iger Lösung mit oder ohne Suprareninzusatz vorliegen. Bei Kindern werden vorzugsweise die niedrigeren Konzentrationen verwendet.

3.2 Allgemeinanästhesie

Durch die Wirkung der Narkotika tritt ein Lähmungszustand von Gehirnzellen ein, und der Patient wird bewußtlos. Während der Bewußtlosigkeit werden keine Schmerzen und keine Empfindungen wahrgenommen. Der Muskeltonus und die Reflexe werden gedämpft und verschwinden schließlich vollständig. Bei Überdosierung der Narkosemittel tritt der Tod ein, oder der Patient überlebt mit schweren Schäden. Zur Vermeidung dieser Gefahren müssen Narkosen sehr gut geführt und pausenlos sehr sorgfältig überwacht werden.

Der Lähmungszustand der Gehirnzellen ist umkehrbar. Nach Beendigung der Narkosewirkung kehrt für alle Zellen die ursprüngliche Funktionsfähigkeit uneingeschränkt wieder zurück.

Nach der Applikationsart des Narkotikums kann man die Allgemeinanästhesie einteilen in die *intravenöse Narkose*, die *intramuskuläre Narkose*, die *Inhalationsnarkose* und die *rektale Narkose*. Bei der intravenösen Narkose wird ein Narkosemittel in eine Vene gespritzt. Bei der intramuskulären Narkose erfolgt die Injektion des Narkotikums in einen Muskel. Bei der Inhalationsnarkose wird ein gas- oder dampfförmiges Narkosemittel vom Patienten eingeatmet und bei der rektalen Narkose wird ein Narkotikum wie ein Einlauf rektal appliziert.

Unter *Steuerbarkeit* einer Narkose versteht man die Möglichkeit, eine Narkose schnell zu vertiefen und auch wieder abzuflachen. Bei der rektalen Narkose sind Verabfolgung und Resorption des Narkosemittels nicht sicher standardisierbar, so daß hierbei schon die Narkosevertiefung nicht gut steuerbar ist. Bei der intravenösen und der Inhalationsnarkose gelingt es zwar, die Narkose nach Wunsch zu vertiefen, jedoch ist das gewünschte rasche Abflachen der Narkose nur bei der Inhalationsnarkose durch schnelle Abatmung des Narkosegases oder -dampfes möglich. Bei der intravenösen Narkose muß man warten, bis der Körper das Narkosemittel inaktiviert hat. Die Inhalationsnarkose hat also die beste Steuerbarkeit, dann folgt die intravenöse Narkose, weiterhin die intramuskuläre Narkose und zuletzt die rektale Narkose.

Wird eine Narkose nur mit einem Narkosemittel durchgeführt, so sprechen wir von einer *Mononarkose*. Da die Narkotika und andere bei der Narkose verwendete Medikamente unterschiedliche Wirkungen haben, kann man durch geschicktes Kombinieren von Medikamenten die gewünschten Effekte oft gut erreichen, ohne ein einzelnes Medikament hoch dosieren zu müssen. Man spricht dann von einer *Kombinationsnarkose*.

3.2.1 Narkosestadien

Bei ständiger langsamer Vertiefung einer Narkose durchläuft der Patient typische Stadien. Man unterscheidet 4 Narkosestadien:

Stadium I (Einschlafstadium):
In diesem Stadium tritt zunehmend eine Analgesie und eine Minderung des Bewußtseins ein. Oft besteht auch eine retrograde Amnesie für das unmittelbar vor Eintritt der Bewußtlosigkeit Erlebte.

Stadium II (Erregungs- oder Exzitationsstadium):
In diesem Stadium besteht Bewußtlosigkeit infolge Lähmung der Großhirnrinde. Die unter der Großhirnrinde liegenden motorischen Zentren sind erregt und deshalb bestehen Reflexsteigerung und motorische Unruhe.

Stadium III (Toleranzstadium):
Auch die tieferliegenden motorischen Zentren des Großhirns sind jetzt gelähmt. Deshalb tritt in diesem Stadium motorische Ruhe und Reflexdämpfung ein.

> Das Toleranzstadium ist das eigentliche Narkosestadium, in dem die operativen Eingriffe, Behandlungen oder Untersuchungen möglich sind.

Stadium IV (Asphyxie-Stadium):
Durch Lähmung tiefer, lebenswichtiger Zentren des Gehirns tritt nach einer Atmungsinsuffizienz eine Atmungslähmung ein, der dann der Herz-Kreislauf-Stillstand folgt. Es ist eine wichtige Aufgabe des Anästhesisten zu verhindern, daß der Patient aus dem Toleranzstadium in das Asphyxie-Stadium gerät.

Die Stadien I und II sind bei langsamer Narkoseeinleitung (Einleitung mit Inhalation) deutlich ausgeprägt. Bei schneller Einleitung der Narkose (i.v. Einleitung) werden diese beiden Stadien meist rasch durchlaufen oder völlig übersprungen.

Ist die *Pupillenweite* nicht durch Medikamente (z. B. Atropin) beeinflußt, dann verändert sie sich in den Narkosestadien folgendermaßen:

Stadium I = normal weit (meist mittelweit)
Stadium II = weit
Stadium III = eng
Stadium IV = weit bis extrem weit.

Im Stadium I und II treten unkontrollierte, anfangs meist synchrone Bewegungen der Augäpfel auf, dann weichen die Bulbi in eine individuell unterschiedliche Schielstellung ab und erreichen im Stadium III wieder Mittelstellung, die bei weiterer Vertiefung der Narkose bestehen bleibt.

3.2.2 Maskennarkose

Narkosegase oder -dämpfe kann man einem Patienten im wesentlichen über eine *Maske* oder über einen *Intubationskatheter* zuführen. Bei der Maskennarkose wird das Narkosegasgemisch – immer zusammen mit Sauerstoff – in eine Maske geleitet, die dem Patienten auf Mund und Nase dicht aufgesetzt wird. Für junge Kinder werden vorzugsweise RENDELL-BAKER-*Masken* verwendet, die einen kleinen Totraum aufweisen. In diesem Alter spielen Totraumprobleme eine Rolle. Der Totraum ist der Raum, der dem Ort des Gasaustauschs, also den Lungenalveolen, vorgeschaltet ist und durch den sowohl die Ein- als auch die Ausatmungsluft hindurchgeatmet werden müssen. Dieser Raum, also die Bronchien, die Luftröhre, der Rachen, der Mund und die Nase, ist bei kleinen Kindern ohnehin verhältnismäßig groß. Wird dieser Raum durch Aufsetzen einer Maske mit großem Totraum noch vergrößert, kann zunehmend eine Rückatmung des bereits ausgeatmeten CO_2 eintreten und der CO_2-Gehalt im Blut ansteigen. Deshalb verwendet man bei jungen Kindern Masken mit einem kleinen Totraum oder intubiert diese Kinder zur Narkose, da bei der Intubation der physiologische Totraum verkleinert wird (kleineres Lumen des Tubus als das der Atemwege). Bei der Maskenbeatmung muß der Kopf des Kindes leicht nach hinten überstreckt und der Unterkiefer nach vorn gezogen werden, um die Atemwege offen zu halten. Weiterhin legt man dem Kind einen GUEDEL-*Tubus* in den Mund, der ein Zurücksinken der Zunge verhindert. Er ist hohl und weist im Bereich der Zähne einen Beißschutz auf. Das Kind kann durch ihn atmen oder beatmet werden. Der GUEDEL-Tubus verbleibt auch während der Intubationsnarkose im Mund des Kindes. Nach den Narkosen beläßt man ihn meist solange, bis das Kind ihn nicht mehr toleriert.

3.2.3 Intubation

Endotracheale Intubation oder kurz *Intubation* ist die Bezeichnung für das Einführen eines Plastik- oder Weichgummikatheters in die Luftröhre. Dieser Katheter wird *Intubationskatheter* oder kurz *Tubus* genannt. Um ihn einzuführen, steht man oberhalb des Kopfes des liegenden Patienten und führt zunächst ein Instrument, das *Laryngoskop*, in den Mund des Patienten ein, zieht damit die Zunge und den Kehldeckel aus dem Gesichtsfeld heraus und kann dann den Kehlkopfeingang besichtigen. Man hat hierbei direkte Sicht auf die Stimmbänder und die Stimmritze. Diesen Vorgang nennt man *direkte Laryngoskopie*. Zwischen den Stimmbändern hindurch wird der Tubus in den Kehlkopf und in den oberen Anteil der Luftröhre eingeführt. Nach der Intubation muß man die Lunge des Patienten abhören, um festzustellen, ob der Tubus richtig liegt. Seine Spitze muß normalerweise oberhalb der Bifurkation liegen, also der Teilungsstelle der Luftröhre in den rechten und linken Hauptbronchus. Wird der Tubus zu tief eingeführt, gelangt er in einen der beiden Hauptbronchien, und zwar überwiegend in den rechten, da der rechte Hauptbronchus normalerweise etwas steiler nach unten verläuft als der linke. Bei zu tiefer Intubation wird nur die Lunge beatmet, in deren Hauptbronchus der Tubus liegt. Die andere Seite ist nicht beatmet. In diesem Fall zieht man den Tubus unter Beatmung und unter Abhören der nicht beatmeten Lungenpartie vorsichtig zurück,

bis an dieser Stelle das Beatmungsgeräusch hörbar wird.

Das Einführen eines Intubationskatheters durch den Mund in die Trachea nennt man *orotracheale Intubation*. Im Gegensatz dazu gibt es die *nasotracheale Intubation*, bei der man den Katheter durch die Nase und den Rachen in die Trachea einführt. Im letzteren Fall benötigt man als zusätzliches Instrument eine abgewinkelte Zange, die MAGILL-*Zange*, um die Spitze des durch die Nase eingeführten Katheters, die man im Rachenbereich mit der Hand nicht weiterführen kann, mit Hilfe der Zange in den Kehlkopfeingang zu führen. *Not- und Kurzzeitintubationen* werden meist als orotracheale Intubationen durchgeführt. Zu *Langzeitintubationen* werden die Katheter in der Regel nasotracheal eingeführt. Kurzzeitintubation ist eine Intubation mit einer Dauer bis zu 24 Stunden, Langzeitintubation mit mehr als 24 Stunden.

Das Einführen des Tubus durch den Kehlkopf in die Luftröhre gelingt nur, wenn keine oder kaum Kehlkopfreflexe vorhanden sind. Das ist der Fall bei Anwendung von *Muskelrelaxantien*, in *tiefer Narkose*, und zwar im reflexfreien Zustand, in *tiefer Bewußtlosigkeit* und im *sehr schlechten Allgemeinzustand. Neugeborene und junge Säuglinge* kann man auch wach intubieren, da ihre Kehlkopfreflexe und ihre Abwehr noch nicht so stark ausgeprägt sind.

Laryngoskope bestehen aus einem Handgriff, der meist eine Batterie enthält, und einem Spatelblatt mit einer Lichtquelle, zunehmend Kaltlicht mit Glasfiber-Leitung. Für die verschiedenen Altersstufen gibt es unterschiedlich große Spatelblätter. Die Haupttypen von Laryngoskopen sind das MACINTOSH-*Laryngoskop* mit gebogenen Spatelblättern und das FORREGGER-*Laryngoskop*, dessen Spatelblätter gerade sind.

Die **Vorteile** der Intubation gegenüber der Maske sind: dichte Ankopplung des Beatmungssystems an die Luftwege, dadurch sichere Beatmung (keine Lecks im System, keine Beatmung in den Magen), keine Aspirationsgefahr, endotracheales Absaugen möglich; der Totraum wird verkleinert, bei der Maske vergrößert. Die Intubation stellt allerdings eine schwierige Technik dar. Der Ungeübte kann durch traumatisches Intubieren Läsionen besonders am Kehlkopf oder an den Zähnen verursachen.

Der meist benutzte *Kathetertyp* zur Intubation für Kinder ist der MAGILL-*Katheter* ohne oder mit *Manschette (Cuff)* zum Abdichten der Tubusspitze gegen die Trachealwand. Bei kleinen Kindern

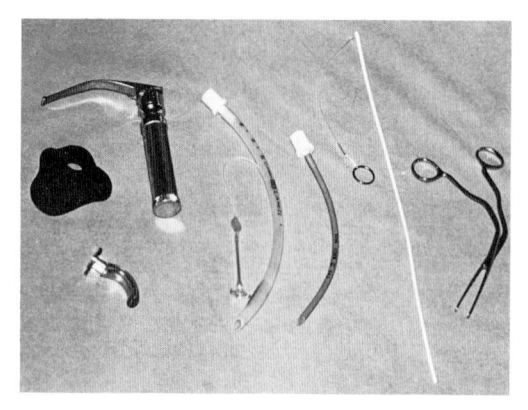

Abb. 22.1 Intubationsmaterial: RENDELL-BAKER-Maske, GUEDEL-Tubus, Laryngoskop mit gebogenem Spatelblatt, Intubationskatheter MAGILL-Form mit aufblasbarer Manschette und aufgestecktem Ansatzstück, Intubationskatheter MAGILL-Form ohne Manschette mit aufgestecktem Ansatzstück (Normkonnektor), Einführungsmandrin, MAGILL-Zange.

werden nur manschettenlose Tuben verwendet, und erst bei Kindern von etwa 10 Jahren oder älter sind Manschetten-Katheter vorzuziehen. Wenn ein Katheter infolge unpassender Krümmung nicht in den Kehlkopfeingang einführbar ist, kann ein *Einführungsmandrin* benutzt werden. Das ist ein Stab, der in den Tubus eingeführt werden und den man in gewünschter Weise biegen kann. Aus Sicherheitsgründen, d. h. um Verletzungen zu vermeiden, benutzt man nur Einführungsmandrins, die aus Plastik bestehen, oder Metallstäbe, die vollständig mit einem Plastikmantel umhüllt sind und deren Spitze ausschließlich aus Plastik besteht, so daß sie flexibel ist und Verletzungen nicht möglich sind (Abb. 22.1).

3.2.4 Narkosegerät und Beatmungssysteme

Die wesentlichen Teile eines Narkosegerätes sind die Gasquellen für *Sauerstoff* und *Lachgas* (Gasflaschen, Anschlüsse für zentrale Gasversorgung), die Meßröhren zur Einstellung der Gasmengen sowie *Halothan*- oder andere Verdampfer. Viele weitere Sicherheitseinrichtungen am Narkosegerät und Geräte für das Patientenmonitoring runden die Ausstattung eines Narkoseplatzes ab (Abb. 22.2).

Das im Narkosegerät fertig gemischte Narkosegas wird dann in ein Beatmungssystem geleitet. Für Schulkinder und Erwachsene wird ein Kreis-

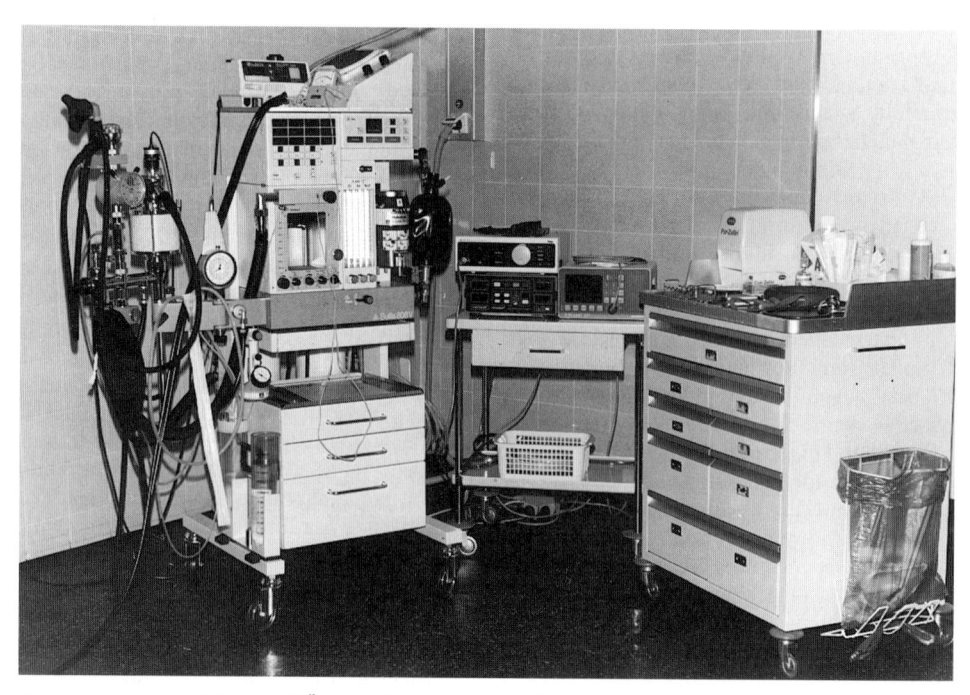

Abb. 22.2 Narkosegerät (links) mit Überwachungs-Geräten (Mitte) und Narkosetisch (rechts).

system benutzt, in dem das Ausatmungsgas des Patienten wieder aufbereitet und dem Patienten teilweise wieder zugeführt wird. In diesem System befinden sich *Absorber*, die mit *Atemkalk* gefüllt sind. Der Atemkalk bindet das CO_2, Wasserdampf und Keime aus der Ausatmungsluft. Er ist mit einem farblosen *Indikator* versehen, der bei Erschöpfung der CO_2-Bindungskapazität des Atemkalks eine intensive blaue Farbe annimmt. Durch die CO_2-Bindung wird der Atemkalk auch allmählich warm. Er muß rechtzeitig vor Erschöpfung seiner Bindungskapazität gewechselt werden.

Für Säuglinge und Kleinkinder benutzte man bisher auschließlich spezielle Narkosesysteme, wie das KUHN*sche Kinderbeatmungssystem* (Abb. 22.3), bei dem das ausgeatmete Narkosegasgemisch nicht wieder aufbereitet und dem Patienten zugeführt wird. Heute geht man zunehmend auch in diesem Lebensalter auf altersgerechte Kreissysteme über.

Maschinelle Beatmungen während der Narkose werden mit *Beatmungsgeräten (Respiratoren)* durchgeführt, die in die Narkosegeräte eingebaut sind oder als Zusatzgeräte angefügt werden können.

Für den Fall, daß kein Sauerstoff zur Beatmung zur Verfügung steht, z. B. bei Gasausfall, müssen an den Anästhesieplätzen, aber auch an allen anderen Stellen einer Kinderklinik, an denen mit dem Auftreten von Atmungsnotfällen zu rechnen ist, *Beatmungsbeutel* bereitliegen, die von Gasquellen unabhängig sind und sich während der Beatmung automatisch immer wieder mit Raumluft füllen, wie z. B. der *Ambu-Ruben-* und der *Ambu-Baby-Beatmungsbeutel* (Abb. 22.4).

Die künstliche Unterkühlung (Hypothermie)

Sie ermöglicht eine kurzfristige vollständige Kreislaufunterbrechung bei Herz- und neurochirurgischen Operationen. Dazu wird der ganze Patient auf eine niedrigere Temperatur gekühlt und sein Sauerstoffbedarf somit gesenkt.

Der extrakorporale Kreislauf

Er ermöglicht die Durchführung längerer Herzoperationen, indem der Blutkreislauf des Patienten für die Zeit der Operation an eine *Herz-Lungen-Maschine* angeschlossen wird, die dann die Pumpfunktion des Herzens und die Gasaustauschfunktion der Lunge übernimmt.

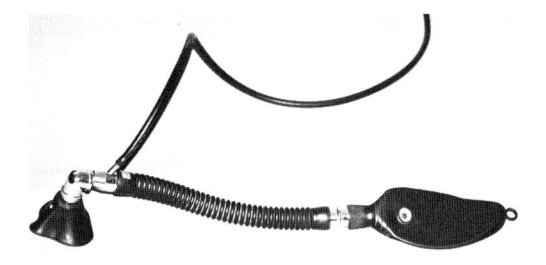

Abb. 22.3 KUHNsches Kinderbeatmungssystem.

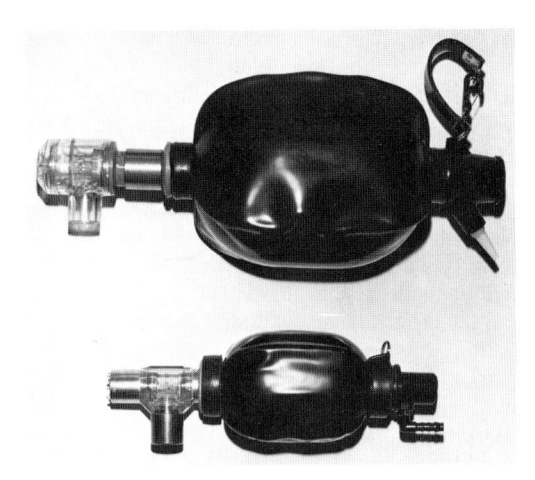

Abb. 22.4 Ambu-RUBEN-Beatmungsbeutel mit Ambu-Ventil und Ambu-Baby-Beatmungsbeutel mit RUBEN-Ventil.

3.2.5 Injektionsnarkotika

Diese Narkosemittel können *intravenös* und einige darüber hinaus auch *intramuskulär* gespritzt werden. Die Injektionsnarkotika wirken schnell und können deshalb gut nach Wirkung dosiert werden. Eine intraarterielle Injektion muß vermieden werden, da bei manchen Narkosemitteln, besonders den Barbituraten, aber auch bei ganz anderen Medikamenten, Schäden (z. B. Nekrosen) in der Gefäßperipherie auftreten können. Deshalb soll man Narkotika nur in Venen spritzen, in deren Nachbarschaft normalerweise keine Arterien verlaufen (z. B. am Handrücken oder Unterarm). Die Narkotika-Injektion in der Ellenbeuge soll wegen der möglichen Nachbarschaft von Vene und Arterie vermieden werden, wenn die Venenpunktion an einer günstigeren Stelle durchführbar ist. Eine kleine Testdosis ist immer vorwegzuspritzen. Bei versehentlicher intraarterieller Injektion tritt meist ein starker Schmerz in der Peripherie auf. Die Injektion ist dann sofort abzubrechen, die Kanüle unbedingt liegenzulassen, und es müssen Medikamente zur Durchblutungsverbesserung der Gefäßperipherie durch die liegende Kanüle in die Arterie gespritzt werden: Verdünnen mit Kochsalzlösung, Medikamente gegen den arteriellen Spasmus und die durch ihn verursachten Schmerzen, Thromboseverhütung, symptomatische Behandlung weiterer Probleme.

Barbiturate

Die Barbiturate sind als Trockensubstanz in Ampullen oder Injektionsflaschen lange Zeit ohne Wirkungsverlust lagerungsfähig. Zur Verwendung wird das Pulver aufgelöst. Die Lösung bleibt nur für eine jeweils angegebene Zeit stabil. Es gibt kurz bis lang wirkende Barbiturate. Als Narkosemittel werden kurz wirkende Barbiturate mit schnellem Wirkungseintritt verwendet. Die mittellang bis lang wirkenden finden als Schlafmittel Anwendung. Gebräuchliche *Barbituratnarkotika* sind das *Methylbarbiturat Brevimytal®* und die *Thiobarbiturate*, z. B. *Trapanal®*. Die Barbituratnarkotika werden zu Mononarkosen für kurzdauernde Eingriffe oder zur intravenösen Einleitung von Kombinationsnarkosen verwendet.

Ketamin (Ketanest®)

Dieses i.v. und i.m. applizierbare injektionsfertige Narkosemittel bewirkt auch eine sehr gute Analgesie. Im Gegensatz zu anderen Narkosemitteln bleiben Schutzreflexe, besonders im Zungen-, Rachen- und Kehlkopfbereich, und der Muskeltonus in der Regel erhalten. Der Blutdruck steigt an, während er bei anderen Narkosemitteln absinkt. Das Ketamin eignet sich deshalb zur Anwendung bei Patienten mit Schock. Es darf nicht bei Patienten angewendet werden, bei denen ein Blutdruckanstieg vermieden werden muß. Typisch für die Ketamin-Narkose sind ein eigentümlich leerer Gesichtsausdruck, offenstehende Augen, auch Augenbewegungen und verstärkter Speichelfluß. Während der Aufwachphase können Träume auftreten, die von manchen Patienten als unangenehm empfunden werden, insbesondere von Erwachsenen, aber auch älteren Kindern und Jugendlichen. Jüngere Kinder scheinen die Traumerlebnisse besser zu bewältigen.

> Da äußere Einwirkungen die Traumerlebnisse auslösen oder verstärken können, soll während der Aufwachphase Ruhe herrschen.

Eine Kombination des Präparates mit Valium kann die Traumerlebnisse mindern oder verhindern. Ketamin gilt als recht sicheres Narkosemittel und wird als günstig für die Anwendung in Katastrophenfällen angesehen.

Neuroleptanalgesie (NLA)

Als Neuroleptanalgesie bezeichnet man eine Narkoseform, bei der durch das i.v. und auch i.m. injizierbare *Psychopharmakon Dehydrobenzperidol* eine psychische Indifferenz (Gleichgültigkeit) und durch das i.v. applizierbare *Opiat Fentanyl* eine Analgesie erzeugt werden. Ein Bewußtseinsverlust tritt dabei nicht ein. Es hat sich aber als günstig erwiesen, durch *Zugabe von Lachgas* doch einen Bewußtseinsverlust herbeizuführen. Man kann dann Muskelrelaxantien anwenden, intubieren und beatmen und damit die Narkose- und Operationsbedingungen optimal gestalten, was bei erhaltenem Bewußtsein nicht möglich ist. Die Neuroleptanalgesie gilt als schonende Narkosemethode, insbesondere für die Organe Herz und Leber.

3.2.6 Inhalationsnarkotika

Halothan (Fluothane®, Halothan® „Hoechst")

Es stellt das Hauptnarkosemittel bei Kindern dar und ist eine farblose Flüssigkeit, die bei Raumtemperatur rasch verdampft. Die Dämpfe werden eingeatmet. Durch die große Oberfläche der Lungenalveolen erfolgt – wie bei allen Inhalationsnarkotika – eine schnelle Aufnahme und ebenfalls schnelle Abgabe des Inhalationsnarkotikums, woraus sich seine gute Steuerbarkeit ergibt. Halothan ist nicht brennbar und nicht explosibel. Es kann deshalb auch benutzt werden, wenn die Hochfrequenz bei den Operationen eingesetzt wird, ohne daß Explosionen zu befürchten sind. Brechreiz und Erbrechen treten nur gelegentlich nach den Narkosen auf. Leberschäden in seltenen Fällen werden diskutiert. Mit zunehmender Narkosetiefe tritt eine Minderung der Herzleistung (myokardiale Depression) auf.

Halothan kann schnell überdosiert werden. Durch exakte Dosierung mit einem speziellen Verdampfer *(Halothan-Vapor)* wird dieser Nachteil ausgeglichen. Die narkotische Wirkung des Halothans ist sehr gut, seine analgetische Wirkung gering.

Weitere ähnliche Inhalationsnarkotika sind: *Enfluran (Ethrane®), Isofluran (Forene®)*.

Lachgas (N_2O, Stickoxidul)

Es befindet sich bei Raumtemperatur in gasförmigem Zustand, kommt aber in Stahlflaschen unter hohem Druck in flüssiger Form in den Handel. Eine 11-Liter-Gasflasche enthält etwa 4000 Liter Lachgas in komprimierter Form. Es ist nicht brennbar und verursacht keine Funktionsstörungen oder Organschäden während bzw. nach der Narkose. Seine analgetische Wirkung ist ausgezeichnet bei nur geringer narkotischer Wirkung. Man kann es als gasförmiges Analgetikum bezeichnen. Es ergänzt die Wirkung des Halothans – wie auch anderer Inhalationsnarkotika – und stellt mit diesem zusammen die hauptsächlich angewendete Kombination von Inhalationsnarkotika bei Kindern dar.

3.2.7 Muskelrelaxantien

Die Muskelrelaxantien haben ihren Ursprung in den *indianischen Pfeilgiften*, dem *Kurare*. Heute werden Kurarepräparate und auch andere Muskelrelaxantien synthetisch hergestellt. Allen Muskelrelaxantien gemeinsam ist die Eigenschaft, eine Blockade der Erregungsübertragung vom motorischen Nerv zur Muskelzelle in der motorischen Endplatte zu verursachen. Unter ihrer Wirkung tritt eine Lähmung der Skelettmuskulatur, einschließlich der Atmungsmuskulatur, ein. *Voraussetzung für ihre Anwendung ist eine sichere Beatmungsmöglichkeit für den Patienten.* Der große Vorteil der Muskelrelaxantien für die moderne Anästhesie liegt in der Möglichkeit, daß die Narkosen sehr flach gehalten werden können. Die Belastung der Patienten durch die Narkotika wird dadurch erheblich geringer, ihr Zustand nach der Narkose sehr viel besser, längere und schwierigere Operationen sind möglich, extremes Lebensalter stellt kein und schlechter Allgemeinzustand kaum ein Hindernis für eine Narkose dar.

Die Muskelrelaxantien werden in 2 Gruppen eingeteilt:
1. *Depolarisierende Substanzen vom Typ des Succinylcholins,*
2. *Nichtdepolarisierende Substanzen vom Typ des Kurare.*

Succinylcholin wirkt in der motorischen Endplatte wie der normale Überträgerstoff, das Azetylcholin, und bewirkt wie dieser eine Depolarisation der postsynaptischen[1] Membran. Es wird jedoch nicht so schnell gespalten, wie Azetylcholin, so daß hierbei die Depolarisation der Membran für mehrere Minuten bestehen bleibt. Während dieser Zeit der Succinylcholin-Wirkung kann kein neuer Impuls übertragen werden, und die Muskulatur bleibt solange gelähmt. Wegen teilweise gravierender Nebenwirkungen verhält man sich zunehmend zurückhaltend in der Anwendung von Succinylcholin bei Kindern.

Die gut verträglichen und sehr wertvollen *Kuraresubstanzen* besetzen die postsynaptische Membran in der motorischen Endplatte und verhindern, daß das Azetylcholin an diese Membran gelangen und dort eine Depolarisation auslösen kann. Infolgedessen bleibt auch hierbei die Muskulatur gelähmt. Die Wirkungsdauer ist länger als bei Succinylcholin. Kuraresubstanzen eignen sich deshalb für die Langzeitanwendung, Succinylcholin für die Kurzzeitrelaxation.

Dekurarisierung

Prostigmin und andere *Cholinesterasehemmstoffe* können die Kurarewirkung aufheben, und zwar durch Verdrängung der Kuraresubstanzen aus den motorischen Endplatten. Diesen Vorgang nennt man Dekurarisierung. Wegen seiner hierbei unerwünschten pulsfrequenzsenkenden Wirkung wird Prostigmin meist zusammen mit Atropin injiziert. Angewendet wird das Prostigmin, wenn am Ende von Narkosen noch Rest-Kurarisierungen aufgehoben werden sollen. Besteht zu diesem Zeitpunkt noch eine Voll-Kurarisierung, wird kein Prostigmin verabfolgt, sondern der Patient nachbeatmet, bis die Relaxation auf eine Rest-Kurarisierung abgefallen ist. Dann erst wird dekurarisiert.

Rekurarisierung

Wird zu früh dekurarisiert, d. h. noch während der Vollwirkung der Kuraresubstanzen, kann die Wirkung der mittels des Prostigmins nur von den motorischen Endplatten verdrängten und im Körper ansonsten noch vorhandenen Kuraresubstanzen die Prostigminwirkung überdauern.

---

[1] postsynaptisch: hinter der Synapse liegend (Synapse: Ort der Erregungsübertragung)

Nach einiger Zeit kann dann eine erneute und unerwartete Kurarewirkung mit Lähmung der Muskulatur eintreten und den Patienten womöglich gefährden. Bei Beeinträchtigung der Atmung muß unverzüglich mit Maskenbeatmung begonnen werden. Durch sorgfältigen Umgang mit den Kuraresubstanzen können solche gefährlichen Rekurarisierungen vermieden werden.

3.2.8 Maligne Hyperthermie

Eine sehr seltene, aber vielfach tödliche Narkose-Komplikation bei prädisponierten Patienten (vorwiegend dominant erbliche Anlage), die unter Anwendung mancher als *Triggersubstanzen* bezeichneter Medikamente (besonders Succinylcholin, Inhalationsnarkotika) auftreten kann, ist die maligne Hyperthermie. Dabei handelt es sich um eine *akute überschießende Stoffwechselkrise* (Erhöhung der intrazellulären Calciumkonzentration) mit extrem gesteigertem Energie-Verbrauch, Sauerstoff-Verbrauch und CO_2-Anstieg. Sie äußert sich in einem starken Anstieg der Körpertemperatur, Starre der in diesem Fall durch Muskelrelaxantien nicht zu lähmenden Muskulatur, Herzrhythmusstörungen und Zyanose.

Behandlung: Sofortige Beendigung der Gabe von Triggersubstanzen, Hyperventilation, physikalische Kühlung, Dantrolen-Infusion, umfangreiche Intensivbehandlung. Mit frühzeitiger Therapie steigen die Überlebenschancen dieser lebensgefährlichen Komplikation.

4 Anästhesie-Nachsorge

Die spezielle Nachbehandlung nach Narkosen richtet sich jeweils nach den Besonderheiten des einzelnen Falles. Die Grundsätze der allgemeinen Nachbehandlung müssen von den Schwestern und Pflegern beherrscht werden.

1. *Richtige Lagerung:* Ist das Kind noch tief bewußtlos, soll es nach Möglichkeit in *stabiler Seitenlage* gelagert werden (Abb. 22.5, 22.6). Wenn eine Rückenlage erforderlich ist, muß das Kind flach liegen. Kopfkissen dürfen nicht unter den Kopf gelegt werden. Kopfteile von Betten oder Fahrtragen müssen flachgestellt werden. Der Kopf des Kindes muß immer leicht nach hinten überstreckt liegen und darf nie nach vorn auf die Brust abknicken.

2. *Freie Atemwege* müssen sichergestellt sein. Nach der Narkose behalten die Kinder in der Regel den GUEDEL-*Tubus* im Mund, bis sie ihn nicht mehr tolerieren.

Wenn ein Kind nicht oder nicht ausreichend atmet, muß der ESMARCHsche *Handgriff* (Abb. 22.7) angewendet werden mit leichter Überstreckung des Kopfes nach hinten, Vorwärtsschieben des Unterkiefers und Öffnung des Mundes. Wenn das Kind dann nicht sofort wieder ausreichend atmet, muß *Maskenbeatmung*, z. B. mit

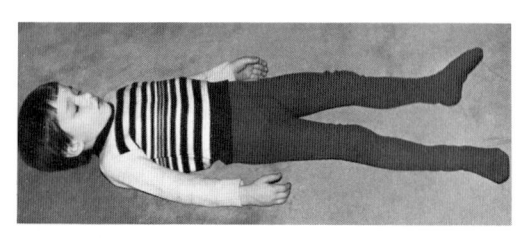

Abb. 22.5 Falsche Lagerung eines bewußtlosen Kindes. In Rückenlage besteht Aspirationsgefahr. Der Kopf ist nach vorn gewinkelt. Dadurch knicken die Atemwege ab. Unterkiefer und Zunge sinken zurück. Es besteht Erstickungsgefahr.

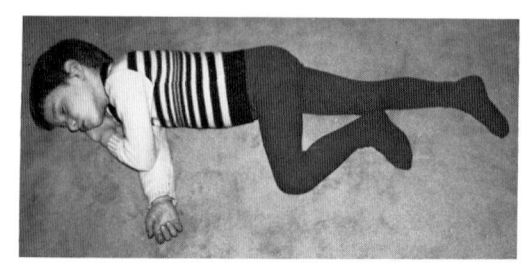

Abb. 22.6 Stabile Seitenlage: Die Hand des oberen Armes liegt unter dem Gesicht. Der untere Arm ist nach vorn gelagert und verhindert das Abgleiten des Kindes in Bauchlage. Das obere Bein ist mit gewinkeltem Knie nach vorn gelagert, und seine Ferse befindet sich in Höhe des unteren Knies. Das untere Bein ist gestreckt.

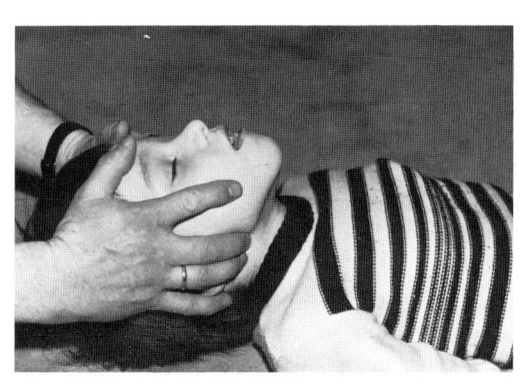

Abb. 22.7 ESMARCHscher Handgriff: Die Mittelfinger setzen beiderseits am aufsteigenden Ast des Unterkiefers an und schieben den Unterkiefer nach vorn. Die Zeigefinger öffnen den Mund für einen fingerbreiten Spalt. Die Daumen liegen an der Stirnhaargrenze und überstrecken den Kopf ohne Gewaltanwendung nach hinten, unterstützt von den Handflächen und dem Druck der Mittelfinger auf den Unterkiefer.

einem *Ambu-Beutel,* durchgeführt werden. Beatmungsbeutel mit Masken sollen griffbereit sein. Dadurch wird eine *Mund-zu-Nase-* bzw. *Mund-zu-Mund-Beatmung* (Abb. 24.2, S. 511) vermeidbar, die im Notfall aber durchgeführt werden muß, wenn keine funktionsfähigen Beatmungsbeutel vorhanden sind.

Bei Erbrechen muß das Kind sofort so weit umgedreht werden, daß der Mund nach unten zeigt und das Erbrochene, der Schwerkraft folgend, aus dem Mund des Kindes herausläuft. Evtl. muß der Mund vom Erbrochenen gesäubert werden durch Herauswischen (nur bei reaktionslosen Kindern möglich) oder Absaugen.

3. Zum *Transport bewußtseinsgetrübter oder bewußtloser Kinder* sind 2 Personen erforderlich, von denen mindestens eine in der Lage sein muß, Notfallmaßnahmen durchzuführen. Die andere Begleitperson hat dafür zu sorgen, daß im Notfall schnellstens Hilfe für das Kind geholt oder das Kind unter Durchführung der Notfallmaßnahmen an eine Stelle transportiert wird, an der weitere Hilfe möglich ist.

4. Nach Narkosen müssen die beiden wichtigsten Lebensfunktionen *Atmung und Kreislauf* so lange ständig überwacht werden, bis das Kind wach genug ist und wieder gut reagiert. Aus Sicherheitsgründen sollen Kinder nach Narkosen erst dann aus dem Aufwachraum oder dem OP auf die Station zurückgegeben werden, wenn ihre Lebensfunktionen wieder stabil sind und nicht mehr in Gefahr kommen können.

Die orale Flüssigkeitsgabe ist in den meisten Fällen etwa 4–6 Stunden nach der Narkose möglich. Längere Nüchternphasen überbrückt man zur Vermeidung von Flüssigkeitsdefiziten durch eine Infusion. Die Nüchternphasen vor und nach Narkosen und die postoperative Schmerzbehandlung richten sich jeweils nach den in den einzelnen Bereichen geltenden speziellen Regelungen.

Weiterführende Literatur

AHNEFELD, F. W., ALTEMEYER, K.-H., FÖSEL, TH.: Kinderanästhesie. 1. Auflage, Kohlhammer, Stuttgart 1988

BROWN, T. C. K., FISK, G. C.: Kinderanästhesie. 1. Auflage, Gustav Fischer, Stuttgart 1985

23. Teil: Erste Hilfe

Günter Fuchs

In unserem Zeitalter der maschinellen Technik und der Motorisierung haben die Unfälle am Arbeitsplatz und im Verkehr sprunghaft zugenommen. Der Unfalltod nimmt heute in den hochindustrialisierten Ländern Europas nach Herzkrankheiten, Krebs und Schlaganfall bereits die 4. Stelle ein. Beim Kind ist seine Zahl größer als bei allen Infektionskrankheiten zusammen. Angesichts dieser Opfer auf der Straße, in der Fabrik und im häuslichen Milieu haben sich daher in den letzten Jahren alle verantwortlichen Institutionen in zunehmendem Maße um eine Aktivierung und Intensivierung der Ersten Hilfe am Unfallort bemüht, nachdem immer wieder in erschreckender Weise festzustellen war,

> daß häufig nicht nur durch eine *unterlassene*, sondern auch durch eine *falsche Erste Hilfe* bei manchmal nur unbedeutenden Verletzungen akute Lebensgefahr heraufbeschworen worden war.

Theoretisches Wissen und die praktische Beherrschung aller notwendigen Verrichtungen am Unfallort sind Voraussetzung, um dem obersten Gesetz der Ersten Hilfe entsprechend *nur das zu machen, was notwendig ist, und das unter allen Umständen zu unterlassen, was einen zusätzlichen Schaden verursachen kann.*

Nicht nur derjenige hat „eine gute Tat" vollbracht, der eine arterielle Blutung in Stammnähe durch gekonnte Kompression bis zur sachgemäßen Versorgung in der Klinik beherrscht, sondern auch der, welcher bei einem Unfallverletzten mit einem Wirbelbruch übereifrige „Helfer" mit Erfolg daran hindert, ihn aufzurichten, wodurch sie das schwere Krankheitsbild der Querschnittslähmung hätten auslösen können. Mit anderen Worten: nicht in allen Fällen ist couragierte Aktivität angezeigt, sondern bei bestimmten Verletzungen ist eine maßvolle Beschränkung für das weitere Schicksal des Verletzten von ausschlaggebender Bedeutung.

1 Knochenbrüche (Frakturen)

1.1 Begriffsbestimmung, Arten und Zeichen der Knochenbrüche

Unter einem Knochenbruch verstehen wir eine Zusammenhangstrennung des Knochengewebes. Durchzieht eine Fraktur nur einen Teil des Knochens, handelt es sich um eine *Infraktion* (unvollständiger Knochenbruch). Unter einer *Fissur* verstehen wir einen röntgenologisch feststellbaren, feinen Knochenriß, der nicht selten nur bei sorgfältiger Betrachtung des Röntgenbildes an der Unterbrechung der Bälkchenstruktur auszumachen ist. Bei Kindern kommt es häufig zu *subperiostalen Frakturen* (*Grünholzfrakturen*, s. S. 579).

Entsteht ein Bruch durch eine äußere Gewalteinwirkung (Stoß, Schlag, Fall usw.) spricht man von einer *traumatischen Fraktur;* bricht ein Knochen ohne äußeren Anlaß, liegt eine *Spontanfraktur* vor. Bei diesen Brüchen ist die Tragfähigkeit des Knochengewebes durch eine Systemerkrankung des Skeletts, durch eine primäre Knochengeschwulst oder durch eine Metastase eines bösartigen Tumors mit Sitz in irgendeinem anderen Organ (Brustdrüse, Schilddrüse, Nebenniere usw.) so stark beeinträchtigt, daß es seiner Aufgabe als Stützorgan nicht mehr gerecht wird und unter der täglichen Belastung oder nach geringfügigen Ereignissen einbricht. In diesen Fällen ist eine eingehende, stationäre Durchuntersuchung angezeigt, um die Ursache der „Knochenbrüchigkeit" festzustellen und eine gezielte Behandlung vorzunehmen.

Traumatische Frakturen können sowohl an der Stelle der Gewalteinwirkung *(direkter Bruch)* als auch entfernt davon *(indirekter Bruch)* auftreten. Nach dem Verlauf der Bruchlinie teilen wir die Knochenbrüche ein in *Querbrüche, Schrägbrüche, Längsbrüche, Spiralbrüche, Stück-* und *Splitterbrüche*. Reicht die Bruchlinie bis ins Gelenk hinein, liegt ein *Gelenkbruch* vor, der bezüglich der funktionellen Wiederherstellung der Gliedmaße ungünstiger zu beurteilen ist als ein Bruch im Schaftbereich des Knochens. Bei Kindern und Jugendlichen stellen Brüche der Wachstumszonen am Ende der Gliedmaßenknochen *(Epiphysenfrakturen)* schwere Verletzungen dar, weil Wachstumsstörungen mit bleibender Deformierung der Extremität zu befürchten sind (s. S. 580).

Praktische Bedeutung erfährt die Unterscheidung der Frakturen auch in solche *ohne (geschlossene Fraktur)* und in andere *mit* Verletzung der Weichteile *(offener* oder *komplizierter Bruch).* Hat ein Knochenbruch zu einer Wunde geführt, kann die Hautverletzung sowohl durch die äußere Gewalteinwirkung als auch von innen her durch ein spitzes Fragmentende zustande gekommen sein. Diese komplizierten Brüche haben eine sehr viel ungünstigere Prognose als die geschlossenen Frakturen, da die von außen eindringenden Keime in dem zerrissenen Weichteilgewebe und in der Markhöhle der langen Röhrenknochen einen ausgezeichneten Nährboden vorfinden und leicht zu einer Eiterung *(Osteomyelitis)* Anlaß geben können (S. 563).

> *Bluterguß, Schmerz* und *mangelnde Gebrauchsfähigkeit* der Gliedmaße sind *unsichere* Frakturzeichen. Die *sicheren* Zeichen sind die *Fehlform,* das *Knochenreiben* und die *abnorme Beweglichkeit.*

Die Fehlform kommt durch die Verschiebung der Bruchenden gegeneinander zustande, findet sich also bei einer Infraktion und der Fissur nicht. Sind die Fragmente zur Seite hin gegeneinander versetzt, spricht man von einer *Seitverschiebung,* ist eine Achsenabweichung durch einen „Knick" an der Bruchstelle vorhanden, besteht eine *winkelige Abknickung,* ist das körperferne Fragment gegenüber dem körpernahen verdreht, liegt eine *Rotationsverschiebung* vor. Wenn man den Knochen ober- und unterhalb der vermeintlichen Bruchstelle jeweils mit einer Hand umgreift und die Festigkeit des Knochens durch seitliches, entgegengesetztes Verschieben der Hände prüft, spürt man bei einem vollständigen Bruch ein *Knochenreiben (Krepitation)* und die Beweglichkeit beider Fragmentenden gegeneinander. Diese Untersuchungsmethode darf niemals am Unfallort vorgenommen werden. Sie verursacht nicht nur starke Schmerzen, sondern es kann dabei auch bei zu brüsken Bewegungsausschlägen zu Nerven-, Gefäß- oder Hautverletzungen durch Verschiebung der spitzen Bruchenden kommen. Röntgenaufnahmen in 2 Ebenen sichern die Diagnose und müssen *stets* vor Einleitung der Behandlung veranlaßt werden.

1.2 Erste Hilfe bei Knochenbrüchen

Im Vordergrund eines jeden Knochenbruches steht der Frakturschmerz. Er wird vor allem verursacht durch eine Zerrung der Knochenhaut, zu der es schon bei den geringsten Bewegungen der Bruchenden im Bruchspalt kommt.

> Oberstes Gebot ist daher die Ruhigstellung der verletzten Gliedmaße.

Verwendet werden heute vom Roten Kreuz praktisch nur noch die **„First Aid"-Bandagen** (Kammernschienen) und **Vakuummatratzen.** Die *Bandagen* bestehen aus rißfesten, mit einem Reißverschluß zu schließenden Kunststoffhüllen, die in Sekundenschnelle an der verletzten Gliedmaße angelegt und mit dem Mund aufgeblasen werden können. Nach dem Gebrauch werden sie gesäubert und können dann wieder verwendet werden. Zum Anlegen jedes Schienenverbandes wird die Kleidung *nicht* entfernt (Kleider dienen als Polster!), nur bei Wunden werden die Kleider aufgeschnitten (!), die Wunde wird steril verbunden.

Eine große Bereicherung für die Schienung mehrerer Skelettabschnitte ist die *Vakuummatratze.* Sie ermöglicht am liegenden Verletzten durch Anhäufung der in ihr befindlichen Steropurkugeln um die frakturverdächtigen Gliedabschnitte und Schaffung eines Vakuums eine optimale Ruhigstellung für den Transport.

> Eventuelle aus der Wunde herausragende Fremdkörper (Holzstäbe, Strumpfteile, Gras und Steine) dürfen *niemals* am Unfallort entfernt werden, weil es dabei zu einer unkontrollierbaren Blutung kommen kann. Stets sind die beiden dem Knochenbruch benachbarten Gelenke ruhigzustellen,

d. h. bei Unterschenkelbruch das Fuß- und Kniegelenk, beim Unterarmbruch das Hand- und Ellenbogengelenk.

Hat die Fraktur zu einer erheblichen Fehlstellung geführt, so daß eine Schienung der Gliedmaße praktisch nicht möglich und eine Vakuummatratze nicht vorhanden ist, ist durch einen *leichten Zug in Längsrichtung* des gebrochenen Gliedabschnittes eine *schonende Reposition* nur so weit vorzunehmen, wie es für die Schienung notwendig ist.

> Vorsichtige Repositionsmanöver sind auch unumgänglich, wenn sich durch Druck der Fragmente auf wichtige Arterien Zirkulationsstörungen mit blasser Verfärbung der Haut anbahnen oder eine Durchspießung der Hautdecke droht. Bei offenen Brüchen ist jegliche Reposition grundsätzlich zu unterlassen, weil dabei Keime nur noch in tiefere Gewebsschichten gelangen können (Gefahr der Osteomyelitis!).

Ausgesprengte, am Boden liegende und sogar nicht mehr ganz saubere Knochenstücke werden ebenso wie abgerissene oder abgetrennte Gliedmaßenabschnitte, steril oder in ein sauberes Tuch gewickelt, stets mit dem Verletzten ins Krankenhaus geschickt. Haut, Knochen und Nerven können nach entsprechender Präparation in der Klinik bei der Wiederherstellung der Gliedmaße wieder verwendet werden.

1.3 Spezielle Fraktur-Schienung

Bei den verschiedenen Knochenbrüchen sind folgende Maßnahmen zu empfehlen:

Schädelbruch: Flachlagerung. Bei Blutung oder Liquorfluß aus dem Gehörgang (Schädelbasisfraktur) steriler Verband mit Bindentouren um Kopf und Unterkiefer.

Unterkieferbruch: Anlegen einer Kinnschleuder. Bei starken Blutungen ist der Verletzte in Seitenlagerung zu transportieren, um Aspiration von Blut zu verhindern (Erstickungsgefahr!).

Wirbelkörperbruch: Es droht *stets* die Gefahr der Rückenmarksquetschung mit Querschnittslähmung.

> Den Patienten so lange in unveränderter Stellung auf dem Rücken liegen lassen (mit Kleidungsstücken oder Decken zudecken), bis mindestens 3 weitere Helfer zur Stelle sind.

Von 3 Mann wird der Verletzte mit gestreckter Wirbelsäule hochgehoben und der 4. Helfer schiebt die Vakuummatratze oder eine Trage unter den Patienten, auf dem er liegend ins Krankenhaus mit dem Krankenwagen gebracht wird. Ist eine sog. „Schaufeltrage" vorhanden, kann ein gefahrloser Transport in den Krankenwagen hinein von nur 2 Helfern vorgenommen werden.

Bei **Halswirbelsäulenverletzungen** (Schleudertrauma) wird eine „Halskrawatte" angelegt.

Beckenbruch: Verletzungen des hinteren Beckenringes verursachen eine ähnliche klinische Symptomatik wie ein Bruch der unteren Lendenwirbelsäule. Vorgehen daher wie beim Wirbelkörperbruch!

Rippenbruch: Festen Tuchverband in stärkster Ausatmungsstellung um den Brustkorb herum anlegen. Falls Transport liegend wegen anderer Mitverletzungen notwendig, Verletzten auf die kranke Seite mit erhöhtem Oberkörper lagern.

Schlüsselbein-, Schulterblatt- und Oberarmkopfbruch: Ruhigstellung des Schultergürtels und des Armes mittels Dreiecktuch oder einer breiten Binde.

Oberarmschaft-, Ellenbogengelenk- und Unterarmbruch: Ruhigstellung mit „First Aid"-Bandage oder mit Schienenverbänden, die von der Schulter bis zu den Fingerspitzen reichen. Das Ellenbogengelenk steht dabei in rechtwinkliger, das Handgelenk in Schreibstellung.

Handwurzel-, Mittelhand- und Fingerbrüche: Schienenverband vom Unterarm bis zu den Fingerspitzen in Schreibstellung der Hand.

Oberschenkelschaftbrüche: Ruhigstellung durch seitlich an den Körper angelegte Schienen, die vom Becken bis zur Ferse und an der Innenseite des Beines bis zum Damm hinaufreichen. Der Fuß wird stets mit ruhiggestellt.

Kniegelenks-, Unterschenkel- und Knöchelbrüche: Die Ruhigstellung dieser Bruchformen läßt sich mit der „First Aid"-Bandage durch Ruhigstellung des Knie- und Fußgelenkes gut vornehmen. Das Schuhwerk ist zu öffnen, weil es sonst zu erheblichen Schwellungen kommt.

Fußwurzel- und Zehenfrakturen: Keine Schienung notwendig.

2 Verrenkungen (Luxationen)

Bei einer **Verrenkung** haben die gelenkbildenden Knochenenden ihren Kontakt miteinander verloren, d. h. der Kopf tritt aus der Gelenkpfanne. Kommt es zu diesen Veränderungen nach einer äußeren Gewalteinwirkung (Sturz, Schlag usw.), liegt eine *traumatische Verrenkung* vor; springt der Kopf ohne ein adäquates Trauma aus der Pfanne, spricht man von einer *habituellen* oder *gewohnheitsmäßigen Verrenkung*. Bei dieser Form der Luxation besteht in der Regel ein Mißverhältnis zwischen Kopf- und Pfannengröße. Nicht selten liegt auch eine Fehlentwicklung der Pfanne vor (zu flach ausgebildet), wie man es unter den habituellen Luxationen am häufigsten am Schultergelenk und als angeborenes Leiden beim Säugling am Hüftgelenk (Hüftgelenkdysplasie bzw. -verrenkung, s. S. 575) findet. Von einer *Teilverrenkung (Subluxation)* spricht man dann, wenn Kopf und Gelenkpfanne nicht vollständig aus ihrer gelenkbildenden Verbindung getreten sind. Fast stets ist eine Verrenkung mit einer Kapselzerreißung und nicht selten mit einem Band- und Muskeleinriß sowie mit Nervenschädigungen am Hüftgelenk (Ischiasnerv) und insbesondere am Schultergelenk (Nervenplexus) verbunden. Bestehen gleichzeitig Knochenverletzungen, handelt es sich um einen *Verrenkungsbruch (Luxationsfraktur)*, kommt es auch zu Hautverletzungen (selten!), liegt in Analogie zu den Knochenbrüchen das schwere Bild einer *offenen Luxation* vor.

Die Erkennung einer Verrenkung ist für den Geübten leicht: Es besteht eine *Fehlform der Gliedmaße*, die *Pfanne ist leer* (Vergleich mit der gesunden Seite!), und bei der Prüfung der Gelenksbeweglichkeit ist das *Bewegungsausmaß „federnd" eingeschränkt*, da der Kopf nicht in der Pfanne, sondern in den Weichteilen gleitet.

Erste Hilfe: Eine *Reposition am Unfallort* ist auch dem Arzt (bis auf Ausnahmefälle: langer Transport) *grundsätzlich verboten*, da wegen der schmerzreflektorischen Anspannung der Muskulatur die Einrenkung meist nicht gelingt, dem Verletzten unnötige Schmerzen bereitet werden und zusätzlich Knochenabrisse oder Nervenquetschungen auftreten können. Unterstützung des in Fehlform stehenden Gliedmaßenabschnittes und schnellster Transport ins Krankenhaus ist beste Erste Hilfe.

Einer etwas ausführlicheren Besprechung bedarf das nicht seltene Krankheitsbild des sog. **nursemaid elbow (Dienstmädchenellenbogen,** CHASSAIGNAC**).** Beim Spazierengehen werden am Händchen geführte „ungezogene" Kleinkinder nicht nur vom Dienstmädchen, sondern leider auch von unvernünftigen Müttern *ruckartig* am Arm gezogen, um sie am „Ausbrechen" zu hindern. Auch beim Treppensteigen oder beim Hinaufgehen auf einen Bordstein werden die Kinder nicht „hinaufgeführt", sondern am Arm „hinaufgeschleudert". Durch diese Unsitte rutscht das Speichenköpfchen *teilweise* aus seinem Ringband heraus, es kommt zu einer *Subluxation*. Die Kinder demonstrieren (mit Recht!) gegen diese „Mißhandlung" ihres Ellenbogengelenkes mit heftigem Schreien, was von den Erwachsenen nicht selten – da für sie nicht erklärlich – als „Trotzreaktion" ausgelegt wird und weitere „Züchtigungen" durch Ziehen und Zerren am Arm zur Folge hat. Ängstlich halten die Kinder das Ärmchen mit mäßig gebeugtem Ellenbogengelenk absolut steif und wehren jede auch noch so gut gemeinte Hilfe laut schreiend ab.

Erste Hilfe: Durch Druck auf das Speichenköpfchen mit gleichzeitiger schneller Außendrehung und Beugung des Unterarmes ist die Subluxation beseitigt und das Kind wird auf der Stelle schmerzfrei.

3 Prellungen (Kontusionen) und Verstauchungen (Distorsionen)

Bei einer **Prellung** der Gliedmaße kommt es meistens zu Blutergüssen, die sich auch erst nach Tagen in Form einer Blau-Grün-Gelb-Färbung der Haut durch Umwandlung des Blutfarbstoffes zu erkennen geben können.

Erste Hilfe: Eiskühlung und antiphlogistische Salbenverbände mit elastischen Binden sind als Sofort- und endgültige Behandlungsmaßnahmen in den meisten Fällen völlig ausreichend. Verletzungsfolgen bleiben nicht zurück, auch stärkere Prellungen sind nach höchstens 2–3 Wochen restlos abgeklungen.

Eine **Verstauchung** ist immer schmerzhafter, langwieriger in der Behandlung und aufwendiger in den Behandlungsmaßnahmen als eine Prellung. An erster Stelle stehen wegen ihrer Häufigkeit die Fußgelenksverstauchungen, bei denen es zu einer Zerrung oder zu Einrissen der Gelenkbänder kommt, was in vielen Fällen eine Operation notwendig macht.

Erste Hilfe: Die Schienung unterscheidet sich durch nichts von den bereits bei den Knochenbrüchen aufgestellten Grundregeln.

4 Wundversorgung

Bei jeder Versorgung einer Gelegenheitswunde am Unfallort sind zwei Forderungen zu erfüllen:
1. Blutstillung,
2. Verhütung der Infektion.

4.1 Blutstillung

Aufgabe der Ersten Hilfe ist die *vorläufige* Blutstillung (*endgültige* Blutstillung nimmt der behandelnde Arzt im Krankenhaus vor), wobei jedem Helfer klar sein muß, daß man durch ungeeignete Maßnahmen die Wunde infizieren und dem Verletzten dadurch mehr schaden als nützen kann. Man muß es sich zur obersten Pflicht machen,

eine Wunde auch zum Zwecke der Blutstillung nur mit sterilen Verbandstoffen zu berühren.

Da die Blutfülle eines Körperteiles weitgehend von seiner Lage abhängig ist, wird man zunächst bei jeder stärkeren Blutung die verletzte Gliedmaße hochlagern und einen sterilen Schutzverband nach den Regeln der Asepsis anlegen. Steht die Blutung dann nicht, kommt der sog. *Druck-* oder *Kompressionsverband* zu seinem Recht. Dabei werden auf den durchbluteten ersten Notverband mehrere Mullplatten, ein ganzes Verbandpäckchen, ein zusammengefaltetes Tuch o. ä. gelegt und unter leichtem Druck mit mehreren Bindentouren angewickelt.

Auf keinen Fall soll ein durchgebluteter Verband entfernt werden, weil dabei bereits verschlossene Gefäße durch Abreißen des Blutgerinnsels wieder eröffnet werden können.

In über 95% der Fälle kommt man bei Blutungen mit diesen Maßnahmen aus, zumal sich kleinere Gefäße durch Propfbildung innerhalb des Gefäßes schließen, und selbst größeren Arterien verstopfen durch Kontraktion der Gefäßwand und durch Einrollung ihrer Wandschichten. Die Umschnürung der Gliedmaße als „Knebel- oder *Abschnürverband*" kann dem Verletzten in mehrfacher Hinsicht *mehr schaden als nützen* und sollte daher ganz aufgegeben werden. Wird die Abschnürung über das notwendige Maß hinaus gesteigert, können die darunter gelegenen Gewebe (Haut, Muskeln, Gefäße, Nerven) zerquetscht werden (Nervenlähmungen!). Werden dagegen die Touren der Abschnürvorrichtung wegen der damit verbundenen Schmerzhaftigkeit nicht straff genug angelegt, kommt es zu einer Blutstauung in der Peripherie, die die Blutung weiter unterhält und noch verstärkt.

Sehr ernst wird die Situation, wenn es bei Schnitt- (Glas) und Stichwunden (Messer) zu einer „arteriellen Blutung im Strahl" kommt. Wenige Sekunden sind dann entscheidend für das Leben des Verletzten. Ohne Bedenken wird man in einem solchen Fall unter Mißachtung aller

Regeln der Asepsis direkt in die Wunde greifen, um das verletzte Blutgefäß durch Druck zu komprimieren.

> Die dabei anzuwendenden Druckkräfte müssen immer in Richtung auf den Knochen angesetzt werden, da nur er ein ausreichendes Widerlager für eine zuverlässige Blutstillung darstellt.

Die wichtigsten *„Abdrückstellen der Schlagadern"* sind in Abb. 23.1 wiedergegeben und die Abb. 23.2–23.5 zeigen das Vorgehen besser, als alle Worte es zu erklären vermögen.

Bei jedem Transport eines Verletzten mit einer stärkeren Blutung ist eine Begleitperson mitzugeben, die bei einer Nachblutung infolge Lockerung eines Druckverbandes sofort eingreifen kann. Von einem Erwachsenen werden Blutverluste bis zu 20% der normalen Blutmenge – das sind etwa 1000 bis 1500 ml – ohne besondere Störungen vertragen. Erst bei einem Verlust von über 1500 ml Blut entwickelt sich ein sog. *Volumenmangelkollaps* mit zunehmender Blässe, mit schneller und kleiner werdendem Puls, Schweißausbruch, Übelkeit, Ohrensausen, Angstgefühl und Unruhe. Schließlich führt die zunehmende Sauerstoffverarmung des Gehirnes über eine Bewußtseinsstörung zur Bewußtlosigkeit. Kleinkinder vertragen Blutverluste schlecht. So kommt

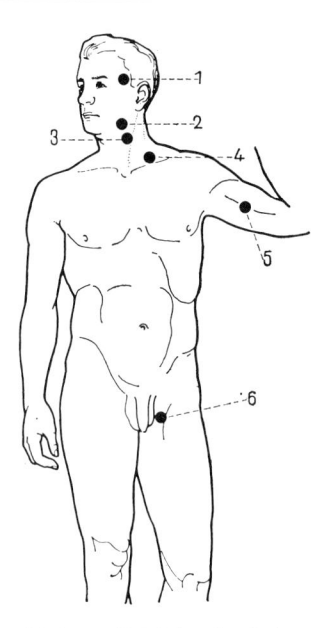

Abb. 23.1 Wichtige Abdrückstellen bei massiven arteriellen Blutungen. 1 Arteria temporalis, 2 Arteria facialis, 3 Arteria carotis, 4 Arteria subclavia, 5 Arteria brachialis, 6 Arteria femoralis.

z. B. ein einjähriges Kind bei einem Verlust von 250 ml Blut in einen Schockzustand.

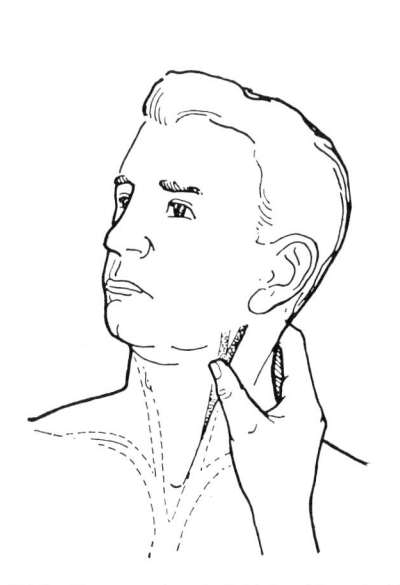

Abb. 23.2 Kompression bei Halsschlagaderblutung durch Daumendruck.

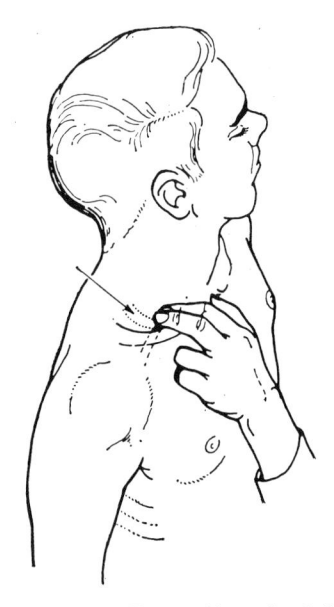

Abb. 23.3 Druck mit 2 Fingern hinter das Schlüsselbein senkrecht in die Tiefe gegen die 1. Rippe (A. subclavia) bei Blutungen in der Schlüsselbeingegend und in der Achselhöhle.

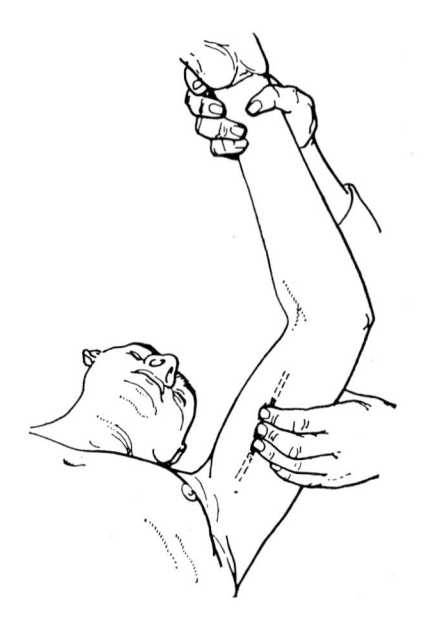

Abb. 23.4 Für den Arm liegt die Abdrückstelle der Schlagader an der Innenseite des Oberarmes knapp oberhalb der Mitte in der Rinne zwischen Beuge- und Streckmuskulatur.

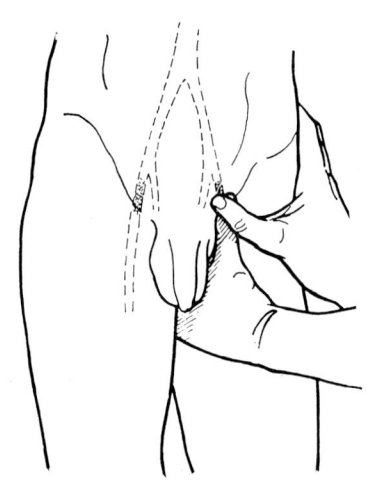

Abb. 23.5 Beidhändiges Abdrücken der wandstarken Oberschenkelarterie (großer Kraftaufwand erforderlich!) in der Leistenbeuge durch Druck gegen das Becken (Schambein) oder gegen den Oberschenkelkopf.

4.2 Verhütung der Infektion

Man muß unter allen Umständen verhindern, daß außer der primären Verschmutzung der Wunde durch die Verletzung *(primäre Infektion)* noch eine zusätzliche Verunreinigung *(sekundäre Infektion)* stattfindet.

> Daraus ergibt sich die Forderung, am Unfallort grundsätzlich keine Wunde zu untersuchen. Die unsterile Hand des Helfers führt meist eine schwerwiegendere Infektion herbei, als die Verletzung selbst es vermochte!
> Auch gröbere Verunreinigungen (Steine, Holz, Strumpfreste, Metallteile usw.) sind zu belassen!

Ihre Entfernung geschieht erst auf dem Operationstisch unter Wahrung aller Vorsichtsmaßnahmen, da bei ihrer Extraktion u. U. stärkste Blutungen auftreten können. Die Wunde ist lediglich mit einer sterilen Platte abzudecken und – falls erforderlich – die verletzte Gliedmaße wegen der Schmerzen zusätzlich zu schienen. Als Notverband vielfach bewährt hat sich das aus sterilisierten Mullagen mit einer daran angenähten Binde bestehende Verbandpäckchen, das in verschiedenen Größen hergestellt und geliefert wird.

> Sind derartige keimfreie Verbände nicht greifbar, empfiehlt sich die Benutzung eines noch frischen, zusammengelegten Taschentuches, mit dessen nach innen gekehrter Seite die Wunde zu bedecken ist (Keimarmut durch Plättvorgang!).

Von diesen als optimal zu bezeichnenden Maßnahmen wird in der Praxis leider allzu häufig abgewichen. Mit dicker Salbenschicht bestrichene Mullplatten verhindern das Aufsaugen des Blutsekretes und begünstigen dadurch die Wundinfektion! Wundpuder verhindern die Sekretion, machen die Wundverhältnisse unübersichtlich und erschweren dadurch dem Chirurgen die definitive Wundversorgung nicht unwesentlich. Mit einer antibiotischen Wirkung dieser Mittel ist wegen der nur einmaligen Verabreichung und insbesondere wegen der Kürze ihrer Einwirkungszeit bis zur endgültigen Versorgung der Wunde auf keinen Fall zu rechnen.

> Ebenso falsch ist es, Wunden mit Wasser zur Reinigung oder mit irgendeinem im Handel befindlichen Desinfektionsmittel zur Infektionsprophylaxe auszuwaschen oder auszuspülen.

Damit läßt sich die Wunde weder keimfrei noch keimarm machen. Durch diese unzweckmäßigen Manipulationen werden mit in die Wunde gelangte Infektionserreger nicht nur noch tiefer in die Wundbuchten und -taschen verschleppt, sondern durch zusätzliche Schädigung des Gewebes wird ihrer weiteren Entwicklung auch noch Vorschub geleistet. Auch bei „harmlos" erscheinenden Wunden (Bagatellverletzungen) soll der Verletzte zum Arzt geschickt werden, damit von ihm die Frage der Tetanusprophylaxe (s. S. 279, 283) geklärt werden kann.

5 Elektrischer Unfall, Blitzschlag

Eine Sonderform der Verbrennung (s. S. 522) stellt der **elektrische Unfall** dar. Er entsteht dann, wenn der menschliche Körper in einen Stromkreis gerät, z. B. durch Berühren einer schadhaften Schnur, eines beschädigten Schalters oder einer defekten Steckdose. Die Schwere der Verletzung ist abhängig von der Stromart (Gleichstrom, Wechselstrom), von der Stromstärke, seiner Einwirkungsdauer und den zu durchlaufenden Widerständen (Hautbeschaffenheit – trocken/feucht –, Kleidung, Unterlage usw.). An der Berührungsstelle des Stromkreises tritt der Strom ein und an der Berührung des Körpers mit der Erde meist wieder aus. An diesen Stellen finden sich sog. *Strommarken,* eingetrocknete Blasen oder braun bis gelblich gefärbte, rundliche oder strichförmige Hautschädigungen.

Spezifisch elektrische Wirkungen sind *Muskelkrämpfe,* die zu Muskel- und Sehnenrissen und in schweren Fällen auch zu Ausrenkungen von Gelenken und Knochenbrüchen führen können. Sie sind auch die Ursache für den krampfartigen Schluß der Finger um den Stromleiter, den der Verletzte ohne fremde Hilfe nicht wieder loslassen kann, er „bleibt am Draht hängen". Zu den Schädigungen innerer Organe gehört die Beeinflussung der Herztätigkeit *(Extrasystolie),* oder es kommt über ein Kammerflimmern zum Erliegen der Blutzirkulation mit Atem- und Herzstillstand. In solchen Fällen ist unverzüglich künstliche Beatmung in Kombination mit Herzmassage einzuleiten.

Erste Hilfe: „Hängt ein Verletzter noch an der Leitung", Strom ausschalten oder – wenn das nicht möglich ist (selten!) – muß der Verletzte mit Holzstangen (schlechte Stromleiter) von der Leitung getrennt werden.

Der an der Leitung Haftende ist dabei vor Stürzen und somit vor weiteren Verletzungen zu bewahren. Will man den Verunglückten an seinen Kleidern wegziehen, muß sich der Helfer selbst durch Umwickeln seiner *trockenen* Hände mit *trockenen* Tüchern (schlechte Leiter) und dadurch schützen, daß er sich auf einen *nicht leitenden Fußboden* stellt (trockener Stuhl, trockene, zusammengelegte Kleider).

Wegen der Möglichkeit einer Herzschädigung den Geretteten nicht gehen und nicht viel sprechen lassen, Verbrennungswunden nach den allgemein gültigen Regeln mit einem sterilen Verband versehen und stets (!) einen Arzt benachrichtigen, der entscheiden muß, ob eine spezielle Herzuntersuchung (EKG) notwendig ist.

Bei Verletzungen durch **Blitzschlag** (Blitzfiguren auf der Haut) entsprechen die Hilfsmaßnahmen denen bei Stromverletzungen. Bei Gewitter empfiehlt sich als vorbeugende Maßnahme das Aufsuchen von Gebäuden mit Blitzableitern, während der Aufenthalt im Freien und hier insbesondere unter Bäumen und im Wasser gefährlich ist.

6 Erfrierungen

Die Stärke der Kälteschäden ist nicht nur abhängig von der *Tiefe der Temperatur* und der *Dauer ihrer Einwirkung,* sondern wird auch von verschiedenen *anderen Faktoren* beeinflußt. Zu ihnen gehören Blutumlaufstörungen, wie sie z. B. durch beengende Kleidungsstücke hervorgerufen werden (enges Schuhwerk, enge Handschuhe), feuchte Kleidungsstücke (nasse Füße), kalter Wind (beschleunigt die Auskühlung) und Gefäßerkrankungen, die für sich allein schon eine Mangeldurchblutung der Gliedmaßen zur Folge haben (Arterienverkalkung des höheren Lebensalters).

Bei der *allgemeinen Auskühlung* unterscheiden wir 3 Schweregrade (Abkühlung der Körpertemperatur bis 34 °C, zwischen 34° und 27° und unter 27 °C), die über ein Stadium der Erregung mit Muskelzittern, Bewußtlosigkeit mit Muskelstarre und langsamer oberflächlicher Atmung bis zum Tod durch Herzkammerflimmern führen können. Beim „Frieren" versucht der Körper durch Engstellung der Hautblutgefäße – auch die Poren sind verschlossen (Gänsehaut) – die Wärmeabgabe zu verringern und durch „Zittern" (Muskelarbeit) die Wärmebildung zu erhöhen. Erst wenn dieser Versuch der Kompensation mißlingt, kommt es zur Bewußtlosigkeit und zum Herzstillstand. Als Vorboten allgemeiner Auskühlung müssen Schweregefühl der Glieder, Teilnahmslosigkeit und Schlafneigung angesehen werden.

Den Bedrohten unter allen Umständen wachhalten (ansprechen, rütteln und schütteln) und ihn sich bewegen lassen, können lebensrettend sein.

Die *örtlichen Kälteeinwirkungen* rufen in ihrer äußeren Erscheinung ähnliche Bilder hervor, wie sie bei den Verbrennungen auftreten (s. S. 522). Zum Unterschied von diesen tritt der Kälteschaden jedoch langsamer und unmerklicher ein und betrifft vorwiegend vorspringende Körperteile (Nase, Ohren, Finger, Zehen). Es kommt zunächst zu einem Krampf der Blutgefäße, der abhängig von der Dauer und der Stärke der Kälteeinwirkung sowie den oben aufgeführten ungünstigen Faktoren zu der klassischen Einteilung in 3 Intensitätsgrade führt:

1. Grad: Schwellung und Rötung der Haut.
2. Grad: Blasenbildung. Der Inhalt der Blasen ist blutig (Blutaustritt durch Blutstauung).
3. Grad: Absterben der Haut und der tieferen Gewebsschichten.

Erste Hilfe: Bei lokalen Erfrierungen besteht die Erste Hilfe in einer vorsichtigen Erwärmung des erfrorenen Körperabschnittes durch leichte Massage mit wollenen, weichen Tüchern. Vom gebräuchlichen Einreiben mit Schnee ist abzuraten. Stark gefrorener Schnee wirkt wie Sand, setzt Wunden und erhöht die Infektionsgefahr. Bei der allgemeinen Auskühlung ist durch Einhüllen in Decken sowie Entfernung durchnäßter und gefrorener Kleidung für eine *langsame Erwärmung* mit allmählicher Wiederkehr der Blutzirkulation zu sorgen. Den Erfrorenen nicht in einen geheizten Raum bringen! Warme Getränke können gegeben werden. Vorsichtiger Transport, da der erfrorene Knochen wie Glas brechen kann.

7 Verätzungen

Verätzungen der Haut mit Säuren (Salzsäure, Schwefelsäure, Salpetersäure, Flußsäure) mehr als mit Laugen (Ätzkali, Ätznatron) sind bei Kindern als „häuslicher Unfall" keine Seltenheit. In Abhängigkeit von der Stärke (Konzentration) und Dauer ihrer Einwirkung unterscheiden wir – in Analogie zu den Verbrennungen bzw. Erfrierungen – 3 Schweregrade: Rötung (1. Grad), Blasenbildung (2. Grad), Absterben der Haut und der darunterliegenden Gewebe (3. Grad).

Bei den Verätzungen 2. und 3. Grades haben wir also eine Wunde, die wiederum, ähnlich der Brandwunde, zu einer erheblichen Narbenbildung (Keloid) neigt und dadurch kosmetisch sehr störend wirken und nicht selten später wiederholte Hauttransplantationen notwendig machen kann.

Erste Hilfe: Die Erste Hilfe besteht in einer ausgiebigen Bespülung der verletzten Körperstelle und der Wunde mit Wasser, um eine möglichst starke Verdünnung der chemischen Flüssigkeit und somit eine Neutralisierung ihrer ätzenden Wirkung zu erreichen.

> Bei den durch chemische Mittel verursachten Wunden ist es also nicht nur erlaubt, sondern *dringend notwendig*, zur Herabsetzung der Schädigungsmöglichkeiten die Wunde *ausgiebig* und mit *reichlich Wasser* zu berieseln (s. aber S. 498).

Danach ist die Ätzstelle mit einer sterilen Mullplatte zu bedecken und der Verletzte zum Arzt zu schicken.

Besonders schwere Verletzungen stellen die **Verätzungen des Verdauungskanals** (Mund, Rachen, Speiseröhre, Magen) durch versehentliches oder – bei Kindern – unbeobachtetes Trinken von Säuren und Laugen dar. Sie führen meist zu ausgedehnten Zerstörungen der Schleimhaut, die in der Speiseröhre wegen des hier langsam ablaufenden Schluckaktes besonders stark sind *(Speiseröhrenverätzung)* und sekundär eine narbige Schrumpfung mit erheblicher Passagebehinderung bewirken können. Verätzungen mit Säure verursachen an den Lippen und im Mund einen *Ätzschorf*, bei Laugenverätzungen zeigen die Gewebe *schmierige, zerfließende Beläge*.

Erste Hilfe: Mit einer unverzüglichen chemischen Neutralisierung können die schwersten Folgen abgewendet werden.

> Als wirksame Gegenmaßnahme wird das sofortige Trinken von reichlich Wasser oder anderen geeigneten, schnell verfügbaren Flüssigkeiten zur Verdünnung und Spülung empfohlen.

Nicht Zeit vergeuden mit der Suche nach puffernden Getränken – die natürlich, falls sie sofort greifbar sind, ebenfalls eingesetzt werden können: Milch oder dünne Sodalösung im Falle einer Säureverätzung bzw. Milch, verdünnter Essig oder Zitronensaft, falls eine Lauge getrunken wurde!

Schnellster Transport in die Klinik ist angezeigt!

> Zur Orientierung des Arztes Flasche mit dem verhängnisvollen Mittel mitbringen! Kein Erbrechen auslösen! Auch eine Magenspülung hat wegen der Perforationsgefahr zu unterbleiben.

In der Klinik wird eine Ösophagoskopie zur Feststellung des Schweregrades der Verätzung durchgeführt (1. Grad: Schwellung und Rötung, 2. Grad: Erosion und flache Ulzera, 3. Grad: tiefe Wandnekrosen oder Perforation). Teils sind chirurgische Eingriffe nötig. Die Nachbehandlung einer Speiseröhrenverätzung kann sich über mehrere Jahre erstrecken (Bougierung der Speiseröhre anfangs täglich, später in immer größeren Abständen, s. S. 609).

8 Bißwunden

Bißverletzungen sind besonders gefährlich, weil sie mit Quetschungen der Wundränder und Zerreißungen tiefer gelegener Gewebe einhergehen, lappenförmig gestaltet und von Gewebslücken durchsetzt sind und somit einen guten Nährboden für Infektionserreger abgeben. Außerdem ist bei ihnen eine hohe *primäre Infektion* dadurch gegeben, daß durch den Biß Keime übertragen werden, die sich bereits an den tierischen Körper akklimatisiert hatten und so von vornherein virulent sind. Das gleiche gilt auch für den Menschenbiß.

8.1 Tollwut (Rabies, Lyssa)

Sehr gefürchtet ist die mit dem Biß tollwütiger Tiere (Hund, Katze, Wild) durch den infektiösen Speichel übertragene Viruskrankheit, die *Tollwut* (s. auch S. 332). Wenn diese Krankheit zum Ausbruch kommt, endet sie fast stets tödlich. Es kommt daher darauf an, die Entstehung der Krankheit auf jeden Fall zu verhüten. Dazu muß man die Krankheitserscheinungen beim Tier kennen: Zunehmende Unruhe, Reizbarkeit, Brechneigung, Schlingkrämpfe, Wasserscheu, Freßlust (die Tiere fressen unverdauliche Gegenstände wie Holzstücke, Erde). Wildtiere verlieren die Scheu vor den Menschen, laufen in Gehöfte und Dörfer und beißen wild um sich. Ist man von einem derartig wesensveränderten Tier gebissen worden, ist schnellste Überführung des Verletzten ins Krankenhaus angezeigt, und dem behandelnden Arzt sind die beim Tier gemachten Beobachtungen mitzuteilen.

Erste Hilfe: Die wirksamste Schutzmaßnahme ist die Beseitigung des Tollwutvirus von der Infektionsstelle auf chemischem oder physikalischem Wege.

> Daher die Wunde sofort mit Wasser und Seife waschen und spülen. Danach mit 70%igem Alkohol oder Jodtinktur berieseln, offene Wundbehandlung.

Ausbrennen und Ätzen der Wunde ist schädlich und verboten! Der Brand- und Ätzschorf verhindert den Abfluß des Wundsekretes, wodurch sich die zurückbleibenden Viren weiter entwickeln können. Erst durch die Einführung der *Tollwut-Schutzimpfung* hat die Tollwut viel von ihrem Schrecken verloren (Näheres s. S. 282). Das gleichzeitig mit der ersten Dosis der Vakzine i.m. applizierte *menschliche Tollwut-Immunglobulin* (über die Kombination von aktiver und passiver Immunisierung s. S. 283) wird auch in die Wunde gegeben und in ihre Umgebung infiltriert. Tetanus- und Antibiotikaprophylaxe zur Verhütung anderer Infektionen sind *in jedem Fall* vorzunehmen.

8.2 Schlangenbiß

Der *Biß einer Giftschlange* ist in unseren Gegenden kein allzu häufiges Ereignis. In Deutschland stehen die Unglücksfälle mit unserer einheimischen Kreuzotter mit ihrem schwarz-braunen Zickzackstreifen auf dem Rücken an erster Stelle, im Süden Europas kommen noch die Schildotter und Sandviper hinzu. Der Biß einer Giftschlange ist an 2 direkt beieinanderstehenden Stichwunden zu erkennen, während man bei der selteneren Bißverletzung durch nicht giftige Schlangen (Ringelnatter) eine ganze Kette feinster Stichpunkte in hufeisenförmiger Anordnung findet. Die beiden kleinen Bißwunden werden verursacht durch 2 im Oberkiefer der Giftschlange sitzende, hakenförmig gebogene Giftzähne, die von Rinnen durchsetzt sind, durch die sich beim Biß das Gift aus den am Boden der Zähne sitzenden Giftdrüsen in die Wunde entleert. Die Giftwirkung ist abhängig von der Giftmenge und seinen Resorptionsbedingungen, von der Tiefe des Bisses und von der Art des verletzten Gewebes. Besonders gefährlich sind Verletzungen, die oberflächliche Venen getroffen haben, da das Gift dabei gleich in den Blutkreislauf gelangt.

Das Schlangengift verursacht *lokale* und mehr oder weniger heftige *allgemeine Krankheitserscheinungen*. Örtlich entwickelt sich recht schnell eine Schwellung mit Blutaustritten und bräunlicher Verfärbung des Gewebes. Nach kurzer Zeit (1 Stunde) kann es über Schwindel, Kopfschmerzen, Erbrechen, Atembeschwerden und Pulssteigerung zum Kollaps und in 3–9% der Fälle zum Tod durch Lähmung des Atemzentrums kommen.

Erste Hilfe: Die Maßnahmen der Ersten Hilfe haben zum Ziel, die Aufnahme des Giftes in den Körper zu verhindern.

> Empfohlen wird daher das „Abbinden" der Gliedmaße herzwärts von der Wunde und das Aussaugen der frischen Bißwunde,

das nur bis zur ersten Stunde nach der Verwundung sinnvoll sein soll und beim Helfer intakte Mundschleimhäute zur Voraussetzung haben muß (in den Magen eingebrachtes Gift ist vollkommen unschädlich!). Vorzuziehen ist natürlich die Verwendung einer Saugglocke. Durch eine Ruhigstellung der Extremität wird der Einstrom des Giftes in den Kreislauf verzögert, so daß ein Schienenverband stets angezeigt ist. In jedem Fall ist für *schnellste* Überführung ins Krankenhaus Sorge zu tragen, damit hier die sicherste Maßnahme zur Verhütung von Vergiftungserscheinungen durchgeführt werden kann, deren Erfolg um so größer ist, je früher sie einsetzt:

> Injektion von Schlangengiftserum.

9 Insektenstiche

Stiche durch Bienen, Wespen, Hummeln und Hornissen sind im allgemeinen harmlos. Ihre *örtliche Reaktion* (entzündliche Schwellung) bildet sich in der Regel von selbst zurück. Zu *Allgemeinerscheinungen* mit Erbrechen, Pulsbeschleunigung, oberflächlicher Atmung und Kollaps kommt es nur ausnahmsweise dann, wenn größere Körpergebiete mit zahlreichen Stichen (Überfall durch Bienenschwärme) bedeckt sind oder wenn – ganz selten – eine Überempfindlichkeit dem Gift gegenüber besteht. Todesfälle nach einem einzigen Bienenstich sind bekannt (anaphylaktischer Schock, s. S. 272). Beim Bienen- oder Wespenstich in die Mundschleimhaut (beim Essen von Obstkuchen) kann es zu lebensbedrohlichen Zuständen durch Schwellung der Schleimhäute am Kehlkopfeingang (Larynxödem, Glottisödem) mit Atemnot und Erstickungsgefahr kommen, so daß ein Luftröhrenschnitt (Tracheotomie) notwendig werden kann.

Erste Hilfe beim Bienenstich: Die Biene läßt beim Stich Stachel und Giftbläschen im Gewebe zurück; beide müssen entfernt werden, was leicht gelingt. Als *Sofortbehandlung* wird bei Bienenstichen das *kurzfristige* (!) Auftupfen mit verdünntem Ammoniak (zur Neutralisierung der Giftsäure), das Kühlen mit nassen Umschlägen (zur Bekämpfung der Schwellung) und die intravenöse Injektion von Antiallergika bzw. Kortikosteroiden (zur Verhütung einer Überempfindlichkeitsreaktion) empfohlen. U. U. Sofortige Klinikeinweisung.

10 Leichengift

Die Gefahr einer Wundinfektion durch Leichengift hat in der Praxis wegen der geringen in die Wunde gelangenden Menge keine Bedeutung. Wenn man dennoch nicht selten nach solchen Verletzungen eitrige Wundheilungsstörungen und das Bild einer schweren Allgemeininfektion beobachtet, dann deshalb, weil es bei der Verwundung zu einer Einschwemmung von besonders infektionstüchtigen Bakterien gekommen ist (wie bei Bißwunden).

Erste Hilfe: Durch Druck auf die Weichteile knapp oberhalb der Wunde soll man die Wunde zum Ausbluten bringen und durch einen Schutzverband eine sekundäre Infektion verhüten. Vom Arzt werden derartige Verletzungen grundsätzlich nicht genäht, sondern „offen" behandelt.

11 Stumpfe und offene Bauchverletzungen

11.1 Bauchtrauma

Während beim Erwachsenen mit seinen kräftigen Bauchwandmuskeln schon stärkere Kräfte auf die Bauchdecken einwirken müssen, um die im Bauchraum liegenden Organe zu verletzen (Stoß des Steuerrades in den Leib beim Verkehrsunfall), stellt die verhältnismäßig muskel- und fettarme Bauchwand beim Kind nur einen sehr schwachen Schutz gegen Schlag und Stoß dar. Daher kommt es – insbesondere bei kleineren Kindern – schon bei geringfügigen Traumen (Fall beim Rollerfahren, Faustschlag oder Tritt in den Leib bei kindlichen Auseinandersetzungen, Schuß mit dem Ball in den Bauch u. ä.) zu inneren Verletzungen, wobei die Elastizität des Brustkorbes die Übertragung der Gewalteinwirkung z. B. auf die Milz oder Leber noch zusätzlich wesentlich erleichtert. Wird bei einem derartigen Unfall die Bauchdecke selbst nicht verletzt, spricht man von einem *stumpfen Bauchtrauma*. Nur in den seltensten Fällen kommt es zu gleichzeitigen Gewebszerreißungen der Bauchmuskeln mit der Bildung von Blutergüssen, die dann bei der Verschleierung des Krankheitsbildes durch Mehrfachverletzungen (Schädel- und Thoraxverletzungen, Frakturen der Gliedmaßen) den Weg zur richtigen Diagnose weisen.

Erste Hilfe: Jedes schwere stumpfe Bauchtrauma mit oder ohne innere Verletzungen ist meistens mit einem Schock verbunden, der am Unfallort mit den einfachen Maßnahmen wie Hochlagerung und straffes Umwickeln der Beine zu behandeln ist. Schnellster Transport in das nächstgelegene Krankenhaus ist sofort zu veranlassen (Rückenlagerung mit Beugung der Beine im Hüft- und Kniegelenk zur Entspannung der Bauchdecken!). Es kann nicht eindringlich genug davor gewarnt werden, die Lage auch nach einem zunächst harmlos erscheinenden Bauchtrauma leicht zu nehmen. Eine Übersicht über die wahre Verletzung kann nur durch die klinische Beobachtung erfolgen, und bei dem Vorliegen einer großen inneren Blutung können wenige Minuten über Leben und Tod des Kindes entscheiden.

11.2 Verletzung innerer Organe

Unter den Verletzungen der inneren Organe sind die **Leberrisse** besonders problematisch. Sie ereignen sich, obwohl das Organ durch den Rippenbogen relativ geschützt ist. Ein nicht unwesentlicher Grund dafür liegt in der unelastischen Beschaffenheit des Lebergewebes. Zu einer **Milzruptur,** die die häufigste intraabdominelle Verletzung im Kindesalter ist, kann es auch schon bei einem Sturz auf den Rücken kommen, indem dabei die Aufhängebänder dieses Organs das Milzgewebe einreißen. Auch können vermehrte Blutfülle (bei der Verdauung) und ein gefüllter Magen (nach der Nahrungsaufnahme) das Ausweichen der Milz bei einem Schlag gegen die Bauchwand erschweren und dadurch ihre Zerreißung begünstigen. Recht häufig sind Fahrradunfälle mit Sturz auf die Lenkstange Ursache einer Milzruptur. (Über geburtstraumatische Blutungen s. S. 26.)

Ergießt sich bei einer Verletzung dieser beiden blutreichen Organe das Blut sofort in die freie Bauchhöhle, spricht man von einer „*einzeitigen Milzruptur*" oder von einem „*einzeitigen Leberriß*" (schwerer, lebensbedrohlicher Schockzustand!). Bei den sog. „*zweizeitigen Verletzungen*" liegt zwischen dem Unfall und dem Bild der „großen inneren Blutung" ein verhältnismäßig beschwerdefreies Intervall, das Tage und gelegentlich auch Wochen dauern kann. Hier hat die durch den Unfall verursachte Blutung lediglich zu einem Bluterguß unter der intakt gebliebenen Leber- oder Milzkapsel geführt und sie so weit gedehnt, bis sie schließlich ohne jeden äußeren Anlaß einreißt und nun das Bild der inneren Blutung verursacht *(„Spätblutung").*

> Bei einer großen inneren Blutung kann sofortige Operation lebensrettend sein.

Bei der Versorgung einer *Milzverletzung* ist man heute bestrebt, *möglichst viel Gewebe zu erhalten,* da als Folge einer Splenektomie akute, septische Krankheitsbilder auftreten können, die häufig tödlich ausgehen.

Störungen im Immunsystem werden als Ursache für diese Erkrankung angesehen.

Verletzungen anderer Organe (Magen, Darm, Bauchspeicheldrüse, Gallenblase, Hauptgallengang, Harnblase) kommen vor, sind aber sehr viel seltener und verursachen – mit Ausnahme von extraperitoneal gelegenen Blasenrupturen – eine schwere Bauchfellentzündung (Peritonitis), deren Früherkennung oberstes Gebot ist. Sorgfältigste stationäre Verlaufsbeobachtung ist unumgänglich, und schon bei dem geringsten Verdacht auf eine Peritonitis soll innerhalb der Zwei-Stunden-Grenze operiert werden (schnelle Einweisung ins Krankenhaus!).

Bei **Nierenverletzungen** kann es zu Blutungen in das Nierenlager oder zu Blutungen in die ableitenden Harnwege kommen. Beide Blutungsarten haben nicht selten eine erhebliche Schockwirkung zur Folge. *Flankenschmerz, Flankenschwellung* und *Blutharnen* sind die klassischen Symptome einer Nierenverletzung. Die Behandlung hat stets stationär zu erfolgen. Ergibt die sorgfältige Beobachtung des Verletzten (Bettruhe, Kontrolle von Harnfärbung, Puls und Blutdruck, Messung der Harnausscheidung), daß die Blutung nicht sistiert, muß operativ eingegriffen werden.

Offene Bauchverletzungen sind in Friedenszeiten selten.

Erste Hilfe: Diese Verletzungen werden an der Unfallstelle mit einem sterilen Verband versehen.

> Bei *Pfählungsverletzungen* ist der eingedrungene Gegenstand in dem Körper zu belassen. Wird er herausgezogen, können durch die Beschaffenheit seiner Spitze zusätzliche innere Verletzungen hervorgerufen oder durch ihn komprimierte größere Blutgefäße eröffnet werden.

Kleine Stichwunden (Fall in ein Messer, in eine Nadel) verkleben schnell und geben keinen Aufschluß über die Art und Ausdehnung der inneren Verletzung. Sie müssen *grundsätzlich* – ohne Ausnahme – im Krankenhaus endgültig operativ versorgt werden.

12 Brustkorbverletzungen

Die bei der Starrheit des Brustkorbs eines alternden Menschen recht häufigen **Rippenbrüche** nach schon geringer äußerer Krafteinwirkung sind im Kindesalter seltener. Der Brustkorb des Kindes ist elastisch und leicht verformbar, die Rippen federn meist nach einem Schlag und Stoß in ihre ursprüngliche Form zurück, ohne zu brechen. Kommt es dennoch einmal zu Brüchen, bricht die kindliche Rippe in Form einer Grünholzfraktur. Die Fragmentenden bleiben durch die Knochenhaut geschient, Rippenfell, Lungengewebe und Blutgefäße werden durch sie nicht verletzt.

Werden aber einmal bei einem heftigen Trauma zahlreiche Rippen an verschiedenen Stellen gebrochen **(Rippenserien- und Rippenstückbrüche)**, so daß dadurch der knöcherne Zusammenhalt eines Teiles der Brustwand zerstört ist, wird diese Brustpartie den Atemexkursionen des Brustkorbes nicht folgen. Der instabile Wandabschnitt bewegt sich bei der Einatmung nach innen (nicht wie normalerweise nach außen) und bei der Ausatmung nach außen (nicht nach innen) – entsprechend dem von der gesunden Seite ausgehenden Sog (bei der Einatmung) bzw. Druck (Ausatmung); d. h. es ist anstelle der normalen Atmung die sog. *paradoxe Atmung* getreten, die zu einer mangelhaften Belüftung der Lungen und dadurch zu einer schlechten Sauerstoffversorgung des Blutes mit ihren schädlichen Folgen für Herzfunktion und Kreislauf führt.

Erste Hilfe: In diesen Fällen sind stabilisierende, die verletzte Brustwand stützende Verbände am Unfallort schmerzlindernd, sie schaffen für die Atmung eine wesentliche Erleichterung. Die Verbände werden mit 15 cm breiten elastischen Binden angelegt, deren Touren zirkulär um den Thorax dachziegelförmig mit mäßig starkem Zug geführt werden.

Luftansammlungen in der Brusthöhle **(Pneumothorax)** verursachen – wenn sie einen erheblichen Umfang annehmen – eine deutliche Behinderung der Atmung mit manchmal beängstigender Luftnot. Wird die Brusthöhle von außen eröffnet (Stich, Schuß, Pfählungsverletzung), spricht man von einem **außen offenen Pneumothorax**. Wird der Brustraum von innen her verletzt (Bronchusabriß, Anspießungen der Pleura und des Lungengewebes durch spitze Rippenbruchstücke), liegt ein **innen offener Pneumothorax** vor. Zu dieser Form eines Pneumothorax kann es auch beim Neugeborenen durch eine zu forcierte künstliche Beatmung kommen, die eine Zerreißung von Lungengewebe und somit die Eröffnung eines Verbindungsweges zwischen Bronchus und Pleurahöhle zur Folge hat. In beiden Fällen dringt Luft in den Brustraum ein, die den hier herrschenden physiologischen Unterdruck von −3 cm bis −10 cm Wassersäule beseitigt und dadurch die Lungenhälfte kollabieren läßt. Wenn von außen ständig neue Luftmengen nachströmen und die im Thoraxraum vorhandenen an ihrem Rückstrom durch Lungen- und Pleuraanteile an der Verletzungsstelle gehindert werden (Ventilmechanismus), nimmt der sog. intrapleurale Druck kontinuierlich zu und verdrängt das Mittelfell mit den hier gelegenen Organen (Herz, große Venen und Arterien) zur gesunden Seite. Es entsteht das lebensbedrohliche Krankheitsbild des *Ventilpneumothorax (= Spannungspneumothorax)* mit seinem typischen Bild: gestaute Halsvenen, blaue Lippen, Luftnot, sinkender Blutdruck, kleiner, schneller Puls (s. auch S. 105).

Erste Hilfe: Bei einem offenen Pneumothorax ist schnelles Handeln entscheidend! Ziel der ersten Hilfe ist, den offenen in einen geschlossenen Pneumothorax zu verwandeln. Kleine Wunden werden mit Mullplatten und Heftpflasterstreifen versorgt, größere mit sterilen Kompressen ausgestopft. Beim Spannungspneumothorax muß schnell punktiert werden.

> Während des Transportes soll der Verletzte auf die kranke Seite mit erhöhtem Oberkörper gelagert werden.

Eine keineswegs seltene, aber sehr ernste Komplikation des Spannungspneumothorax stellt die Luftansammlung in den Gewebsspalten des Mittelfellraumes dar **(Emphysem des Mittelfellraumes)**. Die Luft breitet sich vom Mittelfellraum zum Hals und Gesicht hin aus **(Hautemphysem:** Knistern beim Betasten der Haut), das Gesicht ist gedunsen, die Augenlider sind geschwollen und geschlossen. Durch den zunehmenden Druck des Emphysems werden die Halsvenen und die obere Hohlvene komprimiert, das Gesicht wird blau. Ist nicht schnelle ärztliche Hilfe möglich, tritt der Tod ein.

Auch bei den Stichverletzungen des Mittelfellraumes kommt wegen der dabei immer auftretenden massiven Blutungen (Herz, Hohlvenen, Arterien) meistens jede Hilfe zu spät.

Blutungen in die Pleurahöhle **(Hämatothorax)** bei Anspießungen von Gefäßen durch Rippenfragmente sind meistens nicht bedrohlich und am Unfallort auch nicht zu diagnostizieren. Im Vordergrund der Beschwerden stehen der Schmerz durch die Rippenfrakturen und damit die Beeinträchtigung der Atmung.

Erste Hilfe: Mit dem Anlegen eines elastischen Bindenverbandes erschöpfen sich die Sofortmaßnahmen.

Der Verlauf einer kombinierten Verletzung der Brust- und Bauchhöhle mit oder ohne Verletzung des dazwischenliegenden Zwerchfells **(Zweihöhlenverletzung)** wird durch die Organverletzung und den Zeitpunkt erster fachärztlicher, stationärer Hilfe bestimmt. Auf eine schnelle Überführung in das nächstgelegene Krankenhaus ist daher größter Wert zu legen.

Weiterführende Literatur

LICK, R. F.: Primärversorgung von Unfallverletzten. Schattauer, Stuttgart 1978

REHN, J. (Hrsg.): Unfallverletzungen bei Kindern. Springer, Berlin 1974

SIEWERT, J. R., PICHLMAYR, R. (Hrsg.): Das traumatisierte Abdomen. Springer, Berlin 1986

WEBER, H. G., BRUNNER, CH., FREULER, F. (Hrsg.): Die Frakturenbehandlung bei Kindern und Jugendlichen. Springer, Berlin 1979

24. Teil: **Intensivmedizin**

HERWIG STOPFKUCHEN

1 Einführung in die Thematik

1.1 Bedeutung der Intensivbehandlung

Die Intensität einer medizinischen Betreuung sollte sich immer nach der Schwere der zugrunde liegenden Erkrankung richten. Daraus folgt, daß beim Vorliegen einer das Leben eines Patienten akut bedrohenden Erkrankung auch maximale Anstrengungen zur Abwendung dieser Gefahr unternommen werden müssen. Für diese maximalen Anstrengungen steht der Begriff Intensivbehandlung.

Unter einer Intensivbehandlung versteht man also die Anwendung aller heute zur Verfügung stehenden therapeutischen Möglichkeiten, um gestörte oder ausgefallene lebenswichtige Elementarfunktionen wie Atmung, Kreislauf, Temperatur und Stoffwechselregulation zu erhalten, wiederherzustellen oder notfalls vorübergehend zu ersetzen. Bei der Verfolgung dieser Ziele wurden in den vergangenen Jahren erhebliche Fortschritte erzielt. Diese Erfolge wurden dadurch möglich gemacht, daß sich in immer größerem Umfang entsprechend qualifiziertes pflegerisches und ärztliches Personal unter Anwendung neuer medizinischer Erkenntnisse und unter Zuhilfenahme immer besserer technischer Hilfsmittel der Behandlung vital Gefährdeter zuwandte. Dabei war es naheliegend, diese Patienten auf eigens dafür eingerichteten Stationen, den sog. Intensivstationen, zu konzentrieren.

Alles bisher Gesagte gilt in gleicher Weise für die Erwachsenenmedizin wie für die Pädiatrie.

Die pädiatrische Intensivmedizin ist aber darüber hinaus durch eine Reihe von spezifischen Problemen charakterisiert. So machen die zum Teil extremen anatomischen Größenverhältnisse (z. B. Frühgeborene mit einem Körpergewicht von unter 1000 g) eine entsprechende Anpassung der notwendigen technischen Hilfsmittel (Beatmungsgeräte, Kathetergrößen, Punktionsnadeln) notwendig. Aus gleichen Gründen können in der Erwachsenenmedizin routinemäßig eingesetzte diagnostische Verfahren – z. B. Blutentnahmen für laborchemische Untersuchungen – nur sehr gezielt eingesetzt werden. Darüber hinaus ist die Durchführung zahlreicher prinzipiell möglicher diagnostischer und therapeutischer Verfahren insbesondere bei Frühgeborenen, reifen Neugeborenen und Säuglingen technisch schwieriger und damit auch zeitraubender und komplikationsreicher. Nicht zuletzt gilt es zu berücksichtigen, daß gerade die Behandlung eines Kindes auf einer Intensivstation zu erheblichen psychischen Belastungen beim Kind und bei dessen Eltern führen kann.

1.2 Indikationen

Unter der grundsätzlichen Voraussetzung, daß auf der Intensivstation nur vital gefährdete Kinder versorgt werden sollen, kann eine Intensivbehandlung im einzelnen beim Vorliegen folgender schwerer Krankheitszustände notwendig werden:

- Extreme Früh- und Mangelgeborene.
- Angeborene Fehlbildungen (prä- und/oder postoperativ)
- Gastrointestinaltrakt: Ösophagusatresie; Darmatresie/Darmstenose; kongenitale Zwerchfellhernie; Gastroschisis; Omphalozele;
- Herz: schwere angeborene Herzfehler (Transposition der großen Arterien, Trikuspidalatresie, Pulmonalatresie, FALLOTsche Tetralogie);
- Akute Herzinsuffizienz: schwere angeborene oder erworbene Herzfehler; entzündliche Erkrankungen (Myokarditis); Herzrhythmusstörungen (paroxysmale supraventrikuläre Tachykardie).
- Fehlbildungen des zentralen Nervensystems: Hydrozephalus; Enzephalozele.

- Ateminsuffizienz: postpartale Asphyxie; Apnoe; Atemnotsyndrom; Mekoniumaspiration; Pneumothorax; persistierende fetale Zirkulation; bronchopulmonale Dysplasie; Status athmaticus; Pseudokrupp; Epiglottitis; Fremdkörperaspiration; Bronchiolitis; schwere Pneumonie.
- Schockzustände: septischer Schock; Meningokokkensepsis; anaphylaktischer Schock; Volumenmangelschock.
- Akutes Nierenversagen: hämolytisch-urämisches Syndrom.
- Akute Stoffwechselstörungen: angeborene Aminosäurenstoffwechselstörung; diabetisches Koma; Coma hepaticum; REYE-Syndrom.
- Störungen des Wasser-Elektrolyt- und Säure-Basen-Haushaltes: hyperosmolares Syndrom; hypertone Dehydratation; Diabetes insipidus.
- Temperaturregulationsstörungen: maligne Hyperthermie.
- Neurologische Erkrankungen: tiefe Bewußtlosigkeit; Enzephalitis, Hirntumoren; Hirnblutungen.
- Tetanus; Botulismus.
- Polytrauma.
- Schädel-Hirn-Trauma: epidurales Hämatom; subdurales Hämatom; Hirnschwellung.
- Schwere Verbrennung.
- Exogene Intoxikationen (Vergiftungen, vgl. auch S. 525): Schlafmittel; Alkohol; Pflanzenschutzmittel; halogenierte Kohlenwasserstoffe.
- Ertrinkungsunfall.
- Zustand nach Reanimation.

Eine optimale Versorgung der Kinder mit den hier im einzelnen aufgeführten Krankheitszuständen auf den Intensivstationen setzt voraus, daß einerseits keine anderen Indikationen wie organisatorische Mängel in der Gesamtklinik oder Fragen der Bettenbelegung zu einer Überbelegung der Intensivstation führen und daß andererseits ausreichend Personal zur Betreuung der vorhandenen Patienten zur Verfügung steht.

1.3 Arbeitsbereiche

Der Arbeitsbereich der Intensivmedizin läßt sich besonders anschaulich in 3 Teilbereiche untergliedern:

- Pflege,
- Überwachung,
- Therapie.

1.3.1 Pflege

Den intensiven pflegerischen Maßnahmen von vital bedrohten Kindern und da insbesondere von Früh- und Neugeborenen kommt eine entscheidende Bedeutung hinsichtlich der Prognose dieser Patienten zu. Die Aufgaben dieses Teilbereiches liegen dabei nahezu ausschließlich in den Händen des Pflegepersonals.

> Eine Vernachlässigung dieser Aufgaben muß zwangsläufig zu einer Verschlechterung der Patientenversorgung führen, weil damit letztlich die Basis für alle weiteren intensivmedizinischen Maßnahmen entzogen wird. Die *Intensivpflege* muß deshalb auch weiterhin den Schwerpunkt in der Tätigkeit des Pflegepersonals und im Gesamtplan einer pädiatrischen Intensivstation darstellen.

1.3.2 Überwachung

Die Überwachung vital gefährdeter Kinder hat zum Ziel:

1. zu jedem Zeitpunkt Kenntnis über den momentanen Zustand lebenswichtiger Körperfunktionen zu haben,
2. Trends zur Verschlechterung von lebenswichtigen Funktionen rechtzeitig erkennen zu können und
3. den Effekt therapeutischer Maßnahmen objektiv überprüfen zu können.

Das Erreichen dieser Ziele erfordert eine kontinuierliche und peinlich genaue Überprüfung zahlreicher Meßgrößen (Parameter) der verschiedensten Körperfunktionen.

Gerade in diesem Bereich hat der technische Fortschritt in den vergangenen Jahren auch in der pädiatrischen Intensivmedizin zu einigen erheblichen Verbesserungen beigetragen. So kann heute eine Vielzahl der Überwachungsparameter mit Hilfe von ausgeklügelten Monitorsystemen kontinuierlich registriert und zum Teil auch aufgezeichnet werden. Es ist jedoch dringend davor zu warnen, in derartigen Monitorsystemen einen Ersatz für ein hervorragend ausgebildetes und motiviertes Pflegepersonal zu sehen! So können geringgradige Veränderungen des Bewußtseinszustandes eines Kindes noch nicht vom Monitor, aber möglicherweise bereits von der aufmerksamen Pflegeperson erkannt werden. Nicht erst das Über- oder Unterschreiten von Alarmgrenzen, wie sie allerdings alle Monitoren besitzen müssen, dürfen auf Gefahrensituationen aufmerksam machen. Dabei muß den Apparatebedienern vor allem immer bewußt bleiben, daß die technischen Geräte um so defekt- und störanfälliger sind, je komplizierter sie konstruiert sind. Bei der Indikationsstellung zu invasiven Überwachungsverfahren muß darüber hinaus immer mit einkalkuliert werden, daß der notwendige invasive Eingriff sein eigenes Risiko besitzt. Schließlich sollte immer bedacht werden, daß gerade beim Umgang mit Kindern der persönliche Kontakt zwischen Patient und Pflegeperson nicht zu kurz kommen darf.

den wesentlichen Aufgaben des ärztlichen Dienstes. Da jedoch gerade in der Intensivmedizin eine scharfe Trennung zwischen den einzelnen Aufgabenbereichen nicht immer möglich ist und da das Pflegepersonal meist auch die angeordneten therapeutischen Maßnahmen durchführt, ist es notwendig, daß auch das Pflegepersonal über ein entsprechendes theoretisches Wissen über die im Bereich der Intensivmedizin vorkommenden Krankheitsbilder, über allgemein gültige Krankheitsabläufe und über in Frage kommende therapeutische Maßnahmen verfügt.

1.3.3 Therapie

Während die Pflege den Schwerpunkt der Tätigkeit des Pflegepersonals darstellt, gehört die Festlegung der therapeutischen Maßnahmen zu

1.4 Hygiene

Wegen der großen Infektionsgefährdung von Intensivpatienten sind besonders strenge hygienische Maßnahmen notwendig.

2 Spezielle Krankheitsbilder

2.1 Herz-Atem-Stillstand

2.1.1 Einteilung

Der Herz-Atem-Stillstand ist definiert durch das gleichzeitige Fehlen von Herzaktionen und von spontaner Atemtätigkeit.

Je nachdem, welche der beiden vitalen Funktionen zuerst ausfällt, kann man dabei den primären Atemstillstand vom primären Herzstillstand unterscheiden. Da jedoch zwischen dem kardiovaskulären und dem respiratorischen System eine absolute Abhängigkeit besteht, führt der Ausfall

des einen Systems zwangsläufig auch zum Sistieren der Funktion des anderen Systems. Dies macht Abb. 24.1 deutlich.

Im Kindesalter handelt es sich primär ganz überwiegend um respiratorische Störungen. Eine nicht mehr ausreichende Spontanatmung führt zur Hypoxämie und zur respiratorischen Azidose. Die daraus resultierende Gewebshypoxie bzw. Anoxie bedingt eine metabolische Azidose. Hypoxie und Azidose beeinträchtigen die kardiale Funktion. Bradykardie mit verringertem Herzauswurfvolumen sowie schließlich eine Asystolie sind die fatalen Folgen.

```
primäre respiratorische              kongenitale oder erworbene
     Insuffizienz                          Herzerkrankung
          ↓                                       ↓
Hypoxämie, Hyperkapnie                   Herzrhythmusstörung
 (respiratorische Azidose)
          ↓                                       ↓
Gewebshypoxie, Anoxie                    primärer Herzstillstand
  (metabolische Azidose)
          ↓                                       ↓
      Bradykardie                       fehlende Gewebsperfusion
          ↓                                       ↓
       Asystolie                        respiratorische Insuffizienz
 (sekundärer Herzstillstand)            (sekundärer Atemstillstand)
                      ↘              ↙
                      Herz-Atem-Stillstand
```

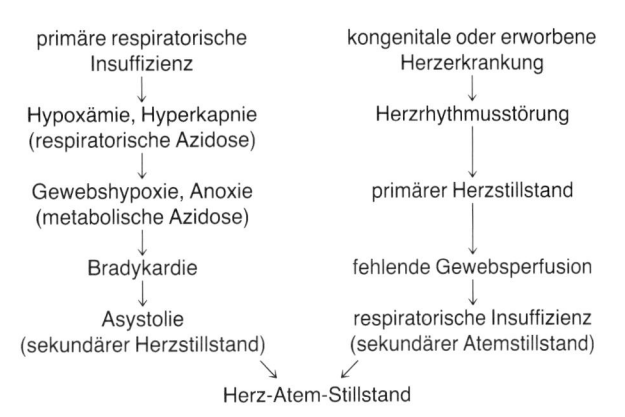

Abb. 24.1 Die Verbindung von respiratorischer Insuffizienz und Herzerkrankung beim Herz-Atem-Stillstand.

Ein primärer Herzstillstand ist dagegen im Kindesalter eher selten. Dieses Ereignis ist dann meist auf das Vorliegen eines angeborenen Herzfehlers zurückzuführen, wobei das Auftreten von Herzrhythmusstörungen eine entscheidende Rolle spielt. Dem primären Herzstillstand folgt dann auf Grund der ausbleibenden Gewebsperfusion unmittelbar die respiratorische Insuffizienz, d. h. der sekundäre Atemstillstand.

Da es sich bei Kindern ganz überwiegend um sekundäre Herzstillstände handelt, dominiert in diesem Lebensalter die asystolische Form des Herzstillstandes. Herzflimmern oder Herzflattern kommen demgegenüber viel seltener vor.

Prinzipiell muß man bei richtiger Auswahl der Patienten bei jedem auf der Intensivstation betreuten Kind immer damit rechnen, daß akut ein Herz-Atem-Stillstand auftreten kann. Es gibt jedoch bestimmte Krankheitszustände, und es werden auch einige intensivmedizinische Verrichtungen vorgenommen, die mit einem besonders hohen Risiko belastet sind. Liegt eine derartige Situation vor, so muß in besonderem Maße mit dem Auftreten eines akuten Herz-Atem-Stillstandes gerechnet werden.

Im einzelnen handelt es sich um folgende Risikosituationen:

- Unstabile Herzkreislaufverhältnisse, z. B. Schock: hypovolämischer; kardiogener; septischer; anaphylaktischer;
- schwere Herzinsuffizienz: Myokarditis; Kardiomyopathie; Rhythmusstörungen; angeborene Herzfehler (z. B. Aortenstenose, Transposition der großen Gefäße); Zustand nach Herzoperationen; Herzbeuteltamponade; zu rasche Infusionsbehandlung.
- Krankheitszustände im Bereich der Atemwege und der Lungen: Neugeborene in den ersten 6–12 Stunden nach der Geburt – besonders nach niedrigen Apgar-Werten;
- künstliche Atemwege, Spannungspneumothorax; Aspiration; Pseudokrupp; Status asthmaticus; Ertrinkungsunfall; Keuchhustenanfälle;
- Krankheitszustände im Bereich des zentralen Nervensystems: zunehmende Bewußtlosigkeit; langanhaltende Krampfanfälle; erhöhter intrakranieller Druck.
- Schwere Entgleisungen des Elektrolyt- und Säure-Basen-Haushaltes.
- Maligne Hyperthermie.
- Narkose-Ein-und-Ausleitung.
- Durchführung bestimmter diagnostischer oder pflegerischer Maßnahmen: Lumbalpunktion; Absaugen; Extubation.

2.1.2 Behandlung

Ist ein akuter Herz-Atem-Stillstand eingetreten, so muß sofort mit gezielten Reanimationsmaßnahmen begonnen werden. Grundvoraussetzungen dafür sind, daß das dazu notwendige Instrumentarium immer sofort greifbar ist und daß das pflegerische und ärztliche Personal in der Durchführung einer Reanimation bestens geschult ist.

Eile tut not, wenn die Reanimation erfolgreich verlaufen soll!

> 6–12 Sekunden nach dem Eintritt eines Herz-Kreislauf-Stillstandes tritt Bewußtlosigkeit auf, nach 15–30 Sekunden sistiert die Spontanatmung. Mit irreparablen neurologischen Schädigungen muß gerechnet werden, wenn das Gehirn länger als 5–6 Minuten ohne Sauerstoffversorgung bleibt.

Reanimationsmaßnahmen

Bei den Reanimationsmaßnahmen handelt es sich um unspezifische Maßnahmen, d. h. sie sollten möglichst immer nach einem einheitlichen starren Schema ablaufen, unabhängig von der zugrundeliegenden Ursache des eingetretenen Herz- und/oder Atemstillstandes.

Dies bietet den großen Vorteil, daß diese Maßnahmen – einmal eingeübt – im entscheidenden Augenblick rasch und ohne langes Nachdenken ausgeführt werden können.

Da im Ablauf einer Reanimation oft mehrere manuelle Tätigkeiten gleichzeitig erfolgen müssen, verspricht die Zusammenarbeit mehrerer Helfer immer größere Erfolgsaussichten. Dabei kann es auch notwendig werden, die entsprechenden Mitarbeiter lautstark zu alarmieren!

Reanimatonsmaßnahmen sollten grundsätzlich immer auf einer harten Unterlage (Fußboden oder Brett) erfolgen.

Von besonderer Wichtigkeit ist es dabei, sich auch während des Reanimationsvorgangs immer von der Effektivität der eingeschlagenen Maßnahmen zu überzeugen. Die noch so gutgemeinte Herzmassage ist ineffektiv, wenn dabei peripher kein Puls getastet werden kann!

Als sehr zweckmäßig hat es sich erwiesen, die einzelnen Reanimationsmaßnahmen entsprechend dem Vorschlag von SAFAR in 3 Phasen mit 9 Einzelschritten einzuteilen. Dabei sind aus didaktischen Gründen die Kennwörter der 9 aufeinanderfolgenden Einzelschritte so gewählt, daß ihre jeweiligen Anfangsbuchstaben sowohl in der englischen als auch bei leichter Abwandlung in der deutschen Sprache eine alphabetische Gliederung von A–I ermöglichen (Tab. 24.1).

Tabelle 24.1 Phasen und Einzelschritte der Wiederbelebung (nach SAFAR).

1. Phase: Dringliche Oxygenisierung
   - A: Atemwege (Airways)
     Überstrecken des Halses nach hinten
     Mund öffnen
     Vorwärtsziehen des Unterkiefers
     Reinigen von Mund und Rachen
     Absaugen (oral-nasal-ösophageal)
     Rachentubus
     Trachealtubus
   - B: Beatmung (Breathing)
     Mund-zu-Mund-Beatmung
     Mund-zu-Nase-Beatmung
     Mund-zu Mund- und -Nase-Beatmung
     Mund-zu-Tubus-Beatmung
     Beutel-zu-Maske-Beatmung mit und ohne Sauerstoff
     Beutel-zu-Tubus-Beatmung mit und ohne Sauerstoff
   - C: Zirkulation (Circulation)
     Erkennen der Pulslosigkeit
     extrathorakale Herzmassage
     offene Herzmassage

2. Phase: Wiederherstellung der spontanen Blutzirkulation
   - D: Drogen (Drugs = Medikamente)
     Suprarenin (Adrenalin)
     Natriumbikarbonat
   - E: EKG
     Diagnostik
     Defibrillation bei Kammerflimmern
     nochmals D oder Schrittmacher bei Asystolie
   - F: Flüssigkeiten (Fluids)
     Elektrolytlösung
     Plasmaexpander

3. Phase: Langzeitwiederbelebung
   - G: Gespräch (Gauging)
     Suche nach der Ursache des Herz-Atem-Stillstands
     Beurteilung der Erfolgsaussichten der Reanimation
   - I: Intensivpflege (Intensive-Care)
     maschinelle Beatmung
     zentrale Zugänge
     hämodynamische Überwachung
     Behandlung des erhöhten intrakraniellen Drucks
     Flüssigkeitszufuhr
     Kalorienzufuhr

Am Anfang jeder Wiederbelebungsmaßnahme steht das Freimachen und die Freihaltung der Atemwege. Mund und Rachenraum müssen von Schleim und Erbrochenem freigemacht werden. Dazu wird der Kopf auf die Seite gelegt und der Mund gesäubert. Anschließend wird der Unterkiefer durch Griff in den Kieferwinkel nach vorn gebracht, damit sich die Zunge von der Rachenhinterwand entfernt. Dies kann auch durch Einlegen eines GUEDEL-Tubus geschehen. Steht eine Absaugvorrichtung zur Verfügung, so muß darauf geachtet werden, daß immer zuerst oral und dann nasal abgesaugt wird.

Besteht trotz Freimachen der oberen Luftwege keine ausreichende Spontanatmung, so muß bei Fehlen sonstiger Hilfsmittel unverzüglich mit der direkten Mund-zu-Mund-Beatmung begonnen werden. Hierzu atmet die helfende Person tief ein, umschließt dann mit ihrem Mund eng den Mund des Kindes bzw. beim Säugling Mund und Nase und bläst langsam eine bestimmte Luftmenge in die Lunge des Kindes (Abb. 24.2). Bei Säuglingen reicht dabei die Menge an Luft, die sich in der Mundhöhle eines Erwachsenen befindet. Die Beatmungsfrequenz liegt in Abhängigkeit vom Alter des Kindes zwischen 25 und 40/min. Die Ausatmung erfolgt allein durch die Elastizität des Brustkorbes. Die Effektivität der Beatmung ist am Sich-Heben und -Senken des Thorax zu erkennen. Die Beatmung kann auch mit Hilfe eines Beutels über eine Maske erfolgen. Damit kann auch Sauerstoff in höherer Konzentration zugeführt werden. Noch erfolgreicher ist aber die Beatmung mit und ohne Sauerstoff über einen in der Trachea liegenden Tubus. Dabei ist neben einer Beatmung ohne Luftverlust in den Magen ein gezieltes Absaugen der Luftröhre möglich.

Geht der Atemstillstand mit einem akuten Herz- und Kreislaufstillstand einher – erkennbar z.B. an den fehlenden Pulsationen in der Arteria caro-

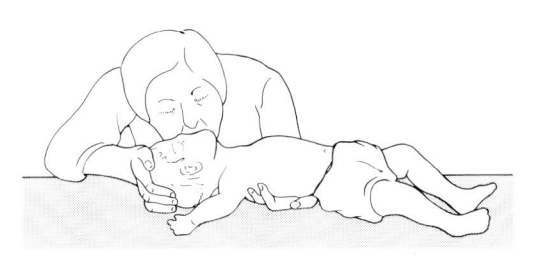

Abb. 24.2 Mund-zu-Mund- und Mund-zu-Nase-Beatmung beim Säugling.

tis oder Arteria brachialis –, so muß zusätzlich zur Beatmung sofort mit der extrathorakalen Herzmassage begonnen werden. Dabei wird das Herz durch Kompression des Brustkorbes mittels Druck auf das Brustbein gegen die Wirbelsäule gedrückt. Die offene Herzmassage spielt nur bei thoraxchirurgischen Eingriffen eine Rolle. Eine gute extrathorakale Herzmassage kann bis zu 30% des normalen Herzzeitvolumens fördern.

> Die Ausführung der Herzmassage selbst ist altersabhängig: Während beim Schulkind die Kompression im unteren Drittel des Sternums erfolgt und eine Kompressionstiefe von bis zu 5 cm angestrebt wird, stellt beim Säugling die Mitte des Sternums den Ort der Wahl für eine Kompression um 1,5 bis 2 cm dar.

Beim Schulkind wird mit zwei Händen komprimiert, wobei der Ballen der einen Hand aufs Sternum aufgelegt wird. Beim Säugling hingegen genügen dazu zwei Finger (Zeige- und Mittelfinger) oder aber es wird der Brustkorb mit beiden Händen umfaßt und mit beiden Daumen komprimiert (Abb. 24.3).

> Die Frequenz der rhythmischen Kompressionen sollte bei Kleinkindern 80–100/min und bei Säuglingen 100–120/min betragen.

> Werden Beatmung und Herzmassage von 2 Helfern durchgeführt, so erfolgt beim Schulkind nach 5 Herzmassagen, beim Säugling aber bereits nach 3 Herzmassagen eine Beatmung. Müssen aber Atemspende und Herzmassage von einem Helfer gleichzeitig geleistet werden, so empfiehlt es sich, nach jeweils 15 Herzmassagen beim Schulkind 3mal und beim Säugling 5mal zu beatmen.

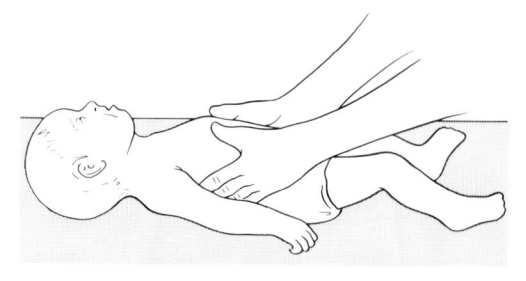

Abb. 24.3 Extrakorporale Herzmassage bei Neugeborenen und Säuglingen.

Der Wiederherstellung der spontanen Herztätigkeit dient vorrangig die Verabreichung von Suprarenin (Adrenalin), das alle fünf Minuten intravenös, über den Tubus oder in seltenen Fällen auch intrakardial verabreicht wird.

Die Gabe von Natriumbikarbonat unter der Vorstellung der Behandlung einer metabolischen Azidose wird heute nur noch dann empfohlen, wenn der Herzstillstand lange besteht oder wenn eine metabolische Azidose sicher nachgewiesen ist.

2.2 Atemstörungen beim Neugeborenen

2.2.1 Asphyxie

Einleitung: Viele mütterliche, geburtsmechanische und kindliche Risikofaktoren können den Geburtsvorgang, d. h. den Übergang vom intra- zum extrauterinen Leben erschweren. Die größte Gefahr für das Kind ist dabei die Asphyxie, d. h. der Sauerstoffmangel (vgl. S. 527).

▶ **Pathophysiologie:** Sauerstoffmangel bedingt einen anaeroben Stoffwechsel mit zunehmender Produktion von Laktat (metabolische Azidose) und konsekutivem pH-Abfall. Ein rascher CO_2-Anstieg (respiratorische Azidose) verstärkt diese Azidose. Der Blutdruck fällt nach anfänglichem Anstieg stetig ab, die Pulsfrequenz sinkt ebenfalls beträchtlich. Auch die Funktion des zentralen Nervensystems wird durch den Sauerstoffmangel beeinträchtigt. Nach einer kurzen Phase verstärkter respiratorischer Anstrengung tritt schließlich eine Apnoephase ein. Dieser sog. primären Apnoe schließt sich eine kurze Phase mit Schnappatmung an, die dann allmählich in die sogenannte sekundäre Apnoe übergeht. ◀

Diagnose: Der Schweregrad einer Neugeborenenasphyxie wird üblicherweise unter Zuhilfenahme des APGAR-Scores bestimmt (s. S. 38).

1 Minute, 5 Minuten und 10 Minuten nach der Geburt eines Kindes werden 5 Kriterien (Atmung, Herzfrequenz, Hautfarbe, Muskeltonus und Reflexe beim Absaugen) überprüft und mit Punkten 0–2 belegt. Die Summe dieser Punkte erlaubt dann eine – wenn auch grobe – Beurteilung des Neugeborenen. Besondere prognostische Bedeutung kommt dabei dem 5-Minuten-APGAR-Wert zu.

APGARzahlen von 8–10 finden sich bei unauffälligen Kindern mit sehr guten Überlebenschancen, während Werte unter 4 Hinweis für eine schwere Asphyxie mit entsprechend schlechterer Prognose sind.

Unter einer schlechten Prognose versteht man dabei nicht nur das mögliche Nichtüberleben, sondern auch das Risiko einer mehr oder weniger stark ausgeprägten permanenten Hirnschädigung.

Behandlung: Da die Prophylaxe immer die beste Therapie ist, muß es das Ziel einer jeden modernen Geburtshilfe sein, das Auftreten von schweren Asphyxien vermeiden zu helfen. Für den Fall aber, daß doch eine Asphyxie auftritt, sollte immer dafür gesorgt sein, daß sofort entsprechende Maßnahmen zur Behebung dieser für das Kind so bedrohlichen Situation eingeleitet werden können. Diese Maßnahmen, die am besten von einem in der Intensivmedizin erfahrenen Pädiater vorgenommen werden sollten, bestehen dabei vorrangig in der Ingangsetzung oder Aufrechterhaltung der Ventilation, in der ausreichenden Sauerstoffzufuhr sowie im Ausgleich der Azidose und der Hypovolämie. Besteht eine Apnoe, so muß immer mit dem Vorliegen einer sekundären Apnoe gerechnet werden, was eine sofortige Reanimation erforderlich macht.

2.2.2 Vorübergehende Atemstörungen

Allen in der Versorgung von Neugeborenen Erfahrenen ist hinlänglich bekannt, daß es eine große Anzahl von Neugeborenen gibt, die während der ersten 24 Lebensstunden Atemstörungen zeigen, die ohne weitere aufwendige therapeutische Maßnahmen verschwinden. Die Atemstörungen sind dabei definiert als Atemfrequenzsteigerung, Stöhnen, Einziehungen, Nasenflügeln und Zyanose in Ruhe. Möglicherweise sind diese respiratorischen Adaptationsstörungen Ausdruck einer verspäteten postpartalen Resorption der alveolären Flüssigkeit oder einer leichten Aspiration. Die eigentliche Bedeutung der Kenntnis dieser vorübergehenden Atemstörung liegt darin, auf der einen Seite keine unnötigen therapeutischen Maßnahmen in die Wege zu leiten, auf der anderen Seite aber therapiebedürftige und wohldefinierte Krankheitszustände nicht zu übersehen.

2.2.3 Idiopathisches Atemnotsyndrom (hyaline Membrankrankheit)

Definition: Beim idiopathischen Atemnotsyndrom handelt es sich um krankhafte Veränderungen von unreifen Lungen, die dadurch charakterisiert sind, daß die Lungenbläschen (Alveolen) kollabieren, nicht richtig belüftet werden können und damit den Gasaustausch in den Lungen beeinträchtigen oder ganz unmöglich machen. Dieser Kollaps der Lungenbläschen ist auf den bei Frühgeborenen häufig bestehenden primären oder sekundären Mangel an Surfactant (Surfactant-Faktor) zurückzuführen (s. S. 43, 439).

Beim Surfactant handelt es sich um oberflächenaktives Material, das normalerweise die Lungenbläschen als feinen Film auskleidet und den Kollaps der Alveolen am Ende einer Exspiration verhindert.

Da sich die hyaline Membrankrankheit nahezu ausschließlich an unreifen Lungen abspielt, werden von dieser Erkrankung in der Regel auch nur Frühgeborene betroffen, und zwar etwa 10% aller Frühgeborenen mit einem Häufigkeitsgipfel in der Gewichtsklasse zwischen 1000 und 1500 g.

Krankheitsbild: Die ersten klinischen Symptome treten innerhalb der ersten 6 Lebensstunden auf. Das Neugeborene strengt sich mit aller Macht an, die kollabierten Alveolen zu belüften. Dies äußert sich in einer hohen Atemfrequenz, in interkostalen, jugulären und sternalen Einziehungen, in Nasenflügeln und in einem exspiratorischen Stöhnen. Wenn diese Anstrengungen aber beim Vorliegen schwererer Formen nicht für eine ausreichende Sauerstoffaufnahme und Kohlendioxidabgabe ausreichen, entwickeln sich eine Zyanose und Kreislaufstörungen. Das Kind erschöpft sich dabei zunehmend.

Behandlung: Da diese Erkrankung mit Zunahme der Surfactant-Produktion ab etwa dem 4. Lebenstag eine erhebliche Spontanheilungstendenz hat, ist es besonders wichtig, rasch mit der geeigneten Therapie einzusetzen, um das gefährliche Intervall der ersten 3 Lebenstage zu überbrücken. Entscheidend ist dabei die ausreichende Sauerstoffzufuhr mit und ohne künstliche Beatmung (evtl. auch nur Atemhilfen) und die Kreislaufstabilisierung.

Allerdings kann gerade beim Vorliegen der hyalinen Membrankrankheit diese Notwendigkeit der Behandlung mit hohen Sauerstoffkonzentrationen und hohen Beatmungsdrucken trotz aller Vorsichtsmaßnahmen zur Entwicklung einer chronischen Lungenkrankheit im Sinne einer bronchopulmonalen Dysplasie führen.

Erfreulicherweise stehen jetzt Präparate für eine postpartale Surfactant-Substitution zur Verfügung.

2.2.4 Mekoniumaspiration

Beim Auftreten eines akuten oder chronischen Sauerstoffmangels im Uterus (fetale Asphyxie) kann es beim reifen Feten zum vorzeitigen Abgang von Mekonium (Kindspech) kommen. Das mekoniumhaltige Fruchtwasser kann dann von dem Kind vor, während oder nach der Geburt mit den ersten Atemzügen bis in die kleinsten Atemwege aspiriert werden, was zur Verlegung der Atemwege und zur Störung des Gasaustausches führen kann. Die Folge davon ist eine entsprechend schwere Beeinträchtigung dieser Kinder mit hohen Atemfrequenzen, exspiratorischem Stöhnen, Einziehungen, Zyanose und Zeichen des Schocks. Wichtig ist es deshalb, bei dem Verdacht auf eine Mekoniumaspiration unmittelbar nach der Geburt die oberen Luftwege über einen endotrachealen Tubus von dem Mekonium zu befreien, ehe dieses durch spontane Atemzüge des Kindes oder durch Bebeuteln in die tieferen Atemwege befördert wird.

2.2.5 Pneumothorax

Kommt es unter Spontanatmung, unter der Beatmung mit intermittierendem positiven Druck oder bei zu heftigem Bebeuteln zur Ruptur von Lungenbläschen, so kann Luft entlang den interalveolaren Septen bis in den Pleuraspalt gelangen, wo sich ein Pneumothorax entwickelt. Vergrößert sich dieser Pneumothorax – meist ist die rechte Seite betroffen – durch Zufuhr von Luft während der Inspiration ohne gleichwertige Abgabe während der Exspiration, so entwickelt sich rasch ein lebensbedrohlicher Spannungspneumothorax, der die übrigen Organe in Thorax, Lungen, Herz und Hohlvenen massiv komprimiert. Dies kann insbesondere bei kleinen beatmeten Frühgeborenen akut zu einer Verschlechterung des Allgemeinzustandes führen mit Atemnot, Zyanose und Schockzeichen (Abb. 24.4).

Das sofortige Legen einer Saugdrainage in den Pleuraraum beseitigt akut den lebensbedrohlichen Zustand.

2.2.6 Apnoe

Einleitung: Bei 25% aller Neugeborenen mit einem Geburtsgewicht unter 2500 g und bei 84% aller Kinder mit einem Geburtsgewicht unter 1000 g treten während der ersten 12 Lebenstage Apnoeanfälle auf.

> Es handelt sich dabei um Atempausen, die länger als 20 Sekunden andauern oder die bei kürzerer Dauer mit Bradykardie, Hypoxämie, Zyanose, Blässe, Hypotonie oder Azidose einhergehen.

Derartige Apnoeanfälle sind streng von der bei Frühgeborenen vorkommenden physiologischen periodischen Atmung zu trennen, wobei kurze Atempausen von 5–10 Sekunden ohne Änderung der Herzfrequenz und Hautfarbe auftreten.

▸ Bei der großen Mehrzahl der betroffenen Frühgeborenen liegt keine organische Erkrankung zugrunde. Diese muß jedoch zunächst immer ausgeschlossen werden. So können sich Hypoxie, Anämie, Hypoglykämie, Elektrolytstörungen, Hypotension mit nicht ausreichender Hirndurchblutung, Meningitis, Sepsis, schwere zerebrale Schädigung, Krampfanfälle, Hyperpyrexie und Drogenentzug in Form von Apnoezuständen manifestieren. ◂

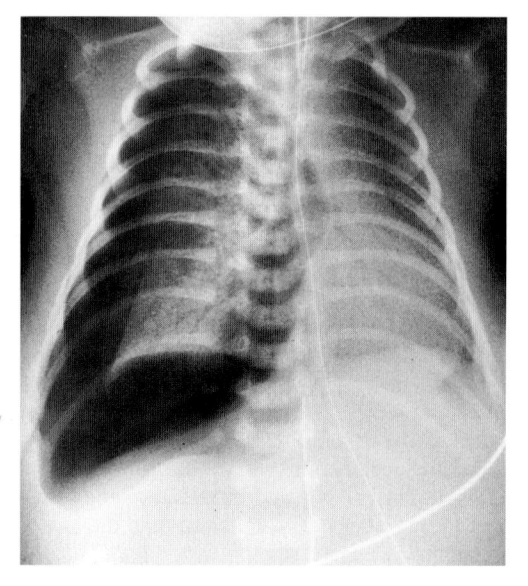

Abb. 24.4 Spannungspneumothorax rechts bei einem Frühgeborenen mit hyaliner Membranenkrankheit. Verdrängung des Herzens nach links.

Diagnose: Das häufige Auftreten von Apnoeanfällen bei Frühgeborenen ist also auf die Unreife der zentralen Atmungskontrolle zurückzuführen. Dies macht es jedoch erforderlich, daß alle Frühgeborenen zumindest unter 2000 g kontinuierlich überwacht werden. Da bei 90% der Kinder mit einer Apnoe die Herzfrequenz innerhalb von 10 bis 15 Sekunden abzusinken beginnt und nach 30 Sekunden einen Wert unter 100 erreicht, sollte die Überwachung in Form einer Kardiorespirographie erfolgen. Noch günstiger wäre eine Oxykardiorespirographie, wobei auch noch der Sauerstoffpartialdruck oder die Sauerstoffsättigung mit registriert werden.

Die kontinuierliche Überwachung und damit Registrierung der Apnoeanfälle (Häufigkeit, Dauer, Bradykardie) ist deswegen besonders wichtig, da rezidivierende Apnoen zu Hirnschädigungen führen können.

Behandlung: Aus dem zuletzt Gesagten ergibt sich selbstverständlich auch die Indikation zur Therapie. Akut gelingt es meist durch Anstoßen des Kindes, einen Apnoeanfall zu unterbrechen. Andernfalls muß das Kind mit Maske und Beutel beatmet werden. Dabei dürfen jedoch nicht zu hohe Sauerstoffkonzentrationen verwendet werden. Sind zugrunde liegende organische Erkrankungen ausgeschlossen, kann zur Vermeidung weiterer Anfälle eine Stimulation des Atemzentrums versucht werden. Dazu bietet sich die medikamentöse Therapie mit Theophyllin oder die Applikation eines nasalen CPAP (engl. continuous positive airway pressure, s. S. 528) an. Falls diese Methoden nicht zu einer drastischen Senkung der Zahl der Apnoeanfälle führen, kann eine Beatmung erforderlich werden.

2.3 Schock

2.3.1 Einleitung

Unter Schock versteht man eine akut bis subakut einsetzende Störung der Hämodynamik, die durch eine Verminderung der Gewebsdurchblutung vor allem der lebenswichtigen Organe wie Gehirn, Herz, Lungen, Nieren und Leber Störungen des Zellstoffwechsels hervorruft, die bis zum Zelltod führen können.

Eine ausreichende Gewebedurchblutung setzt die Intaktheit aller drei Regelgrößen des Herz-Kreislauf-Systems voraus, nämlich ein ausreichend großes Blutvolumen, ein funktionstüchtiges Herz als Pumpe sowie einen normalen Gefäßtonus. Davon läßt sich eine gängige Einteilung verschiedener Schockformen ableiten:

a) Akuter Volumenmangelschock (Blut-, Plasma-, Wasser- und Salzverluste) – hypovolämischer Schock.
b) Akute Verminderung der Herzleistung – kardiogener Schock.
c) Akute Erweiterung der Strombahn bei gleichbleibendem Blutvolumen – septischer Schock und – anaphylaktischer Schock.

2.3.2 Pathophysiologie

Veränderungen der Makrozirkulation

Allen 3 Schockformen ist zunächst die direkte oder indirekte Herabsetzung des Herzzeitvolumens gemeinsam. Lediglich beim septischen Schock kommt es zunächst zu einer vorübergehenden Zunahme des Herzzeitvolumens. Dem folgen dann aber auch Stadien mit herabgesetztem Herzzeitvolumen.

▸ Dem Abfall des Herzschlagvolumens und damit des arteriellen Mitteldrucks begegnet der Organismus immer mit einer gleichförmigen Reaktion im Bereich der Makrozirkulation, d. h. im Bereich des Herzens sowie der kleinen Arterien und der kleinen Venen des großen und kleinen Kreislaufs. Diese Reaktion heißt: Zentralisation. Da bei herabgesetztem Herzzeitvolumen eine ausreichende Durchblutung aller Gewebe nicht mehr möglich ist, werden bestimmte, d. h. die lebenswichtigsten Organe bevorzugt. Es handelt sich dabei um das Gehirn, das Herz und die Nebennieren, mit großer Einschränkung die Lungen. Vor allem die Haut und Anteile des Magen-Darm-Traktes werden dagegen durch arterielle und venöse Konstriktion von der Durchblutung mehr oder weniger ausgeklammert. Als Folge dieser Umstellung der Makrozirkulation steigt der arterielle Mitteldruck an, die lebenswichtigen Organe werden geschont. Als wesentliche Mechanismen, die zur Zentralisation führen, sind dabei aufzuführen: Eine positive Beeinflussung des Herzens, die Vergrößerung des arteriellen Gefäßwiderstands sowie die Förderung des venösen Rückstroms zum Herzen. In den durch die Zentralisation minderdurchbluteten Gebieten führt die schließlich resultierende Hypoxie allmählich zu einer metabolischen Azidose, der oxidative Stoffwechsel wird durch die anaerobe Glykolyse ersetzt. Hypoxie und Azidose bewirken aber funktionelle und organische Schädigungen, die auch am Gefäßsystem selbst auftreten. Die Gefäßtonisierung läßt schließlich nach, was zu einer Erweiterung der Gefäßkapazität und damit zu sekundärem Volumenmangel sowie zu einem transkapillären Flüssigkeitsverlust führt. Zunehmender Blutdruckabfall weist auf diese Phase der Dekompensation hin. In diesem Stadium stellen sich dann zahlreiche nicht mehr nur funktionelle, sondern auch organisch fixierte Organstörungen ein. ◀

Veränderungen der Mikrozirkulation

Die entscheidenden hämodynamischen Veränderungen im Schock spielen sich aber letztlich nicht in der Makro-, sondern in der Mikrozirkulation, d. h. in den Kapillaren und kleinen Venolen ab. Hier findet der für das Leben überhaupt entscheidende Austausch von Sauerstoff zwischen Blut und Gewebe statt. Eine generalisierte Verminderung der effektiven Kapillardurchblutung, vor allem durch Strömungsverlangsamung, muß also über eine Hypoxie zu Störungen des Zellmetabolismus, vor allem zum Auftreten einer Azidose führen. Letztere führt aber, wie oben bereits erwähnt, zu weiteren Störungen der Hämodynamik im Sinne eines Circulus vitiosus.

Veränderungen in der Lunge

Im Schock kommt es zunächst unabhängig von den jeweiligen schockauslösenden Mechanismen zu einer reversiblen Beeinträchtigung der Lungenfunktion. Atemfrequenz und Atemzugvolumen steigen an. Damit erhöht sich jedoch lediglich die physiologische Totraumventilation, die alveoläre Ventilation nimmt sogar ab. Der arterielle Sauerstoffpartialdruck sinkt allmählich ab. Die Hypoxie führt in der Lunge zu einer Vasokonstriktion und bedingt damit eine zum Teil erhebliche Erhöhung des pulmonalen Gefäßwiderstandes mit konsekutiver Rechtsherzbelastung.

▶ Mikroskopisch läßt sich in dieser Schockphase in der Lunge ein interstitielles Ödem nachweisen. Diese zunächst rückbildungsfähigen Veränderungen können aber fließend in irreversible Störungen der Lungenfunktion und der Lungenmorphologie übergehen. Man spricht dann von einer sog. Schocklunge. Pathologisch-anatomisch finden sich Ähnlichkeiten mit der hyalinen Membrankrankheit des Frühgeborenen. Neben Endotheldefekten der Lungenkapillaren, Mikrothrombosierungen und einem ausgeprägten interstitiellen Ödem finden sich in der interstitiellen Flüssigkeit Fibroblasten, die zu einer irreversiblen Bindegewebsvermehrung, d. h. Fibrosierung, führen. ◀

Was letztlich die Entwicklung zur Ausbildung einer Schocklunge auslöst, ist bislang unbekannt. Die Irreversibilität dieses Geschehens läßt damit aber die Lunge hinsichtlich des Überlebens zum entscheidenden Schockorgan werden.

Veränderungen in der Niere

Die bei den meisten Schockformen zu beobachtende Hypovolämie (z. B. hämorrhagischer Schock) bedingt eine Minderdurchblutung der Nieren. Diese Minderdurchblutung führt mittels bisher noch nicht endgültig geklärter Mechanismen zunächst zu reversiblen Nierenfunktionsstörungen. Erst wenn das Schockgeschehen über längere Zeit fortbesteht, entwickelt sich eine sog. Schockniere, d. h. es tritt ein mit organischen Läsionen einhergehendes akutes Nierenversagen auf.

Klinisch imponieren eine Oligoanurie und eine rasch fortschreitende Urämie. Auch diese organischen Veränderungen sind prinzipiell reversibel, benötigen dafür aber länger (etwa 10–20 Tage). Meist schließt sich an die Anurie eine polyurische Phase an.

Veränderungen der Gerinnung

Mehr oder weniger generalisierte Gerinnungsstörungen spielen als Teilaspekte des Schockgeschehens eine wesentliche Rolle. Bei bis zu 70% der Schockpatienten kommt es initial auf verschiedenen Wegen zum Auftreten einer Hyperkoagulabilität, d. h. zu einer Steigerung des Umsatzes von Gerinnungsfaktoren. Diese Hyperkoagulabilität kann sekundär zur Ausbildung sowohl einer Verbrauchskoagulopathie als auch einer disseminierten intravasalen Gerinnung führen.

▶ Bei einer Verbrauchskoagulopathie besteht eine Hypokoagulabilität, da zahlreiche Gerinnungsfaktoren wie Thrombozyten, Fibrinogen und Faktor VIII verbraucht sind und für weitere Gerinnungsvorgänge nicht mehr zur Verfügung stehen. Ist diese Hypokoagulabilität sehr ausgeprägt und kommt vor allem noch eine gesteigerte Fibrinolyse, d. h. Auflösung von Fibrin hinzu, so resultiert daraus eine gesteigerte Blutungsneigung (s. S. 148). Das Auftreten einer intravasalen Gerinnung ohne entsprechende reaktive Fibrinolyse in Form einer disseminierten intravasalen Gerinnung findet bevorzugt in Geweben statt, in denen die Mikrozirkulation gestört ist. Am häufigsten betroffen sind Nieren und Lunge. Besonders häufig findet man Fibrinmikrothromben beim Vorliegen eines septischen Schocks, z. B. im Rahmen eines WATERHOUSE-FRIDERICHSEN-Syndroms (s. S. 297).

Durch diese Mikrothromben wird aber die zunächst funktionell gestörte Mikrozirkulationsstörung morphologisch fixiert, was den Übergang des Schocks in ein therapieresistentes Stadium bedeuten kann. ◄

2.3.3 Schockformen

Hypovolämischer Schock

Ursache: Der akute Volumenmangel, der dem primär hypovolämischen Schock – der häufigsten Schockform im Kindesalter – zugrunde liegt, kann bedingt sein:

a) durch einen akuten Blutverlust (Trauma mit inneren und äußeren Blutverlusten, Operation)
b) durch überwiegenden Plasmaverlust (Verbrühung, Verbrennung) oder
c) durch Wasser- und Elektrolytverluste (schwerer Brechdurchfall, Peritonitis)

▶ **Pathophysiologie:** Wie bereits unter dem Aspekt der Pathophysiologie des Schocks dargelegt, kommt es mit der Abnahme des Blutvolumens zum Auftreten einer Tachykardie und zur Zentralisation, um mit dem verbliebenen Blutvolumen die lebenswichtigen Organe Gehirn und Herz noch ausreichend zu versorgen. Der systolische Blutdruck fällt dabei zunächst nicht oder nur geringfügig ab, bedingt durch die Gefäßkonstriktion im Rahmen der Zentralisation. Aus gleichem Grund steigt der diastolische Druck an, die Blutdruckamplitude wird also enger.

Mit zunehmend kleiner werdendem Herzschlagvolumen sinkt dann aber auch der systolische Blutdruck weiter ab. Infolge der verminderten Durchblutung in der Körperperipherie wird dieses Gewebe nicht mehr ausreichend mit Sauerstoff versorgt. Der dann vorherrschende anaerobe Stoffwechsel produziert große Mengen an Milchsäure (das Salz der Milchsäure ist das Laktat) und bedingt damit eine metabolische Azidose. Auf diese Minderdurchblutung ist auch eine erhöhte Kapillarpermeabilität zurückzuführen. ◄

Krankheitsbild: Kinder mit Volumenmangelschock sehen blaßgrau aus, haben eine kühle, schweißige Haut und können Störungen ihrer Bewußtseinslage aufweisen. Es besteht eine Tachykardie, der Blutdruck ist noch normal oder bereits erniedrigt bei schon enger Blutdruckamplitude. Die Venen sind kollabiert, die Kapillaren zeigen eine verzögerte Füllung. Die Urinproduktion ist eingeschränkt, die Differenz zwischen zentraler und Oberflächentemperatur beträgt evtl. mehr als 6 °C. Hämodynamische Messungen ergeben einen erniedrigten zentralen Venendruck.

Behandlung: Die Behandlung des hypovolämischen Schocks besteht vorrangig in einer ausreichenden Flüssigkeitszufuhr, wobei der Basisbedarf und das Defizit berücksichtigt werden müssen. Je nach zugrunde liegender Erkrankung wird zur Substitution RINGER-Lösung, isotone Kochsalzlösung, Humanalbumin, Plasma oder Vollblut verwendet. Damit wird neben der Verbesserung der klinischen Zeichen eine Normalisierung des Blutdrucks, ein Anheben des zentralen Venendrucks sowie eine Steigerung der Urinproduktion angestrebt. Die eventuell vorliegenden Störungen des Säure-Basen-Haushalts und der Serumelektrolyte müssen dabei ausgeglichen werden. Besondere Vorsicht bei der Flüssigkeitszufuhr muß dann an den Tag gelegt werden, wenn bereits eine Schockniere oder eine sekundäre Herzinsuffizienz aufgetreten ist oder wenn sehr ausgeprägte Verschiebungen der Serumosmolarität vorliegen. Schwere schockbedingte Hypoxämien können eine mechanische Beatmung mit ausreichender Sauerstoffzufuhr erforderlich machen. Selbstverständlich muß immer versucht werden, die Quelle des Volumenverlustes wenn möglich zu schließen.

Kardiogener Schock

Ursache: Beim kardiogenen Schock, der im Kindesalter im Gegensatz zum Erwachsenen (Herzinfarkt) eine vergleichsweise untergeordnete Rolle spielt, kommt es akut zu einer Beeinträchtigung der Herzleistung, was an der Abnahme des Herzschlagvolumens zu erkennen ist. Dies kann bedingt sein durch eine primäre Dysfunktion des Herzmuskels selbst. Dabei kann es sich um das Vorliegen eines angeborenen Herzfehlers, einer schweren Herzmuskelentzündung (Myokarditis) oder einer schweren Herzrhythmusstörung handeln. Aber auch eine Überlastung des Herzens, z. B. bei Bluthochdruck im Rahmen einer Nierenerkrankung, kann akut zum Versagen der Herzleistung führen.

Behandlung: Zur Behandlung des kardiogenen Schocks kommen Medikamente in Frage, die die Herzkraft steigern: Katecholamine wie Dopamin und Dobutamin und schnell wirkende Digitalispräparate. Besonders die Katecholamine, die sofort mit Beginn einer Infusion wirksam werden, finden in jüngster Zeit beim Vorliegen sowohl primärer wie auch sekundärer Herzinsuffizienzen breite Anwendung. Als Präparat mit dem günstigsten Wirkungsspektrum erweist sich dabei zunehmend Dobutamin. Da diese Substanzen bereits in kleinsten Dosen einen hohen Wirkungsgrad besitzen, ist hier auf eine peinlich genaue Infusionstherapie zu achten.

Septischer Schock

Ursache: Der septische Schock wird durch Infektion mit Bakterien, Viren oder Pilzen hervorgerufen. Im Kindesalter, vor allem im Säuglingsalter, sind es meist gramnegative Bakterien, bei Früh- und Termingeborenen derzeit vorrangig grampositive Keime (Staphylococcus epidermidis; B-Streptokokken).

Pathophysiologie: Vieles im Ablauf des septischen Schocks, selbst die Ursachen für den Übergang einer Sepsis in einen septischen Schock, ist bis heute unbekannt geblieben. Allgemein erfolgt jedoch eine Einteilung des Kreislaufverhaltens in zwei Phasen:

▶ In der 1. Phase, der hyperdynamen Frühphase mit erhöhtem Herzminutenvolumen, spielen sich die Veränderungen vorrangig im Bereich der Makrozirkulation ab. Es kommt zu einer Weitstellung der Gefäße und zu einer erhöhten Gefäßpermeabilität, woraus eine relative Hypovolämie resultiert. Die Kinder haben dabei meist eine warme Haut, Fieber und Schüttelfrost. Der systolische Blutdruck bleibt dabei oft noch normal, auffallend ist jedoch eine Erhöhung der Herzfrequenz und besonders charakteristisch eine Erhöhung der Atemfrequenz. In der 2. Phase, der Spätphase oder auch hypodynamen Phase mit vermindertem Herzminutenvolumen, kommt es zum Blutdruckabfall, zur Hypozirkulation mit vorwiegender Beeinträchtigung der Mikrozirkulation. Auffallend häufig tritt in dieser Phase eine disseminierte intravasale Gerinnung auf. In dieser Phase haben die Kinder dann eine kühle, feuchte Haut und sehen blaßzyanotisch, verfallen aus. Begleitet wird dies meist von einer Änderung der Bewußtseinslage. Die Prognose ist zu diesem Zeitpunkt als sehr ernst zu stellen. ◀

Behandlung: Sie erfordert eine der jeweiligen Kreislaufsituation angepaßte Infusions- und medikamentöse Behandlung. Bei der streng überwachten Volumentherapie kommt dabei der Infusion von Humanalbumin eine besondere Bedeutung zu, da häufig Hypalbuminämien vorliegen. In der medikamentösen Behandlung spielen auch hier kreislaufaktive Medikamente und dabei vor allem wieder die Katecholamine eine dominierende Rolle. Sinn dieser Therapie ist es, die vitalen Funktionen so lange stabil zu halten, bis die antiinfektiösen Maßnahmen, wie Gabe von sensiblen Antibiotika oder chirurgische Entfernung von septischen Herden, wirksam werden. Beim Vorliegen von Störungen von Teilfunktionen ist an eine möglichst frühzeitige Behandlung der respiratorischen Insuffizienz mittels Beatmung zu denken.

Anaphylaktischer Schock

Ursache: Beim anaphylaktischen Schock handelt es sich um ein akutes Kreislaufversagen im Verlaufe einer allergischen Reaktion. Am häufigsten tritt dies nach der Gabe von Medikamenten (Penicillin, Lokalanästhetika, Antipyretika), Kontrastmitteln oder Fremdeiweiß auf (s. S. 372).

Krankheitsbild: Neben anderen bedrohlichen Symptomen wie Bronchiolenspasmus und Larynxödem (Glottisödem) kommt es von seiten des Kreislaufs, bedingt durch eine generalisierte Vasodilatation, zu einer akuten Hypotonie mit Absinken der systolischen und diastolischen Blutdruckwerte bis in nicht mehr meßbare Bereiche sowie zu einem maximalen Frequenzanstieg. Die Kinder sind dabei fahl, graublaß bis zyanotisch. Unter zunehmender Bewußtseinseintrübung kann es zum Herz-Atem-Stillstand kommen.

Behandlung: Sofern eine Reanimation noch nicht erforderlich ist, besteht die Behandlung der Wahl in der Applikation von Adrenalin, in der Volumensubstitution und in der Gabe von Kortikoiden, wobei letzteren nur ein verzögernder Effekt zukommt.

2.4 Veränderungen der Bewußtseinslage

2.4.1 Einleitung

Bewußtsein setzt die Intaktheit einzelner Strukturen des oberen Hirnstamms voraus, im besonderen der oberen Anteile der sog. Substantia reticularis und ihres aktivierenden Systems. Zwischen diesem aktivierenden retikulären System und den Großhirnhemisphären besteht eine kontinuierliche Interaktion, was den „Wachheitsgrad" (Vigilanz) eines Menschen bestimmt. Zu einer Bewußtseinstrübung kommt es, wenn metabolische oder andere Ursachen die Funktion der Zellen in der Substantia reticularis beeinträchtigen.

Das klare Bewußtsein äußert sich unter anderem in der adäquaten Reaktion auf Umweltreize. Von einer Trübung des Bewußtseins wird dann gesprochen, wenn dazu ungewöhnlich intensive Reize benötigt werden oder/und wenn die Reaktion verzögert, vermindert oder unvollständig ist. Diese Bewußtseinstrübung kann unterschiedlich ausgeprägt sein, was als Hinweis für die Schwere einer Hirnfunktionsstörung gewertet werden kann.

2.4.2 Ursache

Im folgenden sind die wichtigsten Ursachen einer Trübung des Bewußtseins aufgeführt:
- Exogene Intoxikationen, z. B. Schlafmittel, Psychopharmaka, Alkohol, Blei.
- Stoffwechselstörungen, z. B. Diabetes mellitus, Hypoglykämie, Urämie, Leberinsuffizienz, Wasserintoxikation.
- Infektionen des zentralen Nervensystems, z. B. Meningitis, Enzephalitis.
- Epileptischer Anfall (postkonvulsiver Zustand).
- Schädel-Hirn-Trauma, z. B. Hirnkontusion, Hirnödem, intrazerebrales Hämatom, Subarachnoidalblutung, epidurales Hämatom, subdurales Hämatom.
- Intrakranielle Raumforderung, z. B. Hirntumor, Hirnabszeß, Hirnblutungen, Pachymeningosis, Hydrocephalus internus occlusus.
- Gefäßerkrankungen, z. B. arteriovenöse Fistel, arterieller Gefäßverschluß.
- Schwere Hypoxie, z. B. Herz-Kreislauf-Stillstand, Atemstillstand, Kohlenmonoxidvergiftung.

2.4.3 Diagnose

Für die differentialdiagnostische Abklärung bei einem Kind mit veränderter Bewußtseinslage stehen folgende Untersuchungsverfahren zur Verfügung.

Laborchemische Untersuchungen:
pH: Störungen des Säure-Basen-Haushaltes,
Serumelektrolyte: Elektrolytstoffwechselstörungen,
Blutzucker: Diabetes mellitus,
Harnstoff: Urämie,
toxikologische Untersuchungen: Vergiftungen.

Technische Untersuchungen:
Ophthalmologische Untersuchungen: Stauungspapille bei erhöhtem intrakraniellen Druck.
Lumbalpunktion: Meningitis.
Schädelröntgen: nach Schädel-Hirn-Trauma.
Elektroenzephalogramm: Zustand nach Krampfanfall.
Computertomographie des Schädels: Intrakranieller raumfordernder Prozeß.
Angiographie: arteriovenöses Aneurysma.

Stadien

Grundsätzlich können 3 Stadien der Bewußtseinsstörung unterschieden werden (Tab. 24.2):
- Somnolenz (Bewußtseinstrübung),
- Stupor,
- Koma (Bewußtlosigkeit).

Solange der Patient noch auf Ansprache reagiert, ist er nicht als bewußtlos zu bezeichnen. Man

Tabelle 24.2 Stadien der Bewußtseinstrübung.

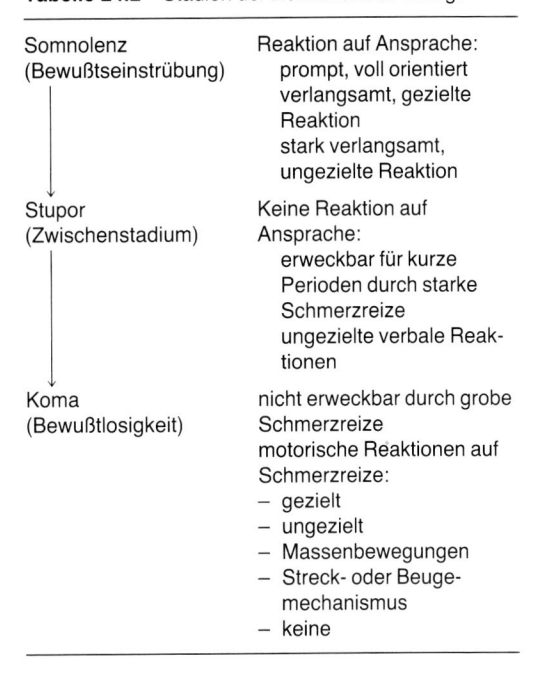

Somnolenz (Bewußtseinstrübung)	Reaktion auf Ansprache: prompt, voll orientiert verlangsamt, gezielte Reaktion stark verlangsamt, ungezielte Reaktion
Stupor (Zwischenstadium)	Keine Reaktion auf Ansprache: erweckbar für kurze Perioden durch starke Schmerzreize ungezielte verbale Reaktionen
Koma (Bewußtlosigkeit)	nicht erweckbar durch grobe Schmerzreize motorische Reaktionen auf Schmerzreize: – gezielt – ungezielt – Massenbewegungen – Streck- oder Beugemechanismus – keine

spricht dann von einer Bewußtseinstrübung. Diese erlaubt jedoch noch eine feinere Differenzierung. Der Grad der Veränderung der Bewußtseinstrübung kann von klar und voll orientiert bis zu stark verlangsamt reichen.

Von einem stuporösen Zustand spricht man dann, wenn der Patient nur durch massive Schmerzreize erweckbar ist. Dieser Zustand stellt den Übergang zum Koma, zur Bewußtlosigkeit dar, wo das Kind auch durch noch so grobe Schmerzreize nicht erweckbar ist.

Die Tiefe der Bewußtlosigkeit kann anhand von motorischen Reaktionen auf massive Schmerzreize überprüft werden. Beim Vorliegen eines leichteren Komas erfolgen dabei gezielte oder ungezielte Abwehrbewegungen. Im tiefen Koma reagiert das Kind mit ungerichteten Streck- oder Beugebewegungen, oder es bleibt jegliche Reaktion aus.

2.4.4 Überwachung

Jedes Kind mit veränderter Bewußtseinslage erfordert eine besonders strenge Überwachung. Dies gilt insbesondere für die Vitalfunktionen Kreislauf und Atmung. Besonderes Augenmerk ist aber auf die Überwachung neurologischer Befunde wie Pupillenreaktion, Augenstellungen, Augenbewegungen, Spontanbewegungen, Bewegungen auf Schmerzreize und Krampfanfälle zu legen. Vor allem das einseitige Auftreten einer pathologischen Veränderung kann eine wichtige differentialdiagnostische Information bedeuten. Das plötzliche Auftreten einer lichtstarren Pupille kann das einzige Hinweiszeichen für die akute Entwicklung einer eventuell operationsbedürftigen intrakraniellen Raumforderung sein. Der Verlauf der Erkrankung mit veränderter Bewußtseinslage läßt sich aber am besten am sich ändernden Schweregrad der Bewußtseinsveränderung beurteilen. Deswegen ist eine regelmäßige Überprüfung der Bewußtseinslage mit entsprechendem Vergleich der Vorbefunde erforderlich.

2.4.5 Behandlung

Die Behandlung eines Kindes mit veränderter Bewußtseinslage muß sich immer nach der zugrundeliegenden Ursache richten. Das Kind mit einem diabetischen Koma benötigt Insulin, der Patient mit einem epiduralen Hämatom eine Entlastungsoperation. Allgemein ist aber darauf zu achten, daß die bei diesen Kindern initial meist parenteral zugeführten Flüssigkeitsmengen nicht zu hoch liegen. Dies gilt insbesondere für die bewußtlosen Kinder, bei denen häufig ein erhöhter intrakranieller Druck besteht.

2.5 Erhöhter intrakranieller Druck

2.5.1 Einleitung

Unter Hirndruck (intrakranieller Druck) versteht man den Druck, den der Inhalt des Hirnschädels, nämlich Gehirn, Liquor und Blut, ausübt.

Nimmt das Volumen eines dieser Kompartimente zu, so muß auch der intrakranielle Druck ansteigen (normaler Druck 4–15 mmHg), sofern die Schädelnähte nicht mehr offen sind. Dieser Druckanstieg erfolgt zunächst allmählich, da einige wenige Kompensationsmöglichkeiten wie die Verlagerung von Liquor in den Wirbelkanal und die Verringerung des Blutvolumens zur Verfügung stehen (Abb. 24.5). Diese Kompensationsmöglichkeiten sind jedoch rasch erschöpft,

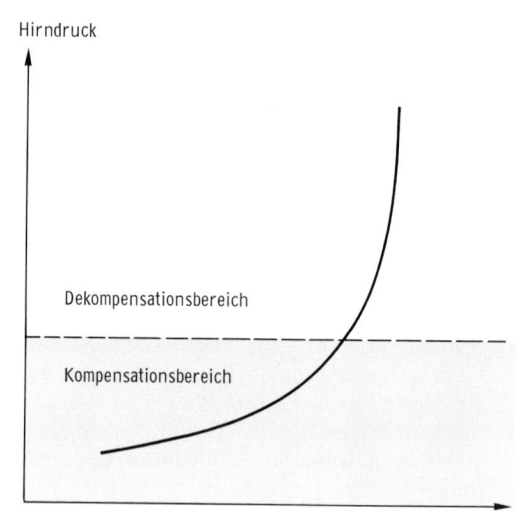

Abb. 24.5 Beziehung zwischen intrakraniellen Volumenänderungen und Hirndruck: Mit zunehmendem Volumen kommt es zunächst im Kompensationsbereich nur zu einer geringgradigen Druckzunahme. Sind jedoch die Kompensationsmaßnahmen erschöpft, bedingt eine geringgradige weitere Zunahme des Volumens eine massive Druckerhöhung = Dekompensationsbereich.

und der intrakranielle Druck steigt dann rasch an (Dekompensationsbereich). Hoher intrakranieller Druck kann zu schweren neurologischen Schädigungen und zum Tod führen.

2.5.2 Ursache

Eine Vielzahl von Ursachen kann zum Auftreten eines erhöhten intrakraniellen Drucks (Hirndruck) führen:
- Gestörte Liquorzirkulation, z. B. gestörter Liquorabfluß bei Hydrocephalus internus occlusus;
- Volumenzunahme des Hirngewebes, z. B. Hirnödem nach Schädel-Hirn-Trauma, Hypoxie oder Entzündungen;
- Zunahme des Blutvolumens im Gehirn, z. B. Abflußstörung des Blutes aus dem Gehirn (Hypervolämie, Störung der Autoregulation nach Trauma);
- Umschriebene raumfordernde Prozesse, z. B. Blutungen, Abszesse, Tumoren.

2.5.3 Krankheitsbild

Die klinischen Zeichen, die für das Vorliegen eines erhöhten Hirndrucks sprechen, sind unterschiedlich, je nachdem, ob sich dieser Hirndruck allmählich oder plötzlich entwickelt. Bei einem sich langsam entwickelnden Hirndruck stehen mit unterschiedlicher Häufigkeit immer wiederkehrende Kopfschmerzen, Nüchternerbrechen sowie zunehmende Reizbarkeit und Schläfrigkeit ganz im Vordergrund.

Im Bereich des Augenhintergrundes findet sich meist eine mehr oder weniger stark ausgeprägte Stauungspapille. Bei akut erhöhtem Hirndruck (z. B. nach Schädel-Hirn-Trauma) besteht meist eine stärkere Bewußtseinstrübung; die Pupillenmotorik kann gestört sein (weite, lichtstarre Pupillen), und Krampfanfälle (z. B. Streckkrämpfe) können auftreten. Störung der Kreislauf- und Atemfunktion weisen auf Läsionen der entsprechenden Zentren hin und stellen eine besonders kritische Situation dar.

2.5.4 Diagnose

Die Höhe des intrakraniellen Drucks kann mit entsprechenden Vorrichtungen direkt gemessen werden. Diese kontinuierliche intrakranielle Druckmessung bildet eine gute Grundlage aller Behandlungsmaßnahmen.

Für die Überwachung des intrakraniellen Drucks stehen verschiedene Methoden zur Verfügung.

▸ Bei der intraventrikulären Methode wird ein kleiner Katheter durch die Hirnsubstanz bis in die liquorgefüllten Hirnventrikel vorgeschoben.

Bei der subarachnoidalen Methode wird eine Schraube in die Schädelkalotte eingeschraubt. Die Spitze der Schraube befindet sich dabei in Verbindung mit dem subarachnoidalen Raum.

Lediglich bei der epiduralen Methode wird die harte Hirnhaut, die Dura mater, nicht eröffnet. Hier wird ein kleiner Meßfühler zwischen Schädelkalotte und Dura vorgeschoben.

Bei Säuglingen kann der Druckaufnehmer im Bereich der offenen Fontanelle fixiert werden, eine Schraube braucht dann nicht eingesetzt zu werden. Diese Fontanellendruckmessung wird Aplanations-Fontanometrie genannt.

Die Druckmessungen selbst erfolgen mit Hilfe von Druckwandlern. ◂

2.5.5 Behandlung

Die Behandlung des erhöhten intrakraniellen Drucks zielt daraufhin ab,
1. alles zu vermeiden, was eine weitere Druckerhöhung bewirken könnte,
2. den bestehenden intrakraniellen Druck zu senken und
3. die Hirnfunktionen aufrechtzuerhalten.

ad 1. Hierbei spielen die pflegerischen Maßnahmen eine entscheidende Rolle. So ist streng auf Hochlagerung des Kopfes und Vermeidung von Drehen des Kopfes zu achten. Auf alle Maßnahmen, die eine intrathorakale Drucksteigerung bedingen, ist zu verzichten (z. B. hoher PEEP = positiv exspiratorischer Druck).

ad 2. Liegt der intrakraniellen Drucksteigerung eine chirurgisch behebbare Ursache zugrunde, so muß diese möglichst schnell angegangen werden (z. B. epidurales Hämatom nach Trauma, Tumor, Hydrocephalus internus occlusus).

Handelt es sich aber um eine Hirnschwellung, die in der Regel neurochirurgisch nicht angehbar ist, so müssen andere Methoden zur Reduzierung des Hirndrucks angewendet werden:

a) Mit Hilfe einer Hyperventilation mit Abfall des $paCO_2$ auf Werte um 30 mmHg kann die Blutzufuhr zum Gehirn gedrosselt werden. Dies kann akut durch heftiges Bebeuteln erreicht werden.

b) Osmotisch wirkende Diuretika wie Sorbit 40% oder Mannit 20% entziehen akut dem geschwollenen Gehirn Wasser und scheiden es über die Nieren aus. Dies hat einen sicheren therapeutischen Effekt zur Folge. Dieser Effekt hält jedoch nur wenige Stunden an. Osmotische Diuretika werden meist nur bei akuter Einklemmungsgefahr und unmittelbar vor neurochirurgischen Operationen verabreicht.

c) Durch die Gabe von Dexamethason soll der Wassereinstrom in das Stützgewebe des Gehirns reduziert werden. Damit konnten in den vergangenen Jahren in der prä- und postoperativen Phase zur Ödemprophylaxe bei Hirntumoren gute Erfolge erzielt werden. Nach Schädel-Hirn-Trauma werden die Erfolge mit Dexamethason unterschiedlich beurteilt.

d) Die Flüssigkeitszufuhr muß so weit reduziert werden, daß eher eine leichte Minusbilanz resultiert. Um dabei ausreichend Kalorien zuführen zu können, ist es evtl. notwendig, zusätzlich Saluretika wie Furosemid zu verabreichen.

e) Auch Barbiturate (z. B. Thiopental = Trapanal®) werden zur Hirndrucksenkung eingesetzt. Gerade diese Therapie sollte nie ohne gleichzeitige Hirndruckmessung erfolgen, da dabei viele neurologische Überwachungsparameter ausfallen.

ad 3. Eine adäquate Hirnfunktion setzt eine ausreichende Versorgung mit Sauerstoff und Glukose voraus. Der Sauerstoffpartialdruck (vor allem bei Hyperventilation) muß über 100 mmHg, der Hämoglobingehalt mindestens über 10 g% liegen. Auf eine ausreichende Glukosezufuhr ist zu achten. Dabei gilt es aber darauf hinzuweisen, daß die Serumglukosewerte in der initialen Schockphase, z. B. nach Schädel-Hirn-Trauma, durch die überhöhte Ausschüttung von Katecholaminen hoch sein können.

Der Kreislauf muß stabil gehalten werden. Dies erfordert in der Regel ein aufwendiges invasives Monitoring (intraarterielle Druckmessung, zentrale Venendruckmessung, evtl. Messung des Pulmonalarteriendrucks).

2.6 Verbrennung/Verbrühung

2.6.1 Einleitung

Verbrennungen werden durch die Einwirkung von thermischer Energie auf die Haut und auf andere Gewebe hervorgerufen. In den ersten 3 Lebensjahren handelt es sich meist um Verbrühungen mit heißen Flüssigkeiten (z. B. Badewasser). Bei älteren Kindern dominieren Verbrennungen durch das Entzünden von brennbarem Material.

2.6.2 Krankheitsbild

Das Ausmaß einer Verbrennung kann sowohl durch die Flächenausdehnung als auch durch die Tiefenausdehnung der betroffenen Hautoberfläche beschrieben werden. Dabei kommt der Flächenausdehnung hinsichtlich der Prognose die größere Bedeutung zu. Je nachdem, welche Schichten der Haut mitbetroffen sind, spricht man von erstgradiger, zweitgradiger, drittgradiger und viertgradiger Verbrennung. Bei der erstgradigen Verbrennung (z. B. Sonnenbrand) ist nur die oberflächlichste Schicht der Haut, das Epithel, betroffen. Bei der zweitgradigen Verbrennung sind auch Teile der Lederhaut (Korium) mitbefallen, und bei der drittgradigen Verbrennung ist die gesamte Hautschicht zerstört. Bei sog. viertgradigen Verbrennungen sind schließlich auch tieferliegende Strukturen wie Knochen und Sehnen betroffen (Tab. 24.3).

Tabelle 24.3 Gradeinteilung der Verbrennung bzw. Verbrühung nach der Schichttiefe.

	1. Grad	2. Grad	3. Grad
Ursache	Sonne, kurze Stichflamme	heiße Flüssigkeit, Flammen	offenes Feuer, langer Kontakt mit heißem Material, Strom
Oberfläche	trocken	Blasen, nässend	trocken (thrombosierte Gefäße) oder nässend
Farbe	rot	rot gesprenkelt	weiß oder rot
Empfindung	schmerzhaft	schmerzhaft	schmerzlos

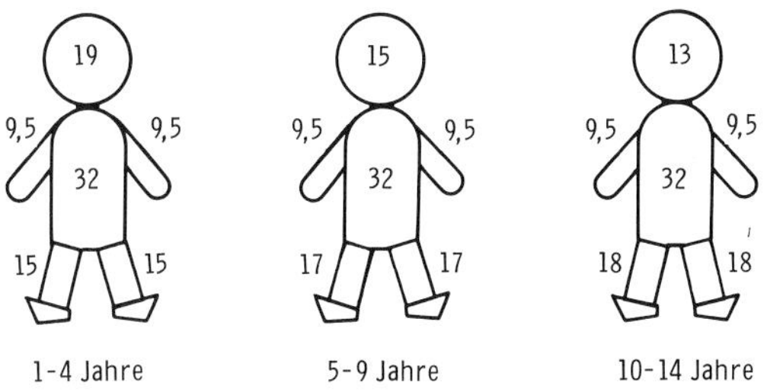

Abb. 24.6 Relativer Größenanteil einzelner Körperabschnitte an der Gesamtkörperoberfläche in den verschiedenen Altersstufen (Angaben in Prozent).

Die Ausdehnung einer Verbrennung wird in Prozent der Gesamtkörperoberfläche angegeben. Den relativen Größenanteil einzelner Körperabschnitte an der Gesamtkörperoberfläche in den verschiedenen Altersstufen kann man Schemata entnehmen (Abb. 24.6).

Pathophysiologie: Nach schweren thermischen Verletzungen kommt es rasch zum Auftreten von zum Teil erheblichen Störungen der Herz-Kreislauf-Funktionen, der Lungenfunktionen, der Nierenfunktionen und des Stoffwechsels. Dabei sind es vor allem die während der ersten 18 Stunden besonders ausgeprägten Verluste an Wasser, Elektrolyten und Eiweiß, die zunächst das Krankheitsbild der Verbrennungskrankheit prägen. Diese Flüssigkeitsverluste – bedingt durch eine vermehrte Durchlässigkeit der Gefäßwände –, die sowohl über die verbrannten Hautbezirke als auch in das nichtbetroffene Gewebe hinein erfolgen, können rasch zum Auftreten eines Volumenmangelschocks mit allen seinen Folgen führen.

Bei thermischen Verletzungen muß immer mit einer direkten Mitbeteiligung der oberen Luftwege und der Lunge gerechnet werden. Heißer Dampf und Rauchpartikel führen vorwiegend zu einer Schädigung der atemaktiven Fläche. Heiße Luft schädigt die Schleimhaut der oberen Luftwege. Darüber hinaus kann es aber im Bereich der Lungen im Ablauf des initialen Schockgeschehens zu einer gestörten Gefäßpermeabilität und einer disseminierten Gerinnung kommen. Beide Mechanismen können zu einem interstitiellen Ödem und zur Bildung von hyalinen Membranen führen. Im ungünstigsten Fall resultiert sogar eine irreversible Schocklunge.

Auch in der Niere kommt es zum Auftreten von Mikrozirkulationsstörungen. Die Hypovolämie und die rasch einsetzende Zentralisation können leicht zu einer reduzierten Urinausscheidung führen.

Verbrauchskoagulopathien lassen sich bei nahezu allen Patienten mit einer Verbrennungsfläche von über 35% der Körperoberfläche nachweisen. Dies ist sowohl auf die akut einsetzende disseminierte intravasale Gerinnung als auch auf die verminderte Produktion von gerinnungsaktiven Substanzen und Thrombozyten zurückzuführen.

2.6.3 Behandlung

Eine intensivmedizinische Behandlung ist bei Verbrennungen immer dann indiziert, wenn folgende Bedingungen erfüllt sind:

1. Verbrannte Fläche: über 15% der Körperoberfläche bei Säuglingen, über 20% der Körperoberfläche bei Kleinkindern und/oder
2. Beteiligung bestimmter Körperregionen wie Gesicht, Hände, Füße, Damm und/oder
3. Verdacht auf Inhalation von Rauch und/oder
4. Verbrennung durch elektrischen Strom und/oder
5. zusätzliche Verletzungen.

Infusionstherapie

Im Vordergrund der Behandlung von Kindern mit schweren Verbrennungen steht die sofortige ausreichende Flüssigkeitszufuhr. Versäumnisse in den ersten Stunden können dabei später nicht wieder ausgeglichen werden. Störungen der Mikrozirkulation können nämlich früh zu irreversiblen Zellschäden führen. Bis zu 6 ml pro Kilogramm Körpergewicht und pro Prozent verbrannter Hautoberfläche werden während der ersten 24 Stunden zusätzlich zum Erhaltungsbedarf an Flüssigkeiten zugeführt. Diese zusätzlichen Flüssigkeiten setzen sich dabei vorrangig aus Elektrolytlösungen und weniger aus Humanalbumin zusammen. In den zweiten 24 Stunden kann diese zusätzliche Flüssigkeitszufuhr bereits um 50% reduziert werden. Diese Infusionstherapie, die noch durch den Zusatz von Natriumbikarbonat ergänzt werden muß, erfordert ein minuziöses Überwachungssystem. Dabei ist vor allem auf die Kontrolle der ausreichenden Flüssigkeitszufuhr, des Urinvolumens, des zentralen Venendrucks, des Körpergewichts, der peripheren Zirkulation, der Herzfrequenz, des Blutdrucks und des Bewußtseinszustandes zu achten.

Dieses Monitoring setzt einen zentralen Venenkatheter, einen arteriellen Zugang und, wenn möglich, einen Pulmonalarterienkatheter voraus. Gilt es doch in den ersten Stunden im Rahmen der Schocktherapie eine zu zurückhaltende Infusionstherapie zu vermeiden, während in der Phase der Ödemrückresorption zwischen dem 4. und 6. Tag vor zu großen Infusionsmengen zu warnen ist. Letzteres kann leicht zur Überladung des Kreislaufs bis zum Lungenödem führen.

Beatmung

Die möglichen Schädigungen im Bereich der oberen Luftwege und der Lungen selbst müssen frühzeitig an die Notwendigkeit einer maschinellen Beatmung denken lassen.

Lokalbehandlung

Die Lokalbehandlung darf immer erst nach dem Beginn einer ausreichenden Flüssigkeitszufuhr und nach Behebung eines vorbestehenden Schockzustandes einsetzen. Die Art der Lokalbehandlung variiert dabei stark von Klinik zu Klinik. Nach der Reinigung der frischen Verbrennung kommen prinzipiell eine geschlossene Wundbehandlung mit Salbenverbänden (nur noch selten angewandt) oder die offene Wundbehandlung (Spray- und Gelbehandlung; Gerbungs- oder Verschorfungsbehandlung; Polyvidon-Jod-Salbenbehandlung; Lokalbehandlung mit Mafenidazetat) in Betracht.

Bei drittgradigen Verbrennungen ist immer ein chirurgisches Vorgehen, d. h. das Abtragen der Nekrosen erforderlich. Dies sollte jedoch erst nach völliger Stabilisierung der Schockphase der Verbrennungskrankheit erfolgen, d. h. etwa nach 7 Tagen. Frühabtragungen, d. h. innerhalb der ersten 4 Tage nach Verbrennung werden bei drittgradigen Verbrennungen im Bereich der Hände, des Brustkorbes und bei kleinen umschriebenen Verbrennungen angestrebt.

Antiinfektiöse Behandlung

Verbrannte Hautflächen stellen ideale Nährböden für das Wachstum von Bakterien dar. Infektionen, vor allem das Auftreten einer Sepsis, stellen deshalb die gefährlichsten Komplikationen nach Überwindung der Initialphase der Verbrennungskrankheit dar. Um dies zu vermeiden, ist eine möglichst sterile Pflege und Behandlung dieser Kinder erforderlich. Antibiotika sollen nicht prophylaktisch, sondern erst beim Verdacht auf das Vorliegen einer Infektion verabreicht werden. Eine fällige Tetanusprophylaxe ist dagegen immer sofort angezeigt.

2.7 Ertrinkungsunfall

2.7.1 Einleitung

Sobald nach längerem Untertauchen unter Wasser das Atemanhalten nicht mehr möglich ist, wird Wasser geschluckt und in die Atemwege bis in die Alveolen inhaliert. Je nachdem, ob es sich bei dem Wasser um Salzwasser oder Süßwasser handelt, spielen sich dann unterschiedliche pathophysiologische Vorgänge ab.

▸ Süßwasser ist niederosmolar, gelangt deshalb durch die Alveolarwände in den Blutkreislauf und erhöht da das Blutvolumen. Salzwasser dagegen ist hyperosmolar und entzieht dem Körper über die Alveolen große Flüssigkeitsmengen. Süßwasser hat darüber hinaus noch einen Auswascheffekt auf den Surfactant, den Antiatelektasefaktor. ◂

2.7.2 Krankheitsbild

Die resultierende respiratorische Insuffizienz manifestiert sich in niedrigen Sauerstoffpartialdrucken und hohen Kohlendioxidpartialdrucken mit konsekutiver kombinierter Azidose. Hinzu kommt meist eine Hypothermie und Störung des Zentralnervensystems. Dauert der Untertauchvorgang entsprechend lange, so tritt der Herz-Kreislauf-Stillstand ein.

2.7.3 Behandlung

Liegt ein Herz-Atem-Stillstand vor, so muß selbstverständlich zunächst eine Reanimation vorgenommen werden. Bei beatmungsbedürftiger respiratorischer Insuffizienz soll ein positiv endexspiratorischer Druck (PEEP) der Entwicklung von Atelektasen und dem oft vorliegenden Lungenödem entgegenwirken. Die Infusionstherapie wird unterschiedlich sein, je nachdem, ob es sich um Süß- oder Salzwasser handelt. Bei einem Kind nach Ertrinkungsunfall in Süßwasser darf nur wenig Flüssigkeit zugeführt werden. Nach einem Unfall in Salzwasser sind dagegen oft große Infusionsmengen erforderlich. Im Einzelfall wird sich das Infusionsregime nach den hämodynamischen Meßgrößen wie z. B. dem zentralen Venendruck richten müssen. Da die meisten Kinder nach Ertrinkungsunfall unterkühlt sind, ist eine langsame Aufwärmung zunächst bis 30 °C anzustreben. Dabei ist zu beachten, daß bei 22 °C ein Herzstillstand besteht, während beim Aufwärmen auf 28 °C zunächst Kammerflimmern auftreten kann. Dem nach langdauernder Hypoxie auftretenden erhöhten intrakraniellen Druck muß besondere Beachtung geschenkt werden. Die dabei in Frage kommenden therapeutischen Maßnahmen sollten durch entsprechendes Monitoring überprüft werden (s. S. 508). Wegen der meist anzunehmenden bakteriellen Verunreinigung des inhalierten Wassers empfiehlt sich eine adäquate antibiotische Behandlung.

2.8 Vergiftungen

2.8.1 Einleitung

Unter Vergiftungen versteht man jegliche Aufnahme von Stoffen, die, abhängig von Menge oder/und Zusammensetzung, zu einer Schädigung des Organismus führen.

2.8.2 Ursache

Je nach Ursache der Giftaufnahme unterscheidet man:

Akzidentelle (zufällige, versehentliche Einnahme) Giftaufnahme:
Im Kindesalter steht die akzidentelle Vergiftung im Vordergrund. Überwiegend sind Kleinkinder im Alter von 1–4 Jahren betroffen. So werden in den USA jährlich 96500 Vergiftungen bei Kindern unter 5 Jahren registriert. Am weitaus häufigsten werden Medikamente und Reinigungsmittel oral aufgenommen. Bitterer oder scharfer Geschmack der Stoffe oder Beschriftung der Verpackung stellen keinen Schutz dar. Die einzige Vorbeugungsmaßnahme ist das sichere Aufbewahren der gefährlichen Mittel in abschließbaren Fächern. Die größte Gefahr für die Kinder ist die Nachlässigkeit der Erwachsenen (vgl. auch Band I, 13. und 14. Teil).

Iatrogene[1] Giftaufnahme: Diese erfolgt durch falsche ärztliche Verordnung oder pflegerische Unachtsamkeit.

Suizidale[2] Giftaufnahme: Das Gift wird in selbstmörderischer Absicht eingenommen. Es handelt sich dabei in der Regel um ältere Kinder.

---

[1] iatros (griech.): Arzt
[2] Suizid (lat.): Selbstmord

Gewerbliche Vergiftungen: Hierbei handelt es sich z. B. um die Einwirkung von Abgasen.

2.8.3 Behandlung

In den meisten Fällen von akzidenteller Vergiftung ist eine intensive Überwachung nicht erforderlich. Eine enge Überwachung auf einer Intensivstation kann aber nach Einnahme von hochtoxischen Substanzen oder von großen Mengen erforderlich werden. Da bei schweren Vergiftungen in der Regel viele Organsysteme befallen sind, muß die Überwachung auch entsprechend breit angelegt sein (z. B. respiratorisches System, Herz-Kreislauf-System, Zentralnervensystem, Leberfunktion, Nierenfunktion).

Allgemeine Prinzipien

Identifikation des Giftes: Ist eine Vergiftung eingetreten, müssen folgende Fragen beantwortet werden:

Wer hat sich wann, wo und womit vergiftet? Wird eine Vergiftung telefonisch angemeldet, müssen die Angehörigen aufgefordert werden, unbedingt die Reste und die Verpackung des eingenommenen Mittels zur Identifizierung mitzubringen. Notwendige Maßnahmen werden von einer der Entgiftungszentralen erfragt.

Verhinderung der Resorption des Giftes: Wurde der Giftstoff durch die Haut aufgenommen, muß das Kind gründlich abgewaschen werden. Gelangte ein Giftstoff in die Augen, sollten diese mit großen Mengen von isotoner Kochsalzlösung gespült werden, im Haushalt darf durchaus auch Leitungswasser genommen werden. Bei oraler Aufnahme soll der Magen beim wachen Kind bereits am Unfallort entleert werden. Hierzu wird Erbrechen durch Trinkenlassen von Ipecac-Sirup (10–20 ml) ausgelöst. Milch darf nur dann gegeben werden, wenn es sich um eine Vergiftung mit Laugen oder Säuren handelt (s. unten). Im Krankenhaus kann die Entleerung des Magens außer durch das Auslösen von Erbrechen auch mit Hilfe einer Magenspülung erfolgen. Zur Durchführung einer Spülung wird ein möglichst dicker Magenschlauch eingeführt und mit körperwarmer isotoner Kochsalzlösung so lange gespült, bis die Spülflüssigkeit klar ist. Bei Bewußtlosen ist eine Magenspülung zur Vermeidung einer Aspiration nur unter gleichzeitiger Intubation erlaubt. Die 1. Flüssigkeitsportion soll zum Giftnachweis aufgehoben werden. Am Schluß der Magenspülung wird Aktivkohle zur Bindung der Restgiftstoffe, Natriumsulfat zur Förderung der Darmentleerung und evtl. Paraffin zur Bindung fettlöslicher Stoffe in den Magen gegeben. Paraffin wird vom Körper praktisch nicht aufgenommen, so daß gebundene Giftstoffe mit ihm ausgeschieden werden. Milchfett bindet zwar auch die fettlöslichen Gifte, wird jedoch zusammen mit den Giften vom Körper resorbiert.

Förderung der Giftausscheidung

Unspezifische Maßnahmen: Bereits resorbierte Gifte versucht man durch eine vermehrte Urinausscheidung zu entfernen. Sie wird bei intakter Nierenfunktion durch Infusion größerer Flüssigkeitsmengen erreicht. Die Ausscheidung von Barbituraten und Säuren kann durch eine Alkalisierung des Urins, z. B. mit Natriumbikarbonat, gesteigert werden. Bei gestörter Nierenfunktion oder Vergiftung mit schwer ausscheidbaren Stoffen müssen die Gifte durch eine Dialyse (Hämodialyse, Peritonealdialyse, Hämoperfusion, Plasmapherese) entfernt werden.

Spezifische Maßnahmen: Die Gabe von Gegengiften (Antidote oder Antikörper) ist nur bei einigen typischen Vergiftungen möglich. Zum Beispiel Naloxon (Narcanti®) bei Vergiftung mit Morphinderivaten, Atropin und Toxogonin bei Vergiftungen mit Phosphorsäureestern wie E 605 oder Antikörper bei Digitalisintoxikation.

2.8.4 Spezielle Vergiftungen

Schlafmittelvergiftung: Die häufigsten Vergiftungen erfolgen durch Einnahme von Schlafmitteln, wobei barbiturathaltige und barbituratfreie Medikamente den gleichen Effekt haben. Kurzwirkende Schlafmittel führen zu einer kürzeren, aber dafür tieferen Bewußtlosigkeit als die langwirkenden. Entsprechend der eingenommenen Menge reicht die Wirkung vom Schlaf bis zur reflexlosen Narkose. Der Ausgang einer Schlafmittelvergiftung hängt überwiegend von den Komplikationen seitens des Kreislaufs und der Atmung ab. Ein echtes Antidot für Barbituratvergiftungen gibt es nicht.

Insektizide: Lebensbedrohliche Vergiftungserscheinungen werden durch einige Insektizide ausgelöst (chemische Bezeichnung Alkylphosphate, Cholinesterasehemmer, wie z. B. E 605, Parathion). Diese Gifte können sowohl oral als auch durch die Haut und Lunge aufgenommen werden. Bereits kleine Mengen führen zum Tode. Bei eingetretenem Atemstillstand darf auf keinen Fall eine direkte Mund-zu-Mund-Beatmung durchgeführt werden, da sich dabei der Retter ebenfalls kontaminieren kann.

Laugen und Säuren: Sie verletzen die Schleimhaut des Mundes und der Speiseröhre mit möglicher Perforation der Speiseröhre. Daher keine Magenspülung! Das Kind darf lediglich Milch zur Neutralisierung trinken. Oft bleiben als Folgen der Verätzung Narbenbildungen und Verengungen der Speiseröhre zurück. Die gefährlichste Säure – sie sollte im Haushalt nicht mehr vorkommen – ist die Essigessenz.

Chlorierte Kohlenwasserstoffe: Viele Haushaltsmittel sind auf chlorierten Kohlenwasserstoffen aufgebaut. Sie führen zu schweren Schädigungen am Zentralnervensystem und der Leber. Durch Gabe von Milch würde ihre Aufnahme im Magen beschleunigt!

3 Spezielle therapeutische Maßnahmen

3.1 Künstliche Beatmung

3.1.1 Einleitung

Unter Spontanatmung wird bei der Einatmung durch die Tätigkeit des Zwerchfells und der Zwischenrippenmuskeln der Brustkorb erweitert, und es entsteht in den Alveolen ein Unterdruck (die Lungenbläschen sind erweitert). Dies bedingt einen Sog in den tieferen Luftwegen, der es ermöglicht, daß Luft von außen in die Alveolen einströmen kann. Die Ausatmung erfolgt im Ruhezustand rein passiv, d. h. die bei der Inspiration gedehnten Lungen gehen in ihre Ausgangslage zurück. Dabei entsteht in der Ausatemphase ein geringer Überdruck in den Luftwegen.

Bei der Beatmung (künstlichen Beatmung) wird während der Einatmungsphase ein Gasgemisch in die Lungen eingeblasen, d. h. es herrscht während der gesamten Inspirationsphase ein positiver Druck in den Atemwegen. Die Ausatmung erfolgt dann ebenfalls passiv.

3.1.2 Indikation

Eine künstliche Beatmung ist immer dann indiziert, wenn eine unzureichende Ventilation und/oder Oxygenierung durch andere Maßnahmen wie Atemstimulation durch Medikamente, Sauerstoffzufuhr oder kontinuierliche Dehnung der Atemwege nicht zu beheben ist.

Es kann sich dabei entweder um das Vorliegen einer *Apnoe* (z.B. Herz-Atem-Stillstand; Frühgeborene) handeln, oder um *Atemstörungen* auf Grund einer medikamentösen oder krankheitsbedingten Beeinträchtigung des zentralen Nervensystems (z.B. Narkosemittel; Enzephalitis), auf Grund von Nervenerkrankungen (z.B. GUILLAIN-BARRÉ-Syndrom), auf Grund unzureichender Thoraxbeweglichkeit (z.B. Rippenserienfraktur) und vor allem auf Grund von Lungenparenchymerkrankungen (z.B. hyaline Membranenkrankheit; schwere Pneumonie).

Das Ausmaß der Atemstörung kann dabei klinisch (z.B. Zyanose des Kindes) abgeschätzt oder durch die Bestimmung der Blutgase exakt ermittelt werden.

> So gilt bei Früh- und Termingeborenen der Abfall der Sauerstoffspannung unter 50 mmHg bei einer inspiratorischen Sauerstoffkonzentration von über 60% allgemein als Indikation zur mechanischen Beatmung. Gleiches gilt für den akuten Anstieg des Kohlendioxidpartialdrucks auf über 55 mmHg.

Weitere Indikationen für den Einsatz der künstlichen Beatmung sind die prophylaktische Beatmung nach kardiochirurgischen und nach Oberbauchoperationen (Omphalozele; Gastroschisis), die Energieeinsparung bei Schockzuständen sowie die therapeutische Hyperventilation (z.B. beim Kind mit Schädel-Hirn-Trauma; Vergiftungen mit halogenierten Kohlenwasserstoffverbindungen).

3.1.3 Durchführung

Intubation

Zur Durchführung einer künstlichen Beatmung muß das Kind in der Regel intubiert werden. Die Beatmung stellt also die häufigste Indikation für eine Intubation dar. Weitere Indikationen zur Intubation von Kindern sind das Offenhalten der Atemwege bei Atemwegsobstruktionen (z.B. Krupp, Epiglottitis, Fremdkörperaspiration) sowie die Protektion der Atemwege bei unzureichenden Schutzreflexen (z.B. schwere zerebrale Störung, Narkose) oder bei erhöhter Aspirationsgefahr (z.B. bei Magenspülungen).

Die orale Intubation sollte akuten Notfällen vorbehalten bleiben. In der Regel ist aber auch da die nasotracheale Intubation vorzuziehen. Bei längerdauernder Intubation ist der nasotracheale Zugang als obligatorisch anzusehen. Nasale Tuben werden vom Kind besser toleriert, können fest fixiert werden, reiben weniger an der Trachealschleimhaut und erlauben zudem die orale Nahrungsaufnahme.

Tracheotomie

Die Tracheotomie, d.h. die operative Öffnung der Luftröhre mit Einlegen einer Kanüle, wird bei Kindern nur dann vorgenommen, wenn eine langdauernde Intubation (viele Wochen bis Monate) zu erwarten ist (z.B. Verbrennungen im Gesichtsbereich, hohe Querschnittsläsion, schwere Lungenparenchymveränderung) oder wenn eine Obstruktion im oberen Respirationstrakt vorliegt (z.B. Tracheomalazie, kongenitale Stenosen). Eine Tracheotomie sollte möglichst immer als geplante Operation durchgeführt werden. Notfallmäßige Eingriffe (dann in Form einer sog. Koniotomie) sollten extrem selten sein (z.B. schwerste Epiglottitis, Glottisödem). Als Komplikationen einer Tracheotomie können Blutungen, mechanische Schädigungen der Luftröhre, Obstruktionen und unbeabsichtigtes Herausfallen der Kanüle auftreten. Hierbei sind besonders Kinder unter 2 Jahren gefährdet (s. auch S. 605).

Beatmungsgeräte

Die vielen heute auf dem Markt befindlichen Beatmungsgeräte können unter verschiedenen Gesichtspunkten eingeteilt werden: z.B. nach der Art des Antriebs (pneumatisch; elektronisch), nach dem Auslösemechanismus der Inspiration (s. Beatmungsformen) oder nach der Steuerung, d.h. dem Wechsel von Inspiration nach Exspiration.

Letzteres erlaubt die Einteilung in drei Haupttypen:

- druckgesteuerte Respiratoren
- volumengesteuerte Respiratoren
- zeitgesteuerte Respiratoren

Die druckgesteuerten Geräte führen so lange ein Gasgemisch in der Einatmungsphase zu, bis der eingestellte Beatmungsdruck erreicht ist. Liegen hohe Atemwegswiderstände vor, so wird rasch der eingestellte Druck erreicht, noch ehe ein ausreichend großes Gasvolumen zugeführt wurde. Druckgesteuerte Geräte werden in der Pädiatrie nur noch selten verwendet.

Ein volumengesteuertes Gerät gibt ein festeingestelltes Atemzugvolumen an den Patienten ab, unabhängig von den vorliegenden Atemwegswiderständen. Sind letztere groß, so kann der Beatmungsdruck erheblich ansteigen. Das Atemzugvolumen wird aber immer annähernd konstant gehalten. Dieser Gerätetyp, der finanziell sehr aufwendig ist, wird bei älteren Kindern häufig verwendet.

Bei zeitgesteuerten Beatmungsgeräten beginnt die Exspirationsphase dann, wenn die vorgegebene Inspirationszeit beendet ist.

Die weitere Arbeitsweise hängt dann davon ab, ob zusätzlich ein konstantes Atemzugvolumen oder ein konstanter Gasfluß eingestellt werden. Zeitgesteuerte Geräte mit einem kontinuierlichen Gasfluß sind heute die Beatmungsgeräte der ersten Wahl für Frühgeborene, reife Neugeborene und Säuglinge.

Beatmungsformen

Die künstliche *Beatmung* kann in Form der
- kontrollierten intermittierenden Überdruckbeatmung (IPPV = intermittent positive pressure ventilation) oder der in der Pädiatrie besonders erwünschten
- intermittierend befehlenden Beatmung (IMV = intermittent mandatory ventilation) durchgeführt werden.

Kontrollierte intermittierende Überdruckbeatmung: Bei der kontrollierten Überdruckbeatmung erhält das Kind von dem Beatmungsgerät in festgelegten Zeitintervallen Beatmungshübe, ohne daß das Kind darauf einen Einfluß nehmen könnte. Während der Inspiration und bis zum Ende der Exspiration herrscht dabei in den Atemwegen ein positiver Druck. Vom Ende der Exspiration bis zum Beginn der nächsten Inspiration herrscht atmosphärischer Druck. Dem Patienten wird dabei die Atemarbeit voll abgenommen.

Intermittierend befehlende Beatmung: Bei der intermittierend befehlenden Beatmung, bei der meist ein konstanter Gasstrom durch die Beatmungsschläuche strömt, kann das Kind, besonders das Neugeborene, spontan atmen, erhält aber zusätzlich vom Gerät fest eingestellte Beatmungshübe.

Da letztere langsam reduziert werden können, ist damit eine schonende Entwöhnung vom Beatmungsgerät gewährleistet.

> Bei beiden Beatmungsformen kann mit einem positiven endexspiratorischen Druck (PEEP) beatmet werden. Dadurch, daß am Ende der Exspiration der Druck in den Atemwegen nicht auf Null abfällt, werden die Alveolen daran gehindert zu kollabieren.

Atemhilfe (kontinuierlich erhöhter Atemwegsdruck = CPAP)

Wird einem *spontan atmenden Kind* kontinuierlich ein Gasgemisch mit einem konstanten Gasfluß zugeführt, so erzeugt dies einen kontinuierlichen positiven Druck in den Atemwegen dieses Kindes (continuous positive airway pressure = CPAP).

> Der Haupteffekt dieser Technik ist dabei, daß die Lungenalveolen am Ende der Exspiration wegen des noch immer herrschenden positiven Drucks nicht kollabieren können. Dies begünstigt den Gasaustausch in den Lungen,

vor allem den des Sauerstoffs. Dadurch wird die Sauerstoffversorgung verbessert, der Sauerstoffpartialdruck im arteriellen Blut steigt an.

Indiziert ist dieses Verfahren beim Vorliegen eines leichten Atemnotsyndroms, bei Apnoeanfällen bei Frühgeborenen und zum Entwöhnen vom Beatmungsgerät nach Langzeitbeatmung.

> Da hierbei die Spontanatmung Grundvoraussetzung ist, spricht man bei dieser Technik auch von einer Atemhilfe im Gegensatz zur künstlichen Beatmung. Die Kinder können dabei endotracheal intubiert sein oder die Tubusspitze wird nur wenige Zentimeter in die Nase vorgeschoben. Bei letzterem spricht man vom Nasen-CPAP.

Sauerstoff

Häufig ist mit der künstlichen Beatmung auch die Zufuhr höherer Sauerstoffkonzentration verbunden. Sauerstoff ist aber in einer Konzentration von über 21% als ein Medikament zu betrachten.

Die Verabreichung eines Gasgemisches mit mehr als 21% Sauerstoff muß deshalb wohlbegründet sein und ständig überwacht werden.

Die zugeführte Sauerstoffkonzentration, die immer gemessen werden muß, wird so gewählt, daß die arterielle Sauerstoffspannung zwischen 50 und 60 mmHg bei Neugeborenen und zwischen 60 und 80 mmHg bei Kleinkindern liegt. Blutgasanalysen sind also absolut notwendig.

Eine wesentliche Hilfe bietet hierbei die Möglichkeit der kontinuierlichen Registrierung der transkutanen Sauerstoffsättigung und Sauerstoffspannung, besonders bei Neu- und Frühgeborenen. Die größten Gefahren einer zu hohen Sauerstoffzufuhr stellen Augen- und Lungenschädigungen dar. Erstere treten bei Früh- und Neugeborenen im Sinne einer *Retinopathia praematurorum* (Retinopathie der Frühgeborenen) auf. Letztere können bei Kindern aller Altersstufen in Form der Beatmungslunge *(bronchopulmonale Dysplasie)* auftreten.

Komplikationen

Jede künstliche Beatmung birgt erhebliche Risiken in sich (Tab. 24.4). Die Zahl der möglichen Komplikationen kann dabei nur klein gehalten werden, wenn ein zahlenmäßig ausreichendes und hochqualifiziertes Personal die Betreuung von beatmeten Kindern wahrnimmt.

Tabelle 24.4 Häufige Komplikationen im Rahmen der künstlichen Beatmung.

1. Intubation – Extubation
   - zu lange Intubationsversuche
   - Fehllage des Tubus
   - Stridor nach Extubation

2. Endotracheale Tuben
   - Tubusverschluß
   - Dekonnektion
   - Spontane Extubation
   - Nasennekrose

3. Beatmungsgerät
   - defektes Beatmungsgerät
   - Ausfall der Alarmanlage des Beatmungsgerätes
   - fehlerhafte Einstellung des Beatmungsgerätes
   - inadäquate Anfeuchtung und Erwärmung der Atemgase

4. Lunge
   - Pneumothorax
   - Atelektasen
   - Infektionen (Pneumonie, Sepsis)
   - Beeinträchtigung der Herz-Kreislauf-Funktion
   - Beatmungslunge (bronchopulmonale Dysplasie)

3.2 Totale parenterale Ernährung

3.2.1 Einleitung

Unter einer totalen parenteralen Ernährung versteht man die ausschließlich intravenöse Zufuhr adäquater Mengen an Wasser, Nahrungsbausteinen, Kalorien, Mineralstoffen, Vitaminen und Spurenelementen.

Indiziert ist diese unphysiologische Art der Nahrungszufuhr bei den Kindern, bei denen eine Nahrungs- und Flüssigkeitsaufnahme über den Magen-Darm-Trakt über längere Zeit unmöglich ist. Verschiedene Krankheitsbilder, bei denen dies zutrifft, sind in Tabelle 24.5 aufgelistet.

3.2.2 Zusammensetzung der totalen parenteralen Ernährung

Bei der Herstellung der Infusionslösungen für eine totale parenterale Ernährung muß darauf geachtet werden, daß in ausreichender Menge Wasser, Elektrolyte, Kalorien, Nahrungsbausteine (Kohlenhydrate, Eiweiß, Fett), Vitamine und Spurenelemente zugeführt werden. Ausreichend heißt dabei für das Kind, daß neben allen Stoffwechselvorgängen und Gewebereparationen auch das Wachstum (z. B. des Gehirns) regelrecht ablaufen können.

Tabelle 24.5 Verschiedene Krankheitsbilder, bei denen eine totale parenterale Ernährung notwendig ist.

Anomalien des Magen-Darm-Kanals
Gastroschisis
Omphalozele
nekrotisierende Enterokolitis
Kurzdarm nach Darmresektion
chronische, therapieresistente Durchfallserkrankung
Malabsorptionssyndrome
entzündliche Darmerkrankungen (ulzeröse Kolitis, Morbus CROHN)
schwere Verbrennungen

Flüssigkeitsbedarf

Der physiologische Verlust an Wasser erfolgt über Niere, Lunge und Haut. Die Wasserausscheidung von Lunge und Haut wird als Perspiratio insensibilis bezeichnet. Sie ist routinemäßig nicht meßbar, sondern kann nur überschlagmäßig errechnet werden. Fieber und erhöhte Außentemperaturen (Schweiß) lassen den Flüssigkeitsverlust zusätzlich ansteigen und müssen bei der Berechnung berücksichtigt werden. Die hierzu notwendige Menge sowie Flüssigkeitsverluste über Drainagen und dergleichen, die ersetzt werden müssen, werden als „Ersatzbedarf" zusammengefaßt. Der Verlust über die Niere wird durch die Urinmessung erfaßt.

Der tägliche Gesamtflüssigkeitsbedarf setzt sich also aus der Urinmenge, der Perspiratio insensibilis und dem „Ersatzbedarf" zusammen. Annäherungswerte – abzüglich des Ersatzbedarfes – in Abhängigkeit vom Lebensalter, Körpergewicht und Körperoberfläche sind in Tabelle 24.6 wiedergegeben.

Elektrolyte

Die Aufrechterhaltung des Wasserhaushalts ist nur bei Anwesenheit von Elektrolyten möglich. Störungen des Elektrolythaushalts, insbesondere des Natriums, führen gleichzeitig zu schweren Veränderungen der Wasserverteilung. Größere Verluste an Elektrolyten müssen daher zusätzlich zu dem täglichen Erhaltungsbedarf an Natrium, Kalium, Chlor, Kalzium, Magnesium und Phosphor unbedingt ersetzt werden. Hierzu kann der Verlust an Salzen direkt in den Sekreten bestimmt oder Normalwerttabellen entnommen werden. Eine Berechnung der zu ersetzenden Menge ist auch mit Einschränkung anhand der Serumwerte, bezogen auf die extrazelluläre Flüssigkeit, möglich.

Kohlenhydrate und Kalorienbedarf

Die Kohlenhydrate stellen den Hauptenergielieferanten dar. Die täglich benötigte Kalorienmenge errechnet sich aus dem bekannten Altersbedarf. Er ist relativ hoch im Säuglingsalter nach dem 3. Lebenstag, nämlich 100–130 Kalorien/kg/Tag, und verringert sich etwa alle 3 Jahre um 10 Kalorien/kg/Tag; so beträgt der Kalorienbedarf bei 4- bis 6jährigen noch 80–90 und bei 10- bis 12jährigen 60–70 Kalorien/kg/Tag. Unterschreiten der Bedarfsmenge bedeutet immer einen Abbau körpereigener Substanzen. Zusätzlich muß ein erhöhter Kalorienbedarf durch Fieber, körperliche Unruhe und ähnliches berücksichtigt werden.

In der parenteralen Ernährung vor allem von Frühgeborenen, Termingeborenen und Säuglingen – aber auch später im Leben – sollte wegen der möglicherweise vorliegenden Fruktoseintoleranz als Kohlenhydrat nur noch Glukose Verwendung finden. Sie kann in einer Menge von maximal bis zu 25 g/kg/Tag verabreicht werden. Wichtig ist dabei, streng darauf zu achten, daß die kontinuierliche Glukosezufuhr nie unterbrochen wird, da ansonsten schwerwiegende Hypoglykämien auftreten können.

Tabelle 24.6 Annähernder Wasserbedarf unter Normalbedingungen. (Aus: WIEMERS, K., KERN, E., GÜNTHER, M., BURCHARDI, H.: Postoperative Frühkomplikationen. Thieme, Stuttgart 1969.)

Alter	Körpergewicht in kg	Körpergröße in cm	Körperoberfläche in qm	Gesamtbedarf in 24 Std. in ml	Wasserbedarf/ml pro kg Körpergew. in 24 Std.
3 Tage	3,0	50	0,21	250– 300	80–100
10 Tage	3,4	50	0,21	400– 500	125–150
3 Monate	5,7	60	0,29	750– 800	140–160
9 Monate	8,6	70	0,39	1100–1250	125–145
2 Jahre	12,5	87	0,53	1350–1500	115–125
4 Jahre	16,5	103	0,67	1600–1800	um 100
6 Jahre	20,0	117	0,81	1800–2000	90–100
10 Jahre	28,7	138	1,05	2000–2500	70– 85
14 Jahre	47,0	160	1,50	2500–2700	50– 60

Handelsübliche Glukoselösungen liegen in der Konzentration von 5, 10, 20 und 40% vor.

Leider können hochkonzentrierte Lösungen rasch zu Venenwandschädigungen führen.

Aminosäuren

Die Aminosäuren sind die Bausteine der Eiweißmoleküle (Proteine). Sie sind deshalb für den Aufbau von bestimmten Gewebsstrukturen, von Enzymen und Hormonen absolut notwendig. Da der Organismus weder über Eiweiß- noch über Aminosäurendepots verfügt, ist eine permanente Aminosäurenzufuhr erforderlich. Die Synthese von Proteinen aus den Aminosäuren erfordert viel Energie, die durch den Abbau von Kohlenhydraten und Fett bereitgestellt wird. Werden dem Körper zuwenig Kohlenhydrate und Fett zugeführt, so wird Eiweiß zur Energiegewinnung genutzt. Dies führt zum Abbau des eigenen Gewebes, was unter allen Umständen verhindert werden muß. Die tägliche Aminosäurenzufuhr, die bei Säuglingen und Kleinkindern größer als im späteren Lebensalter sein muß, beträgt etwa 1–2 g/kg Körpergewicht. Verwendet werden Aminosäurelösungen, die möglichst eine Zusammensetzung haben sollten, die entweder dem für das Lebensalter normalen menschlichen Plasma angeglichen ist oder durch Bedarfsuntersuchung bestimmt wurde. Insbesondere betrifft dies die sog. essentiellen Aminosäuren.

Fett

Seitdem geeignete Emulsionslösungen (Grundsubstanz: Sojabohnen- oder Baumwollsaatöl) zur Verfügung stehen, wird auch Fett bei der totalen parenteralen Ernährung mitverwendet. Fett liefert nämlich bei kleinen Volumina viele Kalorien: 1000 ml einer handelsüblichen 10%igen Fettlösung etwa 1200 Kalorien. Dies erlaubt selbst bei Kindern mit Flüssigkeitsrestriktion eine noch befriedigende Kalorienzufuhr. Darüber hinaus erfolgt mit der Fettzufuhr die Versorgung des Organismus mit den lebenswichtigen essentiellen Fettsäuren. Da bei einer zu reichlichen Fettinfusion das Fett gelegentlich nicht rasch genug verwertet werden kann, sollte die täglich zuzuführende Menge an Fett im Regelfall 2 g/kg Körpergewicht nicht überschreiten.

Vitamine und Spurenelemente

Total parenteral ernährte Kinder müssen auch in ausreichender Menge Vitamine (vor allem A, B-Komplex, C, E und K) und Folsäure erhalten. Darüber hinaus benötigen diese Kinder laufend Kupfer, Zink, Magnesium und Kobalt, die entweder in Form von Einzelinjektionen (z. B. Zinkaspartat) oder als Bestandteil von Plasma zugeführt werden. Auch Eisen muß in geeigneter Form zugegeben werden.

3.2.3 Infusionstechnik

Die totale parenterale Ernährung kann über periphere Venen oder über sog. zentrale, d. h. herznah gelegene Venen erfolgen. Der periphere Zugang stellt das weitaus risikoärmere Verfahren dar. Nachteilig ist jedoch, daß Zucker – der wichtigste Energielieferant – nicht in höheren Konzentrationen zugeführt werden kann. Dies ist nur über zentralgelegene Katheter möglich. Diese liegen in den Hohlvenen.

▶ Eingeführt werden diese Katheter über die V. jugularis interna (innere Drosselvene), über die V. subclavia (Unterschlüsselbeinvene) oder über Armvenen. Dabei werden diese Venen entweder direkt durch die Haut punktiert oder in seltenen Fällen mittels einer Venae sectio freigelegt. Das Legen und das Verweilen derartiger zentraler Katheter sind in ungeübten Händen mit einem deutlich höheren Risiko behaftet als periphere Zugänge. Neben Fehllagen und Verstopfen der Katheter sowie Thrombosierungen der zentralen Venen sind hier vor allem das Auftreten von schweren Infektionen wie Bakteriämie und Sepsis zu befürchten. Nur absolut steriles Vorgehen läßt letztere Komplikationen vermeiden. ◀

3.2.4 Überwachung

Die Durchführung einer totalen parenteralen Ernährung erfordert auch eine intensive kontinuierliche Überwachung. Neben laufender Kontrolle der Zugangswege müssen Ein- und Ausfuhr registriert werden. Eventuell täglich, zumindestens mehrmals wöchentlich, müssen die Spiegel von Blutzucker, Elektrolyten, Eiweiß, Harnstoff, Ammoniak, Bilirubin und Transaminasen im Blut bestimmt werden. Blutbildkontrollen und Bestimmungen des Säure-Basen-Haushaltes sind ebenfalls häufig erforderlich. Darüber hinaus ist es aber auch wichtig, sich über den Erfolg der totalen parenteralen Ernährung zu orientieren,

d. h., wie die Gewichtszunahme, das Längenwachstum, das Kopfumfangswachstum und die Zunahme der Hautfaltendicke verlaufen.

Weiterführende Literatur

EMMRICH, P.: Kinderärztliche Notfälle. Thieme, Stuttgart 1989

GERSMEYER, E., YASARGIL, E. C.: Schock und hypotone Kreislaufstörungen. Thieme, Stuttgart 1978

HOSSLI, G., JENNY, R.: Grundlage 1 der Anästhesiologie und Intensivbehandlung für Schwestern und Pfleger. Huber, Bern 1980

KLAUS, M. H., FANAROFF, A. A.: Das Risikoneugeborene. Gustav Fischer, Stuttgart 1978

LAWIN, P.: Praxis der Intensivbehandlung. Thieme, Stuttgart 1989

MENZEL, K., FRENZEL, J.: Erkrankungen des Neugeborenen. Thieme, Stuttgart 1987

ROGERS, M. C.: Textbook of Pediatric Intensive Care. Williams and Wilkins, Baltimore 1987

OBLADEN, M.: Neugeborenenintensivpflege. Springer, Berlin 1989

25. Teil: Kinderchirurgie und Kinderurologie

Hermann Mildenberger

1 Allgemeine Chirurgie

1.1 Wundlehre

Seit es Menschen gibt, haben Menschen versucht, ihren Mitmenschen bei einer Verletzung Hilfe zu leisten. So gehört die Wundbehandlung wohl mit zu den ältesten ärztlichen Handlungsweisen überhaupt.

1.1.1 Wundformen

Eine Wunde kann in einer nur oberflächlichen *Hautabschürfung (Exkoriation)* bestehen, sie kann aber auch die Haut völlig durchtrennen *(Hautwunden)* oder aber unter Mitverletzung weiterer Gewebsschichten in die Tiefe dringen *(tiefe Wunde)* oder sogar Körperhöhlen (Schädel, Brustraum, Bauchhöhle) eröffnen *(penetrierende Wunde)*. Je nach Art der die Wunde verursachenden Gewalteinwirkung werden verschiedene Wundformen unterschieden:

Schnittwunden

Schnittwunden entstehen durch Einwirkung scharfer Gegenstände. Die Schnitträndersind glatt, die Blutung ist meist recht erheblich; jedoch wird nur wenig Gewebe zerstört, und diese Wunden haben eine gute Heilungstendenz.

Quetschwunden

Quetschwunden entstehen dadurch, daß eine stumpfe Gewalt, z. B. ein Stockschlag oder ein Stein, auf Weichteile einwirkt. Dadurch kann es zu erheblichen, unregelmäßig zerfetzten und oft unterminierten Wunden kommen. Die Wundränder sind gequetscht, blutunterlaufen und durch Beeinträchtigung der Durchblutung ernährungsgestört. Solche Wunden bluten oft erstaunlich wenig; sie sind aber sehr anfällig für Infektionen.

Stichwunden

Stichwunden entstehen dadurch, daß ein spitzer Gegenstand in das Gewebe eindringt. Eine solche Stichwunde kann äußerlich harmlos wie eine kleine Schnittwunde aussehen, ihre Gefährlichkeit besteht aber darin, daß in der Tiefe Gefäße oder Nerven zerschnitten oder eine Körperhöhle eröffnet und innere Organe verletzt sein können.

Pfählungswunden

Pfählungswunden entstehen dadurch, daß Kinder etwa beim Sturz von einem Baum aufgespießt werden oder z. B. von einer Zaunlatte. Diese Wunden sind deshalb so gefährlich, weil meist zerrissene und tiefe (penetrierende) Wunden entstehen und dabei Fremdkörper, z. B. Kleiderfetzen oder Holzsplitter, in die Tiefe verschleppt werden.

Bißwunden, Schußwunden

Zu erwähnen sind noch Bißwunden (hohe Infektionsgefahr!) und Schußwunden (kleine äußere, aber oft ausgedehnte innere Verletzungen!).

1.1.2 Wundheilung

Glatte, saubere Wundränder, die nicht klaffen, verschließen sich rasch, zunächst durch einen oberflächlichen Schorf, der schmale Wundspalt schließt sich innerhalb von 6–8 Tagen durch eine schmale, zarte Narbe. Man nennt diesen Vorgang eine *primäre Wundheilung*. Klaffen die Wundränder, so wird der Defekt von einem entzündlichen Bindegewebe (Granulationsgewebe) langsam ausgefüllt, die anschließende Überhäutung erfolgt von den Wundrändern her. Es bleibt eine flächige Narbe zurück. Man spricht in solchen Fällen von der *sekundären Wundheilung*.

Bei zerfetzten Wunden muß zuerst das nicht mehr durchblutete (nekrotische) Gewebe abgestoßen werden, ehe das Granulationsgewebe einwachsen und schließlich die Überhäutung stattfinden kann.

1.1.3 Wundinfektion

Als wichtigster Grund für eine Wundheilungsstörung ist die Infektion anzusehen. Sie entsteht durch die Wirksamkeit eingedrungener Bakterien. Zwar sind alle Wunden als mit Bakterien verunreinigt anzusehen; jedoch tritt meist eine infektionsfreie Wundheilung ein, weil die Abwehrkräfte des Organismus diese Bakterien unschädlich machen. Bei schlecht durchblutetem Gewebe (z. B. bei gequetschten Wunden) oder bei allgemeiner Abwehrschwäche (z. B. bei Diabetes, unter der Behandlung mit Kortisonpräparaten oder Zytostatika) oder bei besonderer Virulenz der Erreger kann es aber doch zur eitrigen Wundinfektion kommen. In solchen Fällen muß die Wunde weit eröffnet werden, damit der Eiter gut abfließen kann: Die Wunde wird der sekundären Wundheilung zugeführt.

1.1.4 Wundbehandlung

Ziel der Wundbehandlung ist es, möglichst gute Voraussetzungen für eine primäre Wundheilung herzustellen. Dies gelingt meist leicht bei den glatten Schnittwunden, wo es darauf ankommt, die Wundränder aneinander zu bringen, sei es durch Naht, sei es durch einen Pflasterverband. Bei den Quetschwunden ist eine möglichst frühzeitige (innerhalb von 6–8 Stunden) Wundausschneidung nötig, die alles zerstörte und gequetschte Gewebe entfernt, so daß überall glatte, gut durchblutete Wundränder geschaffen werden, die dann durch Naht vereinigt werden können.

Bei den Stichwunden ebenso wie bei den Pfählungswunden muß der Stichkanal erweitert und bis zu seinem Ende verfolgt werden, um Verletzungen in der Tiefe zu erkennen und, wenn nötig, operativ zu versorgen. Bei den penetrierenden Stichwunden muß die betreffende Körperhöhle eröffnet und nachgesehen werden, ob innere Organe mitverletzt worden sind.

1.1.5 Tetanusprophylaxe

Jede Wunde ist im Prinzip verdächtig, Ausgangspunkt eines Wundstarrkrampfes zu werden. Jedoch weiß man, daß die Gefahr geringer ist bei glatten Schnittwunden, größer jedoch bei Quetschwunden, insbesondere wenn diese durch Erde, Straßenschmutz, Holzsplitter oder Kleiderfetzen verunreinigt sind.

Die Tetanusprophylaxe besteht zunächst in einer sorgfältigen örtlichen Wundbehandlung. Glücklicherweise sind heute fast alle Kinder bereits in der Säuglingszeit aktiv gegen den Wundstarrkrampf immunisiert worden. In den ersten 5 Jahren nach einer vollständigen Tetanusimpfung muß auch im Verletzungsfalle nicht geimpft werden. Ist der Abstand größer als 5 Jahre, so wird bei entsprechenden Verletzungen eine Tetanusauffrischimpfung gegeben (über Einzelheiten, auch über die Simultanimpfung, s. S. 279, 283).

1.2 Chirurgische Infektionen

1.2.1 Allgemeines

Man unterscheidet zwischen unspezifischen Infektionen, hervorgerufen durch banale Eitererreger (z. B. durch Staphylococcus aureus), und spezifischen Infektionen, die durch ganz bestimmte Erreger verursacht werden und meist eine jeweils typische, besonders auch im histologischen Aufbau erkennbare Infektionsreaktion hervorrufen, z. B. die Tuberkulose, die Lues, die Aktinomykose.

Bei den durch Bakterien bedingten Infektionen lassen sich verschiedene Formen unterscheiden (s. auch S. 242):

- *Furunkel:* Es handelt sich um eine eitrige Entzündung eines Haarfollikels mit Nekrosebildung. Erreger sind meist Staphylokokken.
- *Karbunkel:* Konfluierende Furunkel mit ausgedehnter Nekrosebildung. Meist im Nacken älterer Leute, bei Kindern ausgesprochen selten.
- *Abszeß:* Hierunter versteht man eine durch Gewebseinschmelzung entstandene lokale Eiterbildung. Der Abszeß ist durch einen Wall aus Granulationsgewebe abgekapselt.
- *Phlegmone:* Diffuse, schwer abgrenzbare, infiltrierende Gewebsentzündung ohne lokalisierte Eiteransammlung.
- *Empyem:* Hierunter versteht man eine Eiteransammlung in einer präformierten Höhle (z. B. Pleuraraum, Gallenblase, Gelenk).
- *Lymphangitis:* Dies ist eine von peripher (z. B. von einer infizierten Wunde) nach zentral fortschreitende Rötung und Verhärtung

der Lymphbahn. Die zugehörigen Lymphknoten schwellen schmerzhaft an.
- *Panaritium:* Unter diesem Begriff werden alle eitrigen Infektionen der Finger zusammengefaßt. Je nach Sitz und Ausdehnung werden besondere Formen unterschieden, z. B. das Nagelbettpanaritium mit Eiterbildung unter dem Fingernagel, das Knochenpanaritium mit eitriger Entzündung eines Fingerknochens, das Gelenkspanaritium, das Sehnenscheidenpanaritium.

Allen diesen eitrigen Infektionen ist gemeinsam, daß sie neben den von Ort zu Ort wechselnden Zeichen der lokalen Entzündung (Schmerzen, Hautrötung, Schwellung, Überwärmung) oft erhebliche Allgemeinreaktionen, insbesondere Fieber, hervorrufen. Überall da, wo sich Eiter gebildet hat, muß diesem Abfluß geschaffen werden, z. B. durch Spaltung eines Abszesses, Drainage eines Empyems, Eröffnung eines Panaritiums.

Bleibt ein Eiterherd im Körper, so besteht die Gefahr des Einbruches von Bakterien in die Blutbahn, so daß möglicherweise der gesamte Organismus von diesen Bakterien überschwemmt wird. Man spricht dann von einer Blutvergiftung *(Sepsis).* Häufig, vor allem bei den älteren Kindern, macht diese sich durch einen raschen Fieberanstieg, der mit Schüttelfrost einhergeht, bemerkbar. Bei jungen Säuglingen verläuft eine Sepsis oft viel weniger dramatisch; sie ist in ihrem Beginn nur durch sorgfältige Beobachtung zu erkennen (Blässe, Trinkunlust, Unregelmäßigkeit der Atmung, Veränderungen im Blutbild u. a.). Infolge einer Sepsis kann es zu Eiteransiedlung in entfernten Organen kommen (septische Metastasen), z. B. zur Osteomyelitis, zu Nieren-, Gehirn- oder Lungenabszessen.

1.2.2 Gasbrand

Als gefährlichste Wundinfektion ist der Gasbrand bekannt. Häufigster Erreger ist der WELCH-FRÄNKELsche *Gasbrandbazillus (Clostridium perfringens),* der weit verbreitet ist. Er gehört zu den Anaerobiern, einer Bakteriengruppe, die nur bei Sauerstoffmangel gedeihen kann. Deshalb sind besonders solche Wunden anfällig, die infolge Gewebszertrümmerung schlecht durchblutet sind und denen der Zutritt von Luftsauerstoff verwehrt ist (z. B. Schußwunden).

Krankheitsbild: Mit überfallartiger Schnelligkeit kommt es nach einer nur wenige Stunden bis 5 Tage dauernden Inkubationszeit zur Bildung von Gas im Gewebe der Wundumgebung, zum Ödem. Das Gewebe, insbesondere die Muskulatur, zerfällt unter der Wirkung der Bakterientoxine. Der Kranke wird unruhig, leidet an heftigsten Schmerzen; durch die toxische Allgemeininfektion tritt bald ein Hinüberdämmern in die Bewußtlosigkeit ein.

Behandlung: Die Behandlung muß rasch einsetzen: Eine breite operative Eröffnung der gesamten Wunde und Ausschneiden des befallenen nekrotischen Gewebes sind die wichtigsten Maßnahmen. Hinzu kommt eine hochdosierte Penicillinbehandlung. Glücklicherweise ist der Gasbrand – bei Kriegsverletzungen gefürchtet – in Friedenszeiten eine ausgesprochen seltene Erkrankung.

1.2.3 Wundstarrkrampf

Auch der Wundstarrkrampf *(Tetanus)* ist heute selten geworden dank der regelmäßigen Impfung unserer Kinder schon im ersten Lebensjahr. Der Erreger (Clostridium tetani) gelangt durch eine Wunde (manchmal nur ein Dorn im Finger!) in den Körper. Die Inkubationszeit beträgt 2–14 Tage und länger. Je kürzer die Inkubationszeit, desto schwerer ist der Verlauf der Erkrankung. Die Erreger bilden ein Toxin, das entlang den Nerven zum Rückenmark sich ausbreitet.

Krankheitsbild: Nach einem uncharakteristischen Prodromalstadium (Unruhe, Schweißausbrüche, Kopfschmerzen, Licht- und Lärmempfindlichkeit) kommt es zu den schmerzhaften tonischen Muskelkrämpfen, die zunächst oft in der Kaumuskulatur beginnen (Trismus), dann die Rückenstrecker, die Extremitätenmuskulatur und manchmal auch das Zwerchfell befallen. Die Krampfanfälle werden schon durch geringfügige Reize ausgelöst (s. auch S. 306).

Behandlung: Trotz der Fortschritte in der Behandlung (Intensivpflege, Dauerrelaxation mit Beatmung u. a.) ist die Sterblichkeit auch heute noch hoch, sie liegt jetzt aber deutlich unter 50%.

1.3 Plastische Chirurgie

Die *plastische oder Wiederherstellungschirurgie* hat in den letzten 2 Jahrzehnten einen immer wichtigeren Platz eingenommen. Für das Kindesalter liegt ihre Domäne neben der Spaltchirurgie des Gesichtes (z. B. *Hasenscharten*) in der Korrektur angeborener Mißbildungen der Extremitäten (z. B. einer *Syndaktylie*) und besonders in der

Wiederherstellung funktionell guter und kosmetisch ansprechender Verhältnisse nach *Verbrühungen* und *Verbrennungen* sowie nach *Unfällen.*

Narbige Kontrakturen, die über ein Gelenk hinwegziehen und dieses in seiner Beweglichkeit einschränken, können oft durch eine *Hautverschiebeplastik,* etwa in Form der Z-Plastik, beseitigt werden. Manchmal muß aber der gesamte Narbenbezirk ausgeschnitten und anschließend durch ein freies *Hauttransplantat* gedeckt werden. Hierzu wird mit dem Dermatom von einer geeigneten Stelle (Glutäalgegend, Oberschenkel) ein Lappen aus den oberflächlichen Hautschichten entnommen und auf den Wundgrund aufgetragen. Die Einheilung erfolgt durch Einwachsen von Kapillaren aus dem Empfängerbett. Dort, wo eine stark beanspruchte, widerstandsfähige Haut notwendig ist, z. B. an den Handflächen oder Fußsohlen, wird ein sogenanntes *Vollhauttransplantat* verwendet, das alle Hautschichten, also auch die Lederhaut, umfaßt. Seine Einheilung gelingt aber nur auf sehr gut vaskularisiertem Wundgrund.

Immer wieder wird es nötig, Hautdefekte mit schlecht durchblutetem Wundgrund, z. B. über einem bloßliegenden Knochen nach einem Überfahrungstrauma, zu decken. Hierzu verwendet man sogenannte *gestielte Lappen,* die das subkutane Fettgewebe mit umfassen und an der Entnahmestelle zunächst nur auf 3 Seiten umschnitten werden. Die Durchblutung erfolgt von der „gestielten" vierten Seite her. Dieser Lappen wird auf die gesäuberte Empfängerstelle aufgenäht. Nach etwa 2–3 Wochen sind vom Empfängergrund genügend neue Blutgefäße in den Lappen eingewachsen, so daß jetzt die vierte Seite durchtrennt werden kann (Abb. 25.1). Das Prinzip des gestielten Lappens gelangt in zahlreichen Modifikationen (z. B. *Muffplastik, Rollappen*) zur Anwendung.

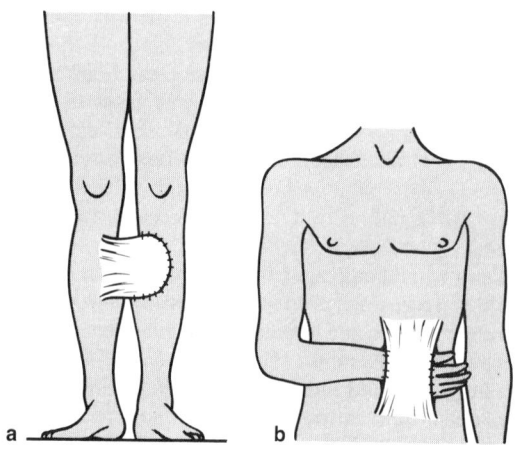

Mit mikrochirurgischer Technik lassen sich heutzutage Nerven transplantieren und selbst kleine Blutgefäße anastomosieren, so daß es gelingt, z. B. *abgetrennte Finger* wieder anzuheften oder etwa einen verlorengegangenen Daumen dadurch zu ersetzen, daß man die 2. Zehe des Patienten samt Sehnen, Nerven und Blutgefäßen entnimmt und an die Stelle des Daumens transplantiert.

Mit Hilfe der *mikrovaskulären Chirurgie* können heute ganze Muskel-Faszien-Hautareale verpflanzt werden, wodurch es gelingt, größere, etwa nach einem schweren Unfall entstandene Gewebsdefekte zu ersetzen. Ja, es lassen sich sogar Knochen (z. B. von Rippen, vom Wadenbein oder vom Darmbein) verpflanzen, um Knochenlücken, die z. B. nach einem Trauma oder nach radikaler Entfernung eines Tumors entstanden sind, auszufüllen.

1.4 Transplantationschirurgie

Auch für das Kindesalter hat die Organtransplantation eine große Bedeutung gewonnen. **Nierentransplantationen** bei Kindern werden in Deutschland in vielen Kliniken durchgeführt, und auch die *Lebertransplantation* wird an einigen Zentren bereits seit Jahren mit wachsendem Erfolg vorgenommen, ebenso *Herztransplantationen* bei bestimmten, allerdings noch erheblich eingeschränkten Indikationen. Vielleicht gewinnen in der Zukunft kombinierte *Herz-Lungentransplantationen (z. B. bei der Mukoviszidose)* oder auch *Pankreastransplantationen* bei bestimmten Formen des Diabetes für das Kindesalter an Bedeutung.

Grundsätzlich steht der Organtransplantation zwischen zwei Individuen der gleichen Art, also der Transplantation von Mensch zu Mensch *(homologe Transplantation),* entgegen, daß das Spenderorgan im Empfänger eine Immunantwort auslöst, die das Organ als „fremd" erkennt und sodann zerstört (abstößt). Die Abstoßungsreaktion verläuft um so heftiger, je stärker die genetische Verschiedenheit zwischen Spender und Empfänger ist. Man kann diese Verschiedenheit durch Bestimmung der Leukozytenantigene *(Transplantationsantigene = HLA-System;* d. h.

Abb. 25.1 a, b
a Beispiel eines gestielten Lappens. **b** Muffplastik.

engl. H[uman] L[eucocyte] A[ntigen]) im Labor austesten und dabei herausfinden, ob eine besonders starke Verschiedenheit vorliegt oder ob bei bestimmten antigenen Eigenschaften in diesem HLA-System eine gewisse Übereinstimmung besteht, ähnlich wie bei der Blutgruppenbestimmung *(Histokompatibilitätsuntersuchung)*. Die Immunreaktion des Empfängers erfolgt sowohl auf humoralem Weg (Bildung von löslichen Antikörpern gegen das Spenderorgan, die dann auf dem Blutweg in dieses gelangen) als auch durch besondere, den Lymphozyten zugehörige Zellen, die wiederum auf dem Blutweg in das Spenderorgan gelangen und dieses zerstören. Ein Überleben und Funktionieren des Spenderorgans gelingt dann, wenn die Immunreaktion des Empfängers unterdrückt werden kann. Hierzu sind besondere Medikamente wirksam, insbesondere *Kortisonpräparate* und bestimmte Zytostatika (z. B. das *Azathioprin)*, welche die Proliferation der die Immunreaktion besorgenden Lymphozyten unterdrücken. Man nennt dies eine *immunsuppressive Therapie*.

Leider ist es bis heute nicht gelungen, eine spezifische Immunsuppression zu finden, die ausschließlich auf das transplantierte Organ eingestellt ist, so daß dieses sozusagen als „eigenes Gewebe" akzeptiert wird. In der klinischen Organtransplantation läßt sich bisher nur die unspezifische Immunsuppression durchführen, die natürlich ihre erheblichen Nebenwirkungen und Gefahren hat. Insbesondere wird die allgemeine Infektionsabwehr des Empfängers geschwächt. Bakterielle und virale Infektionen, mit denen der Körper sonst spielend fertig wird, können unter der Immunsuppression zu lebensgefährlichen Erkrankungen werden.

Die Kortisonbehandlung bewirkt bei den Kindern oft ein entstellendes Äußeres mit Stammfettsucht und Vollmondgesicht, und insbesondere wird das Wachstum beeinträchtigt, so daß die Kinder unter einer Langzeit-Immunsuppression klein bleiben. Andere ernste Nebenerscheinungen sind Osteoporose, Bluthochdruck, Linsentrübungen u. a. m. In den letzten Jahren hat die Verwendung von *Cyclosporin-A* eine gewisse Verbesserung gebracht: Dieses Immunsuppressivum hat keine das Knochenmark angreifende Wirkung, und auch die wachstumshemmende Wirkung fehlt, ein Nachteil ist jedoch, daß es, besonders wenn es hoch dosiert wrid, schädigend auf die Niere einwirkt.

In der Bundesrepublik Deutschland herrscht ein großer Mangel an Spenderorganen. Dies hat seine Ursache in einer immer noch ungenügenden Aufklärung der Bevölkerung, in unzureichenden organisatorischen Voraussetzungen bei der Organbeschaffung, aber auch in dem Fehlen einer verbindlichen gesetzlichen Regelung der *Organentnahme*. Die Organentnahme kann selbstverständlich nur erfolgen, wenn der Tod des Spenders unzweifelhaft eingetreten ist. Deshalb gelten für die Todesbestimmung (Hirntod bei künstlich aufrechterhaltener Funktion von Atmung und Kreislauf) sehr strenge Regeln. Der Hirntod muß von 2 Ärzten festgestellt werden, die selbst mit der Transplantation nicht befaßt sein dürfen.

Für die Nierentransplantation bei Kindern kommt auch die sog. „*Lebendspende*" in Frage, bei welcher vom Vater oder von der Mutter eine Niere entnommen wird. Natürlich sind auch in einem solchen Fall vorher sorgsame Histokompatibilitätsuntersuchungen vorzunehmen. Die Übertragung eines Verwandtenorganes hat den Vorteil, daß in der Regel die Überlebenswahrscheinlichkeit des übertragenen Organs besser ist als die nach Transplantation einer Leichenniere und daß dem Kind u. U. eine lange Wartezeit auf ein geeignetes Organ unter den schwierigen Bedingungen der chronischen Dialyse erspart bleibt.

1.5 Parenterale Ernährung

Eine parenterale Ernährung ist bei solchen Patienten angezeigt, die über einen längeren Zeitraum nicht essen oder nicht genügend essen können. In der Kinderchirurgie sind das oftmals Neugeborene und Säuglinge mit angeborenen Darmerkrankungen, wie z. B. *Darmatresien*, oder solche Säuglinge, bei denen etwa durch einen *Volvulus* oder durch eine *nekrotisierende Darmentzündung* große Teile des Darmes verlorengegangen sind (sog. „*Kurzdarm-Syndrom*"). Auch bei älteren Kindern muß manchmal eine parenterale Ernährung durchgeführt werden, z. B. nach einem schweren *Trauma*, bei schweren Darmerkrankungen wie z. B. der *Colitis ulcerosa*, der CROHN-*Enteritis*, oder bei einer *akuten Bauchspeicheldrüsenentzündung*.

Eine parenterale Ernährung muß dem Patienten alle notwendigen Nahrungsstoffe auf intravenösem Weg zuführen. Über Einzelheiten s. S. 529. Menge und Zusammensetzung der parenteralen Nährlösung muß für jeden Patienten täglich neu berechnet und zusammengestellt werden. Um genügend Nährstoffe zuzuführen, sind die Infusionslösungen relativ hoch konzentriert, sehr viel höher als das Blut. Bei der Infusion solcher konzentrierten Lösungen in eine periphere Vene würde es deshalb rasch zur Venenentzündung (Phlebitis) und Thrombose kommen, so daß man die Infusion in eine großkalibrige, zentrale Vene einbringen muß, wo durch den starken Blutstrom rasch eine genügende Verdünnung der Infusionslösung eintritt.

Die parenterale Ernährung hat in den letzten 10 Jahren in der Kinderchirurgie eine große Bedeutung gewonnen, jedoch ist sie eine Behandlung, die große Gefahren und Komplikationsmöglichkeiten in sich birgt. Besonders gefürchtet ist die Einschleppung von Bakterien über den zentralvenösen Zugang (*„Kathetersepsis"*), auch kann es zur Thrombosierung der großen Venen kommen. Bekannt und gefürchtet ist die Perforation des rechten Herzvorhofes durch einen zu weit eingeführten Katheter. Auch die parenterale Nahrungszufuhr selbst kann zu Komplikationen führen, insbesondere zur Schädigung der Leber. Manchmal muß eine parenterale Ernährung über Wochen oder sogar viele Monate durchgeführt werden. Während dieser ganzen Zeit bedürfen die Patienten einer sehr intensiven ärztlichen und pflegerischen Überwachung.

1.6 Implantierbare Kathetersysteme

Immer häufiger machen es bestimmte moderne Behandlungsmethoden notwendig, über lange Zeiträume zuverlässige venöse Zugänge zur Verfügung zu haben. Dies ist z. B. von großer Bedeutung bei der parenteralen Ernährung oder bei einer über Wochen oder Monate hin wegen einer Tumorerkrankung durchgeführten Injektionsbehandlung mit zytostatischen Medikamenten, bei welchen es keinesfalls zu einer versehentlichen paravenösen Einspritzung kommen darf. Für solche Indikationen sind besondere Kathetersysteme entwickelt worden:

1. Der Broviac-Katheter besteht aus einem Silikonschlauch, der auf Grund seiner Materialeigenschaften besonders reizlos im Blutstrom liegt. Er wird operativ über eine periphere Vene, am häufigsten über eine der äußeren Jugularvenen (Drosselvenen) in die Vena subclavia (Unterschlüsselbeinvene) und weiter in die obere Hohlvene vorgeschoben. Der Sitz der Katheterspitze wird röntgenologisch kontrolliert. Das periphere Stück des Broviac-Schlauches, das ein etwas dickeres Kaliber hat als das zentrale, in die Vene eingeführte, wird mehrere Zentimeter unter der Haut (z. B. der vorderen Brustwand) hindurchgeführt, ehe es nach außen gelangt. Innerhalb dieses subkutanen Tunnels besitzt der Broviac-Katheter einen fest montierten Muff aus Dacronfasern, der fast wie ein kleiner Filzring aussieht. In diesen Dacronfilz wächst von der Umgebung Bindegewebe ein. Dadurch wird der Katheter einerseits gegen ein Verrutschen gesichert, weil er praktisch im Gewebe festwächst; andererseits bildet der Muff eine Barriere für Bakterien, die von außen entlang der Wand des Silikonschlauches einwandern, den „Cuff" aber nicht passieren können. Broviac-Katheter gibt es in zwei verschiedenen Größen. Größerlumige Katheter, für ältere Kinder und Erwachsene, werden als **Hickman-Katheter** bezeichnet, sie arbeiten nach dem gleichen Prinzip.

2. Der Quinton-Katheter ist ähnlich konstruiert, er enthält aber drei Lumina. Dieser Katheter ist besonders in der Onkologie von Wichtigkeit, weil die voneinander getrennten Kanäle des Katheters drei verschiedenen Zwecken dienen: Über einen Kanal werden Medikamente injiziert, im zweiten Kanal kann z. B. eine parenterale Ernährungslösung laufen, während der dritte Kanal Blutentnahmen, aber auch die Infusion von Blutprodukten ermöglicht. So erspart der Quinton häufige, schmerzhafte Venenpunktionen, läßt die Möglichkeit der Infusion nichtkompatibler Lösungen zu und erlaubt den Kindern eine größere Freiheit, weil sie nicht durch mehrere gleichzeitig laufende Infusionen behindert werden.

3. Port-Systeme: Hierbei handelt es sich um einen dauerhaften, sicheren Gefäßzugang durch ein subkutan implantierbares Kathetersystem. Es besteht wiederum aus einem Silikonschlauch, der operativ in eine zentrale Vene eingebracht wird. Dieser Schlauch ist mit einer Infusionskammer (Port) verbunden, die entweder aus Metall oder aus einem Kunststoff besteht und durch eine dicke Silikonmembran verschlossen ist. Dieser Port wird subkutan (etwa über dem Brustmuskel) implantiert. Er kann durch die Haut gut getastet und perkutan durch seine Silikonmembran hindurch punktiert werden. Nach Entfernung der Punktionskanüle schließt sich in der Membran der Punktionskanal sofort wieder. Der Vorteil eines solchen Portsystems besteht in seinem relativ geringen Infektionsrisiko, dem sicheren Gefäßzugang (evtl. über Monate oder gar Jahre), der Schonung des peripheren Gefäßsystems, und es ermöglicht oft eine ambulante Behandlung in

Fällen, die sonst stationär therapiert werden müßten.

Schließlich ist noch der **peritoneale Langzeitzugang** zu erwähnen. Er hat bei der *Dialysebehandlung* chronisch niereninsuffizienter Kinder große Bedeutung gewonnen: Ist es dadurch doch möglich geworden, daß, nach entsprechender Einarbeitung, die chronische Dialyse zu Hause von den Patienten bzw. deren Eltern durchgeführt werden kann (**C**hronische **A**mbulante **P**eritoneal-**D**ialyse — *CAPD*). Hierzu wird ein sog. **Tenckhoff-Katheter** in die Bauchhöhle operativ eingebracht. Dieser besteht aus einem relativ dicken, halbstarren, an seinem (peritonealen) Ende spiralig aufgekringelten und dort mit zahlreichen Löchern versehenen Silikonschlauch. An der Stelle, wo der Schlauch in die Bauchhöhle eindringt, ist ein Dacronfilzring angebracht, der den wasserdichten Verschluß zur Bauchhöhle hin gewährleistet. Der periphere Teil des Schlauches verläuft wiederum einige Zentimeter weit unter der Haut und besitzt hier einen zweiten Dacronfilzring, der den festen Sitz und eine Bakterienbarriere bewirkt.

2 Spezielle Kinderchirurgie

2.1 Neurochirurgische Erkrankungen bei Kindern

2.1.1 Hydrozephalus

Die häufigste Ursache eines krankhaften Schädelwachstums bei Säuglingen ist der Hydrozephalus (Wasserkopf). Zwar gibt es hierfür viele Gründe, in der ganz überwiegenden Mehrzahl der Fälle ist die Ursache aber eine Verstopfung der Zirkulation des Liquor cerebrospinalis an irgend einer Stelle, z. B. im Bereich des Aquaeductus Sylvii oder an den Ausgängen der 4. Hirnkammer. Die Folge ist ein Liquoraufstau in den Seitenventrikeln und in der 3., eventuell auch der 4. Hirnkammer, das Gehirn wird zunehmend gegen die Schädelinnenwand gedrückt, die Schädelknochen weichen in den noch offenen Nähten auseinander. Verursacht wird die Liquorzirkulationsstörung entweder durch eine angeborene Verstopfung, wie z. B. im Zusammenhang mit einer Meningomyelozele, oder durch entzündliche Verklebungen der Liquorräume infolge einer Gehirnblutung, einer Toxoplasmose oder einer bakteriellen Hirnhautentzündung (Abb. 25.2).

Um der zunehmenden druckbedingten Gehirnschädigung vorzubeugen, versucht man heutzutage eine Entlastung der gestauten Hirnkammern vorzunehmen. In einen der Seitenventrikel wird

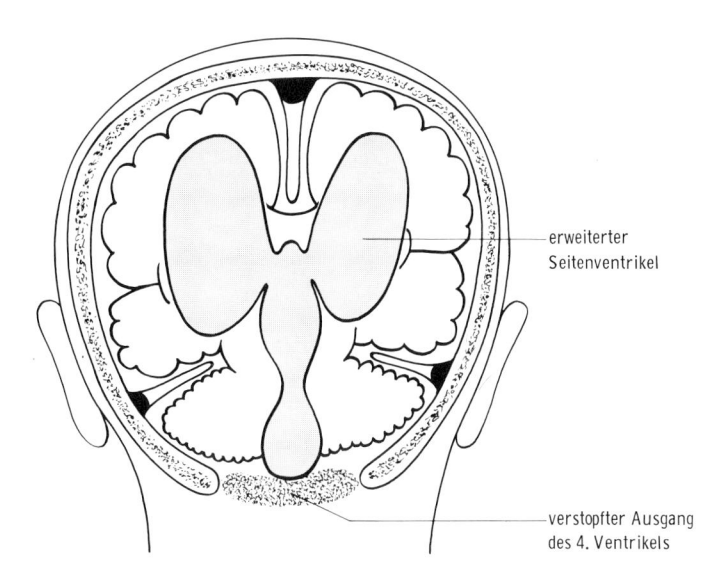

Abb. 25.2 Erweiterung der Hirnkammern bei Hydrocephalus internus: In diesem Beispiel ist der Ausgang des 4. Ventrikels durch entzündliche Verklebungen verstopft.

— erweiterter Seitenventrikel

— verstopfter Ausgang des 4. Ventrikels

ein Kunststoffschlauch eingebracht, der über ein Ventil oder eine kleine Pumpe entweder in die Bauchhöhle (**ventrikuloperitonealer Shunt**) oder über die Halsvene in den Herzvorhof (**ventrikuloatrialer Shunt**) gelegt wird: Auf diese Weise kann der Liquor abgeleitet werden, ohne daß die Flüssigkeit dem Körper verlorengeht. Das Gehirn kann sich, da es jetzt entlastet ist, normal entwickeln. Nach solchen *Shuntoperationen* treten leider ziemlich häufig **Komplikationen** auf: Entweder wird das Schlauchsystem bakteriell besiedelt, und es kommt zur „*Ventilsepsis"*, oder das System *verstopft* oder bricht auseinander *(Disconnection)*. Deshalb müssen diese Kinder jahrelang sorgsam überwacht werden.

2.1.2 Schädelverletzungen und intrakranielle Blutungen

Man unterscheidet die geburtstraumatischen Blutungen von solchen Blutungen, die durch eine Verletzung nach der Geburt hervorgerufen werden.

Geburtsverletzungen

Die meisten Geburtsverletzungen des Schädels und Gehirns entstehen dadurch, daß es bei einem beschleunigten Durchtritt des Kopfes durch den Geburtskanal zu einer raschen und oft exzessiven Deformierung des Schädels kommt, wodurch Venen oder Blutleiter der harten Hirnhaut (Dura) einreißen können. Solche Einrisse erfolgen mit Vorliebe am Kleinhirnzelt (Tentorium) oder im Bereich des Sinus sagittalis superior (oberer Längsblutleiter des Gehirns). Der Bluterguß, der eine beträchtliche Größe erreichen kann, breitet sich im subduralen Raum aus, und man spricht deshalb vom **subduralen Hämatom (akute Form).** Je nach dem Ort der Verletzung liegt das Hämatom temporal oder parasagittal, selten in der hinteren Schädelgrube.

Behandlung: Zur Entlastung des durch den Bluterguß komprimierten Gehirns ist eine Behandlung durch Punktion, unter Umständen sogar durch eine operative Schädelöffnung notwendig.

Neben diesem akuten subduralen Hämatom gibt es auch eine **chronische Form,** bei welcher sich das Hämatom langsamer entwickelt. Durch chemischen Abbau des Blutes steigt der osmotische Druck, der Erguß zieht Flüssigkeit an und nimmt dadurch stetig an Größe zu, wodurch das Gehirn zunehmend komprimiert und der Schädel ausgeweitet wird.

Behandlung: Zur Behandlung genügen wiederholte Punktionen. Manchmal muß man aber auch den Schädel eröffnen, das alte Hämatom ausräumen und seine Wandung entfernen.

Schädel-Hirn-Trauma

Schädelverletzungen gehören zu den häufigen Vorkommnissen im Kindesalter. Die im Vergleich zum Schädel des Erwachsenen noch große Elastizität der kindlichen Schädelknochen bringt es mit sich, daß manchmal im Moment der Gewalteinwirkung die Frakturlinie weit und klaffend aufbricht, die darunterliegende Dura (harte Hirnhaut) einreißt und unter Umständen sogar Gehirn in den Spalt vorgedrückt wird. Wenn jetzt im Augenblick nach der Gewalteinwirkung der elastische Schädelknochen wieder zurückschnappt, so können in die Frakturlinie Durafetzen und vielleicht sogar Gehirnsubstanz eingeklemmt werden. Es kann zum Liquoraustritt unter die Kopfhaut kommen. Solche Schädelbrüche mit eingeklemmter Dura heilen nicht: Im Röntgenbild wird der Bruchspalt immer breiter, und man spricht deshalb von einer „**wachsenden Schädelfraktur".** Sie bedarf der operativen Behandlung (Abb. 25.3).

Durch die Einwirkung einer umschriebenen Gewalt, etwa durch Steinwurf oder Stockschlag, kann ein Stück des Schädelknochens ausbrechen und in das Schädelinnere eingedrückt werden. Meist kommt es hierbei zu einer Mitverletzung der Dura und des darunter liegenden Gehirns. Solche **Impressionsfrakturen** müssen ebenfalls operativ behandelt werden (Abb. 25.4).

In der Folge eines Schädelbruches kann es, ähnlich wie bei einer Geburtsverletzung, zu einem Einriß von Oberflächenvenen des Gehirns, etwa an deren Einmündung in einen der großen Blutleiter, oder gar zu einem Einriß eines Blutleiters selbst kommen. Dadurch entsteht oft *innerhalb weniger Stunden nach dem Unfall* ein **akutes subdurales Hämatom** von unter Umständen sehr beträchtlicher Größe. Solche traumatischen subduralen Hämatome entstehen häufiger bei Säuglingen als bei älteren Kindern. Der Blutverlust in das Hämatom hinein kann so groß sein, daß es zu einem raschen Abfall der Hämoglobinwerte und zum Kreislaufschock kommt. Ein rascher operativer Eingriff ist notwendig (häufiger sind im Kindesalter **chronische subdurale Hämatome**, s. auch S. 374).

Die die harte Hirnhaut versorgenden Arterien verlaufen im Schädelinneren direkt unter dem

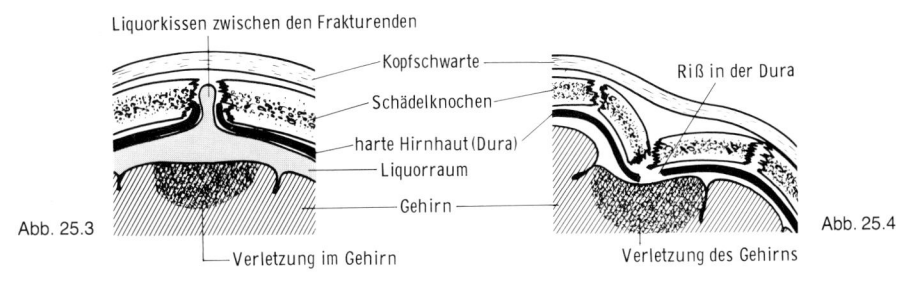

Abb. 25.3 „Wachsende Schädelfraktur": Zerrissene Dura im Frakturspalt eingeklemmt, dazwischen schiebt sich ein Liquorkissen vor und drängt die knöchernen Frakturenden immer weiter auseinander.

Abb. 25.4 „Impressionsfraktur": Zwei Knochenfragmente sind ins Schädelinnere verschoben, darunter ist die Dura zerrissen und das Gehirn gequetscht.

Knochen und über der Dura. Reißt bei einem Schädelbruch eine solche Arterie ab (mit Vorliebe im Schläfenbereich), so entsteht innerhalb recht kurzer Zeit ein Bluterguß, der zwischen Schädelknochen und Dura liegt, ein **epidurales Hämatom**.

Krankheitsbild: Typisch hierfür ist, daß die Kinder nach dem Unfall zunächst voll bei Bewußtsein sind, daß dann aber nach einem „freien Intervall" innerhalb von einer halben bis etwa 3 oder 4 Stunden eine zunehmende Bewußtlosigkeit eintritt: Ausdruck der durch das Hämatom hervorgerufenen Hirnkompression – es wird von der abgerissenen Arterie rasch gespeist. Auch hier muß der Schädel sofort trepaniert und der abgerissene Arterienstumpf verschlossen werden (Abb. 25.5).

Zu den Schädel-Hirn-Traumen (s. S. 378) gehören auch Commotio (Gehirnerschütterung), Contusio (Hirnprellung) und Compressio cerebri (Hirnquetschung). Ein harmloses Trauma (ohne Bewußtlosigkeit) ist die Schädelprellung.

2.1.3 Spina bifida

Unter dem Begriff Spina bifida werden eine ganze Reihe verschieden stark ausgeprägter Spaltbildungen im Wirbelsäulen- und Rückenmarksbereich zusammengefaßt.

Spina bifida occulta

Hier findet sich ein knöcherner Spalt im Wirbelbogen, meist des 5. Lumbal- und 1. Sakralwirbels. In den allermeisten Fällen ist das Rückenmark selbst nicht betroffen, so daß dem Befund keine klinische Bedeutung zukommt.

Meningozele

Hier findet sich am Rücken eine mit Haut bedeckte, sackartige Ausstülpung. Sie ist innen ausgekleidet mit Dura und Spinnenwebhaut (Arachnoidea) und ist mit Liquor cerebrospinalis gefüllt. Das Rückenmark ist nicht mitbetroffen. Lähmungen bestehen deshalb nicht.

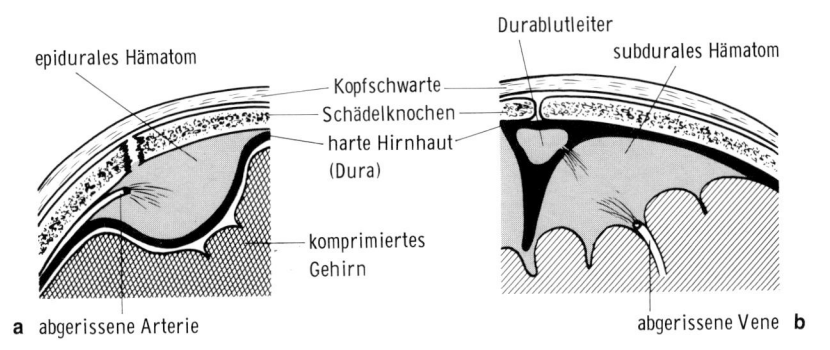

Abb. 25.5a, b
a Epidurales Hämatom: Arterielle Blutung zwischen Schädelknochen und harter Hirnhaut.
b Subdurales Hämatom: Venöse Blutung zwischen harter Hirnhaut und weichen Hirnhäuten.

Myelomeningozele

Dies ist die schwerwiegendste Form, weil stets das Rückenmark mitbetroffen ist. Leider ist sie auch die häufigste (Abb. 25.6). Die Zele ist manchmal mit Haut bedeckt, manchmal liegt aber auch das stets mißgebildete Rückenmark wie eine Platte im Zentrum des Defektes frei zutage *(offene Myelozele)*. Er ist dann entweder noch mit hauchzarter Arachnoidea bedeckt, oder es tröpfelt, wenn diese zerrissen ist, ständig Liquor cerebrospinalis ab. Je nach Ausdehnung und Sitz der Mißbildung weisen diese Kinder **Lähmungen** der unteren Extremitäten, des Beckenbodens, der Blase und des Mastdarmes auf. Durch das Fehlen der normalen Statik und Motorik kommt es leicht zu Deformitäten der gelähmten Füße, zu einer lähmungsbedingten Hüftluxation und oft zu Wirbelsäulenverkrümmungen schlimmsten Grades. In den meisten Fällen tritt ein **Hydrozephalus** hinzu. Die Innervationsstörung der **Blase** führt häufig zu Entleerungsstörungen, zum Restharn und zum Reflux mit hartnäckig rezidivierenden bakteriellen Nierenentzündungen, die unbehandelt zum chronischen Nierensiechtum führen. So sind diese bedauernswerten Kinder durch vielerlei **Komplikationen** gefährdet:

- durch eine aufsteigende Meningitis, auch noch nach operativem Verschluß des Defektes am Rücken;
- durch eine durch den Hydrozephalus bedingte geistige Behinderung;
- durch Dekubitalgeschwüre am Fuß, Rücken oder Gesäß, Folge der fehlenden Sensibilität; durch orthopädische Behinderungen verschiedener, oft schwerster Art;
- durch Komplikationen auf urologischem Gebiet, insbesondere Hydro- und Pyohydronephrose, Reflux, Blasenentleerungsschwierigkeiten, die letztlich zum Nierenversagen führen können;
- durch seelische Schwierigkeiten, bedingt durch eine verständnislose und oftmals sogar ausgesprochen lieblose Umgebung.

Entsprechend schwierig und aufwendig sind die notwendigen Rehabilitationsmaßnahmen, die eine langdauernde und intensive Zusammenarbeit von Kinderärzten, Orthopäden, Neurochirurgen, Urologen, Heilgymnasten, Lehrern und nicht zuletzt der Eltern der betroffenen Kinder erfordern.

2.2 Chirurgische Erkrankungen des Neugeborenen

Eine Vielzahl angeborener Mißbildungen oder Erkrankungen macht schon beim Neugeborenen operative Eingriffe, oft als lebensrettende Maßnahmen, erforderlich.

2.2.1 Angeborene Zwerchfellhernie

Synonyme: BOCHDALEK*sche Hernie, pleuro-peritoneale Hernie, Enterothorax.*

Hierbei handelt es sich um einen angeborenen Defekt im seitlich-hinteren Teil des Zwerchfells. In seltenen Fällen ist das Zwerchfell auf einer Seite überhaupt nicht angelegt. Strenggenommen dürfte man bei dieser Mißbildung nicht von einer Hernie („Bruch") sprechen, denn es fehlt zumeist der definitionsgemäß zu einer Hernie gehörige Bruchsack. In seltenen Fällen ist jedoch ein solcher Bruchsack, bestehend aus Bauchfell und Pleura, vorhanden („echte Zwerchfellhernie"). Im klinischen Alltag hat sich aber für beide For-

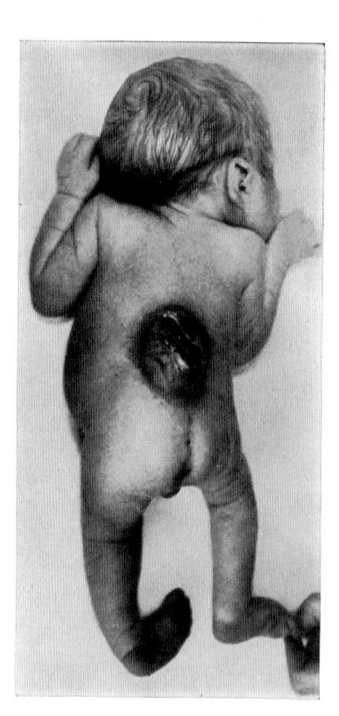

Abb. 25.6 Myelomeningozele in der Lendengegend. Die Lähmung der Muskulatur erkennt man auch daran, daß die Gesäßspalte fast völlig fehlt; ferner findet sich ein Klumpfuß auf der linken Seite.

men, also auch für die angeborene Zwerchfell-Lücke, der Begriff Zwerchfellhernie durchgesetzt. Ganz überwiegend ist die **linke** Seite betroffen. Durch den Zwerchfelldefekt ist oft schon in der frühen Embryonalzeit der größte Teil der Baucheingeweide in den Brustraum gewandert: Magen, Dünndarm, Teile des Dickdarms, meist auch die Milz. Dadurch kann sich die Lunge nicht richtig entwickeln, sie bleibt auf der betroffenen Seite hypoplastisch. Der Mittelfellraum mit dem Herzen wird nach der nicht-betroffenen Seite verschoben, so daß sich auch dort manchmal die Lunge nicht vollständig entwickeln kann. Bei vielen dieser Kinder kommt es gleich nach der Geburt zu lebensbedrohlicher Atemnot: Die unterentwickelte Lunge der betroffenen Seite fällt für die Atmung sowieso aus. Schreien die Kinder und schlucken dabei Luft, so gelangt diese Luft in den im Thorax liegenden Magen und Darm, die sich aufblähen und dadurch das Herz noch weiter nach der anderen Seite verschieben, wo die einzige atmende Lunge immer mehr eingeengt wird. So kommt es zur Dyspnoe, Zyanose, bald zur Ateminsuffizienz. Deshalb gehört der (größere) angeborene Zwerchfelldefekt zu den ein Neugeborenes akut bedrohenden Notfällen.

Behandlung: Sofortiges zielstrebiges Handeln ist notwendig: Einlegen einer dicken Magensonde, die offen bleiben muß (Entfernung aller verschluckten Luft!), Lagerung auf die kranke Seite (damit die gesunde Lunge möglichst frei atmen kann!), sofortige Intubation (damit bei Maskenbeatmung keine Luft in den Magen gepumpt wird!), Beatmung nur mit geringen Drücken (damit die dysplastische Lunge nicht einreißt und ein Spannungspneumothorax entsteht!), möglichst rascher Transport in eine kinderchirurgische Klinik, wo unverzüglich operiert werden muß. Die Prognose hängt vor allem von der Funktionsfähigkeit der gegenseitigen Lunge ab: Ist diese ebenfalls erheblich hypoplastisch, so können diese Neugeborenen postoperativ nicht ausreichend ventiliert werden.

2.2.2 Angeborener Speiseröhrenverschluß

Synonym: *Ösophagusatresie*.

Bei dieser Mißbildung, von der etwa jedes 3000. Neugeborene betroffen ist, ist die Speiseröhre im Thoraxabschnitt nicht durchgängig. In den meisten Fällen besteht darüber hinaus eine abnorme Verbindung zur Luftröhre (tracheoösophageale Fistel). Die drei häufigsten Formen der Ösophagusatresie sind in der Abb. 25.7 schema-

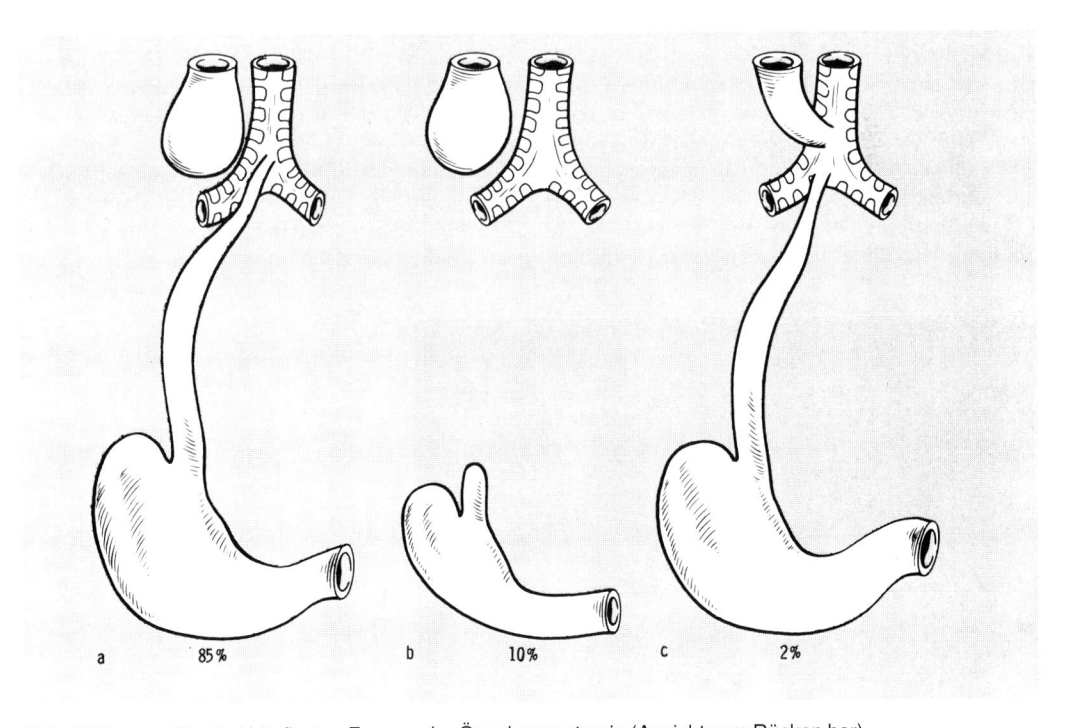

Abb. 25.7 a–c Die drei häufigsten Formen der Ösophagusatresie (Ansicht vom Rücken her).

tisch dargestellt. In gut 85% der Fälle findet sich die abnorme tracheoösophageale Fistel im unteren Teil der unterbrochenen Speiseröhre. Diese Kinder können ihren Speichel nicht herunterschlucken: Er läuft ihnen als blasig-schaumige Flüssigkeit aus dem Mund. Die Babys „verschlucken" sich, husten und werden zyanotisch, dies insbesondere, wenn aus Unkenntnis ein Trinkversuch gemacht wird. Beim Schreien gelangt viel Luft über die Fistel in den Magen, der dadurch richtig aufgeblasen wird. Besonders schlimm ist ein Zurückfließen von saurem Magensaft über den unteren Ösophagusteil direkt in die Trachea: Es kommt zu Erstickungsanfällen und durch die Magensaftaspiration zur lebensbedrohlichen Pneumonie.

Diagnose: Um all dem vorzubeugen, ist die frühzeitige Diagnose ganz besonders wichtig. Jedem Neugeborenen muß eine weiche Sonde durch die Nase in den Magen geschoben werden. Erfährt die Sonde vor dem Magen einen Stop, so ist eine Röntgenuntersuchung zur Sicherung der Diagnose durchzuführen.

Behandlung: Steht die Diagnose fest, ist die baldige Operation angezeigt. Bis zur Operation muß bei diesen Kindern alle 15 Minuten der Rachen gut abgesaugt werden, dies insbesondere **vor** jedem Lagewechsel des Kindes, damit keine Speichelaspiration stattfindet.

Die **Operation** erfolgt heutzutage auf retropleuralem Weg. D. h.: Beim Eingehen im rechten 4. Zwischenrippenraum wird das Brustfell nicht durchtrennt, sondern vorsichtig stumpf von der Innenwand des Thorax mitsamt der im Pleurasack liegenden Lunge abgelöst, bis man an die Fistel gelangt. Diese wird durchtrennt und die Lücke zur Luftröhre gut verschlossen. Meist gelingt es, den unteren Speiseröhrenanteil mit dem oberen Blindsack, der eröffnet wird, so zu vereinigen, daß eine durchgängige Speiseröhre hergestellt wird. Ist die Entfernung zwischen den beiden Ösophagusstümpfen für eine primäre Anastomose zu weit, so kommen verschiedene andere Verfahren in Betracht, auf die hier aber nicht eingegangen werden soll.

In seltenen Fällen besteht bei durchgängiger Speiseröhre eine Fistel zur Luftröhre. Man spricht dann von einer **H-Fistel.** Diese liegt meist höher als die Fistel bei der Ösophagusatresie und wird von einem Halsschnitt aus verschlossen. Hauptsymptom einer H-Fistel ist die rezidivierende Aspiration beim Füttern.

2.2.3 Omphalozele und Gastroschisis

In den beiden Fällen handelt es sich um einen Defekt in der vorderen Bauchwand.

Omphalozele

Synonyme: *Nabelschnurbruch, Exomphalos.*

Bei der Omphalozele befindet sich in Bauchmitte um den Nabel herum ein Defekt der Bauchwandschichten, durch den hindurch Baucheingeweide, insbesondere Darm, Magen, oft Teile der Leber, ausgetreten sind (Abb. 25.8). Bedeckt wird dieser „Bruch" von einer zunächst durchsichtigen Haut, die innen vom Bauchfell, außen von der Eihaut (Amnion) gebildet wird. Auf dieser Haut

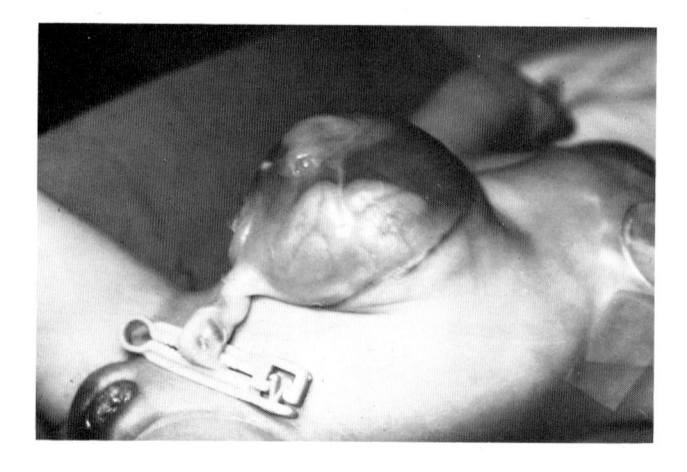

Abb. 25.8 Omphalozele.

setzt die Nabelschnur an. Bald nach der Geburt trocknet diese Haut ein, sie wird dann undurchsichtig und spröde und reißt leicht ein. Je nach dem Durchmesser an ihrer Basis unterscheidet man große (Durchmesser über 5 cm) und kleine (Durchmesser bis 5 cm) Omphalozelen.

Behandlung: Bei den kleinen ist die Behandlung meist relativ einfach: Man kann den Sack an seiner Grenze zur Bauchhaut abschneiden, den Bruchinhalt in die Bauchhöhle zurückverlagern und den Bauchwanddefekt verschließen. Die Ergebnisse sind gut.

Viel schwieriger zu behandeln sind die großen Omphalozelen, weil hier die Bauchhöhle viel zu klein ist, um den ganzen Bruchinhalt aufzunehmen. Man hat früher versucht, durch lokale Behandlung der Omphalozelenhaut ein Einreißen derselben so lange zu verhindern, bis von den Rändern her die Bauchhaut über die Omphalozele gewachsen ist, was viele Wochen dauern kann. Heute wird die große Omphalozele durch Kompression schrittweise in den Bauchraum reponiert, wofür die Neugeborenen einige Tage sediert, relaxiert und maschinell beatmet werden müssen. In der Regel weitet sich dadurch die Bauchhöhle innerhalb von 8 bis 10 Tagen so weit, daß dann der Defekt operativ vollends verschlossen werden kann.

Gastroschisis

Synonym: *Laparoschisis*.

Bei der Gastroschisis (Abb. 25.9) findet sich – neben der normal inserierenden Nabelschnur – stets auf der rechten Seite ein Loch in der Bauchwand von meist etwa 5-Markstück-Größe, durch das schon im Uterus der Dünn- und teilweise der Dickdarm hervorgefallen sind. Diese Därme sind von keinerlei Haut bedeckt, sondern schwimmen sozusagen im Fruchtwasser und liegen nach der Geburt frei zutage. Immer ist die Darmwand schwer entzündet, die Darmschlingen sind oft miteinander verbacken. Häufig kommen die Kinder zu früh zur Welt.

Behandlung: Die Behandlung besteht in der sofortigen Operation, bei welcher es durch manuelle Dehnung der Bauchwand und geduldiges Ausstreichen des im Darm befindlichen Mekoniums stets gelingen muß, den vorgefallenen Darm in die Bauchhöhle zu reponieren und diese zu verschließen. Oft ist eine mehrere Wochen dauernde parenterale Ernährung notwendig, bis der schwer geschädigte Darm seine volle Funktion aufnimmt.

Prognose: Omphalozele und Gastroschisis gehören zu den Mißbildungen, die heutzutage relativ leicht durch die pränatale Ultraschalluntersuchung erkannt werden zu einem Zeitpunkt, zu welchem eine legale Schwangerschaftsunterbrechung noch möglich ist. Es ist unbekannt, wie hoch die tatsächliche Quote der Schwangerschaftsabbrüche ist. Zumindest für die Gastroschisis ist ein solches Vorgehen aber nicht gerechtfertigt, denn in 90% lassen sich diese Neugeborenen erfolgreich behandeln und sind danach gesunde Menschen mit normaler Lebenserwartung. Bei der Omphalozele ist die Gesundungschance nicht so hoch, weil diese Fehlbildung manchmal mit anderen Mißbildungen kombiniert ist, z. B. mit Herzfehlern, durch welche die Prognose sehr viel stärker beeinflußt wird als durch die Omphalozele selbst.

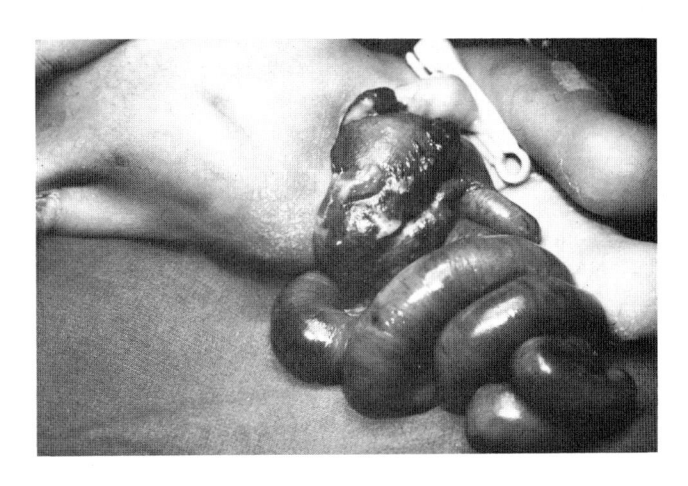

Abb. 25.9 Gastroschisis.

2.2.4 Rektoanale Mißbildungen

Hier gibt es eine Vielzahl verschiedener Entwicklungsstörungen. Die wichtigsten sind diejenigen, bei denen eine Afteröffnung überhaupt fehlt. Dabei muß man unterscheiden zwischen **Analatresien,** bei denen der eigentliche Mastdarm ganz normal angelegt ist und auch die Schließmuskeln vorhanden sind und die Afteröffnung nur durch eine abnorme Haut „zugedeckt" ist *(„covered anus"),* und solchen Mißbildungen, bei denen ein ganzes Stück des Enddarms fehlt, der dann natürlich auch nicht von den Schließmuskeln umhüllt ist **(Rektumatresie).** In diesen Fällen besteht überdies meist eine abnorme Verbindung des Rektumblindsackes mit der Harnröhre dicht unterhalb des Blasenhalses *(„rektourethrale Fistel")* oder beim Mädchen mit der Scheide.

Behandlung: Die Behandlung der eigentlichen Analatresie („covered anus"), von der es viele Untergruppen gibt, ist relativ einfach und auch erfolgreich. Die Operation der hohen Rektumatresie ist dagegen ein schwieriger, großer Eingriff, weil es darauf ankommt, einen After zu konstruieren, der später eine gute Stuhlkontinenz sichert. Hier sind die Ergebnisse bis heute manchmal noch nicht befriedigend.

2.2.5 Duodenalstenose und Duodenalatresie

Angeborene Verengungen oder komplette Verschlüsse des Zwölffingerdarmes gehören zu den häufigeren Mißbildungen und sind bei etwa jedem 4000. Neugeborenen zu erwarten. Ein Drittel dieser Kinder hat eine Trisomie 21 (Morbus Down). Hervorgerufen werden die Duodenalverschlüsse entweder durch eine *Membran* (manchmal hat diese Membran ein kleines Loch, so daß der Verschluß nicht vollständig ist) oder durch ein sog. *Ringpankreas („pancreas anulare"),* welches das Duodenum von außen her ringförmig umgibt und so komprimiert, daß es nicht durchgängig ist. Diese Kinder erbrechen von Geburt an, und zwar gallig, falls die Darmenge unterhalb der Einmündung des Gallengangs in das Duodenum liegt. Typisch ist das in aufrechter Position angefertigte Röntgenbild des Bauches, das den erweiterten Magen und den erweiterten, vor der Atresie liegenden Zwölffingerdarm zeigt, in welchen sich je eine große Luftblase befindet *(„double bubble",* s. Abb. 25.10).

Behandlung: Die Behandlung besteht darin, daß der oberhalb des Verschlusses gelegene Teil des Duodenums mit dem unterhalb gelegenen „Seit-zu-Seit" vereinigt und so der Verschluß überbrückt wird.

2.2.6 Ileus beim Neugeborenen

Der Darmverschluß des Neugeborenen kann verschiedene Ursachen haben, jedoch sind die Symptome ziemlich gleich, und die eigentliche Ursache wird oft erst bei der stets notwendigen Operation gefunden.

Krankheitsbild:
- galliges (dunkelgrünes!) Erbrechen,
- zunehmende Auftreibung des Bauches (durch verschluckte Luft, die sich oberhalb des Passagehindernisses aufstaut!) und
- fehlender Mekoniumabgang (ein Neugeborenes muß normalerweise nach 24, spätestens

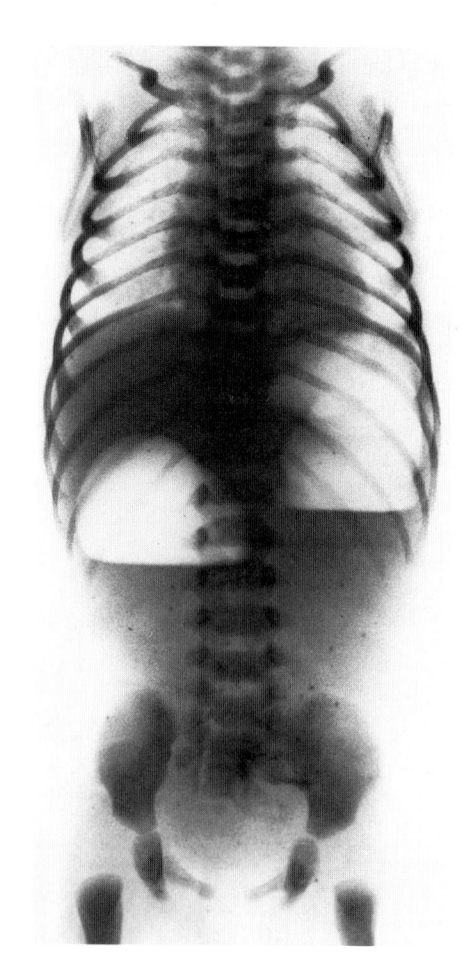

Abb. 25.10 Typisches Röntgenbild bei Duodenalatresie (Double Bubble).

nach 36 Stunden kräftig Mekonium abgesetzt haben!).

Ursache: Die Ursachen des Ileus können sein:

a) **Dünndarmatresie:** Sie entsteht meist während der Entwicklung im Mutterleib, ist strenggenommen keine „Mißbildung", sondern eine während der Fetalzeit **erworbene** Erkrankung.

b) **Mekoniumileus:** Dieser ist Teilsymptom der Mukoviszidose und wird dadurch hervorgerufen, daß ein abnorm zähes und festes Mekonium den Darm völlig verstopft (s. S. 179).

c) **Hirschsprungsche Erkrankung:** Hier fehlen dem Dickdarm die normalerweise in seiner Wand liegenden Nervenzellen (Ganglienzellen), so daß der Darm im betroffenen Abschnitt zu einer Peristaltik unfähig ist. Man spricht deshalb von der **Dickdarmaganglionose.** In der Mehrzahl der Fälle fehlen die Ganglienzellen im Enddarm und im unteren Stück des darüberliegenden Sigmadarmes; manchmal ist aber zusätzlich zum Rektum der ganze Sigmadarm oder, in etwa 5 % der Fälle, der gesamte Dickdarm aganglionär und kann den Stuhl nicht weitertransportieren. Die Folge ist ein Stuhlaufstau, der bald den ursprünglich gesunden, vor der Aganglionose gelegenen Darm oft ganz erheblich auftreibt (sog. **Megacolon congenitum**). Infolge des Stuhlstaus kann die gefürchtete *„Enterokolitis"* entstehen, und statt der Stuhlverhaltung beobachtet man dann schwerste Durchfälle, an denen auch heute noch manche Kinder sterben.

Behandlung: Die Behandlung der HIRSCHSPRUNGschen Erkrankung ist immer eine operative. Meist wird zunächst oberhalb der Aganglionose ein künstlicher Darmausgang geschaffen (Anus praeternaturalis) und erst später der aganglionäre Darm entfernt.

d) **Malrotation** (Fehldrehung) des Darmes: Hier gibt es eine ganze Reihe verschiedener Formen, denen allen gemeinsam ist, daß die Lage der einzelnen Darmabschnitte nicht der Norm entspricht. Manchmal hat das keinerlei krankhafte Folgen, manchmal kommt es aber zur Abschnürung einzelner Darmabschnitte und damit zum Ileus. Nur in diesen Fällen muß operiert werden.

2.3 Baucherkrankungen im Säuglings-und Kindesalter

2.3.1 Reflux in die Speiseröhre und Hiatushernie

Ursache: Eine der häufigsten Ursachen des Erbrechens im Säuglingsalter (oft schon in der 1. Lebenswoche beginnend) ist die Verschlußunfähigkeit des Magenmundes (Kardia), also der Stelle, wo die Speiseröhre in den Magen einmündet. Man spricht von der *„klaffenden Kardia"*. Dadurch kommt es zu einem Zurückfließen des sauren Magensaftes in die Speiseröhre (**gastroösophagealer Reflux**). Dies kann zu einer Säureverätzung und Andauung der Speiseröhrenschleimhaut führen, was sich in einer Entzündung (peptische Ösophagitis) und sogar Geschwürsbildung äußert. Die peptische Ösophagitis, besonders wenn sie mit Ulzera einhergeht, führt zu Blutungen. Dem Erbrochenen ist deshalb oft Hämatin beigemengt, und die Kinder können eine Anämie aufweisen. Das ständige Erbrechen führt zu Gewichtsstillstand oder -rückgang.

Die Refluxkrankheit wird insbesondere beobachtet bei der **Hiatushernie.** Diese entsteht dadurch, daß die Kardia mit einem angrenzenden Stück der Magenwand durch den Zwerchfellschlitz (Hiatus) in das Mediastinum hochgleitet (s. Abb. 25.11). Die chronische Ösophagitis kann zu einer narbigen *Verengung* der Speiseröhre führen, ein

Abb. 25.11 a, b

a Normale Verhältnisse: Die Kardia liegt unterhalb des Zwerchfellschlitzes.

b Gleitende Hiatushernie: Kardia und Teile des Magenfundus „gleiten" durch den Zwerchfellschlitz in das Mediastinum.

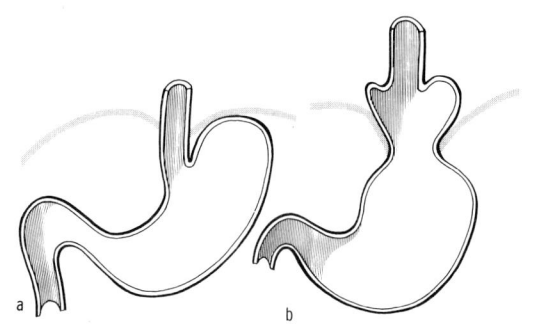

Zustand, der sehr schwierig zu therapieren ist und deshalb durch frühzeitige, konsequente Behandlung der Ösophagitis nach Möglichkeit zu vermeiden ist. Die Ösophagitis kann auch eine Längsschrumpfung der Speiseröhre bewirken (*Brachyösophagus* = kurzer Ösophagus), wodurch der Magen weiter nach oben gezogen wird.

Behandlung: In der Regel wird die Refluxkrankheit, auch wenn sie mit einer gleitenden (oder „axialen") Hiatushernie verbunden ist, konservativ behandelt. Die Therapieprinzipien sind auf S. 170 dargestellt. Wichtig ist, daß das Windeln **vor** der Mahlzeit erfolgt. Meist verschwindet unter der konsequenten Therapie der Reflux innerhalb von 4–8 Wochen. Nur ausnahmsweise ist in besonders gelagerten Fällen eine Operation notwendig.

Sehr viel seltener als die *Hiatusgleithernie* ist bei Kindern die sog. *„para-ösophageale Hernie"*. Sie ist dadurch charakterisiert, daß ein weiter Hiatus der Zwerchfellschenkel es möglich macht, daß Teile des Magens neben Kardia und Ösophagus in das Mediastinum hochrutschen. Klinisch steht auch hier das Erbrechen im Vordergrund.

2.3.2 Hypertrophische Pylorusstenose

Dieses für das junge Säuglingsalter sehr typische Krankheitsbild ist auf S. 64 und S. 171 ausführlich beschrieben. Leitsymptom ist das schwallartige Erbrechen unmittelbar oder doch bald nach der Mahlzeit: man spricht vom explosionsartigen, vom spastischen, vom projektilen Erbrechen (Erbrechen „im Strahl"). Dieses beginnt in der 2. bis 6. Lebenswoche (selten noch später). Knaben sind fünfmal häufiger betroffen als Mädchen, eine familiäre Belastung ist unverkennbar.

Behandlung: Die Behandlung ist operativ, da deren Komplikationsrate deutlich niedriger ist als die der früher vielfach durchgeführten langdauernden konservativen Behandlung. Die Operation besteht darin, daß die hypertrophierte Pylorusmuskulatur komplett gespalten wird, ohne daß die darunter gelegene Schleimhaut eröffnet wird (Weber-Ramstedt*sche Operation*). Meist ist dadurch das Erbrechen schlagartig beseitigt, die orale Nahrungszufuhr kann zügig gesteigert werden. Schon nach wenigen Tagen können diese Säuglinge gesund nach Hause entlassen werden.

2.3.3 Invagination

Es handelt sich hierbei um die häufigste akute Baucherkrankung der älteren Säuglinge und Kindergartenkinder (eine der Ursachen des **akuten Abdomens**).

Sie entsteht dadurch, daß das unterste Dünndarmstück durch die sog. Bauhinsche Klappe in den Dickdarm eingestülpt wird, vom Dickdarm wie „Darminhalt" ergriffen und immer weiter hineingezogen wird. Es kommt dadurch zu Durchblutungsstörungen des eingestülpten (invaginierten) Dünndarms, die, wenn der Zustand nicht behoben wird, den nekrotischen Zerfall der Darmwand zur Folge haben. Es ist für diese Erkrankung charakteristisch, daß die Kinder aus voller Gesundheit schlagartig erkranken, aufschreien, sich krümmen, blaß und kühl werden, erbrechen. Meist beruhigen sich die Symptome während der nächsten Stunden etwas: Diese Ruhe ist aber trügerisch, denn bald setzt das gallige Erbrechen des Darmverschlusses ein, und aus dem After entleert sich etwas blutig-schleimige Flüssigkeit.

Behandlung: Manchmal gelingt es durch einen Kontrasteinlauf unter dem Röntgenschirm, den eingestülpten Darm wieder aus dem Dickdarm vorsichtig herauszudrücken. In den meisten Fällen muß aber doch operiert werden, je früher, desto besser!

2.3.4 Akute Appendizitis

Sie kommt hauptsächlich bei Vorschul- und Schulkindern sowie jungen Erwachsenen vor und ist in dieser Altersgruppe die häufigste Ursache des „akuten Abdomens". Nur sehr selten trifft man bei einem Säugling oder Krabbler auf eine Appendizitis.

Die Erkrankung ist dadurch charakterisiert, daß eine eitrige Entzündung zunächst die Schleimhaut des Wurmfortsatzes, von da fortschreitend dann auch die übrigen Wandschichten befällt, die schließlich (meist innerhalb von 6–48 Stunden) nekrotisch zerfallen und den Eiter in die Bauchhöhle ergießen, wenn es nicht den Körperabwehrkräften vorher gelungen ist, den entzündlichen Prozeß durch das Bauchfellnetz und benachbarte Darmwände abzukapseln und gegen die Bauchhöhle abzuriegeln. Glücklicherweise ist dies häufig der Fall. Oft ist der Ausgangspunkt der Appendizitis ein Kotstein im Wurmfortsatz. Beim nekrotischen Zerfall des entzündeten Wurmfortsatzes spricht man von der „durchgebrochenen Wurmfortsatzentzündung **(perforierte Appendizitis")**; ist die Perforation abgekapselt, so nennt man die umschriebene Eiteransammlung einen **perityphlitischen Abszeß**; erfolgt die Perforation ohne Abkapselung in die Bauchhöhle, so entsteht eine „diffuse Bauchfellentzündung **(Peritonitis)"**.

Krankheitsbild: Die Symptome der Appendizitis beginnen meist schleichend mit allgemeinem Bauchweh, das sich bald in den rechten Unterbauch zieht. Übelkeit und Erbrechen gehören zur Regel. Das Fieber ist meist nur mäßig, die Leukozytenzahl aber oft erhöht. Bei der Untersuchung ist der deutlichste Druckschmerz im rechten Unterbauch meist gut herauszufinden (am „McBurney-Punkt").

Die **Komplikationen** der perforierten Appendizitis, besonders der Peritonitis, sind auch heute noch gefürchtet: Abszesse zwischen den Darmschlingen oder unter dem Zwerchfell *(subphrenischer Abszeß)*, Eiteransammlung im Douglasschen Raum mit Perforation in das Rektum, Verklebungen der Darmschlingen, was zum Darmverschluß führen kann *("Verwachsungsbauch")*. Viele Mädchen sind nach perforierter Appendizitis unfruchtbar, weil die Eileiteröffnungen verklebt und verschlossen bleiben.

Behandlung: Aus allen diesen Gründen ist es richtig, beim Verdacht auf Appendizitis zu operieren, auch dann, wenn gelegentlich einmal ein „unschuldiger" Wurmfortsatz entfernt wird.

2.3.5 Meckelsches Divertikel

Dieses stellt bei manchen Menschen ein Überbleibsel aus der frühen Embryonalzeit dar. In den ersten Embryonalwochen besteht eine Verbindung zwischen dem Urdarm und dem Dotterbläschen. Diese Verbindung bildet sich normalerweise zurück; sie kann aber gelegentlich bestehenbleiben, und man findet dann einen Gang vom Darm zum Nabel. In diesen Fällen sieht man am Nabel ein schleimhautausgekleidetes Löchlein, aus dem sich ständig etwas trübschleimige Flüssigkeit entleert: Man spricht vom **persistierenden Ductus omphaloentericus** (Dottergang). Es kann aber auch sein, daß diese Verbindung zum Nabel und zum Darm hin blind verschlossen ist: Dann findet sich eine **enterogene Zyste**. Bei der **unvollständigen Nabelfistel** findet sich nur ein kurzer vom Nabel ausgehender Gang. Es kommt auch vor, daß nur die Darmausstülpung übriggeblieben ist: Dies ist der typische Fall eines Meckelschen Divertikels.

Das **Meckelsche Divertikel** liegt meist am unteren Dünndarm und hat die Eigenschaft, daß es manchmal Magenschleimhaut (seltener Pankreasgewebe oder auch Kolonschleimhaut) beherbergt. Natürlich produziert die ortsfremde Magenschleimhaut Salzsäure und Pepsin, dieser „Magensaft" daut die umgebende Schleimhaut an, so daß es leicht zu einer „peptischen Entzündung", ja zum Geschwür (Ulkus) und eventuell sogar zu dessen Perforation kommt. Häufig bluten diese Geschwüre, so daß sich das Meckelsche Divertikel immer wieder durch eine Blutung aus dem After, die sehr erheblich sein kann, bemerkbar macht. Meist handelt es sich dabei um junge Kinder im Krabbler- und Kindergartenalter. Auch kann eine eitrige Entzündung im Meckelschen Divertikel entstehen, die ähnliche Symptome macht wie eine akute Appendizitis. Gelegentlich stülpt sich das Meckelsche Divertikel in das Darmlumen ein und kann so Ausgangspunkt für eine Darminvagination werden. Insofern kann auf mannigfache Weise auch das Meckelsche Divertikel Ursache eines „akuten Abdomens" im Kindesalter werden.

2.3.6 Ileus im Kindesalter

Ileus bedeutet „Darmverschluß". Grundsätzlich unterscheidet man 2 Formen:

den mechanischen Ileus und
den paralytischen Ileus.

Mechanischer Ileus

Der mechanische Ileus kommt dadurch zustande, daß der Darm irgendwie abgeklemmt oder verstopft wird, und macht sich bemerkbar durch kolikartige Bauchschmerzen, eine zunehmende Auftreibung des Bauches, galliges Erbrechen sowie Stuhl- und Windverhaltung. Eine Form des mechanischen Ileus wurde bereits beschrieben, der **Invaginationsileus**.

Eine andere Form, die bei Kindern auftritt, ist der **Strangulationsileus**, meist nach einer perforierten Appendizitis. In diesen Fällen wird eine Darmschlinge durch einen von der früher durchgemachten eitrigen Bauchfellentzündung übrig gebliebenen Fibrinstrang abgeklemmt; oft schnürt dieser Strang auch das Mesenterium dieser eingeklemmten Schlinge ab, so daß es zur Durchblutungsstörung und schließlich zur Darmgangrän kommt.

Eine weitere Ursche ist der **Volvulus,** bei dem sich ein Darmabschnitt um seine Mesenterialwurzel so verdreht, daß auch hier eine Durchblutungsstörung eventuell mit nachfolgender Darmgangrän resultiert. Den Volvulus kennt man besonders bei **Malrotation.**

Behandlung: Die Behandlung des mechanischen Ileus besteht in einer Operation, wobei die Art des Eingriffs davon abhängt, was der Chirurg nach Eröffnung der Bauchhöhle antrifft. Das Ziel ist aber in jedem Fall, die Durchgängigkeit des Darmes wieder herzustellen. Hierbei kann es nötig werden, ein Stück erkrankten oder in seiner Durchblutung gestörten Darmes (z. B. beim Strangulationsileus) zu entfernen; die Schnittränder am verbleibenden Darm werden dann End-zu-End wieder miteinander vereinigt.

Paralytischer Ileus

Der paralytische Ileus kommt durch eine Darmlähmung zustande, deren Ursache meist eine eitrige Peritonitis ist.

Krankheitsbild: In diesen Fällen ist der Bauch stark aufgetrieben („Trommelbauch") und diffus schmerzhaft, es fehlen aber die Koliken. Beim Abhorchen kann man keinerlei Darmgeräusche wahrnehmen **(„Grabesstille").**

Die Patienten sind schwer krank: Blasses, verfallenes Aussehen, beschleunigte, oberflächliche Atmung, fliegender Puls sind ernste Zeichen.

In den allermeisten Fällen ist die Ursache der eitrigen **Peritonitis** eine Perforation, am häufigsten des Wurmfortsatzes, seltener eines MECKELschen Divertikels oder gar eines Magen- oder Duodenalgeschwüres. Auch eine Bauchspeicheldrüsenentzündung (besonders nach stumpfer Verletzung – es kann sich auch eine **Pankreaspseudozyste** bilden) kann zur Peritonitis führen. In seltenen Fällen entsteht die eitrige Peritonitis hämatogen, dann sind meist *Pneumokokken* im Spiel, und zwar vorwiegend bei Kindern mit einem nephrotischen Syndrom.

Behandlung: Auch beim paralytischen Ileus ist die Operation fast immer notwendig. Der Operateur muß die Ursache der zugrunde liegenden Peritonitis aufsuchen und beseitigen, z. B. einen perforierten Wurmfortsatz entfernen. Der eitrige Erguß im Bauch muß abgesaugt und ausgetupft, und es müssen Drainagerohre an entsprechenden Stellen (z. B. im DOUGLASschen Raum) eingelegt werden. Daneben müssen natürlich eine intensive antibiotische Behandlung sowie eine sorgfältige Infusionstherapie durchgeführt werden.

2.4 Erkrankungen der Leber, der Gallenwege und des Pfortadersystems bei Kindern

Die chirurgisch bedeutsamen Leber- und Gallenwegserkrankungen der Kinder sind selten. Von Bedeutung sind einige gutartige und bösartige (Hepatoblastom, hepatozelluläres Karzinom) Geschwülste (vgl. maligne Tumoren, S. 159).

2.4.1 Gallengangsatresie

Krankheitsbild: In den letzten Jahren hat das Krankheitsbild der sog. Gallengangsatresie Bedeutung gewonnen, obgleich es selten vorkommt. Man unterscheidet:

die intrahepatische Gallengangsatresie und die extrahepatische Gallengangsatresie.

Wahrscheinlich liegt beiden Formen die gleiche Ursache zugrunde. Bei beiden Formen ist der Gallefluß von der Leber in das Duodenum unterbrochen: in dem einen Fall innerhalb, in dem anderen Fall außerhalb der Leber, etwa im Choledochus oder noch weiter leberwärts in einem oder beiden Ductus hepatici. Bei diesen Formen der extrahepatischen Gallengangsatresie findet der Chirurg noch galleführende Gänge, die er auf die eine oder andere Weise mit dem Darm anastomosieren kann, so daß man auch von „korrigierbarer Gallengangsatresie" spricht.

Viel häufiger sind leider die Fälle, bei denen weder eine Gallenblase noch sonstige äußere Gallenwege auffindbar sind, und eine chirurgische Korrektur ist nicht ohne weiteres möglich. Man versucht in diesen Fällen von extrahepatischer Gallengangsatresie das Lebergewebe an der Leberpforte, dort, wo eigentlich die beiden Gallengänge aus dem Lebergewebe heraustreten sollten, flach anzuschneiden, in der Hoffnung, dadurch wenigstens kleine Gallengänge zu eröffnen. In diese Stelle wird dann die Öffnung einer Dünndarmschlinge so eingenäht, daß ein möglicher Gallenfluß aufgefangen und in den Darm eingeleitet wird *(Kasaische Operation).* Diese Operation muß durchgeführt werden, ehe die Leber sich durch den Gallenstau in eine Zirrhose umgewandelt hat, also in der Regel bis zur 6.

Lebenswoche. In manchen Fällen hat sich diese Operation als sehr hilfreich erwiesen, in vielen anderen Fällen jedoch nicht.

2.4.2 Choledochuszyste

Als angeborene Fehlbildung der äußeren Gallenwege ist die Choledochuszyste bekannt. Bei ihr ist, häufig infolge einer Einengung an der Mündung in den Zwölffingerdarm, der Gallengang (Choledochus) enorm erweitert, z. B. auf Zwetschgen- oder gar Apfelgröße. Durch den Gallenstau kommt es bei diesen Kindern zu Schüben von Ikterus, auch leiden sie an immer wiederkehrenden Oberbauchschmerzen. Wichtig ist in diesen Fällen die frühzeitige Diagnose und operative Behandlung.

2.4.3 Pfortaderhochdruck

Auch bei Kindern ist das Krankheitsbild des Pfortaderhochdruckes durchaus bekannt. Es kommt dadurch zustande, daß das aus dem Pfortaderquellgebiet (Magen, Darm, Milz, Bauchspeicheldrüse) stammende venöse Blut nicht ungebremst über die Pfortader in die Leber einfließen kann, weil es entweder in der Pfortader selbst *(prähepatischer Block)* oder aber in der Leber *(intrahepatischer Block)* auf ein Hindernis stößt. Deshalb steigt der venöse Blutdruck im Pfortaderquellgebiet an: Ein Teil des Blutes kann dadurch doch noch über die Pfortader durch die Leber strömen, ein anderer Teil aber sucht sich neue Abflußwege unter Umgehung der Leber dort, wo normalerweise nur zarte venöse Verbindungswege zum systemischen Kreislauf bestehen. Dies ist insbesondere dort der Fall, wo die Magenvenen (Abfluß über die Pfortader!) mit den Speiseröhrenvenen (Abfluß über die Hohlvene!) verbunden sind. Diese unteren Speiseröhrenvenen schwellen dann enorm an. Mit ihrer zarten Wand ragen sie prall gefüllt in das Ösophaguslumen hinein, und man spricht von *„Ösophagusvarizen"*.

Die große Gefahr der Ösophagusvarizen besteht darin, daß diese leicht platzen können und es dann zu schweren Blutungen kommt.

Ursache: Beim **Erwachsenen** ist die häufigste Ursache des Pfortaderhochdruckes eine Leberzirrhose, also ein intrahepatischer Block. Bei **Kindern** dagegen ist die Ursache häufiger eine (teilweise oder komplette) Thrombose der Pfortader, also ein prähepatischer Block, während die Leber selber eigentlich gesund ist.

Behandlung und Prognose: Die Behandlung der akuten Ösophagusvarizenblutung ist konservativ. Sie besteht in einem Ersatz des verlorengegangenen Blutes durch Transfusion, Bettruhe und Sedierung. Meist kommt die Blutung dadurch zum Stehen. Nur selten ist die Anwendung einer mit einem länglichen Gummiballon aufblasbaren Sonde *(Sonde nach* SENGSTAKEN-BLAKEMORE) notwendig, durch welche eine Kompression der Varizen erreicht werden kann.

In den letzten Jahren ist zunehmend die durch ein Ösophagoskop vorgenommene Umspritzung der Varizen mit einem Verödungsmittel möglich geworden *(Sklerosierung)*. Die eine zeitlang geübte *Shuntchirurgie* des kindlichen Pfortaderhochdruckes, bei welcher künstlich eine Verbindung zwischen einer großen Pfortaderzuflußvene (z. B. der Milzvene) und der unteren Hohlvene hergestellt wird, ist heute sehr zurückgegangen. Man hat erkannt, daß es hierdurch langfristig zu schweren Leberschädigungen kommen kann, und zwar deshalb, weil durch den „Shunt" die Durchblutung der Leber auf dem Pfortaderweg zu sehr vermindert wird.

2.5 Nabelbruch, Leistenbruch und Hydrozele

Man versteht unter einem Bruch (Hernie) eine durch eine innere Haut (Bruchsack) ausgekleidete Ausstülpung des Bauchraumes. Neben dem Bruchsack (er besteht aus Bauchfell) ist die Bruchpforte wichtig: Sie ist diejenige Lücke in der Bauchwand, durch die sich der Bruch vorschiebt. Als Bruchinhalt bezeichnet man solche Bauchorgane, die innerhalb des Bruchsackes liegen.

2.5.1 Nabelbruch

Beim Nabelbruch wird die Bruchpforte durch einen runden Defekt in der Linea alba gebildet, an der Stelle, wo während der Fetalzeit die Nabelschnur durchgetreten ist. An dieser Stelle ist der Bruchsack nur noch durch die äußere Nabelhaut gedeckt. Besonders bei Säuglingen gehört der Nabelbruch zu den sehr häufigen Besonderheiten. Da jedoch Einklemmungen des Bruchinhaltes fast nie zu beobachten sind und der Nabelbruch des Kindes (im Gegensatz zum Erwachsenen!) sich häufig innerhalb der ersten Lebensjahre **spontan verschließt,** wird man mit der Operation bei Säuglingen und Krabblern sehr zurückhaltend sein.

2.5.2 Leistenbruch

Anders ist es jedoch beim Leistenbruch. Hier muß man wissen, daß während der späteren Fetalzeit eine fingerförmige Bauchfellausstülpung zusammen mit dem Hoden durch den Leistenkanal in den Hodensack hinabsteigt. Man nennt diese Bauchfellausstülpung den „Processus vaginalis peritonei". Er legt sich um den Hoden und bildet die Hodenhäute. Die Verbindung zum Bauchraum geht normalerweise wieder verloren. Übrigens spielt sich ein paralleler Vorgang auch beim Mädchen ab. Bleibt nun aus irgendwelchen Gründen der Processus vaginalis peritonei ganz oder teilweise offen, so ist die Voraussetzung für einen angeborenen Leistenbruch, nämlich der Bruchsack, gegeben. Wir sprechen aber erst dann von einem Leistenbruch, wenn mindestens einmal Baucheingeweide (z. B. eine Darmschlinge, bei Mädchen oft auch das Ovar) in den Bruchsack ausgetreten sind.

Komplikationen: Die Gefahr des Leistenbruches besteht in der Möglichkeit einer **Einklemmung (Inkarzeration)** von Bruchinhalt, insbesondere einer Darmschlinge. Man kann diese nicht mehr durch vorsichtiges Drücken in die Bauchhöhle zurückschieben. Ist der Darm so fest in der Bruchpforte eingeklemmt, daß seine Durchblutung beeinträchtigt wird, so führt dies – unbehandelt – zur Darmgangrän und damit zu einem lebensbedrohlichen Zustand. Gefährdet durch die Inkarzeration sind besonders junge Säuglinge.

Behandlung: Um dieser Gefahr vorzubeugen, soll der Leistenbruch des Säuglings und Kindes möglichst frühzeitig operiert werden.

Bruchbänder und ähnliches haben keinen Platz in der Therapie des kindlichen Leistenbruches!

2.5.3 Wasserbruch (Hydrozele)

Bleibt der Processus vaginalis peritonei bis zum Hoden hinunter offen, so nennt man dies eine „Skrotalhernie", im Volksmund als *Hodenbruch* bezeichnet; ist die Verbindung zum Bauchraum nur schmal, so daß kein Darm, wohl aber Flüssigkeit aus dem Bauchraum einfließen kann, so nennt man dies einen mit der Bauchhöhle in Verbindung stehenden Wasserbruch **(Hydrocele communicans).** Sammelt sich (häufig bei Neugeborenen und jungen Säuglingen) zwischen den Hodenhäuten Wasser an ohne Verbindung zum Bauchraum, so nennt man dies eine **Hydrocele testis.** Gelegentlich bleibt der Processus vaginalis in der Mitte offen, ohne mit der Bauchhöhle oder den Hodenhäuten in Verbindung zu stehen; so äußert sich dies in einer prallen Blase (Zyste) in der Leiste: Dies ist die Hydrozele des Samenstranges **(Hydrocele funiculi spermatici).**

3 Kinderurologie

Die Urologie des Kindesalters hat in den letzten Jahrzehnten so rasche und bedeutsame Fortschritte gemacht, daß ihre Darstellung in einem eigenen Kapitel notwendig erscheint.

3.1 Mißbildungen der Nieren

Als **Agenesie** wird das nicht ganz seltene Fehlen einer Niere bezeichnet. Bei beidseitigem Befall besteht u. a. außerdem eine Lungenhypoplasie *(Potter-Syndrom),* ein Überleben nach der Geburt ist nicht möglich.

Auch bei den **zystischen Nierenerkrankungen** gibt es doppelseitige (z. B. die *polyzystischen Nieren,* die mit zahllosen kleinen Bläschen durchsetzt sind) und einseitige Formen (z. B. die *multizystische Niere).* Die letztere ist die häufigste Zystenniere im Kindesalter, wobei nur wenige, unterschiedlich große Zysten vorhanden sind – einige haben beachtliche Ausmaße. Der zugehörige Ureter ist in der Regel verschlossen (atretisch). Teilweise wird diese funktionslose Niere zusammen mit dem Ureter entfernt, teilweise wird abgewartet.

Unter der **Nierendystopie** versteht man eine Fehllagerung der Niere, die immer mit einer abnormen Gefäßversorgung verbunden ist. Am häufigsten findet man die Nierendystopie im Becken *(Beckenniere).* Gelegentlich kann eine

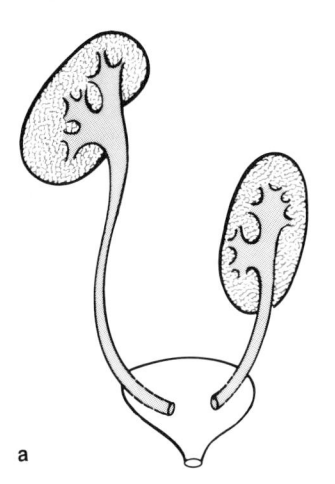

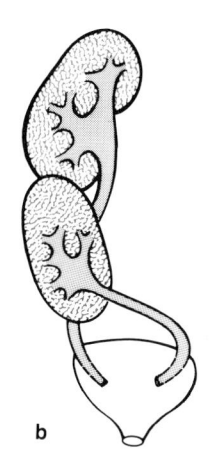

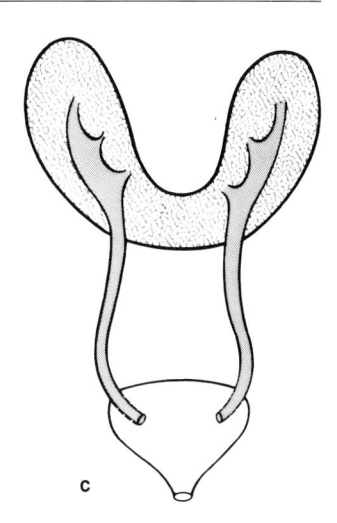

Abb. 25.12a–c Drei verschiedene Beispiele der Nierenmißbildung:
a Beckenniere. **b** Gekreuzte Nierendystopie. **c** Hufeisenniere.
(Aus: OLBING, H., PALITZSCH, D. (Hrsg.): Fortbildung in der Kinderheilkunde. Band 1.: Nephrologie und Urologie. Thieme, Stuttgart 1981.)

Niere aber auch über die Mittellinie hinaus nach der anderen Seite verlagert sein, man spricht dann von einer *gekreuzten Nierendystopie (Abb. 25.12a, b).*

Bei der **Verschmelzungsniere** ist das Nierengewebe beider Nieren miteinander verbunden. Häufigstes Beispiel ist die sog. *Hufeisenniere,* bei welcher beide Nieren an ihrem Unterpol durch eine Parenchymbrücke miteinander verbunden sind (Abb. 25.12c).

Alle diese angeborenen Fehlbildungen der Nieren bleiben oft gänzlich symptomlos. Jedoch ist ihnen ein Problem gemeinsam: Sie sind durch Infekte der Harnwege gefährdet. Nur in diesen Fällen ist eine Behandlung angezeigt.

3.2 Erkrankungen der Harnwege

3.2.1 Hydronephrose

Besteht am Übergang vom Nierenbecken zum Harnleiter eine Enge, so staut sich der von der Niere produzierte Urin im Nierenbecken auf. Dieses und die Nierenkelche werden dadurch aufgeweitet (Abb. 25.13). Durch den erhöhten Binnendruck kann es dann zu einer zunehmenden Verschmälerung des Nierengewebes und dadurch zur Einbuße von Nierenfunktion kommen. Man bezeichnet dies als Hydronephrose. Die

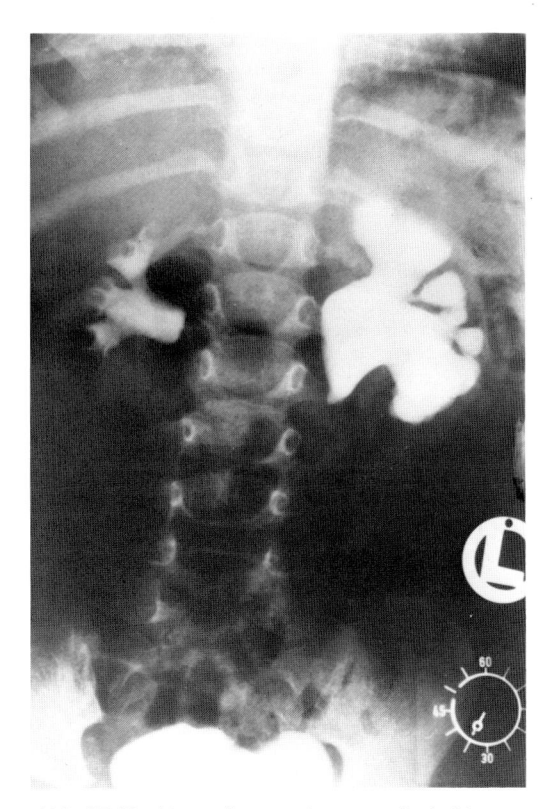

Abb. 25.13 Ureterabgangsstenose mit Aufstauung des Nierenbeckens. (Aus: BRANDIS, M.: Krankheiten der Harn- und Geschlechtsorgane. In: W. CATEL: Das gesunde und das kranke Kind. Hrsg. von E. GLADTKE, J. OEHME, J. SCHAUB. 12. Auflage, Thieme, Stuttgart 1983.)

Ureterabgangsstenose ist die häufigste Form einer Harnwegsverengung und wird heutzutage oft schon vor der Geburt durch die pränatale Ultraschalluntersuchung diagnostiziert. Die Behandlung ist operativ.

3.2.2 Megaureter

Hier liegt die Harnabflußstörung im untersten Abschnitt des Harnleiters, und zwar ist sie rein funktionell und nicht durch eine anatomische Enge („Stenose") bedingt. Der Ausdruck *Ureterostiumstenose* bzw. *Uretermündungsstenose* ist also nicht korrekt. Wegen der Lokalisation der Harnabflußstörung wirkt sich der Aufstau mit oft erheblicher Erweiterung des Kalibers auf den Harnleiter und das Nierenbecken aus. Der Harnleiter ist zudem abnorm verlängert und verläuft deshalb in Windungen vom Nierenbecken zur Blase. Vom Megaureter gibt es die verschiedensten Schweregrade, er kann ein- oder beidseitig vorhanden sein. Die Behandlung ist in leichteren Fällen konservativ-abwartend, bei massivem Aufstau muß operiert werden.

3.2.3 Doppelbildung des Harnleiters (Abb. 25.14)

Eine Verdoppelung eines oder beider Harnleiter ist nicht selten (fast 1% der Bevölkerung) und vielfach als harmlos anzusehen. Klinische Bedeutung erhält dieser Befund erst beim Hinzutreten von Infektion, Aufstau oder Reflux.

a) Beim **Ureter bifidus** (U. fissus) vereinigen sich beide Harnleiterzwillinge irgendwo zwischen Nierenbecken und Blase, münden also mit einem einzigen Ostium in die Blase. Manchmal ist der Harnabstrom in die Blase dadurch gestört, daß der Harn in den beiden Ureterschenkeln hin und her geschoben wird (Pendelreflux, Jo-Jo-Phänomen).

b) Münden beide Harnleiterzwillinge getrennt, also mit zwei Ostien, in die Blase, so spricht man vom **Ureter duplex.** Manchmal kommt es dabei zum Reflux, und zwar immer in das untere der beiden Nierenbecken, wodurch hartnäckig wiederkehrende bakterielle Nierenentzündungen unterhalten werden können. Hier ist eine refluxbeseitigende Ureterneueinpflanzung notwendig.

c) Der **ektope Doppelureter:** Manchmal mündet einer der beiden Zwillingsharnleiter, und zwar

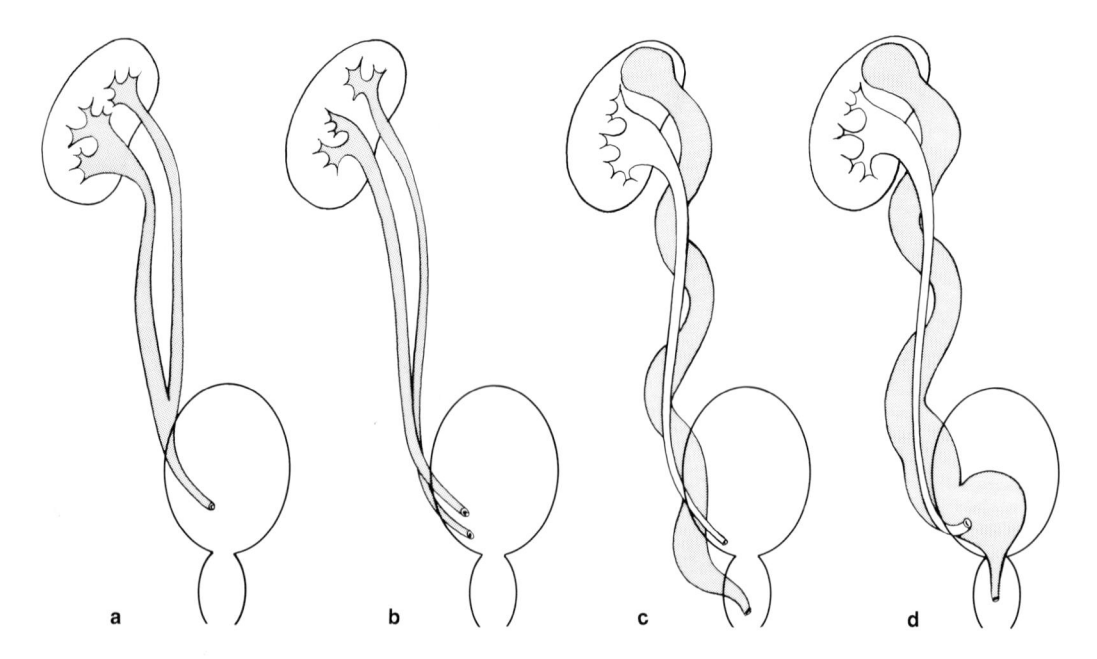

Abb. 25.14a–d Verschiedene Formen der Harnleiterverdoppelung:
a Ureter bifidus. **b** Ureter duplex. **c** ektoper Doppelureter. **d** ektope Ureterocele.

stets der vom oberen Segment der Niere stammende, gar nicht in die Blase, sondern in die Harnröhre oder gar beim Mädchen in die Vulva (neben und dicht unterhalb der Harnröhrenmündung). Mädchen sind weit häufiger betroffen als Jungen. Diese Kinder weisen oft ein ständiges Harnträufeln, daneben aber auch eine ganz normale, portionenweise Miktion auf. Oft erfährt der ektope Zwillingsharnleiter dort, wo er die Blasenwand im Bereich des Blasenbodens passiert, eine ballonförmige Auftreibung, die sich in das Blasenlumen hineinwölbt und gelegentlich den Blasenausgang verstopft. Man nennt dies eine **ektope Ureterozele**. Die Therapie der verschiedenen Typen des ektopen Doppelureters ist stets eine operative.

3.2.4 Urethralklappen

Diese angeborene Harnabflußstörung kommt nur beim Jungen vor. Hierbei liegen in der hinteren Harnröhre, unterhalb des Samenhügels (er ist u.a. Mündungsstelle des Samenleiters), zwei ventilartig wirkende Schleimhautfalten, die sich im Harnabstrom aufblähen, sich in der Mittellinie dann berühren und dadurch den Harnabstrom weitgehend blockieren. Da dieser krankhafte Mechanismus schon in der Fetalzeit wirkt, führt diese Erkrankung oft zu schweren Störungen der sich entwickelnden Nieren und Harnwege (Balkenblase, beidseitige Megaureter und Hydronephrosen, Nierengewebsschwund). Die Behandlung der betroffenen Säuglinge ist oft schwierig und die Prognose hängt davon ab, wie weit eine Erholung der bei Geburt oft schon schwer geschädigten Nieren überhaupt noch möglich ist.

3.2.5 Blasenekstrophie und Epispadie

Bei dieser schweren, glücklicherweise relativ seltenen Mißbildung ist die Blase nicht zu einer Hohlkugel verschlossen, sondern sie liegt als Blasenplatte, Schleimhautseite nach außen, frei am Unterbauch zutage und geht mit ihren Rändern direkt in die Haut der Umgebung über (Abb. 25.15). Immer sind in diesen Fällen auch die Schambeine des knöchernen Beckens vorne nicht in einer Symphyse miteinander verbunden, sondern stehen weit auseinander. Auch fehlt eine eigentliche Harnröhre, diese besteht lediglich in einer Rinne, die mit Harnröhrenhaut (Urothel) ausgekleidet ist (Epispadie). Bei der Behandlung versucht man heutzutage, schon in der Neonatalzeit eine operative Rekonstruktion von Blase und Harnröhre vorzunehmen. Mißlingt diese Rekonstruktion, so kommen verschiedene Formen der supravesikalen Harnableitung in Frage. Gelegentlich kommt eine Epispadie auch isoliert, d. h. ohne Blasenekstrophie, vor. Diese Kinder sind meistens harninkontinent.

3.3 Die Refluxkrankheit

Unter Reflux versteht man einen in jedem Lebensalter als pathologisch zu bewertenden Rückfluß von Urin aus der Blase in den Harnleiter (Abb. 25.16). Dem Reflux liegt meist ein angeborener, anatomischer Defekt der Verbindung zwischen Harnleiter und Blase zugrunde. Es gibt

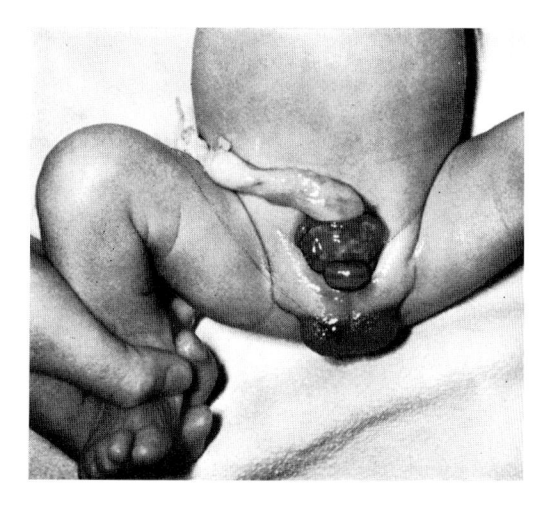

Abb. 25.15 Blasenekstrophie bei einem männlichen Säugling.

aber auch entzündlich bedingte Veränderungen an der Einmündungsstelle des Harnleiters in die Blase, was einen Reflux zur Folge haben kann.

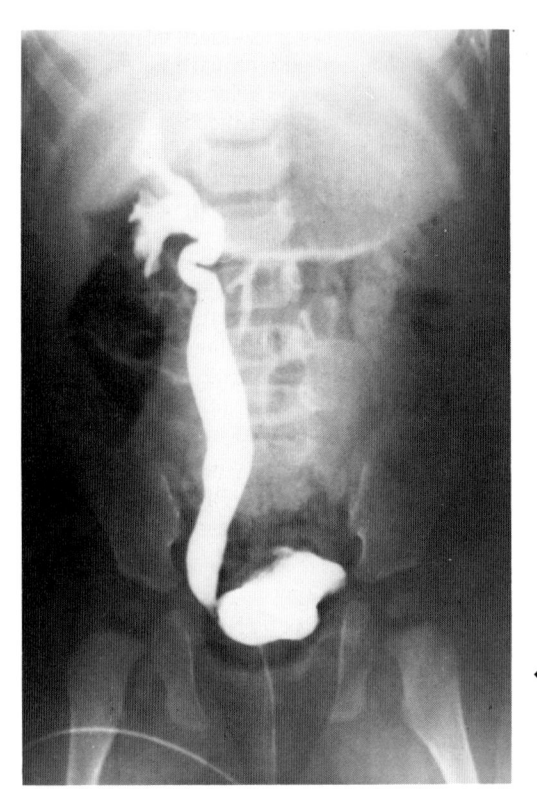

Je nach Ausmaß des Refluxes und der durch diesen bedingten Veränderungen an den oberen Harnwegen unterscheidet man fünf verschiedene Schweregrade (Abb. 25.17). Der erstgradige Reflux gelangt nur bis in den Ureter, ab Grad II erreicht der Reflux das Nierenbecken, das er vom III. Refluxgrad an zunehmend erweitert. Zu einer Krankheit wird der Reflux beim (häufigen!) Hinzutreten einer bakteriellen Infektion dann, wenn es zur Nierengewebsentzündung mit nachfolgender Narbenbildung im Nierenparenchym und zur Wachstumsverzögerung der betroffenen Niere kommt. Dies ist vor allem bei der Niere des Säuglings und Kleinkindes der Fall, wenn ein schwerer Refluxgrad vorliegt. Bei höheren Refluxgraden besteht die Therapie deshalb in einer operativen Neueinpflanzung des Harnleiters in die Blase. Leichtere Refluxgrade heilen oft spontan. Man operiert leichtere Refluxe deshalb nicht, diese Kinder bedürfen aber einer ständigen Kontrolle und Infektionsprophylaxe.

◀ **Abb. 25.16** Miktionszystourethrogramm: Reflux Grad IV. (Aus: BRANDIS, M.: Krankheiten der Harn- und Geschlechtsorgane. In: W. CATEL: Das gesunde und das kranke Kind. Hrsg. von E. GLADTKE, J. OEHME, J. SCHAUB. 12. Auflage, Thieme, Stuttgart 1983.)

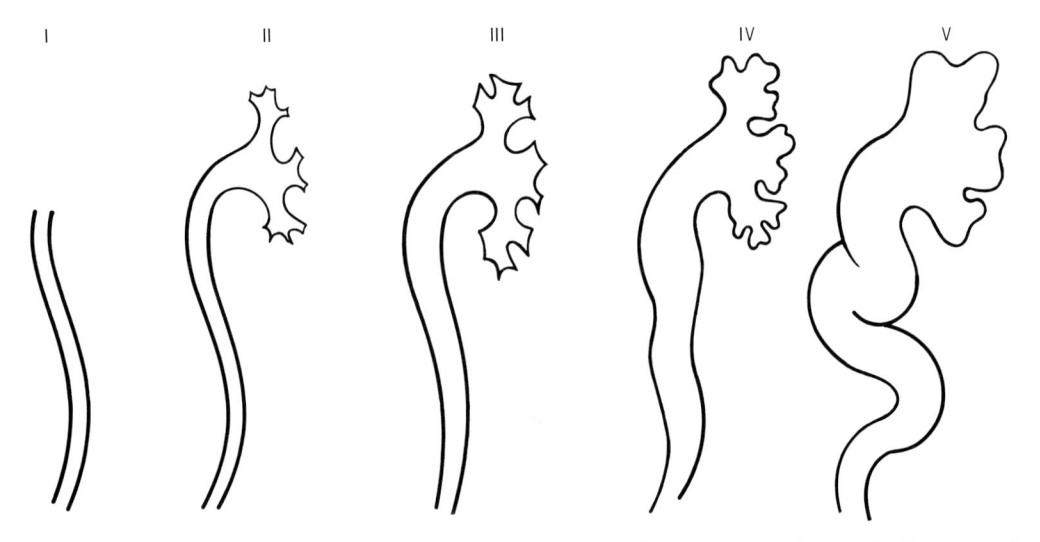

Abb. 25.17 Internationale Klassifikation des vesikoureterorenalen Refluxes. (Aus: OLBING, H., PALITZSCH, D. (Hrsg.): Fortbildung in der Kinderheilkunde. Band 1: Nephrologie und Urologie. Thieme, Stuttgart 1981.)

3.4 Erkrankungen des äußeren männlichen Genitales

3.4.1 Phimose

Hierbei handelt es sich um eine Vorhautverengung, die dazu führt, daß die Vorhaut nicht über die Eichel zurückgestreift werden kann. Beim Säugling und Kleinkind ist dies aber ein ganz normaler Zustand und bedarf in diesem Alter keiner Behandlung bzw. nur dann, wenn sich Miktionsstörungen einstellen sollten. Versucht man zu früh, die Vorhaut „zu lösen" und zurückzustreifen – es bestehen hier noch Verklebungen zwischen dem inneren Vorhautblatt und der Eichel **(Präputialverklebung)** –, so führt dies nicht selten zu Vorhauteinrissen mit der Gefahr der Ausbildung einer *Narbenphimose,* die operativ beseitigt werden muß. Die relativ seltenen, echten, unkomplizierten Phimosen sollten keinesfalls vor dem 5. Lebensjahr operiert werden.

3.4.2 Balanitis

Eine eitrige Infektion zwischen Vorhaut und Eichel wird als Balanitis bezeichnet. Sie tritt vor allem bei kleinen Kindern auf, die noch gewindelt werden. Die Therapie besteht in Bädern und lokaler Antisepsis.

3.4.3 Paraphimose

Als Paraphimose wird die nach gewaltsamem Zurückstreifen der zu engen Vorhaut hinter die Glans auftretende Schwellung von Glans und Vorhaut bezeichnet, die es verhindert, daß die Vorhaut wieder in ihre normale Position gebracht werden kann. Dies gelingt meist nur in Narkose.

3.4.4 Hypospadie

Mündet die Harnröhre nicht auf der Spitze der Eichel, sondern unterhalb derselben, z. B. auf der Unterseite (Ventralseite) des Penis, so spricht man von einer Hypospadie. Je nach Lage der Harnröhrenmündung werden verschiedene Formen unterschieden: Hypospadia coronaria (Mündung im Bereich der Kranzfurche), H. penilis (Mündung am Penisschaft), H. scrotalis (Mündung zwischen den Hälften des in diesen Fällen stets zweigeteilten Hodensackes) und Hypospadia perinealis (Mündung am Damm). Meist fehlt bei der Hypospadie die ventrale Vorhautseite – dorsal findet sich dann eine sog. Vorhautschürze –, und der Penis ist nach ventral gekrümmt. Je nach Ausmaß der Fehlbildung müssen die Verkrümmung des Penis und die Harnröhrenfehlmündung durch unter Umständen mehrere Operationsschritte schon im Säuglings- und Kleinkindesalter korrigiert werden. Das Genitale bei Hypospadia scrotalis oder perinealis ähnelt dem eines Mädchens mit adrenogenitalem Syndrom (s. S. 197).

3.4.5 Hodenhochstand

Bei nahezu 5% aller männlichen Neugeborenen fehlt ein- oder beidseitig ein Hoden im Skrotum. Oft steigt der Hoden in den ersten Lebensmonaten noch ab, gegen Ende des 1. Lebensjahres ist aber immerhin bei 1% der Knaben das Fehlen eines (oder beider) Hoden im Skrotum festzustellen. Selten ist die Ursache hierfür ein echtes Fehlen des Hodens *(Anorchie)* oder ein *Bauchhoden* – in beiden Fällen sprechen wir von *Kryptorchismus.* Meist handelt es sich vielmehr um einen unvollständigen Hodenabstieg, und man kann in diesen Fällen den Hoden in der Leiste oder dicht oberhalb des Skrotaleinganges tasten *(Leistenhoden).* Ein *Gleithoden* liegt vor, wenn sich der am Skrotaleingang befindliche Hoden, wenn auch nur mit Mühe, ins obere Skrotalfach verlagern läßt, nach dem Loslassen aber sofort wieder nach oben gleitet. Im Falle der *Hodenektopie* ist der Hoden auf seiner Wanderung vom Bauchraum ins Skrotum vom normalen Weg abgewichen. Tritt ein hochstehender (nicht deszendierter) Hoden, z. B. im warmen Badewasser, spontan in das Skrotum hinunter, so spricht man von einem **Pendelhoden,** der in der Regel keiner Behandlung bedarf. Liegt der Hoden aber ständig in der Leiste oder gar in der Bauchhöhle, so ist dies ein Befund, der unbedingt behandelt werden muß, weil ein socher Hoden sich nicht normal entwickelt und später unfruchtbar bleibt.

Über die Behandlung, die nach heutiger Auffassung innerhalb des 2. Lebensjahres abgeschlossen sein sollte, s. S. 204.

3.4.6 Hodentorsion

Verdreht sich ein Hoden um seinen Gefäßstiel, so kann es zu einer ganz akuten Durchblutungsstörung kommen, die, wenn sie nicht behoben wird, innerhalb von wenigen Stunden zum Absterben des Hodens führt. Man nennt diese gefürchtete Erkrankung eine Hodentorsion. Sie kann zwar in jedem Alter auftreten, kommt aber mit Vorliebe in der Pubertät und bei Neugeborenen vor. Die akute Hodentorsion des Heranwachsenden ist mit heftigen Schmerzen, die oft in den Unterbauch lokalisiert werden, verbunden. Der Hoden schwillt an und ist sehr berührungsempfindlich. Beim Neugeborenen und jungen Säugling ist die Symptomatik meist viel unauffälliger, oft wird die Torsion hier nur auf Grund einer Schwellung und bläulichen Verfärbung einer Skrotalhälfte erkannt. Die Therapie besteht in der raschen Operation.

Weiterführende Literatur

BETTEX, M., GENTON, N., STOCKMANN, M.: Kinderchirurgie. 2. Auflage, Thieme, Stuttgart 1982

BETTEX, M., KUFFER, FR., SCHÄRLI, A.: Wesentliches über Kinderchirurgie. Huber, Bern 1975

BRODEHL, J., BRANDIS, M.: Therapie der Krankheiten des Kindesalters. Urogenitalsystem. Springer, Berlin 1980, 592–620

OLBING, H., EICKENBERG, H. U.: Fortbildung in der Kinderheilkunde. Band 1: Nephrologie und Urologie. Thieme, Stuttgart 1981

26. Teil: Kinderorthopädie

Klaus-Dieter Parsch

1 Angeborene Systemerkrankungen

1.1 Chondrodystrophie/Achondroplasie

Bei fast normaler Rumpflänge und kurzen Gliedmaßen handelt es sich um typische Zwerge. Die übliche Endgröße von 1.20 m bis 1.30 m bedingt große Benachteiligungen im täglichen Leben. Einzelne Achondroplastiker nützen die Besonderheit ihrer Zwergengröße und treten im Theater oder Zirkus auf. Die Erkrankung des Knorpels wird vererbt und kann mit unterschiedlicher Ausprägung auftreten. Der unterwertige Gelenkknorpel fällt leicht Abnützungserscheinungen zum Opfer. Therapeutisch kommen Achsenkorrekturen wegen des meist deutlichen O-Beines infrage. Neuerdings werden Verlängerungsoperationen an beiden Ober- und Unterschenkeln mit gutem Erfolg durchgeführt. Damit werden Endgrößen um 1.50 m erreicht.

1.2 Osteogenesis imperfecta (Glasknochenkrankheit)

Je nach Ausprägung, kommen die Kinder mit intrauterin oder bei der Geburt erworbenen Frakturen zur Welt. Die herabgesetzte Elastizität führt bei relativ geringen Anlässen zu Brüchen vor allem der Schaftknochen. Die Folge der häufigen Frakturen sind Verbiegungen der Beine und Arme. Die verkrümmt zusammengewachsenen Knochen brechen leichter wieder. Neben der Knochenbrüchigkeit gehören blaue Skleren und eine später auftretende Innenohrschwerhörigkeit zur klassischen Trias der Osteogenesis imperfecta. Auch die Zahnentwicklung ist meist gestört.

Behandlung: Die Ausheilung der vielen Frakturen unter Vermeidung von Fehlstellungen ist nicht einfach. Operative Auffädelungen mit teleskopartigen Nägeln werden hierfür heute verwandt. Die innerlich geschienten Knochen können weiterwachsen, ohne durch ständige Brüche an Länge einzubüßen. Vorübergehend werden auch äußere Schienen (Orthesen) zum Schutz vor Brüchen eingesetzt. Patienten mit schweren Formen der Osteogenesis imperfecta bleiben trotz der Teleskopnägel und trotz selbständiger Gehleistung sehr klein. Die leichten Formen erreichen eine fast normale Endgröße und erleben eine deutliche Abnahme der Bruchgefahr nach Wachstumsabschluß.

1.3 Marmorknochenkrankheit

Es handelt sich um eine seltene Erkrankung des Knochenmarks, bei der dieses frühzeitig durch kompakten Knochen verdrängt wird. Milz und Leber sind stark vergrößert, da die blutbildenden Funktionen des Knochenmarks dort ersetzt werden müssen. Die röntgenologisch verdichteten Knochen sind spröde und bruchanfällig. Ein zusätzliches Handicap stellt die frühzeitige Erblindung dar, die von der Einmauerung des Sehnerven herrührt.

Behandlung: Therapeutisch kommt heute eine frühzeitige Knochenmarktransplantation infrage. Die Schwierigkeit, einen passenden Spender zu finden, vermindert die Chancen einer Behandlung vor Eintritt der Blindheit. Orthopädische Orthesen in Leichtbauweise helfen, die Bruchgefahr der Marmorknochenkranken zu mindern.

1.4 Pfaundler-Hurler-Erkrankung (Mukopolysaccharidose I)

Es handelt sich um eine seltene Störung im Kohlehydratstoffwechsel mit daraus resultierendem Zwergwuchs. Im Laufe des Lebens führt die Ablagerung der Polysaccharide zu einer Verformung der Gelenke mit Kontrakturen. Die Ablagerungen betreffen auch das Gesicht, das wasserspeierartig entstellt wird, daher auch der Name „Gargoylismus" = „Wasserspeierkrankheit". Bei guter orthopädischer Unterstützung kann relativ lange eine selbständige Gehfähigkeit erhalten bleiben.

1.5 Morquio-Brailsford-Erkrankung (Mukopolysaccharidose IV)

Unter den verschiedenen Zuckerspeicherkrankheiten (Typ I–IV) ist diese Form des unproportionierten Zwergwuchses zu erwähnen, einem relativ großen Schädel stehen kurze, meist in X-Stellung abweichende Gliedmaßen gegenüber. Die Behandlung ist symptomatisch. Eventuell wird ein zu starkes X-Knie operativ korrigiert.

2 Dysmelien

Die Gliedmaßenfehlbildungen entstehen durch Genmutationen, durch Chromosomenänderungen und durch äußere Faktoren, wie Bestrahlungen oder die Einnahme von Medikamenten. Dabei ist vor allem an über 6000 Gliedmaßenfehlbildungen zu erinnern, die durch die Einnahme des Schlafmittels Thalidomid während der Schwangerschaft erzeugt wurden. Man unterscheidet Minusvarianten von Plusvarianten.

2.1 Minusvarianten

Hierbei unterscheidet man die Minusvarianten vom longitudinalen Typ mit Fehlen einzelner Knochen und Unterentwicklung anderer. Ein Beispiel hierfür ist die radiale Klumphand, entstanden durch das Fehlen bzw. den Minderwuchs der Speiche und des Daumens im Verhältnis zur Elle und zu den übrigen Langfingern.

Ein weiteres Beispiel für eine longitudinale Minusvariante ist die Femurhypoplasie mit daraus resultierender Beinverkürzung. Auch die angeborene Fibulahypoplasie geht mit einer Beinverkürzung und einer zusätzlichen Fehlstellung im unterentwickelten Sprunggelenk einher.

Die Spalthand und der Spaltfuß gehören ebenfalls zu den Minusvarianten. Oft vermögen die Kinder trotz der kosmetischen Probleme gut zu greifen und können auch bei Schuhversorgung mit geringer Zurichtung leidlich hinkommen. Gelegentlich sind fußverschmälernde Operationen sinnvoll.

Weniger häufig finden sich Hypoplasien vom transversalen Typ. Dazu zählt das komplette Fehlen eines Unterarms (Peromelie), der Hand oder der Finger, aber auch des Unterschenkels oder des Fußes. Die prothetische Versorgung bei der Peromelie des Armes muß abwägen zwischen den Vorteilen des äußeren Hilfsmittels und den Nachteilen der fehlenden Gefühlsempfindung. Bei den transversalen Fehlbildungen der unteren Gliedmaßen ist die prothetische Versorgung selbstverständlich.

2.2 Plusvarianten

Die bekannteste Überzahl betrifft die Finger und Zehen (Polydaktylie) mit Ausbildung von 6 Strahlen (Hexadaktylie: 6 Finger). Abstehende und die Schuhversorgung störende Hexadaktylien am Fuß werden Ende des 1. Lebensjahres abgetragen. Ebenso verfährt man an der Hand, wenn die Hexadaktylie die Greiffunktion stört. Im anderen Fall werden die überschüssigen Zehen bzw. Finger erst mit 4–5 Jahren amputiert, wenn die kosmetische und funktionelle Beeinträchtigung eine Rolle spielen.

Als Plusvarianten sind auch die Syndaktylien, die häutige und zum Teil knöcherne Verbindung zweier Finger oder Zehen, zu werten. Fingersyndaktylien werden Ende des ersten Lebensjahres getrennt, wenn sie mit Kontrakturen einhergehen. Günstiger ist die Trennung mit 4–5 Jahren, da das funktionelle und kosmetische Ergebnis bei der späteren Operation besser wird. Syndaktylien der Zehen sollten gar nicht operiert werden, die funktionellen Nachteile könnten die kosmetischen Vorteile übertreffen.

Die Makrodaktylie ist der Riesenwuchs eines Fingers, einer Zehe oder auch eines Teiles einer Hand und eines Fußes. Die restlichen Anteile der Hand oder des Fußes haben ihre normale Form. Die kosmetische Beeinträchtigung kann beträchtlich sein. Verkleinerungsoperationen bringen eine Verbesserung, oft sind Teilamputationen zur Ermöglichung einer Schuhversorgung notwendig.

3 Knochentumoren

Wie bei anderen Tumoren unterscheiden wir gutartige von bösartigen Knochentumoren.

3.1 Gutartige Knochentumoren

3.1.1 Nicht ossifizierendes Fibrom (fibröser Kortikalisdefekt)

Häufiger Zufallsbefund bei der Röntgenuntersuchung des Kniegelenkes eines unfallverletzten Kindes. Ein kleiner Aufhellungsherd auf dem Röntgenbild eines Röhrenknochens und völlige Symptomlosigkeit sind typisch.

Behandlung: Eine Therapie ist nicht erforderlich. Bei röntgenologisch eindeutigem Befund ist auch eine Probeexzision überflüssig.

Nur ausnahmsweise kann ein fibröser Kortikalisdefekt so groß sein, daß bei einem Sturz eine Fraktur durch den geschwächten Knochen verläuft. Dies nennt man eine „pathologische Fraktur", da der Knochen an der durch den Kortikalisdefekt geschwächten Stelle gebrochen ist.

3.1.2 Juvenile Knochenzyste

Dieser zystische Tumor findet sich bevorzugt am körpernahen Oberarm- oder am körpernahen Oberschenkelknochen. Die Erstdiagnose erfolgt nicht selten über einen Knochenbruch, der aus nichtigem Anlaß durch die Zyste entstanden ist (pathologische Fraktur). Röntgenologisch zeigt sich die ein- oder mehrkammrige Zyste. Bei der Punktion ist sie mit klarer Flüssigkeit gefüllt, die aus einer häutigen Wand abgesondert wird. Eine Abklärung durch Probeexzision ist nur bei atypischer Lokalisation notwendig.

Behandlung: Die früher übliche Auskürettierung und nachfolgende Spongiosaplastik ist heute ebenso verlassen wie eine aufwendige Resektionsoperation mit Überbrückung des Defektes. Ein Teil der Zysten heilt über die erlittene pathologische Fraktur aus. Einfach und erfolgversprechend ist die mehrmalige Injektion von Cortisonkristallsuspension in die Zyste. Sie verkleinert sich, wird mehrkammrig, wächst diaphysenwärts weg und verschwindet schließlich.

3.1.3 Die aneurysmatische Knochenzyste

Auch hier handelt es sich um einen zystischen gutartigen Knochentumor. Er findet sich an den Röhrenknochen, kann aber die Metaphyse ebenso betreffen wie die Diaphyse. Der Knochen ist im Zystenbereich aufgetrieben. Bei raschem Wachstum kann Schmerz in der Geschwulst das Leitsymptom sein. Die bioptische Abklärung ist meist notwendig. Die Kürettage und Spongiosaplastik ist nach wie vor die Therapie der Wahl.

3.1.4 Die solitäre kartilaginäre Exostose

Bei leerer Familienanamnese wird ein ohne Schmerzen wachsender Knorpelknochensporn beobachtet. Die gelenknahen Anteile des körperfernen Femurs und der körpernahen Tibia und der körpernahe Humerus sind die hauptbetroffenen Stellen. Die typische solitäre kartilaginäre Exostose stört eher kosmetisch als funktionell, kann anläßlich eines Unfalls brechen und dann Schmerzen verursachen. Die komplette, basisnahe Abtragung ist die Therapie der Wahl. Ein Nachwachsen ist nur dann zu erwarten, wenn die knorpelige Kappe nicht ganz abgetragen wurde.

3.1.5 Multiple kartilaginäre Exostosenerkrankung

Vielfache gelenknahe Exostosen treten als familiäre Erkrankung auf. Vor allem an den paarigen Knochen des Unterarms und des Unterschenkels bedingen die Exostosen Fehlwuchs und Bewegungseinschränkungen. Bei erheblicher Beeinträchtigung, z. B. in Form eines X-Knies, sind Achsenkorrekturen sinnvoll. Das Risiko einer malignen Entartung wird zwar diskutiert, scheint aber sehr gering zu sein.

3.1.6 Osteoidosteom

Es handelt sich um einen gutartigen, oft nur erbsgroßen Tumor, der bevorzugt am körpernahen Femur, am Schienbein, gelegentlich auch an der Wirbelsäule, der Hand und den Fußwurzeln auftreten kann. Charakteristisch sind nächtliche Schmerzen über dem betreffenden Herd ohne äußerlich erkennbare Veränderung. Röntgenologisch sieht man einen kleinen Aufhellungsherd, der von einer knochendichten Zone umgeben ist. Szintigraphisch zeigt das intravenös verabreichte radioaktive Technetium eine herdförmige Anreicherung des Osteoidosteombezirks.

Behandlung: Die Therapie ist immer chirurgisch. Der Knochen wird an der betroffenen Stelle eröffnet und der Herd (Nidus = Nest) ausgeräumt. Die Schmerzen verschwinden schlagartig. Bei kompletter Entfernung des Nidus ist ein Rezidiv nicht zu befürchten.

3.1.7 Das eosinophile Granulom

Mit Schmerzen einhergehende Ansammlung eosinophiler Histiozyten im Knochen. Röntgenologisch ist ein solcher Herd kaum von einem bösartigen Tumor zu unterscheiden und führt leicht zu einer „pathologischen Fraktur". Die Biopsie ergibt die Diagnose. Bei singulärer Ansiedlung genügt die chirurgische komplette Ausräumung. Bei plurifokalem Befall (an mehreren Stellen) nennt man die Krankheit „Histiozytosis X". In diesem Fall muß chemotherapeutisch ähnlich wie bei einem bösartigen Tumor das Zellwachstum gestoppt werden.

3.2 Bösartige Knochentumoren

Vgl. den 9. Teil. Bei der orthopädisch-chirurgischen Behandlung des Osteosarkoms sowie des EWING-Sarkoms wurden in den letzten zehn Jahren wesentliche Verbesserungen der Prognose durch die vereinigten Anstrengungen der Onkologie sowie der onkologischen Orthopädie möglich.

3.2.1 Das Osteosarkom

Neben der Chemotherapie, die gemäß dem Protokoll der COSS-Gemeinschaftsstudie in Blöcken verabreicht wird, ist die chirurgische Entfernung des Tumors zum geeigneten Zeitpunkt indiziert. Während früher allein die Amputation als erfolgversprechend galt, werden heute bei verbesserter Chemotherapie resektive Verfahren angeboten. Das Osteosarkom wächst bevorzugt am distalen Femur. Nach Resektion des körperfernen Femurs einschließlich Kniegelenk mit dem Tumor wird der gesunde Unterschenkel mit Gefäß- und Nervenversorgung umgedreht (Fußspitze zeigt nach hinten) am körpernahen Femur fixiert. Nach dieser „Umdrehplastik" funktioniert das obere Sprunggelenk in der Prothese wie ein Kniegelenk. Hervorragende funktionelle Möglichkeiten stehen dem so behandelten Patienten zur Verfügung, sofern eine Metastasierung durch die Chemotherapie vermieden werden kann. Ein unauffälliges Gangbild und nahezu uneingeschränkte sportliche Möglichkeiten sind dem Tumorpatienten eröffnet.

Osteosarkome anderer Lokalisation werden heute durch die Chemotherapie mit verbesserten Chancen reseziert oder bei peripherer Lokalisation amputiert. Bei hüft- oder schultergelenknahem Sitz des Tumors kann ein künstliches Gelenk den resezierten Bereich überbrücken.

Trotz Chemotherapie auftretende Lungenmetastasen werden chirurgisch reseziert. Insgesamt haben sich die Überlebensaussichten für Osteosarkompatienten durch das kombinierte chemotherapeutische und chirurgische Vorgehen auf 60–70% Überlebende nach 5 Jahren drastisch verbessert.

3.2.2 Das Ewing-Sarkom

Der zweitwichtigste bösartige Knochentumor des Kindes und Jugendlichen ist das klein- und rundzellige EWING-Sarkom. Der Tumor wächst häufig in der Markhöhle, zuweilen auch außerhalb des Knochens in den Muskel hinein. Reaktives Knochenwachstum wird als Zwiebelschalenformation röntgenologisch erkannt. Der Tumor macht vor allem Ruheschmerzen und wird nicht selten erst nach Monaten als solcher erkannt.

Diagnose und Behandlung: Die Diagnose erfolgt über die Biopsie. Die früher übliche Bestrahlungsbehandlung des EWING-Sarkoms ist heute fast völlig verlassen und wird nur noch bei Befall der Wirbelsäule angewandt. Statt dessen wird heute entsprechend der CESS-Studie durch die kombinierte Chemotherapie und Chirurgie der bestmögliche Erfolg angestrebt. Resektionen und Amputationen sind wie bei Osteosarkom indiziert, die Umdrehplastik kommt bei Befall des distalen Femurs in Frage, Gelenkersatzoperationen dienen zur Überbrückung der Defekte. Als weitere Möglichkeit steht die Verwendung gefäßversorgter Fibulatransplantate als Ersatz für resezierte Schaftabschnitte zur Verfügung.

4 Knochen- und Gelenkentzündungen

Während im Erwachsenenalter die erworbenen posttraumatischen und postoperativen Knochenentzündungen vorherrschen, sind im Kindesalter die hämatogenen (auf dem Blutweg in den Knochen gelangten) Entzündungen des Knochens in der Überzahl.

4.1 Hämatogene Osteomyelitis

Bei der hämatogenen Form der Knocheninfektion siedeln sich Bakterien, die über eine Eintrittspforte ins Blut gelangt sind, in den stark durchbluteten Metaphysen der langen Röhrenknochen oder der Wirbelsäule an. Zuerst wird das gut vaskularisierte Knochenmark betroffen (Osteomyelitis = Knochenmarkentzündung), bald kommt es über kommunizierende Gefäße zur Ausbreitung unter die Knochenhaut (subperiostaler Abszeß = Abszeß unter der Knochenhaut) und nur bei größter Vernachlässigung zum Durchbruch nach außen in Form einer Fistel. Unzureichend behandelt, bilden sich unter dem Bild einer Sepsis Partien untergegangenen Knochens (Sequester), die von neuem Knochen überwachsen werden (Totenlade).

Diagnose: Hohes Fieber und starke bis stärkste lokale Schmerzen sind typisch. Blutsenkungsgeschwindigkeit und C-reaktives Protein sind charakteristisch erhöht, auch die Leukozytenzahl liegt meist oberhalb der Norm. Im Röntgenbild finden sich in der Frühphase keine Veränderungen, erst mit dem Hinzukommen des subperiostalen Abszesses werden Weichteilverdichtungen erkennbar. Später, das ist nach 6–10 Tagen, werden Aufhellungsbezirke und fleckige Entkalkungen als Hinweis auf die Entzündung sichtbar. Die Knochenszintigraphie ist in der Frühphase nicht hilfreich, da sie erst 4–6 Tage nach Krankheitsbeginn positiv wird. Mit dem Ultraschallgerät lassen sich schon früh erste Anzeichen eines subperiostalen Abszesses nachweisen. Bei Verdacht auf eine hämatogene Osteomyelitis ist die Abnahme von 1–3 Blutkulturen sinnvoll, um die Chancen des Erregernachweises zu wahren.

Behandlung: Die frühzeitige Ausspülung der Markentzündung samt subperiostalem Abszeß ist anzustreben. So befreit man das Kind am schnellsten von seinen schlimmen Schmerzen und vermeidet die Risiken einer Chronifizierung. Gelegentlich wird empfohlen, erst nach einer zweitägigen hochdosierten Antibiotikumtherapie die Trepanation durchzuführen. Es kann auch rein konservativ, allein antibiotisch, die Ausheilung der Osteomyelitis angestrebt werden. Dabei besteht allerdings das 20–30%ige Risiko einer Chronifizierung mit den Gefahren des Fehlwuchses der Wachstumszone.

Nach Abstrichnahme für Kultur und Antibiogramm sowie Gewebsentnahme für die pathologische Untersuchung erfolgt die vollständige Entleerung des Abszesses und die sorgfältige Spülung der Höhle. Anschließend werden mit Antibiotikum getränkte Knochenzementkugelketten (PMMA = **P**oly**m**ethyl**m**et**a**krylat) in den Knochen eingelegt, und die Wunde wird verschlossen. Noch peroperativ beginnt die hochdosierte parenterale (= über die Vene, nicht über den Darm verabreicht) antibiotische Therapie. Nach Eingang des vom Wundabstrich gefertigten Antibiogramms wird das Antibiotikum so belassen oder entsprechend geändert, falls die nachgewiesenen Erreger nicht sensibel sind.

Bei 50% der hierzulande behandelten Osteomyelitiden wird Staphylococcus aureus als Erreger nachgewiesen. Weitere 20% sind Streptokokken, Hämophilus influenzae und andere. Bei 30% der Kinder wird kein Erreger nachgewiesen, meist, weil schon bei der Abstrichentnahme eine orale antibiotische Vorbehandlung stattgefunden hatte.

Die früher übliche Ruhigstellung jeder von einer Osteomyelitis betroffenen Gliedmaße wird heute nicht mehr empfohlen. Mit Eintreten der Schmerzfreiheit, dies ist in der Regel 2–3 Tage nach Eröffnung des Knochens der Fall, beginnen aktive Bewegungsübungen, um die Gelenke beweglich zu halten. Die einliegenden PMMA-Ketten werden nach 14 Tagen in einer zweiten Operation entfernt. Die Gesundung und Ausheilung der Osteomyelitis wird an der Normalisierung der Körpertemperatur und der Blutsenkungswerte abgelesen.

Die antibiotische Therapie wird für zirka 3 Wochen parenteral und für weitere 3 Wochen oral (= über den Mund) durchgeführt. Mit Normalisierung der Blutsenkungsgeschwindigkeit und nach Abschluß der Antibiotikumtherapie darf das Kind die Gliedmaße wieder belasten. Eine Ausheilung ohne Folgen für die Wachstumsfugen ist bei dem hier beschriebenen Schema die Regel.

4.2 Der Knochenabszeß

Im Gegensatz zur akuten Osteomyelitis klagt das Kind bei dem primär chronischen Knochenabszeß über geringere und vor allem in Ruhe auftretende Schmerzen. Betroffen sind die den Wachstumsfugen nahen Bezirke der Metaphysen vor allem am körperfernen Schienbein. Nicht selten wird ein Unfall als Ursache der Schmerzen angegeben.

Röntgenologisch findet sich eine Aufhellungszone, das Szintigramm zeigt immer eine Mehrbelegung.

Behandlung: Die Therapie besteht in der Ausräumung des Abszesses, der bioptischen Untersuchung und Abstrichnahme und der Implantation von PMMA-Ketten. Die antibiotische Therapie erfolgt entsprechend dem Abstrichantibiogramm parenteral.

Die Ketten werden nach 14 Tagen wieder entfernt. Die volle Belastung wird in der Regel erst nach 6 Wochen erlaubt.

4.3 Septische Arthritis

Bakterielle Infektionen können sich von Hautverletzungen, Mandelentzündungen, Baseninfekten u. a. auf dem Blutweg ausbreiten und sich direkt in Gelenken ansiedeln. Neugeborene sind vor allem bei einer Sepsis nach Nabelinfektion bedroht, wobei bevorzugt das Hüftgelenk gefährdet ist. Die septische Arthritis des Hüftgelenkes (Coxitis[1]) wird beim Neugeborenen auf Grund der Allgemeinerscheinungen nicht selten verspätet erkannt. Die schmerzhafte Hüfte, die erhöhte Temperatur und die Entzündungszeichen bei der Laboruntersuchung (erhöhte Blutsenkungsgeschwindigkeit, erhöhtes C-reaktives Protein) sind beim Klein- und Schulkind eindeutiger. Neben dem Hüftgelenk (Coxitis) sind vor allem das Kniegelenk (Gonitis[2]), gelegentlich das Schulter-, Ellbogen- oder Sprunggelenk von einer bakteriellen Arthritis betroffen.

Diagnose: Die Diagnosestellung wird heute durch die Ultraschalluntersuchung zum Nachweis des entzündlichen Gelenkergusses erleichtert.

Die Diagnose einer Arthritis sollte vor dem Auftreten infektionsbedingter Knorpel- und Knochenzerstörungen erfolgen. Bei zu später Diagnose der Coxitis des Neugeborenen oder Kleinkindes kommt es zu ergußverursachten Luxationen und Hüftkopfdestruktionen. Bei älteren Kindern droht als Folge der infektionsbedingten Knorpelzerstörung eine Gelenkversteifung (Ankylose[3]).

Behandlung: Die Therapie der septischen Arthritis besteht in der frühest möglichen Gelenkentlastung durch Arthrotomie[4] mit ausgiebiger Gelenkspülung und durch gezielte Antibiotikagaben parenteral (über die Vene – nicht über den Darm), entsprechend dem durch Antibiogramm getesteten Erregerspektrum. Eine gleichzeitige Ruhigstellung wird nur noch dem ganz kleinen Kind unter 1 Jahr angeboten. Bei allen größeren Kindern wird schon nach dem Drainageziehen die Bewegung des ehemals infizierten Gelenkes erlaubt. Dadurch werden die nach längerer Ruhigstellung immer drohenden Bewegungseinschränkungen vermieden. Die parenterale Antibiotikumgabe erfolgt für mindestens 3 Wochen, eine orale Weitertherapie für weitere 3 Wochen ist sinnvoll. Die normale Belastung des Beines nach durchgemachter Coxitis oder Gonitis wird erst nach 6 Wochen erlaubt. Zu diesem Zeitpunkt sollte die Blutsenkungsgeschwindigkeit normalisiert sein. Bei rechtzeitiger und qualifizierter Therapie heilt eine septische Arthritis folgenlos aus.

4.4 Posttraumatische bzw. postoperative Osteitis

Die Gefahr eines postoperativen Infektes ist beim Kind wesentlich geringer als beim Erwachsenen oder gar beim alten Menschen. Somit stellt die postoperative Knocheninfektion eine seltene Komplikation dar. Da über 90% der Kinderfrakturen konservativ behandelt werden, besteht nur selten die Gefahr einer Infektion; denn eine posttraumatische Infektion droht nur bei den offenen Verletzungen.

Ein hoher Standard der Asepsis im Operationssaal und die qualifizierte Primärtherapie bei offenen Knochenverletzungen ist die beste Prophylaxe von postoperativen und posttraumatischen Knocheninfekten.

Bei Verdacht auf ein postoperatives Hämatom ist wie beim Erwachsenen eine frühzeitige Revision des infektbedrohten Gebietes sinnvoll. Nach

---

[1] coxa (lat.): Hüfte
[2] genu (lat.): Knie
[3] ankylosis (griech.): Krümmung, Winkelstellung
[4] arthron (griech.): Gelenk; temno (griech.): ich schneide

Ausspülung eines sich infizierenden Hämatoms bietet sich die örtliche Einbringung antibiotikumgetränkter Zementketten an (PMMA-Ketten), die zirka 14 Tage später wieder entfernt werden. Bei verspäteter oder unangemessener Therapie einer posttraumatischen Knocheninfektion drohen die Ausbildung chronischer eiterabsondernder Fisteln, Gelenksteifen und frühzeitige Verschlüsse der Wachstumsfugen mit nachfolgender Verkürzung der Gliedmaße.

5 Aseptische Knochennekrosen

Als aseptische Knochennekrosen wird eine Gruppe von Krankheiten zusammengefaßt, bei denen ein umschriebener Skelettanteil, vor allem im Wachstumsalter, eine Phase der Ischämie (Mangeldurchblutung) durchmacht. Infolge der Durchblutungsstörung ist Knorpel und Knochen vermindert belastbar und kann sich verformen.

Die an einer aseptischen Knochennekrose erkrankten Kinder und Jugendlichen haben örtliche Schmerzen, die sich über Monate hinziehen können. Die Laborwerte sind unergiebig, die Blutsenkung ist normal, die Leukozytenzahl ebenfalls. Dies läßt sich als differentialdiagnostische Hilfe gegenüber der bakteriellen Knochenentzündung verwerten. Röntgenologisch läßt sich im Anfangsstadium häufig eine Verdichtung des Knochens (Kondensation), später eine eher rarefizierte Struktur (Fragmentation) nachweisen.

Behandlung: Die Therapie der aseptischen Knochennekrosen besteht in der Schonung und dem Schutz der betroffenen Zone vor Überbelastung und Verformung.

Die wichtigsten aseptischen Knochennekrosen des Kindes sind: der Morbus PERTHES-LEGG-CALVÉ, die Epiphyseolysis capitis femoris, die Osteochondrosis dissecans an Femur und Talus, der Morbus SCHLATTER, der Morbus KÖHLER und der Morbus SCHEUERMANN.

5.1 Morbus Perthes

Die häufigste aseptische Nekrose ist die PERTHESsche Erkrankung des Femurkopfes. Knaben sind 3mal so häufig betofffen wie Mädchen. In 20% der Fälle sind beide Hüftköpfe betroffen. Das gängige Alter für den Beginn dieser Krankheit ist 4–6 Jahre, sie wird aber ausnahmsweise auch bei 2jährigen und über 10jährigen gefunden.

Diagnose: Als erstes Krankheitssymptom wird meist die vermehrte Ermüdbarkeit und ein Schonhinken beobachtet. Oft wird als erstes über Knieschmerzen geklagt. Differentialdiagnostisch ist vor allem an den flüchtigen Hüftreiz (Coxitis fugax) zu denken. Im Ultraschallbild läßt sich häufig ein Erguß als Hinweis auf den Reizzustand nachweisen. Die Röntgenuntersuchung, als Beckenübersicht und als axiale Aufnahme, läßt die Knochenverdichtung, eventuell die aufgelockerte Struktur des Hüftkopfes erkennen. Je nachdem, ob nur Teile des Hüftkopfes oder die ganze Kalotte betroffen sind, ist die Prognose relativ gut oder weniger günstig, die spätere Ausheilung betreffend (Abb. 26.1).

Behandlung: Bei kleinen Kindern mit teilweisem Befall und geringem Reizzustand können die Ausheilung und der Wiederaufbau des Hüftkopfes ohne Therapie abgewartet werden. Bei älteren Kindern mit starkem Betroffensein und zusätzlichem Befall der Metaphyse sowie Herauswanderungstendenz des Hüftkopfes aus der Pfanne sollte dieser vor Belastung und daraus folgender Verformung geschützt werden.

Der Schutz des weichen Hüftkopfes vor der Verformung erfolgt z. B. durch Bettruhe und völliges Gehverbot, eine sichere, aber heute nicht mehr durchsetzbare Methode, da sie über 2–3 Jahre durchgehalten werden mußte. Als Alternative bietet sich die Verwendung einer Schiene an, die das Körpergewicht über das Sitzbein am Hüftgelenk vorbei ableitet. Verschiedene Schienen wurden hierfür entwickelt, wobei die THOMASschiene die Neutralstellung, andere die Innenrotation, wieder andere die Außenrotation des Hüftgelenkes bevorzugen. Die Schienen müssen über 2–3 Jahre getragen werden. Parallel dazu muß eine gymnastische Behandlung die Beweglichkeit erhalten bzw. verbessern.

Bei einem Teil der Perthespatienten genügt die Entlastung in der Schiene nicht, der Kopf tendiert zum Verlassen der Pfanne (Kopfrisikozeichen). In diesen Fällen empfiehlt sich die operative Stellungsverbesserung des Hüftkopfes durch eine Varus-Osteotomie (Verminderung des Schenkelhalswinkels) oder durch eine Becken-

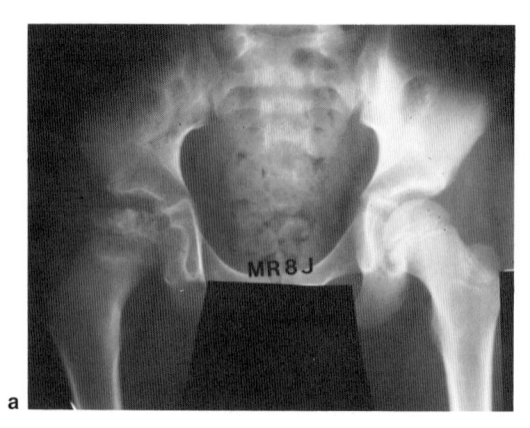

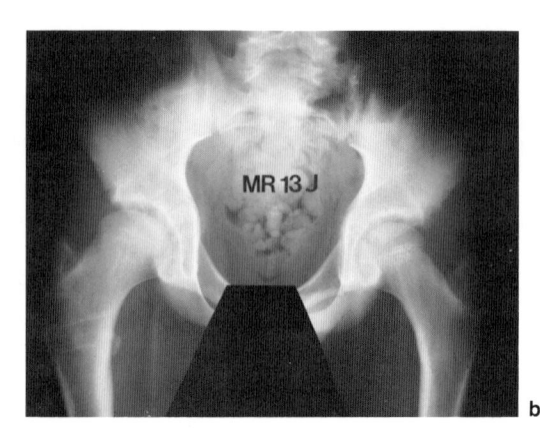

Abb. 26.1 a, b Morbus PERTHES rechts mit 8 Jahren und 13 Jahren.
a Morbus PERTHES rechts in der Fragmentationsphase mit Epiphysenhöhenminderung und scholligem Zerfall.
b Ausheilungszustand des Morbus PERTHES rechts, 5 Jahre nach Varisierungsosteotomie und Entlastung des rechten Hüftgelenks in einer Schiene für über ein Jahr. Der rechte Hüftkopf zeigt nur eine geringe Höhenminderung und ist gut gerundet. Funktionell ist der Junge frei beweglich und treibt Leistungssport.

osteotomie nach SALTER. Die verbesserte Überwachung des Hüftkopfes fördert die Ausheilung.

Prognose: Während die leichten Formen bei kleineren Kindern ohne oder mit wenig Therapie günstig ausheilen, ist die Prognose der älteren Kinder auch bei konsequenter Therapie nicht eindeutig. Bei zirka 50% dieser Perthespatienten bleibt zumindest eine Hüftkopfvergrößerung (Coxa magna), z. T. auch eine Gelenkunregelmäßigkeit zurück, die später zur Arthrose führen kann (präarthrotische Deformität).

5.2 Epiphyseolysis capitis femoris

Bei älteren Kindern und Jugendlichen kann eine Lockerung der Knorpel-Knochen-Struktur der körpernahen Femurepiphyse auftreten. In der Folge rutscht die Hüftkappe vom Schenkelhals (Hüftkappenlösung). Hormonelle Störungen spielen eine Rolle, Knaben sind etwas häufiger betroffen als Mädchen.

Krankheitsbild und Diagnose: Eher dicke und hormonell auffällige ältere Kinder klagen über Knie- oder Hüftschmerzen. Häufig wird ein Bagatellunfall als Auslöser angegeben. Die Bewegungsprüfung des Hüftgelenkes bereitet Schmerzen, vor allem die Innendrehfähigkeit ist vermindert. Bei versuchter Beugung weicht das Hüftgelenk zwangmäßig nach außen aus (DREHMANNsches Zeichen).

Bei beginnendem Abrutsch ist auf der Beckenübersicht lediglich die aufgelockerte Wachstumszone sichtbar, im axialen Bild zeigt sich der Abrutsch der Kopfkappe früher. Bei akutem Abrutsch oder länger dauerndem Prozeß ist die Verschiebung der Kopfkappe auch in der Beckenübersichtsaufnahme erkennbar (Abb. 26.2).

Behandlung: Der akute Abrutsch wird notfallmäßig und unter Schonung der Kapselgefäße offen reponiert, die wieder aufgesetzte Kopfkappe wird mit KIRSCHNERdrähten oder Zugschrauben fixiert. Beim akuten Abrutsch ist, wie bei der kindlichen Schenkelhalsfraktur, die Gefahr einer Durchblutungsstörung recht groß, dann entsteht eine Kopfnekrose. Durch früheste Entlastung des Gelenkes vom blutigen Erguß (Hämarthros) und schonendes Vorgehen kann diese Gefahr vermindert werden.

Die zunächst nicht betroffene Gegenseite wird bei jüngeren Patienten mit noch weit offenen Wachstumsfugen prophylaktisch mit Drähten, Nägeln oder Schrauben gesichert, um ein späteres Abrutschen zu verhindern.

Bei chronischem Abrutsch geringen Ausmaßes fixiert man die Kopfkappe an Ort und Stelle (Fixation in situ). Bei größerem Abrutsch mit entsprechend eingeschränkter Beugung und Innendrehung des Gelenkes ist eine Schenkelhalskorrekturosteotomie sinnvoll. Durch die operative Entnahme eines vorderen und äußeren Knochenkeils und gleichzeitige Innendrehung des Beines in Relation zum Becken korrigiert man

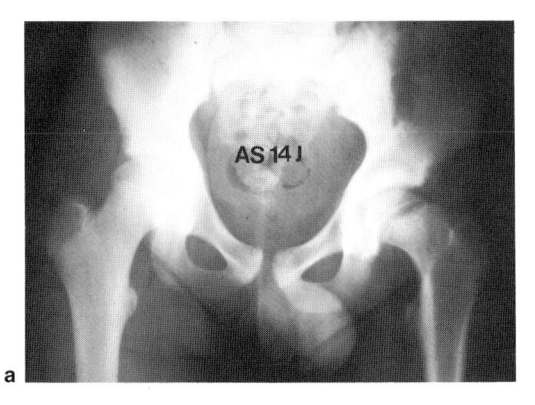

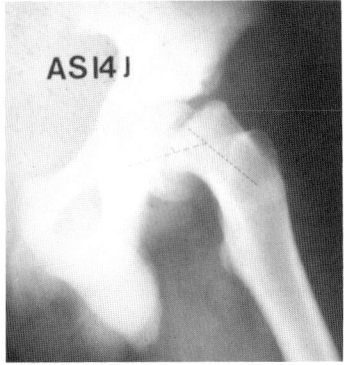

Abb. 26.2 a, b Epiphyseolysis capitis femoris links bei 14jährigem Jungen.
a Nach einem Bagatellsturz klagt der Junge über Knie- und Hüftschmerzen links. Die Beckenübersicht läßt einen akuten Abrutsch links erkennen.
b Im axialen Strahlengang, der bei einer derartigen Vorgeschichte immer zu fordern ist, zeigt sich der Abrutsch von 50° deutlicher.
Der Patient muß notfallmäßig operiert werden.

die Fehlposition des Hüftkopfes entfernt vom Abrutsch selbst. Die Korrekturosteotomie nach IMHÄUSER ermöglicht den Ausgleich der Fehlstellung, so daß ein befriedigendes Bewegungsausmaß und eine belastbare Hüfte resultieren.

5.3 Osteochondrosis dissecans des Femur und des Talus

Die häufig die mediale Femurrolle und seltener den medialen Talus betreffende aseptische Nekrose betrifft den unter dem Gelenkknorpel befindlichen Knochen (subchondraler Bezirk). Es ist eine Erkrankung des älteren Kindes und Jugendlichen, selten des Erwachsenen. Die mangeldurchblutete Knochenzone samt darüber befindlichem Knorpel wird schließlich aus der Umgebung gelöst und rutscht als freier Körper ins Gelenk.

Krankheitsbild: Tiefe, im Gelenk selbst geklagte Schmerzen nach Belastung und bei fortgeschrittenen Fällen ein Reizerguß lassen an eine Osteochondrosis dissecans denken. Bei Ausbildung eines freien Gelenkkörpers treten Einklemmungserscheinungen mit akutem Erguß auf.

Röntgenologisch erkennt man einen pfennig- bis markstückgroßen Bezirk an der medialen Femurrolle, der sich durch einen Saum vom gesunden Knochen abgrenzen läßt. Im Sprungbein (Talus) läßt sich die pfennigstückgroße Nekrosezone bevorzugt an der medialen Talusrolle nachweisen.

Behandlung: Bei zufälliger Entdeckung eines Osteochondroseherdes ohne klinische Symptome kann man vor allem beim Kind unter 14 Jahren ohne Therapie zuwarten. Bei Schmerzen im von der Osteochondrose betroffenen Knie empfehlen wir die Anfrischung und Unterfütterung, das heißt spongiöser Knochen vom Becken wird in den aufgebohrten Knochen bis unter den Knorpel unterfüttert, um die Durchblutung wieder herzustellen. Hat sich der Osteochondroseherd schon herausgelöst und eine „Gelenkmaus" gebildet, so wird diese im akuten Fall wieder implantiert und mit Stiften fixiert, bei langer Vorgeschichte kann die Gelenkmaus nur noch entfernt werden.

5.4 Morbus Schlatter

Die aseptische Nekrose der Schienbeinapophyse erzeugt belastungsabhängige Schmerzen am oberen Schienbein. Röntgenologisch können sich bröckelige Strukturen der fragmentierten Apophyse zeigen. Differentialdiagnostisch müssen vor allem eine chronische Entzündung und ein Sarkom ausgeschlossen werden. Deshalb sind bei derartigen Schmerzen immer Röntgenaufnahmen der Region anzufertigen.

Behandlung: Schonung hilft gegen die belastungsabhängigen Schmerzen. Ruhigstellende Verbände haben den Nachteil der dadurch erzeugten Muskelschwächung. Bei Ausbildung von punktförmigen Schmerzen im Zusammenhang mit pseudarthrotischen (falschgelenkähnlichen) Knocheneinlagerungen werden diese operativ entfernt.

5.5 Morbus Köhler

Die aseptische Nekrose des Os naviculare (Kahnbein) und des Köpfchens des 2. Mittelfußstrahles (KÖHLER II) bereiten dem Kind oder Jugendlichen belastungsabhängige Schmerzen. Eine vorübergehende Entlastung im Gehgips kann gelegentlich notwendig werden. Als Endresultat kann eine Talo-naviculararthrose drohen. Chirurgische Maßnahmen sind nicht indiziert.

5.6 Morbus Scheuermann (Adoleszentenkyphose)

Die aseptische Nekrose der Brust- und Lendenwirbelsäule führt unter Belastung zu einer trapezartigen Verformung der Wirbelkörper und zu einer Verlagerung von Bandscheibengewebe in den Wirbelkörper mit Rundrückenbildung. Bei etwa 20% der Jugendlichen finden sich geringe Hinweise auf die SCHEUERMANNsche Erkrankung, aber nur 1% hat klinische Symptome.

Krankheitsbild: Das klinische Leitsymptom ist der Rundrücken der durch die aseptische Nekrose veränderten Wirbelsäule. Rückenschmerzen nach der Nacht und nach Belastung geben einen Hinweis. Röntgenologisch zeigen sich knotenförmige Veränderungen an den Wirbelkörpern, die durch Verlagerung des Nucleus pulposus (Gallertkern einer Bandscheibe) entstanden sind (SCHMORLsche Knoten).

Behandlung: Sie besteht in der Aktivierung der Rücken- und Rumpfmuskulatur zum Beispiel in Form von isometrischer Rückengymnastik. Vielseitige sportliche Aktivitäten sind zu empfehlen. Nur in Extremfällen wird eine Korsettversorgung als passive Unterstützung und noch seltener eine operative Wirbelsäulenaufrichtung angeboten.

Die Häufigkeit des Morbus SCHEUERMANN und seine Bedeutung stehen im Gegensatz. Der Morbus SCHEUERMANN wird gerne zur Erlangung einer Wehrunfähigkeitsbescheinigung angeführt, andererseits lassen einige erfolgreiche Hochleistungssportler die klinischen und röntgenologischen Zeichen eines Morbus SCHEUERMANN erkennen.

6 Neuromuskuläre Erkrankungen

6.1 Poliomyelitis anterior (Kinderlähmung)

In vielen Entwicklungsländern ist die Kinderlähmung heute das größte orthopädische Problem.

Poliomyelitisviren greifen die Vorderhornzellen des Rückenmarks an und erzeugen eine Lähmung. Je nach dem Ausmaß der Viruserkrankung sind der ganze Körper, einschließlich Zwerchfellmuskulatur, oder nur einzelne Muskelgruppen motorisch gelähmt. Die Sensibilität ist erhalten. Nach Abklingen der akuten Infektionserkrankung bleiben Lähmungen unterschiedlicher Ausprägung zurück. Durch muskuläres Ungleichgewicht entwickeln sich mit dem weiteren Wachstum Deformitäten.

Ein neurogener Klumpfuß entsteht durch das Übergewicht der Supinatoren über die Pronatoren, ein Knickfuß durch Übergewicht der Pronatoren über die Supinatoren oder ein neurogener Hackenfuß über das Übergewicht der Fußstrecker über die gelähmte Wadenmuskulatur.

Auch an Kniegelenk und Hüfte lassen die Poliomyelitislähmung durch das muskuläre Ungleichgewicht Deformitäten und Kontrakturen zurück. Typisch ist das Valgusknie bei kräftigem Musculus tensor fasciae latae (Spanner der Oberschenkelbinde) und schwachem Musculus vastus medialis (innerer Schenkelmuskel, Teil des Quadrizeps) oder der Beckenschiefstand bei fehlenden Glutäen und Hüftabspreizern auf einer Seite. Von Bedeutung ist auch die Poliomyelitisskoliose durch muskuläre Imbalanz der teilgelähmten Rückenmuskulatur sowie die Beinlängendifferenz als Spätfolge der Kinderlähmung.

Behandlung: Die Fußdeformitäten infolge der Kinderlähmung werden zum Teil durch Muskelverpflanzungen, zum Teil durch korrigierende und versteifende Operationen angegangen. Die Fehlstellungen am Hüft- und Kniegelenk werden ebenfalls durch Muskelverlagerungen und Korrekturosteotomien angegangen. Einseitige Beinverkürzungen werden durch Verlängerungsoperationen zum Beispiel nach WAGNER oder ILIZAROW ausgeglichen. Für die Polioskoliose steht die Ausgradungs- und Versteifungsoperation zur Verfügung.

6.2 Myelomeningozele

Die Fehlbildung der Wirbelsäule und des Rückenmarks mit Ausstülpung eines Sackes (Myelomeningozele: MMC) hinterläßt motorische und sensible Lähmungen und eine Blasen- und Mastdarmlähmung. Bei 90% dieser Spina-bifida-Patienten ist gleichzeitig ein Wasserkopf (Hydrozephalus) vorhanden.

Nach dem Verschluß des offenen Rückens am Tag der Geburt bildet sich in einem hohen Prozentsatz ein Wasserkopf aus, der dadurch erhöhte Druck im Hirn zerstört Nervenzellen. Zur Behandlung des Hirndrucks wurden ableitende Ventile erfunden, die das Hirnwasser über ein Schlauchsystems ins rechte Herz oder das Abdomen ableiten.

Bei großen Spaltbildungen ist neben der Rumpf- und Beinlähmung eine Rückenverformung, der sog. Gibbus, vorhanden, der beim Sitzen und Liegen stört. Er muß eventuell operativ abgetragen werden, ohne daß hierdurch die Lähmung verändert wird. Kinder mit großen Myelomeningozelen haben eine ausgedehnte Querschnittlähmung, die bis zur Brust reichen kann. Schon im Säuglingsalter wird das Spina-bifida-Kind durch neurophysiologische Gymnastik angeregt. Mit 2–3 Jahren lernen auch Kinder mit ausgedehnter Paraparese[5] in Stützapparaten stehen und gehen. Frühzeitig wird das Rollstuhlfahren erlernt, da es später die Hauptfortbewegungsart sein wird. Bei Kontrakturen und Deformitäten, die die Schienenversorgung behindern, kann chirurgisch geholfen werden.

Spina-bifida-Kinder mit lumbalen Lähmungen haben Schwächen der Hüftstrecker und Kniebeuger sowie aller vom Nervus ischiadicus versorgten Fußmuskeln. Die typische Hüftbeugekontraktur durch die Lähmung der Gesäßmuskulatur und die daraus entstandene Lähmungsluxation des Hüftgelenkes stört die Aufrichtung und verhindert ein selbständiges Gehen mit geringen Hilfen. Durch die Verlagerung des Iliopsoasmuskels durch ein Loch im Becken läßt sich das Ungleichgewicht ausgleichen und gleichzeitig die eingerenkte Hüfte stabilisieren. Der verlagerte Musculus iliopsoas kann durch Training zum Streck- und Abspreizmuskel umgeschult werden, das Kind lernt sein Becken aufzurichten.

MMC-Kinder mit sakralen Lähmungen zeigen schon bei der Geburt neurogene Fußdeformitäten, am häufigsten ist der neurogene Klumpfuß mit Übergewicht der Tibialisgruppe über die gelähmten Peronäen. Der Hackenfuß bereitet den Kindern mit Lähmung der Wadenmuskulatur erhebliche Gehprobleme, da die Abrollfähigkeit fehlt. Fußchirurgische Hilfen können die schlimmsten Deformitäten ausgleichen und eine selbständige Gehleistung für die meisten sichern.

Prognose: Bei allen Spina-bifida-Kindern treten mit dem Älterwerden die Probleme der Blasen- und Mastdarmlähmung in den Vordergrund. Gelegentlich werden harnableitende Operationen zum Schutz der Nieren notwendig. – Ein weiteres Problem stellt die relativ kleine Endgröße dar, ein zusätzliches Handicap im täglichen Berufsleben.

6.3 Arthrogryposis multiplex congenita

Die seltene angeborene Fehlentwicklung der Skelettmuskulatur, des Bindegewebes und der Gelenke führt zu Gelenkstarren und Kontrakturen. Streckstellung der Finger und Ellbogengelenke, Streck- oder Beugekontrakturen des Kniegelenkes, teratologische[6] Hüftluxationen und sehr kontrakte neurogene Klumpfüße sind charakteristisch.

Behandlung: Therapeutisch setzen schon im Säuglingsalter krankengymnastische Übungen ein, die über Jahre hinweg fortgesetzt werden müssen. Da die Gehfähigkeit durch die neurogenen Klumpfüße beeinträchtigt ist, ist die operative Korrektur Ende des ersten Lebensjahres zu empfehlen. Die Rezidivgefahr ist recht groß, mehrfache Korrekturen sind nicht ungewöhnlich. Auch die Behandlung der Kniestreckkontraktur und der Hüftgelenksluxation ist nicht frei von Rückschlägen.

Die meist normale Intelligenz der von der Gelenkkontrakturkrankheit befallenen Patienten läßt den großen, jahrelangen Einsatz der Therapeuten lohnend erscheinen.

---

[5] Paraparese: unvollständige Lähmung der Beine oder der Arme
[6] Teratologie = Lehre von den Mißbildungen

6.4 Infantile Zerebralparese
(Morbus LITTLE, spastische Lähmung)

Als Folge einer frühkindlichen Hirnschädigung kommt es zu Koordinationsstörungen der Gliedmaßen und des Rumpfes, zu Sprach-, Seh- und Hörstörungen sowie zu Intelligenzbeeinträchtigung. Die Qualität der heutigen neonatologischen Betreuung hat die früher übliche Zahl von 2 auf 1000 Geburten drastisch gesenkt. Dafür überleben heute sehr kleine Frühgeborene mit einem Geburtsgewicht von unter 1000 g und tragen das Risiko einer Bewegungsstörung in sich.

Die Schäden entstehen pränatal, z. B. bei einer Infektionserkrankung der Mutter, bei einer mütterlichen Eklampsie oder bei Plazentaanomalien. Perinatale Schäden sind für das große Kontingent der infantilen Zerebralparese verantwortlich. Als wichtigster Faktor gilt der Sauerstoffmangel während der Geburt, wie z. B. bei langer Geburt, bei Nabelschnurumschlingung oder vorzeitiger Plazentalösung. Auch eine zu rasche sogenannte Sturzgeburt kann den Sauerstoffmangel und dessen Folgen provozieren. Postnatale Ursachen einer Zerebralparese sind Hirn- und Hirnhautentzündungen (Enzephalitis, Meningits, Meningoenzephalitis).

Der Sauerstoffmangel verursacht eine Leistungsstörung des Gehirns mit Auswirkung auf Zentrum und Peripherie. Am häufigsten sind die Störungen hyperton (spastische Lähmung), daneben gibt es die hypotone Form (schlaffe Parese), die mit überschießenden, schwer kontrollierbaren Bewegungen einhergehende Athetose oder die leichtere Form der Koordinationsstörung, die Ataxie.

Bei Betroffensein aller 4 Gliedmaßen spricht man von einer Tetraparese, bei Befall der unteren Gliedmaßen von einer Diplegie, bei der Halbseitenform von einer Hemiparese und wenn lediglich ein Bein betroffen ist, von einer Monoparese.

Die genaue Überprüfung der statomotorischen Entwicklung erlaubt bei allen Kindern mit vorbekannten Risiken, aber auch sonst, die frühzeitige Erkennung einer Bewegungsstörung. Die je nach Entwicklungsalter vorhandenen oder fehlenden Reflexe erlauben den Rückschluß, ob das Risikokind eine Zerebralparese hat oder eine gesunde Entwicklung durchmacht. Neben den schweren Schäden mit lebenslanger Behinderung gibt es bei geringen Ausfällen die sogenannten Minimalbetroffenen (engl.: minimal brain deficiency).

Behandlung: Ziel der Therapie soll es sein, die Koordination des Kindes frühzeitig zu schulen, Kontrakturen zu vermeiden und das Kind möglichst alterskonform reifen zu lassen. Durch die krankengymnastische und beschäftigungstherapeutische Anleitung nach BOBATH oder VOJTA werden die pathologischen Reflexe unterdrückt, und die Koordination der Bewegung wird angeregt. Durch eine konsequente und jahrelange Anleitung läßt sich das Ausmaß der Behinderung, je nach Ausgangsbefund, verbessern.

Operativ können Sehnenverkürzungen, z. B. am Fuß oder am Knie vermindert werden, wodurch wiederum die Möglichkeit der Krankengymnastik verbessert wird. Am bekanntesten ist die Adduktorentenotomie[7] zum Ausgleich der Adduktorenkontraktur und damit zur Verhütung einer spastischen Hüftluxation. Bei der Spitzfußstellung des Diplegikers wird durch eine Einkerbung des Sehnenspiegels des M. triceps surae (dreiköpfiger Muskel der Wade) die Spannung in der Wade vermindert und das Gehen erleichtert. Bei Hemiparetikern mit spastischem Spitzfuß verlängern wir die Achillessehne und ermöglichen einen entspannten Fußauftritt. Bei Kniebeugekontrakturen sind gelegentlich Rückversetzungen der Kniekehlensehnen sinnvoll, um eine bessere Kniestreckung zu ermöglichen.

6.5 Muskeldystrophien

Man unterscheidet heute über 80 Muskelerkrankungen, davon sind viele stationär, d. h. sie bleiben ein Leben lang gleich, andere zeigen schon frühzeitig eine Progredienz, die fatal enden kann. Beim bekanntesten Typ DUCHENNE beginnt der Muskelschwund schon im Vorschulalter und schreitet unaufhaltsam voran. Eindrucksvoll ist die dicke Wade, als Pseudohypertrophie bezeichnet, die von dem Ersatz der Muskelfasern durch Fett herrührt. Beim Beckengürteltyp geht die Gehfähigkeit auf Grund der Muskelschwächen irgendwann zwischen 10 und 16 Jahren verloren. Beim Schultergürteltyp sind die Arbeit der Hände, auch das Stützen und vor allem die Atmung frühzeitig benachteiligt.

Behandlung: Die schonende und langanhaltende gymnastische Anleitung soll den muskelkranken

---

[7] tenon (griech.): Sehne; temno (griech.): ich schneide

Kindern möglichst lange ihre Selbständigkeit erhalten. Kontrakturen sollen vermieden werden. Aufgetretene Spitzfüße werden durch Achillessehnenverlängerung behandelt, wobei postoperativ möglichst rasch wieder im Gehgips belastet wird, um die Aktivitäten lange zu erhalten. Bei den nicht progredienten Formen der Muskelfaserdysproportionierung ist die Langzeitprognose gut. Die Kinder mit progressiver Muskeldystrophie benötigen über kurz oder lang den Elektrorollstuhl. Patienten mit Atemmuskellähmung erliegen irgendwann der Pneumonie.

6.6 Plexuslähmung

Als Folge einer schweren Geburt können die Nerven des Halsplexus so gezerrt oder gerissen sein, daß eine obere (ERBsche) oder untere (KLUMPKEsche) Lähmung entsteht, auch eine Kombination der oberen mit der unteren Geburtslähmung kommt vor. Seltener ist die Parese der unteren Gliedmaßen durch einen Ausriß des Lumbalplexus bei einem Geburtstrauma.

Differentialdiagnostisch ist die Plexuslähmung von einer Pseudoparese bei Schlüsselbeinbruch, von der PARROTschen Scheinlähmung bei Lues und beim Säugling von der Schmerzlähmung bei Schulterarthritis zu unterscheiden.

Behandlung: Die Therapie besteht in der neurophysiologischen Gymnastik, die frühestmöglich begonnen wird und das ganze erste Lebensjahr fortgesetzt wird. Durch die Gymnastik wird die Wiedereinsprossung der Nervenfasern vom Rückenmark her in die Peripherie unterstützt. Bei fleißigem Üben bildet sich ein Großteil der Lähmung innerhalb des 1. Lebensjahres zurück. Unbehandelt bleiben erhebliche Schwächen und Kontrakturen zurück, die zeitlebens ein Handicap bleiben.

7 Erkrankungen des Rumpfes und der Wirbelsäule

7.1 Klippel-Feil-Syndrom

Die knöcherne Fehlbildung der oberen Brustwirbelsäule und unteren Halswirbelsäule verursacht eine Schiefhaltung und einen verkürzten Hals. Neurologische Ausfälle sind nicht damit gekoppelt. Häufig ist die angeborene Fehlbildung mit einem einseitigen Schulterblatthochstand vergesellschaftet.

Behandlung: Eine Therapie der knöchernen Wirbelfehlbildung ist nicht möglich. Der Schulterblatthochstand (SPRENGELsche Deformität) kann durch eine Lösung der Stränge zwischen Schulterblatt und Halswirbelsäule kosmetisch und funktionell verbessert werden.

7.2 Muskulärer Schiefhals

Schon bei der Geburt weist ein Teil der Kinder eine Verhärtung und Auftreibung eines Sternocleidomastoideusmuskels auf, man spricht fälschlicherweise von einem Hämatom. Später imponiert eine bevorzugte Neigung nach der verkürzten Seite des Kopfwenders. Differentialdiagnostisch müssen eine vom Auge verursachte Schiefhaltung (okulärer Schiefhals) und ein vom Gleichgewichtsorgan verursachter (aurikulärer) Schiefhals ausgeschlossen werden.

Behandlung: Die Therapie besteht in einer frühzeitigen neurophysiologischen Gymnastik nach VOJTA. Bei ausgeprägten Formen muß nach Scheitern der Gymnastik eine Tenotomie des verkürzt gebliebenen Musculus sternocleidomastoideus durchgeführt werden.

7.3 Reflektorischer Schiefhals

Im Rahmen einer Virämie, insbesondere einer Erkältungskrankheit kommt es zu einer akuten Schiefneigung des Kopfes und des Halses, die sich selbst unter Schmerzen kaum ausgleichen läßt. Chiropraktische Manipulation oder lediglich die Anwendung einer wärmenden Halskrause läßt den Befund rasch wieder abklingen. Differentialdiagnostisch darf ein Halsabszeß oder ein Tumor nicht übersehen werden.

7.4 Skoliose

Die Skoliose ist eine fixierte Wirbelsäulenseitverbiegung, die mit einer Torsion einhergeht. Als skoliotische Fehlhaltung wird die ohne Torsion einhergehende Seitabweichung bezeichnet. In diese Gruppe gehört die Schmerzskoliose bei Ischiasschmerzen und die Schiefhaltung bei Beinverkürzung.

7.4.1 Säuglingsskoliose

Die großbogige, meist linkskonvexe Skoliose des Säuglings ist häufig mit einer Hüftdysplasie und einem Schiefhals kombiniert. Die Prognose ist mit und ohne Therapie gut, da 95% der Säuglingsskoliosen später verschwinden und keineswegs in die gefürchtete, meist rechtskonvexe idiopathische Skoliose übergehen.

7.4.2 Infantile Skoliose

Im Gegensatz zur C-förmigen gutartigen Säuglingsskoliose macht die S-förmige, im frühen Schulalter beginnende infantile Skoliose große Probleme. Neben der Seitabschwingung erzeugt die Torsion einen Rippenbuckel und Lendenwulst. Bei rascher Progredienz ist die frühe Versorgung mit einem korrigierenden Korsett nicht zu umgehen. Später sind u. U. operative Maßnahmen notwendig.

7.4.3 Idiopathische Skoliose

Die Anlage zur Skoliose wird vererbt. Im 10.–12. Lebensjahr beginnt die meist rechtskonvexe Verbiegung, um sich in der Präpubertät und Pubertät zu verstärken. Der Schiefwuchs, der bei Mädchen viel häufiger vorkommt als bei Knaben, führt durch die Verdrehung des Thorax zu einem Rippenbuckel, zu einem Überhang und zu einem gegenläufigen Lendenwulst. Die Skoliose kann ihre Hauptkrümmung mehr an der Brustwirbelsäule oder mehr an der Lendenwirbelsäule zeigen. Wichtig für eine frühzeitige Entdeckung sind Schulreihenuntersuchungen in der Gruppe der 8- bis 12jährigen. Im ausgezogenen Zustand muß die Wirbelsäule von hinten im Stehen und unter Vorwärtsneigung inspiziert werden. – Die Röntgenuntersuchung im Stehen gibt Aufschluß über die Verkrümmung, die in Winkelgraden nach COBB vermessen wird.

Behandlung: Leichte Verkrümmungen unter 20° werden durch eine spezielle Skoliosegymnastik beeinflußt. Bei stärkeren Krümmungen empfehlen wir die Korsettversorgung z. B. mit dem CHENEAU-Korsett, das die Wirbelsäule passiv korrigiert, wenn es brav tags und nachts getragen wird. Parallel zur Korsettversorgung sollte regelmäßig die Skoliosegymnastik betrieben werden. Dadurch läßt sich der Schiefwuchs bremsen und zum Teil sogar zur Rückbildung bringen. Die Korsetts müssen bis zum Wachstumsabschluß getragen werden, bevor sie schrittweise abgesetzt werden können.

Bei Verkrümmungen über 50°, die zu spät entdeckt werden, und bei Scheitern der Korsettversorgung bleibt die Möglichkeit einer operativen Korrektur und Versteifung (Spondylodese). Am bekanntesten ist die Korrektur und Versteifung nach HARRINGTON mit von hinten eingebrachten Stäben, daneben haben die Versteifungen von vorne nach DWYER und ZIELKE bei Sonderindikationen gute Ergebnisse gebracht. In neuester Zeit wird von hinten mit einem sehr stabilen System die Wirbelsäule korrigiert und fixiert, ohne daß postoperativ eine längere Ruhigstellung erforderlich wird (COTREL-DUBOUSSET-(CD-)Verfahren).

Die unbehandelte schwere Skoliose führt zur Buckelbildung, zur Verminderung der Atemkapazität und in besonders schlimmen Fällen über ein Abknicken des Rückenmarks zur Querschnittlähmung.

7.4.4 Lähmungsskoliose

Bei Jugendlichen mit neurologischen Erkrankungen wie Kinderlähmung, Myelomeningozele, Zerebralparese, aber auch mit progressiver Muskeldystrophie, kommt es auf Grund der muskulären Imbalanz zur fortscheietenden Wirbelsäulenverkrümmung. Frühzeitig muß der Beckenschiefstand verhindert werden, selbständiges Gehen und Abstützübungen sind wichtig. Eine Korsettversorgung kann helfen. Bei schwersten Verbiegungen wird die Indikation zur Spondylodese zu stellen sein.

7.5 Spondylolisthesis (Wirbelgleiten)

Bei 2–5% der Bevölkerung gleitet auf dem Boden einer angeborenen Verdünnung der Interartikularportion im Laufe der Kindheit der fünfte Wirbelkörper vom Sakrum. Traumatologische Ursachen werden ebenfalls diskutiert, da z. B. Turmspringer, aber auch Turner häufiger betroffen sind als Durchschnittskinder. Der Gleitvorgang kann bis ins Erwachsenenalter hinein fortschreiten. Als klinische Symptome finden sich

Kreuzschmerzen und ziehende Beschwerden, vom Gesäß zur Kniekehle strahlend, motorische Ausfälle sind nicht zu erwarten, da die Cauda equina (Pferdeschwanz) auch größere Gleitvorgänge der Wirbel unbeschadet übersteht.

Behandlung: Als Therapie empfehlen wir die Vermeidung von Übergewicht und ein intensives Training der Bauch- und Rückenmuskulatur. Nur in wenigen Fällen ist die operative Reposition des Wirbelgleitvorganges indiziert. Hierfür stehen heute schonende Verfahren vom vorderen und hinteren Zugang zur Verfügung.

Nur 10% der vom Wirbelgleiten Betroffenen hat überhaupt Symptome, häufig wird die Spondylolisthese zufällig entdeckt.

7.6 Bandscheibenvorfall (teenage disc syndrome)

Bandscheibenvorfälle bei Kindern und Jugendlichen sind selten. Häufig wird ein Sportunfall zu Beginn der Erkrankung beobachtet. Das wichtigste klinische Zeichen ist die brettartige Verhärtung der Lendenstreckmuskulatur (Lendenstecksteife) und gelegentlich ziehende Schmerzen ins Bein mit Ischiasskoliose. Dagegen ist eine Fußheber- oder Fußsenkerlähmung ungewöhnlich.

Diagnose: Die Diagnose wurde früher mit der Kontrastdarstellung des Rückenmakkanals (Myelographie) gestellt, heute dient die Kernspintomographie zum Nachweis des Bandscheibenvorfalls des Jugendlichen, sie kann ohne Röntgenbelastung durchgeführt werden.

Behandlung: Die konservative Therapie mit Strecken der Wirbelsäule und isometrischer Rückkengymnastik versucht, den Prolaps zum Zurückgleiten zu veranlassen. Beim Scheitern der konservativen Behandlung bleibt der Weg der mikrochirurgischen Entfernung des Prolapses. Danach kehrt rasch Schmerzfreiheit und relativ bald die alte Beweglichkeit der Wirbelsäule zurück.

7.7 Trichterbrust

Die vordere Brustkorbwand ist trichterförmig eingezogen. Die Einziehung kann symmetrisch oder asymmetrisch sein. Das Volumen des Brustkorbes breitet sich kompensatorisch nach der Seite aus, der Abstand zwischen Brustbein und Wirbelsäule ist vermindert.

Behandlung: Die empfohlene Gymnastik steigert das Atemvolumen. Wesentliche Beeinträchtigungen der Kreislauf- oder Lungenfunktion sind nicht zu befürchten. In kosmetisch ungünstigen Extremfällen ist die operative Anhebung des Trichters gerechtfertigt.

8 Erkrankungen der oberen Gliedmaßen

8.1 Sprengelsche Deformität

Der angeborene Schulterblatthochstand, eine relativ seltene Fehlbildung, zeigt sich am asymmetrischen Schulterprofil und dadurch verkürzten Hals. Die Schultergelenksbeweglichkeit ist eingeschränkt, vor allem das Anheben des Armes nach vorne. Neben dem verkürzten Musculus levator scapulae ist häufig ein dichter Strang zwischen Schulterblatt und Halswirbelsäule, der auch verknöchert sein kann (omovertebraler Knochen = Schulterblatt-Wirbel-Knochen). Häufige Kombination mit KLIPPEL-FEIL-Syndrom (s. o.).

Bei kosmetisch ungünstiger Situation wird eine operative Herauslösung des omovertebralen Knochens und eine Lösung des Musculus levator scapulae durchgeführt. Das Schulterblatt wandert damit nach unten, ohne allerdings eine Normalstellung zu erreichen. Wichtiger ist die dadurch erreichte Verbesserung der Schultergelenksbeweglichkeit.

8.2 Konstitutionelle Schultersubluxation

Auf Grund einer angeborenen Unterentwicklung kommt es schon im Schulalter zu Ausrenkerlebnissen am Schultergelenk. Im Gegensatz zur „habituellen Schulterluxation" steht am Anfang nicht ein Unfall mit der 1. Verrenkung, sondern die angeborene Flachheit der Pfanne in Kombination mit der Schlaffheit der Kapsel.

Behandlung: Therapeutisch ist zu empfehlen, die Subluxation nicht absichtlich zu provozieren. Bei luxationsbedingten Beschwerden kann beim älteren Kind und Jugendlichen eine operative Kapselverengung angeboten werden. Die Indikation zum operativen Vorgehen bei konstitutioneller Schultersubluxation im Kindesalter ist äußerst eng zu stellen.

8.3 Radio-ulnare Synostose

Seltene angeborene Fehlbildung mit Unterentwicklung der körpernahen Elle und der körpernahen Speiche. Klinisch imponiert die eingeschränkte Unterarmumwendmöglichkeit. Eine operative Trennung der Synostose ist nicht zu empfehlen, da eine Funktionsverbesserung nur kurzfristig zu erwarten ist, ein normales Zusammenspiel, wie im gesunden Ellbogengelenk, ist nicht zu erwarten.

8.4 Klumphand

Zu den Dysmelien zählende angeborene Unterentwicklung der Speiche samt Daumenstrahl. Eine Verkürzung des Unterarms gehört dazu (Abb. 26.3). Die kosmetische Benachteiligung ist größer als die funktionelle. Die meisten Kinder und Jugendlichen können sich mit ihrer Klumphand recht gut helfen. – Die operative Ausgradung des Handgelenkes ist nur dann sinnvoll, wenn dabei die Handfunktionen nicht vermindert werden.

8.5 Hexadaktylie

Plusvariante mit Ausbildung von 6 Fingern. Oft ist der überschüssige Finger etwas unterwertig und wird Ende des ersten Lebensjahres abgetragen. Die Operation muß von den Eltern des Kindes gewünscht sein. Sehr kleine fingerartige Anhangsgebilde werden schon in der Neugeborenenzeit durch Abbinden mit Hilfe eines dünnen Fadens amputiert, sonst wird das Anhängsel besser operativ entfernt, um zu verhindern, daß ein kleiner Bürzel stehenbleibt.

8.6 Syndaktylie

Häutige Verbindung zwischen 2 Fingern, die die Abspreizung nicht erlaubt, kann eine zusätzliche knöcherne Verwachsung haben. Die operative Trennung erfolgt früh, das heißt, Ende des ersten Lebensjahres, wenn die Finger sich nicht vollständig strecken lassen. Im anderen Fall wartet man bis kurz vor der Einschulung, um dann mit günstigerem Fernresultat die plastisch-chirurgische Trennung vorzunehmen.

8.7 Volkmannsche Kontraktur

Spätfolge einer akuten Durchblutungsstörung im Arm mit schlaffer Lähmung, Gefühlsstörung und Krallenfehlstellung der Finger. Gängige Ursache dieser extrem seltenen akuten Durchblutungsstörung (Ischämie) ist die verschobene suprakondyläre Oberarmfraktur. Durch schnürende Verbände, z. B. den nach Reposition der Fraktur angelegten Oberarmgipsverband kommt es in der Ellenbeuge zu einem Gefäßkrampf. Diese VOLKMANNsche Ischämie mit Sauerstoffmangel läßt Muskeln, Nerven und Bindegewebe des Unterarms und der Hand zugrunde gehen. Die beste Therapie ist die Prophylaxe der Ischämiesitua-

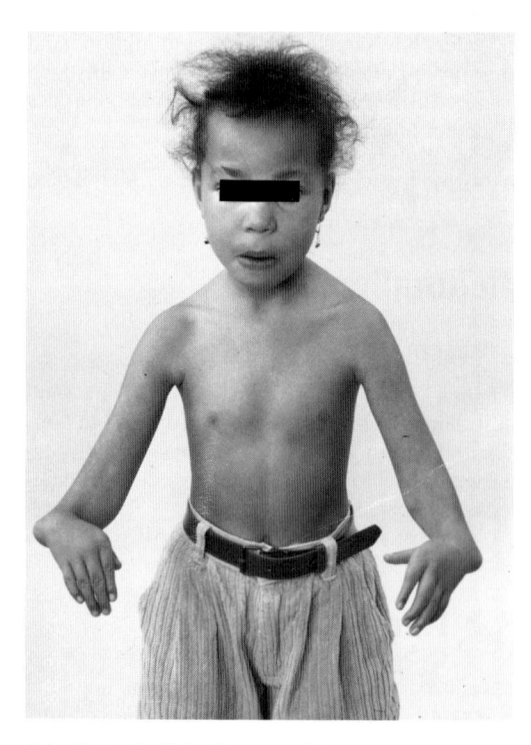

Abb. **26.3** Radiale Klumphand beidseits. Neben der Abknickung der Hand am verkürzten Unterarm ist beidseits der Daumen unterentwickelt und kann nur unvollständig zum Greifen verwendet werden.

tion in der Ellenbeuge durch Beachten des Pulses, der aktiven Fingerbeweglichkeit und vor allem der etwa geklagten Schmerzen. Die notfallmäßige Öffnung der Ellenbeuge und Lösung des Gefäßkrampfes (Gefäßrevision) ist zu empfehlen. Bei einmal eingetretener Ischämie mit Teilschwäche des Unterarms und der Hand wird durch die Lösung der Nerven aus den narbigen Verwachsungen, zum Teil durch Verlängerung der verkürzten Sehnen, eine Funktionsverbesserung angestrebt.

8.8 Pollex flexus[8]

Die Verengung des Daumenringbandes ist eine nicht seltene Besonderheit, die der Daumenbeugesehne Schwierigkeiten bereitet. Die eingeschränkte Streckfähigkeit im Grundgelenk wird im Laufe des ersten Lebensjahres entdeckt. Die operative Spaltung des Ringbandes ist die Therapie der Wahl.

9 Erkrankungen der unteren Gliedmaßen

9.1 Hüftgelenkdysplasie und Hüftgelenkluxation

Dysplasie und Luxation sind unterschiedliche Ausprägungen derselben Krankheit. Das Kind wird mit einer flachen Pfanne geboren, bei der der Hüftkopf noch im Gelenk sitzt (Dysplasie), das Gelenk fast verlassen hat (Subluxation) oder sich komplett außerhalb der Gelenkpfanne befindet (Luxation). Die Häufigkeit dieser äußerlich leicht übersehbaren Krankheit ist groß, ca. 2% der Neugeborenen haben eine Dysplasie, ca. 2‰ haben eine Luxation.

Die Frühdiagnose der angeborenen Hüftgelenksluxation ist eine wesentliche Aufgabe der gesetzlich vorgeschriebenen Vorsorgeuntersuchung. Durch ein deutlich hör- und tastbares Klicken läßt sich durch Abspreizen und Vorwärtshebeln die luxierte Hüfte reponieren. Die Dysplasie läßt sich durch die alleinige klinische Untersuchung des Neugeborenen kaum entdecken. Erst nach einigen Wochen kommt mit der besseren Tonisierung die Abspreizbehinderung und Asymmetrie zum Vorschein.

Die späte Verknöcherung der knorpeligen Anteile von Hüftkopf und Pfanne erschweren die röntgenologische Diagnose einer Dysplasie oder Luxation. Das Röntgenbild des Beckens wird erst mit 3–4 Monaten eindeutig beurteilbar.

Bei diesem Problem hat die zu Beginn der 80er Jahre von GRAF eingeführte Hüftgelenksonographie eine entscheidende Wende gebracht. Da die Schallwellen den Knorpel unbehindert durchdringen, dagegen am Knochen des Pfannenbodens, aber auch an den Bindegewebsstrukturen der Gelenkkapsel reflektiert werden, lassen sich mit Hilfe der Sonographie schon beim Neugeborenen differenzierte Aussagen zur Dysplasie oder Luxation machen.

Alle Kinder mit dem Risiko einer Hüftdysplasie oder Luxation sollten heute schon im Neugeborenenalter die Hüftgelenke sonographisch untersucht erhalten. Dazu zählen alle familiär mit Hüfterkrankungen belasteten Kinder, solche, die aus Steißlage geboren werden, solche, die Wirbelsäulenasymmetrien oder Fußfehlformen zeigen. Selbstverständlich muß auch jedes Kind, bei dessen klinischer Untersuchung eine Besonderheit wie Abspreizbehinderung, Faltenasymmetrie am Gesäß oder Längendifferenz der Beine auffällt, sonographiert werden.

Innerhalb von 6 Jahren nach Einführung der Hüftsonographie konnten wir die Zahl der Frühdiagnosen der kongenitalen Hüftluxation von 14% auf 40% steigern. Die Schwierigkeiten bei der Einrenkung ließen sich dadurch senken und die Endresultate verbessern.

Bei Kindern, die älter sind als 3 Monate, hat die Röntgenuntersuchung eine beschränkte Bedeutung behalten. Jenseits des ersten Lebensjahres nimmt die Beurteilbarkeit der Hüftverhältnisse durch die Sonographie ab, da die zunehmende Reifung des Hüftkopfes die Schallwellen nicht zum Pfannenboden durchlassen. Ab diesem Alter werden wieder Röntgenuntersuchungen zur Verlaufsbeobachtung notwendig.

Behandlung der Hüftdysplasie: Mit Hilfe der Sonographie läßt sich die Dysplasie schon früh feststellen. Die Pfanne ist steiler und überdeckt den

---

[8] pollex (lat.): Daumen; flectere (lat.): beugen, biegen

Hüftkopf unvollständig. Unbehandelt entsteht daraus im Erwachsenenalter eine Arthrose (Gelenkverschleiß). Die Ausheilung der Dysplasie wird durch eine Spreizbehandlung von 6 Wochen bis zu 6 Monaten – je nach Ausprägung der Pfannenunterentwicklung – erreicht. Die verordnete Spreizwindelhose bringt die Hüften in eine schonende Abspreizstellung, der vom Hüftkopf auf die Pfanne ausgeübte formative Reiz veranlaßt das Nachwachsen des zuvor fehlenden Pfannenanteils. Per Ultraschall oder per Röntgen wird der Ausheilungsvorgang überprüft, um rechtzeitig die Spreizbehandlung abschließen zu können.

Behandlung der Hüftgelenkluxation: Im Neugeborenenalter kann die klinisch und sonographisch entdeckte Hüftluxation sofort eingerenkt werden, das Repositionsergebnis wird sonographisch dokumentiert. Mit einer Schiene (v. ROSEN-Schiene, Minischiene) wird das reponierte Hüftgelenk relativ fixiert, um ein erneutes Ausrenken zu verhindern. Nach 6–8 Wochen ist die Hüfte stabil, dann gehen wir auf weniger starre Systeme, z. B. eine Spreizwindelhose, über. In schonender Spreizung und Beugung läßt sich die Restdysplasie vollends ausheilen. Die Überprüfung des Reifungsvorgangs in den ersten 3 Lebensmonaten erfolgt ausschließlich sonographisch, später kann ergänzend geröntgt werden.

Wird die Hüftgelenkluxation nach der 4. Lebenswoche entdeckt, gelingt die einfache Einrenkung von Hand nicht mehr. Verschiedene Möglichkeiten bieten sich für die Luxationsbehandlung dieser Altersgruppe an. Wir empfehlen neurophysiologische Gymnastik nach VOJTA, um die die Hüfteinrenkung hindernde verkürzte Muskulatur zu entspannen. Im Anschluß daran lassen wir das Kind den Hüftkopf, durch eine Repositionsbandage (PAVLIK-Bandage, Beuge-Bandage) gelenkt, langsam in die Pfanne strampeln. Vielerorts wird die Reposition des Hüftgelenkes in Narkose mit arthrographischer Überprüfung bevorzugt. (Arthrographie: Gelenkkontrastdarstellung.) Je älter das Kind bei Diagnose der Hüftluxation ist, desto schwieriger wird die Einrenkung.

Jenseits des 1. Lebensjahres ist meist eine mehrwöchige Vorextension (Zug an den Beinen) und häufig sogar eine blutige Einrenkung erforderlich. Der durch Psoassehne und ausgewalzten Kapselschlauch verengte Pfanneneingang läßt sonst den Kopf nicht tief genug eintreten.

Nach der Einrenkung ist es wichtig, durch Gips- oder Schienenanordnung in milder Abspreizung und genügend Beugung Pfanne und Kopf ausheilen zu lassen. Dies braucht, je nach Behandlungsbeginn, 3 bis 12 Monate. Die Einrenkung und die Schienenbehandlung müssen schonend erfolgen, um eine Durchblutungsstörung im Hüftkopf zu vermeiden. Die Mangeldurchblutung erzeugt eine Nekrose (Absterben von Zellen bzw. Gewebe). Daraus kann im Erwachsenenalter eine Arthrose (Gelenkverschleiß) entstehen. Verbleibende Restdysplasien werden mit 5–6 Jahren durch eine Beckenosteotomie ausgeglichen (z. B. Beckenosteotomie nach SALTER).

Nicht korrigierte Restdysplasien bergen das Risiko einer späteren Arthrose in sich.

9.2 Coxa valga

Die Winkelstellung des Schenkelhalses gegenüber dem Oberschenkelschaft beträgt beim Kind etwa 135° und vermindert sich beim Erwachsenen auf etwa 128°. Auch die Antetorsion (Vorwärtsdrehung) des Schenkelhalses vermindert sich mit der Skelettreifung des Kindes.

Als Formvariante, besonders bei bindegewebsschwachen Kindern, gibt es die Coxa valga et antetorta (steile und nach vorne gedrehte Hüfte).

Krankheitsbild: Klinisch imponiert ein innengedrehtes Gangbild, eine vermehrte Innendrehfähigkeit und eine verminderte Außendrehmöglichkeit. Therapeutisch ist nur dann vorzugehen, wenn neben der coxa valga et antetorta eine Pfannendysplasie vorliegt. Dann kann im Vorschulalter eine Pfannendachverbesserung und eventuell damit kombiniert eine Derotationsvarisierungsoperation helfen.

Bei guter Pfannenüberdachung ist die in den 50er und 60er Jahren populäre Korrekturoperation für die Coxa valga et antetorta heute ganz verlassen worden.

9.3 Coxa vara

Eine relativ seltene Besonderheit ist die Coxa vara, die angeborene Verminderung des Schenkelhals-Oberschenkelschaftwinkels (CCD-Winkels). Sie erzeugt schon früh eine Beinlängendifferenz und eine statisch ungünstige Belastung des Hüftgelenkes. Coxa vara-Fehlstellungen können auch die Folge von Hüftgelenksentzündungen sein, gelegentlich sind sie Spätfolge einer zu radikalen Variationsosteotomie. Zur Korrektur bedient man sich der Aufrichtungsosteotomie, einer Operation zur Wiederherstellung des physiologischen Winkels und damit zur Vermeidung einer späteren Arthrose.

9.4 X-Bein und O-Bein

Im Rahmen der physiologsichen Reifung durchschreitet jedes Kind eine O-Bein-Phase zum Laufbeginn (Abb. 26.4), hat dann mit ca. 4 Jahren ein physiologisches X-Bein, um erst im Schulalter ein gerades Bein zu entwickeln. Abweichend von dieser physiologischen Entwicklung kommt es z. B. bei Vitamin-D-Mangel (Rachitis) zum O-Bein. Typisch ist das O-Bein des Achondroplastikers. Bei bstimmten Nierenerkrankungen, wie der chronischen Niereninsuffizienz, entstehen X-Beine. Tumoren, wie die familiäre Exostosenbildung, verursachen häufig ein X-Bein. Lähmungsbedingt ist das X-Knie vieler Kinder mit Kinderlähmung.

Als weitere einseitige X-Bein-Fehlstellung kennt man die posttraumatische Valgus-(steil = X) Deformität nach unzureichend behandelten Schienbeinbrüchen.

Behandlung: Beim physiologischen O- oder X-Bein ist keine Therapie indiziert. Bei ausgeprägten ein- oder beidseitigen Fehlstellungen wird durch eine Korrekturoperation am Schienbein oder Femur die Fehlstellung beseitigt. Bewährt haben sich auch die das Wachstum vorübergehend hemmenden Klammern nach BLOUNT, die allerdings rechtzeitig wieder entfernt werden müssen.

9.5 Klumpfuß

Der angeborene Klumpfuß, eine Knaben häufiger als Mädchen vererbte Erkrankung, zeigt schon bei der Geburt die namensgebenden Merkmale: der Fuß ist klein und klumpig durch die hochstehende Ferse und die Einwärtskantung des Mittelfußes (Abb. 26.5). Die Achillessehne ist ebenso verkürzt wie die Tibialis-posterior-Sehne. Das Sprungbein ist gegenüber dem Fersenbein teilverrenkt. Die bindegewebigen Gelenkkapseln sind verkürzt, so daß die übliche Beweglichkeit des oberen und unteren Sprunggelenkes reduziert oder aufgehoben ist. Der durch Lähmung der Fußaußenkante entstandene neurogene Klumpfuß nach Unfällen, bei Spina bifida oder Poliomyelitis hat äußerlich dieselbe Form.

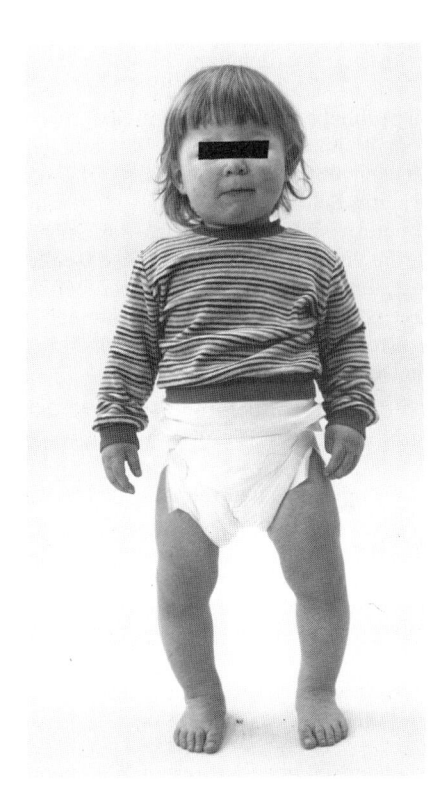

Abb. **26.4** O-Bein bei 2jährigem Kind. Eine spontane Rückbildung ist möglich.

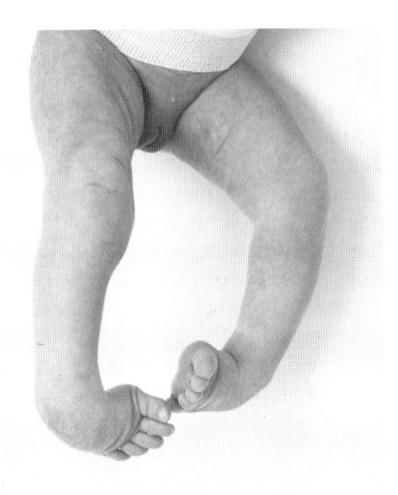

Abb. **26.5** Klumpfuß beidseits bei einem Neugeborenen vor Behandlungsbeginn. Der Fuß ist verkürzt, klumpig und zeigt eine hochstehende Ferse.

Behandlung: Die frühzeitige Redression ist zu empfehlen, sie sollte schon beim Neugeborenen beginnen. Tägliche Manipulationen des Fußes mit anschließenden Klebeverbänden ist eine Möglichkeit. Üblicher ist die wöchentliche Redression mit anschließender Gipsfixation in der erreichten Korrekturstellung. Wichtig ist die Dehnung der verkürzten Fußinnenseite mit dem Versuch, das Sprungbein in die Sprunggelenksgabel zurückzuverlagern. Dies gelingt auf rein konservative Art bei etwa 20% der Klumpfüße.

Bei 80% bleibt auch nach sorgfältiger Vorbehandlung ein Fersenhochstand und eine ungenügende Knöchelgabelanatomie zurück, so daß mit 3–4 Monaten eine operative Korrektur notwendig wird. Wir bevorzugen bei der Klumpfußoperation einen den Hautfalten folgenden Rundschnitt (CINCINNATI-Schnitt), da man mit diesem am besten die Korrektur der verkürzten Sehnen und gleichzeitig die vollständige Reposition der Knöchelgabel erreichen kann. Postoperativ ist eine Schienenversorgung und vor allem eine fleißige gymnastische Behandlung vonnöten. So kann ein kosmetisch ansprechendes und funktionell befriedigendes Dauerergebnis erreicht werden. Die Eltern müssen frühzeitig darüber informiert werden, daß optimal behandelte Klumpfüße leistungsfähig werden, aber gegenüber dem gesunden Fuß verkürzt bleiben und immer eine schlanke Wade behalten.

9.6 Sichelfuß

Häufiger als der Klumpfuß (1 auf 1000 Geborene) ist der Sichelfuß (1:200). Die Vorfuß- und vor allem die Großzehenstellung weist, wie eine Sichel, nach innen. Unbehandelt imponiert bei Gehbeginn eine verstärkte Innendrehtendenz, „das Kind geht über den Onkel". Bei geringer Ausprägung genügen manuelle Redressionen, unterstützt von Wicklungen mit elastischer Binde im Gegensinn des Sichelfußes. Bei stärker ausgeprägter Fehlform versorgen wir die Kinder innerhalb der ersten Lebenswochen mit gepolsterten Oberschenkelgipsschalen in korrigierter Fußhaltung. Ohne zu große Umstände lassen sich auf diese Weise Sichelfußdeformitäten innerhalb von 6–12 Wochen zum Verschwinden bringen. Verbliebene, weil unbehandelte Sichelfüße, stellen in der späteren Kindheit und im Erwachsenenalter kaum ein Problem dar. Das Schuhwerk muß auf den verbreiterten Vorfuß Rücksicht nehmen.

9.7 Hackenfuß

Gelegentlich kommen Kinder mit einer tiefstehenden Ferse und nach oben geschlagenem Vorfuß zur Welt. Es ist eine harmlose Besonderheit. Passive Dehnungen des Fußes bei jedem Windelwechsel reichen aus, diese harmlose Fußvariante zum Verschwinden zu bringen. Nicht zu verwechseln ist diese Fehlform mit dem neurologisch verursachten Hackenfuß des Kindes mit sakraler Myelomeningozele. Bei letzerem ist die Hackenstellung durch die Lähmung des M. trizeps surae, des dreiköpfigen Wadenmuskels, verursacht, bei erhaltener Innervation der Fußheber. Der neurogene Hackenfuß verschwindet nicht und behindert den Spina-bifida-Patienten zeitlebens.

9.8 Schaukelfuß (Vertikaler Talus)

Der angeborene Schaukelfuß oder Tintenlöscherfuß ist im Vergleich zum Klumpfuß sehr selten. Man kann diesen Fehlfuß als umgekehrten Klumpfuß bezeichnen mit verkürzter Fußaußenseite bei überdehntem Fußinnenrand. Das Sprungbein ist steilgestellt und das Gelenk zwischen Sprungbein und Kahnbein luxiert, das Fersenbein ist hinten von der verkürzten Achillessehne hochgezogen. Die Gehfähigkeit wird durch diese starre Fehlform erheblich benachteiligt. Bei der operativen Korrektur wird der Talus reponiert, die verkürzten Sehnenstränge werden verlängert, um die gewünschte Gewölbeform des Fußes zu erreichen. Rechtzeitig behandelt, lassen sich sowohl kosmetisch wie funktionell befriedigende Ergebnisse erreichen.

Die vertikale Talusdeformität kommt auch bei Spina-bifida- und Arthrogrypose-Patienten vor. In Abhängigkeit von der Gesamtrehabilitation läßt sich operativ die Gehfähigkeit verbessern. Falls die übrige Behinderung ausgedehnte Hilfsmittel wie Gehschienen oder orthopädische Schuhe erforderlich macht, verzichten wir auf aufwendige operative Behandlungen.

9.9 Knick-Senkfuß

Beim ersten Gehbeginn weisen Kleinkinder ein flaches Fußgewölbe auf. Dies ist normal, da der „Fettpropf" das mediale Gewölbe verdeckt. Die früher übliche Einlagenversorgung zur „Schaffung" eines schönen Fußgewölbes ist heute verpönt. Das Kleinkind, das Kindergartenkind oder das Schulkind mit schwachem Fußgewölbe hat in der Regel keinerlei Beschwerden. Dies sollte das Argument gegen eine Einlagenversorgung sein. Wir empfehlen aktive Fußgymnastik, Barfußgehen auf unebenem Boden und kindgerechtes flexibles Schuhwerk, das dem wachsenden Fuß genügend Platz läßt. Dadurch läßt sich die kleine Fußmuskulatur kräftigen. Im Erwachsenenalter mit gelegentlich geklagten Gewölbeschmerzen gelten andere Kriterien, da wird eine Einlagenversorgung zur Therapie der Symptome sehr wohl angeraten.

9.10 Spreizfuß

Der Spreizfuß mit Auseinanderweichen des Mittelfußskeletts ist ein weitverbreiteter Zivilisationsschaden. Nicht beengendes Schuhwerk, die Vermeidung zu hoher Absätze und Fußgymnastik werden die Beschwerden begrenzen. Im Laufe der Zeit senkt sich, von ungünstigem Schuhwerk begünstigt, das vordere Quergewölbe ab, die Mittelfußköpfchen schmerzen, und die Großzehe weicht ins X ab. Diese vor allem bei Frauen gefundene Hallux-valgus-Deformität[9] ist die Spätfolge des Spreizfußes. Bei Beschwerden älterer Kinder oder Jugendlicher hilft eine abstützende Einlage. Operationen sind erwachsenen Patienten vorbehalten.

10 Frakturen

10.1 Unterschiede zum Erwachsenen

Knochenbrüche beim Kind unterscheiden sich in ihrer Entstehung, ihrer Heilung und ihren eventuellen Folgen von denen bei Erwachsenen. Das Wachstum kann einen Achsenfehler wieder ausgleichen, dies gilt vor allem für die häufigen metaphysären Verletzungen am Vorderarm, Oberarm oder Unterschenkel. Von Bedeutung sind die Verletzungen der Wachstumsfuge, da daraus im ungünstigen Fall Fehlwuchs und Deformierung entstehen können.

Den Verletzungen der Wachstumsfuge muß deshalb besondere Aufmerksamkeit geschenkt werden. Für die Schaftfrakturen gilt, daß beim Kind, insbesondere beim Kleinkind, die Kallusbildung und Frakturheilung viel schneller abläuft als beim Erwachsenen. Schon nach 14 Tagen kann eine Fraktur beim Kleinkind abgebunden und so fest sein, daß eine Änderung der Position nur noch mit Gewalt möglich ist.

10.2 Remodellierung

Ein wichtiger Helfer für jeden Therapeuten von Kinderfrakturen ist die spontane Ausgradungstendenz der meisten Schaftbrüche. Je jünger die Kinder, desto größer die „Remodellierungsneigung". Achsenabweichungen von 10–20° werden im Schaftbereich des Oberarms, aber auch des Oberschenkels und vor allem am distalen Unterarm spontan remodelliert, das heißt ausgegradet.

Neben der Ausgradung von Fehlstellungen ist die frakturbedingte Hyperämie (vermehrte Durchblutung) von Bedeutung. Die vermehrte Durchblutung bedingt ein beschleunigtes Wachstum der betroffenen Extremität mit der Folge eines Längenplus. Aus diesem Grund werden Oberschenkelschaftbrüche primär mit einer Verkürzung von 1–2 cm ausgeheilt, um als Endresultat ein gleich langes Bein zu erlangen.

10.3 Grünholzbruch

Der Grünholzbruch ist eine für das Kind spezifische Bruchform. Das beim jungen Patienten besonders kräftige Periost (Knochenhaut) bleibt stehen, wenn der Knochen anbricht. Das Phänomen läßt sich mit dem Stehenbleiben der Rinde beim brechenden jungen Haselstock vergleichen. Diese Bruchform ist besonders häufig am körperfernen Unterarm und Oberschenkel und wird auch als „Wulstbruch" bezeichnet. Nach geschlossener Reposition heilt ein solcher Grünholzbruch innerhalb von 2–3 Wochen aus.

10.4 Übergangsbrüche

Übergangsbrüche sind Knochenverletzungen beim Adoleszenten, dem Patienten im Übergang. Typische Verletzungen des Übergangsal-

---

[9] X-Großzehe: hallux (lat.): Großzehe; valgus (lat.): auswärts gebogen

ters sind Epiphysenlösungen am körperfernen Radius (Radiusepiphyseolyse), Absprengungen an der körperfernen Tibiaepiphyse (knöcherner Ausriß der Syndesmose – Zwischenknochenmembran – zwischen Tibia und Fibula), oft durch eingeschlagene Knochenhaut kompliziert. Übergangsverletzungen sind auch die knöchernen Teilepiphysenausrisse der Fingergelenke. Eine sorgfältige anatomische Reposition ist erforderlich, dafür muß eventuell eingeschlagenes Periost ausgekrempelt werden. Nach KIRSCHNERdrahtfixation der reponierten Fragmente gelingt die anatomische Ausheilung.

10.5 Verletzungen der Wachstumsfuge

Verletzungen der Wachstumsfuge bergen die Gefahr eines vorzeitigen Verschlusses in sich. Die frühzeitige anatomische Reposition ist erforderlich, um dies zu vermeiden. Falls sich dies nicht konservativ erreichen läßt, sollte die anatomische Reposition operativ erfolgen. Zur Fixation reichen meist KIRSCHNERdrähte, die die Fragmente aneinander befesteigen, ohne selbst die Wachstumszone zu stören. – Wenn die Verletzung den Wachstumsknorpel zerstört hat oder die Einrenkung einer Fugenfraktur ungenügend war, entwickelt sich ein „Brückenkallus" mit der Folge eines Minder- und Fehlwuchses. Daraus können, sofern die Fugenverletzung in früher Kindheit durchgemacht wurde, z. B. erhebliche Beinlängendifferenzen und Achsenabweichungen entstehen.

10.6 Konservativ-Operativ

Allgemein ist zu sagen, daß das Gros der Kinderfrakturen konservativ, d. h. mit Reposition und Ruhigstellung ausheilt. Ausnahmen sind die Epiphysenfrakturen, bei denen zur Verhinderung eines Brückenkallus die anatomische, „wasserdichte" Reposition anzustreben ist. Die operative Behandlung ist auch bei den Apophysenabrissen[10] des Ellbogens indiziert, wie z. B. bei der Epicondylus-ulnaris- oder der Condylus-radialis-Abrißverletzung[11] notwendig, da durch den Zug der Beuger bzw. Strecker des Unterarms ein spontanes Anheilen verhindert wird und ohne Drahtfixation eine „Pseudarthrose" (lat.: Falschgelenk) entstünde. Operativ wird schließlich bei den seltenen Schenkelhalsfrakturen vorgegangen, die Gefahr einer Durchblutungstörung des Hüftkopfes mit nachfolgender Nekrose (Zelltod bzw. Gewebstod) wird dadurch vermindert, wenn auch nicht ganz ausgeschaltet.

10.7 Behandlung gängiger Frakturen beim Kind

Am häufigsten beobachtet man Brüche am körperfernen Unterarm. Die Speiche kann allein brechen, häufiger sind Elle und Speiche betroffen. Die konservative Reposition und anschließende Ruhigstellung für 4–5 Wochen ist die Therapie der Wahl. Die viel häufigeren Extensionsbrüche werden zum Schutz vor erneuter Fehlstellung mit nach unten korrigiertem Handgelenk eingegipst. Bei Grünholzbrüchen reichen 2–3 Wochen der Ruhigstellung.

Unterarmschaftbrüche sind wegen der Paarigkeit der Knochen schlecht zu reponieren und schwierig zu halten. Bei abgerutschter Speiche und Elle bevorzugen wir die operative Markdrahtung. Dagegen sind Oberarmschaftbrüche fast ausschließlich konservativ zu therapieren. Im Hängegips heilen diese Brüche schnell aus. Kleine Achsenabweichungen remodellieren spontan und schnell.

Von großer Bedeutung ist die exakte Reposition der durch Sturz auf den Arm entstandenen suprakondylären Oberarmfrakturen. Die Eingipsung nach Reposition ist nur bei gering verschobenen Brüchen erlaubt, als Alternative kann der spitzwinklig gebogene Ellbogen mit einer Schlinge um den Hals zum Handgelenk („cuff and collar"[12]) die Frakturausheilung erreichen. Bei stark verschobenen supradondylären Brüchen wird die anatomische Reposition durch die offene Reposition und Kirschnerdrahtfixation erzielt. Wir bevorzugen die sog. BAUMANN-Extension, eine Aufhängung des Ellbogens an der Elle nach Reposition der Fraktur. Von großer Wichtigkeit ist die Vermeidung einer Gefäßeinklemmung mit anschließendem Gefäßkrampf und Durchblutungsnot im Arm. Diese akute Notsituation heißt VOLKMANNsche Ischämie. Die notfallmäßige Entlastung der Ellenbeuge, eventuell sogar mit einer

---

[10] Apophyse: Nebenkern, der bei der Knochenbildung auftritt

[11] Epicondylus: Knochenfortsatz; Condylus: Gelenkknorren

[12] cuff and collar (engl.): Manschette und Kragen

Gefäßrevision ist geboten, um Dauerschäden einer VOLKMANNschen Ischämie zu vermeiden (s. S. 574).

Schenkelhalsbrüche sind beim Kind selten und werden bevorzugt offen reponiert und mit Schrauben fixiert. Die Gefahr einer Mangeldurchblutung des Hüftkopfes ist vor allem bei medialen Brüchen gegeben.

Oberschenkelschaftbrüche beim Kleinkind und auch im Kindergartenalter werden von uns nach Reposition in Narkose mit einem Beckenbeinfußgips versorgt und heilen so problemarm aus. Primäre Verkürzungen sind gewünscht, da die unfallbedingte Hyperämie diese später ausgleicht, so bleiben im Idealfall keine Beinlängendifferenzen zurück. Bei Schulkindern und Schaftmittebrüchen hat sich die Extensionsbehandlung auf dem WEBER-Tisch bewährt. Für 4–5 Wochen werden beide Beine symmetrisch extendiert. Dies erzwingt allerdings eine lange stationäre Behandlung. Ältere Schulkinder und Adoleszenten werden wie Erwachsene osteosynthetisiert mit Nagel oder Platte.

Unterschenkelschaftbrüche erleiden vor allem kindliche Schifahrer und andere Sportler. Die konservative Reposition und Gipsfixation für 4–6 Wochen ist die Therapie der Wahl.

Die gängige Schlüsselbeinfraktur, durch Sturz auf die Hand entstanden, benötigt einen Rucksackverband von 2–3 Wochen. Sie soll niemals operiert werden.

Wirbelbrüche treten durch Stürze auf den Rücken auf. Typisch sind Serienbrüche der mittleren Brustwirbelsäule. Die Absenkungen der Vorderkanten sind zwar etwas schmerzhaft, aber insgesamt harmlos. Nach vorübergehendem Flachliegen dürfen die Kinder bald mit einem Dreipunktekorsett aufstehen. Neurologische Schäden sind ebenso unwahrscheinlich wie Dauernachteile nach Konsolidierung der Frakturen. Anders verhält es sich mit den im Kindesalter extrem seltenen Luxationsbrüchen der Hals-, Brust- oder Lendenwirbelsäule. Hier stehen die neurologischen Ausfälle mit kompletter oder inkompletter Querschnittlähmung im Vordergrund und bedürfen der qualifizierten Betreuung durch Spezialisten.

Weiterführende Literatur

BECKENBECK, G., G. DAHMEN: Kinder-Orthopädie. 3. Auflage, Thieme, Stuttgart 1983

COTTA, H.: Orthopädie. Ein kurzgefaßtes Lehrbuch. 4. Auflage, Thieme, Stuttgart 1984

LAER, L. v.: Frakturen und Luxationen im Wachstumsalter. Thieme, Stuttgart 1986

PARSCH, K.: Orthopädie. Studienbuch für Krankenschwestern, Krankenpfleger und medizinisch-technische Assistentinnen. 4. Auflage, Kohlhammer, Stuttgart 1989

27. Teil: Hals-Nasen-Ohrenheilkunde

WOLFGANG CALIEBE

Der Hals-Nasen-Ohren-Arzt behandelt neben den schon in seinem Namen aufgezählten Krankheiten die Erkrankungen der oberen Luft- und Speisewege. Diese verschiedenen Organe sind trotz der unterschiedlichen Lage und Aufgabe anatomisch und funktionell miteinander verbunden. Die Untersuchungstechnik wendet die gleiche Methode der Beleuchtung mit dem Stirnreflektor oder der Stirnlampe an.

Das Krankheitsspektrum im Kindesalter ist durch infektiös bedingte Erkrankungen, Unfälle und angeborene Fehlbildungen gekennzeichnet. Degenerative Erkrankungen und bösartige Tumoren in Form der Karzinome sind selten, dagegen treten auch im Kindesalter Malignome des Bindegewebes (Sarkome und maligne Lymphome) im HNO-Bereich auf.

1 Ohr

Das Ohr unterteilen wir in äußeres Ohr, Mittel- und Innenohr. Die Erkrankungen beschränken sich zum Teil nur auf eine Region, zum anderen erfassen sie das gesamte Organ oder gehen auf Nachbarorgane wie z. B. Schädelinhalt über. Die erkrankte Ohrmuschel wird im Vergleich zur anderen betrachtet. Der Gehörgang und das Trommelfell werden durch Streckung des abgebogenen Gehörganges und Zur-Seite-Drängen der Haare am Eingang mit dem Ohrtrichter sichtbar gemacht. Der HNO-Arzt untersucht mit dem Stirnreflektor (bzw. der Stirnlampe), andere Ärzte untersuchen mit dem Otoskop.

1.1 Untersuchungsmethoden

1.1.1 Hörprüfung

Das menschliche Ohr nimmt Schwingungen von 16 bis 20000 Hz wahr. Die Intensität des Schalls muß die Hörschwelle überschreiten, um wahrgenommen zu werden. Die Lautstärke wird in Dezibel (dB), einem logarithmischen Maß, gemessen. Das menschliche Ohr hat zwischen 1 und 4 kHz die größte Empfindlichkeit. Für die Nachrichtenübermittlung muß die Lautstärke zwischen 30 bis 60 dB über der Schwelle liegen.

Das Hörvermögen kann schon beim Umgang mit dem Patienten abgeschätzt werden. Bei dieser Beurteilung ist zu berücksichtigen, daß Schwerhörige von den Lippen ablesen können, andererseits kann eine mangelnde Aufmerksamkeit zu Nichtverstehen führen. Die gestörte Eigenkontrolle der Sprache führt dazu, daß Schwerhörige lauter und z. T. undeutlich sprechen. Bei Taubheit bleibt die Entwicklung der Sprache u. U. aus (s. S. 420, 590).

Die Untersuchung des Hörvermögens mit Prüfung der Hörweite für Flüster- und Umgangssprache ist ohne Hilfsmittel möglich. In einem ruhigen Raum werden dem Patienten Zahlen und Sätze vorgesprochen, die maximale Weite des Verstehens ist die Hörweite. Zur Ausschaltung (Vertäubung) des nichtgeprüften Ohres wird dieses bei Prüfung mit Flüstersprache durch Hineindrücken des Tragusknorpels in den Gehörgangseingang verschlossen. Bei der Prüfung mit Umgangssprache muß eine Vertäubung mit einer Lärmtrommel oder durch reibende Bewegungen im Gehörgangseingang mit dem Zeigefinger (Schüttelvertäubung) erfolgen. Mit der a1-Stimmgabel (430 Hz) werden die Versuche nach WEBER und RINNE (Abb. 27.1) durchgeführt. Beim WEBER-Versuch wird der Stiel der angeschlagenen Stimmgabel auf die Scheitelmitte aufgesetzt. Bei seitengleichem Gehör nimmt man den Ton beiderseits gleich laut wahr. Ein Innenohrschwerhöriger hört ihn im gesunden, ein Schalleitungsschwerhöriger im kranken Ohr.

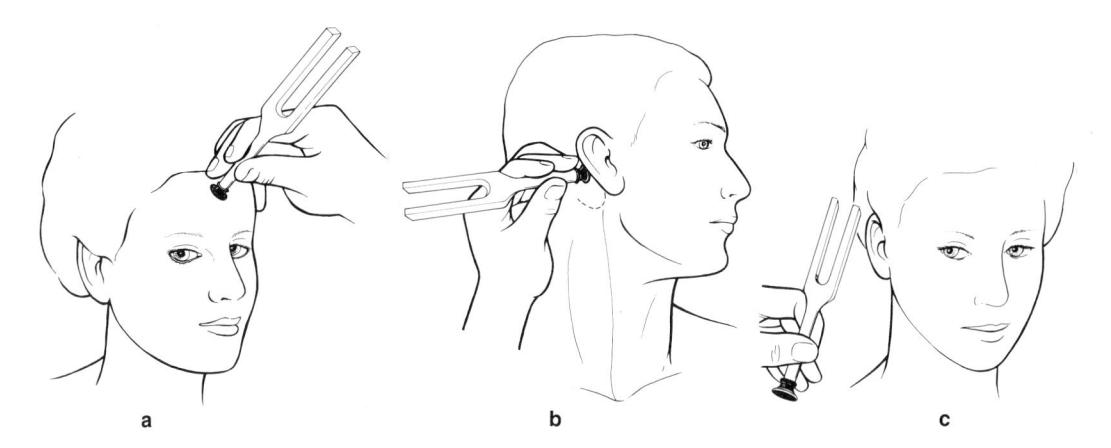

Abb. 27.1 a–c Stimmgabelprüfungen. Links (**a**) der WEBER-Versuch, in der Mitte (**b**) und rechts (**c**) die beiden Abschnitte des RINNE-Versuches. (Aus: LEHNHARDT, E.: Hals-Nasen-Ohrenheilkunde für Zahnmediziner. Thieme, Stuttgart 1982.)

Beim RINNE-Versuch wird die Luftleitung (Hören über die Schalleitungskette) mit der Knochenleitung verglichen. Die Abklingdauer oder die Lautstärke der angeschlagenen Stimmgabel bei Vorhalten vor das Ohr und bei Aufsetzen auf das Mastoid werden miteinander verglichen. Eine bessere Luftleitung haben der Normalhörige und der Innenohrschwerhörige (Rinne +), eine bessere Knochenleitung der Schalleitungsschwerhörige (Rinne –).

Genauere Untersuchungen werden mit dem Audiometer durchgeführt. Das Audiometer ist ein elektroakustisches Gerät, das Töne, Geräusche und Sprache in wählbarer Lautstärke abgibt. Bei Tönen und Geräuschen kann die Frequenz gewählt werden, die Töne werden in Oktav- und Halboktavschritten zwischen 1,25 und 10 kHz abgegeben. Die Schallübertragung erfolgt über Kopfhörer (Luftleitung) und über eine schwingende Platte (Knochenleitungshörer). Bei der Tonschwellenaudiometrie wird die normale Hörschwelle mit 0 dB angegeben. Bei einem Schwerhörigen liegt sie darüber. Der Vergleich von Luft- und Knochenleitung zeigt, wo der Ort der Schwerhörigkeit liegt. Die Intensität des Schwellentones ist ein Maß für den Grad der Schwerhörigkeit. Aus dem Verlauf der Audiogrammkurve (Abb. 27.2), in der die Meßwerte des Tonschwellenaudiogramms eingetragen werden, werden Aussagen über die Art der Schwerhörigkeit gemacht. Bei der graphischen Darstellung wird der Hörverlust aufgezeichnet. Die Schwellenwerte eines Schwerhörigen liegen daher unter der Nullinie.

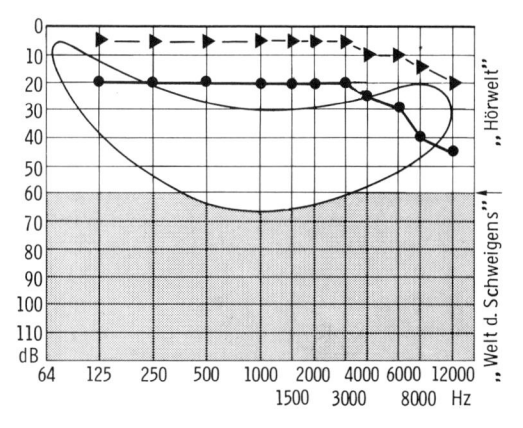

Abb. 27.2 Tonaudiogramm mit Sprachfeld, Grenze zwischen „Hörwelt" und „Welt des Schweigens"* und einer Messung auf dem rechten Ohr.
Zeichen: Knochenleitung: ▶–▶.
   Luftleitung: •–•.
(* Nach BECKMANN u. FANT)

Bei der Sprachaudiometrie werden dem Prüfling Reihen von einsilbigen Wörtern, zweistelligen Zahlen oder kurze Testsätze von einem Tonträger in verschiedenen Lautstärken angeboten. Für Kleinkinder gibt es besondere Testreihen. Die Meßreihen werden nach Lautstärke und dem prozentualen Anteil des Verstandenen ausgewertet. Bei der Sprachaudiometrie handelt es sich um eine überschwellige Audiometrie.

Eine überschwellige audiometrische Methode ist auch der SISI-Test, bei dem Lautstärkeschwankungen eines kurzen Prüftones angegeben werden. Andere Teste prüfen das Heraushören eines Prüftones aus einem Geräusch oder die unterschiedliche Lautstärkeempfindung bei ungleichem Gehör.

Während bei Schulkindern und Jugendlichen die Hörprüfungen wie bei Erwachsenen durchgeführt werden, sind für Säuglinge und Kleinkinder besondere Methoden erforderlich. Säuglinge und Kleinkinder wenden den Kopf oder die Augen einer Schallquelle zu. Bei Beschallung mit gleichzeitigem Aufleuchten einer Lampe kann im Bett das Hinwenden zum Schall trainiert werden. Später läßt man das Aufleuchten fort und beobachtet über einen Spiegel die Reaktion des Kindes bei verschiedenen Lautstärken. Ältere Kinder dürfen beim Hören eines Lautes eine Spielhandlung ausführen oder ihnen wird auf einem Leuchtschirm ein Bild projiziert (Spiel-, Guckkastenaudiometrie).

Die bisher genannten Methoden sind alle subjektiv, wir sind auf die Mitarbeit des Patienten angewiesen, der uns in negativer oder positiver Richtung täuschen kann (Simulation-Dissimulation).

Eine objektive audiologische Untersuchung ist die Impedanzaudiometrie; bei dieser wird die Kontraktion des M. stapedius (Steigbügelmuskel), eines Mittelohrmuskels, bei lautem Schall bestimmt. Bei der Electric Response Audiometry (ERA) und Brainstem Electric Response Audiometry (BERA) werden die von der Schallwahrnehmung ausgehenden Nerven- und Gehirnströme gemessen. Diese werden durch feine Elektroden, die in das Mittelohr oder am Schädel angebracht werden, über einen Computer ausgewertet. Da nicht nur beim Hören Hirnströme auftreten, müssen die Hörimpulse im ZNS durch ein aufwendiges Rechenverfahren, wiederholtes Reizen (bis zu 800 Schallreize) und Unterdrücken von Bewegungen aufgenommen werden. Bei Kindern ist für das Aufzeichnen dieser akustisch evozierten Potentiale (s. S. 364) häufig eine Sedierung erforderlich.

- Schalleitungsschwerhörigkeit: Rinne –, Differenz zwischen Luft- und Knochenleitung = Mittelohrschwerhörigkeit.
- Schallempfindungsschwerhörigkeit: Rinne +, Luft- und Knochenleitung gleich = Innenohrschwerhörigkeit.

1.1.2 Gleichgewichtsuntersuchungen

In direkter Verbindung mit dem Ohr liegt der Vestibularapparat. Störungen dieses Organs äußern sich in einem Nystagmus (schnelle, gerichtete, ruckartige Bewegungen der Augen), Drehgefühl, Schwindel, Unsicherheit, Übelkeit und Erbrechen. Bei der Untersuchung wird zunächst nach einem vorhandenen (Spontan-)Nystagmus gefahndet. Um feine Augenbewegungen sichtbar zu machen und die Fixation des Auges auszuschalten, wird dem Patienten eine Nystagmusbrille aufgesetzt. Die Konvexgläser der Brille machen den Patienten stark kurzsichtig. Bei der Frenzelbrille kann die Untersuchung im Dunkeln erfolgen, da das Auge durch eine Lichtquelle in der Brille beleuchtet wird. Ein Kopfschütteln, ein schneller Lagewechsel oder eine extreme Körperhaltung (Kopf tief, Kopf im Nacken u. a.) können einen Nystagmus und ein Schwindelgefühl auslösen.

Nystagmus = ruckartige, gerichtete Bewegungen beider Augen.

Das Drehen auf einem Drehstuhl löst bei jedem einen Nystagmus aus. Nach dem Anhalten bestehen für etwa eine halbe Minute ein Drehgefühl und ein Nystagmus. Diesen kann man mit der Nystagmusbrille beobachten und seine Dauer messen (Drehnachnystagmus). Bei der Drehprüfung werden beide Vestibularapparate gereizt und geprüft. Die thermische Vestibularisprüfung untersucht durch Spülen des Gehörganges mit Wasser (evtl. durch Einblasen von Luft) von Temperaturen über oder unter Körpertemperatur den Vestibularapparat. Die Temperatur kann bis auf 48 °C erhöht oder bis auf 0 °C (Eiswasser) abgesenkt werden. Der Reiz kann durch die Wassermenge variiert werden. Bei der Warmspülung tritt ein Nystagmus zur gespülten, bei der Kaltspülung ein Nystagmus zur nicht gespülten Seite auf. Bei gleicher Erregbarkeit des Vestibularorgans führt eine gleiche Menge zu gleichen Nystagmuszeiten.

1.1.3 Röntgenaufnahmen

Die knöchernen Strukturen lassen sich optimal nur mit Spezialaufnahmen darstellen. Die SCHÜLLERaufnahme zeigt die pneumatisierten (mit Luft gefüllten) Zellen des Mittelohres und die Paukenhöhle. Diese Aufnahme ist bei Ohroperationen erforderlich. Die STENVERSaufnahme bildet die Schnecke, die Bogengänge und den inneren Gehörgang ab.

1.2 Erkrankungen des äußeren Ohres

1.2.1 Abstehende Ohrmuschel

Die Variationsbreite der Ohrmuschelformen ist groß. Die häufigste Fehlbildung ist das Abstehen der Ohren durch eine fehlende oder schwache Ausbildung des Anthelixknickes[1]. Bei der Korrektur wird der Ohrmuschelknorpel von einem retroaurikulären Hautschnitt in diesem Bereich gefaltet. Ein fester Verband fixiert die neue Lage der Ohrmuschel. Der Eingriff sollte im 4.–5. Lebensjahr durchgeführt werden, da in diesem Alter die Kinder die nötige Einsicht für einen Ohrverband haben.

1.2.2 Mikrotie, Anotie, Gehörgangsstenose, Gehörgangsatresie

Mikrotie (kleine Ohrmuschel) und Anotie (Fehlen der Ohrmuschel) sind seltene Mißbildungen, die aber häufig mit einer Stenose oder Atresie des Gehörganges einhergehen. Bei der Gehörgangsatresie ist das Mittelohr mißgebildet. Das Innenohr kann in die Mißbildung miteinbezogen sein. Mit der Stenversaufnahme läßt sich das Labyrinth (Schnecke und Bogengänge) darstellen. Eine Aplasie der Schnecke ist sehr selten.

Ursache: Spontan und Embryopathie (Contergan).

Behandlung: Bei der beiderseitigen Gehörgangsatresie besteht eine erhebliche Schwerhörigkeit, die den spontanen Spracherwerb (s. S. 582, 590) stark oder völlig behindert. Daher ist in diesem Fall schon im Säuglingsalter das Anpassen eines Hörgerätes mit Knochenleitungshörer erforderlich. Später wird dann ein Gehörgang plastisch angelegt und das Mittelohr tympanoplastisch (hörverbessernd) versorgt. Bei einer einseitigen Gehörgangsatresie ist ein abwartendes Verhalten angezeigt, da auch ein optimal operiertes Ohr nicht das Hörvermögen wie ein gesundes erreicht.

1.2.3 Ohrmuschel-, Gehörgangsekzem, Otitis externa

Bei diesen Hauterkrankungen findet sich eine Rötung, Schuppung und ein Juckreiz. Wenn eine Absonderung besteht, spricht man von einer Otitis externa.

Ursache: Überempfindlichkeit gegen Kosmetika, lokal aufgebrachte Medikamente u. a., lokale Infektionen mit Bakterien oder Pilzen und eine chronische Mittelohrentzündung mit Absonderung.

Behandlung: Weglassen des auslösenden Stoffes, lokal juckreizstillende und entzündungshemmende Medikamente, Antimykotika oder bakterizid wirkende Medikamente, Behandlung der chronischen Otitis media.

1.2.4 Gehörgangsfurunkel

An den Haarwurzeln im Gehörgangseingang entwickelt sich eine Haarbalgentzündung (Furunkel). Der Gehörgang schwillt zu, Schmerzen treten auf, die nahe Nachbarschaft zum Kiefergelenk führt zu Kauschmerzen, der Tragus ist druckschmerzhaft (Tragusdruckschmerz), die Lymphknoten am Kieferwinkel können anschwellen.

Behandlung: Antibiotika, Wärme, lokal antimikrobielle Salben, nur ausnahmsweise eine Inzision, da eine Stenose die Folge sein kann.

1.2.5 Othämatom

Das Abknicken der Ohrmuschel und andere Traumen führen zu einem Bruch des Knorpels und zu Einrissen im Perichondrium mit nachfolgender Blutung. Das dadurch entstandene Hämatom liegt zwischen Perichondrium und Knorpel, die Haut ist polsterartig abgehoben und blutig unterlaufen. Juckreiz kann auftreten, die vorhandenen oder später auftretenden Hautschrunden führen meistens zu einer Infektion des Hämatoms mit Perichondritis. Dem Ohrmuschelknorpel droht in diesen Fällen die Nekrose, eine starke Entstellung ist die Folge.

Behandlung: Chirurgische Entleerung, Fixierung des Perichondriums durch Naht und Tamponade, Antibiotika.

---

[1] Anthelix: die dem äußeren Ohrmuschelrand (Helix) gegenüberliegende Windung

1.2.6 Zerumen

In der Haut des Gehörganges liegen die Zeruminaldrüsen. Ihr Sekret und die abgestoßenen Epithelien der Haut werden durch eine schräg nach außen gerichtete Wachstumsrichtung des Plattenepithels vor den Gehörgangseingang befördert und fallen hier heraus oder können mit einem Wattebausch ausgewischt werden. Bei der Benutzung von Q-Tips, Ohrreinigern u. a. besteht neben der Gefahr von Verletzungen die des Hineinschiebens des Zerumens bis vor das Trommelfell. Bei der Störung der Selbstreinigung entwickelt sich ein Ohrschmalzpfropf, der den Gehörgang verlegt. Druckgefühl, Schwerhörigkeit und Ohrschmerzen sind die Folge.

Behandlung: Bei intaktem Trommelfell kann das Ohr mit körperwarmem Wasser ausgespült werden (Abb. 27.3), sonst muß ein HNO-Arzt das Zerumen instrumentell entfernen.

1.2.7 Fremdkörper

Vorzugsweise Kleinkinder stecken sich feste und weiche Fremdkörper in den Gehörgang. Bei völligem Verschluß tritt eine Schwerhörigkeit auf, weiter wird über Druck und Schmerz geklagt. Bei längerem Liegenbleiben des Fremdkörpers kommt es zu einer Otitis externa.

Behandlung: Durch Zug der Ohrmuschel nach hinten oben wird der Gehörgang gestreckt und der Fremdkörper kann bei abwärts geneigtem Kopf herausfallen. Pinzetten sollten nicht bei runden Fremdkörpern benutzt werden, da der Fremdkörper nach Abrutschen noch tiefer in den Gehörgang hineingedrückt wird. Hier ist der HNO-Arzt gefordert.

1.3 Erkrankungen des Mittelohres

Das Mittelohr wird in Tympanon (Paukenhöhle) mit der Gehörknöchelchenkette, Eustachische Röhre (Tube), Antrum und Mastoidzellen unterteilt. Das Trommelfell bildet den Abschluß zum äußeren Gehörgang, ovales und rundes Fenster sind die Verbindungen zum Innenohr. Durch die Paukenhöhle verläuft der N. facialis, nur durch einen dünnen Knochenkanal geschützt. Schleimhaut kleidet das Mittelohr aus.

1.3.1 Tubenverschluß, Tubenkatarrh

Nur bei gleichem Druck in der Paukenhöhle und im Gehörgang kann das Trommelfell optimal schwingen. Eine Unterbrechung des Luftaustausches durch die Tube führt bei Luftdruckunterschieden (Höhenwechsel) oder Resorption der Luft in der Paukenhöhle durch die Schleimhaut zu einem Unterdruck mit Druckgefühl und Schwerhörigkeit. Durch Schlucken, Pressen bei verschlossenen Nasenlöchern (VALSALVA-Versuch) wird der Unterdruck ausgeglichen. Bei längerem Anhalten des Unterdruckes sondert die Schleimhaut zunächst vermehrt ein seröses, später ein muköses Sekret (Tubenmittelohrkatarrh) ab. Durch die Flüssigkeitsansammlung wird das Hörvermögen noch schlechter, reißende Schmerzen können auftreten.

Behandlung: Wärmepackungen auf das Ohr. Der VALSALVA-Versuch bei reizloser Nase. Bei reizlosen Verhältnissen in der Nase und im Rachen wird der Arzt „politzern". Dazu drückt er mit dem POLITZER-Ballon bei einem verschlossenen Nasenloch Luft über die Tube in die Pauke hinein. Der Patient schließt gleichzeitig durch Aussprechen des K-Lautes (Kuckuck, Coca-Cola) oder durch Schlucken von Wasser seine Nase und den Nasen-Rachen-Raum gegen die Mundhöhle ab. In den anderen Fällen ist eine Behandlung des Infektes oder eine Adenotomie (s. S. 600) angezeigt. Gaumenspaltenkinder haben fast immer einen sehr hartnäckigen, z. T. mukösen Tubenmittelohrkatarrh, der mit einer Parazentese und dem Einsetzen eines Paukenröhrchens (Abb. 27.4) behandelt wird.

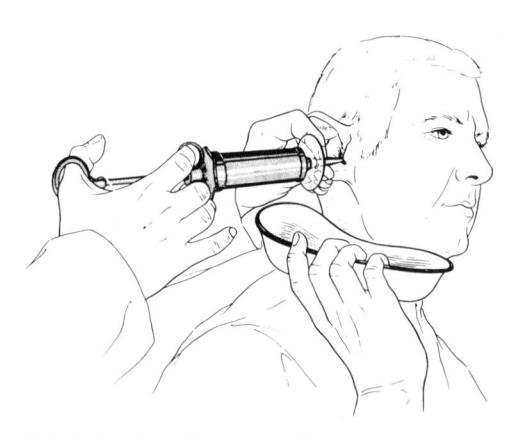

Abb. 27.3 Ohrspülung. (Aus: FLEISCHER, K.: Hals-Nasen-Ohrenheilkunde für Krankenpflegeberufe. 5. Auflage, Thieme, Stuttgart 1988.)

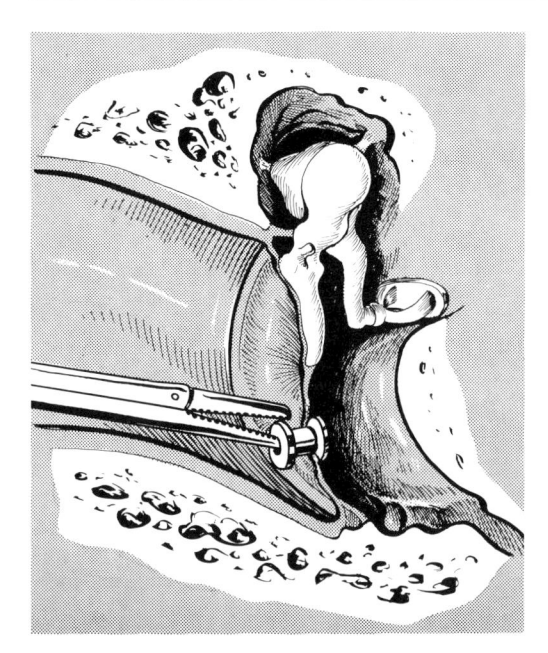

Abb. 27.4 Trommelfellröhrchen (Paukendrainage) Das Röhrchen ist durch die Trommelfellücke (Parazenteseschnitt) eingeführt. (Aus: THEISSING, G.: Kurze HNO-Operationslehre. Thieme, Stuttgart 1988.)

1.3.2 Akute Otitis media

Die akute Mittelohrentzündung geht mit Ohrschmerzen, Schwerhörigkeit und Fieber einher. Säuglinge und Kleinkinder verweigern die Nahrung. Das Trommelfell ist gerötet und durch ein eitriges Sekret vorgewölbt. Die Erreger dringen meistens über die Tube in die Paukenhöhle ein, es sind überwiegend Bakterien aus dem Nasen-Rachen-Raum.

Behandlung: Abschwellende Nasentropfen lassen das Sekret über die Tube abfließen. Wärme lindert die Schmerzen. Bei gefährdeten Kindern oder hohem Fieber Antibiotika. Eine Parazentese ist angezeigt, wenn das Trommelfell zu perforieren droht oder Komplikationen auftreten. Der Gehörgang darf nicht ausgestopft werden, denn so wird eine feuchte Kammer geschaffen, die zur Mazeration der Gehörgangshaut und später zu einer Otitis externa führt. Kommt es zu einer Absonderung aus dem Mittelohr, führt Watte im Gehörgang zu Reizerscheinungen. Bei einem laufenden Ohr darf der Gehörgang mit körperwarmem Kamillentee ausgespült werden. Anschließend ist der Gehörgang mit einem Wattebausch zu trocknen. Bei Störung der Tubenfunktion ist zu adenotomieren.

Komplikationen: Mastoiditis, Fazialisparese u. a. (chronische Otitis, s. u.).

1.3.3 Chronische Schleimhauteiterung

Die chronische Schleimhauteiterung ist eine Form der chronischen Mittelohrentzündung. Das Trommelfell ist im Zentrum durchlöchert (zentrale Perforation, Abb. 27.5), beim VALSALVA-Versuch hört man ein Durchblasegeräusch. Dieser Defekt entsteht bei einer akuten Mittelohrentzündung. In vielen Fällen ist das Ohr trocken und das Hören nur wenig beeinträchtigt. Bei Infekten der oberen Luftwege oder durch Eindringen von Erregern durch die Trommelfellperforation kann die Entzündung aufflackern. Das Ohr „läuft" und ist schmerzhaft, es besteht eine Schalleitungsschwerhörigkeit. Die Schleimhaut der Paukenhöhle kann Polypen bilden. Tritt ein Sekretstau auf, greift die Entzündung auf weitere Teile des Mittelohres wie Mastoidzellen über. Es entsteht eine Mastoiditis. Das Mastoid ist stark druckschmerzhaft, es treten Fieber, Leukozytose und Lymphknotenschwellung auf. Bei weiterem Vordringen der Entzündung können Fazialislähmung, eitrige Thrombose des Blutleiters Sinus sigmoideus (Sepsis), Arrosion des Innenohres mit Labyrinthitis, Meningitis und der Durchbruch unter die retroaurikuläre Haut (subperiostaler Abszeß) auftreten.

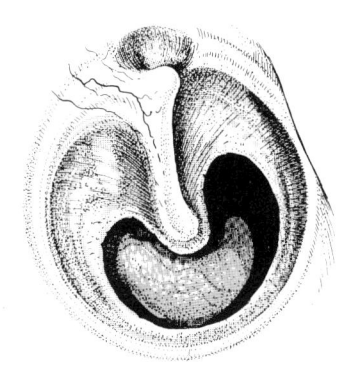

Abb. 27.5 Zentrale Trommelfellperforation (chronische Otitis media). Trockene Perforation, reizlose Paukenschleimhaut. (Aus: ZÖLLNER, F.: Hals-Nasen-Ohren-Heilkunde. Thieme, Stuttgart 1971.)

Behandlung: Bei einer trockenen Trommelfellperforation wird lokal nichts unternommen.

Bei der Schleimhauteiterung Spülungen des Ohres, lokal und allgemein antibiotisch. Um die Ohrtropfen bis in die entzündlich veränderte Paukenhöhle hineinzubefördern, legt das Kind den Kopf auf das gesunde Ohr, durch Hineindrücken des Tragusknorpels in den Gehörgang werden die Tropfen durch die Perforation in das Mittelohr gepreßt. Wenn die Tube durchgängig ist, schmeckt man die Ohrtropfen.

Bei der Mastoiditis operativ Mastoidektomie, bei Komplikationen breite Aufdeckung des erkrankten Gebietes, Antibiotika.

- Bei einer trockenen Trommelfellperforation keine Spülung.
- Bei einer Trommelfellperforation mit Absonderung darf gespült werden. Tympanoplastischer Verschluß des Trommelfelldefektes.

1.3.4 Chronische Knocheneiterung, Cholesteatom

Die Knocheneiterung geht häufig vom Eindringen von Plattenepithel in das Mittelohr aus. Es findet sich ein Loch am Trommelfellrand (randständige Perforation, Abb. 27.6). Das hinter dem Trommelfell oder im Knochen liegende Epithel bildet durch Abschilferung zwiebelähnliche Hautperlen (Cholesteatomperlen), die zu einem Knochenabbau im Bereich von Gehörgang, Mastoidzellen und Gehörknöchelchen führen. Die häufige Zerstörung der Gehörknöchelchenkette zieht eine Schalleitungsschwerhörigkeit nach sich. Bei einer bakteriellen Besiedlung dieses Gewebes durch anaerobe Bakterien kommt es zu einer fötiden Sekretion. Das Vordringen der Entzündung im Mittelohr führt zu den gleichen Komplikationen wie die chronische Schleimhauteiterung. Eine sehr typische Komplikation des Cholesteatoms ist die Arrosion des lateralen Bogenganges, die Bogengangsfistel. Die Verbindung des Bogenganges mit dem Gehörgang führt bei Druckerhöhung im Gehörgang zu einem pathologischen Reiz des Vestibularapparates mit Nystagmus und Schwindel (Fistelsymptom). Die Entzündung greift dann bald auf das Innenohr über mit Dauerschwindel, Ohrgeräuschen und Schwerhörigkeit, es entwickelt sich die Labyrinthitis. Weitere Komplikationen gleichen denen der chronischen Schleimhauteiterung.

Behandlung: Da die Zerstörung durch das Cholesteatom fortschreitet und sie oft umfangreicher ist, als die Ohruntersuchung zeigt, ist eine operative Behandlung nötig. Das Cholesteatom muß vollständig entfernt werden, die eventuell zerstörte Gehörknöchelchenkette muß tympanoplastisch aufgebaut und der Trommelfelldefekt verschlossen werden. Bei Komplikationen wird wie bei einer chronischen Schleimhauteiterung operiert.

Bei Otitis sind Schwindel, Erbrechen, Fazialisparese, Benommenheit Hinweise auf gefährliche Komplikationen.

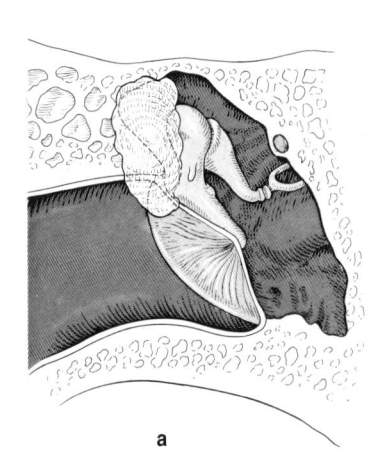

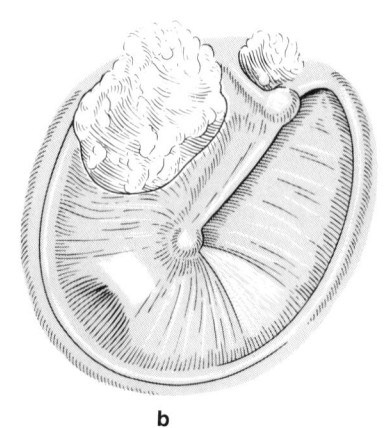

Abb. 27.6a, b Randständige Trommelfellperforation mit Cholesteatom.
a Pauke und Gehörgang aufgeschnitten.
b Trommelfellbildung mit randständigem Defekt, der vom Cholesteatom noch verschlossen wird. (Aus: LEHNHARDT, E.: Hals-Nasen-Ohrenheilkunde für Zahnmediziner. Thieme, Stuttgart 1982.)

1.3.5 Tympanoplastik

Das Ziel dieser Operation ist die Wiederherstellung eines intakten Trommelfelles und einer Schallübertragung zum Innenohr. Nach Entfernung von Plattenepithelmatrix (Cholesteatomgewebe), Entzündungsherden und Polypen (Sanierung des Mittelohres) wird dieser Eingriff sofort oder in einer weiteren Operation (zweizeitiger Eingriff) angeschlossen. Das Operationsmikroskop ermöglicht dem Operateur, bei 2- bis 30facher Vergrößerung das Operationsfeld auf kleinste Veränderungen abzusuchen und mikrochirurgische Eingriffe durchzuführen. Fast immer wird durch ein Faszientransplantat vom Temporalmuskel eine Trommelfellperforation verschlossen. Bei Defekten im Bereich der Gehörknöchelchenkette gibt es verschiedene Möglichkeiten der Rekonstruktion mit Knochen, Knorpel, Draht und Keramikteilen. Knochen und Keramikteile werden mit feinen Bohrern unter dem Mikroskop zurechtgeschliffen. Mit Fibrinkleber werden Faszie, Knorpel und Knochen fixiert. Der Eingriff wird mit einer Tamponade des Gehörganges beendet. Die Tamponade bleibt 1–3 Wochen liegen, nach Entfernen ist häufig noch eine die Gehörgangshaut und das Trommelfell pflegende Behandlung nötig.

Die Tympanoplastiken werden in mehrere Typen unterteilt, wobei ein Trommelfellverschluß bei Typ II und III mit vorausgesetzt wird. Typ I = alleiniger Trommelfellverschluß, Typ II = Verbindung des Trommelfelles mit dem langen Amboßschenkel, Typ III = Verbindung des Trommelfelles direkt mit dem Steigbügel, Typ IV = Abdecken des runden Fensters durch das Trommelfell, der Schall kann direkt auf das ovale Fenster treffen. Die Hörverbesserung ist bei Typ III und IV geringer als bei den ersten beiden Typen.

1.3.6 Trommelfellverletzungen

Das Trommelfell kann direkt durch einen Gegenstand (Haarnadel, Zweige u. a.) durchbohrt werden, andererseits kann eine starke Luftdruckwelle wie eine Ohrfeige mit der hohlen Hand oder eine Knallkörperexplosion zu einem Einreißen des Trommelfelles führen (indirekte Verletzung). Bei der direkten Verletzung kann die Gehörknöchelchenkette luxieren oder frakturieren, es werden hierbei auch Keime in das Mittelohr verschleppt, so daß eine Otitis media droht. Neben Schmerzen und Schwerhörigkeit tritt häufig eine Blutung aus dem Gehörgang auf. Weiter besteht ein Durchblasegeräusch. Bei einer Knallkörperexplosion können eine Innenohrschädigung mit Ohrgeräuschen und eine Hochtonschwerhörigkeit (Knalltrauma) eintreten.

Behandlung: Der Trommelfelldefekt ist umgehend durch Schienung mit einer Folie oder durch eine Tympanoplastik zu verschließen.

1.3.7 Felsenbeinfraktur, laterobasale Schädelbasisfraktur

Bei Schädelbrüchen kann der Frakturspalt bis zum knöchernen Gehörgang reichen, oder die Schädelbasis ist im Bereich des Felsenbeines gebrochen. Je nach Lage des Frakturspaltes unterscheidet man Längs- und Querbrüche. Wenn die Fraktur den äußeren Gehörgang erreicht, tritt eine Ohrblutung auf. Bei Blutungen in das Mittelohr kann es aus dem Ohr bluten, oder es bildet sich ein Bluterguß (Hämatotympanon) hinter dem Trommelfell mit einer Schwerhörigkeit. Der Einriß der Dura führt zum Abfluß von Liquor aus dem Ohr (Liquorfistel), es droht dann eine otogene Meningitis. Der durch das Mittelohr verlaufende N. facialis kann zerreißen oder durch ein Hämatom komprimiert werden. Bei der Zerreißung tritt sofort eine Parese auf, beim Hämatom kann sie erst nach 1–3 Tagen auftreten. Die Verletzung des N. vestibulocochlearis führt zum Vestibularisausfall (Gleichgewichtsstörung) und zur Ertaubung. Neben der Ohrschädigung liegt fast immer ein Schädel-Hirn-Trauma vor, das einer neurochirurgischen Behandlung bedarf.

Behandlung: Die Liquorfistel muß immer operativ versorgt werden, eine Fazialislähmung kann häufig operativ geheilt oder gebessert werden. Mittelohrschädigungen lassen sich tympanoplastisch beheben. Eine Innenohrschädigung ist irreversibel.

> Auf Fazialisfunktion, Schwindel mit Nystagmus, Benommenheit und Abfluß von Hirnwasser achten!

1.3.8 Otosklerose

▸ Bei dieser Erkrankung handelt es sich um ein pathologisches Knochenwachstum des Labyrinthknochens vorzugsweise im Bereich des ovalen Fensters mit Fixierung des Steigbügels nach der Pubertät. Das Leiden hat eine erbliche Komponente und wird durch die Schwangerschaft verschlimmert. Neben der Schwerhörigkeit treten Ohrgeräusche auf. Mit einer Steigbügelplastik kann die Schallübertragung wiederhergestellt werden. ◀

1.4 Erkrankungen des Innenohres

Sie treten als Schwerhörigkeit mit und ohne Gleichgewichtsstörungen auf. Entscheidend ist, ob ein oder beide Ohren geschädigt sind und wie stark die Schwerhörigkeit ist. Für die Entwicklung des Kindes sind die Hörstörungen folgenreicher. Bei einer Schwerhörigkeit mit einem Hörverlust bis 60 dB sind ein Hören und Spracherwerb möglich. Die Sprachentwicklung ist verzögert und gestört, so daß Sprachfehler auftreten. Bei Hörverlusten über 60 dB lebt das Kind in einer schalltoten Welt, es bleibt ohne Hilfsmittel stumm. Die Ursachen sind vielfältig; auf die vom Mittelohr ausgehenden und auch das Mittelohr befallenden wurde schon hingewiesen. Der Ausfall eines Vestibularorgans wird zentral kompensiert, nur bei extremen Belastungen kann es zu erneutem Schwindel kommen.

1.4.1 Erbliche Schwerhörigkeit

Sie ist selten; es bestehen im Audiogramm von Kindern und Elternteilen ähnliche Kurvenverläufe. Die Schwerhörigkeit nimmt im Laufe des Lebens zu. Das Leiden ist häufig rezessiv erblich.

1.4.2 Angeborene Schwerhörigkeit

Embryopathien durch Infektionskrankheiten (Röteln u. a.), Stoffwechselerkrankungen der Mutter oder Medikamente (Thalidomid u. a.) führen zu Innen- und Mittelohrmißbildungen. Unter und nach der Geburt kann das Ohr durch Blutung (Zange) oder Bilirubinanstieg (Erythroblastose) geschädigt werden.

1.4.3 Erworbene Schwerhörigkeit

Neben den schon genannten Ohrerkrankungen können Mumps, Masern, Hirnhautentzündungen eine Innenohrschwerhörigkeit auslösen. Auch ototoxische Medikamente wie z. B. Streptomycin, Kanamycin, Cisplatin und einige Diuretika führen zu Innenohrschäden. Neben einer Schwerhörigkeit treten Ohrensausen und Schwindel auf. Eine regelmäßige audiometrische Kontrolle und Prüfung der kalorischen Erregbarkeit geben Hinweise auf eine Innenohrschädigung. Wichtig ist auch, wann sie eintritt, da eine schon vorhandene Sprache durch eine schnelle Behandlung gesichert werden muß.

1.4.4 Behandlung der Innenohrschwerhörigkeit

Geringe Schwerhörigkeiten mit einem Hörverlust bis 40 dB werden regelmäßig audiometrisch überwacht. Darüber hinaus ist eine Hörgerätanpassung schon im Säuglingsalter erforderlich, um eine Sprachentwicklung zu ermöglichen. Später ist eine Sonderpädagogik häufig angezeigt, um ein optimales Hören und Sprechen zu erreichen.

Hörgeräte, Hörtraining

Ein Hörgerät besteht aus Mikrofon, Verstärker und einem Miniaturlautsprecher bei einem Luftleitungshörer oder einer schwingenden Metallplatte bei einem Knochenleitungshörer. Das Mikrofon nimmt bei den am Kopf getragenen Geräten nur den Schall aus einer Richtung auf. Im Verstärkerteil kann die Verstärkung dem Hörverlust an Art und Grad angepaßt werden. Der Schall wird dann verstärkt an den Hörer weitergeleitet. Die Energie liefern Batterien oder aufladbare Akkus. Wenn ein Gehörgang vorhanden ist, wird, wenn nicht Reizerscheinungen vorliegen, ein Luftleitungshörer getragen. Der Hörer ist mit einem in den Gehörgang eingepaßten Ohrpaßstück verbunden. Das Ohrpaßstück muß den Gehörgang abdichten, damit der verstärkte Schall nicht zum Mikrofon eines am Ohr getragenen Hörgerätes gelangt und wieder verstärkt ein Pfeifgeräusch auslöst (Rückkopplungspfeifen). Der Knochenleitungshörer übt einen mäßigen Druck auf den Mastoidknochen aus und verbraucht auch mehr Energie.

Es gibt 3 Typen von Hörgeräten: Im-Ohr-Hörgeräte, Hinter-dem-Ohr- (HdO) und Kastengeräte. Die Im-Ohr-Hörgeräte werden im Gehörgang getragen, sie sind klein und fallen kaum auf. Da alle 3 Teile im Ohrpaßstück untergebracht sind, darf der Gehörgang nicht zu klein sein. Das Gerät ist im Gehörgang gut gegen Beschädigungen bei Spiel, Toben und Sport geschützt. Ein

Nachteil der Geräte ist auch ihre begrenzte Verstärkung und Kleinheit der Schalter. Die HdO-Geräte werden auch im Ohrbügel eines Brillengestells untergebracht (Hörbrille). Der Hörer des Gerätes ist mit einem dünnen Schlauch mit dem Ohrpaßstück verbunden. Die Geräte sind klein, der Schlauch ist bei freiem Ohr sichtbar. Das Mikrofon hat eine gute Richtwirkung, da es beim Ansehen eines Sprechers diesem zugewandt wird. Die Verstärkung der HdO-Geräte reicht heute für hochgradige Schwerhörigkeiten aus. Die Kastengeräte haben die höchste Verstärkung, sie lassen sich mit größeren Batterien als die beiden anderen Geräte bestücken, ihre Schalter sind größer und damit für Kinder leichter zu bedienen. Der Hörer sitzt in der Ohrmuschel direkt auf dem Ohrpaßstück und ist mit dem Gerät über eine Schnur verbunden. An das Kastengerät können auch 2 Hörer angeschlossen werden, so daß auf beiden Ohren gehört werden kann (binaurale Versorgung). Das Mikrofon hat keine Richtwirkung, durch das Tragen auf oder unter dünner Kleidung werden die für Normalhörige kaum wahrnehmbaren Reibe- und Knistergeräusche störend verstärkt. Hörgeräte dienen bei *Innenohrschwerhörigen* zum Wahrnehmen von Umgangssprache, Musik und Warnlauten. Bei einer *Schalleitungsschwerhörigkeit* sollte eine operative Hörverbesserung vorgezogen werden. Das Ohrpaßstück verschließt den Gehörgang vollständig, bei empfindlicher Haut kann ein Gehörgangsekzem auftreten. Bei Reizerscheinungen darf das Gerät nicht getragen werden.

Mit dem Hörgerät werden nicht nur Sprache, Musik und Warnlaute (Nutzschall) verstärkt übertragen, sondern auch Lärm, Hintergrundgeräusche wie z. B. Knarren von Stühlen und Reibegeräusche der eigenen Kleidung (Störschall) werden durch das Gerät wahrgenommen. Lauter Lärm könnte verstärkt durch das Hörgerät das Ohr schädigen, wenn nicht eine automatische Regelung (peak clipping = PC) die maximale Verstärkung begrenzt. Um den Störschall auszuschalten, kann Sprache und Musik auch über eine Hörspule elektromagnetisch oder über einen Infrarotsender direkt auf das Hörgerät übertragen werden. Die elektromagnetische Übertragung findet Anwendung beim Telefon, in Kirchen, Kinos, Vortragssälen. Die Infrarotübertragung wird in Schulen für Hörgeschädigte eingesetzt.

Neben dem Störschall hört der Schwerhörige auch den Nutzschall verändert. Wenn z. B. eine Hochtonschwerhörigkeit vorliegt, können die hohen Töne selektiv verstärkt werden. Daher ist häufig eine intensive Schulung (Hörtraining) erforderlich. Bei schwerhörigen Kindern übernehmen dies in vielen Fällen die Sonderschulen für Hörgeschädigte. Schon im Vorschulalter suchen Elternberater dieser Schulen die Kinder und Eltern auf und beraten. In Hörtrainingskursen werden Kinder und Eltern mit dem Umgang des Gerätes geschult. Sonderkindergärten und später Sonderschulen gestatten durch entsprechende Einrichtungen mit Schalldämmung gegen Störschall, Verstärkeranlagen und eine spezielle Schulung der Lehrer und Pädagogen eine optimale Förderung der Schwerhörigen.

1.4.5 Hörsturz, akute Ertaubung

Meistens tritt akut eine einseitige Schwerhörigkeit mit Ohrgeräuschen auf. Gelegentlich besteht ein Druckgefühl oder Schwindel. Als Ursache dieses Leidens vermutet man eine Durchblutungsstörung des Innenohres. Eine schnelle Behandlung mit rheologisch[2] wirkenden Medikamenten kann eine Wiederherstellung des Hörvermögens fördern.

1.4.6 Lärmtrauma

Explosionen und Knall führen zu einem akuten Lärmtrauma mit Innenohrschwerhörigkeit und Ohrensausen. Im Tonschwellenaudiogramm findet sich eine Hochtonsenke bei 4 kHz (C5-Senke) oder ein Hochtonverlust. Bei Explosionen kann das Mittelohr verletzt werden (s. S. 589). Im Jugendalter kommt es meistens zur Erholung des Hörvermögens.

Ein chronisches Lärmtrauma entsteht, wenn längere Zeit ein Geräuschpegel von 85 bis 90 dB(A)[3] überschritten wird. Auch dieses zeigt eine Hörverschlechterung mit Ohrensausen und einer Hochtonsenke im Tonschwellenaudiogramm. Typisch für beide Schädigungen ist das positive Rekruitment (Lautheitsausgleich), der Schwerhörige hört Lautes genau so gut wie ein Normalhöriger.

Behandlung: Schutz vor Lärm durch Lärmverminderung oder durch Tragen von Gehörschutz. Beim akuten Lärmtrauma unterstützen durchblutungsfördernde Maßnahmen die Erholung des Innenohres.

---

[2] Rheologie = Lehre von den Fließeigenschaften des Blutes
[3] Bei der Schallpegelmessung können unterschiedliche Frequenzbereiche zugrunde gelegt werden. Hinsichtlich der Empfindlichkeit des menschlichen Ohres hat sich die „Frequenzkurve A" am besten bewährt, daher die Angabe in dB(A).

1.4.7 Menière-Erkrankung

Diese Erkrankung ist durch anfallsweisen starken Schwindel in allen Graden – von leichter Unsicherheit bis zum heftigsten Drehschwindel mit Hinstürzen –, starkes Ohrensausen und eine Schwerhörigkeit gekennzeichnet. Der Schwindel dauert wenige Minuten bis einige Stunden an. Das Ohrensausen und die Schwerhörigkeit bessern sich langsamer. Die Erkrankungsintervalle wechseln stark, einige Patienten erleben nur wenige Anfälle in größeren Abständen, andere haben täglich Schwindelanfälle. Das Hörvermögen erholt sich nach den ersten Anfällen, später entwickelt sich eine progressive an Taubheit grenzende Schwerhörigkeit.

Das Leiden ist meist einseitig. Ein ungeklärter Überdruck der Endolymphe (Endolymphhydrops) ist die Ursache der MENIÈREschen Krankheit. Auslösend sind auch hier Durchblutungsstörungen des Innenohres.

Behandlung: Neben einer durchblutungsfördernden Behandlung versucht man, die Endolymphproduktion medikamentös zu hemmen. Weitere Behandlungen verbessern operativ den Endolymphabfluß. Als letzte Möglichkeit werden Nervendurchtrennungen oder Ausschaltungen des Vestibularorgans durchgeführt.

2 Nasen- und Nasennebenhöhlen

Das Gebiet umfaßt das Nasengerüst, die Nasenhöhle mit den Nasenmuscheln und die Nebenhöhlen. Angrenzende Regionen sind das Gesicht, das Auge, die Mundhöhle, der Rachen und die vordere Schädelgrube. Die Nase und die Nebenhöhlen sind erst in der Pubertät ausgewachsen. Die Stirnhöhle wird erst nach dem 8. Jahr angelegt.

Zur Untersuchung der Nasenhöhle wird diese mit einem Nasenspekulum betrachtet, Einblicke in die versteckten Regionen sind mit Optiken (Nasenendoskopie) möglich. Der hintere Abschnitt wird indirekt über einen Spiegel im Rachen (Postrhinoskopie) betrachtet. Die Durchgängigkeit wird durch Vorhalten einer Metallplatte vor die Nase geprüft, es bildet sich beim Ausatmen ein Beschlag. Genauere Messungen werden mit dem Rhinomanometer durchgeführt. Das Geruchsvermögen wird durch Vorhalten von Geruchsstoffen in weithalsigen Gefäßen geprüft.

Die Nebenhöhlen grenzen als Kiefer-, Stirnhöhle und Siebbeinzellen an die Oberfläche des Gesichtes, und sie können betastet und beklopft werden. Weitere Methoden sind Ultraschalluntersuchung und Röntgenaufnahmen. Nach Punktion von der Nase aus kann die Kieferhöhle mit einem Sinoskop betrachtet werden.

2.1 Formfehler der Nase

Schwere Mißbildungen wie Doppel- oder Kurznase sind selten. Höcker-, Schiefnasen, Nasenfisteln treten gelegentlich auf. Die äußeren Formvarianten können auch erblich bedingt sein. Eine operative Korrektur bei leichteren Formen ist erst nach dem Auswachsen der Nase in der Pubertät angezeigt. Nasenfisteln, die sich durch Absonderungen und Entzündung bemerkbar machen, müssen operativ entfernt werden.

Die **Lippen-Kiefer-Gaumen-Spalte** geht mit einer Nasendeformität einher. Im Vordergrund der Mißbildung steht zunächst der Defekt in der Lippe und im Gaumen, der das Trinken behindert. Kieferchirurgische Operationen beheben diesen Defekt in mehreren Sitzungen (zunächst Verschluß der Lippenspalte, dann des weichen und zuletzt des harten Gaumens). Die Nase wird auch hier erst endgültig nach der Pubertät korrigiert.

2.2 Choanalatresie

Bei der Choanalatresie ist die Choane, das hintere Nasenloch, durch eine Knochen- oder Bindegewebsplatte verschlossen. Die Nasenatmung und der Abfluß des Nasensekretes in den Rachen sind unterbrochen. Es besteht ein Dauerschnupfen. Besonders fatal ist die doppelseitige Atresie: der Säugling macht Schwierigkeiten bei der Atmung und kann nicht trinken, so daß diese Mißbildung sofort nach der Geburt erkannt wird. Eine einseitige kann Jahre unbemerkt bleiben. Gelegentlich kann eine hartnäckige Nebenhöhlenentzündung auftreten.

Behandlung: Eine doppelseitige Choanalatresie muß schon im Säuglingsalter operiert werden. Bei der einseitigen wartet man, wenn möglich, bis nach dem 10. Lebensjahr, da der dann größere Gesichtsschädel das Operieren erleichtert. Auch ist die langwierige Nachbehandlung besser durchführbar.

Abb. 27.7 a–c Naseneingang und Nasenhöhle.

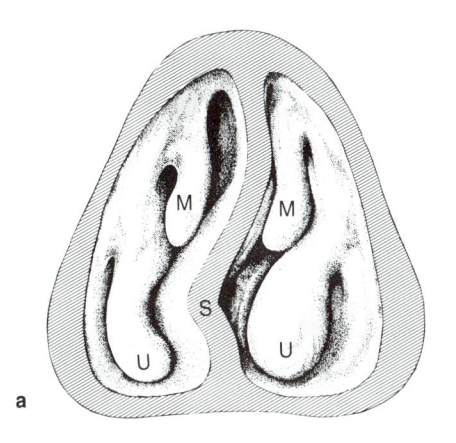

a Schnitt im vorderen Abschnitt: S = Septum, M = mittlere Muschel, U = untere Muschel. Septumdeviation, Hypertrophie der linken unteren Muschel.

b Oberflächlich gelegene Gefäße am *Locus Kiesselbachi*.

c Septumhämatom. (Aus: LEHNHARDT, E.: Hals-Nasen-Ohrenheilkunde für Zahnmediziner. Thieme, Stuttgart 1982.)

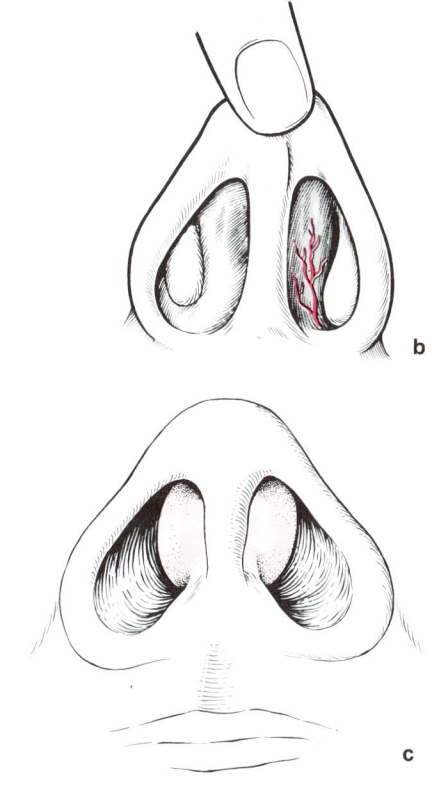

2.3 Septumdeviation

Die Nasenscheidewand (Abb. 27.7a) ist selten völlig eben. Eine starke Verbiegung engt auf der einen Seite die Nasenhöhle ein, auf der anderen wird diese durch die kompensatorische Nasenmuschelschwellung verlegt; eine behinderte Nasenatmung ist die Folge. Neben der Behinderung der Nasenatmung treten gehäuft Nebenhöhlen- und Rachenentzündungen auf.

Behandlung: Septumplastik nach Auswachsen der Nase.

2.4 Nasen-, Oberlippenfurunkel

Eine Haarbalgentzündung der Haare im Naseneingang und an der Oberlippe zeigt sich in einer schmerzhaften Rötung und Anschwellung. Die Entzündung kann auf die abführenden Lymphbahnen und Venen (Thrombophlebitis) übergreifen. Die Venen dieses Gebietes führen zum Kieferwinkel und schließlich zum intrakraniell beiderseits des Türkensattels gelegenen Sinus cavernosus. Eine Fortleitung der Thrombophlebitis zum Sinus führt zu endokraniellen Komplikationen wie Meningitis oder Hirnabzeß und zu einer Sepsis. Die Thrombophlebitis der V. angularis zeigt sich in einer schmerzhaften Rötung an der seitlichen Nasenwand.

Behandlung: Kau- und Sprechverbot, Antibiotika, bei einer Thrombophlebitis Gefäßunterbindung.

> Gefahren des Furunkels: Meningitis, Sepsis, Hirnabszeß.
> Warnzeichen: Fieber, Schüttelfrost, Lidschwellung, Kopfschmerzen, Erbrechen.

2.5 Akute Rhinitis

Der Schnupfen ist ein Virusinfekt der Nasenschleimhaut. Diese ist geschwollen, gerötet und sondert reichlich wäßriges Sekret ab. Nach 4–5 Tagen geht die wäßrige Sekretion durch bakterielle Superinfektion in eine muköse bzw. eitrige über, die bei komplikationslosem Verlauf in etwa 10 Tagen abklingt.

Behandlung: Abschwellende Nasentropfen zur Wiederherstellung der Nasenatmung und zum Sichern der Belüftung von Nebenhöhlen und Mittelohr für 2 Wochen, ein längerer Gebrauch führt zur Schädigung der Schleimhaut durch die dauernde Gefäßkonstriktion. Bei Säuglingen und Kleinkindern sind besondere Zubereitungen der Nasentropfen anzuwenden. Abhärtung und Vermeidung von Abkühlung unterstützen die Widerstandskraft gegen Erkältungen.

2.6 Pollinosis, allergische Rhinitis

Der Heuschnupfen ist eine saisonale allergische Reaktion auf Pollen von Gräsern, Bäumen, Sträuchern und Blumen. Es gibt auch eine allergische Rhinitis, die durch Allergene von Tierhaaren, Milben, Schimmelpilzen ausgelöst wird. Beide Formen gehen mit Niesanfällen, Sekretion und Schleimhautschwellung einher. Die Allergie kann auf andere Teile der Luftwege übergehen (s. S. 92, 244).

Behandlung: Hyposensibilisierung, Allergenkarenz, Antiallergika.

2.7 Epistaxis

Das Nasenbluten kann an verschiedenen Orten der Nase in sehr unterschiedlicher Stärke auftreten. Bei Blutungen im vorderen Abschnitt, wie z. B. am *Locus Kiesselbachi* (Abb. 27.7b), einem Venengeflecht am Übergang von dem Plattenepithel des Nasenvorhofs zur Septumschleimhaut, tropft das Blut aus der Nase. Liegt die blutende Stelle im hintersten Abschnitt, so blutet es in den Rachen, der Patient spuckt Blut oder verschluckt es. Leichte Blutungen stehen bald, bei schwersten droht ein Schock.

Die Ursachen für die Epistaxis sind: vermehrte Füllung der Blutgefäße bei Infektionskrankheiten, Hypertonie, Blutungsleiden, Verletzungen und Tumoren.

Behandlung: Die 1. Aufgabe ist, die Blutung zu stillen. Danach ist die Ursache aufzudecken und zu behandeln. Bei der häufigen KIESSELBACHblutung gelingt dies durch Andrücken des elastischen Nasenflügels auf das vordere Septum für einige Minuten. Eine Beugung des Kopfes nach vorne beim sitzenden Patienten verhindert, daß Blut in den Magen fließt und anschließend Erbrechen auslöst. Blutkoagel im Mund sollen deshalb ausgespuckt werden. Das Anlegen einer Eiskrawatte unterstützt durch eine reflektorische Gefäßkonstriktion die Blutstillung.

Steht die Blutung nach Andrücken nicht, ist eine Koagulation oder Verschorfung mit ätzenden Substanzen wie Silbernitrat-, Chromsäureperle oder Trichloressigsäure auf einem Watteträger angezeigt. Bei einer Verätzung ist das abfließende Nasensekret durch Spuren des Ätzmittels aggressiv, es sollte daher mit Einmaltaschentüchern abgetupft werden.

Bei Versagen oder Aussichtslosigkeit der Verätzung ist die Nase zu tamponieren (Abb. 27.8). Zunächst werden von vorne Salbenstreifen in die Nase hineingeschoben, auch die nicht blutende Nasenseite muß tamponiert werden. Mit der Tamponade sind Belüftung und Abfluß der Nebenhöhlen gestört, es droht eine Sinusitis. Die Tamponade bleibt bis zu 4 Tagen liegen, danach wird sie u. U. schrittweise entfernt. Bei Blutungen im hinteren Abschnitt der Nase oder bei Versagen der vorderen Nasentamponade wird

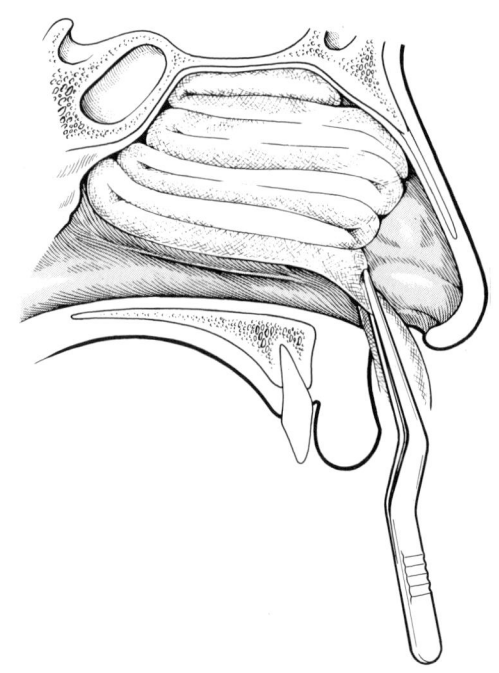

Abb. 27.8 Nasentamponade mit fortlaufenden oder einzelnen Salbenstreifen. (Aus: LEHNHARDT, E.: Hals-Nasen-Ohrenheilkunde für Zahnmediziner. Thieme, Stuttgart 1982.)

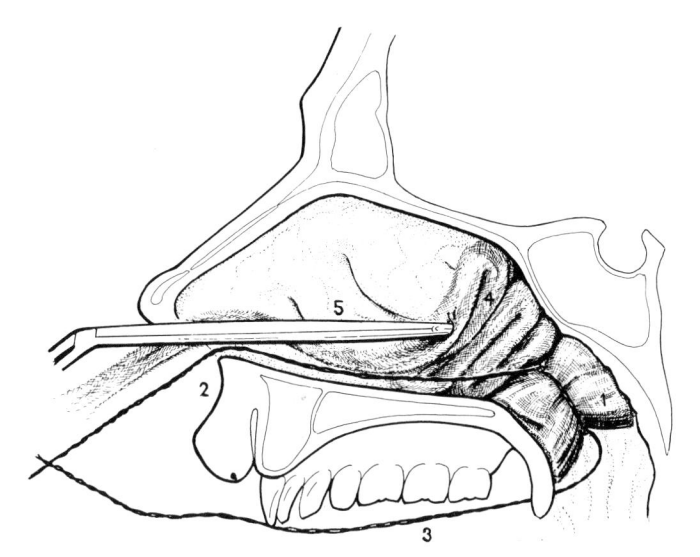

Abb. 27.9 BELLOCQ-Tampon in der Nase. Die Nase wird schichtweise von hinten nach vorne tamponiert. Das eingeführte Nasenspekulum ist nicht mitgezeichnet. 1 BELLOCQ-Tampon, 2 Faden zum Einführen und Fixieren, 3 Faden zum Herausziehen, 4 Salbenstreifentamponade, 5 Nasenkornzange. (Aus: ZÖLLNER, F.: Hals-Nasen-Ohrenheilkunde. Thieme, Stuttgart 1971.)

eine hintere, eine BELLOCQ-Tamponade (Abb. 27.9), gelegt. Bei dieser sind die Nebenwirkungen auf Nebenhöhlen und Ohr noch stärker als bei der vorderen. Antibiotika werden in diesem Fall immer gegeben.

Als letzte Möglichkeit zur Blutstillung werden die versorgenden Gefäße unterbunden. Es sind dies: die A. maxillaris (Kieferschlagader) durch die Kieferhöhle, die Siebbeinarterien und die A. carotis externa (äußere Kopfschlagader).

Soforthilfe: Oberkörper aufrichten und Kopf nach vorne, Andrücken des Nasenflügels, Eiskrawatte, Ruhe bewahren.
Ärztliche Maßnahmen: Ätzen, vordere Nasentamponade, BELLOCQ-Tamponade.

2.8 Nasenfremdkörper

Kinder stecken sich Kerne, Perlen, Spielsteine und anderes in die Nase. Bei Schleimhautverletzungen blutet es, Schmerzen treten auf, und schließlich tritt ein eitriger einseitiger Schnupfen auf. Eine Sinusitis kann folgen.

Behandlung: Im Naseneingang sitzende Fremdkörper sollten ausgeschnaubt werden. Mit Pinzetten können runde Fremdkörper tiefer in die Nase hineingedrückt werden. Der HNO-Arzt entfernt den Fremdkörper nach Abschwellen und Schleimhautanästhesie.

2.9 Sinusitis

Die Nebenhöhlenentzündungen werden nach den befallenen Nebenhöhlen als Sinusitis maxillaris, ethmoidalis, frontalis und sphenoidalis bezeichnet. Die Erkrankung aller Nebenhöhlen einer Seite ist die Pansinusitis. In der Nase findet sich eine vermehrte, häufig eitrige Sekretion. Die Schmerzen sind von der Nebenhöhle abhängig, es bestehen ein Druckgefühl im Gesichtsbereich und Abgeschlagenheit. Der in den Rachen herunterlaufende Schleim löst Rachenentzündungen und beim Eindringen in den Bronchialbaum eine Bronchitis aus (Sinobronchiales Syndrom, s. auch S. 90). Fieber und Leukozytenanstieg sind in dieser Phase immer vorhanden. Die Infektion erfolgt fast immer von der Nase aus. Bei kariösen Zähnen kann auch eine dentogene Sinusitis maxillaris auftreten, sie ist einseitig, das Sekret ist durch die Anaerobierinfektion fötide.

Die Sinusitis kann auf die Umgebung übergreifen (Abb. 27.10). Beim Durchbruch zum Gesicht treten gerötete Schwellungen im Wangen- oder Stirnbereich auf. Ergreift die Entzündung die Augenhöhle, so kommt es zu Lidschwellungen, Chemosis (Schwellung der Bindehaut des Augapfels), Verlagerung des Auges mit Doppelbildern und anderen Sehstörungen. Entzündungen des Siebbeines und der Stirnhöhle können auf die vordere Schädelgrube übergreifen (rhinogene Meningitis).

Behandlung: Bei der dentogenen Sinusitis wird der Zahnarzt den erkrankten Zahn sanieren oder

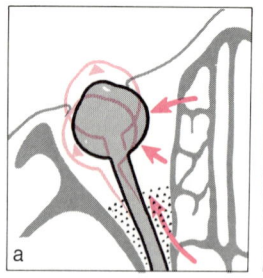

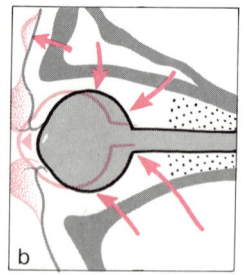

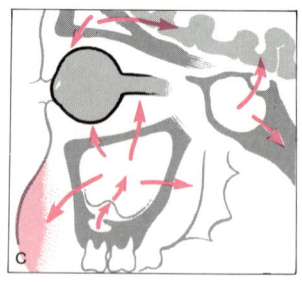

Abb. 27.10a–c Entzündliche Komplikationen bei Sinusitis.
a Horizontalschnitt: Durchbruch vom Siebbein zur Orbita mit Verlagerung des Bulbus (Ex- oder Enophthalmus).
b Sagittalschnitt: Durchbrüche von Stirnhöhle zur Stirn und zur Orbita mit Protrusio und Lidschwellung bzw. von der Kieferhöhle zur Orbita.
c Horizontalschnitt: Durchbruchsrichtungen von der Kieferhöhle zur Wange und Orbita; dentogene Sinusitis; Durchbruch von der Stirnhöhle zur Orbita und zum Frontalhirn; Durchbruch von der Keilbeinhöhle zur Hypophyse und in die knöcherne Schädelbasis.
(Aus: BECKER, W., NAUMANN, H. H., PFALTZ, C. R.: Hals-Nasen-Ohrenheilkunde. 4. Auflage, Thieme, Stuttgart 1989.)

ziehen. Anfangs sorgen abschwellende Nasentropfen, Inhalationen und Wärme für einen Abfluß des Sekretes. Bei einem Kieferhöhlenempyem wird die Kieferhöhle punktiert, das Sekret herausgespült und eine antibakterielle Lösung instilliert. Bei Kindern kann man durch die Punktionskanüle einen dünnen Kunststoffschlauch für weitere Spülungen und Instillationen für die Dauer bis zu 2 Wochen einführen. Ein verschwollenes Ostium wird mit abschwellenden Nasentropfen frei. Mukolytika verflüssigen zähes Sekret. Die Stirnhöhle kann durch Anbohren durch die Augenbraue (BECKsche Punktion) gespült werden.

Heilt die Sinusitis nicht aus, treten gehäuft Rezidive oder Komplikationen auf, wird durch eine breite Fensterung der Nasennebenhöhle zur Nase und Entfernen der kranken Schleimhaut operiert. Bei einigen Operationsverfahren wird von der Nase aus (endonasal) vorgegangen, bei anderen werden Hautschnitte im Mundvorhof oder am Übergang von der Nase zur Wange gelegt. Eine Beseitigung von Hindernissen der Nasenatmung (Adenotomie, Septumplastik) unterstützt die Ausheilung. Bei Komplikationen wird noch zusätzlich das miterkrankte Gebiet freigelegt.

Zeichen einer Komplikation: Gesichts-, Lidschwellung, umschriebene Rötungen, Doppelbilder, weitere Sehstörungen, Fieber, Benommenheit.

2.10 Nasenpolypen, Kieferhöhlenzyste, Choanalpolyp

Bei chronischen Entzündungen reagiert die Schleimhaut der Nase, Siebbeinzellen und Kieferhöhle bei einigen Menschen mit einer Polypenbildung. Polypen sind gutartige, dünnwandige, gestielte Wucherungen der Schleimhaut, die mit einem gallertigen Sekret gefüllt sind.

Die Zysten sind mit serösem Sekret angefüllt, erheben sich auf der Schleimhaut und sind dünnwandig.

Auch eine Schleimhautallergie kann bei Prädisponierten eine Polypenbildung hervorrufen. Eine völlige Verlegung der Nase wird als Polyposis nasi bezeichnet. Die Nasenpolypen gehen häufig auch von den Siebbeinzellen aus. Die Nasenpolypen verlegen die Nasengänge und behindern damit die Nasenatmung, die Belüftung der Nasennebenhöhlen und das Riechen. Es bestehen Kopfdruck, Schnarchen, nasale Sprache und dauernde Absonderung von Nasensekret. Bei Kindern kann im Wachstumsalter eine Polyposis nasi zu einem Auseinanderdrängen des Nasenskelettes führen, es entsteht eine Breitnase. Beim KARTAGENER Syndrom (s. S. 90) und bei der Mukoviszidose (s. S. 103) treten Nasenpolypen auf.

In der Kieferhöhle geht von Zahnkeimen oder von Zahnwurzeln die Bildung von Kieferhöhlenzysten aus. Die Beschwerden sind gering, gelegentlich wird über einen leichten Druck geklagt. Die Zysten werden auf Röntgenaufnahmen oder bei der Ultraschalluntersuchung entdeckt.

Der Choanalpolyp geht von einer Polypenbildung in der Kieferhöhle aus. Vom Kieferhöhlenfenster (Verbindung zur Nasenhöhle) fällt er nach hinten in die Choane, die er mehr oder minder weit verlegt. Eine einseitige Nasenatmungsbehinderung mit Sekretstau folgt.

Behandlung: Neben der Polypenabtragung muß eine chronische Entzündung der Nebenhöhle saniert werden. Kieferhöhlenzysten werden endoskopisch abgetragen. Bei einer Allergie ist eine Allergenkarenz oder eine Hyposensibilisierung angezeigt.

2.11 Mukozele, Pyozele

Bei einem Verschluß des Ausführungsganges von Siebbeinzellen oder der Stirnhöhle führt die weitere Schleimabsonderung zu einem Überdruck in der Höhle. Der dünne Gesichtsknochen gibt diesem Druck nach, er wird papierdünn und wölbt sich vor. Die Auftreibungen werden an der Stirnhöhle am Stirnhöhlenboden, im Bereich des Oberlides und bei den vorderen Siebbeinzellen am inneren Lidwinkel sichtbar. Die Vorwölbungen sind schmerzlos, solange sie nur mit Schleim gefüllt sind.

Eine Entzündung führt zur Pyozele, die Haut ist gerötet. Beide Erkrankungen können durch Verdrängen des Bulbus zu Sehstörungen führen.

Behandlung: Operativ muß eine Verbindung zur Nase geschaffen werden.

2.12 Verletzungen der Nase und der Nasennebenhöhlen

Sie treten als isoliertes Nasentrauma oder als Gesichtsverletzung auf. Bei den Folgen ist zwischen offenen und geschlossenen Verletzungen zu unterscheiden. In der Nase kann neben dem Knochen auch der Knorpel frakturieren. Beim Knorpelbruch entwickelt sich ein Septumhämatom (Abb. 27.7c), eine Blutansammlung unter dem Perichondrium, es verlegt die Nase, stört die Knorpelernährung und kann durch Infektion zum Septumabszeß führen. Bei der Nasenbeinfraktur tritt Nasenbluten auf, die Nase ist verformt, und sie schwillt an.

Bei Nasenhöhlenfrakturen ist häufig die Nase miteinbezogen. Die Formänderungen werden anfangs durch Hämatome und Schwellungen verdeckt, typisch ist ein Brillenhämatom. Einblutungen in die Orbita oder Knochenverlagerungen führen zu Doppelbildern oder anderen Sehstörungen bis zur Erblindung. Bei Übergreifen der Fraktur auf die vordere Schädelbasis (frontobasale Fraktur) läuft Liquor aus der Nase, es droht eine rhinogene Meningitis. Brüche im Jochbogenbereich führen zur Kieferklemme. An der Schädelbasis können die Riechnerven abreißen, eine Anosmie folgt. Bei vielen dieser Traumen besteht ein Schädel-Hirn-Trauma.

Behandlung: Gesichtswunden sollten umgehend genäht werden. Eine Nasenbeinfraktur muß innerhalb der ersten 4 Tage gerichtet werden, da die Kallusbildung den dünnen Knochen schnell fixiert. Das Septumhämatom wird ausgeräumt und das Perichondrium durch Naht und Tamponade fixiert. Bei den Nebenhöhlenfrakturen werden die Wände gerichtet, Hämatome und zerfetzte Schleimhaut entfernt, und es wird für eine breite Verbindung zur Nase gesorgt. Bei einer Liquorfistel wird die Schädelbasis im Frakturbereich freigelegt, entsplittert und der Durariß verschlossen. Treten Sehstörungen Stunden nach dem Unfall auf, so ist umgehend die Siebbeinregion zu revidieren, da nur eine schnelle Entlastung des Sehnerven das Auge rettet.

> Hinweise: Formänderungen, Schwellungen, Hämatome.
> Komplikationen: Sehstörungen, Liquorabfluß aus der Nase, Benommenheit.

3 Pharynx und Mundhöhle

In der Mundhöhle liegen u. a. Zunge, Mündungen der Speicheldrüsengänge und am Übergang zum Rachen die Gaumenmandeln. Der Pharynx wird unterteilt in den Nasen-, Mund- sowie Kehlkopf-Rachen-Raum (Naso-, Oro- und Hypopharynx). Im Nasopharynx liegt die Rachenmandel und im Oropharynx am Zungengrund die Zungengrundmandel. Die Tonsillae palatinae (Gaumenmandeln), Tonsilla pharyngealis (Rachen-) und lingualis (Zungenmandel) bilden den WALDEYERschen Rachenring, ein Organ des lymphatischen Systems.

Zur Untersuchung der Mundhöhle und des Mund-Rachen-Raums wird die Zunge mit einem Spatel vorsichtig heruntergedrückt. Die Untersuchung des Nasopharynx ist die Postrhinoskopie (s. S. 592). Durch Vorziehen des weichen Gaumens mit Gummischläuchen, die nach Schleimhautanästhesie durch die Nase um den weichen Gaumen herumgeführt werden, kann der Einblick in diese versteckte Region erheblich verbessert werden (Velotraktor). Auch starre oder flexible Endoskope dienen zur Untersuchung.

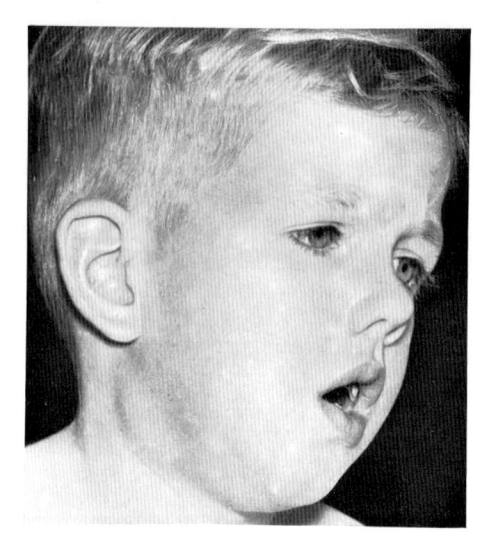

Abb. 27.11 4jähriger Junge mit verlegter Nasenatmung durch eine vergrößerte Rachenmandel und Gaumenmandelhyperplasie. Die Kieferwinkellymphknoten sind deutlich angeschwollen. (Aus: BIESALSKI, P.: Die Hals-Nasen-Ohrenkrankheiten im Kindesalter. Thieme, Stuttgart 1960.)

3.1 Rachenmandel-, Gaumenmandelhyperplasie

Als Organe der Immunabwehr sind diese Tonsillen im Kindesalter häufig durch rezidivierende Infekte entzündet und vergrößert. Die Gewebsvermehrung bleibt meistens im entzündungsfreien Intervall bestehen, man spricht dann von einer Hyperplasie. Die Rachenmandelvergrößerung (Abb. 27.11) behindert die Nasenatmung und Tubenfunktion. Dauerschnupfen, Sinusitiden, Rachen- und Luftröhrenkatarrhe, unruhiger Schlaf mit Schnarchen, Mundatmung und schlechtes Gedeihen sind die Folge. Der Volksmund spricht fälschlicherweise von den „Polypen", da Nasenpolypen ähnliche Beschwerden hervorrufen. In der Vorpubertät setzt ein Wachstum des Gesichtsschädels ein, das für mehr Platz im Nasopharynx sorgt, gleichzeitig sistiert das Wachstum der Rachenmandel. Die Gaumenmandelhyperplasie macht noch zusätzlich Schluckbeschwerden, die Kinder ernähren sich am liebsten flüssig.

Behandlung: Bei einer die Choane einengenden Vergrößerung der Rachenmandel sollte adenotomiert (Abb. 27.12) werden. Eine Indikation zur

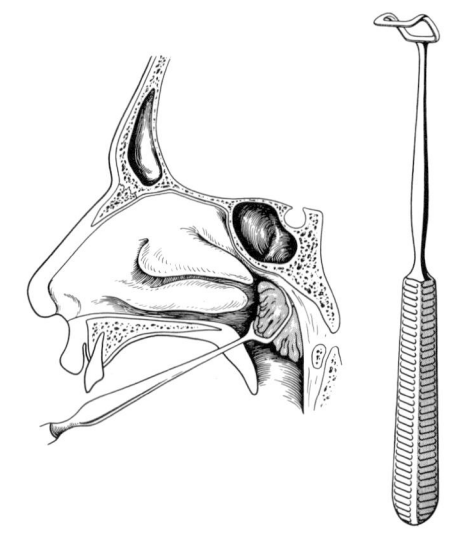

Abb. 27.12 Rachenmandelentfernung (Adenotomie). Das Ringmesser nach BECKMANN (rechts) ist durch die Mundhöhle bis an die Basis der Rachenmandel eingeführt, diese wird an der Wand des Nasen-Rachen-Raum abgetrennt. (Aus: FLEISCHER, K.: Hals-Nasen-Ohrenheilkunde für Krankenpflegeberufe. 5. Auflage, Thieme, Stuttgart 1988.)

Tonsillektomie liegt erst vor, wenn sich die Tonsillen auch ohne Würgreiz berühren.

3.2 Akute Tonsillitis, Angina

Als größte Mandeln erkranken die Gaumenmandeln häufiger und stärker als die anderen. Die Erreger sind Streptokokken, Hämophilus influenzae, Pneumokokken, andere Bakterien und Viren. Der anatomische Bau der Gaumenmandel mit tiefen Einsenkungen, den Krypten, führt zum Anschwellen der Mandel. Das dadurch entstehende Engegefühl hat zur Bezeichnung Angina[4] geführt. Sie ist gerötet, nach wenigen Tagen quillt aus den Krypten eitriges Sekret. Später gerinnt das Sekret und bildet lakunäre Beläge. Mit der Entzündung treten hohes Fieber, Abgeschlagenheit, Schmerzen beim Schlucken und im Ohr auf. Die Lymphknoten am Kieferwinkel schwellen an und schmerzen. Die Erreger bestimmen den lokalen Befund. Bei Streptokokken bestehen weißliche Beläge, bei Pneumokokken schmierig-graue und bei der PLAUT-VINCENT-Flora (Fusobakterien) besteht ein schmierig belegtes einseitiges Ulkus. Die Scharlachangina und Diphtherie sind bei den Infektionskrankheiten abgehandelt (s. S. 289, 301). Nach einer Streptokokkenangina kann eine Nephritis oder ein rheumatisches Herzleiden auftreten. Kinder mit angeborenem Herzfehler sind für eine solche Komplikation besonders empfänglich.

Behandlung: Bettruhe, schmerzlindernde Medikamente, feucht-warme Halswickel und Mundpflege. Bei einer starken bakteriellen Entzündung werden Antibiotika gegeben. Bei der Angina PLAUT-VINCENT Pinselung oder Ätzen des Ulkus.

3.3 Monozytenangina (infektiöse Mononukleose, Pfeiffersches Drüsenfieber)

Diese Viruserkrankung (s. S. 327) besonders der Jugendlichen beschränkt sich nicht nur auf die Gaumenmandeln; Milz und Leber sind mitbefallen. Die Tonsillen sind stark vergrößert und von grauweißen Belägen bedeckt, die auf die Tonsille beschränkt sind. Die Tonsillenvergrößerung kann zu einer bedrohlichen Atemnot führen. Die Halslymphknoten sind ebenfalls stark angeschwollen, im Blut sind die mononukleären Zellen stark vermehrt. Daneben kann mit einem Serumtest, der PAUL-BUNNEL-Reaktion, die Erkrankung bestätigt werden.

Behandlung: Bettruhe, Diät und pädiatrische Überwachung wegen der Mitbeteiligung von Leber und Milz. Da ein Virusinfekt vorliegt, sind Antibiotika ohne Wirkung. Bei Atemnot ist die Tonsillektomie der Intubation oder Tracheotomie vorzuziehen.

3.4 Chronische Tonsillitis

Die Gaumenmandeln erkranken im Kindesalter häufig auch unbemerkt, so daß diese Entzündungen und typische Anginen die Mandelkrypten z. T. narbig verändern. Da die Narben vorzugsweise an den Kryptenöffnungen liegen, können die Krypten beim Schlucken nicht „ausgemolken" werden, es sammeln sich Bakterien und zersetzte Epithelzellen an. Erst wenn die Krypte „überläuft", entleert sich aus dieser ein übelriechender und schlecht schmeckender Pfropf. Die Tonsillen sind an der Unterlage fixiert, sie lassen sich bei Druck mit einem Spatel auf den vorderen Gaumenbogen nicht luxieren. Bei dem Druck entleert sich Detritus aus den Krypten, der Druck ist stechend schmerzhaft. Daneben kann die schleichende Entzündung Halslymphknotenvergrößerungen, Abgeschlagenheit und Organschäden an Gelenken, Niere und Herz verursachen (Fokus). Bei Minderung der Abwehrlage treten gehäuft akute Anginen auf.

Behandlung: Da die narbigen Veränderungen irreversibel sind, ist eine völlige Mandelausschälung, die Tonsillektomie, angezeigt. Durch Medikamente ist die Erkrankung nicht zu heilen.

3.5 Peritonsillitis, Peritonsillarabszeß

Greift bei einer akuten Angina die Entzündung auf die Mandelkapsel und das peritonsilläre Gewebe über, so schwellen der Gaumenbogen und das daneben gelegene Gewebe stark an. Nach einigen Tagen tritt eine eitrige Einschmelzung ein, es liegt ein Peritonsillarabszeß vor. Das Engegefühl, die Schluckschmerzen und Entzün-

---
[4] Angina bedeutet Enge und bezieht sich hier auf die Rachenenge (vgl. auch Angina pectoris: Enge der Brust; darunter verstehen wir eine Erkrankung der Herzkranzgefäße, die – fast nur bei Erwachsenen – zu Durchblutungsstörungen des Herzmuskels führt).

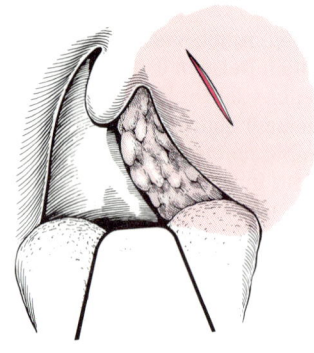

Abb. 27.13 Peritonsillarabszeß li., Inzisionsstelle eingezeichnet. (Aus: LEHNHARDT, E.: Hals-Nasen-Ohrenheilkunde für Zahnmediziner. Thieme, Stuttgart 1982.)

dungszeichen sind heftiger als bei der Angina. Typisch sind für beide Erkrankungen eine kloßige Sprache und eine Kieferklemme. Im Bereich der Vorwölbung besteht eine Fluktuation. Die Uvula ist geschwollen und zur gesunden Seite verlagert. Es bestehen übler Mundgeruch, Speichelfluß und Schonhaltung des Kopfes zur kranken Seite. Wegen der Schmerzen wird die Nahrungsaufnahme oft verweigert. Gelegentlich tritt durch die Schwellung eine Atemnot auf. Eine Vernarbung der Krypten wie bei der chronischen Tonsillitis begünstigt diese Entwicklung.

Behandlung: Bei einer beginnenden Peritonsillitis können Antibiotika den Abszeß verhindern. Ein Abszeß wird durch Punktion oder Inzision entleert (Abb. 27.13). Nach Ausheilung sollte bald die Tonsillektomie folgen, da sonst weitere Abszeßbildungen folgen. Es kann auch eine Abszeßtonsillektomie durchgeführt werden, bei der der Abszeß entleert und beide Tonsillen entfernt werden.

3.6 Adenotomie (AT), Tonsillektomie (TE)

Die Rachenmandel wird bei der Adenotomie an ihrer Basis mit einem Spezialmesser scharf abgetrennt (Abb. 27.12), dabei bleibt eine mehr oder minder dicke Gewebsschicht zurück. Ist diese dick, kann Stunden nach dem Eingriff eine Blutung aus Nase und Rachen (Nachblutung) eintreten. Bei Kindern im Vorschulalter kann sich aus dieser Schicht erneut ein verlegendes Rachenmandelpolster bilden. Der Eingriff erfolgt in Narkose. Bei der Tonsillektomie werden die Gaumenmandeln in der Kapsel ausgeschält. Danach bleibt eine Wundfläche zwischen dem vorderen und hinteren Gaumenbogen zurück. Kleinere Gefäße in der Wunde verschließen sich spontan, größere werden unterbunden. In der Wunde bildet sich ein Schorf, der sehr bald bakteriell besiedelt wird und sich weißlich verfärbt. Kinder bis zum 10. Jahr werden in der Regel in Narkose operiert, bei älteren kann auch in Lokalanästhesie operiert werden. Die früher bei der Tonsillenvergrößerung angewandte Tonsillotomie, bei der die Tonsillen gekappt wurden, ist wegen der Narbenbildung an den Krypten obsolet.

AT (Adenotomie) = Abtragen der Rachenmandel
TE (Tonsillektomie) = Ausschälen der Gaumenmandel

Nach beiden Eingriffen ist der Speichel, der gebildet wird, leicht blutig tingiert. Das Schlucken des Speichels und von Flüssigkeit ist schmerzhaft. Bei der Adenotomie verschwinden die Schmerzen nach 1–2 Tagen, bei der Tonsillektomie dauern sie in wechselnder Intensität länger an. Nach 2 Tagen nehmen die Schmerzen ab, mit Ablösung der Beläge um den 5. Tag nehmen sie für einige Tage wieder etwas zu. Die Schmerzen werden durch Sprechen und Schlucken verstärkt.

Nachblutungen sind eine gefürchtete Komplikation nach beiden Eingriffen. Neben der Blutung aus Mund und Nase gibt es unsichtbare Blutungen, die durch ein häufiges Schlucken, Erbrechen von Blut oder durch einen Kollaps auffallen. Sie treten besonders nach der Narkose auf, wenn der Patient noch benommen ist. Der Blutverlust kann bedrohlich sein. Diese starken Nachblutungen treten vorzugsweise am Operationstag auf. Eine weitere kritische Phase ist die Zeit, in der die Beläge abgestoßen werden und noch kein intaktes Epithel die Tonsillennische auskleidet. Eine stationäre Behandlung ist daher bis zu diesem Zeitpunkt angezeigt.

Behandlung: Flüssig-breiige Kost, schmerzstillende Medikamente, Eiskrawatte für 1–2 Tage. Bei einer Nachblutung aus dem Rachenmandelbett wird eine Entfernung der blutenden Reste durchgeführt. Sehr selten muß bei dieser Blutung eine BELLOCQ-Tamponade gelegt werden. Bei Nachblutungen aus den Tonsillennischen werden Ätzungen, Verschorfungen, Einlegen blutstillender Medikamente oder lokale Unterbindungen angewandt. Selten werden auch hier Unterbindungen der zuführenden Gefäße am Hals nötig.

Mit der Entfernung von Gaumen- und Rachenmandel ist der Patient nicht seines gesamten lymphatischen Gewebes im Rachen „beraubt"; neben der Zungenmandel hat er noch zahlreiche kleine Lymphfollikel in der Rachenschleimhaut. Das Operationsrisiko ist bei sorgfältiger Kontrolle der Blutgerinnung vor dem Eingriff und einer guten postoperativen Überwachung gering.

Zeichen für eine Nachblutung: Spucken und Erbrechen von Blut, häufiges Schlucken, Kollaps.

3.7 Akute Pharyngitis

Bei Infekten der oberen Luftwege erkrankt die Schleimhaut des Rachens. Diese ist hochrot, schleimbedeckt und durch Mitbefall der Lymphfollikel umschrieben verdickt, beim Schlucken treten kratzende Schmerzen auf. Als Folge des Infektes bestehen Fieber, Abgeschlagenheit und Gliederschmerzen.

Behandlung: Neben der Infektbehandlung lindern lokal desinfizierende Medikamente die Beschwerden.

3.8 Verletzungen in Mundhöhle und Rachen

Pfählungsverletzungen des Rachens und Gaumens sind typisch für das Kind, das mit einem stabförmigen Gegenstand im Mund stürzt. Es finden sich blutende Wunden unterschiedlicher Tiefe im Bereich von Gaumen oder Rachen. Gelegentlich bricht der Gegenstand ab oder durchbohrt den Knochen zu angrenzenden Organen. Bei Stürzen können auch Bißverletzungen der Zunge auftreten.

Behandlung: Tief eingebohrte Gegenstände sollen belassen werden, bis sie durch den Arzt entfernt werden. Tiefe Wunden müssen genäht werden. Infektionsprophylaxe.

3.9 Nasenrachenfibrom

Dieser Tumor ist gutartig und tritt nur bei Jungen auf. Das Nasenrachenfibrom entwickelt sich am Nasenrachendach und wächst verdrängend in Nase, Nasennebenhöhlen, Augenhöhle und schließlich in den Schädel ein. Nach einer Nasenatmungsbehinderung mit den Auswirkungen auf Nebenhöhlen und Ohr treten die Verdrängungssymptome wie Doppelbilder und Anschwellungen auf. Der Tumor ist sehr blutreich; ein schweres Nasenbluten ist neben der Verstopfung der Nase ein Hinweis auf diesen Tumor.

Behandlung: Das Fibrom muß operativ entfernt werden.

3.10 Rachenmalignome

Karzinome dieser Region treten beim Kind nicht auf, dagegen entwickeln sich auch bei Kindern bösartige Tumoren des lymphatischen Rachenringes oder der quergestreiften Muskulatur (Rhabdomyosarkome). Der Primärtumor ist sehr schwer zu erkennen, wenn er versteckt im Nasen-Rachen-Raum liegt; ein einseitiger hartnäckiger Tubenkatarrh ist dann häufig ein erster Hinweis. Später treten Vergrößerungen der Halslymphknoten auf. Eine Probeexision oder ein exstirpierter Lymphknoten sichern die Natur des Leidens.

Behandlung: Je nach Tumortyp Bestrahlung oder Chemotherapie.

3.11 Verkürztes Zungenbändchen (Frenulum)

Das Frenulum zieht von der Zungenunterseite zum Mundboden. Bei einigen Kindern ist es stark verkürzt, so daß sie nicht die Zunge herausstrecken können. Dies ist auch der einzige Nachteil dieses Befundes. Eine Sprachstörung verursacht das verkürzte Bändchen nicht.

Behandlung: Wenn das Herausstrecken der Zunge gewünscht wird, kann das verkürzte Bändchen operativ verlängert werden.

3.12 Speicheldrüsen

In die Mundhöhle entleeren neben den 3 großen Speicheldrüsen (Parotis, Submandibularis und Sublingualis) noch zahlreiche kleine Speicheldrüsen ihr Sekret. Tumorerkrankungen der Speicheldrüsen und Speichelsteine treten bei Kindern nicht auf. Der Mumps ist eine Infektionskrankheit (s. S. 325).

3.13 Ranula

Am Mundboden bildet sich neben dem Zungenbändchen eine glasige Geschwulst. Hier liegen kleine Speicheldrüsen, und es münden die Unterzungen- und Unterkieferspeicheldrüse. Die Zyste wächst bis zu einem Durchmesser von 1 cm und behindert das Sprechen. Gelegentlich platzt die Zyste. Verklebungen des Zystensackes führen zu einem Rezidiv.

Behandlung: operativ.

4 Hals

4.1 Halsfistel, Halszyste

Beide Erkrankungen sind Folgen einer Entwicklungsstörung. Bei der Fistel besteht eine Öffnung eines dünnen Ganges am Hals, bei der Zyste liegt ein prallelastischer Tumor in den Weichteilen. Die lateralen Fisteln und Zysten gehen von der Kiemengangsanlage aus, sie liegen am Vorderrand des M. sternocleidomastoideus. Die medialen Zysten und Fisteln sind Reste des Ductus thyreoglossus, der sich bei der Schilddrüsenanlage bildet und zwischen Schilddrüse und Zungengrund liegt. Die medialen Zysten und Fisteln liegen in der Mittellinie zwischen Zungenbein und dem Oberrand der Schilddrüse. Bei der Fistel besteht von Geburt an ein kleiner Hautdefekt, aus dem gelegentlich etwas Sekret abfließt. Durch Drücken, Kratzen oder Sondieren entzündet sich der Fistelgang, es entleert sich Eiter. Die Zysten treten häufig erst einige Zeit nach der Geburt in Erscheinung. Anfangs besteht nur ein kleiner Tumor, der durch Sekretbildung in der Zyste wächst. Das seröse Sekret kann durch eine feine Fistelöffnung abfließen. Eine Entzündung führt zum Abszeß.

Behandlung: Bei Säuglingen und Kleinkindern werden reizlose Zysten und Fisteln beobachtet. Entzündete Fisteln und Zysten müssen vollständig exstirpiert werden. Ebenfalls sind dauernd absondernde Fisteln und größere Zysten zu operieren.

4.2 Zystisches Lymphangiom (zystisches Hygrom)

Die überwiegende Zahl dieser teils rechts großen, weichen Tumoren findet sich in der seitlichen Halsregion. Es handelt sich um eine Lymphgefäßgeschwulst. Sie macht meist schon beim Neugeborenen Probleme, und zwar Schluckbeschwerden durch Druck auf die Speiseröhre bzw. Atemstörungen (einen inspiratorischen Stridor) durch Verdrängung der Luftröhre. Auch lebensbedrohliche Symptome können sich einstellen. Eine operative Entfernung ist notwendig. Obwohl es sich um einen gutartigen Tumor handelt, kommt es in etwa 50% zu Rückfällen (ausgehend von zurückgebliebenen Zellen).

4.3 Lymphadenitis des Halses, Halslymphknotenschwellungen

Die Halslymphknoten sind bei Kindern häufig vergrößert. Bei entzündlichen Erkrankungen des Rachens, der Mundhöhle, des Gesichtes und des Kopfes sind die regionären Lymphknoten des Halses mitbeteiligt. Neben der Schwellung sind die Lymphknoten schmerzhaft. Mit Ausheilung der Grunderkrankung geht auch die Lymphadenitis langsam zurück. Nur selten tritt eine eitrige Einschmelzung und eine Abszeßbildung ein. Diese muß dann operativ eröffnet werden.

Derbe, stark vergrößerte und schmerzlose Lymphknoten sind tumorverdächtig. Neben Absiedelung treten auch primäre Lymphknotenmalignome wie M. HODGKIN bei Kindern auf. Die Behandlung richtet sich nach dem Tumortyp und dem Stadium.

5 Larynx

Der Kehlkopf des Säuglings und Kleinkindes hat eine geringe Weite, so daß viele Kehlkopferkrankungen in diesem Altersabschnitt mit Atemnot einhergehen. Mit der Pubertät setzt ein Wachstumsschub ein, der Kehlkopf wächst bei Knaben stärker (Adamsapfel) als bei Mädchen. Mit dem Wachsen des Kehlkopfes werden die Stimmbänder länger, die Stimme wird tiefer (s. S. 200). Die Qualität der Stimme wird mit klar, belegt, heiser beschrieben. Der Tonumfang und die Lautstärke geben wichtige Hinweise auf die Funktion des Kehlkopfes.

Neben der Lautbildung dient der Kehlkopf noch als Verschluß der Atemwege bei der Bauchpresse und beim Schlucken. Störungen der Schleimhautsensibilität oder Lähmungen der Kehlkopfnerven führen zum Verschlucken, zur Aspiration. Das effektive Abhusten ist ebenfalls an eine intakte Funktion des Kehlkopfes gebunden. Beim Husten wird die geschlossene Stimmritze durch einen hohen Ausatmungsdruck kurzzeitig gesprengt. In der kurzen Öffnungsphase wird der Schleim aus dem Kehlkopf und der Trachea herausgeschleudert. Bei dem abrupten Schließen schlagen die Stimmbänder hart aufeinander, so daß Ödeme entstehen können.

Der Kehlkopf kann indirekt über einen Spiegel, der in den Rachen eingeführt wird, betrachtet werden. Der Arzt hält dazu die herausgestreckte Zunge mit einem Mulläppchen fest und führt einen erwärmten Glasspiegel (die Wärme soll das Beschlagen des Spiegels verhindern) von 1–3 cm Durchmesser in den Mund ein. Der Patient soll beim Einführen „hä" sagen, dadurch wird der weiche Gaumen angehoben, es ist mehr Platz im Rachen. In dem Spiegelbild werden die Stimm-, Taschenbänder, der Kehldeckel und die Schleimhaut auf krankhafte Veränderungen abgesucht. Die Stimmbänder nehmen bei der Lautbildung und beim Atmen eine unterschiedliche Stellung ein, diese Einstellbewegungen kann man bei der indirekten Laryngoskopie sehen. Störungen dieser Bewegungen weisen auf eine Rekurrensparese oder Gelenkerkrankung der Stellknorpel hin. Die Stimmbandschwingungen werden mit einer frequenzgesteuerten Lichtblitzfolge (Stroboskopie) sichtbar gemacht. Zur indirekten Untersuchung kann auch ein Endoskop eingesetzt werden. Die Vergrößerung des Endoskopes erlaubt eine genauere Beurteilung von Veränderungen als der Spiegel.

Eine direkte Untersuchung des Kehlkopfes läßt sich mit flexiblen Endoskopen, die meistens durch die Nase eingeführt werden, oder durch starre Endoskope bei überstrecktem Hals durchführen. Mit den dünnen flexiblen Glasfaserendoskopen können schon bei Säuglingen der Kehlkopf und die Trachea ohne großen Aufwand untersucht werden. Die starren Endoskope gestatten in Verbindung mit dem Operationsmikroskop neben der Untersuchung auch das mikrochirurgische Operieren am Kehlkopf von innen (Mikrolaryngoskopie).

5.1 Laryngomalazie, Stridor congenitus

Bei einigen Neugeborenen ist der Kehlkopfknorpel noch nicht ausgereift, so daß besonders der Kehldeckel bei verstärkter Atmung zusammenklappt und vor die Stimmritze gezogen wird. Dabei tritt ein inspiratorischer Stridor auf, in schweren Fällen kommt es zu einer Zyanose. Der Stridor nimmt bei der Nahrungsaufnahme zu. Mit zunehmender Reife wird der Knorpel in einigen Wochen fester. Bis zu diesem Zeitpunkt ist eine Überwachung nötig.

Selten sind auch Lähmungen eines oder beider Stimmbänder durch eine Zerrung des N. recurrens bei der Geburt oder Quetschung bei Gefäßmißbildungen. Eine einseitige zerrungsbedingte Rekurrensparese bildet sich fast immer spontan zurück. Bei der beidseitigen Parese muß bei Atemnot intubiert werden. Eine Gefäßmißbildung im Bereich des Aortenbogens oder der abgehenden Armarterien kann zu einer Einengung von Trachea und Ösophagus führen (Gefäßring). Die Stenose verursacht einen in- und exspiratorischen Stridor, der bei der Nahrungsaufnahme zunimmt.

5.2 Laryngitis, Tracheitis

Virusinfekte der oberen Luftwege greifen auch auf den Kehlkopf und die Trachea über. Es setzt eine vermehrte Schleimabsonderung ein, die Schleimhaut ist entzündlich durchblutet und geschwollen. Die Stimmbandschwellung führt zu Heiserkeit, die Schleimbildung löst Husten aus. Eine Bronchitis kann folgen. Hustenattacken verstärken die Stimmbandschwellung, Atembeschwerden bis zum inspiratorischen Stridor und eine zunehmende Heiserkeit bis zur Aphonie (Stimmversagen) können auftreten. Mit dem Virusinfekt gehen dann auch Allgemeinerscheinungen wie Fieber, Abgeschlagenheit und Schmerzen einher. Eine akute Laryngitis dauert 1–2 Wochen. Eine länger anhaltende Laryngitis weist auf Tuberkulose hin.

Eine chronische Entzündung verläuft ohne die Allgemeinsymptome. Die Veränderungen am Kehlkopf sind weniger ausgeprägt. Der Husten ist häufig unergiebig (Reizhusten). Auslösend für eine chronische Entzündung sind Nebenhöhlen- und Racheninfekte, eine chronische Bronchitis und Reizerscheinungen durch Rauchen, reizende Gase, trockene oder staubige Atemluft oder Überlastung der Stimme. Jede länger als 2 Wochen anhaltende Heiserkeit sollte laryngoskopisch untersucht werden, um eine sachgerechte Behandlung einzuleiten. Bei Erwachsenen verbirgt sich hinter einer solchen Heiserkeit nicht selten ein Kehlkopfkarzinom, das nur bei einer frühzeitigen Behandlung mit Aussicht auf Heilung therapiert werden kann.

Behandlung: Bei der akuten Entzündung Inhalationen, Stimmschonung bis zum Sprechverbot, Schwitzpackungen und Wärmezufuhr. Eine chronische Entzündung heilt nach Ausschalten der Noxe aus, ein starker trockener Reizhusten sollte durch Antitussiva gedämpft werden.

5.3 Epiglottitis, Glottisödem

Eine durch Hämophilus influenzae ausgelöste Epiglottitis führt bei Kleinkindern zu einer bedrohlichen Atemnot. In wenigen Stunden schwillt der Kehldeckel walzenartig an und verlegt die Glottis. Die Kinder klagen über starke Schluckschmerzen, der Speichel fließt aus dem Mund, die Sprache ist kloßig, anfangs bestehen ein inspiratorischer Stridor und Fieber. Später steigert sich der Stridor bis zur Asphyxie. Bei einem schnellen Verlauf spricht man von der Epiglottitis acutissima.

Glottisödeme (Larynxödeme) werden auch durch Insektenstiche, Fremdkörperverletzungen, Verbrühungen und Verätzungen ausgelöst. Bei Verbrühungen oder Verätzungen weisen Schleimhautveränderungen an den Lippen und im Mund auf die Noxe hin. Wegen der Enge des Kehlkopfes führt schon eine Zunahme von 1 mm beim Säugling und Kleinkind zur Atemnot.

Behandlung: Bei Kleinkindern kann der Stridor sehr schnell lebensbedrohlich werden. Aufregung und Unruhe steigern den Sauerstoffbedarf und machen durch eine Tachypnoe die Atmung unökonomisch, so daß eine Sedierung angezeigt ist. Das Einatmen kühler und feuchter Luft bessert den Stridor etwas. Die Ödembildung wird durch Kortisonpräparate gebremst. Antibiotika wirken bei einer bakteriellen Infektion direkt auf den Erreger, bei einer Schleimhautschädigung verhindern sie das Angehen von Infektionen (s. auch S. 87).

> Soforthilfe: Ruhe bewahren und vermitteln, Frischluft, Sauerstoff, Intubation, selten Tracheotomie.

5.4 Schreiknötchen, Stimmbandpolypen

Beide Erkrankungen führen zu Heiserkeit. Die Untersuchung zeigt bei den Schreiknötchen eine weißliche Verdickung der Stimmbänder. Es erkranken vorzugsweise schreiende Knaben im Trotzalter. Beim Schreien schlagen die Stimmbandkanten hart aufeinander (harter Stimmeinsatz), so daß Schreiknötchen (Gewebsverdickungen wie bei Hühneraugen) entstehen. Ein Polyp ist ein glasig-rötlicher Tumor am Stimmband. Als Vorerkrankung findet sich eine Laryngitis, bei der es durch eine Gewebsläsion am Stimmband zur Polypenbildung gekommen ist. Dieses Ereignis wird durch Reizhusten und Belastung der Stimme bei einer Laryngitis begünstigt.

Behandlung: Beide Gewebsbildungen müssen schonend bei einer Mikrolaryngoskopie abgetragen werden. Wenn ein falscher Stimmgebrauch zu den Polypen geführt hat, ist wie bei den Schreiknötchen eine logopädische Behandlung notwendig. Das Ziel dieser Behandlung ist ein weicher Stimmeinsatz.

5.5 Kehlkopfpapillomatose

Ein Virusinfekt löst diese seltene, sehr hartnäckige Papillombildung im Kehlkopf aus.

Die gesamte Kehlkopfschleimhaut ist von der Epiglottis bis unter die Stimmbänder mit blumenkohlähnlichen Warzen bedeckt. Eine hochgradige Heiserkeit bis zur Aphonie und Atemnot tritt auf. Bei Kleinkindern kann die Atemnot lebensbedrohlich werden, so daß früher tracheotomiert wurde. Sehr unangenehm ist die hohe Rückfallneigung der Papillomatose, die erst in der Pubertät aufhört.

Behandlung: Zur Freihaltung der Atemwege und Wiederherstellung der Stimme müssen die Papillome abgetragen werden. Die Laserabtragung ist schonender als die mit dem Messer oder der Schere, Verschleppungen von Virusmaterial sind dabei seltener. Eine medikamentöse Therapie wird versucht (Interferon),

5.6 Kehlkopftrauma, Tracheaverletzung

Bei einer Gewalteinwirkung von außen auf den Kehlkopf oder die Trachea können diese frakturieren und einreißen. Die Gewebsverlagerung, eine Blutung und der Einriß führen zur Verlegung der Atmung, was schnell letal enden kann. Ein Einriß kann auch zum Austritt von Luft in das Gewebe führen (Hautemphysem), dieses verschlechtert dann sekundär durch Kompression die Atmung.

Von innen führen tief eingedrungene Fremdkörper oder eine langdauernde Intubation zu Schleimhautdefekten und Entzündungen des endolaryngealen Gewebes und des Knorpels (Perichondritis). Die Perichondritis führt zu Knorpelnekrosen, das Lumen schrumpft. Eine Narbenbildung führt zu einer weiteren Stenosierung. Eine stridoröse Atmung tritt auf. Durch Schleimansammlung im Stenosebereich kann diese plötzlich zur Asphyxie führen.

Behandlung: An 1. Stelle steht bei Atemnot die Sicherung der Atmung durch Intubation oder Tracheotomie. Bei Verletzungen sind dann die Wunden zu versorgen; wenn noch nicht tracheotomiert wurde, so wird dies an die Wundversorgung angeschlossen oder mit ihr verbunden. Fremdkörper müssen umgehend aus dem Kehlkopf entfernt werden. Eine Stenose durch eine Perichondritis des Kehlkopfes und der Trachea wird zunächst konservativ bis zur Ausheilung der Entzündung behandelt, dann erfolgt ein plastischer Eingriff zur Wiederherstellung des Lumens.

Soforthilfe: Ruhe bewahren und verbreiten, Atmung erleichtern, Blut und Schleim aus dem Mund entfernen, stabile Seitenlage, Patienten mit Stridor müssen intensiv überwacht werden.

5.7 Tracheotomie

Neben der Intubation dient die Tracheotomie (Abb. 27.14) zur Wiederherstellung oder Sicherung einer freien Atmung. Bei Kehlkopfstenosen, schweren Verletzungen des Gesichts und Kehlkopfes, beiderseitiger Rekurrensparese und anderen langandauernden Atembehinderungen ist sie angezeigt. Zur kurzfristigen Freihaltung der Atemwege oder Unterstützung der Atmung ist die Intubation bei intensivmedizinischer Überwachung (s. S. 527) vorzuziehen. Sofort muß jedoch tracheotomiert werden, wenn die Intubation unmöglich ist oder sie nicht gelingt.

Der Luftröhrenschnitt kann als Schnitt im Bereich der oberen Trachea oder als sehr schnell ausführbare Koniotomie durchgeführt werden.

Bei der Koniotomie (Abb. 27.15) wird das direkt unter der Haut zwischen Schild- und Ringknorpel gelegene Ringband (Ligamentum cricothyroideum) durchtrennt, darunter liegt das subglottische Kehlkopflumen. Im Notfall reichen großlumige Kanülen oder ein spezielles Koniotom, eine Trachealkanüle mit einem Trokar. Bei dem mit überstrecktem Hals liegenden Patienten durchbohrt man mit diesem Instrument die Haut zwischen Schild- und Ringknorpel in der Mittellinie

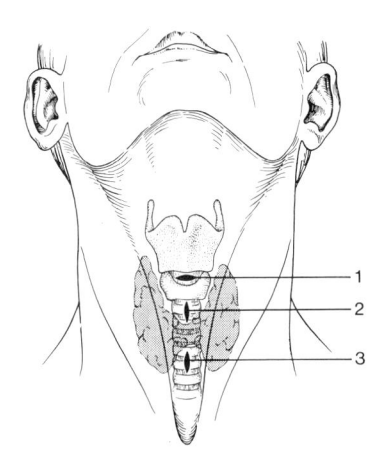

Abb. 27.14 Tracheotomie: Lage der Luftröhrenschnitte. 1 = Koniotomie zwischen Schild- und Ringknorpel, 2 = obere, 3 = mittlere Tracheotomie. Grau = Schilddrüse. (Aus: FLEISCHER, K.: Hals-Nasen-Ohrenheilkunde für Krankenpflegeberufe. 5. Auflage, Thieme, Stuttgart 1988.)

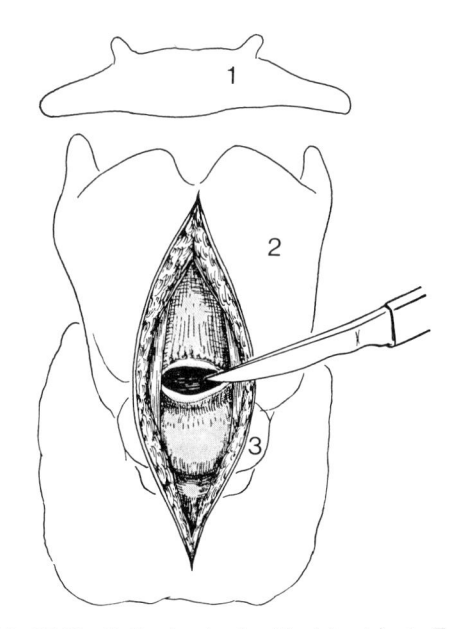

Abb. 27.15 Nottracheotomie (Koniotomie). 1 Zungenbein, 2 Schildknorpel, 3 Ringknorpel. (Aus: THEISSING, G.: Kurze HNO-Operationslehre. Thieme, Stuttgart 1971.)

und zieht den Trokar zurück. Die Koniotomie ist ein Noteingriff, da die Lage der Wunde eine Ringknorpelperichondritis begünstigt. Diese führt zu einer schweren Kehlkopfstenose und

Fixierung der Stellknorpelgelenke. Daher ist nach Wiederherstellung von Atmung und Kreislauf umgehend typisch zu tracheotomieren.

Die Tracheotomie kann in lokaler Betäubung oder in Intubationsnarkose durchgeführt werden. Bei einer Lokalanästhesie muß ein Beatmungsgerät einsatzbereit sofort greifbar sein. Der Hals wird überstreckt gelagert. Die Haut wird unterhalb des Kehlkopfes mit einem Längs- oder Kragenschnitt durchtrennt. Nach Verlagerung der kurzen Halsmuskeln zur Seite stößt der Operateur fast immer auf den Schilddrüsenisthmus. Dieser wird meistens nach Umstechungen durchtrennt und dann von der Trachea abgeschoben. Diese kann dann nach Resektion von etwas Knorpel im Bereich des 2.–4. Trachealknorpels eröffnet werden. Je nach Lage dieser Öffnung spricht man von einer oberen, mittleren und unteren Tracheotomie (Abb. 27.14). Nach Absaugen von Blut und Schleim wird eine Trachealkanüle eingesetzt und die Wunde durch einige Nähte verkleinert. Ein wasserdichter Schutzverband um die Kanüle verhindert die Befeuchtung der Wunde mit Schleim.

Es gibt verschiedene Trachealkanülen. Die Metallkanülen haben eine dünne Wand, sie sind meistens aus Silber und haben zwei Rohre. Dies ermöglicht, ohne Kanülenwechsel das häufig verschleimte Innenrohr zu wechseln. Die starren Kanülen verletzen leichter die Schleimhaut als elastische Kunststoffkanülen, die eine dickere Wand haben. Besondere Kanülen sind Sprech- und Ventilkanülen. Ein Fenster oder Löcher in dem Bogen der Kanülenkrümmung ermöglichen das Anblasen der Stimmbänder und damit das Sprechen. Bei den Ventilkanülen sorgt ein vor der Kanüle angebrachtes leichtgängiges Ventil für eine Umlenkung der Ausatmungsluft. Für Beatmungspatienten gibt es Beatmungskanülen, die sich an ein Beatmungsgerät anschließen lassen und die mit einer Manschette in der Trachea abgedichtet werden.

Nachbehandlung: Je nach Sekretbildung muß unter sterilen Bedingungen abgesaugt werden. Die Atemluft ist anzufeuchten, da die Nase als Befeuchtungsorgan ausgeschaltet ist. Bei Borkenbildung muß die Innenkanüle mechanisch mit einer Bürste gesäubert werden.

Verlegen die Borken die innere Kanülenöffnung, so muß die Kanüle entfernt, abgesaugt und schnell durch eine neue ersetzt werden. Der Kanülenwechsel wird durch einen weichen Schlauch, der durch die Kanüle geschoben wird, erleichtert. Man schiebt den Schlauch durch das Tracheostoma bis in die Luftröhre vor, schiebt dann über diesem „Leitfaden" die Kanüle bis in die richtige Lage in die Trachea vor. Ein Nasenspekulum kann durch Aufspreizen der Wunde das Einführen der Kanüle ebenfalls erleichtern.

> Frisch Tracheotomierte überwachen, Luft befeuchten, bei Stridor Kanülenkontrolle.

6 Trachea, Bronchien

Schon bei der endoskopischen Untersuchung des Kehlkopfes wird in vielen Fällen die Trachea mit untersucht. Die Tracheo-Bronchoskopie wird mit flexiblen und starren Endoskopen ausgeführt. Mit flexiblen Glasfaserendoskopen wird meistens in lokaler Betäubung, mit starren in Intubationsnarkose als Beatmungsbronchoskopie untersucht. Die Bronchoskope sind lange Rohre mit seitlichen Öffnungen am distalen Ende, so daß bei einem Einführen in einen Stammbronchus auch die andere Lungenseite belüftet wird. Endoskopoptiken ermöglichen den Einblick in die Tiefe des Bronchialbaumes auch in seitlich abgehende Segmentbronchien.

6.1 Tracheal-, Bronchialfremdkörper

Eine Fremdkörperaspiration geht immer mit Hustenanfällen einher. In vielen Fällen werden auch kleinere „verschluckte" Fremdkörper wie Brot- oder Kuchenkrümel so herausbefördert. Bei größeren oder tief in den Bronchialbaum eingedrungenen Fremdkörpern versagt diese Selbsthilfe. Spitze Gegenstände wie Nadeln oder Gräten können in der Trachea stecken bleiben, runde wie Nüsse, Erbsen oder Perlen fallen meistens in den rechten Stammbronchus oder in Segmentbronchien auf der rechten Seite (wegen des steiler abwärts gerichteten Verlaufs des Stammbronchus der rechten Seite). Durch Hustenattacken

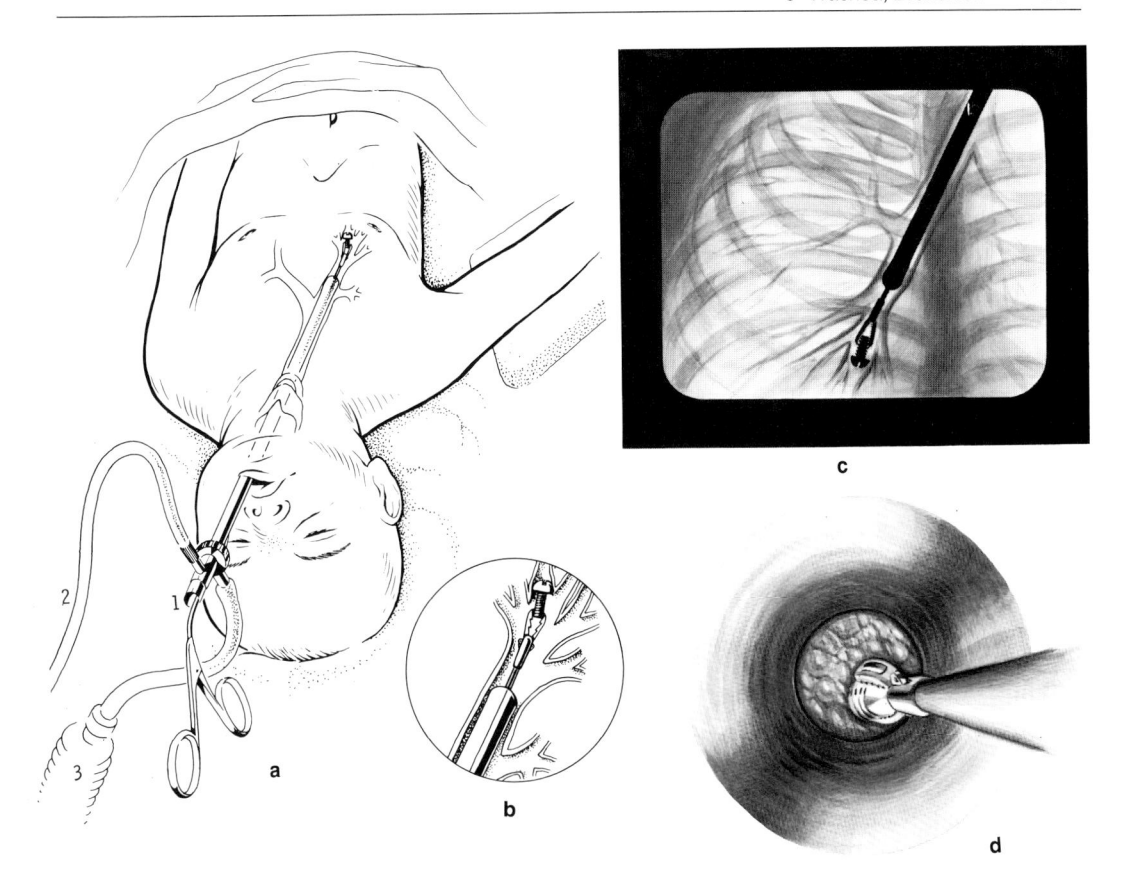

Abb. 27.16a–d Endoskopische Entfernung einer Schraube aus dem Unterlappenbronchus.

a Operationssituation. 1 Bronchoskop, 2 Lichtleiterkabel, 3 Beatmungsschlauch zum Narkosegerät.

b Lage der Schraube im Unterlappenbronchus.

c Röntgenfernsehbild bei gleichzeitiger Fernsehdurchleuchtung.

d Blick durch das Bronchoskop.

(Aus: NAUMANN, W. H.: Endoskopische Eingriffe. In: H. H. NAUMANN: Kopf und Halschirurgie. Band 1. Thieme, Stuttgart 1972.)

können sie ihre Lage ändern, bis sie sich einkeilen. Dann wird meistens ein Segment-, Lappen- oder Stammbronchus verlegt. In dem dazugehörigen Lungenteil entwickelt sich eine Atelektase, später tritt eine Entzündung auf, die bis zur Abszedierung gehen kann. Als Folge einer Atelektase verschiebt sich das Mediastinum. Ein Ventilverschluß kann im Bronchialsystem eintreten, wenn der Fremdkörper nur das Lumen zum Teil verschließt, so daß Luft eingeatmet, aber wegen der Lumenverkleinerung des Bronchialbaumes bei der Exspiration nicht ausgeatmet wird. Eine Überblähung des Lungenteils ist die Folge.

Behandlung: Umgehende endoskopische Entfernung (Abb. 27.16). Nadeln können sehr weit in peripher gelegene Bronchien hineingeraten, so daß sie nur durch Thorakotomie entfernt werden können.

7 Hypopharynx, Ösophagus

Der Hypopharynx wird als Zwischenteil zwischen Rachen und Speiseröhre im oberen Teil bei der Laryngoskopie mit untersucht. Die tieferen Anteile sind jedoch ohne Hilfsmittel nicht einsehbar, da sie sich nur spaltförmig beim Schlucken öffnen und sonst verschlossen sind. Bei der indirekten Hypopharyngoskopie wird der Kehlkopf instrumentell nach vorne gezogen, bei der direkten wird diese Region mit einem Endoskop entfaltet. Mit längeren Endoskopen wird anschließend die Speiseröhre mit untersucht. Die starren Endoskope (Ösophagoskop, Abb. 27.17) haben ein schlittenartig abgeflachtes distales Ende, mit dem die Schleimhaut schonend entfaltet werden kann. Die flexiblen Endoskope sind so lang, daß sie auch zur Gastroskopie benutzt werden.

7.1 Hypopharynx- und Ösophagusfremdkörper

Als Fremdkörper bleiben im Hypopharynx und Ösophagus große und sperrige Nahrungsbestandteile oder verschluckte Gegenstände hängen. Es sind dies u. a. Knochen, Fischgräten, nicht zerkleinerte feste Nahrung, Münzen und Spielzeugteile. Sehr große Fremdkörper verlegen im Hypopharynx den Kehlkopf, so daß die Kinder ersticken oder durch einen reflektorischen Herzstillstand (Vagusreflex) sterben. Im Ösophagus bleiben die Fremdkörper vorzugsweise an den 3 Engen (Eingang, Aortenbogen und Zwerchfelldurchtritt) stecken. Sofort nach der Verlegung setzen starke Schmerzen ein, der Schmerzort kann auf den Abschnitt hinweisen. Weiter treten

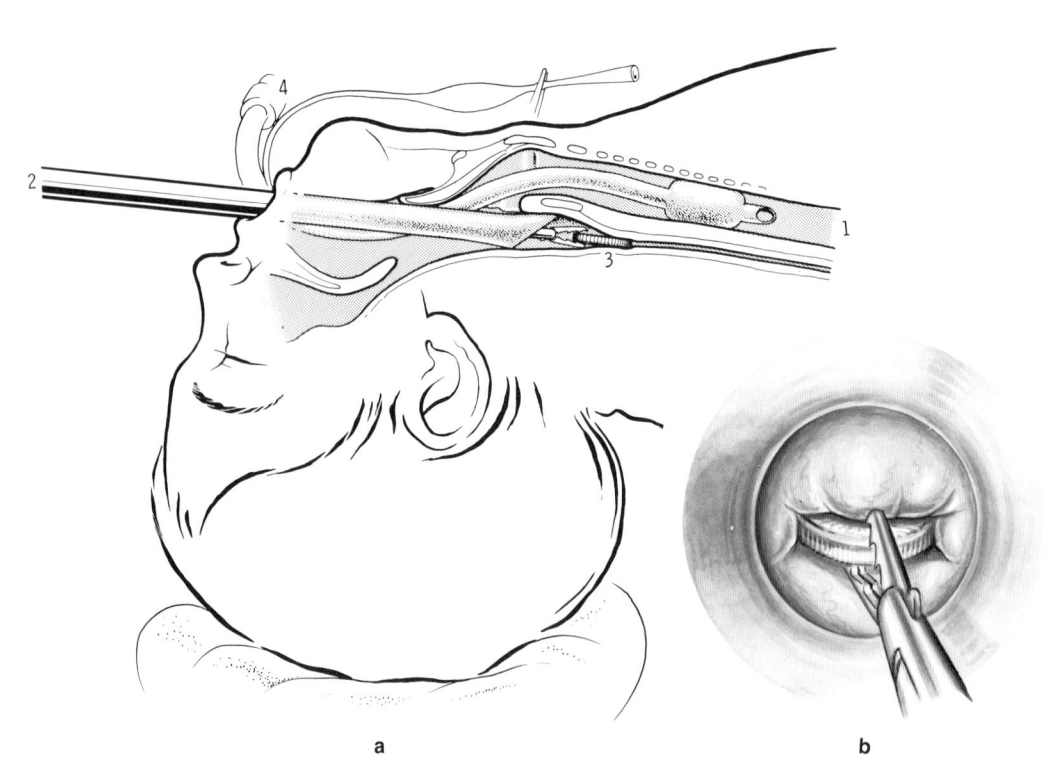

Abb. 27.17a, b Extraktion einer Geldmünze aus dem Ösophagus in Intubationsnarkose.
a Lagerung des Patienten und Operationssituation, 1 Trachea mit Trachealtubus, 2 Ösophagoskoprohr mit Fremdkörperzange (Hechtmaul), 3 Münze in der oberen Enge, 4 Verbindungsschlauch zum Narkosegerät.
b Blick durch das Ösophagoskop.
(Aus: NAUMANN, W. H.: Endoskopische Eingriffe. In: H. H. NAUMANN: Kopf und Halschirurgie. Band 1. Thieme, Stuttgart 1972.)

Würgreiz, Speichelfluß und Mißempfindungen beim Schlucken auf. Die Schleimhaut wird durch den Fremdkörperdruck geschädigt, es entsteht eine umschriebene Entzündung. Spitze und scharfkantige Fremdkörper verletzen die Schleimhaut oder durchbohren sie, so daß eine Mediastinitis entstehen kann.

Kinder verdrängen gelegentlich mäßige Fremdkörperbeschwerden; sie nehmen dann nur flüssige Nahrung auf. Durch den gestörten Schluckakt kommt es nachts zur Aspiration von Speichel, eine Bronchitis folgt oft. Wenn beim Essen kleinere Nahrungsteile, wie Erbsen oder Johannisbeeren als Fremdkörper steckenbleiben, besteht der Verdacht auf eine Stenose des Ösophagus. Ein großer Teil der geschluckten Fremdkörper verläßt den Körper auf natürlichem Weg.

Behandlung: Bei einer bedrohlichen Verlegung im Hypopharynx muß der Fremdkörper schnell herausbefördert werden, indem man ihn mit einer Pinzette faßt oder mit den Fingern herauszieht. Die anderen werden meistens endoskopisch (Abb. 27.17) entfernt. Bei der Verwendung von starren Endoskoprohren können spitze Fremdkörper in das Rohr hineingezogen werden, so daß die Schleimhaut nicht noch bei der Extraktion verletzt wird.

Husten = Tracheobronchialfremdkörper
Würgreiz = Ösophagusfremdkörper

7.2 Verätzung, Verbrühung des Ösophagus

Beim versehentlichen Trinken von ätzenden oder kochend heißen Flüssigkeiten setzt bei einer gewissen Menge der Schluckakt reflektorisch ein. Neben der Schleimhaut in Mund und Rachen werden u. U. – besonders bei ätzenden Flüssigkeiten – Hypopharynx, Kehlkopfeingang, Ösophagus und selbst der Magen schwer geschädigt. Auf das Larynxödem und seine Folgen wurde schon hingewiesen (s. S. 503, 604). Es treten sofort sehr heftige Schmerzen in Mund, Hals, hinter dem Brustbein und bei Magenverätzung auch im Oberbauch auf. Starker Speichelfluß, Würgreiz und Erbrechen setzen ein. Je nach dem Schädigungsgrad treten Schocksymptome auf, später kommen Intoxikationssymptome innerer Organe hinzu. Die geschädigte Schleimhaut schwillt schnell an oder wird nekrotisch. Die Schwellung behindert auch bei Schmerzausschaltung das Schlucken. Von den Nekrosen gehen umschriebene Entzündungen aus. Bei schweren Verätzungen treten sehr schnell Magenperforation, Mediastinitis, Pneumonie und Intoxikation auf. Nach Überwindung der akuten Schädigung entwickeln sich Narben, die an Gaumenbogen, Hypopharynx und besonders im Ösophagus zu hochgradigen Stenosen führen.

Behandlung: Durch sofortiges Trinken von Wasser, Milch, säuerlichen Flüssigkeiten bei Laugen oder Antazida bei Säureverätzungen nach dem Unfall kann die Schädigung vermindert werden (s. auch S. 501). Je nach Auswirkung stehen dann Sicherung der Atmung, Schock- und Schmerzbekämpfung im Vordergrund der Therapie. Danach erst werden Maßnahmen zur Stenoseprophylaxe eingeleitet. Antibiotika verhindern das Eindringen von Keimen. Kortikoide hemmen neben dem Ödem auch die Entstehung von stenosierenden Narben, dies ist allerdings mit dem Risiko des Vordringens der Ulzerationen verbunden. Aus diesen Gründen sind neben einer pädiatrischen Überwachung Kontrollen des Lokalbefundes durch Röntgenuntersuchung und Endoskopie erforderlich, um die Behandlung mit einer möglichst geringen Kortisondosis durchzuführen. Eine Narbenstenose wird aufbougiert. Diese Bougierungsbehandlung muß u. U. jahrelang regelmäßig durchgeführt werden. Ältere Kinder sollten das Selbstbougieren erlernen, da dieses mit einem geringeren Risiko einer Perforation belastet ist. Bei schwersten Verätzungen muß die Speiseröhre eventuell durch plastische Operationen ersetzt werden.

8 Logopädie

„Die Sprache macht den Menschen. Die Herkunft macht es nicht."

(Lerner nach Shaw: My fair Lady)

8.1 Stimmbildung

Die Stimme ist die Lautäußerung von Menschen und Tieren. Sie dient zur Verständigung und drückt spontan produziert Stimmungen aus. Die Sprache ist neben Schrift, Mimik und Stimme ein weiteres spezifisches Verständigungsmittel des Menschen. Der Erwerb und die Anwendung der Sprache setzen geistige Funktionen voraus. Die Sprache ist für die geistige Entwicklung des Menschen von entscheidender Bedeutung.

Die Entwicklung und Ausnutzung der sprachlichen Verständigung ist an die intakte Funktion des Gehörorgans, des Zentralnervensystems und der Sprachwerkzeuge gebunden. Zu diesen gehören Lunge, Kehlkopf, Rachen, Mund, Nasenhöhle und die Lippen. Dieses System wird vom motorischen Sprachzentrum im Stirnlappen gesteuert. Über das Gehör und das sensorische (in diesem Fall akustische) Sprachzentrum ist eine Rückkoppelung realisiert.

Zur Tonerzeugung wird die Ausatmungsluft der Lunge auf 2 Wegen genutzt. Im wesentlichen werden mit der Ausatmungsluft die gespannten und aneinanderliegenden Stimmlippen durch Anblasen in Schwingungen versetzt, dabei entsteht der primäre *Kehlton*. Die Tonhöhe hängt von der Länge und Spannung der Stimmbänder ab. Ein Ton entsteht nur bei glatten Stimmbändern, sonst treten sehr schnell hintereinander unterschiedliche Schwingungen auf, die als Geräusch bezeichnet werden. In der Pubertät wachsen mit dem Kehlkopf die Stimmbänder, die Stimme wird bei Knaben um eine Oktave, bei Mädchen um eine Terz tiefer. In der Wachstumsphase der Stimmbänder sind diese aufgelockert und damit wenig belastbar (kein Chorsingen). Die noch nicht eingestellte Rückkoppelung führt zu einem schnellen Tonhöhenwechsel, dem Stimmbruch.

Die Lautstärke der Stimme wird vom Anblasedruck und der Stimmlippenspannung bestimmt. Die maximale Lautstärke liegt in 1 m Entfernung vor dem Mund bei 100 dB. Bei einem harten Stimmeinsatz wird die Stimmritze durch eine plötzliche Drucksteigerung gesprengt, sofort setzt eine laute Tonbildung ein. Für viele Stimmbänder ist diese Belastung zu hoch, es entstehen Schwellungen und später Schreiknötchen (s. S. 604). Die auch hierfür gebrauchte Bezeichnung Sängerknötchen ist wenig glücklich, da ein gut ausgebildeter Sänger seine Stimme so nicht mißbrauchen sollte („Gold in der Kehle").

Eine andere Art der Tonerzeugung erfolgt bei geöffneter Stimmritze. Die durch Kehlkopf, Rachen, Nase und Mund strömende Luft gerät in Schwingungen und erzeugt so Geräusche. Diese werden zur Bildung der *stimmlosen Laute* benutzt. Der Raum oberhalb des Kehlkopfes in Rachen, Mund und Nase wird als Ansatzrohr bezeichnet und für die Sprachlautbildung genutzt.

Die Atmung wird von der Lautbildung so verändert, daß sich die Einatmungszeit wie 1:3 bis 4 zur Ausatmungszeit verhält. Sonst beträgt dieses Verhältnis 1:1,9. Für ein ermüdungsfreies Sprechen und Singen ist eine lockere Bauchatmung wichtig.

8.2 Stimmstörungen

8.2.1 Mutationsstörungen

Beim Stimmbruch können Knaben durch vermehrte Stimmlippenspannung versuchen, mit ihrer Kinderstimme weiter zu sprechen, es liegt dann eine Mutationsfistelstimme vor. Endokrine Störungen führen zu einer vorzeitigen, verzögerten oder verlängerten Mutation. Bei Ausfall der Keimdrüsen bleibt die Mutation aus (Kastratenstimme). Bei den Endokrinopathien steht die Hormonbehandlung im Vordergrund, bei nicht endokrinbedingten Störungen ist eine logopädische Behandlung die erste Maßnahme.

8.2.2 Dysphonie

▸ Der Begriff Dysphonie beschreibt eine Stimmstörung.

Veränderungen der Stimmbänder durch Tumoren, Schwellungen, fehlende Spannung oder Lähmung verursachen eine dysplastische Dysphonie. Ihre Befunde sind Heiserkeit und Stimmermüdung, d. h. leise, schnell versagende Stimme. Eine hyperfunktionelle Dysphonie liegt u. a.

anfangs bei Schreiknötchen vor. Weitere Zeichen einer hyperfunktionellen Dysphonie, die mit einer Verspannung der Kehlkopf-, Phonations- und Atemmuskulatur einhergeht, sind Räusperzwang und Kloßgefühl. Die Stimme ist heiser, gepreßt und nimmt in ihrer Qualität nach längerem Sprechen ab. Eine hypofunktionelle Dysphonie geht mit einer verminderten Spannung der Kehlkopfmuskulatur einher. Die Stimme ist matt, verhaucht, monoton und heiser. Sie kann als Begleiterkrankung bei oder nach schweren Erkrankungen auftreten. Auch Depressionen gehen mit einer hypofunktionellen Dysphonie einher.

Behandlung: Die dysplastischen Dysphonien werden, wenn sie längere Zeit andauern und soweit es möglich ist, operiert. Ist dies nicht möglich, wird wie auch bei den anderen Dysphonien logopädisch behandelt. ◀

8.3 Sprachentwicklung

Die Sprachlaute werden in Vokale und Konsonanten unterteilt. Die Vokalbildung erfolgt durch Umformung des Kehltones in der Rachen- und Mundhöhle. Die Zunge und die Lippen nehmen bei der Vokalbildung eine typische Stellung ein. Die Lippenform erlaubt ein Ablesen des Vokals. Die Konsonanten werden z. T. noch zusätzlich durch Einbeziehen der Nasenhöhle gebildet. Die Konsonanten lassen sich in stimmhafte und stimmlose einteilen. Die Sprachlautbildung erfolgt in Artikulationszonen. Zu diesen gehören Lippen, Zungenspitze mit den Schneidezähnen, Zungenrücken mit hartem oder weichem Gaumen. Reibelaute (R, F, CH) entstehen durch eine Geräuschbildung an diesen Zonen. Explosivlaute (P, G, B) durch plötzliche Sprengung (Explosion). Die Nasenhöhle ist bei den Lauten L, M und N beteiligt.

Eine Frequenzanalyse der Sprachlaute ergibt 4 Frequenzbänder, die Formanten, von denen die beiden tieferen (1. und 2. Formant) durch ein charakteristisches Muster den Sprachlaut, die beiden oberen durch ein individuelles Muster den Sprecher bezeichnen.

Die Sprachentwicklung (Tab. 27.1) dauert beim Kind Jahre. Das Neugeborene stößt zunächst reflektorisch Schreie aus. Bald werden diese für Unmutsäußerungen wie Hunger, Schlafstörung, Naßsein oder bei Schmerzen benutzt. Etwa um die 6. Woche werden neben Schreilauten spielerisch verschiedene Laute gebildet. Diese Periode wird 1. Lallperiode genannt. Danach werden in der 2. Lallperiode (6.–9. Monat) zusammengesetzte Laute wie dada, mama (Lallworte) gebildet. Danach setzt mit dem ersten Jahr eine Lautnachahmung ein. Als Vorbild dienen Eltern, Geschwister, Tiere und Geräuschquellen (Pendeluhr). Beispiele für Tiere sind „wauwau" und „ticktack" für die Uhr. Diese Worte werden Personen, Tieren und Gegenständen zugeordnet. In weiteren Stufen werden dann Zwei- und Mehrwortsätze gebildet. Dabei kann die Fähigkeit zur Bildung einiger Laute oder Lautkombinationen längere Zeit dauern, so daß Ersatzlaute benutzt werden oder die Worte durch Weglassen verstümmelt sind. Dieses Stammeln ist für diese Lernphase typisch. Einige Kinder stottern in dieser Entwicklungsphase vorübergehend, wenn ihnen die Lautbildung nicht gelingt oder ihnen die falsche Aussprache bewußt wird. Dieses Ent-

Tabelle 27.1 Zeittafel zur Sprachentwicklung (aus: BECKER, W., NAUMANN, H. H., PFALTZ, C. R.: Hals-Nasen-Ohrenheilkunde. 3. Auflage, Thieme, Stuttgart 1986).

Bis 7. Lebenswoche	Schreiperiode
6. Woche – ca. 6. Monat	1. Lallperiode (Beginn der auditiven, d. h. gehörsmäßigen Rückkoppelung)
ca. 6. – 9. Monat	2. Lallperiode (Hören im Vordergrund)
ca. 8. – 9. Monat	Echolaliestadium (Nachahmung und 1. Sprachverständnis)
ca. 9. – 12. Monat	Beginn intentionaler Sprachäußerungen
ca. 13. – 15. Monat	Entstehung präzisierter Wortbedeutungen (Symbolfunktion der Sprache)
ca. 12. – 18. Monat	Einwortsätze – Entwicklungsstammeln
ca. 18. – 24. Monat	Zweiwortsätze – ungeformte Mehrwortsätze – erstes Fragealter
Ende 2. Lebensjahr	agrammatische Aussagesätze – Festigung des Symbolbewußtseins
ab 3. Lebensjahr	geformte Mehrwortsätze (Übernahme erster grammatikalischer Beziehungsmittel)
ab 4. Lebensjahr	2. Fragealter – erste Ergründung logischer und emotionaler Beziehungen – Vervollkommnung des Denk-Sprach-Prozesses

wicklungsstottern verliert sich meistens mit dem Fortschreiten der Lautbildung. Die Sprachentwicklung mit richtigem Satzbau und richtiger Anwendung der grammatischen Regeln dauert bis zur Einschulung. Mädchen und Kinder mit älteren Geschwistern lernen das Sprechen im Durchschnitt früher als Knaben und Einzelkinder. Neben dem Elternhaus prägt auch die Umgebung des Kindes seine Sprache, so sprechen Kinder norddeutscher Eltern, die in Süddeutschland leben, einen süddeutschen Dialekt. Aber auch Sprachfehler können von Eltern oder anderen Vorbildern übernommen werden. Kinder, die in akustischer Isolation aufwachsen, erwerben keine verständliche Sprache („Kasper Hauser").

8.4 Sprachstörungen

Eine Störung der Sprachentwicklung kann durch fehlende Anregung, zerebrale Erkrankungen wie Lähmungen oder Schwachsinn und durch Schwerhörigkeit verursacht werden. Auf die Folgen der Schwerhörigkeit und ihre Behandlung wurde auf Seite 590 hingewiesen. Eine Stummheit durch Taubheit gibt es nicht, es fehlt an der Anregung und Nutzung der Sprache, die durch eine Behandlung und Schulung möglichst früh angeregt werden muß. In das Gebiet der psychiatrischen Erkrankungen fällt der Mutismus (s. S. 415), ein Schweigen.

8.4.1 Stammeln (Dyslalie)

Die Unfähigkeit, einzelne Laute zu bilden oder sie anzuwenden, ist das Stammeln. Das Erlernen der Sprachlaute kann Monate dauern. In dieser Phase wird in Worten mit einem solchen Laut der betreffende weggelassen. In späteren Phasen kann dieser Laut mit bestimmten anderen zusammen nicht ausgesprochen werden, er wird weggelassen, umgestellt oder ersetzt. Beispiele hierfür sind: „ater" (Vater), „tinken" (trinken); „Mokolotive" (Lokomotive); „Dabel" (Gabel), „Taffe" (Kaffee). Neben der sprachmotorischen „Insuffizienz" kann das Stammeln auch die Folge einer Hörstörung sein, durch die die feinen Unterschiede zwischen den Lauten nicht erkannt werden. Auch anatomische Veränderungen oder Defekte an Zähnen und Gaumen führen zu Stammelfehlern. Lähmungen der Rachen- oder Zungenmuskulatur, wie sie als Gaumensegelparese nach Diphtherie auftreten, sind eine weitere Ursache. Obgleich der Volksmund vom „Lösen der Zunge" spricht, ist ein kurzes Zungenbändchen (s. S. 601) kein Grund für ein Stammeln.

Die Stammelfehler werden nach den fehlenden oder fehlgebildeten Lauten mit griechischen Buchstaben bezeichnet. Einige von diesen sind: Lambdazismus (L), Rhotazismus (R), Sigmatismus (S). Für Sigmatismus wird auch der Begriff Lispeln benutzt. Wenn der Laut weggelassen wird, setzt man vor die Bezeichnung die Vorsilbe A, bei Ersatzlautbildung die Vorsilbe Para. „Onne" für Sonne ist ein Asigmatismus, „Bonne" ein Parasigmatismus. Die Vokalsprache (Hottentottismus) ist die Bezeichnung für eine völlig entstellte Lautbildung.

Behandlung: Liegen dem Stammeln organische Störungen zugrunde, so bringt ihre Beseitigung in vielen Fällen Heilung. Eine falsch angewöhnte Lautbildung muß durch eine logopädische Übungsbehandlung beseitigt werden, da die Kinder nach dem Gehör die Laute nach dem alten Muster bilden. Dies gilt auch für die übrigen Stammelfehler. Durch Vorsagen oder Korrigieren falsch gebildeter Worte kann das Kind die richtige Aussprache nicht nachvollziehen, da es seinen fehlgebildeten Laut als richtig interpretiert.

8.4.2 Rhinolalie, Näseln

Näseln ist eine Bezeichnung für die kombinierte Fehlbildung der nasalen Laute l, m, n und ng. Die Nasenhöhle nimmt bei diesen Lauten an der Bildung über ein herunterhängendes Gaumensegel teil. Bei den anderen Lauten wird die Nase durch ein angehobenes Gaumensegel abgeschottet. Wir unterscheiden 2 Grundformen: das geschlossene Näseln beim Verschluß der Nase durch Schwellung oder einen Tumor in der Nase oder dem Nasen-Rachen-Raum und das offene bei einem Defekt im Gaumen oder einer Lähmung des Gaumensegels. Ein vorübergehendes offenes Näseln tritt bei einer schmerzbedingten Schonhaltung des Gaumensegels z. B. nach Adenotomie oder Tonsillektomie auf. Die Entstellung der Laute bei einem offenen Näseln ist erheblich.

Behandlung: Tumoren oder Defekte im harten und weichen Gaumen werden operiert. Bei einer Lähmung kann eine intensive logopädische Behandlung eine Restbeweglichkeit soweit steigern, daß ein Abschluß des Nasen-Rachen-Raumes eintritt. Gelingt dies nicht, so wird mit einer plastischen Operation der Verschluß verbessert.

8.4.3 Poltern

Poltern ist eine Sprachstörung, bei der zu schnell, überhastet und undeutlich gesprochen wird.

Es kann zusammen mit Stottern auftreten. Es gibt fließende Übergänge zur Sprechweise von schnell sprechenden Menschen. Dabei werden Silben, Wörter und Satzteile weggelassen, umgestellt oder wiederholt. Es kommen auch Silben und Lautverschiebungen wie „Mauch" statt „Bauch" oder „ungehallt verhallen" statt „ungehört verhallen" vor.

Behandlung: Der Polterer hat keine Sprachhemmungen wie der Stotterer, man soll ihn daher auf seine Fehler hinweisen und ihn zu langsamem Sprechen ermahnen. Eine logopädische Behandlung ist aber auch hier angezeigt.

8.4.4 Stottern

Stottern (s. S. 414) ist eine Störung des Sprachflusses, dabei werden Laute, Silben und Worte wiederholt. Die Sprechweise ist stockend, es werden Flickwörter wie „na ja", „also", „doch" und andere eingefügt. Das Stottern nimmt bei Erregung und Beobachtung zu. Der Stotterer ist in seiner sprachlichen Ausdrucksweise gehemmt, häufig spielen psychische Faktoren eine große Rolle.

Behandlung: Logopädisch.

Weiterführende Literatur

BECKER, W., NAUMANN, H. H., PFALTZ, C. R.: Hals-Nasen-Ohrenheilkunde. 4. Auflage, Thieme, Stuttgart 1989

BOENNINGHAUS, H.-G.: Hals-Nasen-Ohrenheilkunde für Medizinstudenten. 7. Auflage, Springer, Berlin 1986

BIESALSKI, P.: Ärztlicher Rat bei Sprachstörungen im Kindesalter. Thieme, Stuttgart 1978

FLEISCHER, K.: Hals-Nasen-Ohrenheilkunde für das Krankenpflegepersonal. 5. Auflage, Thieme, Stuttgart 1988

LEHNHARDT, E.: Hals-Nasen-Ohrenheilkunde für Zahnmediziner. Thieme, Stuttgart 1982

NIEMEYER, W.: Kleines Praktikum der Audiometrie. Thieme, Stuttgart 1979

PAULSEN, K.: Einführung in die Hals-Nasen-Ohrenheilkunde. Schattauer, Stuttgart 1979

WEERDA, H.: Hals-Nasen-Ohrenheilkunde. Enke, Stuttgart 1989

28. Teil: **Augenkrankheiten**

WALTER RÜSSMANN

1 Einleitung

In diesem Kapitel sollen die wichtigsten Erkrankungen, Mißbildungen, Verletzungen und Funktionsstörungen des Sehorgans besprochen werden. Als Sehorgan bezeichnen wir die beiden Augen, ihre Hilfs- und Schutzorgane (Augenhöhle, Lider, Tränenorgane, Bindehaut, Bewegungsapparat) und die zugehörigen Hirnteile (Sehbahn, Sehhirn, Hirnstamm, Hirnnerven III, IV, V, VI, VII).

Im ersten Abschnitt werden nach entsprechenden Vorbemerkungen Erkrankungen und Mißbildungen der Augen und ihrer Hilfsorgane besprochen. Der zweite Abschnitt ist Verletzungen gewidmet. Im dritten Abschnitt werden Funktionsstörungen behandelt, im vierten verschiedene Formen der Fehlsichtigkeit und im fünften Augenbewegungsstörungen, Schielen und Augenzittern.

2 Vorbemerkung

Der Augenarzt verfügt über eine Reihe spezieller *Untersuchungs- und Meßverfahren* sowie über *Funktionsproben,* die in anderen Fachgebieten unbekannt sind und deshalb kurz besprochen werden sollen.

Zur *Erhebung des Organbefundes* dient neben der *makroskopischen Inspektion* (Augenumgebung, Lider, Lidspalte, Tränenorgane – Abb. 28.1 u. 28.2) insbesondere die *Biomikroskopie* des vorderen (Bindehaut, Lederhaut, Hornhaut, Vorderkammer, Regenbogenhaut, Linse, Hinterkammer) und des hinteren Augenabschnitts (Glaskörper, Netzhaut, Sehnervenpapille, Netzhautgefäße, Aderhaut – vgl. Abb. 28.3 u. 28.4).

Für die *Biomikroskopie* ist spezielles Untersuchungsgerät (Spaltlampe, Kontaktglas) notwendig, das in der Regel nur in der Augenarztpraxis oder in einer Augenpoliklinik bzw. Augenklinik zur Verfügung steht. Eine orientierende *Prüfung der brechenden Medien* (Hornhaut, Kammerwasser, Linse, Glaskörper) und die *Untersuchung des Augenhintergrundes* (Netzhaut, Sehnervenpapille, Netzhautgefäße, Aderhaut – Ophthalmoskopie) kann auch mit dem elektrischen Handaugenspiegel o. ä. am Krankenbett durchgeführt werden.

Wichtige *Meßverfahren* sind die Bestimmung
- der Fehlsichtigkeit (Refraktometrie, Skiaskopie),
- des Augeninnendrucks (Tonometrie) und
- des En- oder Exophthalmus (Exophthalmometrie).

Wesentliche *Funktionsproben* sind die Prüfung
- der Sehschärfe (Visus, Auflösungsvermögen der Netzhaut),
- des Gesichtsfelds (Perimetrie),
- des Farbsinns,
- des Dämmerungs- und Nachtsehens (Adaptometrie),
- der Pupillenreaktion,
- der Augenstellung und -beweglichkeit und
- des beidäugigen (räumlichen) Sehens (Binokularsehen).

Neben der medikamentösen und operativen Behandlung der Organerkrankungen stehen die Therapie der Funktionsstörungen mit Brillen, Kontaktlinsen, vergrößernden Sehhilfen und Übungen (Sehschule) und – bei hochgradiger beidseitiger Sehschärfenminderung (Visusminderung) oder Schwachsichtigkeit – die Rehabilitation (visuelle Frühförderung, Sehbehinderten- oder Blindenschulung).

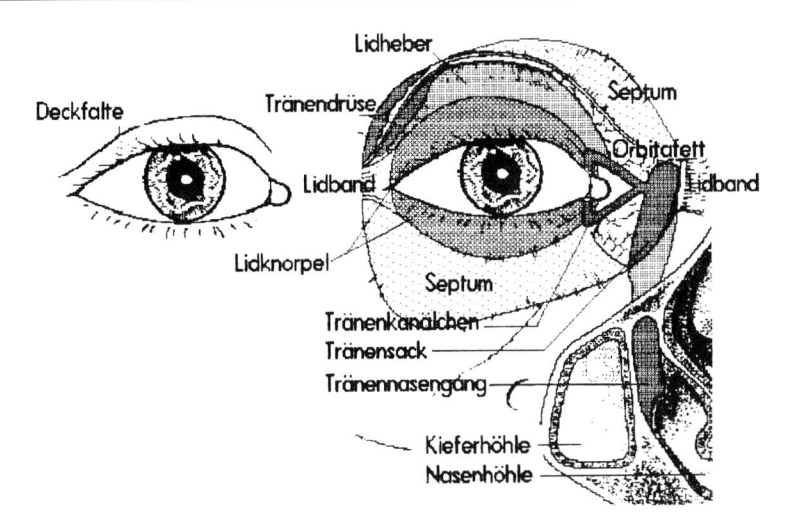

Abb. 28.1 Lider, Lidspalte und Tränenorgane rechts, von vorn gesehen. In der rechten Bildhälfte sind Haut und mimische Muskulatur entfernt. Das Septum orbitale wurde oben und nasal geöffnet, um Lidheber und Tränenorgane zu zeigen. Die von der Tränendrüse gebildete Tränenflüssigkeit wird durch den Lidschlag auf dem Auge verteilt. Sie fließt in den nasalen Lidwinkel, wo sie von den Tränenkanälchen aufgenommen wird. Durch Tränensack und Tränennasengang gelangt die Tränenflüssigkeit schließlich in die Nasenhöhle.

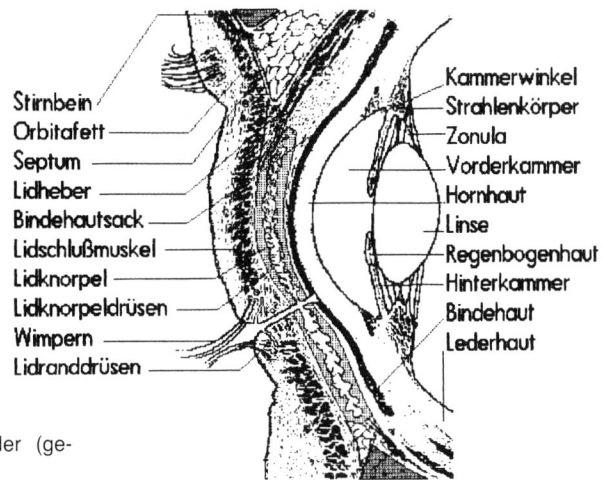

Abb. 28.2 Sagittaler Schnitt durch die Lider (geschlossen) und den vorderen Augenabschnitt.

Die Begriffe ‚Sehschärfenminderung' und ‚Schwachsichtigkeit' meinen folgendes: *Sehschärfenminderung'* oder *‚Visusminderung'* ist jede durch Erkrankungen oder Mißbildungen des Augapfels und der Sehbahn oder auch durch Brechungsfehler (Fehlsichtigkeit) verursachte Minderung des Sehvermögens. Eine Sehschärfenminderung kann bei Organerkrankungen meist, bei Mißbildungen seltener, durch die Behandlung des Grundleidens und bei Brechungsfehlern durch optischen Ausgleich (Brille, Kontaktlinse) behoben werden. ‚*Schwachsichtigkeit'* oder ‚*Amblyopie'* bedeutet eine funktionelle Minderung des Sehvermögens nach Behinderung der normalen Sehschärfenentwicklung in den ersten Lebensjahren durch angeborene ein- oder beidseitige Trübung der brechenden Medien (Hornhaut, Linse, Glaskörper), durch angeborene ein- oder beidseitige Fehlsichtigkeit, durch einseitiges Schielen oder durch Augenzittern. Bei

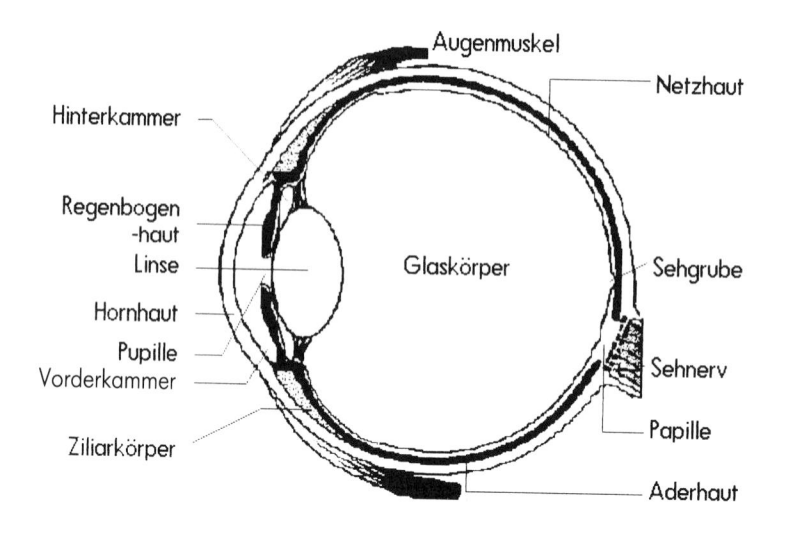

Abb. 28.3 Horizontaler Schnitt durch das rechte Auge.

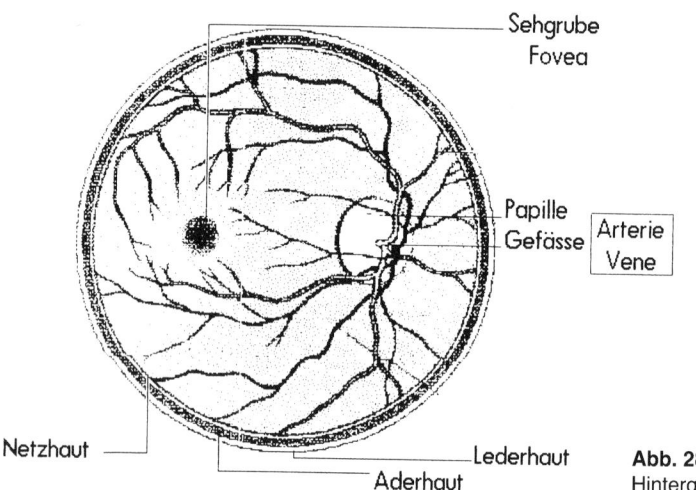

Abb. 28.4 Schematische Darstellung des Hintergrundes eines rechten Auges.

einer Schwachsichtigkeit sind zusätzlich zur Behandlung des Grundleidens, zum optischen Ausgleich des Brechungsfehlers und zur Beseitigung des Schielens immer auch Maßnahmen erforderlich, die den Entwicklungsrückstand beheben (Verkleben des besseren Auges, nach Vollendung des 5. Lebensjahres auch Schulungsbehandlung).

3 Erkrankungen der Augen und ihrer Hilfsorgane

3.1 Augenhöhle (Orbita)

Erkrankungen der Augenhöhle verursachen meist eine Raumforderung. Dabei wird das Auge nach vorn gedrängt *(Exophthalmus)*. Seltener ist ein Zurücksinken des Auges in die Orbita *(Enophthalmus)* zu beobachten (Abb. 28.5).

3.1.1 Exophthalmus (Protrusio bulbi)

Ursache: Ursache sind hauptsächlich Entzündungen und Geschwülste, nämlich:

a) *Entzündungen*
- Orbitaphlegmone (akute bakteriell bedingte Entzündung der Orbitagewebe, meist fortgeleitet von Lidern oder Nasennebenhöhlen, seltener auf dem Blutweg [hämatogen] – vgl. Abb. 28.6),
- Pseudotumor (chronische durch Immunreaktion bedingte Entzündung der Orbitagewebe).

b) *Tumoren*
- Dermoide, Hämangiome (geringes, langsames Wachstum, kaum Funktionsstörungen),
- Teratome, Neurinome, Gliome (deutliches, rascheres Wachstum, meist Funktionsstörungen, bei Sehnervenbefall Erblindung),
- Rhabdomyosarkome, Metastasen (erhebliches, rasches Wachstum, meist Funktionsstörungen).

Weitere Ursachen sind:
- Morbus BASEDOW,
- Verletzungen (Orbitahämatom, -emphysem),
- Schädelmißbildungen mit zu kleiner, flacher Augenhöhle.

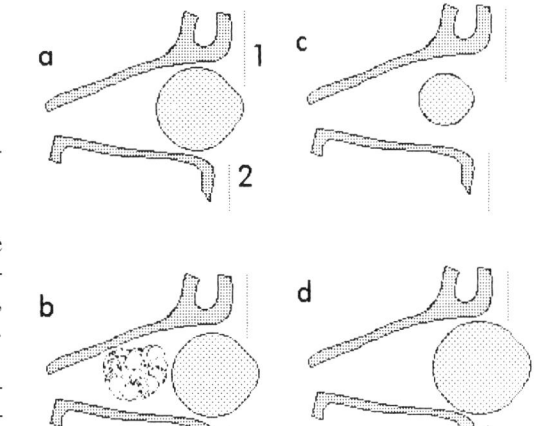

Abb. 28.5 a–d Exophthalmus – Enophthalmus. Stark schematisierter Sagittalschnitt durch die Augenhöhle; die Lage des Hornhautscheitels wird durch Visieren über die Stirn (1) oder über die Wange (2) beurteilt.
a Normalbefund.
b Exophthalmus durch Geschwulst hinter dem Auge.
c Pseudoenopthalmus bei kleinem Auge.
d Pseudoexophthalmus bei großem Auge.

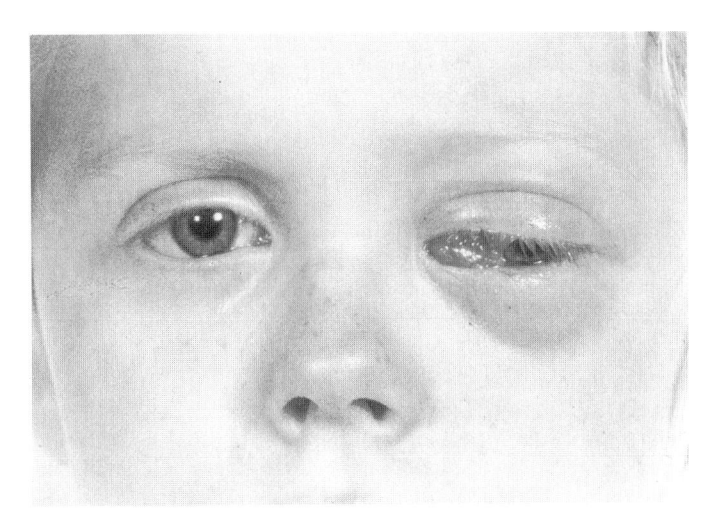

Abb. 28.6 Orbitaphlegmone links. Starke Lid- und Bindehautschwellung. Nasaler Bindehautvorfall in die Lidspalte. Auge nach außen und unten vorgedrängt.

Ein zu großes Auge (hochgradige Myopie, kindliches Glaukom) kann einen Exophthalmus vortäuschen *(Pseudoexophthalmus* – vgl. Abb. 28.5).

Krankheitsbild: Meist einseitige Erweiterung der Lidspalte. Mehr oder weniger deutliches Vorstehen eines Auges, seltener beider Augen. Bei entzündlichem Exophthalmus (Abb. 28.6) oder rasch wachsenden Tumoren äußere Entzündungszeichen (Lid- und Bindehautrötung und -schwellung). Schielen und Visusminderung bei Beteiligung der hinteren Augenhöhle (Orbitaspitze).

Diagnose: Typisches Krankheitsbild. Ultraschalluntersuchung, Computer- oder Kernspintomographie (Tumornachweis und -lokalisation). Augen- und hals-nasen-ohrenärztliche Untersuchung bei entzündlichem Exophthalmus.

Verlauf und Prognose: Bei *Orbitaphlegmone* meist schnelle Rückbildung unter systemischer Antibiotikatherapie, seltener Sehnervenatrophie. Lebensbedrohliche Komplikationen (septische Sinus-cavernosus-Thrombose) sind unter sachgerechter Therapie sehr selten. Bei *entzündlichem Pseudotumor cerebri* (Scheingeschwulst bei Hirndrucksteigerung bzw. Hirnödem) meist Rückbildung unter Glukokortikoiden, selten chronisches Fortschreiten mit Sehnervenatrophie, Strabismus paralyticus. Bei *Tumoren* von Sitz, Größe und Biologie des Tumors abhängig.

Behandlung: Bei *Orbitaphlegmone* Notfallaufnahme, hochdosierte systemische Antibiotikatherapie, ggf. Herdsanierung, Abszeßdrainage. Bei *entzündlichem Pseudotumor* systemisch Glukokortikoide. Bei *Orbitatumoren* Operation, eventuell auch Strahlen- und Chemotherapie.

3.1.2 Enophthalmus

Ursache: Erweiterung der Augenhöhle nach Orbitafrakturen, Sympathikuslähmung durch Geburtstrauma (Plexusläsion), Halsrippen, Hirnstammtumoren, Gefäßanomalien und Tumoren im Halsbereich. Ein kleines Auge (hochgradige Hyperopie, Mikrophthalmie) kann einen Enophthalmus vortäuschen *(Pseudoenophthalmus* – Abb. 28.5).

Krankheitsbild: Meist einseitige Verengung der Lidspalte. Auge und Lider sind zurückgesunken. Bei *Orbitafrakturen* oft Lidhämatom, Lähmungsschielen. Bei *Sympathikuslähmung* (HORNER-*Syndrom*) gleichseitig Lidsenkung (Ptosis sympathica) und Pupillenverengung (Miosis paralytica).

Diagnose: Typisches Krankheitsbild. Röntgendiagnostik der Orbita, bei erworbenem HORNER-Syndrom auch des Halses und des Hirnstamms.

Behandlung: Bei größeren *Orbitafrakturen* mit deutlichem Enophthalmus und Augenbewegungsstörungen operative Rekonstruktion möglichst innerhalb von 12 Tagen nach Trauma. Bei HORNER-*Syndrom* je nach Grundleiden.

3.2 Lider

Neben den hier behandelten Mißbildungen, Fehlstellungen und Entzündungen der Lider können sich an diesen auch Hautkrankheiten manifestieren wie Ichthyosis congenita, Ekzem, Impetigo infectiosa, Erysipel, Herpes simplex und Zoster.

3.2.1 Spaltbildung der Lider (Lidkolobome)

Ursache: Mißbildung der Lider.

Krankheitsbild: Ober-, seltener Unterliddefekt in der nasalen Hälfte (Abb. 28.7). Hornhaut auch im Schlaf teilweise unbedeckt. Dadurch Hornhautschäden (Hornhautgeschwür, Hornhautnarben, Visusminderung) möglich.

Diagnose: Typisches Krankheitsbild. Biomikroskopie der Hornhaut.

Verlauf: Unbehandelt oft Hornhautschäden.

Behandlung: Gleitmittel (Bepanthen-Augensalbe), evtl. Uhrglasverband zur Verhütung der Hornhautschäden, operativer Verschluß.

3.2.2 Oberlidsenkung (Ptosis)

Ursache: Mißbildung der Lidheber oder des III. Hirnnerven (N. oculomotorius), seltener durch erworbene Lähmung des III. Hirnnerven oder des Sympathicus (HORNER-Syndrom) oder durch Oberlidtumoren (Hämangiome, Neurofibrome).

Krankheitsbild: Ein-oder beidseitiges Herabhängen des Oberlides, verstrichene Liddeckfalte (Abb. 28.8 u. 28.9). Braue wird zum Ausgleich meist hochgezogen, der Kopf mit angehobenem Kinn gehalten. Bei *angeborener Ptosis* ist das betroffene Auge meist fehlsichtig. Sympathicuslähmung, mit enger Pupille (Miosis) und geringem Enophthalmus verbunden.

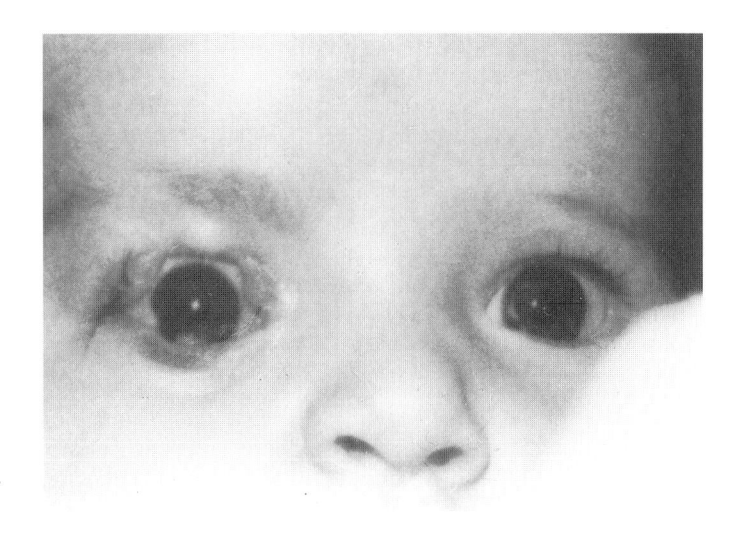

3 Erkrankungen der Augen und ihrer Hilfsorgane

Abb. 28.7 Oberlidkolobom rechts. Großer zentraler Oberliddefekt.

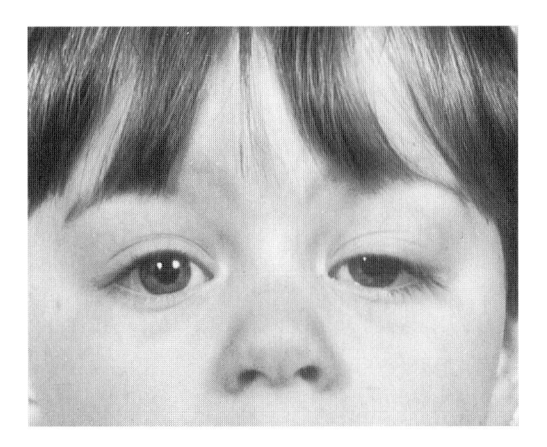

Abb. 28.8 Angeborene Ptosis links. Deckfalte verstrichen, Brauen angehoben. Bei freier Pupille besteht keine Amblyopiegefahr durch Ptosis, evtl. aber durch Brechungsfehler.

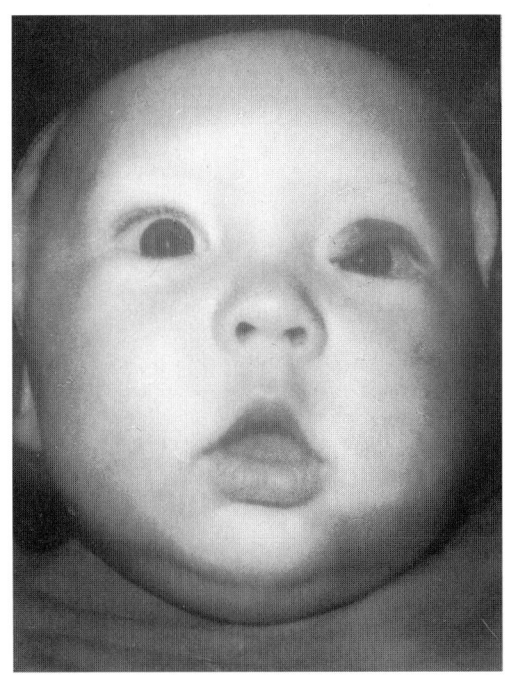

Abb. 28.9 Oberlidhämangiom links. Bei meist freier Pupille hier keine Amblyopiegefahr durch Hämangiom, evtl. aber durch Brechungsfehler.

Diagnose: Typisches Krankheitsbild. Skiaskopie. Bei *erworbener Ptosis* Ursache (Augenhöhle, ZNS, Hals) abklären.

Verlauf: Bei *erworbener Ptosis Rückbildung* möglich. Bei bedeckter Pupille droht lebenslange Schwachsichtigkeit; letztere häufiger durch angeborene Fehlsichtigkeit verursacht. Bei *Hämangiomen* meist spontane Rückbildung innerhalb der ersten Lebensjahre.

Behandlung: Ausgleich der Fehlsichtigkeit durch Brille, Behandlung der Schwachsichtigkeit. Frühe operative Korrektur bei bedeckter Pupille, sonst Operation vor Kindergarten- oder Schuleintritt. Bei *erworbener Ptosis* Grundleiden behandeln; Ptosisoperation nicht vor Ablauf von 12 Monaten nach Auftreten. Bei *Lidhämangiomen* mit weitgehend bedeckter Pupille systemische Kortisontherapie, bei Versagen Operation.

3.2.3 Auswärtswendung des Lides (Ektropium)

Ursache: Mißbildung der Lidbänder, Lidhautnarben, Lähmung des VI. Hirnnerven (Fazialis-Parese), zu straffe Lidhaut bei angeborener Ichthyosis.

Krankheitsbild: Sichtbare Fehlstellung der Lidkante (Abb. 28.10), Rötung der Bindehaut, Tränenträufeln. Bei *Oberlidektropium* und bei *Fazialis-Parese* auch mangelhafter Lidschluß im Schlaf (Lagophthalmus) mit Gefährdung der Hornhaut.

Diagnose: Typisches Krankheitsbild. Biomikroskopie der Hornhaut. Bei *Fazialis-Parese* kinderneurologische Abklärung.

Verlauf: Unbehandelt chronische Bindehautentzündungen, Hornhautschäden.

Behandlung: Gleitmittel (Methocel 1:10, Bepanthen-Augensalbe), chirurgische Korrektur.

3.2.4 Einwärtswendung des Lides (Entropium), Wimpernreiben (Trichiasis)

Ursache: Angeborene Straffheit des inneren Lidblattes, chronischer Lidkrampf (Blepharospasmus) bei Reizzuständen des Auges, Bindehautschrumpfung, Fehlstellung der Wimpern oder zusätzliche Wimpernreihen (Distiachis).

Krankheitsbild: Einwärtswendung des Unterseltener des Oberlides (Abb. 28.10). Bei Distiachis zweite Wimpernreihe. Wimpernreiben, Fremdkörpergefühl, Reizzustand (Rötung, Tränen, Lidkrampf), evtl. Hornhautschäden.

Diagnose: Typisches Krankheitsbild. Biomikroskopie.

Verlauf: Unbehandelt chronische Reizzustände, Hornhautschäden.

Behandlung: Gleitmittel (Methocel 1:10, Bepanthen-Augensalbe), chirurgische Korrektur.

3.2.5 Gerstenkorn (Hordeolum)

Ursache: Akute bakterielle Infektion der äußeren oder inneren Lidranddrüsen.

Krankheitsbild: Umschriebene, stark druckschmerzhafte Lidschwellung und -rötung mit bisweilen erheblicher Begleitschwellung der Lidhaut (Abb. 28.11).

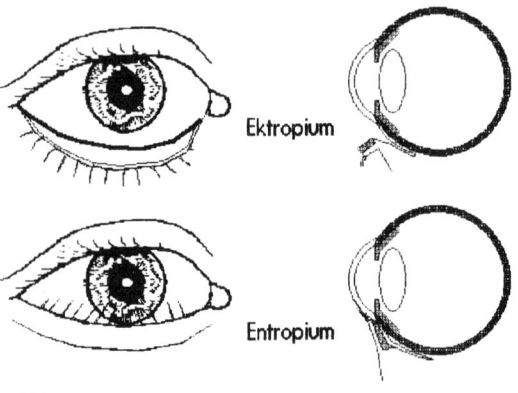

Abb. 28.10 Ektropium – Entropium jeweils am Unterlid. Bei Ektropium ist das Lid nach außen umgeklappt; die Lidbindehaut liegt frei. Bei Entropium ist das Lid nach innen umgeschlagen; Wimpern reiben auf dem Augapfel.

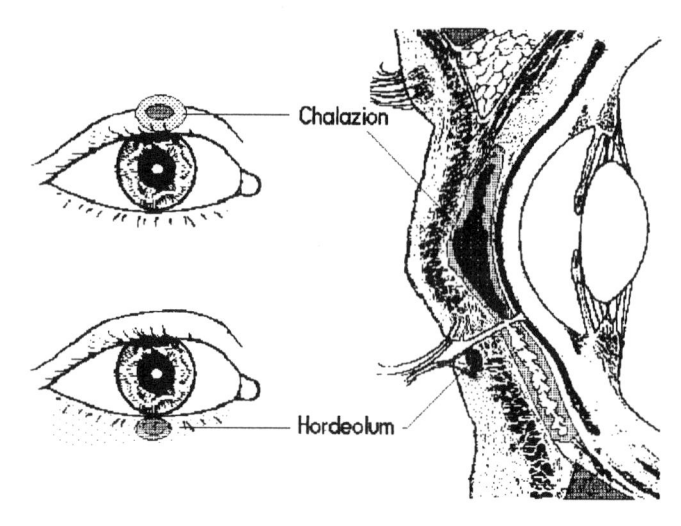

Abb. 28.11 Gerstenkorn (Hordeolum) – Hagelkorn (Chalazion). Gerstenkorn – akute bakterielle Infektion der Lidranddrüsen mit druckschmerzhafter Lidrandschwellung und begleitendem Lidrandödem. Hagelkorn – chronische Entzündung ohne wesentliche äußere Entzündungszeichen.

Diagnose: Typisches Krankheitsbild. Bei Rezidiven Diabetes mellitus ausschließen.

Verlauf: Meist spontane Einschmelzung und Entleerung nach außen. Bei unsachgemäßer Behandlung (Quetschen, Reiben etc.) Keimausbreitung mit Orbitaphlegmone und/oder septischer Sinus-cavernosus-Thrombose möglich.

Behandlung: Antibiotische Augensalben, Wärmeanwendung (Rotlicht) zur Beschleunigung des Verlaufs, Stichinzision bei Abszedierung.

3.2.6 Hagelkorn (Chalazion)

Ursache: Chronische Entzündung der inneren Lidranddrüsen, bisweilen nach einem Hordeolum.

Krankheitsbild: Nicht druckschmerzhafte linsen- bis bohnengroße Schwellung im Bereich der Lidknorpel (Abb. 28.11).

Diagnose: Typisches Krankheitsbild.

Verlauf: Langsame Vergrößerung, seltener Durchbruch nach außen oder innen mit Spontanheilung.

Behandlung: Kürettage, Exzision, Kortisoninjektion in das Hagelkorn, Ausgleich einer Fehlsichtigkeit durch Brille.

3.2.7 Lidrandentzündung (Blepharitis)

Ursache: Seborrhoe, endogenes Ekzem, Milben- oder Filzlausbefall (Blepharitis squamosa), bakterielle oder virale (Herpes simplex, Zoster) Infektionen (Blepharitis ulcerosa).

Krankheitsbild: *Blepharitis squamosa* – trockene, schuppende bisweilen juckende Rötung der Lidränder. *Blepharitis ulcerosa* – nässende, ulzeröse Lidrandentzündung.

Diagnose: Typisches Krankheitsbild. Bei *Blepharitis squamosa* nicht- oder fehlkorrigierte Fehlsichtigkeit ausschließen. Wimpern nach Filzläusen absuchen.

Verlauf: Unbehandelt Wimpernverlust oder -fehlstellung mit Wimpernreiben (Trichiasis).

Behandlung: Reinigung der Lidränder, desinfizierende oder antibiotische Augensalben und -tropfen evtl. mit Glukokortikoidzusatz, Brille. Bei *Filzläusen* bzw. *Milben* Entfernung von Läusen und Milben, Vaselinum album ophthalmicum, in hartnäckigen Fällen Wimpern abschneiden.

3.2.8 Entzündliche Lidschwellung (Lidödem)

Ursache: Allergische, bakterielle oder virale Entzündungen der Lidhaut, Insektenstiche, Verätzungen, Entzündungen der Tränenorgane (Dakryoadenitis, Dakryzystitis), Gerstenkorn, Bindehautentzündung (Blenorrhoe), Orbitaphlegmone (Abb. 28.6), Hornhautgeschwür und Hornhautperforation, Entzündungen des Augeninneren (Iritis, Panophthalmie).

Krankheitsbild: Teigige Schwellung und Rötung der Lidhaut, evtl. typische Hautveränderungen, Druckschmerz an den Tränenorganen oder an den Lidrändern, Lidkrampf besonders bei Verätzungen, bei Verletzungen, weniger bei Entzündungen des Augeninneren, massive Bindehautschwellung und Bewegungseinschränkung bei Orbitaphlegmone.

Diagnose und Behandlung: Nach Krankheitsbild.

Verlauf: Vom Grundleiden abhängig, in der Regel gutartig.

3.3 Tränenorgane

3.3.1 Tränenträufeln (Epiphora)

Ursache: Ektropium, Tränenwegsverschluß.

Krankheitsbild: Ein- oder beidseitiges Tränen besonders bei Kälte und Wind.

Diagnose: Fehlen oder sichtbare Fehlstellung der Tränenpunkte, Tränenwegssondierung, evtl. Kontrastdarstellung (Dakryozystographie).

Verlauf: Bei Verschluß des Tränennasengangs nicht selten chronische Tränensackentzündung (Dakryozystitis) mit ständiger eitriger Absonderung.

Behandlung: Operation des Ektropium. Bei Fehlen der Tränenpunkte operative Rekonstruktion, bei Verschluß des Tränennasengangs eventuell mehrfache Sondierung.

3.3.2 Tränensackentzündung (Dakryozystitis)

Ursache: Bakterielle Infektion bei Verschluß des Tränennasenganges.

Krankheitsbild: Mehr oder weniger schmerzhafte entzündliche Schwellung im Bereich des inneren Lidwinkels, bisweilen Übergreifen auf Umgebung (Dakryophlegmone – Abb. 28.12). Eitrige

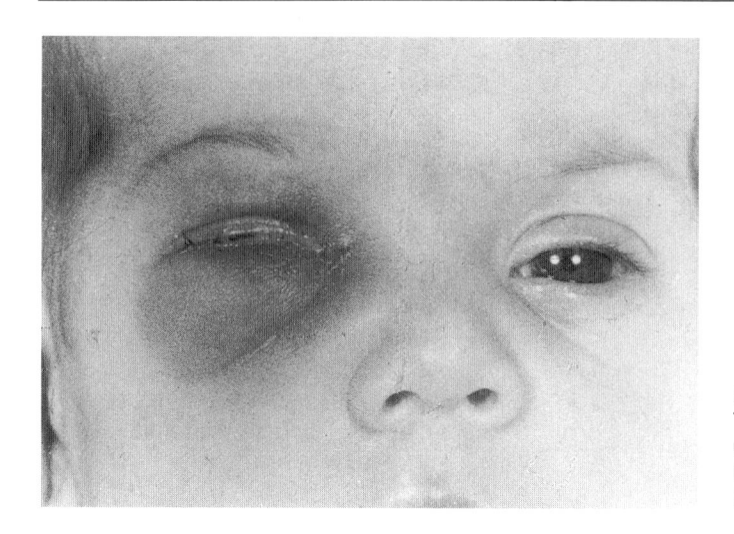

Abb. 28.12 Dakryophlegmone bei Tränenwegverschluß rechts. Rötung und Schwellung unterhalb des nasalen Lidwinkels. Begleitödem der Lider.

bis schleimig-eitrige Absonderung aus den Tränenpunkten, besonders bei Druck auf die Haut unter dem inneren Lidwinkel.

Diagnose: Typisches Krankheitsbild.

Verlauf: Unbehandelt Abszedierung und Perforation, evtl. Übergreifen auf die Augenhöhle (Orbitaphlegmone).

Behandlung: Abschwellende und antibiotische Augentropfen. Systemisch breit wirksame Antibiotika; bei Abszeß Inzision. Nach Abklingen Sondierung, evtl. Kontrastdarstellung der ableitenden Tränenwege und Operation.

3.3.3 Tränendrüsenentzündung (Dakryoadenitis)

Ursache: Bakterielle oder virale (Masern, Mumps) Infektion der Tränendrüse.

Krankheitsbild: Druckschmerzhafte Schwellung und Rötung des Oberlides vorwiegend seitlich und oben; dadurch paragraphenförmige Lidspalte.

Diagnose: Typisches Krankheitsbild, geschwollene Tränendrüse, bei hochgehobenem Lid und Blick zur Nasenspitze sichtbar. Bei zweifelhafter Diagnose Gerstenkorn, Nasennebenhöhlenentzündung ausschließen.

Verlauf: Häufig Bildung von Abszessen.

Behandlung: Systemische Antibiotika für eine Woche; bei Abszeß Inzision und Drainage.

3.4 Bindehaut (Conjunctiva)

3.4.1 Bindehautentzündung bei Neugeborenen (Blenorrhoe)

Ursache: Silbernitrat-Prophylaxe (Credé – 12–24 Std. nach Geburt), Infektion durch Gonokokken (1–3 Tage nach Geburt), Chlamydien (1–14 Tage nach Geburt), Herpes simplex (3–14 Tage nach Geburt), Pseudomonas, hämolysierende Streptokokken u. a. (ab 14 Tage nach Geburt).

Krankheitsbild: Hochrotes Auge mit Lidkrampf und starker, meist eitriger Absonderung (Abb. 28.13). Bei *Gonokokken, Herpes simplex Typ II, Pseudomonas und hämolysierenden Streptokokken* rasch Hornhautinfiltration mit Einschmelzung und Perforation.

Diagnose: Typisches Krankheitsbild. Biomikroskopie der Hornhaut. Bindehautabstrich für Mikroskopie und Kultur (Resistenztestung).

Verlauf: Unbehandelt Hornhautgeschwür, Hornhautperforation, Hornhautnarben, Visusminderung, Erblindung.

Behandlung: Systemische und lokale Antibiotikabehandlung nach den örtlichen Resistenzverhältnissen sofort nach Bindehautabstrich. *Engmaschige augenärztliche Kontrolle.* Modifikation der Therapie nach Verlauf und nach Resistenztestergebnis. Häufige Reinigung von Lidrändern, Wimpern und Lidhaut. Schutz des nichtbefallenen Auges durch Uhrglasverband. Bei *Gonokok-*

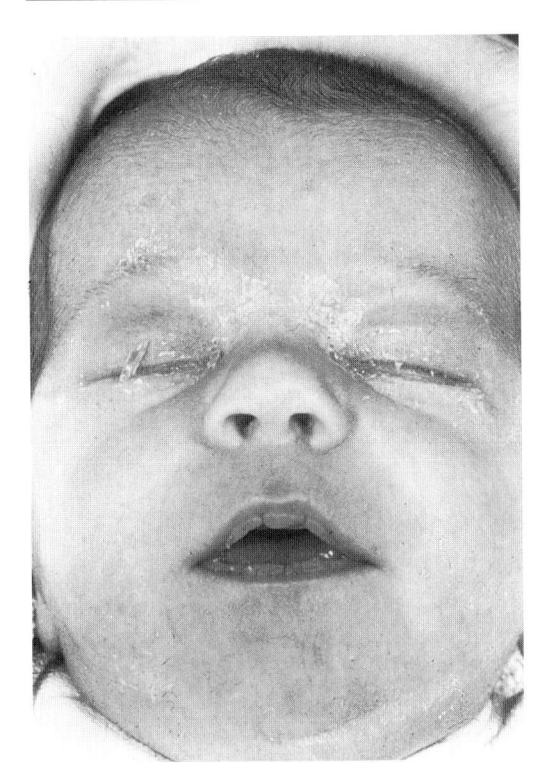

Abb. 28.13 Blenorrhoe. Lidschwellung, eitriges Sekret im Lidspaltenbereich.

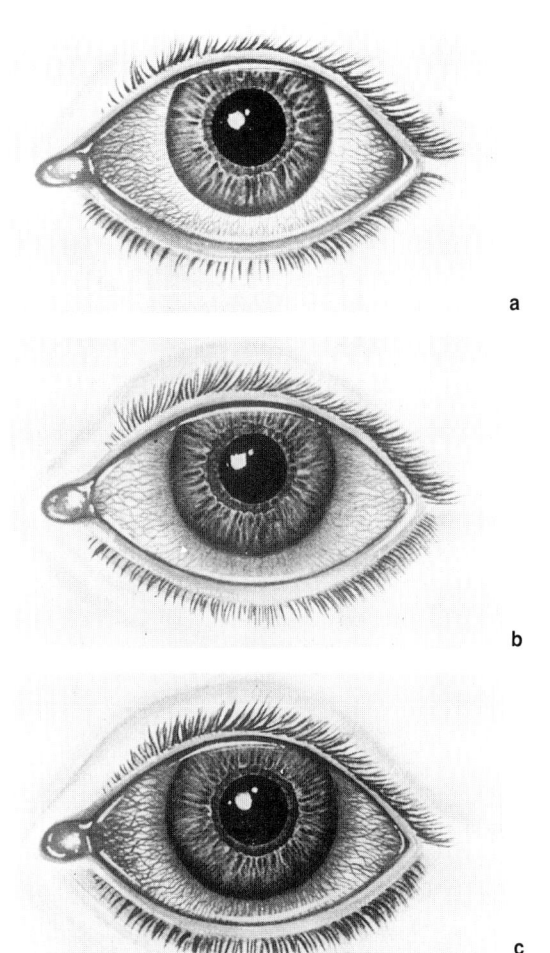

Abb. 28.14a–c Rotes Auge. Meist Zeichen oberflächlicher (konjunktivale Injektion/Hyperämie – **a**) oder tieferer (ziliare Injektion/Hyperämie – **b**) Entzündungsprozesse. Bei konjunktivaler Injektion Rötung in den Bindehautsack hinein zunehmend; bei ziliarer Injektion umgekehrt maximale Rötung am Hornhautrand. Schwere Entzündungszustände (z. B. Hornhautgeschwür) führen zu einer gemischten Injektion (**c**).

ken- oder *Chlamydiennachweis* Untersuchung und Behandlung auch der Eltern. Hygienemaßnahmen zum Selbstschutz beachten!

3.4.2 Bindehautentzündung (Konjunktivitis)

Ursache: *Nichtinfektiöse Konjunktivitis* – Rauch, Staub, UV-Licht, Fehlsichtigkeit, Lidhauterkrankungen, Entropium, Ektropium, Dakryozystitis, Allergien (Heuschnupfen, Arzneimittel), Erythema exsudativum multiforme. *Infektiöse Konjunktivitis* – Bakterien, auch Chlamydien, und Viren.

Krankheitsbild: Ein- oder beidseitige Rötung (Abb. 28.14), Brennen, Tränen, Lidkrampf, bei Infektionen meist schleimig-eitrige Absonderung mit verklebten Wimpern.

Diagnose: Typisches Krankheitsbild, Bindehautabstrich für Mikroskopie und Kultur. Skiaskopie.

Verlauf: Meist gutartig, Hornhautschäden selten.

Behandlung: Bei *Gonokokken, Chlamydien* auch systemisch Antibiotika; sonst lokal Antiphlogistika und Antibiotika. Regelmäßige Reinigung von Lidrändern, Wimpern und Lidhaut, ggf. Brille.

3.4.3 Bindehautunterblutung (Hyposphagma)

Ursache: Ruptur kleiner Bindehautgefäße bei heftigem Husten, Pressen, Augenreiben oder nach der Geburt.

Krankheitsbild: Schmerzlose, scharfbegrenzte, lackartige Rötung ohne unterscheidbare Gefäße oder Reizsymptome.

Diagnose: Typisches Krankheitsbild.

Verlauf: Resorption innerhalb von 2–3 Wochen.

Behandlung: Keine.

3.5 Hornhaut (Cornea)

3.5.1 Hornhautentzündung (Keratitis)

Ursache: UV-Lichtbestrahlung (Lichtbögen, Höhensonne, Hochgebirge – Keratitis photoelectrica), Virusinfekte wie Herpes simplex (oberflächliche *Keratitis dendritica*, tiefe *Keratitis disciformis*), Zoster ophthalmicus (*Zosterkeratitis*), *Keratoconjunctivis epidemica* (*Keratitis nummularis[1]*).

Krankheitsbild: In allen Fällen Bindehautrötung, Lichtscheu, Tränen, Lidkrampf. *Keratitis photoelectrica* – zahlreiche punktförmige Defekte der Hornhautdeckschicht (Epithel). *Keratitis dendritica* (Abb. 28.15) – astförmig verzweigte Epitheldefekte, verminderte Hornhautsensibilität; *Keratitis disciformis* – scheibenförmige Trübung tieferer Hornhautschichten (Hornhautstroma). *Zosterkeratitis* – typische Hauteffloreszenzen im Bereich des zuständigen Nerven, punkt-, ast- oder münzenförmige Hornhautepitheldefekte bzw. -infiltrate. *Keratoconjunctivitis epidemica* – präaurikuläre Lymphknotenschwellung, subepitheliale rundliche (münzenförmige) Hornhautinfiltrate.

Diagnose: Nach Krankheitsbild und biomikroskopischem Befund.

Verlauf: *Keratitis photoelectrica* – Abheilung innerhalb eines Tages. *Keratoconjunctivitis epidemica* – sehr ansteckend, Abheilung innerhalb drei Wochen, manchmal mit geringer Narbenbildung. *Herpes-* und *Zosterkeratitis* – unbehandelt Narbenbildung, bakterielle Infektion mit Hornhautinfiltration, Hornhautgeschwür, Hornhautperforation, evtl. auch Regenbogenhautentzündung, Sekundärglaukom.

Behandlung: *Keratitis superficialis, Keratoconjunctivitis epidemica* – unspezifisch Gleitmittel (Methocel 1:10, Bepanthen-Augensalbe). *Keratitis dendritica, Zosterkeratitis* – Aciclovir (Zovirax®), bei *Keratitis disciformis* und *Regenbogenhautentzündung* zusätzlich lokal Kortison.

3.5.2 Hornhautgeschwür (Ulcus corneae)

Ursache: Bakterielle und/oder mykotische Infektion von traumatisch oder viral verursachten Hornhautdeckschichtdefekten.

Krankheitsbild: Meist rundlicher Hornhautdeckschichtdefekt (Abb. 28.15), darunter weißliche oder gelbliche Infiltration der tieferen Hornhautschichten, bei drohender Perforation ballonartige Vorwölbung der Hornhautinnenschicht (Descemetocele[2]), starke Rötung des Auges, Lichtscheu, Tränen, Lidkrampf, oft Eiterspiegel in der vorderen Augenkammer (Hypopyon).

Diagnose: Meist makroskopisch sichtbarer Epitheldefekt, Hornhauttrübung. Abstrichkulturen zum Bakterien- und Pilznachweis.

---

[1] nummus (lat.): Münze (nummularis = münzenförmig)

[2] Die Descemet-Membran ist ein Teil der Hornhaut

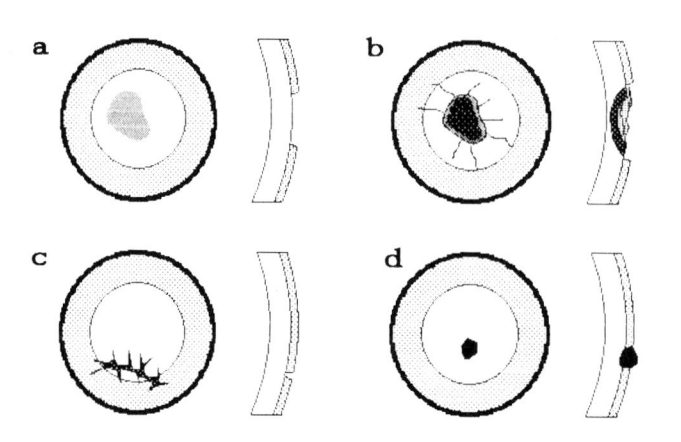

Abb. 28.15 a–d Verschiedene Hornhautaffektionen schematisiert in Aufsicht und Schnitt.

a Hornhauterosion (Deckschichtdefekt).

b Hornhautgeschwür (Deckschicht- und Stromadefekt).

c Keratitis dendritica.

d Hornhautfremdkörper.

Verlauf: Hornhautnarben mit Gefäßeinsprossung oder weiteres Fortschreiten bis zur Hornhautperforation.

Behandlung: Weitstellung der Pupille (Atropin-Augensalbe), lokale, evtl. auch systemische Antibiotika und Mykostatika je nach mutmaßlichem Erreger und Resistenz. Modifikation der Therapie nach Verlauf und Resistenztestergebnis. Bei drohender Hornhautperforation oder dichten Hornhautnarben Hornhauttransplantation (Keratoplastik).

3.6 Lederhaut (Sklera)

3.6.1 Lederhautentzündung (Skleritis)

Ursache: Rheumatische Erkrankungen, Kollagenosen.

Krankheitsbild: Umschriebene, ausgesprochen druckschmerzhafte Rötung, Bindehautödem und -hyperämie (Abb. 28.14).

Diagnose: Typische Rötung, sehr schmerzhaft. Ausschluß von Kollagenosen. Biomikroskopie zum Ausschluß von Regenbogen- und Aderhautentzündung.

Verlauf: Meist gutartig, bisweilen Ausheilen mit verdünnter Lederhaut (graublaue Verfärbung durch Durchschimmern der Aderhaut – Sklerastaphylom).

Behandlung: Lokal Kortison, evtl. Weitstellung der Pupille (Atropin).

3.7 Linse (Lens cristallina)

3.7.1 Linsentrübung (grauer Star, Katarakt)

Ursache: *Angeborene Linsentrübung (Cataracta)* – Rubeolen, Varizellen, Mumps oder Masern der Mutter im 1. Schwangerschaftsdrittel, Toxoplasmose der Mutter in der 2. Schwangerschaftshälfte, Trisomie. *Erworbene Linsentrübung* – Stoffwechselstörungen (Galaktosämie, Phenylketonurie), chronische Regenbogenhaut- und Ziliarkörperentzündung (Iridozyklitis – Cataracta complicata).

Krankheitsbild: Ein- oder beidseitige bei Geburt vorhandene oder später auftretende Weißfärbung oder Trübung der Pupille (Leukokorie – Abb. 28.16 u. 28.17). Bei *beidseitig totaler Linsentrübung* fehlender Blickkontakt, grobschlägiges Augenzittern. Oft weitere Mißbildungen des Auges.

Diagnose: Biomikroskopie. Ausschluß angeborener Stoffwechselkrankheiten.

Verlauf: Oft totale Eintrübung der zunächst teilweise getrübten Linse. Unbehandelt bei totaler angeborener oder frühkindlicher Katarakt schwere lebenslange Schwachsichtigkeit.

Behandlung: *Bei totaler angeborener Trübung Operation in den ersten Lebenswochen mit nachfolgender Anpassung von Starbrille oder Kontaktlinse.* Kontaktlinse, Amblyopiebehandlung nach einseitiger Katarakt zwingend geboten. Stoffwechselstörungen und Iridozyklitis behandeln.

Abb. 28.16 a–c Einige Leukokorien schematisiert im Schnitt (oben), bei Betrachtung mit dem Augenspiegel (im durchfallenden Licht – Mitte) und bei seitlicher (fokaler) Beleuchtung (unten). Im durchfallenden Licht erscheinen Trübungen und Tumoren im Augeninnern als dunkle Schatten. Bei seitlicher Beleuchtung zeigt sich die meist weißliche oder gelbliche Eigenfarbe.
a Zentrale Linsentrübung (Kernstar).
b Totale Linsentrübung.
c Totale Netzhautabhebung durch Tumor im Augeninnern (z. B. Retinoblastom – amaurotisches Katzenauge).

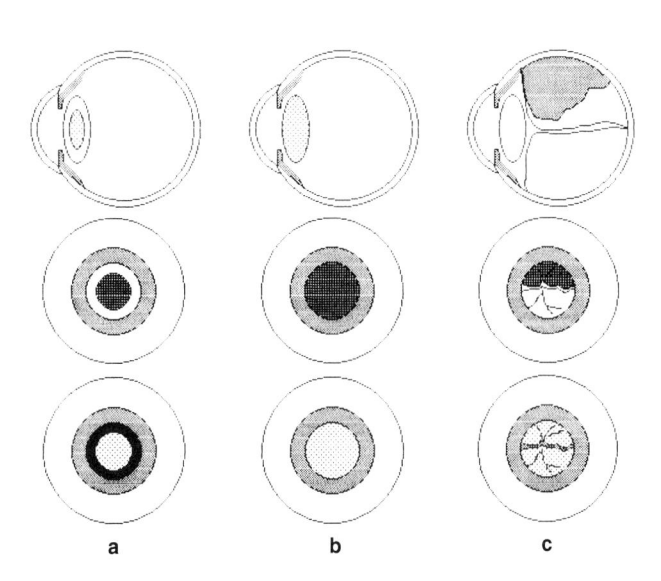

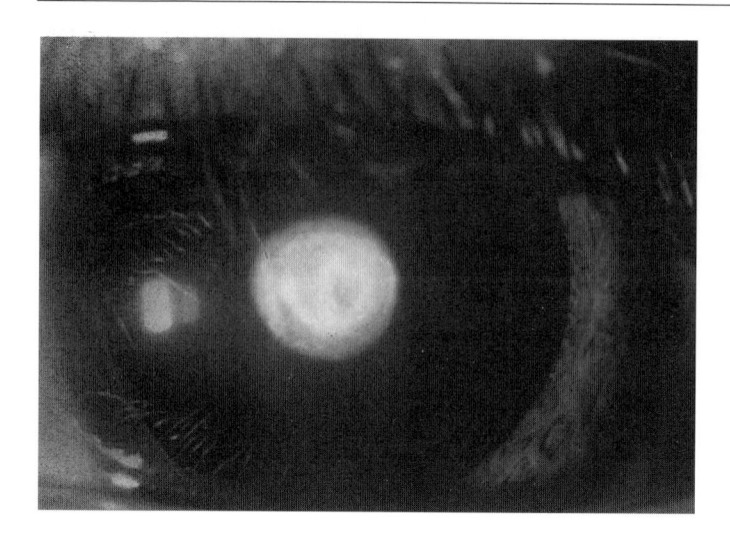

Abb. 28.17 Angeborene Linsenkerntrübung, photographiert bei fokaler Beleuchtung.

Bei Fortschreiten einer teilweisen Linsentrübung Operation.

3.7.2 Linsenverlagerung (Linsenektopie)

Ursache: Schwacher Halteapparat der Linse (Zonulafasern) bei MARFAN-Syndrom.
Krankheitsbild: Schlottern von Linse und Regenbogenhaut, Verlagerung der Linse nach nasal oben, Linsenäquator in Pupille sichtbar, dadurch Fehlsichtigkeit (Astigmatismus) und Visusminderung, evtl. einäugiges Doppeltsehen (monokulare Diplopie). Meist Kurzsichtigkeit (Myopie).
Diagnose: Nachweis von Irisschlottern, sichtbare Linsenverlagerung im durchfallenden Licht, Visusminderung. Syndromtypischer Körperbau.
Verlauf: Zunehmende Linsenverlagerung, evtl. auch in vordere Augenkammer oder Glaskörperraum (Linsenluxation), Glaukom, Netzhautabhebung.
Behandlung: Brillenkorrektur, Entfernung der Linse.

3.8 Regenbogenhaut (Iris), Aderhaut (Chorioidea)

3.8.1 Mißbildungen (Iris-, Aderhautkolobom, Aniridie)

Ursache: Kolobom – fehlender Verschluß der embryonalen Augenbecherspalte bei Trisomie, Embryopathien.
Krankheitsbild: Bei *Iriskolobom* schlüssellochartige Pupille (Abb. 28.18) durch angeborenen Irisdefekt unten, bisweilen kombiniert mit Mikrophthalmus, Linsen-, Aderhaut- und Sehnervenkolobom; *Aderhautkolobom* auch ohne Iriskolobom möglich. Hochgradige Visusminderung, evtl. Nystagmus, bei Einbeziehung des hinteren Augenpols (Macula lutea, gelber Fleck) und des Sehnerven. Bei *Aniridie* völliges Fehlen der Regenbogenhaut, Nystagmus, hochgradige Sehschwäche, Lichtscheu, bisweilen partielle Linsentrübung. Oft zusätzlich Fehlsichtigkeit, Schielen und Schwachsichtigkeit, teils auch WILMS-Tumor.
Diagnose: Typischer Vorderabschnitt- und Augenhintergrundbefund.
Verlauf: Bei *Aderhautkolobom* Netzhautabhebung, bei *Aniridie* Glaukom möglich. Bisweilen Entwicklung einer totalen Linsentrübung.
Behandlung: Brille, Amblyopiebehandlung. Bei beidseitiger Visusminderung visuelle Frühförderung, vergrößernde Sehhilfen, Sehbehindertenschule. Bei *Aniridie* Iriskontaktlinsen.

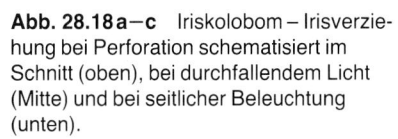

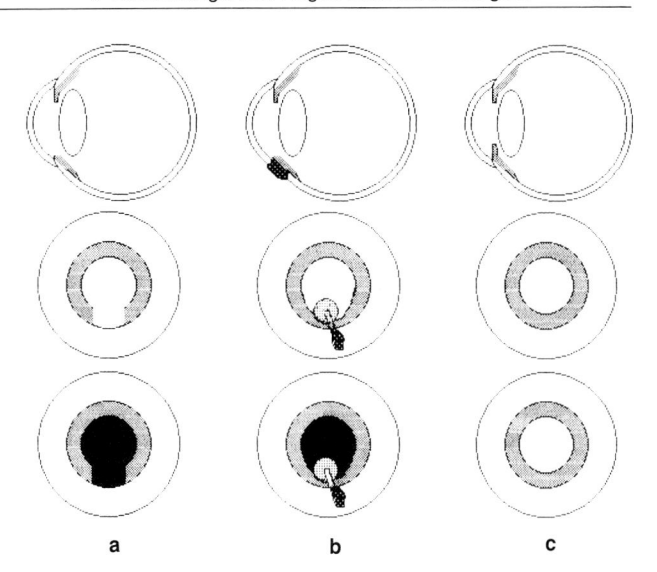

Abb. 28.18a–c Iriskolobom – Irisverziehung bei Perforation schematisiert im Schnitt (oben), bei durchfallendem Licht (Mitte) und bei seitlicher Beleuchtung (unten).
a typischer Regenbogenhautdefekt bei angeborenem Kolobom.
b Pupillenverziehung bei Horn- und Lederhautperforation unten mit Vorfall und Einklemmung der Regenbogenhaut; die Hornhaut ist gering getrübt.
c Normalbefund.

3.8.2 Pigmentmangel (Albinismus)

Ursache: Angeborener Pigmentmangel (Enzymdefekt), oft nur im Bereich des Auges (okulärer Albinismus).

Krankheitsbild: Bei Befall von Regenbogenhaut und Aderhaut rotes Pupillenleuchten. Makuladysplasie, pendelndes Augenzittern (Pendelnystagmus), beidseitige mittel- bis hochgradige Visusminderung, bisweilen Fehlsichtigkeit, Schielen (s. auch S. 36).

Diagnose: Typisches Krankheitsbild.

Verlauf: Nystagmus kann in den ersten beiden Lebensjahren abnehmen. Sonst keine Änderung zu erwarten.

Behandlung: Brille, Schiel- und Nystagmusbehandlung je nach Befund. Bei hochgradiger Visusminderung vergrößernde Sehhilfen, visuelle Frühförderung, Sehbehindertenschule.

3.8.3 Regenbogenhaut-, Ziliarkörperentzündung (Iritis, Iridozyklitis)

Ursache: Immunreaktionen bei Herpes simplex, bei Zoster ophthalmicus, bei chronischen Streptokokken-Infektionen (Tonsillitis), bei Toxoplasmose, bei Listeriose, bei rheumatischen Erkrankungen (STILL-Syndrom).

Krankheitsbild: Vorwiegend Rötung am Hornhautrand (Abb. 28.14), dumpfer Schmerz, enge Pupille, Regenbogenhautstruktur bei eiweiß- und zellreichem Kammerwasser verwaschen, Verklebungen zwischen Regenbogenhaut und Kammerwinkel (Kammerwinkelsynechien) bzw. zwischen Regenbogenhaut und Linse (hintere Synechien), Ablagerung von Zellen und Eiweiß auf der Hornhautrückfläche, bei Iridozyklitis auch zellige Infiltration des Glaskörpers, in schweren Fällen Eiterspiegel in der unteren Vorderkammer (Hypopyon).

Diagnose: Typisches Krankheitsbild. Biomikroskopie des Vorderabschnitts und des vorderen Glaskörperraumes, Tonometrie. Ausschluß von chronischen Allgemeininfektionen.

Verlauf: Oft chronisch schleichend mit langsamer Trübung von Glaskörper und Linse (Cataracta complicata), bisweilen Augeninnendrucksteigerung (Glaukom).

Behandlung: Wo möglich, Grundleiden behandeln. Immer Ruhigstellung des Ziliarkörpers und Pupillenerweiterung mit Atropin, lokal Kortison als Augentropfen, -salbe oder subkonjunktivale Injektion. In schweren Fällen systemische Immunsuppression. Bei schwerer Linsen- und Glaskörpertrübung Operation.

3.8.4 Aderhautentzündung (Chorioiditis)

Ursache: Durch Immunreaktion (autoimmunogen), bei bakterieller oder mykotischer Sepsis, bei Listeriose, Toxoplasmose, konnataler Lues, konnatales Rötelnsyndrom, Zytomegalie.

Krankheitsbild: Gelbliche Herde am Augenhintergrund mit zelliger Infiltration des Glaskörpers, Netzhautbeteiligung. Bei Befall des hinteren Augenpols (Macula lutea) meist bleibende Visusminderung. Abheilung mit chorioretinalen Narben, die bei intrauteriner Toxoplasmose schon bei Geburt am hinteren Augenpol vorhanden sind; dabei nicht selten Mikrophthalmus, Katarakt, Schielen, Nystagmus.

Diagnose: Nach Augenhintergrundbefund. Serologischer Nachweis von Toxoplasmose, Lues etc.

Verlauf: Je nach Ursache. In der Regel Abheilung mit Narbenbildung. Bei bakterieller Genese Übergreifen auf Glaskörper mit schwerem äußerem Reizzustand (Panophthalmie) und Verlust des Auges. Bei Toxoplasmose nicht selten Rezidive durch in der Narbe verbleibende Erreger.

Behandlung: Bei *autoimmunogener Chorioiditis* lokal und systematisch Kortison. Sonst Behandlung des Grundleidens. Bei *Panophthalmie* frühe Glaskörperausschneidung (Vitrektomie) mit intraokularer Antibiotikainjektion.

3.8.5 Aderhaut- und Netzhautleukose

Ursache: Aderhaut- und Netzhautinfiltration durch Leukämiezellen.

Krankheitsbild: Solitäre oder disseminierte weißlich-gelbe Herde mit umgebender Blutung.

Diagnose: Typischer Augenhintergrundbefund.

Verlauf: Unbehandelt zunehmende Ausdehnung, Netzhautabhebung, Erblindung. Ungünstige Allgemeinprognose!

Behandlung: Zytostase, Strahlentherapie.

3.9 Glaskörper (Corpus vitreum)

3.9.1 Mißbildungen (Arteria hyaloidea[3] persistens)

Ursache: Meist einseitig ausbleibende Rückbildung der Glaskörpergefäße.

Krankheitsbild: Bindegewebiger, oft gefäßführender Strang von der Papille bis zum hinteren Linsenpol, meist Mikrophthalmus, Schielen, Visusminderung.

Diagnose: Typisches Krankheitsbild.

Verlauf: Keine Änderung. Lebenslange Visusminderung.

Behandlung: In günstigen Fällen und bei früher Diagnose (selten!) operative Glaskörperausschneidung (Vitrektomie) in den ersten Lebensmonaten. Schielbehandlung.

3.9.2 Glaskörperabszeß (Endophthalmitis, Panophthalmie)

Ursache: Bakterielle oder mykotische Aderhautentzündung, Infektion nach durchbohrenden Verletzungen.

Krankheitsbild: Schwerer äußerer Reizzustand, weißlich aufleuchtende Pupille.

Diagnose: Typisches Krankheitsbild.

Verlauf: Oft Verlust des Auges, Erblindung.

Behandlung: Lokale und systemische Antibiotika, notfallmäßige Glaskörperausschneidung (Vitrektomie) und intraokulare Antibiotikainjektion auch bei Verdacht.

3.10 Netzhaut (Retina)

3.10.1 Netzhautabhebung (Ablatio retinae, Amotio retinae)

Ursache: Netzhautlöcher oder -einrisse (z. B. bei hochgradiger Kurzsichtigkeit, bei Retinopathia praematurorum, nach Prellungsverletzungen des Auges oder nach Perforation). Exsudative Ablösung bei Aderhautentzündung, bei Tumoren (Retinoblastom).

Krankheitsbild: Grauverfärbung der Netzhaut, Sehstörungen. Bei totaler Ablösung grauweiße Pupille, Erblindung (Leukokorie, amaurotisches Katzenauge).

Diagnose: Nach Augenhintergrundbefund.

Verlauf: Bei Netzhautlöchern und -einrissen unbehandelt oft Fortschreiten bis zur Erblindung. Bei exsudativer oder tumorbedingter Ablösung meist schwere Visusminderung oder Erblindung.

---

[3] hyaloideus (lat.): glasartig

3 Erkrankungen der Augen und ihrer Hilfsorgane

Behandlung: Vorbeugende Versorgung von Netzhautlöchern durch Kälte- oder Laserkoagulation. Netzhaut- und Glaskörperchirurgie. Bei exsudativer Ablösung je nach Ursache.

3.10.2 Retinoblastom

Ursache: Teils autosomal dominant, teils nichterblich; auch ein Chromosomendefekt kommt vor.

Krankheitsbild: Zunächst flache gelbliche Netzhauttumoren, später völlige Ausfüllung des Glaskörperraums mit Erblindung und weißgelber Pupille (amaurotisches Katzenauge – Abb. 28.16c u. 28.19). Schielen oft Erstsymptom. Bei 25% Befall auch des anderen Auges.

Diagnose: Typisches Krankheitsbild. Narkoseuntersuchung auch des anderen Auges, Ultraschall. *Untersuchung aller Geschwister.* Dreimonatliche Kontrollen des gesunden Auges und der Geschwister bei erweiterter Pupille.

Verlauf: Unbehandelt Übergreifen auf Augenhöhle und Gehirn. Keine hämatogenen Fernmetastasen. Behandelt bei sachgerechter Nachsorge sehr gute Überlebenschancen, aber nicht selten Zweittumorerkrankung noch nach Jahrzehnten.

Behandlung: Bei *amaurotischem Katzenauge* oder *großen Tumoren* Entfernung des Auges (Enukleation). Bei *kleinen, flachen Tumoren* Kälte- oder Lichtkoagulation, Strahlentherapie.

3.10.3 Frühgeborenenretinopathie (Retinopathia praematurorum)

Ursache: Sauerstoffschaden bei unreifem Netzhautgefäßsystem gehäuft bei Frühgeborenen (Geburt vor der 32. Schwangerschaftswoche, Geburtsgewicht unter 1500 g).

Krankheitsbild: Zunächst enge Netzhautarterien, in der seitlichen Peripherie gefäßarme Netzhaut, teils auch Netzhautblutungen und -ödem. Später Gefäßneubildung und -einsprossung in den Glaskörper mit nachfolgender bindegewebiger Umwandlung. Bei leichtem Verlauf Leistenbildung in der seitlichen Netzhautperipherie, dabei Netzhautlöcher und -einrisse noch nach Jahren möglich. In schweren Fällen zunehmender Netzhautzug mit Visusminderung durch Verziehung des hinteren Augenpols (Macula lutea), mit Netzhautabhebung und bindegewebiger Umwandlung des ganzen Glaskörpers *(retrolentale Fibroplasie)*, grauweißem Pupillenleuchten, Linsentrübung, Glaukom und Erblindung, Schielen und Nystagmus.

Diagnose: Typisches Krankheitsbild. Bei Risikopatienten regelmäßige Kontrollen des Augenhintergrunds notwendig.

Verlauf: Je nach Krankheitsbild. Spätablösung der Netzhaut möglich.

Behandlung: Sauerstoffmonitoring bei Inkubatoraufzucht, Augenhintergrundkontrollen, Kryokoagulation der peripheren Netzhaut bei Gefäßeinsprossung in den Glaskörper und bei Netz-

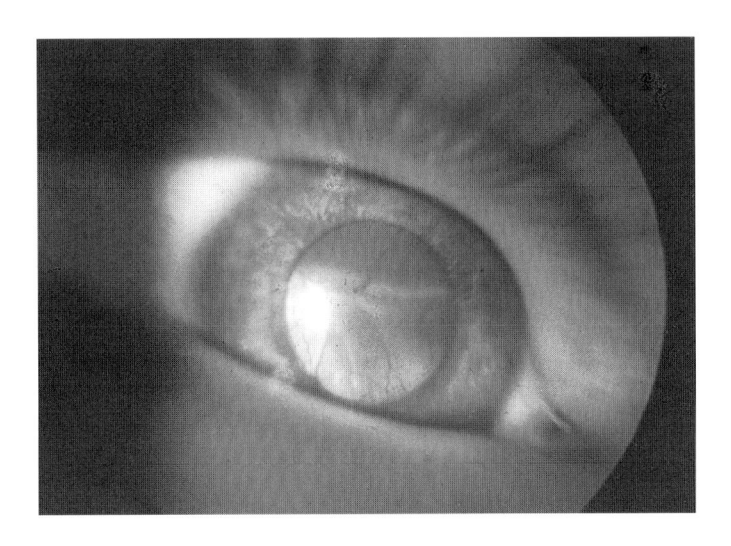

Abb. 28.19 Retinoblastom. Auf der vollständig abgehobenen Netzhaut sind die Gefäße schon in Aufsicht zu erkennen.

hauteinrissen. Linsen-, Glaukom-, Netzhaut-und Glaskörperchirurgie je nach Verlauf und Schweregrad. Visuelle Frühförderung, Schielbehandlung.

3.10.4 Nachtblindheit (Retinitis pigmentosa, Retinopathia pigmentosa)

Ursache: Degenerative Erkrankung des Pigmentepithels der Netzhaut durch angeborenen Enzymdefekt, bisweilen in Kombination mit Muskeldystrophie.

Krankheitsbild: Nachtblindheit. Knochenzellenähnliche, teils die Netzhautgefäße einscheidende Pigmentverschiebungen der Netzhaut, wachsgelbe Sehnervenpapille, fadendünne Netzhautgefäße. Bei *Muskeldystrophie* Ptosis, allseitige Einschränkung der Augenbewegungen, reduzierte Mimik (Facies myopathica), allgemeine Muskelschwäche, Minderwuchs, Herzblock.

Diagnose: Typisches Krankheitsbild mit frühzeitig verändertem Elektroretinogramm. Bei *Muskeldystrophie* evtl. EKG-Veränderungen, Muskelbiopsie.

Verlauf: Fortschreitende Gesichtsfeldausfälle, Erblindung. Herzrhythmusstörungen.

Behandlung: Keine kausale Therapie bekannt. Evtl. Schrittmacherimplantation. Rehabilitationsmaßnahmen (Blindenausbildung).

3.11 Sehnerv (Nervus opticus), Sehnervenpapille, Sehbahn

Vgl. Abb. 28.20

3.11.1 Mißbildungen (Sehnervenkolobom, Mikropapille)

Ursache: *Sehnervenkolobom* – fehlender Verschluß der Augenbecherspalte. *Mikropapille* – Hypoplasie des Sehnerven.

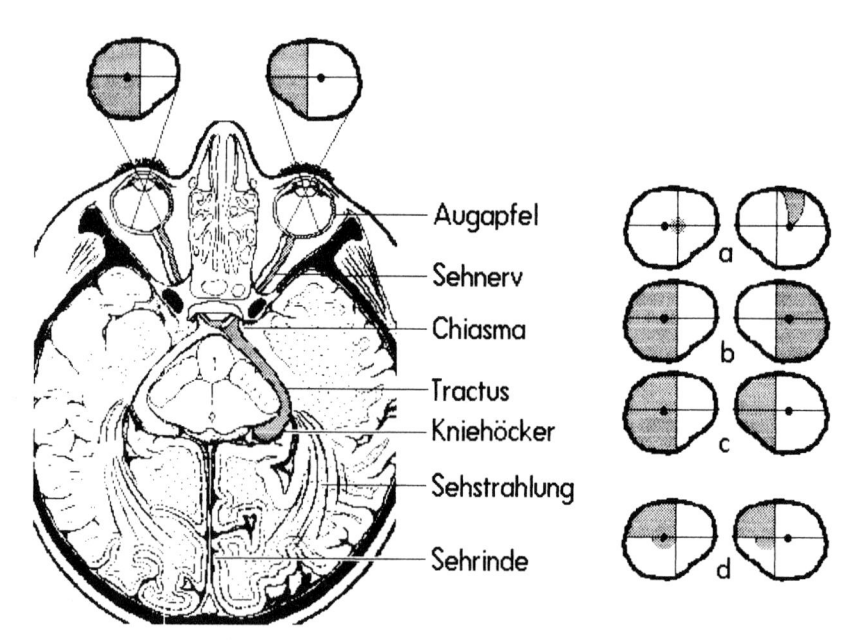

Abb. 28.20 Sehbahn und Gesichtsfeld. Durch den Verlauf der Nervenfasern mit Halbkreuzung der Fasern der nasalen Netzhauthälfte (temporales Gesichtsfeld) kommt es zu typischen Ausfällen.

a rechts Sektorausfall bei papillennahen Faserbündelläsionen, links Zentralskotom bei Papillitis oder Retrobulbärneuritis.

b bitemporaler (heteronymer) Ausfall bei Chiasmaläsion.

c linksgerichteter (homonymer) Ausfall bei rechtsseitiger Läsion des Tractus opticus oder des Corpus geniculatum laterale (seitlicher Kniehöcker).

d linksgerichteter (homonymer) Teilausfall bei rechtsseitiger Sehstrahlungs- oder Sehrindenläsion.

Krankheitsbild: *Sehnervenkolobom* – Spalt- oder Trichterbildung bei vergrößerter Sehnervenpapille. *Mikropapille* – zu kleine Papille.

Diagnose: Typischer Augenhintergrundbefund, ein- oder beidseitige oft hochgradige Visusminderung, Schielen. Bei beidseitiger Mißbildung auch Augenzittern. Evtl. Computertomographie zum Ausschluß weiterer ZNS-Anomalien.

Verlauf: Keine Änderung zu erwarten.

Behandlung: Bei beidseitiger Mißbildung visuelle Frühförderung, Sehbehinderten- oder Blindenschule. Schielbehandlung.

3.11.2 Stauungspapille (Papillenödem)

Ursache: Raumforderung in der Augenhöhle (Orbitaphlegmone, rasch wachsender Orbitatumor) mit Kompression des Sehnerven, Raumforderung im Schädel (Hirnabszeß, Hirntumor, Blutung) oder akute bis subakute Liquorstauung (Aquäduktstenose) bei schon geschlossener Fontanelle.

Krankheitsbild: Unschärfe und Prominenz der Papille, Stauung der Netzhautvenen, kein spontaner Venenpuls, Papillen- und Netzhautblutungen (Abb. 28.21) bei *akuter Raumforderung.* Bei *Orbitaphlegmone* entzündlicher, bei anderer orbitaler Raumforderung blander, rasch zunehmender Exophthalmus. Bei *intrakranieller Raumforderung* oder *Liquorstauung* meist Kopfschmerz, Verhaltensstörungen sowie je nach Herdlokalisation auch neurologische Ausfälle, Pupillenanomalien, Sehstörungen (Visusminderung, Gesichtsfeldausfälle, Doppelbilder), Schielen, Augenzittern.

Diagnose: Typischer Augenhintergrundbefund. Bei *Orbitaprozeß* typischer Orbitabefund. Prüfung von Pupillenreaktion, von Sehschärfe und Gesichtsfeld. Kinderneurologische und neuroradiologische Untersuchung.

Verlauf: Je nach Ursache. *Bei länger bestehender Stauungspapille insbesondere durch Pseudotumor cerebri Dauerschäden wie Visusminderung, Sehnervenatrophie.*

Behandlung: Je nach Ursache. *Bei chronischer Stauungspapille Druckentlastung durch Fensterung der Sehnervenhüllen zur Verhütung von Dauerschäden.*

3.11.3 Sehnervenentzündung (Neuritis, Papillitis)

Ursache: Orbitaphlegmone, Meningitis, Enzephalitis.

Krankheitsbild: Plötzlicher ein- oder beidseitiger Sehschärfeverlust. Störung der Pupillenlichtreaktion. Zentraler Gesichtsfeldausfall (Zentral-

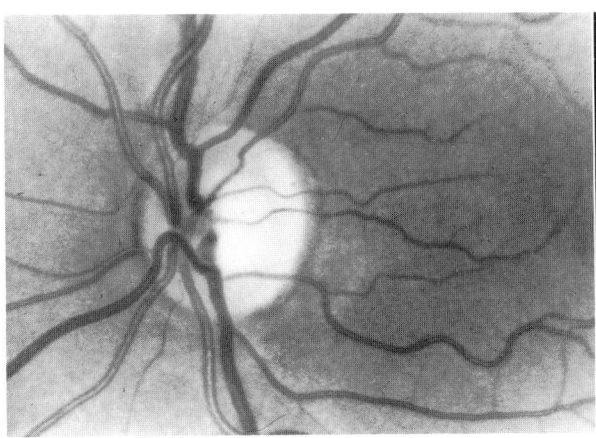

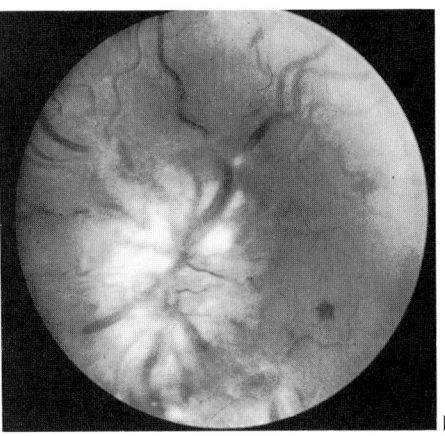

Abb. 28.21a, b Normale Papille – Stauungspapille. Die normale Papille (**a**) ist scharf begrenzt und liegt im Netzhautniveau. Sie zeigt im Bereich des Gefäßaustritts eine trichter- oder auch wannenartige Aushöhlung. Die Netzhautvenen (dunkel) haben um etwa ein Drittel weitere Kaliber als die Netzhautarterien (hell). Die Stauungspapille (**b**) ist unscharf begrenzt und über Netzhautniveau in den Glaskörper vorgewölbt (Prominenz). Die Netzhautvenen sind erweitert (gestaut). Weißliche Herde auf der Papille sind der Degeneration von Nervenfasern zuzuschreiben. In der umgebenden Netzhaut Stauungsblutungen und Ödem.

skotom). Bei *Papillitis* Unschärfe und geringe Prominenz der Papille mit zelliger Infiltration des papillennahen Glaskörpers, seltener mit Papillenblutung und Stauung der Netzhautvenen; retrobulbärer Schmerz besonders bei Augenbewegungen. Bei *beidseitiger Neuritis* deutliche Wesensänderung.

Diagnose: Typisches Krankheitsbild. Bei *Neuritis* und *Papillitis* pathologisches VEP (visuell evozierte Potentiale, s. S. 364); Kernspintomographie zum Nachweis von intrazerebralen Entmarkungsherden.

Verlauf: Meist gutartig, seltener Übergang in Sehnervenatrophie mit bleibenden Funktionseinbußen.

Behandlung: Je nach Grundleiden.

3.11.4 Sehnervenschwund (Sehnervenatrophie, Optikusatrophie)

Ursache: Anlagebedingter (meist familiärer) oder erworbener Nervenfaserschwund bei Netzhauterkrankungen, nach Stauungspapille, Neuritis, Papillitis, Meningitis, Enzephalitis, bei langsam wachsenden intraorbitalen oder intrakraniellen Tumoren.

Krankheitsbild: Mehr oder weniger vollständige Abblassung (Weißfärbung) der Papille; Sehschärfenverlust, Gesichtsfeldausfälle, Störung der Pupillenlichtreaktion.

Diagnose: Typischer Augenhintergrundbefund. Sehschärfe, Gesichtsfeld, VEP – evtl. auch Elektrookulo- und Elektroretinogramm – pathologisch. Kinderneurologische und neuroradiologische Untersuchung.

Verlauf: Je nach Grundleiden, evtl. Fortschreiten bis zur Erblindung.

Behandlung: Behandlung des Grundleidens. Sehbehinderten- evtl. auch Blindenausbildung. Vergrößernde Sehhilfen. Genetische Beratung bei familiären Formen.

3.11.5 Psychogene Sehstörung (hysterische Amblyopie)

Ursache: Familiäre oder schulische Probleme, Mißhandlung.

Krankheitsbild: Plötzlicher ein- oder beidseitiger Sehschärfenverlust ohne Störung der Pupillenlichtreaktion oder sonstigen Organbefund. Wechselhafte zentrale und periphere Gesichtsfeldausfälle. *Zur angeblichen Sehstörung unpassend gelassenes Verhalten.*

Diagnose: Widersprüchliche Ergebnisse veschiedener Funktionsprüfungen, zum behaupteten Sehschärfenverlust nicht passendes Verhalten.

Verlauf: Meist kurzfristig reversibel.

Behandlung: Beruhigung des Kindes, Aufklärung der Eltern, evtl. Psychotherapie unter Einbeziehung der Eltern.

3.12 Glaukom (grüner Star, intraokulare Drucksteigerung)

Ursache: *Mißbildungen* des Kammerwinkels (Hydrophthalmie = Buphthalmus = angeborenes Glaukom) oder *erworbene Veränderungen* (Sekundärglaukom bei Aniridie, bei Frühgeborenenretinopathie, bei Retinoblastom, bei Iridozyklitis, bei Aderhauthämagiom [STURGE-WEBER-Syndrom], nach Verletzungen) behindern den Abfluß des Kammerwassers.

Krankheitsbild: *Hydrophthalmie* – Lichtscheu, Tränen ohne Entzündungszeichen, Hornhauttrübung (Ödem), Vergrößerung des Auges mit Zunahme des Hornhautdurchmessers und unscharfer Hornhautrandzone (Abb. 28.22), Aushöhlung (Exkavation) der Papille. *Sekundärglaukom* – je nach Grundleiden.

Diagnose: Messung des Hornhautdurchmessers, Biomikroskopie, Ophthalmoskopie, Tonometrie bei Hydrophthalmieverdacht und bei zu Sekundärglaukom disponierenden Augenkrankheiten.

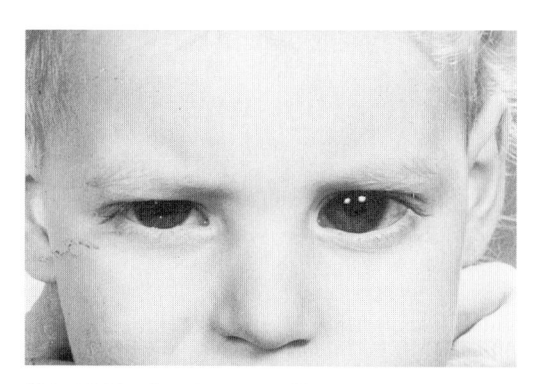

Abb. 28.22 Angeborenes Glaukom (Buphthalmus, Hydrophthalmus). Der Hornhautdurchmesser ist links deutlich vergrößert. Die Lichtscheu ist am Gesichtsausdruck abzulesen.

Verlauf: Unbehandelt fortschreitender Sehnervenschaden mit Visusminderung und Gesichtsfeldverfall bis zur Erblindung.

Behandlung: Möglichst frühzeitige operative und medikamentöse Regulierung des intraokularen Drucks.

4 Verletzungen der Augen und ihrer Hilfsorgane

4.1 Orbitafraktur, Orbitahämatom, Lidverletzungen

Ursache: Verletzung des Orbitaskeletts, der Orbitaweichteile und der Lider durch Prellung, Hundebiß, Schnitt, Stich oder Pfählung.

Krankheitsbild: Lidhämatom, Stich- oder Rißwunden der Lider. Bei *Orbitafraktur* Enophthalmus, Lähmungsschielen. Bei *Orbitahämatom* Exophthalmus, allseitige Einschränkung der Augenbeweglichkeit, evtl. Sehschärfeneinbuße durch Kompression des Sehnerven. *Bei Stich oder Pfählung evtl. Eröffnung auch der vorderen Schädelgrube mit Liquorabfluß.*

Diagnose: *Stich oder Pfählung auch bei kleinen Lidwunden durch sorgfältige Anamnese ausschließen.* Röntgendiagnostik zum Ausschluß von Orbitafrakturen, von Fremdkörpern und von Läsionen der vorderen Schädelgrube. *Inspektion des Auges wegen der Möglichkeit einer durchbohrenden Verletzung dem Augenarzt überlassen.*

Verlauf: Bei zu später Behandlung von *Orbitafrakturen* evtl. lebenslang Enophthalmus und Lähmungsschielen. *Bei Stich- oder Pfählungsverletzung mit Eröffnung der vorderen Schädelgrube Hirnphlegmone oder Hirnabszeß möglich.*

Behandlung: Operative Rekonstruktion des Orbitaskeletts (Kieferchirurg, Hals-Nasen-Ohrenarzt) sowie der Lider und des Auges (Augenarzt). Bei Beteiligung der vorderen Schädelgrube neurochirurgische Mitbehandlung, Antibiotika.

4.2 Verätzungen

Ursache: Eindringen von unverdünnten Reinigungsmitteln, von Kalk, Tintenstiftminen, Laugen und Säuren in die Lidspalte.

Krankheitsbild: Starke Schmerzen, Tränen, Lidkrampf. Bindehautanämie, Trübung und Schwellung der Hornhaut. Bei Tintenstift entsprechende Bindehautverfärbung.

Diagnose: Nach Anamnese und Krankheitsbild, evtl. Ätzspuren an Lidrändern und Lidhaut.

Verlauf: Unbehandelt schwere Hornhautschäden mit Sehschärfeneinbußen, evtl. auch Erblindung zu erwarten.

Behandlung: *Sofort Lider auseinanderziehen, Auge reichlich mit Wasser spülen. Kalkbröckel und Tintenstiftreste mit feuchten Watteträgern (Q-Tips) schnellstens entfernen, dabei auch Raum unter den Lidern auswischen. Wenn vorhanden, vorher Lokalanästhetika geben. Möglichst schnell zur Augenklinik.*

4.3 Hornhaut- und Bindehautfremdkörper, Hornhautepitheldefekt (Hornhauterosion, Erosio corneae)

Ursache: Eindringen kleiner Fremdkörper wie Wimpern, Insekten, Staub- oder Metallpartikel in die Lidspalte.

Krankheitsbild: Plötzliches Fremdkörpergefühl besonders bei Lidschlag, Tränen, Rötung, Lidkrampf.

Diagnose: Typisches Krankheitsbild (vgl. Abb. 28.15a u. d). Sichtbare Fremdkörper bei Auseinanderziehen der Lider. *Je nach Anamnese (Arbeiten mit Hammer und Meißel) durchbohrende Augenverletzung mit intraokularen oder intraorbitalen Fremdkörpern durch Röntgenaufnahmen ausschließen!*

Verlauf: Bei *Hornhautfremdkörpern* Hornhautinfiltration und Hornhautgeschwür möglich. Bei unter dem Oberlid festsitzenden Fremdkörpern Hornhauterosion.

Behandlung: Entfernung des Fremdkörpers mit feuchtem Watteträger (Q-Tip). Bei festsitzenden Hornhautfremdkörpern augenärztliche Behandlung. Bei Hornhauterosion Gleitmittel (Bepanthen-Augensalbe), Verband für 24 Stunden.

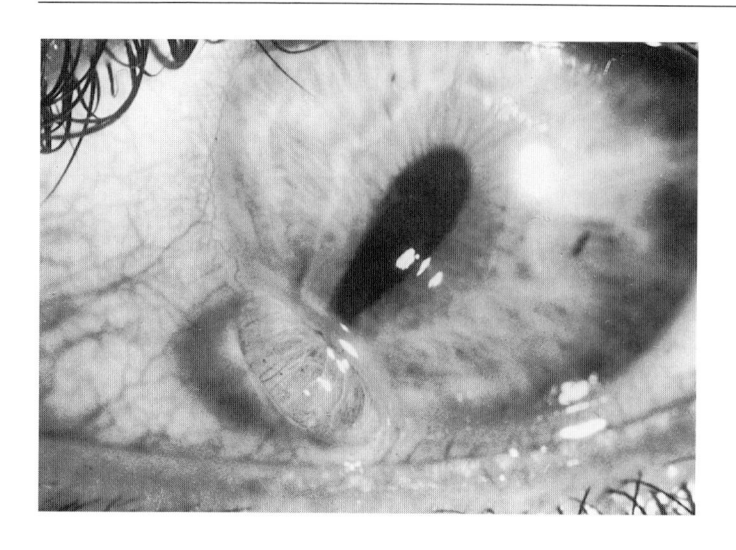

Abb. 28.23 Perforierende Verletzung am Hornhautrand. Die Regenbogenhaut ist vorgefallen.

4.4 Durchbohrende Augenverletzungen (Perforationen)

Ursache: Schnitt-, Stich- und Schußverletzung insbesondere durch Pflanzenstachel (Kakteen), Scheren, Messer, Wurfpfeile, Luftgewehrgeschosse und Platzpatronenfragmente, aber auch durch Metallsplitter bei Bastel- und Heimwerkerarbeiten.

Krankheitsbild: Typische Anamnese. Starker Reizzustand (Rötung, Tränen, Lidkrampf). Bei *Hornhautperforation* umschriebene Hornhauttrübung, evtl. Vorfall und Einklemmung der Regenbogenhaut, Verziehung der Pupille, evtl. Einblutung der Vorderkammer, Linsentrübung (vgl. Abb. 28.18b, Abb. 28.23).

Diagnose: Nach Anamnese und klinischem Bild. *Bei Perforationsverdacht Lider nicht auseinanderziehen, sofortige Augenarztvorstellung. Bei Fremdkörperverdacht Röntgendiagnostik.*

Verlauf: Unbehandelt schwere Komplikationen wie bakterielle oder mykotische Infektionen (Endophthalmitis, Panophthalmie) möglich mit entsprechenden Funktionsverlusten bis zur Erblindung. Bei intraokularen Metallfremdkörpern Verrostung (Siderose) oder Verkupferung (Chalkosis) des Auges mit Linsen- und Glaskörpertrübung, Glaukom, Netzhautabhebung.

Behandlung: Mikrochirurgische Versorgung, ggf. Fremdkörperextraktion.

5 Funktionsstörungen der Augen

5.1 Schwachsichtigkeit, Visusminderung

Ursache: Organische Visusminderung als vorübergehende Begleiterscheinung oder dauernde Folge von Erkrankungen der Augenhöhle, des Auges oder des Sehnerven und der Sehbahn. Funktionelle Schwachsichtigkeit (Amblyopie) bei konnatalen oder frühkindlichen Medientrübungen (Hornhaut, Linse, Glaskörper), bei ein- oder beidseitiger Fehlsichtigkeit (Brechungsfehler), bei Schielen und Augenzittern.

Krankheitsbild: Ein- oder beidseitige Sehschärfenminderung, typischer Organbefund, Fehlsichtigkeit, Schielen, Augenzittern.

Diagnose: Sehschärfenprüfung, Biomikroskopie, Ophthalmoskopie, Skiaskopie, Untersuchung auf Schielen und Augenzittern, VEP, Elektroretinogramm, evtl. auch Gesichtsfeldprüfung.

Verlauf: Bei *organischer Visusminderung* je nach Grundleiden. *Bei funktioneller Amblyopie durch Frühbehandlung meist Heilung möglich, später allenfalls Besserung oder lebenslange Fortdauer.*

Behandlung: Bei *organischer Visusminderung* je nach Grundleiden. Bei *funktioneller Schwachsichtigkeit* Brille, Hautpflasterokklusion des besseren Auges, nach dem 5. Lebensjahr evtl. Übungsbehandlung (Pleoptik), Schiel- oder Nystagmusoperation. Bei *schwerer beidseitiger Visusminderung* visuelle Frühförderung, Sehbehindertenschule.

5.2 Gesichtsfeldausfälle (Skotome, Hemianopien)

Vgl. Abb. 28.20

Ursache: Erkrankungen der Netzhaut, Erkrankung oder Kompression (Tumor) des Sehnerven, der Sehbahn (= Chiasma opticum, Tractus opticus, Corpus geniculatum laterale [seitlicher Kniehöcker], Sehstrahlung) und der Sehrinde.

Krankheitsbild: *Netzhauterkrankung* – der Herdlokalisation entsprechende Ausfälle (Skotome), Sehnervenatrophie, bei *Makulabefall* Visusminderung. *Sehnervenerkrankung* – zentraler Gesichtsfeldausfall, Zentralskotom, Sehschärfenminderung, Stauungspapille oder auch Sehnervenatrophie. *Chiasmaerkrankung* – beidseitige Gesichtsfeldausfälle meist zur Seite (bitemporale, also heteronyme Hemianopie), seltener zur Nase (binasale Hemianopie), evtl. Stauungspapille, Sehnervenatrophie, Störung der Pupillenlichtreaktion. *Tractus-, Corpus-geniculatum-laterale-, Sehstrahlungs-, Sehrindenerkrankung* – beidseitige Gesichtsfeldausfälle entgegengesetzt zum Krankheitsherd (homonyme Hemianopie), evtl. Stauungspapille, Sehnervenatrophie.

Diagnose: Hinweise auf Sehschärfeneinbuße oder Gesichtsfeldausfälle (ein- oder beidseitig Anecken oder Unsicherheit, Leseprobleme) in der Anamnese. Prüfung von Sehschärfe und Gesichtsfeld, Ophthalmoskopie, neuropädiatrische und neuroradiologische Untersuchung.

Verlauf: Fortschreiten je nach Grundleiden. Vorhandene Ausfälle selten reversibel.

Behandlung: Je nach Grundleiden, meist neurochirurgisch.

5.3 Farbsinnstörungen

Ursache: Angeborene, seltener erworbene (Sehnerven- und Netzhauterkrankung, Intoxikation) Rot-Grün- oder Blau-Gelb-Schwäche oder -Blindheit, seltener auch totale Farbenblindheit durch Fehlen oder Degeneration der farbtüchtigen Netzhautzellen (Zapfen).

Krankheitsbild: Farbverwechslung, Schwierigkeiten beim Herstellen von Mischfarben (Wasserfarben u. ä.). Bei Netzhaut- oder Sehnervenerkrankungen zugleich Visusminderung. Bei totaler Farbenblindheit Lichtscheu, hochfrequenter Nystagmus, hochgradige Visusminderung.

Diagnose: Prüfung von Farbsinn und Sehschärfe, Untersuchung des Augenhintergrundes, evtl. Elektroretinogramm, bei Sehnervenerkrankung VEP.

Verlauf: Bei angeborenen Störungen keine Änderung, sonst je nach Grundleiden.

Behandlung: Je nach Grundleiden, bei angeborenen Störungen nicht möglich. Bei totaler Farbblindheit Kantenfiltergläser als Lichtschutz, vergrößernde Sehhilfen, visuelle Frühförderung, Sehbehindertenschule.

6 Fehlsichtigkeit (Brechungsfehler, Ametropie)

Abb. 28.24

6.1 Kurzsichtigkeit (Myopie)

Abb. 28.25

Ursache: Meist anlagebedingt zu großes Auge. Seltener angeborene Trübung des Linsenkerns (Katarakt), Mißbildung der Linse (Lenticonus posterior), Frühgeburt evtl. mit Frühgeborenenretinopathie.

Krankheitsbild: Schlechte Fernsehschärfe. Bei anlagebedingter Myopie meist Auftreten im Schulalter, sonst je nach Ursache evtl. schon im ersten Lebensjahr vorhanden.

Diagnose: Sehschärfenprüfung, Skiaskopie, Biomikroskopie, Ophthalmoskopie.

Verlauf: Meist Zunahme im Wachstumsalter, evtl. bis ins 3. Lebensjahrzehnt.

Behandlung: Ausgleich durch Brille oder Kontaktlinse. Im übrigen je nach Grundleiden.

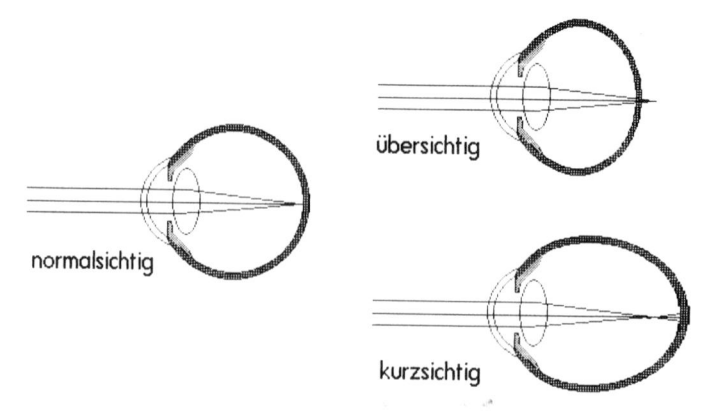

Abb. 28.24 Ametropien. Das übersichtige (hyperope) Auge ist meist kleiner als das normalsichtige. Aus weiter Entfernung (parallel) einfallendes Licht wird deshalb nicht auf der Netzhaut, sondern (theoretisch) dahinter vereinigt. Das kurzsichtige (myope) Auge ist größer als das normalsichtige. Aus weiter Entfernung (parallel) einfallendes Licht wird vor der Netzhaut im Glaskörper vereinigt. In beiden Fällen entsteht kein scharfes Netzhautbild weit entfernter Objekte. Das kurzsichtige Auge kann aber wenigstens nähere Objekte scharf abbilden.

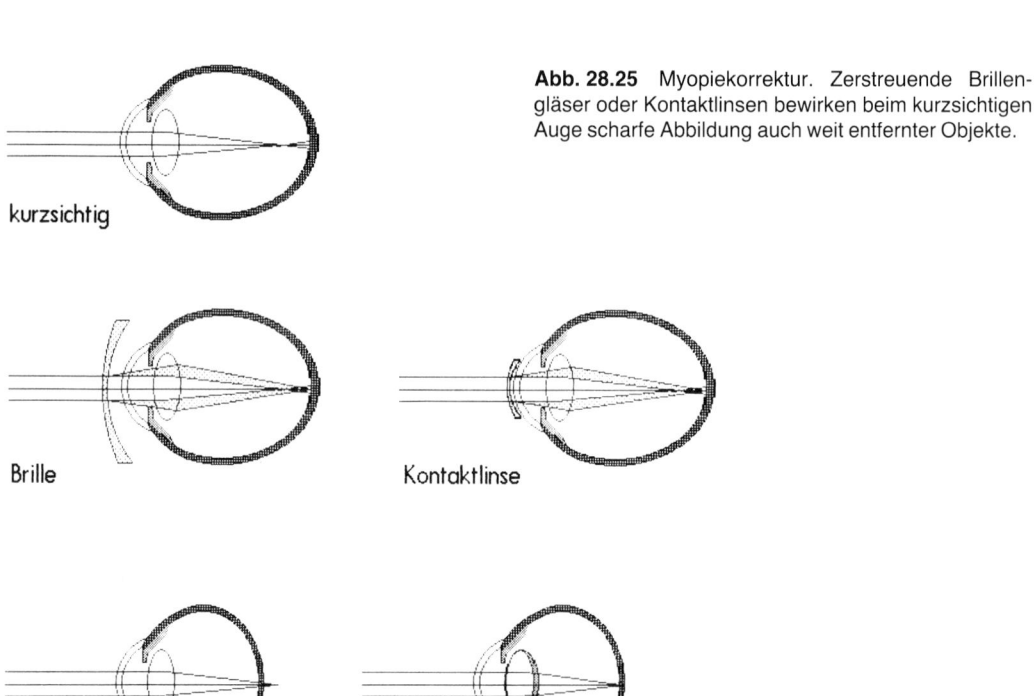

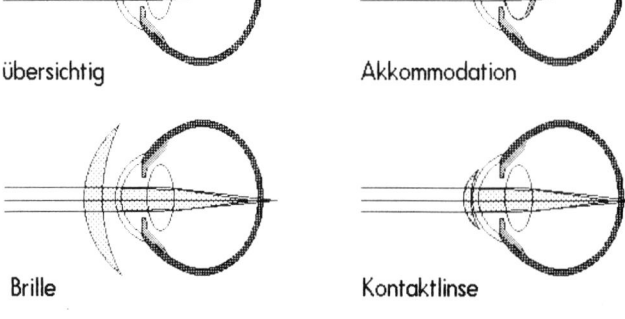

Abb. 28.25 Myopiekorrektur. Zerstreuende Brillengläser oder Kontaktlinsen bewirken beim kurzsichtigen Auge scharfe Abbildung auch weit entfernter Objekte.

Abb. 28.26 Hyperopiekorrektur. Sammelnde Brillengläser oder Kontaktlinsen bewirken beim übersichtigen Auge eine scharfe Abbildung für Ferne und Nähe. Gleiches kann der Übersichtige dadurch erreichen, daß er die Linsenkrümmung verstärkt. Diese Akkommodation – bei normalsichtigen Augen nur im Nahbereich nötig – verursacht beim Übersichtigen bisweilen Innenschielen.

6.2 Über-, Weitsichtigkeit (Hyperopie, Hypermetropie)

Abb. 28.26

Ursache: Anlagebedingt zu kleines Auge.

Krankheitsbild: Kopfschmerz bei Naharbeit, Leseunlust, Schielen. Bei stärkerer Hyperopie (mehr als 4 Dioptrien) schlechte Nah- und Fernsehschärfe.

Diagnose: Sehschärfenprüfung, Skiaskopie.

Verlauf: Meist Zunahme bis zum 9. Lebensjahr, danach Abnahme.

Behandlung: Ausgleich durch Brille oder Kontaktlinse. Schielbehandlung.

6.3 Stabsichtigkeit (Astigmatismus)

Ursache: Anlagebedingte Bauanomalien der Hornhaut (Hornhautverkrümmung). Kegelhornhaut (Keratokonus – Abb. 28.27). Hornhautnarben nach Hornhautentzündungen, nach Hornhautgeschwür oder durchbohrender Hornhautverletzung. Angeborene (Linsenkolobom) und erworbene (Linsenektopie) Anomalien der Linse (Linsenastigmatismus).

Krankheitsbild: Kopfschmerz, Augendruck, Leseunlust. Bei stärkerem Astigmatismus herabgesetzte Fern- und Nahsehschärfe. Hornhautnarben, typischer Linsenbefund.

Diagnose: Sehschärfenprüfung, Skiaskopie, Biomikroskopie.

Verlauf: Bei Kegelhornhaut und Linsenektopie langsame Zunahme, sonst meist keine Änderung.

Behandlung: Ausgleich durch Brille oder Kontaktlinse. Bei Linsenastigmatismus meist nur Brille, bei Kegelhornhaut, Hornhautnarben meist nur Kontaktlinse möglich, in schweren Fällen Hornhautüberpflanzung.

6.4 Seitenungleiche Fehlsichtigkeit (Anisometropie)

Ursache: Meist anlagebedingt seitenungleich Myopie, Hyperopie und/oder Astigmatismus. Seltener einseitige Hornhaut- und Linsenanomalien oder einseitige Linsenlosigkeit nach Operation eines einseitigen grauen Stars (Katarakt).

Krankheitsbild: Einseitige Schwachsichtigkeit (Amblyopie).

Diagnose: Sehschärfenprüfung, Skiaskopie, Biomikroskopie.

Verlauf: Je nach Fehlsichtigkeit. Meist keine Änderung des Seitenunterschiedes zu erwarten.

Behandlung: Ausgleich durch Brille oder Kontaktlinse. Meist auch Hautpflasterokklusion des weniger fehlsichtigen, besseren Auges wegen Amblyopie notwendig.

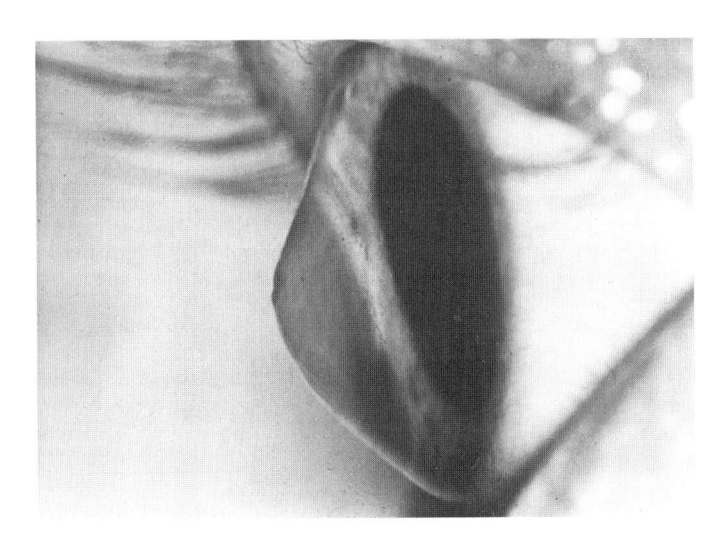

Abb. 28.27 Keratokonus. Die irreguläre Kegelform der Hornhaut verursacht einen starken irregulären Astigmatismus.

7 Stellungsfehler, Bewegungsstörungen

7.1 Latentes Schielen (Heterophorie)

Ursache: Angeborene oder erworbene Anomalien des beidäugigen Sehens (Fusionsschwäche), Bauanomalien der Augenhöhle oder Augenmuskeln.

Krankheitsbild: Kopfschmerz, Lichtscheu, Schwindelgefühl, Leseunlust, Schulversagen. Oft gleichzeitig Fehlsichtigkeit.

Diagnose: Schielstellung bei Abdecken eines Auges (Abb. 28.28). Prüfung des beidäugigen Sehens, Skiaskopie.

Verlauf: Unbehandelt meist Zunahme der Beschwerden.

Behandlung: Ausgleich der Fehlsichtigkeit durch Brille, Prismenbrille, Schulung des beidäugigen Sehens (Orthoptik), evtl. Schieloperation.

7.2 Begleitschielen (Strabismus concomitans)

Ursache: Angeborene Anomalien des beidäugigen Sehens (Fusionsschwäche, Mikroschielen). Frühkindliche Hirnschäden. Hyperopie.

Krankheitsbild: Meist sichtbares ein- oder wechselseitiges Schielen ohne Bewegungsdefizite (Abb. 28.29 u. 28.30). Einseitige Schwachsichtigkeit (Amblyopie). Bei frühkindlichem Schielen häufig Kopfzwangshaltung (okulärer Schiefhals), Nystagmus. Oft zugleich Fehlsichtigkeit.

Diagnose: Typisches Krankheitsbild. Prüfung des beidäugigen Sehens und der Sehschärfe, Skiaskopie. Abgrenzung gegen scheinbares Schielen (Pseudostrabismus – Abb. 28.31) und gegen latentes Schielen.

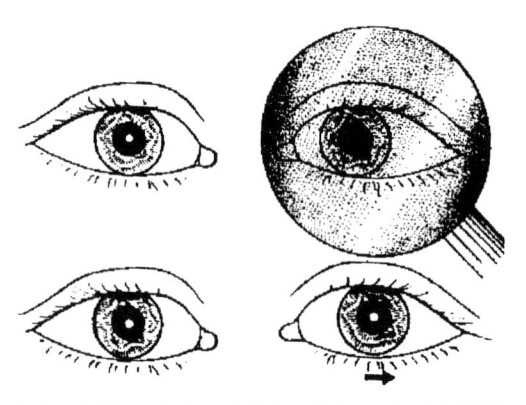

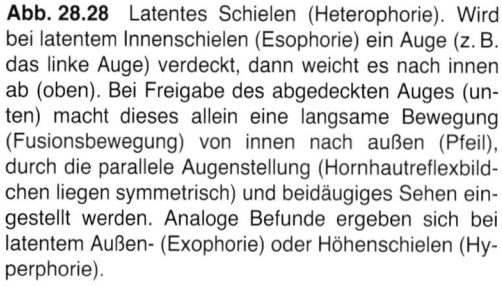

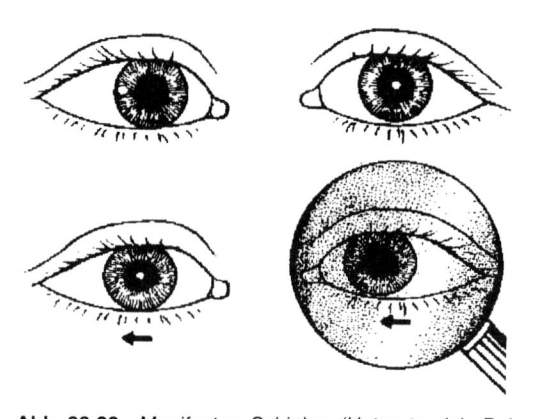

Abb. 28.28 Latentes Schielen (Heterophorie). Wird bei latentem Innenschielen (Esophorie) ein Auge (z. B. das linke Auge) verdeckt, dann weicht es nach innen ab (oben). Bei Freigabe des abgedeckten Auges (unten) macht dieses allein eine langsame Bewegung (Fusionsbewegung) von innen nach außen (Pfeil), durch die parallele Augenstellung (Hornhautreflexbildchen liegen symmetrisch) und beidäugiges Sehen eingestellt werden. Analoge Befunde ergeben sich bei latentem Außen- (Exophorie) oder Höhenschielen (Hyperphorie).

Abb. 28.29 Manifestes Schielen (Heterotropie). Bei manifestem Schielen besteht keine parallele Augenstellung. Das schielende Auge sieht am Fixierobjekt vorbei. Dadurch ist das Hornhautreflexbildchen eines Fixierlichts nur im nichtschielenden Auge in der Pupillenmitte etwa zentriert (oben linkes Auge), während es im schielenden Auge entgegengesetzt zur Schielstellung verschoben ist (bei manifestem Innenschielen (Esotropie) nach temporal – oben rechtes Auge). Wird nun das nichtschielende Auge verdeckt (unten), machen beide Augen eine schnelle Einstellbewegung (in diesem Fall von links nach rechts, Pfeil), durch die das zuvor schielende rechte Auge zum fixierenden wird (etwa in Pupillenmitte zentriertes Hornhautreflexbildchen), während nun das zunächst nichtschielende linke Auge hinter der Abdeckscheibe nach innen schielt. Bei manifestem Außen- und (Exotropie) Höhenschielen ergeben sich analoge Befunde.

Verlauf: Bei später Behandlung lebenslange Schwachsichtigkeit, Fehlen des beidäugigen, räumlichen Sehens (kein Binokularsehen).

Behandlung: Ausgleich der Fehlsichtigkeit durch Brille. Gegen Schwachsichtigkeit Haut-, Brillenpflasterokklusion oder Atropinbehandlung des nichtschielenden Auges. Evtl. Prismenbrille. Meist Schieloperation notwendig.

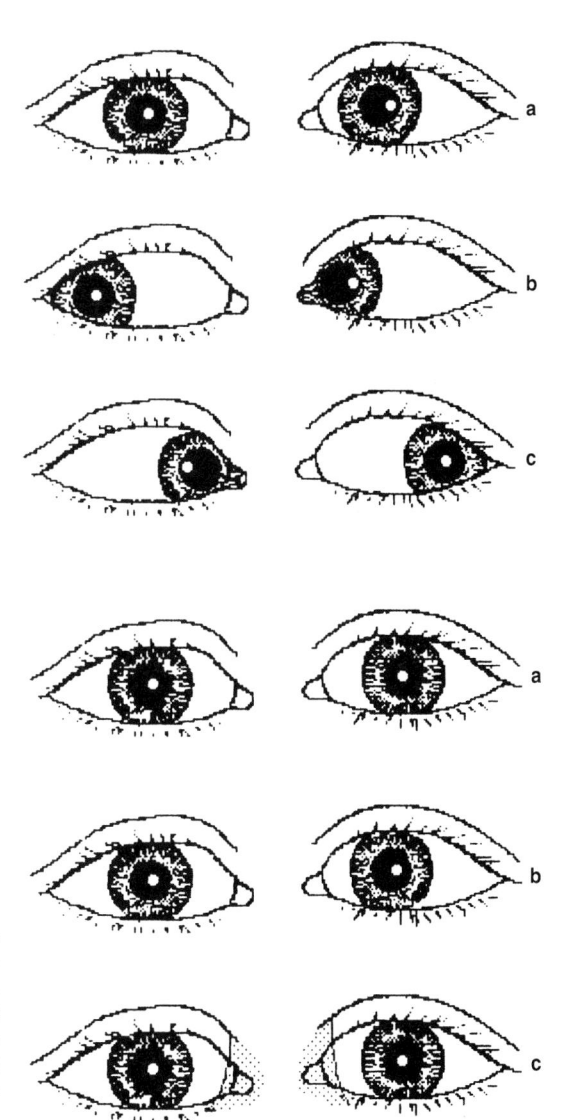

7.3 Lähmungsschielen (Strabismus paralyticus, Augenmuskelparesen)

Ursache: Mißbildungen der äußeren Augenmuskeln oder des zentralen Nervensystems (Abduzens-Parese bei MOEBIUS-Syndrom, Trochlearis-Parese). Anlagebedingte oder erworbene Muskelerkrankungen (Myositis, Muskeldystrophie). Erworbene Hirnnervenschäden bei Hydrozephalus und bei ZNS-Erkrankungen (Meningitis, Enzephalitis, Hirnabszeß, Hirntumor, Schädel-Hirn-Verletzungen).

Abb. 28.30a–c Begleitschielen (Strabismus concomitans). Linksseitiges Innenschielen bei Blick geradeaus (a), Verschiebung des Hornhautreflexbildchens im linken Auge nach temporal. Nahezu unveränderte Position des Hornhautreflexbildchens bei Rechtsblick mit weiterhin fixierendem rechtem Auge (b). Bei Linksblick (c) fixiert das linke Auge bei entsprechender Schielstellung des rechten (vgl. Hornhautreflexbildchen). Das Innenschielen ist also hier in den verschiedenen Blickrichtungen gleich.

Abb. 26.31a–c Scheinbares Schielen (Pseudostrabismus). Ein Epikanthus (c) verdeckt den inneren Lidwinkel und verursacht den Eindruck des Innenschielens. Dies liegt nach den Hornhautreflexbildchen nicht vor. Zum Vergleich normale Augenstellung ohne Epikanthus mit symmetrischen Hornhautreflexbildchen (a) und linksseitiges Innenschielen mit nach temporal verschobenem Reflexbildchen (Mitte).

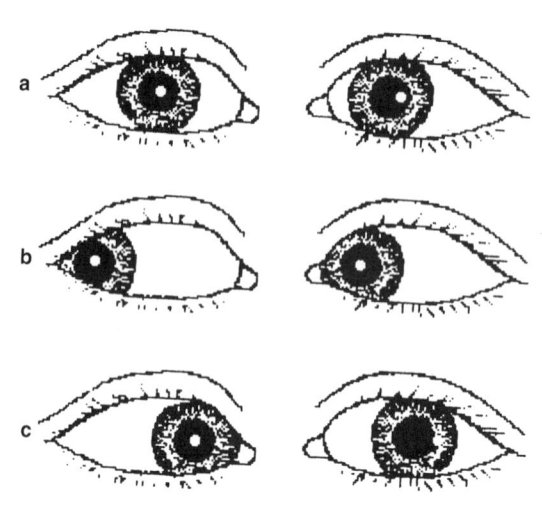

Abb. 28.32a-c Lähmungsschielen (Strabismus paralyticus). In Hauptblickrichtung linksseitiges Innenschielen (**a**). An der Verlagerung der Hornhautreflexbildchen ist abzulesen, daß das Innenschielen bei Rechtsblick verschwindet (**b**) und bei Linksblick stark zunimmt (**c**). Der Befund ist typisch für eine linksseitige Außenwenderlähmung (z. B. Lähmung des VI. Hirnnerven), Lähmungen des III. und IV. Hirnnerven führen an den von ihnen innervierten Augenmuskeln zu analogen Bewegungsdefiziten.

Krankheitsbild: Oft Kopfzwangshaltung (Schiefhals), typische Bewegungsdefizite (Abb. 28.32), evtl. Doppelbildwahrnehmung, Zukneifen eines Auges, Lichtscheu, evtl. Kopfschmerz, Unsicherheit (Anecken), Verhaltensstörungen. Sonst je nach Grundleiden.

Diagnose: Nachweis eines Bewegungsdefizits. Prüfung der Sehschärfe, des Gesichtsfelds und des beidäugigen Sehens. Untersuchung der Pupillenreaktion und des Augenhintergrunds (Stauungspapille, Sehnervenatrophie).

Verlauf: Bei lange bestehender Zwangshaltung Sekundärveränderungen im Bereich der Hals- und Nackenmuskulatur und der Halswirbelsäule zu erwarten. Unbehandelt bei Mißbildungen keine Änderung zu erwarten, sonst Fortschreiten je nach Grundleiden möglich. Bei behandelbaren ZNS-Erkrankungen und nach Schädel-Hirn-Verletzungen häufig Besserung des Lähmungsschielens innerhalb von 6-12 Monaten.

Behandlung: Bei geringgradiger Lähmung Prismenbrille, bei Doppelbildern Brillenpflasterokklusion. Wo möglich, Grundleiden behandeln. Schieloperation bei Mißbildungen und länger als 6-12 Monate anhaltendem erworbenem Lähmungsschielen.

7.4 Augenzittern (Nystagmus)

Ursache: Angeborener Nystagmus – Albinismus, beidseitige Fehlbildung oder Vernarbung des hinteren Augenpols (Makulaaplasie oder -dysplasie, Toxoplasmosenarben), Aniridie, beidseitige Linsen- oder Hornhauttrübung, Farbenblindheit, Hirnstamm- und Schädelbasisanomalien. Erworbener Nystagmus – Erkrankungen von Hirnstamm und Kleinhirn (Enzephalitis, Hirntumor, Degenerationen), Erkrankungen des Innenohrs (Gleichgewichtsorgans).

Krankheitsbild: Unwillkürliche Pendel- oder Ruckbewegungen beider Augen. Meist seitengleich, seltener asymmetrisch (dissoziierter Nystagmus). Oft Kopfzwangshaltung (Schiefhals), je nach Grundleiden Schwachsichtigkeit.

Diagnose: Typische Augenbewegungen. Je nach Grundleiden typischer Organbefund (Biomikroskopie, Ophthalmoskopie). Prüfung von Sehschärfe und beidäugigem Sehen, Skiaskopie. Kinderneurologische und neuroradiologische Zusatzdiagnostik je nach mutmaßlichem Grundleiden.

Verlauf: Bei angeborenem Nystagmus oft Besserung in den ersten Lebensjahren. Bei erworbenem Nystagmus je nach Grundleiden.

Behandlung: Bei angeborenem Nystagmus und Fehlsichtigkeit Brille; bei gleichzeitiger Zwangshaltung oder Nystagmusabnahme in der Nähe Augenmuskeloperation; bei hochgradiger Visusminderung vergrößernde Sehhilfen, visuelle Frühförderung, Sehbehindertenschule. Bei erworbenem Nystagmus Behandlung des Grundleidens.

Weiterführende Literatur

KÜCHLE, H. J., BUSSE, H.: Augenerkrankungen im Kindesalter. Thieme Verlag, Stuttgart, New York 1985

PAU, H.: Augenheilkunde im Kindesalter. Hans Marseille Verlag, München 1978

STEHR, K., MAYER, U., HARMS, D. (Hrsg.): Erkrankungen der Augen im Kindesalter. In: K. STEHR (Hrsg.): Kinderheilkunde und Jugendmedizin. Band 2. perimed, Erlangen 1987

Sachverzeichnis

Stichwörter, die nicht unter c aufgeführt sind, unter z oder k nachschlagen und umgekehrt; Entsprechendes gilt für f und ph. Die Umlaute ä etc. werden wie Doppelbuchstaben (ae etc.) behandelt.
Die **fettgedruckten** Seitenzahlen verweisen auf die ausführlichen Darstellungen.

A. hyaloidea persistens 628
– meningea media 374
AB0-Erythroblastose (AB0-Inkompatibilität, AB0-Sensibilisierung) **50**, 441
Abbruchblutung 40, 473
Abdomen, akutes 548
Abdominaltuberkulose (Bauchtuberkulose) 307, 311
Abduzens-Parese 639
Abführmittel (Laxantien) 16, 176
Abführmittelabusus 409
Abklopfdrainage 87, 92, 103
Ablatio retinae 628
Abort (Fehlgeburt) 438
Abortiv 287
Abrasio (Curettage) 438, **457**, 459, 469
Absaugung, endobronchiale 313
Abschnürverband 496
Abschürfung 240
Absence 383
Absorber 487
Abstehende Ohrmuschel 585
Abstoßungsreaktion 273, 536
Abstrich, zytologischer 469
Abszeß 534
–, Knochenabszeß 564
–, Peritonsillarabszeß 599
–, perityphlitischer 549
–, subphrenischer 549, 563
Abwehr (Immunabwehr, Infektabwehr) 259
–, humorale 260
–, zelluläre 261
Abwehrschwäche (Immunschwäche), angeborene 268
–, humorale 342
–, zelluläre 342
Abwehrspannung 167
Abwehrsystem des Neugeborenen 41
Accessorius (N.) 355
Acetyl-Cystein 179, 180
Achillessehnenreflex 359
Acholisch 165, 181, 183
Achondroplasie 206, **559**
Achsenabweichung 579
Acht-Monats-Angst 389
Aciclovir 323, 334, 373

Acne conglobata 242
– neonatorum 32
– vulgaris 241
Acquired immune deficiency syndrome (AIDS) 264, **335**
Acrodermatitis chronica atrophicans 319
ACTH (Adreno-cortico-tropes Hormon) 17, 185, 385
ACTH-Test 195
Adams-Stokes-Anfälle 128
Adamsapfel 602
Adaptometrie 614
Addison-Krankheit (Morbus Addison) **196**, 311, 455
Addison-Krise 196
Adduktorentenotomie 570
Adenom 162
–, autonomes 90, **191**
Adenoma sebaceum 371
Adenomatose, multiple endokrine 194
Adenomyosis uteri 457, 468
Adenotomie 600
Adenovirusinfektion 288
Aderhautentzündung 627
Aderhauthämangiom 632
Aderhautkolobom 626
Aderhautleukose 628
ADH (Antidiuretisches Hormon) 187
ADH-Exzeß 188
ADH-Sekretion, inadäquate 188
Adhärenz 258
Adhäsion 258
Adipogener Serumfaktor 213
Adiponecrosis subcutanea neonatorum 239
Adipositas (Fettsucht) **208**, 410
– permagna 209
Adiposogigantismus 208
Adiuretin s. auch Antidiuretisches Hormon 187
Adiuretintest 188
Adnexe 467
Adoleszentenkyphose 568
Adoleszenz 394, **397**
Adrenalin 195, 512
Adrenarche 195

Adreno-cortico-tropes Hormon (ACTH) 16, 185, 385
Adrenogenitales Syndrom (AGS) 64, **197**, 455, **465**
Adriamycin 126, 161
Adriablastin 152
Adultes Hämoglobin 131
Adversivkrämpfe 384
Aerobacter 256
Aerobier 256
Aerosol 96
Ätiologie 3
Ätzschorf 501
Affektivemotional 424
Affektlabilität 356
Affektwegbleiben 67
Affennierenzellkultur 255
Agammaglobulinämie (Antikörpermangelsyndrom) **269**, 274
Aganglionose (Hirschsprungsche Krankheit, Megacolon congenitum) **177**, 547
Agar 9
Agar-Platte 255
Aggressionstrieb 395
Agranulozytose **143**, 149
AGS (Adrenogenitales Syndrom) 64 **197**, 455, **465**
AGS-Schwachform 202
AHG (Antihämophiles Globulin, Faktor VIII) 134, 147
Ahydramnie 440
AIDS (acquired immune deficiency syndrome) 264, **335**
–, Impfungen 277
–, Pediatric AIDS (PAIDS) 342
AIDS-Fall-Register 344
AIDS-Hilfe 346
AIDS-Risikogruppen 339
Ajmalin 14
Akkommodation 636
Akne 242
– des Neugeborenen 32
Akrodermatitis, infantile papulöse 329
Akromikrie 187
Aktinomykose 255
Aktinomyzeten 255
Aktivität, hypersynchrone 363

Aktivitätshypertrophie 6
Aktivkohle 525
Akzidentelles Herzgeräusch 108
Alastrim 325
Albinismus 36, **627**
Albumaid XP 74
Albustix 220
Aldactone (Spironolactone) 125, **220**, 222
Aldocorten 196
Aldosteron 195, 196
Alexan 152
Alfa-Fetoprotein 437
Alfa-Methyldopa 441
Alimentäre Eisenmangelanämie 136
Alkalose, hypokaliämische 171
Alkoholsyndrom, embry-fetales **22**, 436
Alkylphosphate 526
Allergen 271
Allergenkarenz 594
Allergie 88, 90, **271**
Allergische Alveolitis 102
– Rhinitis s. Heuschnupfen
Allergisches Asthma 92
Allergose 272
Allgemeinanästhesie 480, **483**
Allgemeininfektion 286
–, bakterielle s. Sepsis
Allogen 154
Allopathie 4, **17**
Aloe 16
Alopezie (Haarausfall) 154, **250**
Alpha$_1$-Fetoprotein 159, 161
Alpha$_1$-Antitrypsinmangel 181
Alport-Syndrom 224
Altersatrophie 6
Altinsulin 81
Alttuberkulin 312
Alupent 128
Alveolitis, allergische 102
Amaurose 78, 354
Amaurotisch, infantile amaurotische Idiotie 73, **78**
Amaurotische Pupillenstarre 354
Amaurotisches Katzenauge 629
Amblyopie 615, **634**
–, hysterische 632
Ambu-Baby-Beatmungsbeutel 487
Ambu-Ruben-Beatmungsbeutel 487
Ambulant 4
Amenorrhoe 191, 432, **454**
–, Postpill-Amenorrhoe 461
Amenorrhoe-Galaktorrhoe-Syndrom 456
Ametropie 635
Amikacin 15
Aminoazidurie 229
Aminoglykosid 7, **15**
Aminosäuren 531
Ammoniumchlorid 16
Amnesie, retrograde 378
Amnion-Stränge 23
Amnioninfektionssyndrom 29, 440
Amnioskopie 434, 440

Amniotische Schnürfurchen 23
Amniozentese 437
Amöben-Dysenterie (Amöbenruhr) 348
Amotio retinae 628
Amoxicillin 99, 225
Ampicillin 96
Ampicillin-Exanthem 246, 272
Ampulle 10
Amputation 160, 562
Amuno 235
Amyloid 234
Amyloidnephrose 234
Amyloidose 92, 219, **234**
Anaemia neonatorum 49
Anämie (Blutarmut) 59, **135**
–, akute hypoplastische 137
–, alimentäre Eisenmangelanämie 136
–, aplastische 149
–, Blackfan-Diamond-Anämie 137
–, Blutungsanämie 135
–, chronische hypoplastische 137
–, Eisenmangelanämie 136
–, Fanconi-Anämie 149
–, Frühgeborenen-Anämie **59**, 136
–, hämolytische **137**, 223, 322
–, –, angeborene 51
–, –, chronische nichtsphärozytäre 139
–, –, toxische 51
–, hyperregeneratorische 138
–, hypoplastische 137
–, Infektanämie 136
–, Kugelzellanämie (Sphärozytose) 51, **139**
–, Megaloblastäre Anämie 137
–, Neugeborenes 54
–, perniziöse 137
–, Scheinanämie 135
–, Sichelzellenanämie 140
–, sideroachrestische 137
–, Thalassämie 51, 71, **140**
–, Tumoranämie 137
–, Ziegenmilchanämie 137
Anaerobier 256, 535
Anästhesie 480
–, Oberstsche 482
Anästhesie-Nachsorge 490
Anästhesie-Vorbereitung 480
Anaklitische Depression 399
Analatresie 176, **546**
Analfissur 176, 177
Analgesie 488
Analgetika **15**, 480, 481
Analreflex 359, 360
Anamnese 2, 352
Anaphylaktischer Schock **272**, 518
Anaphylaktoide Purpura (Purpura Schönlein-Henoch) **149**, 219, 222, 231, 236, 272
Anastomosenoperation nach Blalock-Taussig 120
Androgene 195, 197, 459
Androide Fettsucht 211

Anenzephalie 365
Anergie 273, 308, 343
Aneurysma, arteriovenöses 519
– der Herzkranzarterien (Koronararterien) 236
Anfälle s. auch Epilepsie, Krämpfe
–, fokale 382, 383
–, Früh-Anfälle 382
–, Frühest-Anfälle 381
–, Gelegenheitskrämpfe (Okkasionskrämpfe) 66, **380**
–, generalisierte 382
–, große Anfälle (Grand mal) 383
–, – – fokaler Genese 384
–, hypoxämische 120
–, Jackson-Anfälle 384
–, kleine 383
–, motorische Herdanfälle 384
–, myoklonisch-astatische Anfälle 383
–, myoklonische 383
–, psychomotorische 384
–, Rolandische Anfälle 383
–, sekundär generalisierte 382
–, sensible Herdanfälle 384
–, sensorische Herdanfälle 384
–, symptomatische (s. Gelegenheitskrämpfe)
Anfallsleiden s. Epilepsie, Krämpfe
Angeboren 3
Angina 289, **599**
– pectoris 6
Angiographie 86
Angiokardiographie 113
Angiokardiopathien 106, 114
Angiom 372
Angioplastik 228
Angiosarkom 159
Angiotensin 195
Angiotensin-II-Inhibitor 228
Angst 428
–, Acht-Monats-Angst 389
–, Lebensangst 398
Anhiebsdiagnose 2
Anikterisch 328
Anilinderivate 15
Aniridie 625
Anisometropie 637
Ankylosis 234, 564
Anophelesmücke 347
Anorchie 203, 557
Anorexia nervosa (Pubertätsmagersucht) 216, **407**, 456
Anosmie 353, 597
Anotie 585
Anovulatorisch 201, 454
Anoxie 509
Anpassungsstörungen 38
Anschoppung 100
Ansteckend 252
Antazidum 170, 171
Ante-Retropositio 462
Anteflexio 462
Anteversio 462
Anthelixknick 585
Anthelminthika (Wurmmittel) 15

Anti-A 51
Anti-B 51
Anti-D-Prophylaxe (Rhesusprophylaxe) **50**, 441
Anti-HAV-IgM 328
Anti-HBc 329
Anti-HBe 329
Anti-HBs 329
Antiallergika 594
Antibabypille 17
Antibiotika 14
Antidiuretisches Hormon (ADH, s. auch Vasopressin) 187
Antidot (Gegengift) 8, 526
Antiepileptika 16, **385**
– in der Schwangerschaft 22
Antigen-Antikörper-Komplex 262
Antigen-Antikörper-Reaktion 266
Antigennachweis 85, 98
Antihämophiles Globulin (AHG, Faktor VIII) 134, 147
Antikörper, antinukleäre 237
–, monoklonale 262
–, Schilddrüsenantikörper 191, 193
Antikörpermangelsyndrom (Agammaglobulinämie) **269**, 274
Antikonvulsiva 16
Antimon-Präparate 348
Antimykotika 15
Antinidationspille 461
Antinukleäre Antikörper 237
Antipyretika 15
Antirheumatika 235
– in der Schwangerschaft 22
Antistreptolysin-Titer (AST) 232, 290
Antithrombin III (AT III) 134
Antitrypsinmangel, α_1-Antitrypsinmangel 181
Anulozyten 132, 136
Anurie 220, 226, 516
Anus praeternaturalis (Darmausgang, künstlicher) 547
Anxiolytika 481
Aortenatresie 122
Aorteninsuffizienz 124
Aortenisthmusstenose **116**, 122
Aortenklappenersatz 116
Aortenstenose **115**, 124, 126
–, subvalvuläre 115
–, valvuläre 115
Apallisches Syndrom 379
Apathisch 361
Apathogen 253
Apgar-Schema **38**, 445
Aphonie 87, 603
Aplanations-Fontanometrie 521
Aplasia cutis congenita 37
Aplastische Anämie 149
– Krise 138, 139
Apnoe 40, **44**, 304, 366, 380, 512, **514**, 527
Aponti PKU Diät 74
Apophysenabriß 580
Apothekenbuch 13
Apothekenpflicht 11

Apparent 287
Appendizitis 548
–, perforierte 549
Appetitzügler 215
Applikation 9
Aquäduktstenose 631
Arachnodaktylie 205
Arginin-Vasopressin (Antidiuretisches Hormon) 187
Armnervenplexuslähmung 25
Arrhythmie 129
Arteria hyaloidea persistens 628
Arteriosklerose (Arterienverkalkung, Atherosklerose) 6, 129
Arteriovenöse Fistel 129, 227, 519
Arthritis (Gelenkentzündung) 318, 322, **563**
–, eitrige 230
–, Infektarthritis 230
–, juvenile chronische (rheumatoide) 206, **233**, 270
–, postinfektiöse 235
–, reaktive 235
–, rheumatoide (juvenile chronische) 206, **233**, 270
–, septische 31, 230, **564**
Arthrographie 576
Arthrogryposis multiplex congenita 569
Arthrose 576
Artikulation 357
Arzneifertigwaren 9
Arzneimittel 7, **8**
–, Zulassung 11
Arzneimittelabhängigkeit 12
Arzneimittelexanthem 245
Arzneimittelgesetz 11
Arzneimittelprüfung 11
Arzneimittelzubereitungen 13
Arzneispezialität 9
Asherman-Syndrom 456
Asigmatismus 612
Askariden (Spulwürmer) 15, 349
Asperger-Autismus 429
Aspergillose 341, **346**
Asphyxie 366, **512**
Asphyxie-Stadium 484
Aspiration 44, 63, **96**, 514, 603, 606
–, Fremdkörperaspiration 88, 91, **96**, 606
–, Fruchtwasseraspiration 44, 514
–, Mekoniumaspiration 44, 514
Aspirationspneumonie 63, 514
Aspirin (Azetylsalizylsäure) 7, **15**, 148, 182, 235, 237
AST (Antistreptolysin-Titer) 232, 290
Astatische Anfälle 383
Asthma **92**, 244, 272, **403**
–, allergisches 92
–, Belastungsasthma 93
–, Intrinsic-Asthma 92
–, Kleinkinder-Asthma 92
–, psychogenes 93
Asthmaanfall 93, 95
Asthmatische Bronchitis 93

Astigmatismus 637
Astonin H 195, 196, 200
Astronautenkost 176
Astrozytom 156
Asymptomatische Bakteriurie 224
Asystolie 509
Aszites (Bauchwassersucht) 178, 220
AT III (Antithrombin III) 134
Ataraktika 16
Ataxia teleangiectatica 35
Ataxie **358**, 570
–, Friedreichsche 373
–, zerebellare 373
Atelektase 89, 97, **101**, 309
Atemgeräusche, abgeschwächte 83
–, puerile 83
–, scharfe 83
Atemhilfe 528
Atemkalk 487
Atemlähmung 333
Atemmonitor 44
Atemnot (s. auch Dyspnoe) 87
Atemnotsyndrom (Hyaline-Membranen-Krankheit) **43**, 57, 58, 439, **513**
Atempause s. Apnoe
Atemstillstand 509
Atemstörungen, zentrale 44
– beim Neugeborenen 43, 512
Atemtyp 83
Atemwegsdruck, kontinuierlich erhöhter 528
Atemwegswiderstand 84
Atherosklerose (Arterienverkalkung, Arteriosklerose) 6, 129
Athetose 357, 367, 570
Athyreose 190
Atmung, Cheyne-Stokes-Atmung 378
–, paradoxe 505
–, periodische 514
–, Schnappatmung 378, 512
–, Spontanatmung 526
Atopie 244
Atosil 482
Atresie, Analatresie 176, **546**
–, Duodenalatresie 546
–, Rektumatresie 546
Atrioventrikularkanal 119
Atrioventrikularseptumdefekt 119
Atriumseptumdefekt 118
Atrophie 6, 62, 241
–, Inaktivitätsatrophie 356
Atropin 482, 489
Atropin-Augensalbe 625
Atropinvergiftung 526
Atypische Lymphozyten 327
– Masern 320
– Mykobakterien 256, 307, 341
– Pneumonie 100
Audiogrammkurve 583
Audiometer 583
Audiometry, electric response 584
Auditive Erfassungsstörung 420
Aufbewahrung 10
Auffrischimpfung 277
Aufholwachstum 187

Auflösungsvermögen 614
Aufstoßen 172
Aufzeichnung, Doppelbild-Aufzeichnung (EEG) 363
–, 24-Stunden-Langzeit-Aufzeichnung (EEG) 363
Augenarzt 614
Augenbeweglichkeit 614
Augenbindehautdiphtherie 302
Augenhintergrund 157, 354
Augeninnendruck 614
Augenkrankheiten 614
Augenmuskelparese 354, 639
Augensalbe, Atropin-Augensalbe 625
Augenspiegel 614
Augenstellung 614
Augentripper 314
Augenverletzung 633
Augenzittern (Nystagmus) 354, 584, 615, **640**
Augmentan 292
Aura 384
Ausfluß (Fluor) 40, 224, 464, **466**, **473**, 477
Ausgradung 579
Auskühlung 500
Auskultation 83, 108
Auslaßversuch 191
Auslesekrankheit 308
Aussatz (Lepra) 314
Ausschabung s. Abrasio
Ausscheidungsgeschwindigkeit 8
Ausschlag 240
Außenschielen 638
Austauschtabelle 81
Austauschtransfusion, Blutaustauschtransfusion 48
–, Plasmaaustauschtransfusion 223
Austreibungsperiode 445
Autismus 428
Autistisch 426
Autistische Psychopathie 429
Autoaggressionskrankheit s. Autoimmunkrankheit
Autoantigen 270
Autoantikörper 270
Autogene Drainage 103
Autoimmunhepatitis 271, 330
Autoimmunkrankheiten 193, 230, **270**
Autoimmun-Polyendokrinopathie 194
Autolog 154
Autonomes Adenom 90, **191**
AV-Block 127
AV-Ersatzrhythmus 127
AV-Kanal 119
Azathioprin 228, 237, 537
Azetonämie 167
Azetonämisches Erbrechen 167
Azetonurie 167
Azetylsalizylsäure (Aspirin) 7, **15**, 148, 182, 235, 237
Azidose, metabolische 509
–, renal tubuläre 229
–, respiratorische 509

Azidothymidin 344
Azlocillin 103
AZT 344

B-Lymphozyten 262
Babinski-Reflex 360
Bacillus anthracis (Milzbrandbazillen) 256, 306
Bacteroides fragilis 256
Badehosennävus 36
Bagatellverletzung 499
Bajonett-Finger 357
Bakteriämie 287, **294**
Bakterielle Infektion 85, 289
Bakterien 255
–, Erkrankungen durch Bakterien 289
Bakteriologie 252
Bakteriophagen (Phagen) 255, 289
Bakteriostatisch 14
Bakteriurie, asymptomatische 224
–, isolierte 224
Bakterizid 14
Balanitis 557
Baldrian 16, 418
Balkenblase 555
Ballaststoffe 214
Ballonatrioseptostomie 121
Ballondilatation 115, 228
Ballonherzkatheter 121
Banaler Infekt 331
Bandage 493
–, Beuge-Bandage 576
–, First Aid Bandage 493
–, Pavlik-Bandage 576
Banding-Operation 117
Bandscheibenvorfall 573
Bandwürmer 15, 349
Bangsche Krankheit 284
Barbiturat 16, 306, **488**, 522
Barbituratvergiftung 526
Barbitursäure 11
Bartholinischer Pseudoabszeß 466
Bartholinitis 466
Bartter-Syndrom 188
Basaltemperatur 453
Basedow, Morbus (s. auch Hyperthyreose) 57, **191**, 617
Basophile Tüpfelung 132
Bauch, akuter 168
Bauchatmung 610
Bauchdeckengriff nach Credé 225, 366
Bauchfelltuberkulose 311
Bauchhautreflex 359
Bauchhoden 203, 557
Bauchhöhlenschwangerschaft 438
Bauchkoliken 65
Bauchkrämpfe 5
Bauchlymphknotentuberkulose 311
Bauchschmerzen 166
Bauchtrauma 503
–, stumpfes 178
Bauchtuberkulose (Abdominaltuberkulose) 307, 311
Bauchtumoren 158

Bauchwassersucht (Aszites) 178, 220
Bauereisen, Spiegelgeburt nach Bauereisen 439, 448
Baumann-Extension 580
Baumwollsaatöl 531
Bazillen 255
Bazillus Calmette-Guérin 256, 278
BCG-Impfung 278
BCG-Osteomyelitis 278
BCG-Tuberkulose 278, 308
Beatmung 511, **526**
–, intermittierend befehlende 528
–, maschinelle 487
–, Mund-zu-Mund-Beatmung 491, 511
–, Mund-zu-Nase-Beatmung 491, 511
–, Überdruckbeatmung, kontrollierte intermittierende 528
Beatmungsbeutel 487
Beatmungsgerät (Respirator) 487, **527**
Beatmungskanüle 606
Beatmungslunge (Dysplasie, bronchopulmonale) **43**, 58, 514, 529
Beatmungssystem 486
–, Kuhnsches Kinderbeatmungssystem 487
Bechterew, Morbus Bechterew 234
Becken, enges 448
Beckenbeinfußgips 581
Beckenboden 462
Beckenbodengymnastik 463
Beckenbodeninsuffizienz 463
Beckenbruch 494
Beckenendlage 448
Beckengürtelform 376
Beckengürteltyp 570
Beckenniere 552
Beckenosteotomie nach Salter 566, 576
Beckenübersichtsaufnahme 566
Becksche Punktion 596
Beckwith-Wiedemann-Syndrom (EMG-Syndrom) 196, 205
Beclometason 95
Befruchtung 430
Begleitschielen 638
Behandlung 4
Behinderung, geistige 424
Beinlähmung 365
Beinverkürzung 560
Belastungsasthma 93
Bellocq-Tamponade 595
Bellsches Phänomen 356
Benigne Herdepilepsie 384
Benzamid 417
Benzathin-Penicillin 14
Benzodiazepine 16, 385, 482
Benzylbenzoat 244
BERA 584
Berührung 358
Beruhigungsmittel 16
Beschützende Werkstätten 424
Besiedlung 258

Beta-1-Dihydralazin 441
Beta-laktamasefest 14
Beta-Laktamasen 14, 292
Beta-1-(Rezeptoren)blocker **14**, 126, 191, 228, 441
Betäubung, örtliche 480
Betäubungsmittel 13, 16, 482
Betke-Färbung 54
Bettruhe, strenge 123
Beuge-Bandage 576
Beuren-Syndrom 116
Beutel-zu-Maske-Beatmung 511
Beutel-zu-Tubus-Beatmung 511
Bewegung 356
Bewegungsarmut 211
Bewegungsdrang 356
Bewegungsstörung, zerebrale 369
Bewußtlosigkeit (Koma) **361**, 379, 480, **519**
Bewußtsein 518
Bewußtseinsstörung 360, **519**
Bewußtseinstrübung (Somnolenz) 361, 519
Beziehungsstörung 428
Bezugsperson 388
Bidocef 292
Bienenstich 244, 271, 502
Bildbare, praktisch 424
Bilharz 350
Bilharzien (Schistosomen) 350
Bilharziose (Schistosomiasis) 350
Biliäre Leberzirrhose 180
Bilirubin **46**, 181, 437
Bilirubin-Diglukuronid 46
Bilirubinenzephalopathie 47, 367
Bilirubinoide 442
Binasal 635
Binaural 591
Bindehautentzündung (Konjunktivitis) 93, **623**
– des Neugeborenen 622
Bindehautfremdkörper 633
Bindehautunterblutung 623
Binokularsehen (doppeläugiges Sehen) 614, 639
Biomikroskopie 614
Biopsie 364
Biparietaler Durchmesser 433
Bisexualität 397
Bißwunden 501, 533
Bitemporal 635
Bittersalz 16
Bizepssehnenreflex 359
BKS (Blutkörperchensenkungsgeschwindigkeit, BSG) 260
Blackfan-Diamond-Anämie 137
Bläschen 240
Blalock-Taussig-Anastomosenoperation 120
Blande Struma 192
Blase (Bulla) 240
Blasenekstrophie 555
Blasenentleerung 257
Blasenentleerungsstörungen 450
–, neurogene 225, 360, 542

Blaseninfektion (Zystitis) 224
Blasenlähmung 365, 569
Blasenmole 468
Blasenpunktion, suprapubische 224
Blasensprung 444
–, frühzeitiger 440
–, vorzeitiger 438, **439**
Blasentraining 366
Blastogenese 431
Blastom 151
Blastula 430
Blastozyste 431
Blattern, echte s. Pocken
–, schwarze 325
Blau-Gelb-Blindheit 635
Blaulichtbehandlung (Fototherapie, Lichtbehandlung) 47
Blausucht (Zyanose) **106**, 107, **120**
Bleivergiftung 138
Blenorrhoe 622
Blepharitis 621
Blepharospasmus 620
Blickkontakt 428
Blindenschule 614
Blindheit, Flußblindheit 350
–, kortikale 378
Blinzeln 357
Blinzeltick 416
Blitz-Nick-Salaam-Krämpfe 66, 371, **385**
Blitzschlag 497
Block, AV-Block 127
–, intrahepatischer 551
–, prähepatischer 551
Blot, Western-Blot 343
Blutanalyse, fetale 435
Blutarmut (Anämie) 59, **135**
Blutaustrich 132
Blutaustauschtransfusion (Austauschtransfusion) 48
Blutbildung, gestörte 55, 136
Blutdruck 14
Blutdruckerhöhung 221
Blutdruckkurve 107
Blutdruckmanschette 228
Blutdruckmessung 107, 228
Blutdruckwerte 406
Bluter s. Bluterkrankheit
Blutergelenk 147
Bluterkrankheit (Hämophilie) 71, 135, **147**, 339, 344
Blutfarbstoff (Hämoglobin) 131
Blutgasanalyse 85
Blutgerinnung (Gerinnung) 134, **147**
Blutgerinnungsstörung 147
Blutgerinnungszeit 134
Blutgruppe 51
Blutgruppen-Inkompatibilität, AB0-Erythroblastose, Blutgruppen-Unverträglichkeit **50**, 441
Bluthochdruck (Hypertension, Hypertonie) 14, 117, 129, **228**, 358, 369, 403, **406**, 441
Bluthusten 135, 310
Blutkörperchen, rote (Erythrozyten) 131

–, weiße (Leukozyten) 133
Blutkörperchensenkungsgeschwindigkeit (BKS, BSG) 260
Blutkrankheiten 131
Blutkultur 85
Blutparasiten 350
Blutplättchen (Thrombozyten) 133
Blutschwamm (Hämangiom) **34**, 151, 617
Blutstillung 496
Blutstuhlkrankheit (Melaena) 54
Blutsturz 310
Bluttransfusion (Transfusion) 344
Blutung 135
– des Verdauungstraktes 135
–, epidurale (s. auch epidurales Hämatom) 374
–, fetale 443
–, geburtstraumatische 54, 540
–, genitale 478
–, Hirnblutung 25, **45**, 58, 366
– in der Schwangerschaft 442
–, intrakranielle 374, 540
–, juvenile 457
–, klimakterische 457
– nach Tonsillektomie 135, **600**
–, Neugeborene 54
–, subarachnoidale 374
–, subdurale s. subdurales Hämatom
– unter die Leberkapsel 54
–, Vitamin-K-Mangelblutungen, Spätmanifestation 55
Blutungsanämie 135
Blutungsbereitschaft, physiologische 54
Blutungskalender 457
Blutungskrankheit (hämorrhagische Diathese) 144
Blutungsschock 54
Blutungsübel s. Blutungskrankheit
Blutungszeit 134
Blutvergiftung s. Sepsis
Blutwäsche s. Hämodialyse
Blutzuckerselbstkontrolle 81
BM-Test 180
BMI 210
BNS-Krämpfe 66, 371, **385**
Bobath-Behandlung 370
Bochdaleksche Hernie 542
Body mass index 210
Bösartige Tumoren 151
Bösartigkeit 151, 156
Bogengangsfistel 588
Boosterung 265, 277
Borderline-Tumor 468
Bordet 303
Bordetella pertussis 303
Borke 240
Bornholmer Krankheit 334
Borrelia burgdorferi (Borrelien) 256, **318**
Borreliose 285, **318**
–, Meningitis bei Borreliose 295, 318
–, Polyneuritis bei Borreliose 318
Botulinusbazillen 256

Botulismus-Antitoxin 274
Bougierung der Speiseröhre 501
Brachyösophagus 548
Bradykardie 44, **127**, 509
Brainstem Electric Response Audiometry 584
Branhamella catarrhalis 256
Brechungsfehler 615, **635**
Breischluck 86, 109
Breitnase 596
Bremsenstich 244
Brevimytal 488
Brille 614
–, Spritzschutzbrille 345
Brillenhämatom 597
Broca-Index 209
Brom-Harnstoff-Derivate 16
Bromocriptin 452, 454
Bronchiale Überempfindlichkeit 93
Bronchialfremdkörper 606
Bronchialkarzinom 151
Bronchialkollaps 93
Bronchiallymphknotendurchbruch 309, 313
Bronchiallymphknotentuberkulose 309
Bronchiektasen 85, 310
Bronchien 606
Bronchiolitis 92, **96**, 320
Bronchitis, akute 89
–, asthmatische 93
–, chronische 90
–, obstruktive 92
–, spastische 92
Bronchographie 85
Bronchopneumonie 98
Bronchopulmonale Dysplasie **43**, 58, 514, 529
Bronchoskop 313
Bronchoskopie 85, 97
Bronchospasmolyse 96
Bronchospasmolytikum 95
Bronchusanomalien 90
Bronchusmalazie 85
Bronchusstenose 85
Bronzebaby 47
Broviac-Katheter 538
Bruch (Fraktur, s. auch Hernie) **492**, 551, 559, **579**
–, Luxationsbruch 581
Bruchinhalt 551
Bruchpforte 551
Bruchsack 551
Brudzinskisches Zeichen 296
Brückenkallus 580
Brückenvenen 367
Brummen 84, 92
Brustdrüse 19
Brustdrüsenentzündung (Mastitis) 32, 40, **451**, **467**
Brustdrüsenkrebs 470
Brustdrüsenschwellung 40
Brustentwicklung 201
Brustkorb-Durchmesser 433
Brustkorbverletzung 505

Brustpflege 451
Brustwandableitung 108
Brustwickel 90
Bruton, Morbus s. Agammaglobulinämie
Brutphase 389
BSG (BKS, Blutkörperchensenkungsgeschwindigkeit) 260
Budenoside 95
Büffelnacken 197
Bürstenmassage 130
Bürstenschädel 141
Bulimie 216, **409**
Bulla (Blase) 240
Buphthalmus 632
Burkitt-Lymphom 152
Bursa Fabricii 262
Buserelin 202
Bypass-Operation (Magen-Darm-Trakt) 215

C3-Komplement 222
C-reaktives Protein (CRP) 232, **260**
C-Zellen der Schilddrüse 194
Café-au-lait-Flecke 35, 372
Calcinosis 238
Calcitonin 194
Calcitriol s. Vitamin D
Calcium 134
Calcium-Antagonisten 228
Calciummangel 68
Caliper 211
Calmette-Guérin 256, 278
Campylobacter 171, 172, 256
Campylobacterinfektion 300
Candida albicans s. Soor
Candidamykose 243
Candidiasis s. Soor
Captopril 125
Caput succedaneum 24, 446
Carbamazepin 385
Carbimazol 191
Carbostesin 483
Cardiolipin-Mikroflockungstest (CMT) 317
Cardiotokographie 434
Cephalosporine 14
Cerclage 439
Chalazion 621
Chalkosis 634
Charakterbildung 392
Chassaignac 495
Chelatbildner 182
Chemie, pharmazeutische 8
Chemoprophylaxe 313
Chemosis 595
Chemotaxis 261
Chemotherapeutika 14
Chemotherapie, präventive 278, 313
Cheneau-Korsett 572
Cheyne-Stokes-Atmung 378
Chiasmaerkrankung 635
Chinidin 14
Chirodkar 439
Chirurgie, plastische 535

–, Transplantationschirurgie 536
–, Wiederherstellungschirurgie 535
Chlamydien 255
Chlamydienpneumonie 100
Chloasma gravidarum 436
Chloralhydrat **16**, **66**, 88, 418
Chloramphenicol 15
Chlormadinonacetat 457
Chloroquin 235, 237
Choanalatresie 592
Choanalpolyp 596
Cholangiogramm 183
Cholangitis 183
Choledochuszyste 551
Cholelithiasis 183
Cholera 300
Choleraimpfung 283
Cholestase 181
–, intrahepatische 52
Cholesteatom 588
Cholinesterasehemmstoff 489
Cholinesterasehemmer 526
Chondrodystrophie 206, **559**
Chondrosarkom 162
Choragon 204
Chordozentese 437
Chorea 357
– major 232
– minor 232
Chorioiditis 627
Chorioamnionitis 439
Chorionepitheliom 468
Choriongonadotropin, humanes (HCG) 17, 201, **204**, 434
Chorionkarzinom 468
Chorionzottenbiopsie 437
Chorioretinitis 28
Christmas-Faktor 134, 147
Chrom-EDTA-Clearance 219
Chromolaparoskopie 459
Chromosom, Philadelphia-Chromosom 155
Chromosomensatz 430
Chromosomenveränderungen 437
Chromsäureperle 594
Chylothorax 350
Chylurie 350
Cicatrix 240
Cimino-Fistel 227
Cincinnati-Schnitt 578
Cis-Platin 161
Clavulansäure 292
Clearance 218
Clindamycin 15, 292
Clip 460
Clonidin 187, 196
Clostridium perfringens (Gasbrandbazillen, Gasödembazillen) 256, 535
– tetani (Tetanusbazillen) 256, 305, 535
Cloudy babies 32
CMT (Cardiolipin-Mikroflockungstest) 317
Co-trimoxazol 225

Cobb, Winkelgrade nach Cobb 572
Codein 16
Coeruloplasmin 182
Coffein 14
Coitus interruptus 460
Colica mucosa 177
Colitis ulcerosa **175**, 404
Colon irritabile 177
Coma diabeticum 81, 167
– dyspepticum 61
– hepaticum 181, 441
– prolongé 379
– Scale, Glasgow Coma Scale 361
– vigile 379
Commotio (Gehirnschütterung) 378
Compliance 12, 84
Compressio 378
Computertomographie 84
Conduit-Operation 121
Condylomata acuminata (spitze Kondylome, s. auch Feigwarzen) 243, 447
Condylus-radialis-Abriß 580
Contergan (Thalidomid) 12, **21**, 560, 585
Continuous positive airway pressure (CPAP) 528
Contusio 378
Convalaria majalis (Maiglöckchen) 13
Coombstest 442
Cord traction 445
Corpus luteum (Gelbkörper) 453
Corpus-luteum-Zyste 468
Corticotropin Releasing Hormone (CRH) 185
Cortisol 195
Cortisoltagesprofil 195
Cortison 17
–, Nebenwirkungen 537
Corynebacterium diphtheriae (Diphtheriebakterien) 256, 301
Coryza 315
Cosmegen 152
Cotrel-Dubousset-Verfahren 572
Coulter Counter 133
Covered anus 546
Coxa magna 566
– valga 576
– vara 576
Coxalgia fugax (Coxitis fugax) 230, 565
Coxitis 564
Coxsackie-Viren 123, 238, 327, 329, **334**
Coxsackie-Virusinfektion 334
CPAP (continuous positive airway pressure) 528
Crasnitin 152
Credé, Handgriff nach Credé 226, 366
Cremaster (M.) 204
Cremasterreflex 203
CRH (Corticotropin Releasing Hormone) 185
CRH-Test 196

Crohn, Morbus Crohn 175
Croup s. auch Krupp-Syndrom
–, spasmodic 88
CRP (C-reaktives Protein) 232, **260**
Crusta 240
Cuff and collar 580
Curare 306
Currettage (Abrasio) 438, **457**, 459, 469
Cushing, Morbus Cushing 455
–, Steroid-Cushing 220
Cushing-Syndrom 208
Cyclophosphamid 15
Cyclosporin-A 220, 228, 537
Cyclostin 152
Cystis 240

D-Penicillamin 182
Dacronfasern 538
Dakryoadenitis 622
Dämmerungssehen 614
Dakryophlegmone 621
Dakryozystitis 621
Dakryozystographie 621
Dammschnitt (Episiotomie) 439, 445
Dammschutz 445
Dandy-Walker-Syndrom 365
Dane-Partikel 329
Dantrolen 490
Darmausgang, künstlicher (Anus praeternaturalis) 547
Darmblutung 298
Darminfektion 288
–, bakterielle 297
Darmlabilität 167
Darmlähmung (paralytischer Ileus) 61, 550
Darm-Milzbrand 306
Darmperforation 179, 298
Darmpolyp 177
Darmspiegelung (Koloskopie) 165
Darmstenose 175
Darmverschluß (Ileus) 61, 179, 546, **549**, 550
Dauerausscheider 285
Dauerschnupfen 592
Daunoblastin 152
Decapeptyl 202
Decortin 220
Defäkationsreiz 176
Defektsyndrom 352
Defektzustand 379
Defibrillation 127, 511
Defibrillator 127
Deflorationsblutung 479
Degeneration (Entartung) 6
Dehnungsstreifen s. Striae
Dehydratation 142
Dehydrobenzperidol 488
Dehydroepiandrosteron 195
Dekompensation 62
Dekurarisierung 489
Dellwarzen (Mollusken) 240, **243**, 477
Delta-Hepatitis (Hepatitis D) 330
Demenz 341, 373

Denken, operationales (operatorisches) 392
–, voroperatorisches 392
Depigmentierung 36
Depoteisen 132
Depot-Testosteron 203
Depression **399**, 426
–, anaklitische 399
Deprivation (Hospitalismus, psychischer) 4, 216, 288
Deprivationssyndrom s. Deprivation
Dermatitis, atopische s. Neurodermitis
– exfoliativa neonatorum 32, 249
–, intertriginöse 69
–, seborrhoische 69, 245
Dermatom 536
Dermatomykosen (Pilzkrankheiten) 243, **346**
Dermatomyositis **238**, 270, 377
Dermoid 617
Dermoidzyste 468, 479
–, Stieldrehung der Dermoidzyste 468
Descemetocele 624
Descensus testiculorum 203
– vaginae et uteri 463
Desferal 141
Desferrioxamin 141
Desogestrel 461
Desoxiribonukleinsäure (DNS) 71
Desquamation 241
Desquamationsphase 453
Determinationsperiode 26
–, teratogenetische 364
Deutsche AIDS-Hilfe 346
Dexamethason **195**, 196, 200, 385, **522**
Dexamethasontest 196
Dezeleration 440
Dezerebrationshaltung 361
Di-George-Syndrom 194, **269**
Diabetes, Gestationsdiabetes (Schwangerschaftsdiabetes) 55
– insipidus neurohormonalis 188
– – renalis **188**, 229
– mellitus (Zuckerkrankheit) **79**, 167, 216, 271
Diabetes-Diät 81
Diabetiker-Marmelade 82
Diabetisches Koma s. Coma diabeticum
Diabur 5000 81
Diät, Diabetes 81
Diät-Margarine 75
Diagnose 2
Diagnostik, pränatale 437
Dialyse 223, **227**, 526
Dialysebehandlung 539
Diaphanie 368
Diaphanoskopie 368
Diaphragma, Scheidendiaphragma 460
– urogenitale 462
Diaphragmaplastik 463
Diarrhoe 60
Diastole 107

Diathese 2
–, hämorrhagische 144
Diazepam 66
– Desitin (rectal tube) 381, 383
– in der Schwangerschaft 22
Diazepam-Zäpfchen 381
Diazepin 16
Dick-Reaktion 289
Dick-Test 289
Dick-Toxin 289
Dickdarmganglionose 547
Dickdarmkarzinom 162
Dickdarmpolyp 178
Dicloxacillin 452
Dienstmädchenellenbogen (nurse-maid ellbow) 495
Differentialblutbild 133
Digitale Subtraktions-Angiographie 113
Digitalis 7, **13**, **124**, 127, 518
– purpurea 13
Digitalisüberdosierung 125
Digitalisvergiftung 526
Digitoxin 124
Diglukuronid 46
Digoxin 124
Dinatriumcromoglicicum 95
Diphtherie 30, 88, **301**
–, Augenbindehautdiphtherie 302
–, Genitaldiphtherie 302
–, Kehlkopfdiphtherie 301
–, maligne 301
–, Nabeldiphtherie 30, 302
–, Nasendiphtherie 301
–, toxische 301
–, Wunddiphtherie 302
Diphtherie-Antitoxin 274
Diphtheriebakterien 256, 301
Diphtherie-Heilserum 274, 303
Diphtherieimpfung 278
Diphtheriemyokarditis 123
Diphtherie-Tetanus-Impfung (DT-Impfung) 277
Dipidolor 482
Dipiperon 417
Diplegie 370, 570
Diploid 430
Diplopie 626
Disaccharidmalabsorption 166
Disposition 2
Disseminierte intravasale Gerinnung 134, **148**, 516
Dissimulation 584
Disstreß 2
Distiachis 620
Distorsion (Verstauchung) 436, 496
Distress syndrome, respiratory distress syndrome 2, **43**, 439
Diuretika (Saluretika) **16**, 188, 222, 226, 228, 522
Divertikel, Meckelsches Divertikel 549
DNS (Desoxiribonukleinsäure) 71
Dobutamin 518
Döderlein-Flora 465, 473

Dolantin 482
– in der Schwangerschaft 22
Dopamin 518
Dopergin 454
Doppeläugiges Sehen (Binokularsehen) 614, 639
Doppelbild-Aufzeichnung (EEG) 363
Doppelbilder 226, 354, 640
Doppelblindversuch 11
Doppelnase 592
Doppeltsehen s. Doppelbilder
Doppelureter, ektoper 554
Dopplerechokardiographie 110
Dopplersonde 108
Dormicum 481
Dosieraerosol 96
Dosierung 12
Dottergang 39
Dottersacktumor 161
Double bubble 546
Douglas-Abszeß 549
Down-Syndrom (Mongolismus, mongoloide Idiotie, Trisomie 21) 119, 152, **425**, 546
DPT-Impfung s. Keuchhustenimpfung
Dragée 9
Drahttupfer 304
Drainage, Abklopfdrainage 87, 103
–, autogene 103
Drainagelagerung 92
Dranginkontinenz 226
Drastika 16
Drehmannsches Zeichen 566
Drehnachnystagmus 584
Drehschwindel 592
Drehstuhl 592
Dreierbeziehung 392
Dreifußzeichen 296
Drei-Monats-Koliken 65
Dreipunktekorsett 581
Dreitagefieber 335
Drogen 9
– in der Schwangerschaft 22
Drogensüchtige 339
Druck, intrakranieller 520
–, kontinuierlich erhöhter Atemwegsdruck 528
–, positiv endexspiratorischer (PEEP) 528
Druckkurve 107
Druckmessung, intrakranielle 521
Druckurtikaria 248
Druckverband 496
Drüsenfieber, Pfeiffersches (infektiöse Mononukleose) 264, **327**, **599**
Drug fever 245
DT-Impfung (Diphtherie-Tetanus-Impfung) 277
Duchenne 356, 376, **570**
Ductus arteriosus 26
– –, offener (persistierender) 44, 114, 119
– omphaloentericus, persistierender 39, 549

– thyreoglossus 602
Dünndarm, Tumoren 173, 175
Dünndarmatresie (Duodenalatresie) 546
Dünndarmsaugbiopsie 166, 173
Dünndarmstenose (Duodenalstenose) 546
Duktusverschluß 119
Duodenalatresie (Dünndarmatresie) 546
Duodenalstenose (Dünndarmstenose) 546
Durchfall (s. auch Gastroenteritis) 60
Durchleuchtung 84
Durchmesser, biparietaler Durchmesser 433
–, Brustkorb-Durchmesser 433
–, thorakaler 433
Durchnässung 331
Durchschlafmittel 16
Durchseuchungsgrad 252
Durchtrittsnarkose 447
Durchzugsoperation 177
Durstfieber 188
Durstversuch 188, 218
Dwyer-Operation 572
Dysenterie (Ruhr, bakterielle) 299
Dysgerminom 161, 188
Dyskalkulie 419
Dyslalie s. Stammeln
Dysmelie 560, 574
Dysmenorrhoe 458
Dysmorphe Erythrozyten 223
Dyspareunie 466
Dyspepsie s. auch Durchfall
Dyspepsie-Kolibakterien 60, 300
Dysphagie (Schluckstörung) 87, 355
Dysphonie 610
Dysplasie, bronchopulmonale (Beatmungslunge) **43**, 58, 514, 529
–, ektodermale 37
–, neurokutane 35, 371
Dyspnoe (s. auch Atemnot) 120, 124
–, exspiratorische 92
Dysraphie 364
Dystonie 357
Dystope Schilddrüse 189
Dystrophia adiposo-genitalis 208
Dystrophie 18, 62
Dysurie 224

E 605-Vergiftung 526
E. coli (Escherichia coli, Kolibakterien) 256
E.-coli-Dyspepsie 60, 300
E.-coli-Meningitis 294
EB-Virus (Epstein-Barr-Virus) **152**, 248, **327**, 329
Ebsteinsche Anomalie 122
Echinokokken 350
ECHO-Viren 334
ECHO-Virusinfektion 334
Echokardiographie (Ultraschallkardiographie) 110
–, Kontrastechokardiographie 113

Echolalie 426, 428
Echolaliestadium 611
EEG (Elektroenzephalogramm) 66, **362**, 382
Effloreszenz 240
Effloreszenzenlehre 240
Eierstöcke (Ovarien) 200
Eierstockentzündung 325, 467
Eifersucht 392
Eigenanamnese 2
Eigenreflex 359
Eileiterentzündung 467
Eileiterschwangerschaft 438
Einführungsmandrin 486
Eingewachsener Nagel 251
Eingeweidewurm 348
Einklemmung 552
Einkoten (Enkopresis) 176, **414**
Einlagenversorgung 579
Einnistung 431
Einschlaf-EEG 66
Einschlafmittel 16
Einschlafstadium 484
Einschlafzeremoniell 417
Einschlafzuckungen 380
Einsekundenkapazität 84
Einthoven 108
Eintrittspforte 285
Einweghandschuhe 345
Einwurfsätze 611
Einzelniere 158
Eisen 531
–, Plasmaeisen 132
Eisenbindungskapazität 132
Eisenmangel 59, 69
Eisenmangelanämie 136
–, alimentäre 136
Eisenmenger-Reaktion 118, 119
Eisensättigung 132
Eisenverwertung 137
Eiskrawatte 594, 600
Eisprung (Ovulation) 430, 453
Eiter 5, 261
Eiterbläschen 240
Eiterkörperchen 261
Eiweißverlustsyndrom 268
Eizelle 430
Ejakulation (Samenerguß) 201, 430
Ekchymose 144
EKG (Elektrokardiographie) 108
–, HIS-Bündel-EKG 113
–, intrakardiales 113
–, Langzeit-EKG 107
Eklampsie 441
Ekthyma 241
Ektoderm 431
Ektodermale Dysplasie 37
Ektopie 204
–, Harnleiterektopie 226
Ektotoxin 32, 258
Ektropium 469, 473, 620
Ektropiumblutung 442
Ekzem (Neurodermitis) 70, 93, **245**, 272
–, Gehörgangsekzem 585

–, Kontaktekzem **245**, 273
–, Ohrmuschelekzem 585
–, postskabiöses 244
Ekzema herpeticatum 243, 334
– vaccinatum 245
Elektrischer Unfall 127, 497
Elektroden 108
Elektroenzephalogramm (EEG) 66, **362**, 382
Elektrokardiogramm (EKG) 108
Elektrokonversion 127
Elektrolyte 530
Elektromyogramm (EMG) **362**, 376
Elektrookulogramm 632
Elektroreduktion 127
Elektroretinogramm 630, 632, 634
Elektrorollstuhl 571
Elimination (Arzneimittel) 7
Eliminations-Halbwertszeit 8
ELISA 343
Ellenbogengelenkbruch 494
Elliptozyten 132
Elliptozytose 140
Embolie 6, 125
Embryo 21
Embryoblast 431
Embryo-fetales Alkoholsyndrom **22**, 436
Embryonale Tumoren **151**, 158, **468**
Embryonalperiode 431
Embryopathia diabetica 57
– rubeolosa 26
Embryopathie 21
–, HIV-Embryopathie 341
Emesis gravidarum 440
EMG (Elektromyographie) **362**, 376
EMG-Syndrom 196, 205
Emotionale Entwicklung 387
Empfindungslosigkeit 480
Emphysem 97, **101**, 309
– des Mittelfellraums 505
–, lobäres, kongenitales 86
Empyem 534
–, Pleuraempyem 100, 104
Enanthem 168, 240, 320
Endemie 252
Endobronchiale Absaugung 313
Endokardfibroelastose 126
Endokarditis **123**, 231
Endokarditisprophylaxe 122
Endokardkissen 119
Endokrin 184
Endokrine Adenomatose, multiple 194
– Ophthalmopathie 191
Endolymphhydrops 592
Endometriose 457, 458
Endometriosezyste 468
Endometritis 466
– puerperalis 451
Endometrium, glandulär-zystisches 457
Endometriumbiopsie 459
Endometriumkarzinom 469
Endophthalmitis 628, 634

Endoskop 603, 608
Endoskopie 165, 171
Endothelzellen 261
Endotoxin 258
Endoxan 15, 152
Endplatte, motorische 489
Energiedichte 214
Enfluran 489
Engelskuß 35
Englische Krankheit s. Rachitis
Enkopresis 176, **414**
Enophthalmus 618
Enquête zur Lage der Psychiatrie 424
Entartung (Degeneration) 6
Enteritis 60
– regionalis granulomatosa s. Crohn, Morbus
Enterobacter 256
Enterocolitis necroticans 58, 176
Enteroenzephalitis (Toxikose, hyperpyretische) 61
Enterogene Zyste 549
Enterokokken 256
Enterokolitis 177, 547
–, nekrotisierende 58, 176
Enteropathie, exsudative 268
Enterothorax 542
Enteroviren 334
Enterozele 463
Entoderm 431
Entropium 620
Entwicklung, emotionale 387
–, geistige 387
–, psychische 387
–, psychosexuelle 393
–, sexuelle 393
Entwicklungsbehandlung nach Bobath 370
Entwicklungskinesiologische Behandlung nach Vojta 370
Entwicklungsphasen 389
Entwicklungsstottern 612
Entwicklungsverzögerung, konstitutionelle (KEV) 187, 201, **206**
Entziehung 12
Entzündung 5
Entzugserscheinungen 12
Entzugssyndrom 22
Enukleation 468, 629
Enuresis 226, **410**
– diurna 224, **226**
– nocturna 224, **226**
Enzephalitis (Gehirnentzündung) 373
–, Enteroenzephalitis (Toxikose, hyperpyretische) 61
–, Herpes-simplex-Enzephalitis 334
–, Masern-Enzephalitis (Masern-Enzephalopathie) 280, 320
–, subakute sklerosierende Panenzephalitis (SSPE) 280, 321, **374**
Enzephalomyelitis 373
–, postvakzinale 282
–, progressive 319
–, Tollwut-Enzephalomyelitis 332

Enzephalopathie, Impfenzephalopathie 279
–, Keuchhusten-Enzephalopathie 304
–, Masern-Enzephalopathie (Masern-Enzephalitis) 280, 320
–, perinatale 366
Enzym 71
–, Erythrozytenenzyme 132
–, Restriktionsenzym 141
Enzymdefekt **71**, 437
Eosinophiles Granulom 562
Epanutin 11
EPH-Gestose 23, **441**
Epheliden (Sommersprossen) 35
Epicondylus-ulnaris-Abriß 580
Epidemie 4, 252, 330
Epidemiologie 4, **252**
Epidermolysis bullosa 37
Epidurale Blutung 374
Epidurales Hämatom 541
Epiglottitis **87**, 604
Epilepsie (s. auch Anfälle, Krämpfe) 5, **382**
–, gutartige Herdepilepsie 384
–, posttraumatische 382
–, Rolando-Epilepsie 383
Epiphora 621
Epiphysenausriß 580
Epiphysenfraktur (Wachstumsfugenverletzung) 493, 580
Epiphyseolysis capitis femoris 566
Episiotomie (Dammschnitt) 439, 445
Epispadie 555
Epistaxis 594
Epithelkörperchen (Nebenschilddrüse) 194
Epstein-Barr-Virus (EB-Virus) **152**, 248, **327**, 329
ERA 584
Erbgrind 243
Erblich 3
Erblindung 354
Erbrechen 41, **63**, 156, 171, 409, 440
–, azetonämisches 167
– im Strahl 548
–, ketonämisches 167
–, Nüchternbrechen 156, 521
Erbsche Krankheit s. Muskeldystrophie, progressive
Erbsche Lähmung **25**, 367, 571
Erdbeerzunge 290
Erdnußaspiration 96
Erfassungsstörung 420
Erfrierung 500
Ergenyl 385
Ergometrie 110
Erinnerungshusten 304
Erkältung 65, **331**, 594
Erkrankungen durch Bakterien 85, 289
– – Viren 15, 319
–, neurochirurgische 539
–, neurometabolische 373
–, neuromuskuläre 568
–, Pilzerkrankungen 243, **346**

–, Protozoenerkrankungen 346
–, Wurmerkrankungen 348
Erkrankungsrisiko 307
Ernährung 214
–, parenterale 537
–, totale parenterale 529
–, vegetarische 137, 214
Ernährungskunde 215
Ernährungsstörung 60
Eröffnungsperiode 444
Erosio 240
– corneae 633
Erregungsstadium 484
Ersatzbedarf 530
Ersatzbefriedigung 209
Erste Hilfe 492
Ertaubung, akute 591
Ertrinken 138
Ertrinkungsunfall 524
Erwachsenendiabetes 79, 213
Erweckbar 519
Erysipel (Wundrose) 30, 242, **293**
Erythem 240
Erythema anulare 232
– chronicum 318
– exsudativum multiforme 249
– infectiosum (Ringelröteln) 321
– nodosum 176, **249**
– toxicum neonatorum 34
Erythema-migrans-Borreliose s. Borreliose
Erythematodes 126, 219, **237**, 270
Erythroblast 133
Erythroblastopenie, akute transitorische 137
Erythroblastose **49**, 441
Erythrogenes Toxin 289
Erythromycin **15**, 99, 100, 292, 305
Erythrozyten (Blutkörperchen, rote) 131
–, dysmorphe 223
–, isomorphe 223
–, osmotische Resistenz der Erythrozyten 132
Erythrozytenenzyme 132
Erythrozyten-Lebensdauer 132
Erythrozytenmorphologie 132, 223
Erythrozyten-Zylinder 222
Erziehungsfehler 216
Escherichia coli (E. coli, Kolibakterien) 256
Esidrix 188
Esmarchscher Handgriff 490
Esophorie 638
Esotropie 638
Essentielle Hypertonie 228
Essigessenzverätzung 526
Essigwasser 244
Eßlöffel 10
Esterase-Reaktion 133
Ethambutol **15**, 313
Ethinylestradiol 461
Ethosuximid 385
Ethrane 489
Eukalyptusöl 16

Eunuchoider Hochwuchs 203, 205
Eunuchoidismus 203
Euphorika 16
Euphyllin 96
Eustreß 2
Euthyreot 192
Eutroph 20
Evozierte Potentiale 364
– –, akustisch 584
– –, visuell 632
Ewing-Sarkom 161, **562**
Exanthem 240, 288
–, Arzneimittelexanthem 245
Exanthema subitum 335
Excoriatio 240, 533
Exhalation, H_2-Exhalationstest 166
Exkavation 632
Exkoriation 240, 533
Exomphalos 544
Exomphalos-Makroglossie-Gigantismus-Syndrom s. EMG-Syndrom
Exophorie 638
Exophthalmetrie 614
Exophthalmus (Protrusio bulbi) 191, **617**
Exostose 561
Expektorans 16, 87
Exsikkose 61, 80
Exspiratorische Dyspnoe 92
Exspiratorischer Stridor 87, 92, 603
Exsudation 5
Extension, Baumann-Extension 580
Extensionsbehandlung 581
Extrahepatische Gallengangsatresie 46, **52**, **550**
Extrakorporaler Kreislauf 487
Extramedullär 133
Extrasystolie 128, 129, 497
–, supraventrikuläre 127
–, ventrikuläre 127, 128
Extrauteringravidität 433, 438
Extremitätenableitung 108
Exzitationsstadium 484

Fab-Teil 266
Facialis (N.) 355
Facies myopathica 630
Fadenbakterien 255
Fadenpilze 243
Fadenwurm 348, 350
Fäkal-oral 328, 330
Färbeindex 135
Fahrradergometer 110
Faktor VIII (AHG, Antihämophiles Globulin) 134, 147
Faktor IX 147
Faktor XI 147
Faktoren-Konzentration 344
Fakultativ 256
Fallberichtsbögen 344
Fallot-Tetralogie 120
Familienanamnese (Familienvorgeschichte) 3
Fanconi-Anämie 149

Fanconi-Syndrom 229
Fansidar 347
Farbdopplerverfahren 110
Farbenblindheit 635
Farbsinn 614
Farbsinnstörung 635
Farbstoffverdünnungskurve 113
Farmerlunge 102
Farnkrautphänomen 453
Faßthorax 83, 93
Faulecken 168, 176, 242
Favabohnen 139
Favismus 139, 272
Favistan 191
Favus 243
Fazialislähmung (Fazialisparese) **25**, 318, 333, 355, 360, 367
Fazio-skapulohumeraler Typ 376
Fc-Teil 266
Fehlabgang einer Herzkranzarterie 6
Fehlbildung, genitale 463, 478
Fehldrehung (Malrotation) 547, 550
Fehlgeburt 438
Fehlhaltung, skoliotische 572
Fehlsichtigkeit 615, 635
Feigwarzen (s. auch Condylomata acuminata) 466
Feinnadelpunktion 193
Feiung, stille 287
Felsenbeinfraktur 589
Feminisierung, testikuläre 455
Femurhypoplasie 560
Fenfluramin 429
Fenoterol-Spray 96
Fensterung der Nasennebenhöhle 596
Fentanyl 488
Fermoserum 275
Ferritin 132
Fet(us) (Frucht, Föt(us)) 21
Fetales Hämoglobin 131
Fetalisierter Kreislauf (PFC = Persistance of fetal circulation) 44
Fetalperiode 431
Fetofetale Transfusion 54
Fetomaternale Transfusion 54
Fetopathia diabetica 57
Fetopathie 21
Fetoprotein, α_1-Fetoprotein 159, 161
Fett 531
Fettembolie 6
Fettnekrose, subkutane 239
Fettsklerem 239
Fettsucht (Adipositas) **208**, 410
–, alimentäre 208
–, androide 211
–, gynoide 211
–, Stammfettsucht 220
Fettzelle 213
Fetus 21
Feuchtstellen 288
Feuermal (Naevus flammeus) 35, 372
Fibrin-Fibrinogen-Spaltprodukte 134
Fibrinös 5
Fibrinogen 134
Fibrinstabilisierender Faktor 134

Fibrom, Nasenrachenfibrom 601
–, nicht ossifizierendes 561
Fibroplasie, retrolentale (s. auch Frühgeborenenretinopathie) 43, 58
Fibrosarkom 159
Fibrose, zystische (Mukoviszidose) 90, **103**, 178, **179**
Fibulahypoplasie 560
Fieber 258
–, undulierendes 284
Fieberbläschen 100
Fieberkrämpfe 66, 259, **381**
–, komplizierte 381
–, unkomplizierte 381
Filarien 350
Filariose 350
Filtration, glomeruläre 217
Fimbrien 258
Finger, abgetrennter 536
Fingerbruch 494
Fingerhut 13
Fingerspiele 371
Finnen 349
First Aid Bandage 493
Fischbandwurm 137, 349
Fischschuppenkrankheit (Ichthyosis) 37
Fissur 175, 240, 492
Fistel 175, 477
–, arteriovenöse 129, 227, 519
–, Halsfistel 602
–, rektourethrale 546
–, tracheoösophageale 97
–, Urachus-Fistel 39
Fistelstimme 610
Fistelsymptom 588
Flachwarzen 450
Flaum 39
Flecke 240
–, weiße 371
Fleckfieber 255, 285
Fleischbeschau 350
Flickerlicht 66
Fliegen, Sandfliegen 347
–, Tsetsefliegen 348
Fliegende Infektion **284**, 319, 322
Flimmerhaare 257
Flohstich 244
Floppy infant 194
Fludrocortison 195
Flügelfell (Pterygium) 202
Flüssigkeitsausfuhr 125
Flüssigkeitsbedarf 530
Flüssigkeitsbeschränkung 125
Flüssigkeitseinfuhr 125
Flüssigkeitslunge 44
Flüstersprache 582
Fluktuation 600
Fluor (Ausfluß) 40, 224, 464, **466**, **473**, 477
Fluor (Fluorid) 69
Fluorapatit 69
Fluoreszenzszintigraphie 189
Fluoreszenz-Treponema-pallidum-Antikörper-Absorptionstest (FTA-Abs-Test) 317

Fluorid (Fluor) 69
Fluoridprophylaxe 69
Fluothane 488
Flush-Methode 108
Flußblindheit 350
Fluß-Volumen-Kurve 84
Föllingsche Krankheit s. Phenylketonurie
Föt(us) (Fet(us), Frucht) 21
Fötid 595
Fokale Anfälle 382, 383
Fokalinfektion 286
Follikel, zystische 454
Follikelhormon (Östradiol) 16, 200, 459
Follikelreifestörung 459
Follikel-stimulierendes Hormon (FSH) 185, 201
Follikelzyste 468
Folliküläres Karzinom 193
Follikulitis 242
Fontanelle, gespannte (vorgewölbte) 296
–, vergrößerte 369
Fontanellendruckmessung 521
Fontanellenpunktion 368
Fontanometrie 521
Fontansche Operation 122
Foramen ovale, offenes 118
Forceps 449
Forene 489
Formaldehyd 276
Formant 611
Fototherapie (Blaulichtbehandlung, Lichtbehandlung) 47
Fragmentation 565
Fragmentozyten 223
Fraktur (Bruch, s. auch Hernie) **492**, 551, 559, **579**
–, Epiphysenfraktur 493, 580
–, Nasenbeinfraktur 597
–, Nasenhöhlenfraktur 597
–, Orbitafraktur 618, 633
–, pathologische 561
–, Schädelbasisfraktur 494, 589, 597
–, Spontanfraktur 492
–, traumatische 492
Frakturschienung 494
Freiluftbehandlung 96
Freiname 10
Freisetzungshormon s. Releasing Hormone
Freiverkäuflich 11
Fremdeln 389
Fremdkörper, Bindehautfremdkörper 633
–, Bronchialfremdkörper 606
–, Hornhautfremdkörper 633
–, Hypopharynxfremdkörper 608
– im Gehörgang 586
– in Vagina 477
–, Nasenfremdkörper 595
–, Ösophagusfremdkörper 608
–, Trachealfremdkörper 606

Fremdkörperaspiration 88, 91, **96**, 606
Fremdkörpergefühl 633
Fremdkörperzange 608
Fremdreflex 359
Frenulum 601
Frenzelbrille 584
Freßzellen (Phagozyten) 261
Friedreichsche Ataxie 373
Fröhlich-Syndrom 208
Frucht (Fet(us), Föt(us)) 21
Fruchttod 56
–, intrauteriner 444
Fruchtwasser 431
Fruchtwassermangel 23
Fruchtwasserspiegelung 434
Früh-Anfälle 382
Frühest-Anfälle 381
Frühgeborene (Frühgeburt) **18**, 432, **438**
Frühgeborenenanämie **59**, 136
Frühgeborenenikterus 47
Frühgeborenenretinopathie (Retinopathia praematurorum) **43**, 58, 529, **629**
Frühgeburtsbestrebungen 436
Frühgestose 440
Frühmyokarditis 302
Frühösophagoskopie 170
Frühpubertät 201
Frühschwangerschaft 434
Frühsommermeningoenzephalitis (FSME) 285, **319**
Frühsommermeningoenzephalitis-Immunglobulin 274
Frühsommermeningoenzephalitis-Impfung 283
Fruktoseintoleranz 52, **76**, 530
FSH (Follikel-stimulierendes Hormon) 185, 201
FSME (Frühsommermeningoenzephalitis) 285, **319**
FSME-Impfung 283
FTA-Abs-Test (Fluoreszenz-Treponema-pallidum-Antikörper-Absorptionstest) 317
Fuchs-Rosenthal-Zählkammer 219
Fünf-Tage-Krämpfe 45
Fütterungstuberkulose 307, 311
Fulminante Hepatitis 328
Fundoskopie 354
Funikulozentese 437
Funktionelles Herzgeräusch 108
Furchen, plantare 19
Furosemid (Lasix) 125, **220**, 222, 226, 522
Furunkel 240, 242, **534**
Furunkulose 242
Fusionsbewegung 638
Fusionsschwäche 638
Fusobakterien 256, 599
Fußgreifreflex 359
Fußgymnastik 579
Fußlähmung 365
Fußrückenödem 202
Fußsohlenreflex 359

Fußwurzelbruch 494
Futterverwerter, guter 212

Galaktorrhoesyndrom 456, 459
Galaktosämie 52, **76**, 229
Galenik 8
Galle, Syndrom der eingedickten Galle 52
Galleabflußstörung 181
Gallenfarbstoff (Bilirubin) **46**, 181, 437
Gallengänge, Hypoplasie der intrahepatischen Gallengänge 52
Gallengangsatresie (Gallengangsverschluß), extrahepatisch 46, **52**, **550**
Gallensteine 183
Gallensteinkolik 167
Gameten 430
Gammaglobulin (s. auch Immunglobulin) **264**, 344
Gammaglobulinpräparate 275
Ganglioneurom 196
Gangunsicherheit 358
Gargoylismus 560
Gasbrand 535
Gasbrand-Antitoxin 274
Gasbrandbazillen (Clostridium perfringens, Gasödembazillen) 256, 535
Gastritis 170
–, urämische 171
Gastroenteritis (s. auch Durchfall) 299, 300
Gastrografin 179
Gastroösophagealer Reflux 96, 169, **170**, **547**
Gastroplastik 215
Gastroschisis 545
Gastroskopie (Magenspiegelung) 165, 171, 608
Gasversorgung, zentrale 486
Gauchersche Krankheit 78
Gaumenmandel (Gaumentonsille) 598
Gaumenmandelhyperplasie 598
Gaumenreflex 359
Gaumentonsille (Gaumenmandel) 598
Gebärmutter 434
Gebärmutterhalsentzündung 466
Geburt 444
–, regelrechte 444
–, regelwidrige 448
Geburtserleichterung 447
Geburtsgeschwulst 24, 446
Geburtshilfe 430
Geburtslähmungen 24
Geburtsmechanik 445
Geburtsschmerzerleichterung nach Read 447
Geburtstermin 433
Geburtstraumatische Blutungen 54, 540
Geburtsverletzung 540
Geburtswehen 444

Gedächtniszellen 264
Gedeihkind 63
Gedeihstörungen 62, 216, 342
Gee-Herter-Heubnersche Erkrankung s. Zöliakie
Gefäßerkrankungen 106, **114**
Gefäßring 85, 603
Gefäßsternchen (Spider-Naevi) 35, 182
Gegengift (Antidot) 8, 526
Gehirnentzündung s. Enzephalitis
Gehirnerschütterung (Commotio) 378
Gehirnkrämpfe (s. auch Krämpfe) 5
Gehör 355
Gehörgangsatresie 585
Gehörgangsekzem 585
Gehörgangsfurunkel 585
Gehörgangsstenose 585
Gehörlosenschule 355
Gehschiene 366
Geistige Entwicklung 387
Gelatinekapseln 9
Gelbfieber 335
Gelbfieberimpfung 277, 283
Gelbkörper (Corpus luteum) 453
Gelbkörperhormon (Progesteron) 16, 200, **453**, 459
Gelbsucht (s. auch Hyperbilirubinämie, Ikterus) **45**, 181, 183, 327, 441
– des Neugeborenen, einfache (Icterus neonatorum) 45
Gelegenheitskrämpfe (Okkasionskrämpfe) 66, **380**
Gelenkbruch 493
Gelenkentzündung (s. auch Arthritis) 318, 322, **563**
Gelenkkörper, freier 567
Gelenkkontrakturkrankheit 569
Gelenkmaus 567
Gelenkrheumatismus, akuter 231
Gelenkspanaritium 535
Gelenktuberkulose 311
Gendefekt (Rezeptordefekt) 188
Generalisation 286
Generalisierte Anfälle 382
Generic name 10
Genetic engineering (Gentechnologie) 8, 142
Genforschung 141
Genickstarre 296
Genitaldiphtherie 302
Genitale 19
Genitaltumor 467
Gentamicin 15
Gentechnologie 8, 142
Gentransfer 142
Genußmittel 12
Geradstand, tiefer 446
Geräusch 610
Gerinnung (Blutgerinnung) 134, **147**
–, disseminierte intravasale 134, **148**, 516
Gerinnungsfaktor 134
Gerinnungsstörungen 54, **147**, 443

Gerinnungszeit 134
Gerstenkorn 620
Geruchssinn 353
Geruchsvermögen 592
Geschlechtschromatin (Sex-Chromatin) 202, 203
Geschlechtshormone (Sexualhormone) 200
Geschlechtskrankheit 314
Geschlechtstrieb (Sexualität, Sexualtrieb) 201, 395
Geschwür 240
–, Magengeschwür 171
–, Zwölffingerdarmgeschwür 171
Geschwulst (Tumor) 5, 104, 126, **151**, 230, **561**
– des Genitales 467, 479
Gesichtsfeld 614
Gesichtsfeldausfall 635
Gesichtsfeldbestimmung 354
Gesichtsfeldprüfung 634
Gesichtsmaske 345
Gesichtsverletzung 597
Gestafortin 457
Gestagen-Östrogen-Gemisch 17
Gestagene 453
Gestagentest 459
Gestationsdiabetes (Schwangerschaftsdiabetes) 55
Gestoden 461
Gestose 23, **440**
Gesundheit 1
Gewebekultur 255
Gewebshormon 184
Gewebsthrombokinase 134
Gewebsthromboplastin 134
Gewicht 209
Gewichtsabnahme, physiologische 40
Gewichtsreduktion 214
Gewichtsverlust 216, 342
Gewissen 392
Gewohnheit 12
GH Inhibiting Hormone (Somatostatin) 186
GHRH (Growth Hormone Releasing Hormone) 185
Gianotti-Crosti-Syndrom 329
Gibbus 311
Gicht 77
Gichtknoten 77
Giemen 83, 92
Giemender Säugling 84
Gierkesche Krankheit (von Gierkesche Krankheit) 77, 144
Gift 8
Giftaufnahme s. Vergiftung
Giftausscheidung 526
Giftbuch 12
Giftschlange 502
Giftzähne 502
Gigantismus, zerebraler 205
Gilles-de-la-Tourette-Syndrom 416
Gingivitis 169
Gingivostomatitis s. Stomatitis aphthosa

Gips 581
Glandulär-zystisches Endometrium 457
Glanzmann-Naegeli, Thrombasthenie Glanzmann-Naegeli 144
Glasfaserendoskop 603, 606
Glasgow Coma Scale 361
Glasknochenkrankheit 559
Glaskörperabszeß 628
Glatze 250
Glaubersalz 16
Glaukom (grüner Star) 618, **632**
Gleichgewicht 355
Gleichgewichtsuntersuchung 584
Gleithoden 204, 557
Gleitmittel 178
Gliadin 172
Gliadinantikörper 172
Glioblastom 157
Gliom 617
Glissonsche Periportalfelder 182
Globalinsuffizienz 95
Globulin, antihämophiles 134, 147
Glockenthorax 83
Glomeruläre Filtration 217
Glomerulonephritis **221**, 293
–, chronische 270
Glomerulopathie 224
Glossopharyngeus (N.) 355
Glottisödem (Larynxödem) 244, 248, 503, 518, 527, **604**
Glukagon 187
Glukokortikoid 195
Glukose-6-Phosphat-Dehydrogenase-Mangel 139
Glukosurie 229, 436
Glukuronyltransferase 45
Gluten 172
Glykogenose (Glykogenspeicherkrankheit) **77**, 126, 144
Glykolisiertes Hämoglobin 82
Glykoside 13
Gneis 70
GnRH (Gonadotropin Releasing Hormone, s. auch LHRH) 185, 201
Goldgeist forte 244
Goldsalze 235
Gonadektomie 455
Gonaden (Keimdrüsen) 200
Gonadendysgenesie (Ullrich-Turner-Syndrom) **202**, 455
Gonadotropin **185**, 434, 459
Gonadotropin Releasing Hormone (GnRH, s. auch LHRH) 185, 201
Gonitis 564
Gonokokken 256
Gonorrhoe (Tripper) 314, 476
Grätschversuch 358
Graf (Hüftsonographie) 575
Gram-Färbung 255
Grand mal (Großer Anfall) 383
Grand-mal-Status 383
Granulationsgewebe 533
Granulom, eosinophiles 562
Granulomatose, progressive septische 133, 143, 269

Granulozytopenie 268
Grauer Star (Katarakt, Linsentrübung) 26, **625**
Gregg-Syndrom 26
Grind 70, 243
Grippaler Infekt 331
Grippe (Influenza) 330
–, Asiatische 330
–, Hongkong-Grippe 330
–, Spanische 330
Grippeimpfung 282
Grippekrupp 331
Grobschlägiger Tremor 356
Große Anfälle fokaler Genese 384
Großer Anfall (Grand mal) 383
Großhirnhemisphärentumor 156
Großwuchs 205
Growth Hormone, human s. Somatotropes Hormon
Growth Hormone Releasing Hormone (GHRH) 185
Grüner Star (Glaukom) 618, **632**
Grünholzfraktur 492, **579**
Grundaktivität 362
Grundimmunisierung 277
Grundumsatz (Ruheumsatz) 212
Gruppenleben 396
Guckkastenaudiometrie 584
Gürtelrose s. Zoster
Gutartige Tumoren 151
Gutartigkeit 156
Guthrie-Test 72
GVH-Reaktion 155
Gynäkologie 453
Gynäkomastie 203
Gynatresien 458, 463, 478
Gynoide Fettsucht 211

H-Fistel 544
H_2-Exhalationstest 166
Haarausfall (Alopezie) 154, **250**
Haare 39
Habituelles Erbrechen 64
Hackenfuß 568, **578**
Hämangiom (Blutschwamm) **34**, 151, 617
Hämangiomatose 34
Hämarthros 566
Hämatemesis 54
Hämatinerbrechen 547
Hämatokrit 131
Hämatom 144
–, akutes subdurales 540
–, chronisches subdurales 540
–, epidurales 541
–, subdurales 354, **367**, 374, **540**
Hämatometra 463, 467
Hämatoperikard 124
Hämatosalpinx 463
Hämatothorax 506
Hämatotympanon 589
Hämaturie 148, 158, 159, 221, 222, **223**
Hämodialyse (Niere, künstliche) 223, **227**, 526

Hämodynamik 106
Hämoglobin (Blutfarbstoff) 131
–, adultes 131
–, fetales 131
–, glykolisiertes 82
Hämoglobinanalyse 132
Hämoglobinanomalie 132
Hämoglukotest 81
Hämolyse 55
Hämolytische Anämie **137**, 223, 322
– –, angeborene 51
– –, chronische nichtsphärozytäre 139
– –, toxische 51
– Krise 138, 139
Hämolytischer Ikterus 49
Hämolytisch-urämisches Syndrom 223
Hämoperfusion 526
Hämophilie 71, 135, **147**, 339, 344
– A 147
– B 147
– C 147
–, Hemmkörper-Hämophilie 148
Haemophilus influenzae 87, 256
Haemophilus-influenzae-Meningitis 294, 296
Haemophilus-influenzae-Pneumonie 100
Haemophilus-influenzae-Typ-b-Impfung 282
Hämoptoe 310
Hämorrhagisch 5
Hämorrhagische Diathese (Blutungskrankheit) 144
– Erkrankung der Neugeborenen 54
– Masern 320
– Pocken 325
– Windpocken 323
Hämorrhagischer Schock 516
Hämorrhoiden 6, 434, 450
Hämosiderose 141
Hängegips 580
Hängematte 371
Hagelkorn 621
Hagemann-Faktor 134
Hahnemann 4
Hairless women 455
Halban-Reaktion 473
Halbseitenbetonung 381
Halbseitenlähmung 375
Halbseitensyndrom 375
Halbsynthetisch 8
Hallux-valgus-Deformität 579
Haloperidol 417
Halothan 95, 486, **488**
Halothan-Vapor 488
Hals-Nasen-Ohren-Arzt 582
Hals-Nasen-Ohrenheilkunde 582
Halsfistel 602
Halskrawatte 494
Halslymphknotenschwellung 602
Halslymphknotentuberkulose 311
Halswirbelsäulenverletzung 494
Halszyste 602

Hamburg-Wechsler-Intelligenztest 424
Hammelserum 274
Hand-Fuß-Mund-Krankheit 334
Hand-Schüller-Christian-Erkrankung 188
Handelsname 9, 10
Handgreifreflex 359
Handgriff, Esmarchscher 490
– nach Credé 226, 366
Handmilchpumpe 450
Handrückenödeme 202
Handschuhe, Latex-Einweghandschuhe 345
–, PVC-Einweghandschuhe 345
Handspiele 371
Handwurzelbruch 494
Haploid 430
Harlekin-Baby 37
Harlekin-Fetus 37
Harlekin-Verfärbung 37
Harn s. auch Urin
Harnableitung, supravesikale 555
Harnblasenruptur 504
Harndrang 360
Harnentleerung 360
Harninkontinenz **226**, 360, 463
Harnleiterektopie (Ureterektopie) 226
Harnsäure 77
Harnstoff 222, 226
Harnstoff-Derivate 16
Harnträufeln 226, 360, 555
Harnverhaltung 450
Harnwegsblutung 135
Harnwegsinfektion **224**, 288
Harrington-Operation 572
Hasenscharte 535
Hashimoto-Struma 193
Hashimoto-Thyreoiditis 270
Hauptkrankheit 4, 288
Hautabschürfung 533
Hautaplasie 37
Hautatrophie 241
Hautausschlag 240
Hautemphysem 93, 505, 604
Hautfaltendicke 211
Hautinfektion 288
Hautkrankheiten 240
–, bakterielle 241
– des Neugeborenen 31
– – Säuglings 69
–, erbliche 250
–, virale 242
Haut-Milzbrand 306
Hautnabel 39
Hautsinus 295
Hauttest 93
Hauttransplantat 536
Hauttuberkulose 312
Hautverschiebeplastik 536
Hautwunde 533
HAWIE 424
HAWIK 424
HbA$_{1a-c}$ 82

HBcAg 329
Hb$_E$ 131, 135
HBeAg 329
HbF 45
HbS-Anomalie 140
HBsAg-Träger 329
HCG (Choriongonadotropin, humanes) 17, 201, **204**, 434
HCG-Test 201
HCV 330
HDC-Vakzine (human diploid cells) 282
Hefepilz 243, 346
Heilfieber 259
Heilnahrung 62
Heilserum 274
Heine-Medinsche Krankheit s. Poliomyelitis
Heinzsche Innenkörper 132
Helferzellen 263
HELLP-Syndrom 441
Helmex 349
Helminthen s. Wurmerkrankungen
Hemianopie 635
Hemichorea 232
Hemihämatokolpos 464
Hemihepatektomie 159
Hemiparese 570
Hemiperikardektomie 124
Hemiplegie 370
–, akute infantile 375
Hemmkörper-Hämophilie 148
Hemmungshormon s. Inhibiting Hormon
Henkelkorbstellung 373
Henoch s. Schönlein-Henoch
Heparin 223
Hepatisation 100
Hepatitis 52, 264, **327**
– A 29, 274, **327**
–, Autoimmunhepatitis 330
– B 29, 182, **328**
– C 29, **330**
–, chronisch-aggressive 329
–, chronisch-aktive 329
–, chronisch-persistierende 329
– D (Delta-Hepatitis) 330
– epidemica s. Hepatitis A
–, fulminante 328
–, lupoide 271
–, Non-A-Non-B-Hepatitis 330
Hepatitis-A-Prophylaxe 283
Hepatitis-A-Virus (HVA) 327
Hepatitis-B-Immunglobulin 274
Hepatitis-B-Impfung 282
Hepatitis-B-Simultanimpfung 283
Hepatitis-C-Virus 330
Hepatitis-D-Virus 330
Hepatoblastom 159
Herdanfälle, motorische 384
–, sensible 384
–, sensorische 384
Herdepilepsie, benigne 384
Herdinfektion 286
Hereditär 3

Heredoataxie 373
Heredodegenerative Systemerkrankung 372
Hernie (Bruch, s. auch Fraktur) 551
–, Bochdaleksche Hernie 542
–, Hiatusgleithernie 548
–, Hiatushernie 170, **547**
–, Leistenbruch 204, **552**
–, Nabelbruch 551
–, Nabelschnurbruch 544
–, para-ösophageale 548
–, pleuro-peritoneale 542
–, Skrotalhernie 552
–, Zwerchfellhernie 64, 86, **542**
Herpangina 334
Herpes 29, 154, **243**
– genitalis 334, 466
– labialis 100, **243**, 297, 334
– simplex **243**, **334**, 341, 342
– zoster (Zoster) 28, 154, **323**, 341
Herpesenzephalitis 334, 373
Herpesinfektion des Neugeborenen 334
Herpesrezidiv 334
Herpes-Virus 465, 477
Herstellungspatent 11
Herter-Heubnersche Erkrankung s. Zöliakie
Herz, univentrikuläres 122
Herz-Atem-Stillstand 509
Herzbeutelerguß 124
Herzblock, totaler 127
Herzdiagnostik 110
Herzerkrankungen 106, **114**
Herzfehler 26, 106
–, angeborene 114
–, azyanotischer 115
Herzgeräusch 108
–, akzidentelles 108
–, funktionelles 108
–, organisches 108
Herzglykoside 7, 13
Herzhypertrophie 6
Herzinfarkt 6, 236, 237
Herzinsuffizienz 106, 123, **124**, 510
Herzjagen, anfallsweises (Tachykardie, paroxysmale) 117, 127, 129
Herzkatheter, Ballonherzkatheter 121
Herzkatheterisierung 110
Herzklappenersatz 138
Herzklappenfehler, erworbene 124, 232
Herzklappeninsuffizienz 106
Herzklappenstenose 106
Herzkrankheit, koronare 6
Herzkranzarterien, Aneurysma der Herzkranzarterien 236, 237
–, Fehlabgang einer Herzkranzarterie 6
Herzkranzarterienthrombose (Koronararterienthrombose) 237
Herz-Lungen-Maschine 115, 118, 119, **487**
Herz-Lungen-Transplantation 122, 536

Herzmassage 512
Herzmuskelhypertrophie 106
Herzoperation 122
Herzrhythmusstörungen (Rhythmusstörungen) 106, **127**, 510
Herzschallschreibung (Phonokardiographie) 108, 109
Herzscheidewanddefekt s. Kammerscheidewanddefekt, Vorhofscheidewanddefekt
Herzschmerzen 117
Herzstillstand 509
Herzton 108
Herztransplantation 122, 126, 536
Herzvergrößerung 123
Heteronym 635
Heterophorie 638
Heterosexualität 398
Heterotropie 638
Heuschnupfen 244, **594**
Hexadaktylie 560, **574**
Hexenbrüstchen 40
Hexenmilch 40
HGH (Somatotropes Hormon) 185
Hiatus genitalis 462
Hiatusgleithernie 548
Hiatushernie 170, **547**
Hiatusstuhl 170
HIB-Impfung 276, **282**
HIB-Vaccinol 282
Hickman-Katheter 538
Hiluslymphknotentuberkulose 309
Himbeerzunge 168, 290
Hinken 565
Hinterhauptslage, hintere 445
Hiob-Syndrom 269
Hippel-Lindau-Syndrom 196
Hippokrates 252
Hirnabszeß **374**, 633
Hirnanhangsdrüse s. Hypophyse
Hirnbiopsie 364
Hirnblutung 25, **45**, 58, 366
Hirndruck 369, 520
Hirnhautentzündung (s. auch Meningitis) **294**, 334
Hirnlymphom 341, 342
Hirnnervenfunktion 353
Hirnnervenlähmung 311
Hirnödem 378, 521
Hirnphlegmone 633
Hirnschädigung, frühkindliche 369, 418
Hirnschwellung 521
Hirnsinus s. Sinus
Hirnsklerose, tuberöse 36, **371**
Hirntod 537
Hirschsprungsche Krankheit (Aganglionose, Megacolon congenitum) **177**, 547
Hirsutismus 250
HIS-Bündel-EKG 113
Hissches Bündel 129
Histamin-Provokationstest 93, 94
Histiozytose X 188, 562
Histiozyten 261

Histokompatibilitätsantigen s. HLA-System
Histoplasmose 154, 341, **346**
Hitzepickel 34
HIV (human immunodeficiency virus) 264, **335**
–, Impfungen 277
HIV-assoziierte Symptomatik 340
HIV-Embryopathie 341
HIV-Krankheit, akute 339
HIV-Viren 152
HLA 80
HLA-B 27 234
HLA-System (human leukocyte antigen systeme) **263**, 536
HMG (humanes Menopausengonadotropin) 201
HMG-Test 201
Hochdruck, Pfortaderhochdruck 178, **551**
–, pulmonaler (Lungenhochdruck) 117, 118, 119
– s. Bluthochdruck
Hochlagerung 169, 170
Hochtonschwerhörigkeit 589
Hochwuchs 205
Hochwuchs, eunuchoider 203, 205
Hockersymptom 120
Hoden (Testes) 200
Hodenbruch 552
Hodenektopie 557
Hodenerkrankungen 204
Hodenhochstand (Maldescensus testis) 161, **203**, **557**
Hodentorsion 204, 557
Hodentumor 161
Hodgkin, Morbus Hodgkin 104, **155**, 602
Höckernase 592
Höhenschielen 638
Hörbrille 591
Hörgerät 585, **590**
Hörgeschädigte, Sonderschule 591
Hörprüfung 582
Hörreaktion 355
Hörstörung 355
Hörsturz 591
Hörtraining 590
Hohlfuß 373
Hohlwarzen 450
Holoxan 152
Holzbock 318
Holzuterus 443
Homocystin-Ausscheidung 205
Homöopathie 4, **17**
Homologe Insemination 458
Homonym 635
Homosexuelle 339
Hongkong-Grippe 330
Hopfen 16
Hordeolum 620
Hormone 16, 39, **184**, 459
Hormonanalytik 459
Horner-Syndrom 618
Hornhautentzündung 624

Hornhauterosion 633
Hornhautfremdkörper 633
Hornhautgeschwür 618, **624**, 633
Hornhautnarbe 637
Hornhautperforation 625, 634
Hornhautreflex (Kornealreflex, Lidschlußreflex) 355, 359
Hornhautreflexbildchen 638
Hornhauttransplantation 625, 637
Hornhauttrübung 624
Hornhautverkrümmung 637
Hornissenstich 244, 271, 502
Hospitalismus, infektiöser (Krankenhausinfektion, nosokomiale Infektion) 4, 288
–, psychischer (Deprivation) 4, 216, 288
Hottentottismus 612
Hovaletten 418
Howell-Jolly-Körperchen 132
HPL (humanes plazentares Laktogen) 434
HTLV (human T-cell lymphotropic virus) 335
Hüftgelenkdysplasie 575
Hüftgelenkluxation 575
Hüftgelenksonographie 575
Hüftgelenksschnupfen 230
Hüftgelenkstuberkulose 311
Hüftgelenksubluxaiton 575
Hüftgelenksverrenkung 365
Hüftkappenlösung 566
Hüftkopfvergrößerung 566
Hüftluxation 569
Hühneraugen 242
Hühnerbrust 83
Hühnerei, bebrütetes 255
Hufeisenniere 553
Human chorionic gonadotropine (HCG) 16, 201, **204**, 434
– diploid cells (HDC-Vakzine) 282
– Growth Hormone s. Somatotropes Hormon
– immunodeficiency virus (HIV) 264, **335**
– leukocyte antigen systeme (HLA-System) **263**, 536
– T-cell lymphotropic virus (HTLV) 335
Humana SL 76
Humanalbumin 220
Humanes plazentares Laktogen (HPL) 434
Humaninsulin 81
Hummelstich 244, 271, 502
Humorale Immunschwäche 342
Hundebandwurm 349
Huntington-Chorea 232
Hurler s. Pfaundler-Hurlersche Krankheit
Husten 65, **83**, 97, 304, 603
Hustenmittel 16
Hutchinson-Trias 315
Hutchinsonsche Zähne 315
HVA (Hepatitis-A-Virus) 327

Hyaline-Membranen-Krankheit (Atemnotsyndrom) **43**, 57, 58, 439, **513**
Hyaloidea (A.) persistens 628
Hydantoin 11, 385
Hydrämie 434
Hydramnion 365, 451
Hydrocephalus aresorptivus 368
– e vacuo 368
– externus 368
– hypersecretorius 368
– internus 368
– – occlusus 368, 521
Hydrocortison **17**, **195**, 196, 200
Hydrokolpos 463
Hydronephrose 365, 542, 553
–, Schwangerschaftshydronephrose 436
Hydrophthalmie 632
Hydrops fetalis **49**, 322, 441
Hydroxikortikosteroid, 17-Hydroxikortikosteroid 195
Hydroxilasemangel, 21-Hydroxilasemangel 197
Hydroxiprogesteron, 17-Hydroxiprogesteron 198, 200
Hydrozele 552
Hydrozephalus 28, 45, 59, 365, **368**, 371, **539**, 542
Hygrom 368
–, zystisches 34, 602
Hygroma colli s. Hygrom, zystisches
Hymen (Jungfernhäutchen) 463
– anularis 479
– bifenestratus 479
– cribriformis 479
– imperforatus 478
– semilunaris altus 478, 479
Hymenalatresie 455, 463
Hyperaktivität 356
Hyperakusis 78
Hyperaminoazidurie 229
Hyperandrogenämie 456
Hyperbare Lokalanästhetika 483
Hyperbilirubinämie (s. auch Gelbsucht) **45**, 357, 367
Hypercalcämie, familiäre 116
Hypercholesterinämie 6
Hyperchrom 135
Hyperdynam 518
Hyperemesis gravidarum 440
Hyperergie 271
Hyperexzitabilitätssyndrom 356
Hyperglykämie 80
Hypergonadotroper Hypogonadismus 202, 203
Hyper-IgE-Syndrom 269
Hyperimmunglobulin 274
Hyperkalziurie 229
Hyperkapnie 509
Hyperkeratose 241
Hyperkinese 356, 369
–, transitorische dystone 357
Hyperkinetisches Syndrom 356, **422**
Hyperleukozytose 143

Hypermetropie (Hyperopie) 618, **637**
Hyperparathyreoidismus 194
Hyperphenylalaninämie 73
Hyperphorie 638
Hyperpigmentierung 36, 196
Hyperplasie 6
Hyperprolaktinämie 456, 459
Hyperpyretische Toxikose (Enteroenzephalitis) 61
Hyperregeneratorische Anämie 138
Hypersonorer Klopfschall 83
Hyperspleniesyndrom 78
Hypersplenismus 182
Hypersynchrone Aktivität 363
Hypertension (Bluthochdruck, Hypertonie) 14, 117, 129, **228**, 358, 369, 403, **406**
Hyperthermie, maligne 490
Hyperthyreose (Schilddrüsenüberfunktion, s. auch Morbus Basedow) 57, 90, **191**, 216, 360, 403, 459, 617
Hypertonie (Bluthochdruck, Hypertension) 14, 117, 129, **228**, 403, **406**, 441
–, essentielle 228
– (Muskulatur) 358, 369
Hypertrichose 250
Hypertrophie 6, 18
Hypertrophische obstruktive Kardiomyopathie 116, **125**
– Pylorusstenose 64, **171**, **548**
Hyperventilation 363
Hyperventilations-EEG 66
Hypervitaminosen 69
Hypnagog 418
Hypnotika 16
Hypocalcämie 40, 57, 194
–, Neugeborenen-Hypocalcämie 194
Hypochrom 135
Hypogammaglobulinämie 267, 268
Hypoglossus (N.) 355
Hypoglykämie **40**, **56**, **80**, 279
Hypogonadismus, hypergonadotroper 202
–, hypogonadotroper 203
Hypokaliämische Alkalose 171
Hypomagnesiämie 40
Hypomenorrhoe 457
Hypoparathyreoidismus 194
Hypopharyngoskopie 608
Hypopharynx 608
Hypopharynxfremdkörper 608
Hypopharynxfremdkörper 608
Hypophosphatämische Rachitis 229
– Riesenwuchs 205
Hypophyse 185
Hypophysenhinterlappen 187
Hypophysenvorderlappen 185
Hypopigmentierung 36
Hypoplasie der intrahepatischen Gallengänge 52
Hypoplastische Anämie 137
Hypoplastisches Linksherz 122
Hypoproteinämie 178

Hypopyon 624, 627
Hyposensibilisierung 95, 594
Hypospadie 557
Hyposphagma 623
Hypothermie 42, 487
Hypothrophie 6
Hypothyreose (Schilddrüsenunterfunktion) 46, 57, **189**, 208, 459
Hypothyreose-Screening 191
Hypotonie (Blutdruck) **14**, 129
– (Muskulatur) 358, 369
Hypotroph 18
Hypovolämischer Schock 517
Hypoxämie 509
Hypoxämischer Anfall 120
Hypoxie 509
Hysterektomie 460, 468
Hysterie 401
Hysterische Amblyopie 632
Hysterosalpingographie 459
Hysteroskopie 460

Iatrogen 8
Ibuprofen 458
Ich-Entwicklung 388
Ichthyosis (Fischschuppenkrankheit) 37
Icterus gravis (Gelbsucht, schwere) **47**, 49, 441
– neonatorum (Gelbsucht des Neugeborenen, einfache) 45
– praecox 50
– prolongatus 46
Idealgewicht 209
Identitätskrise 398
Idiopathische hypertrophische Subaortenstenose 116, **125**
– Kardiomyopathien 125
– Skoliose 572
– thrombozytopenische Purpura **144**, 270, 272
Idiosynkrasie 272
Idiotie, infantile amaurotische s. Tay-Sachssche Krankheit
–, mongoloide (Down-Syndrom, Mongolismus, Trisomie 21) 119, 152, **425**, 546
IgA 266
–, sekretorisches 266
IgA-Mangel 269
IgA-Subklassen 266
IgD 267
IgE 266
IgG 265
IgG-Mangel 268
IgG-Subklassen 266
IgG-Subklassenmangel 269
IgM 264
IgM-FTA-Abs-Test 317
Ikterus (Gelbsucht) **45**, 181, 183, 327, 441
–, Frühgeborenenikterus 47
–, hämolytischer 49
–, Muttermilchikterus 46
–, Neugeborenenikterus 45

Ileum, terminales 175
Ileus (Darmverschluß) 61, 179, 546, **549**, 550
– beim Neugeborenen 546
–, mechanischer 549
–, Mekoniumileus **179**, 547
–, paralytischer (Darmlähmung) 61, 550
Immotile Zilien 90
Immun-Anti-A 51
Immun-Anti-B 51
Immun-Antikörper 51
Immunabwehr (Abwehr, Infektabwehr) 259
–, humorale 260
–, zelluläre 261
Immundefekt 152
Immundefektkrankheiten 268
Immundefektsyndrom, kombiniertes 269
Immunfluoreszenz 304
Immunglobulin (s. auch Gammaglobulin) **264**, 274
–, 5 S-Immunglobuline 266
–, 7 S-Immunglobuline 266
Immunisierung, passive 273
Immunität (s. auch Immunabwehr) 257, 287
Immunkomplex 262
Immunkomplexreaktion 272
Immunmangelkrankheit 268
Immunoreaktives Trypsin (IRT) 180
Immunozyten 262
Immunreaktion 258
Immunschwäche (Abwehrschwäche), angeborene 268
–, humorale 342
–, zelluläre 342
Immunserum 274
Immunstimulans 258
Immunsuppressiva 237
Immunsuppressive Therapie 537
Immuntoleranz 264, 287
Impedanzaudiometrie 584
Impetiginisierung 240, 245
Impetigo 70, 240
– bullosa (Schälblasenausschlag) 31
– contagiosa 241
Impfenzephalopathie 279
Impfgeschwür 278
Impfkontraindikationen 277
Impfkrankheit 277
Impfmasern 280
Impfplan 276
Impfstoff 275
Impfungen 273
–, Auffrischimpfung 277
–, BCG-Impfung 278
– bei AIDS 277
– – HIV-Infizierten 277
–, Choleraimpfung 283
–, Diphtherieimpfung 278
–, Diphtherie-Tetanus (DT) 277
–, Frühsommermeningoenzephalitis-Impfung (FSME-Impfung) 283

–, Gelbfieberimpfung 277, 283
–, Grippeimpfung 282
–, Haemophilus-influenzae-Typ-b-Impfung 282
–, Hepatitis-B-Impfung 282
–, Hepatitis-B-Simultanimpfung 283
–, Indikationsimpfung 277
–, Inkubationsimpfung 273
–, Keuchhustenimpfung 279
–, Masernimpfung 280
–, Masern-Mumps-Röteln-Impfung 276
–, Meningokokkenimpfung 276
–, Mumpsimpfung 281
–, Pneumokokkenimpfung 283
–, Pockenschutzimpfung 275
–, Polioimpfung 279
–, Polio-Schluckimpfung 276, **280**
–, Reiseimpfung 277, 283
–, Rötelnimpfung 27, **281**
–, Sonderimpfung 277
–, Standardimpfung 277
–, Tetanusimpfung 279
–, Tetanus-Simultanimpfung 283
–, Tollwutimpfung 282
–, Tollwut-Simultanimpfung 283
–, Typhusimpfung 283
–, Windpockenimpfung 277, 283
Implantationsphase 431
Impressionsfraktur 540
Impulsgenerator 128
Imurek 237
IMV 528
Inadäquate ADH-Sekretion 188
Inaktivitätsatrophie 356
Inapparent 287
Incontinentia urinae s. Harninkontinenz
Indikation 4
–, vitale 4
Indikationsimpfung 277
Indikatorverdünnungskurve 113
Indometacin 119, 235
Infantile amaurotische Idiotie s. Tay-Sachssche Krankheit
– Skoliose 572
– spinale Muskelatrophie 355, **372**
– Zerebralparese 358, **369**, **570**
Infekt 65, 287
–, banaler 331
–, grippaler 331
Infektabwehr (Abwehr, Immunabwehr) 259
–, humorale 260
–, zelluläre 261
Infektanämie 136
Infektanfälligkeit 89
Infektarthritis 230
Infektiöse Mononukleose (Drüsenfieber, Pfeiffersches) 264, **327**, **599**
Infektiöser Hospitalismus 4, 288
Infektion **284**, 287
–, bakterielle 85, 289
–, chirurgische 534
– der Genitalorgane 465

–, fliegende **284**, 319, 322
–, nosokomiale 4, 288
–, opportunistische 340, 342
–, perinatale 28
–, postnatale 30
–, pränatale 26
–, virale 15, 85, 319
Infektionsimmunität 287
Infektionskrankheiten **252**, 287, **288**
–, zyklische 286
Infektionsrisiko 307
Infektkrämpfe 381
Infertilität (Unfruchtbarkeit) 203, **458**
Infiltration 151
Infiltrationsanästhesie 482
Influenza (Grippe) 330
Influenzabakterien s. Haemophilus influenzae
Influenzaviren 330
Infraktion 492
Infratentoriell 156
Infundibuläre Pulmonalstenose 115
Infusionsflaschen 10
Infusionslösung 529
Infusionstherapie 523
Infusiontechnik 531
Inhalation 87, **90**, 95, **103**
Inhalationsnarkose 483
Inhibiting-Hormon 185
Injektion, konjunktivale 623
–, ziliare 623
Injektionsnarkotika 487, 488
Inkarzeration 552
Inkompatibilität (Unverträglichkeit, Blutgruppen-Inkompatibilität) **50**, 441
–, Rhesus-Inkompatibilität **49**, 441
Inkompletter AV-Kanal 119
Inkontinenz (Harninkontinenz) **226**, 360, 463
Inkubationsimpfung 273
Inkubationskeimträger 285
Inkubationszeit 285, **286**
Innenkanüle 606
Innenkörper, Heinzsche 132
Innenohrschwerhörigkeit 26, 559, 582, **590**
Innenohrtaubheit 315
Innenschielen 638
Innersekretorisch s. endokrin
Inokulation 285
Inokulationshepatitis s. Hepatitis B
Inokulum 339
Insekt-Repellents s. Repellents
Insektenallergen 271
Insektenstiche 244, **502**
Insektizidvergiftung 526
Insemination, homologe 458
Insertio velamentosa 443
Insler-Test 458
Insolationsmeningitis 295
Inspiratorischer Stridor **86**, 87, 88, 603
Instrumentarium, kindergynäkologisches 475

Insuffizienz (Herzinsuffizienz) 106, 123, **124**, 510
–, respiratorische 85, 509
Insulin 17, 80, **81**
Insulinbelastung 187
Insulin-like Growth Factor (Somatomedin) 185
Intellektuell 424
Intelligenzstörung 428
Intelligenztest 424
Intensivbehandlung **507**, 509
Intensivpflege 508
Intensivstation 507
Intensivüberwachung 508
Interaktion (Wechselwirkung) 12
Interaktionsstörungen 59
Interferon 260, 604
Interleukine 261
Intersexualität 200
Interstitielle Lungenerkrankungen 102
– plasmazelluläre Pneumonie (Pneumocystis-carinii-Pneumonie) **101**, 102, 340, 342
– Pneumonie, chronische lymphoide 342
Intertrigo 69
Intimkontakt 328
Intoxikation s. Vergiftung
Intrahepatische Cholestase 52
Intrahepatischer Block 551
Intrakardiales EKG 113
Intrakutanprobe 312
Intrapontiner Tumor 156
Intraspinaler Tumor 156
Intrauterinpessar (Pessar, Spirale) 460, 462, 463
Intravasale Gerinnung 134, **148**, 516
Intrinsic-Asthma 92
Intubation 527
Inulin 218
Invagination 149, 167, **548**
Invaginationsileus 549
Invasion 257
Involution 450
Ionisierende Strahlen in der Schwangerschaft 23
Ipecac-Sirup 525
IPPV 528
IQ 424
Iridozyklitis 175, 234, **627**
Iridozyklitis-Typ (rheumatoide Arthritis) 234
Iriskolobom 626
Irisschlottern 626
Iritis 621, 627
Irritables Kolon 168
IRT (immunoreaktives Trypsin) 180
Ischämie, Volkmannsche Ischämie **574**, 580
Isochromosomen 455
Isofluran 489
Isolierte Bakteriurie 224
Isomorphe Erythrozyten 223
Isoniazid **15**, 313
Istizin 16

Jackson-Anfälle 384
Jactatio capitis 357
Jacutin-Emulsion 244
Jacutin-Gel 244
Jarisch-Herxheimer-Reaktion 317
Jenner 276
Jo-Jo-Phänomen 554
Job-Syndrom 269
Jochbogenfraktur 597
Jod 189
Jod-123-Szintigraphie 189, 191
Jodfehlverwertung 190
Jodidtabletten 193
Jodintoxikation 57
Jodmangel 57, 90
Jodmangelgebiet 192
Jodmangelkropf (Jodmangelstruma) 193
Jodsalz 192, 193
Jones-Kriterien 232
Juckreiz 181
Jugendpsychiatrie 387
Jungfernhäutchen (Hymen) 463
Juvenile Blutung 457
– chronische Arthritis (rheumatoide Arthritis) 206, **233**, 270
– – Polyarthritis s. juvenile chronische Arthritis

Kälteagglutination 100
Kälteanästhesie 483
Kälteeinwirkung 500
Kältekoagulation 629
Kälteschaden 331
Kälteurtikaria 248
Kälteverdünnungsverfahren (Thermodilutionsverfahren) 113
Käseschmiere (Vernix caseosa) 38, 440
Kaffeelöffel 10
Kaiserschnitt s. Sectio
Kakaobutter 9
Kala-Azar 348
Kalium 226
–, Gesamtkörperkalium 211
– jodatum (Kaliumjodid) 90, 96
Kaliumpermanganat 323
Kaliumpermanganat-Sitzbäder 476
Kalorienarmut 214
Kalorienbedarf 530
Kaltluftvernebler s. Vernebler
Kammerersatzrhythmus 127
Kammerflattern 127
Kammerflimmern 127, 511, 525
Kammerscheidewanddefekt (Ventrikelseptumdefekt) **117**, 120
Kammertachykardie 127
Kammerwinkelsynechie 627
Kanamycin 15
Kanner-Autismus 428
Kanülenwechsel 606
Kanzerogen 151
Kaposi-Sarkom 340, 342
Kapseln 9
Karbunkel 242, 534

Kardia, klaffende 170
Kardiainsuffizienz 41, 170
Kardiogener Schock 517
Kardiomyopathie, dilatative 123, **126**
–, hypertrophische obstruktive 116, **125**
–, idiopathische 125
–, restriktive 126
Kardiorespirographie 515
Karditis **123, 231**, 318
–, nichtrheumatische 123, 318
–, rheumatische 123, 231
Karies (Zahnfäule, Zahnkaries) 169
Kartagener-Syndrom 90
Kartoffelagarplatte 304
Karzinogenese, chemische 152
–, transplazentare 152
Karzinom 151, 582
– der Mamma 470
– – Vagina 470
– – Vulva 470
– des Gebärmutterhalses 469
– – Gebärmutterkörpers 469
– – Ovariums 470
–, follikuläres 193
–, Kehlkopfkarzinom 603
Kasabach-Merritt-Syndrom 34
Kasaische Operation 550
Kasein 76
Kasper Hauser 612
Kastratenstimme 610
Katarakt (grauer Star, Linsentrübung) 26, **625**
Katastrophenreaktion 428
Katecholamin 25, 195, 518
Katheter, Manschetten-Katheter 486
–, Quinton-Katheter 538
–, Tenckhoff-Katheter 539
–, zentraler 531, 538
Katheterisierung 288
–, Selbstkatheterisierung 366
Kathetersepsis 538
Kathetersysteme, implantierbare 538
Katheterurin 224
Kationenaustauscher 226
Katzenauge, amaurotisches 629
Katzenkratzkrankheit 306
Kaumuskulatur 354
Kaustörung 355
Kaverne 309, 310
Kawasaki-Syndrom (Mukokutanes Lymphknotensyndrom) 6, 125, 147, **236**
Kayser-Fleischerscher Ring 182
Kegelhornhaut 637
Kehlkopf 602
Kehlkopfdiphtherie 301
Kehlkopfkarzinom 603
Kehlkopfödem s. Glottisödem
Kehlkopfpapillomatose 604
Kehlkopftrauma 604
Keimblase 431
Keimblätter 431
Keimdrüsen (Gonaden) 200
Keimöl 75

Keimträger 285
Keimzellen 430
Keimzelltumoren **161**
Keloid 241, 500
Kentsches Bündel 129
Kephalhämatom 24, 446
Keratitis 624
Keratokonus 637
Keratoplastik 625
Kerion Celsi 243
Kernigsches Zeichen 296
Kernikterus **47**, 357, **367**
Kernspintomographie 84, 113
Ketamin 488
Ketanest 488
Ketoazidose 167, 168
Ketodiabur 81
Ketonämisches Erbrechen 167
Ketosteroide, 17-Ketosteroide 195
Keuchhusten (Pertussis) 67, **303**
Keuchhustenbakterien 256, 303
Keuchhusten-Enzephalopathie 304
Keuchhustenimpfung 279
KEV (Konstitutionelle Entwicklungsverzögerung) 187, 201, **206**
Kieferhöhlenempyem 596
Kieferhöhlenzyste 596
Kieferklemme 305, 597, 600
Kieferosteomyelitis 169
Kiemengangsanlage 602
Killerzellen 263
–, natürliche 264
Kinästhetisch 428
Kinästhetisch-taktile Erfassungsstörung 420
Kindbettfieber 451
Kinderarzt (Pädiater) 1
Kinderbeatmungssystem, Kuhnsches 487
Kinderchirurgie 533
Kindergartenreife 392
Kindergynäkologie 472
Kinderkrankenpfleger 1
Kinderkrankenschwester 1
Kinderkrankheiten 252
Kinderlähmung (Poliomyelitis) **332**, 568
–, zerebrale s. Bewegungsstörung, zerebrale
Kinderlöffel 10
Kinderorthopädie 559
Kinderpflegerin 1
Kinderpsychiatrie 387
Kinderurologie 552
Kindslage, regelwidrige 448
Kindspech (Mekonium) 40, 179
Kindstod, plötzlicher 44, **67**
Kinnschleuder 494
Kirschnerdraht 566, 580
Klagen 3
Klammern nach Blount 577
Klappenersatzoperation 124
Klavikulafraktur 25
Klebsiellen 256
Kleiepräparate 16

Kleihauer-Betke-Färbung 54
Kleinhirnastrozytom 156
Kleinhirntamponade 378
Kleinkinder-Asthma 92
Kleinlebewesen 252
Kleinwuchs 202
Klick 117
Klimakterische Blutung 457
Klimakterium 453
Klimakur 92
Klinefelter-Syndrom **203**, 205
Klingelhose 413
Klingelmatratze 226, 413
Klippel-Feil-Syndrom **571**
Klippel-Felter-Syndrom 573
Klippel-Trénaunay-Syndrom 35
Klitorishypertrophie 197
Klitorisplastik 200, 465
Klonisch 381
Klopfmassage 87, 92, 103
Klopfschall, hypersonorer 83
Klopfschalldämpfung 83
Klumpfuß 365, 568, **577**
Klumphand 560, **574**
Klumpkesche Lähmung 25, 367, 571
Klysma, Mikroklysma 9
Knalltrauma 589
Knaus-Ogino 460
Knebelverband 496
Knickfuß 568
Knick-Senkfuß 578
Kniegelenksbruch 494
Kniegelenkstuberkulose 311
Kniekußphänomen 296
Knochen, omovertebraler 573
Knochenabszeß 564
Knochenalter 191, 201
Knochenbruch (Bruch, Fraktur) **492**, 551, 559, **579**
Knochenbrüchigkeit 492, 559
Knochenentzündung 563
Knochenleitung 583
Knochenleitungshörer 583
Knochenmark 133
Knochenmarkbiopsie 133
Knochenmarkentzündung 563
Knochenmarkpunktion 133, 153
Knochenmarkstransplantation **154**, 559
Knochennekrosen, aseptische 565
Knochenpanaritium 535
Knochenreiben 493
Knochenszintigraphie 563
Knochentuberkulose 311
Knochentumoren 104, 160, **561**
Knochenzyste, aneurysmatische 561
–, juvenile 561
Knöchelbruch 494
Knötchen 240
Knorpelbruch 597
Knorpelknochensporn 561
Knoten 240
–, heißer 191
–, kalter 193
Knotenkropf 192

Koagulation 594
Koagulopathie 147
Kobalt 531
Koch, R. 252, 307
Köhler, Morbus Köhler 568
Körperbehinderung 369
Körpergewicht 530
Körpergröße 530
Körpermasse, fettfreie 211
Körpermassenindex 210
Körperoberfläche 530
Kognitionspsychologisch 387
Kohabitarche 465
Kohabitationsverletzung 442, 479
Kohlenhydrate 530
Kohlenwasserstoffvergiftung 526
Koinfektion 330
Kokardenpurpura 149
Kokken 255
Kolibakterien (E. coli, Escherichia coli) 256
–, Dyspepsie-Kolibakterien 60, 300
Kolidyspepsie 60, 300
Koliken 65, 299
Kolimeningitis 294
Kollagenkrankheiten (Kollagenosen) 230
Kollaps 14
–, orthostatischer 135
Kolliquationsnekrose 170
Kollodium-Baby 37
Kollumkarzinom 442
Kolobom 618, 626, 637
Kolon, irritables 168
Kolondysplasie, neuronale 177
Kolonisation 257
Kolon-Karzinom 151
Kolonkontrasteinlauf 166
Koloskopie (Darmspiegelung) 165
Kolpitis 466, 476
Kolposkopie 469
Kolpotomie 460
Koma (Bewußtlosigkeit) **361**, 379, 480, **519**
Kombinationsnarkose 484
Komedonen 241
Kommensalen 253
Kommissurotomie 116
Kompartimente 7
Komplementanlagerung 266
Komplementbindungsreaktion 260
Komplementmangel 268, 269
Komplementsystem 260
Komplikation 4, 288
Kompressionsatelektase 101
Kompressionssyndrom, extramedulläres 376
Kompressionsverband 496
Konakion 55
Konditionierung 413
Kondom 344, 460, **462**
Kondylome 240
–, breite 315
–, spitze (Condylomata acuminata, s. auch Feigwarzen) 243, 247

Konfiguration 446
Kongenital 3
Kongenitaler Stridor 86
Kongestion (Lungenstauung) 126
Koniotom 605
Koniotomie 527, 605
Konisation 474
Konjugation 45
Konjunktivale Injektion 623
Konjunktivitis (Bindehautentzündung) 93, **623**
Konnatal 3
Konnatales Rötelnsyndrom 26
Konsolidierungsphase 391
Konstitution 2
Konstitutionelle Entwicklungsverzögerung (KEV) 187, 201, **206**
Konstitutionsfehler 2
Kontagiös 252
Kontaktallergen 271
Kontaktekzem **245**, 273
Kontaktglas 614
Kontaktinfektion 284
Kontaktlinsen 614
Kontaktversuche 428
Kontinua 298
Kontinuierlich erhöhter Atemwegsdruck 528
Kontraindikation 4
Kontraktur 358
–, narbige 536
–, Volkmannsche Kontraktur 574
Kontrastechokardiographie 113
Kontrazeption 453, **460**
Kontrazeptiva 17
Kontusion (Prellung) 496
Konverter (s. auch Tuberkulinkonversion) 127
Konzentrationsschwäche 356
Konzentrationsversuch 188, 218
Konzeption 453
Koordination 358, 369
Koordinationsstörung 358
Kopfblutgeschwulst 24, 446
Kopfdurchmesser 433
Kopfgeschwulst 24, 446
Kopfgneis 70
Kopfgrind 70
Kopfhaar 39
Kopfhörer 583
Kopfläuse 244
Kopfnekrose 566
Kopfschiefhaltung (Schiefhals, Torticollis) 24, 355, **571**, 638
Kopfschwartenhämatom 24
Kopfzwangshaltung (s. auch Kopfschiefhaltung) 638
Koplikische Flecken 320
Koprolalie 416
Kornealreflex (Hornhautreflex, Lidschlußreflex) 355, 359
Koronararterien, Aneurysma der Koronararterien 236, 237
–, Fehlabgang einer Koronararterie 6
Koronararterienthrombose 237

Koronare Herzkrankheit 6
Koronarsklerose 6
Korotkoff 107
Korpuskarzinom 469
Korrekturoperation 120, 122
Korrekturosteotomie nach Imhäuser 567
Korsett, Cheneau-Korsett 572
–, Dreipunktekorsett 581
Korsettversorgung 568
Kortikalisdefekt 561
Kortikosteroid 15, **17**, **95**, 228
Kortikosteron 17
Kortikotropin s. Adrenocorticotropes Hormon
Kost, salzarme 125
Krämpfe (Krampfanfälle, s. auch Anfälle, Epilepsie) 5, 40, **66**, 167, 305, **380**
–, Adversivkrämpfe 384
–, Blitz-Nick-Salaam-Krämpfe 66, 371, **385**
–, BNS-Krämpfe 66, 371, **385**
–, Fieberkrämpfe 66, 259, **381**
–, Fünf-Tage-Krämpfe 45
–, Infektkrämpfe 381
–, Leibkrämpfe 65
–, Muskelkrämpfe 356, 497
–, Neugeborenenkrämpfe 45
–, Okkasionskrämpfe (Gelegenheitskrämpfe) 66, **380**
–, posttraumatische 381
–, Zahnkrämpfe 5, 66, 169
Krätze 243
Krampfadern (Varizen) 6, 434, 450
Krampfanfälle s. Krämpfe
Krampfbereitschaft 363
Krampfleiden s. Krämpfe
Krampfpotential 363
Krampi 356
Kraniopharyngeom 156, 187
Kraniotabes 68
Krankengeschichte 3
Krankengymnastik 370
Krankenhausinfektion (infektiöser Hospitalismus, nosokomiale Infektion) 4, 288
Krankheit 2
Krankheitsentstehung 3
Krankheitslehre 1
Kranksein, zweites (Scharlach) 292
Kreatinin 222, 226
Kreatinin-Clearance 218
Krebs 151
Krebsabstrich 469
Kreislauf, extrakorporaler 487
–, fetalisierter (Persistance of fetal circulation) 44
–, peripherer 129
Kreislaufregulationstest nach Schellong 129
Krepitation 493
Kreuzimmunität 287
Kreuzotter 502
Krise, aplastische 138, 139

–, hämolytische 138, 139
Krokodilstränen 360
Kropf (s. auch Struma) 57, **190**, **192**, 193
Krupp 88
–, echter 88
–, Masernkrupp 88, 320
–, rezidivierender 88
Krupp-Syndrom (Pseudokrupp) 88
Kruste 240
Kryokoagulation 629
Krypten 599
Kryptokokkose 154, 341, **346**
Kryptomenorrhoe 455, 458, 464
Kryptorchismus (s. auch Hodenhochstand) 203, 557
Kugelbakterien 255
Kugelzellanämie (Sphärozytose) 51, **139**
Kugelzellen 132
Kuhnsches Kinderbeatmungssystem 487
Kuhpocken 275
Kummerspeck 209
Kunststoffkanüle 606
Kupfer 182, 531
Kupffersche Sternzellen 261
Kurare 489
Kurative Medizin 4
Kurbelergometer 110
Kurzatmigkeit s. Atemnot
Kurzdarm 529, 537
Kurzdarmsyndrom 58
Kurznase 592
Kurzsichtigkeit 635
Kystadenom 468

Labiensynechie 478
Laborberichtsverordnung 344
Labyrinthärer Schiefhals 355
Labyrinthitis 588
Lachgas 486, **489**
Lactopriv 76
Lähmung 542
–, Blasenlähmung 365, 569
–, Erbsche Lähmung **25**, 367, 571
–, Fazialislähmung **25**, 318, 333, 355, 360, 367
–, Geburtslähmungen 24
–, Klumpkesche 25, 367, 571
–, Mastdarmlähmung 365, 569
–, Morgenlähmung 333
–, Plexuslähmung 25, 367, **571**
–, schlaffe 375, 570
–, spastische 570
Lähmungsluxation 569
Lähmungsschielen 311, 333, **639**
Lähmungsskoliose 568, **572**
Längsbruch 493
Lärmtrauma 591
Lärmtrommel 582
Läuse s. Kopfläuse
Lagerung 371, 490
Lagerungsdrainage (s. auch Klopfmassage) 87

Lagophthalmus 620
Laktamase, Beta-Laktamase 14, 292
Laktamasefest 14
Laktat (im Liquor) 296, 512, 517
Laktobakterien (Milchsäurebakterien) 256, 257
Laktogen, humanes plazentares (HPL) 434
Laktotropes Hormon (Prolaktin) 185, 459
Lallperiode 611
Lallworte 611
Lambliasis 348
Lamblien 348
Landkartenzunge 168
Langerhans-Zellen 338
Langzeitaufzeichnung (EEG) 363
Langzeitbetreuung 162
Langzeit-Dialyse 227
Langzeit-EKG 107
Lanugo 19, 39
Laparoschisis 545
Laparoskopie 459
Laparotomie, Minilaparotomie 460
Lappen, gestielter 536
Lariam 347
Laryngitis 603
Laryngologie 603
Laryngomalazie 603
Laryngotracheitis 88
Larynx 602
Larynxödem (Glottisödem) 244, 248, 503, 518, 527, **604**
LAS 340
Laser 466
Laserkoagulation 629
Lasix (Furosemid) 125, **220**, 222, 226, 522
Latentes Schielen 638
Latenzzeit 340
Latex-Einweghandschuhe 345
Laufbandergometer 110
Laufbelastungstest 94
Laugenverätzung 170, 526
Laurence-Moon-Biedl-Syndrom 208
Laus s. Kopfläuse
Lautstärke 610
LAV (Lymphadenopathie-assoziiertes Virus) 335
Laxantien (Abführmittel) 16, 176
Lebendimpfstoff 276
– nach Sabin 280
Lebendspende 537
Lebensangst 398
Lebensdauer, Erythrozyten-Lebensdauer 132
Lebenshilfe für Geistig Behinderte 425
Lebensmittelvergiftung (Nahrungsmittelvergiftung) 299
Leberflecke 35, 151
Leberkapsel, Blutung unter die Leberkapsel 54
Leberkapselriß 26
Leberkarzinom 282

Lebernekrose 328
Leberpunktion 165
Leberriß (Leberruptur) 26, 504
Leberschwund 328
Lebertransplantation 536
Lebertumoren 159
Lebervergrößerung 124
Leberzirrhose (Zirrhose) **182**, 282, 328, 329
–, biliäre 180
Lederhautentzündung 625
Lederknarren 104
Legasthenie 421
Leibkrämpfe 65
Leibwickel 167
Leichengift 503
Leichenniere 537
Leihfeuung 267
Leihimmunität 267
Leiomyosarkom 159
Leishmaniasen 347
Leishmanien 347
Leistenbruch (Leistenhernie) 204, **552**
Leistenhoden 204, 557
Leitungsanästhesie 482
Lendenstreckesteife 573
Lendenwulst 572
Lentasepsis 294
Lenticonus posterior 635
Lentigines 35
Lepra (Aussatz) 314
Leprabakterien 256
Leptilan 385
Leptospiren 256
Leptospirenmeningitis 295
Lernbehinderung 424
Leukämie 5, 55, 104, 126, 150, 151, **153**, 230
–, akute lymphoblastische 153
–, – myeloische 153
– chronisch lymphatische 153
–, – myeloische 153
Leukämoide Reaktion 143
Leukoderme (white spots) 36, 371
Leukodystrophie 364
Leukokorie 625, 628
Leukopenie 143
Leukorrhoe 473
Leukose, Netzhautleukose 628
– s. Leukämie
Leukozyten (Blutkörperchen, weiße) 133
Leukozytenphosphatase-Reaktion, alkalische 133
Leukozytenzahl 133
Leukozytopenie s. Leukopenie
Leukozytose 143
LH (luteinisierendes Hormon) 185, 201, 459
LH Releasing Hormone (LHRH s. auch GnRH) 185, 201
LHRH-Agonist 202
LHRH-Test 201
Lichen 240
– sclerosus et atrophicus 477

Lichenifikation 240, 245
Lichtbehandlung (Blaulichtbehandlung, Fototherapie) 47
Lichtkoagulation 629
Lichtreaktion 354
Lichturtikaria 248
Lidkolobom 618
Lidkrampf 620
Lidocain 14, 483
Lidödem 621, 222
Lidrandentzündung 621
Lidschlußreflex (Hornhautreflex, Kornealreflex) 355, 359
Lidschwellung 621
Lidverletzung 633
Liebesverlust 391
Lilakrankheit 238
Liley-Schema 442
Lincomycin 15
Links-Rechts-Shunt **106**, 109, 117, 119
Linksherz, hypoplastisches 122
Linksherzkatheterisierung 112
Linkshypertrophie 106
Linksinsuffizienz 124
Linksverschiebung 133
Linsenastigmatismus 637
Linsenektopie 626, 637
Linsenflecke 35
Linsenkolobom 626, 637
Linsenluxation 626
Linsentrübung (grauer Star, Katarakt) 26, **625**
Linsenverlagerung 626
Lipoidnephrose 219
Lipoidpneumonie 98
Liposarkom 159
Lippen-Kiefer-Gaumen-Spalte 592
Liquoreiweiß 296
Liquorfistel 589, 597
Liquorunterdrucksyndrom 378
Liquorzirkulation 521
Liquorzucker 296
Liskantin 381, 385
Listerien 256
Listerienmeningitis 294
Listeriose 28
Lisurid 454
Little, Morbus Little 570
Lobäres Emphysem, kongenitales 86
Lobärpneumonie 98, 100
Lochialstauung 451
Lochien 449
Lochiometra 451
Löffel, Eßlöffel 10
Löffler-Syndrom 101
Lösung 9
Lösungstendenzen 391
Logopädie 610
Lokalanästhesie 480, 482
Lokalanästhetika 482
–, hyperbare 483
Lokalinfektion 286
Lotio 9
Louis-Bar-Syndrom 35

Lues (Syphilis) 219, 314
– connata (Syphilis, angeborene) 315
–, Meningitis bei Lues 295
Luftembolie 6
Luftleitung 583
Luftnot s. Atemnot
Luftröhrenschnitt (Tracheotomie) 527, **605**
Luftverschmutzung (Schadstoffe, Umweltgifte) **90**, 96, **259**, 388
Lumbalpunktion 296
Luminal 11, 16, 482
Lunarmonate 433, 444
Lunge, Flüssigkeitslunge 44
–, weiße 43
Lungenabszeß 100, 125
Lungenagenesie 86
Lungenbiopsie 102
Lungenblähung (s. auch Emphysem) 309
Lungendehnbarkeit 84
Lungenembolie 6, 125
Lungenentzündung s. Pneumonie
Lungenerkrankungen, interstitielle 102
–, obstruktive 84
–, restriktive 84
Lungenfibrose 102
–, idiopathische 102
Lungenfunktionsuntersuchung (Spirometrie) 84, 110
Lungenhochdruck (Hochdruck, pulmonaler) 117, 118, 119
Lungenhypoplasie 86
Lungeninfiltrat, eosinophiles 101
Lungenmetastasen 193, 562
Lungen-Milzbrand 306
Lungenödem 124, 226
Lungenschrumpfung 102
Lungenschwindsucht 310
Lungensequestration 86
Lungenstauung (Kongestion) 126
Lungentransplantation 122, 536
Lungentuberkulose, postprimäre 310
– vom Erwachsenentyp 310
Lungenvolumen 84
Lungenzysten 86
Lupoide Hepatitis 271
Lupus erythematodes 126, 219, **237**, 270
– vulgaris 312
Lutealinsuffizienz 459
Luteinisierendes Hormon (LH) 185, 201, 459
Luteinzyste 468
Lutschtabletten 9
Luxation (Verrenkung) 495
–, Hüftgelenkluxation 575
–, Schulterluxation 573
Luxationsfraktur 495, 581
Lyell-Syndrom (toxische epidermale Nekrolyse) 32, **249**
Lyme-Borreliose s. Borreliose
Lyme-Krankheit 318
Lymphadenitis 602

–, mesenteriale 300
Lymphadenopathie-assoziiertes Virus (LAV) 335
Lymphadenopathie-Syndrom 340
Lymphadenosis benigna cutis 318
Lymphangiom 34
–, zystisches 34, 602
Lymphangitis 534
Lymphknotenabszeß 278
Lymphknotenkaverne 310
Lymphknotenkomponente 309
Lymphknotenkrebs 151, 155
Lymphknotenmetastase 155
Lymphknotenpunktion 133
Lymphknotensyndrom, mukokutanes (Kawasaki-Syndrom) 6, 125, 147, **236**
Lymphknotentuberkulose 309
Lymphogranulomatose 155
Lymphom, malignes 582
–, primäres ZNS-Lymphom 341, 342
Lymphosarkom 104
Lymphozyten 262, 338, 343
–, atypische 327
–, B-Lymphozyten 262
–, T-Lymphozyten (s. auch T4-Zellen, T8-Zellen) 262
–, zytotoxische 263
Lymphozytom, benignes 318
Lymphozytose, akute infektiöse 326
Lyovac 152
Lyse 100
Lysosomale Speicherkrankheiten 78
Lysosomen 78
Lysozym 260
Lyssa (Rabies, Tollwut) 285, **332**, **501**

M. cremaster 204
M-Protein 289
Macula 240
Madenwürmer (Oxyuren) 15, **348**, 477
Mästbarkeit 212
Mafenidazetat 524
Magen, verdorbener 170
Magenballon 215
Magen-Darmpassage 166
Magengeschwür 171, 405
Magenpförtnerkrampf (Pylorospasmus, Pylorusstenose) 64, **171**, **548**
Magenspiegelung (Gastroskopie) 165, 171, 608
Magenspülung 525
Magensteifungen 64
Magerkeit 216
Magersucht 216
Magnesium 531
Maiglöckchen (Convalaria majalis) 13
Makrodaktylie 560
Makroglossie 168
Makrohämaturie (s. auch Hämaturie) 222, **223**
Makrolide 15
Makrophagen 261
Makrosomie 443

Makrozirkulation 515
Makulaaplasie 640
Makuladysplasie 640
Makulopapulös 240
Malabsorption, Disaccharidmalabsorption 166
Malaria (Sumpffieber) 252, 285, **347**
– falciparum 347
– quartana 347
– tertiana 347
– tropica 347
Malariaprophylaxe 283
Maldescensus testis (Hodenhochstand) 161, **203**, **557**
Maligne Diphtherie 301
– Hyperthermie 490
Malignom 162
Malrotation (Fehldrehung) 547, 550
Mamille 19
Mammakarzinom 151, 470
Mammascreening 471
Mammographie 471
Mandel 598
Mangelentwicklung, intrauterine 443
Mangelgeburt 18
Manifest 287
Manifestation 2
Manisch-depressiv 426
Mannit 522
Mannitol 226
Manometrie 177
Manschetten-Katheter 486
Mantoux s. Mendel-Mantoux-Probe
Marfan-Syndrom 205, 626
Marfan-Zeichen 68
Markdrahtung 580
Marker 161
Marmelade, Diabetiker-Marmelade 82
Marmorknochenkrankheit 559
Marsupialisation 466
Maschinen-Geräusch 119
Masern 28, 264, **319**, 374
–, atypische 320
–, hämorrhagische 320
–, mitigierte 267, 320
–, toxische 320
Masern-Enzephalopathie (Masern-Enzephalitis) 280, 320
Masernimpfung 280
Masernkrupp 88, 320
Masern-Mumps-Röteln-Impfung 276
Masernpneumonie **101**, 102, 320
Maske, Rendell-Baker-Maske 484
–, Vollgesichtsmaske 345
Maskennarkose 484
Masochismus 397
Massenbewegung 356, 369
Massen-Screening 72
Masseterreflex 359
Mastdarmfunktion 360
Mastdarmlähmung 365, 569
Mastdarmprolaps (Mastdarmvorfall) 299
Mastfettsucht 211

Mastitis (Brustdrüsenentzündung) 32, 40, 451, **467**
– puerperalis 451
Mastoidektomie 588
Mastoiditis 587
Masturbation (Onanie, Selbstbefriedigung) 201, 397
Maturität 201
Mayer-Rokitansky-Küster-Hauser-Syndrom 455, 465
Mazola Diät-Margarine 75
Mazola Keimöl 75
McBurney-Punkt 549
MCD (minimale zerebrale Dysfunktion) 418
McDonald 439
MCH 131, 135
MCHC 131
MCT (mittelkettige Triglyzeride) 180
MCV 131
Meaverin 483
Meckelsches Divertikel 549
Mediastinalerkrankungen 105
Mediastinitis 105, 170
Medikamente 7, **8**
– in der Schwangerschaft 21
Medikamentenlehre 7
Medizin, kurative Medizin 4
Medulläres Schilddrüsenkarzinom 194
Medulloblastom 156, 157
Meerzwiebel (Scilla maritima) 13
Megacolon congenitum, (Aganglionose, Hirschsprungsche Krankheit) **177**, 547
Megakolon 176
Megaloblastäre Anämie 137
Megaloblasten 137
Megalozyten 132, 137
Megaureter 554
Mehrfachbehinderungen 366
Mehrwortsätze 611
Mekonium (Kindspech) 40, 179
Mekoniumaspiration 44, 514
Mekoniumileus **179**, 547
Mekoniumileusäquivalent 179
Mekoniumperitonitis 179
Melaena 54
– spuria 55
Melanin 36
Melanoblastose, neurokutane 36
Melanom 36, 152, 162
Melanozyten 36
Melanozyten-stimulierendes Hormon 185
Meldepflicht 344
Menarche 201, 453
Mendel-Mantoux-Probe 312
Menghini-Nadel 165
Menière-Erkrankung 592
Meningea media (A.) 374
Meningeales Syndrom 296
Meningismus 98, 296
Meningitis (Hirnhautentzündung) **294**, 334

–, bakterielle 295
– bei Borreliose 295, 318
– – Poliomyelitis 333
– – Syphilis 295
– des Neugeborenen 30
–, eitrige 294
– epidemica s. Meningokokkenmeningitis
–, Insolationsmeningitis 295
–, Leptospirenmeningitis 295
–, Listerienmeningitis 294
–, otogene 589
–, physikalische 295
–, Pneumokokkenmeningitis 294, 296
–, rhinogene 595
–, seröse 295
–, Staphylokokkenmeningitis 295
–, Streptokokkenmeningitis 295
–, toxische 295
– tuberculosa 295, **311**
Meningokokken 256
Meningokokkenerkrankung 297
Meningokokkenimpfung 276
Meningokokkenmeningitis 294, 296, **297**
Meningokokkensepsis 297
Meningomyelozele (Myelomeningozele, Spina bifida) 225, **365**, **542**, **569**
Meningozele 365, **541**
Menopause 453
Menopausengonadotropin, humanes (HMG) 201
Menorrhagie 457
Menses s. Menstruation
Menstruatio sine mense 455
Menstruation 453
–, silent 455
Menstruationszyklus 453
Mentholöl 16
Mercaptopurin 15
Mérieux-Test 312, 343
Mesenteriallymphknotentuberkulose 311
Mesoderm 431
Metallkanüle 606
Metamizol 15
Metastasen 104, **151**, 160, 294, 617
–, Lungenmetastasen 193, 562
–, pyämische 294
–, septische 535
Methämoglobinämie 142
Methergin 450, 451
Methotrexat 15, 152, 161
Methylbarbiturat 488
Methylzellulose 9
Metrorrhagien 457
Metschnikoff 261
Migräne **375**, 403
Migraine accompagnée 375
Mikroaspiration 170
Mikroben 252
Mikrobiologie 252
Mikroblut-Untersuchung 434
Mikrofilarien 350

Mikroflockungstest 317
Mikrognathie 233
Mikrohämaturie (s. auch Hämaturie) 222, **223**
Mikroklysma 9, 66
Mikrolaryngoskopie 603
Mikronephrin 89
Mikroorganismen 252
Mikropapille 630
Mikropenis 187
Mikrophagen 261
Mikrophthalmie (Mikrophthalmus) 26, 618, 628
Mikroschielen 638
Mikrosphärozyten 132
Mikrosporie 243
Mikrotie 585
Mikrozirkulation 516
Mikrozyten 132
Miktionsaufschub 226
Miktionszystourethrogramm 556
Milchabgabe 449
Milcheinschuß 450
Milchentleerung 187
Milchpumpe 450
Milchsäure 517
Milchsäurebakterien (Laktobakterien) 256, 257
Milchschorf 245
Milchsekretion 185
Miliaria 34
Miliartuberkulose 310
Milien 32
Miller-Kurzrok-Test 458
Milupa PKU 74
Milupa SOM 76
Milzbrand 285, **306**
Milzbrandbazillen (Bacillus anthracis) 256, 306
Milzbrandkarbunkel 306
Milzentfernung (Milzexstirpation, Splenektomie) 139, 147, 504
Milzruptur 26, 54, 504
Milzvergrößerung 124
Mimische Muskulatur 355
Minderbegabung 424
Minderwuchs 206
–, hormonell bedingter 206
–, hypophysärer **186**, 208
–, primordialer 206
Mineralokortikoid 195
Minilaparotomie 460
Minimal brain deficiency 570
Minimale zerebrale Dysfunktion (MCD) 418
Minimalläsion 220
Minipille 460
Minirin 188
Minischiene 576
Minusvariante 560
Mischtumor 162
Mischungszyanose 106
Mißbildung 21
Missed abortion 438
Mitbewegung 356

Mitesser 241
Mitigierte Masern 267, 320
Mitralatresie 122
Mitralinsuffizienz 117, 124
Mitralklappenprolaps 117
Mitralstenose 124, 126
Mittelblutung 457
Mittelhandbruch 494
Mittelhirnsyndrom 378
Mittelhirntumor 156
Mittelkettige Triglyzeride (MCT) 180
Mittellappensyndrom 101
Mittelohrentzündung (Otitis media) 65, 320, **587**
–, chronische 587
Mittelohrkatarrh 586
Mittelstrahlurin 219, 224
Mixtur 9
Moebius-Syndrom 639
Möller-Barlowsche-Krankheit 135, **149**
Mogadan 385
Molevac 15, 348
Mollusca contagiosa s. Mollusken
Mollusken 240, **243**, 477
Mondmonate 433
Mongolenfleck 36
Mongolismus (Down-Syndrom, mongoloide Idiotie, Trisomie 21) 119, 152, **425**, 546
Monitor, Atemmonitor 44
Monitoring 486, 508
Mono-Test 327
Monoklonale Antikörper 262
Mononarkose 484
Mononeuropathie 376
Mononukleose, infektiöse 264, **327**, **599**
Monoparese 570
Monozyten 261
Monozytenangina s. Pfeiffersches Drüsenfieber
Montaigner 335
Morbus Addison **196**, 311, 455
– Basedow (s. auch Hyperthyreose) 57, **191**, 617
– Bechterew 234
– Bruton s. Agammaglobulinämie
– Crohn 175
– Cushing 455
– Down (Mongolismus, Trisomie 21) 119, 152, **425**, 546
– haemolyticus neonatorum **49**, 441
– Hirschsprung (Megacolon congenitum) **177**, 547
– Hodgkin 104, **155**, 602
– Köhler 568
– Little 570
– Perthes-Legg-Calvé 565
– Pringle 371
– Raynaud 239
– Scheuermann 568
– Schlatter 567
– Wilson **182**, 330
Morgenlähmung 333

Morgensteifheit 233
Moroprobe 312
Morphin 16
Morphinvergiftung 526
Morquio-Brailsford-Erkrankung 560
Mors subitus s. plötzlicher Kindstod
Morula 430
Moskito 347
Moskitonetz 347
Motilität 356
Motivational 424
Motodiagnostisch 423
Motopädagogisch 423
Motorik 356
Motorische Endplatte 489
– Herdanfälle 384
– Unruhe 356
Motorneurone 362
Mototherapeutisch 421
Mücke, Anophelesmücke 347
Mückenstich 244, 271
Muffplastik 536
Mukokutanes Lymphknotensyndrom (Kawasaki-Syndrom) 6, 125, 147, **236**
Mukopolysaccharide 79
Mukopolysaccharidose **79**, 126, **559**, 560
Mukoviszidose (Fibrose, zystische) 90, **103**, 178, **179**
Mukoviszidosezentrum 103
Mukozele 597
Multiple endokrine Adenomatose 194
– Sklerose 354
Multitest Mérieux 312, 343
Multival plus 76
Multivitaminpräparat 180
Multizystische Niere 552
Mumps (Parotis epidemica) 169, **325**
Mumpsimpfung 281
Mumpsmeningitis 326
Mumps-Meningoenzephalitis 326
Mundatmung 89, 90, 598
Munddesinfiziens 9
Munddreieck, blasses 290
Mundhöhle 598
Mund-zu-Mund-Beatmung 491, 511
Mund-zu-Nase-Beatmung 491, 511
Muskelatrophie, infantile spinale 355, **372**
Muskelbiopsie 364, 376
Muskeldystrophie 630
–, maligne infantile 377
–, progressive 355, **376**, **570**
Muskelerkrankungen 376
Muskelgeschwulst 467
Muskelhypertrophie 356
Muskelkrämpfe 356, 497
Muskelkraft 356
Muskelmasse 356
Muskelrelaxantien 306, **489**
Muskelrheumatismus 230
Muskelschwäche 358
Muskelschwund 356
Muskeltonus 358

Muskulatur, mimische 355
Mustard, Vorhofumkehr-Operation nach Mustard 121
Mutagenität 23
Mutationsfistelstimme 610
Mutationsstörungen 610
Mutismus 415, 612
Mutter-Kind-Beziehung 388
Muttermal 34
Muttermilchikterus 46
Myasthenisches Syndrom 356
Mycobacterium avium (s. auch Mykobakterien) 307, 341
– bovis 307
– leprae 314
– tuberculosis 307
Mydriatikum 354
Myelinisierung 189
Myelodysplasie 360
Myelographie 364, 573
Myelomeningozele (Meningomyelozele, Spina bifida) 225, **365**, **542**, **569**
Myelopathie, perinatale 367
Myelozele, offene 542
Mykobakterien (s. auch Mycobacterium) 256, 307
–, atypische 256, 307, 341
Mykoplasmapneumonie 100
Mykoplasmen 100, 255
Mykose 154
Mylepsinum 381, 385
Myofibrom 467
Myogen 356
Myokardinfarkt 6
Myokarditis **123**, 231, 237, 302, 334
Myoklonie 356, 374
Myoklonisch-astatische Anfälle 383
Myoklonische Anfälle 383
Myom 467
–, Stielhldrehung des Myoms 467
Myomatose 444
Myopathie 126, 356
Myopie 618, **635**
Myxödem 190

N. accessorius 355
– facialis 355
– glossopharyngeus 355
– hypoglossus 355
– olfactorius 353
– opticus 354
– suralis 364
– trigeminus 354
– vagus 355
– vestibulocochlearis 355
N-Acetyl-Cystein 179, 180
Nabelblenorrhoe 30
Nabelbruch 551
Nabeldiphtherie 30, 302
Nabelentzündung, eitrige 30
Nabelgeschwür 30
Nabelgranulom 39
Nabelinfektion 30
Nabelkolik 167

Nabelringentzündung, eitrige 30
Nabelschnurbruch 544
Nabelschnurpunktion 437
Nabelsepsis 30
Nabelstranggangrän 30
Nachblutung 457, 600
Nachgeburtsperiode 445
Nachsorge 162
Nachtblindheit 630
Nachtprofil, STH-Nachtprofil 187
Nachtsehen 614
Nachtwandeln 418
Nackennävus, Unnascher Nackennävus 35
Nackensteifigkeit 295
Nägelbeißen 251
Naegelesche Regel 433
Nägelkauen 251
Nährboden 304
Näseln 612
Nävi 34
–, Pigmentnävus 36
–, Pigmentzellnävus 36
–, Unnascher Nackennävus 35
Naevus flammeus (Feuermal) 35, 372
– teleangiectaticus 35
– vasculosus 35
Nävuszellnävus 36
Nagel, eingewachsener 251
Nagelbettentzündung 251
Nagelbettpanaritium 535
Nahrungsmittel, Übertragung durch Nahrungsmittel 284
Nahrungsmittelallergen 271
Nahrungsmittelallergie 272
Nahrungsmittelvergiftung (Lebensmittelvergiftung) 299
Naloxon 526
NANB-Hepatitis s. Non-A-Non-B-Hepatitis
Naphthalin 139
Naproxen 458
Narbe 240
Narbenbildung 500
Narbengewebe 6
Narbenphimose 557
Narcanti 526
Narkose 480
–, Inhalationsnarkose 483
–, intramuskuläre 483
–, intravenöse 483
–, rektale 483
Narkosegerät 486
Narkosestadien 484
Narkosevorbereitung 481
Narkotika 484
–, Injektionsnarkotika 487, 488
Nasenbeinfraktur 597
Nasenbluten 135, 597
Nasen-CPAP 528
Nasendeformität 592
Nasendiphtherie 301
Nasenendoskopie 592
Nasenfistel 592
Nasenflügeln 98

Nasenfremdkörper 595
Nasenfurunkel 593
Nasenhöhlen 592
Nasenhöhlenfraktur 597
Nasennebenhöhlen 592
Nasennebenhöhleninfekt (Sinusitis) 90, 103, **595**
Nasenpolyp 596
Nasenrachenfibrom 601
Nasenrachenkatarrh 331
Nasentrauma 597
Nasentropfen 587, 594
Naßkeime 288
Natriumbikarbonat 512, 526
Natriumsulfat 526
Natulan 152
Naturheilkunde 4
NBT-Test (Nitroblau-Tetrazolium-Test) 133
Nebelzelt 103
Nebenhodenentzündungen 204
Nebenhöhlenentzündung s. Nasennebenhöhleninfekt
Nebenniere 195
Nebennierenmark 195
Nebennierenrinde 195
Nebennierenrindenhyperplasie 197
Nebennierenrindeninsuffizienz 365
Nebennierenrindenkarzinom 197
Nebennierenrindentumoren 162
Nebennierentuberkulose 311
Nebenschilddrüse (Epithelkörperchen) 194
Nebenwirkungen 12
Neisser, Morbus s. Gonorrhoe
Nekrolyse, toxische epidermale (Lyell-Syndrom) 32, **249**
Nekrose 6, 172
Nekrotisierende Enterokolitis 58, 176
Nelsontest 317
Neogestimat 461
Neoplasie (s. auch Geschwulst) 194
–, multiple endokrine 194
Neovagina 455, 479
Nephritis, Poststreptokokken-Nephritis 222
Nephritisches Syndrom 221
Nephritogen 289
Nephrolithotripsie (Nierensteinzertrümmerung) 229
Nephrotisches Syndrom **219**, 268
Nierenbiopsie 364
Nervenleitgeschwindigkeit 362
Nervus s. N.
Nessel 240
Nesselsucht (s. auch Urtikaria) **248**, 272
Netzhautabhebung 628
Netzhautleukose 628
Neubauer-Zählkammer 219
Neubildung s. Geschwulst
Neugeborene 18
– diabetischer Mütter 55
Neugeborenenanämie 54
Neugeborenenerythem 34

Neugeborenengelbsucht (Icterus neonatorum) 45
Neugeborenen-Hypocalcämie 194
Neugeborenenkrämpfe 45, **380**
Neugeborenenpneumonie 98
Neugeborenenpolyglobulie 54
Neugeborenenpolyzythämie 54, 56
Neugeborenensepsis 30
Neugeborenen-Tetanus 305
Neugeborenenversorgung 445
Neurinom 372, 617
Neuritis 631
– optica 354
Neuroblastom 104, **158**, 196
Neurochirurgische Erkrankung 539
Neurodermitis (Ekzem) 70, 93, **245**, 272
Neurofibromatose (von Recklinghausen-Krankheit) 36, 152, 196, **372**
Neurogen 356
Neurogene Blasenentleerungsstörung 225, 360, 542
Neurokutane Dysplasie 35, 371
– Melanoblastose 36
Neuroleptanalgesie 488
Neuroleptika 16
Neurolipidose 364
Neurolues 314
Neurometabolische Krankheiten 373
Neuromuskuläre Erkrankungen 568
Neuronale Kolondysplasie 177
Neuropathie 126
Neurose 400
–, Zwangsneurose 400
Neurosekretion 184, 187
Neurotisierung 423
Nicht-A-Nicht-B-Hepatitis (Non-A-Non-B-Hepatitis) 330
Nickbewegungen 357
Nickkrämpfe (s. auch BNS-Krämpfe) 385
Niclosamid 15
Nidation 431
Nidationsblutung 442
Nidus 562
Niere, künstliche (Hämodialyse) 223, **227**, 526
–, Leichenniere 537
–, multizystische 552
–, polyzystische 552
–, Unreife 41
Nierenagenesie 552
Nierenbeckenausgußstein 229
Nierenbeckenentzündung, Schwangerschafts-Nierenbeckenentzündung 436
Nierenbiopsie (Nierenpunktion) 220, 222
Nierenblutung 135
Nierendystopie 552
–, gekreuzte 553
Nierenfunktion 217
Nierenfunktionsuntersuchungen 218
Niereninsuffizienz 224
Nierenpunktion (Nierenbiopsie) 220, 222

Nierensteine 194, **229**
Nierensteinzertrümmerung (Nephrolithotripsie) 229
Nierentransplantation 223, **228**, 536
Nierentuberkulose 311
Nierenverletzung 504
Nierenversagen (Urämie) 223, **226**, 516
–, akutes 226
–, chronisches 226
Nissen 244
Nitrit 14
Nitroblau-Tetrazolium-Test (NBT-Test) 133
Nitroglyzerin 14
NK-Zellen 264
Non-A-Non-B-Hepatitis 330
Nonapeptide 187
Non-Hodgkin-Lymphom **155**, 341, 342
Nonresponder 344
Noradrenalin 17, 195
Normalgewicht 209
Normalinsulin 81
Normkonnektor 486
Normoblast 133
Normochrom 135
Normoton 358
Nosokomiale Infektion (infektiöser Hospitalismus, Krankenhausinfektion) 4, 288
Notstandsamenorrhoe 456
Nottracheotomie 605
Nucleus pulposus 568
Nüchternerbrechen 156, 521
Nüchternschmerz 172
Nursemaid ellbow (Dienstmädchenellenbogen) 495
Nutramigen 76
Nystagmus (Augenzittern) 354, 584, 615, **640**
Nystagmusbrille 584

O-Beine 68, **577**
O/U-Quotient (Ober-/Unterlängen-Quotient) 194, 206
Oberarmfraktur, suprakondyläre 580
Oberarmkopfbruch 494
Oberarmschaftbruch 494, 580
Oberflächenanästhesie 482
Oberflächensensibilität 358
Oberlidhämangiom 619ö
Oberlippenfurunkel 593
Oberschenkelschaftbruch 494, 581
Oberstsche Anästhesie 482
Obligat 256
Obstipation (Verstopfung) 436
Obstruktive Bronchitis 92
Obstruktive Lungenerkrankungen 84
Ödeme 124, 221
Ödipale Konflikte 393
– Phase 392
Ösophagitis 169, 170, 547
Ösophagoskop 608
Ösophagoskopie 170, 501, **608**

Ösophagus 608
Ösophagusatresie 97, **543**
Ösophagusbreischluck 86, 109
Ösophagusdivertikel 169
Ösophagusfremdkörper 608
Ösophaguskrampfadern (Ösophagusvarizen) 182, 551
Ösophagusstenose 170
Ösophagusvarizen (Ösophaguskrampfadern) 182, 551
Ösophagusvarizenblutung 182
Ösophagusvarizenverödung 183
Ösophagusverätzung (Speiseröhrenverätzung) 501, 609
Ösophagusverbrühung (Speiseröhrenverbrühung) 609
Östradiol (Follikelhormon) 17, 200, 459
Östriol 434
Östrogen 17, 459, 453
Östrogentest 459
Offene Myelozele 542
Offener (persistierender) Ductus arteriosus 48, 114, 119
Offenes Foramen ovale 118
Offizinell 11
Ohr 19, 582
Ohrblutung 135, 589
Ohrensausen 592
Ohrgeräusche 590
Ohrmuschel, abstehende 585
Ohrmuschelekzem 585
Ohrschmalz 586
Ohrschmalzpropf 586
Ohrspeicheldrüsentumor 162
Ohrspülung 586
Okkasionskrämpfe (Gelegenheitskrämpfe) 66, **380**
Okklusion 635, 637, 639
Okulärer Schiefhals 638
Olfactorius (N.) 353
Oligoanurie 516
Oligohydramnie (Oligohydramnion) 23, 440
Oligomenorrhoe 454
Oligophrenie 428
Oligurie 220, 226
Omovertebraler Knochen 573
Omphalitis 30
Omphalozele 544
Onanie (Masturbation, Selbstbefriedigung) 201, 397
Onkologische Situation 163
Oophoritis 467
Oozyten 430
Operationales (operatorisches) Denken 392
Ophthalmopathie, endokrine 191
Ophthalmoskopie 614
Opiate 16, 482, 488
Opisthotonus 296, 305, 371
Opportunistische Infektion 340, 342
Opsonine 261
Opsonisierung 261
Opticus (N.) 354

Optikusatrophie 354, 632
Optikusgliom 156, 188
Orbitaemphysem 617
Orbitafraktur 618, 633
Orbitahämatom 617, 633
Orbitaphlegmone 617
Orchitis 204, 325
Orfiril 385
Organentnahme 537
Organisches Herzgeräusch 108
Organmanifestation 286
Organneurosen 402
Organoderm 244
Organogenese 21, 431
Organtransplantation 536
Organtuberkulose 309
Orientbeule 348
Ornithose 285
Ornithosepneumonie 100
Orthese 559
Orthopädie 559
Orthoptik 638
Orthostase 129
Orthostatische Proteinurie 221
Orthostatischer Kollaps 135
Osmotische Resistenz der Erythrozyten 132
Osteitis 564
Osteochondrosis dissecans 567
Osteogenesis imperfecta 559
Osteoidosteom 561
Osteomyelitis 31, 160, **563**
–, BCG-Osteomyelitis 278
Osteopenie 6
Osteoporose 6
Osteosarkom 160, 562
Osteosynthese 581
Osteotomie 566
Othämatom 585
Otitis externa 585
– media (Mittelohrentzündung) 65, 320, **587**
Otosklerose 589
Ototoxisch 590
Ovaraplasie 455
Ovaratrophie 455
Ovarhypoplasie 455
Ovarialgravidität 438
Ovarialinsuffizienz 456
Ovarialkarzinom 470
Ovarialtumor 161, 468
Ovarien (Eierstöcke) 200
–, hypoplastische 456
–, polyzystische 454, 456, 459
Overdrive suppression 127
Ovulation (Eisprung) 430, 453
Ovulationshemmer (Pille) 9, 17, 460, 461
Ovulatorisch 454
Oxacillin 99, 100, 452
Oxydomhaube 96, 99
Oxykardiorespirographie 515
Oxymetrie 85
Oxytozin 187, 449
Oxytozin-Belastungstest 434

Oxytozin-Nasenspray 451
Oxyuren (Madenwürmer) 15, **348**, 477
Oxyuriasis der Vagina 474

P-AM 74
Pädiater (Kinderarzt) 1
Pädoaudiologisch 355
Pagodenwackeln 357
PAH (Paraaminohippursäure) 218
PAIDS (Pediatric AIDS) 342
Palliativoperationen 120, 122
Panaritium 535
Pancreas anulare (Ringpankreas) 546
Pandemie 252, 330
Pandy-Reaktion 296
Panenzephalitis, subakute sklerosierende (SSPE) 280, 321, **374**
Panhypopituitarismus 187
Pankarditis **123**, 231
Pankreaspseudozyste 179, 550
Pankreastransplantation 536
Pankreatitis **167**, **178**, 325, 334
Pankreozymin-Sekretin-Test 180
Panmyelopathie 149
Panmyelophthise 149
Panophthalmie 621, 628, 634
Pansinusitis 595
Panzytopenie 149
Papageienkrankheit 285
Papel 240
Papillenödem 354, 631
Papillitis 354, 630, 631
Papillomatose 604
Papula 240
Papulopusteln 242
Paraaminohippursäure (PAH) 218
Paracetamol 15, 381
Paracodin 99
Paradoxe Atmung 505
Paraffin 526
Paraffinöl 16
Parainfluenzaviren 88
Parakrin 184
Paralyse, progressive 315
Paralytischer Ileus (Darmlähmung) 61, 550
Para-ösophageale Hernie 548
Paraparese 569
Paraphimose 557
Parasigmatismus 612
Parasiten 243, 253
–, Blutparasiten 350
Parasympatholytika 481
Parathion 526
Parathormon 194
Parathyreoidea s. Nebenschilddrüse
Paratyphus 298
Parazentese 587
Parenterale Ernährung 537
– –, totale 529
– Übertragung 328, 330
Parese, schlaffe (s. auch Lähmung) 356, 570
–, spastische 356, 570

Parkes-Weber-Syndrom 35
Paronychie 251
Parotisschwellung, chronische 342
Parotitis epidemica (s. auch Mumps) 169, **325**
Paroxysmale Tachykardie (anfallsweises Herzjagen) 117, 127, 129
Parrotsche Scheinlähmung 315
Partielle Thromboplastinzeit 134
Partusisten 438
Parvovirus B 19 321
PAS-Reaktion (Period-Acid-Schiff-Reaktion) 133
Passive Immunisierung 273
Pasteur 252, 282
Patellarsehnenreflex 359
Pathogen 253
Pathogenese 3
Paukendrainage 587
Paukenröhrchen (Trommelfellröhrchen) 586, 587
Paul-Bunnell-Reaktion 327
Pavlik-Bandage 576
Pavor nocturnus 418
PCEC-Vakzine (purified chick embryo cells) 282
Peak clipping 591
Pearl-Index 460
Pediatric AIDS (PAIDS) 342
Pedikulose 244
PEEP (Positiv endexspiratorischer Druck) 528
Peitschenwurm 349
Pektin 9
Pemphigoid der Neugeborenen 31
–, syphilitisches 315
Pemphigus neonatorum 31
– syphiliticus 315
Pendelhoden 204, 557
Pendelnystagmus 627
Pendelreflux 554
Penetrationsverletzung 479
Penicillamin 182
Penicillase s. Penicillinase
Penicillin **14**, 99, 100
–, Benzathin-Penicillin 14
Penicillin-Allergie 246
Penicillinase (Penicillase) 14, 292
Pereneal 92
Perforation 172, 175
– am Auge 634
– des Trommelfells 587
Perfusionsszintigraphie 84
Pergonal 204
Periarteriitis nodosa 6, 125, **236**
Perichondritis 585, 605
Periduralanästhesie 439, 447, **483**
Perikardfensterung 124
Perikarditis **123**, 231, 237, 334
– exsudativa 124
Perimetrie 614
Perinatale Infektion 28
– Myelopathie 367
– Sterblichkeit 20

Period-Acid-Schiff-Reaktion (PAS-Reaktion) 133
Periode s. Menstruation
Periphere Pulmonalstenose 115
Periporitis 242
Periportalfelder, Glissonsche Periportalfelder 182
Peritonealdialyse **227**, 526
–, chronisch-ambulante 227, 539
Peritonitis 167, 549, 550
Peritonsillarabszeß 599
Peritonsillitis 599
Perityphlitischer Abszeß 549
Perkussion 83
Perkutanprobe 312
Perlèche 242
Perlsucht 307
Perniziöse Anämie 137
Peromelie 560
Peroxidase-Reaktion 133
Persistance of fetal circulation (PFC) 44
Persistierender (offener) Ductus arteriosus 44, 114, 119
Persönlichkeitsabbau 426
Persönlichkeitsbildung 392
Perspiratio insensibilis 530
Perthes-Legg-Calvé, Morbus Perthes-Legg-Calvé 565
Pertubation 459
Pertussis (Keuchhusten) 67, **303**
Pertussispneumonie 101
Perubalsam 323
Perzentile 209
Perzeptorisch 424
Pessar (Intrauterinpessar, Spirale) 460, 462, 463
Pest 300
Petechien 144, 240, 297
Petit Mal, propulsiv 66
Petnidan 385
Petroleumpneumonie 98
Peutz-Jeghers-Syndrom 35
Pfählungsverletzung 504, 533, 601
Pfaundler-Hurlersche Krankheit 79, **559**
PFC (Fetalisierter Kreislauf) 44
Pfeiffer-Zellen 264
Pfeiffersches Drüsenfieber (infektiöse Mononukleose, Monozytenangina) 264, **327**, **599**
Pfeilgift 489
Pferdeserum 274
Pflasterokklusion 635, 637, 639
Pflastersteinrelief 176
Pflege 4
Pflegegeld 386
Pfortaderhochdruck 178, **551**
Phäochromozytom 194, **196**
Phagen (Bakteriophagen) 255, 289
Phagozyten (Freßzellen) 261
Phagozytosedefekt 268, 269
Phagozytosekapazität 133
Phakomatosen 35
Pharmakodynamik 7

Pharmakokinetik 7
Pharmakon 7, **8**
Pharmazeutische Chemie 8
Pharmazie 8
Pharyngitis 289, **601**
Pharynx 598
Phasen der Geburt 445
–, Entwicklungsphasen 389
Phasenkontrastmikroskop 133
Phenacetin 15, 139
Phenaemal 11
Phenhydan 11, 385
Phenobarbital 11, 380, 381
Phenolphthalein 16
Phenoxybenzamin 366
Phenylalanin 73
Phenylbrenztraubensäure 74
Phenylbrenztraubensäureschwachsinn s. Phenylketonurie
Phenylbutazon 15
Phenylessigsäure 74
Phenylketon 74
Phenylketonurie **73**, 424
Phenytoin 11, 14, 16
Philadelphia-Chromosom 155
Phimose 557
Phlebitis 6, 125, 538
Phlegmone 534
Phonographismus 428
Phonokardiographie (Herzschallschreibung, PKG) 108, 109
Phosphatallergie 357
Phosphatase-Reaktion, saure 133
Phosphorsäureestervergiftung 526
Photostimulation 363
Phthise 310
Physiotherapie 370
Pickwickier-Syndrom 213
Pigmentflecken 35, 372
Pigmentgallensteine 183
Pigmentgeschwulst 162
Pigmentierung 196
Pigmentmangel 36, **627**
Pigmentnävus 36
Pigmentstörungen 35
Pigmentzellnävus 36
Pili 258
Pille (Ovulationshemmer) 9, 17, 460, **461**
– danach 461
Pillenpause 461
Pilocarpiniontophorese (Schweißgewinnung) 180
Pilonidalsinus 295
Pilze 256
Pilzkrankheiten (Dermatomykosen) 243, **346**
Pilzpneumonie 99
Pilzsporen 256
Pinealistumor 156
Piperazin 15, 349
PKG (Phonokardiographie) 108, 109
Placenta marginalis (s. auch Plazenta) 443
– praevia 443

Planozyten 132
Plantare Furchen 19
Plasmaaustauschtransfusion 223
Plasmaeisen 132
Plasmafluß, renaler 218
Plasmapherese 526
Plasmathromboplastin 134
Plasma-Thromboplastin-Antecedent 134
Plasmazellen 262
Plasmazelluläre Pneumonie, interstitielle (Pneumocystis-carinii-Pneumonie) **101**, 102, 340, 342
Plasmodium falciparum 347
– ovale 347
– vivax 347
Plastische Chirurgie 535
Platiblastin 152
Platinex 152
Plaut-Vincent-Flora 599
Plazebo (Scheinpräparat) 11, 17
Plazeboeffekt 454
Plazenta, vorzeitige Lösung der Plazenta (s. auch Placenta) 443
Plazentainsuffizienz 23, 444
Plazentationsphase 431
Pleoptik 635
Pleuradrainage 84, 100
Pleuraempyem 100, 104
Pleuraerguß 100
Pleuraerkrankungen 104
Pleurapunktion 85, 104
Pleuraschmerzen 98, 100
Pleuraschwarten 100
Pleuritis 98, 100, **104**
– exsudativa 104
– sicca 104
– tuberculosa 311
Pleuro-peritoneale Hernie 542
Pleurodynie 334
Plexusanästhesie 482
Plexuslähmung 25, 367, **571**
Plötzlicher Kindstod 44, **67**
Plombe 460
Plusvariante 560
Pneumatozele 100
Pneumocystis carinii-Pneumonie (plasmazelluläre Pneumonie, interstitielle) **101**, 102, 340, 342
Pneumokokken 256
Pneumokokkenimpfung 283
Pneumokokkenmeningitis 294, 296
Pneumokokkenperitonitis 550
Pneumokokkenpneumonie 100
Pneumomediastinum 93
Pneumonie 98
–, atypische 100
–, Chlamydienpneumonie 100
–, chronische lymphoide interstitielle 342
–, käsige 310
–, Lobärpneumonie 98, 100
–, Masernpneumonie **101**, 102, 320
–, Mykoplasmapneumonie 100

–, Neugeborenenpneumonie 98
–, Ornithosepneumonie 100
–, Pertussispneumonie 101
–, Petroleumpneumonie 98
–, Pilzpneumonie 99
–, plasmazelluläre, interstitielle (Pneumocystis-carinii-Pneumonie) **101**, 102, 340, 342
–, Pneumokokkenpneumonie 100
–, primär abszedierende 99
–, Riesenzellpneumonie 101
–, Segmentpneumonie 98, 100
–, Staphylokokkenpneumonie 99
–, Streptokokkenpneumonie 100
Pneumonitis 102
Pneumothorax **104**, 505, **514**
Pocken 240, 275, **325**
–, hämorrhagische 325
Pockenimpfgesetz 276
Pockenschutzimpfung 275
Poikilozytose 132
Poliodystrophie 364
Polioenzephalitis 333
Polioimpfung 279
Poliomyelitis (Kinderlähmung) **332**, 568
–, Meningitis bei Poliomyelitis 333
Poliomyelitisskoliose 568
Poliomyelitisviren 332
Polio-Schluckimpfung 276, **280**
Politzer-Ballon 586
Pollakisurie 360
Pollex flexus 575
Pollinosis s. Heuschnupfen
Pollution 201
Poltern 613
Polyarthritis, juvenile chronische 206, **233**, 270
– rheumatica 231
Polychromasie 132
Polycythaemia vera (s. auch Polyzythämie) 142
Polydaktylie 560
Polydipsie 188, 194
Polyfructosan 218
Polyglobulie 54, 120, **142**
Polymenorrhoe 454
Polymethylmetakrylat 563
Polymyositis 238
Polyneuritis 302, **376**
– bei Borreliose 318
Polyneuropathie 364, 376
Polyp **103**, 457, 587, 598
–, Choanalpolyp 596
–, Darmpolyp 177
–, Dickdarmpolyp 178
–, Nasenpolyp 596
–, Stimmbandpolyp 604
Polypeptidkette 71
Polyposis nasi 596
Polyradikulitis 376
Polytope 128
Polytoxomane Sucht 410
Polyurie 188, 516
Polyvidon-Jod 524

Polyzystische Nieren 552
– Ovarien 454, 456, 459
Polyzythämie (s. auch Polycythaemia vera) 54, 56, **142**
–, benigne familiäre 142
Pompesche Krankheit 126
Port-Systeme 538
Portale Hypertension 182
Portioektropium 442, 474
Portiokappe 460
Portokavaler Shunt 183
Postexpositionell 274
Postkoitaltest 458
Postkommotionelles Syndrom 379
Postnatale Infektion 30
Postpill-Amenorrhoe 461
Postrhinoskopie 592, 598
Poststreptokokken-Nephritis 222
Postvakzinale Enzephalomyelitis 282
Potentiale, akustisch evozierte 584
–, evozierte 364, 584, 632
–, visuell evozierte 632
Potter-Gesicht 23
Potter-Syndrom 23, 552
PQ-Zeit, verlängerte 127
Prader-Willi-Syndrom 208
Präexpositionell 274
Prähepatischer Block 551
Präkanzerose 250
Präklimakterium 457
Präkoma 80
Präleukämie 150
Prämature Thelarche 202
Prämedikation 481
Prämenstruelles Syndrom 454
Pränatale Diagnostik 437
– Infektion 26
Präpubertät 474
Präpubertätsfettsucht 208
Präputialverklebung (Vorhautverklebung) 557
Präventivmedizin 4
Praktisch Bildbare 424
Pravidel 452, 454
Predalon 204
Prednisolon 17, 196
Prednison 17, 195, 220
Pregestimil 76
Pregnandiol 46
Pregnantriol 200
Prellung (Kontusion) 496
Premature rupture of membranes (vorzeitiger Blasensprung) 438, **439**
Preß-Reflex 445
Primäraffekt 314
Primäreffloreszenz 240
Primärherd 308, 309
Primärherdkaverne 309
Primärkomplex 309
Primärtuberkulose der Lunge 309
–, fortschreitende 310
Primidon 7, **16**, 381, **385**
Primogonyl 204
Primordialer Minderwuchs 206
Primumtyp 118

Pringle, Morbus Pringle 371
Prismenbrille 638
Proakzelerin 134
Probelaparotomie 156
Probexzision 159
Procainamid 14
Processus vaginalis 552
Prodromalstadium 288
Progesteron (Gelbkörperhormon) 17, 200, **453**, 459
Progesteronrezeptor 469
Prognose 4
Programmsteuerungsschwäche 421
Progressive Paralyse 315
– Muskeldystrophie 355, **376**, **570**
– septische Granulomatose 133, 143, 269
Prolaktin (laktotropes Hormon) 185, 459
Prolaktinhemmer 452, 456
Prolaktinom 459
Prolapsus uteri 463
Proliferationsphase 453
Pronominale Umkehr 428
Propanolol 187, 191
Properdin 260
Properdinweg 260
Prophylaxe 4
Propulsiv petit Mal 66
Propyphenazon 15
Prostaglandin 121
Prostaglandinantagonisten 458
Prostaglandinimbalance 458
Prostaglandinsynthesehemmer 458
Prostazyklin 223
Prostigmin 489
Proteinurie **221**, 223
–, orthostatische 221
Proteohormon 185
Proteusbakterien 256
Prothrombin 134
Protozoen (Urtierchen) 256
Protozoenerkrankungen 346
Protrusio 596
– bulbi (Exophthalmus) 159, **617**
Provokationen 66
Provokationsmethoden 363
Provokationstest 93, 94
Prüfung, Arzneimittelprüfung 11
Prurigo 248
Pseudarthrose 580
Pseudoexophthalmus 618
Pseudofurunkel 242
Pseudohermaphroditismus femininus 465
Pseudohypertrophie 356, 570
Pseudohypoparathyreoidismus 194
Pseudokrupp (Krupp-Syndrom) 88
Pseudomonas (Pyozyaneusbakterien) 103, 256
Pseudoobstipation 171
Pseudoperitonitis 167
Pseudo-Pseudohypoparathyreoidismus 194
Pseudopubertas praecox 202, 205

Pseudo-Sepsis 234
Pseudostrabismus 638
Pseudotrunkus 121
Pseudotumor cerebri 618, 631
Pseudovulvovaginitis 477
Pseudozyste 179
Psittakose 255, 285
Psoriasis (Schuppenflechte) 250
Psychiatrie 387
Psychische Entwicklung 387
Psychischer Hospitalismus 4, 216, 288
Psychoanalytisch 387
Psychogenes Asthma 93
Psychomimetika 16
Psychomotorische Anfälle 384
Psychopathie 388
–, autistische 429
Psychopharmaka 16, 481, 488
Psychose 425
Psychosexuelle Entwicklung 393
Psychosomatosen 402
Pterygium (Flügelfell) 202
Ptosis 354, **618**
Pubarche 201
–, prämature 202
Pubertät 201
–, frühnormale 201
–, verzögerte 202
Pubertätsmagersucht (Anorexia nervosa) 216, **407**, 456
Pubertätswachstumsschub 201, 202
Pubertas praecox **201**, 205, 206
– tarda **202**, 455
Pudendusanästhesie 447
Puder 9
Pueriles Atemgeräusch 83
Puerperal-Fieber 451
Pulmonalatresie 121
Pulmonalinsuffizienz 124
Pulmonalstenose **115**, 120
–, infundibuläre 115
–, periphere 115
–, supravalvuläre 115
–, valvuläre 115
Pulmonalvenen, fehlmündende 118
Pulsatile Sekretion 186
Pulskurvenregistrierung 107
Pulsoxymetrie 85
Pulszahl 107
Pulver 9
Pupille, lichtstarre 520, 521
Pupillenreaktion 354, 614
Pupillenstarre, amaurotische 354
Pupillenweite 484
Puppenaugen-Phänomen 354
Puri-Nethol 15, 152
Purified chick embryo cells (PCEC-Vakzine) 282
Purpura 144, 240
– abdominalis Henoch 149
–, idiopathische thrombozytopenische **144**, 270, 272
–, Kokardenpurpura 149
– rheumatica Schönlein 149

– Schönlein Henoch (anaphylaktoide Purpura) **149**, 219, 222, 231, 236, 272
Pus (Eiter) 5, 261
Pustula 240
PVC-Einweghandschuhe 345
Py s. Pylorospasmus
Pyämie 294
Pyämische Metastase 294
Pyelonephritis (Harnwegsinfekt) **224**, 288
– gravidarum (Schwangerschafts-Nierenbeckenentzündung) 436
Pylorospasmus (Magenpförtnerkrampf, hypertrophische Pylorusstenose) 64, **171**, **548**
Pyodermie 70, 241
Pyohydronephrose 542
Pyoktanin 245
Pyometra 467
Pyopneumothorax 100
Pyozele 597
Pyozyaneusbakterien (Pseudomonas) 103, 256
Pyrazinamid **15**, 313
Pyrazol 15
Pyrviniumembonat 15

Q-Fieber 255
Quaddel 240
Quadriplegie 370
Quellmittel 9
Querbruch 493
Querlage 448
Querschnittlähmung **375**, 569, 581
Querstand, hoher 445
Quételet-Index 209
Quetschwunde 533
Quick-Wert 134
Quincke-Ödem 248
Quinton-Katheter 538

R-Faktoren 257
Rabies (Lyssa, Tollwut) 285, **332**, **501**
Rabipur 282
Rabivac 282
Rachendesinfiziens 9
Racheninfekt 65
Rachenmandel (Rachentonsille) 598
Rachenmandelhyperplasie 89, **598**
Rachentonsille (Rachenmandel) 598
Rachitis 67
–, hypophosphatämische 229
Radikaloperation 160
Radio-Immuno-Assay (RIA) 185
Radiotherapie 153
Radiusepiphyseolyse 580
Ranula 601
Rapid Eye Movements 380
Rasselgeräusche 83, 89, 91
Rauchen 90
– in der Schwangerschaft 22
Raucher 210
Raumlagelabilität 421
Raumluftbefeuchter 96

Raynaud, Morbus Raynaud 239
Raynaud-Phänomen 239
Read 447
Reaktivierung 323
Reaktorpille 90
Reanimation 510
Rechts-Links-Shunt **106**, 109, 118, **120**
Rechtsherzbelastung 516
Rechtsherzkatheterisierung 112
Rechtshypertrophie 106, 120
Rechtsinsuffizienz 124
Recklinghausen-Krankheit (Neurofibromatose) 36, 152, 196, **372**
Reflex 359
Reflexverhalten 359
Reflux, gastroösophagealer 96, 169, **170**, **547**
–, urethrovaginaler 476, 478
–, vesikoureteraler 225, 542, **555**
–, vesikoureterorenaler 556
Refluxgrad 556
Refraktometrie 614
Regelblutung s. Menstruation
Regenbogenhautentzündung (Iritis) 621, 627
Regeneration 6
Regionalanästhesie 480
Reglerkreis 184
Rehabilitation 4
Reifeschema 19
Reifestatus 201
Reifeteilung 430
Reifezeichen 19
Reifezeit 474
Reifungszeichen 201
Reinfektion 323
Reinlichkeitserziehung 391, 413
Reisediarrhoe 300
Reiseimpfung 277, 283
Reizbildungszentren 128
Reizhusten 603
Rekonvaleszentenserum 275
Rekruitment 591
Rektalkapseln 9
Rektiole 9
Rektoskopie 178
Rektourethrale Fistel 546
Rektozele 463
Rektumatresie 546
Rektumbiopsie 364
Rektum-Karzinom 151
Rektumprolaps **178**, 179
Rektumvarizen 182
Rekurarisierung 489
Rekurrensparese 603
Releasing Hormone 184
REM 380
Remission 154, 220
Remodellierung 579
Renaler Plasmafluß 218
Rendell-Baker-Maske 484
Renin 195, 200
Renin-Angiotensin-Aldosteron-System 195

Repellents 319, 347
Reposition 580
Reprise 304
RES 261
Resektion 160
Residualkapazität 84
Residualschaden 352
Resimatil 385
Resistenz 14, 257
Resistenzbestimmung der roten Blutkörperchen (Osmotische Resistenz der Erythrozyten) 132
Resistenz-Faktoren 257
Resochin 235, 237, 347
Resonium 226
Resorption (Arzneimittel) 7
–, tubuläre 217
Resorptionsatelektase 101
Resorptionstest 166
Respirator (Beatmungsgerät) 487, **527**
Respiratorische Insuffizienz 85, 509
Respiratory distress syndrome 2, **43**, 439
Respiratory syncytial virus (RS-Virus) 85
Restharn 225, 366
Restriktionsenzym 141
Restriktive Lungenerkrankungen 84
– Ventilationsstörung 102
Restrisiko 344
Retikuloendotheliales System (RES) 261
Retikulohistiozytäres System (RHS) 261
Retikulose 188
Retikulozyten 132
Retikulumzellen 261
Retinitis pigmentosa 630
Retinoblastom 152, **629**
Retinopathia pigmentosa 630
– praematurorum **43**, 58, 529, **629**
Retrobulbärneuritis 630
Retrograde Amnesie 378
Retrolentale Fibroplasie (s. auch Retinopathia praematurorum) 43, 58
Retrovir 344
Retrovirus 335
Reverse Transkriptase 335
Reye-Syndrom 331
Rezept 13
Rezeptor 184, 258
Rezeptordefekt (Gendefekt) 188
Rezeptorstatus 471
Rezeptpflicht 11
Rezeptur 9
Rezidiv (Rückfall) 154, 220
Rezidivierender Krupp 88
Rezidivsyphilis 315
Rh-Antikörper 49
Rh-Erythroblastose (Rh-Sensibilisierung, Rh-Unverträglichkeit) **49**, 441
Rh-negativ 49
Rh-positiv 49

Rhabarber 16
Rhabdomyosarkom **159**, 601, 617
Rhagaden (Schleimhauteinrisse) **168**, 176, 177, 240, 451
Rhesus-Inkompatibilität s. Rh-Erythroblastose
Rhesusprophylaxe (Anti-D-Prophylaxe) **50**, 441
Rheumafaktor 234
Rheumaknötchen 232, 234
Rheumatische Krankheiten 230
– Polyarthritis 231
Rheumatisches Fieber 230
Rheumatoide Arthritis (juvenile chronische Arthritis) 206, **233**, 270
Rhinitis (Schnupfen) 65, 93, **593**
–, allergische s. Heuschnupfen
–, syphilitische 315
Rhinolalie 612
Rhinomanometer 592
Rhizinusöl 16
Rhotazismus 612
RHS 261
Rhythmik, zirkadiane 195
Rhythmusstörungen (Herzrhythmusstörungen) 106, **127**, 510
RIA (Radio-Immuno-Assay) 185
Ribonukleinsäure (RNS) 71
Rickettsien 255
Riechstoff 353
Riesenhämangiom 34
Riesenkinder 56, 208
Riesenpigmentnävus 36
Riesenwuchs 205, 560
–, hypophysärer 205
Riesenzellpneumonie 101
Riesenzelltumor 162
Rifampicin **15**, 297, 313
Rinderbandwurm 349
Rinderserum 274
Rindertuberkelbakterium 307
Ringbiopsie 474
Ringelnatter 502
Ringelröteln (Erythema infectiosum) 321
Ringpankreas (pancreas anulare) 546
Rinne-Versuch 583
Rippenbruch 494, 505
Rippenbuckel 572
Rippenserienbruch 505
Rippenstückbruch 505
Risikogeburt 445
Risikoschwangerschaften 444
Ritalin 357
Rittersche Krankheit (Rittershain-Erkrankung) 32, 249
Riva-Rocci-Korotkoff 107
Rivotril 385
RNS (Ribonukleinsäure) 71
RNS-Viren 335
Robbensterben 259
Röntgenaufnahme, Thoraxröntgenaufnahme 84
Röntgenstrahlen in der Schwangerschaft 23

Röntgenuntersuchung des Herzens 109
Röteln 321
Rötelnembryopathie 26
Röteln-Fetopathie 27
Röteln-Immunglobulin 274
Rötelnimpfung 27, **281**
Rötelnsyndrom, konnatales 26
Rohypnol 481
Rolandische Anfälle 383
– Hirnregion 383
Rolando-Epilepsie 383
Rollappen 536
Rollkur 172
Rollstuhl 569, 571
Romberg-Versuch 358
Rosen, v. Rosen-Schiene 576
Rosenkranz 68
Roseola infantum s. Dreitagefieber
Roseolen 240, 298
Rot-Grün-Blindheit 635
Rotaviren 31, 60
Rotavirus-Infektion 288
Rote Blutkörperchen 131
RS-Virus s. Respiratory syncytial virus
Rucksackverband 581
Rückenmarksbruch s. Spina bifida
Rückenmarktumoren 156, 167
Rückfall (Rezidiv) 154, 220
Ruhetachykardie 123
Ruheumsatz (Grundumsatz) 212
Ruhezeit, hormonelle 474
Ruhr, bakterielle 299
Ruhrbakterien 256
Ruminieren (Wiederkäuen) 65
Rumpel-Leede-Versuch 290
Rundrücken 568
Rupture of membranes, premature (vorzeitiger Blasensprung) 439

Sabin, Lebendimpfstoff nach Sabin 280
Sactosalpingen 459
Sadismus 397
Sadomasochistisch 397
Sängerknötchen 610
Säuglingsdyspepsie 300
Säuglingsekzem 245
Säuglingskrankheiten 60
Säuglingsskoliose 572
Säurefestigkeit 313
Säureschutz der Haut 257
Säureverätzung 170, 526
Saisonal 92
Sakroiliitis-Typ 234
Salaam-Krämpfe (BNS-Krämpfe) 66, 371, **385**
Salbe 9
Salbutamol 96
Salicylamid 15
Salk, Totimpfstoff nach Salk 280
Salmon 297
Salmonella paratyphi 297
– typhi 297

Salmonellen 256, 297
Salmonellose 297
–, enteritische 299
Salpingitis 467
Salpingoophoritis 467
Salter, Beckenosteotomie 566, 576
Saluretika (Diuretika) 14, **16**, 188, 222, 226, 228, 522
Salvarsan 14
Salz, jodiertes s. Jodsalz
Salzarme Kost 125
Salzverlustsyndrom 64, **198**
Samenerguß (Ejakulation) 201, 430
Samenzelle 430
Sammelurin 220
Sandfliegen 347
Sandviper 502
Sarcoma botryoides 479
Sarkom **159**, 582
–, Ewing-Sarkom 161, **562**
–, Kaposi-Sarkom 340, 342
–, Lymphosarkom 104
–, Osteosarkom 160, 562
–, Thymussarkom 104
Sauberkeitserziehung s. Reinlichkeitserziehung
Sauerstoff 528
Sauerstoffinsufflation 96
Sauerstoffmangel 366, 512
Saugbiopsie, Dünndarmsaugbiopsie 166, 173
Saugglocke 448
Saugreflex 359
Saughütchen 450
Scandicain 483
Schädelbasisfraktur 494, 589, 597
Schädelbruch 494
Schädelfraktur, wachsende 540
Schädel-Hirn-Trauma **378**, 381, 519, 521, **540**
Schädelprellung 541
Schädelverletzung 540
Schälblasenausschlag (Impetigo bullosa) 31
Schadstoffe (Luftverschmutzung, Umweltgifte) **90**, 96, **259**, 388
Schalleitungsschwerhörigkeit 582
Schambehaarung 201
Schanker, harter 314
Scharlach 289
–, septischer 291
–, Staphylokokkenscharlach 293
–, toxischer 292
–, zweites Kranksein 292
Schaufeltrage 494
Schaukelfuß 578
Schaumzellen 78
Scheidenaplasie 455
Scheidendiaphragma 460
Scheidenkarzinom 470
Scheidenriß 442
Scheidenvarizen 442
Scheidewanddefekt 26
Scheinanämie 135
Scheinlähmung, Parrotsche 315

Scheinpräparat (Plazebo) 11, 17
Scheinreife 202
Scheitel-Steiß-Länge 433
Schellong, Kreislaufregulationstest nach Schellong 129
Schenkelhalsbruch 581
Schenkelhalskorrekturosteotomie 566
Scheuermann, Morbus Scheuermann 568
Schichtaufnahmen (Tomographie) 84
Schick-Reaktion 302
Schieblehre 211
Schiefes Schreigesicht 25
Schiefhals (Kopfschiefhaltung, Torticollis) **24**, 355, **571**, 638
–, labyrinthärer 355
–, okulärer 638
Schiefnase 592
Schielen (Strabismus) 354, 615
–, Begleitschielen 638
–, Lähmungsschielen 311, 333, **639**
–, latentes 638
Schieloperation 639
Schiene 559
Schienenverband 493
Schießscheibenzellen (Targetzellen) 132
Schilddrüse 189
–, dystope 189
Schilddrüsenantikörper 191, 193
Schilddrüsenentzündung (Thyreoiditis) 193, 270, 326
Schilddrüsenerkrankungen, Neugeborene 57
Schilddrüsenkarzinom 162, **193**
–, medulläres 194
Schilddrüsen-Szintigramm 189
Schilddrüsenüberfunktion (Hyperthyreose, s. auch Morbus Basedow) 57, 90, **191**, 216, 360, 403, 459, 617
Schilddrüsenunterfunktion (Hypothyreose) 46, 57, **189**, 208, 459
Schilddrüsenvergrößerung s. Struma
Schildotter 502
Schildthorax 202
Schistosomen (Bilharzien) 350
Schistosomiasis (Bilharziose) 350
Schizophrenie 426
Schlaf-EEG 363
Schlafentzug 66
Schlafentzugs-EEG 363
Schlafkrankheit 285, 348
Schlafmittel 16, 488
Schlafmittelvergiftung 526
Schlafstörungen 417
Schlafwandeln 418
Schlangenbiß 502
Schlangengift 502
Schlangengiftserum 274, 502
Schlatter, Morbus Schlatter 567
Schleimhautausschlag 240
Schleimhauteinrisse (Rhagaden) **168**, 176, 177, 240, 451
Schleimpfropf 101
Schleudertrauma 494

Schluckimpfung s. Polio-Schluckimpfung und Typhusimpfung
Schlucklähmung 333
Schluckstörung (Dysphagie) 87, 355
Schlüsselbeinfraktur 25, 367, **494**, **581**
Schmerz 358
Schmerzausschaltung 480
Schmerzdämpfung 480
Schmerzlähmung 356
Schmierinfektion 284
Schmorlsche Knoten 568
Schnalzen 357
Schnappatmung 378, 512
Schnarchen 598
Schnellantigennachweis 85
Schnittwunde 533
Schnüffeln 357
Schnupfen (Rhinitis) 65, 93, **593**
Schock 54, 135, 510, **515**
–, anaphylaktischer **272**, 518
–, hämorrhagischer 516
–, hypovolämischer 517
–, kardiogener 517
–, septischer 518
Schocklunge 516, 523
Schockniere 516
Schönlein-Henoch (Purpura Schönlein-Henoch) **149**, 219, 222, 231, 236, 272
Schokoladenzyste 468
Schonhinken 565
Schonkost 172
Schrägbruch 493
Schraubenbakterien 256
Schreigesicht, schiefes 25
Schreiknötchen 604, 610
Schrittmacher 127, 511
–, elektrischer 128
Schrittmacherbatterie 128
Schrittmachersonde 127
Schrunde 240
Schüller-Christian-Erkrankung 188
Schüleraufnahme 584
Schüttelbewegungen 357
Schüttelmixtur 9
Schüttelvertäubung 582
Schulalter 392
Schulmedizin 4
Schulterblattbruch 494
Schulterblatthochstand 571, **573**
Schulterblatt-Wirbel-Kochen 573
Schultergürteltyp 570
Schulterluxation 573
Schultersubluxation 573
Schulterzucken 357
Schuppe 240
Schuppenflechte (Psoriasis) 250
Schuppung 38
Schußwunde 533
Schutzbrille 345
Schutzimpfungen s. Impfungen
Schwachreagent 312
Schwachsichtigkeit 615, 634
Schwangerschaft 430
–, regelwidrige 437

Schwangerschaftsalter 433
Schwangerschaftsdiabetes (Gestationsdiabetes) 55
Schwangerschaftshydrämie 434
Schwangerschaftshydronephrose 436
Schwangerschaftsleber 441
Schwangerschafts-Nierenbeckenentzündung (Pyelonephritis gravidarum) 436
Schwangerschaftsreaktion 40
Schwangerschaftsstreifen (Striae gravidarum, s. auch Striae) 436
Schwangerschaftstest 432
Schwangerschaftsvorsorge 436
Schwangerschaftszeichen 432
Schwannom 162
Schwartz-Bartter-Syndrom 188
Schweinebandwurm 349
Schweißdrüsenabszeß 242
Schweißfrieseln 34
Schweißgewinnung (Pilocarpinionto-phorese) 180
Schweißsekretion 360
Schweißtest 180
Schwerbehindertenausweis 386
Schwerhörig 355
Schwerhörigenschule 355
Schwerhörigkeit 224, 582, **590**
Schwindel **592**
Schwirren 118
Scilla maritima (Meerzwiebel) 13
Screening (Suchtest) **72**, 180
–, Hypothyreose-Screening 191
Seborrhoische Dermatitis 69, 245
Seckel-Syndrom 206
Sectio 439
Sedativa 16, 95, 481
Segmentpneumonie 98, 100
Segmentzugehörigkeit 359
Sehbahnerkrankung 635
Sehbehindertenschule 614
Sehnenscheidenpanaritium 535
Sehnentransplantation 366
Sehnervenatrophie 632
Sehnervenentzündung 631
Sehnervenkolobom 626, 630
Sehschärfe 614
Sehschärfeminderung 615
Sehschule 614
Seitenbetonung 381
Seitenlage, stabile 490
Sekretion, pulsatile 186
Sekretionsphase 453
Sekretolyse 96
Sekretolytikum 90, 96
Sekundäreffloreszenz 240
Sekundärglaukom 632
Sekundenherztod 116
Sekundumdefekt 118
Selbständigkeitsentwicklung 390
Selbstansteckung 348
Selbstbefriedigung (Masturbation, Onanie) 201, 397
Selbstbehandlung 148
Selbstkatheterisierung 366

Selbstmord (Selbsttötung, Suizid) 8, 399, 426
Selbstsplenektomie 140
Selbsttötung (Selbstmord, Suizid) 8, 399, 426
Selbstuntersuchung 471
Selbstverdauung 179
Selektionsdruck 257
Selye 1
Seminom 161
Semmelweis 451
Sengstaken-Blakemore-Sonde 182, 551
Senkfuß s. Knick-Senkfuß
Senkung 463
Sennesblätter 16
Sensibilisierung (s. auch AB0-Sensibilisierung, Rh-Sensibilisierung) 271
Sensibilität 358
Sensible Herdanfälle 384
Sensitivität 343
Sensomotorik 356, 424
Sensorische Herdanfälle 384
Sensorisch-perzeptorisch 424
Sepsis 30, 287, **294**, 440, 451, 535
– lenta 123
Sepsisentwicklungsherd 294
Septen der Scheide 464
Septische Metastasen 535
Septischer Scharlach 291
– Schock 518
Septum membranaceum 118
– primum 118
Septumabszeß 597
Septumdeviation 593
Septumhämatom 597
Septumplastik 593
Sequenzpräparat 460
Sequester 563
Serienbruch 581
Serös 5
Serös-eitrig 5
Serratia 256
Serumhepatitis s. Hepatitis B
Serumkrankheit 272
Seuche 252
Seuchenkunde 4
Sex-Chromatin (Geschlechtschromatin) 202, 203
Sexualhormone (Geschlechtshormone) 200
Sexualität (Geschlechtstrieb, Sexualtrieb) 201, 395
Sexuelle Entwicklung 393
Sheehan-Syndrom 456
Sheldon-Katheter 227
Shiga 299
Shigellen 256, 299
Shigellosen s. Ruhr, bakterielle
Shunt 106
–, portokavaler 183
–, ventrikuloatrialer 540
–, ventrikuloperitonealer 540
Shuntchirurgie 551
Shuntoperation 540

Shuntumkehr 118
Sichelfuß 578
Sichelzellanlage 140
Sichelzellen 132
Sichelzellenanämie 140
Sick-sinus-Syndrom 127
Sickerblutung 135
Sickle cell trait 140
Sideroachrestische Anämie 137
Siderose 634
Sigmatismus 612
Silbernitratperle 594
Silver-Russell-Syndrom 206
Sims-Huhner-Test 458
Simulation 584
Simultanimmunisierung 283
Simultanimpfung 283
Single ventricle 122
Sinistro-Dextropositio 462
Sinobronchiales Syndrom 595
Sinobronchitis 90
Sinoskop 592
Sinus sagittalis superior 375
Sinus-cavernosus-Thrombose 618, 621
Sinus-venosus-Typ 118
Sinusbradykardie 127
Sinusitis (Nasennebenhöhleninfekt) 90, 103, **595**
Sinusknoten (Syndrom des kranken Sinusknotens) 127
Sinusthrombose 6, 375
Sirup 9
SISI-Test 583
Sisomycin 15
Situationsamenorrhoe 455, 456
Situs inversus totalis 90
Sitzbäder, Kaliumpermanganat-Sitzbäder 476
Skabies 243
Skelettdysplasie 206
Skiaskopie 614
Sklerastaphylom 625
Sklerem 239
Skleren, blaue 559
Skleritis 625
Sklerödem 239
Sklerodermie **238**, 270
Sklerose 6
–, multiple 354
Sklerosierung 183, 551
Skoliose **571**
–, idiopathische 572
–, infantile 572
–, Lähmungsskoliose 568, **572**
–, Poliomyelitisskoliose 568
–, Säuglingsskoliose 572
Skotom 635
Skrotalhernie 552
Slow virus infection 321
Small for date 18
– – gestational age 18
Smegma 476
Sobelin 292
Sodbrennen 172, 436

Soja 76
Sojabohnenöl 531
Sollgewicht 209
Solu-Decortin H 196
Somatomedin (Insuline-like Growth Factor) 185
– C 185
Somatostatin (GH Inhibiting Hormone) 186
Somatotropes Hormon (Somatotropin, STH, Wachstumshormon) 185
Sommersprossen (Epheliden) 35
Somnambulismus 418
Somnolenz (Bewußtseinstrübung) 361, 519
Sonde, Sengstaken-Blakemore-Sonde 182, 551
Sonderimpfung 277
Sonderschule 424
– für Hörgeschädigte 591
Sonnenbrand 250, 522
Sonnenstich 295
Sonographie (Ultraschall) 84, **166**, 433, 437, 458
–, Hüftgelenksonographie 575
Soor (Candidiasis, Soormykose) 69, 154, 168, **243**, 341, **346**, 466
Soorkolpitis 476
Sopor 361
Sorbisterit 226
Sorbit 522
Sotos-Syndrom 205
Spätabort 438
Spätblutung 504
Spätgeburt (Übertragung) 432, **440**
Spätgestose 440
Spätmyokarditis 302
Spätschwangerschaft 434
Spaltbildung 364, 365
– s. auch Myelomeningozele, Lippen-Kiefer-Gaumen-Spalte, Nabelschnurbruch
Spaltfuß 560
Spalthand 560
Spaltlampe 614
Spaltpilze 255
Spaltprodukte, Fibrin-Fibrinogen-Spaltprodukte 134
Spaltungsirresein 426
Spannungspneumothorax **105**, 505, **514**
Spasmodic croup 88
Spasmophilie 68
Spastik 370, 375
Spastische Bronchitis 92
Spastizität 358, 358
Speicheldrüsenentzündung 169
Speichelfluß 87
Speichelsekretion 360
Speichelstein 601
Speicherkrankheiten, lysomale 78
Speicherung 212
Speikind 63
Speiseröhrenvarizen (Speiseröhrenkrampfadern) 182, 551

Speiseröhrenverätzung (Ösophagusverätzung) 501, 609
Speiseröhrenverbrühung (Ösophagusverbrühung) 609
Speiseröhrenverschluß 543
Spenderorgan 537
Spermatozoen 430
Spermieninteraktion 458
Spermium 430
Sperrliquorsyndrom 376
Spezialitäten 13
Spezifität 343
Sphärozyten 132
Sphärozytose (Kugelzellanämie) 51, **139**
Sphingolipidosen 78
Spider-Naevi (Gefäßsternchen) 35, 182
Spiegelgeburt nach Bauereisen 439, 448
Spielaudiometrie 584
Spielförderung 371
Spina bifida (Meningomyelozele, Myelomeningozele) 225, **365**, **541**, **569**
– – occulta 541
Spinalanästhesie 483
Spinnenfingrigkeit 205
Spinnennävus 35, 182
Spinnenwebgerinnsel 311
Spiralbruch 493
Spirale (Intrauterinpessar, Pessar) 460, 462, 463
Spirochaeta pallida 256
Spirochäten 256
Spiroergometrie 110
Spirometrie (Lungenfunktionsuntersuchung) 84, 110
Spironolactone (Aldactone) 125, **220**, 222
Spitzenherd 310
Splenektomie (Milzentfernung, Milzexstirpation) 139, 147, 504
Splitterbruch 493
Spondylitis ankylosa 234
Spondylodese 572
Spondylolisthesis 572
Spontanatmung 526
Spontanfraktur 492
Spontan-Nystagmus 584
Sporadisch 253
Sporenbildner 255
Sportbefreiung 130
Spotting 457
Sprachaudiometer 583
Sprache 582, **610**
Sprachentwicklung 357, 391
Sprachstörungen 355, 384, **414**, 428, **612**
Sprechkanüle 606
Spreizfuß 579
Spreizwindelhose 576
Sprengelsche Deformität 571, **573**
Spritzschutzbrille 345
Sproßpilze 243

Sprue, endemische s. Zöliakie
Spulwürmer (Askariden) 15, 349
Spurenelemente 17, 531
Sputumflocke 85
Squama 240
SSPE (subakute sklerosierende Panenzephalitis) 280, 321, **374**
Stabile Seitenlage 490
Stabsichtigkeit (Astigmatismus) 637
Stäbchenbakterien 255
Ständige Impfkommission des Bundesgesundheitsrates (STIKO) 278
Stakkatohusten 304
Stammeln 612
Stammfettsucht 197, 220
Stammhirntumor 157
Standard-Immunglobulin 274
Standardimpfung 277
Standunsicherheit 358
Staphylococcal scalded skin syndrome 249
Staphylodermie 70, 241
Staphylokokken 103, 256
Staphylokokkenerkrankung 293
Staphylokokkenmeningitis 295
Staphylokokkenpneumonie 99
Staphylokokkenscharlach 293
Staphylokokkenwolke 32
Star, grauer (Katarakt, Linsentrübung) 26, **625**
–, grüner (Glaukom) 618, **632**
Starbrille 625
Starkreagent 312, 314
Stationär 4
Status asthmaticus 95
– epilepticus 383
Staubinfektion 284
Stauungsbronchitis 124
Stauungspapille 157, 354, **631**
Stechmücke 347
Steigbügelplastik 590
Stein-Leventhal-Syndrom 456
Steine 183, 194, **229**
Steißbeinteratom 161
Stenose 106
–, Darmstenose 175
Stenversaufnahme 584
Sterblichkeit, perinatale 20
Sterilität 180, **458**
Sterkoralileus 179
Sternnävus 35
Sternzellen, Kupffersche Sternzellen 261
Steroid 15, 17
Steroid-Cushing 220
Stevens-Johnson-Syndrom 249
STH (Somatotropes Hormon, Wachstumshormon) **185**
STH-Nachtprofil 187
STH-Stimulationstest 187
Stich, Insektenstich 244, **502**
Stichwunde 533
Stickhusten 304
Stickoxidul 489
Stieldrehung 204

– der Dermoidzyste 468
– des Hodens s. Hodentorsion
– – Myoms 467
STIKO (Ständige Impfkommission des Bundesgesundheitsrates) 278
Still-Syndrom 206, **234**
Stillbüstenhalter 451
Stille Feiung 287
Stillhindernisse bei der Mutter 450
– beim Kind 450
Stilltechnik 450
Stimmbandpolyp 604
Stimmbruch 610
Stimme 610
Stimmgabel 582
Stimmstörungen 610
Stimmungslabilität 356
Stimulanzien 429
Stirnlampe 582
Stirnreflektor 582
Stoffwechselkrankheiten 71
Stomatitis aphthosa 168, **334**
– ulcerosa 168
Storchenbiß 35
Stottern 414, 611, 613
–, Entwicklungsstottern 612
Strabismus (Schielen) 354, 615
– concomitans 638
– paralyticus (Lähmungsschielen) 311, 333, 639
Strahlen in der Schwangerschaft 23
Strahlenpilze 255
Strahlenschäden 102
Strangulationsileus 549
Strangurie 224
Streptococcus viridans 123
Streptodermie 241
Streptokinase 223
Streptokokken 256, 289
– der Gruppe B, hämolysierende 29
Streptokokkenerkrankung **289**
Streptokokkeninfekt 230
Streptokokkenmeningitis 295
Streptokokkenpneumonie 100
Streptolysin 290
Streß 1
Streßamenorrhoe 455
Streßinkontinenz 226, 463
Stressoren 2
Streuherd 310
Striae 197, 241, **245**
– gravidarum (Schwangerschaftsstreifen) 436
Strichgang 358
Stridor congenitus 603
–, exspiratorischer 87, 92, 603
–, inspiratorischer **86**, 87, 88, 603
–, kongenitaler 86
Stroboskopie 603
Strommarken 497
Strophantus gratus 13
Strophulus 248
Struma (Kropf) 57, **190**, 192, 193
–, angeborene 57
–, blande Struma 192

–, Jodmangelstruma 193
– neonatroum 192
– nodosa 192
– parenchymatosa 192
Strumektomie 193
Stuart-Prower-Faktor 134
Stückbruch 493
Stuhlabstrich 300
Stuhlkultur 300
Stuhltraining 176
Stuhluntersuchung 165
Stummheit 612
Stupor 519
Sturge-Weber-Syndrom 35, **372**, 632
Sturzgeburt 570
Subakute sklerosierende Panenzephalitis (SSPE) 280, 321, **374**
Subaortenstenose, idiopathische hypertrophische 116, **125**
Subarachnoidalblutung 25, 374
Subdurales Hämatom 354, **367**, 374, **540**
– –, akutes 540
– –, chronisches 540
Subglottis 88
Subinvolutio uteri 451
Sublingualtabletten 9
Subluxation 495
–, Hüftgelenksubluxaiton 575
–, Schultersubluxation 573
Subsepsis allergica Wissler 234
Substantia reticularis 518
Subtraktions-Angiographie, digitale 113
Subvalvuläre Aortenstenose 115
Succinylcholin 489
Sucht, polytoxomane 410
Suchtest (Screening) **72**, 180, 191
Suffusion 144
Sugillation 144
Suizid (Selbstmord, Selbsttötung) 8, 399, 426
Sulfonamide 14
Sumpffieber (s. auch Malaria) 252
Superinfektion 287, 330
Superinfektionsschutz 287
Suppositorien (Zäpfchen) 9
Suppression, overdrive 127
Suppressorzellen 263
Suprakondyläre Oberarmfraktur 580
Suprapubische Blasenpunktion 224
Suprarenin 512
Suprareninzusatz 483
Supratentoriell 156
Supravalvuläre Pulmonalstenose 115
Supraventrikuläre Extrasystolie 127
– Tachykardie 127
Supravesikale Harnableitung 555
Suralis (N.) 364
Surfactant-Faktor 42, **43**, 57, 439, 513
Suspension 9
Suxinutin 385
Switch-Operation 121
Swyer-Syndrom 455
Symbionten 253

Sympathikomimetika 14
Symptomatik 3
Symptome 3
Syndaktylie 535, 560, **574**
Syndesmose, Ausriß der Syndesmose 580
Syndrom 3
– der eingedickten Galle 52
– des toxischen Schocks (toxic shock syndrome) 249, **293**
Synechie, hintere 627
–, Labiensynechie 478
Syngen 154
Synkope, vagovasale 130
Synostose, radio-ulnare 574
Synovialom 159
Synthetisch 8
Syntocinon-Nasenspray 450
Syphilid 315
Syphilis (Lues) 219, 314
–, angeborene (Lues connata) 315
–, Meningitis bei Syphilis 295
Syphilitische Rhinitis 315
Syphilitisches Pemphigoid 315
Systole 107
Szintigramm, Schilddrüsen-Szintigramm 189
Szintigraphie, Fluoreszenzszintigraphie 189
–, Jod-123-Szintigraphie 189, 191
–, Technetium (^{99m}Tc)-Szintigraphie 189

T_3 s. Trijodthyronin
T_4 s. Thyroxin
T-Helferzellen 263, 338, 343
T-Lymphozyten 262
T-Suppressorzellen 263, 343
T4-Zellen 263, 338, 343
T8-Zellen 343
Tabak-Mosaik-Virus 255
Tabaksbeutelgesäß 62, 173
Tabletten 9
Tachykardie 13, **127**
–, paroxysmale (Herzjagen, anfallsweises) 117, 127, 129
–, Ruhetachykardie 123
–, supraventrikuläre 127
Tagebuch 398
Tageslichtlampe 47
Tagesrhythmik 195
Tagträume 398
Taillen-Hüft-Quotient 210
Taktile Erfassungsstörung 420
Talus, vertikaler 578
Tamponade 594
Tamponkrankheit 293
Tannosynt-Lotio 323
Taractan 482
Targetzellen (Schießscheibenzellen) 132
Tasse 10
Tastzirkel 211
Taubenzüchterlunge 102
Taubheit 26, 355, 582

–, Innenohrtaubheit 315
Tay-Sachssche Krankheit 73, **78**
TBG (Thyroxin-bindendes Globulin) 189
Td-Impfung s. Diphtherieimpfung und Tetanusimpfung
Technetium-(^{99m}Tc-)DMSA 219
Technetium-(^{99m}Tc-)Szintigraphie 189
Teelöffel 10
Teenage disc syndrome 573
Teerzyste 468
Tegretal 385
Teilepiphysenausriß 580
Teilleistungsstörung 419
Teilverrenkung 495
Teleangiektasien 35
Telemetrie 110
Teleskopnagel 559
Temperatur 358
Tenckhoff-Katheter 539
Tenesmen 299
Tenotomie 570
Tentorium 156
Teratogen 21
Teratogenetische Determinationsperiode 364
Teratom **161**, 468, 617
Terbutalin 9i6
Testes (Hoden) 200
Testikuläre Feminisierung 455
Testosteron 17, **200**, 203, 459
Teststäbchen 219
Teststreifen 81
Tetanie 68, 194
Tetanus (Wundstarrkrampf) 305, 535
– neonatorum 305
– uteri 443
Tetanusbazillen (Clostridium tetani) 256, 305, 535
Tetanusimpfung 279
Tetanusprophylaxe 534
Tetanus-Simultanimpfung 283
Tetanustoxin 305
Tetracyclin 14, 100
Tetragynon 461
Tetralogie (Fallot) 120
Tetraparese 570
Tetraplegie 333, 370
Teufelslächeln 305
Thalassaemia major 141
– minor 140
Thalassämie 51, 71, **140**
Thalidomid (Contergan) 12, **21**, 560, 585
Thelarche 201
–, prämature 202
Theophyllin 44, 95, 515
Theophyllinpräparat 95
Therapie 2, 4
–, immunsuppressive 237, 537
Thermodilutionsverfahren (Kälteverdünnungsverfahren) 113
Thermogenese (Wärmebildung) 212
Thiamazol 191
Thiazide 188

Thiobarbiturat 488
Thioguanin 152
Thiopental 522
Thomasschiene 565
Thorakotomie 161
Thoraxasymmetrie 83
Thoraxkompressionsmethode 84
Thoraxröntgenaufnahme 84
Thrombasthenie Glanzmann-Naegeli 144
Thrombinzeit 134
Thromboembolie 6
Thrombokinase 134
Thrombophlebitis 6, 125
Thromboplastin 134
Thromboplastin-Antecedent 134
Thromboplastinzeit, partielle 134
Thrombose **6**, **125**, 450, 538
–, Sinusthrombose 6, 375
Thrombozyten (Blutplättchen) 133
Thrombozythämie 147
Thrombozytopathien 144
Thrombozytopenie 54, **144**
Thrombozytopenische Purpura, idiopathische **144**, 270, 272
Thrombozytose 147
Throphoblast 431
Thymusaplasie 269
Thymushyperplasie 104
Thymusinvolution 104
Thymussarkom 104
Thyreoglobulin 191, 193
Thyreoidea s. Schilddrüse
Thyreoideastimulierendes Hormon (TSH) 184, **185**
Thyreoiditis (Schilddrüsenentzündung) 193, 270, 326
Thyreostatika 57, 191
Thyreotropes Hormon (Thyreotropin) s. Thyreoideastimulierendes Hormon
Thyreotropin Releasing Hormone (TRH) 184, 185
Thyroxin (T$_4$) 17, 185, **189**
Thyroxin-bindendes Globulin (TBG) 189
Tiabendazol 15
Tiapridex 417
Tic (Tick) 357, **416**
Tiefenpsychologisch 387
Tiefensensibilität 359
Tiefschlaf 361
Tiere, Übertragung durch Tiere 285
Tierfellnävus 36
Tierseren 275
Timonil 385
Tinea 243
Tine-Test 312
Tintenlöscherfuß 578
Titer-Untersuchung 85
Tobramycin 15, 103
Tochtergeschwulst s. Metastasen
Todesphantasie 426
Töpfen 391
Tofranil 226, 413

– mite 226, 413
Toleranzstadium 484
Tollwut (Rabies, Lyssa) 285, **332**, **501**
Tollwut-Enzephalomyelitis 332
Tollwut-Immunglobulin 274
Tollwutimpfung 282
Tollwut-Simultanimpfung 283
Tomographie (Schichtaufnahmen) 84
Ton 610
Tonhöhe 610
Tonisch 381
Tonisch-klonisch 381
Tonometrie 614
Tonschwellenaudiometer 583
Tonsillektomie, Blutung nach Tonsillektomie 135, **600**
Tonsillitis 289, **599**
–, chronische 599
Tonsillotomie 600
Tonus 358
Torticollis (Kopfschiefhaltung, Schiefhals) **24**, 355, **571**, 638
Totenlade 563
Totimpfstoff 276
– nach Salk 280
Totraum 484
Toxic shock syndrome (Syndrom des toxischen Schocks) 249, **293**
Toxikologie 8
Toxikose 61
–, hyperpyretische (Enteroenzephalitis) 61
Toxin, erythrogenes 289
Toxinkrankheiten 286
Toxische Diphtherie 301
– epidermale Nekrolyse 32, **249**
– Masern 320
Toxischer Scharlach 290
Toxisches Neugeborenenerythem 34
Toxogonin 526
Toxoplasmose **28**, 219, 295, 341, 342, **346**
TPHA-Test (Treponema-pallidum-Hämagglutinationstest) 317
TPI-Test (Treponema-pallidum-Immobilisationstest) 317
Trachea 606
–, nackte 190
Trachealfremdkörper 606
Tracheastenose 85
Tracheaverletzung 604
Tracheazielaufnahme 86
Tracheitis 603
Tracheobronchitis 89
Tracheo-Bronchoskopie 606
Tracheomalazie 85, 527
Tracheoösopahgeale Fistel 97
Tracheotomie (Luftröhrenschnitt) 527, **605**
Trachom 255
Träger, HBsAG-Träger 329
Trägerstatus 264
Tränendrüsenentzündung 622
Tränennasengangsverschluß 621
Tränensackentzündung 621

Tränensekretion 360
Tränenträufeln 621
Tragusdruckschmerz 585
Tranquilizer 16
Transaminase 181
Transferrin 132
Transfusion (Bluttransfusion) 344
–, fetofetale 54
–, fetomaternale 54
Transfusionshepatitis s. Hepatitis B
Transfusionssyphilis 317
Transillumination 368
Transkriptase, reverse 335
Transmission, Vertikale Transmission 285
Transplantat 536
Transplantation, Herz-Lungen-Transplantation 122, 536
–, Herz-Transplantation 122, 126, 536
–, Knochenmarkstransplantation **154**, 559
–, Lungentransplantation 122, 536
–, Nierentransplantation 223, **228**, 536
Transplantationsantigen s. HLA-System
Transplantationschirurgie 536
Transport bewußtloser Kinder 491
Transportnährboden 304
Transposition der großen Arterien 121
Transsphenoidale Operation 197
Transsudat 5
Trapanal 488, 522
Traubensarkom 479
Trauma, Schädel-Hirn-Trauma **378**, 381, 519, 521, **540**
Tremor 356, **357**
Treponema pallidum 256
Treponema-pallidum-Hämagglutinationstest (TPHA-Test) 317
Treponema-pallidum-Immobilisationstest (TPI-Test) 317
TRH (Thyreotropin Releasing Hormone) 184, 185
TRH-Test 189
Triade 392
Trichiasis 620
Trichinen 350
Trichinose 350
Trichloressigsäure 594
Trichobezoar 251
Trichomonaden 466, 473
Trichomonaden-Kolpitis 476
Trichophytie 243
Trichterbrust 83, **87**, **573**
Trigeminus (N.) 354
Triglyzeride, mittelkettige (MCT) 180
Trijodthyronin (T_3) 189
Trikuspidalatresie 121
Trikuspidalinsuffizienz 124
Trimethoprim 225
Trinkschwäche 41
Tripper (Gonorrhoe) 314, 476
Trismus 305

Trisomie 21 (Down-Syndrom, Mongolismus, mongoloide Idiotie) 119, 152, **425**, 546
Trizepssehnenreflex 359
Trochlearis-Parese 639
Trockenpinselung 9
Tröpfcheninfektion 284
Trommelfellröhrchen (Paukenröhrchen) 586, 587
Trommelfellverletzung 589
Trommelschlegelfinger **102**, 103, 120, 182, **251**
Tropes Hormon 185
Tropfen 9
Tropfenzahl 10
Tropfpipette 10
Trotz 391
Truncus arteriosus communis 122
Trypanosomen 348
Trypsin, immunoreaktives (IRT) 180
Tsetsefliege 348
TSH (Thyreoideastimulierendes Hormon) 184, **185**
Tubarabort 438
Tubargravidität 438
Tubarruptur 438
Tubendurchgängigkeit 459
Tubenfunktion 459
Tubenkatarrh 586
Tubenmittelohrkatarrh 586
Tubenverschluß 460, 586
Tuber 240
Tubergen-Test 312
Tuberkelbakterien 256, 307, 341
Tuberkelbakteriensepsis 308
Tuberkulid 312
Tuberkulin 312
–, gereinigtes 312
Tuberkulinkonversion **278**, **308**, 312, 313
Tuberkulinprobe 264, **312**
Tuberkulinreaktion 273
Tuberkulinreihentest 312
Tuberkulinschwachreagent 312
Tuberkulinstarkreagent 312, 314
Tuberkulöse Meningitis 295, **311**
– Pleuritis 311
Tuberkulose **306**, 341, 343
–, angeboren 307
–, geschlossene 313
–, offene 313
Tuberkulostatika **15**, 313
Tuberöse Hirnsklerose 36, **371**
Tubuläre Resorption 217
Tubulusfunktionen 218
Tüpfelung, basophile 132
Tumor (Geschwulst) 5, 104, 126, **151**, 230, **561**
Tumoranämie 137
Tumoren, bösartige 151
– der Orbita 617
– des Dünndarms 173, 175
– – Genitales 467
– – lymphatischen Rachenringes 601
– – Zentralnervensystems 156

–, embryonale 151, 158, **468**
–, gutartige 151
–, Knochentumoren 104, 160, **561**
–, virusbedingte 152
Turner-Mosaik 203
Turner-Syndrom **202**, 455
Tympanoplastik 585, 589
Typ-I-Diabetes s. Diabetes mellitus
Typ-II-Diabetes s. Erwachsenendiabetes
Typhoral L 283
Typhus 298
Typhusimpfung 283
Typhuszunge 298
Tyrosin 73

Übelkeit, morgendliche 440
Überblähung 84
Überdosierung 8
Überdruckbeatmung, kontrollierte intermittierende 528
Überempfindlichkeit 271
–, bronchiale 93
Überernährung 211
Übererregbarkeitssyndrom 356
Übergangsbruch 579
Übergewicht 209
Überlaufblase 225
Überlaufinkontinenz 225
Überlaufschmieren 176
Übersichtigkeit 637
Übertragbare Kinderlähmung **332**, 568
Übertragbarkeit 252
Übertragung (Spätgeburt) 432, **440**
– durch Nahrungsmittel 284
– – Tiere 285
–, parenterale 328, 330
–, vertikale 285, 328
Übertragungsarten 284
Übungsphase 389
Uhrglasnägel **102**, 182, **251**
Uhrglasverband 618, 622
Ulcus corneae s. Hornhautgeschwür
– cruris 241
– duodeni 171
– pepticum 172, 405
– ventriculi 171
Ulkus 240
Ulkusdiät 172
Ullrich-Turner-Syndrom (Gonadendysgenesie) **202**, 455
Ultraschall (Sonographie) 84, **166**, 433, 437, 458
Ultraschall-Dopplersonde 108
Ultraschallkardiographie (Echokardiographie) 110
Ultraschallvernebler 96
Umdrehplastik 562
Umgangssprache 582
Umgebungsuntersuchung 313
Umhangnävus 36
Umweltgifte (Luftverschmutzung, Schadstoffe) **90**, 96, **259**, 388
Undulierendes Fieber 284

Unfall, elektrischer 127, 499
Unfruchtbarkeit (Infertilität) 203, **458**
Univentrikuläres Herz 122
Unnascher Nackennävus 35
Unruhe, motorische 356
Unterarmbruch 494
Unterarmschaftbruch 580
Untergehende Sonne, Symptom der untergehenden Sonne 369
Untergewicht 216
Unterkieferbruch 494
Unterkühlung, künstliche 487
Unterschenkelbruch 494
Unterschenkelgeschwür 241
Unterschenkelschaftbruch 581
Untersuchungsstuhl, gynäkologischer 475
Unverträglichkeit (Inkompatibilität), Blutgruppen-Unverträglichkeit **50**, 441
–, Rhesus-Unverträglichkeit **49**, 441
Unwohlsein 454
Urachus-Fistel 39
Urämie (Nierenversagen) 223, **226**, 516
Urämische Gastritis 171
Ureter bifidus 554
– duplex 554
Ureterektopie (Harnleiterektopie) 226
Uretermündungsstenose 554
Ureterostiumstenose 554
Ureterozele, ektope 555
Urethralklappen 555
Urin (s. auch Harn) 224
–, Katheterurin 224
–, Mittelstrahlurin 219, 224
–, Sammelurin 220
Urothel 555
Ursache 3
Urtica 240
Urtierchen (Protozoen) 256
Urtikaria (Nesselsucht) **248**, 272
–, Lichturtikaria 248
–, papulöse 248
Uterotonika 445, 450
Uterovaginalkanal 463
Uterus 434
– bicornis 23
Uterusblutung 40
Uterusfehlbildung 444
Uterusmyom 467
Uterusruptur 442

Vaginalaplasie 465
Vaginalatresie 455
Vaginalepithel 473
Vaginalkapseln 9
Vaginalkarzinom 470
Vaginalplastik 455
Vaginalseptum 464, 478
Vaginalsonographie 433, 437, 458
Vaginaltabletten 9
Vaginitis 466
Vaginoskopie 474, 477

Vagovasale Synkope 130
Vagus (N.) 355
Vakuumextraktion 448
Vakuummatratze 493
Vakzination 275
Vakzine 275
Valium **66**, 306, 438, 482
– in der Schwangerschaft 22
Valproat 385
Valproinsäure 16
Valsalva-Versuch 586, 587
Valvuläre Aortenstenose 115
– Pulmonalstenose 115
Vanillinmandelsäure 195
Variola s. Pocken
Variolois 325
Varizella-Zoster-Immunglobulin 274, 323
Varizellen (Windpocken) 28, 154, 163, **322**, 373
Varizellenpneumonie 101
Varizen (Krampfadern) 6, 434, 450
–, Scheidenvarizen 442
Varus-Osteotomie 565
Vasektomie 460
Vaskulitis, allergische 149
Vasodilatantien 125
Vasopressin (s. auch Antidiuretisches Hormon) 182
Vasopressintest 219
VDRL-Test (Veneral Disease Research Laboratory Test) 317
Vegetarische Ernährung 137, 214
Vegetative Störung 360
Veitstanz 232
Velbe 152
Velotraktor 598
Venae sectio 113, 531
Venenentzündung 538
Venenstauung 124
Veneral Disease Research Laboratory Test (VDRL-Test) 317
Ventil 569
Ventilationsstörung, restriktive 102
Ventilationsszintigraphie 84
Ventilkanüle 606
Ventilpneumothorax 505
Ventilsepsis 540
Ventricle, single 122
Ventrikelseptumdefekt (Kammerscheidewanddefekt) **117**, 120
Ventrikuläre Extrasystolie 127, 128
Vepesid 567
Veränderungsangst 428
Verätzung 170, 500
–, Auge 633
–, Laugenverätzung 170, 526
–, Säureverätzung 170, 526
–, Speiseröhre 501, 609
Verapamil 14, 126, 127
Verband 493
Verbandpäckchen 498
Verbrauchskoagulopathie **148**, 443, 516, 523
Verbrennung **522**, 536

Verbrennungsscharlach 289
Verbrühte Haut (Syndrom) s. Lyell-Syndrom
Verbrühung **522**, 536
Verdachtsdiagnose 2
Verfallsdatum 10
Vergiftung 8, **525**
Verhaltensauffälligkeit 356, 420
Verhaltensbiologisch 387
Verhütungsmittel 460
Verkäsung 309
Verkalben 284
Verkalkung 309
Verkupferung 634
Verlängerungsoperation 559, 569
Verlauf 4
Verlausung 244
Verletzungen, Bauchverletzung 503
–, Brustkorbverletzung 505
– des Genitales 479
–, zweizeitige 504
Vermännlichung 197
Vernebler 96
Vernix caseosa (Käseschmiere) 38, 440
Verrenkung (Luxation) 495
Verrenkungsbruch 495
Verrostung 634
Verrucae s. Warzen
Verschiebeplastik 536
Verschlucken 603
Verschlußikterus 183
Verschorfung 594
Verstauchung (Distorsion) 436, 496
Verstopfung (Obstipation) 436
Versuchsperson 11
Vertäubung 582
Verteilung 7
Vertikale Transmission (Vertikale Übertragung) 285, 328
Verwachsungsbauch 549
Verwerfen 284
Verzögerungsinsulin 81
Vesicula 240
Vestibulocochlearis (N.) 355
Vibrionen 256, 300
Vierzellstadium 430
Vigilanz 519
Vincristin 15, 152
Viren 253
Virilismus 455
Virologie 252
Virulenz 253, 257
Virusbedingte Tumoren 152
Viruserkrankungen 319
Virushepatitis 327
Virusinfektionen 15, 85, 319
Virusmeningitis 295
Virusmyokarditis 123
Virustiter-Untersuchung 85
Visuelle Erfassungsstörung 419
Visus 614
Visusbestimmung 354
Visusminderung 615, 634
Vitale Indikation 4

Vitamin 17, 531
- D 59, 67, 194
- K 55
Vitamin-D-Mangel 67
Vitamin-D-Prophylaxe 68
Vitamin-K-Mangel 54
Vitamin-K-Mangelblutungen, Spätmanifestation 55
Vitiligo (Weißfleckenkrankheit) 37
Vitrektomie 628
VM-26 152
Vogelhalterlunge 102
Vojta-Behandlung 370
Vokalsprache 612
Volkmannsche Ischämie **574**, 580
- Kontraktur 574
Vollgesichtsmaske 345
Vollhauttransplantation 536
Vollmondgesicht 197
Vollnarkose 480
Vollremission 154
Vollsalz s. Jodsalz
Volumenmangelkollaps 497
Volumenmangelschock 517
Volvulus 550
Voraussage 4
Vorbeugung 4
Vorblutung 457
Vorfall des Uterus 463
Vorgeschichte 2
Vorhautschürze 557
Vorhautverklebung (Präputialverklebung) 557
Vorhofflattern 13, 127
Vorhofflimmern 13, 127
Vorhofscheidewanddefekt (Vorhofseptumdefekt) 118
Vorhofumkehr-Operation nach Mustard 121
- - Senning 121
Vorläufige Diagnose 2
Voroperatorisches Denken 392
Vorwehen 444
Vulvakarzinom 470
Vulvitis 466
Vulvovaginitis 476
Vulvovaginitis gonorrhoica 476

Wachheitsgrad 519
Wachstumsfugenverletzung (Epiphysenfraktur) 493, 580
Wachstumsgeschwindigkeit 187, 206
Wachstumshormon (Somatotropes Hormin, STH) 185
Wachstumsschmerzen 230
Wachstumsschub 201, 202
Wärmebildung (Thermogenese) 212
Wärmelampe 42
Wärmeregulation 42
Wärmeurtikaria 248
Waldeyerscher Rachenring 598
Walter-Reed-Klassifikationsschema 340
Wanzenstich 244
WaR (Wassermannsche Reaktion) 317

Warzen 240, **242**
-, vulgäre 152
Waschfrauenhände 38, 440
Waschzettel 11
Wasserbruch 552
Wasserharnruhr s. Diabetes insipidus neurohormonalis
Wasserhaushalt 530
Wasserkopf (Hydrozephalus) 28, 45, 59, 365, **368**, 371, **539**, 542
Wassermannsche Reaktion (WaR) 317
Wasserspeierkrankheit 560
Wassersucht (Ödem) 124, 221
Waterhouse-Friderichsen-Syndrom 196, **297**, 517
Watteträger 304
Weber-Ramstedtsche Operation 548
Weber-Tisch 581
Weber-Versuch 582
Wechseldusche 130
Wechseljahre 453
Wechsel-Shunt 119
Wechselwirkung (Interaktion) 12
Wegbleiben 67
Wehen 444
Wehenbelastungstest 434
Wehentätigkeit, vorzeitige 439
Weichteiltumoren 159
Weilsche Krankheit 295
Weißblütigkeit 153
Weiße Blutkörperchen 133
- Flecke 36, 371
- Lunge 43
Weißfleckenkrankheit (Vitiligo) 37
Weitsichtigkeit 637
Welch-Fränkelscher Bazillus s. Gasbrandbazillus
Weltschmerz 398
Wenckebach-Periodik 127
Werdnig-Hoffmann 355, **372**
Wertheim-Operation 469
Wesensänderung 373
Wespenstich 244, 271, 502
Western-Blot 343
White spots (Leukoderme) 36, 371
Widalsche Reaktion 298, 299, 300
Wiederannäherungsphase 390, 393
Wiederbelebung s. Reanimation
Wiederherstellung 6
Wiederherstellungschirurgie 535
Wiederkäuen (Ruminieren) 65
Willebrand-Jürgens-Syndrom 144
Williams-Beuren-Syndrom 116
Willkürmotorik 357
Wilms-Tumor 35, **158**
Wilson, Morbus Wilson **182**, 330
Wimpernreiben 620
Windei 438
Windeldermatitis 69
Windmole 438
Windpocken (Varizellen) 28, 154, 163, **322**, 373
-, hämorrhagische 323
Windpockenenzephalitis 323

Windpockenimpfung 277, 283
Windpockenpneumonie 323
Winkelgrade nach Cobb 572
Wirbelbruch 581
Wirbelgleiten 572
Wirbelkörperbruch 494
Wirbelkörpertuberkulose 311
Wirbelsäulenspalte s. Spina bifida
Wirtszellen 255
Wismutsalze 171, 172
Wissler, Subsepsis allergica Wissler 234
Wochenbett 449
Wochenbettfieber 451
Wochenbettgymnastik 463
Wochenfluß 449
Wöchnerinnenpflege 451
Wolff-Parkinson-White-Syndrom 129
Wollhaarkleid 39
WPW-Syndrom 129
Wulstbruch 579
Wundbehandlung 533, 534
Wunddiphtherie 302
Wundergeschwulst 161
Wundformen 533
Wundheilung 533
Wundinfektion 534
Wundrose (Erysipel) 30, 242, **293**
Wundscharlach 289
Wundsein 38
Wundstarrkrampf (Tetanus) 305, 535
Wundversorgung 496
Wurmerkrankungen 348
Wurmmittel (Anthelminthika) 15

X-Bein 577
Xanthochromie 376
Xenon 84
Xeroderma pigmentosum 250
Xylocain 483
Xylose 166
Xylosebelastungstest 166

Yersinia enterocolitica 300
- pestis 300
- pseudotuberculosis 300
Yersinien 141, 176, 256
Yersiniose 300
Yomesan 350

Zählkammer 133, 219
Zähne, Hutchinsonsche 315
Zäpfchen (Suppositorien) 9
Zahndurchbruch 169
Zahnfäule (Karies, Zahnkaries) 169
Zahnfieber 5, 66, 169
Zahnfleischbluten 436
Zahnkaries (Karies, Zahnfäule) 169
Zahnkrämpfe 5, 66, 169
Zangenentbindung 449
Zecke 318
Zehenbruch 494
Zeichnen (Geburt) 444
Zellkultur 255
Zelltod 261

Zelluläre Immunschwäche 342
Zentralisationskreislauf 515
Zentralskotom 631, 635
Zentropil 11, 385
Zephalosporine 292
Zerebellare Ataxie 373
Zerebellitis 323
Zerebrale Bewegungsstörung 369
Zerebralparese, infantile 358, **369**, **570**
–, minimale 370, 371, 423
Zerebrovaskuläre Erkrankungen 374
Zerumen 586
Zervixatresie 455
Zervixindex 458
Zervixinsuffizienz 439
Zervixkarzinom 469
Zervixpolyp 442
Zervixriß 442
Zervixschleim 473
Zervizitis 466
Zidovudine 344
Ziegenmilchanämie 137
Ziegenpeter s. Mumps
Ziehl-Neelsen-Färbung 313
Zielgröße 205
Zielke-Operation 572
Zigarettenrauchen in der Schwangerschaft 22
Ziliare Injektion 623
Ziliarkörperentzündung 627
Zilien 257
–, immotile 90
Zink 531
Zinkaspartat 531
Zirkadiane Rhythmik 195

Zirkulation 515
Zirkulationsstörungen des Gehirns 375
Zirrhose (Leberzirrhose) **182**, 282, 328, 329
Zöliakie 172
Zoonose 285
Zoster 28, 154, **323**, 341
Zoster ophthalmicus 624
Zosterkeratitis 624
Zottenatrophie 172
Zovirax 323, 334, 373
Zucken 357
Zuckerkrankheit (Diabetes mellitus) **79**, 167, 216, 271
Zuckerspeicherkrankheit 560
Zugluft 331
Zulassung, Arzneimittel 11
Zunge, belegte 168
–, Erdbeerzunge 290
–, Himbeerzunge 168, 290
–, Landkartenzunge 168
–, Typhuszunge 298
Zungenbändchen, verkürztes 601
Zungenbandgeschwüre 304
Zungengrundmandel 598
Zungenmandel (Zungentonsille) 598
Zwangsneurose 400
Zweierbeziehung 392
Zweihöhlenverletzung 506
Zweiphasenpräparat 460
Zweites Kranksein, Scharlach 292
Zweittumor 193
Zweiwortsätze 611
Zweizellstadium 430

Zwerchfellhernie 64, 86, **542**
Zwerchfell-Lücke 543
Zwerg 559
Zwergwuchs 202, 205
Zwillingsharnleiter 554
Zwischenträger 285
Zwischenwirt 285, 349
Zwölffingerdarmgeschwür 171, 405
Zyanose (Blausucht) **106**, 107, **120**
Zyklische Infektionskrankheiten 286
Zyklophosphamid 220
Zyklus 453
Zyklusanomalien 454
Zylinder, Erythrozyten-Zylinder 222
Zyste 240
–, enterogene 549
–, Ovar 468
Zystenniere 552
Zystinose 206, 229
Zystinurie 229
Zystische Fibrose (Mukoviszidose) 90, **103**, 178, **179**
– Follikel 454
Zystisches Halslymphangiom (zystisches Hygrom) 34, 602
Zystitis (Blaseninfektion) 224
Zystozele 463
Zytochemisch 133
Zytokine 261
Zytologisch 133
Zytologischer Abstrich 469
Zytomegalie **28**, 154, 327, 341, 342
Zytomegalie-Immunglobulin 274
Zytostatika **15**, 126, 220, 237, 537
– in der Schwangerschaft 21
Zytotoxische Lymphozyten 263